Klinische
Neuropathologie

# Klinische Neuropathologie

Herausgegeben von

Jorge Cervós-Navarro und Ron Ferszt

Bearbeitet von

| | | |
|---|---|---|
| J. Artigas | G. J. Goder | W. Jänisch |
| J. Bohl | H. H. Goebel | H.-J. Meencke |
| J. Cervós-Navarro | G. Gosztonyi | J. Nelson |
| R. Ferszt | W. Hanuschik | B. Volk |
| J. H. Garcia | R. Henn | J. Wilske |

474 Abbildungen in 601 Einzeldarstellungen, 70 Tabellen, 2 Farbtafeln

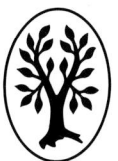

Georg Thieme Verlag Stuttgart · New York 1989

CIP-Titelaufnahme der Deutschen Bibliothek

*Klinische Neuropathologie* / hrsg. von Jorge Cervós-Navarro u. Ron Ferszt. Bearb. von J. Artigas ... – Stuttgart ; New York :
Thieme, 1989
NE: Cervós-Navarro, Jorge [Hrsg.]; Artigas, J. [Mitverf.]

**Wichtiger Hinweis:** Medizin als Wissenschaft ist ständig im Fluß. Forschung und klinische Erfahrung erweitern unsere Kenntnisse, insbesondere was Behandlung und medikamentöse Therapie anbelangt. Soweit in diesem Werk eine Dosierung oder eine Applikation erwähnt wird, darf der Leser zwar darauf vertrauen, daß Autoren, Herausgeber und Verlag größte Mühe darauf verwandt haben, daß diese Angabe genau dem **Wissensstand bei Fertigstellung des Werkes** entspricht. **Dennoch ist jeder Benutzer aufgefordert,** die Beipackzettel der verwendeten Präparate zu prüfen, um in eigener Verantwortung festzustellen, ob die dort gegebene Empfehlung für Dosierungen oder die Beachtung von Kontraindikationen gegenüber der Angabe in diesem Buch abweicht. Das gilt besonders bei selten verwendeten oder neu auf den Markt gebrachten Präparaten und bei denjenigen, die vom Bundesgesundheitsamt (BGA) in ihrer Anwendbarkeit eingeschränkt worden sind. Benutzer außerhalb der Bundesrepublik Deutschland müssen sich nach den Vorschriften der für sie zuständigen Behörde richten.

Geschützte Warennamen (Warenzeichen) werden *nicht* besonders kenntlich gemacht. Aus dem Fehlen eines solchen Hinweises kann also nicht geschlossen werden, daß es sich um einen freien Warennamen handele.

Das Werk, einschließlich aller seiner Teile, ist urheberrechtlich geschützt. Jede Verwertung außerhalb der engen Grenzen des Urheberrechtsgesetzes ist ohne Zustimmung des Verlages unzulässig und strafbar. Das gilt insbesondere für Vervielfältigungen, Übersetzungen, Mikroverfilmungen und die Einspeicherung und Verarbeitung in elektronischen Systemen.

© 1989 Georg Thieme Verlag,
Rüdigerstraße 14, D-7000 Stuttgart 30
Printed in Germany

Satz: Druckhaus Götz KG, D-7140 Ludwigsburg,
gesetzt auf Linotron 202 (System 5)
Druck: Appl, Wemding

ISBN 3-13-723801-3         1 2 3 4 5 6

# Vorwort

Wenn heute jemand ein Lehrbuch dieser Größenordnung herausgibt, muß er sich fragen lassen: weshalb eigentlich?

Als Gerd Peters 1951 im selben Verlag seine „Klinische Neuropathologie. Spezielle Pathologie der Krankheiten des zentralen und peripheren Nervensystems" einer Nachkriegsleserschaft vorstellte, gab es im deutschen Sprachraum nichts Vergleichbares. Bei Erscheinen der 2. Auflage, 1970, lagen dann bereits weitere Abhandlungen zur Neuropathologie vor. Inzwischen ist die Anzahl noch größer geworden; zudem gibt es auch eine Reihe von zum Teil übersetzten Einzeldarstellungen.

Das besondere Anliegen bei diesem Buch war es nun, eine gemeinsame Verständnisebene für deutschsprachige Morphologen und Kliniker, die sich mit dem Nervensystem beschäftigen, wiederzufinden und auszubauen. Ein Verständnis neuropsychiatrischer Abläufe setzt räumliches Denken in anatomischen Strukturen und in pathophysiologischen Kategorien voraus. Freilich haben sich Definition und Darstellungsweise dieser Strukturen im Laufe der Zeit geändert. Gerade die wichtigen Ergebnisse der letzten Jahre mit den in-vivo-bildgebenden Verfahren wie Computertomographie, Kernspinresonanz und Positronenemissionstomographie führen uns in eine neue Morphologie und bestätigen uns in dieser Auffassung. Aus diesem Grunde wurden, wo möglich, die Grundlagen des jeweiligen Krankheitsbildes der Morphologie vorangestellt.

Zwangsläufig fließen Erfahrungen ganz unterschiedlicher Schulen in dieses Werk ein. Dies hat zwar unsere Aufgabe als Herausgeber nicht gerade erleichtert, aber unseren Wunsch nach einer internationalen Darstellung, bei der dennoch ganz auf Übersetzungen verzichtet werden konnte, erfüllt.

Schließlich sollte es auch im angemessenen Umfang wichtige Randgebiete wie Liquordiagnostik und Ophthalmopathologie mit einschließen und die Tumor- und Muskeldiagnostik berücksichtigen. Das inhaltliche Spektrum dieses Werkes geht somit weit über das vergleichbarer Lehrbücher hinaus.

Unser besonderer Dank gilt unseren Kollegen M. Adachi/New York, J. Escalona-Zapata/Madrid, I. Ferrer/Barcelona, G. Kersting/Bonn, H. Klein/Bremen, H. Orthner/Göttingen, A. Probst/Basel, W. Schlote/Frankfurt und W. Zeman/Indianapolis für die Überlassung von Bild- oder Gewebematerial. Weiterhin danken wir den zahlreichen Helfern auf wissenschaftlicher und technischer Ebene, vor allem Frau Katrin Kern und Frau Angela Jahns für ihre unermüdliche Manuskripterstellung und -korrektur. Besonders bedanken wir uns bei den Mitarbeitern des Thieme Verlages, Frau Dr. Gertrud Volkert und Herrn R. Zeller, für ein hohes Maß an Sachkenntnis, aber auch an Geduld und Flexibilität. Ohne die Kooperation des Verlegers, Herrn Dr. med. h. c. G. Hauff, wäre freilich dieses Werk nicht entstanden.

Berlin, im Sommer 1989
*J. Cervós-Navarro*
*R. Ferszt*

# Anschriften

Artigas, J., Dr., Institut für Neuropathologie, Universitätsklinikum Steglitz, Hindenburgdamm 30, 1000 Berlin 45

Bohl, J., Dr., Abt. für Neuropathologie, Pathologisch-Anatomisches Institut, Universitätsklinik Mainz, Postfach 3960, 6500 Mainz

Cervós-Navarro, J., Prof. Dr. Dr. h. c., Institut für Neuropathologie der Freien Universität Berlin, Hindenburgdamm 30, 1000 Berlin 45

Ferszt, R., Prof. Dr., Institut für Neuropathologie und Neurochirurgisch/Neurologische Klinik (Psychiatrische Ambulanz), Klinikum Steglitz, Freie Universität, Hindenburgdamm 30, 1000 Berlin 45

Garcia, J. H., Departments of Pathology and Neurology, UAB Stroke Center, The University of Alabama at Birmingham, Birmingham, Alabama 35294, USA

Goder, G. J., Prof. Dr. sc. med., Direktor der Augenklinik, Klinikum Berlin-Buch, Karower Chaussee 11, DDR-1115 Berlin-Buch

Goebel, H. H., Prof. Dr., Klinikum der Universität, Leiter der Abteilung für Neuropathologie, Postfach 3960, Langenbeckstraße 1, 6500 Mainz

Gosztonyi, G., Prof. Dr., Institut für Neuropathologie der Freien Universität Berlin, Hindenburgdamm 30, 1000 Berlin 45

Hanuschik, W., Dr., Augenklinik der Schloßpark-Klinik, Heubnerweg 2, 1000 Berlin 19

Henn, R., Prof. Dr., Institut für Gerichtliche Medizin der Universität, Müllerstraße 44/III, A-6020 Innsbruck

Jänisch, W., Prof. Dr. sc. med. Dr. med. h. c., Institut für Pathologische Anatomie des Bereichs Medizin (Charité) der Humboldt-Universität zu Berlin, Schumannstraße 20/21, DDR-1040 Berlin

Meencke, H.-J., Priv.-Doz. Dr., Klinik für Anfallskranke, Mara I, Maraweg 21, 4800 Bielefeld 21

Nelson, J., M. D., Department of Pathology, Washington University, 660 South Euclid Avenue, St. Louis, Missouri 63110, U.S.A.

Volk, B., Prof. Dr., Abt. Neuropathologie, Pathologisches Institut, L.-Aschoff-Haus, Albertstraße 19, 7800 Freiburg i. Br.

Wilske, J., Prof. Dr., Institut für Rechtsmedizin der Universität, Frauenhoferstr. 7a, 8000 München 2

# Inhaltsverzeichnis

## 1. Entwicklungsstörungen und neonatale Hirnschäden ........................ 1
*Ron Ferszt* und *James Nelson*

**Das normale reife Neugeborenengehirn und die Kriterien der Unreife** .......... 1
**Entwicklungsstörungen – Fehlbildungen (Malformationen)** ................ 3
    Einleitung ........................ 4
  Anenzephalie ...................... 4
  Enzephalozele ..................... 5
  Holoprosenzephalie und weitere Fusionsstörungen am Gehirn .......... 6
  Dysraphien am Rückenmark, Spina bifida und Myelodysplasie ................ 9
  Dermoidsinus ..................... 9
  Hydromyelie und Syringomyelie ........ 11
  Arnold-Chiari-Mißbildungen .......... 11
  Dandy-Walker-Syndrom .............. 12
  Hydrozephalus internus .............. 13
  Migrationsstörungen ................ 13
  Mikrozephalie ..................... 15
  Arachnoidalzysten ................. 15

**Fehlbildungen bei chromosomalen Aberrationen** ..................... 15
  Down-Syndrom (Trisomie 21) ......... 15
  Edwards-Syndrom (Trisomie 17/18) ..... 16
  Patau-Syndrom (Trisomie 13/15) ....... 16

**Frühkindliche Schäden am Zentralnervensystem** ................ 16

**Frühkindliche Kreislaufstörungen und mögliche Folgen** ..................... 17
  Nosologische Übersicht ............. 17
  Myelinisationsgliose ................ 18
  Periventrikuläre Leukomalazie ........ 20
  Telenzephale Leukenzephalopathie ...... 23
  Mikronekrosen .................... 23
  Porenzephalie .................... 24
  Hydranenzephalus ................. 24
  Kernikterus – Bilirubinenzephalopathie ... 24
  Fetales Alkoholsyndrom ............. 24

**Intrakranielle Blutungen** ............. 25
  Epidurale Blutungen ............... 25
  Intradurale Blutungen .............. 26
  Subdurale Blutungen ............... 26
  Subarachnoidalblutung ............. 26
  Subpiale Blutungen ................ 26
  Intrazerebrale und intrazerebellare Blutungen ....................... 27
    Periventrikuläre Blutungen mit oder ohne Ventrikeleinbruch ................ 27
    Kleinhirnblutungen ............... 27
    Plexus-choroideus-Blutungen ....... 27

**Neonatale Leptomeningitiden und Meningoenzephalitiden** ............... 28

## 2 Entzündliche und infektiöse Erkrankungen ........................ 31
*Georg Gosztonyi*

  Einleitung ........................ 31
    Infektionswege .................. 31
    Einteilung ...................... 32

**Bakterielle Infektionen** .............. 32
  Eiterige Infektionen ................ 32
    Epidurale Infektionen ............ 32
    Subduraler Abszeß ............... 33
    Eiterige Leptomeningitis .......... 33
  Spezifische Meningitiden ............ 34
    Tuberkulöse Meningitis ........... 34
    Meningitis syphilitica ............ 35
  Metastatische Herdenzephalitis ........ 35
  Hirnabszeß ....................... 36

**Rickettsiosen (Fleckfieber)** ............ 38

**Protozoonosen, die mit Fäzes kontaminiert sind** ........................... 38
  Toxoplasmose .................... 38
    Kongenitale und frühkindliche Toxoplasmose ................... 38
    Toxoplasmose der Erwachsenen ..... 39
  Amöbiasis ....................... 40
    Primäre Meningoenzephalitis ...... 40
    Granulomatöse Amöbenenzephalitis .. 40
    Amöbischer Abszeß .............. 40
  Zerebrale Malaria ................. 40
  Trypanosomiase .................. 40

**Metazoonosen** . . . . . . . . . . . . . . . . . . . . . . 41
Zystizerkose . . . . . . . . . . . . . . . . . . . . . . . 41
Echinokokkose . . . . . . . . . . . . . . . . . . . . . 41
    Trichinose . . . . . . . . . . . . . . . . . . . . . . 42

**Mykosen** . . . . . . . . . . . . . . . . . . . . . . . . . . 42
Aspergillose . . . . . . . . . . . . . . . . . . . . . . . 43
Kandidose (Moniliase) . . . . . . . . . . . . . . . 43
Kryptokokkose (Torulose) . . . . . . . . . . . . 43
Aktinomykose und Nokardiose . . . . . . . . . 44
Seltene Mykosen . . . . . . . . . . . . . . . . . . . 44

**Virusinfektionen** . . . . . . . . . . . . . . . . . . . . 44
Virusbiologie . . . . . . . . . . . . . . . . . . . . . . 44
    Verlauf der Virusinfektion . . . . . . . . . . 45
Wirtsspezifität . . . . . . . . . . . . . . . . . . . . . 45
    Gewebstropismus . . . . . . . . . . . . . . . 45
    Prozeßausbreitung . . . . . . . . . . . . . . . 46
        Immunantwort bei den viralen
        Infektionen des ZNS . . . . . . . . . . . 46
    Virus-Wirtszellen-Verhältnis . . . . . . . . 46
Nosologische Klassifikation der
Viruskrankheiten des ZNS . . . . . . . . . . . . 46
Die klinischen Formen der Virusinfektionen
des ZNS . . . . . . . . . . . . . . . . . . . . . . . . . 47
Allgemeine Pathologie der Viruskrankheiten
des ZNS . . . . . . . . . . . . . . . . . . . . . . . . . 47

**Polio- und Panenzephalitiden** . . . . . . . . . . 49
Picornaviren . . . . . . . . . . . . . . . . . . . . . . 49
    Poliomyelitis anterior acuta . . . . . . . . . 49
    Coxsackie- und Echo-Virus-Infektionen . . . 51
Togaviren . . . . . . . . . . . . . . . . . . . . . . . . 51
    Alphaviren . . . . . . . . . . . . . . . . . . . . . 51
    Flaviviren . . . . . . . . . . . . . . . . . . . . . . 51
Zeckenenzephalitiden . . . . . . . . . . . . . . . 51
    Zentraleuropäische Zeckenenzephalitis . . . 52
    Russische Frühjahr-Sommer-Enzephalitis . . 53
    Louping ill . . . . . . . . . . . . . . . . . . . . . 53
    Meningomyeloradikulitis nach Zeckenbiß . . 53
    Encephalitis japonica (B-Enzephalitis) . . . 54
    St.-Louis-Enzephalitis . . . . . . . . . . . . . 54
Rubiviren . . . . . . . . . . . . . . . . . . . . . . . . 54
    Kongenitales Rubeolasyndrom . . . . . . 54
    Progressive Rubeola-Panenzephalitis . . . . 54

Arenaviren . . . . . . . . . . . . . . . . . . . . . . . 54
    Lymphozytäre Choriomeningitis . . . . . . 54
Retroviren . . . . . . . . . . . . . . . . . . . . . . . 55
    AIDS-Enzephalopathie . . . . . . . . . . . 55
Rhabdoviren . . . . . . . . . . . . . . . . . . . . . 56
    Tollwut . . . . . . . . . . . . . . . . . . . . . . . 56
Orthomyxoviridae . . . . . . . . . . . . . . . . . . 58
    Influenzaenzephalitis . . . . . . . . . . . . . 58
    Encephalitis lethargica (von Economo) . . . 59
        Postenzephalitischer Parkinsonismus . . . 59
Paramyxoviren . . . . . . . . . . . . . . . . . . . . 60
    Subakute sklerosierende Panenzephalitis
    (SSPE) . . . . . . . . . . . . . . . . . . . . . . . 60
    Subakute Masernenzephalitis . . . . . . . . 62
Papovaviren . . . . . . . . . . . . . . . . . . . . . . 63
    Progressive, multifokale
    Leukoenzephalopathie (PML) . . . . . . . 64
Herpesviren . . . . . . . . . . . . . . . . . . . . . . 66
    Herpes-simplex-Virus-Typ I-Enzephalitis . . 66
    Herpes-simplex-Virus Typ II (HSV II) . . . . 68
    Herpes-B-Virus-Enzephalitis . . . . . . . . 69
    Herpes zoster . . . . . . . . . . . . . . . . . . . 69
    Zytomegalie . . . . . . . . . . . . . . . . . . . 70
    Epstein-Barr-Virus-(EBV-)Infektionen . . . 72
        Pockenviren . . . . . . . . . . . . . . . . . . 72

**Unkonventionelle infektiöse Erreger** . . . . . . 73
Subakute spongiforme Enzephalopathien . . . 73
    Creutzfeldt-Jakob-Krankheit . . . . . . . . 73
    Kuru . . . . . . . . . . . . . . . . . . . . . . . . . 75
    Scrapie . . . . . . . . . . . . . . . . . . . . . . . 75

**Leukoenzephalomyelitiden** . . . . . . . . . . . . 76
Akute disseminierte (perivenöse)
Enzephalomyelitis (ADEM) . . . . . . . . . . . . 76
    Akute hämorrhagische Leukoenzephalitis
    (Hurst) (AHLE) . . . . . . . . . . . . . . . . . 77
Multiple Sklerose . . . . . . . . . . . . . . . . . . 79
    Chronische multiple Sklerose . . . . . . . . 79
    Akute MS (Marburg) . . . . . . . . . . . . . 82
    Neuromyelitis optica (Devic) . . . . . . . . 83
    Sclerosis diffusa (Schilder) . . . . . . . . . 83
    Sclerosis concentrica (Baló) . . . . . . . . . 83

## 3. Kreislaufstörungen des Nervensystems . . . . . . . . . . . . . . . . . . . . . . . . . . . . . . 87
*Ron Ferszt*

**Störungen der Makrozirkulation** . . . . . . . . 87
    Anatomische Voraussetzungen . . . . . . . 87
Anastomosen und Kollateralen . . . . . . . . . 88
    Extra-intrakranielle Anastomosewege . . . . 88
    Intrakranielle Anastomosewege . . . . . . 88
Varianten der Hirnarterien . . . . . . . . . . . . 88
    A. carotis interna . . . . . . . . . . . . . . . . 88
    A. vertebralis . . . . . . . . . . . . . . . . . . . 88
    A. cerebri media . . . . . . . . . . . . . . . . 88
    A. cerebri anterior . . . . . . . . . . . . . . . 88

Wanderkrankungen der Hals-
und Hirnarterien . . . . . . . . . . . . . . . . . . . 89
Arteriosklerose . . . . . . . . . . . . . . . . . . . . 89
    1. Jugendliche Arteriosklerose . . . . . . . 90
    2. Seneszente Arteriosklerose . . . . . . . . 90

**Fibromuskuläre Dysplasie** . . . . . . . . . . . . 91
**Moyamoya-Syndrom** . . . . . . . . . . . . . . . 91
**Arterielle Verschlüsse und Stenosen** . . . . . . 92
Thromben . . . . . . . . . . . . . . . . . . . . . . . 92
Makroembolien . . . . . . . . . . . . . . . . . . . 92

| | | | |
|---|---|---|---|
| Mikroembolien | 93 | **Hirnödem** | 125 |
| Atheromatöse Mikroembolien | 93 | Weiße Substanz | 125 |
| Luftembolien | 93 | Hirnrinde | 126 |
| Stickstoffembolien | 93 | Spezielle Ödemformen | 128 |
| Fettembolien | 93 | **Arterielle Hypertonie** | 129 |
| Äußere Kompressionseffekte an den Hirnarterien | 94 | Akute hypertensive Enzephalopathie | 129 |
| | | Chronische Hypertension | 129 |
| **Hirninfarkte** | 94 | Enzephalopathie vom Typ Binswanger | 130 |
| Kolliquationsnekrose | 95 | Miliaraneurysmen | 131 |
| Hypoxisch-ischämische Veränderungen des Neuropils | 96 | **Hypertensive Massenblutungen** | 132 |
| Veränderungen der Neuroglia | 97 | 1. Amyloidangiopathie | 132 |
| Veränderungen mesenchymaler Zellen | 97 | 2. Neoplasien | 132 |
| Koagulationsnekrose | 99 | 3. Pharmakogene Hirnblutungen | 132 |
| Inkomplette Nekrosen | 100 | **Zerebrale Amyloidangiopathie** | 133 |
| Hämorrhagischer Infarkt | 100 | 1. Generalisierte Amyloidose mit zerebraler Beteiligung | 133 |
| **Spezielle vaskuläre Syndrome** | 103 | 2. Asymptomatische und begleitende Formen | 134 |
| Aortenbogensyndrome | 103 | 3. Vaskulär-parenchymatöse Formen | 134 |
| Subclavian-steal-Syndrom | 103 | 4. Amyloidangiopathie mit intrazerebralen Blutungen | 134 |
| Karotissyndrome | 104 | Sporadische Formen | 134 |
| Syndrom der A. cerebri media | 104 | Hereditäre Form | 134 |
| Arteria-choroidea-anterior-Syndrom | 106 | 5. Zerebrale Amyloidangiopathie mit Leukenzephalopathie | 135 |
| Syndrome der A. cerebri anterior | 106 | Weitere Veränderungen der Mikrozirkulationsgefäße | 134 |
| Syndrome der A. cerebri posterior | 106 | Fibrose der Mikrozirkulationsgefäße | 135 |
| **Vertebrobasiläres System** | 107 | **Diabetes mellitus** | 135 |
| Hirnstammsyndrome | 107 | Diabetische Enzephalopathie | 135 |
| Wallenberg-Syndrom | 107 | **Hypoglykämie** | 136 |
| Déjerine-Syndrom | 107 | **Primär entzündliche Gefäßerkrankungen des zentralen Nervensystems** | 136 |
| Millard-Gubler-Syndrom | 108 | 1. Panarteriitis nodosa | 137 |
| Syndrom der kaudalen Brückenhaube | 108 | 2. Lupus erythematodes disseminatus | 137 |
| Syndrom der oralen Brückenhaube | 108 | 3. Churg-Strauss-Vaskulitis | 137 |
| Benedikt-Syndrom des Nucleus ruber | 108 | 4. Thrombangiitis obliterans | 137 |
| Webers Mittelhirnfußsyndrom | 108 | 5. Wegener-Granulomatose | 137 |
| Globale Ischämie – Ischämische Enzephalopathie | 109 | 6. Takayasu-Krankheit | 138 |
| Folgen intravitaler Autolyse | 110 | Weitere Immunvaskulitiden | 138 |
| Hirntod | 110 | **Hirnpurpura** | 138 |
| **Angiome** | 112 | Thrombotisch-thrombozytopenische Purpura | 139 |
| Angioma cavernosum | 112 | **Livedo racemosa generalisata** | 139 |
| Angioma capillare ectaticum | 112 | **Morbus Fahr** | 139 |
| Angioma arteriovenosum aneurysmaticum | 112 | **Urbach-Wiethe-Syndrom** | 140 |
| Erworbene arteriovenöse Fisteln | 114 | **Vaskuläre Rückenmarkkrankheiten** | 140 |
| Venöse Mißbildungen | 114 | Anatomie der Rückenmarkgefäße | 140 |
| Angioma capillare et venosum calcificans | 114 | Rückenmarkvenen | 141 |
| **Aneurysmen** | 115 | Störungen der Mikrozirkulation | 141 |
| Sakkuläre Aneurysmen | 116 | Grenzzonenläsionen | 141 |
| Spindelförmige Aneurysmen | 118 | Akute und subakute ischämische Rückenmarkinfarkte | 141 |
| Septische Aneurysmen | 118 | Arteria-spinalis-anterior-Syndrom | 142 |
| Disseziierende Aneurysmen | 119 | Arteria-spinalis-posterior-Syndrom | 142 |
| Aneurysmaruptur – Subarachnoidalblutung | 119 | Venöse Abflußstörungen | 142 |
| Hydrozephalus nach Subarachnoidalblutungen | 120 | Kompressionsbedingte Myelomalazien | 143 |
| Intrazerebrale Blutungen | 121 | Angiodysgenetische nekrotisierende Myelopathie | 143 |
| **Angiospasmen** | 121 | | |
| **Venöse Abflußstörungen** | 122 | | |
| Sekundäre Hirnstammblutungen | 123 | | |
| **Störungen der Mikrozirkulation** | 124 | | |
| Einführung | 124 | | |

Intramedulläre Blutungen (Hämatomyelie) .. 143
Subarachnoidalblutungen ............... 143
Vaskuläre Myelopathien ............... 143
Zervikale Myelopathien ............... 143

Heroinmyelopathie ................. 144
Postpoliomyelitische Angiopathie ........ 144
Spinale Veränderungen bei Hirntod ....... 144

## 4. Stoffwechselstörungen ........ 150
*Jorge Cervós-Navarro* und *Hans H. Goebel*

Einleitung ...................... 150
**Erkrankungen bei Störungen des Kohlenhydratstoffwechsels** ............ 150
Hyperglykämie ................... 150
  Diabetes mellitus ................ 150
  Prader-Labhart-Willi-Syndrom ........ 151
Hypoglykämien ................... 151
Störungen der Atmungskette .......... 151
  Pyruvatdehydrogenasemangel ........ 151
Mitochondriale Enzephalomyopathien ..... 151
Kearns-Sayre-Syndrom ............... 151
Mitochondrale Myopathie, Enzephalopathie, Laktatazidose und Schlaganfälle (MELAS) .. 153
Myoklonusepilepsie und „Ragged-red-Fasern", MERRF ......................... 153
Glykoproteinosen ................. 154
N-Aspartyl-β-Glukoaminidase-Mangel ..... 154
Mannosidose ..................... 154
Fukosidose ...................... 155
  Salla-Krankheit ................. 155
Polysaccharidosen ................. 156
Glykogenosen .................... 156
Polyglukosaneinschlüsse im Nervengewebe .. 157
Lafora-Krankheit .................. 157
Mukopolysaccharidosen .............. 158
  Abgrenzung und Einteilung ......... 158
Mukolipidosen .................... 160
  Mukolipidosis I (Sialidose) ......... 160
    Galaktosialidose ............... 161
  Mukolipidosis II ................ 163
  Mukolipidosis III ............... 164
  Mukolipidosis IV ............... 164
**Störungen des Lipidstoffwechsels** ........ 165
  Einleitung ..................... 165
Wolman-Krankheit ................. 165
Systemischer Karnitinmangel .......... 165
Morbus Niemann-Pick ............... 165
Morbus Gaucher ................... 167
Farber-Lipogranulomatose ............ 169
Fabry-Anderson-Krankheit ............ 169
**Peroxysomale Krankheiten** ........... 170
Neonatale Adrenoleukodystrophie ....... 170
Adrenoleukodystrophie .............. 171
Adrenomyeloneuropathie (AMN) ....... 172
Zerebrohepatorenales Syndrom ......... 173
Refsum-Krankheit .................. 173
Zerebrotendinöse Xanthomatose ........ 174
Metachromatische Leukodystrophie ...... 176
Mukosulfatidose ................... 178

Globoidzell-Leukodystrophie Krabbe ...... 179
**Gangliosidosen** ..................... 181
$G_{M1}$-Gangliosidosen ................. 181
$G_{M2}$-Gangliosidosen ................. 182
  Hexosaminidase-A-Mangel .......... 182
    Juvenile Form der amaurotischen Idiotie . 183
  Hexosaminidase-A- u. -B-Mangel ...... 183
  $G_{M2}$-Gangliosidose mit
    Aktivatorproteinmangel (Variante AB) ... 184
    Adulte oder chronische Form
    ($G_{M2}$-Gangliosidose Typ V) .......... 186
**Neuronale Ceroidlipofuszinosen** ......... 187
Astrozytäre lysosomale Enzephalopathie (Towfighi) ..................... 192
**Störungen des Aminosäurenstoffwechsels** ... 193
Stoffwechselstörungen im Harnstoffzyklus ... 193
  Carbamylphosphatsynthetasemangel .... 193
  Ornithincarbamyltransferasemangel .... 193
  Argininsuccinatsynthetasemangel ...... 193
  Argininsuccinatlyasemangel ......... 193
Störungen im Stoffwechsel der verzweigtkettigen Aminosäuren ......... 194
  Ahornsirupkrankheit ............. 194
  Isovalinazidämie ................ 194
  Hyperphenylalaninämie ........... 194
  Typ-I-Phenylketonurie ............ 194
Störungen im Stoffwechsel der sulfidhaltigen Aminosäuren ..................... 194
  Homozystinurie ................ 194
  Zystinose ..................... 194
Störungen des Folsäurestoffwechsels ...... 195
**Andere kongenitale Fehler im Aminosäurenstoffwechsel** ............. 195
Hyperglyzinämie ................... 195
N-Aspartyl-β-Glukoaminidase-Mangel ..... 195
Glutathionsynthetasemangel ........... 196
Hyperprolinämie ................... 196
Hyperpipecolinämie ................ 196
Hartnup-Syndrom .................. 197
**Amyloidosen** ...................... 197
Primär systemische Amyloidosen ........ 197
  Generalisierte Amyloidose mit zerebraler Beteiligung .................... 197
  Amyloidneuropathien ............. 197
    Typ I (Andrade-Typ, portugiesische Form der Amyloidpolyneuropathie) ....... 197
Zerebrale Amyloidangiopathie ......... 198
  Vaskulär-parenchymatöse Form ...... 198

Formen mit intrazerebralen Blutungen ... 198
Hereditäre Hirnblutungen mit
Amyloidangiopathie ............... 198
Zerebrale Amyloidangiopathie mit
Leukoenzephalopathie ............. 198
Amyloidtumor des Gehirns (Amyloidome) . 198

**Störungen des Purinstoffwechsels**
**Lesch-Nyhan-Syndrom** ............... 198
**Störungen der Häm- und sonstiger Pigmente** .. 199
Störungen des Porphyrinstoffwechsels ...... 199
Hyperbilirubinämie ............... 199
Kernikterus des Neugeborenen mit
Hyperbilirubinämie ................. 199

Spätfolgen des Kernikterus, Encephalopathia
posticterica infantum, Pentschew ....... 199
Familiärer nicht-hämolytischer Ikterus ..... 200
Melanosis cerebelli ................. 200

**Störungen des Mineralstoffwechsels** ....... 200
Störungen des Eisenstoffwechsels ....... 200
Hämochromatose ............... 200
Siderose des Zahnkernes ........... 200
Störungen des Kupferstoffwechsels ....... 201
Hepatolentikuläre Degeneration ...... 201
Trichopoliodystrophie ............. 202

**Störungen des Calciumstoffwechsels** ....... 202
Striatonigrale Verkalkung ............ 202

## 5. Degenerative Erkrankungen ............ 208
*Jorge Cervós-Navarro, Julio H. Garcia* und *Hans-Joachim Meencke*

Einleitung .................. 208

**Degenerative Erkrankungen
der Großhirnrinde und des Marklagers** ..... 208
Alzheimer-Krankheit ............... 208
Pick-Atrophie .................. 212
Neuroaxonale Dystrophien ............ 214
Generalisierte infantile neuroaxonale
Dystrophie .................. 214
Intermediäre, generalisierte Form ...... 216
Riesenaxonale Dystrophie ........... 216
Infantile spongiöse Dystrophie ......... 216
Alpers-Krankheit ............... 218
Alexander-Krankheit ............. 218
Generalisierte Lewy-Körper-Demenz ..... 219
Progressive subkortikale Gliose ........ 220

**Degenerative Krankheiten der Stammganglien
des Zwischen- und Mittelhirns** .......... 220
Thalamusdegeneration .............. 220
Chorea Huntington ............... 221
Chorea-Akanthozytose .............. 223
Choreaähnliche Krankheitsbilder ......... 223
Chorea minor ................. 224
Dystonia musculorum deformans ....... 224
Gilles-de-la-Tourette-Syndrom ........ 224
Meige-Syndrom ................ 224
Paramyoclonus multiplex ........... 224
Pallidum-Luysi-Atrophien ............ 224
Pallidumatrophie ............... 224
Luysopallidale Atrophie ............ 224
Hallervorden-Spatz-Krankheit .......... 225
Subakute nekrotisierende
Enzephalomyelopathie .............. 225
Degeneration der Substantia nigra ....... 227
Morbus Parkinson ................ 227
Paralysis agitans mit Demenz .......... 228
Juveniler Parkinson .............. 228
Parkinson-Demenz-Komplex von Guam ... 229
Postenzephalitischer Parkinsonismus ..... 230
Striatonigrale Degeneration ........... 230
Rett-Syndrom .................. 231

**Degenerative Krankheiten des Kleinhirns,
Hirnstammes und Rückenmarks** ......... 232
Kleinhirnrindenatrophien ............. 232
Angeborene Kleinhirnhypoplasie ....... 232
Familiäre Vermisaplasie ........... 232
Aplasie des Neozerebellums ......... 232
Pontozerebellare Hypoplasie ........ 232
Erblich-familiäre Kleinhirnrindenatrophie . 234
Olivozerebellare Atrophie .......... 235
Okulorenales zerebellares Syndrom .... 235
Nicht angeborene sporadische
Kleinhirnrindenatrophien .......... 235
Multisystematrophien ............... 236
Olivopontozerebellare Atrophie ........ 236
Angeborene Multisystematrophien .... 237
Supranukleäre Lähmung ........... 239
Dyssynergia cerebellaris myoclonica ... 240
Machado-Joseph-Krankheit ......... 240
Pallidonigrale spinale Degeneration .... 241
Spinale Atrophien ................ 241
Friedreich-Krankheit .............. 241
Hereditäre Ataxie der Hinterstränge ... 242
Degeneration der Hinterstränge
und der Substantia nigra ........... 242
Roussy-Levy-Syndrom ............ 242
Amyotrophische Lateralsklerose ....... 243
Sporadische Form .............. 243
Familiäre Formen .............. 245
Endemische Form .............. 245
Spastische Spinalparalyse ........... 246
Spinale Muskelatrophien ............ 246
Infantile Form ................ 246
Juvenile Form ................ 246
Adulte Form ................. 247
Infantile neuronale Degeneration ..... 247
Degeneration der unteren
Hirnnervenkerne ............... 248

**Degenerative Erkrankungen des autonomen
Nervensystems** .................. 248
Familiäre Dysautonomie ............ 248

Orthostatische Hypotension ............ 248
Hirschsprung-Syndrom ............... 249
   Das aganglionäre Segment
   (klassische Form des Megacolon congenitum,
   Morbus Hirschsprung) ............ 249
   Neuronale Kolondysplasie .......... 249
   Dysganglionose ................. 250
Angeborene Hirnveränderungen
mit Muskeldystrophie ............... 250
   Fukujama-Syndrom ............... 250
   Zerebrookulare Dysplasie
   vom Walker-Typ ................ 250
Angeborene Hirnveränderungen
mit Knochenmißbildungen ............ 250
   Arthrogryposis multiplex congenita ..... 250
   Pena-Shokeir-Syndrom II .......... 251
   Seckel-Zwergwuchs .............. 251
   Taybi-Linder-Syndrom ............ 251

**Neurokutane Syndrome** ............. 251
Neurokutane Syndrome unbekannter Genese . 251
   Stoffwechselstörungen der
   Desoxyribonukleinsäuren ........... 251
      Xeroderma pigmentosum ........ 252
      Ataxia telangiectatica ........... 252

Cockayne-Syndrom ................ 253
Sturge-Weber-Syndrom ............. 253
Tuberöse Sklerose ................ 254
Okulokutaner Albinismus ........... 256
Multiple Nävoidbasalzellkarzinome .... 256
Neurokutane Melanose ............. 256
Bloch-Sulzberger-Syndrom ......... 256

**Epileptische Syndrome** ............. 256
   Einleitung .................... 256
Sekundär generalisierte Epilepsien ........ 257
   West-Syndrom ................. 257
   Lennox-Syndrom ............... 259
Primär generalisierte Epilepsien ......... 259
   Friedmann-Syndrom ............. 259
   Juvenile Myoklonusepilepsie ....... 259
Spezielle Syndrome als Komplikationen von
verschiedenen Erkrankungen .......... 260
      Progressive Myoklonusepilepsie ..... 260
Fokale Epilepsien .................. 260
   Epilepsie mit psychomotorischen Anfällen . 260
Spezielle Syndrome ................ 260
   Gelegenheitsanfälle .............. 260
   Fieberkrämpfe ................. 260

## 6. Intoxikationen des Nervensystems ........................................... 269
*Benedikt Volk*

   Einleitung ..................... 269

**Intoxikationen durch Metalle** .......... 269
Aluminium ...................... 269
Quecksilber (anorganisch) ............ 271
   Organische Quecksilberverbindungen
   (Methylquecksilber) .............. 271
Blei ........................... 271
   Anorganische Bleiverbindungen ....... 271
   Intoxikation durch organische
   Bleiverbindungen ............... 272
Arsen ......................... 273
Mangan ........................ 273
Cadmium ....................... 273
Thallium ....................... 273
Wismut ........................ 274
Lithium ........................ 274
Zinn .......................... 274

**Alkoholische Enzephalopathien** ........ 275
**Alkoholintoxikation** ................ 275
Großhirnatrophie .................. 276
Kleinhirnatrophie .................. 276

**Alkoholbedingte Folgeerkrankungen und
Enzephalopathien unklarer Genese** ...... 277
Wernicke-Enzephalopathie ............ 277
Zentrale pontine Myelinolyse .......... 280
Marchiafava-Bignamie-Erkrankung ...... 280
Alkoholische Embryopathie ........... 282

**Intoxikationen durch organische
Verbindungen** .................... 283

Technische Lösungsmittel ........... 283
   Methylalkohol ................. 283
Aliphatische Kohlenwasserstoffe ...... 283
Halogenierte aliphatische Kohlenwasser-
stoffe ........................ 284
   Tetrachlorkohlenstoff ............ 284
   Trichloräthylen ................ 284
   Methylchlorid ................ 284
Schwefelkohlenstoff ............... 284
Acrylamidintoxikation .............. 284
Organische Phosphorverbindungen ..... 285
   Triorthokresylphosphat ........... 285
   Intoxikation durch Phosphorsäureester . 285

**Intoxikationen durch Gase** ........... 285
Schwefelwasserstoffintoxikation ....... 285
Kohlenmonoxidintoxikation .......... 286
   Akute Intoxikation .............. 286
   Intervalläre Verlaufsform .......... 286
   Chronische Intoxikation .......... 286

**Vergiftungen mit Zyaniden** .......... 287
**Schädigung durch Arzneimittel** ....... 287
Antiepileptika ................... 287
   Phenylhydantoin ............... 287
Zusammenfassung ................ 287
Neuroleptika .................... 288
Antiprotozoenmittel ............... 289
   Clioquinol ................... 289
   Chloroquin .................. 289
   Desinfektionsmittel ............. 289
   Hexachlorophen ............... 289

| | | | |
|---|---|---|---|
| Tuberkulostatika | 290 | **Biologische Gifte** | 293 |
| Isoniazid | 290 | Bakterielle Toxine | 293 |
| Zytostatika | 290 | Botulismus | 293 |
| Methotrexat | 290 | Tetanusintoxikation | 293 |
| Vincristin und Vinblastin | 291 | Diphtherie | 293 |
| Cytosinarabinosid | 293 | | |

# 7. Traumatische Veränderungen ... 299

**Schädeltrauma** ... 299
*Reiner Henn*

Einleitung ... 299
Schädelbrüche ... 299
  Pathogenese ... 299
  Verletzung der Dura mater ... 300
  Luftembolie nach Duraverletzung ... 301
  Geburtstraumatische Schäden
  an Schädel und Dura; Folgen am Gehirn ... 301
Gehirnverletzungen ... 302
  Offene Hirnverletzungen ... 302
  Hirnwunde ... 304
    Infektionen ... 304
  Gedeckte Hirnverletzung ... 305
    Kopfprellung ... 306
    Commotio cerebri ... 306
    Contusio cerebri ... 306
  Pathogenese ... 308
    Der Gehirnschädel
    als knöcherne Kapsel ... 308
    Coup und Contrecoup ... 309
  Epidurales Hämatom ... 310
  Subdurales Hämatom ... 311
  Pachymeningeosis haemorrhagica interna ... 312
  Subarachnoidale Blutungen ... 313
Intrakranielle Drucksteigerung und
posttraumatische Spätfolgen ... 313
    Klinisch-forensische Gesichtspunkte der
    Hirnvolumenvermehrung ... 314

Posttraumatische Epilepsie
und Hirnduranarbe ... 316
Posttraumatische Hirnatrophie ... 316
Zerebrale Fettembolie ... 317
Luftembolie ... 318

**Rückenmarkstrauma** ... 319
*Jochen Wilske*

Einleitung ... 319
Beziehungen zwischen Wirbelsäule
und Rückenmark ... 320
  Brüche und Luxationen ... 320
  Schleudertrauma ... 321
Rückenmarksverletzungen ... 322
  Offene Rückenmarksverletzungen ... 323
    Verletzungen der Rückenmarkshäute ... 323
    Rückenmarkswunde ... 323
  Gedeckte Rückenmarksverletzungen ... 324
    Rückenmarkserschütterung ... 324
    Rückenmarksprellung ... 324
    Rückenmarkstypische traumatische
    Zusatzbefunde ... 327
Artefakte ... 331
Spätkomplikationen ... 333
  Allgemeine Prognose ... 333
  Meningeale Spätkomplikationen
  (chronische Meningopathie) ... 333

# 8. Pathologie der Geschwülste des Nervensystems ... 336
*Werner Jänisch*

Primäre Geschwülste des
Zentralnervensystems (ZNS) ... 336
Epidemiologie, Klassifikation,
biologische Besonderheiten ... 336
  Definition ... 336
  Inzidenz ... 336
  Klassifikation ... 336
    Historische Aspekte der
    Hirntumorklassifikation ... 336
    Anaplasiegrade (Grading) ... 337
  Biologie der ZNS-Tumoren ... 337
    Tumoren als raumfordernde Prozesse ... 337
    Metastasierung ... 340

Tumorfrühstadium und experimentelle
Neuroonkologie ... 342
Neuroektodermale Geschwülste ... 343
  Histogenese ... 343
  Medulloblastome ... 344
  Medulloepitheliome ... 346
  Medullomyoblastome ... 346
  Primitive polare Spongioblastome ... 347
  Neuroblastome ... 347
  Gangliogliome ... 348
  Ependymoblastome und Ependymome ... 348
  Plexuspapillome und -karzinome ... 351
  Oligodendrogliome ... 352

| | |
|---|---|
| Astrozytome | 354 |
| Glioblastome | 359 |
| Gliosarkome | 361 |
| Mesenchymale Geschwülste | 362 |
| Meningiome | 362 |
| I. Intrakranielle Meningiome | 364 |
| II. Spinale Meningiome | 365 |
| III. Intraventrikuläre Meningiome | 365 |
| IV. Extradurale Meningiome | 365 |
| V. Ektopische Meningiome | 365 |
| Fibrome | 368 |
| Chondrome und Osteome | 368 |
| Lipome | 368 |
| Angioblastome | 368 |
| Hämangioperizytome | 370 |
| Sarkome und Sarkomatosen | 370 |
| Primäre maligne Lymphome des ZNS | 371 |
| Primäre Melanome und Melanoblastosen des ZNS | 373 |
| Keimzelltumoren | 375 |
| Kraniopharyngiome | 376 |
| Geschwülste der Adenohypophyse | 378 |
| Hypophysenadenome | 378 |
| Hypophysenkarzinome | 384 |

| | |
|---|---|
| **Metastasen und generalisierte maligne Lymphome** | 386 |
| Metastasen | 386 |
| Generalisierte maligne Lymphome mit isolierten Infiltraten im ZNS | 389 |
| **Tumoren des peripheren Nervensystems (PN)** | 390 |
| Histogenese | 390 |
| Neuroblastome und ihre Reifungsstufen | 390 |
| Neurinome und Neurofibrome | 392 |
| Granularzelltumoren | 394 |
| Paragangliome | 394 |
| Phäochromozytome | 394 |
| Chemodektome | 396 |
| Melanotische neuroektodermale Tumoren | 396 |
| **Phakomatosen** | 396 |
| Definition | 396 |
| Neurofibromatosis generalisata | 396 |
| Tuberöse Hirnsklerose | 397 |
| Angioblastomatose | 398 |
| Glioma-Polyposis-Syndrom | 398 |
| Basalzellnävussyndrom | 398 |
| Naevus-unius-lateralis-Syndrom | 398 |

## 9. Pathologie des peripheren Nervensystems ............ 401
*Jürgen Bohl* und *Hans H. Goebel*

| | |
|---|---|
| **Peripheres Nervensystem** | 401 |
| Historischer Rückblick | 401 |
| **Allgemeine Pathomorphologie** | 403 |
| Einteilung | 403 |
| Altersveränderungen an peripheren Nerven | 403 |
| Parenchymatöse Läsionen | 403 |
| Chronische axonale Schädigung (Neuronopathien oder Axonopathien) | 409 |
| Pathologie der Schwann-Zelle | 411 |
| Interstitielle Läsionen | 418 |
| Methodik der Nervenbiopsien | 420 |
| Wahl der zu untersuchenden peripheren Nerven | 420 |
| Morphometrische Daten | 423 |
| Allgemeine klinische Aspekte | 423 |
| **Hereditäre Neuropathien** | 424 |
| Neuropathien mit bekanntem Stoffwechseldefekt | 424 |
| Lysosomale Krankheiten | 424 |
| Mitochondriale Stoffwechseldefekte | 426 |
| Peroxisomale Krankheiten | 426 |
| Morbus Refsum | 426 |
| Alipoproteinämien | 428 |
| Porphyrien | 428 |
| Familiäre Amyloidneuropathien | 428 |
| Hereditäre Neuropathien ohne bekannten Stoffwechseldefekt | 429 |
| Hereditäre sensomotorische Neuropathien | 429 |

| | |
|---|---|
| Hereditäre sensorische (autonome) Neuropathien (HSN/HSAN I-V) | 431 |
| HSAN I | 431 |
| HSAN II | 431 |
| HSAN III | 431 |
| HSAN IV | 431 |
| Spinozerebellare Degenerationen | 431 |
| Riesenaxonneuropathie | 433 |
| Infantile neuroaxonale Dystrophie | 435 |
| Tomakuläre Neuropathie (hereditäre Neuropathie mit Neigung zu Druckparesen) | 435 |
| Syndrome | 435 |
| **Immunassoziierte Neuropathien** | 437 |
| Plasmazelldyskrasieassoziierte Amyloidpolyneuropathien | 437 |
| „Sporadische" Amyloidneuropathie | 437 |
| Neuropathien bei Gammopathien ohne Amyloidablagerung | 437 |
| Guillain-Barré-Syndrom (GBS) | 438 |
| Lepra | 440 |
| Herpes-Varicella-Zoster-Virus | 441 |
| Diphtherie | 443 |
| AIDS (acquired immune deficiency syndrome) | 443 |
| **Neuropathien bei Kollagenosen** | 444 |
| **Vergiftungen** | 446 |
| Alkoholische Polyneuropathie | 446 |
| Thallium | 446 |

Blei .................................. 446
Arsen ................................. 447
Gold .................................. 447
Platin ................................ 447
Hexachlorophen ........................ 447
Acrylamid ............................. 447
Schwefelkohlenstoffe (Carbondisulfid) .. 448
Hexacarbone (n-Hexan und Methyl-n-
Butylketon, MBK) ...................... 448
INH (Isoniazid, Isonikotinsäurehydrazid) ... 449
Vincristin (Vinblastin) ............... 449
Thalidomid (Contergan) ................ 449

Furane, Nitrofurantoin, Furaldaton,
Nitrofural ............................ 450
**Diabetes mellitus** .................. 450
Urämische (nephrogene) Neuropathie ..... 450
**Vitaminmangelinduzierte Neuropathien** ... 452
Mangelzustände der Vitamin-B-Reihe ..... 452
Vitamin-E-Mangel-Zustände ............. 452
Akute Polyneuropathie bei Schwerstkranken
(„critically ill polyneuropathy") ..... 453
Paraneoplastische Neuropathien ........ 453
Endokrine Neuropathien ................ 453

## 10. Muskelpathologie .................. 457
*Hans H. Goebel*

Einführung ............................ 457
**Allgemeine Histopathologie** ......... 458
**Neurogene Muskelerkrankungen** ....... 462
Spinale Muskelatrophien ............... 462
Neuropathien .......................... 464
**Muskeldystrophien** .................. 464
Muskeldystrophie Duchenne (DMD) ....... 465
Becker-Muskeldystrophie (BMD) ......... 466
Muskeldystrophie Emery-Dreifuss (EDMD) . 467
Gliedergürteldystrophie ............... 467
Fazioskapulohumerale Dystrophie
Landouzy-Déjerine (FSHD) .............. 467
Okulopharyngeale Muskeldystrophie ..... 467
Kongenitale Muskeldystrophien (CMD) ... 468
Distale Myopathie ..................... 468
**Arthrogryposis multiplex congenita** . 468
**Kongenitale Myopathien** ............. 469
Nemalin-(Stäbchen)-Myopathie .......... 469
„Core"-Krankheiten .................... 470
Zentronukleäre (myotubuläre) Myopathie ... 471
Kongenitale Fasertypendisproportion ... 471
„Rigid-spine"-Syndrom ................. 472
**Myotonien** .......................... 472
Dystrophische Myotonie
(Curschmann-Steinert) ................. 472
Kongenitale Myotonien ................. 473
Schwartz-Jampel-Syndrom und Myokymie .. 473
**Myastheniesyndrome** ................. 474
Myasthenia gravis ..................... 474
Myasthenisches Syndrom (Eaton-Lambert) . 474
**Metabolische Myopathien** ............ 474
Glykogenosen .......................... 475
Typ-II-Glykogenose .................... 475

Typ-III-Glykogenose ................... 475
Typ-IV-Glykogenose .................... 476
Typ-V-Glykogenose ..................... 476
Typ-VII-Glykogenose ................... 476
Typ-IX- und Typ-X-Glykogenosen ........ 476
Lipidmyopathien ....................... 476
Carnitinmangel ........................ 477
Carnitin-Palmitoyl-Transferase-(CPT-)-
Mangel ................................ 477
Myoadenylatdeaminasemangel ............ 477
Mitochondriale Myopathien ............. 477
Periodische Paralysen ................. 478
Maligne Hyperthermie .................. 478
Mangelernährung ....................... 479
Ischämie .............................. 479
Lysosomale Krankheiten ................ 479
Lafora-Krankheit ...................... 480
Urämie ................................ 480
Diabetes mellitus ..................... 480
Maligne Tumoren ....................... 480
Vitamin-E-Mangel-Myopathie ............ 480
Endokrine Myopathien .................. 480
Alkoholmyopathie ...................... 480
Medikamenteninduzierte
neuromuskuläre Krankheiten ............ 481
Rhabdomyolyse und Myoglobinurie ....... 481
**Entzündliche Myopathien** ............ 482
Infektiöse Entzündung und Abszesse .... 482
Polymyositis – Dermatomyositis ........ 482
Sarkoidose ............................ 484
Behçet-Krankheit ...................... 484
Polymyalgia rheumatica ................ 484
Arteriitiden .......................... 484
**Genetisch bedingte Syndrome** ........ 485

## 11. Pathologie des Liquor cerebrospinalis ... 487
*Juan Artigas* und *Ron Ferszt*

**Pathologie des Liquorsediments** ... 487
**Zellen des normalen Liquors** ... 487
Lymphozyten ... 487
Monozyten ... 487
Ependym und Plexus-choroideus-Zellen ... 488
Seltenere Nebenbefunde ... 488

**Pathologische Sedimentbefunde** ... 489
Aktivierte Monozyten ... 489
Makrophagen ... 489
Eosinophile Granulozyten ... 490
Plasmazellen ... 491

**Liquorsyndrome** ... 491
Blutungen in den Liquorraum ... 491
Erregerbedingte Entzündungen ... 492
    Bakterielle Meningitis ... 492
        Eiterige Meningitis ... 492
        Tuberkulöse Meningitis ... 493
    Lues cerebrospinalis ... 494
    Virale Meningitis,
    lymphozytäre Meningitis ... 494
    Fremdkörpermeningitis ... 495
Mollaret-Meningitis ... 495

**Herpes-simplex-Enzephalitis** ... 495
**Parasitäre und mykotische Infektionen** ... 496
Zystizerkose ... 496
Trichinose ... 496
Toxoplasmose ... 496
Kryptokokkose ... 496

**AIDS (erworbene Immunschwäche)** ... 496
**Encephalomyelitis disseminata** ... 496
**Tumoren** ... 497
Hirneigene Tumoren ... 498
    Astrozytome ... 498
    Glioblastoma multiforme ... 498
    Oligodendrogliome ... 498
    Medulloblastome ... 499
    Neuroblastome ... 499
    Ependymome ... 499
    Dysgerminome ... 500
    Plexuspapillom, Plexuskarzinom ... 500
Intrakranielle nicht-hirneigene Tumoren ... 500
    Meningiome ... 500
    Hypophysenadenome, Kraniopharyngeome . 500
    Dermoide ... 500
    Chordome ... 500
Metastasen ... 501
    Mammakarzinome ... 501
    Karzinome des Respirationstraktes ... 502
    Karzinome des Magen-Darm-Traktes ... 503
    Blasenkarzinome ... 503
    Prostatakarzinome ... 503
    Maligne Melanome ... 503
    Meningeosis carcinomatosa ... 504
Hämatologische Tumoren ... 504
    Akute lymphatische Leukämie ... 504
    Akute myeloische Leukämie ... 504
    Promyelozytenleukämie ... 504
    Chronisch-myeloische Leukämie und
    chronisch-lymphatische Leukämie ... 505
Lymphome ... 505

## 12. Pathologie des Auges ... 508
*Gerhard Goder*

Einleitung ... 508
**Hornhaut und Lederhaut** ... 508
Fehlbildungen ... 508
Entzündungen ... 508
    Oberflächliche Entzündungen ... 508
    Parenchymatöse Formen ... 508
    Ulzerierende Hornhautentzündungen ... 509
Degenerative Veränderungen ... 509

**Sklera** ... 512
**Linse** ... 512
Fehlbildungen ... 512
Stoffwechselstörungen ... 512
Katarakt ... 512

**Ueva** ... 513
Fehlbildungen ... 513
Entzündungen ... 514
Gefäßerkrankungen ... 515

Neoplasien ... 515
Degenerationen ... 518

**Netzhaut** ... 518
Mißbildungen und kongenitale
Veränderungen ... 518
Netzhautentzündungen ... 519
Gefäßerkrankungen der Netzhaut ... 519
Degenerationen und Dystrophien
der Netzhaut ... 523
Tumoren der Netzhaut ... 524

**Glaskörper** ... 528
**Sehnerv** ... 528
Fehlbildungen ... 528
Entzündungen ... 529
Traumen ... 530
Tumoren ... 530
Gefäßerkrankungen ... 531

**Orbita** . . . . . . . . . . . . . . . . . . . . . . . . . . 533
Granulome (entzündlicher Pseudotumor) . . . 533
Orbitatumoren . . . . . . . . . . . . . . . . . . . . . 534
Nervus-opticus-Gliome . . . . . . . . . . . . . . . 534
Orbitameningiome . . . . . . . . . . . . . . . . . . 534
Neurofibrome . . . . . . . . . . . . . . . . . . . . . 534
**Endokrine Orbitopathie** . . . . . . . . . . . . . 538

# Anhang . . . . . . . . . . . . . . . . . . . . . . . . . . . . . . . . . . . . . . . . . . . . . . . . . . . . . . . . . . . . . . 549

**Bindehautbiopsie** . . . . . . . . . . . . . . . . . . 549
*Wolfgang Hanuschik*

Technik der Bindehautbiopsie . . . . . . . . . . . 549
Befunde . . . . . . . . . . . . . . . . . . . . . . . . . . 549

# Sachverzeichnis . . . . . . . . . . . . . . . . . . . . . . . . . . . . . . . . . . . . . . . . . . . . . . . . . . . . . . . 557

**Farbtafeln I und II** nach Seite 174

# 1. Entwicklungsstörungen und neonatale Hirnschäden

*Ron Ferszt* und *James Nelson*

Wir verzichten bewußt auf eine systematische Darstellung der Hirnentwicklung. Es gibt ausgezeichnete Übersichtsarbeiten zu diesem Thema, das den Rahmen einer klinischen Neuropathologie sprengt (Friede 1975, Gilles u. Mitarb. 1983, Schlote 1983, Noetzel 1983). Detaillierte In-vivo-Studien der Hirnentwicklung des Menschen mittels Computertomographie liegen vor (Murakami u. Mitarb. 1981).

Bei Kindern auftretende, infektiös entzündliche metabolische Syndrome und neuromuskuläre Erkrankungen finden sich in den entsprechenden Kapiteln dieses Buches.

Was die Kinderneuropathologie von der des Erwachsenen unterscheidet, sind nicht nur die besonderen Reaktionsweisen des kindlichen Gewebes, es ist vor allem die Tatsache, daß diese Reaktionsweisen sich auch im Lauf der Ontogenese kontinuierlich ändern. Die Reaktionsmöglichkeiten des reifen Gewebes schlagen sich in den bekannten Kategorien der Pathologie nieder (Nekrose, Entzündung, Blutung, Trauma, Degeneration, Tumor). Mit diesen Kategorien berühren wir komplexe pathophysiologische Abläufe, doch läßt sich zumindest von der Tendenz her dem morphologischen Bild eine relativ stereotype Pathogenese gegenüberstellen; so die Ernährungsstörung der Nekrose, der immunologische Stimulus der Entzündung usw. Wir kennen die Reaktions-, teleologisch gesehen, Reparationsmechanismen des sehr unreifen Gewebes nicht im einzelnen. Man geht davon aus, daß zu einem frühen teratogenetischen Determinationspunkt einsetzende Schäden zu Gewebsdefekten und zur Verzerrung bzw. Modulation der weiteren Entwicklung führen. Dieser Vorgang spielt sich bei den Entwicklungsstörungen oder Malformationen ab. Mit zunehmender Reife werden differenziertere Reaktionsweisen sichtbar; während der spätfetalen Zeit ablaufende Ischämien, Infekte oder Traumen bieten über die Entwicklungsstörung hinaus Reaktionsmuster, die man mit denen des reifen Gehirns vergleichen kann. Es sind dies die spätintrauterinen bzw. perinatalen Hirnläsionen, die wir von den Malformationen getrennt besprechen. Diese Unterscheidung ist heuristisch sinnvoll, aber künstlich; in der Praxis bedingen beide Abläufe einander, und nur unter Berücksichtigung beider werden die teilweise außerordentlich komplizierten morphologischen Läsionen verständlich.

## Das normale reife Neugeborenengehirn und die Kriterien der Unreife

**Makroskopie:** Am Geburtstermin wiegt das Gehirn zwischen 350 und 420 g. Noch 10 Wochen vor diesem Termin liegt das Hirngewicht bei etwa der Hälfte dieses Wertes und in der 26. Woche bei einem Viertel. Das menschliche Gehirn macht eine rasche, schubartige Entwicklung im letzten Schwangerschaftsmonat durch und erreicht mit der Geburt 30% seines Maximalgewichts, das in der Regel erst um das 12. Lebensjahr erreicht wird. Dagegen besteht bereits im dritten Lebensjahr in etwa die Hirnrindenoberfläche des Erwachsenen (1,5 m$^2$). Die Großhirnwindungsbildung wird nach einer Phase akzelerierten Hirnwachstums zwischen der 24. und 25. SSW, etwa um die 27. SSW, sichtbar. Sekundär- und Tertiärwindungen werden in der Folge modelliert, der Vorgang läßt sich noch zwischen der 40. und 44. Woche beobachten. Besonders früh setzt die Windungsbildung am Sulcus temporalis superior ein, relativ spät differenzieren die orbitalen Windungsstrukturen. Gyrus frontalis superior und Gyrus temporalis superior lassen sich auf der rechten Seite etwa 2 Wochen früher demonstrieren als auf der linken Seite, und dies gilt auch für die Sekundärgyri. Auf der rechten Hirnseite finden sich weiterhin komplexere Gyrusstrukturen im Bereich der Gyri temporales transversales (Dooling u. Mitarb. 1983) (Tab. 1.**1**).

Bereits im dritten Schwangerschaftsmonat entsteht die Fossa (Fissura) Sylvii mit einer noch weit offen liegenden Insel, die im 9. Fetalmonat vollständig bedeckt sein soll; man spricht dann von regelrechter Operkularisierung. Eine weitere morphologische Datierungshilfe ist die Fissura collateralis der Innenfläche des Temporallappens, die bereits im 3. intrauterinen Monat erkennbar ist. Ein Gyrierungsmuster, das in groben Zügen dem Erwachsenen entspricht, läßt sich in der 32. SSW erkennen. Die Entwicklung der Rinde geht der des Marklagers voraus, so daß die Seitenventrikel zunächst verhältnismäßig voluminös abgerundet erscheinen; am

Tabelle 1.1 Orientierungspunkte zur Entwicklung der Hirnhemisphären (nach *Dooling* u. Mitarb. 1983)

A. Sichtbar in der 10. SSW.: Fissura interhemisphaerica, Sulcus hippocampalis

B. Sichtbar in der 14. SSW.: Fissura Sylvii

C. Sichtbar in der 16. SSW.: Sulcus olfactorius, Fissura parietooccipitalis, Fissura calcarina, Sulcus parietooccipitalis, Gyrus rectus

D. Sichtbar in der 18. SSW.: Gyrus cinguli, Insula

E. Sichtbar in der 20. SSW.: Fissura Rolandi

F. Sichtbar in der 25. SSW.: Sulcus frontalis superior, Gyrus frontalis superior

G. Sichtbar in der 28. SSW.: Sulcus frontalis inferior, Gyrus triangularis, Gyri orbitales, Gyrus callosomarginalis, Gyrus angularis, Gyrus supramarginalis

H. Sichtbar in der 30. SSW.: Sulcus temporalis inferior, Gyrus temporalis inferior, Gyrus temporalis transversus, Gyrus occipitotemporalis

Ende des 6. Fetalmonats verdickt sich die Hemisphärenwand, und zum Geburtstermin findet man die Ventrikel meist schlitzförmig symmetrisch vor; weite abgerundete Ventrikel sind ein Unreifezeichen.

Bei etwa einem Fünftel aller Kinder findet sich ein Spaltraum zwischen den beiden Markfächern, die normalerweise zu dem Septum pellucidum zusammenwachsen; Cavum septi pellucidi. Er liegt dem rostralen Balken an, die Fornices bilden die Wand, der Inhalt ist Liquor. Gelegentlich damit vergesellschaftet findet sich eine ähnliche Höhle in Höhe des Splenium corporis callosi bzw. – okzipital davon – das Cavum Vergae. Diesen Höhlenbildungen kommt in aller Regel keine klinische Bedeutung zu. Ausnahme sind sehr große Räume, die über Liquorabflußstörungen intrakranielle Drucksteigerungen verursachen.

Unmittelbar periventrikulär, etwa dort, wo man beim Erwachsenengehirn die Stammganglien findet, läßt sich eine grau-glasige Struktur mit unscharfem, in das lateral davon liegende Marklager auslaufendem Rand darstellen. Dieses Gewebe ist häufig von gestauten, senkrecht zur Ventrikelwand verlaufenden, gerade sichtbaren Venen durchsetzt. Auch noch mit nacktem Auge sichtbare Mikroblutungen kommen vor. Es handelt sich um die periventrikuläre Matrix, den Ursprung der von hier in die Großhirnrinde wandernden Hirnzellen, auf die wir bei der Besprechung der Migrationsstörungen näher eingehen. Außerdem ist die periventrikuläre Matrix eine Vorzugslokalisation intrazerebraler Blutungen Neugeborener. Das Marklager kann durch die einstrahlenden Matrixanteile scheckig aussehen. Es wirkt aufgequollen und zerfließlich, auch ohne daß ein Hirnödem diagnostiziert werden kann.

Das Kleinhirngewicht macht etwas mehr als ein Zwanzigstel des Hirngewichts beim normalen Neugeborenen aus. Beim Erwachsenen sind es etwa 11%, so daß man von einer „physiologischen Hypotrophie" des Neugeborenen-Kleinhirns sprechen kann. Die Diagnose einer über das Normale hinausgehenden Hypoplasie wird dadurch erschwert. Es ist sinnvoll, bei der Hirnsektion Groß- und Kleinhirngewicht getrennt zu bestimmen.

Mittelhirn, Brücke und Medulla ähneln in ihrem groben Aufbau bereits zu Beginn der zweiten Schwangerschaftshälfte den Verhältnissen des Erwachsenen. Das Rückenmark des Neugeborenen mißt in der Regel etwa 15 cm; in seiner geweblichen Differenzierung ist es dem Großhirn voraus, im Wachstum hinkt es hinterher, da dieses vom Körperwachstum abhängt (McLennan u. Mitarb. 1983).

*Mikroskopisch* wird die sechsschichtige Gliederung der Hirnrinde, wie man sie vom Erwachsenen her kennt, im 6. Schwangerschaftsmonat sichtbar. Etwa einen Monat später sind die Pyramidenzellen der Hirnrinde gut erkennbar. Sie lassen sich durch basophile zytoplasmatische Granula, den Vorläufern der Nissl-Substanz, von der Glia unterscheiden. Der Grad der Verzweigung der Nervenzellfortsätze ist geringer als beim Erwachsenen, und bei schwacher Vergrößerung imponiert die säulenförmige Zytoarchitektonik im Vergleich zur laminären des Erwachsenen.

Beim normalen Neugeborenen ist die *Myelinisation*, die etwa im 5. Schwangerschaftsmonat im Rückenmark beginnt und im 9. Monat im Großhirn einsetzt, noch nicht abgeschlossen. Bemarkte Fasern befinden sich in den Rückenmarkswurzeln, den proximalen Hirnnerven und in den Nervi und Tractus optici. Die wichtigsten aufsteigenden und absteigenden Rückenmarkbahnen enthalten myelinisierte Axone, mit Ausnahme der lateralen und vorderen Pyramidenbahnen, wo man allenfalls, vor allem zervikal, einige wenige dünn myelinisierte Axone antrifft. Im Hirnstamm sind der Tractus arcuatus internus sowie die spinozerebellaren und kortikospinalen Bahnen bemarkt, ebenso die mediale und laterale Schleife und der Fasciculus longitudinalis medialis. Im tiefen und im subkortikalen Kleinhirnmarklager findet man Myelin, ebenso in den oberen und unteren Kleinhirnschenkeln, dagegen weniger im Pedunculus cerebellaris medialis. Thalamus, subthalamische Nuclei, Globus pallidus, Capsula interna (hinterer Schenkel) sowie Anteile der Radiatio optici sind teilweise bemarkt, Corpus callosum und Fornix unbemarkt (Gilles u. Mitarb. 1983).

Mit der Myelinisation geht eine Vermehrung *unreifer Gliazellen* einher, die wahrscheinlich Oligodendrozytenvorläufer sind. Sie sind charakterisiert durch einen oft hyperchromatischen, runden Kern und ein asymmetrisches, deutlich eosinophiles, fähnchenförmiges Zytoplasma. Weniger gut erkennbar sind daneben spindelförmige Zellen mit ovalären Kernen, die man als unreife Astrozyten interpretiert. Manchmal enthalten die unreifen Gliazellen in ihrem Zytoplasma tropfige Lipidablagerungen. Das Phänomen wird im telenzephalen Marklager der Mehrzahl frühgeborener Kinder beobachtet und ist ursprünglich als Korrelat der normalen Myelinisierung angesehen worden. Ausgedehnte Lipidablagerungen in Makrophagen und Nekrosen sind dagegen pathologische Phänomene (s. S. 23). Wahrscheinlich gibt es fließende Übergänge zwischen der häufig angetroffenen, oben beschriebenen „Myelinisationsgliose" und einer telenzephalen Leukenzephalopathie (s. S. 23). Die Unklarheit in der Abgrenzung zum Normalen rührt daher, daß die weitaus meisten untersuchten Neugeborenengehirne von schwerkranken, oft unreifen Kindern stammen.

Die histologische Beurteilung der *periventrikulären Matrix* bietet zahlreiche Probleme. Das Gewebe ist sehr zellreich und von meist rundkernigen Elementen mit spärlichem Zytoplasmaaum und mehr oder minder ausgeprägter Kernhyperchromasie besetzt. Dazwischen finden sich sehr zartwandige Blutgefäße und nicht selten kleine Blutaustritte. Es handelt sich um Matrixzellen (Keimzellen, Germinativzellen, Neuroepithelzellen), die um das Ventrikelsystem im 3. bis 4. Fetalmonat schichtförmig angeordnet sind. Die Entstehung von Neuron und Glia aus den lateralen Anteilen der periventrikulären Matrix geht mit der Differenzierung von reifenden Nervenzellen und deren Emigration in die Großhirnrinde einher. Die migrierenden Nervenzellen sind in der Regel nicht mehr teilungsfähig, im Gegensatz zu den Glioblasten, die etwas kleiner sind und die Teilungsfähigkeit naturgemäß länger beibehalten. Ein großer Teil der Matrixzellen sind redundant, d. h., im Rahmen von bisher unzureichend verstandenen „Selektionsprozessen" gehen viele zugrunde, und wenige erreichen die Großhirnrinde, um dort zu den definitiven Neuronen auszureifen.

Ein Teil der unreifen Glia verbleibt periventrikulär und bildet das Ependym. Bis zur 20. SSW sind die Ventrikel von mehrschichtig angeordneten Ependymzellen überzogen. Sie lassen sich von der zellreichen Matrix gut unterscheiden. In den folgenden Schwangerschaftswochen verdünnt sich die Ependymschicht zunehmend, und etwa ab der 28. SSW, beginnend in Hinter- und Seitenhörnern, entstehen ependymfreie Zonen; schwerpunktmäßig über dem Sektor CA 2. Die unbedeckte Ventrikelwand scheint etwas aufgelockert, später (32. SSW) kann man eine geringe Gliose finden (Dooling u. Mitarb. 1983). Weitflächigere Ependymdefekte sind am ventralen Balken am Septum pellucidum und an den Seitenventrikelkanten mit der 32. SSW demonstrierbar. III. Ventrikel, Aquädukt und IV. Ventrikel zeigen in der Regel keine Ependymdefekte.

Diese Befunde sind häufig anzutreffen, und inwiefern sie Korrelat eines pathologischen Ablaufes sind, bleibt auch heute offen. Banker u. Larroche (1962) bezogen Ependymdefekte auf schwere anoxische Zwischenfälle während der Geburt. Dooling u. Mitarb. (1983) glauben, daß es sich um ein an sich normales Phänomen handelt, das aber durch transiente perinatale Störungen (Ischämie, Hypoxie) mit Gewebsschwellung und Liquordruckschwankungen verstärkt wird.

Prinzipiell ähnliche Verhältnisse herrschen in der Kleinhirnrinde, allerdings mit der Besonderheit, daß hier zum Zeitpunkt der Geburt die früher auch andernorts im Nervensystem anzutreffende äußere Körnerzellschicht oder akzessorische Matrix noch angetroffen wird. Sie bedeckt die Rindenoberfläche und läßt sich noch während der ersten 12 postnatalen Monate finden, um schließlich aufgebraucht zu werden.

Die der äußeren Körnerzellschicht unterliegende Molekularschicht hat zum Zeitpunkt der Geburt eine Dicke von etwas mehr als 100 μm. Sie wird ihre Breite während des ersten Lebensjahres verdoppeln. Purkinje-Zellen sind in den Kleinhirnhemisphären bereits in der 32. SSW gut identifizierbar und sind zum Zeitpunkt der reifen Geburt den Neuronen des Erwachsenen ähnlich.

Im Rahmen der hier nicht näher zu besprechenden komplexen Migrationsvorgänge können vereinzelte Nerven- und Gliazellaggregate im Marklager oder an der Hirnoberfläche liegenbleiben (s. S. 13).

Gut erkennbar sind in der 40. SSW die Hirnstammkerne. In der Substantia nigra, im Nucleus coeruleus und im Nucleus dorsalis nervi vagi kann man Neuromelanin nachweisen, noch früher findet man in den Neuronen des Nucleus olivaris inferior bereits elektronenmikroskopisch Lipofuszinvorläufer.

Die Gefäßwandreifung ist mit dem Anfang des letzten Schwangerschaftsdrittels abgeschlossen. Kapillaren lassen sich allerdings bereits in der vierten Fetalwoche erkennen. Die Gefäße des Fetus und des Neugeborenen sind brüchiger als die des Erwachsenen, weisen besonders im Matrixbereich auf zahlreiche Einwirkungen hin (Hypoxie, Infektion, Trauma, Intoxikation) und neigen zu Blutungen (s. S. 25).

# Entwicklungsstörungen – Fehlbildungen (Malformationen)

Wir verstehen unter Fehlbildungen Abweichungen von der normalen Morphologie eines oder mehrerer Organe, die auf Änderung der bis zur Reife sich abspielenden normalen Wachstumsvorgänge zurückzuführen sind. Damit ist ein weites Spektrum möglicher Läsionen ganz unterschiedlicher klinischer Bedeutung umrissen. Wir greifen nur die wichtigsten heraus.

## Einleitung

Bei einem Teil der Fehlbildungen sieht man in einer Schließungsstörung des Neuralrohres das pathogenetisch relevante Ereignis. Je nach dem teratogenetischen Determinationspunkt und der Lokalisation der Schädigung kommen unterschiedliche klinische Bilder zustande, deren gemeinsamer Nenner die Schließungsstörung oder Dysraphie bildet.

## Anenzephalie (Abb. 1.1a–b)

**Klinik:** Man rechnet mit etwa 1–2 Fällen auf 1000 Lebendgeburten in den industriell entwickelten Ländern. Regionale und zeitliche Häufungen lassen an das Auftreten eines gemeinsamen ätiologischen Faktors denken. Formal ist ein teratogenetischer Zeitpunkt etwa in der 4. SSW anzunehmen. Bei mehr als zwei Dritteln der Frauen ist keine Erkrankung während der Schwangerschaft bekannt. Ein Polyhydramnion wird häufig beschrieben. Frauen, die bereits einmal einen Anenzephalus geboren haben, haben ein deutlich höheres Risiko, weiterhin fehlgebildete Kinder zu gebären. Anenzephale Kinder können je nach Ausmaß der Schädigung einige Tage überleben. Dann sind primitive motorische Schablonen auszulösen, wie partielle Kopfbewegungen, Veränderungen des Gesichtsausdruckes, Gliederbeugung, ein inkompletter Moro-Reflex und auch Saugbewegungen.

Eine hereditäre Disposition soll in manchen Fällen vorliegen.

*Makroskopisch* fehlt der frontale Schädel, erhalten sind manchmal die Supraorbitalleiste, Anteile des parietalen Schädels und die Hinterhauptsschuppe. Felsenbeindeformationen und Fehlbildungen des Sphenoidalflügels sind nicht selten. Je nach Ausmaß der Schädelfehlbildung spricht man von Holoakranie und bei inkomplett gebildetem, okzipitobasal angedeutetem Schädel von Merokranie. Die Dysraphie muß nicht auf die Schädelanlage beschränkt sein. Bei der sogenannten Kraniorachischisis ist ein Teil der Wirbelbögen offen, die Zahl der Wirbel ist oft herabgesetzt.

Großhirnhemisphären und Dienzephalon fehlen. An deren Stelle findet man die sogenannte Area cerebrovasculosa (Abb. **1a** und **b**), die aus dünnwandigen Gefäßen und Inseln desorganisiert erscheinenden Nervengewebes und einem primitiven Plexus chorioideus besteht. Nn. optici fehlen in der Regel, die Bulbi können erkennbar sein. Auch Hirnnerven lassen sich identifizieren. Mittelhirn, Brücke, selten auch Zerebellum, können manchmal noch unter der Area cerebrovasculosa herauspräpariert werden.

Nervenwurzeln und der Sympathikus sind nicht verändert.

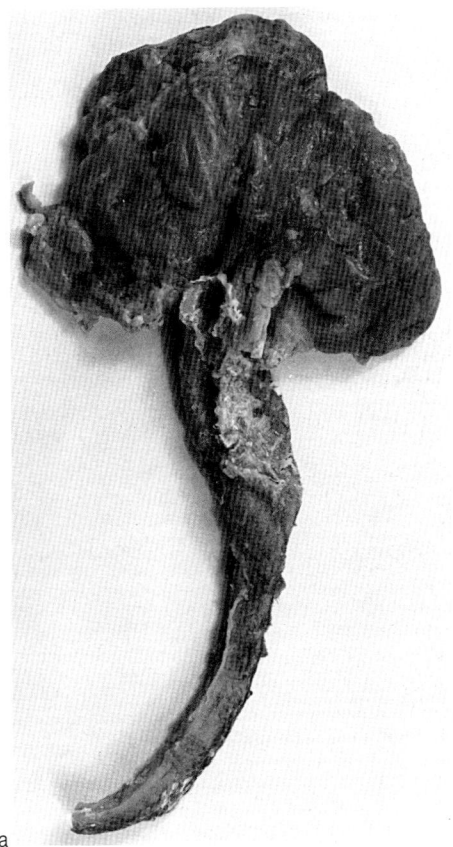

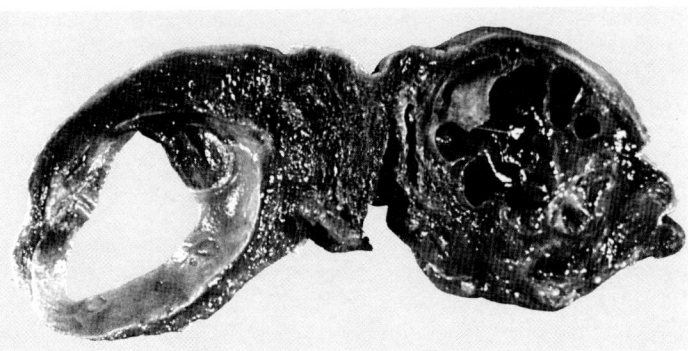

Abb. 1.**1a** Anenzephalus. Fehlgebildete Schädelinhaltsstrukturen und oberes Rückenmark.

Abb. 1.**1b** Querschnitt durch die Area cerebrovasculosa. Sichtbar sind die großlumigen, primitiven Gefäßstrukturen.

Gonaden, Nebennieren und Hypophyse sind ungewöhnlich klein. Die Pars anterior der Hypophyse ist meist vorhanden, der Lobus intermedius ist inkonstant, und die Neurohypophyse fehlt in der Regel. Thymus und Schilddrüse sind vergrößert. Gaumenspalten, Störungen der Bauchdecken und des Zwerchfells, viszerale Fehlbildungen und Störungen der Extremitätenbildungen (Klumpfuß) kommen vor.

*Mikroskopisch* sind die Verhältnisse kompliziert und individuell variabel. Die Area cerebrovasculosa erweist sich als Gewebe aus neuron- und gliaähnlichen primitiven Elementen, das von ungeordnet proliferierten Gefäßen und Bindegeweben durchzogen wird. Ein großer Teil der ovalärkernigen Zellen im Nervengewebe mit zum Teil darstellbaren eosinophilen Fortsätzen dürften primitive Astrozyten sein, andere Zellen ähneln Neuronen. Auch Gewebsverbände, die an die Kleinhirnrinde erinnern, kommen vor. Sie sind teilweise von verhornendem Plattenepithel überzogen. Erhebliche, variable Strukturverwerfungen von Mittelhirn, Brücke und Medulla sind die Regel. Wenn das Rückenmark nicht im Rahmen einer Kraniorachischisis in den Fehlbildungsprozeß unmittelbar miteinbezogen wurde, ist es schmächtig, mit typischerweise auseinanderklaffenden Hinterhörnern.

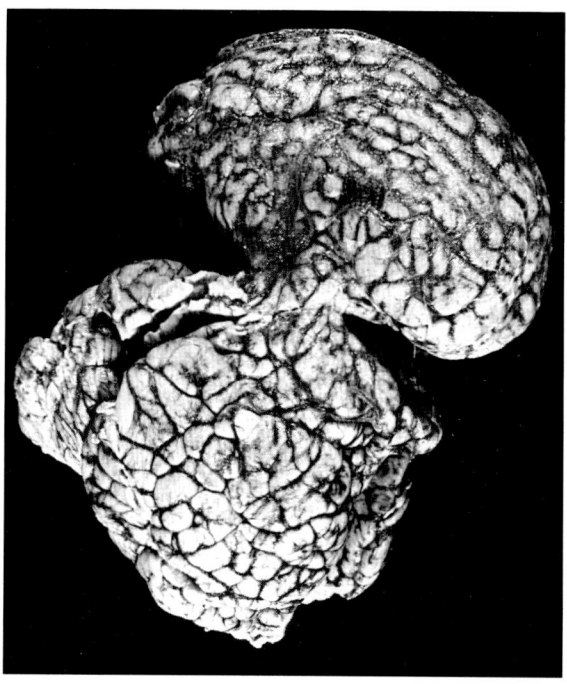

Abb. 1.2 Gehirn und Enzephalozele. Der größere Teil des Palliums liegt extrakranial (rechts).

## *Enzephalozele* (Abb. 1.2, 1.3)

**Klinik:** Enzephalozelen sind seltener als die Anenzephalie. In beiden Fällen sind Mädchen bevorzugt. Im Einzelfall kann es unklar bleiben, ob die Störung des Neuralrohres das primäre Ereignis war oder ob es durch eine Schädelfehlbildung zur sekundären Herniation des Schädelinhalts kam. Die ausgeprägte Enzephalozele ist klinisch kaum zu übersehen; durch einen Defekt der platten Schädelknochen treten Meningen und Nervengewebe hervor. Der Defekt liegt oft in der Mittellinie und tritt dann zwischen den Hinterhauptsschuppen oder frontobasal auf, gelegentlich auch parietal. Seine Größe variiert, seine Ränder sind glatt, und der austretende Schädelinhalt wölbt sich pilzförmig hervor. Einfache kranielle Meningozelen sind selten. Meistens enthält die Vorwölbung Nervengewebe.

Klinisch schwieriger sind diskrete Störungen zu erkennen, die sich als Knochenlücke der vorderen Schädelgrube (basale, rostrale Enzephalozele) im Röntgenbild manifestieren und später einen Tumor im Nasenbereich imitieren.

*Makroskopisch* variiert der Differenzierungsgrad des austretenden Schädelinhalts; manchmal sind Groß- und Kleinhirn unterscheidbar. Oft handelt es sich aber um dysplastische Aggregate. Die Enzephalozele kann mit einem Hydrocephalus internus oder einer zervikalen Spina bifida einhergehen. Der Balken kann fehlen, auch viszerale Begleitmißbildungen kommen vor.

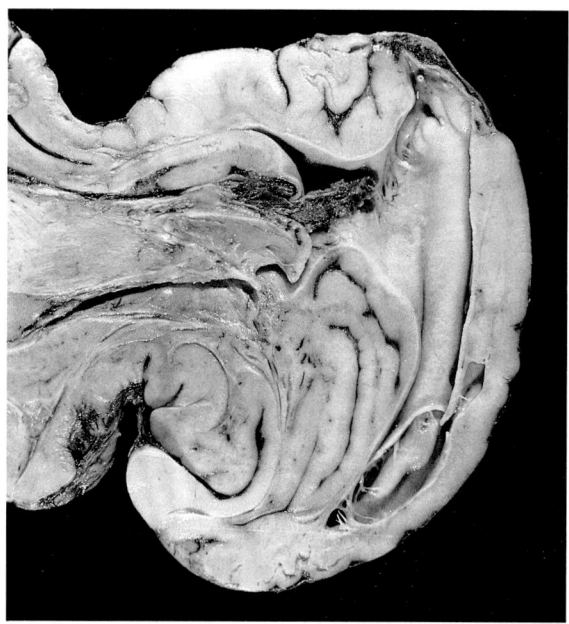

Abb. 1.3 Schnitt durch den extrakraniellen Teil einer Enzephalozele. Er enthält Ventrikel, Marklager und fehlgebildete Großhirnrinde. Das dunklere Feld enthält Plexus choroideus, der abgeschnürt wirkende halsartige Abschnitt unten markiert die Durchtrittsstelle am Schädeldefekt.

*Mikroskopisch* findet man die Zytoarchitektonik nicht zwangsläufig gestört, alle Grade der Dysplasie kommen vor, bis hin zu Strukturen, die der Area cerebrovasculosa ähneln. Die mit hinaustretenden Ventrikelwände tragen ein Ependym, nicht selten stellen sich Heterotopien (S. 13) im Kleinhirnmarklager und kleinere Strukturverwerfungen des Hirnstamms als Begleitfehlbildungen dar.

Da die Kinder, abhängig von der Ausdehnung des Defekts, unter Umständen längere Zeit überleben, bieten sie oft zusätzlich infektiös entzündliche Läsionen, die das Bild verkomplizieren. Meist handelt es sich um granulolymphozytäre Infiltrate.

## Holoprosenzephalie und weitere Fusionsstörungen am Gehirn (Abb. 1.4)

**Klinik:** Es handelt sich um eine im Rahmen von Fusionsstörungen entstehende Gruppe kraniozerebraler Malformationen. Im Extremfall – bei der Zyklopie – sind beide Orbitae verschmolzen, die Bulbi aneinander angenähert oder ebenfalls fusioniert. Fließende Übergänge bestehen zum Hypotelorismus. Lippen-, Gaumen-, Kieferspaltbildungen sind in großer Vielfalt beschrieben, daneben auch Fehlbildungen an Herz und den Extremitäten.

Holoprosenzephalien werden etwa 1mal bei 13 000 Lebendgeburten gesehen. Die Kinder sind meist psychomotorisch retardiert. Ihre Überlebenschance hängt von der Ausdehnung der Fehlbildung ab. Bei manchen Kindern wird eine Trisomie 13/15 oder eine Trisomie 18 festgestellt. Dann liegen häufig weitere Fehlbildungen vor. Familiäre Häufung ist bekannt, ein mütterlicher Diabetes scheint disponierend zu sein.

*Makroskopisch* reicht das Läsionsspektrum von der schwersten Form der alobären Holoprosenzephalie mit ungeteiltem, monoventrikulärem Großhirn ohne Hirnlappen und Balken bei verschmolzenen Stammganglien über die semilobäre Holoprosenzephalie mit angedeutetem Interhemisphärenspalt, angedeuteter Windungsgliederung und verschmolzenen Spinalganglien bis zur lobären Form mit ausgebildetem Interhemisphärenspalt, aber immer noch schwerer Störung der Großhirndifferenzierung (Abb. 1.**5**; Schizenzephalie). Verwandt sind der Balkenmangel, die Agenesie des Septum pellucidum und die Arrhinenzephalie. Vergleichsweise gering ist die Malformation beim Balkenmangel (Agenesie des Corpus callosum) (Abb. 1.**6**). Der Balken kann entweder völlig fehlen, oder es sind nur rostrale Anteile vorhanden. Bei der *Arrhinenzephalie* (Abb. 1.**7**, 1.**8**) handelt es sich um eine verhältnismäßig leichte Form der Fusionsstörung; die Bulbi olfactorii, die Tractus olfactorii und die Striae fehlen (Abb. 1.**9**). Der Interhemisphärenspalt ist oft schmal, gelegentlich deuten eng aneinanderliegende verzahnte Gyri beider Hemisphären die Fusionsprobleme an. Der Balken fehlt, der Ventrikel ist unpaarig. Begleitmalformationen sind Gaumenspalten, Lippenspalten, fehlendes Nasenseptum, Mikrophthalmie und viszerale Anomalien. Die leichteste Fusionsstörung ist das Cavum septi pellucidi, das häufig auftritt und in der Regel keine klinische Bedeutung hat.

Charakteristisch ist *mikroskopisch* die Verschmelzung der Seitenventrikel zu einer großen kugelförmigen Blase, die man als Holosphäre bezeichnet. Diese primitive Ventrikelhöhle ähnelt dem Vorderhirnbläschen. Der Ventrikel wird von einer grob strukturierten primitiven Rindenmarklager-Struktur umhüllt. In Hirnstamm und Kleinhirn findet man keine kortikalen Projektionsfasern, darüber hinaus kommen Störungen der inneren Organisation dieser Kerngebiete vor.

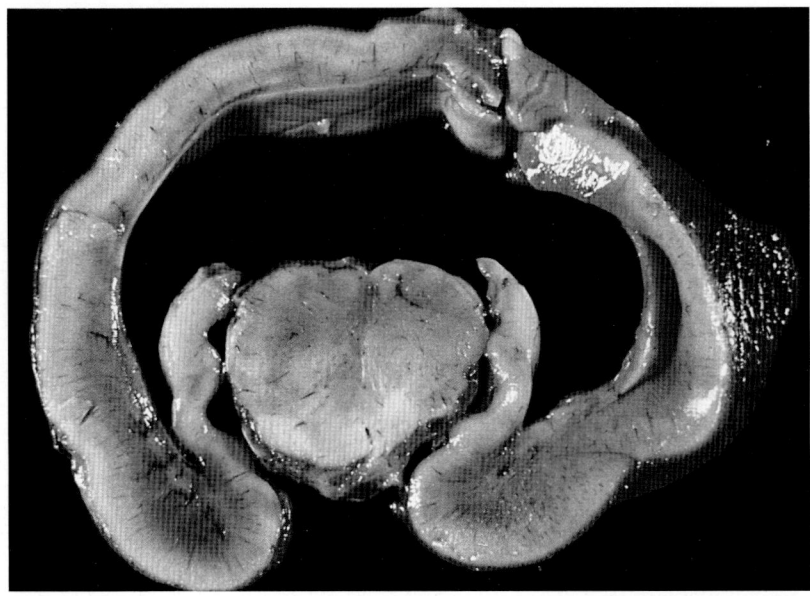

Abb. 1.**4** Holoprosenzephalie. Koronarscheibe des Großhirns mit sichtbarem einzelnem Ventrikel und verschmolzenen Stammganglien.

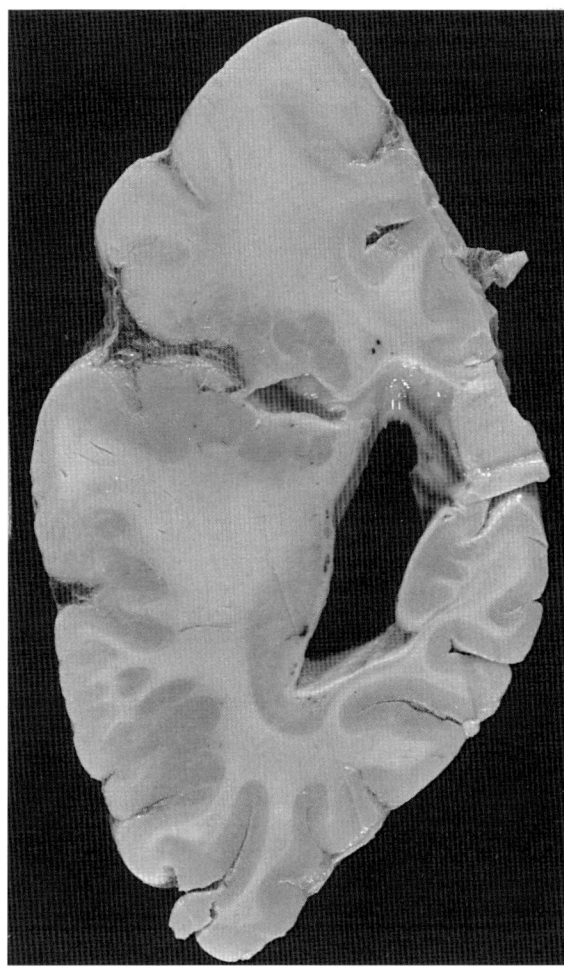

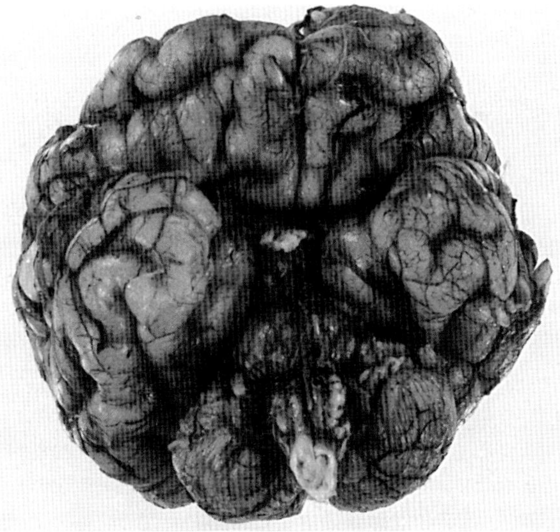

Abb. 1.7 Arrhinenzephalie. Die Frontallappen liegen eng aneinander, Bulbus olfactorius und Tractus olfactorius fehlen. Typisch ist die kugelförmige Konfiguration der Hemisphären.

◁ Abb. 1.5 Schizenzephalie. Neben der Spaltbildung findet sich eine bandförmig angeordnete Grisea, die vom Ventrikel bis zur Hirnoberfläche reicht. Über der ventralen Konvexität findet man Mikropolygyrien.

Die Großhirnrinde ist bei der Arrhinenzephalie dysplastisch, dagegen sind Nn. optici, Thalamus, Hirnstamm und Kleinhirn meist normal.

Beim Balkenmangel durchquert ein Teil der Kommissurenfasern diesen rostral verdickten Balkenanteil. Die abnorm liegenden Kommissurenfasern werden als sog. Probst-Bündel bezeichnet.

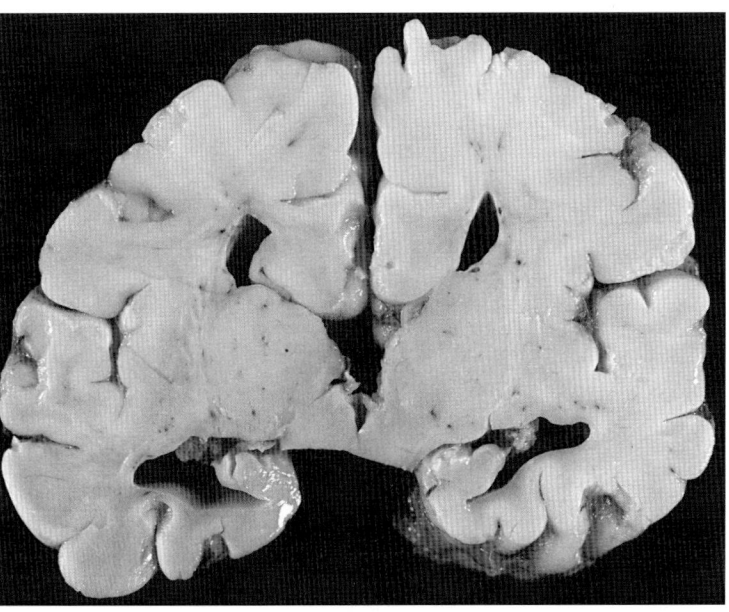

Abb. 1.6 Agenesie des Corpus callosum mit halbmondförmigen Seitenventrikeln. Das Probst-Bündel kommt nicht zur Darstellung.

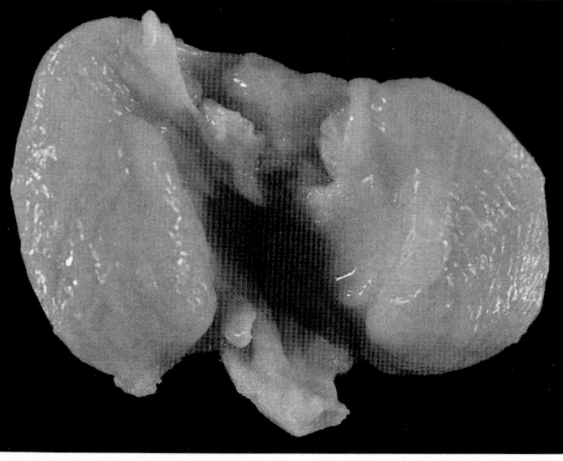

Abb. 1.**10** Hypoplasie des Kleinhirnwurms, von der okzipitalen Oberfläche her gesehen. Der Boden des IV. Ventrikels ist zwischen den beiden Hemisphären erkennbar.

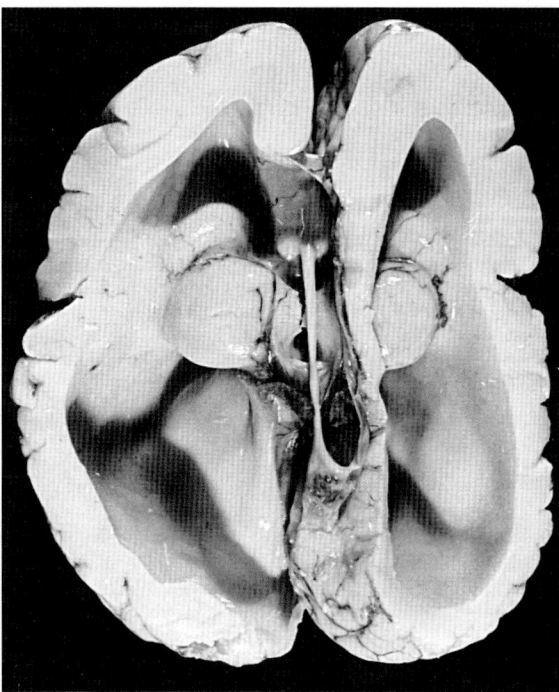

Abb. 1.**8** Blick auf die Stammganglien von oben bei Arrhinenzephalie.

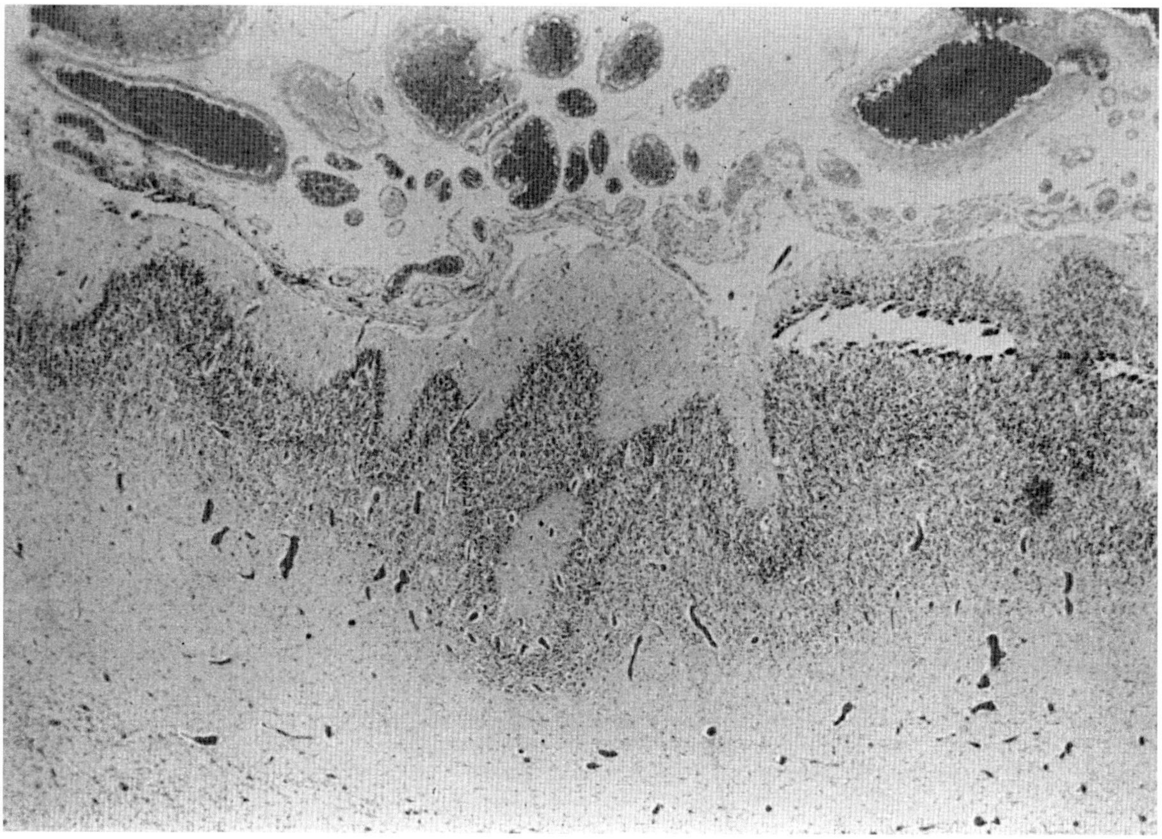

Abb. 1.**9** Mikropolygyrie: Unvollständige Rindenschichtung mit undulierendem Rindenverlauf.

## Dysraphien am Rückenmark, Spina bifida und Myelodysplasie
(Abb. 1.**11**, 1.**12**, 1.**13**, 1.**14**)

Unter der Spina bifida versteht man dorsale Spaltbildungen der unvollkommen geschlossenen Wirbelbögen.

**Klinik:** Sie werden etwa einmal bei 100 Lebendgeborenen gesehen. Eine familiäre Häufung ist bekannt. Die leichteste Form der Störung, die Spina bifida occulta, wird häufig im Lumbalbereich beobachtet. Außer eher unspezifischen Symptomen sind lumbosakrale Hautveränderungen häufig einziges klinisches Merkmal. Neben einer umschrieben vermehrten Behaarung im betroffenen Bezirk kann es zu trichterförmigen Einsenkungen der Haut kommen, die sich häufig sekundär infizieren und auf diesem Wege schließlich neurologische Symptome bewirken (s. Dermoidsinus, rechts).

Auch Angiome oder Lipome treten gehäuft an dieser Stelle auf. Das *Hervorstülpen der Meningen* (Meningozele) muß keine schweren neurologischen Schäden verursachen und gilt als operativ reparabel. Die Beteiligung des Rückenmarks (Myelomeningozele) weist sich durch Paraparesen, Sensibilitäts- und Blasenstörungen aus. Wie bei den Enzephalozelen sind auch hier bei Hautdefekten infektiös entzündliche Komplikationen zu befürchten.

*Makroskopisch* findet man bei der *einfachen Meningozele* eine nach dorsal vorgewölbte spinale Arachnoidea und Dura, das Rückenmark ist nicht fehlgebildet, und die Nervenwurzeln verbleiben im Canalis vertebralis. Die Cauda equina kann am kaudalen Duralsack haften. Die Nervenwurzeln treten dann rechtwinklig aus. Wenn Nervengewebe mit hinaustritt, sprechen wir von einer Myelomeningozele, die häufig sakral lokalisiert ist (Volpe 1981). Bei der *Myelomeningozele* sieht man Störungen des Rückenmarks häufiger; Rückenmark und Nervenwurzeln haften oft an der dorsalen Wand des Duralsackes (Abb. 1.**11**, 1.**12**, 1.**13**). In dem, dem Rückenmark anliegenden mesenchymalen Gewebe, können sich Inseln aus Nervenzellen, Glia und Ependymschläuchen im Sinne von Ektopien (s. S. 13) finden. Bei ausgeprägteren Rückenmarkdysplasien reicht das Rückenmark weit über den Vertebralkanal hinaus und ist manchmal im Sinne einer Hydromyelie (s. S. 11) aufgetrieben. Zweigeteiltes Rückenmark kommt vor. Man spricht dann von *Diastematomyelie* (Abb. 1.**14**). Die Aufgabelung des Rückenmarks findet sich in der Regel im Segmentniveau der Spina bifida und kann sich kaudal davon in etwa normalisieren. Zwischen den so entstehenden Rückenmarkschenkeln sieht man manchmal einen knöchernen Sporn oder wenigstens ein faseriges Band, das sich von der dorsalen Oberfläche des Wirbelkörpers nach vorn zu drängen scheint. Nähert man sich von kranial her dem gestörten Segmentniveau, dann nimmt die Tendenz zur *Hydromyelie* (Auftreibung des Zentralkanals) zu. Die Äste der A. spinalis anterior bleiben in den medialen Oberflächen beider Rückenmarkhälften liegen. Ebenso können Vorder- und Hinterhörner und die dazugehörigen Nervenwurzeln in jeder der beiden Rückenmarkhälften erkennbar sein. Im Extremfall ist das Myelon so stark fehlgebildet, daß lediglich eine Art Neuralplatte vom umliegenden Gewebe kaum mehr differenzierbar am Boden des Canalis vertebralis liegenbleibt, man spricht dann von *Amyelie*.

## Dermoidsinus

Es handelt sich um eine oft diskrete tunnelförmige Einsenkung der Hautoberfläche, lumbosakral, mittelliniennah, vergesellschaftet mit einer Spina bifida occulta.

**Klinik:** Der Grund des meist wenige Millimeter messenden Kanals kann epidural oder auch intramedullär liegen. Bei tiefergehenden Sinus ist eine begleitende Spina bifida occulta die Regel. Am Ende des kanalförmigen Sackes finden sich manchmal kleine lipomartige Fehlbildungen oder auch Dermoidzysten, die sich nicht selten sekundär entzünden und dadurch klinische Symptome verursachen. Die entzündliche Schwellung eines tiefliegenden Dermoidsinus kann über Rückenmarkkompression zur Paraparese und über die Perforation zur Myelitis führen.

*Mikroskopisch* erscheinen die Sinuswände Kutis- und Subkutisstrukturen mit verhornendem Plattenepithel. Man findet auch Haarfollikel und abgeschilfertes Keratin. Die chronisch-entzündliche Reaktion äußert sich in Form kleiner Granuloma, Fremdkörperriesenzellen und diffusen lymphogranulozytären Infiltraten, u. U. bis hin zur Abszeßbildung.

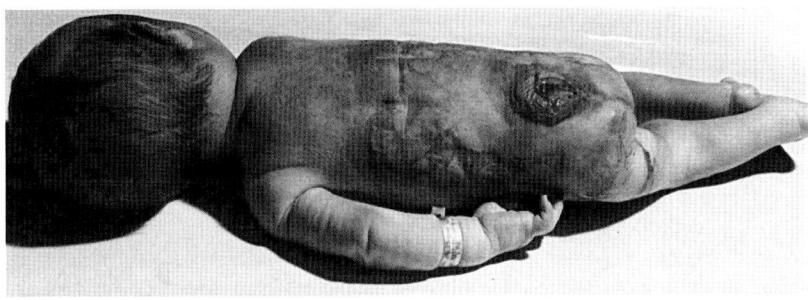

Abb. 1.**11**  Äußerer Aspekt lumbosakraler Myelomeningozele.

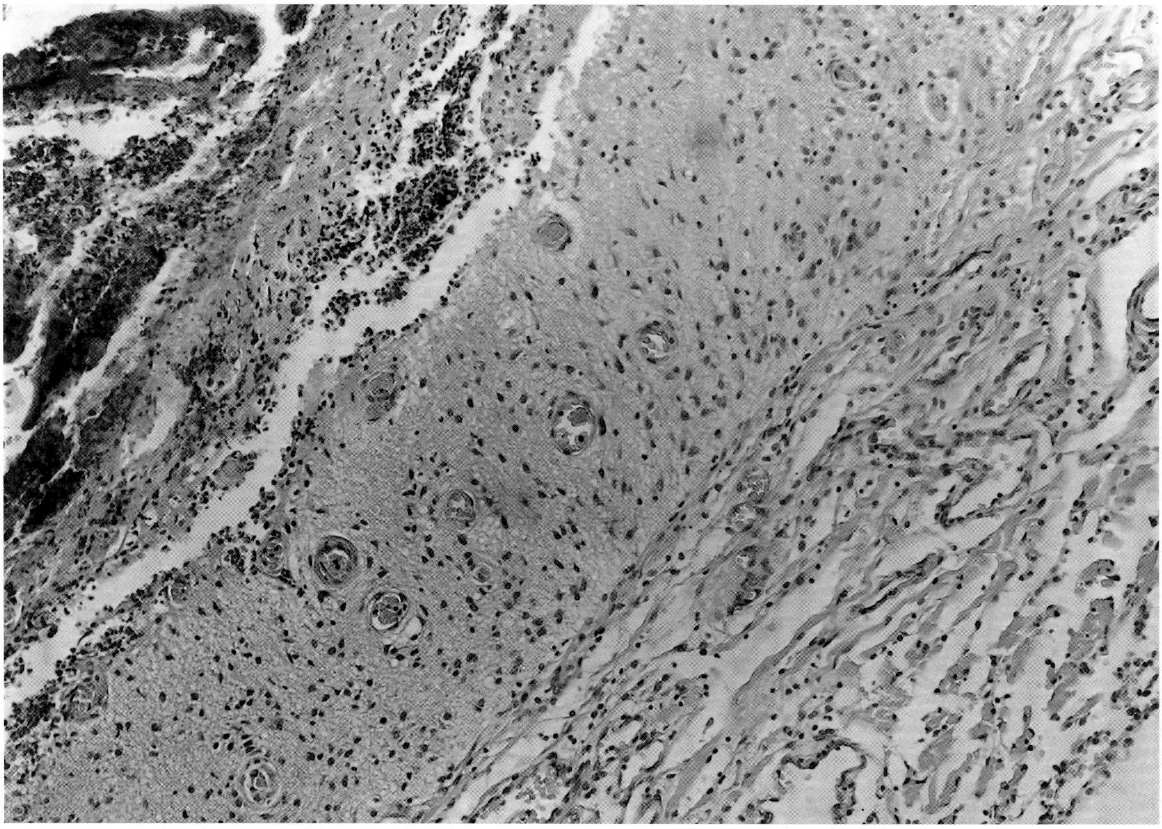

Abb. 1.**12** Hinterwand einer Myelomeningozele. Man erkennt die ulzerierte Oberfläche (links oben), das diagonal verlaufende Band gliotischen Nervengewebes und Reste eines leptomeningealen Gewebes (unten rechts).

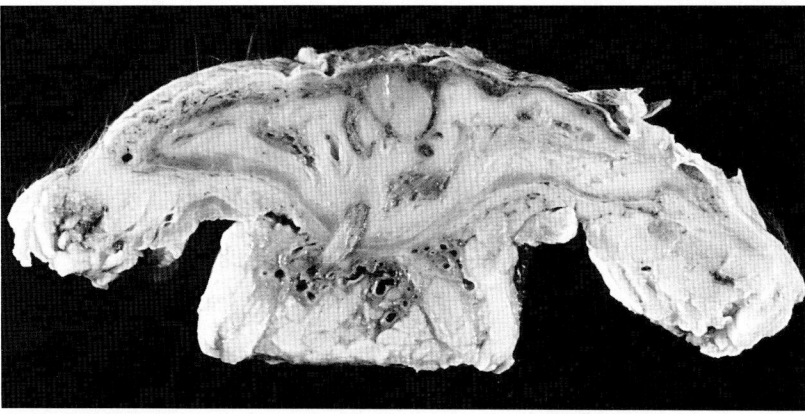

Abb. 1.**13** Querschnitt durch eine lumbosakrale Myelomeningozele. Die teils behaarte Hautoberfläche ist oben zu erkennen.

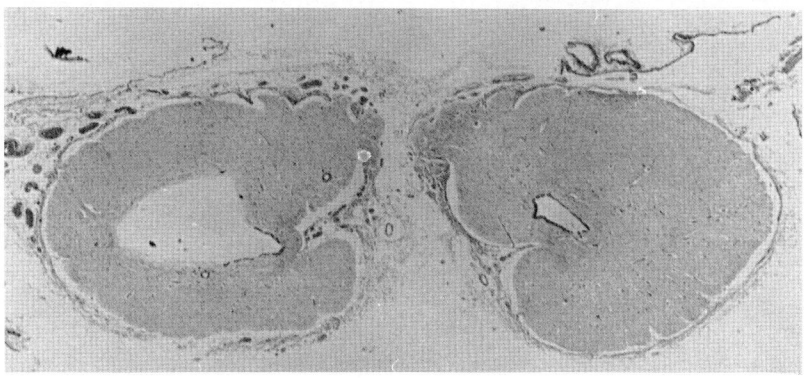

Abb. 1.**14** Diastematomyelie. Es sind zwei große Zentralkanäle gebildet worden. Die Arachnoidea überzieht kontinuierlich die dorsale Oberfläche beider Rückenmarkshälften.

## Hydromyelie und Syringomyelie

Beide Phänomene gehören strenggenommen nicht in die Neonatalpathologie, sondern machen sich oft erst im späteren Leben bemerkbar, sie sollen deshalb hier nur kurz erwähnt werden. Beide kommen bei den spinalen Dysraphien gehäuft vor, wobei die pathogenetischen Zusammenhänge ungeklärt sind. Unter einer *Hydromyelie* versteht man eine pathologische Aufweitung des Zentralkanals, die sich meist über mehrere Segmente erstreckt. Zum Zeitpunkt der Geburt kann der Zentralkanal ein ependymausgekleidetes Lumen zeigen, ohne daß dies pathologische Bedeutung hat. Erst die exzessive Erweiterung und die damit verbundenen, vermutlich druckbedingten Veränderungen des umliegenden Gewebes verursachen zentromedulläre klinische Symptome.

Die Beziehungen zwischen Hydromyelie und Syringomyelie sind nicht klar. Formal versteht man unter einer *Syringomyelie* eine Höhlenbildung im Rückenmark, die keinen erweiterten Zentralkanal darstellt, infolgedessen auch keine ependymale Auskleidung hat und tendenziell nicht in der Mittellinie zu finden ist. Auch sie erstreckt sich meist über mehrere Segmente. Wahrscheinlich ist die Syringomyelie durch eine unspezifische Läsion des Rückenmarks bedingt. Höhlenbildungen sieht man nach Traumen, in der Nähe von Stiftgliomen und Angiomen. Hier ist die Frage offen, inwiefern eine kongenitale Störung der Gewebstextur unter einem anamnestischen Zusatzfaktor zu diesem Bild geführt hat. Man spricht dann von *sekundärer Syringomyelie* und sieht den anamnestischen Faktor (Trauma, Tumor) als entscheidendes Ereignis an. Daneben gibt es *primäre Syringomyelien*, die gemeinsam mit dysraphischen Störungen auftreten und möglicherweise primär Fehlbildungscharakter aufweisen.

## Arnold-Chiari-Mißbildungen
(Abb. 1.15)

Mit den Dysraphien häufig vergesellschaftet und wohl auch pathogenetisch verwandt findet man eine Gruppe von Fehlbildungen, denen eine mehr oder minder ausgeprägte Fehlbildung der kaudalen Kleinhirnfläche, eine Dysplasie der Hirnbasis und ein Hydrozephalus gemeinsam sind.

**Klinik:** Die dysplastischen Verhältnisse in der hinteren Schädelgrube bedingen chronische Liquorabflußstörungen, die sich im Rahmen eines Hydrozephalus (s. S. 13) bemerkbar machen. Kompressionseffekte des Hirnstammes treten in Abhängigkeit vom Typ der Fehlbildungen und von ihrer Ausprägung auf. Klinisch wichtig ist die Koinzidenz von spinalen Dysraphien.

*Makroskopisch* wird der Typ der Fehlbildung bestimmt von dem Grad der Veränderung der Kleinhirnbasis, dem Ausmaß der Verlagerung von Nervengewebe in das Foramen magnum und vom Vorhandensein einer begleitenden Spina bifida cervicalis. Zapfenartige Kleinhirntonsillen und Anteile der Facies inferior cerebelli verlagern sich in das Foramen magnum (Typ I) oder Vermis und IV. Ventrikel werden verlagert (Typ II). Das Vorhandensein einer begleitenden Spina bifida cervicalis, in die Anteile des Kleinhirns verdrängt werden (Typ III), ist ebenfalls möglich, genauso wie eine Kleinhirnhypoplasie ohne Verlagerung (Typ IV). Die ursprünglich von Chiari 1891 beschriebene Fehlbildung würde man heute dem Typ II zuordnen.

Die Übergänge zwischen den einzelnen Typen sind fließend, die hintere Schädelgrube ist stets abgeflacht, das Foramen magnum ist groß, der Klivus ist schmächtig. Das Tentorium setzt fast schon am Rand des Foramen magnum an. In diese flache, breite Grube werden die Strukturen des kaudalen

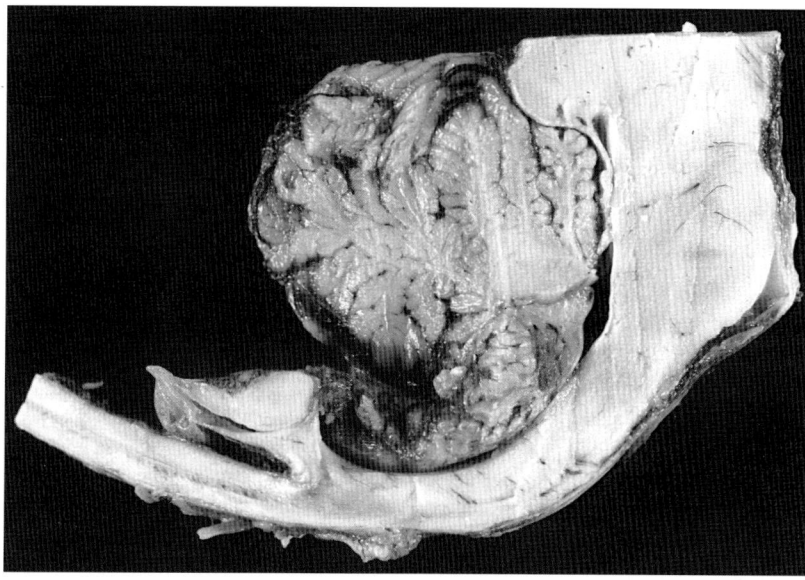

Abb. 1.15 Sagittalschnitt bei Arnold-Chiari-Fehlbildung. Der Kleinhirnwurm ist nach kaudal hin verlängert, Anteile des unteren Hirnstamms sind nach dorsokaudal auf das Halsmark verlagert.

Hirnstamms hineingedrängt, und die kaudalen Zisternen werden aufgebraucht. Mit der Verformung des IV. Ventrikels kann auch der Plexus choroideus bis in den Spinalkanal hineinwandern. Nicht nur die Schädelbasis ist dysplastisch, bei fast der Hälfte der Patienten läßt sich ein Lückenschädel im Röntgenbild nachweisen; die Plattenknochen sind von unregelmäßig verdünnten Herden durchsetzt. Naturgemäß sind kranielle Veränderungen durch chronisch gesteigerten Liquordruck abzugrenzen. Besonders bei der Chiari-Fehlbildung Typ II (Abb. 1.15) trifft man den Hydrozephalus bereits beim Kleinkind an. Hier reitet der Hirnstamm gewissermaßen auf dem Halsmark. Im Längsschnitt sieht man eine Z-förmige Knickung des zervikomedullären Übergangs (kinking). Die Lingula vermis dringt nach kaudal über die dorsale Oberfläche der Medulla bis in den Spinalkanal vor. Der Hydrozephalus entsteht entweder durch die Malformation des Aquädukts oder durch die verlagerungsbedingte Obstruktion eines primär offenen Aquädukts.

*Mikroskopisch* zeigen sich primäre Fehlbildungen und sekundäre Läsionen durch intrakranielle Drucksteigerung. Der Umbau der Kleinhirnrinde kann erheblich sein, dann fehlen sowohl Purkinje-Zellen als auch Körnerzellschicht, und die verbliebenen Folienumrisse sind von einer rasenförmig gewucherten Glia durchsetzt. Ausdruck der Fehlbildung sind daneben neuronale Heterotopien im Kleinhirnmarklager. Auch die Organisation der Kerne des kaudalen Hirnstammes ist oft gestört. Dagegen faßt man die atypisch aufsteigenden zervikalen Wurzeln als Folge der Kaudalverlagerung des Hirnstammes auf. Mikrogyrien der Großhirnrinde kommen als echte Fehlbildungen neben den sekundären Läsionen durch Hydrozephalus (s. S. 13) vor.

Der Aquädukt ist entweder obstruiert oder bei weiter kaudal liegender Verschlußstörung aufgeweitet. Die konkomitanten Dysraphien bieten immer die Möglichkeit einer sekundären Infektion mit aufsteigender Meningomyeloenzephalitis. Floride Fälle sind leicht erkennbar, Narbenzustände oft von der zugrundeliegenden Fehlbildung schwer zu differenzieren.

### Dandy-Walker-Syndrom (Abb. 1.16)

Es handelt sich um eine Fehlbildung im Bereich der hinteren Schädelgrube, die manchmal mit dem Arnold-Chiari-Syndrom verwechselt wird. Kennzeichnend ist die Erweiterung der Cisterna cerebellomedullaris, wobei die kaudalen Öffnungen des IV. Ventrikels fehlen.

**Klinik:** Bei großer Variationsbreite sieht man meist doch geringere Symptome als bei Arnold-Chiari-Fehlbildung besonders des Typs II. Infolgedessen kommen die Kinder nicht während der Perinatalperiode, sondern meist erst im zweiten Lebensjahr zum Neurochirurgen. Auch protrahierte Verläufe bis ins Erwachsenenalter sind beschrieben. Die Folgen des gesteigerten Schädelinnendruckes (Hydrozephalus) gehen mit Störungen des zerebellaren Systems, vor allem Gang- und Haltungsauffälligkeiten einher.

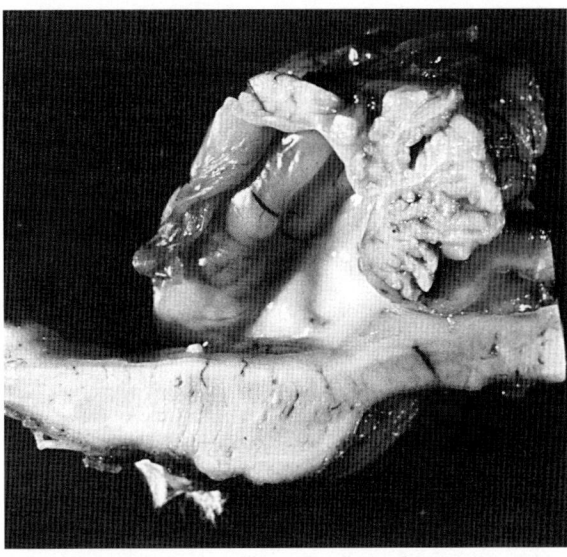

Abb. 1.16 Sagittalschnitt bei Dandy-Walker-Syndrom. Der Kleinhirnwurm fehlt zum Teil, eine große zystenartige Höhle kommuniziert mit dem IV. Ventrikel.

*Makroskopisch* erkennt man, daß es im Sinne einer Dysraphie nicht zur Vereinigung der Kleinhirnhemisphären gekommen ist, der Kleinhirnwurm bleibt hypoplastisch. Als Folge von Liquorabflußstörungen sieht man ebenso wie beim Arnold-Chiari-Syndrom einen Hydrozephalus. Ganz im Vordergrund steht die oft bizarr zystenförmig aufgeweitete Cisterna cerebellomedullaris in der großen hinteren Schädelgrube (Abb. 15), ohne daß es zur Verlagerung von Hirnstammgewebe in den Vertebralkanal kommt. Die Abgrenzung eines ebenfalls aufgeweiteten IV. Ventrikels kann Schwierigkeiten bereiten, zumal das Dach der Zyste bei der Sektion häufig einreißt. Man kann gelegentlich durch die papierdünne Membran in den IV. Ventrikel hineinschauen. Der Wurm fehlt entweder ganz oder ist schwer mißgebildet. Der Plexus choroideus erscheint nach lateral verdrängt. Zahlreiche Begleitfehlbildungen im Gehirn und auch im übrigen Organismus sind die Regel.

*Mikroskopisch* besteht das Dach des IV. Ventrikels aus verdickten Leptomeningen, die eine sehr dünne gliotische Membran überziehen. Dort, wo sich trotz des gesteigerten Liquordruckes ein Marklager ausgebildet hat, kann man nicht selten auf neuronale Heterotopien stoßen.

## Hydrocephalus internus

Dem Problem der druckbedingten Ventrikelerweiterung begegnet man im Zusammenhang mit den eben besprochenen Fehlbildungen zwar häufig, darüber hinaus treten Hydrozephalien unter zahlreichen pathologischen Verhältnissen auf. Der Begriff Hydrocephalus internus bezieht sich in jedem Fall auf eine Ventrikelerweiterung. Diese kann durch den gesteigerten Liquordruck im Ventrikelsystem bei Liquordrainagestörung zustande kommen, dann spricht man von einem obstruktiven Hydrozephalus. Es kann aber auch periventrikuläres Gewebe fehlen, ohne daß ein Druckanstieg vorliegt; so z. B. als Folge weitflächigen Marklagerunterganges bei Leukodystrophien, nach Entzündungen oder Degenerationen. Man spricht dann von einem Hydrocephalus e vacuo. Tritt ein obstruktiver Hydrozephalus vor Verschluß der Fontanellen auf, so kommt es zur Kopfvergrößerung, wobei die Stirn besonders prominent ist. Das Schädeldach ist dünn, die Nähte werden auseinandergedrängt, und die Fontanellen sind gespannt. Man unterscheidet einen nicht kommunizierenden von einem kommuniziernden Hydrozephalus. Beim nicht kommunizierenden liegt eine Blockade des Liquorabflusses im Ventrikelsystem, entweder in Höhe der kaudalen Foramina des IV. Ventrikels oder im Aquädukt, vor. Ursache sind Ependymgranulationen, Spaltbildungen oder die Aufgabelung des Aquädukts bei einer Malformation. Experimentell läßt sich allerdings auch zeigen, daß Aquäduktstenosen und -verschlüsse nach klinisch inapparenten Infektionen durch Viren auftreten. In Frage kommen Myxo-, Paramyxo- und Reovirusinfektionen.

Bei kommunizierendem Hydrozephalus ist der Liquorfluß zwischen dem Ventrikelsystem und dem spinalen Subarachnoidalraum nicht gestört. Die Stelle, an der hier die Abflußstörung liegt, ist nicht immer evident. Manchmal sind die basalen Zisternen durch eine Malformation obliteriert oder aber durch Exsudat und Organisationsgewebe nach einer Entzündung. Tumoren des Plexus choroideus mit Hypersekretion können prinzipiell auch zu einem kommunizierenden Hydrozephalus führen.

Allen Hydrozephalusformen gemeinsam ist die Aufweitung der Ventrikel mit Verminderung der weißen Substanz. Echte Mikrogyrien gehören aber nicht zum typischen Bild des Hydrozephalus, sondern treten im Rahmen übergeordneter Fehlbildungssyndrome auf. Auch Stammganglien und Thalamus sind komprimiert, das Septum pellucidum ist oft gestreckt, manchmal löcherig, und subependymale Gewebsdefekte, später dann auch Gliosen, sind typisch. Mit der Entlastung eines Hydrozephalus ist nur ein Teil dieser Läsionen rückgängig zu machen. Eine Übersicht derzeitiger neurochirurgischer Strategien geben Gaab u. Koos (1984).

## Migrationsstörungen

Die periventrikuläre Matrix besteht aus pluripotenten, neuroektodermalen Zellen, die bereits im zweiten Embryonalmonat gesehen werden. Matrixreste lassen sich noch im ersten Lebensjahr als kleine Haufen hyperchromatischer Zellkerne mit spärlichem Zytoplasma erkennen. Diese Herde veröden später und sind allenfalls noch im ersten Lebensjahr an diskreten gliösen Narben zu erkennen. Nicht selten trifft man in sonst normalen Gehirnen auf einzelne im subkortikalen Marklager liegende, dem Anschein nach dorthin versprengte Nervenzellen; Heterotopien und ähnliche strukturelle Auffälligkeiten werden als *Mikrodysgenesien* eingestuft. Ein besonderer bipolarer Zelltyp mit Ausrichtung parallel zu den Rindenlaminae bezeichnet man als Cajal-Retzius-Zellen. Die klinische Bedeutung von Mikrodysgenesien ist umstritten. Möglicherweise spielen sie bei manchen Formen von Anfallsleiden eine Rolle.

Etwas auffälliger sind *Heterotopien*, d. h. Aggregate von im Marklager versprengten Neuronen und Glia, die girlandenförmige oder knotige Strukturen im Marklager bilden und manchmal bereits makroskopisch zu sehen sind. Girlandenförmige Heterotopien sind besonders auffällig und deuten immer auf eine Störung der Rindenentwicklung hin. Sie liegen typischerweise subkortikal. Knotige Heterotopien liegen subependymal, wobei eine Störung der Rindengliederung nicht obligat ist; möglicherweise handelt es sich um redundante Gewebselemente. Die klinische Bedeutung der Heterotopien hängt davon ab, wieweit sie eine Störung der kortikalen Organisation anzeigen. Vereinzelte Heterotopien sind irrelevant.

Bei fehlerhafter Besiedlung der Großhirnrinde steht am einen Ende des Läsionsspektrums die selten völlig ausbleibende Entwicklung – die Agyrie (*Lissenzephalie*) (Abb. 1.**17**; Formen geringerer Ausprägung sind die *Pachygyrie* (Abb. 1.**18a**), die *Mikropolygyrie* (Abb. 1.**18b**) und die sog. Hirnwarzen. Unter *Ektopien* versteht man mehr oder minder differenziertes Nervengewebe, das im Subarachnoidalraum liegt. Es ist unklar, ob die Zellen in den Subarachnoidalraum wandern oder z. B. im Laufe von entzündlichen Prozessen vom Neuralrohr abgetrennt werden und sich dann autochthon im Subarachnoidalraum differenzieren. Ektopien müssen keine pathologische Bedeutung haben, sind aber oft wie die anderen Migrationsstörungen Ausdruck eines übergeordneten Problems bei der Hirndifferenzierung. Ektopien sieht man z. B. häufig bei den Dysraphien.

Die ersten Hirnwindungen – sog. Primärwindungen – findet man bereits im 4. Embryonalmonat. In der Folge verkompliziert sich die Windungsstruktur. Der teratogenetische Determinationspunkt bestimmt also auch hier Maß und Verteilungsmuster der Läsion. Bei der Pachygyrie sind die Windungen plump, die Windungstäler flach, und einzelne Hirn-

# 1 Entwicklungsstörungen und neonatale Hirnschäden

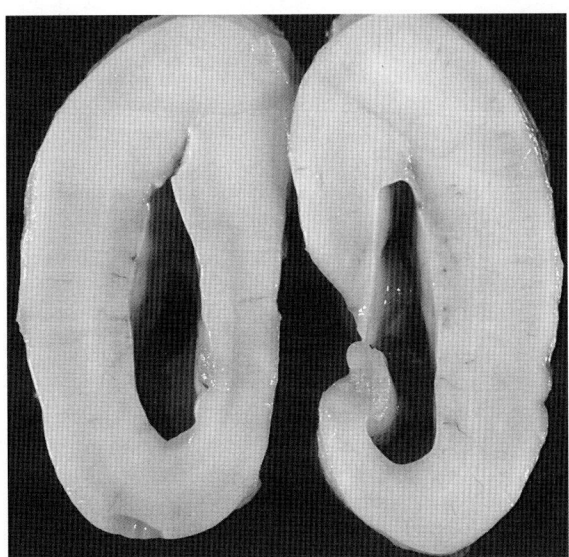

Abb. 1.**17** Lissenzephalie. Koronarscheibe der Okzipitallappen. Bis auf den rechtsseitigen Sulcus calcarinus fehlen alle Primär- und Sekundärwindungen.

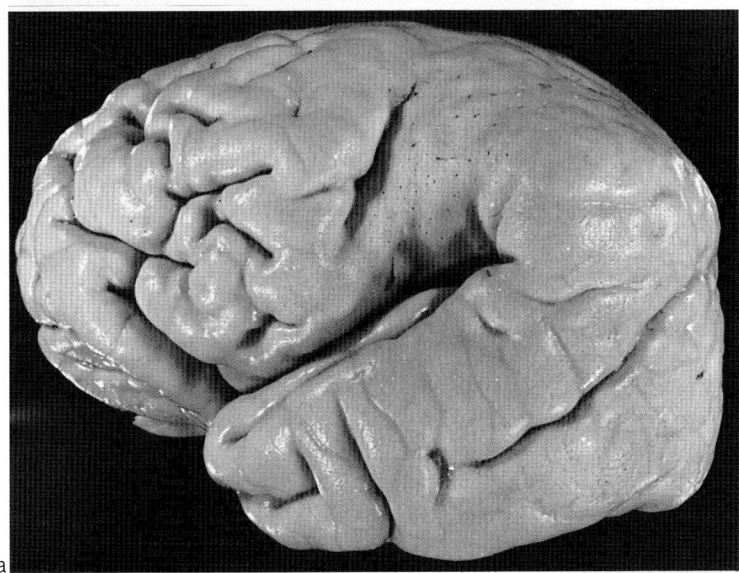

Abb. 1.**18a** Pachygyrie mit den typischen breiten, flachen Windungskuppen. Einige wenige Primärsulci und sehr wenige Sekundärsulci.

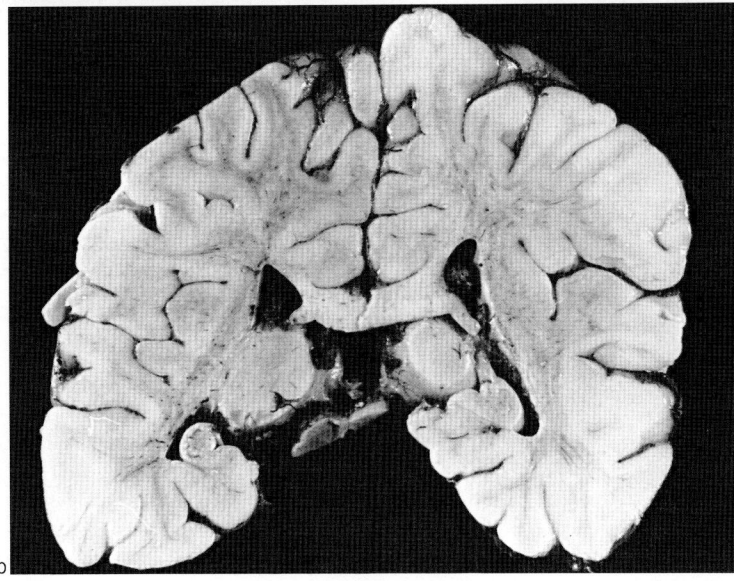

Abb. 1.**18b** Mikrogyrien und Pachygyrien bei ausgeprägter venöser Blutstauung im Marklager. 1 Monat post partum.

areale haben überhaupt keine Windungen. Heterotopien sind häufig. Bei der Mikropolygyrie ist die Störung in der zweiten Schwangerschaftshälfte, wahrscheinlich zwischen dem vierten und siebten Monat anzusetzen. Die tiefen Großhirnrindenschichten sind typischerweise regelrecht modelliert, während die oberflächlichen desorganisiert erscheinen und ein eigenartig höckeriges Rindenprofil zustande bringen. Unter Ulegyrien versteht man sekundäre Gewebsuntergänge primär regelrecht besiedelter Großhirnrinde z. B. nach Hypoxie. Ulegyrien sind also nicht Ausdruck einer Migrationsstörung.

Rindenwarzen sind buckelige Vorwölbungen der Großhirnrinde, die eine frustrane Form der Mikropolygyrie darstellen. Vereinzelte Rindenwarzen haben keine klinische Bedeutung.

### Mikrozephalie

Der Begriff wird sehr unterschiedlich gebraucht und ist eigentlich unscharf. Wenn man unter Mikrozephalie jede Störung versteht, die sich als Verkleinerung des Gehirns und/oder des Schädels manifestiert, dann ist die Zahl möglicher Pathogenesen recht groß. Friede (1975) engt den Begriff Mikrenzephalie ein und spricht von Mikrocephalia vera. Er will darunter lediglich hypoplastische, nicht aber dysplastische Hirne verstanden haben. Bei diesen Mikrozephalen im engeren Sinne ist der Schädel trichterförmig und klein. Die Orbital- und Maxillarknochen sind vorgewölbt, und die Gehirne wiegen zwischen 500 und 600 g bei der Geburt. Die Windungsgliederung der Kleinhirnhemisphären bleibt primitiv, die kortikale Zytoarchitektonik ist darüber hinaus auch fokal gestört.

Mikrozephalien werden im Rahmen von Migrationsstörungen, aber auch nach Infarkten, Infektionen, Traumen und bei metabolischen Störungen beschrieben. Schon die Zweideutigkeit des Begriffs bedingt die ätiopathogenetische Vielfalt.

### Arachnoidalzysten

Es handelt sich um zystenartige Aufweitungen der Leptomeningen, die bevorzugt in der Fissura lateralis sylvii gesehen werden und beträchtliche Größe erreichen. Sie machen sich als Raumforderung klinisch bemerkbar und werden auf Entwicklungsstörungen der Leptomeninx zurückgeführt. Allerdings ist eine postentzündliche leptomeningeale Verklebung pathogenetisch ebenfalls denkbar.

# Fehlbildungen bei chromosomalen Aberrationen

Kunze (1980) gibt eine systematische Übersicht der neurologischen Störungen bei Chromosomenanomalien. Wichtig sind das Down-Syndrom, das Edwards-Syndrom sowie das Patau-Syndrom. Alle drei Syndrome gehen mit kardiovaskulären Fehlbildungen einher.

### Down-Syndrom (Trisomie 21)
(Abb.1.**19a, b**)

Die Inzidenz liegt bei einem Kind von 1000 Lebendgeburten. Damit ist die Störung verhältnismäßig häufig. Die Trisomie tritt spontan auf, allerdings sind Kinder gefährdet, wenn die Gebärende jenseits des 35. Lebensjahres ist.

**Klinik:** Die Kinder sind hypoton. Typisch sind Epikanthus, schräge Augenstellung und dysplastische Ohren, weiterhin der hohe Gaumen und diverse Skelettmißbildungen. Die Kinder sind psychomotorisch retardiert, Begleitfehlbildungen kardiovaskulärer und gastrointestinaler Art sind möglich.

*Mikroskopisch* sind die Befunde uncharakteristisch. Polymikrogyrien der Großhirnrinde kommen vor, häufig auch Heterotopien im Kleinhirnmarklager. Argyrophile Plaques und Neurofibrillenveränderungen, wie sie bei der Alzheimer-Enzephalopathie (s. S. 208) auftreten, finden sich bei 30–40 Jahre alt gewordenen Patienten mit Trisomie 21 (Ropper u. Williams 1980). Bei der Alzheimer-Krankheit gewinnen daher chromosomale Störungen zunehmendes Interesse (Selkoe 1987).

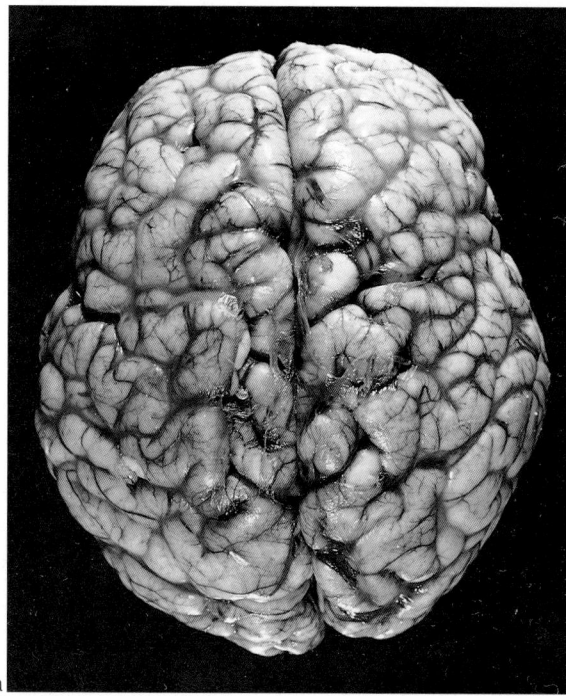
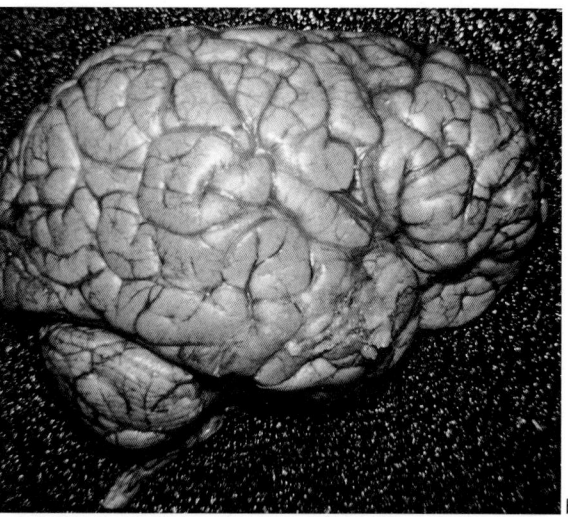

Abb. 1.**19a** Kugelige Hirnkonfiguration mit deutlich abgesetzten Frontallappen bei Trisomie 21. 2 Monate post partum.

Abb. 1.**19b** Down-Syndrom (Trisomie 21). Der Okzipitalpol ist abgeflacht, und die Windungsgliederung des Gyrus temporalis superior ist etwas unregelmäßig.

### Edwards-Syndrom (Trisomie 17/18)

Diese Störung ist etwas seltener als das Down-Syndrom und tritt ebenfalls bei älteren Gebärenden auf.

**Klinik:** Die Kinder sind klein, haben tiefsitzende Ohren und eine Mikrognathie. Zahlreiche Fehlbildungen am Skelett, insbesondere an der Hand und am Fuß, kommen vor, daneben kardiovaskuläre und kutane Störungen.

*Mikroskopisch* findet man Mikropolygyrie, Hippokampusmalformationen, eine Fehlentwicklung des Nucleus olivaris inferior und gelegentlich eine Agenesie des Corpus callosum. Neuronale Heterotopien im Groß- und Kleinhirnmarklager sind häufig.

### Patau-Syndrom (Trisomie 13/15)

**Klinik:** Es handelt sich meistens um mikrozephale Mädchen, mit tiefsitzenden Ohren und Skelettanomalien, kardiale und urogenitale Fehlbildungen sind möglich.

*Makroskopisch* typisch ist die Holoprosenzephalie (s. S. 6). Die bereits bei den anderen Trisomieformen beschriebenen neuronalen Heterotopien sind hier besonders ausgeprägt, in typischer Weise in der Nähe des Nucleus dentatus und im subkortikalen Marklager.

**Mikroskopie:** Die krankhaften hämodynamischen Verhältnisse können am Gehirn eine Vermehrung der Kapillardichte, hypoxische Veränderungen, aber auch Hirnabszesse bedingen.

## Frühkindliche (peri- und neonatale) Schäden am Zentralnervensystem

Die Abgrenzung frühkindlicher Reaktionsmuster auf schädigende Ereignisse von den Entwicklungsstörungen ist z. T. willkürlich. In der Spätfetal- und Perinatalzeit ist die Hirnreifung zwar keineswegs abgeschlossen, doch stehen dem reifenden Nervensystem in zunehmendem Maße Reaktionsmöglichkeiten zur Verfügung, die zumindest von der Tendenz her denen des Erwachsenen ähneln. So kann man hypoxisch-ischämische Läsionsmuster von Blutungen und Entzündungsfolgen abgrenzen. Daß auch diese Läsionen ihrerseits wieder Entwicklungsstörungen zur Folge haben können, liegt in der Natur der Sache.

# Frühkindliche Kreislaufstörungen und mögliche Folgen

## Nosologische Übersicht

Die Beurteilung nekrotisierender Prozesse am unreifen Gehirn ist erheblich schwieriger als beim Erwachsenen. Das Problem wird dadurch verkompliziert, daß Entwicklungsabläufe und regressive Phänomene in Wechselwirkung auftreten. Es gehen im Laufe der Ontogenese große Anteile unreifer Nerven- und Gliazellen der periventrikulären Matrix zugrunde. Auch im Tuberculum olfactorium, im Nucleus trochlearis, in den Spinalganglien und den Vorderhörnern überleben unter normalen Umständen bestimmte Nervenzellpopulationen die fetale Entwicklung nicht. Im Einzelfall kann es schwierig sein, diese physiologischen Nervenzelluntergänge von pathologischen Läsionen zu unterscheiden.

Hinzu kommt, daß ein wie auch immer entstandener „Insult" im Laufe der ersten zwei Schwangerschaftsmonate sich nicht in spezifischer Weise manifestiert. Makrophagen, hypertrophische faserbildende Astrozyten sind während dieser Phase nicht zu erwarten, ebensowenig wie entzündliche Zeichen. Umschriebene histiozytäre Reaktionen wird man etwa nach dem 3. Schwangerschaftsmonat antreffen, und erst nach dem 6. intrauterinen Monat beginnen sich Läsionen herauszubilden, die mit den aus der erwachsenen Pathologie vorhandenen Kategorien annähernd zu fassen sind.

Vermutlich die leichteste Schädigung ist in den bereits oben erwähnten Marklagergliaveränderungen zu sehen, deren Abgrenzung von der normalerweise zu erwartenden Myelinisationsgliose im Einzelfall schwierig ist.

Das Läsionsmuster ist von Gilles u. Mitarb. (1983) als *telenzephale Leukenzephalopathie* definiert worden und wird sowohl auf Hypoxie als auch auf septische Zustände bezogen. Wohl auch nur fließend sind die Übergänge von der telenzephalen Leukenzephalopathie zur *periventrikulären Leukomalazie* einer bereits makroskopisch diagnostizierbaren Störung im telenzephalen Marklager, die im wesentlichen einer hypoxisch-ischämischen Nekrose entspricht (Larroche 1982). Von hier ist es prinzipiell kein weiter Weg zu den ausgedehnten Einschmelzungen, bei *enzephaloplastischer Porenzephalie* (Abb. 1.**20**, 1.**21**). Die drei genannten Läsionsmuster sind Ausdruck der hohen Hypoxievulnerabilität des metabolisch sehr aktiven telenzephalen Marklagers.

Auch die unreife, regelrecht entwickelte Großhirnrinde kann Einschmelzungen bilden, die wir bereits als *Ulegyrien* (Abb. 1.**22**, 1.**23**) kennengelernt haben. Stammganglienbetonte Kreislaufstörungen manifestieren sich als *Status marmoratus* (Abb. 1.**24**, 1.**25**) oder *Status dysmyelinisatus* (s. S. 23). Die im Rahmen der Anfallsleiden näher besprochenen Ammonshornsklerosen stellen auch am unreifen Gehirn eine Hypoxiemanifestation dar.

Es kommt bei der Asphyxie wahrscheinlich zu keiner dem Erwachsenen vergleichbaren Ödematisierung. Aufquellungen der Großhirnrinde sind bei genauer Präparation stets mit weitflächigen Nekrosen, einem Hydrozephalus oder einer Ventrikelblu-

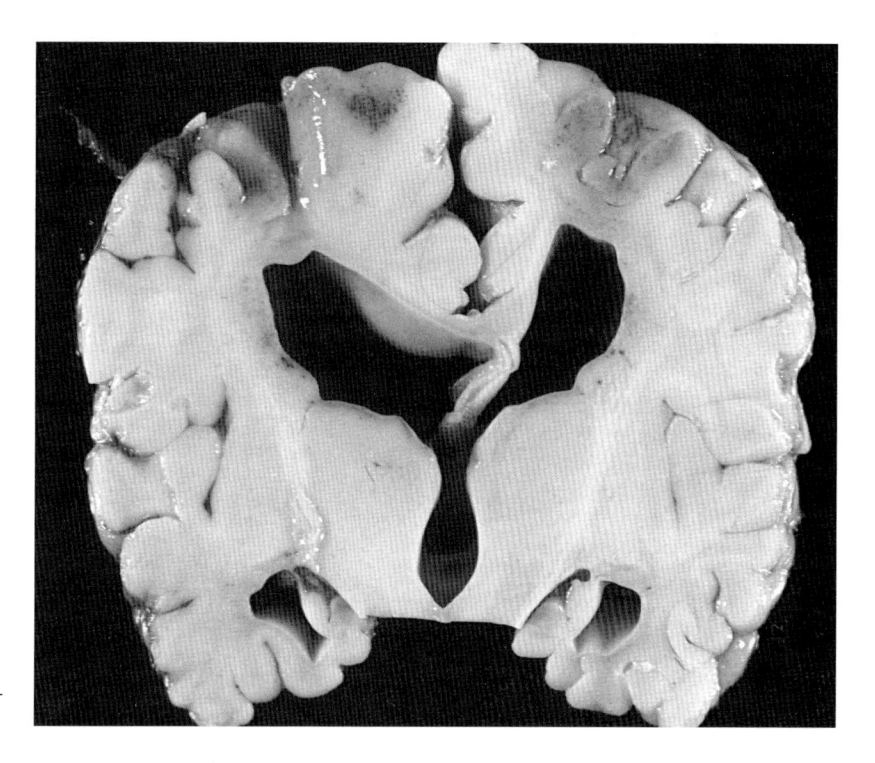

Abb. 1.**20** Bilaterale hämorrhagische Infarzierungen parasagittal beiderseits.

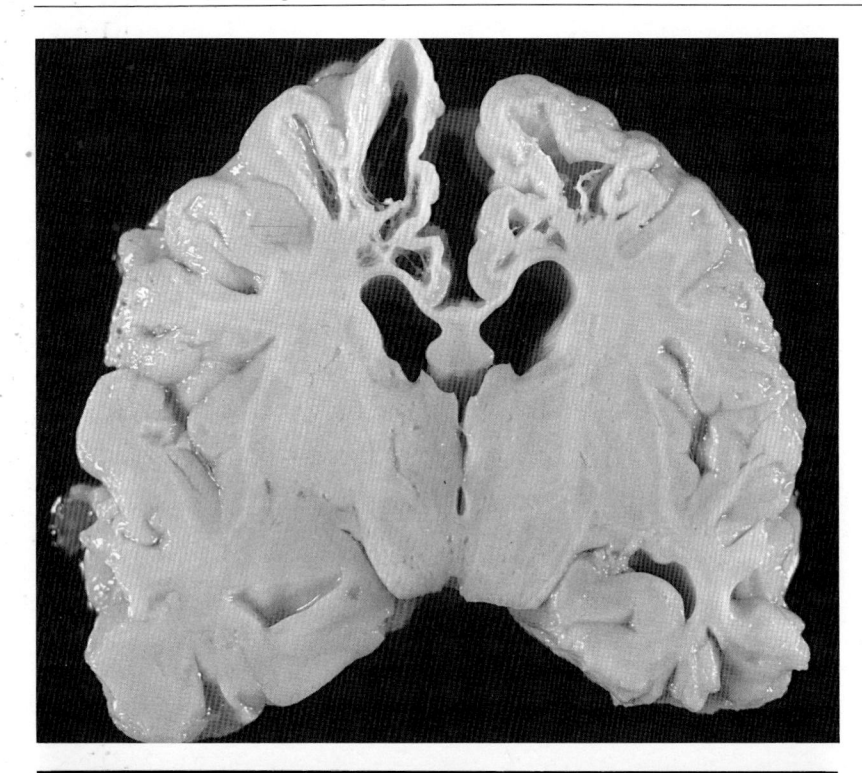

**Abb. 1.21** Bilaterale ältere Pseudozysten. Ihre Ausdehnung geht über die Grenzzone zwischen A. cerebri anterior und A. cerebri media hinaus.

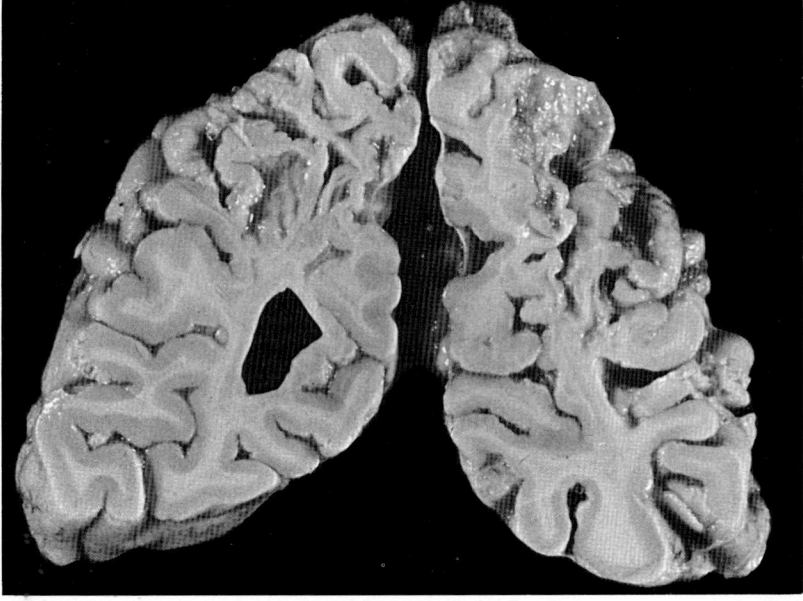

**Abb. 1.22** Makroskopischer Aspekt einer Ulegyrie, parietookzipital beiderseits.

tung vergesellschaftet. Im übrigen lagern unreife Gehirne bei Fomalinfixierung etwa 30% ihres Volumens zusätzlich an Wasser ein, schwellen also postmortal erheblich mehr als die Erwachsenenhirne (McLennan u. Mitarb. 1983).

## Myelinisationsgliose

Der Begriff Myelinisationsgliose geht auf eine grundlegende Arbeit von Roback u. Scherer aus dem Jahre 1935 zurück. Diese Autoren beschrieben Ansammlungen hypertrophisch anmutender Gliazellen im unreifen telenzephalen Marklager und bezogen diese auf die normale Myelinbildung. Spätere Studien bestätigen, daß es im Rahmen der Myelinbildung zu fast rasenförmigen Proliferaten unreifer Glia kommt. Darüber hinaus sind bei perinatal verstorbenen Kindern häufig und bei Frühgeborenen fast

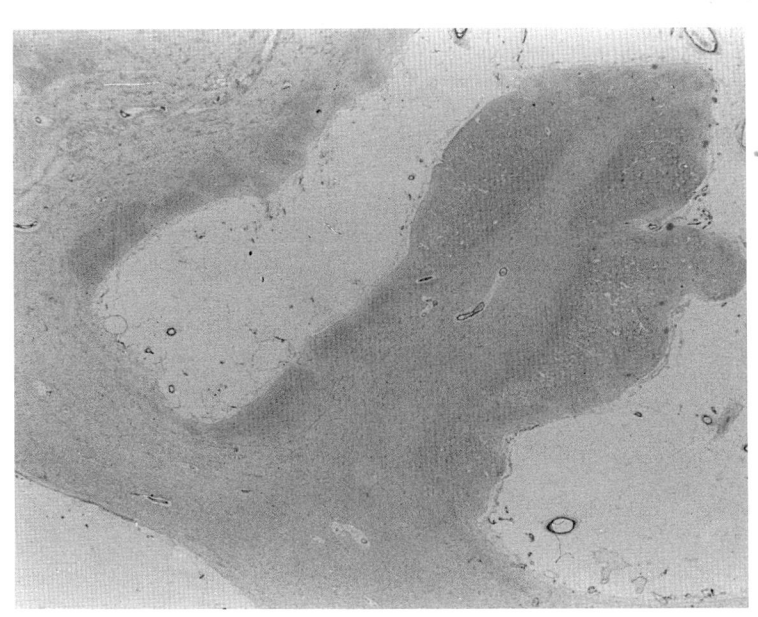

Abb. 1.**23** Mikroskopischer Aspekt von Abb. 1.**22**: Typisch ist, daß die Windungstäler vom Nervenzelluntergang besonders schwer betroffen sind.

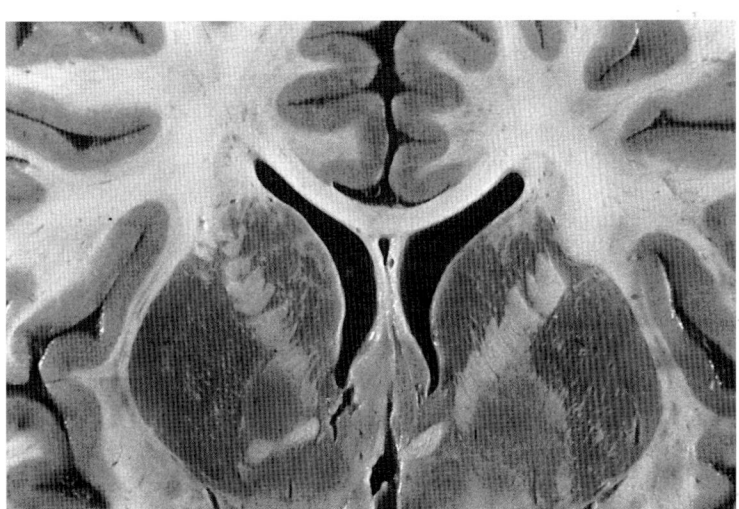

Abb. 1.**24** Status marmoratus beider Nuclei caudati.

immer an gleicher Stelle intra- und extrazelluläre sudanpositive Lipidablagerungen vorhanden (Schlote 1983). Die intraglialen Fettablagerungen bei den Kindern sind im ersten Lebenshalbjahr zu erwarten, während danach perivaskuläre Fettkörnchenzellen auftreten. Unklar bleibt, inwiefern Lipidablagerungen Material darstellen, das während der Myelinentwicklung gewissermaßen als Überschußprodukt anfällt oder ein Hinweis für eine diskrete Marklagerschädigung nach Hypoxie sind. Wohl existieren fließende Übergänge zur periventrikulären Leukomalazie.

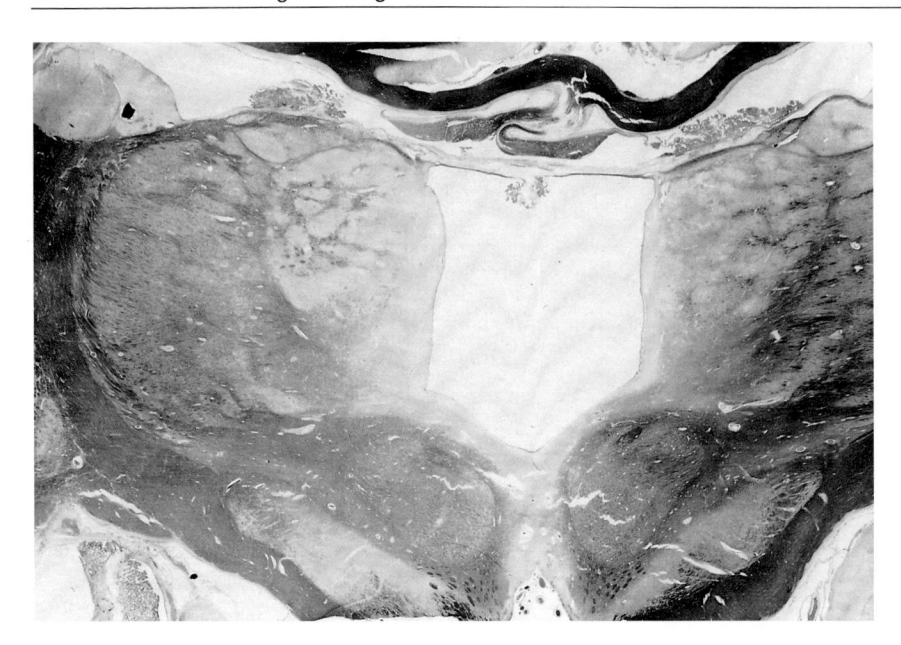

Abb. 1.25 Status marmoratus (Thalamus), Markscheidenfärbung (Celloidin).

## Periventrikuläre Leukomalazie
(Abb. 1.26–1.30)

Diese Läsion ist seit vielen Jahren bekannt, wurde aber bis zum Jahre 1962, als Banker u. Larroche eine klassische Studie veröffentlichten, kaum beachtet.

**Klinik:** Betroffen sind Frühgeburten, aber auch reife Kinder (Shuman u. Selednik 1980). Zu den Spätfolgen der periventrikulären Leukomalazie zählen spastische Diplegien. Disponierende Faktoren sind kardiorespiratorische Insuffizienz, intrauterine Wachstumsretardierung, Hypoglykämie sowie gramnegative Sepsis. Faix u. Doun (1985) berichten über 628 Frühgeborene, bei denen sie 8 Fälle periventrikulärer Leukomalazie sahen. Vor allem Kinder mit B-Streptokokken-Sepsis zeigten eine periventrikuläre Leukomalazie. Die periventrikuläre Leukomalazie ist sonographisch und computertomographisch von Blutungen differenzierbar (Bowerman u. Mitarb. 1984, Colan 1986). Marret u. Mitarb. (1980) beschreiben ein EEG-Korrelat periventrikulärer Ischämie.

*Makroskopisch* findet man unregelmäßig geformte weiße oder gelbliche Herde im Centrum semiovale, meist an der Ventrikelkante sowie in der Nähe der akustischen und optischen Strahlungen. Sie können beidseits auftreten, manchmal sind sie hämorrhagisch.

*Mikroskopisch* erkennt man eine Koagulationsnekrose mit geschwollenen Axonen und einer dem Alter entsprechenden zellulären Reaktion. Die älteren Läsionen weisen Parenchymuntergänge mit Astrogliavermehrung und auch Mineraleinlagerungen auf und betreffen die periventrikuläre weiße Substanz. Auch Höhlenbildungen sind möglich. Begleitläsionen hängen von der Reife der Kinder ab;

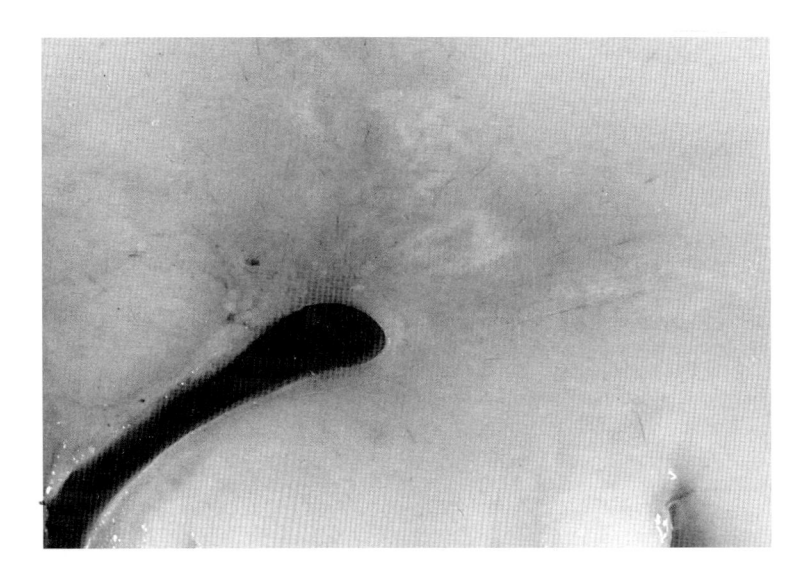

Abb. 1.26 Umschriebene, millimetergroße gelbliche Nekrosefelder bei periventrikulärer Leukomalazie an der auslaufenden Kante des Seitenventrikels. Klinisch: intrauterine Asphyxie in der 32. SSW.

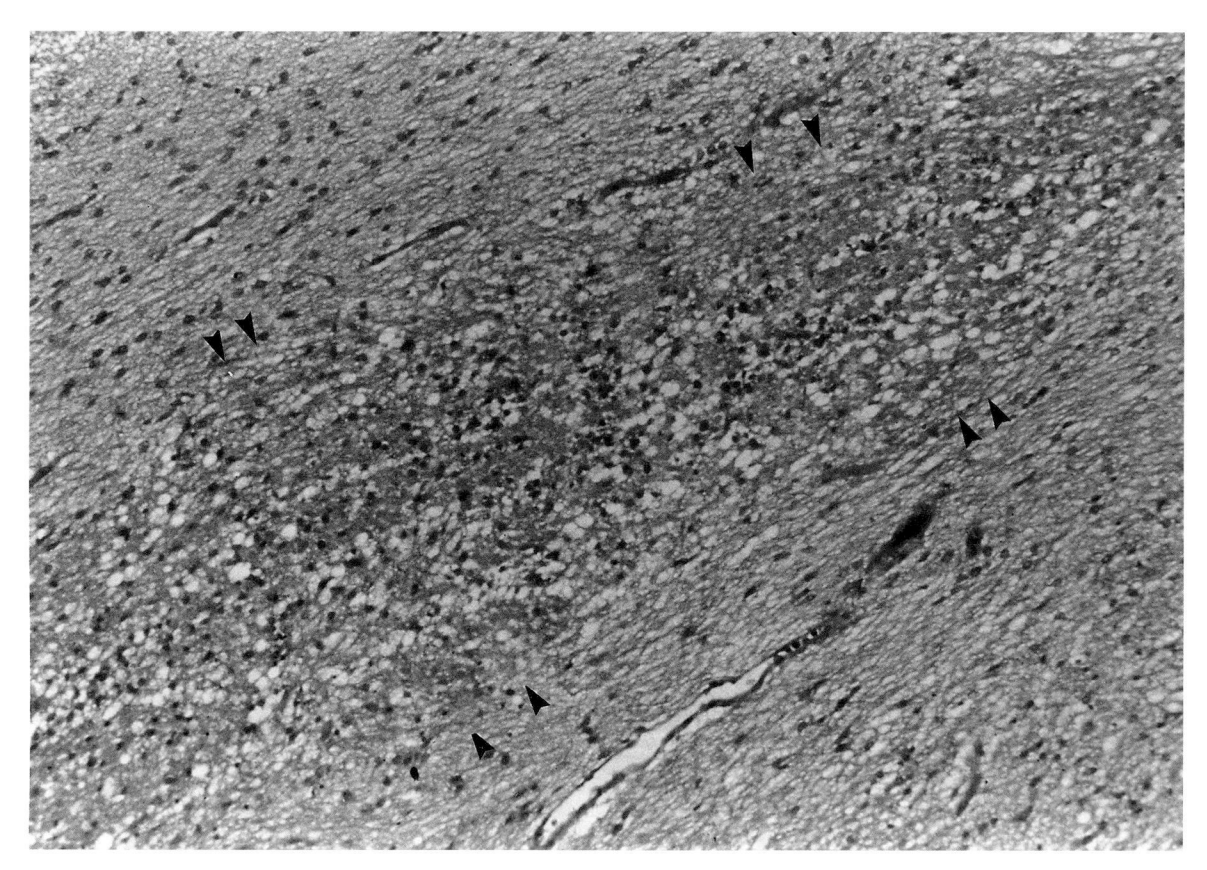

## Frühkindliche Kreislaufstörungen und mögliche Folgen 21

Abb. 1.**27** Periventrikuläre Leukomalazie, histologischer Aspekt: Typisch ist eine Marklagernekrose mit reaktiver Astrozytenvermehrung (Pfeile).

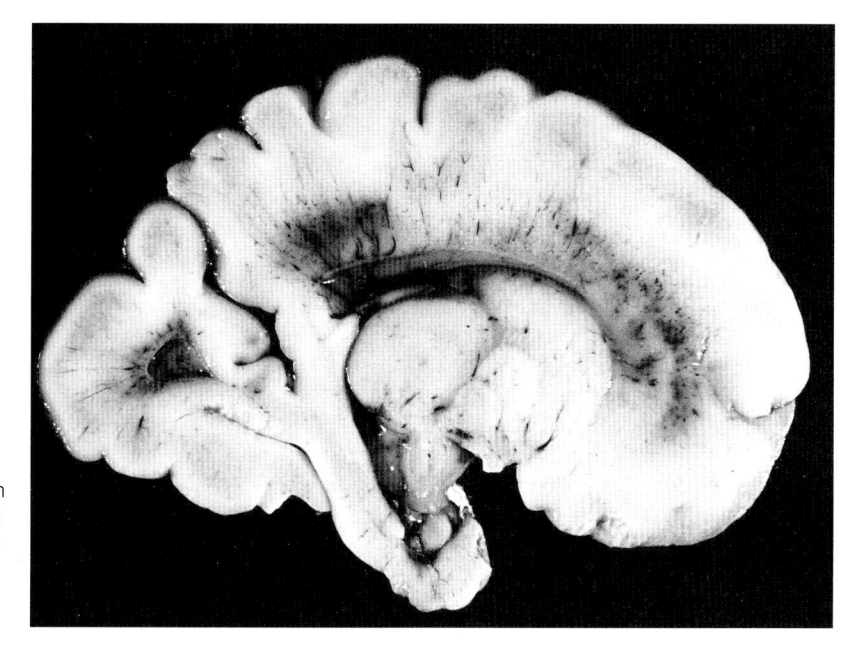

Abb. 1.**28** Sagittalschnitt durch den II. Ventrikel. Massive Stauung in den Venen des periventrikulären Marklagers. Histologisch: periventrikuläre Nekrosen. Klinisch: intrauterine Axphyxie, 30. SSW.

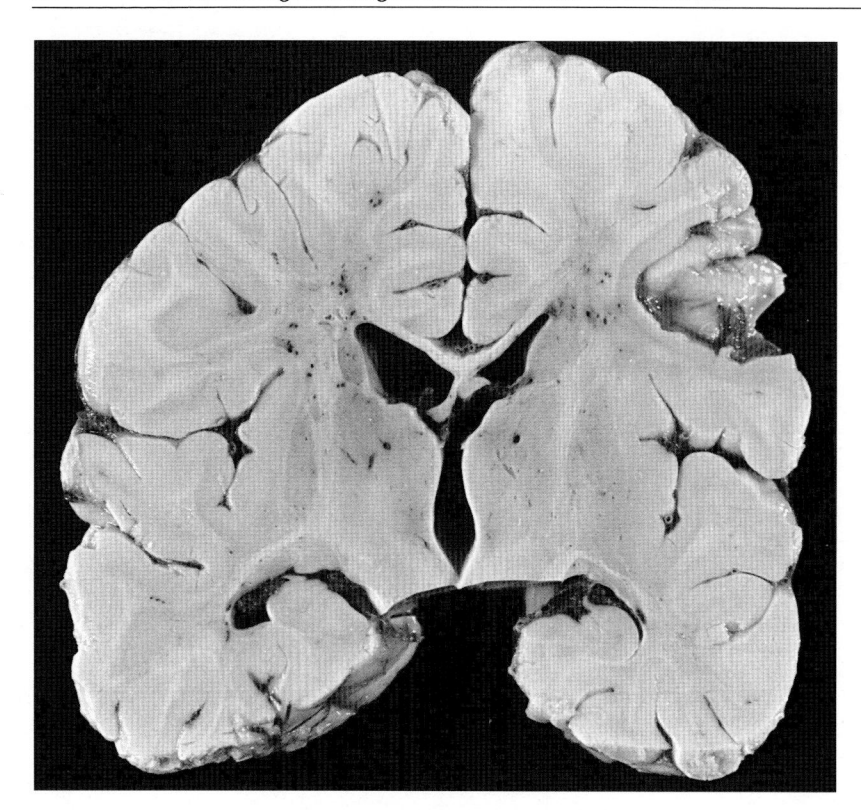

## 1 Entwicklungsstörungen und neonatale Hirnschäden

**Abb. 1.29** Periventrikuläre Leukomalazie, Folgezustand 3 Monate postnatal. Im Marklager, lateral der Seitenventrikel, finden sich verfärbte und gefäßvermehrte bilaterale Herde.

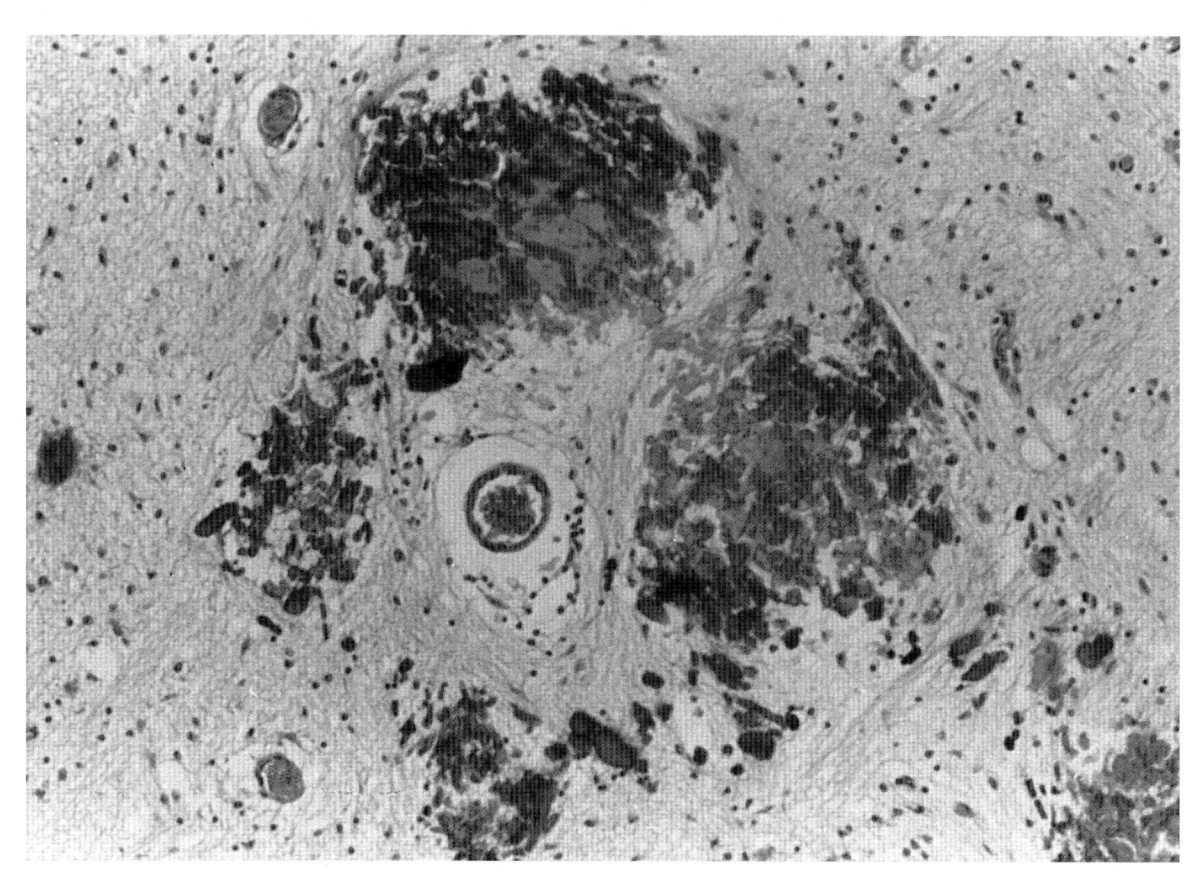

**Abb. 1.30** Mikroskopischer Aspekt von Abb. 1.29: Umschriebener Gewebsuntergang, fibrilläre Astrozytose und Mineraleinlagerung.

bei reifen Individuen findet man noch Nervenzelluntergänge hypoxisch-ischämischer Muster in Rinde und Stammganglien (s. u.).

Im Gegensatz zu den vorher besprochenen Läsionsmustern handelt es sich hier um eine eindeutig pathologische Veränderung, die man als Nekrose im Grenzzonengebiet zwischen den ventrikulofugalen und den ventrikulopetalen Arterien interpretiert. Die Beziehungen zwischen der periventrikulären Leukomalazie und der telenzephalen Leukenzephalopathie bleiben umstritten.

Inwiefern kleinere periventrikuläre Läsionen zu minimalen zerebralen Ausfällen führen, ist unbekannt.

### Telenzephale Leukenzephalopathie

Der Begriff wurde 1969 von Gilles u. Murphy geprägt und hat zu einer gewissen terminologischen Verwirrung geführt, zumal seine Grenzen gegenüber der periventrikulären Leukomalazie auf der einen und der Myelinisationsgliose auf der anderen Seite unscharf sind.

Gilles u. Murphy beschrieben große, hypertrophisch anmutende Astrozyten mit eosinophilem Zytoplasma sternförmigen Profils und großen vesikulären Kernen mit feinverteiltem Chromatin als pathologische Veränderung der Spätfetalzeit und unterschieden sie von normalerweise im Marklager vorkommenden unreifen Oligodendrogliazellen, die als Myelinisationsgliose aufgefaßt werden. Sie hielten die hypertrophischen Astrozyten im Marklager für einen unspezifischen Ausdruck neonataler Schäden; hauptsächlich durch Endotoxine, erst in zweiter Linie ischämisch-hypoxisch bedingt. Daneben kann man eine abgerundete Gliazelle mit hyperchromatischem Kern und nur stummelförmigen Fortsätzen und tiefer Zytoplasmaeosinophilie finden, deren pathologische Bedeutung bislang ungeklärt ist. Unter „Amphophilic globules" verstanden Gilles u. Murphy umschriebene Ablagerungen basophilen Materials im telenzephalen Marklager, meist in der Nähe von Blutgefäßen. Diese Strukturen sind PAS- und Kossa-positiv und geben eine negative Berliner-Blau-Reaktion. Auch sie werden als unspezifischer Ausdruck einer spätfetalen Schädigung aufgefaßt (Leviton u. Gilles 1983).

Es ist wahrscheinlich, daß es sich bei der telenzephalen Leukenzephalopathie nicht um eine nosologische Entität, sondern um ein breites Spektrum pathologischer Reaktionen unreifer Glia und Neuronen handelt mit fließendem Übergang zwischen der diskreten Einzelzellveränderung und der umschriebenen Marklagernekrose.

Die Arbeitsgruppe um Gilles sieht in der transplazentaren Endotoxinexposition des Fetus (z. B. im Rahmen der häufigen mütterlichen Harnwegsinfekte durch Escherichia coli) den entscheidenden pathogenetischen Faktor und versucht dies auch experimentell zu beweisen. Andere Autoren betonen vasozirkulatorische Faktoren, denn fokale Marklagernekrosen lassen sich durch Arterienligatur auslösen.

Es gibt auch Hinweise dafür, daß Marklagernekrosen im Rahmen von Meningoenzephalitiden nicht zwanglos als Vaskulitisfolge erklärt werden können, sondern möglicherweise als Endotoxineffekt. Snyder (1983) machte auf nicht mechanische Faktoren bei der Entstehung postmeningitischer Hydrozephalien aufmerksam. Barth u. Mitarb. (1980) sahen telenzephale Leukenzephalopathien gehäuft zusammen mit alten (eisenpositiven) Matrixblutungen. Sie vermuten eine gemeinsame Ätiologie. Bei frischen Blutungen sollte die zeitliche Manifestationsschwelle der telenzephalen Leukenzephalopathie nicht erreicht werden.

### Mikronekrosen

Bei asphyktischen reifen Kindern findet man häufig akute Läsionen, die zum Teil wenigstens beim Überleben der Kinder retrospektiv nicht mehr zu erfassen sein dürften. Dadurch wird es hier schwierig, deren klinische Bedeutung für die psychomotorische Entwicklung dieser Kinder einzuschätzen.

*Makroskopisch* kann der Befund unspezifisch sein. Bei schwereren Läsionen sind die betroffenen Areale geschwollen, weich, blaß und blutgestaut (Abb. 1.**20**). Vier anatomische Läsionsmuster werden unterschieden; kortikale, striäre, dienzephalrhombenzephale und pontosubikuläre.

Eine Spielart ist der Status marmoratus (s. S. 18), für den eine makroskopisch erkennbare wolkige Zeichnung des dorsolateralen Putamens kennzeichnend ist.

*Mikroskopisch* finden sich 24–36 Stunden nach dem akuten Ereignis eosinophile neuronale Zytoplasmen und Kernschrumpfungen, danach proliferierte Astrozyten und Makrophagen mit mobilem Abbau. Die Neurone in den Nekroserandbezirken haben eine intensive Zytoplasmabasophilie. Ein Teil der Zellen ist PAS-, calcium- und eisenpositiv. Beim Status marmoratus sieht man Ganglienzellausfälle und astrogliale Narben mit charakteristisch myelinisierten Gliafasern, die eine spezielle Reaktionsweise der unreifen Grisea darstellen. Wenn es im Rahmen der Ganglienzelluntergänge nicht zur Myelinisierung kommt, spricht man von einem *Status dysmyelinisatus*. Status marmoratus und Status dysmelinisatus treten meist gemeinsam auf.

Die *kortikalen Nekrosen* sind häufig diffus verteilt, können aber auch einen Grenzzonentyp darstellen oder den arteriellen Versorgungsmustern entsprechen. Besonders bei den reifen Kindern findet man herdförmige, laminäre oder die gesamte Großhirnrinde miteinbeziehende Nekrosen subikulär und präsubikulär mit nachfolgender Ammonshornsklerose. Im Corpus striatum und im Thalamus ist die Verteilung der Nervenzellnekrosen dagegen eher fleckförmig oder diffus. Als besonders vulnerabel gelten neben den mediobasalen Temporallappen, dem Striatum und dem Thalamus die subthalamischen Nuclei, die Corpora geniculata lateralia und die Colliculi inferiores, im Kleinhirn sind Nucleus dentatus und Purkinje-Zellen oder die innere Körnerzellschicht vornehmlich betroffen.

### Porenzephalie

Man versteht darunter umschriebene Höhlenbildungen als Ergebnis der ausgeprägten Einschmelzungsneigung des unreifen Gehirns. Diese zerebralen Pseudozysten können mit dem Ventrikel oder dem Subarachnoidalraum kommunizieren. Obwohl der Begriff meistens für die Folgen schwerer Kreislaufstörungen oder Pseudozysten verwendet wird, gibt es auch ähnliche Bilder bei den weiter oben besprochenen Dysraphien. Daher ist es sinnvoll, eine nekrotisch-enzephaloklastische Porenzephalie von einer dysraphischen-schizenzephalen Porenzephalie zu differenzieren. Ein Syndrom mit Porenzephalie und fehlendem Septum pellucidum beschreiben Aicardi u. Gontieres (1981).

### Hydranenzephalus

Wir verstehen darunter die schwerste Form der nekrotischen Einschmelzung, die die Großhirnhemisphären und Teile der Stammganglien miteinbezieht. Die Hemisphären sind durch eine teils transparente, teils weißlich verquollene membranartige Hülle ersetzt, die aus Leptomeningen und proliferierter Astroglia besteht. Ependym fehlt in der Regel an den Innenflächen dieser Höhlen. In weniger ausgeprägten Fällen sieht man noch an der Hemisphärenbasis einzelne Gyri. Auch die tiefen Stammganglienstrukturen, einschließlich Thalamus, Hypothalamus und dem rostralen Hirnstamm, sind in der Regel mehr oder weniger stark miteinbezogen. Der Kopfumfang kann bei der Geburt normal sein, fällt dann aber besonders jenseits des dritten Lebensmonats zurück. Die Abgrenzung von der Anenzephalie bereitet meist keine Schwierigkeiten, dagegen kann ein länger bestehender Hydrozephalus mit Hemisphärendestruktion dem Hydranenzephalus ähneln.

### Kernikterus – Bilirubinenzephalopathie

**Klinik und Pathogenese:** Die Erkrankung entsteht durch hohe Spiegel des ungebundenen, nichtkonjugierten Bilirubins, die sich in der Perinatalzeit bei exzessiver Hämolyse und Resorption großer Hämatome sowie auch bei kongenitalen oder erworbenen Defekten der Konjugation einstellen. Ein Serum-Bilirubinogen jenseits von 20 mg/100 ml wird als Indikation zur Austauschtransfusion aufgefaßt. Andere Faktoren, wie Unreife, niedrige Serumalbuminkonzentration, Asphyxie und Azidose, können die Schwelle des Serumbilirubinwertes, über die hinaus ein Kernikterus droht, auf 10–15 mg/100 ml senken. Bilirubin dringt dann in das Hirngewebe ein und führt über eine Intoxikation zu Nervenzellnekrosen. Die alte Vorstellung einer primär unreifen Blut-Hirn-Schranke, die das Bilirubin in das Hirn einströmen ließe, ist nicht mehr haltbar (Stern u. Brodersen 1987). Allerdings gravieren Permeabilitätsstörungen durch Asphyxie oder Septikämie die Läsionen (Cashore u. Stern 1982). Die Neurotoxizität des Bilirubins manifestiert sich an den Mitochondrien, wo sie eine Störung des Energiestoffwechsels auslöst (Jew u. Sandquist 1979). Ungeklärt ist, weshalb bestimmte Kerngruppen besonders vulnerabel sind.

*Makroskopisch* erkennt man den Globus pallidus, Thalamus, Subthalamus, die Hirnnervenkerne, den Nucleus olivaris inferior, den Nucleus gracilis und cuneatus sowie die Kleinhirndachkerne und den Nucleus dentatus, die gelb gefärbt sind, im geringeren Maße auch Hippokampus, Putamen und das Corpus geniculatum laterale. Die Färbung läßt sich am frischen Gehirn gut demonstrieren.

*Mikroskopisch* finden sich dort Nervenzelluntergänge, wo die Bilirubinanfärbung am deutlichsten war. Bei Kindern, die die Akutform überleben, findet man intensive Gliosen, die nicht nur vom Ausmaß der Bilirubineinlagerung abhängig sind.

### Fetales Alkoholsyndrom

Lemoine u. Mitarb. machten 1968 auf die teratogenetische Wirkung des Alkohols aufmerksam. Seither ist das Kernsyndrom, bestehend aus Wachstumsretardierung, Gesichtsfehlbildungen, sowie Malformationen in ZNS und Viszera mehrfach beschrieben worden (Jones u. Mitarb. 1973, Majewske u. Mitarb. 1977, Peiffer u. Mitarb. 1979, Clarren 1979). Die ZNS-Fehlbildungen sind ein wichtiger, klinisch manchmal entscheidender Aspekt des Syndroms. Man findet neben Migrationsstörungen Hydrozephalien und Störungen des Neuralrohrschlusses. Kalter u. Warkany (1983) schließen aus den z. Zt. verfügbaren klinischen Daten, daß die Kinder der Mütter gefährdet sind, bei denen *während* der Schwangerschaft ein schwerer Alkoholabusus vorlag. Allerdings ist die interindividuelle Vulnerabilität der Feten groß und Kombinationseffekte mit anderen teratogenen Substanzen sind unklar. Oft liegt ja klinisch nicht wie im Tierexperiment eine reine Alkoholintoxikation vor, sondern eine Polytoxikomanie, verbunden mit Nikotinabusus und nutritiven Problemen (Wisniewski u. Mitarb. 1983).

# Intrakranielle Blutungen (Abb. 1.31, 1.32, 1.20, 1.33)

Eine systematische Untersuchung der Verteilung intrakranieller Blutungen findet sich bei Dooling u. Gilles (1983). Vorzugslokalisation ist neben den Leptomeningen das Centrum semiovale. Blutungen in dieser Lokalisation machen etwa 40% aller neonatalen intrakraniellen Blutungen aus. In 14% der Fälle sah man Kleinhirnblutungen. Blut in den Ventrikeln fand sich in 44% der Lebendgeborenen mit intrakranieller Blutung, wobei der Plexus choroideus in 33% zumindest umspült wurde, wenn er auch nicht als Blutungsquelle zu sichern war. Stammganglien, Thalamus und kaudaler Hirnstamm machen zusammen nur 6% der Blutungen aus.

## Epidurale Blutungen

Diese Blutungen treten in der Regel bei Schädelfrakturen auf. Die Blutung liegt zwischen der inneren Schädelfläche und der Dura. Je nach Ausmaß der Blutung entsteht eine Raumforderung. Extradurale Hämatome sind ebenso wie die verursachenden Schädelfrakturen bei Neugeborenen selten (Wigglesworth 1984).

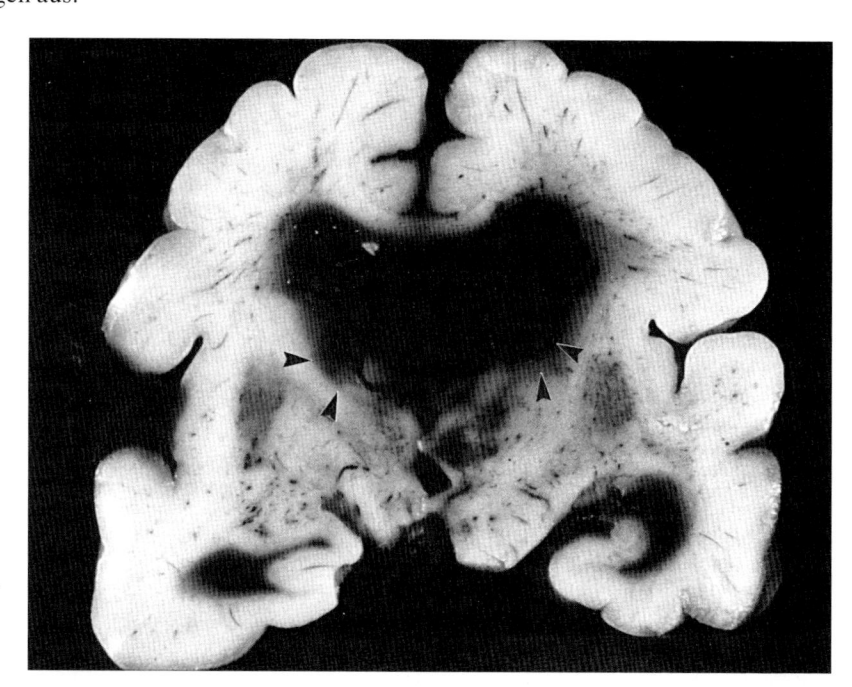

Abb. 1.**31** Subependymale Blutungen in unmittelbarer Nähe des Nucleus caudatus (Pfeile), Ausbreitung nach intraventrikulär.

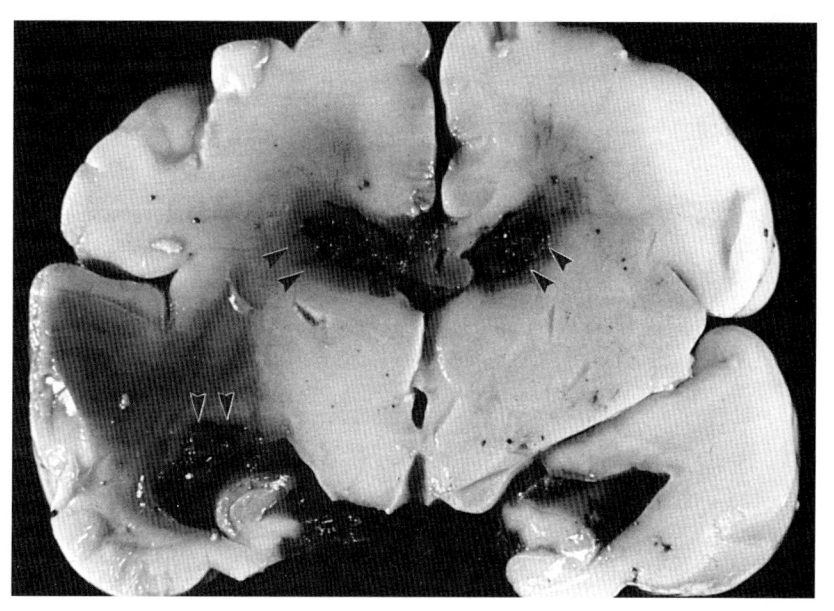

Abb. 1.**32** Multiple subependymale Blutungen (Pfeile) bis in die Temporalhörner der Seitenventrikel.

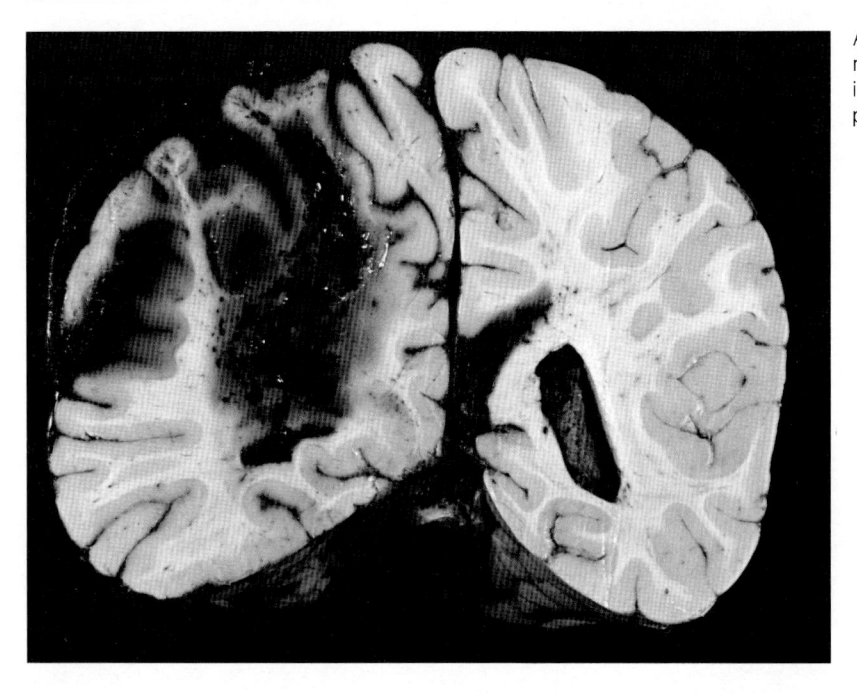

Abb. 1.**33** Meningeosis leucaemica mit Subarachnoidalblutung und intrazerebraler Massenblutung links parietal.

## *Intradurale Blutungen*

Sowohl bei Frühgeborenen als auch bei termingerecht geborenen Kindern treten Blutungen in der Falx und im Tentorium auf. Man führt sie zum Teil auf asphyktische Faktoren oder auf das mechanische Trauma zurück. Sie scheinen keine wesentliche klinische Bedeutung zu haben.

## *Subdurale Blutungen*

Von seltenen Ausnahmen abgesehen (Volpe 1981) entsteht die Blutung durch das Geburtstrauma, und zwar besonders häufig bei starrem oder engem Geburtskanal bei Sturzgeburt mit ungenügender Dilatation des Muttermundes oder bei exzessiv langem Geburtsvorgang, wobei der Kopf mechanisch malträtiert wird. Generell disponiert jede Störung des Geburtsablaufes, bei der der Geburtskanal nicht rechtzeitig an die Kopfgröße angepaßt wird. Aber auch der allzu weiche Schädel des Frühgeborenen in Verbindung mit Zangenextraktion disponiert zur Blutung. Blutungsquellen sind meist a) eingerissene Brückenvenen über der Rindenkonvexität mit Blutablagerungen über einer oder beider Hemisphären sowie b) Tentoriumrisse. Sie können sich bis auf die V. Galeni, den Sinus rectus, Sinus lateralis oder die infratentoriellen Venen ausdehnen. Das Blut findet sich dann hauptsächlich in der hinteren Schädelgrube und kann sich über die basale Hemisphärenflächen ausbreiten; c) traumatische Trennungen der lateralen Anteile der Hinterhauptschuppen mit Lazeration des Sinus occipitalis (okzipitale Osteodiastase). Hier sammelt sich das Blut in der hinteren Schädelgrube an. d) Falxlazerationen mit Einreißen des Sinus sagittalis inferior und Blutansammlungen an der Fissura longitudinalis cerebri oberhalb des Balkens.

## *Subarachnoidalblutung* (Abb. 1.**33**)

Unter einer primären Subarachnoidalblutung verstehen wir eine umschriebene oder diffuse Blutung, die aus leptomeningealen Gefäßen gespeist wird.

Betroffen sind in erster Linie Frühgeburten, seltener reife Kinder: Die genauen klinischen Syndrome sind nicht hinreichend genau beschrieben. Volpe (1981) unterscheidet drei Gruppen:

1. asymptomatische Verläufe,
2. Verläufe mit Krampfanfällen (Reifgeborene) oder apnoischen Phasen (Frühgeburten),
3. Fälle mit schwerstem neurologischem Defekt und raschem tödlichen Ausgang.

Bei den meisten Kindern der ersten beiden Kategorien ist unter der Voraussetzung, daß es sich um eine isolierte Subarachnoidalblutung handelt und nicht um Begleitphänomene einer übergeordneten Störung, kein bleibendes neurologisches Defizit zu erwarten (Leviton u. Mitarb. 1983).

## *Subpiale Blutungen*

Nach Friede (1972) findet man sie etwa bei 15% aller perinatalen Blutungen. Strenggenommen handelt es sich um intrazerebrale Blutungen, denn die Einblutung liegt unterhalb der Membrana limitans gliae. Sie sind typischerweise an den Windungskuppen lokalisiert und auf diese begrenzt. Ihre klinische Bedeutung ist nicht geklärt; immerhin handelt es sich um Parenchymschäden des sich entwickelnden Gehirns, deren Folgen systematisch zu untersuchen wären.

## Intrazerebrale und intrazerebellare Blutungen

Zu unterscheiden sind periventrikuläre (subependymale) Blutungen mit oder ohne Ventrikeleinbruch von Blutungen aus dem Plexus choroideus und konfluierende Kleinhirnrindenblutungen (Perlman u. Mitarb. 1983).

### Periventrikuläre Blutungen mit oder ohne Ventrikeleinbruch

**Klinik:** Diese Form intrazerebraler Blutung ist Hauptursache neurologischer Störungen und tödlicher Verläufe bei Frühgeburten. Man findet derartige Blutungen bei etwa der Hälfte der Neugeborenen, die weniger als 1000 g wiegen (Godard-Finegold 1984). Die Unreife ist ein kritischer Faktor; mit zunehmender Reife nimmt auch die Zahl intraventrikulärer Blutungen ab (Rorke 1982). Intraventrikuläre Blutungen manifestieren sich meist während der ersten 48 Stunden der Perinatalzeit.

Keith-Hayden u. Mitarb. (1985) fanden sonographisch bei 505 gesunden reifen Neugeborenen 14 bilaterale und 5 unilaterale Matrixblutungen. Weder der akute Zustand noch anamnestische Daten unterschieden sich von den gesunden Kindern, allerdings waren die Kinder mit Blutung kleiner als der Durchschnitt.

*Makroskopisch* findet man meist eine Blutung aus der periventrikulären Matrix (Abb. 1.**31**, 1.**32**), seltener des Plexus choroideus. Bei reifen Kindern sind periventrikuläre Blutaustritte selten (Donat u. Mitarb. 1978).

Es können eine oder mehrere Blutungen vorliegen, sie entstehen unterhalb des Ependyms entlang dem Ventrikelsystem auf der einen oder auf beiden Seiten und sind an die Matrix gebunden. Sie treten mithin an den Wänden der Seitenventrikel, einschließlich Okzipital- und Temporalhorn, oder am Dache des IV. Ventrikels auf.

Typisch ist eine Blutung der ventralen Anteile des Nucleus caudatus in Höhe des Foramen Monroi, aus der es in das Ventrikelsystem hineinblutet (Abb. 1.**31**). Bei Kindern, die jünger sind als 28 Wochen, findet man die entsprechende Läsion oft im Corpus nuclei caudati (Wigglesworth 1984).

**Pathogenese:** Es handelt sich um eine komplizierte Läsion, deren Pathogenese unzureichend geklärt ist (Shankaran u. Mitarb. 1982, Dykes u. Mitarb. 1980). Ätiopathogenetisch sind Bezüge zwischen Chorioamnionitis, kongenitaler Pneumonie und Ventrikelblutung hergestellt worden (Harcke u. Mitarb. 1972), zwischen Blutung und Respiratory Distress Syndrome (Fedrick u. Butler 1970). Leech u. Kohnen (1974) sehen in der subependymalen Matrix in 90% der Fälle den Ursprung der Ventrikelblutung und nur in 5% den Plexus choroideus. Mehr als die Hälfte der sezierten Kinder hatten unter einem Respiratory distress syndrome gelitten. Perlmann u. Mitarb. (1985) betonen die Fragilität der Matrixkapillaren (Larroche 1982a, 1982b, Goddard-Finegold u. Mitarb. 1982, Goddard 1980, Blanc u. Mitarb. 1982), Lou u. Mitarb. (1979) sehen in der noch unzureichenden Regulation des arteriellen Blutdruckkes während der Neonatalzeit einen wichtigen pathogenetischen Faktor, Wimberley u. Mitarb. (1982) in hypertensiven Phasen. Zu den Komplikationen bzw. Begleiterscheinungen zählen hypoxisch-ischämische Läsionen wie die periventrikuläre Leukomalazie. Auch die Ausdehnung der periventrikulären Blutung in das dann infarzierte periventrikuläre Marklager wird beschrieben.

Überleben die Kinder diese beiden Läsionen, entstehen hämosideringefärbte Marklagerhöhlen. Die früher als durchweg tödlich angesehene Störung erweist sich neuerdings als überlebbar, dann entstehen Syndrome mit spastischer Hemiparese und der Tendenz zum Hydrozephalus (Volpe 1984). Die Obstruktion des Liquorabflusses liegt meistens in dem durch die Subarachnoidalblutung in der hinteren Schädelgrube obliterierten Subarachnoidalraum mit verschlossenen kaudalen Öffnungen des IV. Ventrikels.

Seltener ist eine Blockade im Ventrikelsystem selbst als Folge der Ependymitis und Gliose. Subependymale Blutungen, die nicht in die Ventrikel einbrechen, ergeben unter Umständen hämosideringefärbte subependymale Aushöhlungen (Pasternak u. Mitarb. 1980, Grant u. Mitarb. 1982). Wieweit überlebte kleinere Matrixblutungen zu späteren klinischen Ausfällen im Sinne von minimalen zerebralen Störungen führen, ist bislang noch ungeklärt.

### Kleinhirnblutungen

**Klinik:** Kleinhirnblutungen treten gelegentlich im Zusammenhang mit der okzipitalen Osteodiastase auf. Häufig liegen auch Infarkte vor, in die es hineinblutet. Kleinhirnblutungen begleiten oft intraventrikuläre oder subarachnoidale Blutungen. Auch hier handelt es sich überwiegend um unreife Kinder, aber auch um intensivmedizinische Probleme, z. B. die Verwendung von ungeeigneten Gesichtsmasken zur Beatmung. Die Prognose ist unsicher. Die meisten Fälle werden bei der Ultraschalldiagnostik erfaßt (Perlmann u. Mitarb. 1983).

**Makroskopie:** Es handelt sich um multifokale konfluierende kleine Blutungen der Folien oder des Kleinhirnmarklagers. Es kann zum Durchbruch in den Subarachnoidalraum kommen.

### Plexus-choroideus-Blutungen

Sie sind vergleichsweise selten. Die Diagnose ist nicht ganz einfach, weil die viel häufigeren intraventrikulären Blutungen den Plexus umspülen, und bei der Sektion findet man ihn von Blutmassen umgeben vor.

# Neonatale Leptomeningitiden und Meningoenzephalitiden

(Abb. 1.34)

**Klinik:** Das Bild ist weder für die zerebrale Erkrankung noch für die Art des Erregers spezifisch; die Kinder wirken müde, fiebrig oder hypotherm und erbrechen. Krampfanfälle und gespannte Fontanellen sind erst spät zu erwarten. Die vom Erwachsenen her bekannten meningealen Zeichen sind selten.

*Makroskopisch* typisch sind die kleinen injizierten leptomeningealen Gefäße; je nach Erreger können sie von einem eitrigen Exsudat überzogen sein. Dort, wo ein möglicherweise angeborener Defekt der Hüllstrukturen besteht, z. B. im Rahmen einer Spina bifida, wird man auch das Höchstmaß entzündlicher Veränderungen erwarten. Bei Meningitiden durch Proteus steht die Erweichung des Gewebes ganz im Vordergrund. Die Hirnschwellung erscheint exzessiv, die Ventrikel sind eingeengt. In späteren Phasen kann es durch einen entzündlichen Aquäduktverschluß zum Hydrozephalus kommen.

*Mikroskopisch* findet man zunächst polymorphkernige Leukozyten, Makrophagen, etwas später Histiozyten und, wenn die Krankheit mehrere Wochen überstanden wird, Fibroblasten mit Kollagenfaserbildung als Ausdruck der Organisationsphase. Hirninfarkte sind nicht selten, sie betreffen häufig das telenzephale Marklager. Oft gelingt es nicht, eine Begleitvaskulitis als pathogenetischen Faktor morphologisch zu sichern. Thrombosen der oberflächlichen Hirnvenen sind dagegen häufiger, daraus resultieren dann unter Umständen hämorrhagische Infarzierungen.

Im Endstadium findet man weitflächige pseudozystische Höhlen, oft vielkammerig, selten mineralisiert, die sich mitunter von sterilen Infarkten retrospektiv nicht mehr differenzieren lassen.

**Pathogenese:** Es gibt zwei Infektionswege des kindlichen zentralen Nervensystems:
1. die transplazentare Infektion bei latenter oder klinisch apparenter Infektion der Mutter sowie
2. die intrapartale Infektion durch Kontamination am Geburtskanal oder am Harnweg der Mutter.

Der letztere Mechanismus wird dann bedeutsam, wenn die Geburt sehr lange dauert bzw. ein großer Zeitabschnitt zwischen Blasensprung und der Geburt liegt.

Das Neugeborene verfügt nur über eine geringe passive Immunität gegenüber gramnegativen Keimen; sie wird erst im Laufe der folgenden zwei bis drei Lebensmonate kompensiert. Bei mindestens einem Drittel der Fälle handelt es sich um Escherichia coli. In zweiter Linie treten Streptokokken und Staphylokokkeninfekte auf (Wald u. Mitarb. 1986) und erst später die Hämophilus-Meningitis. Gilles vermutet eine zusätzliche, marklagerschädigende Wirkung des Escherichia-coli-Endotoxins bei Entstehung der telenzephalen Leukenzephalopathie (Gilles u. Mitarb. 1983).

Neben diesen Erregern kommt Listeria monocytogenes in Frage; auch dieser grampositive Erreger kann eine akute eitrige Leptomeningitis verursachen, wobei ein transplazentarer Infektionsweg vermutet wird. Im Gehirn sieht man typischerweise miliare granulomatöse Herde, lymphozytäre Infiltrate und Mikroabszesse, in denen die Erreger entweder in der einfachen Gram-Färbung oder in einer Silberimprägnation auftauchen.

Marques Dias u. Mitarb. (1983) beschreiben eine fetale Zytomegalovirus-Enzephalopathie mit Störungen der Rindenentwicklung.

Die Candida-albicans-Infektion des neonatalen Gehirns verursacht eine eitrige Leptomeningitis, mikroskopisch sind Pilzhyphen nachweisbar. Wegen der häufigen Ventrikelbeteiligung ist der obstruktive Hydrozephalus eine ernst zu nehmende Komplikation. Wenn das Hirnparenchym mitbetroffen wird, dann entstehen weitflächig nekrotisierende Herde, in denen Keime mit der Krokott-Färbung nachweisbar sind.

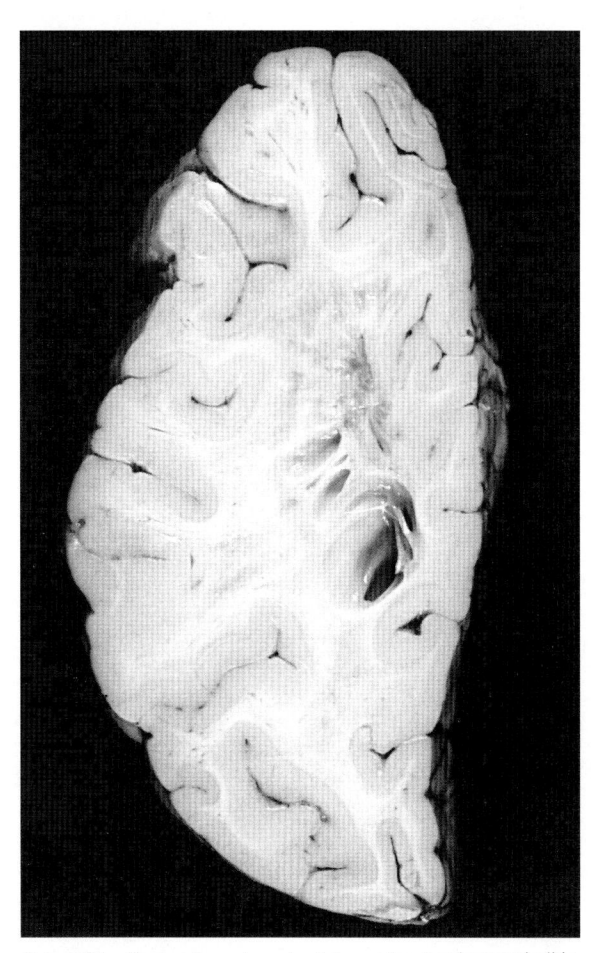

Abb. 1.**34** Zustand nach nekrotisierender Leukenzephalitis mit weitflächig konfluierenden Marklagerdefekten.

Herpesvirus Typ II kann neben schweren Leber- und Nebennierenschäden auch das zentrale Nervensystem befallen. Er verursacht eine Meningoenzephalitis, die die Hirnstammstrukturen und das Kleinhirn bevorzugt. Histologisch findet man Gliaknötchen und verhältnismäßig diskrete lymphozytäre Reaktionen. Manchmal gelingt es, Einschlußkörper in der Glia nachzuweisen (Nahmias u. Keyserling 1984).

Darüber hinaus gibt es Beteiligungen des zentralen Nervensystems Neugeborener bei Coxsackie, Poliomyelitis und Arboviruserkrankungen, sie sind aber im klinischen Alltag relativ selten.

Gupta u. Mitarb. (1984) beschrieben eine chronisch persistierende, fokal entzündliche Störung bei Kindern, die jahrelang mit rezidivierenden Krampfanfällen und Hemiparesen bei unauffälligem Liquor ablief. Ätiologisch vermuten sie persistierende Viren. Die Häufigkeit des Krankheitsbildes ist unbekannt.

## Literatur

Aicardi, J., F. Goutières: The syndrome of absence of the septum pellucidum with porencephalies and other development defects. Neuropediatrics 12 (1981) 319

Banker, B. Q., J. C. Larroche: Periventricular leukomalacia of infancy. Arch. Neurol. 7 (1962) 386

Barth, P. G., F. C. Stam, R. F. Oosterkamp, P. D. Bezemer, P. A. R. Koopman: On the relationship between germinal layer haemeorrhage and telencephalic leucoencephalopathy in the preterm infant. Neuropediatrics 11 (1980)

Blanc, J. F., J. Langue, M. Bochu, J. Dutruge, B. Salle: Les hémorrhagies intra-cérébrales chez le nouveau-né à terme. Arch. franç. Pédiat. 39 (1982) 251

Bowerman, R. A., S. M. Donn, M. A. DiPietro: Periventricular leukomalacia in the pre-term newborn infant: Sonographic and clinical features. Radiology 151 (1984) 383

Cashore, W. J., L. Stern: Neonatal hyperbilirubinemia. Pediat. Clin. N. Amer. 29 (1982) 1191

Charney, E. B., S. C. Weller, L. N. Sutton, D. A. Bruce, L. B. Schut: Management of the newborn with myelomeningocele: Time for a decision-making process. Pediatrics 75 (1985) 58

Colan, R. Y.: Gelatin sign: Ultrasonographic evidence of cerebral necrosis in infants. Pediatrics 77 (1986) 774

DeReuck, J., A. S. Chatta, E. P. Richardson jr.: Pathogenesis and evolution of periventricular leukomalacia in infancy. Arch. Neurol. 27 (1972) 229

Donat, J. F., H. Okazaki, F. Klemberg, T. J. Reagan: Intraventrikular hemorrhages in full-term and premature infants. Mayo. Clin. Proc. 53 (1978) 437

Dooling, E. C., F. H. Gilles: Intracranial hemorrhage: Topography. In Gilles, F. H., A. Leviton, E. C. Dooling: The Developing Human Brain, hrsg. Wright, Boston 1983 (p. 193)

Dooling, E. C., J. G. Chi, F. H. Gilles: Developmental changes in ventricular epithelia. In Gilles, F. H., A. Leviton, E. C. Dooling: The Developing Human Brain. Wright, Boston 1983a (p. 114)

Dooling, E. C., J. G. Chi, F. H. Gilles: Telencephalic development: Changing gyral patterns. In Gilles, F. H., A. Leviton, E. C. Dooling: The Developing Human Brain. Wright, Boston 1983b

Dykes, F. D., A. Lazzara, P. Ahmann, B. Blumenstein, J. Scharzt, A. W. Braun: Intraventrikcular hemorrhage: A prospective evaluation of etiopathogenesis. Pediatrics 66 (1980) 42

Faix, R. G., S. M. Donn: Association of septic shock caused by early-onset group B streptococcal sepsis and periventricular leukomalacia in the preterm infant. Pediatrics 76 (1985) 415

Fedrick, J., N. R. Butler: Certain causes of neonatal death. II. Intraventricular haemorrhage. Biol. Neonate 15 (1970) 257

Friede, R. L.: Developmental Neuropathology. Springer, New York 1975

Gaab, M. R., W. T. Koos: Hydrocephalus in infancy and childhood: Diagnosis and indication for operation. Neuropediatrics 15 (1984) 173

Gilles, F. H., S. F. Murphy: Perinatal telencephalic leukoencephalopathy. J. Neurol. Neurosurg. Psychiat. 32 (1969) 404

Gilles, F. H., W. Shankle, E. C. Dooling: Myelinated tracts: Growth patterns. In Gilles, F. H., A. Leviton, E. C. Dooling: The Developing Human Brain. Wright, Boston 1983 (p. 118)

Goddard, J., R. M. Lewis, H. Alcala, R. S. Zeller: Intraventricular hemorrhage. An animal model. Biol. Neonate 37 (1980) 39

Goddard-Finegold, J.: Periventricular, intraventricular hemorrhages in the premature newborn. Arch. Neurol. 47 (1984) 766

Goddard-Finegold, J., D. Armstrong, R. S. Zeller: Intraventricular hemorrhage following volume expansion after hypovolemic hypotension in the newborn beagle. J. Pediat. 100 (1982) 798

Grant, E. G., M. Kerner, D. Schellinger, F. T. Borts, D. C. McCullough, Y. Smith: Evolution of porencephalic cysts from intraparenchymal hemorrhage in neonates. Sonographic evidence. Amer. J. Neuroradiol. 3 (1982) 467

Gupta, P. C., I. Rapin, D. S. Houroupian: Smoldering encephalitis in children. Neuropediatrics 15 (1984) 191

Hambleton, G., J. S. Wigglesworth: Origin of intraventricular haemorrhage in the preterm infant. Arch. Dis. Child. 51 (1976) 651

Harcke jr., H. T., R. L. Naeye, A. Storch: Perinatal cerebral intraventricular hemorrhage. J. Pediat. 80 (1972)

Hayden jr., C. K., K. E. Shattuck, C. J. Richardson, D. K. Ahrendt, R. House, L. E. Swischuk: Subependymal germinal matrix hemorrhage in full-term neonates. Pediatrics 75 (1985) 714

Jew, J. Y., D. Sandquist: CNS changes in hyperbilirubinemia. Arch. Neurol. 36 (1979) 149

Kunze, J.: Neurological disorders in patients with chromosomal anomalies. Neuropediatrics 11 (1980)

Larroche, J. C.: Hypoxic brain damage in fetus and newborn. Morphological characters. Pathogenesis. Prevention. J. perinat. Med. 10 (1982) 29

Larroche, J. C.: Intraventrikuläre Blutung. Neue morphologische und epidemiologische Aspekte seit der Intensivpflege. Thieme, Stuttgart 1982a (S. 165)

Larroche, J. C.: The fine structure of matrix capillaries in human embryos and young fetuses. The Second Ross Conference of Intraventricular Hemorrhage, Washington/D. C. 1982b

Leech, R. W., P. Kohnen: Subependymal and intraventricular hemorrhages in the newborn. Amer. J. Pathol. 77 (1974) 465

Levine, R. L., W. R. Fredericks, S. I. Rapoport: Entry of bilirubin into the brain due to opening of the blood-brain barier. Pediatrics 69 (1982) 255

Leviton, A., F. H. Gilles: Classification of the perinatal telencephalic leucoencephalopathies. In Gilles, F. H., A. Leviton, E. C. Dooling: The Developing Human Brain. Wright, Boston 1983a (p. 224)

Leviton, A., F. H. Gilles: Etiologic relationship among the perinatal telencephalic leucoencephalopathies. In Gilles, F. H., A. Leviton, E. C. Dooling: The Developing Human Brain. Wright, Boston 1983b

Leviton, A., F. H. Gilles, E. C. Dooling: The epidemiology of subarachnoid hemorrhages. In Gilles, F. H., A. Leviton, E. C. Dooling: The Developing Human Brain. Wright, Boston 1983a

Leviton, A., F. H. Gilles, E. C. Dooling: The epidemiology of delayed myelination. In Gilles, F. H., A. Leviton, E. C. Dooling: The Developing Human Brain. Wright, Boston 1983b (p. 185)

Lou, H. C., N. A. Lassen, B. Frii-Hansen: Is arterial hypertension crucial for the development of cerebral haemorrhage in premature infants? Lancet 1979/I, 1215

Marques Dias, M. J., G. Harmant-van Rijckevorsel, P. Landrieu, G. Lyon: Prenatal cytomegalovirus disease and cerebral microgyria: Evidence for perfusion failure, not disturbance of histogenesis, as the major cause of fetal cytomegalovirus encephalopathy. Neuropediatrics 15 (1984) 18

Marret, S., D. Parain, D. Samson-Dollfus: Positive rolandic sharp waves and periventricular leukomalacia in the newborn. Neuropediatrics 17 (1986) 199

McLennan, J. E., F. H. Gilles, R. Neff: A model of growth in the human fetal brain. In Gilles. F. H., A. Leviton, E. C. Dooling: The Developing Human Brain. Wright, Boston 1983 (p. 43)

Murakami, R., H. Nakamura, T. Mizojiri, M. Aida, T. Matsuo: A study of brain development in low-birth-weight infants by computerized tomography. Neuropediatrics 12 (1981) 132

Pape, K. E., J. S. Wigglesworth: Hemorrhage, Ischemia, and the Perinatal Brain. Heinemann, London 1979

Pasternak, J. F., J. F. Mantovani, J. J. Volpe: Porencephaly from periventricular intracerebral hemorrhage in a premature infant. Amer. J. Dis. Child. 13 (1980) 673

Peiffer, J., F. Majewski, H. Fischbach, J. R. Bierich, B. Volk: Alcohol embryo and fetopathy. J. neurol. Sci. 41 (1979) 125

Roback, H. N., H. J. Scherer: Über die feinere Morphologie des frühkindlichen Gehirns unter besonderer Berücksichtigung der Gliaentwiclung. Virchows Arch. path. Anat. 294 (1935) 365

Rorke, L. B.: Pathology of Perinatal Barin Injury. Raven Press, New York 1982

Schneider, H., J. Spencer, J. U. Dröszus, H. Schachinger: Ultrastructure of the neuroglial fatty metamorphosis (Virchow) in the perinatal period. Virchows Arch. Abt. A 372 (1976) 183

Selkoe, D. J.: Deciphering Alzheimer's disease: the pace quickens. Science 235 (1987) 1390

Shankaran, S., T. L. Slovis, M. P. Bedard, R. L. Poland: Sonographic classification of intracranial hemorrhage. A prognostic indication of mortality, morbidity and short term neurologic outcome. J. Pediat. 100 (1982) 469

Shuman, R. M., L. J. Selednik: Periventricular leukomalacia. A one-year autopsy study. Arch. Neurol. 37 (1980) 231

Snyder, R. D.: Ventriculomegaly in childhood bacterial meningitis. Neuropediatrics 15 (1984) 136

Stern, L., R. Brodersen: Kernikterus research and the basic sciences: A prospect for future development. Pediatrics 79 (1987) 154

Tsiantos, A., L. Victorin, J. P. Relier, N. Dyer, H. Sundell, A. B. Brill: Intracranial hemorrhage in the prematurely born infant: Timing of clots and evaluation of clinical signs and symptoms. J. Pediat. 85 (1974) 854

Wald, E. R., I. Bergman, H. G. Taylor, D. Chiponis, C. Porter, K. Kubek: Long-term outcome of group B streptococcal meningitis. Pediatrics 77 (1986) 217

Wigglesworth, J. S.: Perinatal Pathology. Saunders, Philadelphia 1984

Wimberley, P. D., H. C. Lou, H. Pedersen, M. Hejl, N. A. Lassen, B. Friis-Hansen: Hypertensive peaks in the pathogenesis of intraventricular hemorrhage in the newborn. Abolition by phenobarbitone sedation. Acta paediat. scand. 71 (1982) 537

# 2. Entzündliche und infektiöse Erkrankungen

*Georg Gosztonyi*

## Einleitung

Vor einigen Jahrzehnten war der Begriff der entzündlichen Erkrankungen des Nervensystems mit der Wirkung irgendeines lebendigen Erregers verbunden. Am Ende der 30er Jahre hat es sich erwiesen, daß eine entzündliche Erkrankung auch ohne die Einwirkung eines Erregers unter sterilen Verhältnissen aufgrund eines „allergischen" Pathomechanismus zustande kommen kann. Andererseits haben die Beobachtungen der 50er Jahre gezeigt, daß infektiöse Agenzien eine Nervenkrankheit auch ohne das Zustandekommen einer entzündlichen Reaktion unter dem Erscheinungsbild eines reinen degenerativen Prozesses erzeugen können. Deswegen scheint es gerechtfertigt zu sein, diese Gruppe als entzündliche und infektiöse Krankheiten des Nervensystems zusammenzufassen; wobei mit den degenerativen Nervenkrankheiten selbstverständlich Überdeckungen bestehen und die Grenze zwischen diesen nosologischen Gruppen oft schwer definierbar ist. Die Entzündung wurde jahrhundertelang als ein Verteidigungs- und Abwehrmechanismus angesehen. Heute ist bekannt, daß die Entzündung selbst zu einer schweren Gewebszerstörung führen kann, andererseits können Erreger im Nervengewebe ohne irgendwelche deletäre Effekte beherbergt bleiben. Es bleibt trotzdem eine Grundregel, daß die Gewebsläsion und Krankheitssymptome aufgrund von zwei Mechanismen zustande kommen können:

1. Durch die direkte Einwirkung von Erregern auf die Nerven- und Gliazellen.
2. Durch die Entwicklung einer entzündlichen Reaktion.

Gewebszerstörung ist das summative Resultat dieser zwei Mechanismen, deren Anteile im Einzelfall zwischen breiten Grenzen schwanken können. Als wichtigste Modulatoren dieses Prozesses sind das Erreger-Wirtszelle-Verhältnis und die Reaktivität des Immunsystems angesehen.

## Infektionswege

Der knöcherne Schädel und die harte Hirnhaut bilden eine feste Barriere gegen das direkte Eindringen von Erregern in das Gehirn. Die knöcherne Barriere ist jedoch an mehreren Stellen der Schädelbasis dünn, wo die enge Nachbarschaft mit den Nasen- und Nasennebenhöhlen und mit dem Mittelohr Infektionsgefahren bereiten. Der Aufbau des venösen Systems des Schädels und der Wirbelsäule mit ihren zahlreichen Verbindungen (Emissarvenen, Sinus cavernosus, spinaler epiduraler venöser Plexus) bietet leicht ausnutzbare Infektionswege an. Wenn ein Erreger die Liquorräume irgendwo erreicht hat, kann er mittels des Liquorkreislaufs die ganze innere und äußere Oberfläche des Gehirns schnell erreichen. Die Liquoruntersuchung berichtet über die entzündlichen Parameter und ermöglicht ggf. den Erregernachweis.

Weitere Hindernisse für das Eindringen von Mikroorganismen sind die Blut-Hirn-Schranke und die Blut-Liquor-Schranke. Beide wirken der hämatogenen Verbreitung der Erreger entgegen. Diese Schranken schirmen aber die in das ZNS eingedrungenen Erreger gegen systemische humorale und zelluläre Immunreaktionen ab. Die Schranken erschweren weiterhin das Eintreten von systemisch verabreichten Antibiotika und Chemotherapeutika ins ZNS.

Für das Eindringen der Erreger ins Schädelinnere und ins ZNS stehen somit mehrere Möglichkeiten zur Verfügung:

1. *Direkte Propagation* durch den Schädelknochen und die Hirnhäute,
2. *hämatogene Ausbreitung* bei Bakteriämie bzw. Virämie,
3. ausschließlich für Viren vorbehalten ist die *Verbreitung* entlang den Gehirn- und Rückenmarksnerven (Neuroprobasie, Levaditi).

Von den Elementen des peripheren Nerven stellt bei der Mehrzahl der Virusarten das Axoplasma den Verbreitungsweg dar. Wenn das Virus in der Peripherie ins Axon eingedrungen ist, wird es mittels der axonalen Transportvorgänge unaufhaltbar zentripetal geleitet.

*Lokalisation und Art der Entzündung*

Für die Ausbreitung eines entzündlichen Prozesses im Nervensystem und seiner Hüllen sind zwei Umstände maßgebend:

1. Die *Eintrittspforte* des infektiösen Agens. Bei einer offenen Schädelverletzung kommt ein epiduraler Abszeß an der Stelle der traumatischen Einwirkung zustande. Die hämatogene Aussaat der Erreger bei septischer Endokarditis führt zur Bildung von multiplen Abszessen. Bei Virusausbrei-

tung durch den N. olfactorius entsteht eine Enzephalitis im limbischen System.
2. Die *elektive Vulnerabilität* bestimmter Gehirnareale gegen verschiedene Erreger *(spezielle Neurotropie,* Pette). Voraussetzung ist, daß die Erreger alle Gehirn- und Rückenmarksareale erreichen, so daß der Befall einzelner Areale vollkommen von der spezifischen Anfälligkeit dieser Areale gegen das Agens abhängig ist. Bei längerem Bestehen des Krankheitsprozesses wird die Prozeßausdehnung von der Lokalisation der Eintrittspforte immer mehr unabhängig.

Gehirn/Rückenmark und seine Häute erkranken am häufigsten gemeinsam. In bestimmten Fällen ist der Schwerpunkt des Prozesses an den Leptomeningen oder am Gehirn; in diesem Sinne sprechen wir von einer Leptomeningitis oder einer Enzephalitis; wir sind uns jedoch bewußt, daß bei beinahe jeder Meningitis eine leichte Begleitenzephalitis und *vice versa* besteht. Eine Enzephalitis bleibt ebenfalls selten auf das Gehirn beschränkt, sie breitet sich auch auf das Rückenmark aus. In diesem Sinne ist die Bezeichnung „Enzephalomyelitis" gerechtfertigt, und der Ausdruck „Enzephalitis" soll als Synonym des letzteren betrachtet werden.

Die Art des Erregers und die Phase des Prozesses entscheiden, ob die Entzündung einen eiterigen oder einen nicht eiterigen, lymphoplasmozytären oder granulomatösen Charakter hat. Als eine Faustregel gilt, daß bakterielle, parasitäre und Pilzinfektionen in erster Linie mit einer eiterigen, virale Infektionen aber mit einer nicht eiterigen, lymphoplasmozytären entzündlichen Reaktion einhergehen.

*Pathogen* nennen wir Erreger, wenn sie in einem Organismus mit normaler Immunabwehr die Krankheit hervorrufen. *Opportunistisch* ist der Erreger, wenn er eine Krankheit nur bei abgeschwächter Immunabwehr hervorrufen kann. Letztere Infektionen sind bei lymphoproliferativen Krankheiten, AIDS und bei immunosuppressiver und zytostatischer Behandlung immer häufiger.

### Einteilung

Eine Einteilung der entzündlichen Erkrankungen ist aufgrund der Lokalisation des Schwerpunktes des Prozesses oder aufgrund der Art der Erreger möglich. Hier folgen wir dem letzteren Prinzip. Infolge der elektiven Vulnerabilität bestimmter Gehirnregionen stellt die Systematik aufgrund der Art der Erreger oft auch eine topographische Klassifizierung dar.

## Bakterielle Infektionen

Das Erscheinungsbild der bakteriellen Infektionen hängt von der Eintrittspforte und dem Typ des Erregers ab. Bakterien können bei offenen Schädelverletzungen direkt inokuliert werden. Auch chirurgische Eingriffe können zu einer direkten Inokulation von Erregern führen. Eine direkte Invasion kann auch bei einer eiterigen Spondylitis oder bei Osteomyelitis des Schädelknochens zustande kommen. Aus Nasennebenhöhlen- und Mittelohrentzündungen kann auch eine direkte Invasion hervorgehen. Bei einer hämatogenen Aussaat von feindispergierten Bakterien kommt es oft zu einer Leptomeningitis. Kleine septische Embolien haben multiple Läsionen in Form einer metastatischen Herdenzephalitis oder multipler Abszesse als Folge. Der klappenlose epidurale venöse Plexus der Wirbelsäule leitet Infektionen von retroperitonealen Eiterungen oder von Furunkeln und Karbunkeln der Rückenhaut den spinalen Meningen. Aus eiterigen Läsionen der Gesichtshaut kann die Infektion durch die V. angularis den Sinus cavernosus und die intrakraniellen venösen Plexus erreichen. Eine besondere Verbreitungsform stellt die septische retrograde Thrombose der Schädelvenen dar.

### *Eiterige Infektionen*

Sowohl im epiduralen als auch im subduralen und subarachnoidalen Raum sowie in Hirn- und Rückenmarkssubstanz können umschriebene oder diffuse Eiterungen zustande kommen.

### Epidurale Infektionen

In dem virtuellen epiduralen Raum des *Schädels* kommen infolge der starken Adhäsion der Dura zum Periosteum nur umschriebene flache Abszesse zustande. Keime erreichen diesen Raum durch traumatische Inokulation oder durch direkte Propagation von osteomyelitischen Herden oder von Eiterungen des frontalen und sphenoidalen Sinus bzw. der mastoidalen Zellen.

Der breite und mit lockerem Bindegewebe gefüllte spinale epidurale Raum ist viel häufiger Ort von eiterigen Prozessen *(Peripachymeningitis, epiduraler Abszeß).* Quellen der Infektion sind eiterige Hautveränderungen oder Osteomyelitis der Wirbel, selten retroperitoneale eiterige Prozesse. Die häufigste Ursache ist *Staphylococcus aureus.* Nicht eiterige Erreger wie *M. tuberculosis* oder, selten, syphilitische Infektion können ebenfalls als Ursache vorkommen.

**Klinik:** Bei den epiduralen Abszessen des Schädels stehen umschriebene Druckempfindlichkeit, Schmerzen und entzündliche Zeichen im Vordergrund. Die spinalen epiduralen Abszesse führen durch Rückenmarkkompression schnell zu einer Querschnittsläsion. Multiple Laminektomien mit Dekompression sind, wenn rechtzeitig durchgeführt, entlastend. Bei vaskulären Komplikationen entsteht eine endgültige Paraplegie.

**Pathologie:** Im epiduralen Raum finden sich solitäre, häufiger aber multiple, von proliferierendem Bindegewebe durchwobene und abgekapselte Abszesse. Die chronische Infektion führt zu einer sich auf viele Segmente ausdehnenden produktiven granulomatösen Entzündung. Die Dura verhindert die Verbreitung der Infektion zum Subarachnoidalraum. Myelomalazie kann durch Thrombose der radikulären Arterien entstehen.

## Subduraler Abszeß

Der subdurale Raum wird durch direkte Verbreitung der Keime oder durch retrograde septische Thrombose der Venen infiziert. Den Ausgangsherd stellt meist eine Eiterung der Nasennebenhöhlen oder eine Osteomyelitis dar.

**Klinik:** Umschriebener Kopfschmerz, lokale Druckempfindlichkeit stehen im Vordergrund. Bei Volumenzunahme wirkt der Abszeß auch raumfordernd.

**Pathologie:** Infolge des Mangels einer erfolgreichen Abkapselung bleibt der Abszeß selten umschrieben; die Eiterung geht schnell in ein ausgedehntes, flaches Empyem über. Die Arachnoidea wird nicht durchbrochen, oft kommt aber eine sterile Leptomeningitis als eine „sympathische" entzündliche Reaktion zustande.

*Lichtmikroskopisch* ist ein Granulationsgewebe an der Dura zu finden. Bei erfolgreicher Resorption bleibt eine umschriebene Verdickung an der Dura zurück.

## Eiterige Leptomeningitis

Die *eiterige* Leptomeningitis ist den *spezifischen* Meningitiden gegenübergestellt; bei den letzteren (Tuberkulose und Lues) ist das histologische Bild auch ohne den Erregernachweis charakteristisch genug für die Feststellung der genauen Ätiologie.

**Klinik:** Das Krankheitsbild ist durch akuten Beginn, Fieber, starke Kopfschmerzen, Überempfindlichkeit auf äußere Reize und Erbrechen charakterisiert. Bei der neurologischen Untersuchung stehen die meningealen Reizsymptome im Vordergrund. Im Liquor zeigt sich eine starke Pleozytose mit 500–9000/3 Zellen, überwiegend Granulozyten, sowie eine Eiweißerhöhung. Bei weiterer Verschlechterung melden sich gelegentlich epileptische Anfälle, und die intrakranielle Drucksteigerung führt zu Bewußtseinsstörungen bis zum Koma.

**Pathologie:** *Makroskopisch* zeigt sich im Frühstadium eine starke Hyperämie der Hirnoberfläche und Stase der Hirngefäße. Die Leptomeningen sind erst nur hauchartig getrübt. Ab dem 2. Tag ist der subarachnoidale Raum mit eiterigem Exsudat gefüllt (Abb. 2.**1**). Die Farbe und Konsistenz des Exsudats hängt vom Erreger ab. Die Hauptmasse des Exsudats liegt bei Pneumokokkenmeningitis an der Konvexität, bei der Meningokokkus- und Influenzameningitis auch in den basalen Zisternen. Das Exsudat hüllt die arachnoidalen Gefäße und Wurzeln der Gehirn- und Rückenmarknerven um. An der Schnittfläche des Gehirns sind die Zeichen des Ödems augenfällig, doch zeigt sich schon im Frühstadium eine Erweiterung des Ventrikelsystems. Die

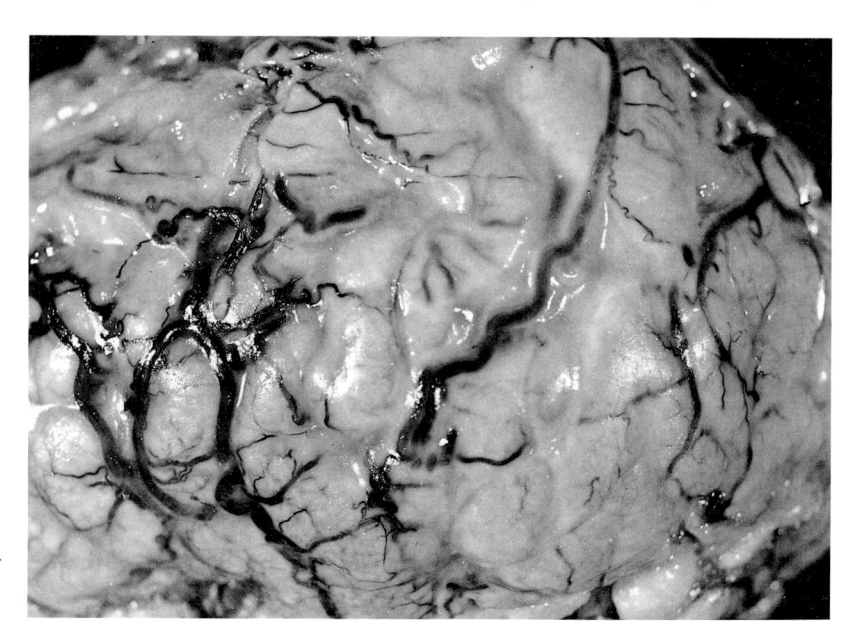

**Abb. 2.1** Eiterige Meningitis. Hyperämie, Stauung der leptomeningealen Gefäße, eiteriges Exsudat schwerpunktmäßig in den Furchen.

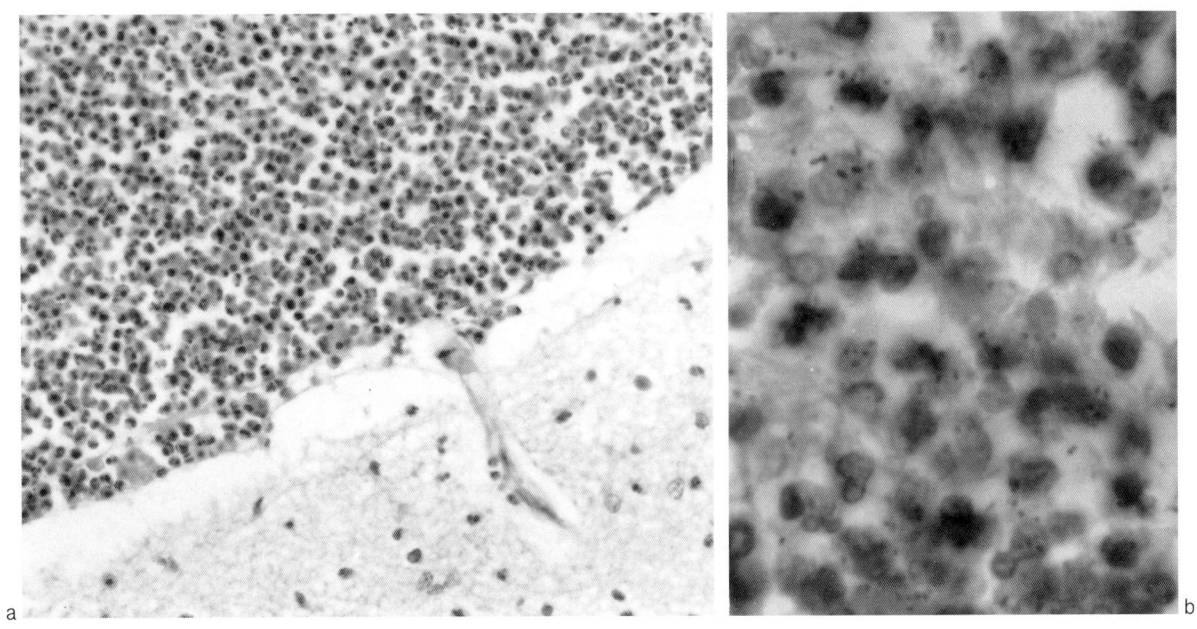

Abb. 2.2 Eiterige Meningitis. **a** Massives leukozytäres Exsudat im Subarachnoidalraum. HE-Färbung, Vergr. 290×, **b** Intra- und extrazelluläre grampositive Diplokokken im zellulären Exsudat. Gram-Färbung, Vergr. 1180×.

Ventrikelwände und die Oberfläche des Plexus chorioideus sind mit eiterigem Exsudat bedeckt, gelegentlich ist das ganze Lumen von Eiter ausgefüllt *(Pyocephalus internus)*. Bei der Meningokokkenmeningitis sind auch petechiale Blutungen zu finden.

Eine Leptomeningitis wird verhältnismäßig selten durch den grampositiven Bazillus, Listeria monocytogenes, hervorgerufen. Die Krankheit kommt in jedem Alter vor. Besonders schwer ist die neonatale Listeriameningitis, die gelegentlich in eine diffuse, nekrotisierende, granulomatöse Enzephalitis übergeht. Bei älteren Menschen mit lymphoproliferativen Krankheiten und immunosuppressiver Behandlung kann eine Listeriainfektion zu einer umschriebenen, eiterigen Hirnstammenzephalitis (Rhombenzephalitis) führen (Trautmann u. Mitarb. 1982).

*Lichtmikroskopisch* erkennt man in den Frühstadien mehrheitlich segmentkernige Leukozyten. Das Exsudat füllt den subarachnoidalen Raum dicht aus (Abb. 2.2). Spezialfärbungen können Mikroorganismen im interzellulären Raum oder im Zytoplasma der Granulozyten darstellen. Fibrin nimmt in vom Erreger abhängenden Mengen am Aufbau des Exsudates teil. In späteren Stadien mischen sich immer mehr Lymphozyten, Monozyten und einige Plasmazellen bei. Die Monozyten wandeln sich durch Einverleibung der nekrotischen Granulozyten und Gewebszerfallprodukte in Makrophagen um. Die Infiltration der Gefäßwände kann zu einer nekrotisierenden Arteriitis oder zu einer Endarteriitis führen, mit Verdickung der Intima durch eine lockere Gewebsproliferation bei der letzteren Komplikation. Thromben der pialen Gefäße haben kleine Hirninfarkte zur Folge. Das Exsudat dringt entlang den Virchow-Robinschen Räumen in die Hirnsubstanz ein, an der Oberfläche und perivaskulär werden Gliazellen mobilisiert. Im Reparationsstadium dominiert die Bindegewebsproliferation, die zu einer schwieligen Verdickung der Leptomeningen und evtl. zur Verlegung der Ventrikelöffnungen mit konsekutivem Hydrocephalus internus führt. Verwachsungen an der Konvexität behindern die Liquorresorption.

## Spezifische Meningitiden

### Tuberkulöse Meningitis

Die einst gefürchtete zentralnervöse Form der Tuberkulose kommt heute in Europa nur selten vor. Die Tuberkulosebakterien erreichen die Leptomeningen meist durch hämatogene Streuung im Rahmen einer miliaren Tuberkulose.

**Klinik:** Die meningealen Erregungszeichen werden durch Hirnnervenläsionen begleitet. Schädigung der hypothalamischen Zentren führen oft zur schweren Kachexie. Im Liquor erkennt man eine lymphozytäre Pleozytose und eine Eiweißerhöhung, oft mit Spinnwebenbildung. Im Sediment können säurefeste Stäbchen nachgewiesen werden. Der Hydrocephalus internus kann auch Symptome eines raumfordernden Prozesses hervorrufen.

**Pathologie:** *Makroskopisch* erkennt man das gallertige Exsudat, dessen Hauptmasse bevorzugt die basalen Zisternen ausfüllt. Zerstreut an den Leptomeningen finden sich hirsekorngroße, gelbgraue

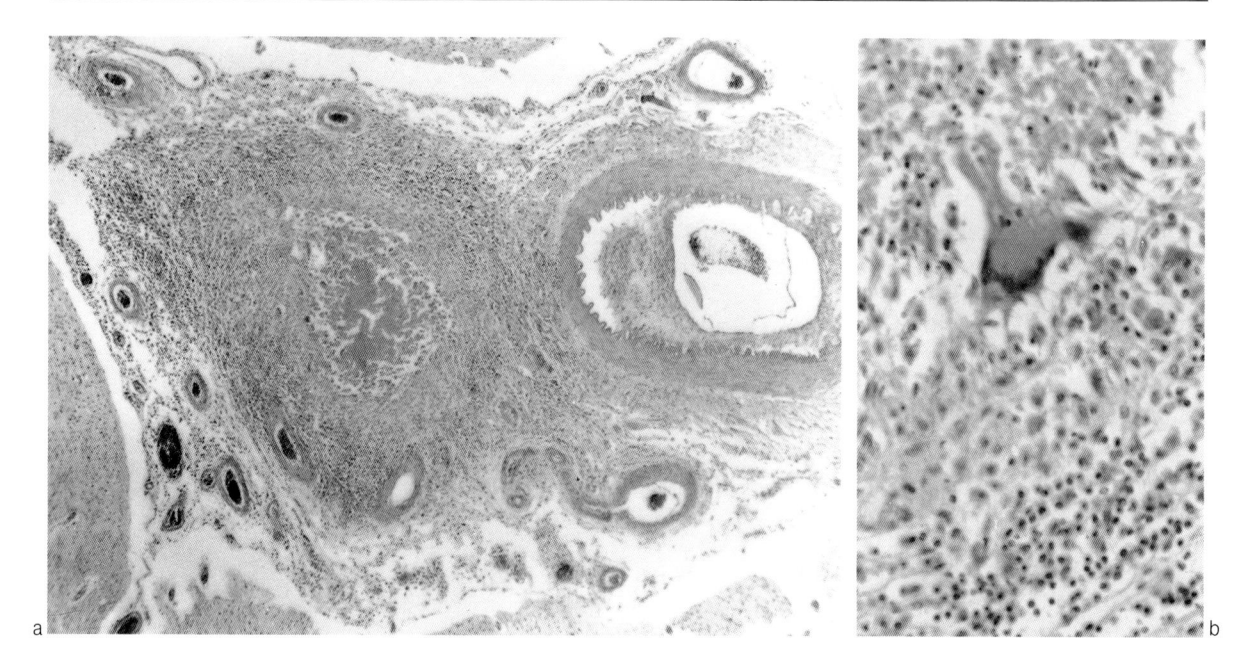

Abb. 2.3 Tuberkulöse Meningitis. **a** Zelluläre Infiltrate in den Leptomeningen. Links miliares Tuberkulom, rechts Endarteriitis. HE-Färbung, Vergr. 35×. **b** Wandschichten des Tuberkuloms mit Rundzellinfiltraten, epitheloiden Zellen und einer mehrkernigen Riesenzelle vom Langhans-Typ. HE-Färbung, Vergr. 190×.

Knötchen, die miliaren Tuberkel. Die großwachsende Form des Tuberkels ist das *Tuberkulom*, das sich solitär im Hirnparenchym entwickelt. Das basale Exsudat ummauert die Hirnnerven und die Hirngefäße. Die Drosselung der basalen Hirngefäße durch das Exsudat sowie das Übergreifen der Entzündung auf die Gefäßwand führen zu multiplen Infarkten, in erster Linie im Bereich der paramedianen Arterien. Infolge der vaskulären Komplikationen, aber auch durch ein direktes Übergreifen der Entzündung auf das Hirnparenchym, ist die tuberkulöse Meningitis fast immer eine Meningoenzephalitis. Verlegung der Ventrikelöffnungen führt oft zu einem Hydrocephalus internus.

*Lichtmikroskopisch* (Abb. 2.3) zeigt sich das tuberkulöse Exsudat besonders reich an Fibrin. Die miliaren Tuberkel sind aus Lymphozyten, Plasmazellen und Epitheloidzellen, gelegentlich auch aus Riesenzellen vom Langhans-Typ aufgebaut. Im Zentrum des Tuberkels findet eine Verkäsung statt, es sind auch Tuberkelbakterien nachweisbar.

## Meningitis syphilitica

Infolge der frühen Behandlung der Syphilis kommen Manifestationen dieser Krankheit im Nervensystem in Europa kaum vor. Komplikationen im nervösen Gewebe wurden im Sekundär- und Tertiärstadium beobachtet.

**Pathologie:** Die Meningitis im *Sekundärstadium* ist eine uncharakteristische lymphoplasmozytäre Entzündung.

Im *Tertiärstadium* greift die Entzündung der Meningen auf die Gefäßwände und auf das Hirnparenchym über, so daß man von einer meningovaskulären Syphilis oder einer Meningoencephalitis syphilitica reden kann. Es kommen auch kleine Knötchen *(Gummen)* von spezifischem Granulationsgewebe vor. Die Gefäßveränderungen sind als Heubner-Endarteriitis bekannt geworden. Selten hat man auch großgewachsene Gummen gefunden.

Im Tertiärstadium gibt es noch zwei Spätkrankheiten: die *progressive Paralyse* ist eine primäre chronische kontinuierliche Polioenzephalitis, bevorzugt in der Großhirnrinde. Die *Tabes dorsalis* stellt eine sekundäre Hinterstrangdegeneration dar. Sie ist Folge der Wucherung des syphilitischen Granulationsgewebes im Subarachnoidalsack in der Nachbarschaft der Wurzeleintrittszone (Richter).

## Metastatische Herdenzephalitis

Die eiterige metastatische Herdenzephalitis kommt als Folge der multiplen hämatogenen Ansiedlungen von Bakterien zustande. Dazu geben septisch-pyämische Prozesse Anlaß, besonders häufig eine bakterielle Endokarditis. Gegen eine Bakteriämie schützt die Blut-Hirn-Schranke das ZNS, bei der Ansiedlung kleiner septischer Embolien wird aber die Schranke infolge der fokalen Entzündung durchbrochen.

**Klinik:** Infolge der diffusen Ausbreitung des Prozesses und des begleitenden Ödems steht ein diffuses hirnorganisches Psychosyndrom, begleitet durch Störungen der Vigilanz, im Vordergrund.

**Pathologie:** *Makroskopisch* findet sich ein ausgeprägtes Ödem. Die Größe der entzündlichen Herde ist wechselnd, eine Anzahl ist schon bei der Betrach-

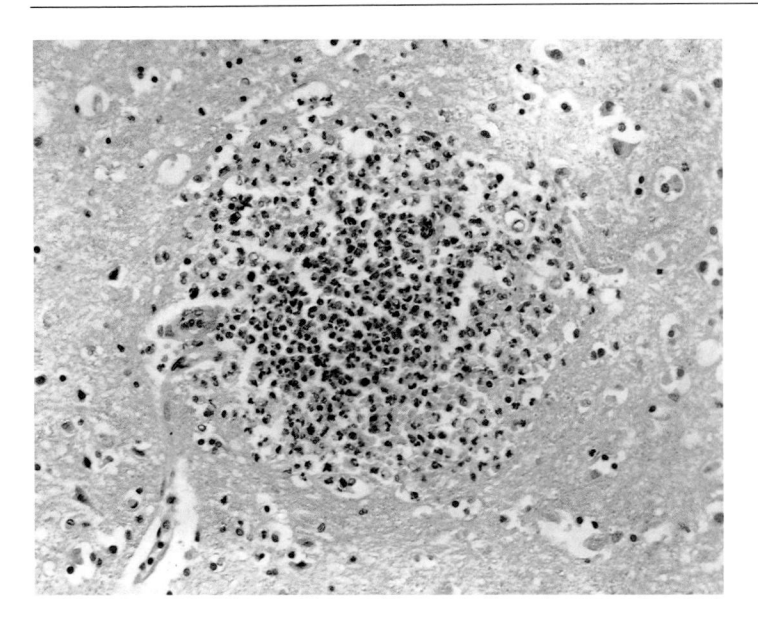

Abb. 2.4 Metastatische Herdenzephalitis. Perivaskulärer entzündlicher Herd mit Leukozyten (miliarer Abszeß). HE-Färbung, Vergr. 190×.

tung mit dem bloßen Auge bemerkbar. Besonders augenfällig sind die hämorrhagischen Herde. Die Herde kommen sowohl in der grauen als auch in der weißen Substanz vor; infolge der reicheren Vaskularisation der grauen Substanz ist dort die Zahl der Herde höher. Ein fokaler eiteriger Prozeß der Wand der kleinen intrazerebralen und pialen Arterien kann zu einer aneurysmatischen Erweiterung der Gefäßwand führen („mykotische" Aneurysmen). Bei der Ruptur der Aneurysmawand kommt es zu einer schweren parenchymalen oder subarachnoidalen Blutung.

*Lichtmikroskopisch* (Abb. 2.**4**) sind in den Herden mehrheitlich Granulozyten und nekrotische Débris, öfters auch Bakterien zu sehen, so daß sie das Bild eines miliaren Abszesses wiedergeben. Durch geschädigte Gefäßwände treten in einer Anzahl von Herden Erythrozyten aus und mischen sich den Granulozyten bei. In der Mitte des Herdes ist gelegentlich das thrombosierte oder durch den Embolus verschlossene Gefäß angeschnitten.

In späteren Stadien erscheinen Lymphozyten, Plasmozyten und Mikrogliazellen in den Herden.

## *Hirnabszeß*

Abszesse können solitär oder multipel erscheinen. Sie entstehen metastatisch, fortgeleitet oder traumatisch.

1. *Metastatisch-embolisch* entstehen Hirnabszesse meist aus eiterigen pleuropulmonalen Prozessen und bakteriellen Endokarditiden. Trotz der hämatogenen Dissemination sind nur ca. ⅓ dieser Abszesse multipel.

2. Durch *fortgeleitete Infektion* entstehen Abszesse aus eiterigen Prozessen der benachbarten Strukturen (Nasennebenhöhlen, Mittelohr, mastoideale Zellen), sowohl aus Zahngranulomen, Furunkeln und Karbunkeln der Gesichts- und Kopfhaut; sie sind überwiegend solitär. Die Fortleitung entsteht durch Destruktion aller dazwischenliegenden Gewebsschichten, durch retrograde septische Sinusthrombose oder entlang der Hirnnervenscheiden.

3. *Schädel-Hirn-Verletzungen* verursachen ebenfalls überwiegend solitäre Abszesse. Sie entwickeln sich oft mit beträchtlicher Latenz.

**Klinik:** Der Hirnabszeß ist ein raumfordernder Prozeß; seine klinische Symptomatologie wird einerseits durch Zeichen der intrakraniellen Drucksteigerung, andererseits durch Herdsymptome bestimmt.

**Pathologie:** *Makroskopisch* auffällig sind das perifokale Ödem und die Verlagerung der benachbarten Strukturen. Der Abszeß selbst ist im Frühstadium unscharf begrenzt, sein Inhalt ist nekrotisch-purulent. Die abgekapselten Abszesse haben einen zähflüssigen gelblichen oder gräulich-grünlichen Inhalt. Die Form an der Schnittfläche ist rund, oval oder multilokulär; ihr Durchmesser beträgt maximal 7–8 cm (Abb. 2.5). Die multilokulären Abszesse können multiple Abszesse vortäuschen. Abszesse können sich in allen Hirnregionen ausbilden. Die Lokalisation ist bei den fortgeleiteten Abszessen von der Lage des primären Herdes abhängig. Bei den embolisch entstandenen Abszessen ist die linke Hemisphäre bevorzugt. Eine Prädilektion zum Marklager ist oft feststellbar. Die Kapselbildung ist in der Nachbarschaft der grauen Substanz kräftiger, deswegen verbreitet sich der Abszeß in die Richtung des Marklagers. Ein Einbruch in das Ventrikelsystem ist somit eine gefährliche potentielle Komplikation.

*Lichtmikroskopisch* wandelt sich das Bild in Abhängigkeit zur Zeit. Für die Frühphase ist das charakteristische Bild das einer unscharf begrenzten suppurativen Enzephalitis mit Gewebsnekrose, Ödem, zahllosen Granulozyten, wenigen Lymphozy-

Abb. 2.**5** Hirnabszeß im linken Okzipitallappen. Scharfe Abgrenzung des Abszesses durch die Kapsel gegenüber der Hirnsubstanz.

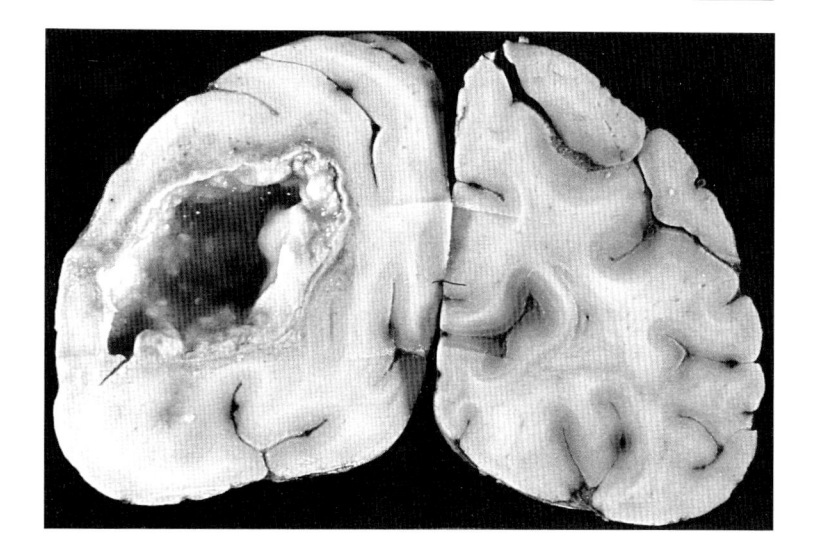

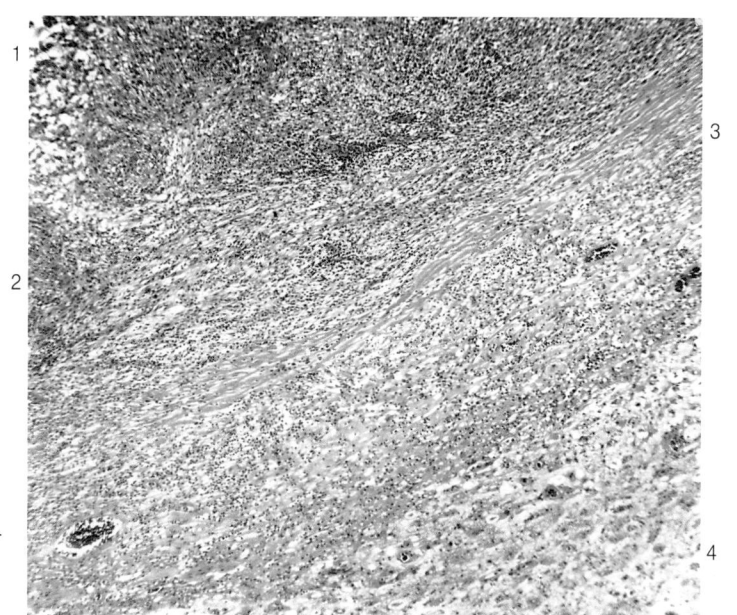

Abb. 2.**6** Schichten der Abszeßwand (von links oben nach rechts unten): 1 Nekrotische Débris, 2 Lymphoplasmozytäre Infiltrate, 3 Faserreiche bindegewebige Kapsel mit einigen infiltrierten kleinen Gefäßen, 4 Reaktive Astrozyten. HE-Färbung, Vergr. 53×.

ten und mit progressiver Mobilisation der Mikroglia. In der zweiten Phase wird die Kapsel (pyogene Membran) des Abszesses aus proliferierenden Fibroblasten der Gefäßwände gebildet, die Retikulin- und Kollagenfasern bilden. Nach ca. 3 Wochen sind im Abszeß mehrere Schichten differenzierbar. Das nekrotische Zentrum mit untergehenden Granulozyten ist von einer Zone Fettkörnchenzellen umgeben. Die nächste Zone ist aus proliferierenden Fibroblasten, Retikulin- und Kollagenfasern sowie Gefäßneubildungen aufgebaut; diese Schicht ist von Makrophagen, Lymphozyten und Plasmazellen infiltriert. Die äußerste Schicht wird von reaktiven fibrillären und protoplasmatischen Astrozyten und einigen hämatogenen Zellen gebildet. Bei fehlender Abkapselung breitet sich der entzündliche Prozeß ungehindert weiter aus und nimmt einen Phlegmonecharakter an. Erreger sind im Abszeßinhalt oft, aber nicht immer nachweisbar. Das beschriebene Erscheinungsbild wird durch die Art des Erregers und durch die Intensität der Abwehrreaktion weiter gestaltet. Nach Entleerung und Heilung des Abszesses bleibt eine gliomesodermale Narbe übrig.

# Rickettsiosen (Fleckfieber)

Die Rickettsien sind relativ kleine (0,2–0,3 × 0,3–1,0 µm), bakterienähnliche Mikroorganismen mit kokkobazillärer Gestalt, die sich nur intrazellulär vermehren. Ihre natürlichen Wirte sind blutsaugende Arthropoden sowie Warmblüter, darunter auch der Mensch.

Die wichtigste Rickettsiose ist das Fleckfieber. Sie ist seit dem 15. Jahrhundert bekannt und erscheint in periodischen Epidemien, besonders während der Kriegszeiten. Sie stellt eine generalisierte Erkrankung dar, wobei das ZNS immer in Mitleidenschaft gezogen ist. Der natürliche Vektor ist die Kleiderlaus.

**Klinik:** Die Zeichen der Affektion des ZNS stehen in verschieden starker Ausprägung im Vordergrund der Krankheit. Mehr oder weniger starke Trübung des Bewußtseins ist ein konstantes Symptom. Zur hypnoiden Störung vergesellschaften sich deliriöse Zustände mit hochgradiger Agitation. Als Herdsymptome werden extrapyramidale Hyperkinesen, Taubheit, Pyramidenbahnzeichen, fokale und generalisierte Krampfanfälle registriert.

**Pathologie:** *Makroskopisch* sind nur Hyperämie, Ödem und gelegentlich petechiale Blutungen feststellbar.

*Lichtmikroskopisch* sind die Gliazellknötchen der augenfälligste Befund. Das Hauptelement sind Mikrogliazellen, in kleiner Anzahl sind noch Oligodendroglia- und Astrogliazellen und wenige Lymphozyten beigemischt. Die Knötchen haben eine deutliche Anlehnung an Kapillaren. Eine Schwellung und Proliferation des Endothels der Kapillaren und Präkapillaren ist inner- und außerhalb der Gliaknötchen ein prominentes Zeichen. Der Durchmesser der Knötchen ist maximal 150 µm. Eine leichte lymphozytäre Meningitis sowie lymphozytäre perivaskuläre Infiltrate im Hirnparenchym sind immer nachweisbar. Die Schädigung der Nervenzellen ist verhältnismäßig gering.

Bevorzugt betroffen ist die graue Substanz im ganzen Gehirn; Hirnstamm, Kleinhirnrinde, Zahnkern, Stammganglien und das Rückenmark zeichnen sich durch die besondere Densität der entzündlichen Veränderungen aus.

**Pathogenese:** Die vaskulären Läsionen und Gliaknötchen sind die Folge einer hämatogenen Aussaat des Agens, das in den Gefäßendothelien auch nachweisbar ist. Die Symptome sind Ausdruck der Mikrozirkulationsstörung und des Ödems, die durch die Gefäßveränderungen zustande kommen. Die Infektion des Nervensystems folgt mit wenigen Ausnahmen nach éiner Allgemeininfektion oder nach Befall anderer Organe.

Für parasitäre Infektionen *(Infestationen)* sind überfüllte Wohnverhältnisse und schlechte Hygiene besonders günstig. In Europa war in den letzten Jahrzehnten ein beträchtlicher Rückgang des Fleckfiebers zu beobachten. Der Tourismus in die tropischen und subtropischen Ländern und die Beeinträchtigung der Immunabwehr durch lymphoproliferative Krankheiten und durch immunosuppressive und zytostatische Behandlungen, bei denen die parasitären Krankheiten als opportunistische Infektionen auftreten können, verleihen diesen Infektionen jedoch Aktualität.

# Protozoonosen

## *Toxoplasmose*

Das Protozoon *Toxoplasma gondii*, ein intrazellulärer Parasit, ist unter verschiedenen Säugetieren und Vögeln weltweit verbreitet. Der Name stammt von dem nordafrikanischen Nagetier *Ctenodactylus gondii*, in dem das Protozoon erstmalig nachgewiesen wurde. Der Parasit verbreitet sich durch enterale Infektion und wird im Kot ausgeschieden. Die Weitergabe der Infektion erfolgt durch Verzehr des rohen oder halbgekochten Fleisches infizierter Tiere oder durch Kontakt mit Sand, Erdboden oder anderen Gegenständen, die mit Fäzes kontaminiert sind. Bei Menschen kommt es trotz der enteralen Infektion nicht zu einer Gastroenteritis. Das Schicksal der Infektion ist vom Immunstatus abhängig. Die Infektion kann inapparent verlaufen; sie kann mit einer Elimination des Erregers enden oder in eine chronische Infektion übergehen. Die manifeste Krankheit geht entweder mit allgemeinen Infektionssymptomen oder mit umschriebener Lymphadenopathie einher. Dieser Phase folgt Genesung oder Befall einzelner Organe. Im Rahmen des letzteren entfaltet sich gelegentlich die Erkrankung des ZNS. Vom Reifegrad des Immunsystems abhängig lassen sich zwei Krankheitsbilder unterscheiden: die Infektion des Fetus bzw. des Neugeborenen und die des Erwachsenen.

### Kongenitale und frühkindliche Toxoplasmose

Die kongenitale Form ist die Folge einer diaplazentaren Infektion, die bevorzugt im zweiten Trimester oder in der ersten Hälfte des dritten Trimesters zustande kommt. Kinder und Erwachsene werden enteral infiziert. Bei beiden Formen besteht ein bevorzugter Befall des ZNS und des Auges, die Läsionen anderer Organe bleiben im Hintergrund.

**Klinik:** In der klinischen Symptomatologie dominieren neurologische Symptome: Krampfanfälle, Chorioretinitis, intrakranielle Verkalkungen und Hydrocephalus internus (Tetrade von Sabin).

**Pathologie:** *Makroskopisch* zeigen sich multifokale kortikosubkortikale Nekrosen sowie ausgedehntere periventrikuläre nekrotische Areale. Das nekrotische Gewebe ist gelblich, weich, eingesunken, selten sogar zystisch, und oft mit fleckförmigen Kalkablagerungen. An den nichtnekrotischen Ventrikelwänden sind ependymale Granulationen anzutreffen, die zu Aquäduktstenose und Hydrocephalus internus führen können.

*Lichtmikroskopisch* ist in den nekrotischen Gebieten der Untergang aller neuronalen und glialen Gewebselemente und eine entzündliche Infiltration mit Granulozyten, Lympho- und Plasmozyten, Makrophagen und Fibroblasten zu finden. Die entzündliche Infiltration der Gefäßwände und die Gefäßthrombosen sind vermutlich Folgen einer Immunkomplexbildung, wobei im fetalen Gehirn die Immunglobuline der Mutter beteiligt sind. Die fokalen entzündlichen Nekrosen sind teils Folgen von Gefäßveränderungen, teils Folge der intrazellulären Ansiedlung der Erreger. Die Toxoplasmen vermehren sich intrazellulär innerhalb von Zysten mit einem Durchmesser von 20–100 µm. Diese Strukturen wurden früher Pseudozysten genannt aufgrund der Behauptung, daß die Erreger an der Bildung der Zystenwand nicht beteiligt sind. Mit dem Zystenwachstum geht die Wirtszelle zugrunde, die Zystenwand rupturiert, und die einzelnen Erreger, die Trophozoiten, werden freigesetzt. Diese Freisetzung führt zu weiterer Gewebsnekrose. Die Kalkablagerung erfolgt in Form von extrazellulären basophilen Körnchen verschiedener Größe. Die maulbeerartigen basophilen Aggregate sind wahrscheinlich degenerierte und verkalkte Zysten. An den Randzonen entsteht eine reaktive Astrogliawucherung. Die Leptomeningen über den Parenchymläsionen sind von entzündlichen Zellen infiltriert. Auch in makroskopisch unauffälligen Arealen finden sich zerstreut miliare Granulome.

Im Auge kommen umschriebene Herde von inkompletter Nekrose der Retina und Chorioidea zur Ansicht mit Verwerfung der Pigmentkörnchen der letzteren Schicht und mit Infiltration von runden mononukleären Zellen. Die Erreger sind regelmäßig nachweisbar. Im chronischen Stadium ist Proliferation der Astroglia und Bildung von Granulationsgewebe zu beobachten. Die vorderen Anteile des Uvealtraktes sind ebenfalls betroffen (s. Kapitel 13).

### Toxoplasmose der Erwachsenen

Die Toxoplasmaenzephalitis der Erwachsenen folgt der akuten generalisierten Phase oder kann selten auch als primäre ZNS-Manifestation erscheinen. Die Erreger erreichen das Gehirn durch hämatogene Streuung.

*Makroskopisch* ist das Gehirn bis auf Zeichen des Ödems unauffällig. *Lichtmikroskopisch* erkennt man miliare fokale Nekrosen sowohl in der grauen als auch in der weißen Substanz, die von Mikrogliazellen besät sind. Ältere Herde sind aus einer gemischten Mikro- und Astrogliapopulation aufgebaut. Die Glianötchen enthalten Zysten des Erregers und auch Trophozoiten (Abb. 2.7). Zysten sind

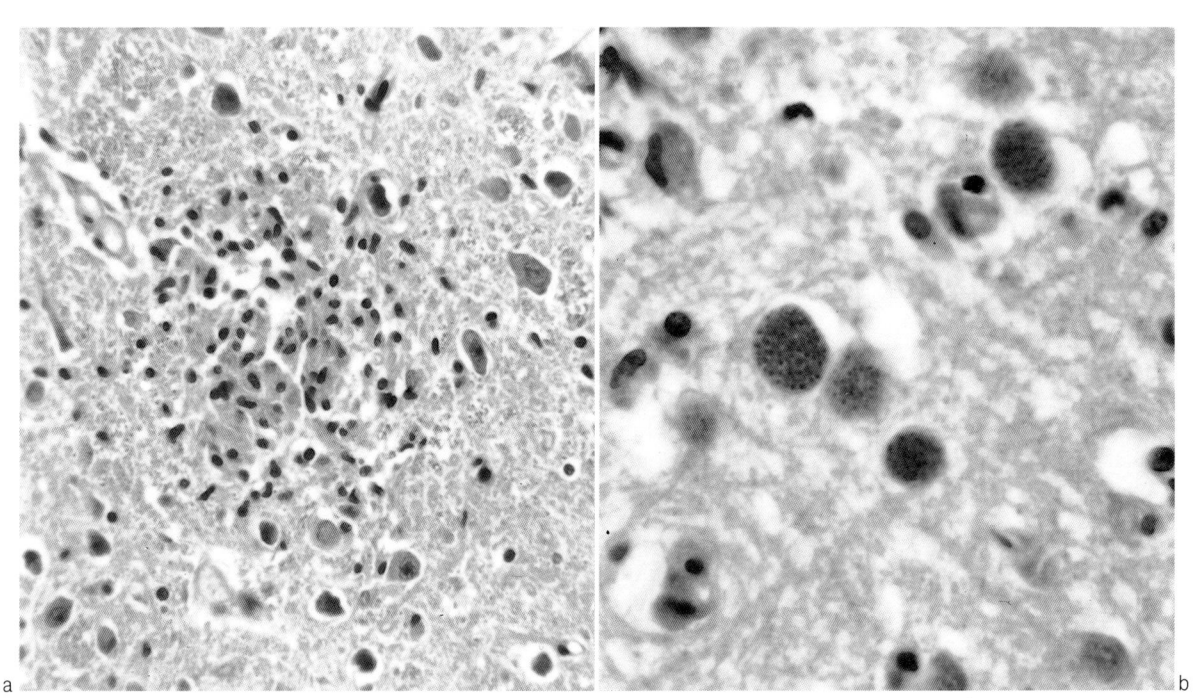

Abb. 2.7 Toxoplasmaenzephalitis. **a** Glianötchen in der grauen Substanz. HE-Färbung, Vergr. 300×. **b** Toxoplasmazysten. HE-Färbung, Vergr. 570×.

auch von den Gliaknötchen entfernt in reaktionslosem Hirngewebe zu finden. Nekrose und zelluläre Reaktion kommen erst nach Ruptur der Zyste und Freisetzung der Trophozoiten zustande. Perivaskuläre lymphomonozytäre Infiltrate werden auch stellenweise angetroffen. Die Gliaknötchen sind in der grauen Substanz häufiger als in der weißen, sonst ist keine regionale Prädilektion in der Prozeßausdehnung erkennbar. In der chronischen Phase sind mehr ausgedehnte Herde mit Nekrose und produktiver, granulomatöser entzündlicher Reaktion anzutreffen.

Lympho- und myeloproliferative Erkrankungen, immunosuppressive und zytostatische Therapie sowie Abschwächung der zellulären Immunabwehr (erworbenes Immundefizienzsyndrom [AIDS]) beeinflussen ungünstig den Ausgang der Toxoplasmaenzephalitis. Die zelluläre Gewebsreaktion ist in diesen Fällen schwach, und die nekrotischen Veränderungen stehen im Vordergrund.

## *Amöbiasis*

Innerhalb der Protozoonosen führt die Amöbiasis zu verschiedenen Formen der zentralnervösen Beteiligung.

### Primäre Meningoenzephalitis

Der Erreger ist die *Naegleria fowleri*, eine freilebende Amöbe. Die Infektion erfolgt während des Schwimmens in warmen Teichen und Schwimmbädern. Kleine Epidemien wurden in allen Kontinenten beobachtet. Die sehr beweglichen Amöben treten in dem intrakraniellen Raum durch die Lamina cribrosa entlang dem N. olfactorius ein. Die Folge ist eine rasch zum Tode führende Meningoenzephalitis. Die Gewebsläsion entspricht einer nekrotisierenden-hämorrhagischen Entzündung, die im ZNS diffus verteilt ist. Gelegentlich werden thrombosierte Gefäße angetroffen. Die Meningen sind von einem dünnen purulenten Exsudat bedeckt. Die 10–20 µm großen Amöben sind in den Gewebsläsionen vorhanden, ihre Identifizierung ist jedoch wegen Ähnlichkeit an Makrophagen sehr schwer.

### Granulomatöse Amöbenenzephalitis

Die Erreger dieser Form sind ebenfalls freilebende Amöben der *Hartmanella-Acanthamoeba-Gruppe*. Betroffen sind Patienten mit Immundefizienz, ohne Angaben über Schwimmen in der Vorgeschichte. Die Krankheit ist nach einem subakut-chronischen Verlauf fatal. Pathologisch ist eine nekrotisch-hämorrhagische Meningoenzephalitis nachweisbar mit Schwerpunkten im Kleinhirn, Hirnstamm und den Frontallappen. Vaskulitis und Gefäßthrombosen sind häufig. Die lymphoplasmomonozytären Infiltrate enthalten in kleiner Anzahl mehrkernige Riesenzellen.

### Amöbischer Abszeß

Bei Infektionen mit *Entamoeba histolytica* wird das ZNS nur selten in Mitleidenschaft gezogen. Von den primär erkrankten Organen (Därme, Leber, Lungen) breitet sich die Amöbe in das ZNS hämatogen aus. Es entstehen multiple Abszesse, bevorzugt in der grauen Substanz. Die Prognose ist ungünstig.

## *Zerebrale Malaria*

Zerebrale Malaria ist die seltene Komplikation der Malaria tertiana, die durch das *Plasmodium falciparum* verursacht wird.

**Klinik:** Die Krankheit manifestiert sich durch Krampfanfälle, seltener durch fokale Symptome und Bewußtseinsstörung.

**Pathologie:** *Makroskopisch* ist das Gehirn stark ödematös, die Gefäße gestaut, an der Schnittfläche sind petechiale Blutungen, in erster Linie im Marklager des Groß- und Kleinhirns erkennbar, selten auch in der grauen Substanz. *Mikroskopisch* erscheinen sie als Kugel- und Ringblutungen. Das kleine zentrale Gefäß ist durch Erythrozyten gestaut, ggf. auch thrombosiert. Perikapillär sind Nekrosen, Ödem und Erythrodiapedese anzutreffen. Später entwickelt sich anstelle dieser hämorrhagischen Herde ein Gliaknötchen, das von Dürck als „Granulom" bezeichnet wurde. Innerhalb der Erythrozyten sind die Malariaparasiten zu erkennen. Im Gefäßlumen zeigen sich Granula des dunklen Malariapigmentes. Die hämorrhagischen Herde entwickeln sich aufgrund einer Gefäßwandschädigung durch die lokale Bildung von Antigen-Antikörper-Komplexen.

## *Trypanosomiase*

Trypanosomiasen sind generalisierte Protozoonosen mit häufigem Befall des ZNS. Sie sind im tropischen Afrika und Amerika endemisch. Infolge langer Latenzzeiten manifestiert sich die Krankheit bei Europäern erst Monate nach der Rückkehr von einer tropischen Reise. In Afrika sind das *Trypanosoma rhodesiense* und *Trypanosoma gambiense* endemisch, das letztere ist der Erreger der Schlafkrankheit, bei der man eine diffuse Meningoenzephalitis findet. Bei der durch das *Trypanosoma cruzi* verursachten amerikanischen Trypanosomiase stehen diffus verteilte Gliaknötchen und petechiale Marklagerblutungen im Vordergrund.

# Metazoonosen

Sowohl Bandwürmer (Cestoda) als auch Fadenwürmer (Nematoda) haben praktische Bedeutung.

## Zystizerkose

*Cysticercus cellulosae*, die Larve des Schweinbandwurmes Taenia solium, ist der am häufigsten vorkommende Hirnparasit. Der Mensch wird durch orale Aufnahme von Eiern in infizierten Lebensmitteln oder durch Selbstinfektion bei jenen, die bereits im Dünndarm *Taenia solium* beherbergen, infiziert. Die Eier werden im Duodenum freigesetzt, die Larven dringen in die Darmwand ein und werden mit dem Kreislauf in die Muskulatur und in das Gehirn geschleppt, wo sie absiedeln und multiple Zysten (Cysticerci) bilden.

**Klinik:** Die Herdsymptome sind entsprechend der Lokalisation der Cysticerci unterschiedlich. Großgewordene Zysten wirken als raumfordernde Prozesse, und Cysticerci der hinteren Schädelgrube führen zum Hydrocephalus internus.

**Pathologie:** Der breiartige Inhalt der 15 mm großen Zysten enthält die Larve in Form eines muralen Knotens (Abb. 2.**8**). Die Wand des Zystizerkus (Abb. 2.**9**), die aus drei Schichten besteht (kutikuläre, intermediäre und innere retikuläre Schicht) wird zusätzlich von Kollagenfasern und von einer Gliafaserschicht umgeben. Eine mehr oder weniger ausgeprägte entzündliche Reaktion von granulomatösem Charakter ist erst nach Absterben und Verkalken des Zystizerkus anzutreffen. In den basalen Zysternen erscheint gelegentlich die multilokuläre, traubenartige Form, Cysticercus racemosus. Eine begleitende lymphoplasmozytäre Meningitis ist oft feststellbar. Das Übergreifen der Entzündung auf die Hirngefäße kann zu multiplen Infarkten führen.

## Echinokokkose

Echinokokkose des ZNS entsteht durch Ansiedlung der Jugendform des *Echinococcus granulosus* im Nervengewebe. Der vollentwickelte Wurm *Taenia echinococcus* ist ein Darmparasit des Hundes. Durch die Aufnahme der mit Eiern infizierten Lebensmittel entsteht die Infektion des Menschen. Aus der Darmwand erreichen die Larven viele Organe, darunter auch das Gehirn, wo sie multiple Zysten (Hydatide) bilden.

**Klinik:** Die intrazerebralen Zysten manifestieren sich in Herdsymptomen. Die seltenen Echinokokkuszysten in den Wirbelkörpern können zu Rückenmarkkompression führen.

**Pathologie:** Die Zysten sind von verschiedener Größe, ausnahmsweise erreichen sie einen Durchmesser von 8–10 cm. Der Zysteninhalt ist eine klare Flüssigkeit, in welcher oft Tochterzysten und mehrere Skolizes zu finden sind, die Haken und Saugnäpfe tragen. Die Wand des Echinokokkus besteht aus einer inneren germinativen und äußeren kutikulären Schicht. Darauf folgt eine vom Wirt gebildete fibröse Kapsel. In der Umgebung sind fibrilläre Gliose und lymphozytäre Infiltrate anzutreffen. Ruptur der Zysten führt zur sekundären Ansiedlung der Larven im ZNS.

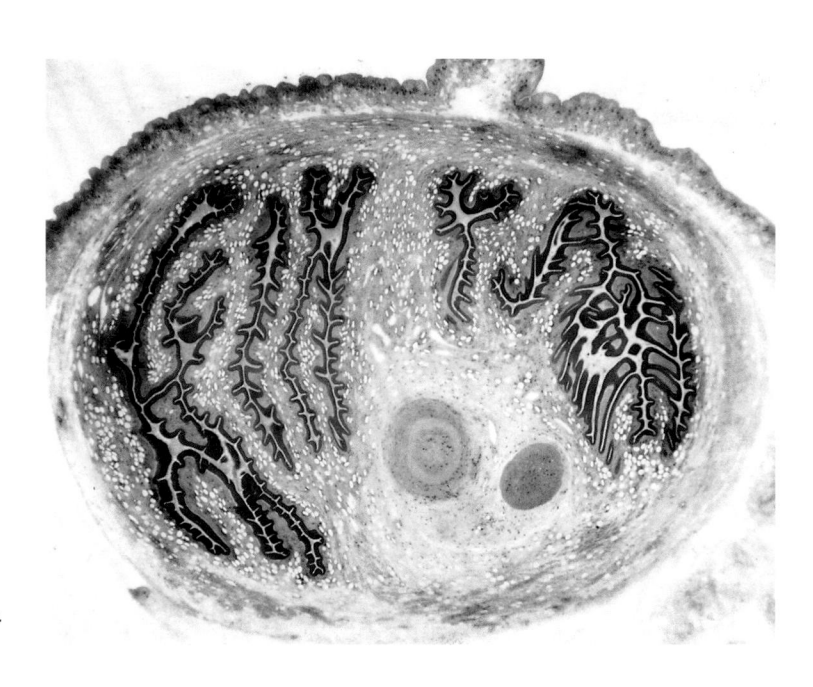

Abb. 2.**8** Zystizerkus im vesikulären Stadium. Kunstharzeinbettung, Semidünnschnitt, Toluidinblaufärbung. Vergr. 54× (freundlicherweise überlassen von Frau Dr. Aruffo).

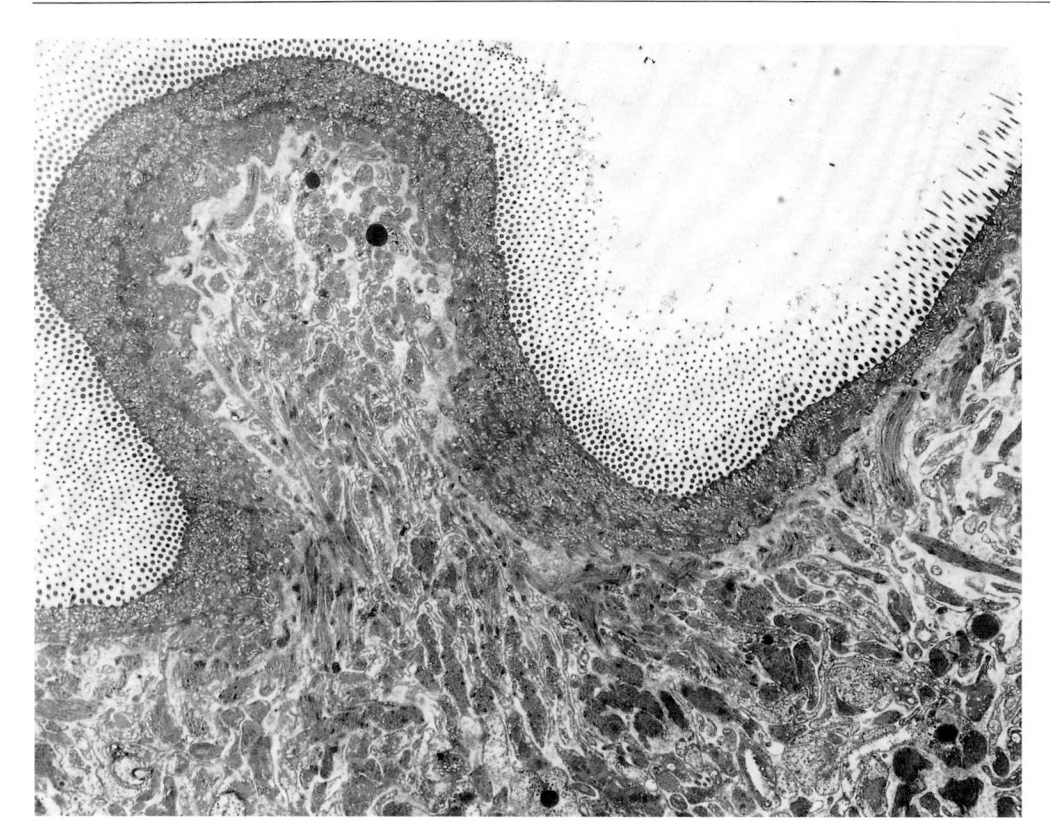

Abb. 2.**9** Feinstruktur der Zystenwand. Vergr. 7500 × (freundlicherweise überlassen von Frau Dr. Aruffo).

## Trichinose

Infolge hygienischer Maßnahmen ist die Infestation des Menschen durch *Trichinella spiralis*, ein Fadenwurm der Karnivoren, sehr selten geworden. Die Erkrankung ist vorwiegend in der Muskulatur lokalisiert. Im ZNS ist in einigen Fällen eine nichteiterige Meningitis nachweisbar. Im Hirnparenchym kommt es zur Bildung einer mikro- und makroglialen Reaktion und perivaskulären lymphozytären Infiltraten um die eingedrungenen Jungtrichinen.

# Mykosen

Pilzinfektionen des ZNS lassen sich in

1. Mykosen, die durch pathogene Pilze hervorgerufen werden, und
2. Mykosen, die von saprophyten Pilzen, die in der Mundhöhle normalerweise vorkommen, verursacht werden,

einteilen.

Infektionen mit den saprophyten Pilzen werden auch als *opportunistische Infektionen* bezeichnet, da sie bevorzugt bei der Abschwächung der Immunabwehr, bei langfristiger Verabreichung von Antibiotika, Corticosteroiden und bei Diabetes vorkommen. Die Zahl der Infektionen der zweiten Gruppe hat in den letzten 30 Jahren erheblich zugenommen.

Im menschlichen Gewebe sind Pilze

1. in *Hefeformen,* die ein Wachstum durch Sprossung bedeutet,
2. in *Hyphenform,* wo schmale Pilzzellen langgestreckte Fäden (Hyphen) und die letzteren ein Netzwerk (Myzelium) bilden,

zu finden.

Für den Nachweis der Pilze im Gewebsschnitt sind die PAS und Methenamine-Silber-(Grocott-)Färbungen sowie immunhistochemische Techniken geeignet.

Pilzinfektionen des Gehirns sind immer sekundär. Der primäre Herd liegt in den oberen oder unteren Luftwegen, seltener im Darm oder in der

Haut. Das ZNS wird hämatogen durch Pilzsepsis, durch direkte Verbreitung aus den Nasennebenhöhlen, ggf. entlang der Lymphgefäße angegriffen.

Die neurologische Symptomatologie der zerebralen Pilzinfektionen richtet sich nach der Lokalisation der Läsionen. Für die ätiologische Diagnose ist der Nachweis der Pilze aus dem Liquor aufgrund der mikroskopischen Untersuchung und Züchtung besonders wichtig, gelegentlich sind auch serologische Methoden nützlich.

## Aspergillose

Aspergilli sind überwiegend Saprophyten und werden unter den erwähnten prädisponierenden Umständen pathogen. Hämatogene Verbreitung aus Lungenherden und die direkte Fortpflanzung aus den Nasennebenhöhlen oder der Orbita sind bekannt. Die primäre Läsion ist meist ein hämorrhagischer Infarkt als Folge des Verschlusses einer Arterie durch einen mykotischen Thrombus, der von einer nur geringen entzündlichen Reaktion begleitet ist. Später wandeln sich die Infarkte in Areale mit diffuser granulomatöser Entzündung und in solitäre oder multiple Abszesse um. In einigen Fällen steht eine Meningitis im Vordergrund. Die Hyphen des Aspergillus haben eine zwischen 4 und 12 µm schwankende Dicke und verzweigen sich spitzwinklig. Die Prognose ist seit Einführung der Amphotericin-B-Therapie nicht mehr unbedingt ungünstig.

## Kandidose (Moniliase)

*Candida albicans* ist ein Schleimhautsaprophyt, die in der Mundhöhle und im Magen-Darm-Trakt vorkommt. Im Laufe von zehrenden Krankheiten und antibiotischer Langzeittherapie können mehrere Organe angegriffen werden. Der Befall des ZNS ist eine späte und relativ seltene Komplikation, gilt dennoch trotzdem als die häufigste mykotische Infektion des ZNS. Im Gewebe wächst Candida in Form von Pseudohyphae, das sind fadenförmige Strukturen mit Einkerbungen an der Grenze von nacheinanderliegenden Pilzzellen (Abb. 2.**10**). Verzweigungen sind auch bei diesen Kontaktstellen zu finden.

Die Gewebsläsionen bestehen aus multiplen kleinen hämatogenen Infarkten und Mikroabszessen. Meningitis ist verhältnismäßig selten und meist basal und spinal betont. Besonders schwere Formen wurden bei Säuglingen und Kleinkindern beobachtet.

## Kryptokokkose (Torulose)

Der Erreger ist der *Cryptococcus neoformans,* der früher als *Torula histolytica* bekannt war. Die Krankheit kommt selten in gesunden Individuen vor, viel häufiger erkranken Patienten mit Immunabwehrschwäche. Die Eintrittspforten sind in der Regel die Lungen, von wo die Organismen das ZNS auf dem hämatogenen Weg erreichen. Im Gewebe bildet der Pilz 4–10 µm große runde oder ovale Gebilde (Sproßformen), die meist von einem schleimigen Hof umgeben ist. Diese Kapsel ist positiv mit PAS, Mucikarmin und Alzianblau. Im Liquorsediment oder in Abstrichen des Gehirns lassen sich die Erreger im Tuschepräparat leicht darstellen.

Die Infektion des ZNS führt zu einer basal betonten Meningitis bzw. Meningoenzephalitis. Zwischen den Leptomeningen kommen die Erreger massenhaft vor und dringen entlang den Virchow-Robinschen Räumen in das Gehirn ein, wo sie Zysten mit einem gallertigen Inhalt bilden.

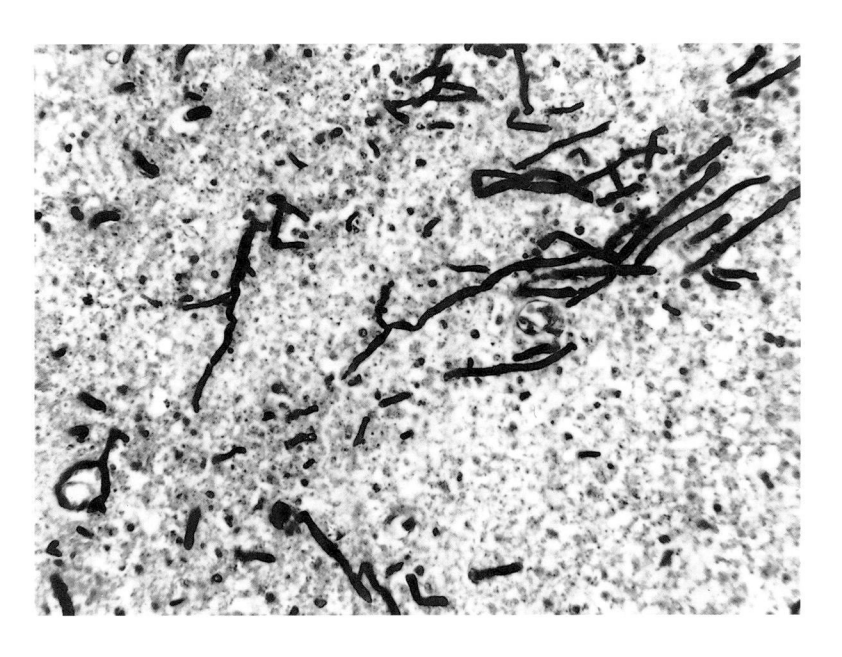

Abb. 2.**10** Pilzfäden von Candida im nekrotischen Hirngewebe. Grocott-Färbung, Vergr. 230×.

Der geweblichen Reaktion nach kann histologisch eine *gelatinöse* und eine *granulomatöse* Form unterschieden werden. Bei der ersten breiten sich die Erreger im Gewebe von der Reaktion des Wirtes unbehindert aus. Die glasig-schleimigen zystenförmigen Ansammlungen sind aus Massen von runden Erregern aufgebaut. Bei der *granulomatösen* Form ist eine intensive Gewebsreaktion feststellbar. Die Meningen sind verdickt und die Gehirn- und Rückenmarksnerven ummauert. Das aus Lymphozyten, Plasmazellen, Monozyten, Epitheloid- und mehrkernigen Riesenzellen bestehende Infiltrat ist in vielen Zügen der Tuberkulose und Sarkoidose ähnlich. Größere umschriebene Granulome können als raumfordernde Prozesse wirken. Ein entzündlicher Verschluß der Liquorabflußwege hat einen okklusiven Hydrozephalus zur Folge.

### Aktinomykose und Nokardiose

Die Aktinomyzeten und Nokardien wurden lange Zeit wegen der Bildung von Myzelien als Pilze betrachtet. Da sie keine echten Zellkerne und keine Mitochondrien besitzen, gehören sie eher zu den Bakterien. Die pathomorphologischen Merkmale dieser Krankheiten sind trotzdem mit den Mykosen identisch.

Der *Actinomyces israeli* ist ein anaerober Keim der Mundhöhle. Das Gehirn wird häufig von primären Herden der Mundhöhle, der Nasennebenhöhlen und weiteren kraniozervikalen Strukturen durch direkte Weiterverbreitung infiziert. In anderen Fällen erfolgt die Infektion durch die Blut- und Lymphwege. Die Veränderungen des Gehirns bestehen aus multiplen Abszessen, in deren Inhalt 1–2 mm große gelbliche, körnige Gebilde, die sog. Drusen (Granula), erkennbar sind. Diese sind Aktinomyzetenkolonien, die aus Massen von strahlenartig orientierten Keimen aufgebaut sind. Im Frühstadium findet man granulomatöses Gewebe mit zentraler Einschmelzung.

*Nocardia asteroides,* ein aerober Keim, ist ein opportunistischer Parasit, von dem Patienten mit zehrenden Krankheiten befallen werden. Das Gehirn wird von primären Herden der Lunge ausgehend auf dem hämatogenen Wege angegriffen, wobei multiple Abszesse gebildet werden. Eine granulomatöse Reaktion ist selten. Die Abszesse mit oberflächlicher Lage können eine Meningitis hervorrufen. Für die Darstellung der Keime ist eine längere Versilberung bei dem Grocott-Verfahren erforderlich.

### Seltene Mykosen

*Phykomykose* führt zu ZNS-Infektion durch direkte Fortleitung aus primären Herden der Nasennebenhöhlen bei Patienten mit schlecht kontrolliertem Diabetes mellitus. Unter den seltenen ZNS-Mykosen seien noch *Blastomykose, Kokzidioidomykose* und *Histoplasmose* zu erwähnen.

# Virusinfektionen

Im Gegensatz zu den bakteriellen Infektionen nimmt die Zahl der viralen Infektionen des ZNS immer mehr zu. Dies erklärt sich dadurch, daß bei letzteren eine Chemotherapie nur ausnahmsweise möglich ist, so daß der Organismus fast vollkommen auf die eigene Immunabwehr angewiesen bleibt. Diese ist aber in den letzten Jahrzehnten durch immunosuppressive Behandlung verschiedener Grundkrankheiten und durch Erkrankungen des Immunsystems in zunehmendem Maße abgeschwächt.

Es gibt zwei Mechanismen, durch die die Viren eine Schädigung des Nervensystems hervorrufen können: Ein direkter Angriff auf die zellulären Elemente des Nervensystems oder die Auslösung einer Immunreaktion, die durch Antigenverwandtschaften gleichzeitig auch gegen das Nervengewebe, speziell gegen das Myelin, gerichtet ist. Das Resultat dieser autoaggressiven Reaktion ist eine Entmarkungskrankheit.

### Virusbiologie

Viren sind obligate intrazelluläre Parasiten. Als genetisches Material besitzen sie entweder DNA oder RNA, aber nie beide. Bei der Vermehrung sind sie vollkommen auf die biochemische Maschinerie der Wirtszelle angewiesen. Diese wird vom Virus umprogrammiert, so daß sie anstatt zellspezifische Substanzen virusspezifische Nukleinsäuren und Proteine synthetisiert. Virusnukleinsäuren und virusspezifisches Protein bilden zusammen das *Nukleokapsid*, das selbst eine infektiöse Einheit darstellt. Viele Virusarten sind nackt, so daß sie nur aus dem Nukleokapsid bestehen. Andere Virusarten sind zusätzlich von einer äußeren Hülle *(Peplos)* umgeben. Diese wird aus der Zytomembran und/oder aus Zisternen- und Kernmembranen der Wirtszelle aufgebaut. Die Ereignisse vom Eintritt eines infektiösen Viruspartikels (Virions) in die Wirtszelle bis zur Anfertigung neuer, kompletter Viruspartikel werden als ein *Replikationszyklus* zusammengefaßt. Die Endphase dieses Prozesses ist der Zusammenbau ("assembly") des Virus aus den einzelnen Strukturelementen.

Die virusspezifischen Proteine werden im Zytoplasma mit Hilfe der Ribosomen synthetisiert. Die Herstellung der Nukleinsäuren ist bei den RNA-Viren an das Zytoplasma, bei den DNA-Viren an den Kern gebunden. Bei einigen DNA-Viren wird das im Zytoplasma hergestellte Protein in den Kern transportiert, wo der Zusammenbau des Nukleokapsids stattfindet. Bei der Mehrzahl der RNA-Viren ist das Zytoplasma der Schauplatz des gesamten Replikationsprozesses; bei einigen RNA-Viren (z. B. Paramyxoviren) finden sich trotzdem Ansammlungen von Nukleokapsiden im Kern. Immunhistochemisch nachweisbare Positivität von virusspezifischem Antigen kann somit bei beiden Hauptgruppen von Viren (DNA und RNA) sowohl im Zytoplasma als auch im Kern vorhanden sein. Irgendwelche Fehler im komplexen Mechanismus der Virussynthese können zur Produktion von inkompletten, defektiven-interferierenden Partikeln führen, die jedoch nicht infektiös sind.

**Verlauf der Virusinfektion**

Die Infektion des Organismus erfolgt überwiegend durch direkte Kontakte mit einem Wirt. Die häufigste Eintrittspforte ist die Schleimhaut des Atem- oder Magen-Darm-Traktes. Einige Viren werden durch Bisse von Säugetieren (Tollwut) oder Insektenstiche (Arbovirusinfektionen) inokuliert. In der Regel findet eine primäre Replikation des Agens an der Eintrittsstelle oder in den regionalen Lymphorganen statt, die von einer *Virämie* gefolgt wird. Da die Blut-Hirn-Schranke ein Hindernis darstellt, treten die Viren erst an Stellen ein, an denen die Schranke durchlässig ist (s. S. 124). Der Plexus chorioideus ist eine weitere Eintrittspforte. Viren kommen auch durch normale Hirnkapillaren, teils durch Pinozytose, teils mittels infizierter Makrophagen und lymphoider Zellen.

Neben dem hämatogenen steht noch der *neurale Weg* für die Verbreitung der Viren ins ZNS zur Verfügung. Die durch den Biß von kranken Tieren inokulierten Viren binden sich sofort an die freigesetzten peripheren Nervenfasern, oder sie treten in diese Elemente nach einer primären peripheren Replikationsphase ein. Im Axoplasma findet eine bidirektionale Bewegung der Viren statt, in der Frühphase der Infektion spielt der retrograde Transport die entscheidende Rolle. Bei den Herpesviren kommt auch der Verbreitung entlang der Schwann- und Oligodendrogliazellen eine gewisse Bedeutung zu.

Ob Viren in die Elemente des peripheren oder zentralen Nervensystems eintreten können, entscheiden die Oberflächenrezeptoren der entsprechenden Zellen. Wahrscheinlich benutzen die Viren für ihren Eintritt Membranrezeptoren, die unter physiologischen Bedingungen anderen Zielen dienen, z. B. Hormonrezeptoren (McClintock u. Notkins 1984). Bei Nervenzellen erfüllen Neurotransmitterrezeptoren die Virusrezeptorrolle (Gosztonyi u. Ludwig 1984b).

Im intrazellulären Milieu findet die Virusreplikation statt. Der Nachwuchs verläßt die Zelle und infiziert benachbarte Zellen. Einige Virusarten induzieren eine Zellfusion, wodurch Viren den extrazellulären Raum umgehend intakte Zellen infizieren können. Für die Struktur des Nervensystems besonders spezifische Verbreitungsform ist die Wanderung der Viren entlang neuronaler Fortsätze. Somit kann die Infektion weitentfernten Gebieten in kurzer Zeit durch die anterograden und retrograden axonalen Transportmechanismen vermittelt werden. Für den Übertritt in die andere Nervenzelle bietet sich die natürliche Erregungsübertragungsstelle an, da hier Neurotransmitterrezeptorstellen in hoher Konzentration vorkommen (Gosztonyi 1978a).

Bei Virusarten, die sich auch in Gliazellen replizieren können, stehen für die Verbreitung auch die Fortsätze dieser Zellen zur Verfügung. Einige Virusarten werden auch durch Makrophagen und andere hämatogene Zellen weitergeschleppt.

Die zentripetale Verbreitung bestimmter Viren entlang des N. olfactorius nach nasaler Infektion hat eine besondere Bedeutung. Das Riechepithel ist die einzige Stelle des Körpers, wo die Zytomembranen von Nervenzellen unmittelbar an der Körperoberfläche liegen und von den Viren direkt zu erreichen sind.

## *Wirtsspezifität*

Es ist seit langem bekannt, daß einige Viren ein breites, andere ein enges Wirtsspektrum haben und daß viele Spezies gegen bestimmte Virusinfektionen unempfindlich sind („natürliche Resistenz"). Die Empfindlichkeit und die Resistenz werden vermutlich durch den Besitz und die Zugänglichkeit bzw. durch das Fehlen der spezifischen Virusrezeptoren bestimmt. Darüber hinaus spielen noch „Postrezeptor"-Ereignisse eine Rolle (McClintock u. Notkins 1984).

## **Gewebstropismus**

Verschiedene Affinitäten von Virusstämmen gegen verschiedene Gewebe derselben Wirtsspezies sind ein besonderes Charakteristikum der Virusinfektionen. Die *pantropen* Viren zeigen nur geringe Preferenzen, sie führen zu einer generalisierten Infektion. Die *neurotropen* Viren zeichnen sich durch eine besondere Affinität für das Nervengewebe aus (Levaditi 1922). Sie lassen sich in eine *fakultative* und eine *obligate* neurotrope Gruppe einordnen. Eine absolute Beschränkung der Replikation auf das Nervengewebe existiert jedoch nicht.

## Prozeßausbreitung

Eine seit langem bekannte und nur ungenügend geklärte Besonderheit der neurotropen Viren ist, daß sie innerhalb des Nervensystems gegen bestimmte Areale eine besondere Affinität aufweisen *(spezielle Neurotropie)*. Poliovirus bevorzugt die Vorderhornmotoneurone, Tollwutvirus die sensiblen Ganglien, motorische Hirnnervenkerne und Ammonshorn, Arboviren das obere Zervikalmark, die unteren Oliven und die Kleinhirnrinde. Diese spezifische Affinität kommt auch in der klinischen Symptomatologie zum Ausdruck, wodurch in bestimmten Fällen eine ätiologische Diagnose ermöglicht wird.

In der Frühphase der Krankheit spielt auch die Eintrittspforte eine Rolle für die primären Replikationsstellen des Erregers. Somit findet man in verschiedenen Phasen der Krankheit voneinander mehr oder weniger abweichende Verteilungsmuster, bei deren Zuordnung der Zeitfaktor eine entscheidende Rolle hat (Környey 1939).

### Immunantwort bei den viralen Infektionen des ZNS

Die Immunantwort gegen ein neurotropes Virus beginnt in der Phase der extraneuralen Replikation. In einigen Fällen reicht diese Reaktion aus, die Virusinfektion vollkommen zu eliminieren; in anderen Fällen erreichen die Viren trotzdem das ZNS, und die Abwehraktivität setzt sich in der Form einer systemischen Immunreaktion fort. Die Permeabilität der Hirngefäße wird gesteigert, Plasmaproteine, samt Immunglobulinen treten ins ZNS ein, gefolgt durch Diapedese von lymphoiden Zellen. Leukozyten wandern entweder entlang der interendothelialen Schlußleisten oder treten durch die Endothelzellen (Emperopolesis). Dieser Prozeß spiegelt sich in der Protein- und Zellzahlerhöhung des Liquor cerebrospinalis wider. Durch eingewanderte B-Lymphozyten werden Immunglobuline im ZNS auch ortsständig produziert. Die zelluläre und humorale Immunreaktion ist imstande, die Verbreitung der Viren im extrazellulären Raum zu verhindern. Viren, die bereits in der Peripherie in Nervenfasern eintreten und sich auf dem neuralen Weg verbreiten, können der Immunreaktion für längere Zeit entgehen. Expression des virusspezifischen Antigens an der Zellmembran setzt aber eine zytotoxische Reaktion in Bewegung, infolgedessen die Wirtszelle zerstört wird. Dies erfolgt entweder durch eine komplementinduzierte Membranläsion oder durch Dazwischenkommen von zytotoxischen T-Lymphozyten und „NK"-(„natural killer")Zellen. *Neutralisierende Antikörper* führen über Interaktion mit dem Virus zur Aufhebung der Infektiosität des letzteren. Antigen-Antikörper-Komplexe induzieren die Phagozytose und den intrazellulären Abbau der Viruspartikel durch Makrophagen.

Expression der Virusantigene auf der Zellmembran und Einbau von wirtszellspezifischen Bestandteilen in die Virushülle können zu unerwünschten Kreuzreaktionen bzw. zu Autoimmunreaktionen führen.

### Virus-Wirtszellen-Verhältnis

Für den Ausgang einer Viruskrankheit ist dieses Verhältnis von ausschlaggebender Bedeutung. Bei der *akuten Infektion* führt die rasche Replikation des Virus in kurzer Zeit zum Tod der Wirtszelle, deshalb wird diese Form auch lytische Infektion genannt. Die andere Form wird *persistente Infektion* bezeichnet. Dieser Begriff bedeutet, daß die Wirtszellen über einen langen Zeitraum infiziert sind, die Präsenz des Virus führt gar nicht oder nur nach einer langen Zeit zur Schädigung oder zum Untergang der Wirtszelle. Die persistente Infektion hat zwei Formen. Die *chronische Infektion* bedeutet eine beharrende Virusreplikation von sehr niedriger Intensität, worunter die Wirtszelle nur wenig leidet. Bei der *latenten* Infektion bleibt das Virus oder nur sein Genom in der Wirtszelle verborgen, kann jedoch unter dem Einfluß verschiedener Faktoren aktiviert werden.

Die Ursachen der Persistenz sind ungenügend geklärt. Wahrscheinlich verhindert irgendein Fehler im Replikationsmechanismus des Virus die Produktion von reifen, kompletten Virionen. Auch die Einwirkung der Immunantwort kann die Infektion zwar nicht eliminieren, aber die Freisetzung von reifen Partikeln stark einschränken.

## *Nosologische Klassifikation der Viruskrankheiten des ZNS*

Verschiedene Prinzipien können die Grundlage einer Einordnung der Enzephalomyelitiden sein:

1. die bevorzugte Lokalisation (Spatz 1930),
2. die Natur und das Tempo des Entzündungsprozesses,
3. die Natur des Erregers,
4. die Art der Abwehrreaktion des Wirtes usw.

Eine Erkenntnis von grundlegender Bedeutung war die Differenzierung der virusbedingten entzündlichen Prozesse der grauen und der weißen Substanz, der Polio- und Leukoenzephalomyelitiden (Entmarkungsenzephalomyelitiden) (Pette 1929). Antigene, die gegen Viren entstehen, die sich im Kern und im Perikaryon der Nervenzellen replizieren, rufen eine entzündliche Reaktion der grauen Substanz hervor, während das Marklager von Infiltraten frei bleibt. Demgegenüber sind bei den Leukoenzephalomyelitiden die entzündlichen Veränderungen auf die weiße Substanz beschränkt und infolgedessen es zu einem elektiven Untergang der Markscheiden kommt. Da es nie gelungen ist, in diesen Läsionen ein infektiöses Agens nachzuweisen, wurde dieser Enzephalitistyp als eine hyperergische Reaktion des Organismus gegen das eigene Myelin angesehen („allergische" Enzephalitis, Pette 1942). Heute sind die Entmarkungsenzephalitiden in mehreren Klassifikationen unter den Autoimmunkrankheiten eingeordnet. Obwohl Viren in den Entmarkungsherden nicht nachweisbar sind, spielen sie beim Ingangsetzen der Autoimmunreaktion eine entscheidende Rolle. Deswegen ist es gerechtfertigt, auch die Entmarkungsenzephalitiden als virusbedingte Krankheiten zu betrachten.

Eine dritte Gruppe stellen die Panenzephaliden dar. Sie sind primäre Virusenzephalitiden, wo entzündliche Infiltrate neben der grauen auch in der weißen Substanz zu finden sind. Dies erklärt sich aus der Tatsache, daß sich einige Viren außer in den Nervenzellen auch in den Gliazellen replizieren, auch in denen des Marklagers. Darüber hinaus wandern bei einigen Virusinfektionen die im Perikaryon synthetisierten Virusbestandteile entlang des Axons. Das am Axon exprimierte Virusantigen ist imstande, eine entzündliche Reaktion im Marklager hervorzurufen (Gosztonyi u. Ludwig 1984a).

In ein Schema, das auf dem Prinzip der speziellen Neurotropie beruht, lassen sich jedoch nicht alle viralen Krankheiten des ZNS einordnen. In diesem Buch übernehmen wir deshalb die Zweiteilung Pettes, in der Gruppe der primären Enzephalitiden (Polio- und Panenzephalitiden) behandeln wir aber die einzelnen Krankheiten laut der Einordnung der Erreger in der virologischen Systematik. Bei den Leukoenzephalomyelitiden können viele verschiedene Virusarten einen Entmarkungsprozeß in Gang setzen, der sich in wenigen Läsionstypen manifestiert. Deswegen wird bei den Leukoenzephalitiden der Typ der Entmarkung zur Grundlage der Klassifizierung genommen.

## Die klinischen Formen der Virusinfektionen des ZNS

Abhängend von der Prozeßausdehnung und dem Virus-Wirts-Verhältnis lassen sich mehrere klinische Formen der Viruskrankheiten des ZNS unterscheiden.

1. *Lymphozytäre Leptomeningitis.* Dies ist die häufigste Form der viralen Infektion des ZNS, die mit Fieber, Kopfschmerzen und meningealen Reizerscheinungen einhergeht. Im Liquor läßt sich eine geringe bis mäßige lymphozytäre Pleozytose feststellen. Die Krankheit hat einen gutartigen Verlauf und heilt spontan.
2. *Akute Polioenzephalitis.* Im klinischen Bild dominieren als Ausdruck der Läsion der grauen Substanz in einer raschen Nacheinanderfolge auftretende Reiz- und Ausfallssymptome.
3. *Subakute Enzephalitis.* Der Verlauf dieser Form ist progressiv und erstreckt sich auf Monate bzw. Jahre, die Symptomatologie ist mannigfaltig. Kortikale Reiz- und Ausfallserscheinungen sowie ein organisches Psychosyndrom kommen vor.
4. *Akute, subakute und chronische Entmarkungsenzephalomyelitis (Leukoenzephalomyelitis).* Die akuten Formen sind oft durch Bewußtseinsstörung und Anfallsleiden charakterisiert, bei den chronischen Formen dominieren die Läsionszeichen der langen Bahnen.
5. *Chronische Enzephalo- und Myelopathien (spongiforme Enzephalopathien).* Chronisch verlaufende degenerative Krankheiten, bei denen Zeichen eines entzündlichen Prozesses vollkommen fehlen können. Die Symptomatologie wird von der Prozeßausdehnung bestimmt.

Die *ätiologische Diagnose* allein aufgrund der klinischen Symptomatologie zu stellen, ist nur selten möglich. Angaben über die aktuelle epidemiologische Lage sind wichtige Anhaltspunkte. Am zuverlässigsten sichert der Virusnachweis in Blut, Liquor oder in den Körpersekreten die Diagnose. Die serologische Untersuchung des Blutes und des Liquors auf antivirale Antikörper ist ebenfalls wichtig. Falls eine diagnostische Unklarheit besteht, ist es ratsam, Blut- und Liquorproben, die in der akuten Phase der Krankheit entnommen wurden, für eine spätere Untersuchung tiefgekühlt aufzubewahren. 3–4 Wochen später, wenn der Verlauf und evtl. epidemiologische Angaben in irgendeine Richtung einen Anhalt bieten, können die alten Proben serologisch gezielt untersucht werden. Ein Vergleich mit dem aktuellen serologischen Zustand kann gegebenenfalls einen signifikanten Titeranstieg nachweisen.

## Allgemeine Pathologie der Viruskrankheiten des ZNS

Die histopathologischen Merkmale der viralen Infektionen sind bei den verschiedenen Erregern einander sehr ähnlich. Unterschiede bestehen in der Lokalisation der Veränderungen. *Die entzündlichen zellulären Infiltrate* in den Leptomeningen und im Hirnparenchym sind das Leitsymptom bei fast allen Virusinfektionen. In der frühesten Phase haben einige Virusinfektionen einen granulozytären Charakter, sonst dominieren die lymphomono- und plasmozytären Elemente (Abb. 2.**11**).

*Mikrogliazellen*, die aus den Blutmonozyten stammenden Makrophagen des ZNS werden in größeren Mengen bald nach dem Erscheinen der hämatogenen Infiltrate nachweisbar. Ihre Anteilnahme in dem enzephalitischen Prozeß ist sehr regelmäßig. Sie sind in erster Linie in der grauen Substanz zu finden, wo sie diffus verteilt den Hauptanteil der sog. Gewebsinfiltrate bilden.

Die *neuronophagischen Knoten* (Abb. 2.**12a**), die um untergehende Nervenzellen gebildet werden, bestehen überwiegend aus Mikrogliazellen. In der weißen Substanz werden auch kleine Ansammlungen von Mikrogliazellen in der Form von *Gliasternen* (Abb. 2.**12b**) angetroffen. Die Gestalt der Mikrogliazellen ist anfangs schlank, in der Rinde sogar

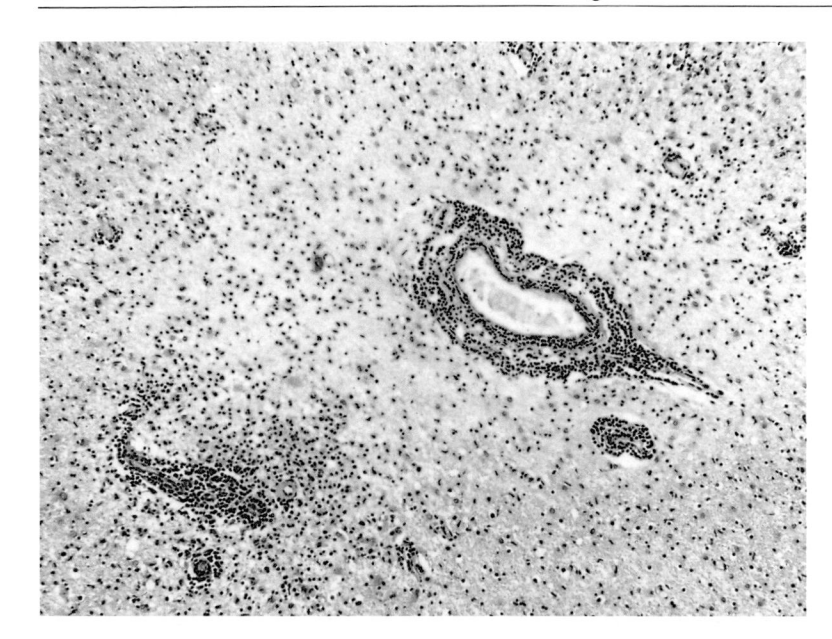

Abb. 2.11 Adventitielle und perivaskuläre lymphomonozytäre Infiltrate um Hirngefäße. HE-Färbung, Vergr. 130×.

stäbchenförmig („Stäbchenzellen"). Sie nehmen später eine plumpe Gestalt an, und in der Abräumung der Nekrosen wandeln sie sich in Fettkörnchenzellen um. Bei den Leukoenzephalomyelitiden beteiligt sich die Mikroglia aktiv am Entmarkungsprozeß.

*Degeneration der Nerven- und Gliazellen.* Degenerative Veränderungen entstehen als Folge des zytopathischen Effektes der Viren auf die Wirtszelle. Bei den Neuronen bestehen sie aus Schwellung und Lyse des Perikaryons mit Verlust der Nissl-Substanz (Chromatolyse). Das Zytoplasma wird oft eosinophil („eosinophile Degeneration") (Abb. 2.13a). Virusbedingte Schädigung der Gliazellen manifestiert sich überwiegend in Form der Zytoplasmaschwellung. Der Untergang der Oligodendrogliazellen hat eine Entmarkung zur Folge.

*Virale Einschlußkörper* sind seit Beginn dieses Jahrhunderts bekannt. Sie hatten eine wichtige Rolle in der Bestimmung der viralen Natur der Krankheit vor der Einführung virologischer Untersuchungsmethoden. Es ist üblich, die intranukleären Inklusionen nach Cowdry in zwei Typen einzuteilen. Bei den Cowdry-Typ-A-Inklusionen ist beinahe der ganze Kern von einer homogenen, glasigen, eosinophilen Masse ausgefüllt und das Restchromatin an die Peripherie gedrängt (Abb. 2.13b). Die Cowdry-Typ-B-Inklusionen bestehen aus mehreren kleinen eosinophilen Körpern. Die zytoplasmatischen Inklusionen sind ebenfalls homogen und eosinophil. Bei feinstruktureller Untersuchung findet man Massen von viralen Proteinen, Nukleokapsiden oder pseudokristallinen Ansammlungen von Viruspartikeln. Das Fehlen von Einschlußkörpern schließt eine Virusinfektion nicht aus.

*Reaktive Astrozytose* folgt regelmäßig dem virusbedingten Gewebsuntergang. Bei der SSPE ist die Hyperplasie der Astroglia disproportioniert stark, und bei der progressiven multifokalen Leukoenzephalopathie (PML) sind große, bizarre Astrogliaformen zu finden.

*Status spongiosus* ist für die spongiforme Enzephalopathien charakteristisch. Die graue Substanz ist fein mikrozystisch verändert. Eine feine Vakuolisierung der weißen Substanz des Gehirns oder des Rückenmarks („vakuoläre Myelopathie") kommt bei einigen chronischen Virusinfektionen ebenfalls vor.

**Morphologische Diagnostik.** Die ätiologische Diagnose der Virusenzephalitiden ist besonders schwierig. Deswegen wird empfohlen, bei der Sektion frisches Gehirnmaterial für virologische Untersuchung zu nehmen. Falls dieses nicht möglich oder nicht erfolgreich war, können die Elektronenmikroskopie und Immunhistochemie noch Anhaltspunkte geben. Der EM-Nachweis von Viren, wenn erfolgreich, kann entscheidend für die Diagnose sein, setzt aber eine sehr günstige Probeentnahme voraus. Der immunhistochemische Nachweis der virusspezifischen Antigene hat für die ätiologische Diagnose die größte Bedeutung. Formolfixiertes und in Paraffin eingebettetes Hirngewebe kann viele Jahre nach der Sektion eine erfolgreiche Reaktion geben.

Abb. 2.**12a** Neuronophagische Knötchen. Nissl-Färbung, Vergr. 360×. **b** Gliaknötchen in der weißen Substanz. Nissl-Färbung, Vergr. 360×.

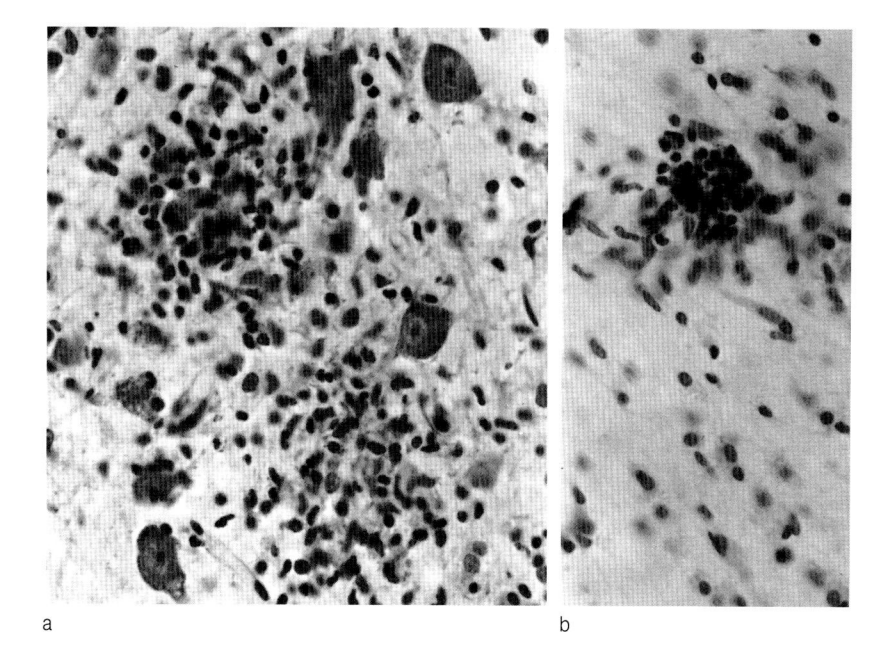

Abb. 2.**13a** Eosinophile Degeneration von Nervenzellen mit beginnender Neuronophagie. HE-Färbung, Vergr. 720×. **b** Intranukleäre Einschlußkörper in Neuronen. HE-Färbung, Vergr. 890×.

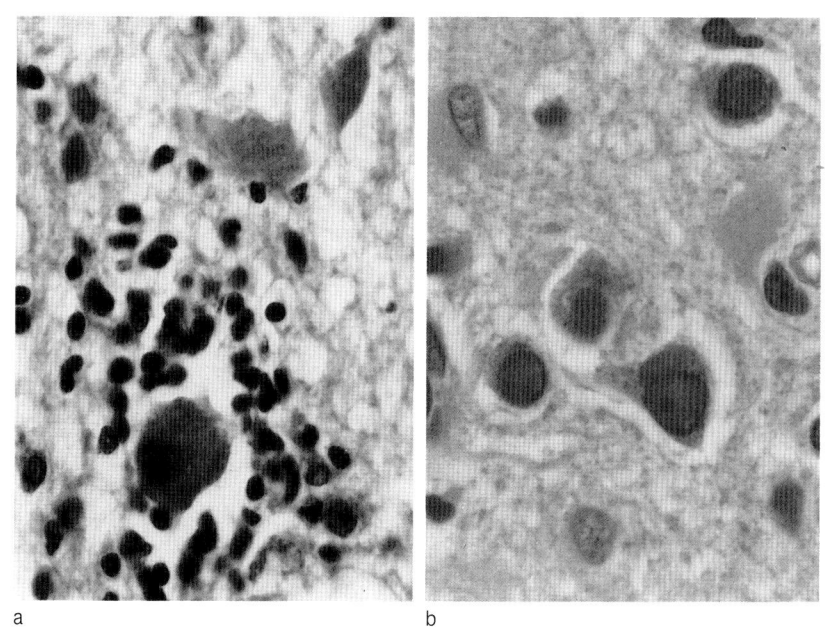

# Polio- und Panenzephalitiden

## *Picornaviren*

### Poliomyelitis anterior acuta
(Syn.: Heine-Medin-Krankheit)

Obwohl Poliomyelitis seit dem Altertum bekannt ist, hat sie erst durch die größeren Epidemien um die Jahrhundertwende eine rege Beachtung erweckt. Die wichtigsten Züge dieser Krankheit hat Jacob von Heine (1840) zusammengefaßt und Medin (1890) und Wickmann (1905) haben die Epidemiologie charakterisiert. Die virale Natur des Erregers ist schon am Anfang des Jahrhunderts bewiesen worden, und die Herstellung der inaktivierten Salk- und attenuierten Sabin-Vakzine in den fünfziger Jahren haben die Kinderlähmung in den meisten Ländern unter Kontrolle gebracht. Drei Enterovirusstämme (Brunhilde, Lansing und Leon) waren für die Mehrzahl der Epidemien verantwortlich. Die wenigen sporadischen Poliofälle, die in den Ländern, wo regelmäßig vakziniert wird, noch vorkommen, sind von anderen Enteroviren, und als seltene Ausnahmen von Polio-Impfstämmen verursacht.

**Klinik:** Paralytische Fälle sind bei einer Epidemie relativ selten. Bei der Mehrzahl der infizierten Personen erschöpft sich die Krankheit in einer nasopharyngealen und enteralen Infektion oder in einer Meningitis. Neurologische Symptome manifestieren sich nur bei ca. 1–2% der infizierten Personen. Die Paralysen setzen sich meist rasch ein und sind vom peripheren Typ. Den entzündlichen Charakter der Krankheit beweist die Pleozytose im Liquor. Eine schwere Form stellt die aufsteigende Landry-Paralyse dar, die durch Lähmung der Atemmuskulatur und der motorischen Hirnnerven oft einen tödlichen Ausgang nimmt.

**Neuropathologie:** *Makroskopisch* zeigt das Rückenmark, überwiegend in der zervikalen und lumbalen Intumeszenz Stase, ödematöse Verquellung und gelegentlich kleine Blutungen, die ihre stärkste Ausprägung in den Vorderhörnern erreichen.

*Histologisch* ist der augenfälligste Befund die Infiltration des Rückenmarks von Lymphozyten, Monozyten und Mikrogliazellen (Abb. 2.**14**) und in der akuten Phase oft von segmentkernigen Leukozyten. Die entzündlichen Infiltrate sind teils im adventitiellen Raum, teils perivaskulär und diffus im Rückenmarkparenchym zu finden. Die erkrankten Vorderhornmotoneurone sind chromatolytisch und eosinophil; in der Regel werden sie von Granulozyten, Lymphozyten und Mikrogliazellen angegriffen und fallen der Neuronophagie anheim (Abb. 2.**15**). Lymphomonozytäre bzw. granulozytäre Infiltrate werden auch in den Leptomeningen angetroffen. In der Frühphase sind noch Stase und kapilläre Blutungen feststellbar. In der Spätphase Hämosiderinablagerung, Zellausfälle in den Vorderhörnern und eine faserige Gliose sind anzutreffen.

Der Prozeß bleibt nicht immer auf die Vorderhörner beschränkt. Im Rückenmark dehnt er sich gelegentlich auf die Basis der Hinterhörner und auf die Seitenhörner aus. Entzündliche Infiltrate sind in mehreren Fällen auch in den unteren motorischen Hirnnervenkernen, im Locus coeruleus, in der Formatio reticularis, Substantia nigra, in Kleinhirnkernen und in kleinerem Maße im Thalamus und Hypothalamus anzutreffen. Gelegentlich ist auch die motorische Rinde in Mitleidenschaft gezogen.

In der Skelettmuskulatur zeigt sich das Bild einer akuten bzw. chronischen Denervation; in der Frühphase wurden auch kleine lymphozytäre Infiltrate gefunden. Jahrzehnte nach der akuten paralytischen Krankheit wurde wiederholt eine rasch progrediente spinale Muskelatrophie beobachtet, deren Ursache ungeklärt ist.

*Elektronenmikroskopisch* erkennt man einzelne und gruppierte, unumhüllte ikosaedrische Viruspartikel (Nukleokapside) mit einem Durchmesser von 24–30 nm, die frei im Zytoplasma liegen. Gelegentlich sind die Partikel rasterförmig in pseudokristalline Formationen angeordnet.

**Pathogenese:** Wie bei allen Enteroviren erfolgt die primäre Replikation nach oraler Infektion in der Schleimhaut und regionalen Lymphorganen des nasopharyngealen Raumes bzw. des Darmtraktes. Die darauffolgende Virämie ermöglicht in einer kleinen Anzahl der Kranken den Eintritt des Virus durch die Kapillarwand ins ZNS. Eine geringere Bedeutung kommt dem zentripetalen axonalen Transport des Virus zu. Bei enteraler Infektion sind die abdominalen vegetativen Nerven beteiligt. Die schweren bulbären Poliofälle, die nach Tonsillektomie während der Epidemiezeit vorgekommen waren, wiesen auf die axonale Verbreitung hin. Die bevorzugte Affinität des Virus zu den motorischen Zentren entlang der Neuroaxis ist eine Besonderheit der Polioinfektion und ist auf die Anwesenheit von

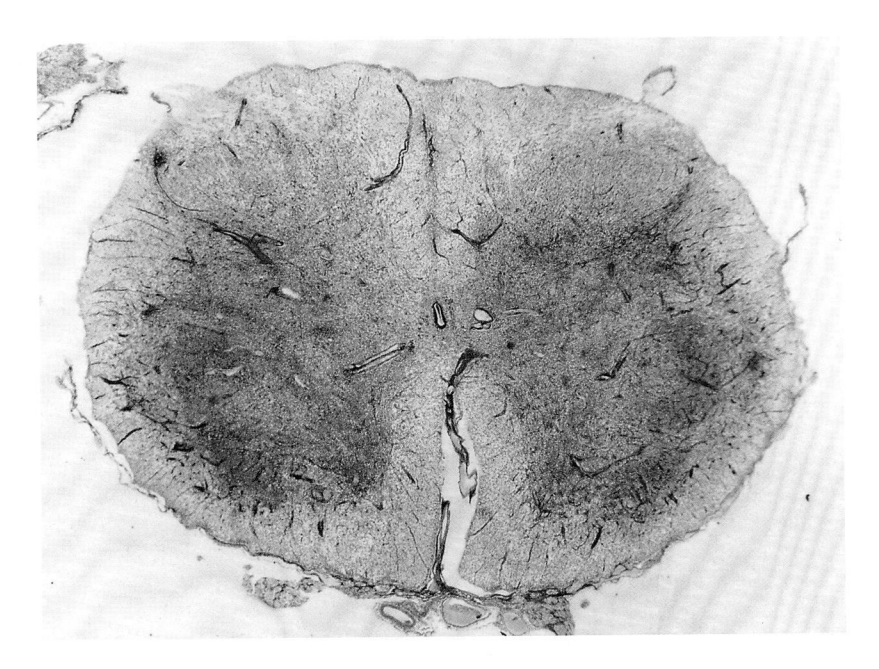

Abb. 2.**14** Poliomyelitis im lumbalen Mark. Massive, konfluierende zelluläre Infiltration der Vorderhörner. Nissl-Färbung, Vergr. 12,6× (freundlicherweise überlassen von Herrn Prof. St. Környey).

Abb. 2.15 Poliomyelitis, Vorderhorn. Neuronophagie mehrerer Vorderhornganglienzellen und danebst diffuse Gewebsinfiltration durch Mikrogliazellen. Nissl-Färbung, Vergr. 220× (freundlicherweise überlassen von Herrn Prof. St. Környey).

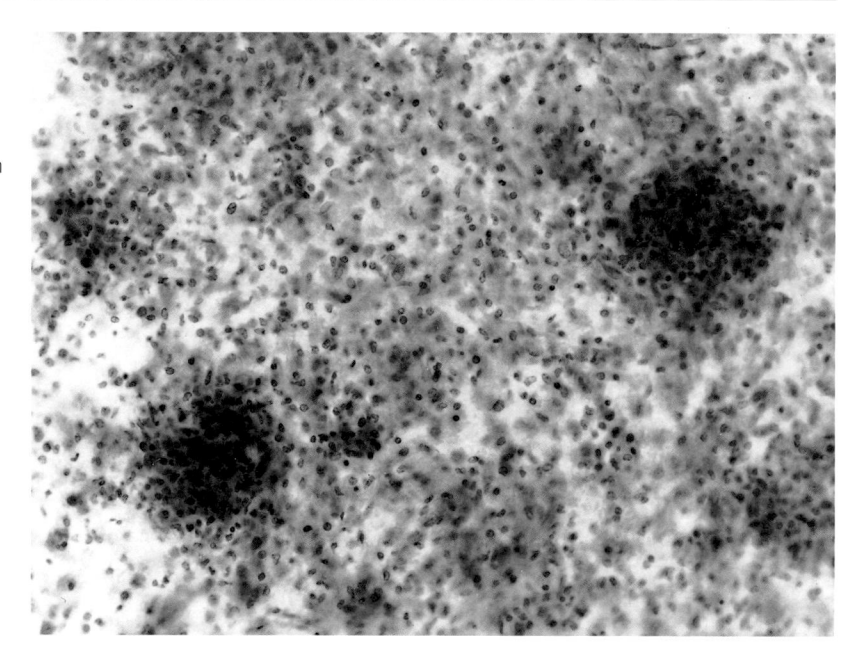

spezifischen Rezeptoren an der Zytomembran der Motoneurone zurückzuführen. Sowohl bei der paralytischen als auch bei der enteralen Form wird das Virus mehrere Wochen lang mit dem Stuhl entleert. Das Virus bleibt in Abwässern infektiös und kann zu erneuten enteralen Infektionen führen.

### Coxsackie- und Echo-Virus-Infektionen

Unter den Picornaviren sind zwei weitere Enteroviren, die Coxsackie- und Echo-Viren, für das ZNS von Bedeutung. Die häufigste ZNS-Affektion bei Infektion mit diesen Erregern ist eine aseptische (lymphozytäre, benigne) Leptomeningitis. Poliomyelitis ist eine sehr seltene Komplikation einer Coxsackie-Infektion. Coxsackie-B-Viren können bei Neugeborenen eine oft fatale Enzephalomyokarditis hervorrufen. Eine entzündliche Läsion der unteren Oliven ist ziemlich kennzeichnend für die Krankheit.

### *Togaviren*

Die Togaviren sind den Picornaviren sehr ähnlich, insofern als sie eine einsträngige RNA besitzen und eine ikosaedrische Gestalt haben. Der distinktive Unterschied besteht darin, daß das Nukleokapsid der Togaviren von einer äußeren Hülle („Toga") umgeben ist. Letztere wird von der Zyto- oder Zisternenmembran der Wirtszelle gebildet. Die überwiegende Mehrzahl der Togavirusarten werden von Gliederfüßlern verbreitet: Arbo-(arthropode-borne)Viren. Sie lassen sich in zwei Gruppen, Alphaviren und Flaviviren, einteilen. Unter den Togaviren, die nicht durch Arthropoda verbreitet werden, sind die Rubiviren von Bedeutung.

### Alphaviren

Die wichtigsten Mitglieder sind die Erreger der equinen Enzephalomyelitiden Amerikas. Krankheitsfälle in Europa sind nicht bekannt. Pferde und verschiedene Vögel sind die wichtigsten Wirte; die letzteren dienen auch als Virusreservoir. Die Vektoren sind verschiedene Mückenarten. Die *venezolanische* Pferdeenzephalitis hat beim Menschen einen milden Verlauf, die *nordamerikanischen* Pferdeenzephalitiden sind demgegenüber sehr schwere humane Krankheiten mit hoher Mortalität.

Das *neuropathologische Bild* entspricht bei allen drei Formen einer Panenzephalitis (s. S. 46) mit entzündlichen Infiltraten sowohl in der grauen als auch in der weißen Substanz. Gefäßthrombosen können zu fokalen Nekrosen führen.

### Flaviviren

Das Genus der Flaviviren hat seinen Namen vom Gelbfieber erhalten. Weitere Mitglieder dieses Genus sind die Erreger der Zeckenenzephalitiden der Encephalitis japonica und der St.-Louis-Enzephalitis.

### *Zeckenenzephalitiden*
(Syn.: „Tick-borne Encephalitides", TBE)

Die Krankheiten sind weltweit verbreitet. Die Erreger dieser Gruppe sind serologisch eng verwandt, die verursachten Krankheiten weichen jedoch voneinander in Symptomatologie und Schwere stark ab. Die wichtigsten betroffenen Gebiete sind Zentral- und Osteuropa, darüber hinaus die asiatischen Gebiete der Sowjetunion. Nach der Herpes-simplex-Enzephalitis stellen sie die häufigsten Enzephalitiden in Zentraleuropa dar. Die drei wichtigsten, von serologisch distinkten Virusstämmen verursachten Erkrankungen sind: 1. die zentraleuropäische Zeckenenzephalitis, 2. die russische (Frühjahr-Sommer-)Enzephalitis und 3. die Louping ill.

Das natürliche Reservoir dieser Viren sind verschiedene warmblütige Waldtiere. Der Infektionszyklus spielt sich zwischen den letzteren und den Zecken ab. Der Mensch ist ein akzidenteller Endwirt. Die Erkrankungen treten saisonal auf. Die Infektionsgefahr ist von April bis September am größten. Ausnahmsweise erfolgt die Infektion durch Trinken der Milch von infizierten Ziegen. Inapparente und abortive Infektionen kommen häufig vor, so daß die Mehrzahl der in verseuchten Gegenden wohnenden Menschen eine natürliche Immunität erwirbt. Wie bei allen Arbovirus-Enzephalitiden wird das Virus erst in der Nähe der Eintrittspforte repliziert. Die darauffolgende Virämie geht via Kapillarendothel ins ZNS über.

## Zentraleuropäische Zeckenenzephalitis

**Klinik:** Das Virus wird durch den Ixodes ricinus vermittelt. Der Verlauf der Krankheit ist oft zweiphasig (sog. Dromedarverlauf). Die erste Phase geht mit Zeichen einer allgemeinen Infektion einher, die durch die Virämie erklärbar ist. Die zweite Phase stellt den Befall des ZNS dar, der sich oft in einer lymphozytären Leptomeningitis erschöpft. In anderen Fällen vergesellschaften sich neurologische Symptome, die oft denjenigen der Poliomyelitis ähneln. Die Paresen bleiben aber überwiegend auf den Schultergürtel beschränkt. In anderen Fällen sind auch pseudobulbäre, extrapyramidale und Kleinhirnsymptome zu beobachten. Bei dem schwersten Verlauf dehnt sich der Prozeß auch auf das Großhirn aus, dementsprechend melden sich epileptische Anfälle, psychoorganische Symptome sowie Bewußtseinsstörungen. Beim fatalen Verlauf stirbt die Mehrzahl der Patienten am Ende der ersten Woche der neurologischen Phase. Beim günstigen Ausgang sind die Residualsymptome denen der Poliomyelitis ähnlich. Extrapyramidale Symptome können auch Dauerfolgen sein. Die Mortalität der verschiedenen Epidemien ist variabel, durchschnittlich beträgt sie 1%.

**Neuropathologie:** *Makroskopisch* ist das ZNS meistens unauffällig. Bei der fulminanten myelitischen Form findet man Nekrosen und petechiale Blutungen. Die Meningitis ist meist von geringer Intensität. Die perivaskulären lymphomonozytären Infiltrate sind diskontinuierlich und auf die graue Substanz beschränkt. Diffuse Gewebsinfiltrate aus Mikrogliazellen, die sich stellenweise zu Gliaknötchen und Neuronophagien kondensieren, sind regelmäßig anzutreffen (Abb. 2.**16**). Die Degeneration der Nervenzellen ist auf den zytopathischen Effekt des Virus zurückzuführen. Einschlußkörper sind nicht anzutreffen. Bei protrahiertem Verlauf werden fleckförmige Herde und spongiöse Nekrosen sowohl in der grauen als auch in der weißen Substanz beobachtet. Sie sind vermutlich Folgen hämodynamischer Störungen oder einer nekrotisierenden Vaskulitis.

Bei der myelitischen Form sind die Infiltrate mehrheitlich auf das Vorderhorn beschränkt. Sie finden sich aber in kleinerer Zahl auch in den Hinterhörnern und sogar in den sensiblen Ganglien. Die zervikalen und oberen thorakalen Segmente sind am häufigsten betroffen (Abb. 2.**16**). Im Hirnstamm sind die Veränderungen in den unteren Oliven, im Brückenfuß und in der Lamina quadrigemina betont,

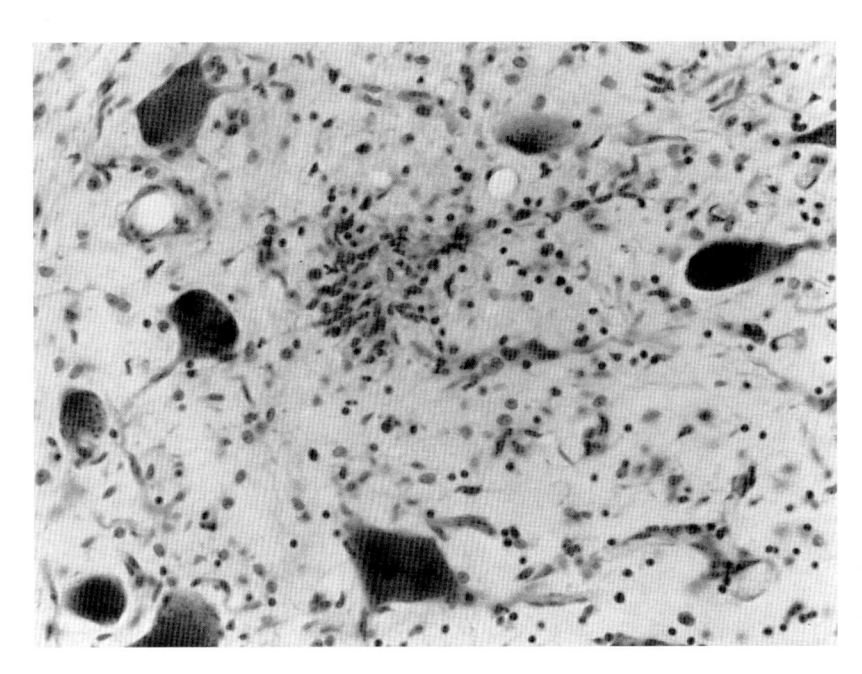

Abb. 2.**16** Zeckenenzephalitis. Neuronophagie im Vorderhorn des Zervikalmarks. Nissl-Färbung, Vergr. 290×.

Abb. 2.17 Zeckenenzephalitis. Infiltration der Molekularschicht entlang den Dendriten der Purkinje-Zellen („Gliastrauchwerk", Spielmeyer). Nissl-Färbung, Vergr. 44× (freundlicherweise überlassen von Herrn Prof. St. Környey).

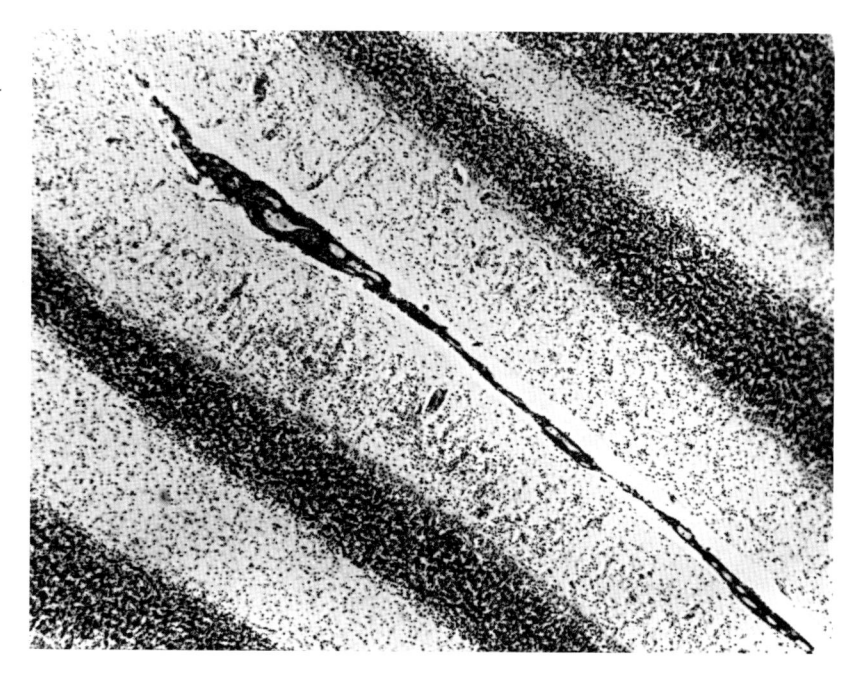

die der Brückenhaube bleiben in Intensität hinter jenen zurück. Im Kleinhirn sind der Zahnkern, die Rinde (Abb. 2.17) und gelegentlich auch das Marklager betroffen. Im Zwischenhirn sind die dorsolateralen Hypothalamuskerne und die retikulären Thalamuskerne bevorzugt befallen. Die Schädigung der Großhirnrinde ist verschiedenartig. Manchmal sind die frontobasalen Rindenareale und die Amygdalae betont betroffen.

*Elektronenmikroskopisch* wurden Viruspartikel im Zytoplasma der Neurone nur selten dargestellt.

### Russische Frühjahr-Sommer-Enzephalitis

Diese Form ist sowohl klinisch als auch pathologisch der zentraleuropäischen ähnlich. Unterschiede bestehen im Verteilungsmuster. Neben den Schulter- sind auch die Nackenmuskeln stark betroffen, so daß der Kopf nach vorn fällt. Schwere Verlaufsformen sind häufiger, die Mortalität ist ebenfalls höher. Als Residuum bleiben extrapyramidale Störungen. Im Großhirn stehen Infiltrate im motorischen Kortex im Vordergrund.

### Louping ill

Diese Arbovirusinfektion ist die Krankheit der Schafe, die in Schottland, Nordengland und Nordirland endemisch ist. Ganz selten wird auch der Mensch infiziert. Neuropathologische Befunde liegen kaum vor.

**Pathogenese der Zeckenenzephalitiden.** Das ZNS wird bei allen Formen während der virämischen Phase auf hämatogenem Weg befallen. Die Viren treten in allen Hirn- und Rückenmarkregionen durch das Kapillarendothel. Die charakteristische Prozeßausdehnung kommt durch die spezifische Verteilung der Oberflächenrezeptoren zustande, die den Eintritt des Virus in die Zellen ermöglichen. Unterschiede im Verteilungsmuster der Virusstämme korrelieren mit geringen Abweichungen in der Antigenstruktur. Die Viren reifen an zytoplasmatischen Membranen und an der Plasmamembran und erreichen noch intakte Zellen durch den extrazellulären Raum. Der Hauptmechanismus der Infektionsübertragung innerhalb des ZNS ist eine Verbreitung von Zelle zu Zelle durch komplette Replikationszyklen.

### Meningomyeloradikulitis nach Zeckenbiß

Die Natur dieser benignen Krankheit ist in vielen Zügen ungeklärt. Nach Zeckenbiß (Ixodes ricinus) entwickelt sich lokal eine Hautröte (Erythema migrans) und eine segmental beschränkte Myeloradikulitis mit entzündlichem Liquorsyndrom. Die Folgen sind sensible und motorische Symptome oft mit schwerer Muskelatropie, die sich völlig zurückbilden. Serologische und virologische Befunde konnten die ätiologische Rolle eines Arbovirus nicht beweisen. Als Erreger erwies sich eine Spirochäte, Borrelia burgdorferi (Burgdorfer u. Mitarb. 1982, Schmidt u. Ackermann 1985), die neben der Meningomyeloradikulitis auch eine Arthritis und Karditis verursachen kann (Lyme-Erkrankung). Pathologische Befunde liegen infolge der gutartigen Natur der Krankheit nicht vor.

### Encephalitis japonica (B-Enzephalitis)

Diese von Mücken übertragene Krankheit ist in Fernost weit verbreitet. Die frühere Bezeichnung B-Enzephalitis galt ihrer Unterscheidung von der A-Enzephalitis (von Economo). Die Encephalitis japonica ist eine schwere Krankheit mit hohen Mortalitätsziffern. Im klinischen Bild stehen ein organisches Psychosyndrom, Paresen und gelegentlich extrapyramidalmotorische Störungen im Vordergrund. Kinder und ältere Leute sind bevorzugt betroffen. Bei den Überlebenden sind oft schwere neuropsychiatrische Symptome feststellbar.

Für das *histologische Bild* sind im Frühstadium entzündliche Infiltrate, Neuronophagien, Gliaknötchen, diffuse Nervenzellausfälle und umschriebene Rarefaktionsnekrosen charakteristisch. Die Veränderungen breiten sich bevorzugt in der Hirnrinde, in den Stammganglien, Hirnstamm, Kleinhirn und Rückenmark aus, die benachbarten Marklagerareale sind in geringem Maße in den Prozeß einbezogen. Im chronischen Stadium sind spongiös-zystische Nekrosen, Kalkablagerungen und faserige Gliose anzutreffen.

### St.-Louis-Enzephalitis

Die Krankheit ist auf dem amerikanischen Kontinent verbreitet. Die Epidemiologie und das klinische Bild hat mit den equinen Enzephalitiden viele Ähnlichkeiten, der Verlauf ist jedoch viel günstiger, Restsymptome sind selten.

### *Rubiviren*

Das einzige Glied dieses Genus ist das Rubeolavirus, das eine hochkontagiöse, aber in der Regel harmlose exanthematöse Krankheit hervorruft. Die Wichtigkeit dieser Krankheit liegt in der deletären Wirkung des Virus auf den Fetus, falls die Mutter während der Schwangerschaft Opfer der Seuche wird. Andererseits kann das Virus bei Neugeborenen und Kleinkindern zu einer persistenten Infektion des ZNS führen.

### Kongenitales Rubeolasyndrom

Die ersten acht Schwangerschaftswochen sind für den Fetus von höchstem Risiko bei Erkrankung der Mutter. Das Virus hat offensichtlich einerseits einen schweren zytopathischen Effekt an sich rasch entwickelnden Geweben, andererseits verursacht es eine Hemmung der mitotischen Aktivität der Zellen, so daß multiple Organschäden zustande kommen. Sie bestehen in Entwicklungsstörungen: Mikrozephalie, Agenesie des Corpus callosum, Aquäduktusstenose, Dandy-Walker-Syndrom, Polymikrogyrie, Taubheit und Katarakt. Weitere Schäden kommen infolge der persistenten Infektion im fetalen Gewebe zustande. Die chronische Entzündung und Vaskulitis führen zu multiplen zystischen Nekrosen und zu feinen parenchymalen und perivaskulären Ablagerungen von Calcium, Eisen und Phosphor. Wenn die Infektion in späteren Schwangerschaftswochen zustande kommt, sind die Häufigkeit und der Schweregrad dieser Schädigungen geringer.

### Progressive Rubeola-Panenzephalitis

Eine seltene späte Komplikation des kongenitalen Rubeolasyndroms stellt die progressive Rubeola-Panenzephalitis dar. Ein ähnliches Bild kann auch Folge einer perinatalen Rubeolainfektion sein. Diese progressive neurologische Krankheit geht mit mentalem Abbau, Krampfanfällen und Koordinationsstörungen einher und manifestiert sich in der Pubertätszeit oder im frühen Erwachsenenalter.

Die *neuropathologischen* Veränderungen bestehen im ausgedehnten Untergang von Nervenzellen, entzündlichen Infiltraten und Vaskulitis. Das pathologische Bild ist gewissermaßen dem der SSPE ähnlich, wobei immunopathologische Faktoren in der Pathogenese eine wichtige Rolle spielen (Townsend u. Mitarb. 1982).

### *Arenaviren*

Die Arenaviren sind umhüllte, runde oder pleomorphe Partikel mit einem Durchmesser von 50–300 nm. Das Genom ist eine einsträngige RNA, die in Wirtszellenribosomen eingebaut ist.

### Lymphozytäre Choriomeningitis

Lymphozytäre Choriomeningitisvirus (LCM-Virus) ist das wichtigste Glied der Arenaviren, das eine Infektion des ZNS hervorruft. Es ist die erste Virusart, die bei der aseptischen Meningitis als Erreger isoliert wurde. Die natürlichen Wirte des LCM-Virus sind Nagetiere (Mäuse und Meerschweinchen), die inapparent infiziert sind. Das Virus wird mit dem Urin ausgeschieden und verursacht die humane Infektion. Bei der menschlichen Infektion sind vier Schweregrade bekannt: subklinische Infektion, eine grippeähnliche Erkrankung, benigne (lymphozytäre) Leptomeningitis und Meningoenzephalitis. Die Erkrankung des ZNS ist immer eine Komplikation der Allgemeininfektion. Der klinische Verlauf ist manchmal biphasisch, dabei stehen klinisch die Meningitis und flüchtige Herdsymptome im Vordergrund. Die Mehrzahl der Erkrankten genesen ohne Restsymptome. Ein tödlicher Ausgang ist sehr selten, deswegen liegen pathologische Befunde kaum vor; in den wenigen Berichten wurden eine lymphozytäre Meningitis und minimale Parenchymläsionen beschrieben.

Das LCM-Virus ist ein experimentelles Modell für persistente Infektionen des ZNS (s. S. 46). In Mauspopulationen, die mit LCM infiziert sind, wird das Virus transovarial oder im frühfetalen Leben übertragen. Fast alle Gewebe replizieren ein Leben lang das Virus, dies hat jedoch an die Wirtszellen keine deletäre Auswirkung. Somit sind die Kriterien einer inapparenten, persistenten Infektion erfüllt. Mäuse, die im Erwachsenenalter infiziert werden, sterben in einer akuten floriden Enzephalitis. Bei adoptivem Transfer der Lymphozyten der letzteren an persistent infizierte Tiere werden die letzteren auch Opfer einer fatalen Enzephalitis. Dieses Modell beweist, daß die zelluläre Immunität allein durch Interaktion mit einem nonzytopathischen Virus eine fatale Krankheit hervorrufen kann.

## *Retroviren*

Retroviren sind umhüllte Partikel mit einem Durchmesser von 100–200 nm und mit einem ikosaedrischen Nukleokapsid. Ihr genetisches Material ist eine einsträngige RNA. Bis Ende der siebziger Jahre waren nur tierische Retroviren bekannt: die Erreger der Visna und Maedi, zweier persistenter Virusinfektionen der Schafe in Island und eine Unterfamilie der Onkornaviren. Hierzu gehört ein Stamm, der bei Mäusen eine chronische, progressive, ALS-ähnliche neurologische Erkrankung hervorruft.

Anfang der achtziger Jahre wurde der Erreger des erworbenen Immundefizienzsyndroms (acquired immune deficiency syndrome, AIDS), das humane Immundefizienzvirus (HIV) ebenfalls als ein Retrovirus identifiziert (Barré-Sinoussi u. Mitarb. 1983, Popovic u. Mitarb. 1984). Das Virus greift die T-Zellen an, und die Verminderung der T-Zell-Funktionen ermöglicht verschiedene opportunistische Infektionen sowie die Bildung von malignen Tumoren. In einer beträchtlichen Zahl der AIDS-Kranken betreffen Komplikationen das zentrale und periphere Nervensystem (Snider u. Mitarb. 1983). Die häufigsten Komplikationen sind: 1. Infektionen durch Protozoa, Pilze und Bakterien (Toxoplasma gondii, Cryptococcus neoformans, Candida albicans, Mycobacterium avium intrazellulare), 2. Infektionen durch Viren (progressive multifokale Leukoenzephalopathie [PML], Zytomegalie), 3. primäres Lymphom des Gehirns oder zentralnervöse Manifestationen von systemischen Lymphomen, 4. Polyneuropathie und vakuoläre Myelopathie, die sich oft in Form von Systemdegenerationen manifestiert (Petito u. Mitarb. 1985).

## AIDS-Enzephalopathie

Neben diesen Komplikationen scheint das HIV imstande zu sein, selbst in der Abwesenheit von opportunistischen Infektionen, eine subakute-chronische degenerative und/oder entzündliche Erkrankung des ZNS hervorzurufen. In dieser Hinsicht bestehen Ähnlichkeiten zu dem Visna-Virus, das bei den Schafen eine chronische Entmarkungskrankheit erzeugt.

*Klinisch* manifestiert sich die AIDS-Enzephalopathie als progressiver Abbau der mentalen Leistungen bis zur Demenz (AIDS-Demenz-Komplex).

*Makroskopisch* ist das Gehirn atrophisch. *Lichtmikroskopisch* ist in vielen Fällen eine subakute Enzephalitis erkennbar (Snider u. Mitarb. 1983, Petito u. Mitarb. 1986, Schlote u. Mitarb. 1987). Da sind perivaskuläre und Gewebsinfiltrate anzutreffen, letztere bevorzugt in der Form von Gliaknötchen (Abb. 2.18). Die infiltrierenden Makrophagen schmelzen sich stellenweise in mehrkernigen Riesenzellen zusammen (Sharer u. Mitarb. 1985, 1986, Budka 1986) (Abb. 2.19). Reaktive Astrozyten sind vermehrt vorhanden. Mittels *in-situ*-Hybridisierung

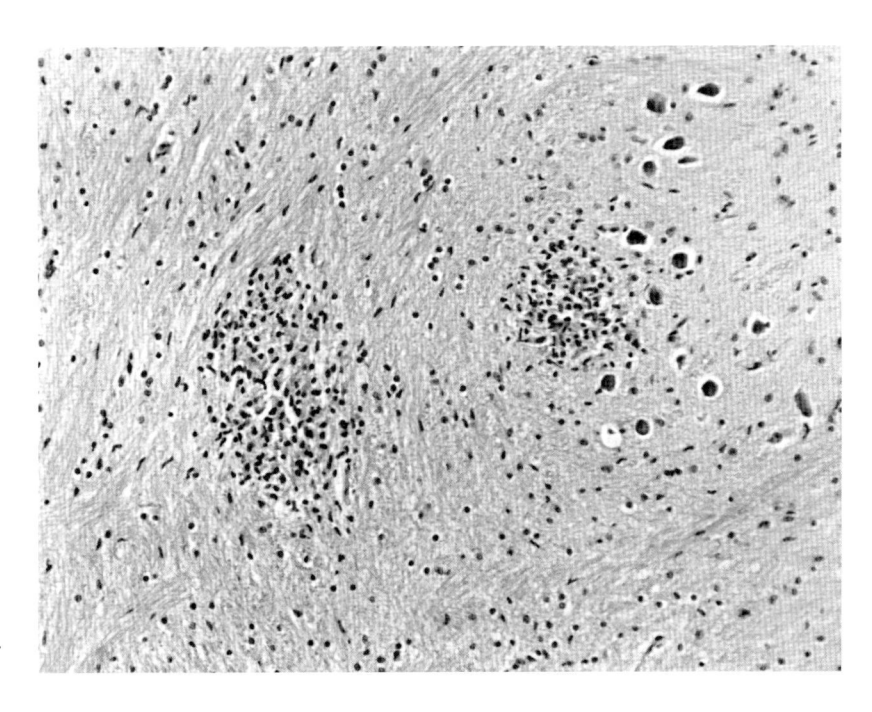

Abb. 2.**18** Subakute Enzephalitis bei AIDS. Gliaknötchen in der Medulla oblongata. HE-Färbung, Vergr. 135×.

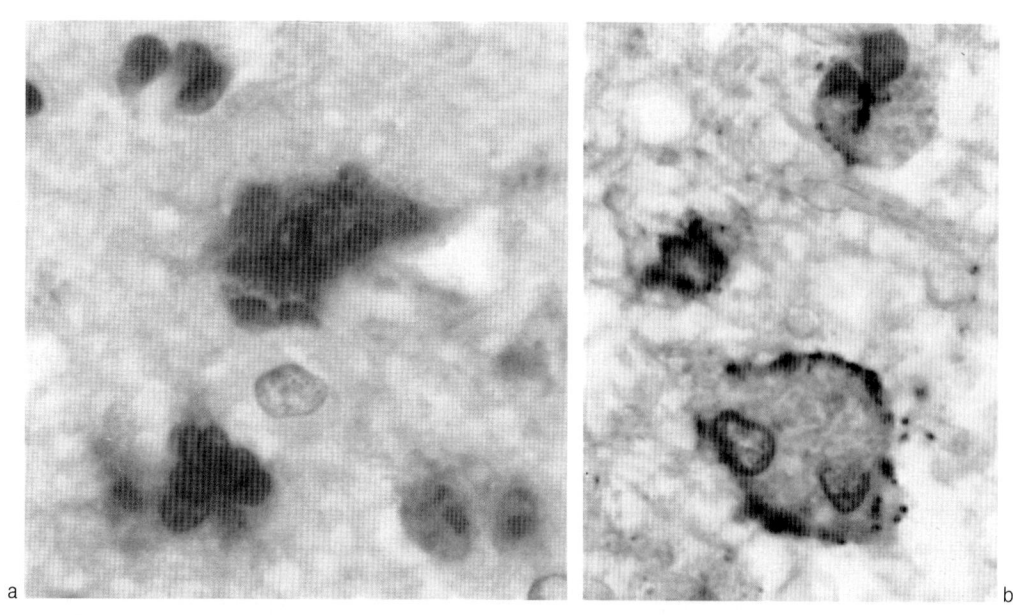

Abb. 2.19 Mehrkernige Riesenzellen bei subakuter HIV-Enzephalitis. **a** Immunfärbung mit einem Anti-Makrophagen-Antikörper, Vergr. 700×. **b** Immunfärbung mit einem Anti-HIV-Antikörper. Die Markierung ist auf Zellmembranabschnitte konzentriert, wo die Knospung des Virus stattfindet, Vergr. 1400×.

ist es gelungen, in solchen Gehirnen charakteristische Nukleotidsequenzen des HIV nachzuweisen (Shaw u. Mitarb. 1985). Elektronenmikroskopisch wurden in Makrophagen, Gliazellen, mehrkernigen Riesenzellen, aber auch extrazellulär Retroviruspartikel demonstriert (Epstein u. Mitarb. 1985).

In einigen Gehirnen wurde eine diffuse Verminderung der Markscheidenfärbung mit Schonung der U-Fasern beobachtet (Abb. 2.**20**) (diffuse Leukoenzephalopathie; Kleihues u. Mitarb. 1985).

Eine spongiforme Enzephalopathie, die bevorzugt die graue Substanz angreift und mit der Creutzfeldt-Jakob Krankheit eine große Ähnlichkeit aufweist, kann in seltenen Fällen auch Substrat des AIDS-Demenz-Komplexes sein (Schwenk u. Mitarb. 1987).

## Rhabdoviren

Die geschoßartigen, relativ großen (70 × 210 nm) Viren bestehen aus einer äußeren Hülle und darin spiralförmig aufgewickeltes Nukleokapsid. Das genetische Material besteht aus einsträngiger negativer RNA. Die Familie läßt sich in Vesikuloviren und Lyssaviren einteilen. Die erstgenannten sind die Erreger von Krankheiten der Haustiere. Der Hauptvertreter der Gattung der Lyssaviren ist das Tollwutvirus.

## Tollwut

Tollwut ist der Menschheit seit den sumerischen Zeiten bekannt. Sie ist vornehmlich eine Krankheit von Haus- und Wildtieren, die durch Bisse weiter verbreitet wird. Das Reservoir des Virus war jahrhundertelang hauptsächlich der Hund. Mit der systematischen Vakzination der Hunde seit den dreißiger Jahren dieses Jahrhunderts verbleibt das Virus in Europa in erster Linie in Füchsen, und die humane Krankheit ist fast vollkommen verschwunden. Mit verbreitetem Tourismus kommen jedoch in anderen Kontinenten akquirierte Krankheitsfälle in Europa zur Beobachtung.

**Klinik:** Der Mensch wird durch Biß von rabiden Tieren infiziert. Die Inkubation schwankt zwischen 15 Tagen und 1 Jahr. Bisse am Gesicht und an den proximalen Abschnitten der Gliedmaßen gehen mit einer kürzeren Inkubation einher. Am Ende der Inkubationsperiode melden sich Schmerzen und Parästhesien an der Bißstelle. Die prodromale Phase ist durch Kopfschmerzen, Unbehagen und Fieber gekennzeichnet. In der darauffolgenden Exzitationsphase sind Delirium, Krampfanfälle, Paresen und Paralysen zu beobachten. Besonders charakteristisch sind die hohe Reizempfindlichkeit, die Unruhe und vor allem die schmerzhaften Pharyngealspasmen, die schon der Anblick eines Glas Wassers auslösen kann und zum Abscheu vor Wasser führt („Hydrophobia"). Für den tödlichen Ausgang ist der schwere entzündliche Prozeß im Hirnstamm sowie eine Myokarditis verantwortlich. Mit der Ausnahme von wenigen Fällen (Johnson 1982) war der Ausgang der Krankheit immer tödlich.

**Pathologie:** Unter den pathologischen Veränderungen der Organe ist die Myokarditis mit Muskelfasernekrosen der wichtigste Befund.

Abb. 2.**20** Progressive diffuse Leukoenzephalopathie bei AIDS. Auffällige Blässe des Marklagers, besonders in den Frontallappen. Markscheidenfärbung nach Heidenhain.

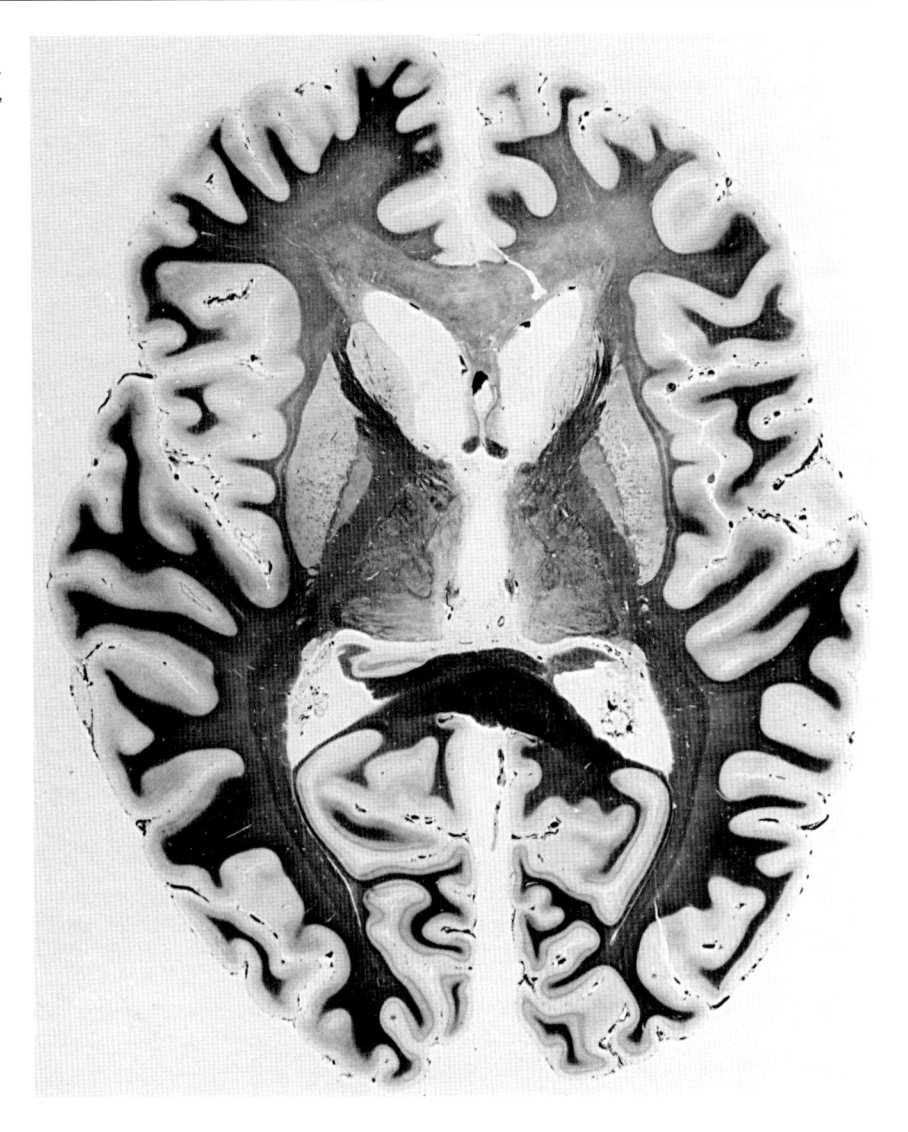

**Neuropathologie:** *Makroskopisch* ist das Gehirn, von Ödem und Stase abgesehen, wenig auffällig. *Lichtmikroskopisch* sind die frühesten entzündlichen Veränderungen im ZNS in den Ursprungs- bzw. Endsegmenten der peripheren Nerven zu finden, die die Bißstelle innervieren (Schaffer 1890). In den Spinalganglien sind Infiltrate von mononukleären, seltener segmentkernigen Leukozyten und Proliferation der Satellitenzellen (Amphizyten) oft zu sehen. Die Veränderungen entsprechen einer Polioenzephalitis (s. S. 46) mit perivaskulären lymphomonozytären Infiltraten, diffusen Gewebsinfiltraten und wenigen Neuronophagien und Gliaknötchen („Babes-Knötchen"). Neben diesen unspezifischen Veränderungen finden sich intrazytoplasmatische eosinophile Einschlußkörper mit einer Größe von 2–10 μm, die als pathognomonisch gelten. Einschlußkörper, die mehrere basophile Innerkörperchen haben, werden *Negri-Körper* genannt, während die Einschlußkörper ohne innere Struktur als *Lyssa-Körper* bezeichnet werden. Sie kommen am häufigsten in den Pyramidenzellen des Ammonshorns und in den Purkinje-Zellen des Kleinhirns vor. Immunohistochemische Untersuchungen zeigen, daß die Einschlüsse aus viralem Material bestehen (Abb. 2.**21**).

Die topographische Verteilung der pathologischen Veränderungen ist charakteristisch. Die schwersten Läsionen finden sich im Hirnstamm, mit Schwerpunkt in der Medulla oblongata. Im Großhirn ist das Ammonshorn die bevorzugte Lokalisation. Das Kleinhirn ist häufig, das Rückenmark gelegentlich Schauplatz schwerer Veränderungen.

*Elektronenmikroskopisch* erscheinen die Negri-Körper als Massen von feinfilamentösem Material, die das virale Nukleokapsid darstellen. An der Peripherie, vereinzelt aber auch in der Mitte dieser Areale erscheinen die geschoßartigen Hüllen des Virus, die aus der Zisternenmembran des endoplasmatischen Retikulums gebildet werden (Abb. 2.**22**). Das fadenförmige Nukleokapsid wird in das Innere der Hülle spiralförmig eingebaut. Komplette Viren und inkomplette Virusbestandteile werden zentrifugal transportiert.

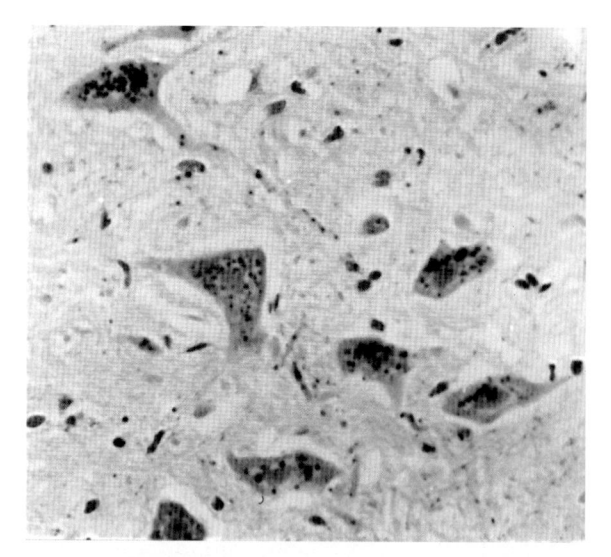

**Abb. 2.21** Negri-Körper im Zytoplasma von Neuronen des Fuchsgehirns. Immunfärbung mit einem Tollwutvirus-spezifischen Antikörper, Vergr. 430×.

**Pathogenese:** Das Tollwutvirus ist kein strikt neurotropes Agens. Es repliziert in den Speicheldrüsen und in der quergestreiften Muskulatur. Im Nervensystem bleibt es jedoch an neuronalen Elementen gebunden; Glia-, Ependym- und Schwann-Zellen werden nie Wirtszellen des Tollwutvirus.

Das Tollwutvirus wird axonal retrograd entlang den peripheren Nerven (Di Vestea u. Zagari 1889) zu den Spinalganglien und/oder Vorderhornganglienzellen transportiert, nach experimentellen Angaben mit einer Geschwindigkeit von 3 mm/h. Die lange Inkubation weist auf eine primäre Replikation im Muskel hin, die den Übertritt in die peripheren Nervenelemente verzögert. Nach Replikation in den Spinalganglien, im Rückenmark und Gehirn beginnt eine zentrifugale Wanderung des Virus im Axoplasma der peripheren Nerven. Somit werden die Speicheldrüsen infiziert, und das Virus wird mit dem Speichel weiter verbreitet.

Die *Vakzination* gegen Tollwut beruht auf Pasteurs Arbeit. Die Vakzinen enthielten bis vor kurzem neurale Antigene, da eine ausreichende Immunogenität nur mit am neuralen Gewebe produzierten attenuierten Viren erreicht werden konnte. Die Einspritzung von neuralen Antigenen hat durch Sensibilisierung gegen diese Antigene zu unerwünschten Autoimmunkrankheiten geführt. Seit der Einführung von an humanen Diploidzellkulturen produzierten Vakzinen (Klietmann 1981) besteht diese Gefahr nicht mehr.

## *Orthomyxoviridae*

Diese sind eingehüllte, sphärische Viren mit einem Durchmesser von 80–120 µm; sie enthalten in filamentöser Form multisegmentierte, einsträngige negative RNA. Sie sind die Haupterreger der Influenza beim Mensch und Tier. Sie lassen sich in drei Haupttypen (A, B, C) einordnen.

### Influenzaenzephalitis

Bei den Influenzaepidemien und Pandemien kommen neurale Komplikationen in wechselnder, oft sogar in beträchtlicher Zahl vor. Diese Komplikationen lassen sich fast ausnahmslos als „parainfektiöse" Krankheiten (s. S. 76) einordnen, wo das Virus nicht als die direkte Ursache der Krankheit, sondern nur

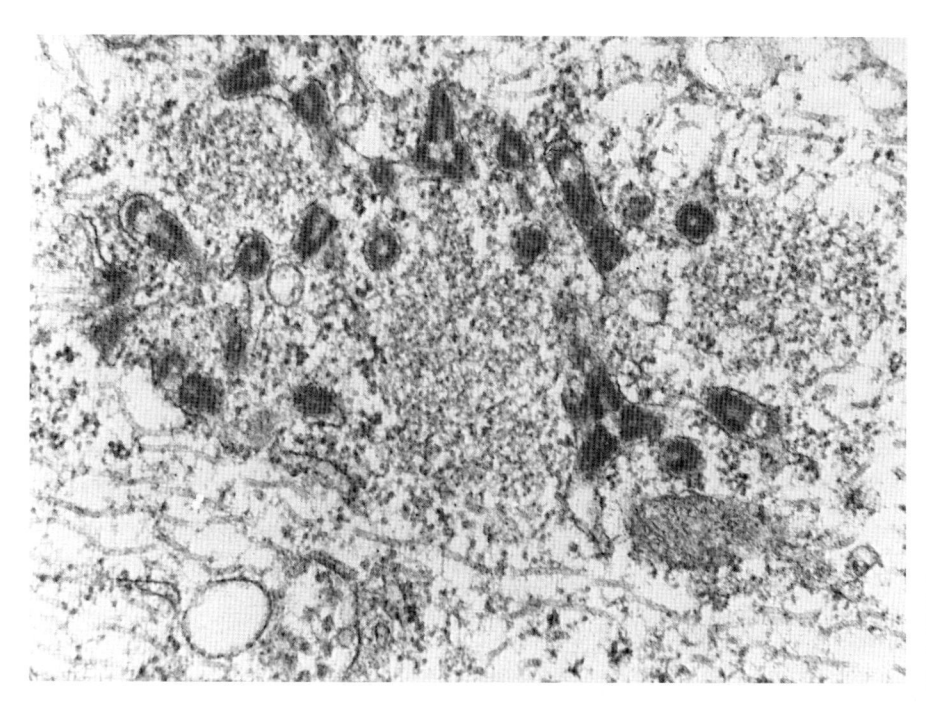

**Abb. 2.22** Massen von filamentösen Nukleokapsidanteilen und komplette Tollwutvirione im neuronalen Zytoplasma, Vergr. 53880×.

als ein Auslöser eines gegen neurale Antigene gerichteten Autoimmunprozesses zu betrachten ist.

*Neuropathologisch* manifestieren sich diese Komplikationen als akute disseminierte Enzephalomyelitis (ADEM, „perivenöse Enzephalitis"), hämorrhagische Enzephalitis oder akute hämorrhagische Leukoenzephalitis (Hurst), Hirnpurpura, toxische (kongestiv-ödematöse) Enzephalopathie und Guillain-Barré-Strohl-Syndrom. Eine echte, primäre Influenzaenzephalitis ist wahrscheinlich selten.

## Encephalitis lethargica (von Economo)

Die Krankheit erschien als eine Pandemie zwischen 1916 und 1918, kleinere Epidemien waren noch bis 1926 zu beobachten. Es lag somit ein zeitliches Überschneiden mit der Influenzapandemie vor; die Encephalitis lethargica war jedoch von den neuralen Komplikationen der Influenza gut differenzierbar.

Die Zuordnung zu Orthomyxoviren ist sehr fraglich. Weil die Isolierung eines infektiösen Agens nie erfolgreich war, wird sie oft unter „Krankheiten mit vermutlicher viraler Ätiologie" behandelt.

**Klinik:** Die Encephalitis lethargica hatte die offenbaren klinischen und pathologischen Merkmale einer primären viralen Enzephalitis. Fieber, Augenmuskellähmungen, schwere lethargisch-somnolente Bewußtseinsstörung und gelegentlich akute Hyperkinesien und Haltungsstörungen standen im Vordergrund.

**Neuropathologie:** *Lichtmikroskopisch* fanden sich mononukleäre perivaskuläre und diffuse mikrogliale Gewebsinfiltrate sowie Neuronophagien mit typischer schwerpunktmäßiger Lokalisation im mesodienzephalen Übergangsgebiet, wo bevorzugt die Wand des III. Ventrikels und die Substantia nigra betroffen waren.

Seltene sporadische Fälle, die klinisch und pathologisch der Encephalitis lethargica ähnlich sind, kommen immer wieder zur Beobachtung (Abb. 2.**23**). Die Identität dieser Fälle mit der von-Economo-Enzephalitis ist fraglich; überwiegend handelt es sich da um Arbovirusinfektionen mit Übergreifen des Prozesses auf das mesodienzephale Übergangsgebiet (Cervós-Navarro u. Mitarb. 1985).

*Immunhistochemische* Untersuchung des in Paraffin aufbewahrten Gehirngewebes von Patienten, die an Encephalitis lethargica akut verstorben waren, gab Hinweise auf die Beteiligung eines neuroadaptierten Stammes des Influenza-A-Virus. Die Spezifität dieser Befunde wurde jedoch nicht eindeutig bestätigt.

### Postenzephalitischer Parkinsonismus

Die besondere Eigentümlichkeit der Encephalitis lethargica ist das 6 Monate bis 20 Jahre nach der akuten Krankheit auftretende progressive Parkinson-Syndrom mit Hypokinesie, Rigor, Tremor und okulogyren Krisen (postenzephalitischer Parkinsonismus, s. S. 230). Nachdem sich das Konzept der „Slow"-Virus-Krankheiten in der Neurologie etabliert hat, bietet sich der Gedanke eines Verbleibens des Agens nach der akuten Krankheit in den Nervenzellen der Substantia nigra an. Die Untersuchung der Gehirne von Patienten mit postenzephalitischem Parkinsonismus mit virologischen, immunhistologischen und elektronenmikroskopischen Methoden hat jedoch diese Annahme nicht bestätigt. Eine andere Erklärung wäre, daß die Lebenserwartung der Nervenzellen, die sich nach der Virusinfektion erholen, verkürzt wird und sie Jahre später progressive Funktionseinbußen erleiden.

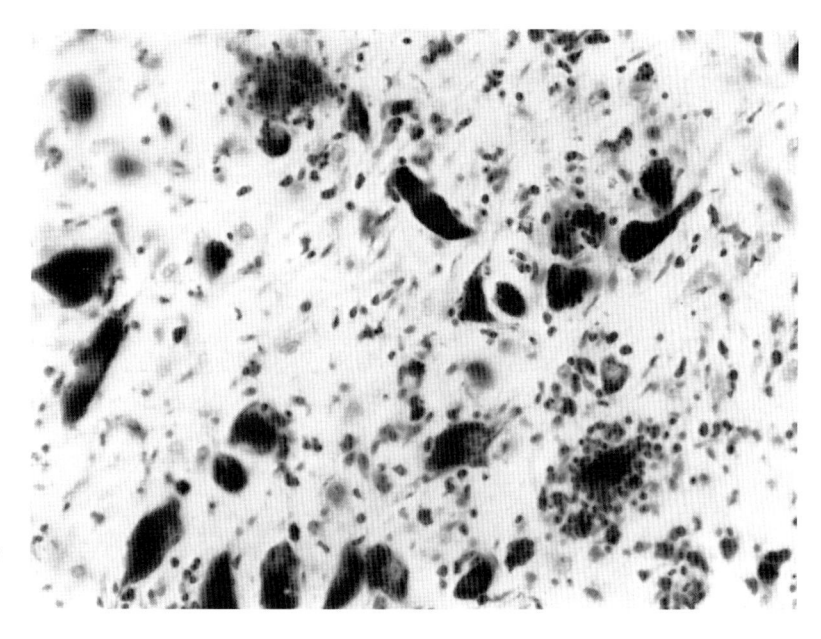

Abb. 2.**23** Pigmentierte Nervenzellen der Substantia nigra. Neuronophagische Knötchen und diffuse Gewebsinfiltrate. Nissl-Färbung, Vergr. 270×.

## Paramyxoviren

Die Paramyxoviren sind sphärische, 150–300 nm große, umhüllte Partikel. Das Nukleokapsid ist im Inneren des Virus unregelmäßig aufgewickelt. Das lineare, einsträngige negative RNA-Genom ist in das helikale Nukleokapsid eingebaut. Die Familie enthält drei Genera: Parainfluenzaviren, Pneumoviren und Morbilliviren. Neurotrope Eigenschaften besitzen die Mitglieder der letzten Gattung, die Masernviren, das SSPE-Virus und das Hundestaupevirus.

### Subakute sklerosierende Panenzephalitis (SSPE)

(Syn.: Subakute Einschlußkörperenzephalitis [Dawson],
Panencephalitis nodosa [Pette-Döring],
Subakute sklerosierende Leukoenzephalitis [van Bogaert])

In den Jahren des Rückganges der Encephalitis epidemica beschrieb Dawson (1933, 1934) in den USA einen neuen Enzephalitistyp mit Einschlußkörperchen („subacute inclusion encephalitis"). Pette u. Döring (1939) grenzten eine Enzephalitis ab, bei der sowohl in der grauen als auch in der weißen Substanz Gliaknötchen vorkommen („Panencephalitis nodosa"). Letztlich hat van Bogaert (1945) Fälle mit prominenter Entmarkung und entzündlicher Sklerosierung des Marklagers veröffentlicht („subakute sklerosierende Leukoenzephalitis"). Greenfield fand 1950, daß sie die Varianten derselben Krankheit sind, und die Entität erhielt den Namen *subakute sklerosierende Panenzephalitis*. Ihre Beziehung zur Masernvirusinfektion wurde Mitte der sechziger Jahre geklärt.

**Klinik:** Die Inzidenz der weitverbreiteten Krankheit ist 1 Fall/Million und Jahr. Der Krankheitsbeginn liegt zwischen dem 2. und 32. Lebensjahr, durchschnittlich im Alter von 7 und 8 Jahren. Jungen sind 3mal häufiger betroffen als Mädchen, und die Inzidenz ist viel höher auf dem Land als in den Städten. Die Krankheit wird mit intellektuellem Rückgang, Verhaltens- und Persönlichkeitsänderungen eingeleitet. Darauf folgen kortikale Herdsymptome wie gnostische Störungen und extrapyramidale Hyperkinesien in Form charakteristischer Myoklonien. Diese werden im EEG von hypersynchronen Komplexen von Spitzenpotentialen und langsamen Wellen begleitet. Im Liquor geringgradige Pleozytose mit Lymphozyten und Plasmazellen, Erhöhung des Gammaglobulingehaltes mit oligoklonalen Banden im Gammabereich und eine Erhöhung des Antikörpertiters gegen Masernvirus sind feststellbar. Die letzte Phase der Krankheit ist charakterisiert durch allgemeine Muskelrigidität, vegetative Instabilität und Stupor. Der Verlauf ist subakut-progressiv, der Ausgang ist ausnahmslos tödlich. Der durchschnittliche Verlauf beträgt 1–2 Jahre; in kleiner Zahl sind auch foudroyante Verläufe mit 3–4 Monaten und chronische Verläufe mit 4–10 Jahren bekannt. Die Mehrzahl der betroffenen Kinder hatten vor dem 2. Lebensjahr Masern.

**Neuropathologie:** Das *makroskopische* Bild des Gehirns hängt vom Krankheitsverlauf ab. Bei den Fällen mit kurzem Verlauf ist das Gehirn wenig auffällig; die weiße Substanz kann stellenweise gräulich verfärbt erscheinen. Bei längerer Krankheit sind die Windungen atrophisch, an den Schnittflächen ist das Ventrikelsystem erweitert, und in der weißen Substanz erkennt man mottenfraßartige, mehr oder minder ausgedehnte, homogene Herde mit grauer Farbe. Die graue, vornehmlich aber die weiße Substanz ist beim Tasten hart. Bei sehr langem Überleben sind schwere kortikale Atrophie und enormer, symmetrischer Hydrocephalus internus beschrieben worden.

*Lichtmikroskopisch* stehen in Fällen mit kurzem Verlauf leptomeningeale und adventitielle lymphomonozytäre Infiltrate im Vordergrund (Abb. 2.24). In der Rinde sind mit gewisser regionaler Variabilität Untergang von Nervenzellen, vereinzelte Neuronophagen und Hyperplasie der Astroglia und Mikroglia feststellbar. Intranukleäre Cowdry-Inklusionen vom Typ A sind in vielen kortikalen Neuronen aufzufinden (Abb. 2.25a). Diese stellen eine homogene eosinophile Masse in der Mitte des Kerns dar, das Restchromatin ist an die Kernmem-

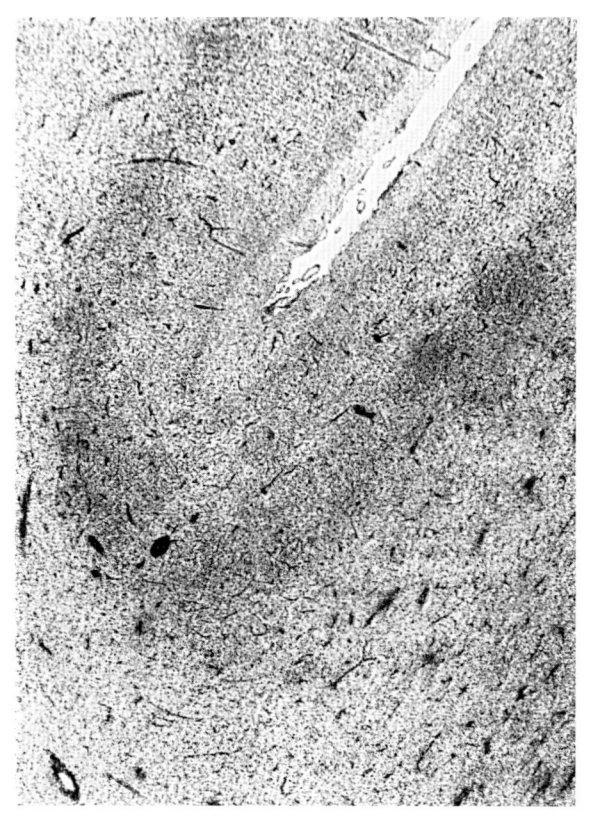

Abb. 2.**24** Subakute sklerosierende Panenzephalitis. Starke perivaskuläre Infiltrate in der Rinde und im Marklager. Okzipitallappen, Nissl-Färbung, Vergr. 21×.

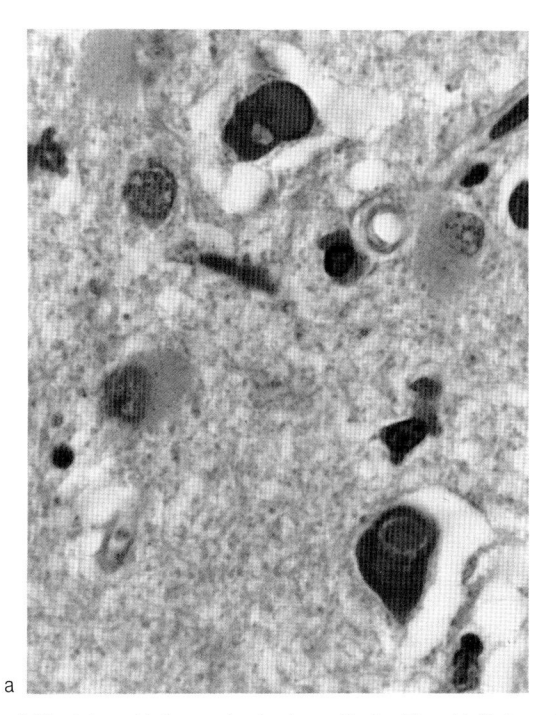

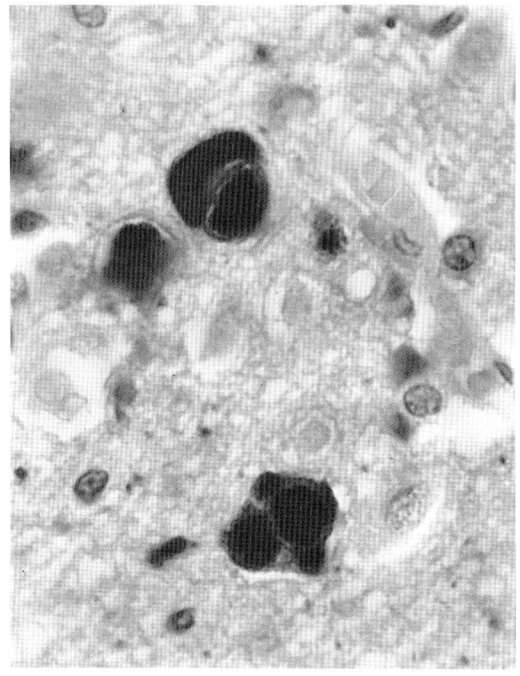

**Abb. 2.25** Intranukleäre und zytoplasmatische Einschlußkörper in kortikalen Neuronen bei SSPE. **a** HE-Färbung, Vergr. 890×. **b** Immunfärbung mit einem Anti-SSPE-Virus-Antikörper, Vergr. 890×.

bran gedrängt. In vielen Fällen findet man zusätzlich auch zytoplasmatische Inklusionen. Diese sind oval oder kipfelförmig und füllen einen beträchtlichen Teil des Zytoplasmas aus. Stellenweise sind in der Rinde und im Marklager auch intranukleäre Inklusionen in Oligodendrogliazellen anzutreffen. In einigen Nervenzellen sind Alzheimersche Fibrillenveränderungen darstellbar.

Im Marklager zeigen sich ebenfalls adventitielle entzündliche Infiltrate, dominieren jedoch die Entmarkung und die Hyperplasie der Astroglia (Abb. 2.26). Der Markscheidenverlust ist diffus oder fokal betont und überwiegend inkomplett. Die subkortikalen U-Fasern sind oft verschont (Abb. 2.27b). Ein sudanophiler Abbau im Zelleib von runden Körnchenzellen ist regelmäßig anzutreffen. Das Ausmaß der Astrogliareaktion ist in der Regel disproportional größer als die Entmarkung. Hypertrophische Astrogliazellen sind in großer Zahl zu sehen; die faserige Gliose ist ebenfalls stark. Oligodendrogliazellen mit internukleären Inklusionen sind vereinzelt zu finden.

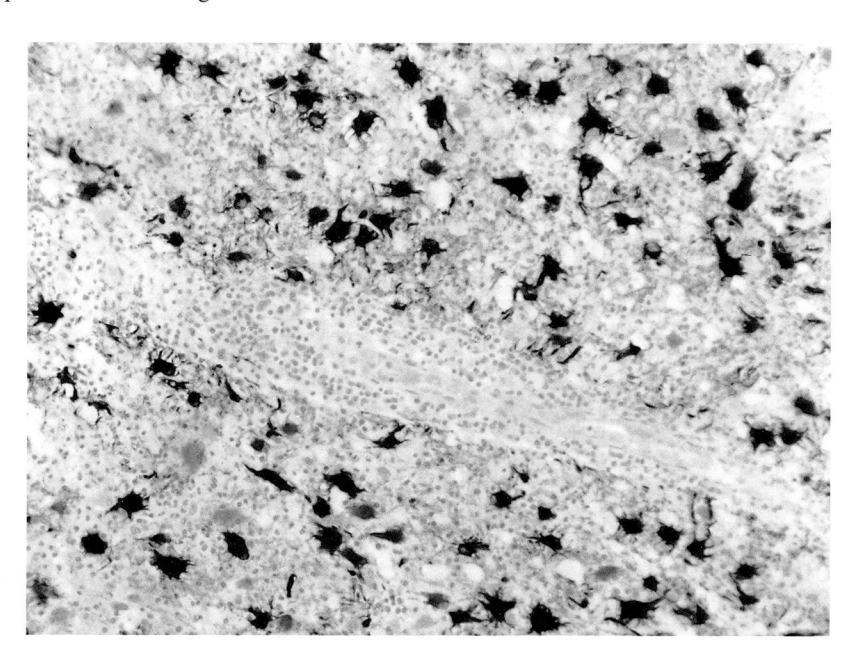

**Abb. 2.26** Subakute sklerosierende Panenzephalitis. Proliferation von reaktiven Astrozyten im Marklager. In der Mitte längsgetroffene kleine Vene mit perivaskulärem lymphomonozytärem Infiltrat. GFAP-Immunfärbung, Vergr. 127×.

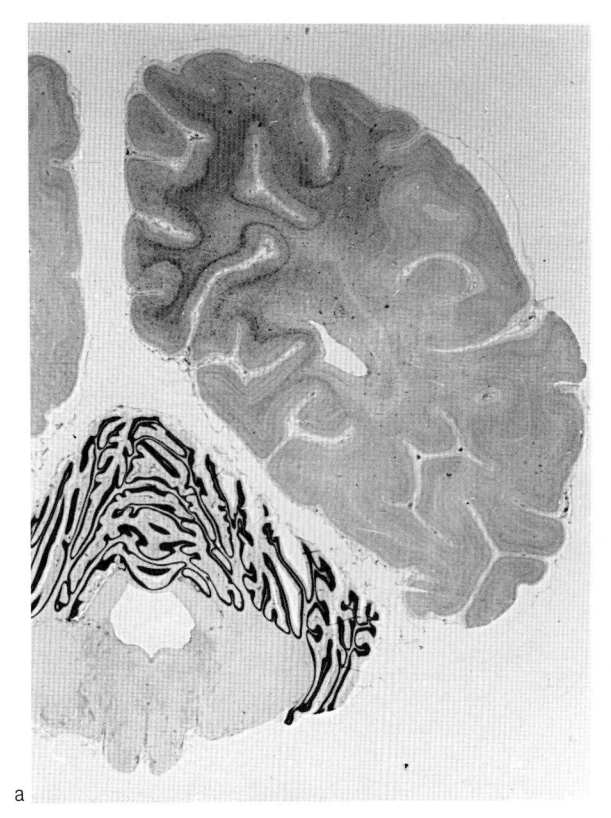

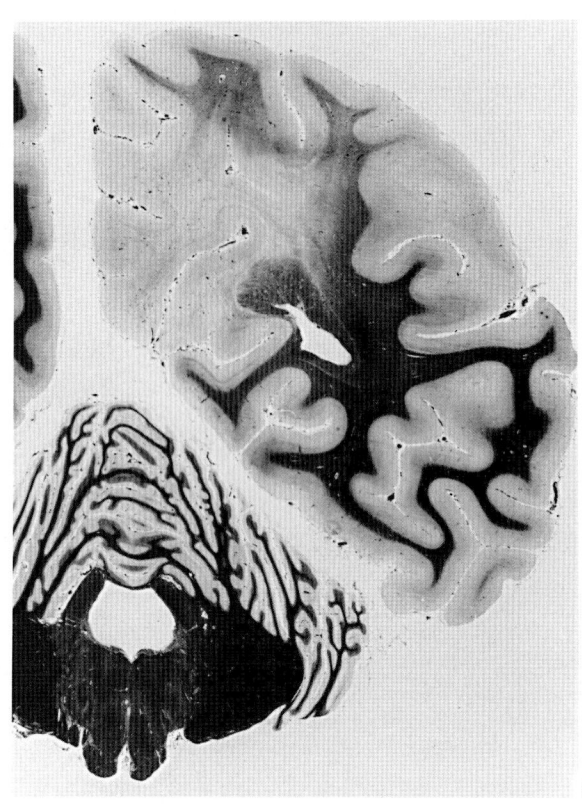

Abb. 2.**27** SSPE. Erhöhte Zellularität durch entzündliche Infiltrate und Gliawucherung sowie Entmarkung parasagittal im okzipitalen subkortikalen Marklager. **a** Nissl-Färbung. **b** Markscheidenfärbung nach Heidenhain.

In Fällen mit langem Überleben ist der Verlust an Neuronen in der grauen Substanz sehr fortgeschritten, die entzündlichen Infiltrate sind spärlich. Einschlußkörper sind nur selten zu finden. Die Entmarkung und die Gliose sind sehr prominent, als Folge des Parenchymverlustes zeigt sich ein hochgradiger, symmetrischer Hydrocephalus internus.

Der entzündliche Prozeß ist nicht in allen Hirnregionen gleichmäßig ausgeprägt. Ein Schwerpunkt ist oft in den parietookzipitalen Arealen feststellbar. In chronischen Fällen sind absteigende Bahndegenerationen im Hirnstamm und Rückenmark feststellbar.

*Immunohistochemischer Nachweis* des virusspezifischen Antigens mit Anti-Masern-Antikörpern gelingt in den intranukleären und zytoplasmatischen Einschlußkörpern (Abb. 2.**25b**). Zytoplasmatische Anfärbung kommt gelegentlich ohne Kernfärbung vor; besonders auffällig eine Immunoreaktivität der Dendriten (Budka u. Mitarb. 1982).

*Elektronenmikroskopische* Untersuchung der Inklusionen legen geschlängelte, tubuläre Strukturen dar, die mit Paramyxovirus-Nukleokapsiden identisch sind (Abb. 2.**28**). Der innere Durchmesser dieser helikalen Nukleokapside beträgt 7 nm, die äußere 17 nm. Sowohl die nukleären als auch die zytoplasmatischen Inklusionen sind aus verwickelten, knäuelartigen Massen solcher Strukturen aufgebaut.

**Pathogenese:** In der Klärung der SSPE waren der Nachweis von Paramyxovirus-Nukleokapsiden und die Entdeckung des erhöhten Antikörpertiters im Blut und Liquor gegen Masernvirus wichtige Schritte. Sie haben auf Masernvirus als einen möglichen Erreger hingewiesen. Der Umstand, daß die Mehrzahl der SSPE-Patienten Masern vor dem 2. Lebensjahr überstanden hat, deutete darauf hin, daß die Unreife des Immunsystems bei der Persistenz des Virus ein wesentlicher Faktor ist. Unter diesen Verhältnissen kommt es zur Bildung eines mutanten Virus, das nicht immer imstande ist, das virusspezifische M-Protein zu bilden. Dieses Protein ist unentbehrlich für die Anordnung der Nukleokapside unter der Zellmembran, wobei komplexe Viruspartikel mittels des Knospungsprozesses gebildet werden. Der Erfolg ist eine starke Einschränkung der Verbreitung mit einem protrahierten enzephalitischen Verlauf. Die Vakzination mit dem attenuierten lebendigen Virus schränkt vermutlich die Produktion jener Mutanten stark ein.

### Subakute Masernenzephalitis

Kinder und Erwachsene mit defektiver zellulärer Immunität (lymphoproliferative Krankheiten, immunosuppressive Behandlung) können einer subakuten Enzephalitis anheimfallen, falls sie in diesem Zustand erstmalig mit Masernvirus in Kontakt kom-

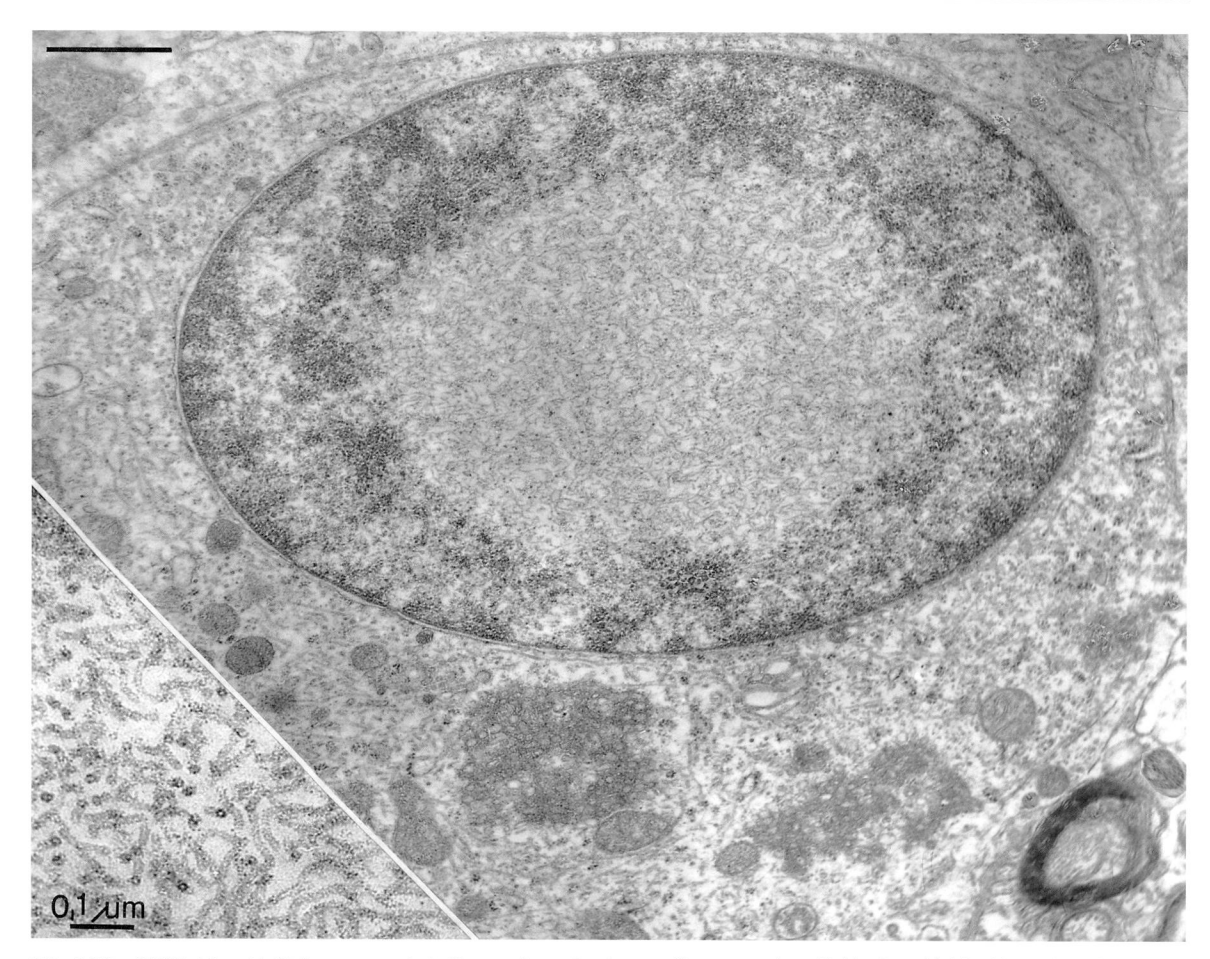

Abb. 2.**28** SSPE. Einschlußkörper aus tubulofilamentösen Strukturen (Paramyxovirus-Nukleokapside) im Kern einer Oligodendrogliazelle. Die Querstreifung der Nukleokapside (Inset) entsteht durch helikale Aufwicklung des filamentösen Ribonukleoproteins. Die zytoplasmatischen Aggregate der Nukleokapside sind in einer feingranulären Matrix eingebettet. Vergr. 18000×, Inset 90000 (freundlicherweise überlassen von Frau Dr. M. Mázló).

men. Aufgrund der klinischen und histologischen Merkmale läßt sich diese opportunistische Infektion von der SSPE und von der parainfektiösen Enzephalitis unterscheiden.

Einige Monate nach Masern mit gewöhnlichem Verlauf entfaltet sich die fatale subakute Enzephalitis mit Krampfanfällen, Myoklonien, neurologischen Herdsymptomen, Stupor und Koma. Antimasernantikörper sind nur bei einigen Kranken erhöht.

Der *makroskopische* Hirnbefund ist meist unauffällig. *Mikroskopisch* sind immer eosinophile intranukleäre, seltener zytoplasmatische Einschlußkörper anzutreffen; immunhistochemisch lassen sich diese Stellen, aber auch die Dendriten und Axone positiv darstellen. Entzündliche Infiltrate sind als Folge der gestörten zellvermittelten Immunantwort nur spärlich zu finden. *Elektronenmikroskopisch* sind im Gehirn komplette Masernviruspartikel nachzuweisen.

## Papovaviren

Die Papovaviren (papilloma-polyoma-vacuolating agents) sind kleine (45–55 nm), unumhüllte ikosaedrische Partikel mit doppelsträngiger, zirkulärer DNA. Die Papovavirusfamilie ist in zwei Genera geteilt. Gruppe A (Papillomaviren) sind tierische und menschliche Warzenviren; Gruppe B (Polyomaviren) enthält das SV-40-Virus (simian vaculating agents), das bei Rhesusaffen eine persistente, inapparente Infektion verursacht und das JC-Virus, das von immunsupprimierten Menschen isoliert wurde. Die Mitglieder der Gruppe B sind onkogen bei Tieren, sie erzeugen bei Meerschweinchen Hirntumoren. Die Virusätiologie der progressiven multifokalen Leukoenzephalopathie (PML) war erst aufgrund des EM-Nachweises von Papovaviren in ähnlichen Partikeln vermutet (ZuRhein u. Chou 1965); nachfolgend wurden JC- und SV-40-Viren aus dem Gehirn PML-Kranker isoliert.

## Progressive multifokale Leukoenzephalopathie (PML)

Die Krankheit wurde von Åström, Mancall u. Richardson (1958) beschrieben. Sie tritt als opportunistische Infektion bei lympho- und myeloproliferativen Krankheiten sowie bei anderen Malignomen auf. Sie kann auch bei immunosuppressiv Behandelten, sowie bei AIDS-Patienten und ausnahmsweise auch bei Menschen ohne eine bekannte Krankheit auftreten.

**Klinik:** Der Anfang ist schleichend mit intellektueller Leistungsverminderung, die in eine progressive Demenz übergeht. Die psychischen Symptome werden von fokalen kortikalen Ausfallsymptomen begleitet. Der Ausgang ist innerhalb von 3 bis 6 Monaten fatal. Der Liquorbefund ist unauffällig, serologische Untersuchungen sind inkonklusiv, da bei 20–80% der Normalpopulation Antikörper gegen Gruppe B Papovaviren nachweisbar sind. Das CT stellt multiple, subkortikale hypodense Herde dar.

**Neuropathologie:** *Makroskopisch* sind an den Schnittflächen des Großhirns im Marklager, bevorzugt in der subkortikalen Zone, multiple, mottenfraßartige Herde anzutreffen. Die graue Farbe dieser Herde weist auf einen Myelinverlust hin. Einige Herde sind auch in der Rinde zu finden. Die Herde sind in den Stammganglien, im Thalamus und im Marklager des Kleinhirns seltener und im Hirnstamm und Rückenmark außergewöhnlich.

*Mikroskopisch* erkennt man multifokale, scharf abgegrenzte konfluierende Entmarkungsherde von unregelmäßiger Gestalt (Abb. 2.**29**).

Nebeneinanderliegende Herde konfluieren oft. Bei der einen Hälfte fehlen entzündliche Infiltrate, bei der anderen Hälfte der Fälle sind nur geringe perivaskuläre Ansammlungen von Lymphozyten und Monozyten nachweisbar. Der wichtigste Befund ist die Veränderung der Oligodendrozyten. Der Kern eines Teiles dieser Zellen vergrößert sich beträchtlich durch Einschlüsse, meistens in der Randzone der Herde (Abb. 2.**30a**). Die Kerne werden kompakt, basophil, der Zytoplasmasaum bleibt dünn. In der Mitte der Entmarkungsherde gehen die Oligodendrozyten zugrunde. Einen anderen auffälligen zytologischen Befund stellen bizarre, hochgradig vergrößerte Astrozyten dar (Abb. 2.**30c**). Die Kerne sind oft monströs und von grober Chromatinstruktur. Die Zellen erinnern an neoplastische Astrozyten. In der Mitte der Herde sind viele große, abgerundete Fettkörnchenzellen zu finden. Die Axone sind überwiegend verschont, können aber in der Mitte der Herde zugrunde gehen, so daß das Bild einer inkompletten Nekrose entsteht.

*Immunohistochemische* Untersuchung der Herde mit Antikörpern gegen die JC- oder SV-40-Viren stellt eine positive Kernfärbung der großen und auch der noch gering vergrößerten Oligodendrozyten dar (Abb. 2.**30b**).

In der Mitte der Herde sind kaum immunoreaktive Zellen zu finden. Ein Teil der bizarren, anaplastisch veränderten Astrozyten zeigt auch eine positive Immunfärbung. Papovavirusantigene sind bei Fällen, die in der progressiven Phase verstorben sind, regelmäßig nachweisbar (Budka u. Shah 1983).

Bei der *elektronenmikroskopischen Untersuchung* der veränderten Oligodendrogliakerne sind

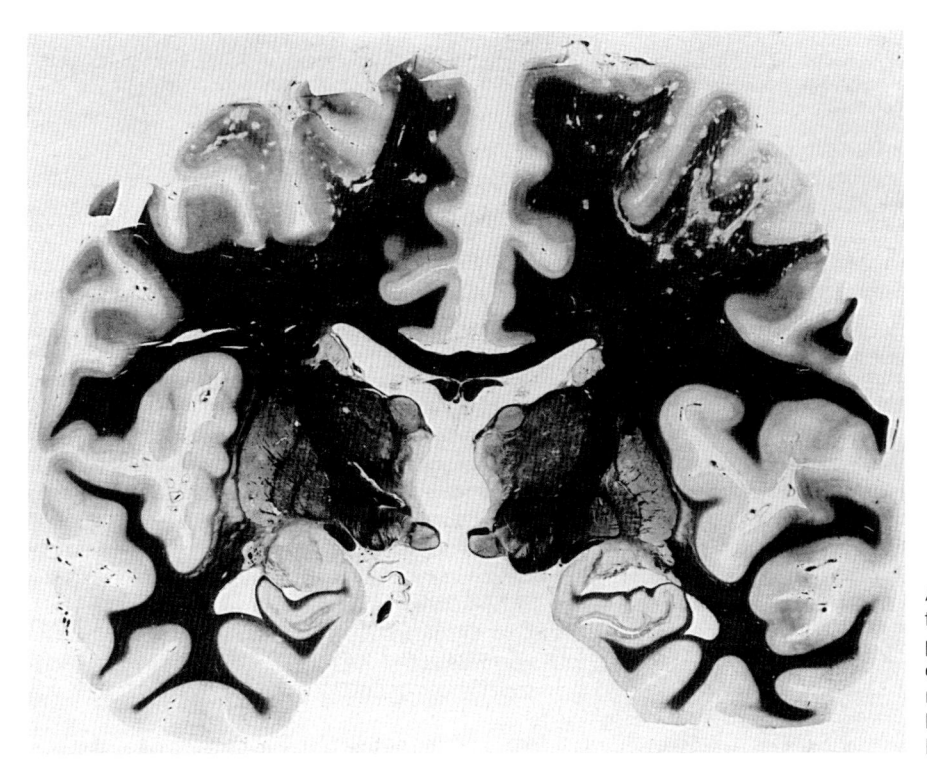

Abb. 2.**29** Progressive multifokale Leukoenzephalopathie. Mottenfraßartige runde, teils konfluierende Entmarkungsherde im subkortikalen Marklager und in der Rinde.

Polio- und Panenzephalitiden 65

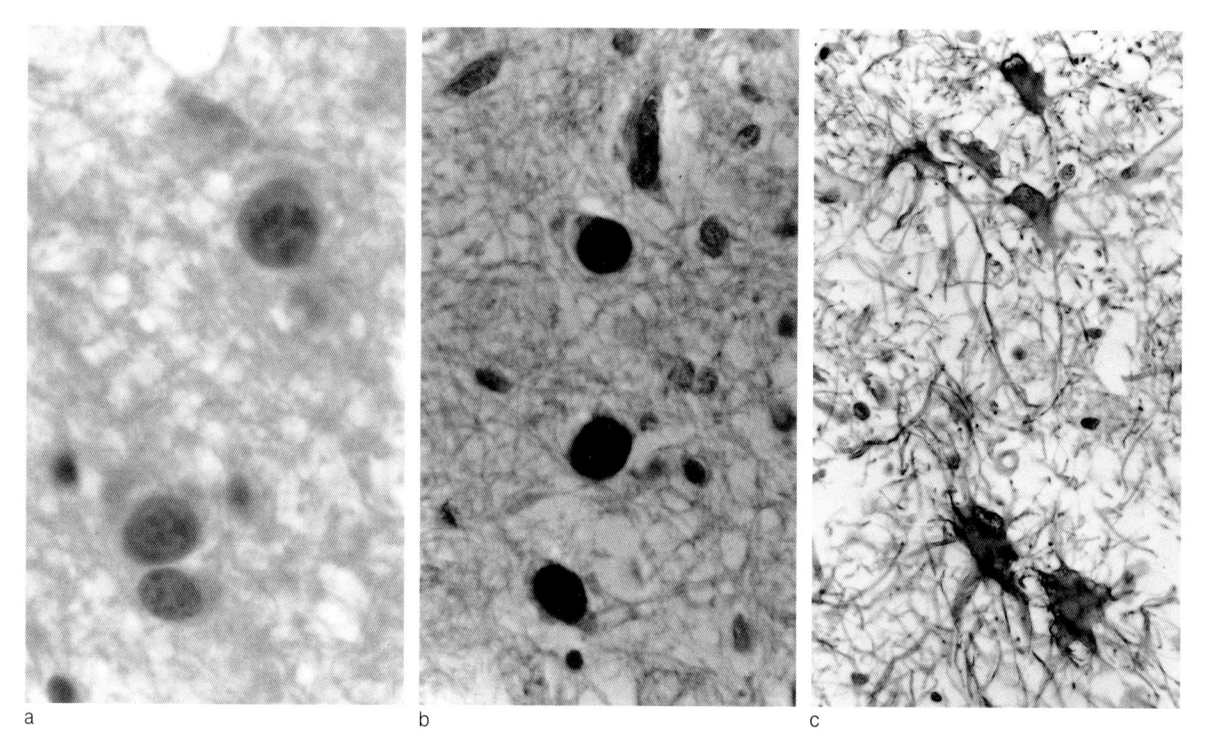

Abb. 2.**30** Gliaveränderungen bei progressiver multifokaler Leukoenzephalopathie. **a** Pathologisch vergrößerte Oligodendrogliakerne mit opaquer, teils fleckiger Struktur. HE-Färbung, Vergr. 450×. **b** Immunfärbung der vergrößerten Oligodendrogliakerne mit einem Anti-Papovavirus-Antikörper, Vergr. 600×. **c** Bizarre, monströse Astrogliazellen. GFAP-Immunfärbung, Vergr. 160×.

sphärische Partikel mit einem Durchmesser von 35–40 nm und filamentöse Partikel mit einem Durchmesser von 18–26 nm nachweisbar (Abb. 2.**31**). Die sphärischen Papovaviruspartikel bilden oft parakristalline Strukturen, die filamentösen Massen sind unregelmäßig angeordnet.

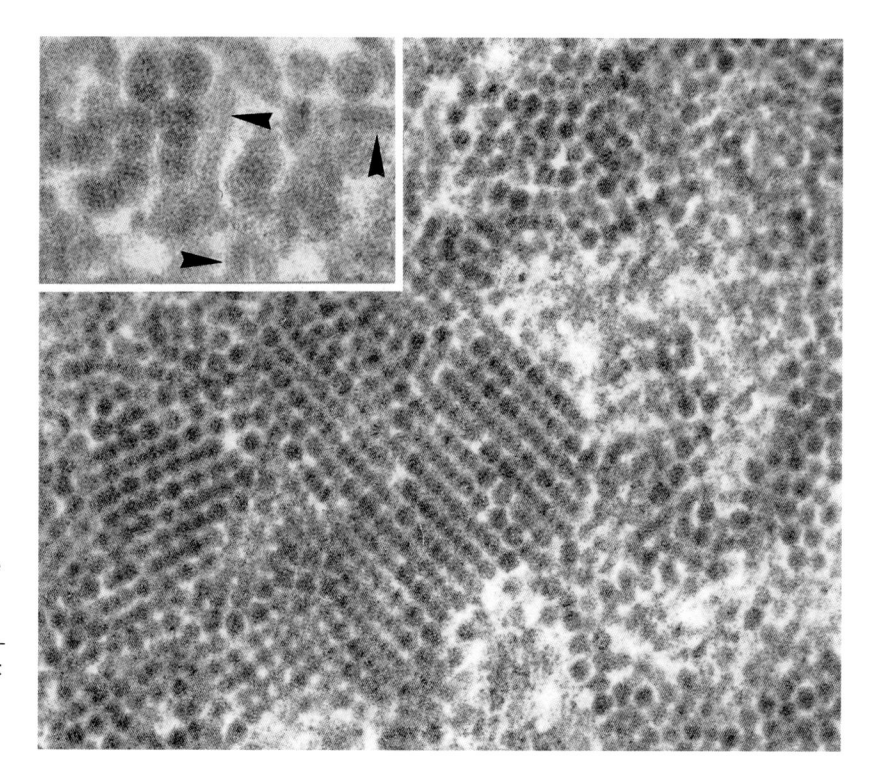

Abb. 2.**31** Progressive multifokale Leukoenzephalopathie. Kubische Papovaviruspartikel in parakristalliner Anordnung im Kern eines Oligodendrozyten. Vergr. 40 000×. Inset: kubische und filamentöse Formen (Pfeilspitzen) des Virus, Vergr. 80 000×.

**Pathogenese:** Die Virusinfektion der Oligodendrogliazellen ruft den Untergang der Markscheiden und die der Astrozyten eine anaplastische Transformation hervor. Die Defizienz des Immunsystems hat beim Befall des ZNS eine entscheidende Rolle. Die Mechanismen, durch die Papovaviren ins ZNS gelangen, sowie die Ursache der Präferenz dieser Viren zu Gliazellen sind vollkommen ungeklärt. Die theoretische Wichtigkeit der PML liegt in der Tatsache, daß sie die einzige menschliche Erkrankung darstellt, die eine Entmarkung durch Infektion der Oligodendrogliazellen hervorruft. Analoge Tiermodelle sind bei mehreren Virusarten bekannt (s. S. 84). Andererseits weist die anaplastische Veränderung der Astrozyten auf eine mögliche onkogene Wirkung dieser Viren auch beim Menschen hin.

## Herpesviren

Die Glieder dieser Gruppe sind große, ikosaedrische, umhüllte Viren (Durchmesser 100–200 nm) mit doppelsträngiger DNA. Das Nukleokapsid wird im Kern der Wirtszelle zusammengebaut und gelangt durch Knospung in das Zytoplasma. Durch eine zweite Knospung werden die reifen Virione in den extrazellulären Raum ausgeschieden. Die Familie *Herpesviridae* enthält menschen- und tierpathogene Genera. Zur ersten Gruppe gehören das Herpessimplex-Virus Typ 1 (HSV 1) und Typ 2 (HSV 2), das B-Virus (Herpesvirus simiae), das Varicella-Zoster-Virus, das Zytomegalovirus (CMV) und das Epstein-Barr-Virus (EB-Virus). Alle diese Viren besitzen neben pantropen mehr oder weniger ausgeprägte neurotrope Eigenschaften. Persistenz und Latenz im ZNS ist ein weiteres Merkmal dieser Gruppe.

### Herpes-simplex-Virus-Typ-1-Enzephalitis

Sie ist die häufigste akute sporadische Enzephalitis in Europa. Das Virus ist weitverbreitet, bei ca. 90% der Erwachsenen sind virusspezifische Antikörper nachweisbar. Die primäre Infektion erfolgt in der Form einer Oropharyngitis (Gingivostomatitis, „Herpangina"), die durch eine partielle Immunität und inkomplette Elimination des Agens abgeschlossen wird. Periodische Exazerbationen folgen in der Regel als papulöse oder vesikuläre Eruptionen an der Lippe.

Trotz der weiten Verbreitung des HSV 1 ist die Enzephalitis ein seltenes Ereignis, seine Inzidenz beträgt ca. 1 Fall/Million und Jahr.

**Klinik:** HSV-1-Enzephalitis kommt am häufigsten bei Erwachsenen über 40 Jahren vor. Bei mindestens einem Viertel der Erkrankten ist in der Vorgeschichte Herpes labialis bekannt. Der Anfang der Krankheit kann sowohl schleichend mit Persönlichkeitsveränderungen, Halluzinationen und Angstzuständen als auch akut mit hoher Temperatur und Kopfschmerzen sein. Fokale neurologische Symptome weisen auf eine ein- oder doppelseitige temporale Läsion hin. Bei der CT und Kernspintomographie kommen ebenfalls uni- und bilaterale temporo- und frontobasale Läsionszeichen zum Vorschein. Bei der einseitigen Prozeßausdehnung ist eine beträchtliche Massenverschiebung evtl. mit kleinen Blutungen wahrnehmbar. Fokale und generalisierte epileptische Anfälle kommen wiederholt vor. Unmittelbare Todesursache ist die enorme intrakranielle Drucksteigerung, die bald zu Sopor und Koma führt. Die Behandlung mit DNA-Analogen (Vidarabine, Acyclovir) hat die Mortalität bedeutend vermindert; ohne antivirale Behandlung beträgt sie 80–90%.

Die Liquorentnahme ist wegen der intrakraniellen Drucksteigerung nicht risikolos; falls durchgeführt, ist eine Pleozytose von 30–3000/3 mm$^3$ mit eventueller Beimischung von Erythrozyten sowie eine Proteinerhöhung auf 0,5–1,5 g/l feststellbar.

**Diagnose der Herpes-simplex-Enzephalitis.** Die sichere Diagnose ist von außerordentlicher Wichtigkeit, da die frühzeitig eingeführte antivirale Therapie erfolgreich, bei ähnlichen (bakteriellen, Protozoeninfektionen) das Versäumnis der spezifischen Therapie deletär ist. Weder das Bestehen einer Herpeseruption noch der Nachweis des Virus im Liquor und Nasen-Rachen-Raum oder ein erhöhter Serum-Liquor-Antikörpertiter sind spezifisch genug für die Diagnosestellung oder manifestieren sich für einen Therapiestart zu spät. Auch CT und NMR sind für die sichere Dignosestellung ungeeignet, deshalb ist die zerebrale Biopsie angebracht. Bei der Bearbeitung der Gewebsprobe ist die Routinehistologie wenig informativ. Der Nachweis von virusspezifischem Antigen mit der Immunofluoreszenz oder Immunoperoxidasetechnik sowie von Viruspartikeln mit der EM-Technik sichern schnell die Diagnose. Empfindlicher, jedoch langsamer sind virologische Techniken, wie die Gewebekultur und i. c. tierexperimentelle Impfung.

Nach Chen u. Mitarb. (1978) ist der Nachweis eines virusspezifischen Glykoproteins im Liquor zuverlässig.

**Neuropathologie:** *Makroskopisch* erscheint die HSV-I-Enzephalitis als ein nekrotisierender, hämorrhagischer Prozeß, der oft mit starker Asymmetrie an den temporo- und frontobasalen Rindenarealen lokalisiert ist (Abb. 2.**32**). Am häufigsten sind die vorderen Anteile des Gyrus parahippocampalis und Gyrus fusiformis getroffen, regelmäßig setzt sich der Prozeß auch an den Gyrus hippocampi, Gyrus temporalis inferior et medius und an der Inselrinde fort. Der Gyrus cinguli ist regelmäßig getroffen. Im Frontallappen sind die hinteren Gyri orbitales bevorzugte Stellen. Der nekrotisierende Prozeß lädiert in erster Linie die Rinde, dehnt sich jedoch auch auf das Marklager aus. Unter den Stammganglien fallen der Nekrose öfters die Amygdala und das Putamen anheim. Bei einseitig betonter Prozeßausdehnung

Abb. 2.**32** Nekrotisierende Enzephalitis. Links ist der Temporallappen schwer destruiert, rechts ist bevorzugt die Rinde des Temporallappens und der Insel beschädigt.

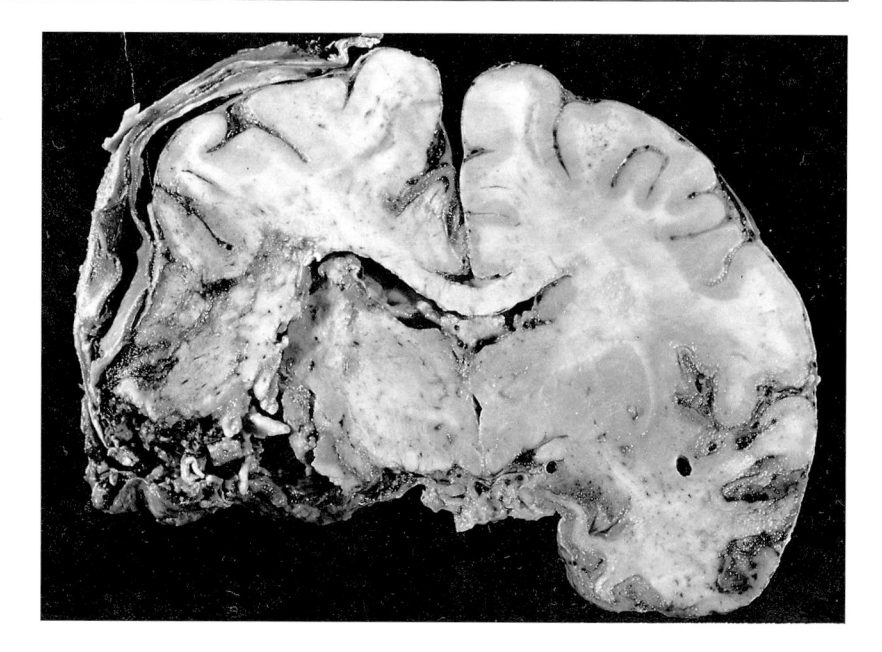

führt das entzündliche Ödem zur Mittellinienverschiebung mit Zingulum- und Unkusherniation sowie zur Verlagerung des Hirnstammes mit sekundären Blutungen im Mittelhirn und Pons. Das Ventrikelsystem ist eingeengt.

*Mikroskopisch* steht in der Frühphase eine inkomplette Nekrose mit Ödem und Erythrodiapedese im Vordergrund. Entzündliche Infiltrate sind an den Leptomeningen, in der Adventitia der Gefäße und diffus im Gewebe anzutreffen (Abb. 2.**33**); neben Lymphozyten und Monozyten kommen auch reichlich segmentkernige Leukozyten vor. Mikroglia infiltriert diffus das Hirngewebe. Zerstreut in der Rinde sind neuronophagische Knoten auch zu finden. Cowdry-Kerneinschlüsse vom Typ A sind in Neuronen, Oligodrendroglia-, selten auch in Astrogliazellen anzutreffen (Abb. 2.**34a**), gelegentlich auch im Marklager. Sowohl die entzündlichen Infiltrate als auch die Einschlußkörper sind an den Randzonen der nekrotischen Areale, wo der Prozeß aktiv fortschreitet, häufiger und intensiver.

Bei längerem Überleben tritt bei den Nekrosen der fettige Abbau in den Vordergrund, zuletzt wandeln sich die zugrunde gegangenen Rindenfelder in mikrozytische Areale mit starker reaktiver Gliaproliferation um. Entfernt von den nekrotischen Gebieten sind mit wechselnder Intensität perivaskuläre oder diffuse lymphomonoplasmozytäre Infiltrate, proliferierende Mikrogliazellen und Neuronophagien aufzufinden. In einigen Fällen ist die Brücke und das Mittelhirn Schauplatz von stärkeren Entzündungen. Beim schwereren Hirnödem und bei künstli-

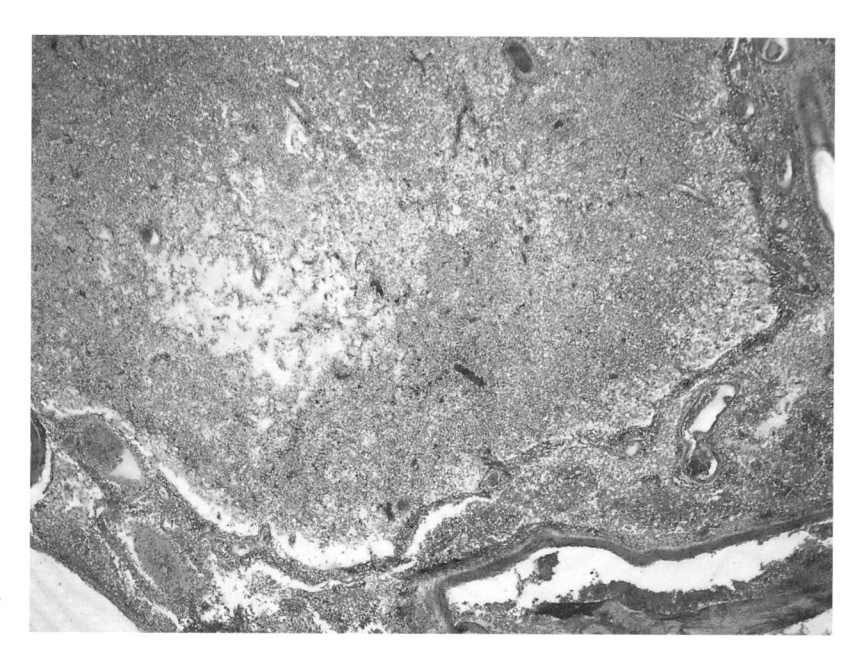

Abb. 2.**33** Herpes-simplex-Enzephalitis (HSE). Nekrotisch-enzündliche Veränderungen im Hirnparenchym, massives zelluläres Exsudat in den Leptomeningen. Frontobasale Rinde. HE-Färbung, Vergr. 16,8×.

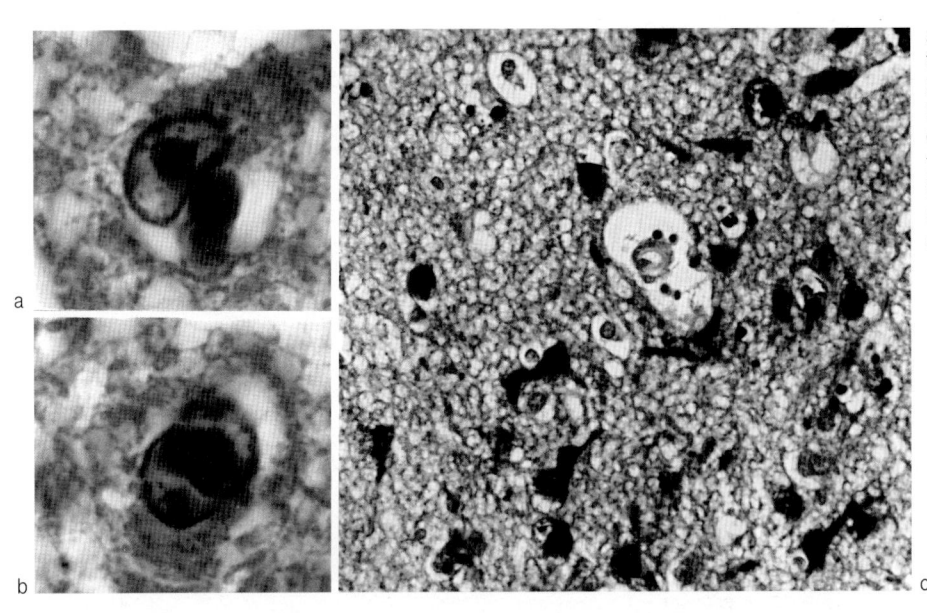

Abb. 2.**34** HSE. **a** und **b** Intranukleäre virale Einschlußkörper in Nervenzellen. HE-Färbung, Vergr. 1460×.
**c** Herpes-simplex-Virus-Antigen enthaltende kortikale Nervenzellen. Immunfärbung mit einem virusspezifischen Antikörper, Vergr. 360×.

cher Beatmung im protrahierten Koma gesellen sich kreislaufbedingte Veränderungen zu den entzündlichen.

Die *immunohistochemische* Untersuchung hat sowohl bei der bioptischen als auch autoptischen Diagnostik eine große Bedeutung. Mit dem virusspezifischen Antikörper lassen sich die Kerninklusionen der Nerven-, Oligodendro- und Astrogliazellen und oft auch die Perikaryen und Dendriten der infizierten Neurone markieren (Abb. 2.**34b**). Das virusspezifische Antigen und auch die lichtmikroskopisch nachweisbaren Inklusionen verschwinden aus den älteren Läsionen. Das Virusantigen ist nach einem Verlauf von drei Wochen kaum nachweisbar (Esiri 1982).

*Elektronenmikroskopisch* werden im Kern einzelne oder in Gruppen geordnete Viren sichtbar, darunter oft viele defektive Partikeln, reichlich fibrilläres und granuläres Virusmaterial (Abb. 2.**35**). Im Zytoplasma sind einzelne umhüllte Viruspartikeln anzutreffen, ausnahmsweise auch Knospung und Exozytose.

### Herpes-simplex-Virus Typ 2 (HSV 2)

HSV 2 ist morphologisch und serologisch dem HSV 1 sehr ähnlich. HSV 2 wird durch Geschlechtsverkehr verbreitet; das Ergebnis der Infektion, Herpes genitalis, neigt ebenfalls zu rezidivierenden Exazerbationen. Die neurologischen Komplikationen – Radikulitis, Meningitis, Myelitis – sind leichter und benigner als die HSV-1-Enzephalitis.

Eine gefährliche Folge des Herpes genitalis ist die Infektion der Neugeborenen *in utero* oder während der Geburt. Die Allgemeininfektion führt zu Leber- und Nebennierennekrosen sowie zu einer diffusen Enzephalitis. Die Mortalität beträgt ca. 60%, der Rest überlebt mit schweren Residualsymptomen. HSV 2 ist für 80% dieser Enzephalitis der Neugeborenen verantwortlich; 20% sind vom HSV 1 verursacht.

Die HSV-2-Infektion von Erwachsenen mit geschwächter Immunabwehr, wie z. B. AIDS, führt ebenfalls zu einer schweren, fatalen Meningoenzephalitis.

**Pathogenese:** Nach der Primärinfektion, einer Herpangina oder Herpes genitalis der Schleimhaut, entsteht eine partielle Immunität. Herpesviren von den Haut- bzw. Schleimhautläsionen werden retrograd axonal ins segmentale sensible Ganglion (Ganglion semilunare Gasseri oder das 2.–4. sakrale Ganglion) geleitet, wo sie ein Leben lang verbleiben. Sie üben auf die sensiblen Ganglienzellen keinen zytopathischen Effekt aus, können jedoch unter bestimmten Verhältnissen reaktiviert werden. Reaktivation führt zum Absteigen der Viren entlang des Axons zur Schleimhaut, wo die lokale Replikation des Virus zu erneuten Schleimhaut- bzw. Hauteruptionen führt. Weiterleitung der Infektion an neue oder andere Wirte erfolgt durch direkten Kontakt mit Schleimhautsekreten oder mit dem Aerosol dieser Sekrete. Während der Latenz sind im Ganglion Viruspartikel und infektiöses Virus nicht nachweisbar. Das Virusgenom wird wahrscheinlich in einer nichtreplizierenden Form in der chromosomalen DNA der Ganglienzelle aufbewahrt. Das Virusgenom ist durch verschiedene Kultivationstechniken aus den sensiblen Ganglien bei einer großen Anzahl von Routineautopsien nachweisbar.

Unklarheit herrscht bezüglich der Pathogenese der Enzephalitis. Theoretisch kann die Enzephalitis Folge einer Primärinfektion, einer Reinfektion oder der Aktivation einer latenten Infektion sein. Die eigentümliche orbitofrontale und temporobasale Lokalisation und die häufige unilaterale Ausbreitung des Prozesses führten zu der Hypothese, daß die HSV-1-Enzephalitis die Folge einer ggf. einseitigen

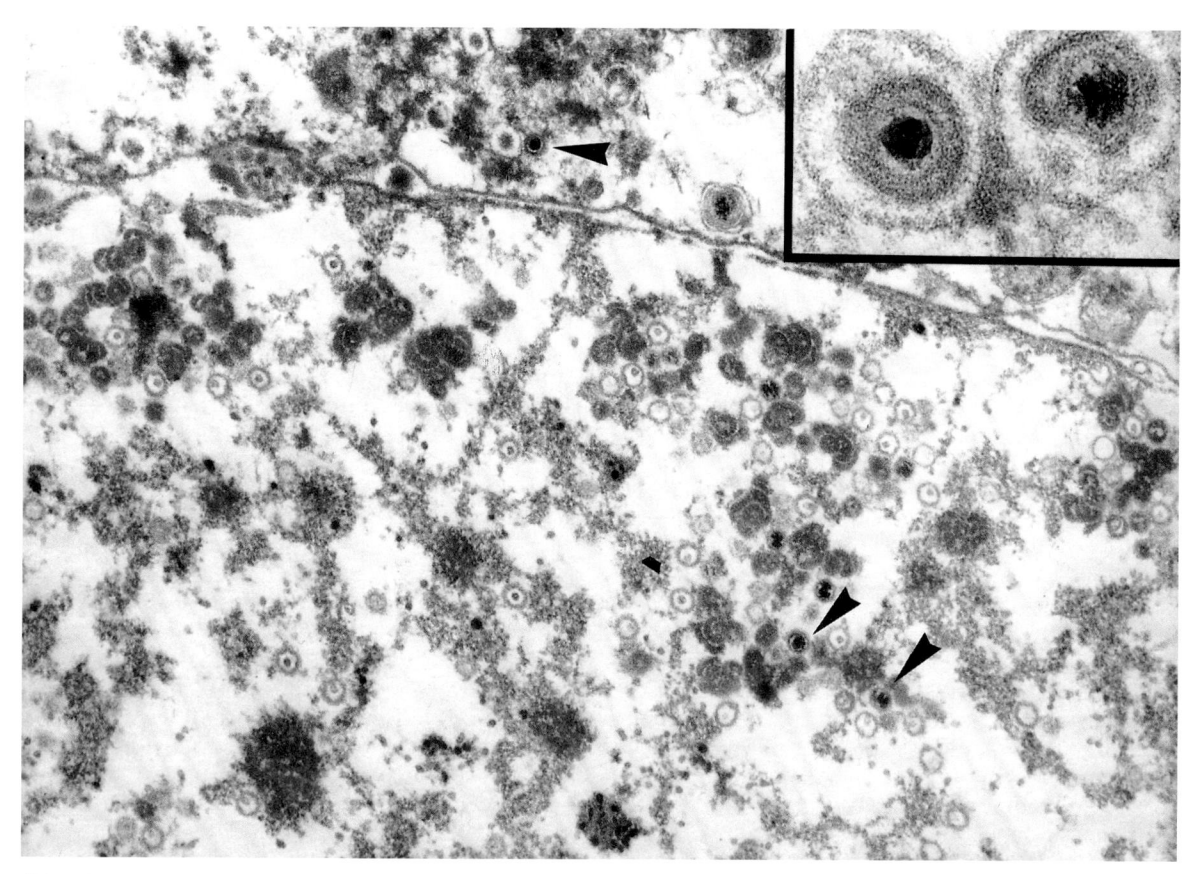

Abb. 2.35 Nukleäre und zytoplasmatische Herpes-simplex-Virus-Partikeln (Pfeilspitzen) in einem Neuron. Im Kern viele inkomplette Partikeln. Vergr. 43200×. Inset: 186600× (freundlicherweise überlassen von Herrn Prof. H.-H. Goebel).

nasalen Infektion wäre. Diese Hypothese betrachtet kaum die Latenz des HSV 1 im Gasser-Ganglion und die Tatsache, daß bei dieser Enzephalitis vom Virus nicht nur Neuronen, sondern auch Gliazellen infiziert werden.

Nach einer weiteren Hypothese ist die Enzephalitis die Folge der anterograden Verbreitung der im Gasser-Ganglion reaktivierten Herpesviren entlang sensibler Nervenfasern.

Die Latenz der Herpesviren scheint bei der Enzephalitis und Myelitis der Erwachsenen eine wichtige Rolle zu spielen. Eine Abschwächung der Immunabwehr ist einer der Faktoren, die den Befall des ZNS ermöglichen. Die vergleichende Analyse der DNA von Viren, die bei der Enzephalitis aus dem Gasser-Ganglion und aus dem Gehirn isoliert wurde, weist darauf hin, daß der Befall des ZNS nicht nur durch Reaktivation, sondern auch durch primäre oder Reinfektion zustande kommen kann.

### Herpes-B-Virus-Enzephalitis

Das Herpes-B-Virus (Herpesvirus simiae) ist in Antigenstruktur den Herpes-simplex-Viren eng verwandt und verursacht latente Infektion mit rekurrenter Reaktivation bei Rhesusaffen. Humane Infektionen wurden bei Tierpflegern und Forschern fast ausschließlich als Folge eines Affenbisses beschrieben. Von der Bißstelle wandert das B-Virus entlang peripherer Nerven zum ZNS, wo es eine transversale Myelitis oder Enzephalitis verursacht. Das neuropathologische Bild entspricht dem einer akuten nekrotisierenden Myelitis bzw. Enzephalitis.

### Herpes zoster

Aufgrund der Beobachtung, daß Kinder in der Umgebung von Erwachsenen mit Herpes zoster Windpocken bekommen können, hat von Bókay (1909) die Identität der Erreger postuliert. Das Varizella-Zoster-Virus ist vom HSV morphologisch undifferenzierbar; in der Antigenstruktur bestehen Ähnlichkeiten.

**Klinik:** Wie beim Herpes-simplex-Virus spielt die Latenz bei den Varicella-Zoster-Infektionen eine wichtige Rolle. Eine Reaktivation, die in der Regel auf ein Ganglion oder auf wenige Ganglien beschränkt bleibt, kommt meistens über dem 45. Lebensjahr vor. Eine vesikuläre Eruption breitet sich über das ganze Dermatom aus *(Herpes zoster)*. Den Hauterscheinungen gehen schmerzhafte Parästhesien im Distributionsgebiet der sensiblen Wurzel voran.

In der Regel sind ein oder zwei Dermatome an derselben Seite befallen. Unter den Hirnnerven ist der *Zoster ophthalmicus* am häufigsten, der häufig auch die Hornhaut angreift. Beim Zoster des N. glossopharyngeus erscheinen die Eruptionen im äußeren Gehörgang und an der oropharyngealen Schleimhaut *(Zoster oticus)*.

Die Inzidenz des Zoster beträgt ca. 3–5 Fälle/ 1000 Einwohner und Jahr. Er ist häufig mit Malignomen, Diabetes, Bestrahlung und immunosuppressiver Behandlung assoziiert. In einem Teil der Fälle bleiben, auf das betroffene Dermatom beschränkt, schwere neuralgische Schmerzen zurück. Bei geschwächter Immunabwehr erscheinen die Eruptionen fast an der gesamten Körperoberfläche *(Zoster generalisatus)*.

Eine seltene Komplikation ist das Übergreifen der Entzündung auf das Rückenmark oder Gehirn (Zostermyelitis bzw. Zosterenzephalitis).

**Neuropathologie:** *Makroskopisch* fällt die Schwellung und Rötung der sensiblen Ganglien auf. *Lichtmikroskopisch* werden perivaskuläre und diffuse lymphoplasmozytäre Infiltrate angetroffen. Entzündliche Zellen kommen um erkrankte Ganglienzellen gehäuft vor (Abb. 2.36). Einzelne Ganglienzellen und Satellitenzellen enthalten intranukleäre Cowdry-Einschlußkörper vom Typ A. Ein Untergang der Ganglienzellen wird auch gelegentlich angetroffen. In den Wurzeln und in den peripheren Nerven sind spärliche lymphoplasmozytäre Infiltrate und ein geringer Markscheidenzerfall zu finden. Auch spärliche lymphozytäre Infiltrate in der Wurzeleintrittszone und im Hinterhorn gehören zum Bild des unkomplizierten Zoster. Bei der Myelitis und Enzephalitis sind noch ausgedehnte Infiltrate, intranukleäre Einschlußkörper und Untergang von Nervenzellen zu finden. In einigen Fällen hat die Entzündung einen nekrotisierenden Charakter. *Elektronenmikroskopisch* sind Viruspartikel nachzuweisen.

In der *Pathogenese* des Zoster sind viele Analogien zur HSV-Infektion erkennbar. Nach überstandenen Varizellen verbleibt das Virus in den sensiblen Ganglienzellen, in erster Linie in den thorakalen Spinal- sowie in den Trigeminus- und Glossopharyngeusganglien. Eine Reaktivation der latenten Infektion erfolgt unter Belastung und Streß, Trauma oder lokaler Neubildung. Eine altersbedingte Verminderung der zellvermittelten Immunität oder Abschwächung der Immunabwehr bei lymphoproliferativen Krankheiten begünstigen die Reaktivierung. Wie bei HSV werden die neu synthetisierten Viruspartikel intraaxonal zur Haut transportiert.

## Zytomegalie

Das Zytomegalievirus (CMV) ist ein weitverbreitetes Herpesvirus. Virusspezifische Antikörper sind bei 50–90% der Erwachsenen nachweisbar. Nach der Primärinfektion kommt es zu langdauernder Ausscheidung von infektiösem Virus in verschiedenen Körpersekreten. Während der nachfolgenden Latenz persistiert das Virus in hämatogenen Zellen. Die Mehrzahl dieser Infektionen bleibt bei den Erwachsenen ohne Symptome.

Die *intrauterine Zytomegalovirusinfektion* hat demgegenüber schwere Folgen. Mit einer Häufigkeit von 1–2% steht das humane Zytomegalovirus an der ersten Stelle intrauteriner Virusinfektionen. 5% der infizierten Neugeborenen weisen Hepatosplenomegalie, Ikterus und Thrombozytopenie auf. Das unreife Nervensystem ist besonders vulnerabel, und es entwickelt sich eine foudroyante nekrotisierende Enzephalitis (Abb. 2.37) sowie eine Chorioretinitis.

Der Name Zytomegalie entstand aus der charakteristischen Vergrößerung und Abrundung der

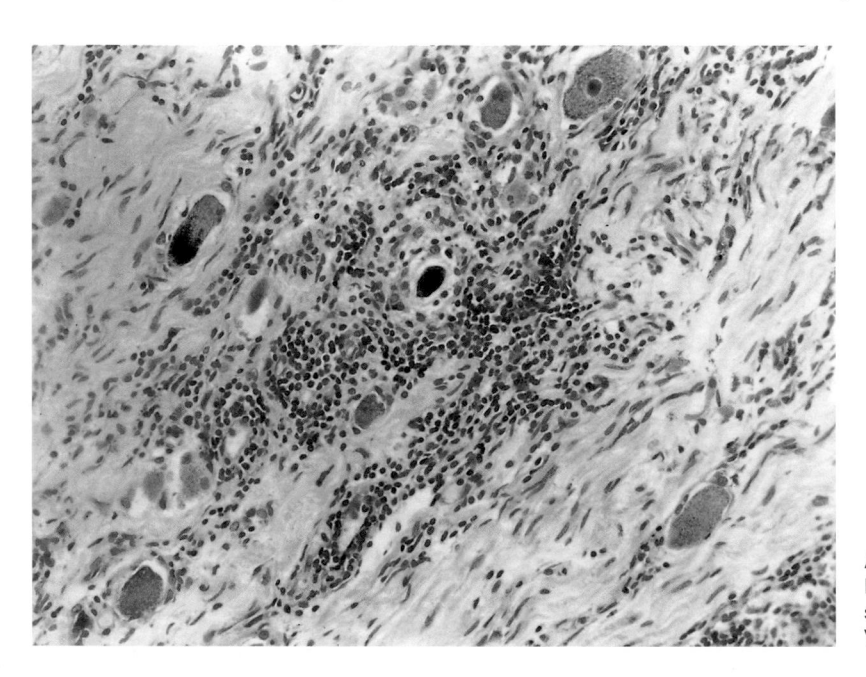

Abb. 2.**36** Zosterganglionitis. Lymphomonozytäre Infiltrate im sensiblen Ganglion. Nissl-Färbung, Vergr. 190×.

Abb. 2.37 Fetale Zytomegalovirusinfektion des Gehirns. Entzündlich-nekrotische Veränderungen in der Hirnrinde. HE-Färbung, Vergr. 31×.

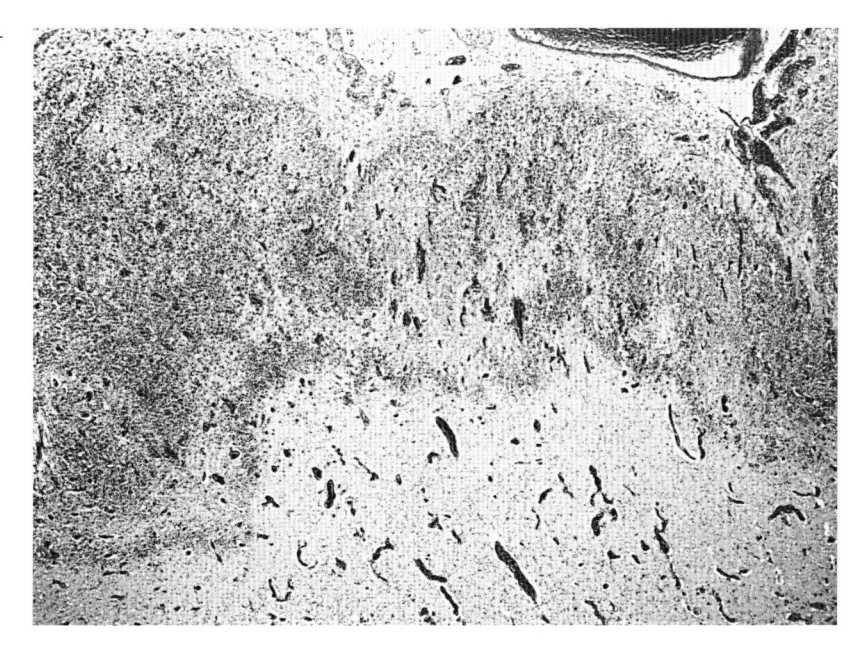

virusinfizierten Zellen. Die Kerne enthalten große eosinophile Einschlüsse, die von einem optisch leeren Hof umgeben sind (Abb. 2.38). Das Zytoplasma beinhaltet granuläre Einschlüsse. *Elektronenmikroskopisch* sind sowohl im Kern als auch im Zytoplasma Viruspartikeln (Abb. 2.39). Bei der *immunohistochemischen* Untersuchung mit virusspezifischen Antikörpern erweisen sich nicht nur die Zytomegaliezellen, sondern auch viele morphologisch kaum veränderte Zellen als positiv (Abb. 2.40). Bei der systemischen Infektion entstehen die Zytomegaliezellen überwiegend in epithelialen Elementen. Im Gehirn und in der Retina ist die Herkunft der Zytomegaliezellen nicht einwandfrei zu bestimmen.

Bei Organtransplantierten und bei Patienten mit AIDS führt die CMV-Infektion zur Invasion des ZNS. Die pathologischen Veränderungen bestehen in spärlichen Gliaknötchen, vornehmlich in der grauen Substanz und in vereinzelten Zytomegaliezellen. Die entzündlichen Infiltrate sind unbedeutend. Im Auge und in den Zytomegaliezellen wurden fokale Destruktionen beobachtet.

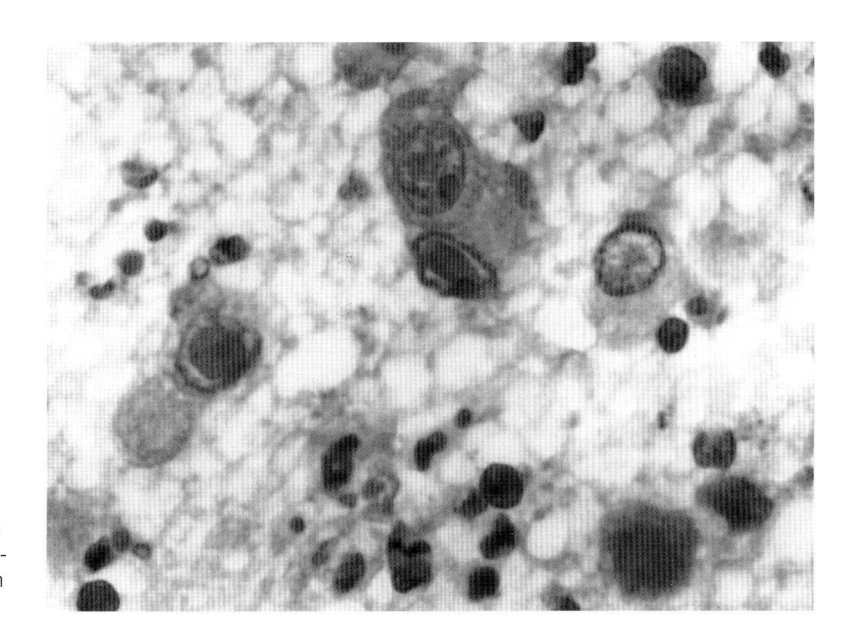

Abb. 2.38 Zytomegalovirus-infizierte Zellen im Gehirn. Charakteristische nukleäre Einschlußkörper in vergrößerten Zellen. HE-Färbung, Vergr. 620×.

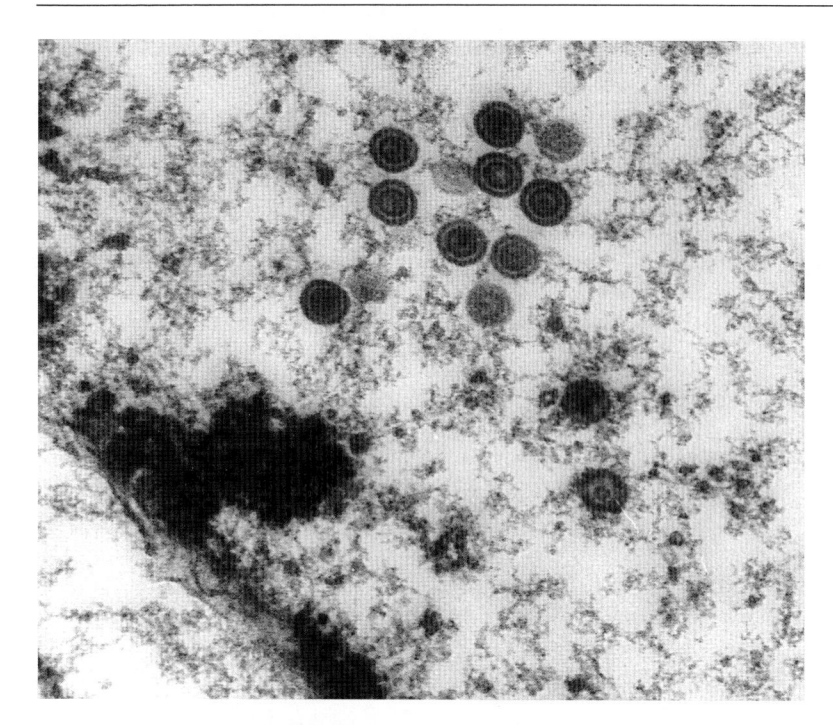

Abb. 2.**39** Zytomegalovirus-Partikeln im Zellkern, Vergr. 64 000×.

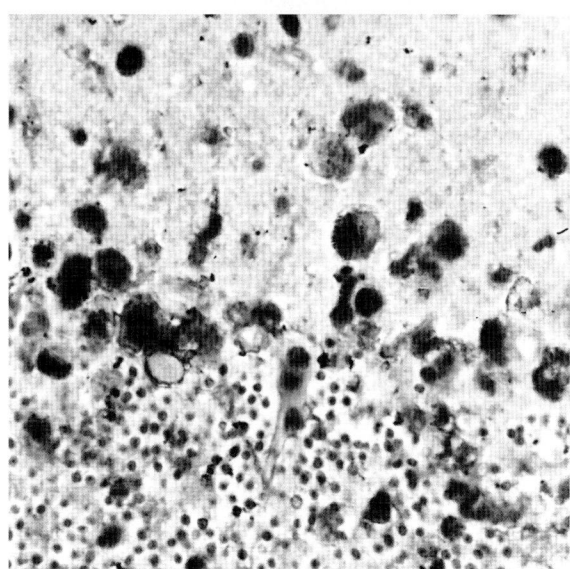

Abb. 2.**40** Immunfärbung des CMV mit einem virusspezifischen Antikörper. Kleinhirnrinde, Vergr. 250×.

## Epstein-Barr-Virus-(EBV-)Infektionen

EBV ist der Erreger des Pfeiffer-Drüsenfiebers (Mononucleosis infectiosa). Bei ca. 1–5% der Patienten mit Mononukleose manifestieren sich neurologische Komplikationen wie aseptische Meningitis, Meningoenzephalitis, Myelitis, Mononeuritis und Guillain-Barré-Strohl-Syndrom. Die Pathogenese dieser diversen, meist gutartigen neurologischen Zustände ist nicht aufgeklärt. Wahrscheinlich handelt es sich nicht um primäre Enzephalomyelitiden, sondern um immunvermittelte neurologische Komplikationen. Bei den wenigen Sektionsfällen wurden diffuse meningeale und intrazerebrale lymphozytäre Infiltrate gefunden.

## Pockenviren

Die Viren der Familie der *Poxviridae* sind große (200–300 nm), blockförmige Mikroorganismen. Pocken und Vakzination mit dem Kuhpockenvirus (Vakziniavirus) sind selten mit parainfektiösen bzw. postvakzinalen neurologischen Komplikationen assoziiert (s. Leukoenzephalomyelitiden, S. 76). Vakzination bei Kleinkindern mit geschwächter Immunabwehr kann mit generalisierter Vakzinia einhergehen. In diesem Zustand wird das ZNS vermutlich direkt vom Vakziniavirus angegriffen.

# Unkonventionelle infektiöse Erreger

## Subakute spongiforme Enzephalopathien

Die Glieder dieser Gruppe (Creutzfeldt-Jakob-Krankheit, Kuru und Scrapie) sind durch das gemeinsame histopathologische Bild, die spongiforme Läsion des Gehirns zusammengefügt. Weitere gemeinsame Merkmale sind die Übertragbarkeit der Krankheit, die lange Latenz, die „unkonventionelle" Natur des Erregers, seine Resistenz gegen die üblichen Desinfektionsverfahren und das Fehlen irgendeiner Immun- bzw. entzündlichen Reaktion gegen das infektiöse Agens. Diese Krankheiten manifestieren sich in der Form eines *degenerativen Prozesses* im ZNS. Aufgrund der infektiösen Natur dieser Zustände ist es jedoch gerechtfertigt, sie in diesem Kapitel zu behandeln.

### Creutzfeldt-Jakob-Krankheit
(Syn.: spastische Pseudosklerose)

Die Beschreibung dieser progressiven Nervenkrankheit stammt von Creutzfeldt (1920) und Jakob (1921). Vor der Entdeckung ihrer Übertragbarkeit war sie den rein degenerativen präsenilen Demenzen zugerechnet. Die Inzidenz dieser Krankheit ist gering, 1 Fall/Million Einwohner und Jahr. Familiäre Fälle kommen in 10–15% vor. Die Krankheit beginnt in der Regel im 50. oder 60. Lebensjahr; ein Beginn vor dem 40. Lebensjahr ist selten.

**Klinik:** In der *Prodromalphase* kommen Ermüdung, Gedächtnisschwäche, Schwindel und Angstzustände vor. In einer *zweiten Phase* wird ein rasch progressiver Abbau der intellektuellen Leistungen manifest, der in einer schweren Demenz endet. Damit sind diverse kortikale Herdsymptome wie aphasische, apraktische, gnostische und Sehstörungen vergesellschaftet. Myoklonische Krämpfe sind konstante Symptome, die mit einem charakteristischen, jedoch nicht spezifischen EEG-Bild einhergehen. Weitere Herdsymptome wie Choreoathetose, Koordinationsstörungen, Amyotrophie und Spastizität kommen ebenfalls vor. Die *terminale Phase* ist durch tiefgreifende Demenz, Dezerebration, Bewegungsunfähigkeit und Einschränkung auf die vegetativen Funktionen charakterisiert. Die Mehrzahl der Kranken sterben innerhalb von 12 Monaten nach Symptombeginn.

Die Symptomatik ist verschieden differenziert. Die *Brownell-Oppenheimer Variante* ist durch prominente zerebellare Läsionszeichen, die *Heidenhain-Variante* durch Sehstörungen und weitere Läsionszeichen der Hinterhauptlappen charakterisiert. Bei der *amyotrophischen Form* stehen Pyramidenbahn- und Denervationszeichen im Vordergrund. Das *Gerstmann-Sträussler-Syndrom* kann auch als eine Variante der Creutzfeldt-Jakob-Krankheit betrachtet werden, deren Leitsymptome Koordinations- und Sprachstörungen, Pyramidenbahnzeichen, Ophthalmoplegie und progressive Demenz sind.

**Neuropathologie:** *Makroskopisch* ist eine in individuellen Fällen regional verschiedentlich betonte Hirnatrophie mit geringem bis mittelgradigem Hydrocephalus internus feststellbar. Im Rückenmark ist die Degeneration der Pyramidenbahnen in einigen Fällen schon makroskopisch wahrnehmbar.

*Mikroskopisch* erkennt man einen Untergang von Nervenzellen, vor allem in den tieferen Schichten, reaktive Hyperplasie der faserigen Astroglia und spongiforme Vakuolisierung der grauen Substanz. Der Untergang von Neuronen erscheint in Form der einfachen Atrophie und Pyknose. Einige Nervenzellen sind vakuolisiert. Die hypertrophen Astrozyten sind über weite Areale verteilt (Abb. 2.41b) und die faserige Gliose hat in der Kleinhirnrinde einen isomorphen Charakter. Die Spongiosität ist eine charakteristische, jedoch keine konstante Veränderung (Abb. 2.41a), die nicht unbedingt parallel mit den zwei anderen Merkmalen geht. Besonders verwirrend ist, wenn sie bei einer kortikalen Biopsie fehlt. Sie kann während des Verlaufes in verschiedenen Arealen verschiedentlich ausgeprägt sein. Die spongiösen Hohlräume sind rund oder oval, ihr Ausmaß schwankt von submikroskopisch bis zur Größe der Riesenpyramidenzellen. Bei der Beurteilung der spongiformen Veränderung ist eine gewisse Zurückhaltung empfohlen, da Kreislaufstörungen, Hirnödem und Präparationsartefakte ebenfalls eine Spongiosität vortäuschen können. Ein Vergleich des lichtmikroskopischen mit dem elektronenmikroskopischen Bild kann lohnend sein.

Im Einklang mit den klinischen Varianten ist in einzelnen Fällen eine stärkere regionale Betonung der Veränderungen feststellbar. Im Hirnstamm und im Rückenmark sind Bahndegenerationen und umschriebene Gliosen zu finden, die an System- bzw. Pseudosystemdegenerationen erinnern. In einigen Fällen wurden im Kleinhirn Kuru-Plaque-ähnliche Gebilde beschrieben. Beim Gerstmann-Sträussler-Syndrom kann das Vorkommen von Amyloid-Plaques ein prominentes Merkmal sein.

*Elektronenmikroskopisch* stellen die runden, optisch leeren Räume die charakteristische Veränderung dar (Abb. 2.42). Sie sind durch Membranen in mehrere Kompartimente geteilt und enthalten geschlängelte oder unregelmäßige Membranfragmente, gelegentlich auch granuläre Debris. Soweit möglich sind die Vakuolen Nervenzellen bzw. Nervenzellfortsätzen zuzuordnen.

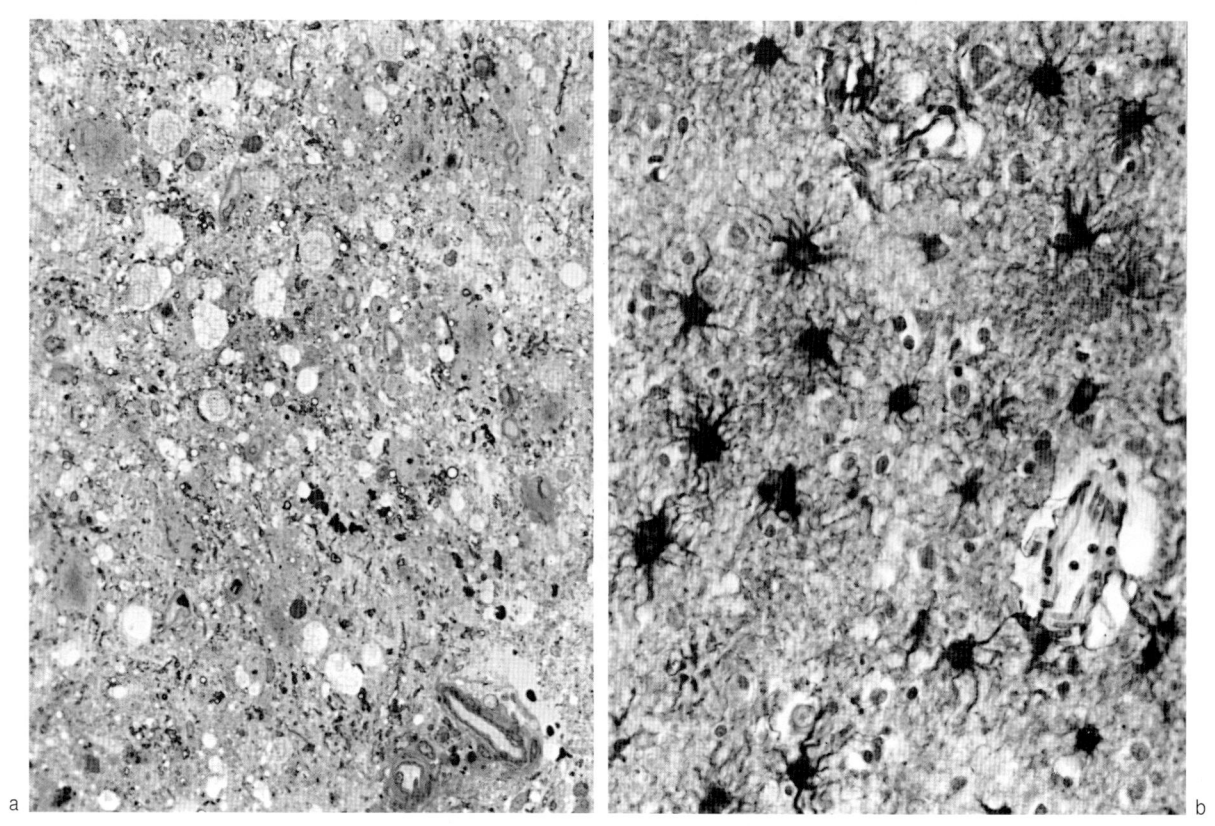

74  2 Entzündliche und infektiöse Erkrankungen

Abb. 2.**41** Creutzfeldt-Jakob-Krankheit. **a** Status spongiosus der Hirnrinde. Kunstharzeinbettung, Semidünnschnitt, Toluidinblaufärbung, Vergr. 350×. **b** Reaktive Astrozyten in der spongiös veränderten Hirnrinde. Silberimprägnation nach Gallyas, Vergr. 350×.

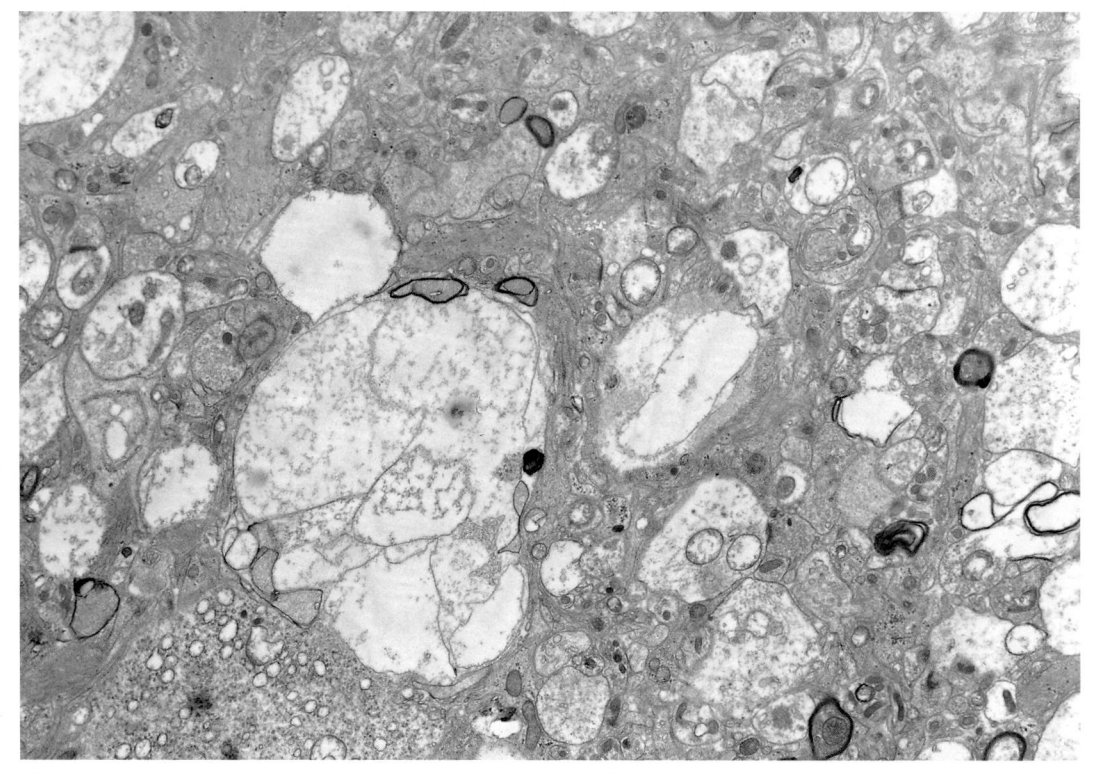

Abb. 2.**42**  Feinstrukturelles Bild des Status spongiosus, Vergr. 5500×.

## Kuru

Kuru ist eine degenerative Gehirnkrankheit, die ausschließlich im östlichen Bergland von Papua und Neuguinea unter dem Fore-Volksstamm vorkommt. Die Inzidenz war in diesem endemischen Gebiet ca. 1% der Gesamtbevölkerung pro Jahr; sie hat sich in den letzten Jahren bedeutend vermindert.

**Klinik:** Die Krankheit war in allen Altersgruppen zu beobachten, am häufigsten aber unter erwachsenen Frauen. Eine progressive Ataxie mit extrapyramidalen Hyperkinesen, wie choreiforme und athetotische Bewegungen sowie Aktionsmyoklonus sind *neurologische* Leitsymptome (Kuru bedeutet Zittern in der Fore-Sprache). Wegen der Ataxie werden die Patienten gehunfähig und können sich selbst nicht mehr ernähren. In der Spätphase werden Muskelschwäche und Demenz beobachtet. Die Kranken sterben 3–24 Monate nach Anfang der neurologischen Symptome.

**Neuropathologie:** *Makroskopisch* ist eine prominente Kleinhirnatrophie feststellbar. *Mikroskopisch* ist der Untergang der Purkinje- und Körnerzellen mit starker Proliferation der Bergmann-Glia auffällig. Es finden sich Kuru-Plaques mit Amyloidablagerungen im Zentrum, das durch einen helleren granulären oder fibrillären Ring umgeben ist. Eine Vakuolisierung in der Kleinhirnrinde ist nicht besonders ausgeprägt. Entzündliche Veränderungen fehlen vollkommen. Nervenzellausfälle und Gliose sind auch im Hirnstamm und Dienzephalon, weniger konstant in den Stammganglien und Großhirnrinde nachweisbar. Im Rückenmark wurde oft eine Degeneration der kortikospinalen und spinozerebellaren Bahnen festgestellt.

## Scrapie

Scrapie ist eine weltweit verbreitete Nervenkrankheit der Schafe und Ziegen. Die neurologischen Symptome manifestieren sich nach einer Inkubation von ca. 2 Jahren. Da stehen Koordinationsstörungen, Tremor, Spastizität und Pruritus im Vordergrund. Infolge der Hautirritation reiben sich die Tiere an Gegenständen, so daß sie ihr Vlies größtenteils verlieren. Nach einem Verlauf von einigen Monaten führt die Krankheit unaufhaltbar zum Tod.

*Neuropathologisch* sind Nervenzelluntergänge, spongiforme Vakuolisierung vornehmlich der grauen Substanz, starke Astrozytose und vereinzelte Amyloidplaques feststellbar. Vorzugslokalisationen sind Kleinhirn, Hirnstamm und Dienzephalon.

**Pathogenese der spongiformen Enzephalopathien:** In Ätiologie und Pathogenese der spongiformen Enzephalopathien sind so viele Gemeinsamkeiten, daß sie gemeinschaftlich behandelt werden können.

Alle drei Krankheiten haben sich als übertragbar erwiesen. Scrapie war erfolgreich auf die Maus und unabsichtlich durch Füttern der Nerze mit dem Fleisch an Scrapie erkrankter Schafe auch auf diese Tierart übertragen („übertragbare Nerz-Enzephalopathie"). Kuru wurde von Gajdusek u. Mitarb. (1966) durch i. c. Injektion des Gehirnmaterials an Affen übertragen. Dies war die erste experimentelle Übertragung einer „slow infection". Die Übertragung des Creutzfeldt-Jakob-Agens auf Schimpansen ist Gibbs u. Mitarb. (1968) gelungen. Eigentümlicherweise ist das histopathologische Bild der experimentell übertragenen Krankheit weitgehend einheitlich, unabhängig davon, welche der spongiformen Enzephalopathien übertragen worden war.

Bei Scrapie hat man erst an eine vertikale Übertragung als den Modus der natürlichen Verbreitung der Krankheit gedacht. Später stellte es sich heraus, daß ein direkter Kontakt für die Übertragung auch ausreichend ist. Es wurde einwandfrei nachgewiesen, daß Kuru durch den rituellen Kannibalismus übertragen wird. Nach der Unterlassung dieser Gewohnheit hat sich die Zahl der Kuru-Kranken drastisch vermindert.

Der Modus der natürlichen Übertragung der Creutzfeldt-Jakob-Krankheit ist unbekannt. Die sehr niedrige Inzidenz macht eine direkte Übertragung unwahrscheinlich; so ein Mechanismus wäre nur bei familialen Fällen (ca. 10–15%) denkbar.

Beachtenswert sind jene wenigen Fälle, bei denen das Agens durch ungenügend sterilisierte Instrumente bei neurochirurgischen Eingriffen, durch transplantierte Hornhautgewebe und, vermutlich, durch Verabreichung des humanen Wachstumshormons übertragen wurde.

Bei extraneuraler Inokulation der Maus mit dem Scrapie-Agens erfolgt die erste Replikation in der Milz und den lymphoretikulären Organen. Bei Kuru und vielleicht auch bei Creutzfeldt-Jakob-Krankheit erfolgt die natürliche Infektion durch die enterale Route. Die in den Viszera nachweisbare Infektiosität bei den letzteren beiden Krankheiten unterstützt diese Behauptung.

Die Agenzien der spongiformen Enzephalopathien sind noch nicht genügend charakterisiert. Der Modus des Nachweises ist noch immer die Titration durch die i. c. Infizierung der Mäuse. Diese Agenzien sind elektronenmikroskopisch nie visualisiert worden und aufgrund von Filtrationsversuchen sind sie in der Größenordnung der kleinsten bekannten Viren (ca. 30–50 nm). Die in Hirnhomogenaten mit negativer Färbung nachgewiesenen stäbchenförmigen Gebilde, die „scrapie-associated fibrils" (SAF) sind höchstwahrscheinlich Amyloidfibrillen. Es wird vermutet, daß die Agenzien den Viroiden, einer Art von Pflanzenviren, ähnlich sind. Die letzteren sind die kleinsten selbstreplizierenden Einheiten in der Biologie. Sie bestehen aus einer sehr kurzen, einsträngigen, zirkulären RNA. So eine Struktur könnte einige Merkmale der Agenzien der spongiformen Enzephalopathien, wie die Resistenz gegen Sterilisationsverfahren, fehlende Immunogenität etc. gut erklären. Die heretische These, daß das Agens ein sich replizierendes Protein wäre, hat die eingehende Prüfung nicht überstanden.

Aufgrund der Beobachtungen an den spongiformen Enzephalopathien wurden Vermutungen geäußert, daß weitere degenerative Krankheiten des ZNS wie die ALS, Parkinson-Krankheit und die Alzheimer-Demenz ebenfalls Folgen einer Infektion mit inkonventionellen Erregern wären (s. Kap. 5).

# Leukoenzephalomyelitiden

Diese Gruppe von entzündlichen Krankheiten ist dadurch charakterisiert, daß der Prozeß überwiegend auf das Marklager lokalisiert ist und mit einem fast elektiven Untergang der Markscheiden (Entmarkung, Demyelinisierung) einhergeht. Sie sind mittelbar, selten sogar unmittelbar mit einer *Virusinfektion* verbunden, und in ihrer Pathogenese spielen *immunologische Mechanismen* eine prominente Rolle.

Das Myelin wird im ZNS von den interfaszikulären Oligodendrogliazellen gebildet. Eine Oligodendrogliazelle versorgt in der Regel Abschnitte von mehreren Axonen mit Myelin. 70% der Markscheide besteht aus Lipiden und 30% aus Proteinen; unter den letzteren ist das basische Myelinprotein (Molekulargewicht 18000) von besonderer Wichtigkeit.

Ein Myelinverlust ist auch für genetisch bedingte metabolische Leukodystrophien charakteristisch. Markscheidenabbau folgt weiterhin dem Untergang des Axons (Waller-Degeneration) und begleitet einige Systemkrankheiten sowie toxische Schädigungen. Die nicht-entzündlichen Entmarkungskrankheiten wurden als sekundäre den primären, entzündlichen Entmarkungskrankheiten gegenübergestellt.

## *Akute disseminierte (perivenöse) Enzephalomyelitis (ADEM)*

(Syn.: parainfektiöse, postvakzinale, serogenetische Enzephalitiden)

Die akuten exanthematösen Infektionskrankheiten können mit neurologischen Komplikationen einhergehen, die sich 5–14 Tage nach dem Erscheinen des Exanthems manifestieren. Sie wurden nach Masern, Mumps, Windpocken, Pocken und Röteln beobachtet. Am häufigsten ist die Enzephalitis nach Masern. Ferner sieht man sie nach Vakzinationen gegen Viruskrankheiten, am häufigsten nach Pockenschutz- und Tollwutschutzimpfung. Selten kann auch die passive Immunisierung mit Seren zu disseminierter Enzephalomyelitis führen. Allen diesen Komplikationen liegt ein einheitliches klinisches und histopathologisches Bild zugrunde.

**Klinik:** Die Symptomatologie ist unabhängig von der Grundkrankheit einheitlich. In einigen Fällen geht nur ein uncharakteristischer Katarrh der oberen Luftwege der Enzephalitis voran. In der Mehrzahl der Fälle handelt es sich um eine einmalige monophasische Krankheit. In der Rekonvaleszenzphase der Grundkrankheit kommt es zu brüsk einsetzendem Fieber, Kopfschmerzen, Erbrechen, meningealen Reizsymptomen und Bewußtseinstrübung. Bei schwerem Verlauf geht die Somnolenz in Sopor und Koma über, Krampfanfälle und neurologische Herdsymptome sind ebenfalls zu beobachten. In einigen Fällen, vornehmlich nach Tollwutschutzimpfung, melden sich myelitische Symptome. Der Ausgang ist bei 10–15% der Fälle fatal. Bei dem Rest erfolgt eine rasche Besserung. Die anfangs schwere Allgemeinveränderung im EEG normalisiert sich parallel mit der klinischen Erholung. In einem Teil der Fälle bleiben Residualsymptome, wie epileptische Anfälle, Herdsymptome oder Verhaltensstörungen zurück.

Bei der *Liquoruntersuchung* ist eine geringe bis mäßige Pleozytose und geringe Proteinerhöhung feststellbar; Liquorveränderungen können aber auch vollkommen fehlen. Ein Virusnachweis aus dem Liquor oder aus dem Gehirn blieb mit wenigen Ausnahmen ohne Erfolg.

**Neuropathologie:** Allgemeinpathologisch reaktive Veränderungen der Milz stellen den wichtigsten Befund dar. *Makroskopisch* zeigt das Gehirn Ödem und Hyperämie. In einigen Fällen erkennt man graue Verfärbung um kleine Gefäße.

*Mikroskopisch* finden sich die entzündlichen Läsionen überwiegend in der weißen Substanz des Gehirns und Rückenmarks. Im Hirnstamm und in den Stammganglien, wo graue und weiße Substanz miteinander gemischt vorkommen, sowie in markscheidenreichen Arealen der Rinde finden sich auch disseminierte entzündliche Läsionen. Die perivaskulären Infiltrate sind aus Lymphozyten, Monozyten und Plasmazellen zusammengesetzt; im akuten Stadium mischen sich auch segmentkernige Leukozyten bei. Die charakteristische Veränderung stellen die perivaskulären Entmarkungsherde dar, die mit den entzündlichen Infiltraten in identischer Verteilung erscheinen (Abb. 2.43a). Die Größe der Entmarkungsherde schwankt zwischen 0,1 und 1,0 mm; benachbarte Herde schmelzen gelegentlich zusammen. Die Gefäße in der Mitte der Entmarkungsherde sind fast immer kleine Venen und Venolen. In den akut verlaufenden Fällen sind einige perivenöse petechiale Blutungen anzutreffen. Von einer Schwellung der Endothelzellen abgesehen, ist die Gefäßwand unauffällig. Die Achsenzylinder sind in den Entmarkungsherden nur geringgradig geschädigt. In den Herden ist das entmarkte Areal dicht von Mikrogliazellen besetzt (Abb. 2.43b). In frischen

Abb. 2.**43** Akute disseminierte Enzephalomyelitis. **a** Perivenöser Entmarkungsherd. Markscheidenfärbung nach Heidenhain, Vergr. 150×. **b** Proliferation von Mikrogliazellen in der perivenösen entmarkten Zone. Nissl-Färbung, Vergr. 130×.

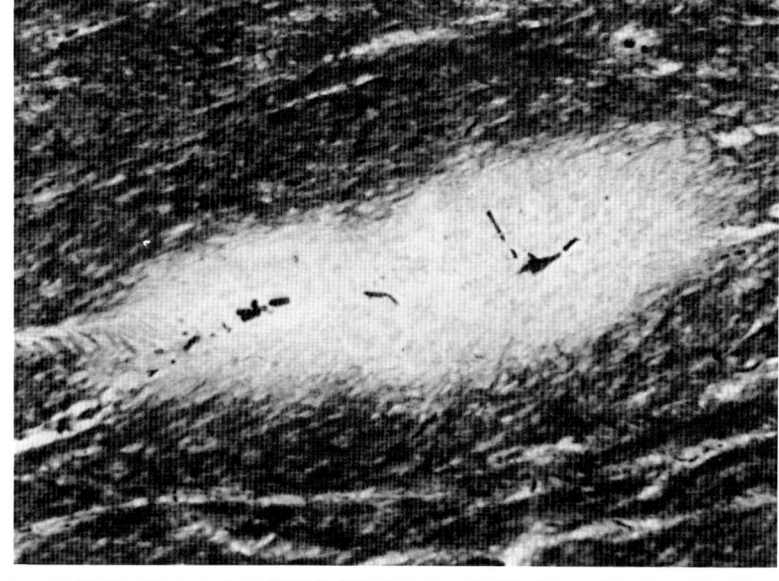

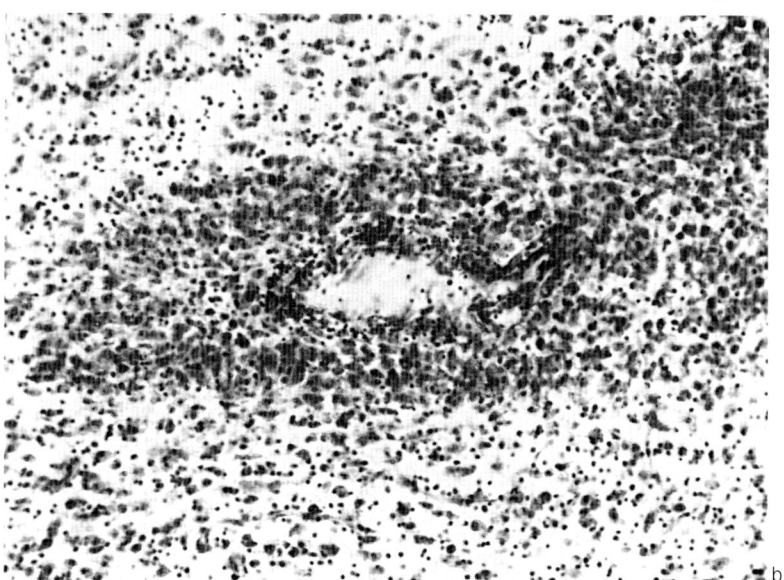

Herden sind die Mikrogliazellen überwiegend spindelförmig, sie werden aber immer plumper und wandeln sich in runde fettgeladene Körnchenzellen um, in denen das Myelin zu neutralem Fett und Cholesterin abgebaut wird. Die Ansammlung von Mikrogliazellen in den perivaskulären Entmarkungsarealen führte zu der Bezeichnung „Mikroglia-Enzephalitis". Die verschieden aufgebauten Herde stellen diverse Stadien desselben Prozesses dar. In der chronischen Phase ersetzt eine faserige Gliose die zugrunde gegangenen Markscheiden.

### Akute hämorrhagische Leukoenzephalitis (Hurst) (AHLE)

Diese akute entzündliche Krankheit wurde erst 1941 von W. Hurst genau definiert. In ihrem pathologischen Bild gibt es so viele Gemeinsamkeiten mit der ADEM, daß sie als die hyperakute Form der ADEM zu betrachten ist.

**Klinik:** Die Krankheit beginnt 4–14 Tage nach einer uncharakteristischen katarrhalen Infektion der oberen Luftwege, ausnahmsweise nach Exanthem, mit Fieber, Kopfschmerzen, meningealen Zeichen, epileptischen Anfällen, Herdsymptomen und schnell fortschreitender Bewußtseinsstörung. In der Mehrzahl der Fälle findet man ein entzündliches, selten auch ein hämorrhagisches Liquorsyndrom. Das CT entdeckt sowohl multiple petechiale als auch größere, konfluierende Blutungen, die auf die weiße Substanz beschränkt sind. Die Enzephalitis führt mit wenigen Ausnahmen innerhalb von einigen Tagen zum Tode. Fälle, die der Verabreichung von Salvarsan, Sulfonamiden, Penicillin oder anderen Arzneimitteln folgten, zeigten einen noch fulminanteren Verlauf. Sie setzten eine Arzneimittelüberempfindlichkeit voraus. In wenigen Fällen ist nicht eine Virusinfektion, sondern eine Sepsis durch gramnegative Bakterien mit Endotoxinschock und Nierenläsion die zugrundeliegende primäre Krankheit (Schwenk u. Gosztonyi 1987).

**Neuropathologie:** Bei der *makroskopischen* Untersuchung des Gehirns stellen neben Ödem und Hyperämie die petechialen Blutungen in der weißen Substanz den wichtigsten Befund dar (Abb. 2.**44**). Sie kommen besonders häufig unter den subkortikalen U-Fasern vor. Der Balken ist fast immer befallen, das Marklager der frontalen und okzipitalen Pole und teilweise auch des Temporallappens ist häufig verschont. Eine einseitige Ausdehnung ist sehr häufig, kommt in mehr als 50% der Fälle vor (Gosztonyi 1978b). Die Petechien breiten sich in diesen Fällen entlang des Balkens in den zentralen Teil der entgegengesetzten Hemisphäre aus. Die petechialen Blutungen konfluieren in einigen Fällen in größere Blutungen. In den von Petechien stark besetzten Gebieten ist die Konsistenz des Marklagers vermindert. Das entzündliche Ödem führt zur Massenverschiebung, Herniationen und sekundären Hirnstammblutungen.

Bei der *mikroskopischen* Untersuchung kann man Ring- und Kugelblutungen erkennen. Die Wand des Gefäßes sowie ein schmaler Ring des perivaskulären Hirngewebes sind oft nekrotisch und mit einer fibrinösen Substanz durchtränkt (Abb. 2.**45**). Selten kommen Herde mit einer breiteren Nekrose des perivaskulären Gewebes ohne Blutungen vor. Elektive perivenöse Entmarkungsherde mit florider Mikrogliawucherung um nicht nekrotische Gefäße kommen neben den Petechien bei Fällen mit längerem Überleben (mehr als 4 Tage) vor. Neben den hämorrhagischen und Entmarkungsherden sind auch perivaskuläre entzündliche Infiltrate anzutreffen.

Von der Akuität des Prozesses hängen die Anteile der verschiedenen Herdtypen ab. Bei den fulminantesten Fällen findet man nur Ödem und Blutungen und sehr geringe entzündliche Infiltrate. Diese Fälle sind als *Hirnpurpura* zu betrachten. Bei längerem Verlauf erscheinen perivaskuläre und diffuse Gewebsinfiltrate, und die Fälle stellen das klassische Bild der AHLE dar. Nach chronischem Verlauf sind perivenöse Entmarkungsherde anzutreffen.

**Pathogenese der ADEM und AHLE.** Trotz der voneinander abweichenden morphologischen Bilder sprechen Lokalisation und Art der Schwerpunktläsionen für die morphologische Wesensgleichheit der zwei Krankheitsbilder (Russell 1955). Obwohl eine akute Virusinfektion diesen Krankheiten oft vorangeht, ist es nie gelungen, aus dem Gehirn den inkriminierten Virusstamm zu isolieren. Dies führte zu der Annahme, daß die Viren eine Sensibilisierung des Organismus gegen das eigene Myelin in Gang setzen. Diese Vorstellung war durch die Experimente bekräftigt, die durch Verabreichen von Rückenmarkshomogenat und Freunds Adjuvant eine Entmarkungsenzephalitis *(experimentelle allergische Enzephalomyelitis,* EAE, Rivers u. Schwentker 1935) hervorrufen konnten. Das basische Myelinprotein (myelin basic protein, MBP), eine Komponente des Myelins, wirkt als Antigen und ist für diese Sensibilisierung verantwortlich. Die allgemeine Virusinfektion, die der Mehrzahl der humanen Fälle

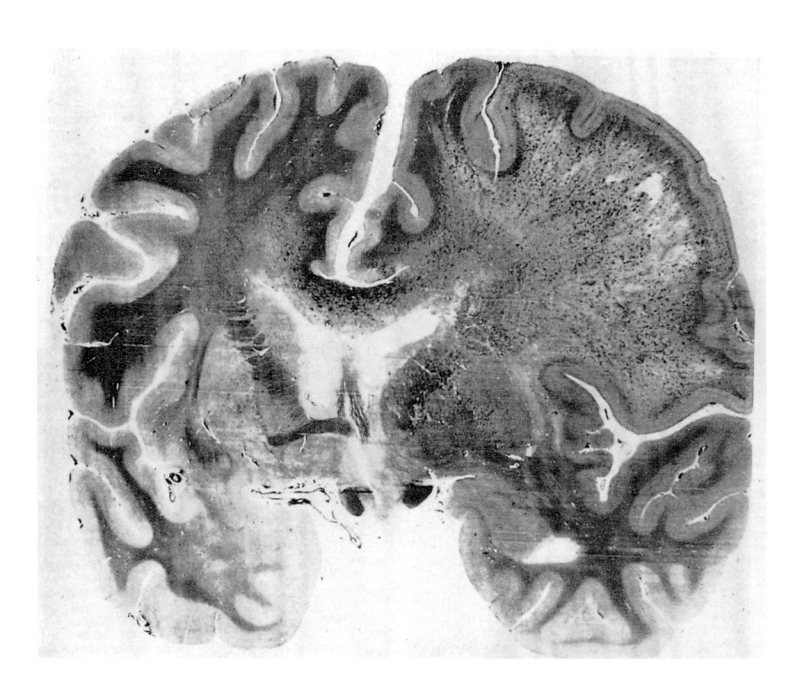

Abb. 2.**44** Akute hämorrhagische Leukoenzephalitis. Ödem, petechiale Blutungen und diffuse Marklichtung im Centrum semiovale rechts. Ausbreitung des Prozesses in die linke Hemisphäre durch den Balken. Die U-Fasern und das Marklager des Temporallappens sind verschont. Markscheidenfärbung nach Heidenhain.

Abb. 2.45 Hämorrhagisch-nekrotischer Herd um eine kleine Vene des Marklagers. Mallory-Färbung, Vergr. 190×.

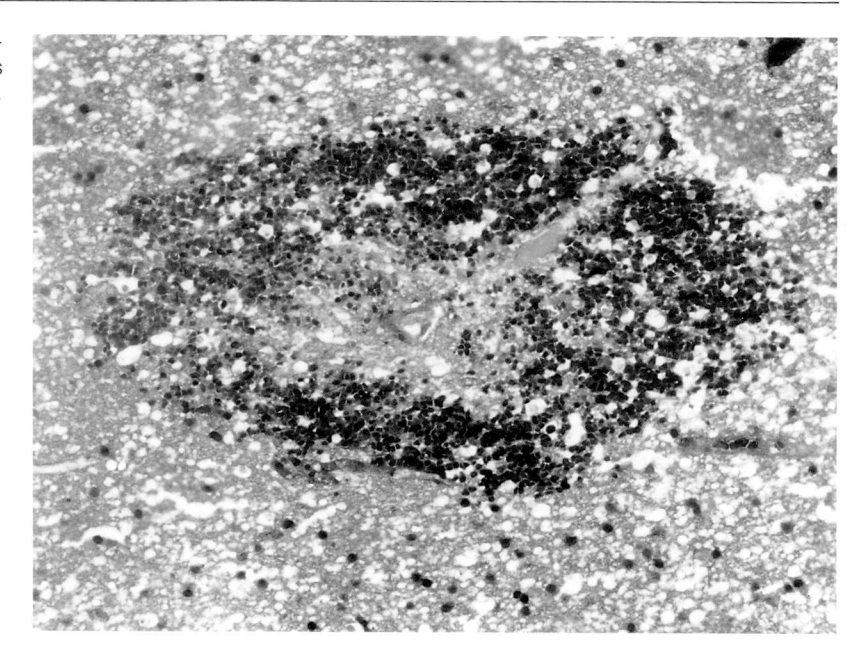

von ADEM vorangeht, bringt eine Permeabilitätsstörung der Hirngefäße hervor, wodurch das Myelin des ZNS für die humorale und zelluläre Immunreaktion zugänglich wird. Die Permeabilitätsstörung bevorzugt die geraden Strecken der dünnwandigen Venolen des Marklagers, in deren Umgebung sowohl die Entmarkungen als auch die hämorrhagisch-nekrotischen Herde gebildet werden.

Der Nachweis von Immunkomplexen in diesen Herden (Chou 1982) unterstützt diese Vorstellung. Die Entmarkungsherde der ADEM werden als Folge einer Immunreaktion vom verzögerten (Tuberkulin-)Typ angesehen.

Der pathogenetische Mechanismus, durch den eine Virusinfektion die Immunreaktion gegen ein eigenes Antigen in Bewegung setzen kann, wird dadurch erklärt, daß die äußere Hülle vieler Viren aus transformierter Zellmembran gebildet wird und dieser Umstand Ausgangspunkt unerwünschter Kreuzreaktionen sein kann. Die Ähnlichkeiten in den Aminosäuresequenzen der Myelinproteine und der Virushüllenproteine bestätigen diese Annahme.

## *Multiple Sklerose*

Multiple Sklerose (MS) ist die häufigste neurologische Erkrankung von jüngeren Erwachsenen. Auch wenn die frühen pathologischen und klinischen Beschreibungen der Krankheit schon bekannt waren, hat erst Charcot (1892) den Untergang der Markscheiden bei Verschonung der Achsenzylinder festgestellt und der Krankheit den Namen „Sclérose en plaque" gegeben. Klinisch und pathologisch lassen sich mehrere Formen dieser Krankheit unterscheiden.

## Chronische multiple Sklerose

**Klinik:** Die Krankheit beginnt im Erwachsenenalter, zwischen 18 und 40 Jahren, ihre Inzidenz ist bei Frauen höher. Die klinische Symptomatologie ist mannigfaltig. Die Ausgangssymptome sind am häufigsten Parästhesien, Sensibilitätsausfälle, optische Störungen, oft in der Form einer Neuritis retrobulbaris. Paresen einer oder mehrerer Extremitäten, Blaseninnervationsstörungen, zerebellare Symptome, Koordinationsstörungen, Diplopie, Skotomen gehören zu den häufigsten Manifestationsformen der Krankheit. Die Charcot-Trias umfaßt Nystagmus, skandierende Sprache und Intentionstremor. Psychische Symptome sind bei längerem Verlauf bei fast allen Patienten vorhanden. Aufgrund der Vergesellschaftung der Symptome kann man schwerpunktmäßig spinale, pontobulbäre, zerebellare und zerebrale Formen differenzieren. Bei differentialdiagnostischen Schwierigkeiten kann der Nachweis von multiplen Herden mit CT oder im Kernspintomogram hilfreich sein. Viele Herde bleiben klinisch stumm. Eine breitere Ausdehnung, als aufgrund der neurologischen Symptome vermutbar, ist häufig der Fall.

Der Verlauf ist chronisch remittierend, in einer kleineren Anzahl der Fälle chronisch progressiv. Die Krankheit dauert 20–30 Jahre oder länger, die Todesursachen sind häufig eine Urogenitalsepsis, Dekubitalulzera oder eine Aspirationspneumonie.

Die *Liquoruntersuchung* ist wichtig. Eine geringe Pleozytose mit Lymphozyten und Plasmazellen ist während Exazerbationen fast immer vorhanden. Das Protein ist auch nur wenig erhöht, es zeigen sich aber qualitative Veränderungen der Gammaglobulinfraktion in der Form von atypischen Proteinen (oligoklonale Banden).

**Neuropathologie:** *Makroskopisch* erkennt man häufig an der Oberfläche scharf begrenzte multiple graue Herde. Sie kommen an der Brücke und Oblongata, am N. opticus, Balken und am Rückenmark vor. An den Schnittflächen sind die Herde ebenfalls scharf begrenzt, grau und überwiegend von harter Konsistenz (Abb. 2.**46**). Neben diesen Herden sind gelegentlich auch Herde mit rötlicher Farbe und verminderter Konsistenz, die offenbar frisch entstandene Läsionen darstellen. Die Herde sind überwiegend in der weißen Substanz zu finden, kommen aber auch in den Stammganglien, Dienzephalon und Hirnstamm vor.

Bevorzugte Lokalisationen sind Ependym und die Oberfläche von Hirnstamm und Rückenmark, d. h. die Grenzflächen der weißen Substanz zu den inneren und äußeren Liquorräumen (Abb. 2.**47**). Der Winkel zwischen Balken und Schweifkern (Steiner-Wetterwinkel) ist häufig betroffen sowie Sammelgebiete des venösen Abflusses. Die Herde sind rund, oval oder unregelmäßig konfluierend, ihre Durchmesser schwanken zwischen einigen Millimetern und einigen Zentimetern. Es gibt Fälle bevorzugter spinaler, pontozerebellarer oder zerebraler Lokalisation der Herde, deren Zahl mit dem Krankheitsverlauf zunimmt und bis zur Hirnatrophie führt.

Das *histologische Bild* der Herde wird in erster Linie von deren Alter bestimmt. In der Regel sind Herde von verschiedenem Alter im selben Gehirn zu finden, wobei die alten, inaktiven Herde in der Mehrheit sind. Bei den seltenen frischen Herden stehen Zerfall des Myelins, Proliferation der Mikroglia (Abb. 2.**48a**), Phagozytose und Abbau der Zerfallsprodukte sowie entzündliche Infiltrate im Vordergrund. Die Entmarkungsherde sind relativ unscharf begrenzt. Axonimprägnationen bekunden, daß die Axone innerhalb der Plaques mehrheitlich intakt bleiben; nur bei ca. 10% der Nervenfasern sind Zeichen eines Achsenzylinderzerfalls vorhan-

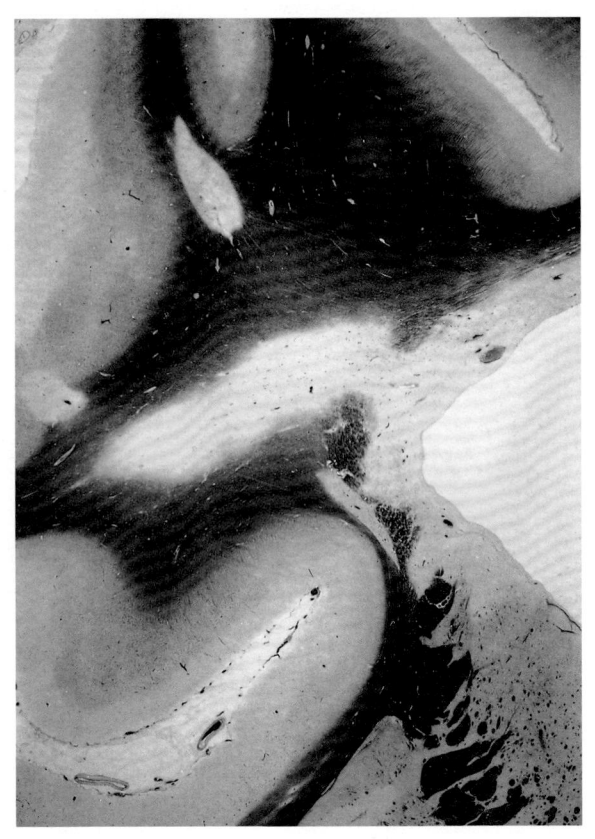

Abb. 2.**46** Multiple Sklerose: Kortiko-subkortikale, subkortikale und periventrikuläre Entmarkungsherde. Markscheidenfärbung nach Heidenhain, Vergr. 3,8×.

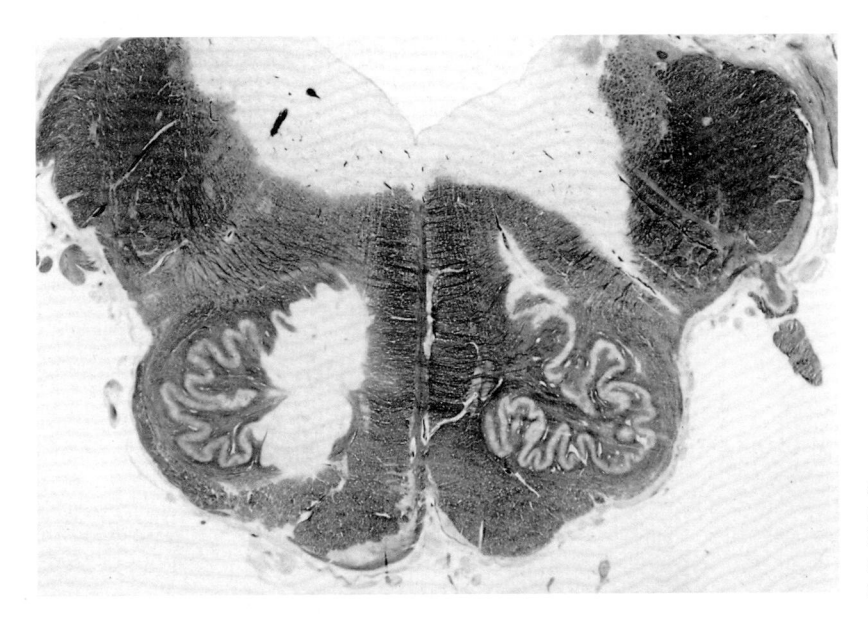

Abb. 2.**47** Sclerosis multiplex. Entmarkungsherd am Boden des IV. Ventrikels und im Hilus der linken unteren Olive. Markscheidenfärbung nach Heidenhain, Vergr. 6,4×.

**Abb. 2.48** Sclerosis multiplex.
**a** Proliferation von Mikrogliazellen am Rand eines Entmarkungsherdes. Mikrogliaimprägnation nach Gallyas, Vergr. 220×.
**b** Gliose in einem subkortikalen Entmarkungsherd. Gliafaserimprägnation nach Gallyas, Vergr. 56x.

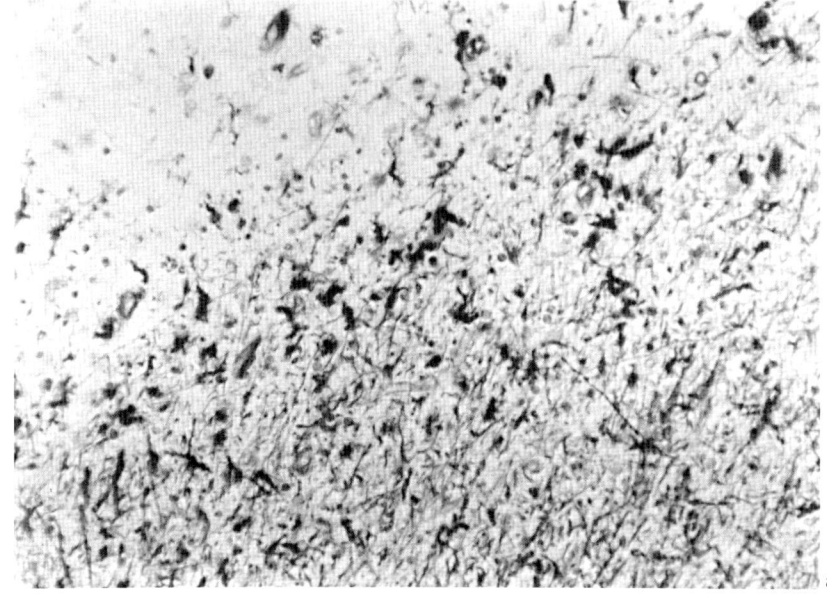

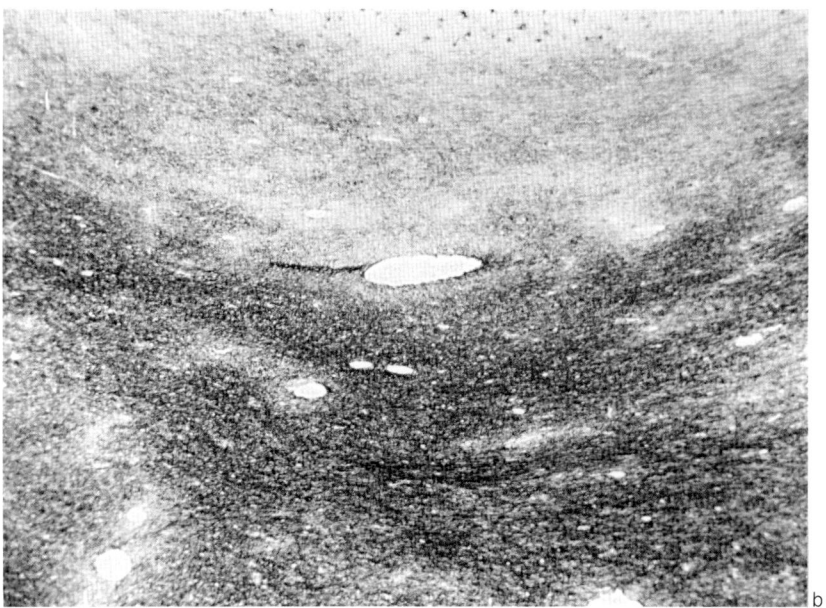

den. Deswegen ist eine Waller-Degeneration der langen Bahnen auch bei sehr ausgedehnten Herden nur ausnahmsweise zu finden. Die entzündlichen Infiltrate erscheinen als perivaskuläre Ansammlungen von Lymphozyten, Plasmazellen und Monozyten. Eine geringere Menge entzündlicher Zellen ist auch diffus in den Herden anzutreffen. Die Leptomeningen sind mit runden mononukleären Zellen leicht infiltriert. Die Zahl der Oligodendrogliazellen in der Mitte der Herde vermindert sich, während in einigen Herden randbetont eine geringe Hyperplasie dieser Zellen feststellbar ist. Neben dem mobilen Abbau findet man eine Hyperplasie der faserbildenden Astroglia, die bei den *chronischen inaktiven Herden* im Vordergrund steht (Abb. 2.**48b**). Dieser Gliose ist die harte Beschaffenheit der chronischen Herde zuzuschreiben. Deren Grenzen sind scharf, Myelinabbauprodukte sind kaum zu finden, nur in dem adventitiellen Raum der Gefäße kommen einige fettbeladene Makrophagen vor. Die Zelldichte der Entmarkungsherde ist herabgesetzt, es fehlen besonders die Oligodendrogliazellen. Die Dichte der Axone ist leicht vermindert. Die chronischen, sklerotischen Herde sind in der Regel frei von entzündlichen Zellen; bei Aufflammen des Entmarkungsprozesses in den Randzonen können entzündliche Infiltrate erscheinen.

Der Entmarkungsprozeß greift neben Stammganglien, Dienzephalon und Hirnstamm (Abb. 2.**46** und 2.**47**) auch die graue Substanz des Rückenmarks (Abb. 2.**50**) und die Hirnrinde (Abb. 2.**46**) an. Diese Herde sind makroskopisch kaum wahrnehmbar,

## 2 Entzündliche und infektiöse Erkrankungen

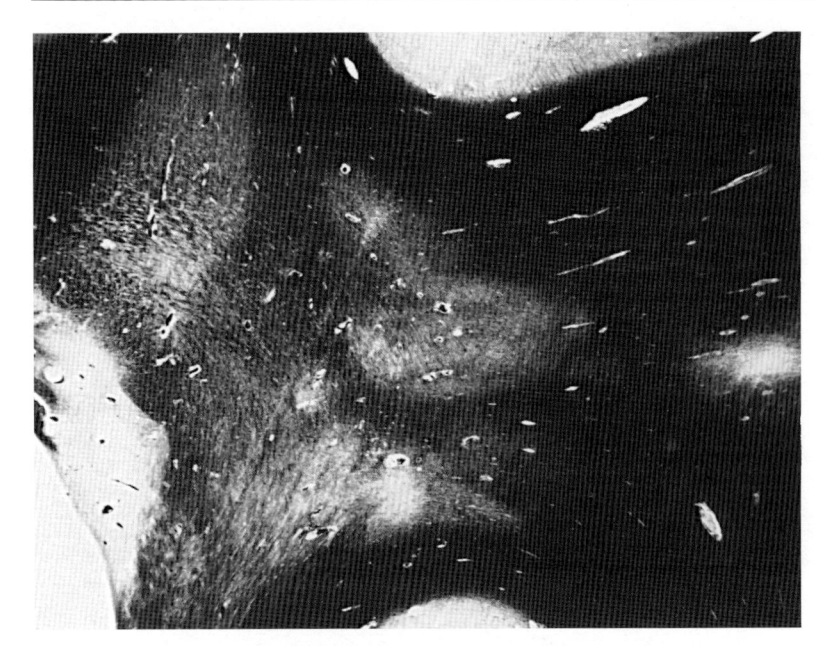

Abb. 2.**49** Sclerosis multiplex. Periventrikulärer Entmarkungsherd (links unten) und mehrere Markschattenherde im Centrum semiovale. Markscheidenfärbung nach Heidenhain, Vergr. 8,8×.

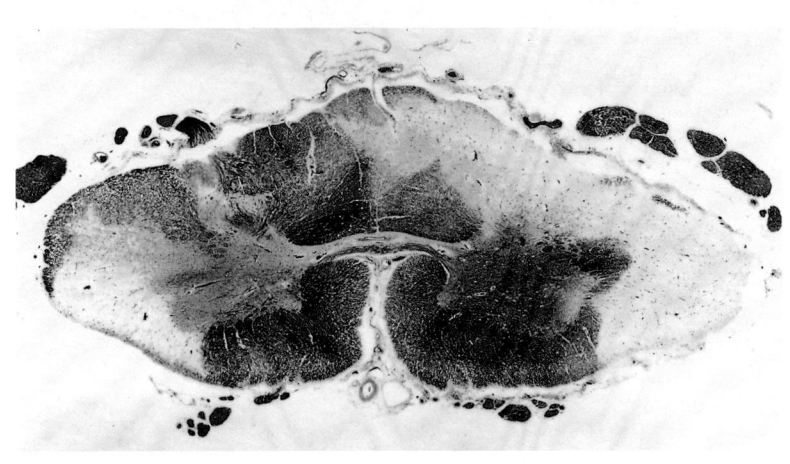

Abb. 2.**50** Sclerosis multiplex. Konfluierende Entmarkungsherde in den Rückenmarkssträngen. Das Hinterhorn links ist auch mitbetroffen. Markscheidenfärbung nach Heidenhain, Vergr. 9,8×.

wohl aber an Markscheidenpräparaten. Die Gewebsschädigung beschränkt sich aber nur auf die Markscheiden, die Nervenzellen bleiben intakt. Neben vollständig entmarkten Herden sind inkomplett entmarkte, sog. Markschattenherde anzutreffen: Axonquerschnitte mit disproportional dünnen Markscheiden (Abb. 2.**49**). Es wird allgemein angenommen, daß dieses Bild die Folge einer Remyelinisierung ist, die das morphologische Substrat der Besserung der Leistungen in der Remissionsphase darstellen könnte. Die Mehrzahl der Herde scheint von Gefäßen unabhängig zu sein.

Die *immunohistochemische* Analyse der entzündlichen Infiltrate der Plaques hat Immunglobulin enthaltende Zellen nachgewiesen (Esiri, 1980).

### Akute MS (Marburg)

Diese Variante ist seit der Beschreibung von Marburg (1906) bekannt.

**Klinik:** Klinisch manifestiert sie sich durch akuten Beginn mit Kopfschmerzen, Erbrechen, Sehstörungen, Hirnstamm- und Rückenmarksyndrome, schließlich Bewußtseinstörungen. Mit intensiver Therapie können kurze Remissionen erreicht werden, der Verlauf ist rasch progredient und nach einigen Monaten tödlich. Die Krankheit kann von der ADEM nicht immer leicht differenziert werden. Das Fehlen eines Exanthems oder einer Vakzination vor dem Beginn, Sehstörungen und der etwas längere Verlauf sprechen für eine akute MS.

**Neuropathologie:** *Makroskopisch* ist die Verteilung der Entmarkungsherde ähnlich wie bei der chronischen MS, sie sind aber überwiegend vom gleichen Alter, und zwar frisch, hyperämisch. *Mikroskopisch* sind die Herde unscharf begrenzt. Reichliche Infiltrate runder mononukleärer Zellen sind in der gesamten Ausdehnung der Herde, teils perivaskulär, teils diffus anzutreffen. Neben dem akuten Zerfall der Markscheiden werden auch die Achsenzylinder beträchtlich beschädigt. Der fettige Abbau im Zytoplasma der Makrophagen geht parallel mit der

Hyperplasie der Astroglia. In den früh verstorbenen Fällen ist das Hirnödem prominent.

### Neuromyelitis optica (Devic)

Diese seltene, schwere Variante ist von Devic am Ende des letzten Jahrhunderts charakterisiert worden. Dem abrupten Anfang geht oft eine akute Virusinfektion voran.

**Klinik:** Anfangssymptom ist häufig eine progressive Visusverminderung bis zur Amaurose. Charakteristisch für diese Variante ist die Vergesellschaftung mit spinalen Läsionszeichen. Die spinalen Symptome können mit den optischen Zeichen gleichzeitig oder erst später erscheinen. Die Erkrankung des Rückenmarks manifestiert sich als eine entzündliche Querschnittläsion (Myelitis transversa), mit Paraplegie, vegetativen Störungen und evtl. Beeinträchtigung der Atemmuskulatur. Die Mortalität ist hoch, ca. die Hälfte der Patienten stirbt in der akuten oder subakuten Phase, die andere Hälfte erholt sich mit schweren Residualsymptomen.

**Neuropathologie:** *Makroskopisch* besteht die Rückenmarkschädigung in der Regel in einem einzigen Herd, der sich aber auf mehrere Segmente ausbreitet. Vornehmlich werden Hals- und Brustmark betroffen. Graue und weiße Substanz fallen dem Prozeß gemeinsam anheim. *Histologisch* findet man in der Mitte der Herde eine zystische Nekrose, in den Randzonen sind die Markscheiden elektiv betroffen. Entzündliche Infiltrate werden überwiegend in der frühen Phase gesehen. Bei längerem Überleben wurden Bahndegenerationen gefunden.

In den Sehnerven und im Chiasma zeigt sich eine elektive Entmarkung, in Form eines einzelnen Plaques oder mehrerer perivaskulärer Herde. Im Großhirn kommen Entmarkungsherde nur selten und in kleinerer Zahl vor.

### Sclerosis diffusa (Schilder)

Diese Variante ist eine ausgedehnte, diffuse sklerosierende Entzündung des Marklagers des Groß- und Kleinhirns. Sie kommt fast ausschließlich im Kindesalter vor. Dieses Krankheitsbild muß von den degenerativen diffusen Sklerosen (Leukodystrophien) differenziert werden; letztere sind in Kap. 5 behandelt.

**Klinik:** Klinisch ist diese Krankheit durch spastische Tetraparesen, Sehstörungen, kortikale Herdsymptome, epileptische Anfälle und ein organisches Psychosyndrom charakterisiert. Nach einem chronisch-progredienten Verlauf endet die Krankheit innerhalb einiger Monate bis zu zwei Jahren tödlich.

**Neuropathologie:** *Makroskopisch* ist das Gehirn mäßig, diffus atrophisch. Die Marklagerkonsistenz ist erheblich vermehrt, es ist grau verfärbt und von zystisch-spongiöser Beschaffenheit. Dieser Veränderung fallen ausgedehnte, fast symmetrische Areale

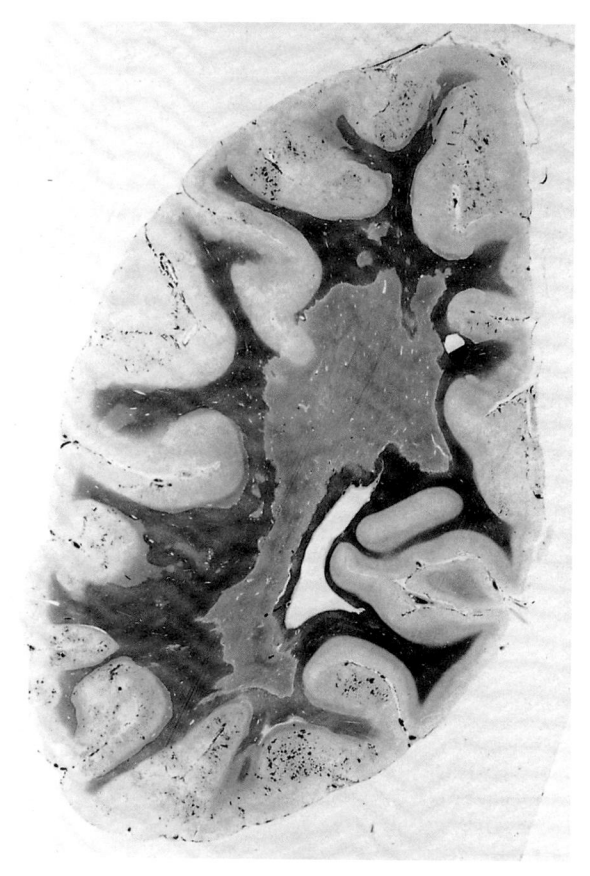

Abb. 2.**51** Sclerosis diffusa. Ausgedehnter, scharf begrenzter Entmarkungsherd im Marklager. Markscheidenfärbung nach Heidenhain.

des Marklagers des Großhirns und oft auch des Kleinhirns anheim. *Mikroskopisch* findet sich eine vollständige Entmarkung mit Schonung der subkortikalen U-Fasern (Abb. 2.**51**). Der Entmarkungsprozeß dehnt sich auf Stammganglien und Kortex aus. Balken und Sehnerven sind betroffen, das Rückenmark bleibt verschont, zeigt jedoch eine Degeneration der absteigenden Bahnen. Kleine, isolierte Entmarkungsherde fehlen. Die entmarkten Gebiete sind zystisch-spongiös aufgelockert, die Gliose bildet ein lockeres Fasernetz. Neben den Markscheiden sind auch die Achsenzylinder erheblich beschädigt.

### Sclerosis concentrica (Baló)
(Syn.: Encephalitis periaxialis concentrica)

Diese Variante der MS hat nur durch ihr eigentümliches morphologisches Erscheinungsbild eine Sonderstellung. Pathologisch wird diese Sonderform durch die konzentrische Anordnung entmarkter und verschonter Areale in ausgedehnten Bezirken des Hemisphärenmarks gekennzeichnet. Im Zentrum des innersten Herdes ist oft ein Gefäß erkennbar. Der innerste Herd ist stets der älteste. Der Markabbau und die Organisation verlaufen wie bei der MS.

Neben diesen konzentrischen Herden sind auch Herde wie bei der chronischen MS anzutreffen.

**Ätiologie und Pathogenese der MS.** Ätiologische Vorstellungen gehen in vier Richtungen:

1. infektiöse (virale) Ätiologie,
2. Autoimmunätiologie,
3. kombinierte infektiös-autoallergische Ätiologie,
4. toxische Ätiologie.

Die infektiöse Theorie wird in erster Linie durch epidemiologische Angaben unterstützt. MS kommt bevorzugt in Ländern mit gemäßigtem Klima vor, und dort häufiger in den nördlichen Gebieten. Von Norden nach Süden fortschreitend vermindert sich die Inzidenz der Krankheit allmählich. Kinder, die vor dem 15. Lebensjahr von Gebieten mit hoher Inzidenz in Gebiete mit niedriger Inzidenz umgezogen sind, verhalten sich gemäß der Inzidenz des alten Wohnsitzes und *vice versa*. Aus diesen Angaben kann man auf die Einwirkung eines infektiösen Agens vor oder während der Pubertät schließen. Dieses Agens kann bei empfindlichen Personen nach längerer Latenz zur Entfaltung der MS führen. Laut dieser Vorstellung wäre der Erreger ein langsam bzw. verzögert wirkendes Agens und die verursachte Krankheit eine „Slow-Virus-Infektion", wie Scrapie, Kuru und die Creutzfeldt-Jakob-Krankheit.

Die ortsständige IgG-Produktion im ZNS sowie der Nachweis von oligoklonalen Banden bei der Liquorelektrophorese wären auch mit einer infektiösen Ätiologie vereinbar. IgG wird im Gehirn in höherer Konzentration als im Liquor nachgewiesen. IgG ist auch außerhalb der Plaques gefunden worden, seine Konzentration innerhalb der Plaques ist jedoch doppelt so hoch. Das IgG im Gehirn kann in oligoklonale Banden aufgelöst werden; die Muster einzelner Plaques sind voneinander abweichend und spiegeln die Wirkung von individuellen Kombinationen einiger Klone wider (Mattson u. Mitarb. 1980).

Es ist nicht eindeutig entschieden, wogegen die produzierten Immunglobuline gerichtet sind.

Es ist wiederholt erfolglos versucht worden, MS durch Gehirnmaterial auf Säugetiere zu übertragen. In MS-Gehirnen wurden mehrere Virusstämme gefunden (ter Meulen und Stephenson 1983); die Isolate können jedoch nicht als für MS-spezifisch angesehen werden, da sie teilweise auch in Kontrollgehirnen vorkommen. Virusähnliche Partikel wurden wiederholt dargestellt, sind aber von normalen Organellen, Sekretionsprodukten und Artefakten schwer abgrenzbar.

Andere Autoren haben versucht, aus der Produktion von virusspezifischen Antikörpern auf die ätiologische Rolle von Viren zu schließen. Es gelang, Antikörper gegen mehrere gewöhnliche Virusarten, wie Masern, Mumps, Varicella-Zoster, Herpes simplex, Rubeola und Vaccinia, im Blut und Liquor nachzuweisen. Dem Masernvirus wurde eine besondere Bedeutung zugeschrieben, da seine ätiologische Rolle bei SSPE, wobei die Entmarkung eine der prominenten Phänomene ist, schon gesichert war. Eine Erhöhung der Anti-Masern-Antikörper-Titer sowohl im Blut als auch im Liquor war wiederholt beobachtet worden. Solche Titerverläufe wurden aber auch bei den anderen Virusarten beobachtet. Masernvirusantigen absorbiert nur einen kleinen Teil der intrathekal produzierten Immunglobuline (Roström 1981). Es ist wahrscheinlich, daß diese Titererhöhungen lediglich Ausdruck einer heterospezifischen Stimulation mehrerer Klone sind (Leinikki u. Mitarb. 1982). Diese Angaben bieten somit keine festen Beweise für die Virusätiologie der MS. Experimentelle Modelle haben jedoch bewiesen, daß chronische bzw. persistente Virusinfektionen tatsächlich zu Entmarkung führen. In den letzten 10–15 Jahren sind mindestens 6 solcher Modelle bekannt geworden (Dal Canto u. Rabinowitz 1982). In der voll ausgebildeten Phase dieser experimentellen Krankheiten ist das Virus aus dem Gehirn ebenfalls nicht mehr isolierbar.

Die *Autoallergietheorie* gründet sich auf die Beobachtung, daß man mit Myelinbestandteilen bzw. mit dem basischen Myelinprotein (MBP) eine experimentelle Entmarkungskrankheit, experimentelle allergische Enzephalomyelitis (EAE), hervorrufen kann. Das histologische Bild der EAE hat in erster Linie Ähnlichkeiten mit der ADEM. In der chronischen EAE entwickeln sich jedoch großflächige Entmarkungsherde, die den MS-Plaques sehr ähnlich sehen. Die Analogie hat die Suche nach Antikörpern gegen MBP veranlaßt. Es hat sich kein eindeutiges Muster ergeben, der Wert der positiven Ergebnisse war durch das ähnliche Resultat bei anderen neurologischen Krankheitsbildern geschwächt (Panitch u. Mitarb. 1980). Es gibt keinen Beweis dafür, daß das IgG in den oligoklonalen Banden gegen Myelin- oder gliale Antigene gerichtet ist. Ein „demyelinating factor", vermutlich ein Immunglobulin, bindet sich an Myelin und erzeugt Myelinschädigung in Gewebekulturen in der Anwesenheit von Komplement.

Die dritte, *infektiös-allergische Theorie* kombiniert die zwei ersten und postuliert, daß MS das Ergebnis einer chronischen Virusinfektion bei gleichzeitig bestehender Immunregulationsstörung ist. Diese Fehlregulation könnte unter Einfluß der chronischen Virusinfektion zur Entwicklung einer Autoimmunreaktion führen. Zeichen einer gestörten Immunregulation wurden mehrfach beobachtet. Es gibt Verschiebungen im Verhältnis der T-Zell-Subpopulationen. Während des akuten Schubs vermindert sich die Zahl der Suppressor-T-Zellen im peripheren Blut (Reinherz u. Mitarb. 1980). Während dieser Verminderung der Suppressor-T-Zell-Aktivität können bisher gezügelte Autoimmunreaktionen gegen Myelinantigene außer Kontrolle geraten. Laut einer anderen Vorstellung haben Suppressor-T-Zellen mit den Oligodendrozyten gemeinsame Oberflächenantigene, so daß die Anti-Myelin-Antikörper infolge der Kreuzreaktivität auch die Suppressorzellen beschädigen können.

Die zellvermittelten Immunreaktionen gegen Masernvirus und mehrere andere Viren sind bei MS mehr oder weniger geschwächt. Ähnliche Minderungen werden auch bei anderen chronischen neurologischen Krankheiten beobachtet. Die Störung der Immunregulation kann somit nicht nur Autoimmunreaktionen freisetzen, sondern auch einen Angriff des ZNS durch normalerweise nicht neuroinvasive Viren ermöglichen.

Eine virusbedingte Myelinschädigung ist über drei fundamentale Mechanismen vorstellbar.

1. Untergang der Oligodendrozyten durch direkte zytotoxische Wirkung des Virus. So ein Mechanismus erzeugt die Entmarkung bei Papovavirusinfektionen des ZNS bei geschwächter Immunabwehr (PML, s. S. 64). Ein Tropismus gegen Oligodendrozyten ist bei mehreren Virusarten bekannt, die experimentell eine Entmarkung zutage bringen (Dal Canto u. Rabinowitz 1982). Es ist bemerkenswert, daß das infektiöse Virus bei mehreren dieser Infektionen nur in der Anfangsphase der Krankheit nachweisbar ist, später schreitet die Entmarkung ohne die Präsenz des Virus vor.

2. Wie bei der ADEM, kann auch bei der MS eine Kreuzreaktivität zwischen Antigenen der Markscheide und der Virushülle bestehen, da die letztere aus Zellmembrananteilen von Wirtszellen gebildet wird.

3. Die dritte Möglichkeit ist die „Innocent-bystander"-Reaktion. Dies bedeutet, daß das Myelin infolge einer gegen virale Antigene gerichteten Hypersensitivitätsreaktion, die sich in dem Marklager abspielt, indirekterweise beschädigt wird. Unerklärt bleibt jedoch, warum so eine Reaktion bei einer generalisierten Virusinfektion gerade im Marklager stattfindet.

Laut der *toxischen Theorie* erzeugt die Myelinschädigung eine chemische Substanz, die aus dem Liquor ins Gehirn diffundiert. Die Theorie ist alt, wurde jedoch in den letzten Jahren mit neuem Inhalt gefüllt. Chemische Analysen haben in der makroskopisch intakten weißen Substanz in MS-Gehirnen abnorme Muster von essentiellen Fettsäuren, abnorme Protein- und hydrolytische Enzymwerte sowie quantitative Veränderungen im Inhalt von Spurenelementen nachgewiesen (Neu 1983, Allen 1981, Warren u. Horsky 1983).

Als ein weiterer Faktor spielt auch die genetische Prädisposition in der Pathogenese der MS eine gewisse Rolle. Unter den Verwandten von MS-Patienten ist die Inzidenz dieser Krankheit höher als in der Gesamtpopulation, und unter Zwillingen liegen die Inzidenzziffern noch höher (12–27%). Eine Studie über die Histokompatibilitätsantigene hat gezeigt, daß bestimmte Histokompatibilitätstypen bei MS-Kranken häufiger vorkommen. In Nordeuropa und Nordamerika haben sich die HLA-DW2-, DR2-, B7- und A3-Typen am häufigsten erwiesen. Diese Assoziation ist jedoch nicht besonders eng, im Mittelmeerraum und in Japan zeigen sich schon von diesem Muster abweichende bevorzugte Assoziationen.

## Literatur

Åstroem, K. E., E. L. Mancall, E. P. Richardson jr.: Progressive multifocal leukoencephalopathy. Brain 81 (1958) 93–111

Allen, I. V.: The pathology of multiple sclerosis – fact, fiction and hypothesis. Annotation. Neuropathol. appl. Neurobiol. 7 (1981) 169–182

Barré-Sinoussi, F., J. C. Chermann, F. Rey, M. T. Nugeyre, S. Chamaret, J. Gruest, C. Dauguet, C. Axler-Blin, F. Vezinet-Brun, C. Rozioux, W. Rosenbaum, L. Montagnier: Isolation of a T-lymphotropic retrovirus from a patient at risk for acquired immune deficiency syndrome (AIDS). Science 220 (1983) 868–871

van Bogaert, L.: Une leucoencéphalite sclérosante subaiguë. J. Neurol. Neurosurg. Psychiat. 8 (1945) 101–120

von Bókay, J.: Über den ätiologischen Zusammenhang der Varizellen mit gewissen Fällen von Herpes Zoster. Wiener klin. Wschr. 22 (1909) 1323–1326

Budka, H.: Multinucleated giant cells in brain: hallmark of the acquired immune deficiency syndrome (AIDS). Acta neuropathol. (Berl.) 69 (1986) 253–258

Budka, H., K. V. Shah: Papovavirus antigens in paraffin sections of PML brains. In: Polyomaviruses and Human Neurological Diseases. Alan R. Liss, New York 1983 (pp. 299–309)

Budka, H., H. Lassmann, Th. Popow-Kraupp: Measles virus antigen in panencephalitis. An immunomorphological study stressing dendritic involvement in SSPE. Acta neuropathol. (Berl.) 56 (1982) 52–62

Burgdorfer, W., A. G. Barbour, S. F. Hayes, J. L. Benach, E. Grunwaldt, J. P. Davis: Lyme disease – a tick-borne spirochetosis? Science 216 (1982) 1317–1319

Cervós-Navarro, J., G. Gosztonyi, J. Artigas, S. Ostmann, H. J. Gertz: Die ätiologische Variationsbreite der viralen Hirnstammencephalitiden. In Frydl, V.: Drittes Neuropathologisches Symposium im Bezirkskrankenhaus Haar. Haar bei München 1985

Charcot, J.: Leçons sur les maladies du système nerveux. Paris 1892 (p. 189)

Chen, H. B., T. Ben-Porat, R. J. Whitley, A. S. Kaplan: Purification and characterization of proteins excreted by cells infected with herpes simplex virus and their use in diagnosis. Virology 91 (1978) 234–242

Chou, S. M.: Acute hemorrhagic leucoencephalitis as a disseminated vasculomyelinopathy: Immunoperoxidase study. Abstr. J. Neuropath. exp. Neurol. 41 (1982) 357

Creutzfeldt, H. G.: Über eine eigenartige herdförmige Erkrankung des ZNS. Z. ges. Neurol. Psychiat. 57 (1920) 1–19

Dal Canto, M. C., G. Rabinowitz: Experimental models of virusinduced demyelination of the central nervous system. Ann. Neurol. 11 (1982) 109–127

Dawson, J. R.: Cellular inclusions in cerebral lesions of lethargic encephalitis. Amer. J. Pathol. 9 (1933) 7–15

Dawson, J. R.: Cellular inclusions in cerebral lesions of epidemic encephalitis. Arch. Neurol. Psychiat. 31 (1934) 685–700

Di Vestea, A., G. Zagari: La transmission de la rage par voie nerveuse. Ann. Inst. Pasteur 3 (1889) 237–248

Epstein, L. G., L. R. Sharer, V. V. Joshi, M. M. Fojas, M. R. Koenigsberger, J. M. Oleske: Progressive encephalopathy in children with acquired immune deficiency syndrome. Ann. Neurol. 17 (1985) 488–496

Esiri, M. M.: Multiple sclerosis: a quantitative and qualitative study of immunoglobulin-containing cells in the central nervous system. Neuropathol. Appl. Neurobiol. 6 (1980) 9–21

Esiri, M. M.: Herpes simplex encephalitis: an immunohistochemical study of the distribution of viral antigen within the brain. J. Neurol. Sci. 54 (1982) 209–226

Gajdusek, D. C., C. J. Gibbs jr., M. Alpers: Experimental transmission of a kuru-like syndrome to chimpanzees. Nature 209 (1966) 794–796

Gibbs, C. J., D. C. Gajdusek, D. M. Asher, M. P. Alpers, E. Beck, P. M. Daniel, W. B. Matthews: Creutzfeldt-Jakob disease (spongiform encephalopathy): transmission to the chimpanzee. Science 161 (1968) 388–389

Gosztonyi, G.: Axonal and transsynaptic spread of viral nucleocapsids in fixed rabies virus encephalitis. J. Neuropathol. exp. Neurol. 37 (1978a) 618

Gosztonyi, G.: Acute haemorrhagic leucoencephalitis (Hurst's Disease). In Vinken, P. J., G. W. Bruyn: Handbook of Clinical Neurology, Infections of the Nervous System, Part II. North Holland Publishing Company, Amsterdam 1978b (pp. 587–604)

Gosztonyi, G., H. Ludwig: Borna disease of horses: An immunohistological and virological study of naturally infected animals. Acta neuropathol. 64 (1984a) 213–221

Gosztonyi, G., H. Ludwig: Neurotransmitter receptors and viral neurotropism. Neuropsychiatr. Clin. 3 (1984b) 107–114

Greenfield, J. G.: Encephalitis and encephalomyelitis in England and Wales during the last decade. Brain 73 (1950) 141–166

Heine, J.: Beobachtungen über Lähmungszustände der unteren Extremitäten und deren Behandlung. Köhler, Stuttgart 1840

Hurst, E. W.: Acute hemorrhagic leucoencephalitis: a previously undefined entity. Med. J. Aust. 2 (1941) 1–6

Jakob, A.: Über eigenartige Erkrankungen des Zentralnervensystems mit bemerkenswertem anatomischem Befund. Z. ges. Neurol. Psychiat. 64 (1921) 147–228

Johnson, R. T.: Viral Infections of the Nervous System. Raven Press, New York 1982

Kleihues, P., W. Lang, P. C. Burger, M. Budka, M. Vogt, R. Maurer, R. Lüthy, W. Siegenthaler: Progressive diffuse leukoencephalopathy in patients with acquired immune deficiency syndrome (AIDS). Acta Neuropathol. (Berl.) 68 (1985) 333–339

Klietmann, W.: Heutige Einsatzmöglichkeiten der Tollwutimpfung. Therapiewoche 31 (1981) 4650–4662

Környey, St.: Die primär neurotropen Infektionskrankheiten des Menschen. Fortschr. Neurol. 11 (1939) 82–100 und 146–166

Leinikki, P., I. Shekarchi, M. Ilvanainen, E. Taskinen, K. V. Holmes, D. Madden, J. L. Sever: Virus antibodies in the cerebrospinal fluid of multiple sclerosis patients detected with Elisa tests. J. Neurol. Sci. 57 (1982) 249–255

Levaditi, C.: Les Ectodermoses Neurotropes. Masson, Paris 1922

Marburg, O.: Die sogenannte akute multiple Sklerose. Jb. Psychiat. 27 (1906) 211–312

Mattson, D. H., R. P. Roos, B. G. W. Arnason: Isoeletric focussing of IgG eluted from multiple sclerosis and subacute sclerosing panencephalitis. Ann. Neurol. 9 (1980) 34–41

McClintock, P. R., A. L. Notkins: Viral receptors: Expression, regulation and relationship to infectivity. In Notkins, A. L., M. B. A. Oldstone: Concepts in Viral Pathogenesis. Springer, New York 1984 (pp. 97–101)

Medin, O.: Über eine Epidemie von spinaler Kinderlähmung. Verhandl. X. Internat. Med. Kongress Berlin (1890)

Meulen, ter, V., J. R. Stephenson: The possible role of viral infections in multiple sclerosis and other related demyelinating diseases. In Hallpike, J. F., C. W. M. Adams, W. W. Tourtelotte: Multiple Sclerosis: Pathology, Diagnosis and Management. Chapman and Hall, London 1983

Neu, I. S.: Essential fatty acids in the serum and cerebrospinal fluid of multiple sclerosis patients. Acta neurol. scand. 67 (1983) 151–163

Panitch, H. S., C. J. Hooper, K. P. Johnson: CSF antibody to myelin basic protein. Measurement in patients with multiple sclerosis and subacute sclerosing panencephalitis. Arch. Neurol. 37 (1980) 206–209

Petito, C. K., B. A. Navia, E.-S. Cho, B. D. Jordan, D. C. George, R. W. Price: Vacuolar myelopathy pathologically resembling subacute combined degeneration in patients with the acquired immune deficiency syndrome. New Engl. J. Med. 312 (1985) 267–270

Petito, C. K., E.-S. Cho, W. Lemann, B. A. Navia, R. W. Price: Neuropathology of acquired immunodeficiency syndrome (AIDS): An autopsy review. J. Neuropath. exp. Neurol. 45 (1986) 635–646

Pette, H.: Akute Infektion und Nervensystem. Münch. med. Wschr. 76 (1929) 225–230

Pette, H.: Die akut entzündlichen Erkrankungen des Nervensystems. Thieme, Leipzig 1942

Pette, H., G. Döring: Über einheimische Panencephalitis vom Charakter der Encephalitis japonica. Dtsch. Z. Nervenheilk. 149 (1939) 7–44

Popovic, M., M. G. Sarngadharan, E. Read, R. C. Gallo: Detection, isolation, and continous production of cytopathic retroviruses (HTLV-III) from patients with AIDS and pre-AIDS. Science 224 (1984) 497–500

Reinherz, E. L., H. L. Weiner, S. L. Hauser, J. A. Cohen, J. A. Distaso, S. F. Schlossmann: Loss of suppressor T-cells in active multiple sclerosis. New Eng. J. Med. 303 (1980) 125–129

Rivers, T. M., F. F. Schwentker: Encephalomyelitis accompanied by myelin destruction experimentally produced in monkeys. J. exp. Med. 61 (1935) 689

Roström, B.: Specificity of antibodies in oligoclonal bands in patients with multiple sclerosis and cerebrovascular disease. Acta neurol. scand., Suppl. 86 (1981) 1–84

Russell, D.: Nosological unity of acute haemorrhagic leukoencephalitis and acute disseminated encephalomyelitis. Brain 78 (1955) 369–376

Schaffer, K.: Pathologie und pathologische Anatomie der Lyssa. Beitr. pathol. Anat. 7 (1890) 189–244

Schlote, W., H. Gräfin Vitzthum, E. Thomas, K. Hübner, H. J. Stutte, U. Woelki, J. Kauss: Neuropathologische Beobachtungen in 28 Fällen von erworbenem Immundefektsyndrom (AIDS). In Fischer, P.-A., W. Schlote: AIDS und Nervensystem. Springer, Berlin 1987

Schmidt, R., R. Ackermann: Durch Zecken übertragene Meningo-Polyneuritis (Garin-Bujadoux, Bannwarth). Erythema-chronicum-migrans-Krankheit des Nervensystems. Fortschr. Neurol. Psychiat. 53 (1985) 145–153

Schwenk, J., G. Gosztonyi: Purpura cerebri in gram-negative septicaemia. A histological and immunohistochemical study. Histol. Histopathol. 2 (1987) 57–66

Schwenk, J., F. Cruz-Sanchez, G. Gosztonyi, J. Cervós-Navarro: Spongiform encephalopathy in a patient with acquired immune deficiency syndrome (AIDS). Acta neuropathol. 74 (1987) 389–392

Sharer, L. R., E.-S. Cho, L. G. Epstein: Multinucleated giant cells and HTLV-III in AIDS encephalopathy. Hum. Pathol. 16 (1985) 760

Sharer, L. R., L. G. Epstein, E.-S. Cho, V. V. Joshi, M. F. Meyenhofer, L. F. Rankin, C. K. Petito: Pathologic features of AIDS encephalopathy in children: Evidence of LAV/HTLV-III infection of brain. Hum. Pathol. 17 (1986) 271–284

Shaw, G. M., M. E. Harper, B. M. Hahn, L. G. Epstein, D. C. Gadjusek, R. W. Price, B. A. Navia, C. K. Petito, C. J. O'Hara, J. E. Groopman, E.-S. Cho, J. M. Oleske, F. Wong-Staal, R. C. Gallo: AIDS encephalopathy. Science 227 (1985) 177–181

Snider, W. D., D. M. Simpson, S. Nielsen, J. W. M. Gold, C. E. Metroka, J. B. Posner: Neurological complications of acquired immune deficiency syndrome: Analysis of 50 patients. Ann. Neurol. 14 (1983) 403–418

Spatz, H.: Encephalitis. In Bumke, O.: Handbuch der Geisteskrankheiten, Bd. XI, Teil VII. Springer, Berlin 1930

Townsend, J. J., W. G. Stroop, J. R. Baringer, J. S. Wolinsky, J. H. McKerrow, B. O. Berg: Neuropathology of progressive rubella panencephalitis after childhood rubella. Neurology (Minneap.) 32 (1982) 185–190

Trautmann, M., M. Wagner, G. Stoltenburg-Didinger, O. Brückner, A. Bringmann: Rhombenzephalitis durch Listeria monocytogenes: Klinische und pathologisch-anatomische Befunde bei einer seltenen Enzephalitisform. Nervenarzt 53 (1982) 705–709

Warren, H. V., S. J. Horsky: Quantitative analysis of zinc, copper, lead, molybdenum, bismuth, mercury and arsenic in brain and other tissues from multiple sclerosis and non-multiple sclerosis cases. Sci. total Environm. 29 (1983) 163–169

Wickman, I.: Studien über Poliomyelitis acuta; zugleich ein Beitrag zur Kenntnis der Myelitis acuta. Karger, Berlin 1905

Zu Rhein, G. M., S. M. Chou: Particles resembling papova virus in human cerebral demyelinating disease. Science 148 (1965) 1477–1479

# 3. Kreislaufstörungen des Nervensystems

*Ron Ferszt*

Eine Einteilung des Gebietes, die allen morphologischen, pathogenetischen und klinischen Gesichtspunkten Rechnung trägt, ist nicht möglich. Bei einer Reihe von Krankheitsbildern sind Phänomene im makroskopischen Bereich für das pathogenetische Verständnis und den klinischen Verlauf entscheidend. Neuropathologisch ist es sinnvoll, diese von solchen zu unterscheiden, die vorwiegend über mikroskopische Abläufe zu verstehen sind. Aus didaktischen Gründen trennen wir makrozirkulatorische Krankheitsverläufe von mikrozirkulatorischen (Cervós-Navarro 1980).

## Störungen der Makrozirkulation

### Anatomische Voraussetzungen

Relevant sind die Halsarterien nach ihrem Abgang aus dem Aortenbogen sowie die großen Hirnarterien. Läsionen der großen venösen Blutleiter verursachen nur etwa jede hundertste Hirndurchblutungsstörung, wir behandeln sie auf S. 122. Am Rückenmark herrschen besondere Verhältnisse (s. S. 140). Das Gehirn wird durch vier große Gefäßstämme, den paarigen inneren Karotiden, und den Vertebralarterien versorgt.

Die *A. carotis interna* (normaler Durchmesser jenseits des Bulbus 5,1 mm ± 1,1 mm verläuft durch das Foramen lacerum im Karotiskanal, um in der mittleren Schädelgrube intrakraniell auszutreten. Sie befindet sich dann etwas medial des Os sphenoidale innerhalb des Sinus cavernosus von venösem Blut umströmt bis zum Dorsum sellae, wo sie am Karotissiphon in Höhe des Processus clinoidalis anterior okzipitalwärts schwenkt. Hier durchdringt sie die innere Duralamelle. Die wichtigsten Äste sind die A. ophthalmica und die A. communicans posterior, die eine Verbindung zwischen dem Karotis- und dem Vertebralisbasilaris-Kreislauf darstellt. Weiterhin geht von der A. carotis interna die A. chorioidea anterior ab zur Versorgung des Plexus choroideus und mediobasaler Stammganglienanteile. Die Endäste sind die A. cerebri anterior und die A. cerebri media sowie die communicans posterior.

Die *A. vertebralis* entstammt der A. subclavia und penetriert die Foramina der oberen sechs Halswirbelquerfortsätze, umwindet den oberen Gelenkfortsatz des Atlas und penetriert die Atlantookzipitalmembran und die Dura im Foramen magnum. Danach erreicht sie die Medulla oblongata, wo sie sich schließlich mit der kontralateralen Vertebralarterie zur Basilararterie vereint.

Die *A. basilaris* verläuft über den Brückenfuß und gibt dabei zahlreiche zarte pontine Äste, oft rechtwinklig, ab, um in die A. cerebelli anterior inferior, in die A. cerebelli superior und in die A. cerebelli posterior überzugehen. Ein wichtiger Endast der A. basilaris ist die A. cerebri posterior. Das vertebrobasiläre System hängt auch funktionell eng mit der hinteren Hirnarterie zusammen.

Die *A. cerebri anterior* umschlingt den Balken im Sulcus sagittalis. Beide Aa. cerebri anteriores sind in enger Nachbarschaft, hier sind sie durch die A. communicans anterior miteinander verbunden. Das Versorgungsgebiet der A. cerebri anterior reicht über die medialen Hemisphärenflächen bis zum Präkuneusgebiet, nimmt also die medialen Anteile der Frontal- und der Parietallappen ein. Etwas distal von der A. communicans anterior verläuft ein kleiner Ast, die sog. Heubnersche Arterie, okzipitalwärts über die Area perforata anterior zum Corpus striatum. In der Regel lassen sich etwa 9 Endäste der A. cerebri anterior unterscheiden, die nach ihrem anatomischen Verlauf bezeichnet werden.

Die *A. cerebri media* dringt in die Fissura lateralis ein und umschließt die Inselrinde, um schließlich parietotemporal an die Hemisphärenoberfläche zu kommen. Ihr Stamm ist 18–26 mm lang. Sie gibt tiefe und oberflächliche Äste ab, die Putamen, Capsula interna und Nucleus caudatus sowie das Pallidum, auch Anteile des Thalamus versorgen. Die Endäste der A. cerebri media sind die A. temporalis anterior, die A. orbitofrontalis, die A. Rolandi und die Aa. parietalis anterior und posterior.

Die *A. cerebri posterior* stammt aus der A. basilaris und gelangt am Tentorium vorbei und versorgt die unteren Anteile des Okzipitallappens. Dabei erhält sie Zufluß von der A. communicans posterior. Zahlreiche feine Gefäße werden zu den

Stammganglien, zum Thalamus, zu den Großhirnschenkeln, zum Nucleus ruber, zur Substantia nigra und zur Lamina quadrigemina.

## Anastomosen und Kollateralen

Unter Anastomosen verstehen wir oft netzartige Verbindungen zweier arterieller Versorgungsgebiete ohne eindeutige Flußrichtung. Kollateralen sind mit eindeutiger Flußrichtung angelegte mehrfache Zuflüsse eines Versorgungsgebietes; derartige Mehrfachversorgung kommt im ZNS im Vergleich zu anderen Organen selten vor, z. B. im Falle der paarigen Vertebralarterien. Pathophysiologisch wichtiger sind am Gehirn die Anastomosen.

### Extra- intrakranielle Anastomosewege

1. Bei Blockade einer A. carotis communis kann Blut von kontralateral her über die Rachen-, Zungen- und Halsarterien zur ipsilateralen Carotis externa und von dort zur Carotis interna fließen.
2. Der Verschluß einer A. subclavia läßt Blut über die Vertebralarterien zum Arm auf die Verschlußseite fließen (siehe Subclavian-steal-Syndrom, S. 103).
3. Die A. ophthalmica kann nötigenfalls das Gebiet der A. carotis interna befluten.

Weitere Anastomosen existieren zwischen der A. carotis externa und dem vertebrobasilären System über Okzipitalarterien. Schließlich kann beim Verschluß beider Vertebralarterien die A. spinalis anterior zur Beflutung der A. basilaris beitragen.

### Intrakranielle Anastomosewege

Der Circulus Willisii ist – sofern vollständig ausgebildet – ein Anastomosesystem zwischen den inneren Karotiden sowie zwischen Karotis- und Vertebralissystem.
  Die großen, oberflächlichen Hirnarterien bilden außerdem leptomeningeale Anastomosenetze (Gefäßkaliber ca. 1 mm); die sog. Heubner-Anastomosen. Wie der Circulus Willisii dienen sie der Schadensbegrenzung ischämischer Hirn-, insbesondere Rindenläsionen. Wirksam sind meningeale Anastomosen dort, wo das gestörte Gewebe nicht weit von den Meningen entfernt ist, d. h. im Bereich des Hirnstammes und der Kleinhirnrinde. Wahrscheinlich kann die große Variabilität der Hirnstamminsulte auch auf die unterschiedliche Anastomosenbildung zurückgeführt werden. Kleinere Gefäße der Hirnoberfläche mit einem Durchmesser von ca. 300 Mikrometern und sog. Kapillaranastomosen können sich bei chronischen Ischämien öffnen bzw. neu bilden, ihre klinische Bedeutung ist nicht erwiesen.

## Varianten der Hirnarterien

Die Varianten gewinnen pathogenetische Bedeutung, wenn die Hirndurchblutung aus anderen Gründen dekompensiert. Varianten der Aortenabgänge sind häufig; bei 30% aller Menschen entspringt die linke A. carotis der A. brachiocephalica (A. anonyma), bei 15% haben Karotis und Vertebralis links einen gemeinsamen Ursprung. Mehr als die Hälfte aller Menschen weisen Varianten des Circulus arteriosus Willisii auf. Darin kann eine individuelle Disposition zu Hirndurchblutungsstörungen liegen.

### A. carotis interna

Schlängelungen der A. carotis interna („coiling") sieht man teils kongenital, teils bei älteren Menschen mit arterieller Hypertonie; spitzwinklige unregelmäßige Knickbildungen sind erworbene Läsionen (Kinking) (Correll u. Mitarb. 1984); genaue Entstehungsweise und klinische Bedeutung sind unbekannt. Vereinzelt sind uni- oder bilaterale Agenesien beschrieben. Kalkablagerungen in der Wand des extraduralen, intrakraniellen Anteils der Arterie haben keine pathologische Bedeutung. Die embryonale A. trigemini kann persistieren, fällt dann als angiographischer Nebenbefund auf; durch Kompression kann sie eine (idiopathisch anmutende) Trigeminusneuralgie verursachen.

### A. vertebralis

Kaliberschwankungen und Asymmetrien sind häufig; weniger als die Hälfte aller Menschen weisen symmetrische Verhältnisse auf; in großen Untersuchungsreihen ist die linke Vertebralarterie etwas kaliberstärker als die rechte. Bei etwa jedem zwanzigsten Menschen kann eine Vertebralarterie fehlen. Weiterhin kommen anormale Zuflüsse in die ipsilaterale A. cerebelli posterior inferior vor. Schlängelungen sind häufig und meist ohne klinische Bedeutung. Zu unterscheiden sind geschlängelt angelegte Gefäße, von Schlängelungen bei arteriosklerotischer Wanderkrankung.

### A. cerebri media

Eine akzessorische A. cerebri media kann der A. cerebri anterior, seltener auch der A. carotis interna, entspringen.

### A. cerebri anterior

Innerhalb der Cisterna interhemisphaerica können beide Arterien mehrfach anastomosieren, einzelne Äste können fehlen, wobei akzessorische Äste von kontralateral her deren Funktion übernehmen, wie überhaupt der funktionelle Zusammenhang zwischen den beiden vorderen Hirnarterien eng ist.

## Wanderkrankungen der Hals- und Hirnarterien

Läsionen der großen Hals- und Hirnarterien führen über Verengungen (s. S. 89), Erweiterungen (s. S. 115), Verschlüsse (s. S. 91), Embolisation (s. S. 91) oder Blutungen (s. S. 131) zu klinischen Störungen.

## Arteriosklerose

Die epidemiologisch wichtigste Erkrankung der Hirnarterien ist die Arteriosklerose. Seit Lobstein (1883) versteht man darunter Verdichtungen und Verhärtungen der Arterienwand, deren mikroskopische Merkmale herdförmige, bindegewebige Plaques der Gefäßinnenhaut mit Lipoidanhäufung, teils auch Verkalkung sind. Atherosklerose bezeichnet die umschriebene, makroskopisch sichtbare, subintimale Lipoidansammlung großer Gefäße; – das „Atherom" –, verbunden mit einer Bindegewebsreaktion, der „Sklerose". Atherosklerose ist an die Bildung von Lipoidablagerungen gebunden; ein Spezialfall der Arteriosklerose.

**Klinik:** Es gibt kein für die Arteriosklerose typisches klinisches Bild. Der Begriff der „Zerebralsklerose" ist als obsolet anzusehen. Bei den Folgen stenosierender und obstruierender Wanderkrankungen der Hirngefäße werden durch die Arteriosklerose mögliche Syndrome beschrieben. Ein großes Problem bei der statistischen Beurteilung von Häufigkeit und Bedeutung der zerebralen Arteriosklerose besteht darin, daß mögliche Folgen der Wanderkrankung, wie Infarktsyndrome, mit morphologischen Gefäßwandbefunden vermengt werden, und letztere sind oft unzureichend quantifiziert.

**Makroskopie:** Man erkennt im ersten Stadium Trübungen der sonst transparenten basalen Hirngefäße. Mit stärkerer Kollageneinlagerung werden sie derb und schwielig, gelbliche, beetförmige Wandverdickungen treten mit der Lipoideinlagerung auf. An der körnigen Intimaoberfläche haften Thromben. Es ist sinnvoll, stenosierende Formen der Arteriosklerose von denen zu unterscheiden, die mit einer Lumenerweiterung und Gefäßverlängerung einhergehen.

Tabelle 3.1 Hauptlokalisation der arteriellen Stenosen und Verschlüsse durch Arteriosklerose (nach *Paal* 1983)

| | | |
|---|---|---|
| Truncus brachiocephalicus | | 0,7% |
| A. subclavia | | 2,8% |
| A. carotis communis | | 1,5% |
| A. carotis interna | | 52,0% |
| – extrakraniell | 44,8% | |
| – intrakraniell | 7,2% | |
| A. cerebri media | | 26,0% |
| A. cerebri anterior | | 2,3% |
| A. vertebralis | | 11,0% |
| A. basilaris | | 1,2% |
| A. cerebri posterior | | 2,5% |

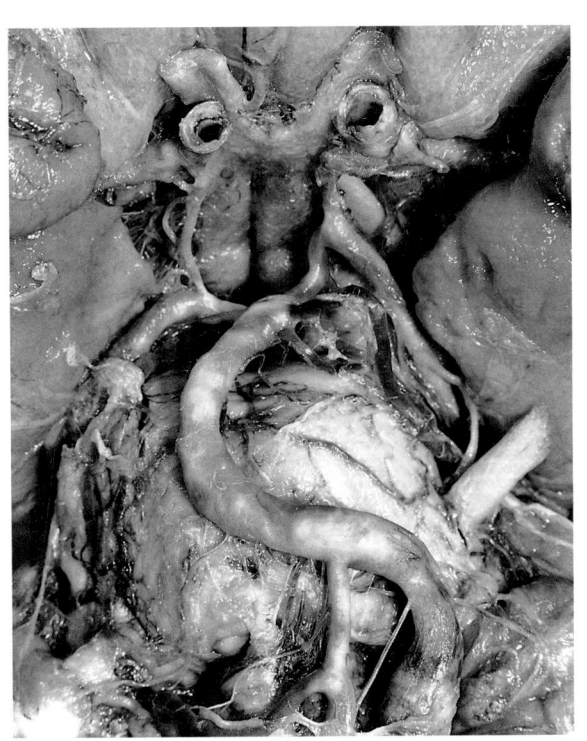

Abb. 3.1 Ausgeprägte skalariforme Liposklerose der A. basilaris, die elongiert und spiralisiert erscheint. Die linke A. vertebralis ist ungefähr viermal so breit wie die rechte. Exzentrische Einengung der rechten A. carotis interna.

Extradural treten arteriosklerotische Veränderungen schon vor dem 20. Lebensjahr im Karotissiphon und an den Ursprüngen der Vertebralarterien auf. Ulzerierende Plaques als Quelle von Mikroembolien werden überwiegend an den extrakraniellen großen Halsarterien gefunden. Häufig betroffen sind Aa. cerebri mediae (Schwerpunkt in Höhe der Keilbeinflügel); Aa. cerebri anteriores (in der bogenförmigen Strecke um das Balkenknie); Aa. cerebri posteriores (in bogenförmigem Verlauf um die Hirnschenkel) (Tab. 3.1). Die leitersprossenähnliche Anordnung der Lipoidbeete der A. basilaris bei arterieller Hypertonie bezeichnet man als „skalariform" (Abb. 3.1). Konvexitätsarterien sind relativ selten verändert; man sieht allenfalls stecknadelkopfgroße Plaques auch bei starker Sklerose der basalen Hirngefäße. Intrazerebral sind vornehmlich die Stammganglienarterien und die A. striolenticularis (lenticulostriata) betroffen („Stammganglientyp" der Arteriosklerose).

Die von der World Federation of Neurology empfohlene Graduierung unterscheidet vier Stadien der Arteriosklerose:

1. einen exzentrischen Wandbefall ohne Stenose,
2. einen exzentrischen Wandbefall des halben Gefäßumfanges bei geringer Stenose,
3. einen konzentrischen Wandbefall mit Stenose bis 50% des Lumens sowie
4. eine konzentrische Stenose mit über 50%iger Lumeneinengung.

Zülch (1981) gab folgende Normwerte der Lumina an:
A. cerebri anterior: 1,3–2,0 mm.
A. cerebri media: 1,6–2,9 mm.
A. cerebri posterior: 1,6–2,4 mm.
A. basilaris: 2,2–3,8 mm.
A. vertebralis: 1,4–3,2 mm.
A. carotis interna: ca. 5,1 mm.

**Mikroskopie:** Man kann zwei Läsionstypen unterscheiden:

### 1. Jugendliche Arteriosklerose

Die Lamina elastica interna bleibt intakt, und es kommt im subendothelialen Raum zu Verquellung, Nekrose und proliferativen Vorgängen. Der Prozeß verläuft schubweise, die Verquellung des subendothelialen Gewebes wird mit Bindegewebsproliferation beantwortet.

### 2. Seneszente Arteriosklerose

Die Lamina elastica interna ist aufgesplittert: subendothelial liegt sudanpositives, zum Teil doppelbrechendes Material. Nach der Fettextraktion entstehen wetzsteinförmige Lücken, die ausgefällten Cholesterinestern entsprechen. Sie liegen vornehmlich in der Nachbarschaft der Lamina elastica interna und rufen gelegentlich Fremdkörperreaktionen hervor. Schließlich verwischt die Grenze zwischen dem Subendothelialraum und der Muscularis media. Einzelne Muskelzellen nekrotisieren, besonders im lumennahen Bereich, und eine Bindegewebsproliferation setzt auch hier ein. In der Nähe arteriosklerotischer Plaques atrophisiert die fibrotische Media. Bei mehr als der Hälfte aller anläßlich einer Karotisendarteriektomie gewonnenen Gefäßwandpräparate finden sich alte, intramurale Blutungen, die in der sklerotischen Plaque entstehen und die Intima aufbrechen können (Persson u. Mitarb. 1985). Intramurale Blutungen werden als Ursache akuter Lumeneinengung diskutiert.

**Pathogenese:** Aufgrund veränderter Permeabilität dringen Lipide in den subendothelialen Raum vor, während sich an der Endothelschädigung ein Appositionsthrombus bilden kann. Thrombozyten setzen Faktoren frei, die das Wachstum glatter Muskelzellen und des subendothelialen Bindegewebes stimulieren. Es entsteht eine Wandläsion aus einsickernden Blutbestandteilen, insbesondere Lipiden, Phosphatiden aus regional entstehenden sauren Mukopolysacchariden und proliferierenden mesenchymalen Zellen. Bei der multifaktoriellen Entstehungsweise wirken verschiedene Faktoren verstärkend (Cervós-Navarro 1980):

1. Arteriosklerose korreliert deutlich mit dem Alter.
2. Die Prädilektionsstellen liegen dort, wo mechanische Belastungen der Gefäßwand zu vermuten sind; an der Bifurkation bzw. Abzweigung der Arterie, an der inneren Kurvatur bogenförmiger Gefäßschlingen sowie an äußeren Befestigungsstellen von Arterien. Mechanisch dürfte auch der Effekt der Hypertonie sein.
3. Turbulenzen im Blutfluß verstärken die Arteriosklerose.
4. Metabolische Störungen, z. B. bei Diabetes mellitus und Hypothyreoidismus, verstärken die Arteriosklerose. Erhöhte Blutlipidspiegel korrelieren schwächer mit einem Hirninfarkt als mit einem Herzinfarkt, ebenso das Zigarettenrauchen. Besonders gefährdet sind Patienten mit Hyperlipoproteinämie IIa, IIb, III und V.
5. Es gibt eine deutliche Geschlechtsbevorzugung; zunächst überwiegen Männer, nach der Menopause Frauen.
6. Regionale und genetische Faktoren sind wiederholt beschrieben, z. B. eine geringe Arterioskleroserate in China und Japan, wo allerdings eine höhere Hypertonieinzidenz beschrieben wird.
7. Übergewicht und Bewegungsarmut sind statistisch bisher nicht erwiesene Risikofaktoren zerebraler Arteriosklerose.

Über den Stellenwert der einzelnen Faktoren herrscht z. T. noch Unklarheit (Zusammenstellung siehe Cervós-Navarro 1980, Yatsu 1986). Auch ist anzunehmen, daß ionisierende Strahlen in therapeutischer Dosis Arteriosklerose beschleunigen (Levinson u. Mitarb. 1973). Allerdings sind die vorliegenden Studien nicht zwangsläufig auf neuere strahlentherapeutische Techniken zu beziehen.

Für die meisten Statistiken ist nicht das Vorkommen von Arteriosklerose an sich relevant, sondern die damit verbundene Morbidität, die ja nur eine mögliche, aber nicht zwangsläufige Folgeerscheinung der Arteriosklerose ist. Das Vorkommen der zerebralen Arteriosklerose korreliert in etwa mit der im übrigen Organismus. Läsionen an den Koronararterien, Aorta, A. iliaca sowie an Mesenterial- und Nierenarterien treten jedoch etwa ein Jahrzehnt früher auf.

# Fibromuskuläre Dysplasie

Syn.: fibromuskuläre Hyperplasie

Es handelt sich um eine seltene, 0,6% der Karotisläsionen ausmachende, segmentale Störung mittelgroßer Arterien ungeklärter Ätiologie, die hauptsächlich die Aortenäste betrifft, aber auch extrakranielle Hirngefäße (Bellot u. Mitarb. 1985). Seit der Erstbeschreibung sind mehr als dreihundert Fälle mit Beteiligung der Karotiden publiziert worden (Nichtweiss 1985). Reversible segmentale Stenosen großer Hirnarterien postpartum beschrieb Guiraud (1979), eine Beziehung zur fibromuskulären Dysplasie wird vermutet. Die Pathogenese ist unbekannt; von vielen Autoren wird sie als kongenitale Dysplasie aufgefaßt.

**Klinik:** Asymptomatische Formen kommen vor, ihre Zahl ist schwer einzuschätzen, weil die Diagnose in der Regel angiographisch zu stellen ist. Beschrieben werden ischämisch bedingte neurologische Ausfälle, seltener Subarachnoidalblutungen. Damit ist lediglich das Kernsyndrom genannt; es gibt viele Variationen dieses Themas, z. B. bei dissezierenden Aneurysmen der inneren Karotis (Garcia-Merino u. Mitarb. 1983, O'Dwyer u. Mitarb. 1980). Betroffen sind in erster Linie ältere Frauen. Das angiographische Bild zeigt perlschnurartige Aussackungen der extrakraniellen Anteile der inneren Karotis. Therapeutisch versucht man Gefäßplastiken und Dilatationen (Starr u. Mitarb. 1981).

**Makroskopie:** Beim Präparieren der Arterie finden sich die bereits im Angiogramm dokumentierten, leistenförmigen, periodisch auftretenden Vorsprünge, zwischen denen man kleine aneurysmatische Gefäßaussackungen präpariert. In etwa acht von zehn Fällen sind beide inneren Karotiden betroffen, manchmal auch die A. cerebri media, A. occipitalis und die Vertebralarterien.

**Mikroskopie:** Durch Vermehrung des intimalen Bindegewebes wird das Gefäßlumen konzentrisch eingeengt. Die Muscularis media wird fibrotisch, teilweise hyperplastisch, die Lamina elastica interna oft aufgefiedert, manchmal verdoppelt oder verbreitert. Auch das adventitielle Bindegewebe kann vermehrt sein. Zwischen leistenförmigen Wandverdickungen findet man aneurysmatische Aussackungen mit fibrotischer Media und fehlender Lamina elastica interna. Entzündliche oder arteriosklerotische Veränderungen werden nicht beschrieben.

# Moyamoya-Syndrom

**Klinik:** Mit der Entwicklung der zerebralen Angiographie wurde in Japan ein Syndrom mit fokalen neurologischen Ausfällen, Kopfschmerzen, Krampfanfällen und hirnorganischen Psychosyndromen vornehmlich bei jungen Frauen beschrieben. Angiographisch fand man neben einer Lumeneinengung der distalen inneren Karotiden sehr dünne, angiomatös anmutende Anastomosenetze an der Hirnbasis. Der typische angiographische Aspekt, der an ein Rauchwölkchen erinnert, gab der Krankheit der Namen. Die Prognose ist unsicher, Therapieversuche durch Anlage von Anastomosen haben noch keine klaren Ergebnisse gebracht (Matsushima u. Mitarb. 1984). Die Patienten neigen zu Hirnblutungen (Enomoto u. Goto 1987).

**Makroskopie:** Die inneren Karotiden sind charakteristischerweise nach distal hin stenosiert, es finden sich Thromben, die bis weit in die Peripherie reichen. Atherome oder andere degenerative Läsionen gehören nicht zum Bild. Den Gefäßverschlüssen entsprechend finden sich kräftige leptomeningeale Anastomosen, wobei der Circulus Willisii zu einem Gefäßnetz, ähnlich z. B. dem Rete mirabile der Ziege, umgewandelt erscheint. Nekrosen und Blutungen sind in wechselndem Ausmaße vorhanden.

**Mikroskopie:** An den großen Gefäßen ist das subendotheliale Gewebe vermehrt, das Lumen oft durch Abscheidungsthromben eingeengt. Für einen degenerativen oder entzündlichen Prozeß finden sich keine Zeichen. Die von dem „Netz" in den Hirnstamm strahlenden kleinen Arterien sind erweitert, und man findet Fibrinablagerungen in ihrer Wand, die Lamina elastica interna ist aufgefiedert, die Media atrophisch, Mikroaneurysmen kommen vor (Yamashita u. Mitarb. 1983).

**Pathogenese:** Man vermutet, daß die Carotis-interna-Stenose primum movens ist und versteht die komplizierten basalen Gefäßbildungen als Anastomosen (Murphy 1986). Die außerordentlich fragilen, dünnwandigen, teils aneurysmatischen Gefäße des Rete gelten als wahrscheinliche Quelle der subarachnoidalen bzw. intrazerebralen Blutungen (Enomoto u. Goto 1987).

# Arterielle Verschlüsse und Stenosen

80% aller Hirn- und Rückenmarkinfarkte sind Verschlüssen oder Einengungen der Hirn- oder Halsarterien zuzuordnen. Die übrigen Läsionen, globale Hypoxie-Ischämie, Hypoglykämie oder Fernembolisation, z. B. aus dem Herzen entstanden, werden im Kapitel Mikrozirkulation behandelt. Verschlüsse oder Stenosen der großen Hirn- und Halsarterien sind nicht nur mögliche Ursache von Hirndurchblutungsstörungen, sie sind auch bei Hinzutreten systemischer Faktoren wie Hypotension oder Störungen des Glucosehaushalts adjuvante pathogenetische Faktoren. Ausgangspunkte sind:

1. arteriosklerotische Obstruktionen und Stenosen (s. S. 91),
2. Thromben,
3. Makroembolien,
4. äußere Kompressionen sowie
5. Spasmen.

## Thromben

**Klinik:** Thrombosen laufen manchmal protrahierter ab als Embolien, sind bei Frauen im mittleren Lebensalter am häufigsten und betreffen meist die A. cerebri media (ca. 30%), die A. basilaris und die A. carotis communis. Die Thrombosen der A. basilaris werden bei Männern zweimal häufiger beobachtet als bei Frauen, besonders bei Hochdruckpatienten.

**Makroskopie:** Einen Thrombus wird man beim Infarkt im Stromgebiet einer einzelnen Hirnarterie suchen. Nach Auflösung oder Rekanalisation wird die postmortale Sicherung schwierig. Karotisthrombosen findet man links häufiger, was sich aus den asymmetrischen Strömungsverhältnissen ableiten läßt; das linke Gefäß zweigt tendenziell rechtwinklig aus der Aorta ab, die rechte A. carotis communis liegt in der Verlängerung der Aorta ascendens und der A. brachiocephalica. Thrombosen liegen meist im Stamm, seltener in peripheren Ästen.

**Mikroskopie:** Es handelt sich um eine parietale Abscheidung von Blutplättchen und Fibrin oder um einen Gerinnungspfropf mit Verlegung des Gefäßlumens. Bei postmortalen Blutgerinnseln sind die Thrombozyten ungleichmäßig verteilt und nicht regelmäßig agglutiniert. Das Thrombenmaterial wird durch Monozyten und überwucherndes Endothel gegenüber dem strömenden Blut abgedeckt. Von der subendothelialen Intima aus erfolgen Organisation und Rekanalisation.

**Pathogenese:** Begünstigend sind Arteriosklerose, Arteriitiden und Tumorinfiltrationen der Gefäßwand, auch Traumen (Richaud u. Mitarb. 1980). Seitens des Blutes sind Veränderungen der Strömungsgeschwindigkeit und Turbulenzen sowie Gerinnungsstörungen wichtig. Zunächst lagert sich eine dichtgepackte Thrombozytenmasse an der Stelle der Endothelschädigung an. Diese wird von weiteren Thrombozyten und Granulozyten umgeben, die in Fibrinmassen eingebettet werden. Ein erhöhtes Risiko zerebraler arterieller Thrombosen unter oralen Ovulationshemmern ist wahrscheinlich (Collaborative Study 1973). Das Risiko einer Frau, die Ovulationshemmer regelmäßig und längere Zeit einnimmt, an einer arteriellen Durchblutungsstörung zu erkranken, lag etwa sechsmal höher als ohne Einnahme. Verschlechternd wirkt sich der Nikotinabusus aus.

## Makroembolien

Es handelt sich um Emboli, die größer als 1 mm sind und überwiegend Arterien obstruieren.

**Klinik:** Typisch sind akut bis subakut einsetzende fokale Störungen in Abhängigkeit vom betroffenen Gefäßbett. Häufig handelt es sich um ältere Patienten mit koronarer Herzerkrankung bzw. Herzinfarkt. Mit der Auflösung des Embolus kann es bei Reperfusion des ischämisch geschädigten Gefäßbettes zu hämorrhagischen Infarkten kommen, u. U. mit zweiphasigem klinischem Verlauf. Etwa 10% der Hirninfarkte dürften embolischer Genese sein; noch schwieriger als bei den Thrombosen ist die autoptische Sicherung. Daher variieren die Statistiken je nachdem, ob die Embolie klinisch, angiographisch oder autoptisch erfaßt wurde. Die Karotisendarteriektomie und vergleichbare Operationsverfahren zur vorbeugenden Behandlung von embolischen Karotisinfarkten sind umstritten (Chambers u. Norris 1984); nach einer kanadischen Studie liegt die jährliche Insultrate der Patienten mit asymptomatischem Stenosegeräusch bei 1–2%, ihre kardiale Mortalität bei 2–4%. Der operative Eingriff erscheint diesen Autoren erst gerechtfertigt, wenn das Infarktrisiko ohne Eingriff sich der 5-Prozent-Marke nähert. Bei intraoperativer Angiographie nach 137 Endarteriektomien fand sich 18mal ein revisionsbedürftiger Befund (Scott u. Mitarb. 1982). Diese Autoren geben eine neurologische Komplikationsrate von 6,8% an, Hertzer u. Mitarb. (1982) etwa 1%. Postoperative Stenosen werden mit einer Häufigkeit von 0,6 bis 9,8% angegeben (Callow 1982). Doppler-sonographisch fanden Norrving u. Mitarb. (1982) etwa 50%ige Stenosen bei rund einem Drittel der 64 von ihnen bis zu 13 Jahre lang beobachteten postoperativen Verläufe. Bis längere Verlaufsbeobachtungen nichtoperierter Patienten mit Karotisstenosen vorliegen, bleibt die Indikation zum gefäßchirurgischen Eingriff ein Problem mit vielen Imponderabilien, zumal bei der asymptomatischen Karotisstenose (Levin u. Mitarb. 1980, Mohr 1982). Auch die Indikation zur extra- und intrakraniellen Bypass-

Operation wird zunehmend eingeengt. Die intraarterielle lokale Fibrinolysetherapie steckt noch in den Anfängen.

**Makroskopie:** Es ist nicht möglich, embolisch entstandene Infarkte von primär thrombotischen zu unterscheiden, zumal Thromben sich auflösen und selbst dann zur Emboliequelle werden. Tendenziell wird man Embolien dort suchen, wo verhältnismäßig kleine Gefäßlumina rasch und multipel verschlossen wurden.

**Mikroskopie:** Mit Spezialfärbungen gelingt es manchmal, kleine Fibrinthromben darzustellen. Die Morphologie der Embolien unterscheidet sich, sofern es sich um embolisierte Blutgerinnsel handelt, nicht von der der Thromben.

**Pathogenese:** Geordnet nach absteigender Häufigkeit sind folgende Emboliequellen zu nennen: 1. ulzerierende atherosklerotische Plaques (ca. 20%). Persson u. Mitarb. (1985) sowie Lusby u. Mitarb. (1982) sehen in der Einblutung in die atheromatöse Plaque mit Aufreißen des Endothels und Thrombusbildung den entscheidenden Schritt zur symptomatischen Embolisation von der Karotis. Asymptomatische Plaques wiesen nur in 7,2% Blutungen und Endothelbreschen auf, symptomatische in 71,4%. Auf diesem Wege können sich verhältnismäßig dezente degenerative Läsionen akut verschlechtern (Carson u. Mitarb. 1981). 2. Myokardinfarkte besonders mit Beteiligung der Herzinnenwand sowie 3. Endokarditiden. Embolien treten sowohl im Akutstadium auf, wenn Herzwand und -klappen entzündlich verquollen und infiltriert sind, darüber hinaus aber auch später, wenn z. B. ein Mitralklappenvitium vorliegt und unphysiologische Strömungsbedingungen vorherrschen. Todnem u. Vik-Mo (1986) fanden bei 194 Patienten mit transitorischer Hirnischämie oder Insult in 63 Fällen pathologische Echokardiogramme, bei 35 Patienten konnte ein Kausalzusammenhang wahrscheinlich gemacht werden, am häufigsten Erkrankungen der Aorten- und Mitralklappen. Relativ selten sind postoperative Tumorembolien (Lefkovitz u. Mitarb. 1986). Bei therapeutischer Embolisation arteriovenöser Mißbildungen wurden vereinzelt aberrierende Emboli in der A. cerebri media gesehen. Ebenfalls selten sind posttraumatische Knochenmarkembolien nach Reanimation.

## *Mikroembolien*

Die Differenzierung von Makro- und Mikroembolien ist nicht unproblematisch; fließende Übergänge sind häufig, u. a. weil große Emboli sich auflösen und schauerartig das peripher liegende Stromgebiet embolisieren.

Der embolische Verschluß einer Hirnarterie mit umschriebenem neurologischem Ausfall steht an einem Ende des Spektrums möglicher Ausfälle, die sich im Laufe von Jahren einstellende Demenz ohne klares computertomographisches Korrelat am anderen. Daneben gibt es mikroembolische Syndrome mit resultierender Herdenzephalitis bei septischen Zuständen, Stickstoffembolien bei Dekompression, Luft- und Fettembolien nach Trauma sowie Tumorembolien mit Metastasenbildung.

### Atheromatöse Mikroembolien

Exulzerierende atheromatöse Plaques geben cholesterinhaltiges Material in das Blut ab, das Gefäßlichtungen unter 100 µm Durchmesser verlegt.

**Mikroskopie:** Zunächst sieht man Stase und die perivaskuläre Ablagerung PAS-positiven Materials um Mikrozirkulationsgefäße. Bei Koagulopathien treten Ringblutungen auf. Später bilden sich lakunäre Infarkte aus. Der Nachweis des Embolus gelingt selten.

### Luftembolien

**Klinik:** Über eine der großen Thoraxvenen tritt Luft bei Thoraxtraumen in den kleinen Kreislauf: Atemstörungen, Blutdruckabfall und fokale neurologische Ausfälle bilden sich rasch zurück; kritisch ist die Anfangsphase, ist sie überstanden, bessert sich die zunächst ernste Prognose.

**Mikroskopie:** Das Bild ist unspezifisch; wenn die Krankheit rasch ad exitum führt, beschränkt sich das Bild auf ein Hirnödem mit Extravasatbildung.

### Stickstoffembolien

Bei inadäquater Dekompression bilden sich Stickstoffbläschen periartikulär und in der Lunge; am ZNS ist am ehesten die weiße Substanz des Zervikalmarks (zentrale Hinterstränge) von Nekrosen durchsetzt. Retroperitoneale Stickstoffansammlungen (gute Fettlöslichkeit des $N_2$) mit venösen Abflußstörungen werden für die Beteiligung des Rückenmarks verantwortlich gemacht.

### Fettembolien

**Klinik:** Nach bis zu mehrtägigem symptomfreiem Intervall treten posttraumatisch Angina pectoris, Atemnot, Unruhe, später Krampfanfälle und Koma auf.

**Mikroskopie:** Akute, meist schwere Mikrozirkulationsstörungen mit Petechien, Extravasaten und inzipienten Mikroinfarkten bei allgemeiner Ödematisierung prägen das Bild. Es kann zu Hirnpurpura (s. S. 138) kommen. Die Emboli lassen sich in der Fettfärbung erfassen.

## Äußere Kompressionseffekte an den Hirnarterien

**Klinik:** Klinisch lassen sich die einzelnen Syndrome nicht von denen thrombotischer oder embolischer Genese unterscheiden. Allerdings neigen bestimmte Versorgungsgebiete zu Kompressionssyndromen:

1. Bei Verlegung der A. cerebri posterior durch transtentorielle Herniation (s. S. 338); die Nekrose bleibt in der Regel auf die Großhirnrinde begrenzt, betrifft vor allem die mediobasalen Temporal- und Okzipitallappenanteile, seltener den Okzipitalpol. Typischerweise wird die Läsion bei Reperfusion als Erfolg der Intensivbehandlung und Aufhebung der Herniation hämorrhagisch. Kortikale Sehstörungen sowie bei bilateralem Prozeß hirnorganische Psychosyndrome kommen vor (Abb. 3.8a).
2. Bei der Kompression der Arterien in der Fossa interpeduncularis kommt es zur Thalamus-Ischämie mit konsekutiver Thalamus-Erweichung und mitunter komplexen sensomotorischen Syndromen.
3. Ebenfalls im Zusammenhang mit Herniationsphänomenen kann sich die A. chorioidea anterior, zwischen dem Gyrus hippocampi und dem Fasciculus opticus verlaufend, an das vordere Tentorium lagern. Folgen sind symmetrische, bilaterale Nekrosen des medialen Pallidums, die von der Kohlenmonoxidvergiftung unterschieden werden müssen. Klinisch stehen extrapyramidale Hemistörungen im Vordergrund.
4. Bei einseitiger großer frontaler Raumforderung und subfalzialer Herniation kann die A. cerebri anterior gegen den Falxrand gepreßt Frontrallappensyndrome auslösen. Besonders wenn der Balken beteiligt ist oder bei bilateralen Läsionen bilden sich hirnorganische Psychosyndrome, seltener Paraparesen und Blasenstörungen aus.
5. Die seitlichen Äste der A. cerebelli superior können durch Raumforderungen in der hinteren Schädelgrube gegen den Tentoriumrand gelagert werden. Es entstehen Infarkte der vorderen Kleinhirnhemisphären. Elektive Parenchymnekrosen sind häufiger als komplette Nekrosen, auch letztere bleiben auf die Folien beschränkt und durchdringen nicht das Marklager.
6. Raumforderungen in der hinteren Schädelgrube führen zu Verlagerungen der A. cerebelli posterior inferior und deren Äste, wodurch ischämische Infarkte im Tonsillenbereich sowie an der Facies inferior cerebelli u. U. mit zerebellarer Symptomatik entstehen.
7. Bei Raumforderungen im kaudalen Drittel der hinteren Schädelgrube findet man elektive Parenchymnekrosen beider Nuclei olivares inferiores durch Kompression der oberflächlichen Medullaoblongata-Arterien, in der Regel klinisch stumm.

# Hirninfarkte (Tab. 3.2, Tab. 3.3)

**Klinik:** Infarktsyndrome werden von der Infarktlokalisation bestimmt. Dennoch hat der alte Begriff des „Insults" für das klinische Bild eine Berechtigung und ist nicht mit „Infarkt" vertauschbar; weder zieht der Gefäßverschluß einen Infarkt im betreffenden Stromgebiet zwangsläufig nach sich, noch erklärt der Infarkt immer das klinische Bild. So können z. B. bei entsprechender Disposition Karotisverschlüsse ipsilaterale Hemistörungen verursachen und Infarkte ihrerseits über Stealmechanismen kontralaterale Perfusionsstörungen (Zülch 1981).

Mohr u. Barnett (1986) dokumentierten in New York 713 vaskuläre Insulte („Strokes") in den Jahren 1983 und 1984; 11% verliefen als TIA 89% mit bleibendem Defizit, davon waren ⅔ ischämische Infarkte und ⅓ Blutungen, je zur Hälfte subarachnoidal und intrazerebral. 256 der 400 Infarkte wurden als thrombotisch, 144 als embolisch interpretiert; eine kardiale Emboliequelle fand man in 64 Fällen. Verschlüsse oder Stenosen großer Hirnarterien fand man in nur 46 der thrombotischen Verläufe, Lakunen bei 87 Patienten.

Man rechnet mit knapp 3 Neuerkrankungen an Hirninfarkten pro 1000 Einwohnern pro Jahr bei Männern und 2 Neuerkrankungen bei Frauen; Männer erkranken 3mal häufiger an Herzinfarkten als an zerebrovaskulären Insulten, für Frauen liegt die Inzidenz bei den Erkrankungen mit 2,4 bzw. 2,1/1000 und Jahr etwa gleich (Wolf u. Mitarb. 1986).

Wichtigster Risikofaktor ist das Lebensalter; mit jeder Lebensdekade verdoppelt sich die Inzidenz, arterielle Hypertonie erhöht das Hirninfarktrisiko um rund das Vierfache. Drittwichtigster Risikofaktor sind Herzerkrankungen, es folgen Diabetes mellitus, hoher Hämatokrit, orale Ovulationshemmer und Zigarettenrauchen. Opiatabhängige sind mehrfach gefährdet: Staphylococcus aureus und Candida-Infekte ziehen Embolien und mykotische Aneurysmen nach sich. Des weiteren bestehen hepatogene Koagulationsstörungen und angiitische Syndrome. Hypoventilation und Hypotension kommen bei Überdosierung zusätzlich vor; Voraussetzung für „Wasserscheideninfarkte". Bei Patienten mit akutem Hirninfarkt werden gelegentlich abnorme Gerinnungsparameter gesehen. Faktor VIII und die Plasminogenaktivierung sind häufig verändert, die Aggregationsneigung der Blutplättchen ist erhöht. Die Studien sind retrospektiv, die Kausalitätsverhältnisse unklar (Raish u. Hoak 1986). Schwerer akuter Alkoholabusus kann Hirninfarkte und Subarachnoidalblutungen auslösen (Hillbom u. Kaste 1981). Die Pathogenese ist nicht genau bekannt.

Tabelle 3.2  Epidemiologische Daten zu den Hirndurchblutungsstörungen in Europa

| | |
|---|---|
| Mortalität: | zwischen 90 und 200 Fällen auf 100 000 Einwohner. |
| Inzidenz: | 110–290 Erkrankungen auf 100 000 Einwohner entsprechend etwa 1 000 000 jährlicher Erkrankungen in Europa. |
| Prävalenz: | 486/100 000 (Großbritannien) 651/100 000 Männer (Kopenhagen) 385/100 000 Frauen |

Abfall der Inzidenz um 38% (Männer) und 50% (Frauen) in Finnland zwischen 1972 und 1977.
25–30% der Patienten sterben im Laufe der ersten drei Wochen nach Erkrankung.
Mehr als 50% der Patienten werden wieder gehfähig, 20–30% bleiben schwerbehindert.
Rezidivrate 9% pro Jahr. Bei Ersterkrankung vor dem 50. Lebensjahr ist die Rezidivrate deutlich niedriger.
Im Laufe einer dänischen Langzeitstudie waren nach 16 Jahren rund 45% aller Nichterkrankten am Leben, dagegen weniger als 10% aller Patienten mit Hirndurchblutungsstörungen („cerebrovascular disease"). In einer anderen Studie lag die 14jährige Überlebenswahrscheinlichkeit Nichterkrankter bei 65%, nach TIA bei 45% (*Marquardsen* 1986).

Tabelle 3.3  Zahlen zur Hirn- und Rückenmarks-Kreislaufphysiologie

Gehirn: Durchblutung 50 ml/100 g/min = 750–800 ml/Gehirn/min
Im Senium: 35 ml/100 g/min = ca. 50 ml/Gehirn/min
Damit wird dem Hirn etwa 15% des Herzminutenvolumens angeboten.
$O_2$-Verbrauch: 3,5–4 ml/100 g/min = 70 l/Gehirn/24 Stunden
Glucoseverbrauch: 5,5 mg/100 g/min = 100 g/Gehirn/24 Stunden
Energiebedarf: 17 cal/100 g/min = x j/100 g/min = 293,8 kcal/Gehirn/24 Stunden
Rückenmarkdurchblutung: weiße Substanz 15 ml/100 g/min, graue Substanz 40 ml/100 g/min
Bei 5% $CO_2$ in der Atemluft steigt die zerebrale Durchblutung auf etwa das Doppelte des Ruhewertes an.

Äthanol verursacht neben der zerebralen Vasodilatation Störungen der Blut-Hirn-Schranke und der Thromboxan-$B_2$-Bildung (Brust 1986).

Im allgemeinen setzen Infarktsyndrome akut ein. Man unterscheidet formal 1. inzipiente, 2. progrediente und 3. komplette Insulte. Bei völliger Rückbildung innerhalb von 24 Stunden spricht man von einer transienten ischämischen Attacke (TIA), bei längerer Dauer und vollständiger Reversibilität von einem PRIND (prolonged reversible ischemic neurological deficit). Eine TIA dauert in aller Regel etwa 7–10 Minuten. Ihre Prävalenz liegt bei rund 50 Fällen auf 1000 Einwohnern, ihre Inzidenz bei rund 5 auf 1000 (Mohr u. Mitarb. 1986). Situative Faktoren der Infarktauslösung sind:

1. physiologische Blutdruckabfälle in den frühen Morgenstunden und am frühen Nachmittag,
2. Entspannungsphasen mit Blutdruckabfall nach Streß,
3. hypertensive Krisen,
4. Herzrhythmusstörungen,
5. Herzinfarkte mit aseptischer Endokarditis und
6. septische Zustände mit Bildung infektiöser Embolien.

Die häufigste Nekroseform ist die Verflüssigungs- oder Kolliquationsnekrose.

## Kolliquationsnekrose

**Makroskopie:** Erste Veränderungen sind nach 12 Stunden zu erwarten. Der nekrotische Bezirk wird makroskopisch abgrenzbar, er ist gequollen glasig, manchmal bräunlichweiß, zunächst steifer, bald danach weicher als das umgebende Gewebe, ohne zu zerfließen. Die Grenze zwischen Großhirnrinde und Marklager ist verwaschen. 1–2 Tage alte Herde sind weich und sinken ein, wenn die unfixierte Schnittfläche eine Zeitlang der Luft ausgesetzt war. Nach etwa 24–36 Stunden ist der Nekroseherd gelblich verfärbt. Nach 7 Tagen verliert das Gewebe seine Konsistenz, und eine milchartige Flüssigkeit fließt bei der Sektion ab. Zurück bleibt ein Hohlraum ohne epitheliale Auskleidung. Das Endstadium der Kolliquationsnekrose tritt nach Wochen oder Monaten ein. Der durch die Verflüssigung geschaffene Hohlraum ist nicht durch Astrozyten zu decken, und es entsteht eine Pseudozyste. Diese kann vielkammerig sein und ist von einer liquorähnlichen Flüssigkeit ausgefüllt. Oft ist die erste Großhirnrindenschicht noch erhalten. Nur große Pseudozysten brechen in den Subarachnoidal- oder in den Ventrikelraum ein, dann entsteht ein sog. Porus (Porenzephalie, s. S. 23).

**Mikroskopie:** Nach etwa einer Stunde kann man eine perivaskuläre Gliaschwellung sehen. Während Funktionsstörungen unterhalb einer Durchblutung von 15 ml/100 g/min Hirngewebe auftreten, stellen Neurone erst bei sehr viel niedrigerer Perfusion jede spontane, nicht funktionsgebundene Aktivität ein. Unterhalb dieser Schwelle gehen Zellstrukturen zugrunde (Heiss 1983). In den ersten zwei Stunden treten Verschiebungen im neuronalen Elektrolythaushalt mit Schwellung der Mitochondrien und des endoplasmatischen Retikulums auf. Kapillarnekrosen oder Endothelzellschwellungen gehen mit einer Zunahme der Permeabilität zunächst für kleine, später für größere Moleküle einher. Häufig werden Erythrozyten- und Thrombozytenverklebungen besonders in Venolen beobachtet. Mit dem Austritt osmotisch aktiven Materials kommt es nach einigen Stunden zum Vollbild eines ischämischen Hirnödems. Die u. U. im Computertomogramm zu erfassende rasche, etwa 30 Min. benötigende Volumenzunahme beruht nicht auf dem ischämischen Hirnödem, sondern auf einem Zusammenbruch der

Durchblutungsregulation im ischämischen Gebiet mit Verschiebung großer Blutmengen in das venöse Kompartiment; man spricht von hämodynamischer Schwellung. Vier Stunden nach Unterbrechung der Blutzufuhr sind lichtmikroskopisch erste „ischämische" Ganglienzellveränderungen zu erwarten. Dieser Begriff muß relativiert werden, handelt es sich doch um ubiquitäre neuronale Strukturveränderungen bei Mangelversorgung schlechthin. Fast jede Zirkulationsstörung bedeutet in erster Linie eine Reduktion der Sauerstoffzufuhr, also eine Hypoxie, sei sie durch primäre Störungen des $O_2$-Angebotes oder durch Verminderung des Blutzuflusses im Sinne von Oligämie oder Ischämie bedingt. Fehlt die Glucose, spricht man von sog. Substratmangel-Hypoxydose. Die hier zu besprechenden Veränderungen sind unspezifischer Ausdruck eines vielfältigen Pathogenesebündels, werden aber traditionell als ischämische Veränderungen bezeichnet. Dies verwirrt den Unerfahrenen, der ähnlichen Gewebsbildern bei der Oligämie, bei der Anoxie, bei der Hypoxie und auch bei der Hypoglykämie begegnet. Für die klinische Pathologie ist der Faktor Ischämie allerdings gegenüber den anderen von vorrangiger Bedeutung (Garcia 1984).

Im einzelnen handelt es sich dabei um folgende neuronale Veränderungen:

1. Tigrolyse: Die Tigroidsubstanz (Nissl-Schollen) ist der lichtmikroskopische Aspekt des rauhen endoplasmatischen Retikulums und der Mitochondrien. Unter Hypoxie-Ischämie löst sie sich auf, zerfällt staubförmig, gleichzeitig wird die Kontur der Kernmembran unscharf und das Nukleoplasma erscheint trüb homogen mit nachlassender Färbbarkeit. Dem entspricht ein Schwund von Ribonukleinsäuren und Proteinen im Perikaryon. Unterbricht man die Durchblutung bzw. die Beatmung für vier Minuten und erlaubt eine Manifestationszeit von zwanzig Minuten, dann sind reversible tigrolytische Veränderungen häufig. Allerdings gibt es erhebliche Vulnerabilitätsunterschiede. So neigen z. B. große Nervenzellen rascher zur Tigrolyse als kleine.
2. Nervenzellschrumpfung: Sie tritt nach etwa 12 Stunden auf. In der Nissl-Färbung erkennt man eine Verdunkelung des Zytoplasmas, das eosinophil wird, mit konkavem Profil des Perikaryons. Abgerundete homogene Zytoplasmen mit schlecht abgrenzbarem dichtem Kern sind in diesem Stadium bei Purkinje-Zellen sowie in den Neuronen der Kleinhirnkerne und im Nucleus olivaris inferior typisch. Es handelt sich um die sog. homogenisierende Nervenzellerkrankung. Die Reversibilität dieser Phänomene ist unklar; postmortale Artefakte sind ähnlich. Es handelt sich dabei um die sog. dark neurons, die bei unzureichender Fixierung entstehen können. Demgegenüber kann man nicht jede Nervenzellschrumpfung als artifiziell abtun; sie werden nach Exzitotoxinen und nach Auer u. Mitarb. 1985 bei Hypoglykämie beobachtet.

Allgemein gilt: nicht die Denaturierung des Strukturproteins sichert die intravitale Entstehung des Phänomens, sondern die Reaktion des noch lebenden Organismus. Naturgemäß wird die Validierung vermeintlich hypoxisch-ischämischer Phänomene bei kürzerer Manifestationszeit immer problematischer.

Im Elektronenmikroskop sieht man in diesem Stadium die Gliazellfortsätze in der Umgebung der Nervenzelle angeschwollen und heller erscheinend. Es handelt sich um eine Flüssigkeitsverlagerung vom Zytoplasma des Neurons zu dem der Glia, also nicht um ein echtes Hirnödem, sondern nur um eine perimortale Flüssigkeitsverlagerung; insgesamt enthält das Gewebe nicht mehr Wasser als im Normalzustand.

3. Mikrovakuolisierung: Simultan zu der Zellschrumpfung entsteht eine von der Peripherie her zunehmende feine Aufhellung des Zytoplasmas, der bei höherer Vergrößerung feinwabige Auflockerungen des Perikaryons bis in die Fortsätze des Neurons entsprechen. Die lateralen Anteile des dorsalen Ammonshornendblattes neigen zur Mikrovakuolisierung. Bei der sog. hydropischen Zellveränderung überwiegt die Vakuolisierung des Zytoplasmas bis zur Zellverflüssigung. Der Wassergehalt des Kerns nimmt zu, seine Färbbarkeit nimmt ab. Die hydropische Nervenzellveränderung ist leicht erkennbar, aber schwer zu interpretieren, wahrscheinlich ist sie unspezifisch und wird nicht nur bei Hypoxie-Ischämie gesehen, sondern auch bei Vergiftungen und Septikämien.
4. Am Ende der ischämischen Ganglienzellveränderungen stehen Pyknose von Kern und Perikaryon, das stark eosinophil wird, oder der vollständige Abbau. Pyknotische Neurone lagern Eisen (nach hämorrhagischen Infarkten) oder auch Kalksalze an, man spricht von Ferrugenisation oder Kalzifikation des Neurons. Es entsteht, wo vorher ein vitales Neuron lokalisiert war, ein hyperchromatisches, polygonales oder dreieckiges Profil mit lakunenförmigen Einbuchtungen.

Inkrustierte Neurone können lange Zeit funktionslos im Gewebe liegen, um schließlich phagozytiert zu werden.

## Hypoxisch-ischämische Veränderungen des Neuropils

Das Geflecht aus Nervenzellfortsätzen, Synapsen und Glia zeigt Veränderungen, die in differenzierter Weise nur elektronenmikroskopisch zu untersuchen sind.

Unter Hypoxie-Ischämie geht das Perikaryon mit den pathologischen Veränderungen voran, unter anderem auch deshalb, weil es die meisten lysosomalen Enzyme enthält. Je nach Schwere und Dynamik der Nekrose sind die ihrer Stoffwechselbasis beraubten Fortsätze mehr oder minder rasch zum Untergang bestimmt. Bereits einige Stunden nach Einsetzen einer Ischämie kann die postsynaptische Dendritenschwellung als Frühphänomen der ischämischen Reaktion der Nervenzellfortsätze beobachtet werden. Der trophische Einfluß des Nervenzellfortsatzes durch seine Mutterzelle ist für dessen Überleben allerdings wichtiger als das Milieu, das der Fortsatz zu durchqueren hat. So sieht man durch ischämisch geschädigte Hirnareale intakte Nervenzellfortsätze aus anderen Regionen hindurchstrahlen.

### Veränderungen der Neuroglia

Als vulnerabel gilt die Nervenzelle, während der Astrozyt oft als narbenbildende, relativ resistente Struktur aufgefaßt wird. Allerdings reagieren Astrozyten auf Kreislaufstörungen rasch mit erheblicher Zytoplasmaschwellung. Die Kernfärbbarkeit nimmt ab, während das Zytoplasmaprofil sich auflöst. Das morphologische Reaktionsspektrum der Oligodendroglia ist sehr begrenzt, sie schwillt etwas später als Astrozyten.

### Veränderungen mesenchymaler Zellen

Während der ersten Stunden des Infarktes findet sich manchmal um Venolen PAS-positives, eosinophiles Material als Ausdruck einer frühen Störung der Blut-Hirn-Schranke. Nach zwölf Stunden kommt es zur Emigration segmentkerniger Granulozyten und nach 24 Stunden zur Aktivierung der meist von Monozyten des Blutes stammende Mikroglia, die sich spätestens nach 48–60 Stunden in Makrophagen (Syn.: Gitterzellen, Schaumzellen, Fettkörnchenzellen) umgewandelt hat (Abb. 3.**2**, 3.**3a/b**). Die Gefäßwände sind gut anfärbbar, der Gefäßinhalt ist vermehrt mit Stase und oft randständigen Leukozyten. In Frühstadien sieht man Leukozyten schleierartig über den gesamten Nekrosebezirk verstreut. Die leukozytäre Infiltration läßt sich in vivo durch Indium-111-Markierung von Leukozyten mit der Gammakamera erfassen (Pozzilli u. Mitarb. 1985). Vermutlich spielen die Leukozyteninfiltrate bei der Genese des Infarktes eine bisher zu wenig beachtete Rolle (Hallenbeck u. Mitarb. 1986).

Auch die Zahl der subendothelialen Mesenchymzellen (Perizyten) steigt bereits wenige Stunden nach ischämischem Infarkt an. Diese Zellen sind in der Lage, intravenös applizierte Lipide (Atherommaterial) zu phagozytieren (Jeynes 1985). Nach 30–48 Stunden wird die Umformung des Gefäßbettes sichtbar; Endothelzellproliferation führt zur Verdichtung des Kapillarnetzes, Diapedeseblutungen treten als Ausdruck der noch geschädigten Mikrozirkulation auf. Etwas später beginnen sich Astrozyten zu teilen. Sie phagozytieren neben den Makrophagen (mobiler Abbau) einen Teil des extrazellulären Detritus (fixer Abbau). Sie tragen möglicherweise auch zur Beseitigung des eiweißreichen Ödems bei. Im Endstadium nach Wochen oder Monaten sind Herde mit einem Volumen von mehr als 1 mm$^3$ vollständig ausgeräumt und werden allenfalls von fadi-

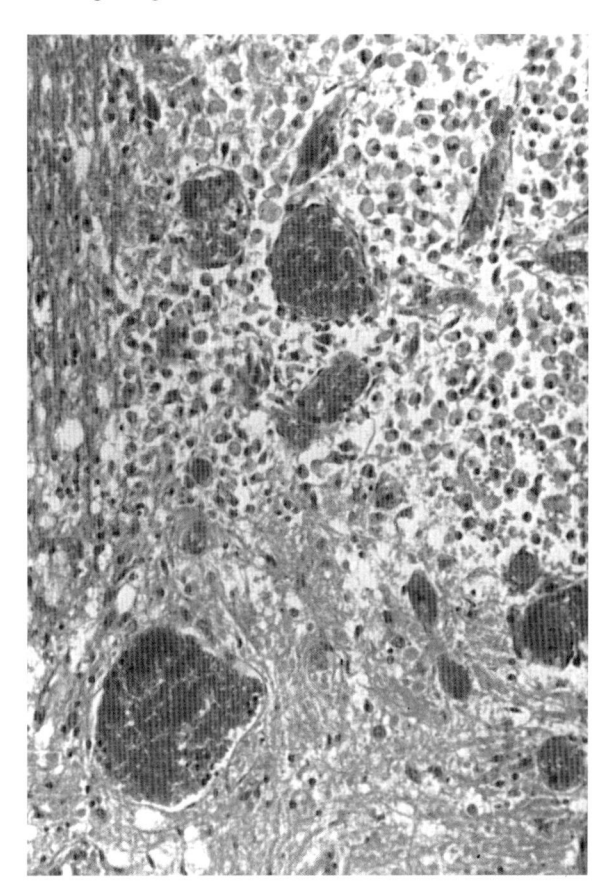

Abb. 3.**2** Nekrose im Abbaustadium: In der rechten Bildhälfte erkennt man, daß die Gewebstextur aufgelockert ist. Neben gestauten Venen und Venolen finden sich zahlreiche beladene Makrophagen mit typischerweise exzentrischem Kern und abgerundetem Zytoplasma. In der linken Bildhälfte ist die Gewebstextur noch leidlich erhalten. Man erkennt vereinzelte Gliazellkerne und eine große gestaute Vene. HE, Vergrößerung 250×.

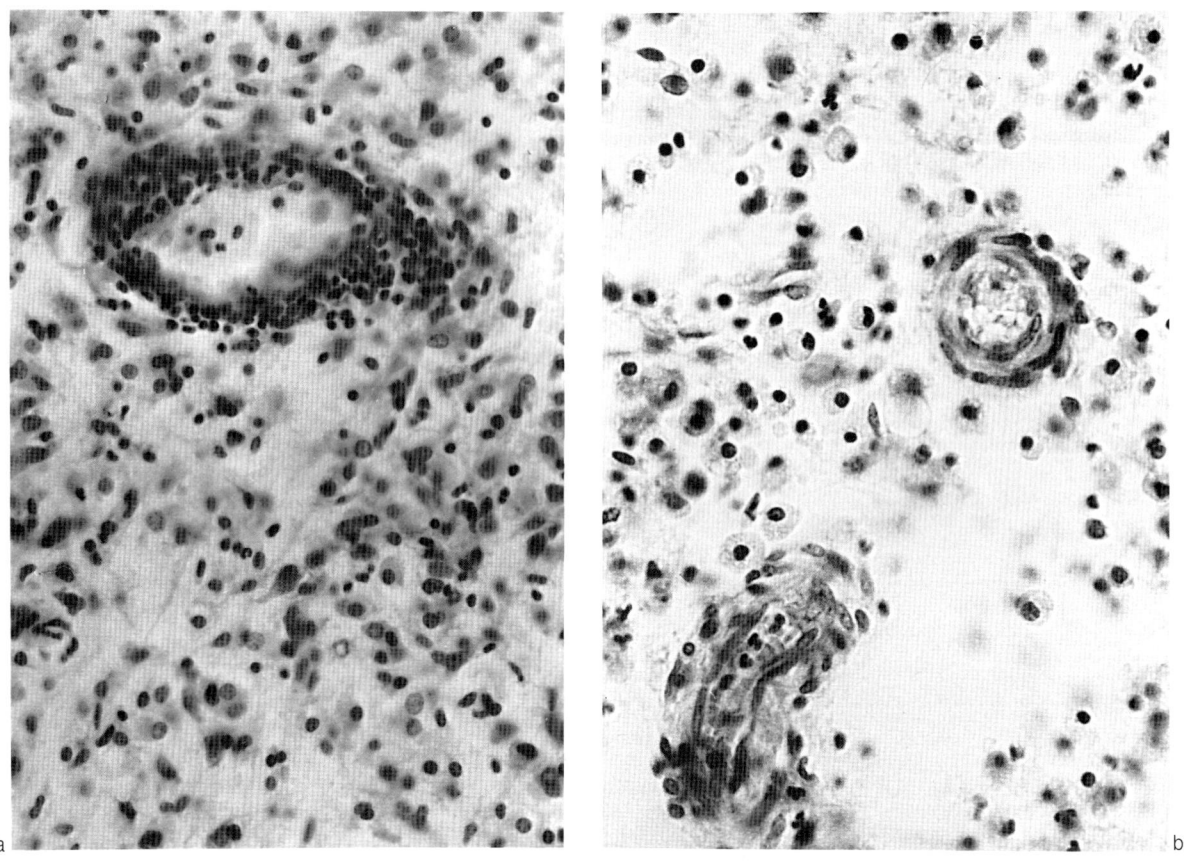

**Abb. 3.3a, b** Wandverdickte Venolen inmitten einer Abbaureaktion; in der Umgebung der Gefäße finden sich zahlreiche Schaumzellen mit exzentrischem Kern. In der Abbildung links ist die Gefäßwand von hämatogenen Zellen durchsetzt. HE, Vergrößerung 160×.

gen Strängen proliferierter Astroglia durchzogen (Abb. 3.4). Die Arteriolen in der Umgebung weisen eine deutliche Wandfibrose auf. Sie wird als Folge der Schrankenstörungen und als Ausdruck der hohen hämodynamischen Belastung während der Resorption gedeutet. Den Übergang zum normalen Gewebe bilden Astrogliarasen und inkrustierte Neurone. Dabei sind Infarkte meist scharf abgegrenzt und nicht von morphologisch schwer geschädigtem Gewebe umgeben. Stoffwechselstörungen und Malperfusion in diesem Bereich (sog. Penumbraphänomen) sind nicht durch Nervenzellverluste bedingt (Nedergaard u. Mitarb. 1984).

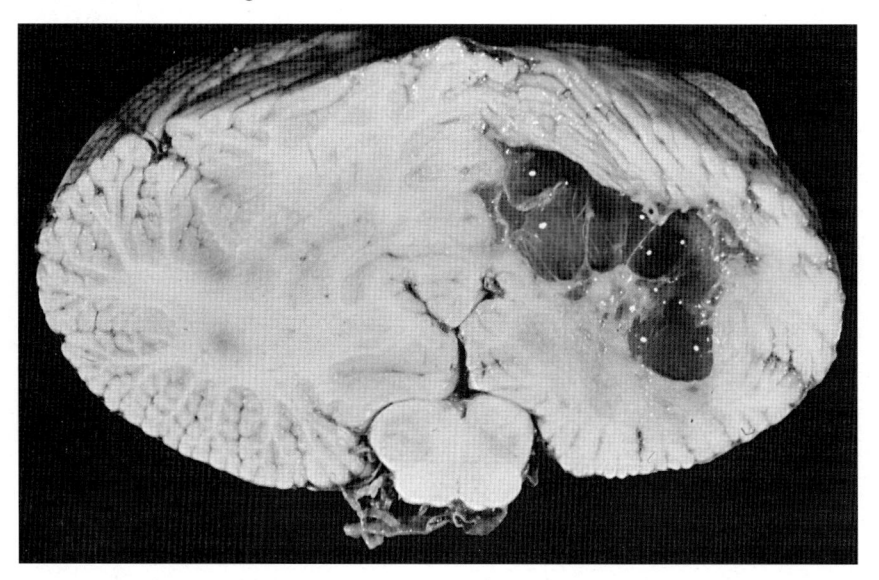

**Abb. 3.4** Pseudozystisch organisierte Nekrose im Kleinhirn-Marklager. Man beachte, daß die Pseudozyste von zahlreichen Fäserchen durchstrahlt wird, diese bestehen aus proliferierten Astrozyten.

## Koagulationsnekrose (Abb. 3.5a, b)

Bei jeder Kolliquationsnekrose kann es vorübergehend auch zur Koagulation des Gewebes kommen. Schließlich wird aber doch der mobile Abbau geleistet. Die Koagulationsnekrose ist dagegen eine vollständige Nekrose, bei der alle Gewebskonstituenten, also auch die mesenchymalen Anteile, so stark betroffen sind, daß das Nervengewebe nicht in der Lage ist, das nekrotische Gewebsvolumen abzuräumen. So liegt das denaturierte, autolysierende Eiweiß- und Fettmaterial wie ein Fremdkörper im Gehirn. Das Schicksal der Koagulationsnekrose ist im Einzelfall unbestimmt; im Laufe von Monaten bis Jahren kann schließlich doch der Abbau erfolgen, so daß feine schlitzförmige Narben übrigbleiben. Weshalb das Nervensystem in manchen Fällen offensichtlich nicht in der Lage ist, auch verhältnismäßig kleine Gewebsvolumina abzubauen, während zugleich faustgroße pseudozystische Abräumbezirke nichts Ungewöhnliches sind, bleibt unklar. Änderungen der regionalen Durchblutung während der Intensivtherapie werden angeschuldigt, entscheidend dürften aber bislang nicht näher faßbare immunologische Faktoren sein. Koagulationsnekrosen sind weder altersabhängig, noch treten sie bei Störungen der Immunabwehr besonders häufig auf.

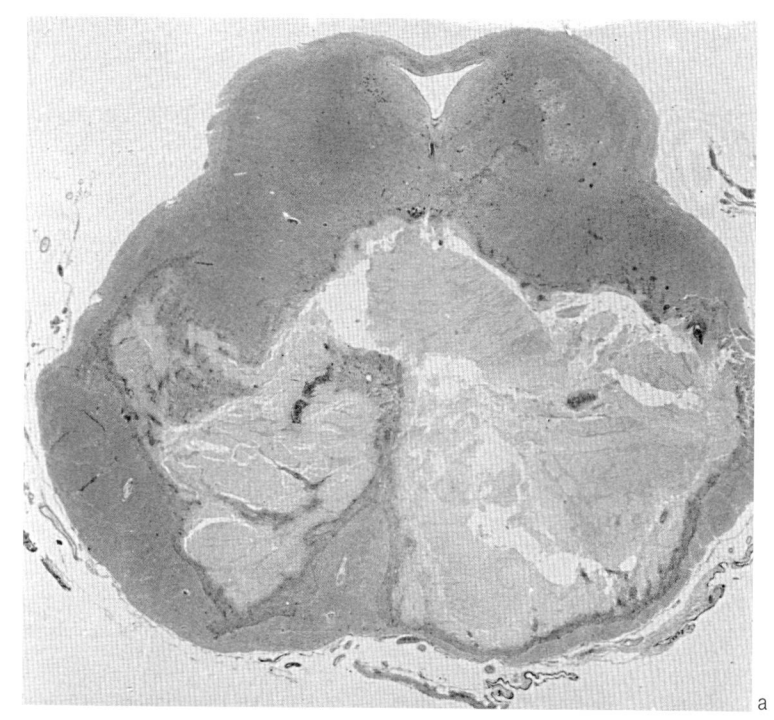

Abb. 3.**5a** Koagulationsnekrose der Brücke bei thrombotischem Verschluß der A. basilaris. Am Nekroserand findet sich eine etwas dunklere zellreiche bandförmige Zone, in der ein gewisser Abbau noch vonstatten geht. Das Zentrum der Nekrose ist azellulär und von Detritus ausgefüllt. Der Patient überlebte die akute Erkrankung 3 Wochen lang unter intensivmedizinischen Kautelen, HE.

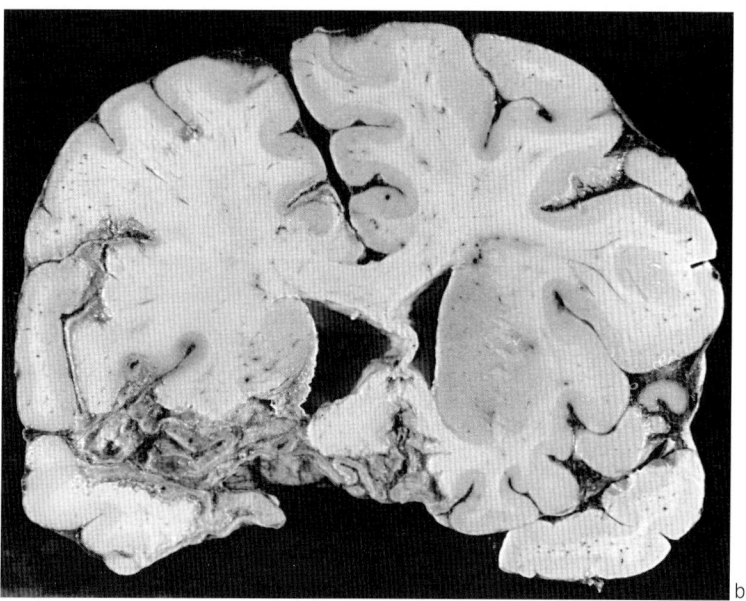

Abb. 3.**5b** Koagulationsnekrose im Versorgungsgebiet der linksseitigen A. cerebri media. Hochgradige Ödembildung mit Verlagerung der Mittellinienstrukturen. Das Rindenband ist teilweise aufgelöst. Im Temporallappen finden sich laminäre Nekroseherde, in denen noch Abbau möglich war.

## Inkomplette Nekrosen

Syn.: elektive Parenchymnekrose

Bei vergleichbarem Gefäß-Status kann die Ausdehnung von Infarkten individuell sehr unterschiedlich sein. Auch das Ausmaß, in dem das Gewebe seine Textur dabei verliert, variiert erheblich. Unter inkompletten Nekrosen versteht man solche, bei denen nur ein Gewebskonstituent – vornehmlich das Neuron – untergeht. Bleibt das Rindenband erhalten während die Nervenzellen zugrunde gehen, spricht man von einer „laminären Erbleichung". Die elektive Parenchymnekrose wird von einer isomorphen, d. h. die Gewebsarchitektur in etwa aufrecht erhaltenden Astrogliose abgeschlossen. Sie ist besonders in Ischämie vulnerablen Gebieten wie der $CA_1$ Region des Sommerschen Sektors, den Purkinjezellen, den Körner- und Golgizellen des Kleinhirns sowie in den Kortexschichten I, II und IV häufiger (Abb. 3.**6a, b**, 3.**7**). Man spricht hier von selektiver Vulnerabilität und setzt diesen Begriff, dem der „Pathoklise" gegenüber; „Pathoklise" betont die Bedeutung regionaler zellbiologischer Faktoren für die Vulnerabilität „selektive Vulnerabilität", regionale Besonderheiten der Angioarchitektonik.

## Hämorrhagischer Infarkt (Abb. 3.**8**)

Bei sekundärer Einblutung, z. B. nach einer Embolie im Gebiet der A. cerebri media, die sich rasch auflöst (Lodder 1984) oder durch Anatomosen, entsteht in einer Nekrose ein sekundär einblutender – hämorrhagischer – Infarkt. Die gängige neuropathologische Terminologie weicht hier von dem Begriff des hämorrhagischen Infarktes der allgemeinen Pathologie ab. Allgemein versteht man unter hämorrhagischen Infarkten blutige Nekrosen in Organen mit doppelter Blutversorgung. Hayman u. Mitarb. (1981) geben eine Einblutungshäufigkeit von 20% an (Koller 1982, Hakim u. Mitarb. 1983). Die Mehrzahl der Einblutungen wird computertomographisch erkannt. Bei großen Infarkten mit Mittellinienverlagerung ist die Blutungsgefahr 12mal höher als bei kleinen (Lodder 1984).

**Klinik:** Das klinische Bild kann sich vom ischämischen Infarkt unterscheiden, auch wenn es kein pathognomonisches Zeichen gibt. Häufiger sind Zephalgien als Folge der leptomeningealen Reizung durch die Blutung sowie Bewußtseinsstörungen, die Rückbildungstendenz ist oft schlechter. Der Liquor muß nicht blutig sein. Computertomographisch fin-

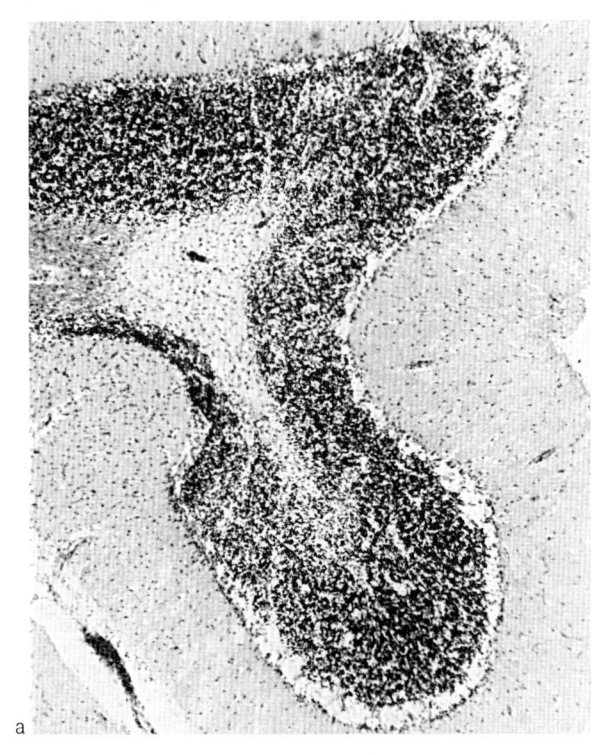

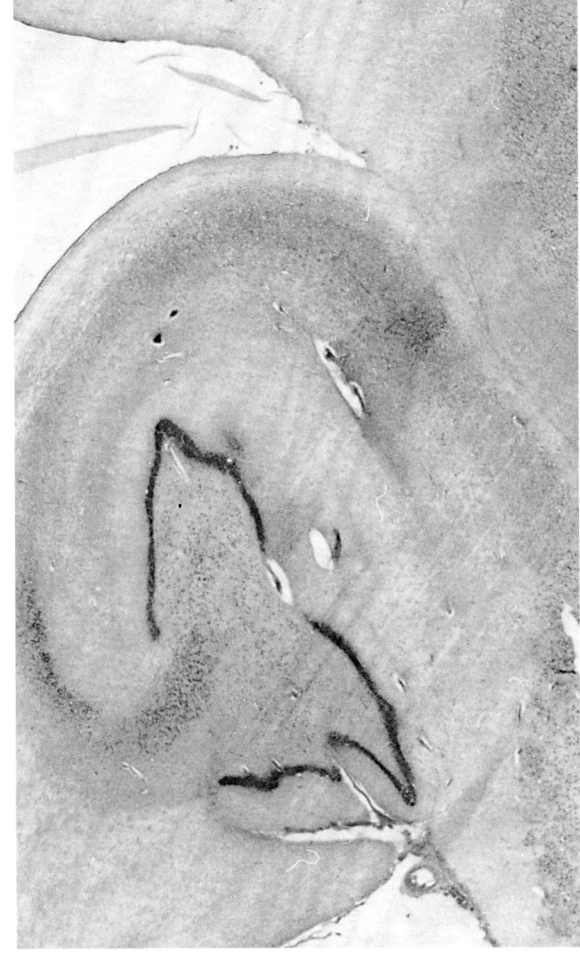

Abb. 3.**6a, b** Elektive Parenchymnekrosen der Purkinje-Zellreihe und des Sommerschen Sektors des Ammonshorns. Nissl. Vergrößerung 160× und 40×.

Hirninfarkte 101

Abb. 3.7 Elektive Parenchymnekrose des linksseitigen Nucleus olivaris inferior. Markscheidenfärbung, Vergrößerung 20×.

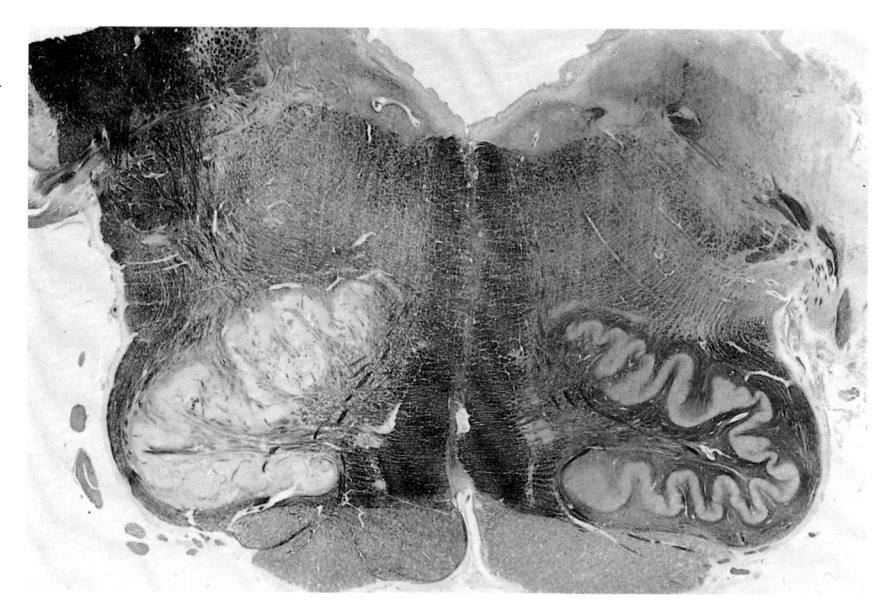

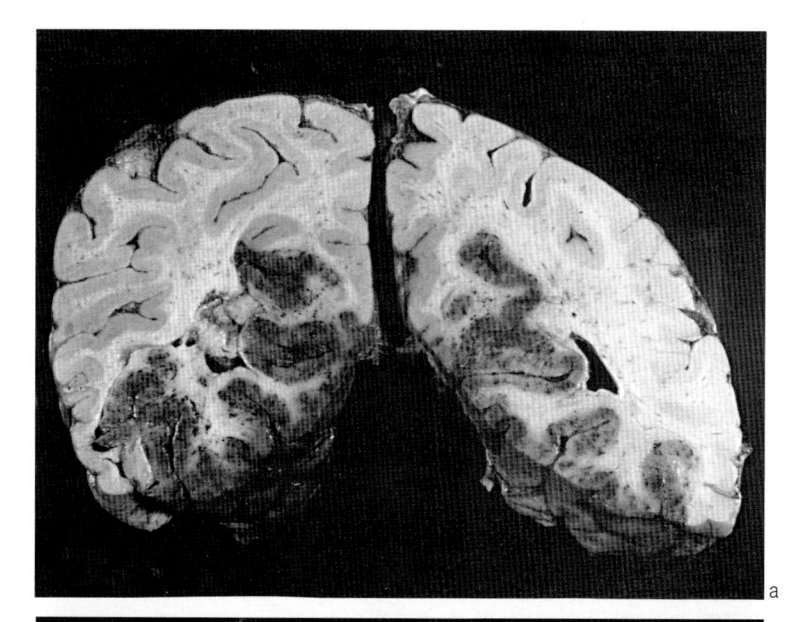

Abb. 3.8a Hämorrhagische Infarkte in beiden Posterior-Versorgungsgebieten nach tentorieller Herniation Posteriorverschluß und Reperfusion.

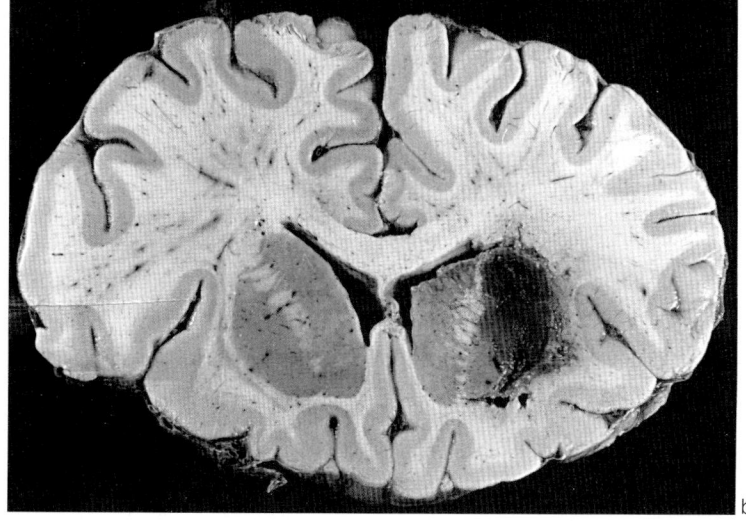

Abb. 3.8b Nicht mehr ganz frische Einblutung in den linken Globus pallidus unter Einbeziehung eines Teils der Capsula interna. In den basalen Abschnitten findet sich eine kleine Nekrose. Mäßiges perifokales Ödem mit entsprechender Marklagerverbreiterung. Der Ventrikel ist im wesentlichen nicht durch das Ödem, sondern durch die raumfordernde Blutung eingeengt. Geringe Verlagerung der Mittellinienstrukturen nach kontralateral. 64jähriger Patient mit arterieller Hypertonie.

det man in der Nachbarschaft eines hypodensen Bezirkes die Blutung. Schwerpunkt ist die Großhirnrinde. Hämorrhagische Infarkte sind in der Regel nicht Ursache von Massenblutungen (s. S. 131).

**Makroskopie:** Durch den Abbau der Blutkonstituenten sind die betroffenen Gebiete im Frühstadium rotbräunlich gefärbt. Nach etwa fünf Wochen schlagen sie ins Gelbliche um. Hämorrhagische Infarkte der Großhirnrinde neigen weniger zur pseudozystischen Umwandlung als ischämische Infarkte. Typisch sind die konfluierenden millimetergroßen Rindenblutungen.

**Mikroskopie:** Grundsätzlich laufen die gleichen Prozesse ab, wie wir sie beim ischämischen Infarkt sehen, nur modifiziert, denn die Blutung muß abgebaut werden. Das Gewebe ist durch Hyperämie, Stase, Leuko- und Erythrodiapedese fleckig gemustert. Makrophagen sind häufig. Hämosiderin ist nach einer Woche, Hämatoidin nach etwa zwei bis vier Wochen nachweisbar. Astrozyten proliferieren und bilden eine faserige Narbe bzw. den eisenpositiven Rand einer Pseudozyste.

**Pathogenese der Infarkte:** Gestört ist die Versorgung des Gewebes mit Sauerstoff und Glucose. Es folgen zelluläre Kaliumverluste mit Natrium-Calcium-Einstrom mit Verlust vitaler Zellfunktionen. Die Störung kann global sein oder regional begrenzt, sie kann passager oder irreversibel verlaufen. In der Praxis gehen globale und regionale Störungen miteinander einher und verstärken sich, was zu oft unentwirrbaren Pathogenesen führt. Bei der Ischämie wird das Gewebe von einer relativ oder absolut zu geringen Blutmenge beflutet oder drainiert, bei der Hypoxie enthält das in ausreichender Menge einströmende Blut zu wenig Sauerstoff, bei der Hypoglykämie zu wenig Energieträger (Substratmangelhypoxydose). Bei unmittelbarer, z. B. toxischer Störung des energieumwandelnden zellulären Apparates spricht man von histotoxischer Hypoxydose. Auf diese Vielfalt pathogenetischer Möglichkeiten reagiert das Nervensystem auf zellulärer Ebene vergleichsweise monoton im Sinne der oben beschriebenen hypoxisch-ischämischen Läsionen. Erst die Topographie der Störungen läßt auf die unterschiedlichen Pathogenesen rückschließen. Im allgemeinen wirken Substratmangelhypoxydose sowie histotoxische Hypoxydose und Hypoxie auf das ganze Gehirn. Wenn dennoch umschriebene Läsionen entstehen, dann infolge besonderer metabolisch bedingter regionaler Vulnerabilität oder, weil regionale Gefäßfaktoren, z. B. Stenosen, angioarchitektonische Besonderheiten oder Fehlbildungen hinzutreten.

Eine Übersicht der neueren Ergebnisse der Positronemissionstomographie (PET) geben Powers u. Raichle (1986). Bei transienter Ischämie (TIA) sind die Ergebnisse über Perfusion und Sauerstoffverbrauch klinisch noch nicht eindeutig interpretierbar. Bei einen Monat alten Infarkten sind Perfusion und die Metabolisierungsraten für Sauerstoff und Glucose erniedrigt. Über die Abläufe in früheren Stadien gibt es verschiedene Hypothesen; Lenzi u. Mitarb. (1982) vermuten, daß bei Perfusionsminderung zunächst die Mitochondrien intakt bleiben, woraus eine hohe Sauerstoffextraktion des verbliebenen Blutes resultiert; regionale Durchblutung (rCBF) und $O_2$-Metabolisierungsrate (rCMRO$_2$) sinken akut in unterschiedlichem Maße ab, die $O_2$-Extraktionsrate (rOEF) steigt. Im Laufe der ersten Woche sinkt rCMRO$_2$ weiter geringfügig, rCBF kann sinken oder steigen, rOEF fällt. Nach drei Wochen steigt rCBF, rCMRO$_2$ bleibt konstant als Ausdruck einer Entkopplung von Blutangebot und $O_2$-Verbrauch im Sinne einer Luxusperfusion. Später fällt rCBF im Rahmen der Normalisierung. PET Untersuchungen haben Störungen in rCBF und rCMRO$_2$ sowie in der Glucosemetabolisierung (rCMRGlu) in strukturell normalem Gewebe weit vom Infarkt gezeigt. Bei Mediainfarkten sind der ipsilaterale Thalamus, die kontralaterale Hemisphäre sowie das kontralaterale Kleinhirn betroffen. Es scheint sich eher um Folgen neuronaler Funktionsänderungen zu handeln als um einen Ausfall der vegetativen Regulation (Heiss u. Mitarb. 1983). Auf die umfangreiche pathogenetische Literatur soll im Rahmen einer klinischen Neuropathologie nicht weiter eingegangen werden. Übersichtsarbeiten liegen vor (Molinari 1986, Welch u. Barkley 1986).

Läßt man systemische Faktoren außer Betracht, so ist der Blutfluß durch eine A. carotis interna bis zur Stenosierung von 60% normal, bei 75% Stenose sinkt der Blutfluß auf knapp die Hälfte des Ausgangswertes, bei 84% Stenose auf ⅓ (Archie u. Feldtmann 1981). Im Durchschnitt werden 100 g Hirngewebe von 55 ml Blut in 1 Minute beflutet. Die hier wirksamen Regulationssysteme sind teils in der Arteriolenwand lokalisiert, teils aber auch unter dem Einfluß zentral gesteuerter Regulatoren, die wahrscheinlich im Locus coeruleus lokalisiert sind. Elektrophysiologische Veränderungen (EEG) und Symptome sind bei einer Perfusion von 20 ml/100 g/min zu erwarten, irreversible Schäden bei einer Fortdauer dieser Perfusion nach etwa 45 Min. Bei niedrigeren Perfusionswerten reichen kürzere Zeiten bis zum Eintritt der Irreversibilität und bei totalem Perfusionsstopp liegt die kritische Grenze bei ca. 8 Min. Allerdings dürfte der komplette Perfusionsstopp klinisch selten sein; Regulationsmechanismen bewirken die Reperfusion nachdem die Gewebsschädigung eingetreten ist und verstärken diese noch. Experimentell wird die komplette Ischämie wesentlich besser toleriert als die unvollständige oder nur kurz transiente.

Störungen der Fließeigenschaften des Blutes sind für den Kliniker in zweierlei Hinsicht von Interesse.

Neben der verhältnismäßig kleinen Gruppen von Krankheiten, bei denen Störungen der Fließeigenschaften primär zur klinisch manifestierten Malperfusion führen, erkennt man heute zunehmend die große Bedeutung rheologischer Probleme für die Ischämie. In Gefäßen mit einem Durchmesser von mehr als 100 µm hängt der Blutfluß vom Gefäßdurchmesser, vom Druckgradienten, von der Länge der zu durchströmenden Strecke und von der Viskosität ab (Hagen-Poiseuille-Beziehung). Während im normalen Gefäßbett der Gefäßdurchmesser und der Druckgradient regulierbare und manipulierbare Größen sind, ist bei der Ischämie die lokale Autoregulation zusammengebrochen, der Gefäßdurchmesser ist maximal. Lediglich die Blutviskosität entzieht sich nicht dem klinischen Zugriff. Zunehmend findet ihre gezielte Manipulation Eingang in die Therapie der akuten Hirndurchblutungsstörungen (Wood u. Kee 1985). Die Blutviskosität wird vom Hämatokrit, von der Erythrozytenaggregation, von der Thrombozytenaggregation, von der Verformbarkeit der Erythrozyten sowie von der Plasmaviskosität bestimmt, sie verhält sich umgekehrt proportional zur Fließgeschwindigkeit. In Mikrozirkulationsgefäßen (Arteriolen und Venolen; Durchmesser: 70–14 µm), Kapillaren (4–6 µm) herrschen darüber hinaus noch besondere Verhältnisse. Bei Gefäßen mit einem Durchmesser von weniger als 300 µm verhält sich der Blutfluß so als würde die Viskosität geringer (Fahreus-Effekt; Fahreus u. Lindquist 1931), um unterhalb eines kritischen Durchmessers von 5–7 µm wieder deutlich anzusteigen („Inversion"; Dintenfass 1967). Dieses Phänomen hängt wahrscheinlich mit der Senkung des Hämatokrits in den kleinsten Gefäßen zusammen. In jedem Fall sind die Zusammenhänge zwischen Blutfluß, Viskosität und Hämatokrit im praktisch wichtigen mikrozirkulatorischen Bereich komplizierter als in den bisher ausgiebig bearbeiteten großen Blutleitern. Die regionale Durchblutung läßt sich durch Absenkung des Hämatokrits auf rund 30% sowohl tierexperimentell als auch beim Menschen verbessern (Wood u. Mitarb. 1984, 1983, 1981); die Größe experimenteller Karotisinfarkte war unter hypervolämischer Hämodilution um mehr als die Hälfte kleiner als bei Kontrolltieren. Mit der Erythrozytenaggregation steigt die Blutviskosität. Die Erythrozytenaggregation hängt von metabolischen Faktoren, Osmolarität und Zusammensetzung des Plasmas und von dessen Ph ab (Kee u. Wood 1984, Wood u. Kee 1986). Makromoleküle (Fibrinogen, $\alpha_2$-Makroglobulin) verstärken die Erythrozytenaggregation und beeinflussen die Plasmaviskosität. Mithin erscheint die Hämodilutionstherapie zerebraler Durchblutungsstörungen experimentell fundiert (Strand u. Mitarb. 1984). Allerdings ist der Anwendungsbereich noch ungenügend definiert; prinzipiell wird sie dort empfohlen, wo noch eine Restperfusion zu vermuten wäre; bei inkompletten Verschlüssen, bei Kollateralenbildung, und insbesondere in Frühstadien der Ischämie.

# Spezielle vaskuläre Syndrome

## Aortenbogensyndrome

Mit Ausnahme der Takayasu-Erkrankung (s. S. 137) verursachen Aortenbogenstenosen für sich allein selten Symptome. 0,7% aller Stenosen und Verschlüsse der Kopf- und Halsarterien bzw. der Aortenabgänge betreffen den Truncus brachiocephalicus, 2,8% die A. subclavia sowie 1,5% die A. carotis communis (Paal 1983).

## Subclavian-steal-Syndrom

Die Gefäßeinengung liegt proximal vom Abgang der A. vertebralis; es wird Blut aus dem Gehirnkreislauf zur Versorgung der ipsilateralen oberen Extremität benötigt.

**Klinik:** Inwiefern hierbei zerebrale Symptome auftreten, hängt von den Kollateralisationsverhältnissen, d.h. vom Gesamtzustand des karotikovertebralen Systems ab. Singuläre Subklaviastenosen werden besser kompensiert als Stenosen im Rahmen einer diffusen extra- und intrakraniell stenosierenden Arteriosklerose. Bei Dekompensation beklagen die Patienten
1. ein Engegefühl und Schmerzen im Arm sowie Taubheit und Parästhesien, vornehmlich bei Muskelarbeit im Sinne einer Claudicatio-Symptomatik. Erst langfristig sind Myatrophien, Paresen oder trophische Störungen zu erwarten.
2. Die Symptome vertebrobasilärer Insuffizienz (s. S. 107) sowie die
3. der Karotisinsuffizienz (s. S. 104).

Auffällige klinische Befunde sind:
1. ein abgeschwächter Radialispuls mit verspäteter Ankunft der Pulswelle sowie
2. ein reduzierter systolischer Blutdruckwert und
3. ein supraklavikuläres Stenosegeräusch.

**Makroskopie:** Eine spezielle Neuropathologie wurde bei der hauptsächlich funktionellen Störung bisher nicht festgestellt. Neben den arteriosklerotischen Stenosen kann man auf Fehlbildungen stoßen z.B. einer Subklavia-Atresie, einer Aortenstenose, seltener findet man Operations- oder Traumafolgen (Toole u. Patel 1980).

## Karotissyndrome

Alle großen Kopf- und Halsarterien funktionieren im Verbund; ob eine Karotisstörung symptomatisch wird, hängt vom Zustand des gesamten Systems ab und wird von der Geschwindigkeit, mit der Stenose oder Verschluß eintreten, bestimmt.

**Klinik:** Man unterscheidet drei Verlaufsformen:

1. Rezidivierende neurologische Ausfälle, in erster Linie mit homolateraler Amaurosis fugax und kontralateraler sensomotorischer Hemistörung, u. U. mit Dysphasie, selten mit Krampfanfällen. So laufen die meisten transienten ischämischen Attacken ab, die etwa in jedem dritten Fall einer irreversiblen Schädigung vorausgehen.
2. Ein akutes Verschlußsyndrom, das ca. 40% der Fälle ausmacht. Die Hauptsymptome haben wir Paal (1983) folgend in der Tab. 3.4 zusammengestellt.
3. Eine seltene Form ist eine chronisch progrediente diffuse Symptomatik im Sinne eines hirnorganischen Psychosyndroms, bei dem fokale neurologische Ausfälle vorkommen. Diese Form sieht man höchstens bei etwa 15% der Patienten und muß sie von einem Tumorsyndrom abgrenzen.

Weitere klinische Besonderheiten sind ipsilaterale holosystolische Stenosegeräusche an Hals und kontralateral in der Orbita sowie verminderter Puls und Hauttemperatur der ipsilateralen Stirn und auch Pulsationen der als Kollaterale funktionierenden ipsilateralen Temporalarterie.

**Makroskopie:** 52% aller Stenosen der Kopf- und Halsarterien treffen die A. carotis interna, 44% liegen extrakraniell und nur 7% intrakraniell, 1,5% betreffen die A. carotis communis. Läsionsschwerpunkt der A. carotis interna bei der Arteriosklerose sind der Sinus caroticus, das intrakavernöse Siphon sowie die ersten 2 cm nach der Bifurkation. Sinus- und Siphonbefall korrelieren statistisch nicht miteinander (Roederer u. Mitarb. 1984). Besonders wenn das Gefäß ungewöhnlich klein ist, findet man degenerative Läsionen (Caplan u. Baker 1980). Karotisstenosen von über 3 mm Länge bei Lumenreduktion auf 4 mm$^2$ gelten als hämodynamisch relevant, entsprechend einer Durchmesser-Einengung von 50% in aller Regel unter 2 mm. Durch Verschluß oder Makroembolie entstehende Infarkte betreffen meist die nachgeschalteten Versorgungsgebiete, d. h. mittlere, vordere oder hintere Hirnarterie. Massive, über die einzelnen Versorgungsgebiete hinausgehende Infarkte sieht man bei Karotisverschlüssen und zugleich schlechten Anastomosen des Circulus Willisii. Unter Wasserscheiden oder „letzten Wiesen" versteht man die zwischen den Versorgungsgebieten der großen Arterien verlaufenden Gewebsvolumina. Zülch (1981) unterscheidet Durchblutungsstörungen in drei Wasserscheidenzonen 1. Läsionen in der zweiten Frontalwindung, den oberen Anteilen des Parietallappens, parietookzipital und im oberen

Tabelle 3.4 Befunde bei Durchblutungsstörungen im Karotiskreislauf (nach *Paal* 1983 bzw. *Toole* u. *Patel* 1980)

| | |
|---|---|
| Paresen | 85% |
| (15% Monoparesen) | |
| Parästhesien | 60% |
| (10% in einer Einheit) | |
| Fazialisparese | 41% |
| Dysphasie | 29% |
| Parästhesien im Gesicht (fazial) | 25% |
| Monookuläre Visusstörungen | 20% |
| Dysarthrie | 17% |
| Kopfschmerz | 10% |
| Binokuläre Sehstörungen (Hemianopsie) | 9% |
| Schwindel | 2% |
| Anfälle | 2% |
| Psychische Störungen | 20% |

Temporallappen zwischen den Versorgungsterritorien der oberflächlichen Äste der großen Hirnarterien, weiterhin 2. ein sog. Dreiländereck zwischen allen drei Gebieten an der Grenze zwischen der Area 7 und der Area 19 nach Brodmann und 3. eine Grenzzone zwischen den tiefen Stammganglienarterien und den von oberflächlich kortikal einstrahlenden Mediaästen im Caput nuclei caudati und im Pallidum.

## Syndrom der A. cerebri media

Wie die Tab. 3.4 zeigt, sind viele der häufigen Symptome von Karotisinsuffizienz auf das Mediaversorgungsgebiet zu beziehen.

**Klinik:** Kernsyndrom ist die brachiofazialbetonte sensomotorische Hemiparese mit homonymer Hemianopsie, Aphasie, Alexie, Agraphie oder Anosognosie je nach Dominanzverhältnissen. Charakteristisch für das Syndrom der A. rolandica (3. Ast der A. cerebri media) ist die brachiofaziale Parese mit Schonung des Beines (Infarkt der unteren Hälfte der Präzentralwindung). Für das Gebiet der A. praerolandica (dem 2. Mediaast) gelten kontralaterale Glossopharyngeus- und Fazialisparesen als typisch, bei Infarkt an der Basis des Gyrus frontalis tertius. Statistisch gesehen ist die linke Hirnseite stets etwas häufiger betroffen als die rechte.

Dem isolierten Ausfall der *A. temporalis profunda posterior* werden sensorisch-aphasische Störungen vergesellschaftet mit hemianopischen Ausfällen und allenfalls leichten, armbetonten Hemiparesen zugeordnet. Bei Ausfällen im Bereich der *A. parietalis posterior* sieht man Störungen höherer sensibler und sensorischer Leistungen, insbesondere Apraxie, Agnosie oder Aphasie. Infarkte im Versorgungsgebiet der *A. parietalis anterior* werden bei Befall der dominanten Hemisphäre mit der Ataxie der kontralateralen Hand sowie Dysarthrie in Verbindung gebracht (Differentialdiagnose: Thalamushand; die Sensibilitätsstörung ist deutlicher). Störungen im Bereich der *A. temporalis profunda* werden bei Befall der dominanten Hemisphäre mit der sensorischen Aphasie und nur geringen motorischen Begleitstörungen in Zusammenhang gebracht.

Auffälligerweise beschäftigt sich die überwiegende klinische Literatur mit linkshirnigen Läsionen der vermeintlich dominanten Hemisphäre. Die Klinik von Ausfällen im nicht dominanten Mediaversorgungsgebiet kennzeichnet komplexe neuropsychiatrische Krankheitsbilder mit teils bizarr anmutenden Orientierungsstörungen der Umwelt, aber auch dem eigenen Körper gegenüber. Störungen des Erkennens trotz intakter Wahrnehmung (Agnosien) sowie die Unfähigkeit zum kritischen Erkennen krankheitsbedingter Funktionsausfälle (Anosognosie) werden am häufigsten referiert. Sie stellen aber nur einen besonders auffälligen Sektor der vielfältigen interessanten Syndrome dar (Luria 1966).

**Makroskopie:** Rund ¼ aller Stenosen und Verschlüsse der Hirnarterien liegen im Gebiet der A. cerebri media. Je nach Gefäßversorgungstyp und Anastomosen variiert das Muster der Nekrose ganz erheblich. Der „Maximalinfarkt" nimmt eine Fläche von parasagittal bis zum mittleren Temporallappen ein, der Kern des Infarktes im zentralen Versorgungsgebiet liegt im Bereich der Inselrinde. Infarkte im Gebiet der tiefen Mediaäste (Rr. striatae mediales et laterales) betreffen hauptsächlich die hinteren Putamenanteile, Caput und corpus nuclei caudati, das laterale Pallidum sowie Knie und Teile des kaudalen Schenkels der Capsula interna sowie die Capsula externa (Abb. 3.**9a, b**). Diese Infarkte sind entweder als Grenzzonenphänomen, z. B. bei Hypotension, oder als Ergebnis distaler Embolisation zu verstehen, dann sind sie häufig hämorrhagisch.

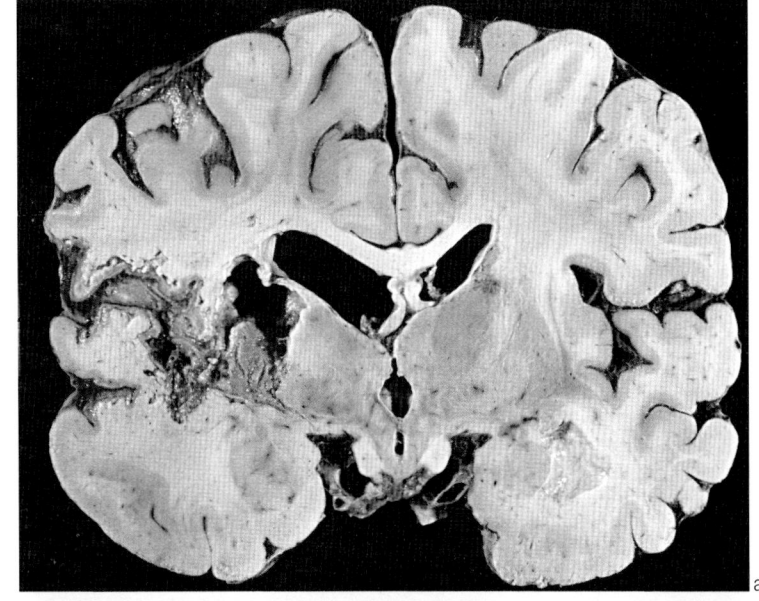

Abb.3.**9a** Nekrose im Abbaustadium im Versorgungsgebiet der A. cerebri media rechts. Nur mäßiges perifokales Ödem. Durch den Gewebsabbau und das verhältnismäßig geringe Ödem ist der ipsilaterale Ventrikel vergrößert. Typischerweise bleibt das subependymale Gewebe stehen, so daß keine Kommunikation zwischen dem Ventrikelsystem und dem Subarachnoidalraum zustande kommt.

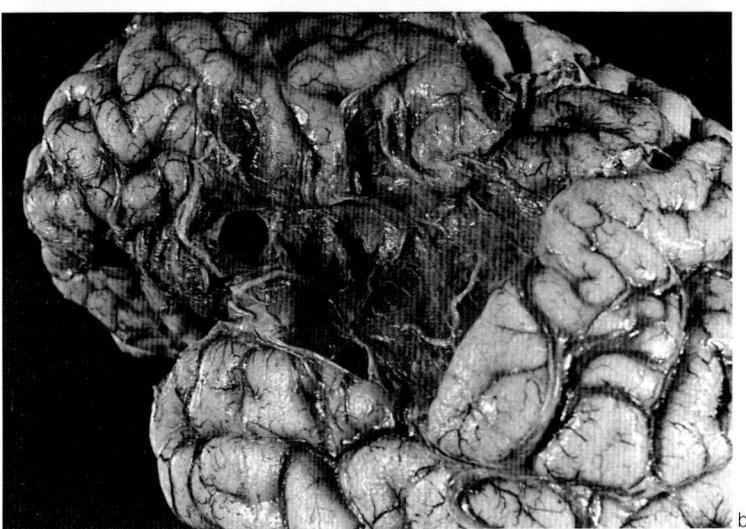

Abb. 3.**9b** Alte Nekrose im Versorgungsgebiet der A. cerebri media: Das Rindenprofil ist eingesunken und wird von einer verdickten, blutig tingierten Arachnoidea überspannt.

## Arteria-choroidea-anterior-Syndrom

**Klinik:** Es handelt sich um kontralaterale sensomotorische Hemistörungen mit Hemianopsie, wobei zusätzlich Ausfälle im Tractus opticus mit ipsilateraler Mydriasis und extrapyramidale Störungen beschrieben werden.

**Makroskopie:** Der Infarkt liegt im hinteren Schenkel der Capsula interna, bezieht aber die Radiatio optica sowie Pallidum, Thalamus und Corpus geniculatum laterale mit ein.

**Pathogenese:** Spontane Verschlüsse sind nicht häufig. Bei Aneurysmaoperationen ist das Gefäß gefährdet, zumal dann, wenn vorher nicht gut lokalisierbare anatomische Varianten vorliegen.

## Syndrome der A. cerebri anterior

**Klinik:** Im Vordergrund steht eine kontralaterale Brachiofazial-Hemiparese bei proximalem Verschluß des rückläufigen Astes zum Striatum, der A. recurrens Heubner. Bei distalem Verschluß steht die spastische Parese des kontralateralen Beines, selten auch des Armes, an erster Stelle. Bei Nekrosen des Rostrum corporis callosi wird eine Dyspraxie der linken Hand beschrieben. Bei linksseitigem Verschluß gelegentlich, bei bilateralem Verschluß regelmäßig zu beobachten sind Stirnhirnsyndrome mit Antriebsmangel sowie zeitlicher und örtlicher Desorientierung und Vigilanzveränderungen. Ein in diesem Zusammenhang beschriebener akinetischer Mutismus setzt zusätzliche Läsionen voraus (Brust 1986).

Linksseitige Läsionen der medialen Anteile der Area 6 (Brodmann) können komplexe motorische Sprachstörungen mit verlangsamter Vokalisierung verursachen (Wiesendanger 1981). Amnestische- und Verwirrtheitsyndrome nach unilateralem (Gefäß-)Verschluß werden auf Nekrosen im Hypothalamus, Septum pellucidum und Nucleus Meynert bezogen; ebenso vegetative, oft kardiovaskuläre Störungen. Inkontinenz (vorwiegend Harninkontinenz) kann auf die Beteiligung des Lobulus paracentralis hinweisen.

**Makroskopie:** Die Infarkte befinden sich in den medialen Supraorbitalwindungen, im rostralen Striatum sowie in Frontalpolen, vorderen Balkenanteilen und bei größeren Volumina im gesamten paramedianen Frontallappen (Abb. 3.**10**).

**Pathogenese:** Mit nur 2,3% sind arteriosklerotische Stenosen wenig wichtig; Thrombenembolien kommen vor, aber in erster Linie gefährden Komplikationen der hier häufigeren Aneurysmablutung (Arteriospasmen und operative Manipulationen) das Gefäß.

## Syndrome der A. cerebri posterior

**Klinik:** Kernstörung ist eine Hemianopsie oft mit guter Rückbildungstendenz (günstige Anastomoseverhältnisse). Je nach Infarktlokalisation können komplexe, optisch agnostische Symptome im Vordergrund stehen, seltener auch optische Halluzinationen oder Korsakow-ähnliche Bilder. Die Beziehungen zum vertebrobasilären System sind funktionell und anatomisch eng; plausibel sind daher die häufig auftretenden vertebrobasilären Symptome (siehe unten). Schwere Vigilanzstörungen und extrapyramidale Ausfälle werden bei Nekrosen im Versorgungsgebiet proximaler Äste beschrieben (Arteria-thalamoperforata-Syndrom). Infarktbedingte Klüver-Bucy-Syndrome kommen vor. Beide basalen Temporallappen sind betroffen; die Patienten sind motorisch unruhig, delirant, reagieren stark auf sensorische Stimuli; das Bild unterscheidet sich etwas vom tierexperimentellen Klüver-Bucy-Syndrom (Conomy u. Mitarb. 1982).

**Makroskopie:** Die Infarkte liegen im mediobasalen Okzipitallappen, besonders in den unteren Anteilen der Sehrinde, während der Okzipitalpol oft verschont bleibt.

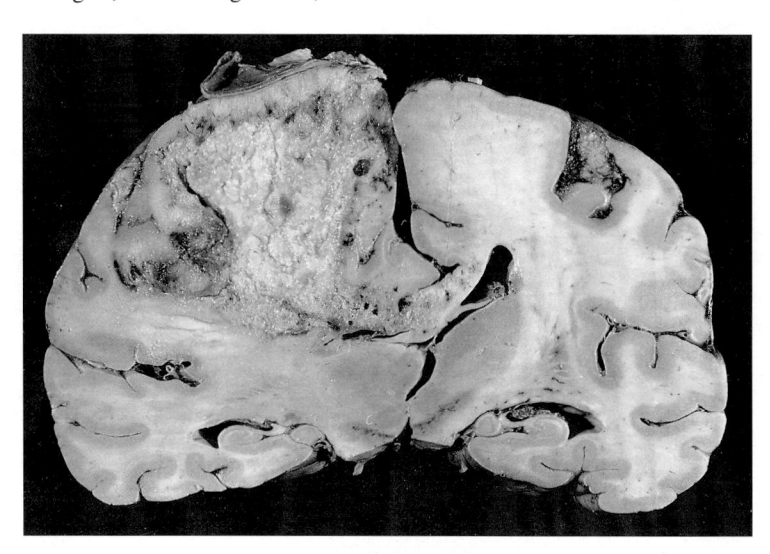

**Pathogenese:** Nur 2,5% aller Verschlüsse und Stenosen der Hirnarterien treten hier auf; die Kompression der A. cerebri posterior, bei der transtentoriellen Herniation häufig und nicht selten transient, führt zu hämorrhagischen Infarkten.

Abb. 3.**10** Ausgedehnte Nekrose im linksseitigen Anteriorgebiet im Abbaustadium. Deutliche Verlagerung der Mittellinienstrukturen mit subfalzialer Herniation. Mäßiges perifokales Ödem, transtentorielle Herniation. 70jähriger Patient mit Karotisverschluß.

# Vertebrobasiläres System

**Klinik:** Bezeichnend ist eine sehr große Vielfalt der neurologischen Syndromatik, die unter anderem in einer großen Anzahl von Eponymen zum Ausdruck kommt. Diese Syndrome sind zwar überwiegend vaskulärer Genese, aber ihre neuropathologische Dokumentation ist sehr ungleichmäßig und auch die genauen pathogenetischen Vorstellungen in der Literatur bleiben eher fragmentarisch. Nützlich ist die tabellarische Aufstellung der Häufigkeit vertebrobasilärer Symptome, die Paal (1983) aus der Literatur zusammengestellt hat. Kernsymptome sind Vertigo, Sehstörungen und Zephalgien mit Projektion von okzipital über den Nacken bis zum vorderen Hals als Ausdruck leichter meningealer Irritationserscheinungen oder unmittelbarer Irritation der entsprechenden Hirnnerven. Sie können den anderen Symptomen um Tage vorausgehen. Transiente ischämische Attacken (TIA) im vertebrobasilären System sind häufig hämodynamisch bedingt und haben in manchen Studien eine bessere Prognose als TIA des Karotiskreislaufs (Simonsen u. Mitarb. 1981). Neuerdings versucht man therapeutisch eine Arteria-occipitalis-Arteria-cerebellaris-inferior-posterior-Anastomose zur Behandlung der vertebrobasilären Insuffizienz anzulegen (Olteanu-Nerbe u. Mitarb. 1983). Die Mortalität der Infarkte im vertebrobasilären Gebiet liegt bei 25% (Patrick 1980).

## Hirnstammsyndrome

*Zahlreiche Syndrome,* häufig mit Eponymen versehen, wurden klinisch beschrieben, morphologisch aber nicht immer gut dokumentiert. Die wichtigsten sind:

### Wallenberg-Syndrom

Syn.: dorsolaterale Medulla oblongata (Abb. 3.**11**)

**Klinik:** Schwindel (Nystagmus), Erbrechen Dysarthrie, Singultus, kontralaterale Analgesie und Thermanästhesie am Körper, ipsilaterale Hypotonie und Ataxie, zentrales ipsilaterales Horner-Syndrom, ipsilaterale Analgesie im Gesicht. Neuerdings ist die In-vivo-Darstellung im Magnetresonanzverfahren möglich. Im Computertomogramm wird die Läsion in der Regel nicht gesehen.

**Ursache:** Verschluß der A. cerebelli posterior inferior (PICA) oder der ipsilateralen A. vertebralis mit Infarkt von dorsolateraler Medulla oblongata.

### Déjerine-Syndrom

**Klinik:** Nystagmus (Fasciculus longitudinale medialis), kontralaterale Pyramidenbahnstörung, kontralaterale Hinterstrangstörungen, ipsilaterale Zungenatrophie (N. hypoglossus), ipsilaterale Myorhythmien im Velum und Pharynx (Nucleus olivaris inferior).

**Ursache:** Oft Thrombose der kaudalen A. basilaris bzw. der rostralen Vertebralarterien mit Infarkt der medialen Medulla oblongata.

Tabelle 3.**5** Symptomatik bei Ischämien im vertebrobasilären System (nach *Paal* 1983)

| | |
|---|---|
| Schwindel | 73% |
| Vegetative Symptome | 44% |
| Sehstörungen | 35% |
|   Gesichtsfelddefekte | |
|   Amaurose | |
|   Visusstörungen anderer Art: | |
|     verändertes räumliches Sehen | |
|     Achromatopsie | |
|     Halluzinosen | |
|     Photopsien | |
|   Doppelbilder | |
| Kopfschmerzen | 31% |
|   Hinterkopf- mit Nackenschmerzen | |
| Sensible Störungen | 29% |
| Hörstörungen | 27% |
|   Subjektive Ohrgeräusche | |
|   Hörminderung | |
| Schluck- und Sprechstörungen | 11% |
| Drop attacks | 10% |
| Synkopale Anfälle | 9% |
| Transiente globale Amnesien | 5% |
| Epileptische Anfälle und Äquivalente | 2% |

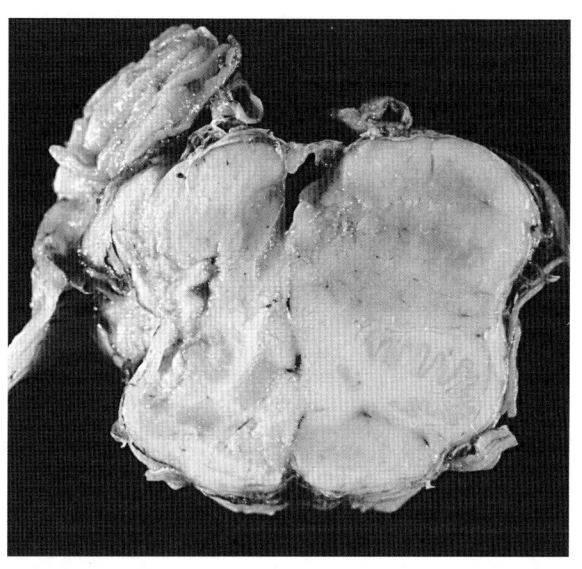

Abb. 3.**11** Keilförmiger Infarkt der lateralen Medulla oblongata mit Einbeziehung des Nucleus olivaris inferior. Verschluß der A. cerebelli inferior anterior. Mögliches Korrelat eines Wallenberg-Syndroms.

## Millard-Gubler-Syndrom

**Klinik:** Nukleäre Fazialislähmung, periphere Abduzenslähmung, beide ipsilateral. Kontralaterale Störung von Schmerz- und Temperaturempfinden sowie der Hinterstrangqualitäten (Tractus spinothalamicus, Lemniscus medialis).

**Ursache:** Meist Arteria-basilaris-Thrombose mit Nekrose des kaudalen Brückenfußes.

## Syndrom der kaudalen Brückenhaube

**Klinik:** Fazialis- und Abduzensparesen ipsilateral, ipsilaterale Kleinhirnzeichen (Pedunculus cerebellaris medialis) kontralaterale Störung der Schmerz- und Temperaturempfindung (Tractus spinothalamicus lateralis). Kontralaterale Störung der Hinterstrangqualitäten (Lemniscus medialis).

**Ursache:** Arteria-basilaris-Thrombose.

## Syndrom der oralen Brückenhaube

**Klinik:** Trigeminusstörung ipsilateral. Ipsilaterale Kleinhirnzeichen (Pedunculus cerebellaris medius). Kontralaterale Schmerz- und Temperaturempfindung gestört (Tractus spinothalamicus) sowie die kontralateralen Hinterstrangqualitäten (Lemniscus medialis).

**Ursachen:** Thrombose der langen Äste der A. basilaris bzw. der oberen Kleinhirnarterie.

## Benedikt-Syndrom des Nucleus ruber

**Klinik:** Ipsilaterale Okulomotoriusparese, kontralaterale Hinterstrangstörung und extrapyramidale Störungen (mit Tremor, Chorea, Athetose und Rigor).

**Ursache:** Thrombose oberer Basilarisäste.

## Webers Mittelhirnfußsyndrom

**Klinik:** Komplexe nukleäre Hirnnervenausfälle mit kontralateraler Pyramidenbahnläsion und möglichen kontralateralen extrapyramidalen Störungen („Hemiparkinson").

**Ursache:** Verschluß der rostralen Arteria-basilaris-Anteile bzw. von Ästen der A. cerebri posterior.

All diese Bilder sind nur Ecksyndrome eines komplexen Spektrums vieler Kombinationsmöglichkeiten. Bei adäquater klinischer Information gelingt es dem Neuropathologen verhältnismäßig leicht, ein hirnstrukturelles Korrelat zu finden, ohne diese jedoch kaum.

### Makroskopie

Formal lassen sich unterscheiden:

1. *Dorsolaterale Infarkte der Medulla oblongata:* Betroffen sind die Kerne und Bahnen dorsal vom Boden des IV. Ventrikels, ventral vom Rand des Nucleus olivaris inferior begrenzt. Bei einem Teil der Fälle werden Stenosen und Verschlüsse der A. cerebri posterior inferior (PICA) beschrieben.
2. *Paramediane Brückeninfarkte:* Sie sind meist wenige Millimeter lateral der Mittellinie im Brückenfuß lokalisiert und kommen bei Basilarissklerose häufiger vor. Selten gelingt es, einen obstruierten paramedianen Basilarisast zu präparieren.
3. *Laterodorsale Brückeninfarkte:* (Abb. 3.11) Das Infarktgebiet reicht vom Tegmentum bis zum mittleren Kleinhirnschenkel. Besonders zu präparieren sind die beiden oberen und unteren vorderen Kleinhirnarterien, bei denen man selten Verschlüsse findet.
4. *Laterobasale Brückeninfarkte:* Betroffen ist hier das laterale Drittel des Brückenfußes. Angeschuldigt werden Störungen an den mittleren zirkumferenten Basilarisabgängen.

Tabelle 3.**6** Symptomatik des ischämischen Kleinhirninfarktes (nach *Paal* 1983)

| | |
|---|---|
| Schwindel | 73,0% |
| Vegetative Störungen: | |
| Erbrechen | 50,0% |
| Übelkeit | 25,7% |
| Schweißausbruch | 11,4% |
| Diarrhö | 4,3% |
| Kopfschmerzen | 49,0% |
| Gleichgewichts- und Koordinationsstörungen | 44,0% |
| Sehstörungen | 41,0% |
| Bewußtseinsstörungen | 36,0% |
| Bewußtlosigkeit | 10,0% |
| Sprach- und Sprechstörungen | 36,0% |
| Hörstörungen | 13,0% |
| Schluckstörungen | 11,0% |
| Anfälle | 1,0% |

Tabelle 3.**7** Symptomatik des Basilarisverschlusses (nach *Paal* 1983)

| | |
|---|---|
| Bewußtseinsstörungen | 78,3% |
| Motorische Ausfälle | 75,9% |
| Pupillenstörungen | 49,7% |
| Pseudobulbäre Symptome | 44,3% |
| Okulomotorische Störungen | 42,9% |
| Fazialisparesen | 38,7% |
| Tonusstörungen | 28,4% |
| Sensible Ausfälle | 23,4% |
| Nystagmus | 23,0% |
| Schwindel | 22,3% |
| Kopfschmerz | 20,2% |
| Sehstörungen | 15,2% |
| Übelkeit und Erbrechen | 15,2% |
| Kleinhirnzeichen | 14,2% |
| Basale Hirnnervenstörungen | 10,3% |
| Krämpfe | 6,7% |

5. *Mesenzephale Infarkte:* Sie sind oft symmetrisch und können bis zur Substantia nigra reichen. Wegen der Variabilität der Zuflüsse und teilweise unbekannten hämodynamischen Verhältnisse herrscht bezüglich der betroffenen Gefäße Unklarheit.
6. *Thalamusinfarkte* (siehe Arteria-cerebri-posterior-Infarkte).
7. *Infarkte des Zerebellums.* Man unterscheidet Infarkte der Facies superior cerebelli, sie liegen im Versorgungsgebiet der A. cerebelli superior und sind typischerweise seicht, d. h., sie reichen nicht tief in das Kleinhirnmarklager hinein. Das gleiche gilt für die Infarkte der Facies inferior cerebelli, die auf die A. cerebelli inferior zu beziehen sind und deren Fläche in der Regel meist etwas größer ist.

**Pathogenese:** Vor allem wegen der Probleme bei der angiographischen Darstellung der kleinen Hirnstammarterien sind die Verhältnisse weit weniger geklärt als im Großhirn. Auch hier werden Wasserscheideneffekte vermutet. Degenerative Basilarisläsionen sind sehr häufig und ziehen Hirnstammläsionen nicht zwangsläufig nach sich. Selten werden Manipulationen an der Halswirbelsäule pathogenetisch angeschuldigt. Die Läsionsmuster nach thrombotischer Basilarisokklusion variieren stark. Offensichtlich spielen Anastomosen der hier stets nahen Meningealarterien eine wichtige und bislang systematisch nicht genug erforschte Rolle.

## Globale Ischämie – Ischämische Enzephalopathie

**Klinik:** Eine typische Situation globaler Hypoxie-Ischämie ist die Spätreanimation nach Herz- oder Atemstillstand, wobei etwa sieben Minuten lang Blutdruckmittelwerte deutlich unter 50 mm Hg gemessen wurden. Weitere auslösende Situationen sind schwere diffuse Hirnschwellungen mit konsekutiver Perfusionsstörung nach Schädel-Hirn-Traumen. Hypotherme Patienten mit einer Körpertemperatur um 20 °C tolerieren diese Situationen wesentlich besser als normotherme, junge besser als alte. Da die Dauer der Ischämie sehr unterschiedlich ist und vor allem auch die intensivmedizinischen Eingriffe, die ja eine Reperfusion erzielen, großen individuellen Schwankungen unterworfen sind, ist es schwierig, allgemeingültige Prädilektionsstellen ischämisch veränderter Bezirke beim Menschen zu nennen. Dementsprechend bunt ist das klinische Bild. Bei einem länger als zwölf Stunden dauernden Koma wächst die Wahrscheinlichkeit struktureller Hirnläsionen deutlich. Gesehen werden später amnestische Zustände und verschiedene Grade hirnorganischer bzw. hirnlokaler Psychosyndrome, darüber hinaus kortikale Sehstörungen, insbesondere Agnosien sowie Tetra- und Paraparesen. Auch extrapyramidale Störungen und Krampfanfälle kommen vor.

**Makroskopie:** Betroffen sind häufig die mittleren Hirnrindenschichten, das Ammonshorn, die Kleinhirnrinde, Thalamus und Striatum. Die Hirnrinde ist fleckig verfärbt, blaß und von gelatinöser Konsistenz, die Rindenmarklagergrenze ist verwaschen. Das Marklager ist blaß verquollen, nach längerer Überlebenszeit kommen Substanzdefekte in Rinde und Marklager vor. Die Basalganglien sind vergleichsweise wenig tangiert, am ehesten das äußere Kaudatum und das rostrale Putamen. Die Veränderungen sind symmetrisch und ähneln denen bei Kohlenmonoxidintoxikation, tödlicher Hypoglykämie oder symmetrischen Okzipitallappeninfarkten nach temporärer Kompression der A. cerebri posterior (Abb. 3.**12a, b**).

**Mikroskopie:** Alle Stadien der ischämisch-hypoxischen Nervenzellveränderungen werden durchlaufen. Nach etwa 24 Stunden kommt es zur Mikrogliaproliferation und zu Neuronophagien, wobei der Eindruck entsteht, daß diese mesenchymalen Veränderungen etwas später einsetzen als bei den umschriebenen Infarkten; die globale Ischämie nimmt eine Mittelstellung ein zwischen der Koagulationsnekrose und dem umschriebenen Infarkt. Auch die Proliferation der Astrozyten ist weniger rapide als bei der lokalen Ischämie, regressive Veränderungen mit Kariolyse und Klasmatodendrose (Zerfallen der Astrozytenfortsätze) stehen im Vordergrund. Auch die interfaszikuläre Oligodendroglia schwillt an, mit der Zeit degenerieren die Markscheiden im tieferen Anteil des Centrum semiovale. Nach mehrtägiger Überlebenszeit und später Reperfusion kommt es auch zu hämorrhagischen Infarkten.

**Pathogenese:** Grundsätzlich gelten für die Pathogenese der globalen Ischämie keine anderen Gesetzmäßigkeiten als die der lokalen; allerdings hat die exzessive Ödematisierung des supratentoriellen Kompartiments Konsequenzen. Während bei lokaler Ischämie erhebliche Volumenzunahmen des Gewebes kompensierbar sind, liegt der Reserveraum des Gehirns bei globaler Ischämie bei nur etwa 4 %. So kann rasch eine intrakranielle Drucksteigerung auftreten, die schließlich den systolischen Blutdruck überschreitet. Damit ist keine intrakranielle Perfusion mehr möglich, und das Gehirn zerfällt autolytisch, denn die Perfusion ist auch Voraussetzung für den mobilen Abbau.

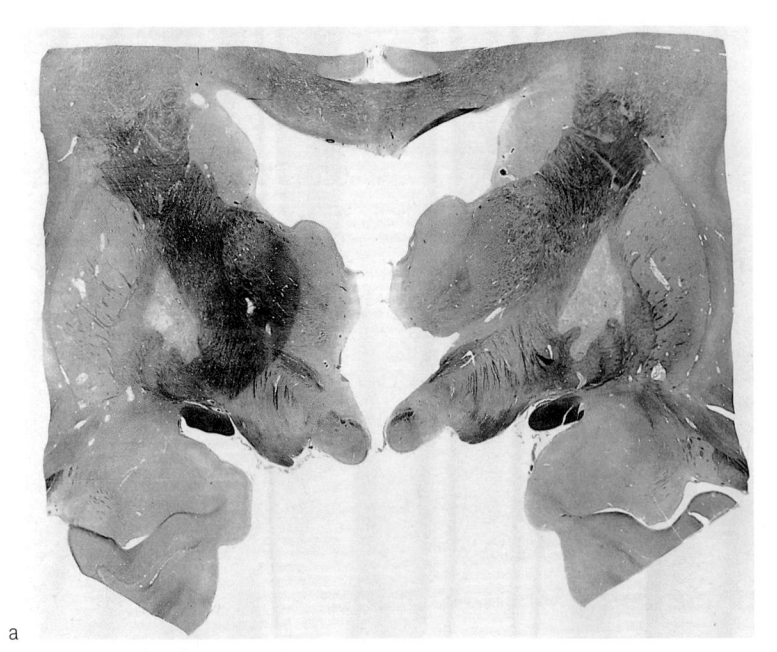

Abb. 3.**12a, b** Bilateral symmetrische, etwa kirschgroße Nekrosen in beiden Putamina. Zustand nach Spätreanimation. Makrophotographie und Markscheiden-Großflächenschnitt.

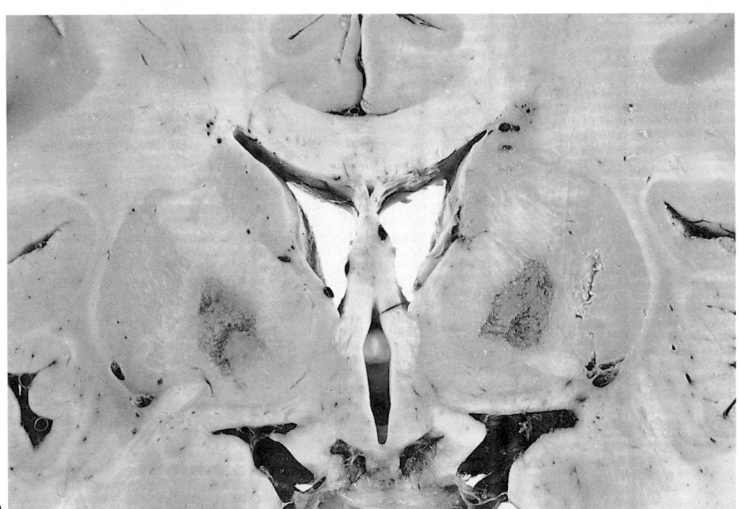

## Folgen intravitaler Autolyse

### Hirntod (Abb. 3.**13a, b**)

Es handelt sich um die intravitale Autolyse des Gehirns mit Demarkation an Hypophyse, N. opticus und Medulla oblongata; Ergebnis eines ischämischen Totalinfarktes aller intrakraniellen Hirnstrukturen.

**Klinik:** Spinale Automatismen, aber keine Funktionen supra- oder infratentorieller Strukturen sind auszulösen. Pupillomotorik, Schmerzreaktion, okulovestibuläre und okulozephale Reaktionen sind ausgefallen, die Temperaturregulation ist gestört. Besonders im Hinblick auf die Beendigung einer Intensivtherapie oder auf die Freigabe der Organe zur Transplantation ist für den Kliniker die Prognose solcher Patienten von kritischer Bedeutung. Grundsätzlich geht es nicht darum, den Funktionsausfall zu erfassen, sondern daraus einen prognostischen Schluß zu ziehen. Neben dem Ausfall hirnstammvermittelter Reflexe und der Thermodysregulation bestärken persistierende O-Linien-Ableitungen im Elektroenzephalogramm die Diagnose. Die zerebrale Angiographie zeigt einen Kontrastmittelstopp an der Schädelbasis. Problem ist, daß die Prognosestellung in Wechselwirkung steht mit den verfügbaren Therapien und diese sich ändern. Hinzu kommt, daß die terminale Strombahn eines ischämisch geschädigten Gehirns auf diagnostische Eingriffe vulnerabler reagiert als ein Normalgehirn; die Möglichkeit einer zusätzlichen iatrogenen Schädigung durch Angiographie ist nicht von der Hand zu weisen.

**Makroskopie:** Bei allmählich versiegender Hirnperfusion findet die intravitale Autolyse des Hirngewebes langsamer statt als bei akuter Totalischämie. Die

Abb. 3.**13a, b** Intrazerebrale Autolyse (Hirntod): Typisch ist die sich ablösende, zusammengesintert erscheinende Großhirnrinde unter verdickter Leptomeninx. Das gesamte Gewebe ist avital. Histologisch finden sich keine Abbauzeichen.

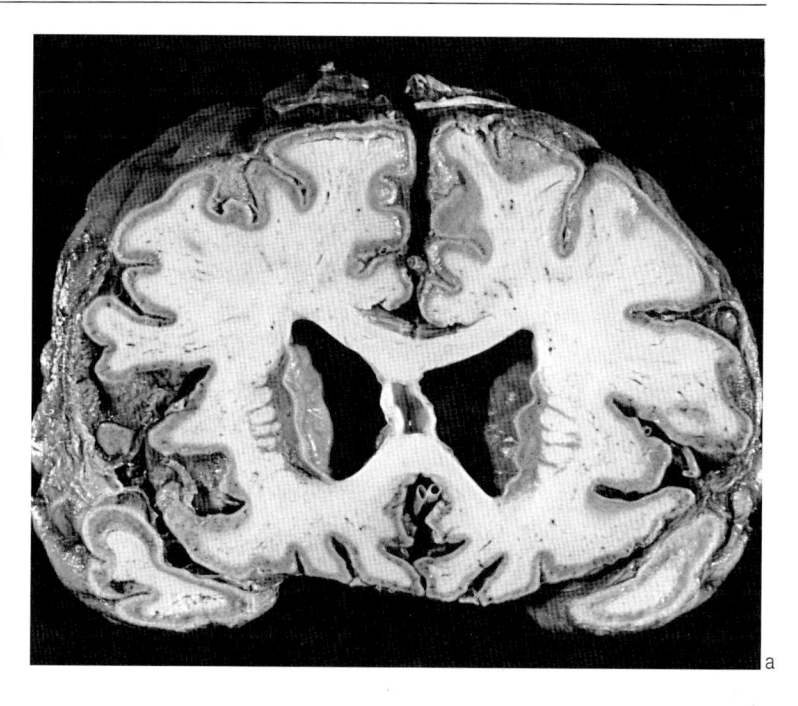

Manifestationszeit für die massive intravitale Hirnautolyse liegt zwischen 24 und 48 Stunden, Normothermie vorausgesetzt. Kennzeichnend ist eine Flüssigkeitseinlagerung in der Größenordnung von 10% mit Zeichen der Volumenvermehrung an der Hirnbasis (Drucktonsillen an der Facies inferior cerebelli, Herniationszeichen an den mediobasalen Temporallappen). Das Gehirn ist weich und brüchig, meist livide, blaugrün bis braun verfärbt. An den basalen Druckstellen findet sich häufig nekrotisches Kleinhirngewebe, das durch den erhöhten intrakraniellen Druck in das Foramen occipitale hinein und schließlich in den Duralsack bis nach lumbal hin verlagert wird.

**Histologie:** Dem entspricht im wesentlichen Autolyse, fleckförmig findet man Inseln anfärbbarer Nerven- und Gliazellen ohne mesenchymale Reaktion. Diese sind erst in den von kaudal her noch perfundierten Gebieten im Hypophysenvorderlappen, im Zervikalmark bzw. Medulla und dem Fasciculus opticus nachweisbar. Hier grenzt sich das total infarzierte Gehirn von den übrigen Strukturen des Nervensystems durch hämatogene Infiltrate ab.

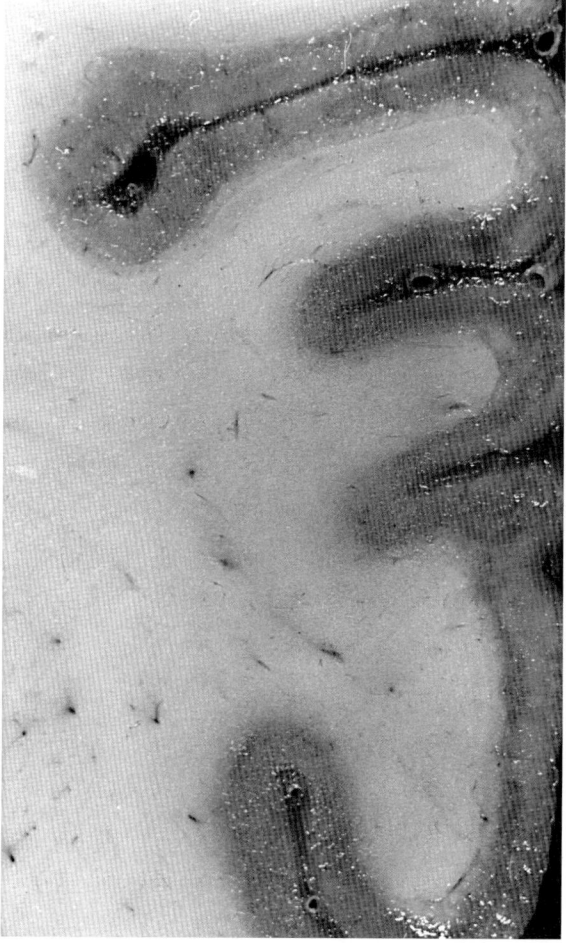

# Angiome

Nach morphologischen Gesichtspunkten unterscheidet man:

1. Angioma cavernosum,
2. Angioma capillare ectaticum,
3. Angioma arteriovenosum aneurysmaticum,
4. arteriovenöse Fisteln,
5. venöse Mißbildungen,
6. Angioma capillare et venosum calcificans (Sturge-Weber-Dimitri-Kalischer-Krankheit).

(Übersicht über weitere Klassifikationen bei Jellinger 1986 und bei Stein u. Wolpert 1980).

**Klinik:** Zerebrale Angiome bleiben in der Regel klinisch stumm, bis sie als Quelle „atypischer" (d. h. von der typischen Aneurysmalokalisation abweichender) intrazerebraler oder subarachnoidaler Blutungen in Erscheinung treten. Es handelt sich nicht um Neoplasien, sondern um Fehlbildungen, die aus hämodynamischen Gründen anschwellen und raumfordernd wirken können. Angiome machen 5–9% aller zerebralen Raumforderungen aus, und bei 20–40% aller operierten intrakraniellen Blutungen ist ein Angiom Ursache. 50–80% aller Angiome sind in den Großhirnhemisphären lokalisiert, 10–18% im Stammganglienbereich einschließlich innerer Kapsel und Plexus choroideus; 10–30% liegen in der hinteren Schädelgrube. 20–25% der spinalen Angiome sind mit anderen vaskulären Fehlbildungen vergesellschaftet (Jellinger 1986). Vergleichsweise selten sind arteriovenöse Fehlbildungen der Dura mater Ursache intrakranieller Blutungen (Malik u. Mitarb. 1984). Bei der arteriovenösen Shuntbildung können über Stealmechanismen passagere Symptome oder auch Krampfanfälle (bei bis zu 30% der Patienten) auftreten. Den Symptomen stehen ischämische Läsionen gegenüber (Costantino u. Vinters 1986). Da Angiome die parietookzipitale Lokalisation bevorzugen, sind besonders junge Patienten mit optischen Anfallsäquivalenten und Kopfschmerzanamnese verdächtig. Gelegentlich sind Migräneanfälle einziges Symptom. Bei einer kleinen Zahl von Patienten sind Auskultationsgeräusche am Schädel hörbar; wenn auch der Patient sie hört, dann sind sie es, die ihn zum Arzt führen.

## *Angioma cavernosum*

Sie repräsentieren zwischen 9 und 16% der supra- und 5 und 10% der infratentoriellen Gefäßfehlbildungen.

**Makroskopie:** Es handelt sich um scharf begrenzte livid-blaue Knoten, die sich bei der Präparation als blutgefüllte Hohlräume erweisen. Ihre Größe variiert von Millimetern bis Zentimetern. Nicht selten verkalken sie, gelegentlich stehen sie in Verbindung mit den weichen Häuten.

Vorzugslokalisation sind subkortikales Marklager, Stammganglien, Rückenmark und Rückenmarkshäute, besonders dort treten sie multipel auf und bilden selten einmal eine Quelle der Subarachnoidalblutung (Ueda u. Mitarb. 1987, Caroscio u. Mitarb. 1980).

**Mikroskopie:** Man findet weitlumige Hohlräume von ca. 30–50 µm Durchmesser. Sie sind von einem Endothel ausgekleidet und in ein dichtes Bindegewebsgerüst eingebettet. Verschieden alte, teilweise hyalinumgewandelte Thromben sind nicht selten, zwischen den einzelnen kavernösen Hohlräumen findet sich kein Hirngewebe. Auch das umliegende Nervengewebe muß nicht reaktiv verändert sein, allenfalls findet man eine leichte fibrilläre Astrogliose und eher selten Zeichen chronisch-rezidivierender Mikrozirkulationsstörungen. Telangiektasien und Kavernome können gemeinsam auftreten.

## *Angioma capillare ectaticum*

Syn.: kapilläres Hämangiom, zerebrale Teleangiektasie (Abb. 3.**14**)

Sie machen zwischen 12 und 20% aller Gefäßfehlbildungen des ZNS aus.

**Makroskopie:** Typisch sind bis maximal etwa 30 mm große blaßrötliche Flecken mit scharfer Abgrenzung; meist handelt es sich um einen angiographisch zu Lebzeiten nicht erfaßten Nebenbefund. Braune Verfärbungen deuten auf alte Mikroblutungen hin. Vorzugslokalisation: Brückenfuß, Marklager, Stammganglien.

**Mikroskopie:** Es handelt sich um Aggregate von Kapillaren und Venolen, die einen Maximaldurchmesser von 30 µm erreichen. Dazwischen findet sich Hirngewebe.

## *Angioma arteriovenosum aneurysmaticum*

Syn.: arteriovenöses Angiom (Abb. 3.**15a, b**)

Dieser Typ macht etwa 90% aller intrakraniellen Angiome aus und ist klinisch am bedeutsamsten. In mehr als der Hälfte der Fälle machen sich arteriovenöse Angiome durch intrakranielle Blutungen bemerkbar, ein weiteres Drittel der Patienten leidet unter Krampfanfällen. Bei ⅔ der Blutungen muß mit einem Rezidiv nach spätestens 8 Jahren gerechnet werden, die Rezidivrate fällt von 17,9% im ersten Jahr auf 3% im fünften Jahr. Bei arteriovenösen Angiomen der hinteren Schädelgrube ist die Mortalität der ersten Blutung mit 66,7% sehr hoch, fast alle diese rezidivierten tödlich, wenn nicht operativ ein-

Abb. 3.**14** Überwiegend kapilläres Hämangiom der Medulla. Wenig perifokales Ödem. Elastika van Gieson, Vergrößerung 40×.

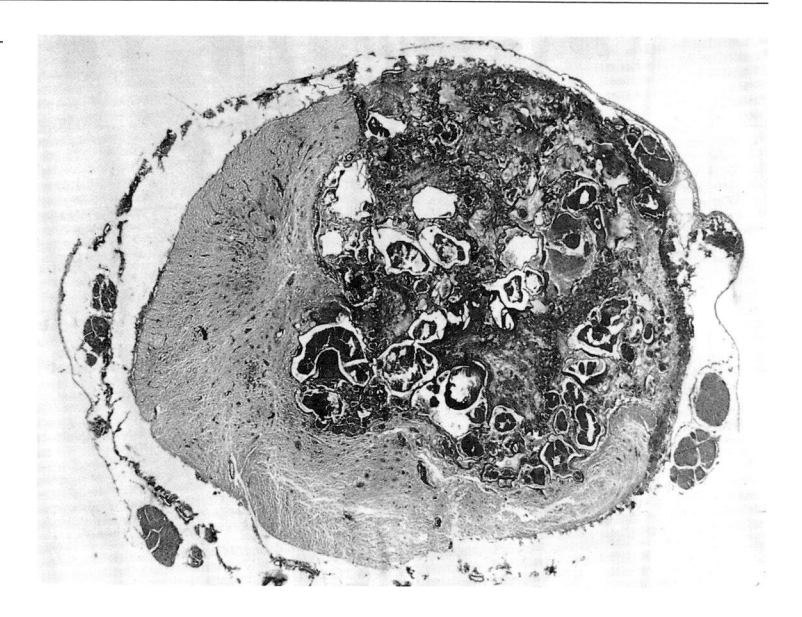

gegriffen wurde (Fults u. Kelly 1984). Die postoperative Mortalität liegt bei etwa 15% (Drake u. Mitarb. 1986).

**Makroskopie:** Man sieht scharf abgegrenzte Gefäßknäuel, fast ausschließlich supratentoriell gelegen, häufig mit Beziehungen zu den Meningealgefäßen. Bereits bei der Trepanation erkennt man das darunterliegende Angiom durch die hypervaskularisierte Dura. Diese Angiome durchsetzen das unterliegende Hirn mitunter bis tief in das Marklager hinein. Auch bei ihnen schlägt sich die abnorme Perfusion in der Umgebung in Nekrosen und Atrophien des Hirngewebes nieder. Arteriovenöse Angiome sind häufigste Blutungsquelle sog. atypischer Hirnblutungen Jugendlicher.

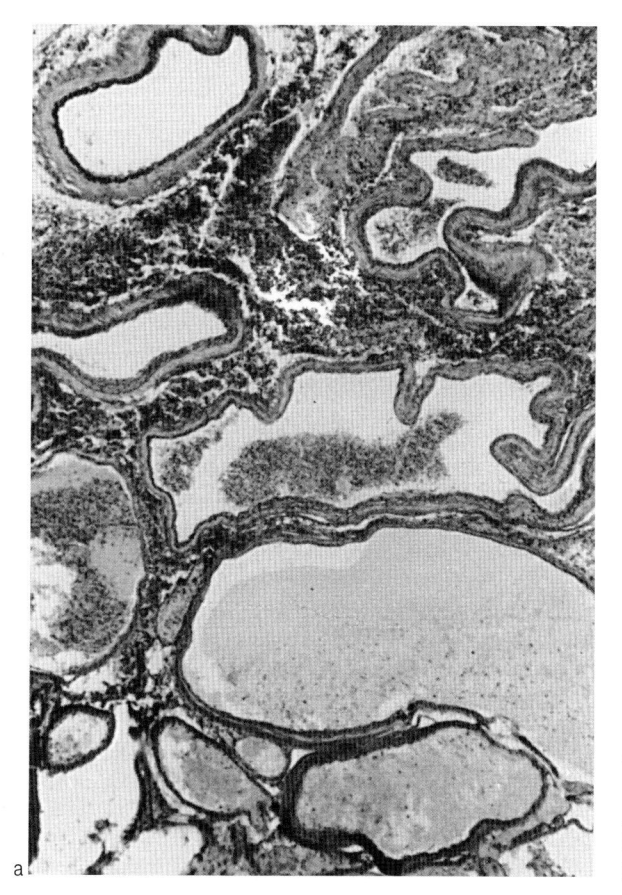

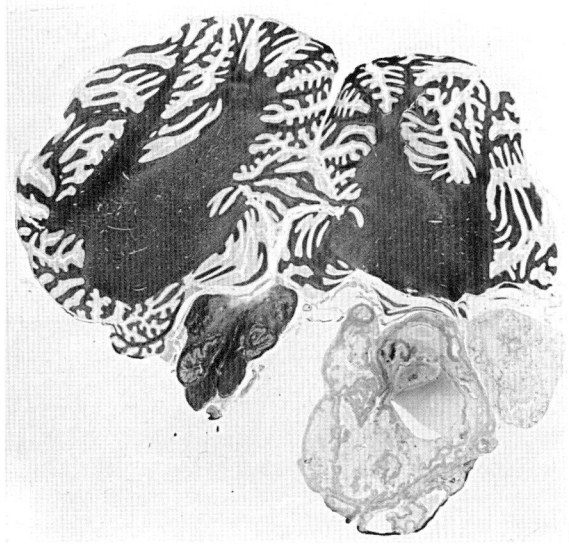

Abb. 3.**15a** Arteriovenöses Angiom. Man erkennt neben der relativ gut differenzierten kleinen Arterie in der rechten Bildecke zahlreiche, mehr oder weniger primitiv aufgebaute großlumige, teils bluthaltige Höhlen. Hirngewebe zwischen den bluthaltigen Räumen findet sich nicht. Elastika van Gieson. Vergrößerung 40×.

Abb. 3.**15b** Arteriovenöses Angiom im Kleinhirnbrückenwinkel mit ausgeprägten Verdrängungserscheinungen bzw. Atrophie der Medulla oblongata.

**Mikroskopie:** Trotz der Bezeichnung arteriovenöses Angiom findet man sehr häufig nur primitiv aufgebaute Gefäße, die Arterien oder Venen allenfalls ähneln. Durch Blutverlagerungen aus dem arteriellen in das venöse Kompartiment kann eine erhebliche Blutfülle zustande kommen, die klinisch ein Wachstum vortäuscht. Mikroblutungen mit Eisenablagerungen und Gliosen, Rundzellinfiltrate und Verkalkungen kommen vor.

### Erworbene arteriovenöse Fisteln
Syn.: karotikokavernöse Fistel

**Klinik:** Anamnestisch findet sich bei fast 80% der Kranken ein Schädeltrauma, das Wochen, Monate, auch Jahre zurückliegen kann und nicht gravierend gewesen sein muß. Auch iatrogene Traumen durch Perforation der intrakavernösen A. carotis mittels eines Katheters werden beschrieben. Ohne anamnestisches Trauma kommt es zur Fistelbildung, wenn ein kongenitales Aneurysma im infraklinoidalen Karotisabschnitt rupturiert.
Die Regel sind Zephalgien durch Zerrung leptomeningealer Strukturen, Hirnnervenausfälle (Nn. oculomotorius, trochlearis, ophthalmicus, abducens und maxillaris) darüber hinaus sind der pulsierende Exophthalmus mit Chemosis der Bindehäute des Bulbus, Stauungspapille und Strömungsgeräusch über der Orbita fast pathognomonisch. Über sehr große Fisteln wird dem Karotiskreislauf viel Blut entzogen, so daß Perfusionsstörungen im ipsilateralen Karotiskreislauf symptomatisch in Erscheinung treten können. Mit maximal 10% sind Spontanheilungen selten; in der Regel muß operiert werden.

**Makroskopie:** Typisch ist der retroorbitale Blutstau mit Ödem; dem exzessiven Einstrom von arteriellem Blut in den Sinus cavernosus entsprechend sind die drainierenden Venen stark gestaut. Kollateralen der A. carotis können verstärkt in Erscheinung treten.

**Pathogenese:** Arteriovenöse Fisteln setzen prinzipiell die simultane Öffnung einer Arterien- und einer Venenwand voraus. Dies geschieht bei Traumen am Nervensystem selten (Graeb u. Dolman 1986). Nur die Karotikokavernöse Fistel bildet eine Ausnahme. Die A. carotis interna durchdringt freischwebend und einige Äste zum Knochen hin abgebend einen venösen Raum – den Sinus cavernosus. Sie verläuft unterhalb und etwas lateral des Chiasma opticum, unmittelbar unterhalb des N. oculomotorius, etwas medial vom N. trochlearis und vom N. ophthalmicus, sie liegt oberhalb von N. abducens und N. maxilaris. Sie gibt dabei drei Äste ab, eine meningohypophysäre Arterie, eine Arterie zum kaudalen Abschnitt des Sinus cavernosus und eine sog. Kapselarterie. Während die A. carotis interna den Sinus cavernosus durchquert, haben ihre Äste eine enge Beziehung zur Dura und können bei einem Trauma, z. B. einer Schädelbasisfraktur, einreißen. So sind neben der Aneurysmaruptur zwei unterschiedliche Entstehungsweisen denkbar; zum einen der traumatische Riß der Arterie und zum anderen der Einriß eines Abzweigs, der neben der orthograden Einblutung noch das Problem der zweiten Blutungsquelle durch retrograde Blutung mit sich bringt. Der Anstieg des Drucks im Sinus cavernosus durch die pulsierende arterielle Blutung inszeniert das Syndrom. Trotz der statistisch gesicherten Zunahme von Schädel-Hirn-Traumen ist das Krankheitsbild selten. Man muß also annehmen, daß neben dem Trauma adjuvante pathogenetische Faktoren relevant sind, möglicherweise kongenitale Wandschwächen.

### Venöse Mißbildungen
Syn.: venöse Angiome, „Varizen" (Abb. 3.**16**)

Venöse Mißbildungen der zerebrospinalen weichen Häute sind meist harmlos und ohne Symptome. Bei der sog. Varicosis spinalis liegen große, gewundene, ektatische Venen dem Rückenmark auf, haben aber im Gegensatz zu der Foix-Alajouanine-Erkrankung keinen direkten Kontakt zum arteriellen Schenkel, sie bewirken somit auch keinen Blutentzug. Eine schwerwiegende kongenitale-venöse Fehlbildung ist die dysplastische V. Galeni, die, mit ausgedehnten Rinden- und Marklagernekrosen einhergehend, eine gravierende klinische Symptomatik bei Kindern verursacht.

**Makroskopie:** Es handelt sich um meist dilatierte, blutgefüllte venöse Räume, die gegenüber dem scharf abgegrenzten Hirngewebe polyzyklische Profile bilden. Sie machen je nach Untersucher bis zu 59% aller ZNS-Gefäßfehlbildungen aus und werden hauptsächlich im frontoparietalen Marklager gefunden, daneben in Zerebellum und Hirnstamm.

**Mikroskopie:** Es handelt sich um dünnwandige venöse Hohlräume, die unverändertes Hirngewebe einschließen. Organisierte Thromben kommen vor.

### Angioma capillare et venosum calcificans
Syn.: Sturge-Weber-Dimitri-Kalischer-Erkrankung, zerebrofaziale Angiomatose

**Klinik:** Es handelt sich um ein sog. neurokutanes Syndrom mit Angiomatosen der Haut, der Chorioidea sowie der weichen Hirnhäute (kapilläre und venöse Hämangiome). Sogleich erkennbar ist in der Regel ein Feuermal der einen Gesichtshälfte, das nicht kausal mit dem Trigeminusversorgungsgebiet zusammenhängt, sondern mit der embryonalen Entwicklung der Gefäßversorgung im Gesicht. Nicht nur das Gesicht, sondern auch Nasen- und Mundschleimhaut sowie die Sklera sind u. U. mitbetroffen, homolaterale Glaukome kommen vor. Die meisten Fälle sind einseitig. Allerdings ist nicht jedes in loco typico anzutreffende Feuermal (Naevus flammeus) ein Hinweis auf ZNS-Veränderungen, Formes frustes kom-

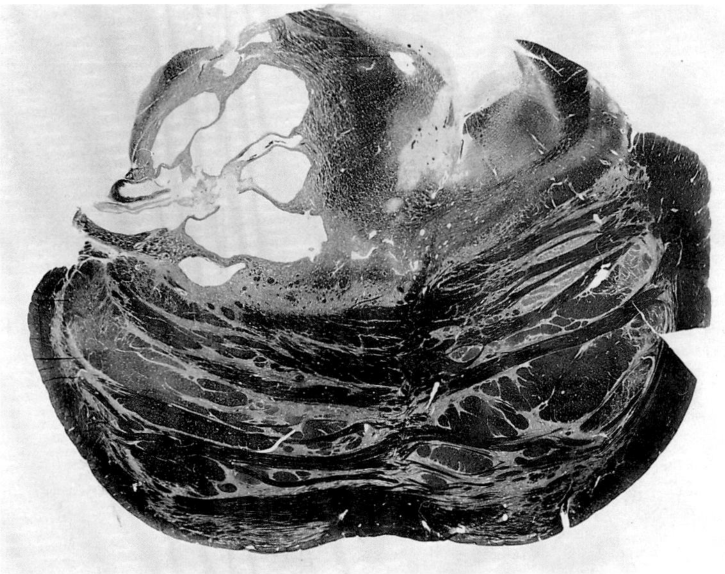

Abb. 3.**16** Venöses Angiom der linksseitigen Brückenhaube. Die großlumigen venösen Gefäße waren in vivo blutgefüllt. Durch die Blutfüllung hat das Angiom raumfordernden Charakter, die Strukturen der Mittellinie sind deutlich nach kontralateral verdrängt. Allenfalls geringes perifokales Ödem. Die anliegenden Bahnen des Brückeneigenapparates erscheinen verschmälert. 48jährige Patientin. Markscheidenfärbung.

men vor. Etwa die Hälfte der Patienten klagen über fokale Krampfanfälle, seltener wird eine Beeinträchtigung der mentalen Entwicklung beobachtet. Diese ist Ausdruck einer Reifungsstörung des ZNS, die sich in sensomotorischen Hemistörungen, insbesondere spastischen Paresen oder auch Hemiatrophien manifestiert. Im Röntgenbild erkennt man parietookzipitale Verkalkungsherde.

**Makroskopie:** Bevorzugt parietookzipital trifft man auf teils verkalkte kapilläre und venöse Angiome der Leptomeningen. Auch das Schädeldach kann eine vermehrte Diploe-Zeichnung aufweisen und verdickt sein. Im Hirninneren sind die mittleren Rindenschichten und das subkortikale Marklager bevorzugt.

**Mikroskopie:** Typisch sind hyperplastische Arachnoidalvenen, die konvolutartig Leptomeninx und Hirngewebe durchsetzen. Ihr Wandaufbau ist primitiv; aus einer Endothelzellschicht bestehend, ruht diese auf einer dünnen Bindegewebslage. Arterielle Gefäße sind selten. Besonders die dritte und fünfte Rindenschicht sind atrophisiert und fehlen manchmal ganz. Die Kapillaren der darüberliegenden Rindenschichten sind oft verkalkt. So entsteht das Röntgenbild einer „verkalkten Großhirnrinde".

## Aneurysmen

Nach morphologischen und pathogenetischen Gesichtspunkten unterscheidet man:

1. sackförmige (sakkuläre, beerenförmige, „Berry") Aneurysmen (90% aller Aneurysmen),
2. arteriosklerotische, spindelförmige oder fusiforme Aneurysmen (ca. 7% aller),
3. septische, früher mykotisch genannte Aneurysmen (0,5%),
4. dissezierende Aneurysmen (0,5%) und
5. Miliaraneurysmen, die eine andere Aneurysmakategorie im mikrozirkulatorischen Bereich darstellen und nur der Vollständigkeit halber mitaufgeführt werden. Sie haben bei der Hypertonie eine umstrittene pathogenetische Bedeutung.

**Klinik:** Betroffen ist in erster Linie das mittlere Lebensalter, Frauen etwas häufiger als Männer. Die von nicht rupturierten Aneurysmen verursachten Syndrome sind wichtig, weil auch heute noch die Aneurysmaruptur eine Katastrophe darstellt. Da etwa ein Drittel der sackförmigen Aneurysmen an der Gabelung von der A. cerebri anterior und A. communicans anterior entsteht, sind Gesichtsfeldeinengungen und Okulomotoriusparesen nicht ganz selten. Carotis-interna-Aneurysmen am Abgang des R. communicans posterior manifestieren sich in 30–40% aller Fälle primär durch eine Okulomotoriusparese und nicht durch eine Rupturblutung (Hamer 1981). Weiterhin beschrieben sind Abduzensparesen bei Aneurysmalokalisation an der A. communicans posterior oder an der A. basilaris, ein Hydrocephalus internus sowie eine Trigeminusneuralgie, evtl. sogar mit Paraparesen bei Aneurysmen in der Nähe der A. basilaris sowie fokale Anfälle und Sprachstörungen bei Aneurysmen der Mediaäste. Auch extrakranielle Aneurysmen verursachen Symptome vor der Ruptur, die im Falle der A. carotis interna auf das Foramen lacerum bezogen werden (multiple Hirnnervenausfälle und Horner-Syndrom; Doerr u. Mitarb. 1985).

Während bei den traumatischen Sinus-cavernosus-Fisteln naturgemäß keine Prodromi in Erscheinung treten, kann ein noch nicht rupturiertes Aneurysma im Sinus cavernosus eine Abduzensparese mit Pupillenstörung verursachen. Beim Raeder-Syndrom treten neben dem inkompletten Horner-Syndrom mit Ptosis, Miosis, aber erhaltener Schweißsekretion Gesichtsschmerzen auf; Hirnnervenausfälle, insbesondere okulomotorische Störungen treten hinzu (Kashihara u. Mitarb. 1987). Malin u. Mitarb. (1983) beschreiben eine Patientin mit Riesenaneurysma der A. carotis, das sich lediglich durch eine Abduzensparese bemerkbar machte. Extrakranielle Karotisaneurysmen sind mit 34 von 8500 Fällen recht selten; klinisch imponieren sie als pulsierende Knoten am Hals (Correll u. Mitarb. 1984, McCollum u. Mitarb. 1979).

Nicht rupturierte sakkuläre Aneurysmen mit einem Durchmesser von weniger als 10 mm haben auch langfristig ein geringes Blutungsrisiko (Wiebers u. Mitarb. 1981, 1987), wenn sie sich bei Verlaufskontrolle „stabilisieren" d. h. nicht vergrößern. Der mittlere Durchmesser jener Aneurysmen mit hohem Blutungsrisiko lag bei der obigen Untersuchungsreihe um 21 mm.

### Sakkuläre Aneurysmen
(Abb. 3.**17**, 3.**18a, b**)

**Makroskopie:** Kleine sakkuläre Aneurysmen sind einige Millimeter groß und entgehen, besonders wenn sie dem Hirngewebe zugewandt sind, leicht dem Sekanten. Bei einem Durchmesser von über 25 mm spricht man von Riesenaneurysmen; sie liegen in 5% vor und haben bei Ruptur eine besonders schlechte Prognose. Riesenaneurysmen bis zu 8 cm Durchmesser kommen besonders am Stamm der A. cerebri media vor. Man unterscheidet breitbasige Aneurysmen von gestielten, was therapeutische Konsequenzen haben kann. Sie sind rundlich oder ovalär, manchmal sieht man an der Oberfläche bukkelförmige Rundungen infolge der weiteren Dehnung der Aneurysmawand. Gewöhnlich ist die Wand am Fundus des Aneurysmasackes am stärksten verdünnt; hier bluten die Aneurysmen bevorzugt.

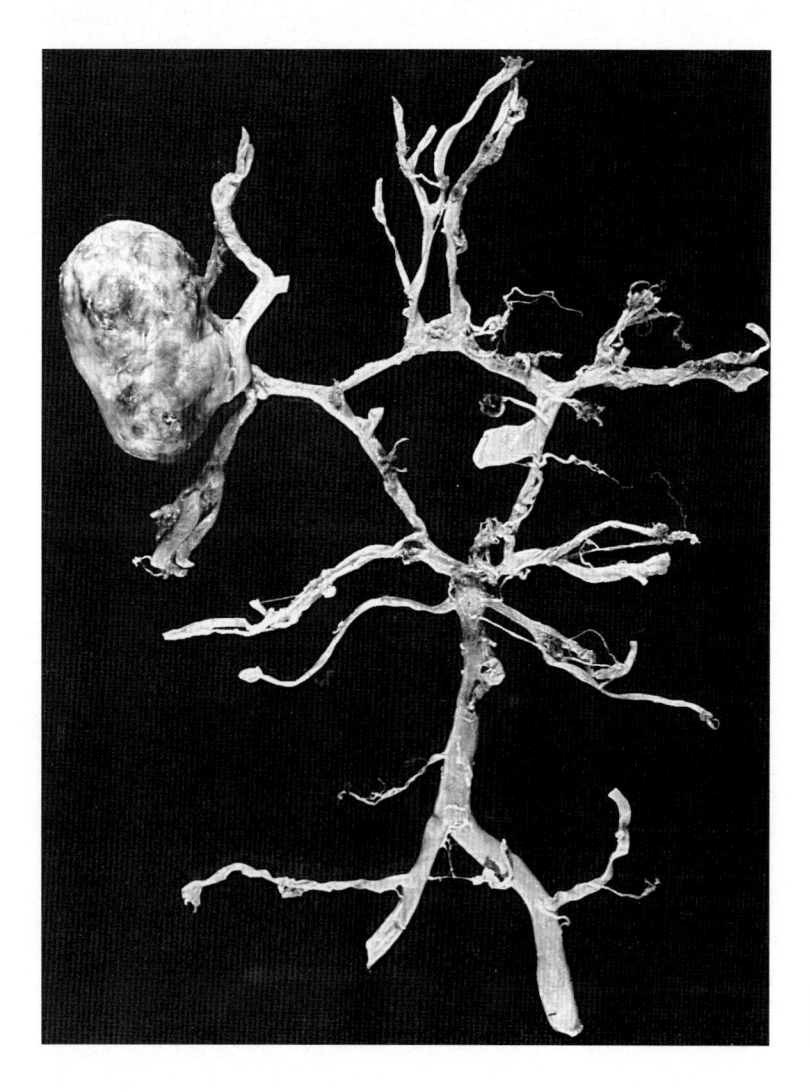

Abb. 3.**17** Aneurysma am Stamm der linken A. cerebri media. Kein Hinweis für eine Ruptur.

Abb. 3.**18a, b** Rupturiertes, großes, sakkuläres Aneurysma. Die Blutung hat raumfordernden Charakter. Mäßiges perifokales Ödem. Es ist zu einer erheblichen Verlagerung der Mittellinienstrukturen mit fast totalem Ventrikelverschluß und subfalzialer Herniation gekommen.

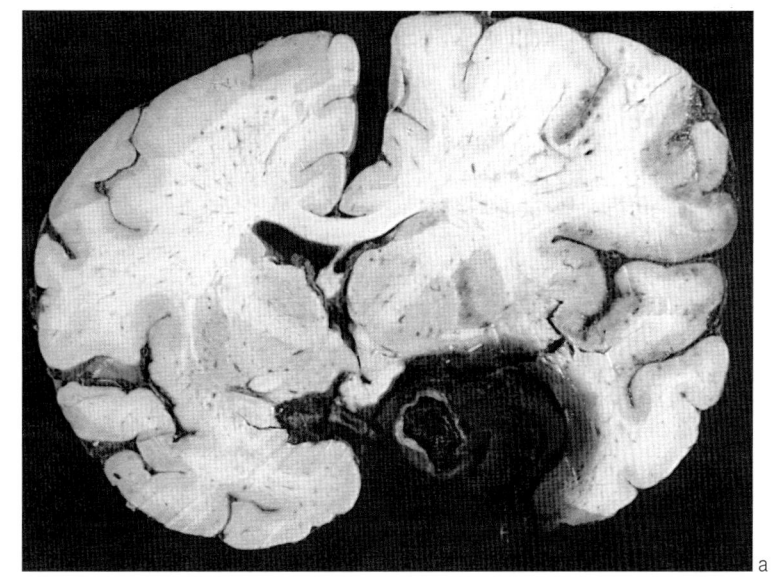

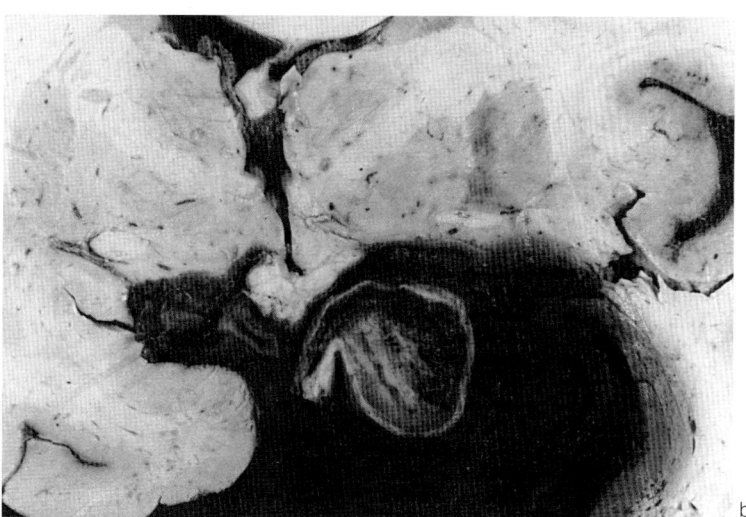

Kleine Seitenzweige des aneurysmatischen Gefäßes können in das Aneurysma mit einbezogen werden und erscheinen, als ob sie das Aneurysma verlassen. Wandverkalkungen sind für die Röntgennativdiagnostik nützlich. Aneurysmen können durch Druckpulsationen zur Atrophie bzw. Nekrose des Hirngewebes sowie zu Druckatrophien an Hirnnerven und Schädel führen.

**Mikroskopie:** (Abb. 3.**19**) Die Lamina muscularis media fehlt; statt dessen findet sich eine endothelbekleidete, bindegewebige Membran, und eine Wand ist aus derbem Bindegewebe. Im Übergangsbereich zur normalen Arterienwand sieht man eine sich auffiedernde Lamina elastica interna.

**Pathogenese:** Normalerweise entwickelt sich die Tunica muscularis aus Mesenchymzellen, deren Verschmelzung bei Aneurysmabildung ausbleiben soll. Allerdings führen Lücken der Muscularis media nicht zwangsläufig zum Aneurysma. Bei manchen Individuen führt die kongenitale Wandschwäche der Lamina muscularis media über eine Art Hernienbildung zum Aneurysma, Blutdruckanstiege wirken begünstigend. Nach dem Gesetz von Laplace wächst die Wandspannung eines Aneurysmas exponentiell mit dem Durchmesser. Für eine Fehlbildung sprechen: das nicht seltene Auftreten von Aneurysmen in einer Familie (Anagnostopoulos-Schleep u. Mitarb. 1985), ihre mögliche Multiplizität bei einem Individuum, ihr Vorkommen bei Jugendlichen und zusammen mit anderen Fehlbildungen (Fisher u. Zito 1983). Aneurysmen treten bei Zwillingen gehäuft auf, ebenso bei polyzystischen Nieren, Moyamoya-Erkrankung und Ehlers-Danlos-Syndrom.

Degenerative Wandveränderungen treten bei den sakkulären Aneurysmen sekundär in Erscheinung.

Der konventionellen Media-Fehlbildungstheorie zur Entstehung von Aneurysmen wurde

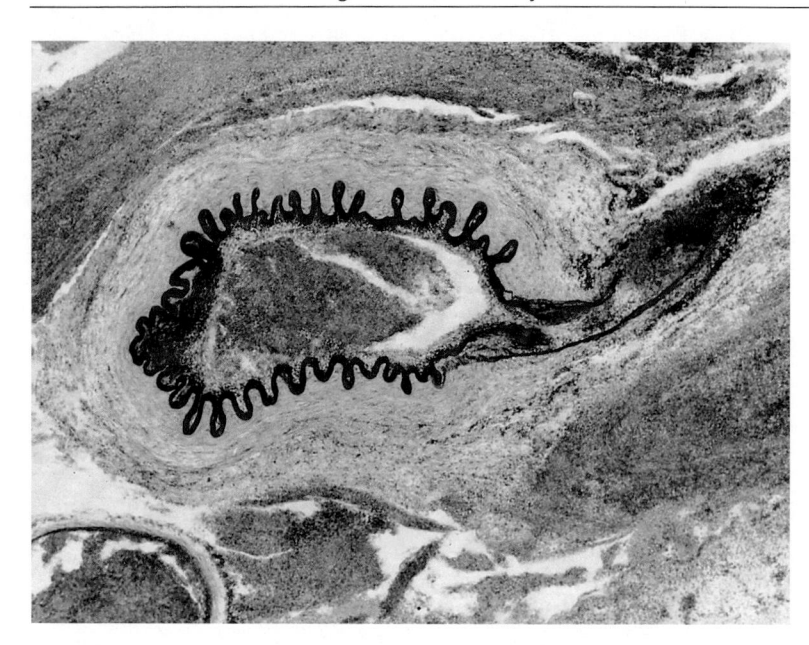

Abb. 3.**19** Aneurysma einer mittelgroßen Hirnarterie. Man erkennt den umschriebenen Sektor, in dem die Elastica interna auffasert. Vom Aneurysma ist nur der Stiel erfaßt. Elastika van Gieson, Vergrößerung 160×.

bereits früh widersprochen. Hazama u. Mitarb. (1986a) vermuten aufgrund von Tierexperimenten eine erworbene Störung der Lamina elastica interna in Zusammenhang mit arteriellem Bluthochdruck. In der Arterienwand hypertensiver Tiere fand sich eine Zunahme lysosomaler Enzyme und Proteasen, insbesondere Elastase und eine Abnahme des Elastins (Yamada u. Mitarb. 1980, 1986, Basttil u. Mitarb. 1982, Sasahara u. Mitarb. 1983). Darüber hinaus gelingt es, durch unilaterale Ligatur der A. carotis communis bei gleichzeitig bestehender Hypertonie an der Ratte zerebrale Aneurysmen zu erzeugen, ohne daß hierbei eine kongenitale Wandschwäche plausibel gemacht werden kann (Hazama u. Mitarb. 1986a, b). Möglicherweise gehen beim Menschen auch hier konstitutionelle Faktoren mit erworbenen Störungen Hand in Hand (Handa 1983). Eine Übersicht der verschiedenen Auffassungen zur Ätiopathogenese zerebraler Aneurysmen findet sich bei Sekhar u. Heros (1981). Auf mögliche immunologische Störungen bei Patienten mit rupturierten sakkulären Aneurysmen machen Ostergaard u. Mitarb. (1986) aufmerksam.

### Spindelförmige Aneurysmen

(Syn.: Fusiforme Aneurysmen)

**Klinik:** Die Patienten sind in der Regel etwas älter als bei den sakkulären Aneurysmen, Störungen der kaudalen Hirnnervengruppe kommen häufiger vor. Ein operativer Eingriff steht meist wegen des Alters und der ungünstigen Lokalisation nicht zur Debatte, zumal die spontane Blutungsgefahr als gering einzuschätzen ist.

**Makroskopie:** Es handelt sich um spindelförmige Lumenerweiterungen vornehmlich an den kaudalen Anteilen des Circulus Willisii abseits der Gabelungsstellen. Sie können beträchtliche Größe erreichen und zur Druckatrophie von Brücke oder Kleinhirnrinde führen. Sie thrombosieren leicht und rupturieren selten.

**Mikroskopie:** Die Schmälerung der Muscularis media kommt durch Atrophie der Muskelfasern und Hyalinisierung des Bindegewebes im Zusammenhang mit der degenerativen Wanderkrankung (siehe Kapitel Arteriosklerose) zustande.

**Pathogenese:** Die weitaus meisten spindelförmigen Aneurysmen sind arteriosklerotisch; bei konstitutioneller Schwäche der Lamina elastica interna, z. B. im Zusammenhang mit dem Ehlers-Danlos-Syndrom oder beim Marfan-Syndrom, werden fusiforme Aneurysmen beschrieben. Lebensalter (Jugendliche), klinische Gesamtsituation und Prognose sind anders als bei den arteriosklerotischen Aneurysmen.

### Septische Aneurysmen

(Syn.: Aneurysmen ohne kongenitale Gefäßwandschwäche, Aneurysmen entzündlicher Ätiologie)

**Klinik:** Eine internistische Krankheit steht oft im Vordergrund, z. B. eine bakterielle Endokarditis oder eine anderweitige rezidivierende septische Erkrankung. Luetische Aneurysmen sind selten. Das Aneurysma manifestiert sich wie oben beschrieben als Raumforderung oder Blutungsquelle.

Etwa 5 bis 15% aller Aneurysmen gehören dieser Gruppe an, die Prognose gilt als ungünstig gegenüber den anderen Aneurysmen. Die Operationsindikation wird zurückhaltender gestellt als bei den sakkulären Aneurysmen (Morawetz u. Karp 1984).

**Makroskopisch** liegen sie sackförmig, breitbasig, konvexitätsnah und sind meist klein.

**Mikroskopie:** Man sieht die schwere Arteriitis, die die Wandschichten zerstört, erst mikroskopisch. Bakteriell infizierte Emboli bewirken eine Auflockerung der Gefäßwandtextur über Infiltrate der Vasa vasorum, aus denen es bluten kann, noch ehe das Aneurysma rupturiert. Differentialdiagnostisch abgrenzbar sind die reaktiven Entzündungen bei Nekrosen und Thrombenorganisation, sie sind dort meist geringer und eher rundzellig als granulozytär.

## *Dissezierende Aneurysmen*
(Syn.: intramurale Hämatome)

**Klinik:** Am häufigsten findet man intramurale Hämatome der Halsarterie. Sie sind meist traumatisch entstanden. Zülch (1981) referiert einige dissezierende Aneurysmen der intrakraniellen Arterien mit Infarkten im Mediaversorgungsgebiet. Eine Dissektion der A. carotis interna der Mutter nach langdauernder Geburt sahen Wiebers u. Mokri (1985). Die beschriebenen klinischen Bilder sind heterogen und hängen von der Aneurysmalokalisation ab. Das Spektrum reicht von asymptomatischen Fällen mit Auskultationsbefund am Hals über Hals und Gesichtsschmerzen bis hin zu fokal ischämischen Ausfällen (Mas u. Mitarb. 1985).

**Mikroskopie:** Am häufigsten werden Elastica interna und Muscularis media der Karotiden und der mittleren Hirnarterien getrennt; die Blutung drängt sich unter die Intima vor, und das über weite Strecken noch intakte Endothel umgibt ein schließlich schlitzförmiges Gefäßlumen. Die Intimabresche, in die es hineingeblutet hat, stellt sich häufig nicht mehr dar. Degenerative Wandveränderungen scheinen zur Dissektion zu prädisponieren.

**Pathogenese:** Stumpfe Halstraumen und Schädelbasisfrakturen sind häufigste Ursachen (Bradac u. Mitarb. 1981) manchmal mit langer (Tage bis Wochen) Latenzzeit. Diese sog. Bollinger-Spätapoplexie spielt bei Gerichtsgutachten eine Rolle, sie ist wahrscheinlich, wenn zugleich Schädelbasisfrakturen vorliegen. Iatrogene dissezierende Aneurysmen durch intraarterielle Katheter werden mit zunehmender Anwendung der Technik häufiger. Bei der kongophilen Angiopathie (s. S. 133) sind dissezierende Aneurysmen ohne Trauma möglich.

## *Aneurysmaruptur – Subarachnoidalblutung*

**Klinik:** Rupturierte Aneurysmen sind mit einem Anteil von 8% nach Arteriosklerose, Embolien und hypertensiven Blutungen die vierthäufigste Ursache zerebrovaskulärer Störungen. Rund 80% der nicht traumatischen Subarachnoidalblutungen entstehen durch Aneurysmaruptur (Sahs 1981). Man schätzt, daß etwa 5% der Bevölkerung Aneurysmen von mehr als 2 mm Größe aufweisen, die Blutungsinzidenz liegt bei 3,9 Fällen auf 100 000 Einwohner. Bei der Autopsie sind Aneurysmen etwa halb so groß wie in vivo. Nach Aneurysmablutung versterben rund 45% der Patienten während der ersten drei Monate (Folgelholm 1981). Mehr als die Hälfte der Überlebenden behält eine schwere Behinderung, ⅔ der nach Hause entlassenen Patienten erreicht nicht die ursprüngliche Lebensqualität. Während die Inzidenz zerebrovaskulärer Insulte im allgemeinen abnimmt, bleibt die der Aneurysmablutungen konstant.

90% der Patienten, die in den ersten 72 Stunden nach Subarachnoidalblutung versterben, haben zusätzliche Parenchym- oder Subduralblutungen. Die Gesamtmortalität in den ersten zwei Wochen nach Subarachnoidalblutung liegt bei 27%, die Zahl der Nachblutungen im Laufe des ersten Monats bei 33%, die Sterblichkeit bei Nachblutung wird mit 42% angegeben. Besonders gefährdet sind Patienten zwischen dem 5. u. 9. Tag. Langfristig liegt die Nachblutungsrate bei rund 3% pro Jahr (Locksley u. Mitarb. 1969, Winn u. Mitarb. 1977). Nach den Beobachtungen von Doczi (1985) haben jene Patienten eine ungünstige Prognose, bei denen in der Akutphase der Aneurysmaruptur im Computertomogramm pathologische Anreicherungen im Hirngewebe als Ausdruck einer regionalen Störung der Blut-Hirn-Schranke nachzuweisen sind.

Bei der Aneurysmaruptur treten Kopfschmerzen mit progredienter Bewußtseinsstörung und fokal neurologischer Störung bei Meningismus und blutigem (später xanthochromem) Liquor auf. Mit dem Einbruch des Blutes in das kaudale Ventrikelsystem tritt der Tod ein.

Bei günstigem Verlauf hellt sich das Bewußtsein wieder auf, Zephalgien, Bewußtseinsstörungen und Nackensteifigkeit gehen allmählich zurück. Im Gefolge von Aneurysmablutungen kann ein Gefäßspasmus auftreten. Der erneute Krankheitsschub ist dann nicht Ausdruck der Nachblutung, sondern eines ischämischen Infarkts meist distal vom Aneurysma. In den Tagen nach der Blutung sind die Arterien gegenüber Manipulationen empfindlich; dem muß der Kliniker Rechnung tragen, indem er in der ersten, für Spasmen vulnerablen Periode (vom 4.–7. Tag) nach der Blutung möglichst nicht operiert.

Das Syndrom bei Ruptur eines infraklinoidalen intrakavernösen Mediaaneurysmas ist bei den arteriovenösen Fisteln beschrieben.

Weil die weitaus meisten Aneurysmen an den großen Hirnbasisarterien liegen, verursachen sie zunächst eine Subarachnoidalblutung, erst in zweiter Linie dringt das Blut nach intrazerebral vor. Allerdings kann dies klinisch rasch ablaufen, so daß der Patient mit einer intrazerebralen, basal liegenden Blutung imponiert.

Leblanc (1987) fand bei immerhin 34 von 87 Patienten mit Aneurysmen, daß der schweren Blutung kleine, im CT nicht sichtbare, um 24 Stunden bis 4 Wochen vorausgingen. Auf die Bedeutung der Lumbalpunktion bei negativem CT-Befund, aber klinischem Blutungsverdacht, muß hingewiesen werden. Typisch ist bei Ruptur der blitzartige heftige Kopfschmerz, dessen Lokalisation nicht unbedingt etwas über die Lokalisation der Blutung aussagt. Danach kommt es, soweit der Patient wach bleibt, zu Nackenschmerzen und zunehmenden meningitischen Zeichen. Die Subarachnoidalblutung ist Auslöser einer aseptischen Meningitis, und es stellen sich dementsprechend Erbrechen, Fieber und schließlich Bewußtseinstrübung ein. Die Differentialdiagnose gegenüber einer septischen, erregerbedingten Meningitis, kann schwierig sein; das vorausgehende, hochakute Schmerzereignis führt meist weiter. Mehrere Tage nach der Subarachnoidalblutung berichten manche Patienten über Dorsalgien, gelegentlich mit radikulärem Charakter, und Schmerzprojektion in die Beine; hier ist blutiger Liquor aus der hinteren Schädelgrube in den Subarachnoidalraum des Rückenmarks geflossen und hat eine aseptische Meningitis spinalis verursacht. Ein primäres Schmerzereignis im Rücken mit nachfolgender spinaler Symptomatik und blutigem Liquor spricht für eine primäre Blutung im Bereich der Rückenmarkhäute. Die Ergebnisse der Lumbalpunktion sind im Kapitel Liquor besprochen. Ein Schädelcomputertomogramm sollte der Lumbalpunktion vorausgehen, um suprainfratentorielle Druckgradienten mit Herniationsgefahr auszuschließen; bei jeder Liquorpunktion wird ein Duradefekt gesetzt, ausgiebige Liquorverluste nach Lumbalpunktion kommen vor und lassen sich durch die Wahl der Punktionsnadel oder Lagerung des Patienten nicht immer beeinflussen.

**Makroskopie:** Die Aneurysmen sind meist unter den geronnenen Blutmassen versteckt und zerfallen bei längerer Überlebenszeit; die Radiologen finden bei mehr als 8 von 10 Patienten mit Subarachnoidalblutung das Aneurysma, der Neuropathologe kann bestenfalls mit einem positiven Befund bei jedem dritten Fall rechnen. Mindestens ⅓ der Rupturblutungen dringt intrazerebral vor (Mohr u. Mitarb. 1983).

**Mikroskopie:** Das Blut breitet sich je nach der vis a tergo in die präformierten Räume aus, vor allem in die Windungstäler. Bei frischen Subarachnoidalblutungen sind die Erythrozyten meist nur geschrumpft, sonst aber intakt. Erst nach 24 Stunden machen sich Verklumpungsprozesse bemerkbar, und nach etwa 2 Wochen kann man davon ausgehen, daß der Verklumpungs- und Homogenisierungsprozeß komplett ist.

Die Granulozyten reagieren zwischen 4 und 16 Stunden nach der Blutung und erreichen nach etwa 3 Tagen ihr Maximum. Nach dem 3. Tag ist mit dem Auftreten von Makrophagen und etwas später auch Siderophagen zu rechnen; am 3. Tag auch mit phagozytierten Erythrozyten innerhalb der Makrophagen. Die Ausräumung der Blutzellen aus dem Liquor geschieht nur z. T. durch Phagozytose, der Rest wird über die Liquordrainagesysteme reabsorbiert.

Ab etwa 2–3 Wochen kommt es durch einwandernde Fibroblasten zur Leptomeningealfibrose mit Ablagerungen von Hämosiderin und später Hämatoidin. In der unterliegenden Hirnrinde findet man eine Astrogliose. Bei umfangreichen Blutmassen kommt es zur Eiseninkrustation der Elastica interna, der Gefäße, der Nervenzellen sowie zur Eisenspeicherung in den Astrozyten.

**Pathogenese:** Die Mechanismen der Aneurysmaruptur sind vielfältig und letztlich nicht geklärt. So plausibel die Vorstellung einer auslösenden hypertensiven Krise sein mag, so selten findet man sie in der Anamnese, ebenso wie körperliche Anstrengungen. Aneurysmablutungen aus dem tiefen Schlaf kommen vor.

Eisenablagerungen nach akuter, zum Tode führender Blutung lassen an Prodromi denken. Nach Aneurysmarupturen werden Störungen der Thrombozyten beschrieben. Offen ist die Frage, ob es sich um ein primäres oder sekundäres Phänomen handelt (Tsementzis u. Mitarb. 1986).

Weitere Ursachen von Subarachnoidalblutungen sind: Angiome (s. S. 112), Gerinnungsstörungen (s. S. 103), Traumen (s. S. 313), Tumoren (Metastasen s. S. 340).

## *Hydrozephalus nach Subarachnoidalblutungen*

Liquorabflußstörungen sind Folgen der entzündlichen Reaktion der Blutungen mit Einschnürung der Liquordrainagewege, Liquordruckerhöhung und akutem obstruktivem Hydrozephalus, meist zwischen dem 4. und 20. Tag (Mohr u. Mitarb. 1986). Die Symptomatik ist durch Zephalgien, Erbrechen und Vigilanzstörungen gekennzeichnet.

Eine kontinuierliche Ventrikeldrainage war bei einem Viertel der Patienten von Papo u. Mitarb. (1984) erforderlich, bei der Hälfte dieser kam es zur tödlichen Nachblutung. Wird die akute Blutung überstanden, ist die Anlage eines Shunts zur Behebung chronischer Liquorabflußstörungen nur selten notwendig.

Nach wiederholten Aneurysmablutungen stellt sich über die akute aseptische Meningitis hinaus eine chronisch fibroblastische Reaktion ein, die zu Verwachsungen vor allem entlang der pialen Venen führt und diskrete Liquorresorptionsstörungen bedingt. Die Beeinträchtigung der Granulationes arachnoidales spielt eine untergeordnete Rolle. Der Liquordruck ist dann normal, nur diskret erhöht oder normal bei pathologischen Druckpulsationen. Es entsteht das Syndrom des normotensiven (kommunizierenden, nichtobstruktiven) Hydrozephalus. Die meist älteren Patienten haben eine Gangataxie, Blasenstörungen und sind dement. Das Syndrom kann sich nach Anlage eines ventrikuloatrialen Shunts bessern (Kosteljanetz 1986).

## Intrazerebrale Blutungen

**Klinik:** Etwa 20% intrazerebraler Massenblutungen sind Aneurysmablutungen.

Mehr als die Hälfte der Patienten sterben während der ersten 6 Wochen; da im Gegensatz zu den Patienten mit Hirninfarkten keine generalisierte Vaskulopathie vorliegen muß, ist die Langzeitprognose bei überstandener Blutung etwas besser als beim Hirninfarkt.

**Lokalisatorische Differentialdiagnose:** Bei Hypertonie sind vorwiegend Putamen und Klaustrum, bzw. laterale Stammganglienäste betroffen; bei kongophiler Angiopathie der Okzipitallappen, bei alkoholischer Vorschädigung die Brücke.

**Makroskopie:** Die Gehirne lassen sich fixiert schlecht schneiden, weil die geronnenen Blutmassen hart sind. Sinnvollerweise wird die Blutung in frischem Zustand vorsichtig ausgespült oder fixiert, schichtweise abgetragen, dadurch gelingt es häufiger, Blutungsquellen zu finden.

Bei Aneurysmen der A. cerebri und communicantes anteriores sowie der Karotisgabelung bricht die Blutung in den Stirnlappen, von dort in das Vorderhorn des Seitenventrikels oder durch die Lamina terminalis unmittelbar in den III. Ventrikel. Aneurysmen der A. cerebri media bluten in die Insula, Capsula interna und Stammganglien bis zur Ventrikeltamponade. Bei Aneurysmen der Basilarisgabelung findet der Durchbruch von basal her in den III. Ventrikel statt.

**Mikroskopie:** Man sieht Erythrozyten, Siderophagen nach 3 Tagen, Hämatoidin nach 10 Tagen und Astrogliaproliferationen im Narbenstadium. Der Endzustand ist, durch Pseudozysten umgeben, von Fasergliose mit eisenpositiver Wand gekennzeichnet.

# Angiospasmen

**Klinik:** Angiospasmen werden klinisch – durch ihre funktionellen Konsequenzen – oder angiographisch, selten aber autoptisch erfaßt. Etwa die Hälfte aller Patienten mit Subarachnoidalblutungen weisen mehr oder minder ausgeprägte Angiospasmen im Angiogramm auf. Mit symptomatischen Vasospasmen muß man bei ⅓ der Patienten rechnen, besonders häufig zwischen dem 3. und 15. Tag. Man unterscheidet: lokale Spasmen in Aneurysmanähe, bandförmige segmentale Spasmen und diffuse Spasmen. Letztere haben eine ungünstigere Prognose. Vasospasmen sind bei den Patienten etwas (10–20%) häufiger, bei denen auch Hirninfarkte vorliegen. Vasospasmen rufen nicht zwangsläufig Funktionsstörungen oder morphologische Läsionen hervor. Umgekehrt finden sich bei Hirninfarkten in Zusammenhang mit Subarachnoidalblutungen angiographisch sehr häufig und bevorzugt Vasospasmen in den entsprechenden Versorgungsgebieten. Disponierend wirken hypotensive Phasen und operative Eingriffe.

Spasmen der Hirnstammarterien werden nicht selten für hypothalamische Funktionsstörungen nach Subarachnoidalblutungen verantwortlich gemacht. Diese schlagen sich als Arrhythmien und als Elektrolythaushaltstörungen nieder. Auch für zentral ausgelöste Myokardischämien werden Vasospasmen und konsekutive hypothalamische Funktionsstörungen verantwortlich gemacht (Doshi u. Neil-Dwyer 1980).

**Makroskopie:** Während Angiospasmen in vivo bei Kontrastmitteldarstellung ins Auge fallen, scheinen die meisten Gefäße postmortal relaxiert. Fixationsartefakte treten hinzu, so daß nur der Infarkt in Zusammenhang mit der Blutung auf den Spasmus hinweist.

**Mikroskopie:** Beschrieben werden eine Wellung der Lamina elastica interna, eine Endothelschwellung und frische Nekrosen der Lamina muscularis media. Peerless u. Mitarb. (1979a, b) weisen darüber hinaus auf entzündliche Veränderungen hin, die sich am Übergang zwischen Intima und Muskularis abspielen. Nagasawa u. Mitarb. (1982) halten aufgrund

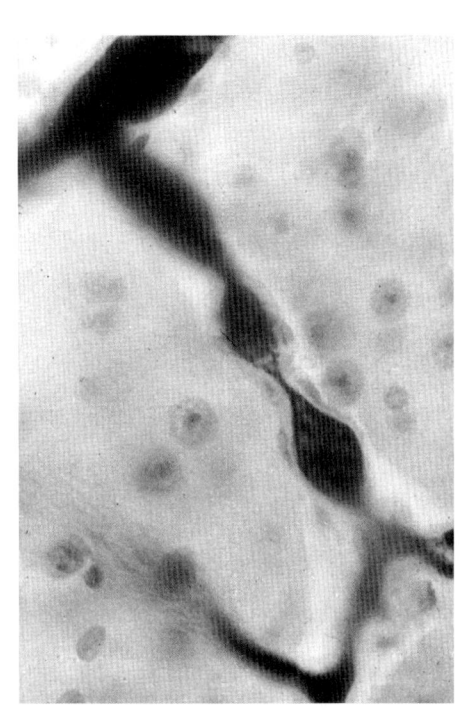

Abb. 3.**20** Spastische Arteriole der Hirnoberfläche nach Elektrostimulation links: durch das Operationsmikroskop, rechts: elektronenmikroskopisch. Vergrößerung 2500×.

ihrer Experimente an Hunden Angiospasmen für funktionelle Gewäßwandstörungen ohne organische Läsionen.

Eine elektronenmikroskopische Kennzeichnung der arteriolären Spasmen erfolgte durch Cervos-Navarro u. Mitarb. 1980. Offensichtlich kommt es zu einer Protrusion der Endothelzellen mit Ondulation des subendothelialen Raumes und der Muscularis media. Die Bilder differieren etwas, je nachdem ob eine experimentelle Hypertonie oder die Einwirkung von Gleichstrom den Spasmus experimentell auslöste (s. Abb. 3.**20**).

**Pathogenese:** Nach gängigen Vorstellungen sind vasoaktive Stoffwechselprodukte, die im Rahmen der Blutung perivaskulär wirksam werden, von Bedeutung. Verantwortlich gemacht werden unter anderem Serotonin (Rusch u. Mitarb. 1984), Angiotensin und Prostaglandine $F_{2\alpha}$ (Okamoto u. Mitarb. 1984) sowie Thromboxane, Hämoglobin und Lipidhydroperoxide. So läßt sich z.B. die präparierte Wand der A. basilaris des Hundes durch blutigen Liquor zur Kontraktion bringen. Das Auftreten freier Radikale läßt sich im blutigen Liquor des Menschen der Häufigkeit von spastischen Komplikationen zuordnen (Sakaki u. Mitarb. 1986). Die Liquorkonzentration von Lipidperoxiden sind bei Patienten mit Spasmen in den ersten 4 Tagen nach Blutung erhöht, etwa parallel dazu wurde ein Abfall der Superoxiddismutaseaktivität beobachtet. Man vermutet, daß dieses Enzym normalerweise die Ansammlung freier Radikale (Lipidperoxide) verhindert. Kassell u. Mitarb. (1985) machen auf die Bedeutung der gestörten Endothelzellfunktion spastischer Arterien aufmerksam. Vasospasmen werden auch nach intrakraniellen Eingriffen (Wilkins 1980, Peerless 1979) und bei Schädeltraumen (Nilsson 1980) beschrieben.

## Venöse Abflußstörungen

**Klinik:** Die Primärerkrankung, in deren Rahmen eine venöse Abflußbehinderung im ZNS entsteht, muß klinisch nicht vordergründig sein. In ihrer Serie von 38 Patienten sahen Bousser u. Mitarb. (1985) nur 4 lokale Infektionen an 4 Schädeltraumen ohne Fraktur, 6 Fälle von Morbus Behçet, zweimal Meningeosis carcinomatosa, eine Patientin erkrankte in der Spätschwangerschaft, eine weitere im Wochenbett. Bei den übrigen konnten nur unspezifische pathogenetische Momente wie orale Kontrazeptiva (3 Fälle), Lupus erythematodes (1 Fall) und ein nephrotisches Syndrom aufgedeckt werden; bei mindestens 10 Patienten gelang es auch längerfristig nicht, die Ursache einer Sinusthrombose zu finden.

Diese Art venöser Abflußstörungen sind selten, sie machen nur etwa 1% der Durchblutungsstörungen des ZNS aus. Eine größere pathogenetische Bedeutung als am Gehirn haben chronische Abflußbehinderungen am Rückenmark, wo sie zur Entstehung der vaskulären Myelopathien beitragen (s. S. 143).

Bei langsam einsetzendem Prozeß, z.B. einer Sinuskompression durch einen Tumor, können Symptome infolge der Kollateralisation gänzlich fehlen. Je nach Lokalisation werden neben Allgemeinerscheinungen wie Zephalgien, Meningismus und Vigilanzstörungen, Sehstörungen durch Papillenödem, auch Krampfanfälle und sensomotorische Hemiparesen beschrieben. Allerdings ist die Symptomatik sehr mannigfaltig (Buddenberg u. Mitarb. 1985). Klare Zeichen sind: Protrusio bulbi, Chemosis, Schwellung der Stirn sowie Doppelbilder bei Sinus-cavernosus-Thrombose oder Halsvenenstauungen bei Vena-jugularis-Thrombose. Die computertomographischen Befunde sind eher unspezifisch; meist kommt man ohne Angiographie nicht aus.

Unter adäquater Therapie ist die Prognose der Sinusthrombose nicht infaust; von 38 Patienten sahen Bousser u. Mitarb. (1985) vier Todesfälle.

**Makroskopie:** Das Bild wird von der Lokalisation der Abflußstörung geprägt. Häufig ist der Sinus sagittalis superior mit diskontinuierlichen Thromben ausgefüllt (Abb. 3.**21**). Diese erstrecken sich bis in die Vv. cerebri superiores hinein. Bräunliche Ablagerungen und Leptomeningealfibrose, besonders parasagittal, deuten auf ältere Prozesse hin. Auch frische Subarachnoidalblutungen können vorkommen. Das Hirngewebe im entsprechenden Drainagegebiet zeigt eine typische hämorrhagische Infarzierung, die im Gegensatz zum hämorrhagischen Infarkt auch das Marklager mit einbeziehen kann. Es handelt sich um eine unmittelbar durch die Drainagesperre entstandene Kreislaufstörung des Gewebes mit Blutung und Nekrose, nicht um einen primärischämischen Infarkt, in den es sekundär hineinblutet. Die Gewebstextur in Rinde und Marklager ist deutlich aufgelockert, und das perifokale Begleitödem kann sehr ausgeprägt sein. Die Lokalisation der Gewebsveränderungen richtet sich nach dem drainagegestörten Gebiet; dementsprechend findet man bei Abflußsperren der oberflächlichen Hirnrindenvenen die Blutungen

1. an der Konvexität, bei freibleibender Mantelkante entsprechend einem Verschluß der Vv. cerebri superficiales dorsales;
2. an der Mantelkante nach parasagittal sich ausbreitend entsprechend einem Verschluß Vv. superficiales mediales;
3. am Schläfenlappen und an der okzipitalen Basis entsprechend dem Verschluß der Vv. cerebri inferiores;

Abb. 3.**21** Sinusthrombose mit Verlegung der anliegenden oberflächlichen Hirnvenen. Exzessiver venöser Stau und Blutungen im Einzugsgebiet der verlegten Vene rechtsfrontal.

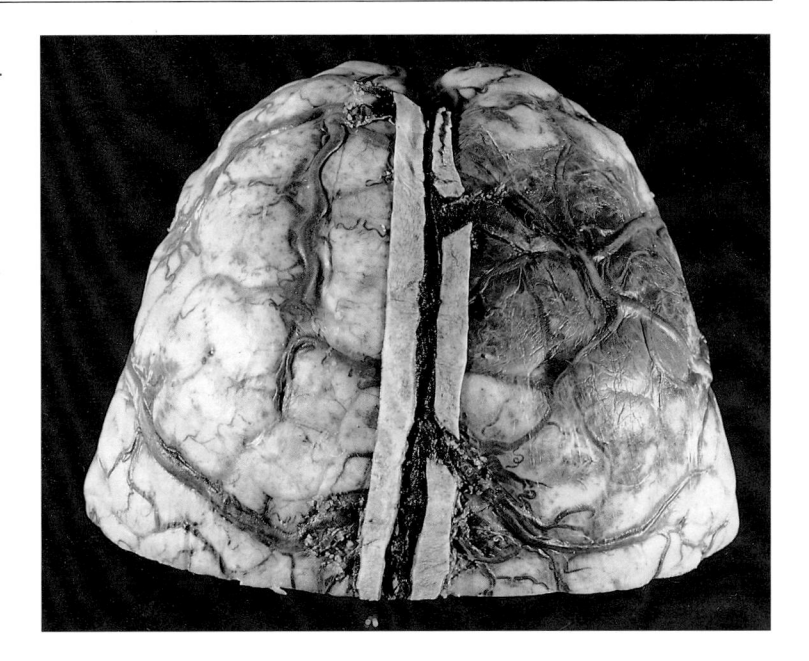

4. an der frontalen Basis und am Balkenknie bei dem Verschluß der Vv. cerebri anteriores;
5. im mediobasalen Okzipitallappen (Sehrinde) bei Verschluß der Vv. cerebri posteriores.

Drainagestörungen der inneren Hirnvenen sind beim Erwachsenen vorzugsweise in den Stammganglien lokalisiert, während der Perinatalzeit im zentralen Hemisphärenmark. Von den Sinus sind am häufigsten der Sinus sagittalis und der Sinus cavernosus betroffen, bei Kindern die V. cerebri magna (Galeni).

**Mikroskopie:** Regelmäßig anzutreffen sind schwere akute Mikrozirkulationsstörungen mit kapillärer Stase und venösem Stau, Diapedeseblutungen und Nekrosen. Nicht mehr ganz frische Blutungen lassen sich mit der Eisenfärbung objektivieren.

**Pathogenese:** Gemeinsamer pathogenetischer Nenner ist die venöse Thrombose, für deren Zustandekommen sowohl allgemeine als auch regionale Faktoren bedeutsam sind:

1. Entzündliche Infiltrationen der Venenwand mit konsekutiver Thrombose. Man begegnet ihnen nicht nur bei regionaler Entzündung (z. B. Otitis media, Sinusitis, peritonsillärer Abszeß, Phlegmone), sondern auch bei schweren septischen Zuständen, zumal wenn bei Exsikkose abnorme hämorheologische Bedingungen herrschen.
2. Tumorinfiltrationen gehen verhältnismäßig langsam vor sich und sind selten unmittelbarer Anlaß akuter Symptome.
3. Hormonelle Faktoren beeinflussen die Blutviskosität und die Gerinnung; während der Schwangerschaft und im Wochenbett werden Sinusthrombosen etwas häufiger gesehen, ebenso unter einer entsprechenden Therapie mit Geschlechtshormonen oder oralen Ovulationshemmern.
4. Eine Polyzythämie kann ebenfalls über die Viskositätserhöhung pathogenetisch wirksam werden; neben Bluterkrankungen ist auch hier die Höhenanpassung zu erwähnen (Fujimaki u. Mitarb. 1986).
5. In der Pädopathologie relevant sind Draingestörungen bei Fehlbildungen der Hirnvenen, insbesondere der V. Galeni. Sie sind nicht primär thrombotisch bedingt.

Sinus-sagittalis-Thrombosen sind bei Malignomen beschrieben (Smith u. Mitarb. 1983); beim nephrotischen Syndrom (Iau u. Mitarb. 1980).

## Sekundäre Hirnstammblutungen

**Klinik:** Es handelt sich um meist finale Komplikationen ausgedehnter supratentorieller Raumforderungen, die sich nicht selten im zeitlichen Zusammenhang mit der Hirnstammverlagerung in den Tentoriumschlitz einstellen. Dabei stehen als Ausdruck der Hirnstammdekompensation Vigilanzstörungen und Entgleisungen der vegetativen Regulation im Vordergrund, als lokalisatorisch hilfreich erweisen sich manchmal zusätzliche Hirnnervenausfälle.

**Makroskopie:** Dieser Hirnstammdekompensation entsprechen in Brücke und Mittelhirn mittelliniennahe, konfluierende, zunächst millimetergroße, später einige Quadratzentimeter einnehmende Blutungen, die bis in das dorsale Tektum reichen können. Ausgeprägte Blutungen werden allenfalls unter intensivmedizinischen Kautelen einige Zeit überlebt, so daß alte hämorrhagische Infarzierungen hier selten zustande kommen. Vorstufen sind kleine Diapedeseblutungen um Venolen.

**Pathogenese:** Die Entstehungsweise der Blutungen ist letztlich ungeklärt; zwei Erklärungen werden geboten. Zum einen könnte es sich um Drainageblutungen handeln, zum anderen um arterielle Kreislaufstörungen.

Das Mittelhirn hat die anatomisch-physiologische Besonderheit, daß es von Venen drainiert wird, deren Ursprung infratentoriell, deren Ausfluß aber (meist in die V. Galeni) jedoch supratentoriell liegt. Dieser anatomischen Besonderheit gesellt sich noch eine weitere hinzu; die arterielle Versorgung des Mittelhirns durch A. basilaris ist in jedem Fall von infratentoriell herkommend durch supratentorielle Drucksteigerungen nicht beeinflußt. Der arterielle Schenkel der Mikrozirkulation wird weiter mit Blut versorgt während die venöse Drainage nach supratentoriell hin bereits stagniert. Mit dem Zusammenbruch der Mikrozirkulation kommt es zu Erythrodiapedesen, schließlich zu Diapedeseblutungen, die bis zu makroskopisch sichtbaren Hirnstammblutungen konfluieren und zu schweren irreversiblen Schäden der vitalen Zentren führen. So bestimmen letztlich nicht die supratentoriellen Raumforderungen das Schicksal des Patienten, sondern oft die vergleichsweise diskreten Perfusionsstörungen vitaler Zentren.

Als zweite Erklärungsmöglichkeit werden Abrisse der von der A. basilaris her einstrahlenden kleinen Gefäße bei anteroposteriorer Hirnstammverlagerung durch transtentorielle Herniation diskutiert.

## Störungen der Mikrozirkulation

### Einführung

Bei einer Reihe von Krankheitsbildern lassen sich zwar auch mehr oder weniger unspezifische makroskopische Befunde erheben, die für den Krankheitsverlauf jedoch wesentlichen Prozesse entziehen sich der makroskopischen Betrachtung. Die Entscheidung, einen pathologischen Ablauf als überwiegend mikrozirkulatorisch einzuordnen, ist eine willkürliche. Gemeinsamer Nenner ist die pathogenetisch primäre oder zumindest richtungsweisende Störung im mikrozirkulatorischen Gefäßbett. Betroffen sind Arteriolen, Venolen und Kapillaren, deren definierende elektronenmikroskopische Parameter von Cervós-Navarro (1980) angegeben wurden. Formal setzen wir die Grenze der mikrozirkulatorischen Ebene bei einem Gefäßdurchmesser von 100 µm an.

Hirnkapillaren haben einige strukturelle Besonderheiten.

1. Die Endothelzellen sind durch dichte Verschlußleisten, sog. tight junctions, miteinander verlötet und damit für höhermolekulare Substanzen impermeabel.
2. Sie haben im Gegensatz zu den Gefäßen anderer Körperregionen und umschriebener Hirnstammregionen mit veränderter Blut-Hirn-Schranke keine Poren.
3. Ihre Pinozytoseaktivität ist deutlich geringer als die anderer Endothelzellen im übrigen Organismus.
4. Die Anzahl der Mitochondrien pro Zelle ist deutlich höher.
5. Sind sie von einem präformierten erweiterungsfähigen Raum zwischen der Basalmembran der Endothelzelle und der der Astroglia umgeben. Dieser Raum kann mesenchymale Zellen enthalten, und Flüssigkeiten können sich in ihm paravaskulär bewegen. Er steht wahrscheinlich mit dem Subarachnoidalraum über die Virchow-Robin-Räume und mit dem Ventrikel über die subependymalen Labyrinthe in Verbindung. Er ist der Anfangspunkt eines extensiven, bis in die Halslymphknoten verlaufenden, bisher wenig erforschten paravaskulären Drainageweges, der von Csanda u. Mitarb. (1987) bearbeitet wurde.

Diese strukturellen Besonderheiten stehen in funktioneller Beziehung zu der selektiven Permeabilität der Hirnendothelien, die wir als Blut-Hirn-Schranke bezeichnen.

Sie ist eine Funktion der Hirnendothelzellen, nicht nur der Kapillaren, sondern auch der Venolen, Arteriolen und kleinen Leptomeningealarterien. Auch die Endothelzellen der großen Hirnarterien bieten Schrankenphänomene. Die „Schrankengängigkeit" hängt von der Molekulargröße und der Polarität ab und z. T. von der spezifischen Struktur.

Unter normalen Bedingungen sind mikroskopisch nicht sichtbare intrazelluläre Trägersysteme von Bedeutung; dieser carriervermittelte Transport, der sogar stereospezifisch hemmbar ist, besitzt eine Sättigungsgrenze. Ebenso existiert eine enzymatische Barriere, die hydrophile Substanzen, mit Ausnahme von Glucose und Aminosäuren, zurückweist, lipophile grundsätzlich bevorzugt und für Bestand und Erhalt von Bindungsrezeptoren sorgt.

Während Astrozytenfortsätze nicht, wie früher angenommen, als primäres Korrelat der Blut-Hirn-Schranke anzusehen sind, haben sie wahrscheinlich doch einen regulierenden (möglicherweise auch morphotropen) Effekt auf Endothelzellen (Hirano 1987).

Die Blut-Hirn-Schranke läßt sich am Patienten gezielt modifizieren, um ein besseres Eindringen von Chemotherapeutika zu gewährleisten (Neuwelt u. Mitarb. 1984).

In einigen Hirnregionen ist die Blut-Hirn-Schranke vergleichsweise permeabel (Area postrema, Plexus choroidei, Eminentia mediana, Hypophyse, Epiphyse und dem Tuber cinereum). Hier geben die Kapillarendothelien Öffnungen frei. Vermutet werden Meßfühlerfunktionen humoraler Regelkreise oder neurosekretorische Transportstrecken.

Durchlässiger ist die Blut-Peripherer-Nerv-Schranke; Spinal- und vegetative Ganglien nehmen eine Zwischenstellung ein.

Definiert sind neben der Blut-Hirn-Schranke eine Blut-Liquor- und eine Blut-Retina-Schranke (Broadwell u. Salcman 1981). Intranasal gegebene Tracersubstanzen und Viren gelangen leicht in den Bulbus olfactorius. Für bestimmte Proteine ist diese Hirn-Nasen-Schranke durchlässiger als die Blut-Hirn-Schranke (Balin u. Mitarb. 1986).

Gegen den Verlust z. B. von Neurotransmittern in das Blut schützt eine Hirn-Blut-Schranke, über deren Eigenschaften wenig bekannt ist (Jacobs 1980).

Der gesamte Extrazellulärraum des ZNS nimmt ca. 15% des Hirnvolumens ein. Perivaskuläre Extrazellulärräume enthalten rindennah und besonders im Rückenmark oft Kollagenfaserbündel und mesenchymale Zellen; Perizyten. Die Funktion dieser Zellen ist unbekannt; Broadwell u. Salcmann (1981) sehen in ihnen Vertreter eines zweiten Verteidigungsgürtels jenseits der Blut-Hirn-Schranke, andere betonen mechanisch regulative Funktionen; sie haben einige biochemische und immunologische Ähnlichkeiten mit Muskelzellen. Gegenüber Ischämie-Hypoxie scheinen sie vulnerabler zu sein als Endothelzellen. Von Dolman (1986) werden sie als eine mögliche Quelle der Mikroglia diskutiert.

# Hirnödem

Hirnödem ist eine fast ubiquitäre Begleiterscheinung pathologischer Abläufe, es begleitet den ischämischen Infarkt ebenso wie die intrakranielle Blutung, den Hirntumor und das Hirntrauma.

Der normale Wassergehalt der Hirnrinde liegt bei 80% (bei Neugeborenen etwa 90%), der der weißen Substanz bei 68%; die ödematöse Rinde enthält 83% Wasser, die weiße Substanz aber 80%; im Marklager akkumuliert das Wasser. Das Ödem des Marklagers ist eher extrazellulär, das der Rinde eher intrazellulär; die wassereinlagernden Zellen sind im wesentlichen Astrozyten.

Offen ist die Frage, inwieweit Hirnödem an sich Funktionsstörungen verursacht; stets gibt es eine Wechselwirkung zwischen der das Ödem verursachenden Grundstörung und Folgen der intrakraniellen Druckveränderungen. Erhöht man regional den Wassergehalt der weißen Substanz um 10% über die Norm, so führt das noch zu keinen neurologischen Ausfällen (Nakamura u. Mitarb. 1984). Dagegen ist die ödembedingte, intrakranielle Drucksteigerung mit ihren Folgen für die Hirndurchblutung eine kritische Größe; der intrakranielle Reserveraum beträgt nur etwa 5% (Garcia u. Mitarb. 1980), bei etwa 50% der Patienten, die einem Schädel-Hirn-Trauma erliegen, ist die Steigerung des intrakraniellen Druckes unmittelbare Todesursache.

Im Computertomogramm ist das ödematisierte Gewebe in aller Regel gleichmäßig hypodens. In der Kernspinresonanztomographie (MRI) sind die Bilder differenzierter; hier erweisen sich ödematisierte Gewebe als Strukturen unterschiedlicher Dichte (Furuse u. Mitarb. 1984; Bradac u. Mitarb. 1986). Nach Sutton u. Mitarb. (1987) korreliert die $T_2$-Relaxationszeit mit dem Wassergehalt des Gewebes.

Auf das hohe Maß regionaler Variabilität des Hirnödems wies bereits Jaburek (1935; Zit. b. Cervós-Navarro u. Ferszt 1980). Man kann davon ausgehen, daß es bei unterschiedlichen Ödemformen eine Rangfolge in der Ödemneigung der Hirnregionen gibt. Auf das unterschiedliche Verhalten von Rinde und Marklager wurde bereits eingegangen. Der kaudale Hirnstamm gilt als relativ ödemresistent. Andererseits lagern umschriebene Regionen des Hirnstammes in der Gegend des Locus coeruleus rasch Wasser ein (Hahm u. Mitarb. 1980). Umgekehrt läßt sich durch Hirnstammstimulation eine diffuse Ödematisierung des Gehirns erreichen (Nishimoto u. Mitarb. 1984). Die regionale Variabilität des Ödems ist nicht nur von pathophysiologischem Interesse; die klinische Symptomatik wird vom Ausmaß des Ödems mitbestimmt, das einen pathologischen Prozeß begleitet.

**Makroskopie:** Die Hirnwindungen erscheinen abgeplattet, die Furchen verstrichen; das Marklager ist verbreitert, des Ventrikelsystem eingeengt, die Rinden-Marklager-Grenze ist verwaschen. Bei unilateralem Ödem kommt es zur Verschiebung der Mittellinienstrukturen nach kontralateral. Das ödematöse Gewebe ist blaß und zerfließlich.

Fixierflüssigkeit dringt langsam in ödematisiertes Gewebe, so daß dieses in seiner Autolyse dem übrigen Gewebe vorauseilt; das autolytische Gewebe verliert den für das Ödem typischen Aspekt und wirkt rötlich zerfließend.

1904 unterschied Reichard aufgrund makroskopischer Beobachtung zwischen „Hirnödem" mit feuchter Schnittfläche und „Hirnschwellung" mit trocken-klebriger Schnittfläche. Der Differenzierung kommt keine klinische Bedeutung zu (historische Übersicht siehe Cervós-Navarro u. Ferszt 1980).

## Mikroskopie

*Weiße Substanz*

Es gibt keine histologische Färbung, die die Wasserverlagerung unmittelbar sehen ließe. Hinweisend sind erweiterte, optisch leere, bei eiweißreicher Ödemflüssigkeit eosinophile extra- und intrazelluläre Räume. Um den Grad der Ödematisierung oder eines Status spongiosus zu beurteilen, empfehlen sich Celloidin oder Kunststoffeinbettung. Das ödematisierte Marklager wirkt in der Markscheidenfärbung heller, als Folge der Wassereinlagerung zwischen bemarkten Fasern und nicht durch Auflösung des Myelins. Die Oligodendrogliazellen erscheinen als helle, gleichmäßig über das Marklager verteilte, kugelförmige Zytoplasmen mit dunklem Kern. Bei länger persistierendem Ödem können regressive Veränderungen mit Verlust der Kernfärbbarkeit und Zelluntergang auftreten, was schließlich zur Entmarkung und zur Ödemnekrose führt. Die Astrozyten lagern erst in ihren perivaskulären Fortsätzen Wasser ein, später folgen Hypertrophie mit Zytoplasmaeosinophilie oder Verlust der Imprägnationsfähigkeit mit Silbersalzen. Die Zellen haben dann stumpfe Fortsätze („Fortsatzabbruch" = Klasmatodendrose).

*Hirnrinde*

Der Filz der Nervenzellfortsätze ist dicht, die Zahl präformierter Spalträume gering, so daß sich hier extrazellulär weniger Wasser einlagert. Eiweißreiches Exsudat bleibt relativ lange auf den Perivaskulärraum beschränkt. Das Gewebe erscheint durch Schwellung von Astroglia und einzelner Axone schwammig. Eine derartige umschriebene Gewebsauflockerung wird als Status spongiosus bezeichnet. Bei den sog. spongiösen Enzephalopathien geht der Gewebsschaden allerdings über die Gliaschwellung hinaus.

Die Nervenzellen verlieren an Färbbarkeit, teils durch Frühstadien hypoxisch-ischämischer Veränderungen; ödematisiertes Gewebe neigt zu Ischämie-Hypoxie (Perfusions- und Diffusionsbehinderung) ebenso wie umgekehrt hypoxisch-ischämisches Gewebe zu Ödematisierung. Kommt eiweißreiches Exsudat in das Mikromilieu der Nervenzelle, treten Tigrolyse und Quellung des Zytoplasmas in den Vordergrund, schließlich der Fortsatzverlust und der Zelluntergang mit vakuoligem Plasmazerfall, Kernschrumpfung und Hyperchromatose.

**Elektronenmikroskopie:** (Abb. 3.**22a, b**) Das Ödem der Großhirnrinde ist elektronenmikroskopisch durch eine Schwellung der protoplasmatischen Astrozytenfortsätze gekennzeichnet. Die Schwellung ihrer Endfüße um Kapillaren und Venen nimmt oft enorme Ausmaße an, im Gegensatz zu den geringen Veränderungen der Nervenzellen.

Den Konstruktionsprinzipien des Marklagers entsprechend findet man dort erweiterte Extrazellulärräume, ohne daß es zur Zerstörung der perivaskulären Gliascheide kommen muß. Die Myelinscheiden bleiben mit Ausnahme bestimmter toxischer Ödemformen (z.B. nach Triäthyl-Zinn) lange intakt.

Die Blut-Hirn-Schranke kann gestört sein. Welche Gefäßwandveränderungen man sieht, hängt vom ödemauslösenden Ereignis ab. Neben Endothelzellnekrosen kommt es zur Bildung pinozytotischer Vesikel, die wahrscheinlich Ausdruck der Schrankenstörung für Eiweiß sind. Eiweißmassen liegen dementsprechend in den perivaskulären Räumen. Die dichten Verschlußleisten können sich öffnen, scheinen aber bei der Ödemgenese keine wesentliche Rolle zu spielen.

**Pathogenese:** Die Schwellung des Astrozyten ist eine unspezifische Manifestation der Elektrolytverschiebung, mithin einer Störung im Energiehaushalt. Es ist nicht sinnvoll, von einem zytotoxischen „Ödemtyp" zu sprechen wie in der Literatur zum Teil noch üblich. Der intraglialen Wassereinlagerung wird man am ehesten durch einen unverbindlich beschreibenden Begriff, z.B. „intragliales Ödem", gerecht. Dieses Phänomen ist sehr verbreitet; tatsächlich wird es schwerfallen, in der Humanpathologie Gewebe zu asservieren, das nicht ein gewisses Maß an intragliales Ödem zeigt; Malperfusion, Hypoxie, Hypo- und Hyperglykämie, Urämie, Sepsis sind nur einige der ätiopathogenetischen Möglichkeiten.

Etwas spezifischer ist das Ödem, das mit einer Störung der Blut-Hirn-Schranke einhergeht. Hier reagieren Astrozyt, Nervenzelle und Gefäßbett im Verbund. Die Vorstellung, Ödem käme durch eine Veränderung der Gefäße zustande, geht auf Andral (1883) zurück (Cervós-Navarro u. Ferszt 1980): Vasoaktive Substanzen, sog. Ödemmediatoren, wirken an Endothelzellen und Astrozyten. Ihre vollständige Identifizierung ist nicht abgeschlossen. Die Freisetzung der als exzitatorischer Neurotransmitter bekannten Aminosäure Glutamat aus untergegangenen Zellen scheint eine Rolle zu spielen (Baethman u. Mitarb. 1980). Auch die Konzentration freier Fettsäuren (Arachidonsäure als Substrat der Prostaglandin- und Leukotriensynthese) und freier Radikale in der Ödemflüssigkeit ist erhöht. So können die Glucocorticoide wegen ihrer Hemmung der Phospholipase $A_2$ günstig wirken. Das im Schock bedeutsame Kallikrein-Kinin-System spielt auch im Hirnödem eine Rolle. Es erhöht die Schrankendurchlässigkeit und stört die Mikrozirkulation durch Erweiterung der Arteriolen bei gleichzeitiger Konstriktion der Venolen. Der Effekt wird durch Thrombosierung im Circulus vitiosus verstärkt. Schließlich sind biogene Amine, Noradrenalin, Histamin sowie zahlreiche lysosomale Enzyme als mögliche Mediatoren zu nennen. Intraventrikulär appliziertes 5-Hydroxytryptamin ändert allerdings den Wassergehalt des Hirngewebes nicht (Doczi u. Mitarb. 1984). (Weitere Übersichten geben: Delmaestro u. Mitarb. 1982, Demopoulos u. Mitarb. 1982, Chan u. Mitarb. 1983, 1984, Yoshida u. Mitarb. 1983, Chan u. Fishmann 1985).

Unter dem andrängenden eiweißreichen Ödem öffnen sich perivaskuläre Räume und fangen als Vorfluter die Flüssigkeit innerhalb der Gliascheide auf. Ist diese durchbrochen, breitet sich Ödem aus; zunächst nur langsam zwischen dendritischen Verzweigungen der Großhirnrinde; es scheint sich im Filzwerk der subkortikalen U-Fasern zu verfangen. Rascher durchquert die Ödemfront das Marklager bis an das Ependym mit Umspülung von Axon und Glia. Dabei erweist sich die Myelinscheide

Hirnödem 127

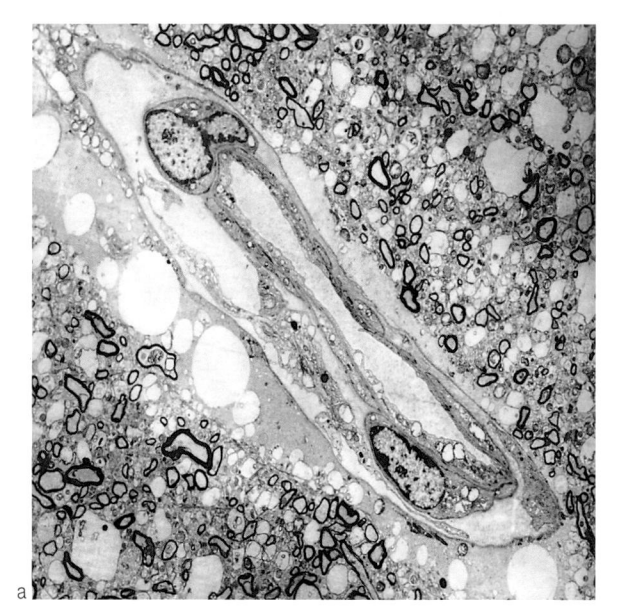

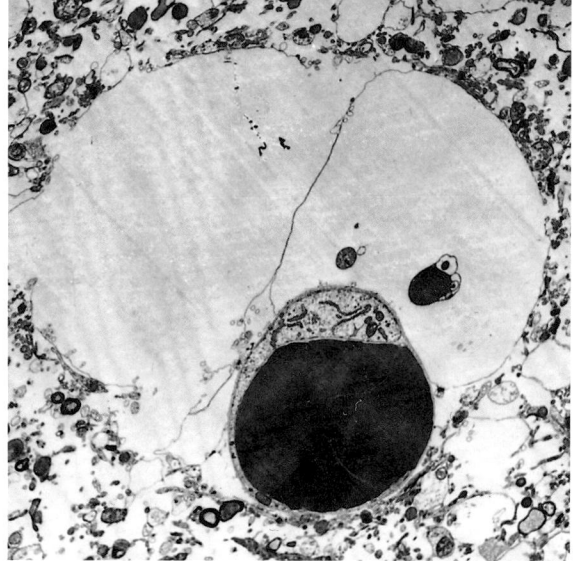

Abb. 3.22a Sammelvenole in ödematösem Marklager der Katze. Im Gefäßlumen erkennt man mittelgradig elektronendichtes granuläres Material, das sich jenseits der Endothelzellwand im perivaskulären Raum und weiterhin im Marklager ausgebreitet hat. Das Neuropil hat seine Textur noch nicht aufgegeben. Die beiden Zellkerne von Perizyten sind dargestellt. Typisches proteinreiches Ödem. Vergrößerung 1200×.

Abb. 3.22b Perivaskuläres intragliales Ödem. Eine Venole enthält das Reaktionsprodukt der intravenös gegebenen Meerrettichperoxidase als homogene schwarze Fläche. Einzelne mikropinozytotische Vakuolen im Endothelzellzytoplasma enthalten Reaktionsprodukt. Es besteht aber noch keine Störung der Blut-Hirn-Schranke für diesen Tracer, denn jenseits der endothelialen Basalmembran findet sich kein Reaktionsprodukt, sondern lediglich die aufgehellten, wasserhaltigen, ödematös geschwollenen Gliazellfortsätze. Links unten erkennt man den Zellkern eines Perizyten. Der Zellkern der Endothelzelle ist hier nicht dargestellt. Experimentell gesetztes Hirnödem im Frühstadium. Ultraviolettbestrahlung. Vergrößerung 2000×.

Abb. 3.22c Massives intragliales Ödem. Eine Kapilare ist von einem Erythrozyten fast vollständig ausgefüllt. Die Endothelzelle ist dadurch stark ausgewalzt. 2 große perivaskuläre Gliazellfortsätze mit fast vollständig erhaltener Membran liegen der Endothelzelle an und sind stark geschwollen. Elektronenmikroskopische Aufnahme, Vergrößerung 4200×.

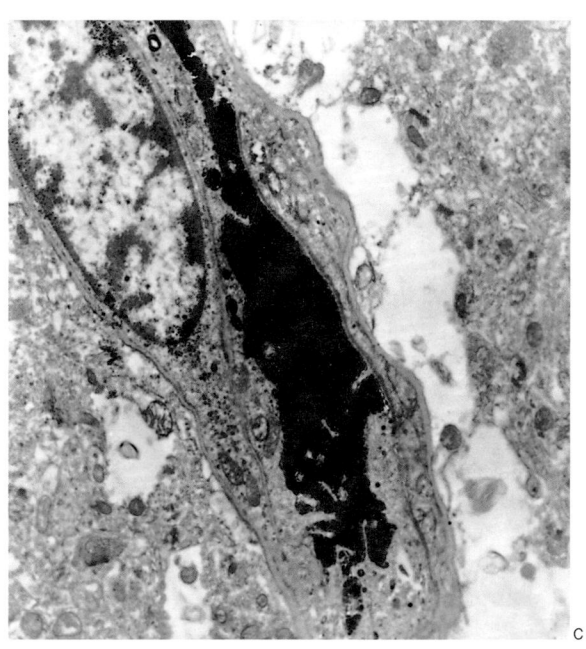

als ödemresistent; lediglich die unreife oder irgendwie (z. B. toxisch) vorgeschädigte Myelinscheide quillt ödematös auf (Hultström u. Mitarb. 1984) und geht zugrunde (Hirano u. Mitarb. 1980; Feigin 1984).

Mit dem allmählichen Zerfall des extrazellulären Proteins steigt dessen osmotische Aktivität und Wasser strömt aus den Gefäßen in die Extrazellulärräume nach.

Ein großes Gewebsvolumen zeigt keine primäre Schädigung, sondern wird – gewissermaßen passiv – überflutet. Ob hier außer der Wassereinlagerung reaktive (Astrogliaproliferation) oder nekrobiotische Vorgänge einsetzen, hängt von Ausmaß und Dauer der Ödematisierung ab. Ausbreitungswege und Dynamik des fokalen Hirnödems werden zum einen von der vis a tergo und von den mikromechanischen Eigenschaften des befluteten Gewebes beeinflußt. Dabei sind Massenflüsse (bulk flow) über Druckgradienten wirksam, nur in geringem Maße die Diffusion.

Die Ödemdrainage geschieht zum Teil transependymal von der Rinde über das Marklager zum Ventrikel hin. Da Ödemflüssigkeit aber nicht nur aus kleinmolekularen Substanzen und Wasser besteht, muß es auch Abräumwege des akkumulierenden,

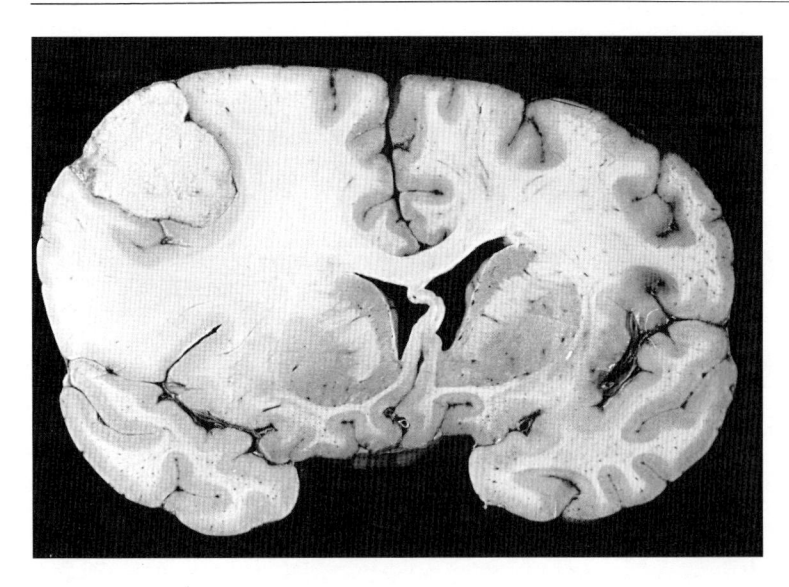

Abb. 3.**23** In situ belassenes, großes Meningiom. Die das Meningiom umgebende Großhirnrinde ist nur mäßig atrophisiert. Hochgradiges perifokales Ödem von Marklager und -rinde. Geringe subfalziale Herniation. Der 64jährige Patient starb an einem Herzinfarkt und wurde intensivmedizinisch behandelt. In diesem Zusammenhang kam es zu einer Akzentuierung des zuvor nicht so starken peritumoralen Ödems.

extrazellulären Proteins geben. Hier ist möglicherweise die retrograde Mikropinozytose der Endothelzellen relevant (Balin u. Mitarb. 1986). Klatzo u. Mitarb. (1980) haben die Rolle der Astroglia bei der Phagozytose des extrazellulären Proteins herausgestellt; astrozytäre Stimulation als Weg der Ödemresorption wird von Sancessario u. Mitarb. (1987) angesprochen.

Als Endstrecke der Flüssigkeitsdrainage bieten sich an:

Pacchioni-Granulationen, Arachnoidaltaschen und Hinterwurzeln. Letztere führen wahrscheinlich in das Lymphsystem (Csanda u. Mitarb. 1987).

### Spezielle Ödemformen

Das postoperative, perifokale Ödem entsteht nach Exstirpation großer arteriovenöser Malformationen. Es etabliert sich mit diffusen Blutungen bei Beflutung der an niedrige Drücke angepaßten Regionalgefäße nach plötzlicher Wiederherstellung des normalen regionalen Perfusionsdruckes gemeinsam.

Das „hydrostatische Ödem" entsteht bei rascher Wasserverlagerung in das Gewebe nach plötzlicher Entlastung eines zuvor exzessiven intrakraniellen Druckes (z. B. Entfernung großer Meningeome und Neurinome). Mit der relativen Abnahme des Gewebsdruckes erhöht sich der entscheidende transmurale. Bei hypoosmolarem Ödem dringt Wasser trans- und auch paraendothelial (Hahm u. Mitarb. 1980) vor. Es geht mit einer Aufweitung interendothelialer Spalträume bei intakten Zonulae occludentes einher.

Bei dem klinisch sehr relevanten peritumoralen Hirnödem (Abb. 3.**23**), handelt es sich um eine inhomogene Kategorie, und es verwundert nicht, daß individuelle Tumoren innerhalb einer Gruppe, z. B. die Meningeome (Tsubokawa u. Mitarb. 1984; Bradac u. Mitarb. 1986), selbst bei gleicher Lokalisation eine ganz unterschiedliche ödematogene Potenz aufweisen. Die Abgabe vasoaktiver Tumorzerfallsprodukte an das umgebende Gewebe wird diskutiert.

Beim obstruktiven Hydrozephalus dringt liquorähnliche Flüssigkeit über das geschädigte Ependym retrograd in das Marklager ein und bildet ein computertomographisch und experimentell gut reproduzierbares periventrikuläres Ödem. Es ist proteinarm und liegt zunächst extrazellulär. Die interendothelialen Spalträume der Marklagerkapillaren sind aufgeweitet und bilden kavernöse Hohlräume; man nimmt an, daß Wasser und Elektrolyte parazellulär in den Blutkreislauf zurückgelangen. Innerhalb von ca. 2 Wochen setzt eine reaktive Marklagergliose ein, die nach Normalisierung der Ventrikelweite durch Shunt-Operationen fortbesteht (Shapiro u. Mitarb. 1987). Eine gezielte therapeutische Manipulation der parazellulären Resorptionsstrecke ist zur Zeit noch nicht möglich (Nakagawa u. Mitarb. 1985). In der Kernspintomographie werden häufig periventrikuläre Signale gesehen, die man als Wassereinlagerung (Mikroinfarkte?) interpretieren kann. Bei vielen dieser Patienten ist ein obstruktiver Hydrozephalus auszuschließen.

# Arterielle Hypertonie

Von allen internistischen Erkrankungen führt die Hypertonie am häufigsten zu neurologischen Störungen. Dabei geht mit der effektiveren Behandlung des Bluthochdrucks die Zahl der hypertensiven Massenblutungen statistisch allmählich zurück.

Zwei klinische Situationen sind zu unterscheiden:
1. akute hypertensive Krise mit Enzephalopathie,
2. chronische Hypertonie mit zentralnervösen Syndromen, die sich entweder als chronisch progrediente Hirnleistungsschwäche oder als akute neurologische Störung – (Infarkt und Blutung) – manifestieren.

## *Akute hypertensive Enzephalopathie*
(Oppenheimer u. Fishberg 1928)

**Klinik:** Der Patient klagt über Kopfschmerzen, innere Unruhe, Übelkeit und Sehstörungen. In kurzer Zeit treten Vigilanzstörungen und u. U. auch neurologische Herdzeichen und Krampfanfälle hinzu. Der ophthalmoskopische Befund zeigt Gefäßspasmen, Blutungen und Exsudat. Daneben findet sich eine breite Palette kardiovaskulärer Symptome und Zeichen, die vom Grundleiden, z. B. einem renalen Hypertonus oder einem Phäochromozytom, bedingt werden. Beim Erwachsenen sind Blutdruckwerte über 250/150 mm Hg zu erwarten.

**Makroskopie:** Das Gehirn ist ödematös, die Ventrikel sind entsprechend eingeengt, es können einige petechiale Blutungen auftreten, zu einer Hirnpurpura (s. S. 138) kommt es jedoch aufgrund der Hypertonie allein nicht.

**Mikroskopie:** Neben einem teils intra-, teils extrazellulären Ödem finden sich vereinzelt Erythrodiapedesen und evtl. kugelförmige Mikroblutungen. Eisenablagerungen zeugen von vorangegangenen hypertensiven Krisen.

Im Elektronenmikroskop sieht man die Anschoppung der Arteriolenwand mit körnig geronnenem, oft erythrozytendurchtränktem Material. Die lumenwärts gerichteten Abschnitte sind betroffen, später die inneren Muskelschichten, deren Struktur ist aufgehoben, und die Arteriole wird durch ein faseriges äußeres Skelett zusammengehalten. Man spricht von Angionekrose (Arteriolonekrose). Im Gegensatz zur Hyalinose finden sich lympho-, monozytäre, auch histiozytäre Infiltrate im perivaskulären Raum. Das Gefäßlumen ist hier erweitert, bei der Hyalinose dagegen nicht.

## *Chronische Hypertension*

**Klinik:** Die vielen Komplikationen der chronischen arteriellen Hypertonie sollen hier nicht beschrieben werden. Der Bluthochdruck ist ebenso wie der Diabetes mellitus adjuvanter Faktor der Arteriosklerose mit allen Folgen für das Nervensystem. Die Angaben über Demenzen bei Hypertonie schwanken; mit zunehmender Effektivität internistischer Therapie sind Inzidenz und Prävalenz wahrscheinlich auch hier rückläufig (Wade u. Hachinski 1986). Bei einem Teil der Patienten mit Makro- und Mikroangiopathie ist das Demenzsyndrom klinisch als Summation der zahlreichen, großflächigen, häufig bilateralen ischämischen Infarkte zu verstehen (Ladurner u. Mitarb. 1982). Man kann von einer Multiinfarktdemenz sprechen und versuchen, das Syndrom zu quantifizieren und einzuengen (Hachinski u. Mitarb. 1974).

Oft fehlen aber abgesetzte vaskuläre Ereignisse in der Anamnese, und es imponiert ein monomorphes, klinisch langsam progredientes Demenzsyndrom, das u. U. kaum von der Demenz Typ Alzheimer zu unterscheiden ist.

Bei vielen der Patienten findet sich neben dem mittelgradigen Hydrocephalus internus bei der Magnetresonanzuntersuchung lediglich eine periventrikuläre Signalerhöhung im Centrum semiovale. Ihr entsprechen autoptisch Mikroinfarkte (Ferszt u. Mitarb. 1987). Wir bezeichnen diese vaskuläre Demenz, die bevorzugt, aber nicht ausschließlich bei Hypertonikern auftritt, als Mikroinfarktdemenz. Zu beachten ist allerdings, daß perivaskuläre Hypodensitäten im Computertomogramm bei 3–4% aller alten Menschen gesehen (Goto u. Mitarb. 1981) werden.

Der Begriff des lakunären Insults (lacunar stroke) wurde von Fisher (Übersicht 1982) geprägt. Es handelt sich um rein motorische oder sensible ischämische Ausfälle, seltener um extrapyramidale Störungen (Hemichorea, Hemiballismus) als Folge kleiner umschriebener stammgangliennaher Infarkte; in rund 80% der Fälle liegt ein Hypertonus vor (Derouesne 1986). Kleinere Infarkte können bei kritischer Lokalisation hirnorganische Psychosyndrome verursachen: Gedächtnis- und Verhaltensstörungen bei paramedianen Thalamusinfarkten, bei (Castaigne u. Mitarb. 1981) mediobasalen Temporallappeninfarkten (De Jong u. Mitarb. 1969), bei bilateralem Fornixinfarkt (Brion u. Mitarb. 1969) und bei Läsionen des Gyrus angularis (Benson u. Mitarb. 1982).

Das dem „état lacunaire" (Marie 1901) in der französischen Neurologie zugeordnete klinische Bild – kleinschrittiger Gang, Hypomimie, Blasenstörungen, Schluckstörungen und Demenz – kommt selten vor. Wahrscheinlich handelt es sich um Kombinationsbilder von Morbus Parkinson, kommunizierendem Hydrozephalus und Multi- (oder Mikro-)Infarktdemenz und nicht um eine nosologische Entität.

Die Langzeitprognose aller „lakunärer" Syndrome ergibt eine doppelt hohe Sterblichkeit im Laufe von 7 Jahren, bezogen auf die Gesamtbevölkerung. Das Risiko, einen großen Infarkt zu erleiden, ist bei diesen Patienten allerdings niedriger als das Rezidivrisiko bei bereits bestehenden großen Infarkten (Gandolfo u. Mitarb. 1986). Bei bereits bestehender Demenz ist die Prognose noch deutlich ungünstiger (Barclay u. Mitarb. 1985). Auf die Bedeutung von kleinen intrazerebralen Blutungen, die im Rahmen eines Hypertonus lakunäre Syndrome inszenieren können, weisen Mori u. Mitarb. (1986) hin.

### Enzephalopathie vom Typ Binswanger
(Binswanger 1894)

Schließlich gibt es schwere über 2–10 Jahre progrediente Verläufe, gelegentlich subakut, die mit einer Pseudobulbärparalyse einhergehen können. Die Patienten sind zwischen 50 und 65 Jahre alt. Bei diesen fällt die extreme Ventrikelerweiterung auf mit schon im Computertomogramm zu erkennender weitflächiger, symmetrischer Marklagerdestruktion. Neben den Infarkten sieht man fleckförmige Entmarkungen des Centrum semiovale unter Schonung der U-Fasern. Sie werden als Ergebnis rezidivierender Mikrozirkulationsstörungen angesehen.

**Makroskopie:** Besonders im Bereich der lateralen Stammganglien, dort, wo die feinen Äste der A. lenticulostriata in sie eintreten, sieht man millimetergroße perivaskuläre Räume, die den Stammganglien ein siebartiges Aussehen verleihen (Abb. 3.**24a, b**). Es handelt sich um den Status cribrosus oder Etat criblé. Disseminierter und von größerer Vielfalt sind millimetergroße Pseudozysten, die wir vorzugsweise im subkortikalen Marklager, in der Brücke und Mesodienzephal finden. Diese kleinen Nekrosen bezeichnet man als Lakunen, das Bild als Status lacunaris. Wo im Rahmen chronischer Malperfusion die Großhirnrinde aufgrund disseminierter kleiner Rindeninfarkte ein pflastersteinartiges Relief aufweist, spricht man von Granularatrophie. Man sieht

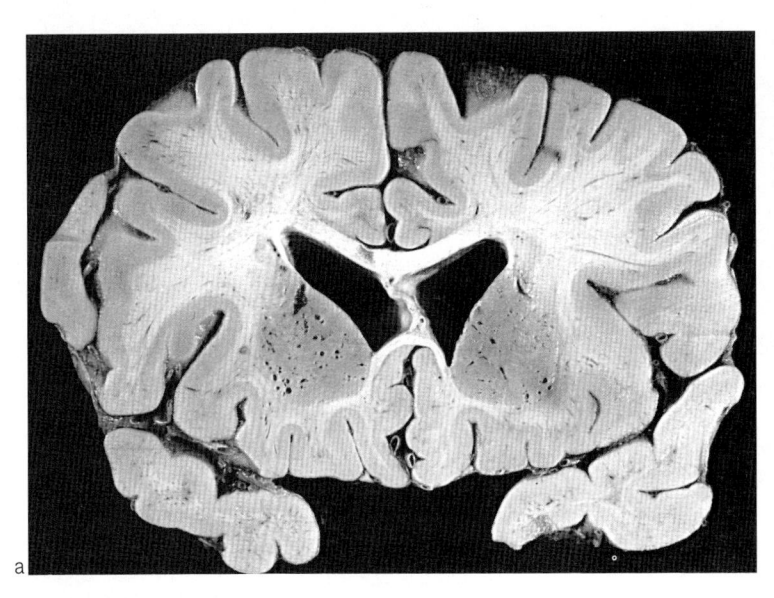

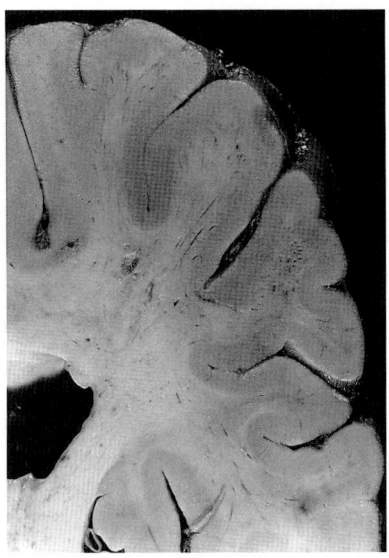

Abb. 3.**24a** Linksbetonter Status cribrosus der Stammganglien. 68jähriger Patient mit langjähriger arterieller Hypertonie.

Abb. 3.**24b** Status lacunaris des subkortikalen Marklagers. Links unter der Windungskuppe findet sich eine mehrere Millimeter messende, pseudozystisch umgewandelte kleine Nekrose. Rechts ist das subkortikale Marklager siebartig aufgelockert und von Mikronekrosen durchsetzt.

Abb. 3.**24c** Marklagerarteriole bei arterieller Hypertonie; Tinteninjektion. Die Vasoarchitektonik des Marklagers mit parallel ausgerichteten Gefäßen ist gut erkennbar. Das periarterioläre Gewebe ist in seiner Textur zwar noch erhalten, wird aber streckenweise von sehr wenigen kleinen Gefäßen durchzogen. Die nutritive Funktion der Arteriole erscheint herabgesetzt. Vergrößerung 48×.

sie bei der hypertensiven Angiopathie ebenso wie bei Mikroangiopathien und Gefäßentzündungen. Konfluierende Marklagerinfarkte bilden das Korrelat der Binswanger-Verlaufsform.

**Mikroskopie**
*1. Hyalinose*
Syn.: fibrinoide Verquellung, plastische Gefäßwandzerstörung, hypertensive fibrinoide Arteriitis und plastische Arterionekrose.

Die Arteriolenwand ist zart eosinophil verquollen, und hyalines Material erscheint zwischen degenerierenden Muskelfasern. Schließlich wird das Mediaparenchym gänzlich von Hyalinmassen ersetzt. Das Gefäß ist dann in einen verengten, strukturlosen Ring verwandelt. Betroffen sind die graue Substanz, vorzugsweise okzipital und die lateralen Stammganglien.

*2. Kriblüren*
Kriblüren sind in der Regel 500–1000 µm große erweiterte perivaskuläre Räume um eine oder mehrere normal aussehende, allenfalls hyalinotische Arteriolen. Abhängig davon, wie nahe sie der Hirnoberfläche liegen, sind sie entweder von mesenchymalen Zellen aus dem Subarachnoidalraum oder von gering vermehrten Gliafortsätzen ausgekleidet. Sie sind rund, glattwandig und enthalten keine Makrophagen und kein Eisen.

*3. Lakunen* (Abb. 3.**25**)
Lakunen sind variabler an Größe (bis mehrere Millimeter) und Gestalt. Ihre unregelmäßige Wand wird von proliferierter Astroglia ausgekleidet, oft enthalten sie kein Gefäß, jedoch nicht selten beladene Makrophagen.

Derouesne (1986) bezeichnet diese als Lakunen von Typ I und unterscheidet sie von denen, die Spuren alter Mikroblutungen tragen (Typ II). Er schlägt vor, den Begriff Kriblüren fallenzulassen und die erweiterten perivaskulären Räume als Lakunen Typ III zu klassifizieren.

**Pathogenese:** Bei experimenteller Hypertonie schwellen zunächst Endothelzellen, dann nimmt ihre pinozytotische Aktivität zu. Bei akuten Blutdruckspitzen öffnen sich interendotheliale Verschlußleisten. Dabei wird eiweißreiches Material subendothelial abgelagert, es kommt zu einer Verbreiterung der Basalmembran, zur Anhäufung eines elektronenmikroskopisch inhomogenen Materials, zum Teil mit Querstreifung von 220 Å, und feingranulärer Substanz. Ein Teil dessen entspricht dem Hyalin. Später enthalten die Ablagerungen Eiweiße, Cholesterol, ungesättigte Fettsäuren und Phosphatide.

Für den Status cribrosus wurde ursächlich ein chronisches Pulsationstrauma der Arteriolenwand angenommen, insbesondere der bei der hypertensiven Hirngefäßerkrankung wichtigen A. lenticulostriata und ihren Endaufzweigungen. Wir halten Störungen der nutritiven Funktion der hyalinotischen Arteriole für den entscheidenden Prozeß, der zum periarteriolären Gewebsuntergang führt.

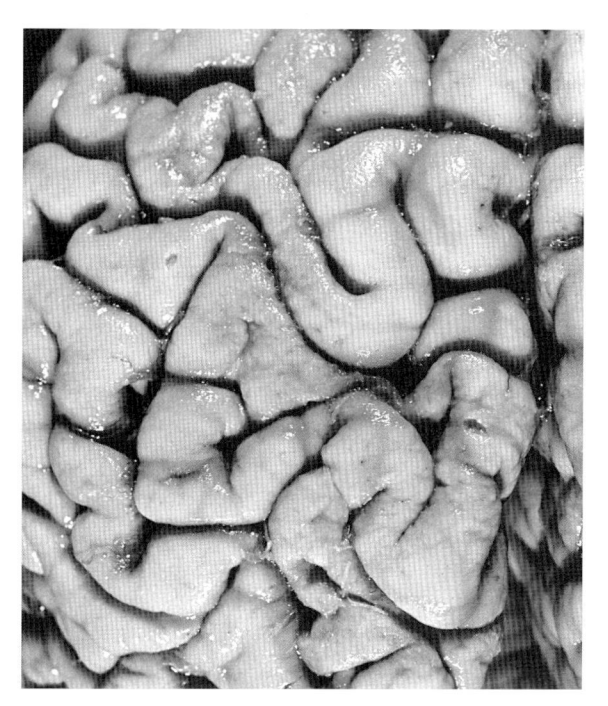

Abb. 3.**25** Granularatrophie bei zerebraler Vaskulitis. Die weichen Häute sind abpräpariert.

Beim Status lacunaris handelt es sich um Mikroinfarkte als Folge der Vaskulopathie. Sie sind lokalisatorisch nicht an die Äste der A. lenticulostriata gebunden und sind wichtigeres Korrelat der Funktionsanfälle als die Kriblüren. Die periventrikuläre Lokalisation der Läsionen wird von manchen Autoren als Grenzzonenphänomen betrachtet, die häufige Schonung der subkortikalen U-Fasern wäre dann Ausdruck der von kortikal her kommenden getrennten arteriellen Versorgung dieser Gebiete.

## Miliaraneurysmen

**Mikroskopie:** Bei einem hohen Prozentsatz hypertensiver Patienten, finden sich in den Stammganglien, subkortikalem Marklager, Pons und Zerebellum, erst unter dem Mikroskop erkennbar, aneurysmatische Auftreibungen kleiner Arterien und Arteriolen. Ihre Frequenz mag im Einzelfall gering sein, oft sind sie erst in Stufenschnitten erkennbar, doch ist eine systematische Suche in etwa der Hälfte aller Fälle erfolgreich. Es handelt sich um Ausbuchtungen der Gefäßwand, die im Durchschnitt etwa 300–500 µm Größe erreichen und eine primitive, aus Kollagenfasern und einem lichtmikroskopisch oft nicht mehr differenzierbaren Endothel bestehen. Bei jungen Patienten werden sie selten beschrieben. Man muß annehmen, daß sie ähnlich den sackförmigen Aneurysmen eine mehrjährige Manifestationszeit benötigen. Gelegentlich sind sie sichtbarer Ausgangspunkt von Blutungen, daß sie Massenblutungen verursachen, ist unbewiesen.

# Hypertensive Massenblutungen

Zwischen 70–90% aller spontanen, nicht traumatischen intrazerebralen Blutungen der Erwachsenen treten bei arteriellem Bluthochdruck auf (Mohr u. Mitarb. 1978).

**Klinik:** Die Patienten sind in der Regel im sechsten Lebensjahrzehnt, also deutlich älter als jene mit Aneurysma- und Angiomblutungen. Dementsprechend häufiger ist deren Multimorbidität. Männer sind etwas häufiger betroffen als Frauen. Mehr als die Hälfte der Patienten hat eine Hypertonieanamnese, die man manchmal am leichtesten über die Herzkonfiguration im Röntgenbild erfaßt.

Die neurologischen Störungen setzen ähnlich den Aneurysmarupturen schlagartig ein und führen oft zur Bewußtlosigkeit.

Etwa ein Viertel der spontanen Hirnblutungen haben andere Ursachen als Hypertonie; rund die Hälfter der lobären, aber nur etwa 10% aller Ponsblutungen (Kase u. Mitarb. 1986).

Differentialdiagnostisch sind für diese Massenblutungen ohne Aneurysmarupturen oder Angiom neben der Hypertonie drei Konstellationen wichtig:

## 1. Amyloidangiopathie

Kongophile Wandablagerungen der kleinen und mittleren kortikalen Arterien (seltener in den Stammganglien) führen zur Gefäßfragilität und möglicherweise über rupturierende Miliaraneurysmen zu Blutungen. Hauptlokalisationen sind subkortikales okzipitales Marklager, seltener parietal. Auch Subarachnoidalblutungen kommen vor.

Ein geringes Trauma löst solche Blutungen aus, z. B. die Anlage einer Ventrikeldrainage oder eine stereotaktische Zangenbiopsie. Bis zu einem Drittel der Patienten weist bereits vor der Blutung Zeichen der Amyloidenzephalopathie (Demenz) auf. Neben einer kleinen familiären Gruppe mit Blutungsgipfel um das 3.–4. Lebensjahrzehnt handelt es sich überwiegend um Patienten jenseits des 70. Lebensjahres (Vinters u. Gilbert 1983, Gilbert u. Vinters 1983, Wattendorf u. Mitarb. 1982, Kalyan-Raman u. Kalman-Rayan 1984, Tomanaga 1981, Finelli u. Mitarb. 1984, Drury u. Mitarb. 1984).

## 2. Neoplasien

Hirneigene Tumoren (Glioblastome, Oligodendrogliome) oder Metastasen (Bronchialkarzinome, Melanoblastome, Chorionkarzinome und Nierenzellkarzinome) verursachen etwa 1% aller intrazerebralen Blutungen. Hirneigene Tumoren sind häufiger in den tiefen Hemisphären, Metastasen kortikosubkortikal gelegen. Die Blutungen bevorzugen den Tumorrand. Oft ist der Tumor im CT oder MRI erkennbar, manchmal wird die Diagnose durch stereotaktische Biopsie gestellt. Die Prognose ist ungünstig (Bitoh u. Mitarb. 1984). Intrazerebrale Blutungen treten bei Leukosen mit oder ohne zerebraler Beteiligung auf. Typischerweise korrelieren sie mit der Zahl der Leukozyten im peripheren Blut; die Thrombopenie führt eher zu Subarachnoidalblutungen.

## 3. Pharmakogene Hirnblutungen

Im großen Kollektiv der marcumarisierten Patienten sind Blutungskomplikationen 7–8% nicht selten (Forfar 1979). Nur ein kleiner Teil – etwa 1% – betrifft das Gehirn, allerdings mit hoher Mortalität. Neben den Hirnblutungen kommen subdurale und subarachnoidale Hämatome vor. Man schätzt, daß sich das Risiko des Patienten, eine intrakranielle Blutung zu erleiden, mit der Marcumarisierung um das 8- bis 11fache erhöht (Wintzen u. Mitarb. 1984). Ein Teil dieser Blutungen ist vermeidbar, wenn die relativen Kontraindikationen der Antikoagulation beachtet werden: 1. Unter dem 50. Lebensjahr ist die Blutungsgefahr gering; sie steigt jenseits des 65. Lebensjahres an. 2. Eindeutig gefährdet sind Patienten mit einer Verlängerung der Prothrombinzeit über das Zweieinhalbfache des Normalen (Braunwald 1984). Bei weit mehr als der Hälfte (bis zu 80%) marcumarisierten Patienten mit Hirnblutungen liegen Schwierigkeiten bei der Einstellung der Prothrombinzeit vor. Dagegen scheint die Dauer der Antikoagulanzientherapie keine weitere Gefährdung des Patienten mit sich zu bringen. 3. Die Gefährdung des Hypertonikers ist plausibel, aber noch nicht sicher erwiesen. 4. Auch vorangegangene zerebrale Durchblutungsstörungen, insbesondere Ischämien, bilden eine relative Kontraindikation; allerdings ist ihre Bedeutung umstritten (Kase u. Mitarb. 1985); manche Autoren sehen eine bedeutsame Gefährdung nur bei großen embolischen Infarkten (Hart u. Mitarb. 1984).

Klinisch kennzeichnend für Hirnblutungen bei Antikoagulation sind ihr langsames Einsetzen, über 24 bis zu 72 Stunden, und die Beteiligung des Zerebellums. Die Prognose ist – gemessen an Blutungen anderer Ursache – ungünstig.

Hemisphärische, überwiegend subkortikale Blutungen sind nach Amphetaminen und anderen Sympathomimetika beschrieben. Meist lag ein chronischer Abusus vor. Die pharmakogene Blutdruckerhöhung allein ist für die Blutungen wohl nicht ausschlaggebend; auch entzündliche Veränderungen der Mikrozirkulationsgefäße werden gesehen. Therapeutisch werden Steroide und Immunsuppressiva eingesetzt.

In diesem Zusammenhang zu nennen sind auch Hirnblutungen nach Appetitzüglern und

Schleimhaut abschwellenden Substanzen, insbesondere dem Phenylpropanolamin. Neuerdings sind Blutungen und Hirninfarkte nach Kokain und Talvinpyribenzamin beschrieben worden.

Weiterhin werden LSD (Stimmel 1979), Barbiturate und auch Schnüffelstoffe als Blutungsursache diskutiert (Lamont u. Adams 1982).

**Makroskopie:** In unserem Material liegt die Rate der hypertensiven Massenblutungen bei etwa 5% aller Sektionsfälle. Im allgemeinen werden in der Literatur etwa 2,5% angegeben.

Lokalisationen in Stammganglien, Thalamus und subkortikaler weißer Substanz machen jeweils 35%, 25% und 20% aller Blutungen aus (Mohr u. Mitarb. 1983).

Die typische supratentorielle Blutung geht von den laterobasalen Striatumanteilen aus. Differentialdiagnostisch muß an einen hämorrhagischen Infarkt der A. lenticulostriata gedacht werden. Die Blutung und das sich innerhalb von 24 Stunden einstellende Begleitödem bewirken eine Verlagerung der Mittellinienstrukturen, u.U. eine Falxherniation oder eine transtentorielle Massenverschiebung mit entsprechenden Schnürfurchen am Uncus hippocampi. Mit der Hirnstammverlagerung stellen sich die typischen Stauungsblutungen ein. Die Blutung kann sich innerhalb von Stunden bis zum Ventrikel vorwühlen und etwa in der Hälfte der Fälle, in den Ventrikel, oft in das Vorderhorn, an der spitzauslaufenden Seitenkante einbrechen. Neben den Stauungsblutungen ist der Ventrikeleinbruch mit Tamponade eine häufige Todesursache.

Infratentoriell sind nur 5–10% der Blutungen gelegen (Mohr u. Mitarb. 1983); am häufigsten (ca. 10%) paramedian in den zentralen Brückenfuß. Etwas seltener (ca. 5%) sind Kleinhirnblutungen, die vom Nucleus dentatus ausgehend durch das Marklager zu den Folien oder in den IV. Ventrikel dringen. Sie lassen sich relativ leicht von den nicht sehr tief gehenden, hämorrhagischen Infarkten der Kleinhirnrinde unterscheiden. Als Ausdruck perifokaler druckbedingter Kreislaufstörungen findet man Petechien in 5–15 mm Entfernung vom Rand der Massenblutung.

**Mikroskopie:** Neben der blutungsbedingten Zerstörung des Gewebes finden sich Zeichen des mobilen und fixen Abbaus. Nach 4–6 Tagen Überlebenszeit wird die Eisenfärbung positiv, nach einigen Wochen auch der Nachweis von Hämatoidin. Sinnvollerweise untersucht man fern von der Blutung liegende, nicht akut beeinträchtigte Strukturen nach Hinweisen auf hypertensive Vaskulopathie.

**Pathogenese:** Hyalinose, Angionekrose sowie Miliaraneurysmen gehen der Blutung voraus. Es ist experimentell nicht möglich, unter annähernd physiologischen Bedingungen, Gefäße ohne eine Vorschädigung nur durch akute Blutdrucksteigerung zum Bersten zu bringen.

Bevorzugt von degenerativen Veränderungen befallen ist die A. lenticulostriata mit ihren Aufzweigungen. Sie ist verhältnismäßig dünnwandig und umschlingt von lateral her kommend das Putamen, um schließlich ihre Äste in das Kerngebiet zu senken. Hier sieht man nach mehrjährigem Bluthochdruck Schlingen und Spiralen, wobei die Arterie nach medial hin einen immer spitzeren Abknickungswinkel bildet. Man trifft gelegentlich auf kleine Kugelblutungen, die als frustrane Formen der Massenblutung aufzufassen sind. Es ist wahrscheinlich, daß zumindest ein großer Teil der hypertensiven Massenblutungen seinen Ursprung in den degenerativ umgewandelten Ästen der A. lenticulostriata hat. Die Beziehung zwischen Angionekrose und Hyalinose einerseits sowie Miliaraneurysmen andererseits sind nicht geklärt. Manche Autoren halten die Angionekrose für eine mögliche Vorstufe der Hyalinose.

# Zerebrale Amyloidangiopathie

Syn.: primäre zerebrovaskuläre Amyloidose – drusige Entartung der Hirngefäße – dyshorische Angiopathie – kongophile Angiopathie (Pantelakis 1954)

Man unterscheidet die zentralnervöse Beteiligung bei systemischen Amyloidosen (immunozytische Amyloidose; Paramyloidose; monoklonale Gammopathie-Amyloidose) von einer zerebralen Amyloidangiopathie.

## 1. Generalisierte Amyloidosen mit zerebraler Beteiligung

**Klinik:** Die Patienten sind meist in der dritten bis fünften Lebensdekade. Neben den auf die generalisierte Amyloidose zurückzuführenden vielfältigen Symptomen, kann es zu peripheren Neuropathien und darüber hinaus zu unspezifischen, depressiv getönten neuropsychiatrischen Bildern kommen.

**Makroskopie:** Neben einer leichten, gewöhnlich parasagittal betonten leptomeningealen Trübung läßt sich eine granuläre Atrophie der Hirnrinde an der Grenze der Versorgungsgebiete der großen Hirnarterien nachweisen. Das Marklager ist konsistenzvermindert, das Ependym zeigt Beläge, die sich ins Marklager ausbreiten, besonders ausgeprägt im Septum pellucidum und im Balken. Die Plexus choroidei sind atrophisch.

**Mikroskopie:** Im Maschenwerk der Arachnoidea findet sich kongophiles Material, im polarisierten Licht doppelbrechend. Im Gewebe verteilen sich die Ablagerungen um Arteriolen und Venolen. Vom Ependym her breitet sich drusenartig Amyloid in der weißen Substanz aus. Vermutliche Folgen sind: kleine, gliös vernarbte Nekrosen, diffuse Aufhellungen im Markscheidenbild und konfluierende, kleinfleckige Entmarkungen.

## 2. Asymptomatische und begleitende Formen

Asymptomatisch treten zerebrovaskuläre Amyloidablagerungen im normalen Senium auf. Weiterhin gibt es eine Gruppe von Patienten, die früh versterben und bei denen nicht ausgeschlossen werden kann, daß sich im Falle eines Überlebens eine zerebrale Amyloidangiopathie weiter ausgebildet und manifestiert hätte. Als begleitende Formen fassen wir diejenigen auf, bei denen Amyloidangiopathie und Veränderungen im Sinne der Alzheimerschen Erkrankung gemeinsam vorgefunden werden. Sicherlich sind hier Übergänge zu den vaskulär parenchymatösen Formen vorhanden, zumal ein gemeinsamer pathogenetischer Mechanismus wahrscheinlich ist.

## 3. Vaskulär-parenchymatöse Formen

Patienten dieser Gruppe erkranken in verhältnismäßig jungen Jahren an einer zerebralen Amyloidangiopathie, darüber hinaus findet man argyrophile Plaques und Alzheimer-Fibrillenveränderungen. In diese Gruppe gehören Frühformen der Alzheimer-Erkrankung, ein Teil davon mit familiärem Auftreten.

**Klinik:** Die erste Manifestation kann im Kindesalter liegen. Bei den familiären Fällen ist die Erkrankung in der fünften Lebensdekade am häufigsten. Im Vordergrund stehen meist fokale neurologische Symptome. Das für die klassische Alzheimer-Demenz kennzeichnende Psychosyndrom kann bei diesen Patienten fehlen, dann bieten sie z. B. eine familiäre zerebrale Ataxie. Auch Okulomotorius- und Fazialisläsionen werden beschrieben. Das CT belegt eine diffuse Hirnatrophie.

**Mikroskopie:** In den meningealen Arterien und Arteriolen finden sich die typischen Amyloidablagerungen. Intrazerebral muß nicht jede Arteriole befallen sein. Okzipital- und Temporallappen sind nach Meinung der meisten Autoren häufiger betroffen (Tomonaga 1981). Auch Hippokampus- und Kleinhirnläsionen werden beschrieben (Vinters u. Gilbert 1983). Argyrophile Plaques sind eine Begleiterscheinung, und ihre Zahl kann sehr klein sein (Mandybur 1986). Sie zeigen eine geringere Argyrophilie als die bei der Alzheimer-Demenz und wirken homogener. Sie bevorzugen Hippokampus und Kleinhirnrinde. Alzheimer-Fibrillenveränderungen sind spärlich.

Folgen der Amyloidangiopathie sind elektive Parenchymnekrosen und Mikroinfarkte. Neben der Amyloideinlagerung werden Glomerula, Mikroaneurysmen, Gefäßverschlüsse, doppelwandige Gefäße, Hyalinosen und fibrinoide Gefäßwandnekrosen beschrieben. Die Amyloidnatur der Gefäßwandablagerungen ist elektronenmikroskopisch gesichert. Inwiefern die Amyloidablagerungen der Gefäßwand dem gleichen Protein entsprechen, das in den senilen Plaques gefunden wird, ist noch unklar.

## 4. Amyloidangiopathie mit intrazerebralen Blutungen

Bereits bei der vaskulär-parenchymatösen Form werden Mikroblutungen und Miliaraneurysmen beschrieben. Die Patienten der hier zusammengefaßten Gruppe erleiden jedoch zerebrale Massenblutungen als Folge der Amyloidangiopathie. Ein Teil dieser Krankheitsbilder ist sporadisch, ein anderer hereditär.

### Sporadische Formen

**Klinik:** Die Patienten befinden sich meist bereits im sechsten Lebensjahrzehnt. Sie erkranken schlagartig an einer atypisch, meist im Temporallappen lokalisierten Blutung. Diese Blutung neigt zu rezidiven (Finelli u. Mitarb. 1984). In der Regel haben die Patienten keine Hypertonieanamnese und sind auch nicht dement.

**Makroskopie:** Typisch sind die in unterschiedlichem Maße braunbläulich verfärbten mehrzeitigen Blutungen im Okzipitallappen, seltener im Kleinhirn, mitunter von Infarkten begleitet.

**Mikroskopie:** Die vaskulären Amyloidablagerungen lassen sich nicht von denen bei den asymptomatischen Formen unterscheiden und betreffen nicht nur Gefäße im Blutungsbereich, sondern prinzipiell das ganze Nervensystem. So treten denn auch, abgesehen von den akuten und älteren Blutungen, Mikroinfarkte bevorzugt im subkortikalen Marklager in Erscheinung, ebenso senile Plaques.

### Hereditäre Form
Syn.: Amyloidose Typ VI von McKusick

Es handelt sich um geographisch relativ eng begrenzte Gruppen in Island und in Holland (Wattendorf u. Mitarb. 1982).

**Klinik:** Die Blutungen treten zwischen dem dritten und vierten Lebensjahrzehnt auf, prämonitorische Zeichen fehlen in der Regel, einige Patienten klagten über Migräne. Charakteristisch ist auch hier die mehrzeitige Blutung. Nach dem akuten Ereignis werden progrediente Demenzen beschrieben.

**Makroskopie** und **Mikroskopie:** Das mikroskopische Bild entspricht den bereits beschriebenen Formen.

## 5. Zerebrale Amyloidangiopathie mit Leukenzephalopathie

Die Patienten mit Symptomen, die der Encephalomyelitis disseminata ähneln, starben im fünften Lebensjahrzehnt nach mehrjähriger Krankheit. Pathologisch-anatomisch fand man mehrzeitige Entmarkungsherde subkortikaler Lokalisation sowie eine Amyloidangiopathie. Formale Ähnlichkeiten mit der Binswanger-Enzephalopathie und der Grinker-Myelinopathie wurden diskutiert.

**Pathogenese:** Die spezielle Pathogenese der zerebralen Amyloidangiopathie setzt einmal eine Hyper- oder Dysproteinämie und zum anderen eine gestörte Permeabilität der Blut-Hirn-Schranke voraus. Frühbefund scheint eine Verdickung der Basalmembran mit Anhäufung von Zelltrümmern zu sein. Dort, wo man lichtmikroskopisch Amyloid findet, lassen sich Lambdaketten und Amyloid-P-Protein nachweisen (Kalyan-Raman 1984). Die Blutungen werden auf die erhöhte Gefäßfragilität und die Ruptur von Miliaraneurysmen zurückgeführt.

## Weitere Veränderungen der Mikrozirkulationsgefäße

### Pseudarteriitis der Rindenarteriolen

Es handelt sich um lichtmikroskopisch bei arterieller Hypertonie, bei rezidivierenden Perfusionsstörungen, bei kongophiler Angiopathie und bei chronischer Intoxikation häufig auszumachende Gefäßproliferate in Groß- und Kleinhirnrinde, Thalamus und Medulla oblongata. Eine klinische Bedeutung ist nicht bekannt.

**Mikroskopie:** Gesehen werden mehrlumige Konvolute von Arteriolen mit einem Durchmesser von etwa 100 µm. Sie bestehen aus proliferierten kleinen Gefäßen mit differenzierbarem Endothel und Muskelzellen. Gelegentlich findet man eisenpositive Granula als Ausdruck der vorangegangenen Erythrodiapedese.

### Fibrose der Mikrozirkulationsgefäße

Altersabhängig und vor allem in der Nähe der Pia-Arachnoidea, findet man fibrosierte Arteriolen, Venolen und Kapillaren. Neben dem Blutdruck sind eine Reihe entzündlicher und degenerativer Störungen auslösend wirksam. Das Phänomen ist also weniger spezifisch als die Hyalinose.

**Mikroskopie:** Man findet spiralig verlaufende Kollagenfibrillen um Kapillaren oder in der Wand, vorwiegend in der Muskularis der großen Gefäße; in der Elastika van-Gieson-Färbung leuchtend rot.

# Diabetes mellitus

**Klinik:** Vor der Entdeckung des Insulins starben ⅔ der Patienten im Coma diabeticum, fast alle litten unter einer zentral- oder periphernervösen Folgeerscheinung der Zuckerkrankheit. Diabetiker haben eine hohe Hypertoniemorbidität, erkranken häufig an Arteriosklerose, und haben ein sechsfach höheres Risiko, einen zerebralen Insult zu erleiden, als die Normalbevölkerung. Besonders jugendliche Diabetiker neigen, unabhängig von der Schwere des Diabetes, zu Infarkten. Beim hypoosmolaren, hyperglykämischen, nicht ketotischen Koma sind fokale neurologische Anfälle häufig, während die Bewußtseinsstörung verhältnismäßig spät kommt.

Auch bei reiner akuter Hyperglykämie ohne Diabetes fallen ischämische Hirnläsionen schwerer aus als ohne. Die Überzuckerung des Hirninfarktpatienten kann den neurologischen Status verschlechtern.

**Mikroskopie:** Bei Diabetikern kommt zu der Pseudoarteriitis der Arteriolen eine ausgeprägte Fibrose der Kapillaren und der Venolen hinzu. Die kapilläre Basalmembran ist verdickt (Johnson 1982, Schwenk 1985).

Die Arteriolen sind ebenfalls durch Intimawucherung verbreitert. Betroffen sind Hirnrinde, Leptomeningen, seltener Medulla oblongata und Kleinhirnrinde. Spät proliferiert auch die Adventitia, und die Perizyten sind vermehrt. Die Gefäßwände erscheinen verquollen. Endzustand sind knäuelförmige Gefäßneubildungen. Daneben sind rezidivierende Störungen der Blut-Hirn-Schranke bei Diabetikern wahrscheinlich (Lorenzi u. Mitarb. 1980).

## Diabetische Enzephalopathie

Ihre Existenz ist umstritten; die meisten Veränderungen sind unspezifische Folgen degenerativer Gefäßerkrankungen, zu denen der Diabetiker disponiert ist. Daneben sind vermeintlich eigenständige degenerative Hirnläsionen beschrieben (Reske-Nielsen 1968).

# Hypoglykämie

Mit der Entdeckung des Insulins im Jahre 1921 und 1933 zur Therapie der Schizophrenie eingeführten Insulinkuren (Sakel 1933) stieg das Interesse an hypoglykämischen Hirnläsionen. Lange Zeit galt die Substratmangelhypoxidose (s. S. 96) als eine Ursache hypoxisch-ischämischer Läsionen (Brierley u. Brown 1981). Neuere tierexperimentelle Beobachtungen lassen es aber berechtigt erscheinen, die Hypoglykämie als eine mit der Hypoxie-Ischämie zwar häufig vergesellschaftete, im Grunde jedoch unabhängige Kategorie zu behandeln (Auer u. Mitarb. 1985a).

**Klinik:** Etwa zwei Drittel aller hypoglykämischen Attacken sind funktioneller Natur, sie treten postprandial auf und machen sich durch Unruhe, Hungergefühl, Schweißausbrüche und Tachykardien bemerkbar. Gelegentlich sieht man bei Disponierten Krampfanfälle, längere Bewußtseinsstörungen sind selten. Kurze, reversible Hypoglykämien führen zu keinen morphologischen Veränderungen. Schwerwiegender sind hypoglykämische Attacken bei Pankreastumoren, die sich durch transiente, diffuse oder fokale neurologische Ausfälle bemerkbar machen und vaskuläre Syndrome imitieren. Psychotische Episoden unter Hypoglykämie sind beschrieben.

**Mikroskopie:** Beschrieben werden intra- und extragliales Ödem mit auffälliger Blutfülle der Mikrozirkulationsgefäße. Die Nervenzellen sind geschrumpft mit hyperchromatischem Zytoplasma und unregelmäßigem Profil. Es handelt sich formal um sog. Dark neurons, wie wir sie auch bei der Hypoxie-Ischämie antreffen. Ihre Abgrenzung von Artefakten ist schwierig.

Bei der Hypoglykämie sind die oberflächlichen Nervenzellschichten der Großhirnrinde, die medialen Anteile des Sommer-Sektors einschließlich der Hypoxie-Ischämie „resistenten" CA3-Zellen sowie der Gyrus dentatus geschädigt, und zwar jene im Hippokampus oder in der Kleinhirnrinde, deren Dendritenbaum einen besonders innigen Kontakt zum Liquor zu haben scheint. So sind im Nucleus amygdalae nur jene Neuronengruppen betroffen, die dem Seitenventrikel zugewandt sind.

Der Globus pallidus gilt als relativ resistent, ebenso wie die kaudal davon liegenden Hirnstammstrukturen. Auch die gegen Hypoxie sehr empfindliche Purkinje-Zelle ist bei schwerer Hypoglykämie selten verändert (Kalimo 1980, Kalimo u. Olsson 1980).

**Pathogenese:** Die Hypoglykämie führt im Gegensatz zur Ischämie zur Gewebsalkalose und nicht zur Laktazidose. Bei einer Hypoglykämie, die zur Isoelektrizität der Rinde führt, bleiben die ATP Spiegel im Gewebe noch bei etwa einem Drittel der Normalwerte (Wieloch u. Mitarb. 1984), weil endogene Substrate (Eiweiße und Fette) alternativ verbrannt werden. Bei vergleichbarer Ischämie sinken die Gewebs-ATP-Spiegel auf etwa 5% des Normalwertes (Seisjö 1981a, b).

Es gelingt nicht, komplette Nekrosen durch Hypoglykämie zu erzeugen, wenn alle anderen Parameter konstant bleiben (Auer u. Mitarb. 1985a, b, c, d). Im Tiermodell sind die Läsionsmuster durch Hypoglykämie von ischämischen oder epileptogenen zu unterscheiden (Nevander u. Mitarb. 1985). Auer vermutet eine neurotoxische Genese dieser Läsionen durch angeflutetes Exzitotoxin, in erster Linie Aspartat.

# Primär entzündliche Gefäßerkrankungen des zentralen Nervensystems

Bei einer Reihe von heterogenen, teils internistischen, teils dermatologischen Krankheitsbildern treten entzündliche Gefäßwandstörungen auf, deren Lokalisation und Symptomatik erheblich variieren, deren gemeinsamer Nenner aber die Immunvaskulitis zu sein scheint. (Begleitangiitiden bei erregerbedingten Meningoenzephalitiden s. S. 39.)

Unter einer Immunvaskulitis versteht man eine entzündliche Gefäßwandschädigung, die durch eine größtenteils ungeklärte immunologische Störung und ohne Erregernachweis vonstatten geht. Dabei kommt es zur Ablagerung von Antigenen und Antikörpern sowie Komplement (Immunkomplexe) in der Gefäßwand, die im weiteren Verlauf durch weiße Blutzellen infiltriert wird. Neurologische Symptome sind Folgen der gestörten Gefäßwandfunktion, wobei thrombembolische Verschlüsse die vordergründigste Läsion im zentralen, aber auch im peripheren Nervensystem bilden.

Die Immunvaskulitiden sind für den klinischen Neuropathologen auch deshalb relevant, weil die Haut-Muskel-Nerv-Biopsie einen wichtigen Platz in der Diagnostik dieser Erkrankungen einnimmt.

Eine befriedigende Klassifikation der Immunvaskulitiden liegt zur Zeit noch nicht vor.

## 1. Panarteriitis nodosa
Syn.: Periarteriitis nodosa

**Klinik:** Junge, etwa dreißigjährige Männer sind häufiger betroffen als Frauen. Sie klagen über Abgeschlagenheit, Fieber, Gewichtsverlust und rezidivierende abdominelle Störungen, man findet Hinweise der renalen Insuffizienz und der arteriellen Hypertonie. Die Blutsenkungsgeschwindigkeit ist erhöht, und die Patienten sind anämisch, zeigen nicht selten eine mäßige Eosinophilie. Der Nachweis des Hepatitis-B-Antigens gelingt häufig. Neben der peripheren Neuropathie (rund ⅓ der Patienten) deuten Kopfschmerzen und Folgen zerebraler Perfusionsstörungen auf die ZNS-Beteiligung, bei der der Hypertonus Ursache, aber auch nur Begleiterscheinung sein kann. Diagnostisch komplizierter sind Verhaltensauffälligkeiten, Hirnleistungsstörungen, Psychosen und epileptische Anfälle.

**Makroskopie:** Die basalen Arterien zeigen weißliche Verfärbungen, knotige Auftreibungen und Einschnürungen, oft perlschnurartig ineinandergereiht. Diese Veränderungen sind oft bereits angiographisch darstellbar. Die Gefäßwand ist verdickt, das Lumen oft eingeengt. In zweiter Linie sind Konvexitätsarterien betroffen.

**Mikroskopie:** An den mittelgroßen und kleinen Gefäßen findet man lymphozytäre Infiltrate in der Adventitia bei intakter Media und aufgesplitterter Lamina elastica interna. Das subintimale Gewebe ist proliferiert. Im späteren Verlauf wird die Lamina muscularis media in einen chronisch fibroblastisch-entzündlichen Prozeß miteinbezogen. Sie ist in ihrer Textur aufgelockert und bildet kleine entzündliche Aneurysmen, die in Zusammenhang mit der arteriellen Hypertonie eine Blutungsgefahr darstellen. Die Folgen der Arteriitis – Infarkte und perivaskuläre Entmarkungen – werden von Hypertoniefolgen begleitet.

In der Immunfluoreszenzuntersuchung findet man Ablagerungen von IgM-Komplement und seltener Hepatitis-B-Antigen.

## 2. Lupus erythematodes disseminatus
Syn.: systemischer Lupus erythematodes, SLE

**Klinik:** Junge Frauen um dreißig Jahre überwiegen; sie beklagen Muskel- und Gelenkschmerzen, manchmal Schmetterlingserytheme. Periphere Neuropathien kommen hinzu, etwas seltener Myopathien und bei etwa 30% nach längerem Verlauf zerebrale Krampfanfälle. Delirante Zustände, Psychosen, aber auch Infarktsyndrome sind beschrieben. Die Patienten sind fiebrig, anämisch und haben eine erhöhte Blutsenkungsgeschwindigkeit. Typische serologische Befunde sind antinukleäre Antikörper und Antikörper gegen Doppelstrang-DNA. Der ZNS-Befall ist neben der renalen Insuffizienz die wichtigste Todesursache.

**Makroskopie:** Man findet eine leichte Leptomeningealfibrose mit ausgedehnter granulärer Rindenatrophie als Folge chronischer Mikrozirkulationsstörungen.

**Mikroskopie:** Betroffen sind die kleinen Arterien der Meningen und die in den Virchow-Robin-Raum penetrierenden Arteriolen der Hirnrinde. Zunächst kommt es zur fibrinoiden Angionekrose mit entzündlicher Adventitiareaktion, die sich bis in die Leptomeningen ausbreiten kann. Später zersplittert die Lamina elastica, das Endothel proliferiert und es kommt zur Thrombenbildung. Typisch ist der segmentale Befall der Arterie auf Abschnitte von 50 bis 150 Mikrometern Länge. Folgen der Gefäßverschlüsse sind entsprechend dem Gefäßkaliber kleine Nekroseherde. Auch äußerlich nicht veränderte Haut kann immunvaskulitische Veränderungen zeigen.

## 3. Churg-Strauss-Vaskulitis
(Churg u. Strauss 1951)

**Klinik:** Es handelt sich häufig um langjährige Asthmatiker, häufig mit renaler Insuffizienz, Myalgien, Arthralgien und kutanen Granulomen. Charakteristisch ist die ausgeprägte Eosinophilie im Blutbild (Churg 1983). Periphere Neuropathien sind häufig, eine ZNS-Beteiligung wird bei etwa ¼ der Patienten gesehen. Im Serum findet man zirkulierende Immunkomplexe und eine IgE-Erhöhung.

**Makroskopie:** Die Befunde sind uncharakteristisch; neben einer Granularatrophie ist eine breite Palette von Infarktbildern möglich.

**Mikroskopie:** Vaskulitiden mit einem hohen Anteil an Eosinophilen, im Zusammenhang mit Granulomen in Arterien- und Venenwänden, aber auch darüber hinaus mit Beteiligung der Lunge sind typisch.

## 4. Thrombangiitis obliterans

**Klinik:** Die Erkrankung geht mit Raynaud-Syndrom, Claudicatio intermittens und fehlenden Fußpulsen einher. Sie tritt häufig bei Rauchern auf. Die zentralnervöse Beteiligung ist umstritten.

**Makroskopie:** Die wenigen Fälle, die autoptisch gesichert sind, zeigten eine granuläre Rindenatrophie mit getrübten, verdickten Leptomeningen und gestauten Venen.

## 5. Wegener-Granulomatose

**Klinik:** Im Vordergrund steht eine nekrotisierende Vaskulitis, die sich an Lungen und Nieren niederschlägt. Daneben kommen Konjunktividen und Episkleritiden vor; bei granulomatösen Veränderungen im Gesicht sind Hirnnervenlähmungen möglich, ein Teil der Patienten bietet eine Neuropathie.

**Mikroskopie:** Charakteristisch sind Riesenzellgranulome in den häufig befallenen Organen, in erster Linie in der Lunge, daneben auch zerebrale Angiitiden und intrazerebrale Granulome (Fauci u. Mitarb. 1983).

### 6. Takayasu-Krankheit
(Takayasu 1908)

**Klinik:** Den voll ausgeprägten Habitus der jungen (15.–40. Lebensjahr) Asiatin, die vorn übergebeugt, fast erblindet, unsicher schwankend geht und eine Alopezie zeigt, sieht man selten. Dagegen klagen die Patienten häufiger über Abgeschlagenheit, Myalgien und Gewichtsverlust. Unter Umständen sind Kopfschmerzen und ein Schwindelgefühl die einzigen, auf das ZNS weisenden Symptome. Man findet an den Armen abgeschwächte und seitendifferente Pulse mit entsprechend niedrigen Blutdruckwerten, an den unteren Extremitäten hypertensive Werte. Folgen der stenosierenden Angiopathie sind dilatierte Kollateralarterien am Hals, Geräusche über Kollateralgefäßen an Kopf, Hals oder Thorax, trophische Störungen in Gesicht und Mundschleimhaut sowie Neubildungen der Retinaarteriolen, injizierte Konjunktiven und Katarakte. Im Laufe der Erkrankung stellt sich leichtes Fieber ein, die Blutsenkungsgeschwindigkeit ist erhöht mit Leukozytose und normochromer Anämie.

Betroffen ist der Aortenbogen am Truncus brachiocephalicus, an der A. carotis communis und an der A. subclavia. Darüber hinaus gibt es aber Verlaufsformen mit Schwerpunkt an den Mesenterial- und Nierenarterien mit anderen klinischen Bildern, wie rezidivierenden Diarrhöen und renaler Hypertonie oder aber Leriche-Syndrome bei Befall der Aortenbifurkation. Alle drei Gefäßsyndrome können auch ausgeprägt bei ein und demselben Patienten auftreten.

**Mikroskopie:** Die Intima ist segmental schwielig mit Einengungen des Lumens verdickt, aber auch aneurysmatischen Aufweitungen. Die Intimaveränderungen ziehen zahlreiche, schließlich rekanalisierte Thrombosen nach sich.

Es handelt sich um eine Panarteriitis mit lymphoplasmozytärer Infiltration, daneben treten Makrophagen und auch Langhans-Riesenzellen auf. Es entstehen ausgedehnte Granulome, in diesem Zusammenhang bildet sich eine narbige, kollagenfaserreiche Gefäßwand.

### Weitere Immunvaskulitiden

Hervorzuheben sind die zentralnervösen Symptome bei Morbus Behçet, bei dem psychiatrische Auffälligkeiten häufig gesehen werden.

Die Moyamoya-Erkrankung den Immunvaskulitiden zuzuordnen, halten wir für problematisch, wir behandeln sie an anderer Stelle (s. S. 94).

Im Zusammenhang mit den neuropathologischen Veränderungen in der Ophthalmologie wird die häufige Arteriitis temporalis besprochen (s. S. 531).

Inwiefern es bei der Thrombangiitis obliterans zu einer klinisch bedeutsamen zentralnervösen Beteiligung kommt, ist nicht gesichert. Die Erkrankung geht mit Reynaud-Syndrom, Claudicatio intermittens und fehlenden Fußpulsen einher, sie tritt bei Rauchern häufig auf. Die wenigen Fälle, bei denen eine zentralnervöse Beteiligung beschrieben wird, zeigten eine granuläre Rindenatrophie.

Erwähnenswert sind isolierte Vaskulitiden des ZNS (Craven u. French 1985), die sich als schwere zerebrale Zirkulationsstörungen manifestieren und am ehesten noch angiographisch erkannt werden können.

## Hirnpurpura

**Makroskopie:** Betroffen ist hauptsächlich die weiße Substanz, in zweiter Linie die graue. Die Hemisphäre ist von flohstichartigen Blutungen durchsetzt. Im Zerebellum sind Lamina molecularis und innere Körnerzellschicht betroffen, im kaudalen Hirnstamm sieht man Petechien seltener. Durch begleitende Störungen der Blut-Hirn-Schranke entsteht ein raumforderndes Hirnödem.

**Mikroskopie:** Neben Ödem und Mikroblutungen findet man nach längerer Überlebenszeit eine Gliose, perivaskuläre Entmarkungszonen und Nekroseherde.

**Pathogenese:** Am Anfang kann die Gefäßruptur stehen, aber auch die Gefäßwandnekrose durch toxische und hypoxische bzw. ischämische Faktoren. Die Permeabilitätserhöhung und die ischämische Endothelzellschwellung bewirken eine Einengung des Kapillarlumens, wodurch die bereits in Gang gekommene Fibrinablagerung das Gefäß weiter einengt und verschließt. Der Gefäßverschluß hat eine kleine umschriebene Gewebsnekrose zur Folge, in die es hineinblutet.

Mehrere ätiologische Faktoren müssen berücksichtigt werden: Neben Blutdruck, Infektionen (Masern, Scharlach und Pertussis, akuter Gelenkrheumatismus und Tropenkrankheiten), Fettembolien, Quecksilber, Arsen, Salvarsan, Phosphor, Giftkampfstoffen sowie bei Intoxikationen durch organische Lösungsmittel, auch Schlafmittel, Schlangengifte und Pilzgifte, Urämie, verschiedene Anämieformen, Skorbut, Zytostatikabehandlung. Eine

Hirnpurpura kann schließlich noch auftreten bei Hitzschlag und akuter schwerer Schädigung durch ionisierende Strahlung.

Es handelt sich meist um multimorbide Patienten, bei denen septische Zustände Intoxikationen oder primäre Gerinnungsstörungen in den Vordergrund treten, auch im Zusammenhang mit Traumen, z. B. bei Fettembolien, kann es zur Hirnpurpura kommen.

### Thrombotisch-thrombozytopenische Purpura
(Moschcowitz 1925)

**Klinik:** Bei der akuten schweren Erkrankung junger Erwachsener mit renalen und hepatischen Mikrozirkulationsstörungen sind Petechien an Haut, Schleimhäuten und Retina bei Thrombopenie charakteristisch. Ein enzephalitisähnliches Bild kann hinzukommen mit Verwirrtheit, epileptischen Anfällen und Koma. In der Mehrzahl sterben die Patienten im Laufe von Wochen.

**Mikroskopie:** Man findet hyaline Thromben in Arteriolen, Kapillaren und Venolen von Kortex und Stammganglien. Dabei treten proliferierte Endothelien auf, aber keine entzündlichen Veränderungen. Folgen der Mikrozirkulationsstörung sind Ringblutungen und disseminierte kleine Nekrosen.

**Pathogenese:** Die Störung wird dem Kreis der rheumatoiden Erkrankungen zugeordnet. Manche Aspekte ähneln denen der akut hyperergisch ausgelösten Hirnpurpura nach Chlorpromazin, Benzodiazepinen, Phenylbutazon und Salicylaten.

## Livedo racemosa generalisata
Syn.: Livedo reticularis

**Klinik:** Die obliterierende Angiopathie des tiefen Koriums äußert sich in girlandenförmigen Hautzeichnungen (Schlegel u. Mitarb. 1985). Mehr als die Hälfte der Patienten haben zentralnervöse Symptome, ischämische Insulte, epileptische Anfälle und Migraine accompagnée. Die Patienten stehen meist in der ersten Lebenshälfte. Grundsätzlich handelt es sich um eine generalisierte Angiopathie, so daß auch kardiale und renale Symptome möglich sind, in einem Fall wurde eine Myasthenie beschrieben, ebenso eine familiäre Häufung mit autosomal dominantem Erbgang.

**Mikroskopie:** In den Hautbiopsien werden Lumeneinengungen der kutanen Arterien und Arteriolen mit Weitstellung von Kapillaren und Venolen, Endothelzellproliferate und vereinzelte lymphozytäre Infiltrate gesehen. Veränderungen im Sinne einer stenosierenden Angiopathie sind auch an den anderen beteiligten Organen zu vermuten. Ursächlich wird eine immunologische Störung diskutiert. Eine zerebrovaskuläre Angiitis konnte bisher nicht nachgewiesen werden (Stamm u. Lubach 1981).

## Morbus Fahr
(Fahr 1936)

Es handelt sich um eine Gruppe zentralnervöser Syndrome ganz unterschiedlicher Ausprägung. Die meisten Patienten leiden unter einem (manchmal iatrogenen) Hypoparathyreoidismus, es bleibt aber ein Anteil, den man als „idiopathisch" einstuft.

**Klinik:** Hirnleistungsschwäche, Krampfanfälle und extrapyramidale Störungen kommen vor. Stammganglienverkalkungen sind bereits im Röntgennativbild zu erkennen.

**Makroskopie:** Konsistenzvermehrt und von Mikroverkalkungen durchsetzt sind Putamen, Pallidum und Nucleus caudatus bis hin zur inneren Kapsel, auch größere Verkalkungsherde (Zerebrolithen) werden gebildet.

**Mikroskopie:** Typisch sind korallenförmige Kalkablagerungen in der Arteriolenwand; perlschnurartig aneinandergereiht unterliegen sie dem Endothel. Bei den Arteriolen beginnt der Prozeß am Kollagen zwischen den Muskelfasern, um erst dann auch die Intima zu befallen. Diese wird von Kalksplittern durchdrungen, die in das Lumen ragen und zu einer Unterbrechung der Endothelschicht führen, mit entsprechenden Konsequenzen (Thrombose s. S. 91). Das umliegende Nervengewebe zeigt typische reaktive Veränderungen bei dekompensierender Mikrozirkulation (Vermehrung der Mikro- und Astroglia und evtl. ischämischen Veränderungen an Neuronen).

Kalk liegt in Form stabiler kristalliner Calciumkomplexe vor, daneben findet man auch Phosphate und Eisen, was den positiven Ausfall der Berliner-Blau-Reaktion erklärt.

Man unterscheidet Calcium-Eiweiß-Verbindungen mit negativer Kossa-Reaktion (Pseudoverkalkungen) von echten Verkalkungen, ohne daß sich hieraus eine klinische Bedeutung ergibt.

## Urbach-Wiethe-Syndrom

Syn.: Lipoproteinosis cutis et mucosae (Urbach u. Wiethe 1929)

**Klinik:** Neben gesteigerter kutaner Photosensibilität, Hyperkeratose und Störungen an Zähnen und Augen gibt es auch zentralnervöse Symptome; hirnorganische Psychosyndrome und epileptische Krampfanfälle, seltener psychotische Episoden. Die Erkrankung wird autosomal rezessiv vererbt.

**Mikroskopie:** Beschrieben werden homogene perivaskuläre Eiweißablagerungen um Mikrozirkulationsgefäße. Diese sind kongonegativ und können von Mikroverkalkungen in Temporallappen und Stammganglien begleitet werden. Ursächlich hält man einen Enzymdefekt für wahrscheinlich (Kleinert u. Mitarb. 1987).

# Vaskuläre Rückenmarkkrankheiten

Für den allgemeinen Prosekturbetrieb gilt die aufwendige Rückenmarkpräparation als Sonderfall. Die Rückenmarkarteriographie durch selektive Katheterisierung – analog der Karotisangiographie am Gehirn – wird selten angewandt. Aus diesen Gründen sind die uns vorliegenden Angaben über myelovaskuläre Erkrankungen beim Menschen um Größenordnungen geringer als die zur Hirnpathologie. Dies ist problematisch, denn die Rückenmarkzirkulation ist weder anatomisch noch funktionell durch die Verhältnisse am Zerebrum zu erklären. Sie folgt ihren eigenen, in mancher Hinsicht ungeklärten Gesetzmäßigkeiten.

### Anatomie der Rückenmarkgefäße

Die Arterien sind kleiner und weniger übersichtlich als die des Gehirns; Fehler bei der Wirbelsäulenpräparation bewirken leicht Artefakte. Die große anatomische Variationsbreite gestattet nicht vorherzusagen, in welcher Segmenthöhe die artefaktgefährdeten Arterien liegen werden.

Nach Entnahme der Medulla spinalis erkennt man einen 0,5 mm breiten, über dem Sulcus ventralis von zervikal bis hin zur Kauda verlaufenden Gefäßstrang (A. spinalis anterior). Er nimmt einen mehr oder minder geraden Verlauf, kann sich auch streckenweise verdoppeln. Im unteren Thorakal- oder oberen Lumbalbereich fließt eine Arterie in die A. spinalis anterior, deren Durchmesser kaum geringer ist. In den meisten Fällen kommt sie von der linken Seite und läßt sich an der entsprechenden linksseitigen thorakalen oder lumbalen Nervenwurzel bis zum Duradurchtritt verfolgen, wo sie bei der Präparation abgetrennt wurde. Intra vitam zieht sie an der vorderen Nervenwurzel entlang durch das Intervertebralforamen zu einem der vielen kleinen segmentalen Abgänge der Aorta. Es handelt sich um die A. Adamkiewicz oder A. radicularis magna (Adamkiewicz 1881). Die A. Adamkiewicz führt Blut zu den lumbokaudalen und thorakalen Abschnitten des Rückenmarks. Diese einzelne Arterie reicht jedoch nicht zur Versorgung des gesamten Rückenmarks aus. Es treten in ihrer Lokalisation variable, prinzipiell ähnlich verlaufende Gefäße hinzu, die, von beiden Seiten kommend, an den vorderen Nervenwurzeln entlangziehen und in die A. spinalis anterior einfließen; in der Regel sind es 4–8 kleine Arterien. Schließlich treten noch aus beiden Vertebralarterien eine geringe variable Anzahl zarter kleiner Arterien aus, folgen ebenfalls den vorderen Nervenwurzeln und erreichen die zervikalen Anteile der A. spinalis anterior. Das obere Ende der A. spinalis anterior erhält zwei oft asymmetrische Äste aus beiden Vertebralarterien, kurz vor dem Zusammenfluß zur A. basilaris. Das Blut der A. spinalis anterior fließt in der Regel in kraniokaudaler Richtung; die Versorgungsgebiete der einzelnen Radikulararterien liegen größtenteils kaudal ihrer Mündung in die vordere Spinalarterie. In den oberen Rückenmarkabschnitten soll in der A. spinalis anterior unter pathologischen Bedingungen eine Störungsumkehr nach kranial möglich sein (Schneider 1980). Geringere Bedeutung haben die beiden hinteren Spinalarterien. Sie versorgen die unmittelbar dorsalen Anteile des Rückenmarkquerschnittes. Sie sind paarig angelegt und verlaufen jeweils ca. 1 mm medial vom Eintritt der Hinterwurzeln in die Medulla spinalis. Sie werden von zahlreichen, sehr variablen kleinen Arterien versorgt, die an den hinteren Nervenwurzeln verlaufend aus segmentalen Aortenabgängen stammen. An der Cauda equina anastomosieren vordere und hintere Spinalarterien. Mithin wird das Rückenmark oberhalb von $Th_1$–$Th_3$ von der A. subclavia aus und kaudal davon unmittelbar aus der Aorta versorgt.

Daraus ergeben sich pathophysiologische Probleme:

1. Bis auf die A. Adamkiewicz ist die Anordnung der segmentalen arteriellen Zuflüsse derart variabel, daß es im Gegensatz zum Gehirn nicht zwanglos gelingt, Kreislaufstörungen des Rückenmarks auf bestimmte arterielle Zuflüsse zu beziehen.

2. Die Variabilität im Lumen der als Anastomose in Frage kommenden vorderen und hinteren Spinalarterien bedingt bei Verschluß einer zuführenden Arterie ein variables Läsionsmuster, da die Anastomosefähigkeit individuell sehr verschieden ist.

3. Die Abgangsstellen der das Rückenmark versorgenden segmentalen Arterien aus der Aorta bzw. aus der A. subclavia sind nur durch sorgfältige Präparation an der Leiche von ventral her darstellbar; ein wesentlicher Teil der das Rückenmark versorgenden Gefäßstrecke entzieht sich daher fast immer der Diagnostik.

Die Gefäßversorgung im *Rückenmarkquerschnitt:* Zwischen den drei Längsanastomosen (A. spinalis anterior, Aa. spinales posteriores) bestehen unregelmäßige, über die Pia verlaufende, netzförmige, oberflächliche Kollateralen. Sie senden feine Äste in die äußeren Anteile der weißen Substanz. Die A. spinalis anterior gibt insgesamt etwas mehr als 200 sog. Sulkusarterien in den Sulcus ventralis ab, die sich als Sulkokommissuralarterien im Grunde des Sulcus ventralis fächerförmig in die graue Substanz verzweigen. Die Dichte der Gefäßabgänge variiert; sie ist in den Intumeszenzen am höchsten. Die Aufzweigungen der Sulkokommissuralarterien sind makroskopisch nicht mehr erkennbar und entsprechen Arteriolen (s. o.). Durch Sulkus- und Sulkokommissuralarterien werden die ventralen $\frac{2}{3}$ des Rückenmarkquerschnitts mit Blut versorgt. Feine, weniger regelmäßig anzutreffende Äste der beiden hinteren Spinalarterien durchdringen das hintere Drittel des Rückenmarkquerschnittes.

### Rückenmarkvenen

Der Rückenmarkquerschnitt wird von radiär verlaufenden Venen zentrifugal drainiert. Man unterscheidet vordere und hintere Medianvenen, symmetrische Posterolateralvenen, Anterolateralvenen und Venen des Sulcus anterior. Das Blut verläßt über zahlreiche, die Nervenwurzeln begleitende Äste das Rückenmark zum Venenplexus des Wirbelkanals (Plexus venosus vertebralis internus; Batson-Plexus; Clemens 1961), der Blutmengen in der Größenordnung von 100–150 ml enthält. Dieser steht über dem Plexus venosus vertebralis externus mit den großen Venen des Thorax und Abdomens in Verbindung. Druckschwankungen hier setzen sich bis in den Subarachnoidalraum und die Schädelsinus fort, da Venenklappen funktionell unbedeutend sind. Als Metastasierungsweg sind die Wirbelsäulenplexi wichtig. Eine Endstrecke der venösen Rückenmarkdrainage befindet sich an der Hinterstrangbasis. Gewebsuntergänge durch Abflußstörungen haben hier ihren Schwerpunkt; im Gegensatz zu den arteriellen Durchblutungsstörungen, die die ventralen $\frac{2}{3}$ des Rückenmarkquerschnittes bevorzugen.

### Störungen der Mikrozirkulation

Die Frequenz von Mikrozirkulationsgefäßen (Arteriolen, Kapillaren und Venolen) ist in der grauen Substanz größer als in der weißen. Ultrastrukturelle Studien am Menschen zeigen, daß die perivaskulären Räume um Rückenmarkkapillaren und Venolen wesentlich größer sind als im übrigen Zentralnervensystem; viele von ihnen zeigen eine Ummantelung durch Kollagenfasern. Rückenmarkgefäße sind vergleichsweise selten pathologisch verändert; häufigstes Phänomen ist die *Hyalinose,* intraspinaler Gefäße (s. S. 128) als Begleitphänomen schwerer arteriosklerotischer Allgemeinerkrankung oder auch arterieller Hypertonie, auch die *fibrotische Umwandlung* der Rückenmark- und Meningengefäße kommt vor, bleibt allerdings auch bei schwerer Beteiligung des übrigen Nervensystems vergleichsweise dezent. *Gefäßwandverkalkungen* werden selten gesehen und gehören nicht mit zum Bild der Fahr-Erkrankung (s. S. 139). Die *Pseudoendarteriitis,* die als eine für Pia und Rindenarteriolen typische Erscheinung gilt, beobachteten wir gelegentlich spinal bei Erkrankungen des rheumatoiden Formenkreises, wo sie vor allem die Aufzweigungen der Sulkokommissuralarterien betrifft. Umschriebene oder disseminierte Proliferate der Schwann-Zellen perivaskulärer Nerven, oft im Gebiet der A. sulcocommissuralis alter Individuen, bezeichnet man als Schwannosen; sie sind meist nicht groß genug, um klinische Bedeutung zu haben.

Die spezielle Pathologie häufiger vaskulärer Rückenmarkprozesse beschränkt sich im wesentlichen auf ischämische Infarkte (Myelomalazien), auf sog. vaskuläre und zervikale Myelopathien, auf Infarkte im Zusammenhang mit Gefäßfehlbildungen und auf entzündliche Gefäßerkrankungen.

### Grenzzonenläsionen

Die Versorgung des Rückenmarks aus zwei großen arteriellen Stromgebieten sowie die scheinbare Armut des oberen Thorakalmarkes an radikulären Zuflüssen haben manche Autoren veranlaßt, eine gefäßarme „Wasserscheidenzone" bei $Th_4$ zu fordern und dort eine besondere Infarktvulnerabilität zu suchen (Zülch 1954). Demgegenüber fand Jellinger (1966) in einem Viertel seiner Fälle Vorderwurzelarterien bei $Th_4$; eine Aufstellung der regionalen Infarkthäufigkeit (Corbin 1961) ergibt 40,3% zervikothorakal; 49,3% thorakallumbal; 7,5% mittleres Thorakalmark $T_4$–$T_6$ und 3% im oberen Halsmark; offensichtlich sind die am besten vaskularisierten Segmente des Rückenmarks auch die vulnerabelsten gegenüber Ischämie.

### Akute und subakute ischämische Rückenmarkinfarkte

Syn.: Myelomalazien (Abb. 3.**26a, b**)

**Klinik:** Sie sind selten und ohne Korrelation zu Hirninfarkten. Typisch ist die akut einsetzende Paraparese mit dissoziierter Empfindungsstörung kaudal der Läsion, fakultativ, Blasen- und Mastdarmstörungen. An sich sind Myelomalazien schmerzlos; Schmerzangaben sind insofern nützlich, als sie die ödembedingte Irritation einer Wurzel ankündigen

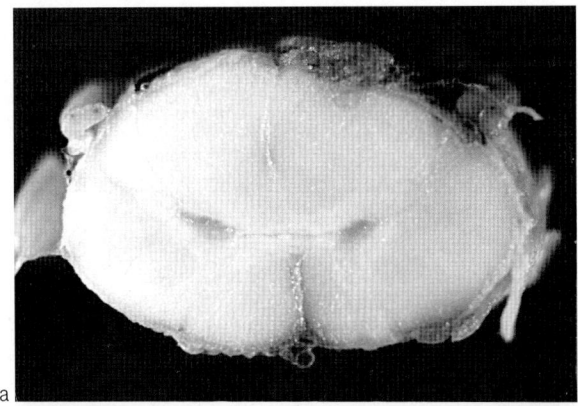

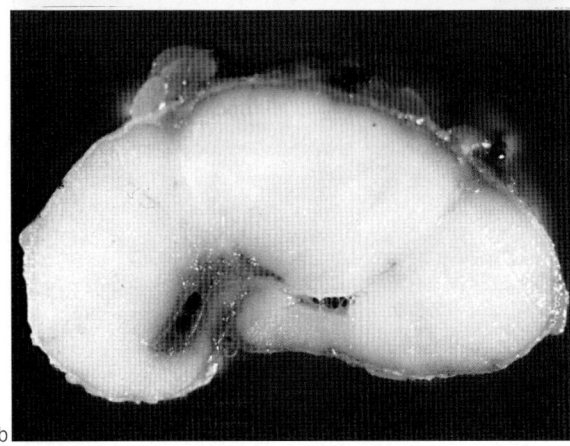

Abb. 3.**26a** Symmetrische, pseudozystisch organisierte, ischämische Vorderhornnekrosen nach Myelomalazie.

Abb. 3.**26b** Nicht mehr frische zervikale Vorderhornnekrosen in pseudozystischer Organisation. Die linke Pseudozystenwand ist bräunlich verfärbt und enthält Eisenablagerungen. Zustand nach zervikaler Myelomalazie. 80jährige Patientin.

(radikuläre Ausbreitung des Schmerzes) und helfen, die Höhe der Rückenmarknekrose zu lokalisieren. Auch ohne radikuläres Syndrom weisen Rücken- und Nackenschmerzen mit Kribbelparästhesien der Hände auf ein zervikales Niveau hin. Innerhalb weniger Stunden etabliert sich oft das Vollbild eines Querschnittsyndroms.

**Makroskopie:** Das Rückenmark ist geschwollen und konsistenzvermindert. Der Arachnoidalsack steht unter Spannung; schneidet man in die Pia-Arachnoidea ein, dann quillt Rückenmarkgewebe hervor. Umschriebene Auflockerungen oder Pseudozysten erscheinen im Rückenmarkquerschnitt.

**Mikroskopie:** Nekrose und pseudozystische Organisation laufen ab wie am Großhirn, allenfalls reaktionsärmer; im Endstadium ist das Rückenmark verschmälert, oft durch kleine ältere Einblutungen bräunlich verfärbt. Besonders wenn das Gebiet der A. spinalis anterior (basales Vorderhorn) betroffen ist, dehnen sich Pseudozysten plurisegmental aus.

**Pathogenese:** Früher waren luetische Arteriitiden häufig, heute sieht man eher traumatische Halswirbelsäulenveränderungen oder andere komprimierende Prozesse.

Selten gelingt es, einen thrombotischen Gefäßverschluß nachzuweisen. Bei schwerer Aortenatheromatose ist der Verschluß von Radikulararterien möglich, ebenso bei Aortiitiden und beim dissezierenden Aortenaneurysma. Thoraxoperationen, die eine längere Abklemmung der Aorta bedingen, disponieren zu postoperativen Myelomalazien. Die tolerierbare intraoperative Verschlußzeit der Aorta wird beim Menschen auf 18 Minuten geschätzt. Bei lange unbehandelter Aortenisthmusstenose sah man früher kaudal der Stenose Myelomalazien, über eine Minderperfusion durch Stealmechanismus entstanden. Wurde die A. spinalis anterior in den Kollateralkreislauf der Aorta mit einbezogen, kam es auch zu Kompressionseffekten durch das aufgeweitete Gefäß.

Dissezierende Aortenaneurysmen verlaufen manchmal larviert und insbesondere schmerzlos. Wenn dabei die das Rückenmark versorgenden Arterien mitbetroffen sind, imponiert allein die akute Paraplegie (Gerber u. Mitarb. 1986). Embolische Myelomalazien sind selten, und zwar

1. infektiös metastatisch,
2. durch Verschleppung atheromatöser Emboli aus der Aorta,
3. durch Verschleppung fibrokartilaginären Materials.

### Arteria-spinalis-anterior-Syndrom

Unter den Myelomalazien am häufigsten, führt das Syndrom über eine akute dissoziierte Empfindungsstörung zu schweren Beinparaparesen und Inkontinenz. Die ventralen ⅔ des Rückenmarks nekrotisieren. Pyramidenbahnen und Tractus spinothalamicus sind neben den Vorderhörnern betroffen. Der Arteria-spinalis-anterior-Verschluß muß jedoch keine Gewebsschäden zur Folge haben, wenn die Kollateralisation ausreicht.

### Arteria-spinalis-posterior-Syndrom

Eine seltene Störung mit Ausfall der Hinterstränge und dorsolateralen Seitenstränge; Nekrosen des hinteren Rückenmarkdrittels verursachen sensible Ausfallerscheinungen. Verschlüsse einer oder beider hinterer Spinalarterien werden auch als Nebenbefund ohne Gewebsuntergänge beobachtet.

Auch der gelegentlich bei älteren Menschen anzutreffende *Verschluß einer Sulkokommissuralarterie* bleibt meist asymptomatisch.

### Venöse Abflußstörungen

Von Fehlbildungssyndromen abgesehen geht es hier um den seltenen Fall der spinalen venösen Thrombose mit hämorrhagischer Infarzierung des Myelons. Klinisch stehen dabei Dorsalgien und ein sich innerhalb von Tagen inszenierendes Querschnittsyndrom im Vordergrund.

## Kompressionsbedingte Myelomalazien

Sieht man vom Trauma ab, stehen epidurale Metastasen an erster Stelle klinischen Interesses. Der meist rasche Verlauf läßt an eine vaskuläre Genese denken, aber Gefäßverschlüsse finden sich nicht. Es ist zu vermuten, daß die Raumforderung das venöse Kompartiment allmählich verbraucht, die schließlich rasch dekompensierende Mikrozirkulation läßt das klinische Syndrom entstehen. Typischerweise finden sich pauci-segmentale in Längsausdehnung bikonische (Ödem-)Nekrosen der dorsalen Zweidrittel des Rückenmarks, Stiftnekrosen der Hinterstrangbasis und streifige Lückenfelder der weißen Substanz (Schneider 1980), erstere oft mit Einblutung.

## Angiodysgenetische nekrotisierende Myelopathie

(Foix-Alajouanine 1926)

Es handelt sich um ein Gefäßmißbildungssyndrom. Arteriovenöse Angiome an der Oberfläche des oberen Lumbalmarks bedingen rezidivierende Mikrozirkulationsstörungen im unterliegenden Rückenmark. Pathologische Gefäße können sich auch im Rückenmark selbst befinden.

**Klinik:** Die unspezifische thorakolumbale Querschnittsymptomatik ist meist chronisch oder schubweise progredient bis hin zur Paraplegie mit Atrophien und Sensibilitätsausfall.

**Makroskopie:** Prominente, manchmal die Rückenmarkoberfläche verdeckende varizenähnliche Gefäßknäuel sind typisch.

**Mikroskopie:** arteriovenöse Angiome mit Mikroblutungen, Eisenablagerungen und mehrzeitigen Infarkten.

**Pathogenese:** Thron u. Mitarb. (1987) vermuten venöse Drainagestörungen bei Gefäßanomalien, die auch die Dura mater mit einbeziehen.

## Intramedulläre Blutungen (Hämatomyelie)

Es handelt sich um im Myelon entstehende Blutungen, die sich entlang der Längsachse des Rückenmarks stiftförmig ausbreiten. Blutungsquellen sind Gefäßmalformationen, pathologische Gefäße in Metastasen sowie Lazerationen.

## Subarachnoidalblutungen

Von Traumafolgen abgesehen sind sie selten, Vincent (1981) beschreibt ein rupturiertes Aneurysma der A. spinalis anterior. Mitunter wandert bei primär intrakraniellen Subarachnoidalblutungen Blut aus der hinteren Schädelgrube in den Duralsack; neben Nackensteifigkeit werden dann lumbalgiforme Beschwerden angegeben.

## Vaskuläre Myelopathien

(Chronisch progrediente zervikothorakale Kreislaufstörungen bei alten Menschen [Ollivier 1837, Jellinger 1962, Neumayer 1967, Schneider 1980], „progressive vaskuläre Myelopathie des hohen Lebensalters").

**Klinik:** Es handelt sich um eine sog. Alterskrankheit; kleinere Rarefikationsnekrosen werden bei immerhin 5% aller über 90jährigen gesehen, ohne daß man weiß, wieweit sie für neurologische Störungen im hohen Alter verantwortlich sind. Die Diagnose wird per exclusionem gestellt. Typisch sind langsam progrediente Paraparesen mit Inkontinenz ohne Enge des Spinalkanals oder sonstiger Kompression. Wenn die Daumenballen bzw. Handmuskulatur betroffen sind, wird die Abgrenzung von der amyotrophen Lateralsklerose (ALS) schwierig.

**Makroskopie:** Auflockerungen und Verfärbungen der Vorderhörner, größere Höhlenbildungen sind eher selten. Zervikothorakale Segmente sind am häufigsten betroffen.

**Mikroskopie:** (Abb. 3.27) Man sieht tendenziell symmetrische Rarefikationsnekrosen im zentralen Vorderhorn; Verlust von Nervenzellen bei sehr geringer Mikrogliareaktion. Der vaskuläre Charakter kommt oft kaum zum Ausdruck; allenfalls mehrzeitige Mikroblutungen mit venösem Stau und ganz vereinzelte Makrophagen lassen die amyotrophe Lateralsklerose (ALS) abgrenzen. Geht die Gewebstextur verloren, ist die Differentialdiagnose einfacher. Allerdings ist gerade die Beurteilung der Textur des zentralen Vorderhorns im Paraffinmaterial schwierig. Die ALS neigt zu symmetrischen Ausfällen, aber auch beide Vorderhörner können bei der vaskulären Myelopathie betroffen sein; symmetrische Pyramidenbahndegeneration sieht man dabei nicht.

**Pathogenese:** Stenosen der segmentalen, das Rückenmark versorgenden Arterien sieht man oft bei Atheromatose der Aorta. Aus den Beobachtungen der Humanpathologie schwer abschätzbar ist die Bedeutung chronischer venöser Stauungen, auf die Schneider (1980) verweist. Indizien für eine venöse Komponente in der Pathogenese finden sich insbesondere bei den geriatrischen Patienten mit erhöhtem intrathorakalem Druck und Cor pulmonale.

## Zervikale Myelopathien

**Klinik:** Radikuläre Syndrome markieren manchmal das betroffene Segmentniveau. Die progrediente paraparetische Gangstörung führt in das Vollbild der Querschnittläsionen. Belastungsabhängige Gangverschlechterung („Claudicatio spinalis") gilt als typisch.

**Makroskopie:** Bräunlich-gelbliche Verfärbungen, mitunter auch erkennbare Höhlen im vorderen Rückenmarksgrau, kommen vor.

# 3 Kreislaufstörungen des Nervensystems

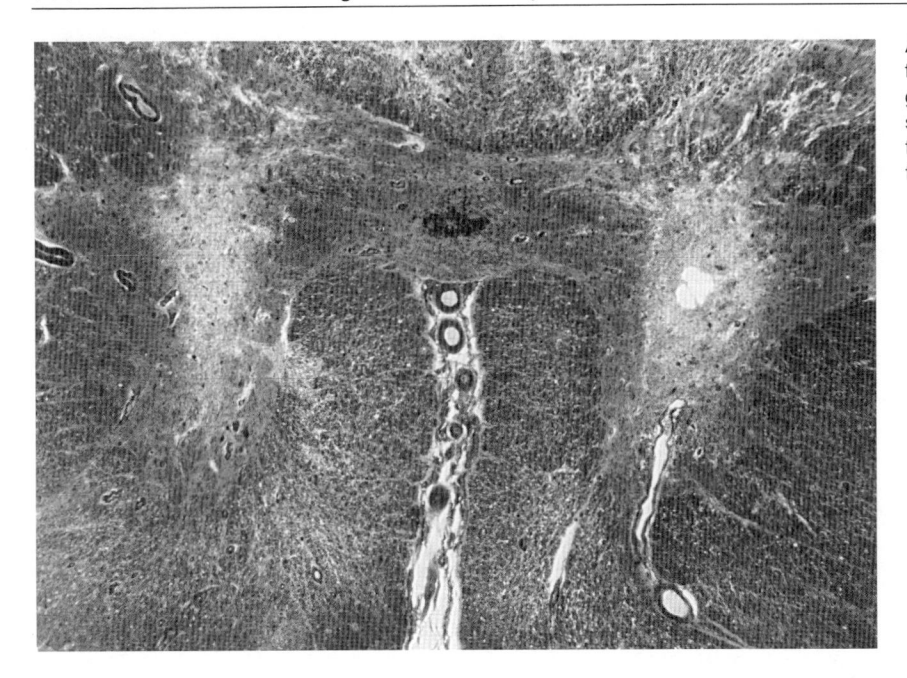

Abb. 3.**27** Reaktionsarme zentrale Vorderhornnekrosen mit geringer Aufhellung der Hinterstrangbasis; vaskuläre Myelopathie bei einer 95jährigen Patientin. HE, Vergrößerung 48×.

**Mikroskopie:** Das Bild ist vielfältiger als bei der vaskulären Myelopathie des höheren Lebensalters; die Seitenstränge können mitbetroffen sein, ebenso wie das laterale und zentrale Vorderhorn; stets findet man reaktionsarme mehrzeitige Nekrosen.

**Pathogenese:** Zervikale Diskusprotrusionen, degenerative HWS-Veränderungen und Mikrotraumen, verstärkt durch eine anlagebedingte Enge des Wirbelkanals, führen durch Kompressionseffekte zur spinalen Kreislaufstörung. Lumbosakrale Stenosen verursachen über eine passagere Kompression der Cauda equina die Claudicatio-Symptomatik (Watanabe u. Parke 1986).

## Heroinmyelopathie

Richter und Rosenberg beschrieben 1968 Querschnittsyndrome bei Heroinabhängigen, in der Folge wurden weitere Fälle veröffentlicht (Übersicht bei Brust 1986). Kurz nach der Injektion kommt es zu akuten Paraparesen mit Harnretention. Mikroskopisch fand man Vorderhornnekrosen auf thorakalem Niveau, zum Teil unter Einbeziehung der ventralen Hinterhörner. Die Läsionen muten vaskulär an, die genaue Pathogenese ist unbekannt.

## Postpoliomyelitische Angiopathie
(Jacob 1953)

Nach längerer Latenz kann sich postpoliomyelitisch eine vaskulär vermittelte, progrediente Degeneration der Vorderhörner einstellen. Man vermutete pathogenetisch eine postpoliomyelitische Angiopathie mit Hyalinose, Wandfibrose und Knäuelbildung.

## Spinale Veränderungen bei Hirntod

Der zervikale Subarachnoidalraum ist ausgefüllt mit nekrotischem raumforderndem Kleinhirngewebe. Folgen sind Kreislaufstörungen, wie sie bei Rückenmarkkompression bekannt sind, mit Entmarkungen und Stiftnekrosen im ventralen Hinterstrang, insofern reaktive Veränderungen noch zum Tragen kommen.

## Literatur

Adamkiewicz, A.: Die Blutgefäße des menschlichen Rückenmarkes. 1. Die Gefäße der Rückenmarkssubstanz. Sitzungsberichte der Akademie der Wissenschaften in Wien. Mathematisch-naturwissenschaftliche Klasse 84 (1881) 469–502

Anagnostopoulos-Schleep, J., H. J. König, K. H. Krähling, B. Heeren: Zur Heredität zerebraler Aneurysmen; eine Familienstudie unter Anwendung der digitalen Subtraktionsangiographie. Akt. Neurol. 12 (1985) 158–160

Archie, J. P., R.W. Feldtman: Critical stenosis of the internal carotid artery. Surgery 89 (1981) 67

Auer, R. N., T. Wieloch, Y. Olsson, B. K. Siesjö: The distribution of hypoglycemic brain damage. Acta neuropathol. 64 (1984) 177–191

Auer, R. N., H. Kalimo, Y. Olsson, B. K. Siesjö: The temporal evolution of hypoglycemic brain damage. II. Light and electron microscopic findings in the rat hippocampus. Acta neuropathol. 67 (1985a) 25–36

Auer, R. N., H. Kalimo, Y. Olsson, T. Wieloch: The dentate gyrus in hypoglycemia. Pathology implicating excitotoxin-mediated neuronal necrosis. Acta neuropathol. 67 (1985b) 279–288

Auer, R., H. Kalimo, Y. Olsson, T. Wieloch: The dentate gyrus in hypoglycemia. Pathology implicating excitotoxin-mediated neuronal necrosis. Acta neuropathol. 67 (1985c) 279–288

Auer, R., H. Kalimo, Y. Olsson, B. Siesjö: The temporal evolution of hypoglycemic brain damage. II. Light and electron microscopic findings in the rat hippocampus. Acta neuropathol. 67 (1985d) 25–36

Baethmann, A., W. Oettinger, W. Rothenfußer, O. Kempski, A. Unterberg, R. Geiger: Brain edema factors – current state with particular reference to plasma constituents and Glutamate. In R. Ferszt: Brain Edema, Pathology, Diagno-

sis and Therapy. J. Cervos-Navarro, Raven Press, New York 1980
Balin, B., R. D. Broadwell, M. Salcman, M. El-Kalliny: Avenues for entry of peripherally administred protein to the central nervous system in mouse, rat, and squirrel monkey. J. comp. Neurol. (Philad.) 251 (1986) 260–280
Barclay, L. L., A. Zemcov, J. Blass, F. H. McDowell: Natural history of multi-infarct dementia (MID). Tenth International Joint Conference on Stroke and Cerebral Circulation (1985)
Basttil, R. W., H. Rinderbriecht, A. Flesher, C. Carmack: Elastase activity: The role of elastase in aortic aneurysm formation. J. Surg. Res. 2 (1982) 214–217
Bellot, J., R. Gherardi, J. Poirier, P. Lacour, G. Debrun, J. Barbizet: Fibromuscular dysplasia of cervico-cephalic arteries with multiple dissections and a carotid-cavernous fistula. A pathological study. Stroke 16 (1985) 255
Benson, D., J. Cummings, S. Tsai: Angular gyrus syndrome simulating Alzheimer's disease. Arch. Neurol. 39 (1982) 616–620
Binswanger, O.: Die Abgrenzungen der allgemeinen progressiven Paralyse. Klin. Wschr. 31 (1894) 1180–1186
Bitoh, S., H. Hasegawa, H. Ohtsuki, J. Obashi, M. Fujiwara, M. Sakurai: Cerebral neoplasms initially presenting with massive intracerebral hemorrhage. Surg. neurol. 22 (1984) 57–62
Bousser, M. G., J. Chiras, J. Bories, P. Castaigne: Cerebral venous thrombosis – a review of 38 cases. Stroke 16 (1985) 199
Bradac, G. B., R. Oberson: Computer tomography and angiography in cases with occlusive disease of supratentorial cerebral vessels. Neuroradiology 19 (1980) 193
Bradac, G. B., A. Kaernbach, D. Bolk-Weischedel, G. A. Fink: Spontaneous dissecting aneurysm of cervical cerebral arteries. Report of six cases and review of the literature. Neuroradiology 21 (1981) 149
Bradac, G. B., R. Ferszt, S. Schoerner: Brain edema around meningeomas; a morphological and NMR study. Neuroradiology 28 (1986)
Braunwald, E.: Heart Disease. Saunders, Philadelphia 1984 (p. 1087)
Brierley, J. B., A. W. Brown: Remarks on the papers by C-D Agardh et al./H. Kalimo et al. Hypoglycemic brain injury I, II. Acta neuropath. 55 (1981) 319–322
Brion, S., G. Pragier, R. Guerin, M. Teitgen: Syndrome de Korsakoff par ramollissement bilateral de fornix. Rev. neurol. 120 (1969) 255–262
Broadwell, R. D., M. Salcman: Expanding the definition of the blood brain barrier to protein. Proc. nat. Acad. Sci. 78 (1981) 7820–7824
Brust, J. C. M.: Stroke and substance abuse. In Barnett, H., B. Stein, J. Mohr, F. Yatsu: Stroke, Pathophysiology, Diagnosis, and Management. Churchill Livingstone, New York 1 (1986) 903
Buddenberg, D., G. Krämer, H. Kempkes, C. H. Hopf: Stauungspapillen als einziges Symptom von Sinus-sagittalis-superior-Thrombosen. Akt. Neurol. 12 (1985) 118–120
Callow, A. D.: Recurrent stenosis after carotid endarterectomy. Arch. Surg. 117 (1982) 1082
Caplan, L.: Vertebrobasilar occlusive disease. In Barnett, H., B. Stein, J. Mohr, F. Yatsu: Stroke, Pathophysiology, Diagnosis, and Management. Churchill Livingstone, New York 1 (1986) 549
Caroscio, J. R., et al.: Subarachnoid hemorrhage secondary to spinal arteriovenous malformation and aneurysm. Arch. Neurol. 37 (1980) 101
Carson, S. N., R. H. Demmling, C. O. Esquivel: Aspirin failure in symptomatic atherosclerotic carotid artery disease. Surgery 90 (1981) 1084
Castaigne, P., F. Lhermitte, A. Buge, R. Escourolle, J. J. Hauw, O. Lyon-Caen: Paramedian thalamic and midbrain infarcts. Ann. Neurol. 10 (1981) 127–148
Cervós-Navarro, J.: Gefäßerkrankungen und Durchblutungsstörungen des Gehirns. In Cervós-Navarro, J., H. Schneider: Pathologie des Nervensystems I, Durchblutungsstörungen und Gefäßerkrankungen des Zentralnervensystems. Springer, Berlin 1980

Cervós-Navarro, J., R. Ferszt: Brain Edema, Pathology, Diagnosis and Therapy; Introduction. Raven Press, New York 1980
Cervós-Navarro, J., U. Christmann, S. Sasaki: An ultrastructural substrate for the resolution of postirradiation brain edema. In Pappius, H. M., W. Feindel: Dynamics of Brain Edema, Springer, Berlin 1976 (pp. 34–43)
Cervós-Navarro, J., F. Matakas, W. Roggendorf, U. Christmann: The morphology of spastic intracerebral arterioles. Neuropathol. appl. Neurobiol. 4 (1978) 369–379
Cervós-Navarro, J., W. Roggendorf, J. Vaquera-Orte: Brain arterioles: Innervation and constriction. In Wilkins, R.: Cerebral Arterial Spasm. Williams & Wilkins, Baltimore 1979 (p. 7)
Chambers, B. R., J. W. Norris: The case against surgery for asymptomatic carotid stenosis. Stroke 15 (1984) 964
Chan, P. H., R. A. Fishman: The role of arachidonic acid in vasogenic brain edema. Fed. Proc. 43 (1984) 210
Chan, P. H., R. A. Fishman: Free fatty acids, oxygen free radicals and membrane alteration in brain ischemia and injury. In Plum, F., W. Pulsinelli: Cerebrovascular Diseases. 14th Research Conference (Williamsburg-Princeton). Raven Press, New York 1985
Chan, P. H., J. W. Schmidley, R. A. Fishman, S. M. Longar: Brain injury, edema, and vascular permeability changes induced by oxygenderived free radicals. Neurology 34 (1984) 315
Churg, A.: Pulmonary angiitis and granulomatosis revisited. Hum. Pathol. 14 (1983) 868–883
Churg, J., L. Strauss: Allergic granulomatosis, allergic angiitis and periarteriitis nodosa. Amer. J. Pathol. 27 (1951) 277–301
Clemens, H. J.: Die Venensysteme der menschlichen Wirbelsäule. De Gruyter, Berlin 1961
Collaborative Group for the Study of Stroke in Young Women: Oral contraception and increased risk of cerebral ischemia or thrombosis. New Engl. J. of Med. 288 (1973) 871–878
Conomy, J. P., R. Laureno, W. Masserweh: Transient behavioral syndrome associated with reversible vascular lesions of the fusiform-calcarine region in humans (abstr.) Ann. Neurol. 12 (1982)
Corbin, J. L.: Anatomie et pathologie art rielles de la moelle. Masson, Paris 1961
Correll, J. W., D. O. Quest, D. B. Carpenter: Nonatheromatous lesions of the extracranial cerebral arteries. In Smith, R. R.: Stroke and the Extracranial Vessels. Raven Press, New York 1984 (p. 321)
Costantino, A., V. Vinters: A pathologic correlate of the steal phenomenon in a patient with cerebral arteriovenous malformation. Stroke 17 (1986) 103
Craven, R. S., J. K. French: Isolated angiitis of the central nervous system. Ann. Neurol. 18 (1985) 263–265
Csanda, E., O. Major, S. Komoly: Presence of myelin breakdown products in cervical lymph nodes after 90Y implantation into the brain. In Cervós-Navarro, J., R. Ferszt: Stroke and Microcirculation. Raven Press, New York 1987 (in Druck)
DeJong, R., H. Jtabashi, J. Olson: Memory loss due to hippocampal lesions. Arch. Neurol. 20 (1969) 339–344
DelMaestro, R. F., J. Bjork, K. E. Arfors: Increase in microvascular permeability induced by encymatically generated free radicals. II. Role of superoxide anion radical, hydrogen peroxide, and hydroxyl radical. Microvasc. Res. 22 (1982) 255
Demopoulos, H. B., E. Flamm, M. Seligman, D. Pietronigro: Oxygen free radicals in central nervous system ischemia and trauma. In: Pathology of Oxygen. Academy Press, London 1982 (p. 127)
Derouesne, C.: Cerebral lacunae: A reappraisal. In Bes, A., G. Geraud: Cerveau et hypertension arterielle, Masson, Paris 1984
Dintenfass, L.: Inversion of the Fahreus-Lindquist phenomenon in blood flow through capillaries of the diminishing radius. Nature 215 (1967) 1099–1100
Doczi, T.: The pathogenetic and prognostic significance of bloodbrain barrier damage at the acute stage of aneurysmal

subarachnoid hemorrhage. Clinical and experimental studies. Acta neurochir. 77 (1985) 110–132

Doczi, T., P. Szerdahelyi, F. Joo: 5-Hydroxytryptamine injected intraventricular fails to influence the brain water content. Neurosurgery 15 (1984) 165

Doerr, M., J. Gilsbach, W. Mann, M. Schumacher: Multiple Hirnnervenausfälle und Horner-Syndrom bei extrakraniellem Aneurysma der A. carotis interna. Akt. Neurol. 12 (1985) 161–163

Dolman, C. L.: Microglia. In Davis, R. L., D. L. Robertson: Textbook of Neuropathology, Williams & Wilkins, Baltimore 1985

Doshi, R., G. Neil-Dwyer: A clinicopathological study of patients following a subarachnoid hemorrhage. J. Neurosurg. 52 (1980) 295

Drake, C. G., A. H. Friedman, S. J. Peerless: Posterior fossa arteriovenous malformations. J. Neurosurg. 64 (1986) 1–10

Drury, I., J. Whishnant, W. Garraway: Primary intracerebral hemorrhage: Impact of CT on incidence. Neurology 34 (1984) 653–657

Enomoto, H., H. Goto: Moyamoya disease presenting as intracerebral hemorrhage during pregnancy: Case report and review of the literature. Neurosurgery 20 (1987) 33

Fahr, T.: Apoplexie und Erweichung: Vergleichende statistische Untersuchungen. Verh. dtsch. pathol. Ges. 29. Tagung (1936) 84, Breslau

Fahreus, R., T. Lindquist: The viscosity of blood in narrow capillary tubes. Amer. J. Physiol. 96 (1931) 562–568

Fauci, A. A., B. F. Haynes, P. Katz, S. M. Wolff: Wegeners granulomatosis: prospective clinical and therapeutic experience with 85 patients over 21 years. Ann. intern. Med. 98 (1983) 76–85

Feigin, I.: The mucopolysaccharides of the ground substance in ischemic edema. Brain Edema Proceedings of the Sixth International Symposium, Nov. 7–10, 1984 in Tokyo, ed. Y. Inaba, I. Klatzo, M. Spatz. Springer, Berlin

Ferszt, R., G. B. Bradac, F. Nüssel: Value of MR I in diagnosing Alzheimer versus vascular dementia. In Cervós-Navarro, J., R. Ferszt: Stroke an Microcirculation. Raven Press, New York 1987

Finelli, P., N. Kessimian, P. Bernstein: Cerebral amyloid angiopathy manifesting as recurrent intracerebral hemorrhage. Arch. Neurol. 41 (1984) 330–333

Fisher, C.: Lacunar strokes and infarcts: A review. Neurology 32 (1982) 871–876

Fisher, M., J. Zito: Focal cerebral ischemia distal to a cerebral aneurysm in hereditary hemorrhagic telangiectasia. Stroke 14 (1983) 419

Foix, C., T. Alajouanine: La my lite n crotique subaigue. Rev. Neurol. 2 (1926) 1–42

Folgelholm, R.: Subarachnoid hemorrhage in middle Finland: Incidence, early prognosis and indications for neurosurgical treatment. Stroke 12 (1981) 296

Forfar, J.: A 7-year analysis of hemorrhage in patients on longterm anticoagulant treatment. Brit. Heart J. 42 (1979) 128–132

Fujimaki, T., M. Matsutani, A. Asai, T. Kohno, M. Koike: Cerebral venous thrombosis due to high-altitude polycythemia. J. Neurosurg. 64 (1986) 148–150

Fults, D., D. L. Kelly jr.: Natural history of arteriovenous malformations of the brain. A clinical study. Neurosurgery 15 (1984) 658

Furuse, M., S. Inao, K. Saso, Y. Motegi, N. Kamata: Assessment of brain edema associated with cerebral hemorrhage by nuclear magnetic resonance. Brain Edema Proceedings of the Sixth International Symposium, Nov 7–10, 1984 in Tokyo, ed. Y. Inaba, I. Klatzo, M. Spatz. Springer, Berlin

Gandolfo, C., C. Moretti, D. Dall'Agata, A. Primavera, G. Bursa, C. Loeb: Long-term prognosis of patients with lacunar syndromes. Acta neurol. scand. 74 (1986) 224–229

Garcia, J. H.: Experimental ischemic stroke: A review. Stroke 15 (1984) 5–14

Garcia-Merino, A., J. Giutierez, J. Lopez-Lozano, M. Marquez, F. Lopez, H. Liano: Double lumen dissecting aneurysms of the internal carotid artery in fibromuscular dysplasia: Case report. Stroke 14 (1983) 815

Gautier, M., M. Mohr: Intracranial internal carotid artery disease. Stroke 1 (1986) 337

Gerber, O., E. Heyer, U. Vieux: Painless dissections of the aorta presenting as acute neurologic syndromes. Stroke 17 (1986) 644

Ghajar, J. B. G., F. Plum, T. E. Duffy: Cerebral oxidative metabolism and blood flow during acute hypoglycemia and recovery in unanaesthetised rat. J. Neurochem. 38 (1982) 397–409

Gilbert, J. J., H. V. Vinters: Cerebral amyloid angiopathy: Incidence and complications in the aging brain I. cerebral hemorrhage. Stroke 14 (1983) 915

Goto, K., N. Ishii, H. Fukasawa: Diffuse white matter disease in the geriatric population. Radiology 141 (1981) 687

Graeb, D. A., C. L. Dolman: Radiological and pathological aspects of dural arteriovenous fistulas. J. Neurosurg. 64 (1986) 962–967

Guiraud, B., C. Manelfe, M. Clanet, A. Bonaf, A. Rascol: Un nouveau syndrome angiographique: L'angiographie cerebrale du postpartum. VIII Congress of the European Society of Neuroradiology 1979

Hahm, H., R. Ferszt, J. Müller, J. Cervós-Navarro: Topography of diffus brain-edema. In Cervós-Navarro, J., R. Ferszt: Advances in Neurology, Brain Edema, Pathology, Diagnosis, and Therapy, Raven Press, New York 28 (1980) 299–315

Hakim, A. M., A. Ryder-Cooke, D. Melanson: Sequentiale computerized tomographic appearance of strokes. Stroke 14 (1983) 893–897

Hallenbeck, J., A. Dutka, T. Tanishima, P. Kochanek, K. Kumaroo, C. Thompson, T. Obrenowitch, T. Contreras: Polymorphonuclear leukocyte accumulation in brain regions with low blood flow during the early postischemic period. Stroke 17 (1986) 246

Hamer, J.: Die Okulomotoriusparese bei nicht rupturierten zerebralen Aneurysmen. Akt. Neurol. 8 (1981) 73–75

Handa, H., N. Hashimoto, I. Nagata, F. Hazama: Saccular cerebral aneurysms in rats: A newly developed animal model of the disease. Stroke 14 (1983) 857

Hart, R., J. Lockwood, A. Hakim et al.: Immediate anticoagulation of embolic stroke: Brain hemorrhage and management options. Stroke 15 (1984) 779–789

Hayman, L. A., R. A. Evans, F. O. Bastion, V. C. Hinck: Delayed high dose contrast CT: Identifying patients at risk of massive hemorrhagic infarction. Amer. J. Roentgenol. 136 (1981) 1151

Hazama, F., H. Kataoka, E. Yamada, K. Kayembe, N. Hashimoto, M. Kojima, C. Kim: Early changes of experimentally induced cerebral aneurysms in rats. Amer. J. Pathol. 124 (1986) 399–404

Heiss, W. D.: Flow threshold of functional and morphological damage of brain tissue. Stroke 14 (1983) 329

Heiss, W. D., G. Pawlik, R. Wagner et al.: Functional hypometabolism of noninfarcted brain regions in ischemic stroke. J. cerebr. Blood Flow Metab. 3 (1983) 582

Hertzer, N. R., E. G. Beven, M. T. Modic et al.: Early patency of the carotid artery after endarterectomy: Digital subtraction angiography after 200 operations. Surgery 92 (1982) 1049

Hillbom, M., M. Kaste: Ethanol intoxication: a risk factor for ischemic brain infarction in adolescents and young adults. Stroke 12 (1981) 422

Hirano, A.: Fine structure of edematous encephalopathy. In Cervós-Navarro, J., R. Ferszt: Brain Edema, Advances in Neurology. Raven Press, New York 28 (1980)

Hirano, A.: The organization of the astrocyte-microvascular interface. In Cervós-Navarro, J., R. Ferszt: Stroke and Microcirculation. Raven Press, New York 1987

Hultström, D., M. Forssen, A. Pettersson, C. Tengvar, M. Jarild, Y. Olsson: Vascular permeability in acute triethyltin-induced brain edema studied with FITC-dextrans, sodium fluorescein and horseradish peroxidase as tracers. Acta neurol. scand. 69 (1984) 255–263

Jacob, H.: Poliomyelitisstudien. I. Die postpoliomyelitische Angiopathien als mögliche Grundlage (postpoliomyelitischer Zustandsbilder) und Nachkrankheiten. Dtsch. Z. Nervenheilk. 169 (1953) 340–357

Jacobs, J. M.: Blood barriers in the nervous system studied with horse-radish peroxidase. TINS 3 (1980) 187–189

Jellinger, K.: Zur Orthologie und Pathologie der Rückenmarksdurchblutung. Springer, Berlin 1966

Jellinger, K.: Vascular malformations of the central nervous system: A morphological overview. Neurosurg. Rev. 9 (1986) 177–216
Jeynes, B.: Reactions of granular pericytes in a rabbit cerebrovascular ischemia model. Stroke 16 (1985) 121
Johnson, P. C.: Thickend cerebral cortical capillary basement membranes in diabetes mellitus. Arch. Pathol. Lab. Med. 106 (1982) 214–224
Kalimo, H.: Hypoglycemic brain injury. Acta neuropathol. 50 (1980) 43–50
Kalimo, H., Y. Olson: Effects of severe hypoglycemia on the human brain. Acta neurol. scand. 62 (1980) 345–350
Kalyan-Raman, U., K. Kalman-Rayan: Cerebral amyloid angiopathy causing intracranial hemorrhage. Ann. Neurol. 16 (1984) 321–329
Kase, C. S.: Intracerebral hemorrhage: Non-hypertensive causes. Stroke 17 (1986) 590–595
Kase, C., R. Robinson, R. Stein et al.: Anticoagulant-related intracerebral hemorrhage. Neurology 35 (1985) 943–948
Kase, C., J. Mohr: Supratentorial intracerebral hemorrhage. In: Stroke, Pathophysiological, Diagnosis, and Management, hrsg. von H. Barnett, B. Stein, J. Mohr, F. Yatsu. Churchill Livingstone, New York, Edinburgh, London, Melbourne, 1 (1986) 525
Kase, C., J. Williams, D. Wyatt, J. Mohr: Lobar intracerebral hematomas: Clinical and CT analysis of 22 cases. Neurology 32 (1982) 1146–1150
Kashihara, K., H. Ito, S. Yamamoto, K. Yamano: Roeder's syndrome associated with intracranial internal carotid artery aneurysm. Neurosurgery 20 (1987) 49
Kassell, N. F., T. Sasaki, A. Colohan, G. Nazer: Cerebral vasospasm following aneurysmal subarachnoid hemorrhage. Stroke 16 (1985) 562
Kee, D., J. Wood: Rheology of the cerebral circulation. Neurosurg. 15 (1984) 125–131
Klatzo, I., E. Chui, K. Fujiwara, M. Spatz: Resolution of vasogenic brain edema. In Cervós-Navarro, J., R. Ferszt: Advances in Neurology, Brain Edema, Pathology, Diagnosis, and Therapy. Raven Press, New York 28 (1980) 359–373
Kleinert, R., J. Cervós-Navarro, G. Kleinert, G. Walter, H. Steiner: Cerebral manifestation in Urbach-Wiethe's syndrome – a clinical and pathomorphological study. In Cervós-Navarro, J., R. Ferszt: Stroke and Microcirculation. Raven Press, New York (in Druck)
Koller, R. L.: Recurrent embolic cerebral infarction and anticoagulation. Neurology 32 (1982) 283–285
Kosteljanetz, M.: CSF dynamics and pressure-volume relationships in communicating hydrocephalus. J. Neurosurg. 64 (1986) 45–52
Ladurner, G., E. Jllif, H. Lechner: Clinical factors associated with elementia in ischemic stroke. J. Neurol. Neurochirurg. Psychiat. 45 (1982) 97–107
Lamont, C. M., F. G. Adams: Glue-sniffing as a cause of a positive radio-isotope brain scan. Europ. J. nucl. Med. 7 (1982) 387
Leblanc, R.: The minor leak preceding subarachnoid hemorrhage. J. Neurosurg. 66 (1987) 35–39
Lefkovitz, N. W., U. Roessmann, S. H. Kori: Major cerebral infarction from tumor embolus. Stroke 17 (1986) 555
Lenzi, G. L., R. S. J. Frackowiak, T. Jones: Cerebral oxygen metabolism and blood flow in human cerebral infarction. J. cerebr. Blood Flow Metab. 2 (1982) 321
Levin, S. M., F. K. Sondheimer, J. M. Levin: The contralateral diseased but asymptomatic carotid artery: to operate or not? An update. Amer. J. Surg. 140 (1980) 203
Levinson, S. A., M. B. Close, W. K. Ehrenfeld et al.: Carotid artery of occlusive disease following external cervical irradiation. Arch. Surg. 107 (1973) 395
Lobstein, J.: Traité d'anatomie pathologique, vol. II. Paris 1833
Matsushima, Y., M. Sakurazutsumi, Y. Inaba: Moyamoya disease in children and its surgical treatment. Introduction of a new surgical procedure and its follow-up angiograms. Child's Brain 11 (1984) 155–170
McCollum, C. H., W. G. Wheeler, G. P. Noon, M. E. DeBakey: Aneurysms of the extracranial artery. Amer. J. Surg. 137 (1979) 196

McCormak, W. F., D. B. Rosenfield: Massive brain hemorrhage. A review of 144 cases and an examination of their courses. Stroke 4 (1973) 946
Mies, G., L. Auer, G. Ebhardt, H. Traupe, W. Heiss: Flow and neuronal density in tissue surrounding chronic infarction. Stroke (1983) 22
Mohr, J. P.: Asymptomatic carotid artery disease. Stroke 13 (1982) 431
Mohr, J. P.: Lacunes. In Barnett, H., B. Stein, J. Mohr, F. Yatsu: Stroke, Pathology, Diagnosis and Management. Churchill Livingstone, New York (1986) 475
Mohr, J. P., H. Barnett: Classification of ischemic strokes. In Barnett, H., B. Stein, J. Mohr, F. Yatsu: Stroke, Pathophysiology, Diagnosis, and Management, Churchill Livingstone, New York 1 (1986) 281
Mohr, J., C. Kase, R. Adam: Cerebrovascular disorders. In Petersdorf, R.: Harrison's Principles of Internal Medicin. McGraw-Hill, New York 10 (1983) 2028–2060
Mohr, G., G. Ferguson, M. Khan, D. Mallow, R. Watts, B. Benoit, B. Weir: Intraventricular hemorrhage from ruptured aneurysm. Retrospective analysis of 91 cases. J. Neurosurg. 58 (1983) 482–487
Mohr, J., L. Caplan, J. Melski et al.: The Harvard cooperative stroke registry: A prospective registry. Neurology 28 (1978) 754–762
Molinari, G.: Experimental models of ischemic stroke. In Barnett, H., B. Stein, J. Mohr, F. Yatsu: Stroke, Pathophysiological, Diagnosis, and Management, Churchill Livingstone, New York 1 (1986) 57
Morawetz, R., R. B. Karp: Evolution and resolution of intracranial bacterial (myotic) aneuryms. Neurosurgery 15 (1984) 43
Mori, E., M. Tabuchi, A. Yamadori: Lacunar syndrome due to intracerebral hemorrhage. Stroke 16 (1985) 454
Moschcowitz, E.: An acute febrile pleiochromic anemia with hyaline thrombosis fo the terminal arterioles and capillaries. Arch. intern. Med. 36 (1925) 89–93
Murphy, M.: Progressive vascular changes in Moyamoya syndrome. Stroke 11 (1986) 656
Nagasawa, S., H. Handa, Y. Naruo, K. Moritake, K. Hayashi: Experimental cerebral vasospasm, arterial wall mechanics and connective tissue composition. Stroke 13 (1982) 595
Nakagawa, Y., J. Cervós-Navarro, J. Artigas: Tracer study on a paracellular route in experimental hydrocephalus. Acta neuropathol. 65 (1985) 247–254
Nakamura, T., K. Ohata, K. Kurose, Y. Inoue, K. Tsuda, K. Tanaka, Y. Matsuoka, M. Maeda, Y. Fu, S. Nishimura: Brain edema and neurologic function. Brain Edema Proceedings of the Sixth International Symposium, Nov 7–10, 1984 in Tokyo, ed. Y. Inaba, I. Klatzo, M. Spatz. Springer, Berlin
Nedergaard, M., J. Astrup, L. Klinken: Cell density and cortex thickness in the border zone surrounding old infarcts in the human brain. Stroke 15 (1984) 1033
Neumayer, E.: Die vaskuläre Myelopathie. Springer, Wien 1967
Neuwelt, E. A., S. Hill, E. Frenkel: Osmotic blood-brain barrier modification and combination chemotherapy: Concurrent tumor regression in areas of barrier opening and progression in brain regions distant to barrier opening. Neurosurgery 15 (1984) 362
Nevander, G., M. Ingvar, R. N. Auer, B. K. Siesjö: epilepticus in well oxygenated rats causes neuronal necrosis. Ann. Neurol. 18 (1985) 281–290
Nichtweiß, M.: Eine reversible tubuläre Stenose bei fibromuskulärer Dysplasie – ein kasuistischer Beitrag. Akt. Neurol. 12 (1985) 115–117
Nilsson, B.: Vasospasm and the pathophysiology of concussive head injury. In Wilkins, R.: Cerebral Arterial Spasm. Williams & Wilkins, Baltimore 1979 (p. 488)
Nishimoto, A., T. Nishiura, F. Momma, T. Murota, M. Suga, Y. Homma, H. Kuyama, S. Nagao: Acute brain swelling caused by stimulation of the reticular fromation of the medulla oblongata. Brain Edema Proceedings of the Sixth International Symposium, Nov. 7–10, 1984 in Tokyo, ed. Y. Inaba, I. Klatzo, M. Spatz. Springer, Berlin

Norrving, B., B. Nilsson, J. E. Olsson: Progression of carotid disease after endarterectomy: A Doppler ultrasound study. Ann. Neurol. 12 (1982) 548

Okamoto, S., H. Handa, N. Toda: Role of intrinsic arachidonate metabolites in the vascular action of erythrocyte breakdown products. Stroke 15 (1984) 60

Ollivier, C. P.: Trait s des maladies de la moelle pini re chez l'homme. Paris 1837. Quelle: Bibliothek der T. H. Aachen

Oltenau-Nube, V., P. Schmiedek, F. Marguth: Die A. occipitalis – A. cerebellaris inferior posterior – Anastomose zur Behandlung der vertebrobasilären Insuffizienz. Akt. Neurol. 10 (1984) 203

Oppenheimer, B. S., A. M. Fishberg: Hypertensive encephalopathy. Arch. Intern. Med. 41 (1928) 264

Ostergaard, J. R., G. Bruun-Petersen, B. O. Kristensen: The C3-F gene in patients with intracranial saccular aneurysms. Acta neurol. scand. 74 (1986) 356–359

ODwyer, J. A., N. Moscow, R. Trevor, W. K. Ehrenfeld, T. H. Newton: Spontanous dissection of the carotid artery. Radiology 137 (1980) 379

Paal, W.: Zerebrale Arteriosklerose. Deutsches Ärzteblatt 80 22 (1983) 29–39

Pantelakis, S.: Un type particulier d'angiopathie sénile du système nerveux central: L'Angiopathie congophile. Dissertation, Genf. Mschr. Psychiat. Nervenkr. 195 (1954) 219

Papo, I., M. Bodosi, T. F. Merei, A. Luongo: Post-subarachnoid hemorrhage hydrocephalus. Neurochirurgie 30 (1984) 159–164

Patrick, B. K., M. Ramirez-Lasepas, B. D. Snyder: Temporal profile of vertebrobasilar territory infarction. Stroke 11 (1980) 643

Peerless, S.: Postoperative cerebral vasospasm without subarachnoid hemorrhage. In Wilkins, R.: Cerebral Arterial Spasm, Williams & Wilkins. Baltimore, London 1979a (p. 496)

Peerless, S., N. Kassell, K. Komatsu, I. Hunter: Cerebral vasospasm: Acute proliferative vasculopathy? II. Morphology. In: Cerebral Arterial Spasm, R. Wilkins, Williams & Wilkins. Baltimore, London 1979b (p. 88)

Persson, N., E. Jewell, S. Griffey: Correlation of carotid plaque morphology with clinical symptoms. Stroke 16 (1985) 146

Powers, W. J., M. Raichle: Positron emission tomography in cerebrovascular disease. In Barnett, H., B. Stein, J. Mohr, F. Yatsu: Stroke, Pathophysiology, Diagnosis, and Management. Churchill Livingstone, New York (1986) 127

Pozzilli, C., G. Lenzi, C. Argentino, A. Carolei, M. Rasura, A. Signore, L. Bozzao, P. Pozzilli: Imaging of leukocytic infiltration in human cerebral infarcts. Stroke 16 (1985) 251

Raish, R. J., J. Hoak: Coagulation and stroke. In Barnett H., B. Stein, J. Mohr, F. Yatsu: Stroke, Pathophysiology, Diagnosis, and Management. Churchill Livingstone, New York 1 (1986) 887

Reske-Nielsen, E., K. Lundbaek: Diabetic encephalopathy: diffuse and focal lesions of the brain in long-termdiabetics. Acta neurol. scand. 39 (1963) 273

Reske-Nielsen, E., et al.: Pathological changes in the central and peripheral nervous system of young long-term diabetics. I. Diabetic encephalopathy. Diabetologia 1 (1965) 233

Reske-Nielsen, E., K. Lundbaek: Pathological changes in the central and peripheral nervous system of young long-term diabetics. II. The spinal cord and peripheral nerves. Diabetologia 4 (1968a) 34

Reske-Nielsen, E., K. Lundbaek: Pathological changes in the central and peripheral nervous system of young long-term diabetics. II. The spinal cord and peripheral nerves. Diabetologia 4 (1968b) 34

Richaud, J., J. Lagarrique, Y. Lazorthes: Les lesions traumatique ferm es de la carotide interna au cou. A propos de 17 cas. Neurochirurgia 26 (1980) 109

Roederer, G. O., Y. E. Langlois, K. A. Jager et al.: The natural history of carotid arterial disease in asymptomatic patients with cervical bruits. Stroke 15 (1984) 605

Roggendorf, W., J. Cervós-Navarro, M. D. Lazarro-Lacalle: Ultrastructure of venules in the cat brain. Tiss. Res. 192 (1978) 461

Rusch, N., D. Chyatte, T. Sundt, P. Vanhoutte: 5-Hydroxytrypamine: Source of activator calcium in human basilar arteries. Stroke 16 (1985) 718

Sahs, A. L.: Preface, p. xvii. In Sahs, A. L., D. W. Nibbelink et al.: Aneurysmal Subarachnoid Hemorrhage. Report of the Cooperative Study. Urban & Schwarzenberg, Baltimore 1981

Sakaki, S., H. Kuwabara, S. Ohta: Biological defence mechanism in the pathogenesis of prolonged cerebral vasospasm in the patients with ruptured intracranial aneurysm. Stroke 17 (1986) 196

Sakel, M.: Neue Behandlungsart Schizophreniker und verwirrter Erregter. Wien. klin. Wschr. 46 (1933) 1372–1373

Sakuta, S.: Blood filtrability in cerebrovascular disorders, with special reference to erythrocyte deformability and ATP content. Stroke 12 (1981) 824–827

Sancesario, G., S. S. Chatterjee, B. Gabard, G. W. Kreutzberg: Pharmacological stimulation of astroglial reaction. In Cervós-Navarro, J., R. Ferszt: Stroke and Microcirculation, Raven Press, New York 1987

Sasahara, M., F. Hazama, H. Kataoka, S. Amano, K. N. Kayembe: Semiquantitative histochemical investigation of lysosomal enzymes in aortic endothelial cells of rats with renal hypertension. Virchows Archiv (cell. path.) 44 (1983) 241–245

Sasaki, S., R. Ferszt, J. Cervós-Navarro: Transendothelial vesicular transport of protein in brain edema induced by ultraviolet irradiation. Acta neuropathol. 3(1978) 207–212

Schlegel, U., T. Hauschild: Livedo racemosa generalisata – zwei Fälle. Akt. Neurol. 12 (1985), 111–114

Schneider, H.: Kreislaufstörungen und Gefäßprozesse des Rückenmarks. In Cervós-Navarro, J., H. Schneider: Pathologie des Nervensystems I, Durchblutungsstörungen und Gefäßerkrankungen des Zentralnervensystems. Springer, Berlin 1980

Schwenk, J., J. Cervós-Navarro, R. Ferszt: Microangiographic changes of the conjunctiva in chronic diabetes mellitus. Clin. Neuropathol. 5 (1986), 128

Scott, S. N., G. K. Sethi, A. H. Bridgman: Perioperative stroke during carotid endarterectomy: The value of intraoperative angiography. J. cardiovasc. Surg. 23 (1982) 353

Sehkar, L. N., R. C. Heros: Origin, growth, and rupture of saccular aneurysms; A review. Neurosurgery 8 (1981) 248–260

Siesjoe, B. K.: Cell damage in the brain: A speculative synthesis. J. Cereb. Blood Flow Metabol. 1 (1981a) 155–185

Siesjö, B.: Cell damage in the brain: A speculative synthesis. J. cerebr. Blood Flow Metabol. 1 (1981b) 155–185

Simonsen, N., H. D. Christiansen, A. Heltberg, J. Marquardsen, H. E. Pedersen, P. S. Sörensen: Long term prognosis after transient ischemic attacks. Acta. neurol. scand. 63 (1981) 156

Smith, M., R. Auer, B. Siesjö: The density and distribution of ischemic brain injury in the rat after 2-10 minutes of forebrain ischemia. Acta neuropathol. 64 (1984) 319–332

Stamm, T., D. Lubach: Die Livedo racemosa generalisata und zerebrale Durchblutungsstörungen. Akt. Neurol. 8 (1981) 59–61

Starr, D., G. Lawrie, G. Morris: Fibromuscular disease of carotid arteries: Long term results of graduated internal dilation. Stroke 12 (1981) 196

Stein, B. M., S. M. Wolpert: Arteriovenous malformations of the brain. I. Current concepts and treatment. Arch. Neurol. 37 (1980a) 1

Stein, B. M., S. M. Wolpert: Arteriovenous malformation of the brain. II. Current concepts and treatment. Arch. Neurol. 37 (1980b) 69

Stimmel, B.: Cardiovascular effects of mod-altering drugs. Raven Press, New York 1979

Strand, T., K. Splund, E. Erikssen, E. Hagg, F. Lithner, P. Q. Wester: A randomized controlled trial of hemodilution therapy in acute ischemic stroke. Stroke 15 (1984) 980–989

Sutton, L. N., W. Kemp, B. Cho, P. M. Joseph, M. P. Stein, T. W. Langfitt: Proton NMR studies of experimental brain edema. In Cervós-Navarro, J., R. Ferszt: Stroke and Microcirculation. Raven Press, New York 1987a

Sutton, L. N., A. C. McLaughlin, W. Kemp, M. D. Sohnall, B. Cho, M. P. Stein, T. W. Langfitt, B. Chance: Effects of increased cerebrospinal fluid pressure upon brain phosphorcreatine and lactate determined by simultaneous 1H and 31P NMR spectroscopy. In Cervós-Navarro, J., R. Ferszt: Stroke and Microcirculation. Raven Press, New York 1987b

Takayasu, M.: Obliterative inflammatory alterations of the brachiocephalic arteries in a young female. Acta Soc. Ophthalmol. Jap. 12 (1908) 554

Thron, A., P. Peiffer, E. Koenig, C. H. Roßberg: Dural vascular anomalies of the spine – an important cause of progressive radiculo-myelopathy. In Cervós-Navarro, J., Brain Microcirculation. Raven Press, New York 1987

Todnem, K., H. Vik-Mo: Cerebral ischemic attacks as a complication of heart disease: the value of echocardiography. Acta neurol. scand. 74 (1986) 323–327

Tomonaga, M.: Cerebral amyloid angiopathy in the elderly. J. Amer. Geriat. Soc. 29 (1981) 151–157

Toole, J. F., A. N. Patel: Zerebro-vaskuläre Störungen. Springer, Berlin 1980

Tsementzis, S., J. S. Gill, E. Hitchcock, J. A. Hartley, S. K. Gill, G. Beevers: Reduced platelet function in subarachnoid hemorrhage. Locksley, H. B.: Natural history of subarachnoid hemorrhage, intracranial aneurysm and arteriovenous malformation. Based on 6368 cases in the cooperative study. Parts I and II. In Sahs, A. L., G. E. Perret, H. B. Locksley, H. Nishioka: Intracranial Aneurysms and Subarachnoidal Hemorrhage. A Cooperative Study. Lippincott, Philadelphia 1969 (p. 37)

Lodder, J.: CT-detected hemorrhagic infarction: Relation with the size of the infarct, and the presence of midline shift. Acta neurol. scand. 70 (1984) 329

Lorenzi, M., et al.: Increased growth hormone response to dopamine infusion in insulin dependent diabetic subjects: indication of possible blood-brain barrier abnormality. J. clin. Invest. 65 (1980) 146

Luria, A. R.: Higher Cortical Functions in Man. Basic Books, New York 1966

Lusby, R. J., L. D. Ferrell, W. K. Ehrenfeld: Carotid plaque hemorrhage. Its role in production of cerebral ischemia. Arch. Surg. 117 (1982) 1479

Malik, G. M., J. E. Pearce, J. I. Ausman, B. Mehta: Dural arteriovenous malformations and intracranial hemorrhage. Neurosurgery 15 (1984) 332

Malin, J., M. Galanski, H. Vogelsang: Isolierte Abduzensparese bei infraklinoidalem Riesenaneurysma der Aorta carotis. Akt. Neurol. 10 (1983) 62–64

Mandybur, S.: J. Neuropathol. exp. Neurol. (N. Y.) 45 (1986) 79–90

Marie, P.: Des foyers lacunaires de désintégration et de différents autres états cavitaires de cerveau. Rev. Med. 21 (1901) 281–298

Marquardsen, J.: Epidemiology of strokes in Europe. In Barnett, H. J. M., B. M. Stein, J. P. Mohr, F. M. Yatsu: Stroke, Pathophysiology, Diagnosis, and Management. Churchill Livingstone New York 1 (1986) 31–43

Mas, J. L., C. Goeau, M. G. Bousser, J. Chiras, J. M. Verret, P. J. Touboul: Spontaneous dissecting aneurysms of the internal carotid and vertebral arteries – two case reports. Stroke 16 (1985) 125

J. Neurosurg. 64 (1986) 907–910

Tsubokawa, T., T. Tsukiyama, H. Ohta, H. Kumakawa: Regional metabolism and circulation at peritumoral edema caused by meningioma and malignant glioma. Brain Edema Proceedings of the Sixth International Symposium, Nov. 7–10, 1984 in Tokyo, ed. Y. Inaba, I. Klatzo, M. Spatz. Springer, Berlin

Ueda, S., A. Saito, S, Inomori, I. Kim: Cavernous angioma of the cauda equina producing subarachnoid hemorrhage. J. Neurosurg. 66 (1987) 134–136

Urbach, E., C. Wiethe: Lipoidosis cutis et mucosae. Virchows Arch. 273 (1929) 285–319

Vincent, F.: Anterior spinal artery aneurysm presenting as a subarachnoid hemorrhage. Stroke 12 (1981) 230

Vinters H., J. Gilbert: Cerebral amyloid angiopathy: Incidence and complications in the aging brain. II. The distribution of amyloid vascular changes. Stroke 14 (1983) 924–928

Wade, J.,V. Hachinski: Multi infarct dementia and hypertension. In Bes, A., C. Geraud: Cerveau et hypertension arterielle, Masson, Paris 1986 (p. 230)

Watanabe, R., W. Parke: Vascular and neural pathology of lumbosacral spinal stenosis. J. Neurosurg. 64 (1986) 64–70

Wattendorff, A., G. Bots, L. Went, L. Endtz: Familial cerebral amyloid angiopathy presenting as recurrent cerebral haemorrhage. J. neurol. Sci. 55 (1982) 121–135

Welch, K. M. A., G. Barkley: Biochemistry and pharmacology of cerebral ischemia. In Barnett, H., B. Stein, J. Mohr, F. Yatsu: Stroke, Pathophysiology, Diagnosis, and Management. Churchill Livingstone, New York 1 (1986) 75

Wiebers, D., B. Mokri: Internal carotid artery dissection after childbirth. Stroke 16 (1985) 956

Wiebers, D. O., J. P. Whisnant, W. M. O'Fallon: The natural history of unruptured aneurysms. New Engl. J. Med. 304 (1981) 696–699

Wiebers, D. O., J. Whisnant, T. M. Sundt, W. M. O'Fallon: The significance of unruptured intracranial saccular aneurysms. J. Neurosurg. 66 (1987) 23–29

Wieloch, T., R. Harris, L. Symon, B. Siesjö: Influence of severe hypoglycemia on brain extracellular calcium and potassium activities, energy and phospholipid metabolism. J. Neurochem. 43 (1984) 160–168

Wiesendanger, M.: Organization of secondary motor areas of cerebral cortex. In Brookhart, J. M., V. B. Mountcastle, V. B. Brooks, S. R. Geiger: Handbook of Physiology, Section 1: The Nervous System, Vol. II: Motor Control, Part 2. American Physiological Society, Bethesda, MD, 1981 (p. 1121)

Winn, H. R., A. E. Richardson, J. A. Jane: The long-term prognosis in untreated cerebral aneurysm: A 10-year evolution of 364 patients. Ann. Neurol. 1 (1977) 358

Wintzen, A., H. DeJonge, E. Loeliger, G. Bots: The risk of intracerebral hemorrhage during oral anticoagulant treatment: A population study. Ann. Neurol. 16 (1984) 553–558

Wolf, P. A., W. Kannel, D. McGee: Prevention of ischemic stroke: Risk factors. In Barnett, H., B. Stein, J. Mohr, F. Yatsu: Stroke, Pathophysiology, Diagnosis, and Management. Churchill Livingstone, New York 1 (1986) 967

Wood, J. H., D. Kee: Hemorheology of the cerebral circulation in stroke. Stroke 16 (1985) 765

Wood, J., D. Kee: Clinical rheology of stroke and hemodilution. In Barnett, H., B. Stein, J. Mohr, F. Yatsu: Stroke, Pathophysiology, Diagnosis, and Management. Churchill Livingstone, New York 1 (1986) 97

Wood, J. H., F. A. Simeone, L. L. Snyder, E. A. Fink, M. A. Golden: Hemodilutional and non-hemodilutional hypervolemia in treatment of focal cerebral ischemia. J. cerebr. Blood Flow Metab. 1 (1981) 178–179

Wood, J., F. Simeone, E. Fink, M. Golden: Hypervolemic hemodilution in experimental focal cerebral ischemia: Elevation of cardiac output, regional cortical blood flow, and ICP after intravascular volume expansion with low molecular weight dextran. J. Neurosurg. 59 (1983) 500–509

Wood, J., F. Simeone, E. Fink, M. Golden: Correlative aspects of hypervolemic hemodilution with low molecular weight dextran after experimental cerebral arterial occlusion. Neurology 34 (1984) 24–34

Yamada, E., F. Hazama, S. Amano, J. Hanakita: Cytochemical investigation on acid phosphatase activity in cerebral arteries in spontaneously hypertension rats. Jap. Circulat. J. 44 (1980) 467–475

Yamada, E., F. Hazama, S. Amano, M. Sasahara, H. Kataoka: Elastase, collagenase and catepsin D activities in the aortas of spontaneously and renal hypertensive rats. Exp. mol. Pathol. 44 (1986) 147–156

Yamashita, M., K. Oka, K. Tanaka: Histopathology of the brain network in Moyamoya disease. Stroke 14 (1983) 50

Yatsu, F. M.: Atherogenesis and stroke. In Barnett, H. J. M., J. P. Mohr, B. M. Stein, F. M. Yatsu: Stroke. Churchill Livingstone, New York 1986

Yoshida, S., S. Inoh, T. Asano et al.: Brain free fatty acids, and mortality in gerbils subjected to transient bilateral ischemia, and effect of barbiturate anesthesia. J. Neurochem. 40 (1983) 1278

Zuelch, K. J.: Cerebrovascular pathology and pathogenesis of a basis of neuroradiological diagnosis. In Diethelm, L., F. Heuck, O. Olsson, F. Strnad, H. Vieten, A. Suppenger: Sonderdruck aus dem Handbuch der Medizinischen Radiologie (Encyclopedia of Medical Radiology), Bd. XIV, Teil 1 A. Springer, Berlin 1981

# 4. Stoffwechselstörungen

*Jorge Cervós-Navarro* und *Hans H. Goebel*

## Einleitung

Bei der Erörterung der angeborenen Störungen des Stoffwechsels stehen als mögliche Ordnungsprinzipien a) die phänotypische Kennzeichnung aus klinischer und genetischer Sicht; b) die Kennzeichnung der Stoffe, deren Metabolismus beeinträchtigt ist; c) die Feststellung eines Enzym- oder Proteinstrukturfehlers und schließlich d) die Feststellung der Wirkspezifität des enzymatischen oder Proteinstrukturfehlers.

Die erste Ebene führte im Laufe der Jahrzehnte zu einer Reihe unsystematischer Einteilungsversuche, bei denen gleichzeitig deskriptiv klinische und anatomopathologische Kriterien angewandt wurden, und die abgegrenzten Krankheitsbilder wurden häufig mit dem Namen der Erstbeschreiber bezeichnet.

Die ersten Einteilungen nach Art der gespeicherten Substanzen waren aufgrund von Befunden konzipiert, die mit vergleichsweise dürftiger Methodik gewonnen waren. Im ZNS kam als weiteres Einteilungsprinzip der ihm eigene lokalisatorische Faktor hinzu. Man unterschied zwischen den Speicherungskrankheiten der Nervenzellen (Neurolipidosen) und denen des Marklagers (Leukodystrophien).

Inzwischen reicht die herkömmliche Einteilung in Krankheiten des Kohlenhydrat-, Eiweiß- und Lipidstoffwechsels sowie des Mineral- und Metallstoffwechsels nicht mehr aus für eine Systematisierung der Stoffwechselkrankheiten. Häufig greift eine Störung im Stoffwechsel einer der genannten Substanzgruppen in den Stoffwechsel von Substanzen anderer Stoffklassen über. So findet man bei manchen Lipidosen eine erhöhte Ausscheidung von Aminosäuren und bei den Mukopolysaccharidosen und Glykoproteinosen eine Störung sowohl des Kohlenhydrat- als auch des Proteinstoffwechsels.

Trotzdem ist aufgrund der noch unvollständigen Erkenntnisse über die Enzymfehler bzw. ihre molekularbiologische Wirkspezifität eine Systematisierung nach der Substanzart, deren Stoffwechsel hauptsächlich beeinträchtigt ist, z. Z. das übersichtlichste Einteilungsprinzip.

## Erkrankungen bei Störungen des Kohlenhydratstoffwechsels

In diesem Abschnitt werden die Stoffwechselstörungen, bei denen Mono-, Oligo- und Polysaccharide unmittelbar beteiligt sind, behandelt. Mono- und Polysaccharide spielen im Energiestoffwechsel eine Hauptrolle. Die Oligosaccharide stellen in Form komplexer Konjugate (Glykoproteine) einen wichtigen Bestandteil des Strukturstoffwechsels dar.

### Hyperglykämie

Die Hyperglykämie kommt sowohl als Hauptbefund beim Diabetes mellitus wie auch als ein Epiphänomen anderer Erkrankungen wie bei Down-Syndrom, Friedreich-Ataxie usw. vor.

### Diabetes mellitus

Die Neuropathologie der Diabetesfolgen und -begleiterkrankungen hat keine charakteristischen morphologischen Befunde erbracht, weder der Art noch der Lokalisation nach.

Neben einer gut umgrenzten und ausführlich beschriebenen *diabetischen Neuropathie* (s. S. 150) gibt es sowohl hyperglykämische Ödembildungen in der akuten Enzephalopathie als auch chronische Enzephalo- und Myelopathien.

Bei der *chronischen Enzephalopathie* findet man in den blinden Patienten eine gliomesenchymale Vernarbung des Chiasmas. Die größeren Arterien zeigen atheromatöse Plaques, die Arteriolen eine ausgeprägte Hyalinose. In mehr als der Hälfte der Fälle fällt die starke Verkalkung der Gefäße im Globus pallidus und Nucleus dentatus des Kleinhirns auf.

Bei der *diabetischen Myelopathie* wurde neben einer meist diskreten Hinterstrangdegeneration eine Entmarkung im Bereich der hinteren Wurzeln und der Wurzeleintrittszone beschrieben sowie degenerative Veränderungen der Vorderhornganglienzellen mit oder ohne Beteiligung der vorderen Wurzeln.

## Prader-Labhart-Willi-Syndrom
Syn.: myatonischer Diabetes

1956 beschrieben Prader u. Mitarb. ein Syndrom, das durch postpartale zerebrale Symptome zusammen mit Störungen anderer Organe charakterisiert ist. Bei einzelnen Patienten wurden unterschiedliche Translokationen im Chromosom 15 nachgewiesen (Mascarello u. Mitarb. 1983).

**Neuropathologie:** Die basalen und die meningealen Hirnarterien weisen auch bei jungen Patienten flache arteriosklerotische Plaques auf. Kleine gefäßabhängige Erweichungen in dem N. caudatus, in der Capsula interna und in der Brücke sowie Fettkörnchenzellen im ganzen Marklager und eine starke Fasergliose im Tractus opticus und in der unteren Olive sowie neuroaxonale Dystrophie im Goll-Kern wurden beobachtet.

## Hypoglykämien

Das hypoglykämische Koma sowie einige Krankheitsbilder unbekannter Ätiologie (leucinsensible Hypoglykämie; Beckwith-Wiedemann-Syndrom) können mit Veränderungen des ZNS einhergehen.

Mehr als 100 Krankheiten können mit einer sekundären Hypoglykämie einhergehen. Dazu gehören Stoffwechselstörungen mit Erhöhung des Blutspiegels bestimmter Kohlenhydrate. Sie können fälschlicherweise als Diabetes diagnostiziert werden und bei einer Behandlung mit Insulin zu einer Hypoglykämie führen.

## Störungen der Atmungskette

Die vielfältigen Subeinheiten der in der Atmungskette involvierten Enzymkomplexe und die Tatsache, daß ein Teil dieser Enzyme von der mitochondrialen und andere von der nuklearen DNA kodiert werden, erschweren die Entschlüsselung der jeweiligen genetischen Enzymopathien.

### Pyruvatdehydrogenasemangel
Syn.: Pyruvatdecarboxylasemangel,
$E_1$-Decarboxylase-Mangel

Je nachdem, ob es sich um schwere Enzymopathien mit komplettem oder nahezu vollständigem Aktivitätsmangel der Pyruvatdehydrogenase, die zu einer hochgradigen Milchsäurekonzentration im Blut führen, oder um geringgradigen Aktivitätsmangel handelt, werden ein *maligner kongenitaler Pyruvatdehydrogenasemangel* und ein *unvollständiger Pyruvatdehydrogenasemangel* (spinozerebellare Degeneration mit Pyruvatdehydrogenasemangel) unterschieden. In der ersten Gruppe führt die exzessive Laktazidose ohne diätetische Behandlung in wenigen Wochen zum Tod durch Atemversagen.

**Neuropathologisch** erkennt man Hypomyelinisierung mit Vakuolisierung und Zystenbildung und Gliose im Marklager von Groß- und Kleinhirn sowie Proliferation der Makroglia in der Hirnrinde. Nervenzellverlust wurde vor allem im Putamen festgestellt (Mikati u. Mitarb. 1985). Proliferation der Gefäßendothelien und Gliose wurden im Putamen, Corpora mamillaria und Dentatum beobachtet.

In etwa 40% der Patienten mit verschiedenen spinozerebellaren Degenerationen findet sich eine Minderung der Pyruvatdehydrogenaseaktivität auf 25 bis 50% der Norm.

## Mitochondriale Enzephalomyopathien

Nachdem Luft u. Mitarb. (1962) den Begriff der mitochondrialen Myopathien abgegrenzt hatten, wurde von Shapira u. Mitarb. (1977) für einen Teil der Krankheitsbilder die Bezeichnung mitochondriale Enzephalomyopathien eingeführt.

Die Zuordnung einzelner Enzymdefekte zu diesen Enzephalomyopathien zeigt, daß hier erst vorläufige Ergebnisse vorliegen und daß z. T. unterschiedliche Enzymdefekte bei ähnlichen Phänotypen und z. T. gleiche Enzymdefekte bei den verschiedenen Krankheitsbildern vorhanden sind.

Die pathologischen Veränderungen im Zentralnervensystem sind bei den Enzephalomyopathien vielfältig. Wegen der Mannigfaltigkeit des Hauptsitzes der Veränderungen erscheint ihre Einordnung in eine gemeinsame Gruppe nicht zweckmäßig. In diesem Abschnitt werden daher nur Syndrome behandelt, bei denen die myopathischen Veränderungen im Vordergrund stehen.

### Kearns-Sayre-Syndrom

Syn.: Ophthalmoplegia plus, okulokraniosomatisches neuromuskuläres Syndrom, Ophthalmoplegie, Retinopathie und zerebrale Symptome, spongiforme Enzephalopathie und Ophthalmoplegie

Das Syndrom wurde zum ersten Mal von Kearns u. Sayre (1958) beschrieben. Drachman führte 1968 den Begriff „Ophthalmoplegia plus" ein. In späteren Arbeiten wurde das Kearns-Sayre-Syndrom sowohl den Mitochondriopathien mit muskulärem als auch denen mit zentralnervösem Schwerpunkt zugerechnet (Schmitt 1982).

**Klinik:** Das Syndrom manifestiert sich vor dem 15. Lebensjahr. Mit wenigen Ausnahmen (Rowland u. Mitarb. 1983) waren alle Fälle sporadisch. Das klassische Krankheitsbild besteht aus Retinitis pigmentosa, externer Ophthalmoplegie und Reizleitungsstörungen des Herzens. Hinzu kommen fakultativ zerebellare Symptome und erhöhte Proteine im Liquor (Di Mauro u. Mitarb. 1985).

**Pathologie:** *Lichtmikroskopisch* finden sich in der Skelettmuskulatur kleinherdige multifokale Degene-

152  4 Stoffwechselstörungen

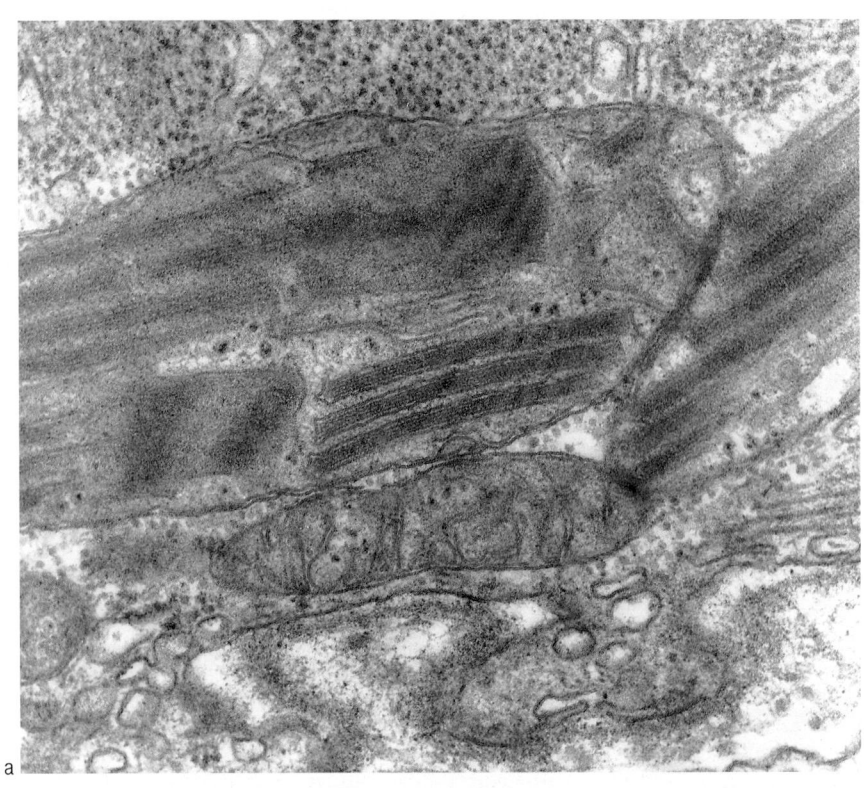

Abb. 4.1 Mitochondriale Myopathie. Muskelzellen. Parakristalline Einschlußkörper in den Riesenmitochondrien.
**a** Typ I × 64 000,
**b** Typ II × 80 000.

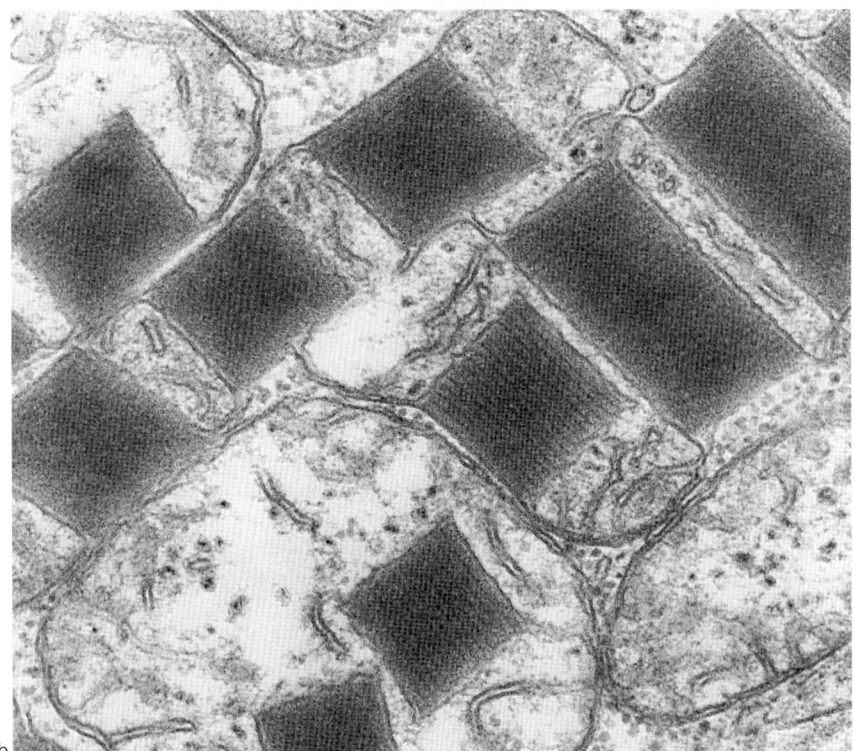

rationsareale mit rißartigen Sarkoplasmastraßen mit rötlich tingierten Granula (ragged red fibers). *Elektronenmikroskopisch* erkennt man in den Ragged red fibers, Riesenmitochondrien mit parakristallinen Einschlußkörperchen (Abb. 4.1) und proliferierter Crista (Egger u. Mitarb. 1981, Ketelsen u. Mitarb. 1982).

**Neuropathologie:** *Lichtmikroskopisch* erkennt man einen Status spongiosus des Marklagers, besonders ausgeprägt im Hirnstamm, mittelgradig in Pallidum und Thalamus und geringgradig in Kaudatum und Putamen. Im Kleinhirn sowie in den Vorder- und Seitenhörnern des Rückenmarks ist ebenfalls ein Status spongiosus vorhanden. *Elektronenmikroskopisch* wurden Mitochondrienveränderungen im Kleinhirn und in der Retina beobachtet. (Adachi u. Mitarb. 1983).

## Mitochondriale Myopathie, Enzephalopathie, Laktatazidose und Schlaganfälle (MELAS)

Das Syndrom wurde von Askanas u. Mitarb. (1978) zunächst beschrieben. Pavlakis u. Mitarb. (1984) führten die Bezeichnung MELAS ein.

**Klinik:** Das Syndrom manifestiert sich zwischen dem 3. und 11. Lebensjahr. Das charakteristische Krankheitsbild besteht in Kleinwuchs, fokalen und/oder generalisierten epileptischen Anfällen und episodischen Lähmungen sowie episodischem Erbrechen, Migräne und kortikaler Blindheit bzw. Hemianopsie. Motorische Störungen können auftreten. Bei zunächst unauffälliger psychischer Entwicklung tritt später häufig eine Demenz auf.

**Pathologie:** *Lichtmikroskopisch* finden sich in der Muskelbiopsie mit der Gomori-Trichromfärbung „Ragged-red-Fasern". *Elektronenmikroskopisch* fand man Aggregate vergrößerter und morphologisch veränderter Mitochondrien. Schwellung der Gefäßendothelzellen und Verdickung der Basalmembran wurden ebenfalls beschrieben (Kobayashi u. Mitarb. 1982).

**Neuropathologie:** Neben multipler Infarkte (Abb. 4.**2**) wurden Verkalkungen in den Basalganglien sowie ein Status spongiosus morphologisch verifiziert.

## Myoklonusepilepsie und „Ragged-red-Fasern", MERRF

Syn.: Ramsay-Hunt-Syndrom, Dyssynergia cerebellaris myoclonica

Das Syndrom konnte, nachdem Tsairis u. Mitarb. (1973) die ersten Fälle mitgeteilt hatten, durch Fukuhara u. Mitarb. (1980) als Sonderform der komplexen Gruppe progressiver Myoklonusepilepsien identifiziert werden. Für einige Autoren entspricht es der von Ramsay-Hunt (1921) beschriebenen Dyssynergia cerebellaris myoclonica (Feit u. Mitarb. 1983).

**Klinik:** Die Symptome manifestieren sich in unterschiedlichem Alter (5. bis 42. Lebensjahr), in der Regel im zweiten Lebensjahrzehnt. Myoklonus und Ataxie stellen die konstanten Symptome dar. Eine familiäre Belastung findet sich in zwei Drittel der Patienten (Rosing u. Mitarb. 1985).

**Neuropathologie:** *Makroskopisch* erkannte Fukuhara (1983) in einem Fall eine Kleinhirnatrophie.

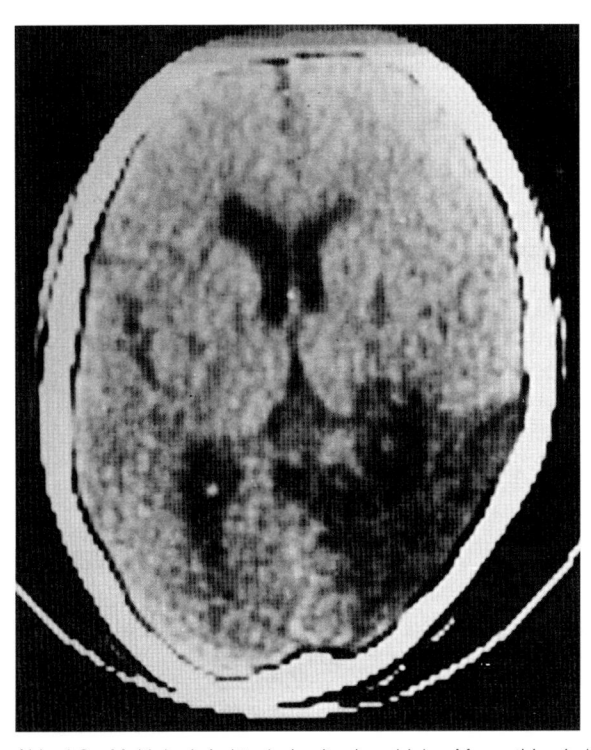

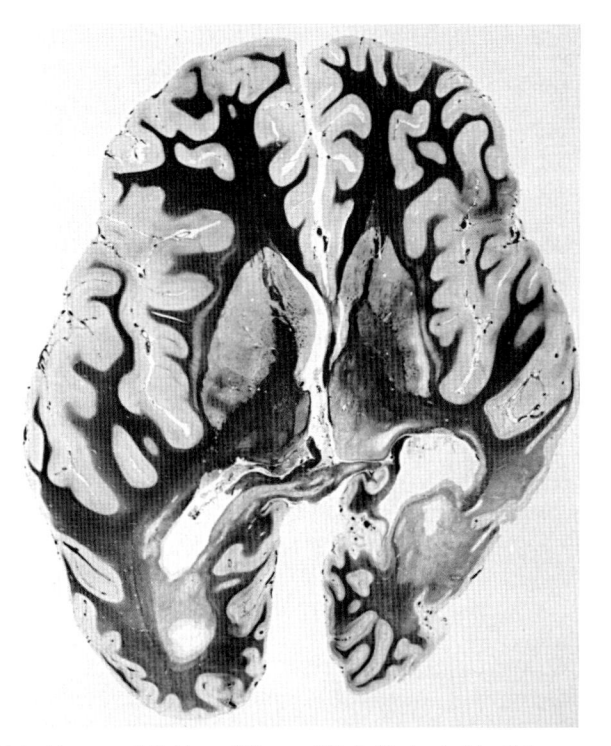

Abb. 4.**2** Multiple Infarkte bei mitochondrialer Myopathie, Laktatazidose und Schlaganfällen. a CT; b Markscheidenfärbung: Heidenhain-Woelcke.

*Lichtmikroskopisch* findet sich ein Status spongiosus in der Hirnrinde, gelegentlich auch subkortikal. Alle Fälle zeigten Nervenzellverlust am Nucleus dentatus mit Gliose, die auch im Pedunculus cerebellaris superior feststellbar war. Im Rückenmark fand sich eine Degeneration der hinteren Stränge und der spinozerebellaren Bahnen.

## Glykoproteinosen

Syn.: Oligosaccharidosen

Glykoproteine oder deren partielle Abbauprodukte, Oligosaccharide, kommen intrazellulär, in Plasmamembranen und extrazellulär weitläufig vor. Sie werden vorwiegend intralysosomal abgebaut.

Bei der autosomal-rezessiven Glykoproteinose werden infolge individueller Enzymdefekte Oligosaccharide und Glykopeptide/Glykoproteine intralysosomal gespeichert. Zu ihnen gehören die Aspartylglykosaminurie, die Mannosidose, die Fukosidose, die Sialiloligosaccharidose oder Mukolipidose I (s. S. 160), die Sialurie sowie die vorwiegend, aber nicht ausschließlich in Finnland vorkommende Salla-Krankheit (Baumkötter u. Mitarb. 1985, Wolburg-Buchholz u. Mitarb. 1985). Bei den einzelnen Krankheiten scheiden die Patienten verschiedenartige Oligosaccharide im Urin aus.

Aspekte der $G_{M1}$-Gangliosidosen (s. S. 191) sowie der Sandhoffschen $G_{M2}$-Gangliosidose (s. S. 182) lassen sich ebenfalls unter den Glykoproteinen subsumieren. Diese Krankheiten werden jedoch unter den Störungen des Lipidstoffwechsels erörtert.

## N-Aspartyl-β-Glukoaminidase-Mangel

Syn.: Aspartylglykosaminurie

In mental retardierten Finnen entdeckte Palo (1967) einen Patienten, der im Harn eine Substanz ausschied, die Jenner u. Pollitt (1967) in zwei ähnlichen Fällen in England als 2-Acetamido-1-N-4-L-Aspartyl-2-deoxy-β-D-Glukopiromylanine identifizierten.

**Klinik:** Schon in der Kindheit wird eine psychomotorische Retardierung erkennbar. Grobe Gesichtszüge und rekurrierende Infektionen stellen die Hauptsymptome dar. Psychotische Symptome sind häufig, und in einigen Patienten kommen gastrointestinale Störungen mit Hepatomegalie und Zeichen einer Kardiopathie vor. Das Krankheitsbild zeigt einen progressiven Verlauf, und die Patienten sterben in der Regel vor dem 40. Lebensjahr (Pollitt 1981). Stationäre und leichte Fälle im hohen Alter wurden gelegentlich beschrieben (Borud u. Mitarb. 1978).

**Pathologie:** Die Leber ist vergrößert und hat eine abnorme helle Verfärbung. In den Mitralklappen erkennt man noduläre Vergrößerungen. *Lichtmikroskopisch* zeigen praktisch alle Hepatozyten eine große zentrale Vakuole, um die sich das Zytoplasma und der abgeplattete Kern anordnen. Eine deutliche Vakuolisierung weisen auch die mesenchymalen Zellelemente auf. *Elektronenmikroskopisch* erscheinen die Vakuolen von einer Membrane umgeben. Sie beinhalten feingranuläres Material mit vereinzelten dunklen Lipidtropfen und häufig konzentrischen membranösen Gebilden.

**Neuropathologie:** *Makroskopisch* erkennt man meistens eine Atrophie der Großhirnwindungen. *Lichtmikroskopisch* erkennt man in der Hirnrinde, in den Stammganglien und im Thalamus eine Ballonierung nahezu sämtlicher Nervenzellen. Das Pallidum ist stärker betroffen und zeigt einen Neuronenverlust. In der Kleinhirnrinde gibt es einen diffusen Verlust an Purkinje-Zellen.

*Elektronenmikroskopisch* erkennt man im Zytoplasma der Nervenzellen helle Vakuolen, die jedoch kleiner und weniger zahlreich sind als diejenigen der Hepatozyten. In einem Teil der Nervenzellen überwiegen elektronendichte Zytosomen, die aus membranumgebenden Konglomeraten von granulärem Material und elektronendichten Lipidtropfen bestehen. Die Einschlüsse kommen auch im Zytoplasma von Makrophagen vor. Die Endothelzellen der Kapillaren, vor allem die Perizyten, sind häufig mit hellen Vakuolen durchsetzt.

## Mannosidose

1967 beschrieb Oeckerman ein neues Krankheitsbild mit Merkmalen, die einem Hurler-Syndrom (s. S. 158) ähnelten, aber mit Unterschieden sowohl in den enzymatischen Defekten als auch in der Art der gespeicherten Substanz, die als Mannose identifiziert wurde. Inzwischen wurde neben der herkömmlichen Mannosidose I, die auf einem Defekt der α-Mannosidase beruht, ein β-Mannosidase-Mangel bei Ziegen beschrieben.

## Mannosidose

Syn.: α-Mannosidase-Mangel

**Klinik:** Der Phänotyp der betroffenen Kinder ähnelt oberflächlich einem Morbus Sanfilippo. Im Unterschied zu den Mukopolysaccharidosen ist die Harnausscheidung saurer Mukopolysaccharide normal. Demgegenüber lassen sich große Mengen mannosereicher Oligosaccharide, gelegentlich auch Glykosamine im Harn nachweisen.

Das Leiden manifestiert sich im 1. bis 3. Lebensjahr mit psychomotorischer Retardierung, insbesondere mit einer Verzögerung der Sprachentwicklung. Weitere Symptome sind Schwerhörigkeit, Katarakt, Hepatomegalie, Hernien, seltener Makrozephalie, partielle Kraniosynostose, Zahnfleischhypertrophie und rezidivierende Atemwegsinfekte. Ein Teil der Patienten starb vor dem 5. Lebensjahr. Andere Patienten wurden über 30 Jahre alt (Lott u. Daniel 1981).

**Pathologie:** *Lichtmikroskopisch* erkennt man im Zytoplasma von Hepatozyten und Kupfer-Sternzellen feine Vakuolen, die sich weder mit HE noch mit PAS oder Alzianblau anfärben. Im Knochenmark finden sich große, grob vakuolisierte, mit abnormen Granulationen durchsetzte Speicherzellen. Das Zytoplasma der Lymphozyten ist grob vakuolisiert. In Leukozyten und Fibroblasten fehlt die Aktivität der sauren α-Mannosidase.

*Elektronenmikroskopisch* erscheint der Inhalt der Vakuolen weitgehend dielektronisch mit locker angeordnetem retikulärem, granulärem Material.

**Neuropathologie:** *Makroskopisch* zeigt das Gehirn keine Veränderungen, aber eine leichte bis stärkere Gewichtszunahme.

*Lichtmikroskopisch* fällt eine Auftreibung des Zytoplasmas sämtlicher Nervenzellen auf, sowohl in der Hirnrinde als auch in Hirnstamm und Rückenmark. Die Veränderungen der Basalganglien sind in den großen Nervenzellen sehr ausgeprägt und wenig auffällig in den kleinen. Bei den herkömmlichen Färbemethoden einschließlich Fett und PAS lassen sich die Vakuolen nicht färben. Bei nicht fixiertem Hirngewebe wird ein Teil des Speichermaterials bei Anwendung der Kjellman-PAS-Technik sichtbar.

*Elektronenmikroskopisch* erkennt man in der Hirnrinde dielektronische Vakuolen sowohl in den Nervenzellen als auch in den Astrozyten, Endothelzellen und Perizyten, während die Oligodendrogliazellen vakuolenfrei sind. In den Nervenzellen können die Vakuolen bis zu 2 µm Durchmesser erreichen. Sie enthalten ein feines retikuläres Material und gelegentlich kleine Lipidtropfen. Die Vorderhornzellen des Rückenmarks sowie die Nervenzellen der spinalen und sympathischen Ganglien sind besonders reich an Vakuolen.

## *Fukosidose*

1966 beschrieben Durand u. Mitarb. eine neue Form einer Speicherkrankheit, die wegen der hohen Fukosemengen in allen Geweben als Fukosidose bezeichnet wurde. Van Hoof und Hers (1968) stellten ein vollständiges Fehlen der $α_2$-Fukosidase bei den Patienten fest.

**Klinik:** Bei der *schweren Form* (Typ I) handelt es sich um einen rasch fortschreitenden neurodegenerativen Prozeß, der im Säuglingsalter beginnt und innerhalb weniger Jahre zum geistigen und motorischen Verfall führt. Die Kinder sterben im Zustand einer Dezerebrationsstarre an interkurrenten Infekten zwischen dem 5. und 6. Lebensjahr. Akutere Verläufe können schon mit 2 Jahren zum Tode führen.

Patienten mit der *leichten Form* (Typ II) werden im 2. Lebensjahr durch eine Verzögerung der psychomotorischen Entwicklung auffällig. Dann gehen erworbene Fähigkeiten verloren bis zur schweren Demenz im Alter von etwa 6 Jahren. Es entwickelt sich eine spastische Tetraplegie. Krampfanfälle bzw. Myoklonien können auftreten. Der Verlauf ist relativ langsam, und die Patienten können bis in das 3. Lebensjahrzehnt überleben.

**Pathologie:** *Lichtmikroskopisch* erkennt man intrazytoplasmatisches Speichermaterial in fast allen Organen und Geweben. *Elektronenmikroskopisch* findet man im Zytoplasma der Leberzellen große helle Vakuolen bis zu 10 µm Durchmesser mit spärlichem feingranulärem Inhalt, die gelegentlich konzentrische lamelläre Strukturen beinhalten.

**Neuropathologie:** *Lichtmikroskopisch* findet man eine Verminderung der Neuronenzahl in der Hirnrinde, im Neostriatum, Thalamus, Hypothalamus und Kleinhirn. Die verbleibenden Nervenzellen weisen alle eine Ballonierung des Zytoplasmas auf, das optisch leer scheint. Die Astrozyten, Oligodendrogliazellen und Endothelzellen beteiligen sich auch an der Speicherung. Um die Gefäße der Hirnrinde, des Marklagers und des Pallidums findet man Ansammlungen von sudanophilen Lipidgranula. Im subkortikalen Marklager erkennt man einen Status spongiosus und eine starke Gliose mit Rosenthal-Fasern (Larbrisseau u. Mitarb. 1980). Im peripheren Nerv sieht man granuläre Einschlüsse in den Schwann-Zellen und gelegentlich im Endoneurium.

*Elektronenmikroskopisch* findet man in den Nervenzellen, Astrozyten und Gefäßendothelien membranöse Zytoplasmakörper und pleomorphe Einschlüsse (Sovik u. Mitarb. 1980, Ikeda u. Mitarb. 1984). Im peripheren Nerv erkennt man eine mäßige Entmarkung und in den Schwann-Zellen helle Vakuolen und Einschlüsse mit dichten lamellären Strukturen (Porfiri u. Mitarb. 1981).

## Salla-Krankheit

Bei einem bisher nicht bekannten Enzymdefekt besteht eine vermehrte Ausscheidung und Speicherung von Neuraminsäure (Renlund u. Mitarb. 1983) möglicherweise infolge einer Transportstörung (Baumkötter u. Mitarb. 1985).

Die infolge des entsprechenden Enzymdefektes auftretende Speicherung führt zu einer Vakuolisierung der Lysosomen, die sich vor allem in mesenchymalen Zellelementen, diagnostisch besonders in Lymphozyten und in der Haut (Abb. 4.**3**) bemerkbar macht. Membranöse lysosomale Körperchen lassen sich auch gelegentlich nachweisen, so bei der Fukosidose in Leberzellen (Sovik u. Mitarb. 1980, Ikeda u. Mitarb. 1984).

**Neuropathologisch** finden sich in Nervenzellen membranöse Einschlüsse und Vakuolisierung lysosomaler Elemente in den Schwann-Zellen (Abb. 4.**4**).

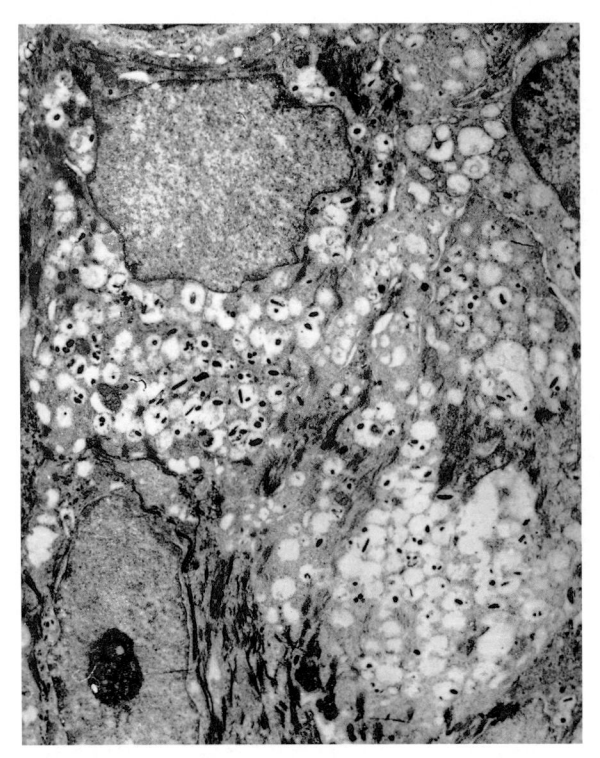

Abb. 4.3  Salla-Krankheit. Vakuolisierung in Epidermiszellen, × 6000.

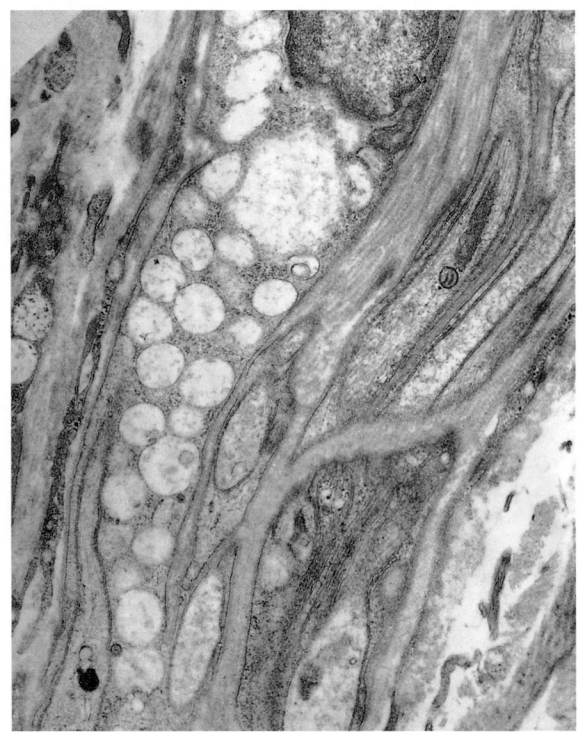

Abb. 4.4  Salla-Krankheit. Multiple, membranbegrenzte Vakuolen in einer Schwann-Zelle, × 18 200.

## Polysaccharidosen

Polysaccharide sind Kohlenhydrate, die mehr als 10 Monosaccharide enthalten.

Für den Energiestoffwechsel der Vertebraten stellt das Homopolysaccharid Glykogen das Reservekohlenhydrat dar, das für die Blutzuckerregulation von besonderer Wichtigkeit ist. Bei bestimmten Enzymopathien treten abnorme Polysaccharide auf, die normalerweise nur bei Pflanzen (Amylopektin bei der Glykogenese IV) oder in der Bakterienwand (Grenzdextrin bei der Glykogenose III) vorkommen.

## Glykogenosen

Unter den Glykogenosen faßt man eine Gruppe von Stoffwechselstörungen zusammen, deren gemeinsames Merkmal eine abnorme Speicherung von Glykogen in verschiedenen Körpergeweben oder die Bildung eines abnormen Glykogens ist. Aufgrund des bevorzugten Befalls der Skelettmuskulatur werden die einzelnen Typen in dem entsprechenden Abschnitt behandelt.

Für das Nervensystem sind die Glykogenosen der Typen II, IV und VIII von Bedeutung, obgleich durch sekundäre Hypoglykämie (s. S. 151) Hirnschäden auch bei den anderen Glykogenosen vorkommen können. Darüber hinaus wurde in seltenen Fällen eine Mitbeteiligung des ZNS bei anderen Glykogenosen festgestellt.

**Neuropathologie:** In einem Teil der Fälle ist die Speicherung von Glykogen in Nerven- und Gliazellen lediglich ein begleitendes Phänomen. In den Fällen mit einem milden Verlauf ist die zentralnervöse Beteiligung an der Speicherung von entscheidender pathoplastischer Bedeutung.

*Lichtmikroskopisch* zeigt sich das Zytoplasma der an der Speicherung beteiligten Zellen bei HE- und Nissl-Färbung von kleineren und größeren Hohlräumen, die sich positiv mit Bestcarmin (Rot), Bauer-Feulgen (Himmelbau) und PAS (Purpurrot) anfärben.

Im Rauten- und Mittelhirn sind die Ursprungskerne der Hirnnerven, N. hypoglossus und N. ambiguus, am stärksten betroffen. Die Ganglienzellen mit abgerundeten, blasigen Zelleibern weisen oft regressive Kernveränderungen auf. Die Glykogenanhäufungen sind im Globus pallidus und Corpus subthalamicus Luysi ebenfalls ausgeprägt.

Im *Rückenmark* zeigen die stark glykogenspeichernden Vorderhornzellen peripher verlagerte Kerne.

Die Zellen der *Spinalganglien* zeigen eine hochgradige Speicherung mit abnormen Aufblähungen und peripheren Kernverlagerungen. In den *peripheren Nerven* findet man Glykogenablagerungen im Plasma der Schwann-Zellen.

## Polyglukosaneinschlüsse im Nervengewebe

Einschlüsse, deren Ultrastruktur auf eine gemeinsame chemische Komposition schließen lassen, sind die Corpora amylacea, die Lafora-Körperchen und die Bielschowsky-Körperchen. Biochemisch handelt es sich bei allen drei Arten von Einlagerungen um Polyglukosane, die aus einem amylopektinartigen Glucosepolymer aufgebaut sind.

## Lafora-Krankheit

Syn.: Progressive Myoklonusepilepsie, Unverricht-Lundborg-Krankheit, Myoklonuskörperkrankheit

Aus der Zahl der mit Myoklonien (blitzartig unregelmäßig auftretende Muskelzuckungen) einhergehenden Erkrankungen wurde am Ende des vorigen Jahrhunderts von Unverricht (1891) ein Krankheitsbild mit Myoklonien und generalisierten Krampfanfällen herausgestellt.

**Klinik:** Die Krankheit tritt familiär, manchmal erblich, selten sporadisch auf und scheint Männer und Frauen gleich zu betreffen. Die Kardinalsymptome sind epileptische Anfälle, Myoklonien und Demenz.

a) *Die rezessive Form nach Unverricht* beginnt zwischen dem 5. und 15. Lebensjahr.

Im Endstadium entwickeln die Patienten eine Spastik, sind bewegungsunfähig und hochgradig dement. Sie sterben meistens 10 bis 15 Jahre nach Krankheitsbeginn an interkurrenten Infektionen.

b) *Die rezessive Form nach Lundborg* ist seltener und kennzeichnet sich durch den späteren Beginn zwischen dem 10. und 25. Lebensjahr und den gutartigen Verlauf. Die Patienten können das 40. und sogar das 50. Lebensjahr erreichen.

c) *Die dominante Form nach Hartung* entspricht klinisch der rezessiven Form von Lundborg und ist nur aufgrund des dominanten Erbganges zu unterscheiden.

**Neuropathologie:** Das *lichtmikroskopisch* kennzeichnende Merkmal der Myoklonusepilepsie ist das Vorkommen von Myoklonuskörperchen im Zentralnervensystem.

Die Myoklonuskörperchen sind rund, haben einen Durchmesser von 1 bis 30 µm und finden sich meist in einer großen Zahl von Ganglienzellen (Abb. 4.5a) oder seltener in ihren Fortsätzen eingelagert. Sie können in der Ein- und Mehrzahl innerhalb einer Zelle vorhanden sein.

In *polarisiertem Licht* geben sie die starke Doppelbrechung eines Sphärokristalles mit negativem Brewster-Kreuz (Abb. 4.5b).

*Elektronenmikroskopisch* erkennt man, daß die lichtmikroskopisch frei im Neuropil erscheinenden Lafora-Körperchen sich innerhalb der Dendriten und Axone befinden, vor allem in den Synapsen. Sie weisen eine granuläre Matrix auf, die fibrilläre Strukturen beinhaltet.

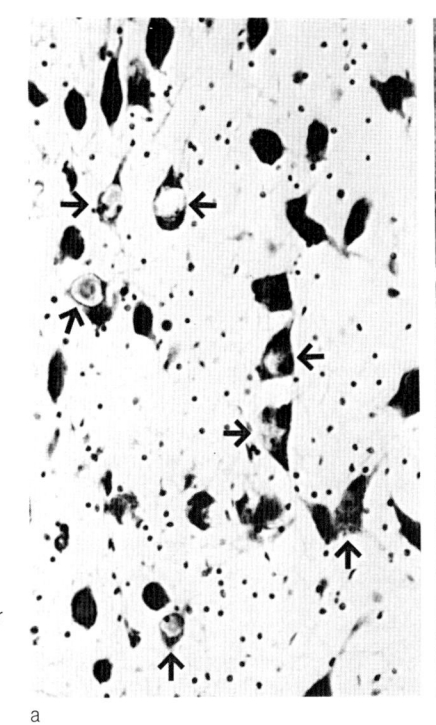

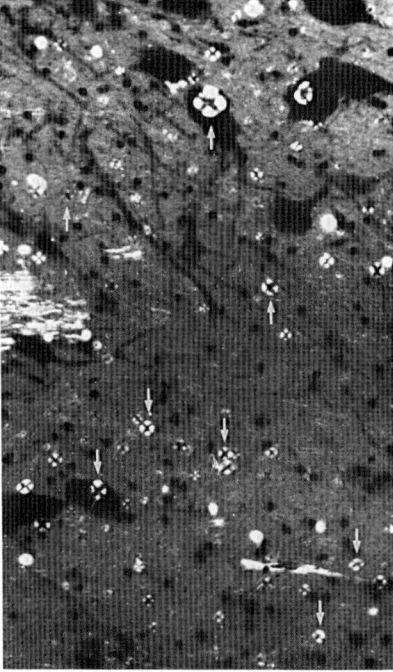

Abb. 4.5 Lafora-Krankheit. **a** Zahlreiche Myoklonuskörperchen bei der Nissl-Färbung, × 400. **b** Bei polarisiertem Licht starke Doppelbrechung der Einschlüsse, × 500.

## Mukopolysaccharidosen

Syn.: Glykosaminglykanosen, Gargoylismus

Mit den Beschreibungen von Hunter (1917) und Hurler (1919) über Kinder mit Skelettdeformitäten, die später summarisch als Dysostosis multiplex bezeichnet wurden, begann die Aufklärung einer Gruppe von Krankheiten, bei denen Mukopolysaccharide im Urin ausgeschieden werden, weshalb sich die Bezeichnung Mukopolysaccharidose (MPS) einbürgerte.

Mukopolysaccharide, die neuerdings auch als Glykosaminoglykane bezeichnet werden, stellen eine Gruppe chemischer Verbindungen dar, die durch repetitive Ketten von Uronsäuren, Glukosamin und Sulfatgruppen gekennzeichnet sind, wobei Dermatansulfat, Keratansulfat und Heparansulfat die pathologisch akkumulierenden Substanzen darstellen. Sie spielen eine zentrale Rolle im Stoffwechsel des Bindegewebes.

### Abgrenzung und Einteilung

Aus dem biochemischen Typ der Mukopolysaccharidurie können bereits Anhaltspunkte für individuelle klinische und biochemische Formen der Mukopolysaccharidosen gewonnen werden. Die einzelnen Mukopolysaccharide werden vor allem intralysosomal durch entsprechende saure Hydrolasen fortschreitend endständig katabolisiert.

Neben den primären Mukopolysaccharidosen, bei denen den Mukopolysaccharidstoffwechsel primär betreffende Enzymdefekte vorliegen, gibt es eine Speicherung von Mukopolysacchariden auch bei anderen lysosomalen Krankheiten wie der $G_{M1}$-Gangliosidose, den multiplen Sulfatasemangel sowie Krankheiten, die teils klinisch, teils röntgenologisch den Mukopolysaccharidosen ähnlich sind, wie die Oligosaccharidosen (s. S. 154f), die Mukolipidosen (s. S. 160) und manche spondyloepiphysealen Dysplasien (Matalon 1983), bei denen jedoch neuropathologische Veränderungen nicht immer assoziiert sind. Aufgrund klinischer und röntgenologischer Befunde wurden zusätzliche Formen, meist mit dem Namen der Erstbeschreiber bezeichnet, heute in Gruppen I–VIII klassifiziert (Matalon 1983; Tab. 4.**1**). Bei entsprechenden klinischen und radiologischen nicht immer spezifischen Befunden können letztlich nur biochemische Untersuchungen zum Problem der krankheitsspezifischen Substratvermehrung einerseits und Nachweis oder Ausschluß eines krankheitsspezifischen Enzymdefektes andererseits das individuelle Krankheitsbild exakt klassifizieren.

**Klinik:** Die Vielzahl klinischer Symptome erlauben nur zum Teil eine klinische Verdachtsdiagnose, zumal der Schweregrad bei den einzelnen Mukopolysaccharidformen erheblich variieren kann, so daß Skelettdeformitäten mit daraus resultierender Vergröberung der Gesichtszüge nur den Verdacht auf eine Mukopolysaccharidose erwecken können. Die

Tabelle 4.**1** Biochemisch-pathogenetische Daten der Mukopolysaccharidosen (nach *Spranger* 1987)

| Form | Enzymdefekt | gespeicherte und im Urin ausgeschiedene Mukopolysaccharide |
|---|---|---|
| MPS I-H | α-L-Iduronidase | Dermatansulfat, Heparansulfat |
| MPS I-S | α-L-Iduronidase | Dermatansulfat |
| MPS-I-H-S | α-L-Iduronidase | Dermatansulfat |
| MPS II | Iduron-Sulfatase | Dermatansulfat, Heparansulfat |
| MPS IIIA | Sulfaminase | Heparansulfat |
| MPS IIIB | α-N-Acetylglucosaminidase | Heparansulfat |
| MPS IIIC | Acetylcoenzym A: α-Glucosaminid-N-Acetyltransferase | Heparansulfat |
| MPS IIID | N-Acetylglucosamin-6-Sulfatase | Heparansulfat |
| MPS IVA | N-Acetylgalaktosamin-6-Sulfatase + Galaktose-6-Sulfatase | Keratansulfat, Chondroitin-6-Sulfat |
| MPS IVB | β-Galaktosidase | Keratansulfat |
| MPS VI | N-Acetyl-Galaktosamin-4-Sulfatase (Arylsulfatase B) | Dermatansulfat |
| MPS VII | β-Glukuronidase | Dermatansulfat, Heparansulfat |

Skelettdeformitäten werden unter dem vorwiegend radiologisch gebrauchten Begriff der Dysostosis multiplex zusammengefaßt, wobei im Röntgenbild pathologische Befunde am Schädel, an der Wirbelsäule und am Thorax erhoben werden können, die dann zu entsprechend komplizierenden Krankheitszeichen führen. Skelettdeformitäten des Kraniums machen sich im Gesicht durch knöcherne Vergrößerung des Hirnschädels, erhebliche Deformierung des Nasenskeletts und der Kiefer bemerkbar, die den Kindern, bei leichteren MPS-Formen auch den Heranwachsenden, das charakteristische Aussehen des Gargoylismus verleihen.

Die Ubiquität des Bindegewebes führt darüber hinaus zu klinischen Symptomen des Herzens, der Leber, der Milz, nicht selten auch der Haut. Bei einzelnen Mukopolysaccharidoseformen, besonders MPS I, II und III treten noch erhebliche neurologische Symptome wie Schwachsinn und psychomotorische Retardierung hinzu. Die Ansammlung von interstitiellen Mukopolysacchariden im Bindegewebe kann gelegentlich zur Ausbildung eines Karpaltunnelsyndroms führen. Wie andere lysosomale Krankheiten sind die MPS fast ausschließlich autosomal-rezessiv vererbbar, lediglich der Typ II ist geschlechtsgebunden vererbt, wobei Patientinnen, die dem Typ-II-Mukopolysaccharidose ähneln, bei genauerer biochemischer Analyse die Multiple-Sulfatase-Defekt-Krankheit (s. S. 178) aufweisen (Matalon 1983).

Da die Mukopolysaccharidosen und ihre klinischen Unterformen durch Defekte lysosomaler Enzyme gekennzeichnet sind, ist die Identifizierung von Überträgern sowie homozygot betroffener Feten in der pränatalen Diagnostik möglich.

**Pathologie:** Ablagerung von Mukopolysacchariden im Bindegewebe macht sich in verdickten Herzklappen und als Karpaltunnelsyndrom bemerkbar. *Lichtmikroskopisch* lassen sich die krankheitsentsprechenden Mukopolysaccharide in Fibroblasten, Gefäßwandzellen, Lymphozyten, Chondrozyten sowie epithelialen Zellen der Leber und der Schweißdrüsen nachweisen. Azurophile Granula in Granulozyten (Alder-Reilly-Anomalie) kennzeichnen manche MPS-Formen, besonders den Typ VI.

*Elektronenmikroskopisch* erkennt man in verschiedenen Zellarten zytoplasmatische Einschlüsse mit hellem, gelegentlich mit flockigem, granulärem oder vesikulärem Inhalt (Abb. 4.**6**).

**Neuropathologie:** In den verdickten Meningen (Abb. 4.**7**) lagern sich Mukopolysaccharide ab, woraus sich ein Hydrozephalus und kompressionsbedingte spinale Myelopathien entwickeln können. Die perivaskulären Räume sind stark fibrosiert (Abb. 4.**8**). Es kommt auch zur intraneuronalen Speicherung mit Ballonierung der Nervenzellen (Abb. 4.**9**). Bei Patienten, die ein höheres Lebensalter erreichen, insbesondere bei der MPS III, kann eine zusätzliche Ablagerung von Lipopigmenten derartig stark ausgeprägt sein, daß sie als neuronale Ceroidlipofuszinose (s. S. 187) imponiert. *Elektronenmikroskopisch* zeigen die Meningen und die Gefäßwandzellen Anhäufung vakuolärer Einschlüsse. Die Nervenzellen beinhalten pleomorphe Zebra- und granulovakuoläre Körper, die konfluieren und größere Konglomerate bilden können (Abb. 4.**10**).

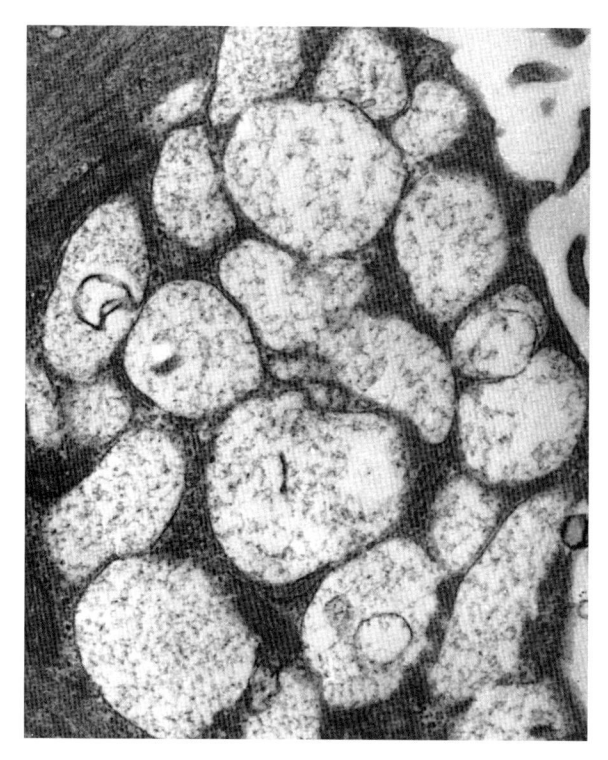

Abb. 4.**6** Mukopolysaccharidose. Lysosomale Vakuolisierung eines Hautfibroblasten, × 49 700.

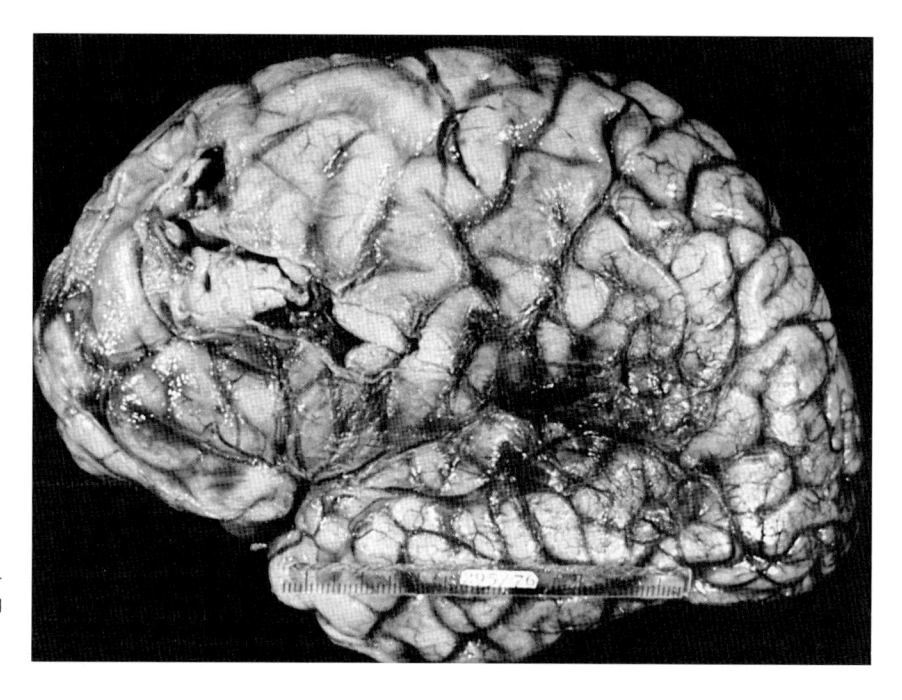

Abb. 4.**7** Mukopolysaccharidose. Deutliche fibröse Verdickung der Leptomeningen, frontoparietal.

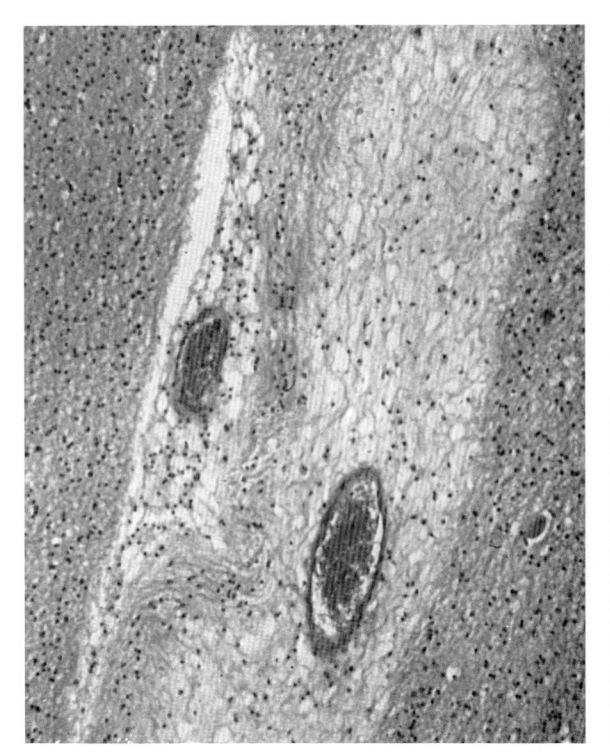

**Abb. 4.8** Mukopolysaccharidose. Ausgeprägte grobnetzige Fibrose im Virchow-Robin-Raum, HE, × 120.

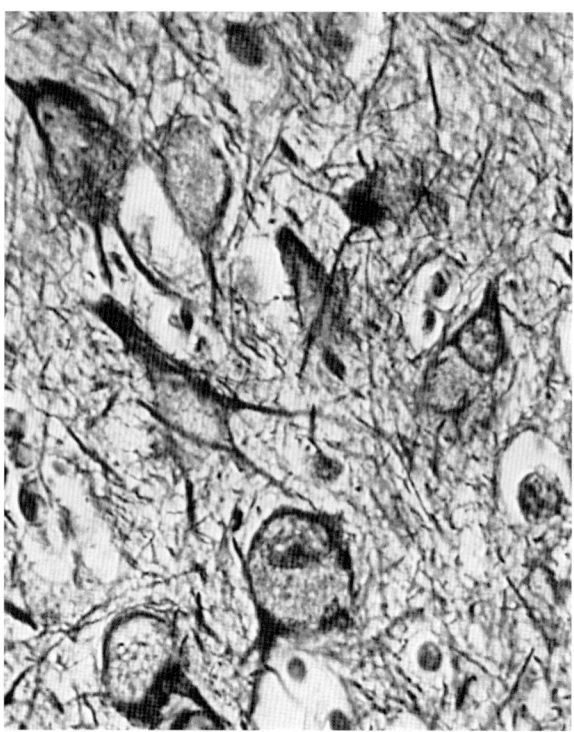

**Abb. 4.9** Mukopolysaccharidose. Aufgetriebene Nervenzellen mit vakuolären Perikaryen bei Imprägnation der Zellperipherie und der neuronalen Fortsätze, DeMyer-Silbertechnik, × 2900.

**Pathogenese:** Der Nachweis intralysosomaler Speicherung von Mukopolysacchariden (van Hoof u. Hers 1964) wiesen die Mukopolysaccharidosen als lysosomale Krankheiten aus. Die krankheitsspezifischen, nicht abbaubaren Mukopolysaccharide, die den Inhalt der aufgetriebenen Lysosomen darstellen, akkumulieren infolge respektiver lysosomaler Enzymdefekte (Tab. 4.2). Die in Granulozyten nachweisbaren azurophilen Granula stellen keine lysosomale Mukopolysaccharidspeicherung dar.

Der unterschiedliche Schweregrad der einzelnen Krankheitsbilder und damit die Dauer der Krankheit sind z. T. auf verschiedene Residualaktivitäten der defekten Hydrolase zurückzuführen. Lediglich die MPS IIIC wird durch den Defekt einer Acetyl-CoA-Alphaglykosaminid-N-Acetyltransferase ausgelöst. Ein breites heterogenes klinisches Spektrum kann nicht nur bei einem einzigen Enzymdefekt beobachtet werden (Roubicek u. Mitarb. 1985), sondern das gleiche klinische Krankheitsbild kann auf verschiedenartige Enzymdefekte zurückgeführt werden. Der gleiche Enzymdefekt der α-L-Iduronidase äußert sich z. B. in unterschiedlichem Ausmaß in den Nervenpopulationen des Gehirns (Watts u. Mitarb. 1986). Unterschiedliche Mutationen der α-L-Iduronidase im entsprechenden, das Enzym mutierenden Gen sind offenbar für die allelen Mutanten Hurler (I-H), Scheie (I-S) und Hurler-Scheie-Formen I-H/S der MPS I verantwortlich.

Mukopolysaccharide haben wahrscheinlich einen hemmenden Effekt auf andere lysosomale Enzyme, insbesondere die β-Galaktosidase, so daß ein assoziierter β-Galaktosidase-Defekt, der selbst nicht separat vererbt wird, für die intralysosomale Bildung von Zebrakörperchen in Nervenzellen bei einzelnen MPS, besonders den Typen I und III, verantwortlich ist (Kint 1984).

## Mukolipidosen

Diese ursprünglich als „Lipomukopolysaccharidosen" (Spranger u. Mitarb. 1968) bezeichneten progressiven neurodegenerativen Krankheiten vereinen Zeichen der Mukopolysaccharidosen und der Sphingolipidosen, eine Mukopolysaccharidurie fehlt jedoch. Sie werden derzeit in die Mukolipidosis (ML) I, II, III und IV eingeteilt, während die der Oligosaccharidosen zugeordneten Fukosidose und Mannosidose sowie die $G_{M1}$-Gangliosidose nicht mehr zu dieser Gruppe gerechnet werden.

## Mukolipidosis I (Sialidose)

Die Bezeichnung Mukolipidosis I wird vielfach mit dem Begriff der „Sialidose" (Cantz 1982) gleichgesetzt, nachdem sich herausstellte, daß Patienten mit ML I an einem lysosomalen Sialidase- oder Neuraminidasemangel leiden.

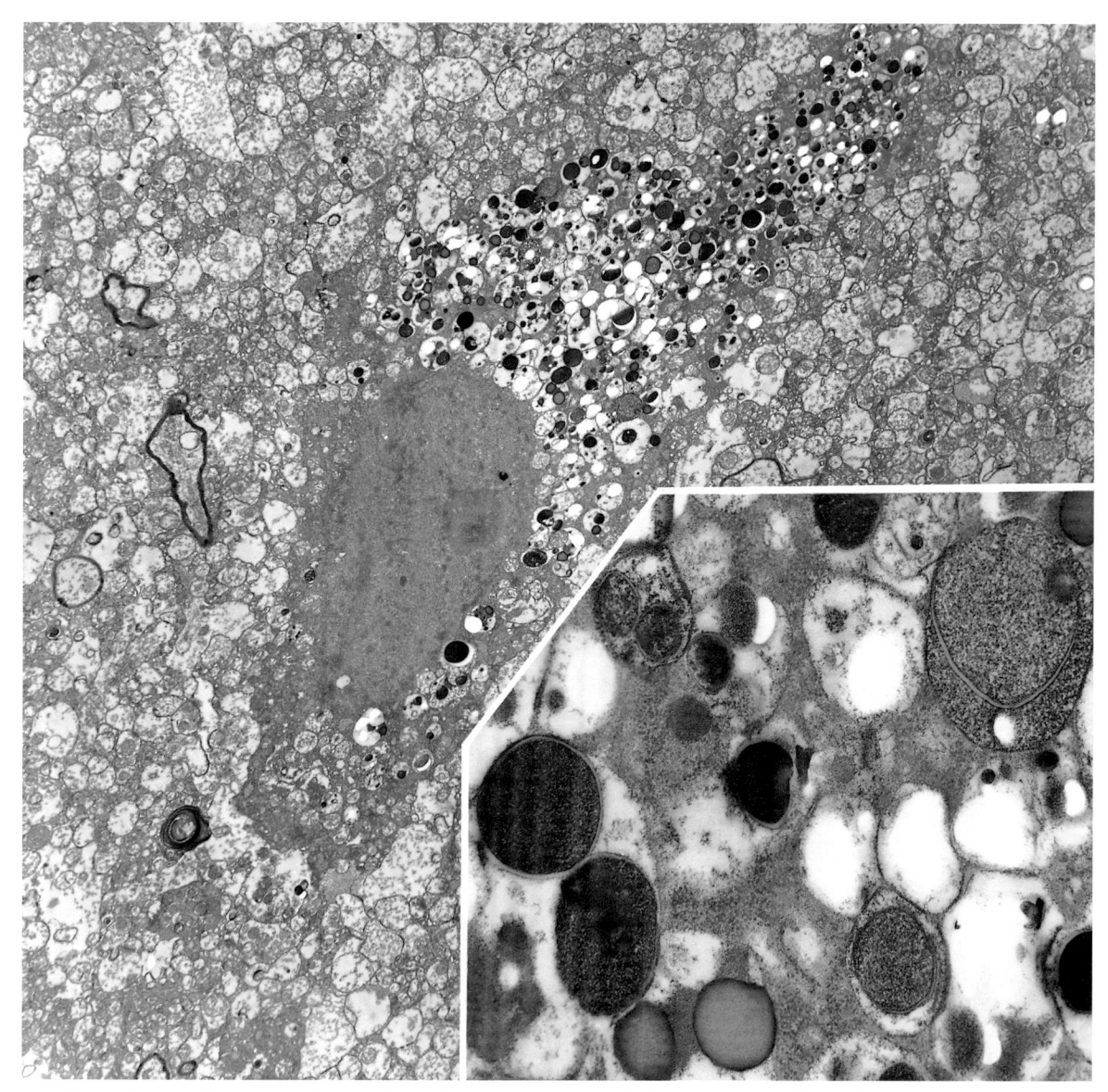

Abb. 4.**10** Nervenzelle der Frontalrinde mit zahlreichen pleomorphen Einschlüssen, × 2800. Inset 24 000fache Vergrößerung.

**Klinik:** Ein *Typ I*, normosomatisch mit einem Krankheitsbeginn zwischen 8 und 15 Jahren, verminderter Sehfähigkeit, einem kirschroten Fleck und normaler Intelligenz, der das „Cherry-red-spot-myoclonus-Syndrom" (Cibis u. Mitarb. 1983), wird von einem *Typ II*, dysmorphisch, abgegrenzt, der als infantile oder juvenile Form phänomenologische und radiologische Befunde aufweist, die an die Mukopolysaccharidose Typ I erinnern. Kelly u. Mitarb. (1981) bezeichnen nur den Typ I als Sialidose und führen den Typ II weiter unter der Bezeichnung Mukolipidosis I.

**Pathologie:** Lysosomale Vakuolen zahlreicher Zelltypen stehen im Vordergrund. Sie sind in Konjunktiva, Haut und Lymphozyten nachzuweisen.

**Neuropathologie:** Im zentralnervösen Gewebe und in der Retina (Cibis u. Mitarb. 1983) finden sich lipidlamelläre Einschlüsse in den Nervenzellen (Amano u. Mitarb. 1983), die im peripheren Nerv sowohl in Nervenfasern (Abb. 4.**11**) als auch in Schwann-Zellen (Abb. 4.**12**) vorkommen (Loonen u. Mitarb. 1984).

**Pathogenese:** Die Ursache der ML I ist ein Mangel der lysosomalen α-Neuraminidase (Kelly u. Mitarb. 1981, Laver u. Mitarb. 1983).

## Galaktosialidose

Neben den Patienten mit Typ II oder dysmorphischer Sialidose sind andere beschrieben worden, die sich klinisch von ihnen nicht unterscheiden, aber zusätzlich einen β-Galaktosidase-Mangel aufweisen,

## 4 Stoffwechselstörungen

Tabelle 4.2  Klinische Befunde bei Mukopolysaccharidosen

| MPS | Name | Beginn | Tod (Lebensalter Jahre) | Skelettbefall Dysostosis multiplex | Gargoylismus |
|---|---|---|---|---|---|
| I H | Hurler | Säuglingsalter | Kindesalter | + | + |
| I S | Scheie | 5 Jahre | Alter | + | + |
| I H/S | Hurler – Scheie | bis Ende 2. Lebensjahr | adult | + | + |
| II schwer leicht | Hunter | frühe Kindheit | Jugend u. Alter | + | + |
| III A B C D | Sanfilippo | frühe Kindheit | 20. Lebensjahr | (+) | (+) |
| IV A schwer intermediär leicht | Morquio | 2. Lebensjahr | 20–30 Jahre | + | (+) |
| B | | Kindheit | | + | (+) |
| VI schwer VI leicht | Maroteaux – Lamy | 2–3 Jahre Kindheit | 20–30 Jahre adult | + + | + (+) |
| VII schwer leicht | Sly | 1. Lebensjahr, frühe Kindheit | variabel | + | + |

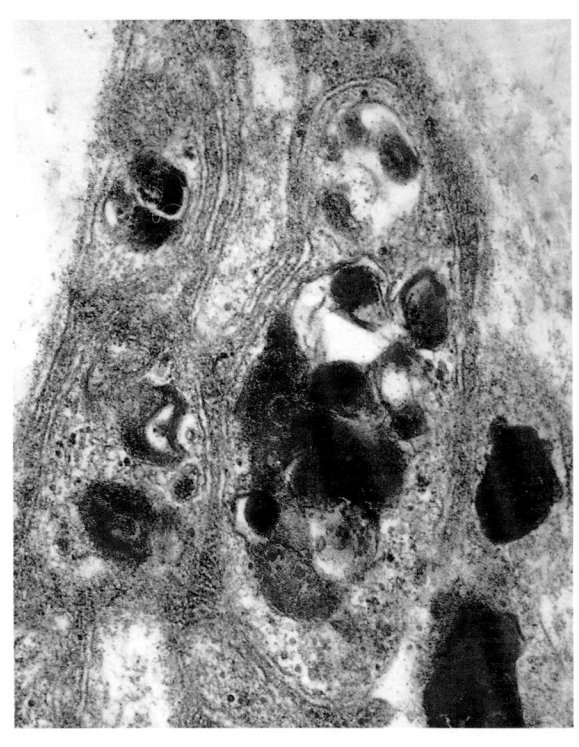

Abb. 4.11  Mukolipidosis I (Sialidose), Haut. Dichte amorphe Einschlüsse in marklosen Nervenfasern, × 64 400.

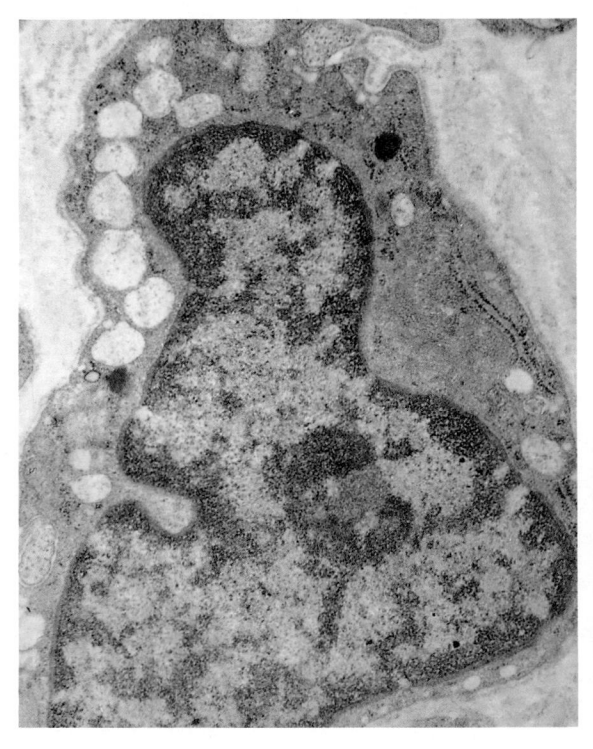

Abb. 4.12  Mukolipidosis I (Sialidose), Haut. Multiple Vakuolen in einer Schwann-Zelle, × 22 850.

| Hepatosplenomegalie | Kardiale Läsionen | Hornhauttrübung | Schwachsinn | Retinopathia pigmentosa | Typenspezifische Symptome |
|---|---|---|---|---|---|
| + | + | + | + | ... | |
| ... | + | + | ∅ | + | |
| + | + | + | + | ... | |
| + | + | ∅ | + | + | Taubheit, anomale Papulosis |
| (+) | ... | ∅ | + | + | Hirsutismus |
| (+) | (+) | (+) | ∅ | ... | Zerviko-spinale Symptome |
| ... | ... | (+) | ∅ | ... | |
| + | + | + | ∅ | ... | Karpaltunnelsyndrom |
| ... | + | + | ∅ | ... | |
| + | + | + | + | ... | |

weshalb man auch von einer Galaktosialidose spricht, die besonders bei Japanern vorkommt.

Bei der Galaktosialidose wird ein Posttranslationsdefekt beider Enzyme angenommen, der sich jedoch aufgrund genetischer Komplementstudien von denen der ML II und III unterscheidet (Mueller u. Shows 1982). Heterozygote zeigen verminderte Sialidase – aber nicht verminderte β-Galaktosidase-Aktivitäten (Loonen u. Mitarb. 1984, Matsuo u. Mitarb. 1983).

## Mukolipidosis II
Syn.: I-cell-disease

Sie wurde erstmals 1967 (DeMars u. Leroy 1967) bei einem Patienten beschrieben, dessen Fibroblasten in der Gewebekultur durch zahlreiche distinkte zytoplasmatische Einschlüsse gekennzeichnet waren.

**Klinik:** Die Mukolipidosis II ist durch eine psychomotorische Retardierung und die an Mukopolysaccharidosen erinnernde äußere Erscheinung, kombiniert oft mit einer Hepato- und Kardiomegalie, schon im frühen Lebensalter zu erkennen. Die ML II und ML III werden autosomal-rezessiv vererbt. Es besteht eine klinische und biochemische Heterogenität mit gleicher Phänotypie, der auch eine genetische Heterogenität zu entsprechen scheint (Shows u. Mitarb. 1982).

**Pathologie:** Im Vordergrund steht eine lysosomale Speicherung in mesenchymalen Zellen, woraus sich die äußere Erscheinung der Patienten sowie die radiologischen Phänomene erklären lassen. Auch die peri- und endokardialen Zellen sind in den lysosomalen Speicherprozeß mit einbezogen. *Elektronenmikroskopisch* erweisen sich vor allem Fibroblasten und Gefäßwandzellen, darüber hinaus aber auch Lymphozyten von zahlreichen membranbegrenzten Vakuolen ausgefüllt, deren Inhalt weitestgehend optisch leer erscheint oder nur spärlich fibrillär-granuläres Material enthält.

**Neuropathologie:** Pathologische Veränderungen im Zentralnervensystem, zumindest in seinen nicht mesenchymalen Anteilen, lassen sich postmortal nicht immer sichern (Kula u. Mitarb. 1984), wenn man nicht, vor allem bei älteren Patienten mit ML II, gezielt Nervenzellen des spinalen Vorderhorns (Martin u. Mitarb. 1984) oder Spinalganglien untersucht, wo sich ein neuronaler Speicherprozeß manifestieren kann.

*Elektronenmikroskopisch* finden sich in spinalen Nervenzellen Zebra- und membranös-zytoplasmatische Körperchen (Martin u. Mitarb. 1984). In den quergestreiften Muskelfasern finden sich kaum Veränderungen, während die Satellitenzellen erheblich vakuolisiert sind (Kula u. Mitarb. 1984).

## Mukolipidosis III

Syn.: Hurler-Pseudopolydystrophie

Sie wurde von Maroteaux u. Lamy (1966) erstmals beschrieben und ist von der Mukolipidosis II nur klinisch, nicht jedoch biochemisch zu unterscheiden.

**Klinik:** Bei der später klinisch offenbar werdenden und langsamer verlaufenden ML III besteht zwar eine mentale Retardierung, vornehmlich liegen aber Gelenkbeschwerden sowie später eine Hornhauttrübung vor.

Postmortale Untersuchungsergebnisse zur ML III liegen unseres Wissens bisher nicht vor.

**Pathogenese:** Die Akkumulation vakuolisierter Lysosomen ordnet die ML II und ML III in die Gruppe der lysosomalen Krankheiten ein.

Bei beiden Krankheitsbildern liegt ein Defekt der N-Acetylglukosamin-1-Phosphotransferase zugrunde, die normalerweise Vorläuferenzyme phosphoryliert und sie damit aufnahmefähig ins lysosomale Kompartiment macht. Ein für diese Aufnahme in die Lysosomen notwendiger Erkennungsmarker, gebunden an eine terminale Phosphomannose, ist offenbar bei vielen, aber nicht allen sauren Hydrolasen im prälysosomalen intrazellulären Bereich dafür verantwortlich, daß diese bei ML II und III unzureichend phosphorylierten sauren Hydrolasen nicht in die Lysosomen transportiert werden, sondern aus der Zelle diffundieren, wo sie dann im Kulturmedium oder beim Patienten im Serum vermehrt nachweisbar sind.

## Mukolipidosis IV

Die letztbekannte Lipidose wurde erstmals Mitte der 70er Jahre in Israel beschrieben (Berman u. Mitarb. 1974).

**Klinik:** Die ML IV ist eine langsam progrediente, bis in das Erwachsenenalter andauernde neurodegenerative Krankheit, die durch Hornhauttrübung und mentale Retardierung gekennzeichnet ist, wobei im späteren Stadium noch eine Retinopathia pigmentosa hinzukommt, während extrapyramidale Störungen sowie eine muskuläre Hypotonie ebenfalls auftreten können, eine Organomegalie jedoch fehlt. Die Krankheit wird autosomal-rezessiv vererbt und findet sich häufig bei Aschkenasim-Juden.

**Pathologie:** Es findet sich ein ausgeprägter lysosomaler Speicherprozeß in Leber, Schweißdrüsenepithelien (Abb. 4.**13**), Gefäßwandzellen und Lymphozyten, während in Fibroblasten membranbegrenzte Vakuolen gebildet werden. Auch in der quergestreiften Muskulatur findet sich eine Speicherung von Lipidmaterial mit intensiver Aktivität der sauren Phosphatase (Goebel u. Mitarb. 1982).

**Neuropathologie:** Nervenzellen und Schwann- sowie Perineuralzellen (Abb. 4.**14**) beinhalten lamelläre Restkörper.

*Pathogenetisch* liegt eine erhebliche Speicherung von Phospholipiden vor, typisch von Lyso-b-Phosphatidsäure in der Skelettmuskulatur (Crandall

Abb. 4.**13** Mukolipidose IV, Haut. Multiple Vakuolen in Schweißdrüsenepithelien, × 7600.

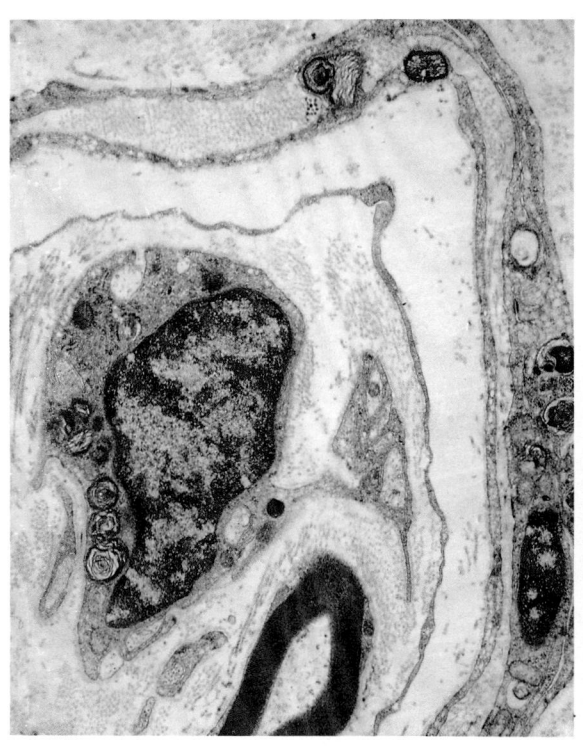

Abb. 4.**14** Mukolipidosis IV, Haut. Lamelläre Einschlüsse in Schwann- und Perineuralzellen, × 14300.

u. Mitarb. 1982), während in kultivierten Fibroblasten und in der Großhirnrinde Ganglioside vermehrt nachweisbar sind. Der Defekt einer Gangliosidsialidase wurde als Ursache der ML IV diskutiert (Caimi u. Mitarb. 1982).

# Störungen des Lipidstoffwechsels

## Einleitung

Unter „Lipidosen" werden Störungen des Stoffwechsels subsumiert, die mit der Vermehrung von Lipiden, d. h. von Fetten und Lipoiden in den Organen einhergehen. Diese Definition schließt die fakultativen Lipidstoffwechselstörungen bei verschiedenen Grundleiden ein, wie Diabetes mellitus, Schilddrüsenkrankheiten, Nephrosen usw. Diese Lipidstoffwechselstörungen sowie die nicht selten „essentiellen" Hypercholesterinämien und -lipämien überwiegen an Häufigkeit gegenüber den primären Stoffwechselkrankheiten mit intrazellulärer Speicherung von Lipiden. Letztere stellen jedoch für das Nervensystem die wichtigste Gruppe von Lipidosen dar. Früher wurden sie als Neurolipidosen gegenüber den Leukodystrophien abgegrenzt. Als letztere wurden fortschreitende degenerative Prozesse in erster Linie der Groß- und Kleinhirnmarklager bezeichnet. Zu ihnen wurden die metachromatische Leukodystrophie, die Globoidzelleukodystrophie, die Alexander-Leukodystrophie, die Adrenoleukodystrophie und die orthochromatische oder sudanophile Leukodystrophie sowie die Pelizaeus-Merzbacher-Krankheit gerechnet.

Die Tatsache, daß bei einigen dieser Leukodystrophien auch Nervenzellen in der Speicherung beteiligt sind und daß inzwischen bei einem Teil von ihnen die zugrundeliegenden Stoffwechseldefekte bekannt wurden, lassen ihre Zusammenfassung in eine einheitliche Gruppe als wenig zweckmäßig erscheinen.

## Wolman-Krankheit

Die Wolman-Krankheit, zuerst von Abramov u. Mitarb. (1956) beschrieben, erhielt später diesen Namen nach der Beschreibung von Wolman u. Mitarb. (1961).

**Klinik:** Die Krankheit beginnt im frühen Kindesalter, wobei die Patienten bereits im ersten Lebensjahr sterben können (Miller u. Mitarb. 1982). Im Vordergrund steht eine ausgeprägte Hepatosplenomegalie. Unspezifische neurologische Symptome weisen auf eine Beteiligung des Zentralnervensystems hin.

**Pathologie:** Die Krankheit ist neben der Hepatosplenomegalie *makroskopisch* gekennzeichnet durch Hypertrophie der kalzifierten Nebennieren und der gelb aussehenden Lymphknoten. *Lichtmikroskopisch* findet man eine ausgeprägte Akkumulation von Fetttropfen in parenchymatösen, mesenchymalen und retikuloendothelialen Zellen der Leber, der Milz und der Lymphknoten sowie der inneren Nebennierenrinde.

**Neuropathologie:** Im zentralen Nervensystem findet sich in den Gliazellen und in den Gefäßwandzellen eine Speicherung von basophilem und sudanophilem Material. Im peripheren Nervensystem erkennt man Schwann-Zellen mit Vakuolen.

*Elektronenmikroskopisch* sind Fetttröpfchen in den speichernden Zellen nachzuweisen (Miller u. Mitarb. 1982).

**Ätiologie und Pathogenese:** Der Wolman-Krankheit liegt ein Defekt der lysosomalen sauren Lipase nach autosomal-rezessivem Vererbungsmuster zugrunde. Die biochemische Nachweisbarkeit des Saure-Lipase-Mangels gestattet eine Erkennung des Heterozygotenstatus und eine pränatale Diagnostik (Christomanou u. Cap 1981).

## Systemischer Karnitinmangel

Syn.: Lipidspeichermyopathie Typ I

Ein Teil der letal verlaufenden Fälle mit Muskelkarnitinmangel und Lipidspeichermyopathie (s. S. 476) zeigt Veränderungen in weiteren Organen.

**Klinik:** Bei der Mehrzahl der Fälle tritt schon innerhalb des ersten Lebensjahres eine proximal betonte Myopathie mit langsamer Progredienz auf. Die Krankheit kann sich aber erst in der zweiten Dekade manifestieren. Bei den Patienten mit systemischem Karnitinmangel treten akute Episoden einer Enzephalopathie auf. Darüber hinaus wurden epileptische Anfälle beschrieben.

*Lichtmikroskopisch* fand man gelegentlich perivaskuläre Pigmentkörnchenzellen und akute Zellveränderungen sowie vereinzelte Lipidtropfen, vornehmlich im Hippokampus. Im peripheren Nerv findet man eine Lipidspeicherung in den Schwann-Zellen.

## Morbus Niemann-Pick

Niemann grenzte 1914 erstmals das Krankheitsbild bei einem Patienten mit Hepatosplenomegalie und neurologischen Symptomen von der Gaucher-Krankheit ab, und Pick (1927) gab ihm den noch heute gültigen Namen (MNP). Seitdem sind klinisch unterschiedliche autosomal-rezessiv vererbte Formen bekannt geworden, die nach Krankheitsbeginn und -dauer sowie nach Fehlen oder Vorhandensein von neurologischen Symptomen und damit Befall des Gehirns als Typen A–F bezeichnet werden. Elleder u. Jirasek (1983) teilten die Fälle in eine Gruppe mit Sphingomyelinasemangel (Typ I) und eine Gruppe mit normaler Sphingomyelinaseaktivität (Typ II).

**Klinik:** *Typ A* (infantile neuronopathische Form, klassische Form des MNP) manifestiert sich im ersten Lebensjahr mit Hepatosplenomegalie. Später kommen Verlust psychomotorischer Leistungen, Ataxie, kirschroter Fleck, allgemeine Hypotonie, fortschreitende Demenz sowie eine periphere Neuropathie hinzu (Landrieu u. Said 1984). Der Tod tritt bereits in früher Kindheit ein.

*Typ B* manifestiert sich ebenfalls im frühen Kindesalter mit Hepatosplenomegalie ohne Beteiligung des Nervensystems.

*Typ C* ist eine juvenile neuroviszerale Lipidose mit Hepatosplenomegalie und fortschreitendem Abbau motorischer und geistiger Fähigkeiten, gekennzeichnet durch Ataxie, Sprachverlust, epileptische Anfälle. Diese Patienten sterben im allgemeinen im Adoleszentenalter. Das klinische Spektrum des Typs C ist besonders heterogen (Elleder u. Jirasek 1983), wozu von einigen die *juvenile dystone Lipidose* (Martin u. Mitarb. 1984) sowie die *ophthalmoplegische Neurolipidose* (Frank u. Lasson 1985) gerechnet werden. Auch die ursprünglich als *Laktosylceramidase* bezeichnete Krankheit stellt eine Glykolipidvariante des Typs C dar (Elleder u. Jirasek 1983).

*Typ D* ist eine offenbar durch „genetisches Isolat" unter den Einwohnern der westlichen Nova Scotia bedingte Variante vom Typ C.

*Typ E* sowie der äußerst seltene *Typ F* sind adulte Varianten vom Typ A–C mit nicht neuropathischer Hepatosplenomegalie.

**Pathologie:** Das klassische *lichtmikroskopische* Kriterium des MNP ist die Niemann-Picksche Schaumzelle, die sich in Milz, Leber, Lymphknoten, Lungen und im Knochenmark als eine ein- oder mehrkernige, infolge Lipidspeicherung bei lipidlösenden Verfahren vakuolisierte Zelle erweist. Sie weist eine vermehrte Aktivität der sauren Phosphatase auf. Niemann-Pick-Zellen sind auch im Knochenmark von Heterozygoten (Eltern) bei ophthalmoplegischer Neurolipidose beschrieben worden (Frank u. Lasson 1985). Ähnlichkeiten mit dem „sea blue histiocyte", der autofluoreszierende Ceroidlipofuszingranula enthält, sind beobachtet worden (Longstreth u. Mitarb. 1982). In Parenchymzellen der Leber findet sich auch eine Speicherung mit fettartigen Substanzen.

*Elektronenmikroskopisch* enthalten die Pick-Zellen lipidlamelläre Einschlüsse (Abb. 4.**15**), die gelegentlich auch in zirkulierenden Lymphozyten vorkommen.

**Neuropathologie:** *Makroskopisch* finden sich Hirnatrophie, besonders beim Kleinkind, und erweiterte Ventrikel. *Lichtmikroskopisch* ist bei den neuronopathischen Formen eine Speicherung in den Nervenzellen (Abb. 4.**16**), vor allem der Großhirnrinde, aber auch in tieferen Regionen des Zentralnervensystems (Martin u. Mitarb. 1984), im Rückenmark, in

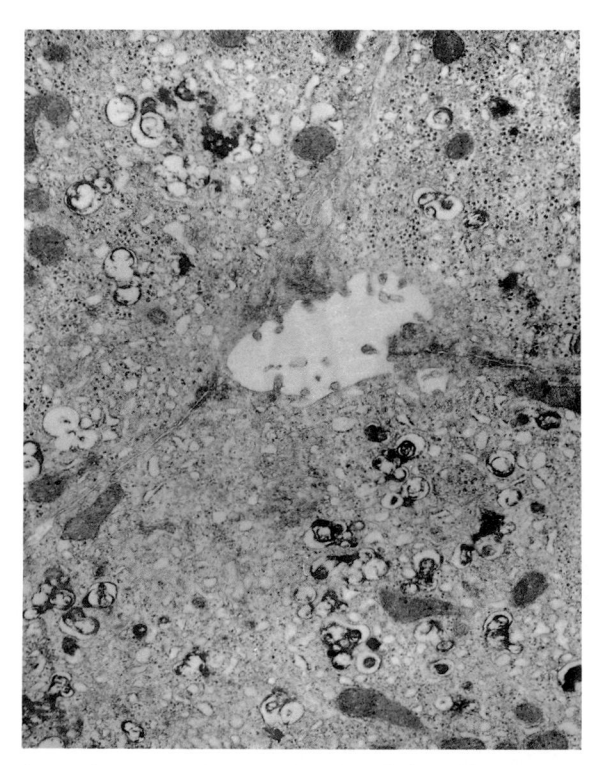

Abb. 4.**15** Morbus Niemann-Pick, Typ C. Lamellär-vakuoläre Einschlüsse in Leberzellen, × 16400.

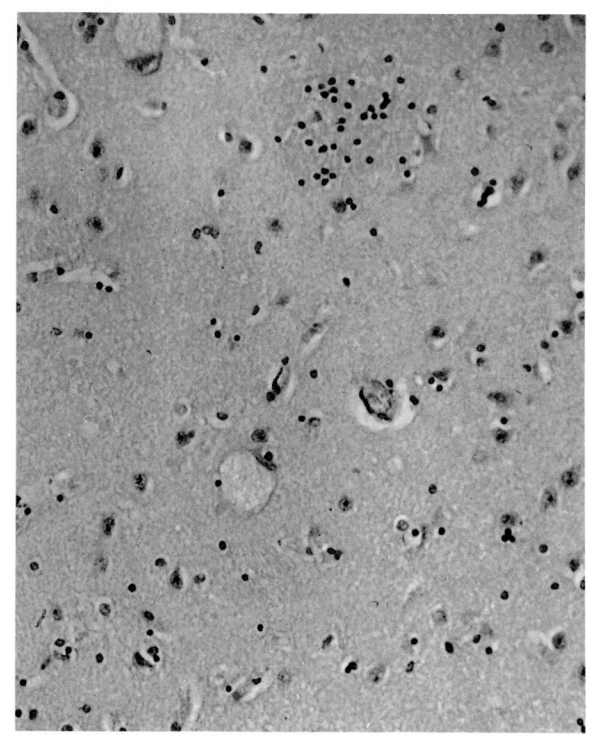

Abb. 4.**16** Morbus Niemann-Pick, Typ C. Geblähte Nervenzellen im Corpus striatum, PAS, × 240.

retinalen Ganglienzellen (Palmer u. Mitarb. 1985) sowie in peripheren Ganglien nachweisbar.

Im zentralen Nervensystem bleiben speichernde mesenchymale Elemente auf die entsprechenden Kompartimente, Leptomeningen und Virchow-Robin-Räume, beschränkt. Bei der neuroviszeralen Lipidose mit Ophthalmoplegie sind auch Alzheimer-Fibrillen beobachtet worden.

*Elektronenmikroskopisch* findet man in peripheren Ganglien membranöse Einschlüsse, die an membranös-zytoplasmatische Körperchen erinnern (Abb. **4.17a, b**). Neuroaxonale Sphäroide vom Filamenttyp wurden auch beobachtet (Elleder u. Mitarb. 1985).

**Pathogenese:** Gemeinsame Parameter bei den Patienten der Typen A und B beruhen auf einer intrazellulären Anreicherung von Sphingomyelin, einem Sphingolipid, das normalerweise in Membranen von Zellen und Organellen auftritt und lysosomal von der Sphingomyelinase abgebaut wird. Beim Typ C ist der Nachweis von vermehrt gespeichertem Sphingomyelin im Gehirn bisher nicht gelungen (Elleder u. Mitarb. 1985). Bei den klassischen Formen A und B sind die Sphingomyelinaseaktivitäten erheblich reduziert, während bisher beim Typ C ein Sphingomyelinaseaktivitätsmangel nur in kultivierten Hautfibroblasten nachgewiesen wurde. Auch für die Typen D und E sind entsprechende erniedrigte Werte der Sphingomyelinase bisher nicht eindeutig gefunden worden. Die Diagnose bei den Typen C–F beruht daher auf dem klinischen Bild und dem Nachweis von Schaumzellen (Niemann-Pick-Zellen) in viszeralen Organen.

## Morbus Gaucher

Syn.: Glucocerebrosidasemangel

Die Krankheit, erstmals vor über 100 Jahren von Gaucher (1882) beschrieben, stellt die häufigste Sphingolipidose dar.

**Klinik:** Die Krankheitsfälle lassen sich nach Beginn und Verlauf einerseits sowie nach Fehlen oder Vorkommen neurologischer Symptome andererseits in drei Untergruppen einteilen:

*Typ I, adulte oder chronische nicht neuropathische Form,* bei der allerdings auch neurologische Symptome vorkommen können, ist gelegentlich kombiniert mit einer tapetoretinalen Degeneration (McKeran u. Mitarb. 1985).

*Typ II, infantile neuronopathische Form,* stellt eine im ersten Lebensjahr beginnende und selten über das Ende des 2. Lebensjahres dauernde Krankheit dar, bei der eine Hepatosplenomegalie die viszerale Speicherung charakterisiert. Extrapyramidale Störungen, Hirnnervenausfälle und Strabismus sowie die Retroflexion des Kopfes weisen auf die Beteiligung des Nervensystems hin.

*Typ III, subakute oder juvenile, neuronopathische Form.* Sie zeigt eine mildere klinische Symptomatik und einen langsameren Verlauf im Vergleich zu der des Typs II.

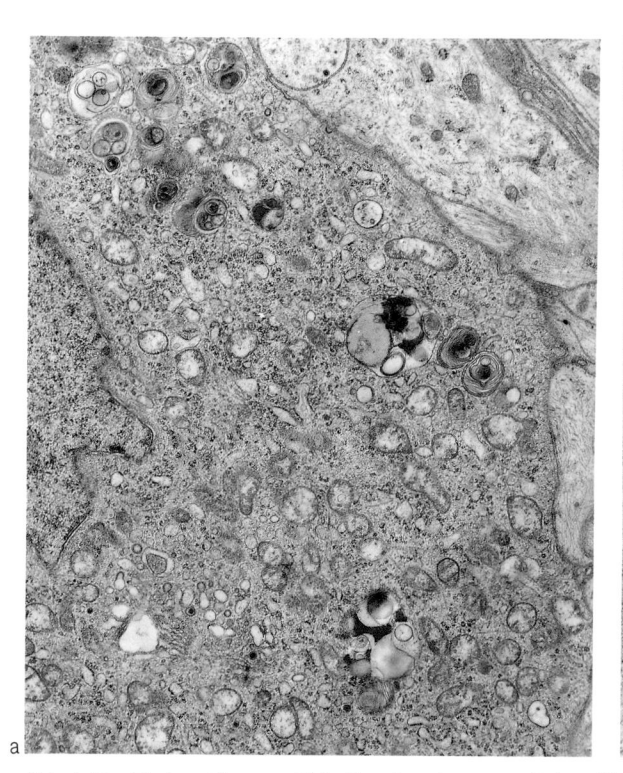

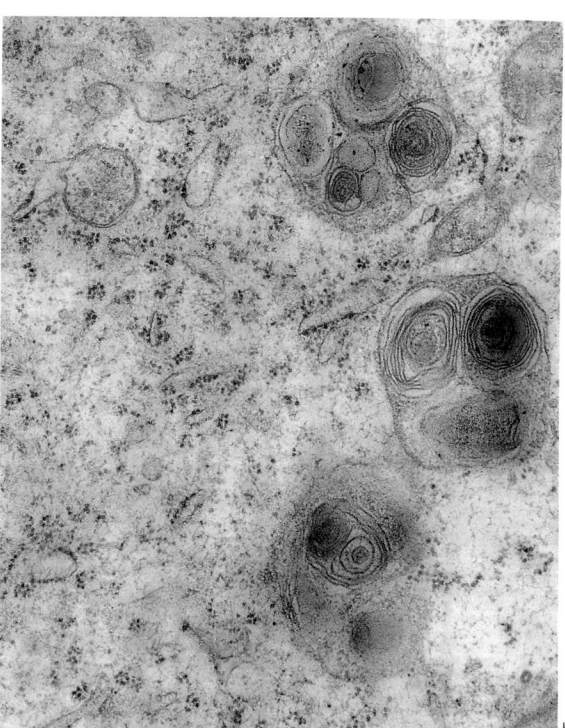

Abb. 4.17 Morbus Niemann-Pick, Typ C. **a** Lysosomale lamelläre Einschlüsse in einer Nervenzelle des Rektums, × 10 000. **b** Einzelne lamelläre Einschlüsse bestehen aus multiplen Membranwirbeln, Nervenzelle im Rektum, × 28 000.

Darüber hinaus wurde in Schweden eine spezifische Norrbotten-Form beobachtet (Conradi u. Mitarb. 1984).

**Pathologie:** In erster Linie ist das retikuloendotheliale System in Milz, Leber, Lymphknoten und Knochenmark betroffen. Die charakteristischen speichernden Zellen, unter ihnen die Gaucher-Zelle (Abb. 4.**18**), lassen sich auch periadventitiell und intramural in anderen Organen nachweisen. Die Gaucher-Zelle stellt einen Makrophagen dar, der *elektronenmikroskopisch* durch zahllose Gaucher-Körperchen, d. h. lysosomal-membranbegrenzte Einschlüsse, gekennzeichnet ist, in denen sich feine, tubulär konfigurierte Membranbündel nachweisen lassen (Abb. 4.**19**). Der Nachweis der Gaucher-Zellen mit ihrer typischen Ultrastruktur aus Knochenmark, Milz, Leber, Lymphknoten oder Konjunktiva ist für die In-vivo-Diagnose ausreichend.

**Neuropathologie:** In den Formen II und III (Conradi u. Mitarb. 1984) finden sich in den Virchow-Robin-Räumen der Großhirnhemisphären und in den Meningen zahlreiche Speicherzellen, gelegentlich aber auch beim Typ I (Soffer u. Mitarb. 1980, Winkelman u. Mitarb. 1983). Lipidmaterial, z. T. intrazellulär gelegen, wurde ebenfalls in der Großhirnrinde beim Typ II beobachtet (Leech u. Mitarb. 1985). Darüber hinaus finden sich eine Satellitose und Neuronophagie nach Verlust von Nervenzellen, jedoch nur eine außerordentlich diskrete Speicherung in Nervenzellen des Hirnstammes beim Typ II.

Regional unterschiedliche Akkumulierung des Speichermaterials korreliert beim Typ II recht gut mit der Dichte der Gaucher-Zellen im Zentralnervensystem. Eine solche Korrelation läßt sich jedoch nicht eindeutig beim Typ III feststellen, bei dem Glucocerebroside vermehrt sein können, ohne daß Gaucher-Zellen mikroskopisch erkennbar sind (Kaye u. Mitarb. 1986). *Elektronenmikroskopisch* wurde intraneuronal-intralysosomales Lamellenmaterial als Ausdruck einer Glucocerebrosidspeicherung angesehen (Conradi u. Mitarb. 1984).

**Pathogenese:** Der Morbus Gaucher ist auf einen autosomal-rezessiv vererbten Mangel der β-Glucosidase oder Glucocerebrosidase, ein lysosomales Enzym, zurückzuführen, die normalerweise die durch Endozytose in Makrophagen aus dem Untergang von Erythrozyten und besonders Leukozyten anfallenden Glucocerebroside abbaut. Der Nachweis des Enzymdefektes gelingt in Leukozyten, besonders in Lymphozyten, aber auch in kultivierten Hautfibroblasten, wobei auch Heterozygote erfaßt werden können und durch Kultivierung von Amnionzellen eine pränatale Diagnostik möglich ist.

Während eine biochemische Differenzierung der drei klinischen Typen nicht mit Hilfe von kultivierten Fibroblasten oder Amnionzellen sowie Leukozyten gelingt, zeigen die Restaktivitäten der β-Glucosidase unter Verwendung natürlichen Substrats sowie die Mengen gespeicherten Glucocerebrosids im Hirngewebe eindeutige differente Werte bei den drei Formen des Morbus Gaucher (Svennerholm u. Mitarb. 1986).

Abb. 4.**18** Morbus Gaucher. Gaucher-Zellen in der Milz, × 1000.

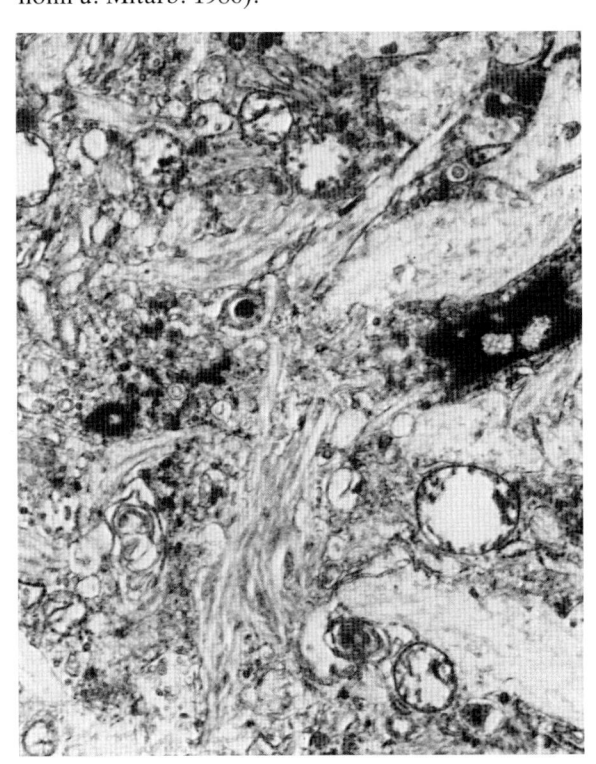

Abb. 4.**19** Morbus Gaucher. Typische Konvolute nadelartiger Einschlüsse in einer Gaucher-Zelle, × 29400.

Angesichts spärlicher intraneuronaler Speicherung ist die eindeutige Herkunft der klinisch-neurologischen Symptome bisher ungeklärt.

## Farber-Lipogranulomatose

Syn.: Ceramidasemangel, disseminierte Lipogranulomatose

Die autosomal-rezessiv vererbte Krankheit wurde erstmals von Farber 1952 beschrieben, und Sugita u. Mitarb. (1972) stellten den Mangel an Ceramidaseaktivität fest.

**Klinik:** Sie manifestiert sich normalerweise in der frühesten Kindheit durch subkutane Knötchen, Heiserkeit infolge Knötchenbildung der Stimmlippen (Burck u. Mitarb. 1985), Gelenkbeschwerden sowie geistige Retardierung. Ein protrahierter Krankheitsverlauf wurde beschrieben (Pavone u. Mitarb. 1980). Die Identifizierung von Heterozygoten und eine pränatale Diagnose sind biochemisch möglich.

**Pathologie:** Das charakteristische Merkmal dieser Lipogranulomatose sind die subkutanen Granulome, die aus Makrophagen, Monozyten, einzelnen Lymphozyten sowie Histiozyten bestehen. Auch in anderen viszeralen Organen finden sich Granulome. Die Makrophagen enthalten die typischen membranbegrenzten Farber-Körperchen, gefüllt mit gekrümmten tubulären Profilen (Schmoeckel 1980). In den Epidermiszellen zeigen die Einschlüsse eine lamelläre, in den Schwann-Zellen eine nadelartige Struktur (Burck u. Mitarb. 1985).

**Neuropathologie:** In den Nervenzellen sind zebrakörperchenartige Einschlüsse nicht selten. Manifestation einer neuronalen Speicherung kann auch der kirschrote Fleck in der Retina sein, bedingt durch zebrakörperchenähnliche Lysosomen, besonders in den Ganglienzellen (Zarbin u. Mitarb. 1985). Der Gehalt an Ceramiden im Nervensystem ist erhöht.

**Pathogenese:** Der Farber-Lipogranulomatose liegt ein Defekt der lysosomalen, d. h. sauren Ceramidase zugrunde, so daß es zur Akkumulation von Ceramid, einem langkettigen Fettsäurealkohol-(Sphingosin-) Ester, kommt. Die elektronenmikroskopisch in Makrophagen zu beobachtenden gekrümmten tubulären Profile stellen Ceramid dar, das eine ähnliche, aber nicht identische Feinstruktur wie das Glucocerebrosid aufweist, das man bei der Gaucher-Krankheit gespeichert findet. Es wird sekundär in Makrophagen gebildet, subkutan stammt es aus der an Ceramiden reichen Epidermis, und die Ultrastruktur der gespeicherten Substanzen hängt auch vom speichernden Zelltyp ab.

In Nervenzellen werden, wie bei Gangliosidosen und Mukopolysaccharidosen, zebrakörperähnliche Einschlüsse lysosomaler Natur beobachtet. Es handelt sich um eine Speicherung von Gangliosiden, die sekundär im gestörten katabolen Stoffwechsel des Ceramids als synthetische Vor- und katabolen Nachstufe der Ganglioside auftreten.

## Fabry-Anderson-Krankheit

Syn.: Angiokeratoma corporis diffusum

Die Krankheit wurde im gleichen Jahr (1898) separat von Anderson und Fabry zuerst als eine Hautkrankheit beschrieben.

**Klinik:** Als primär kardiovaskuläre Entität treten beim Morbus Fabry, der geschlechtsgebunden vererbt wird, Gefäßveränderungen der Haut, der Nieren und des Herzens auf. Typische Angiokeratome, das sind kleine geschwulstartige Gefäßprotuberanzen, gaben der Krankheit auch den Namen Angiokeratoma corporis diffusum. Derartige Hautveränderungen wurden auch bei der Fukosidose und der Sialidose beobachtet.

Fluktuierende, remittierende, nicht selten auch permanente neurologische Ausfälle, die auf eine Beteiligung kortikaler und zerebellarer Gebiete sowie des Hirnstamms und des Rückenmarks deuten, kommen nicht selten vor und können Anlaß zur Diagnose einer multiplen Sklerose geben. Die periphere Neuropathie ist besonders durch schmerzhafte Parästhesien und eine Anhidrosis gekennzeichnet.

Die Übertragung ist geschlechtsgebunden. Weibliche Überträger können auch ein breites Spektrum von klinischen und morphologischen sowie biochemischen Befunden bieten.

**Pathologie:** Im Vordergrund makroskopischer und mikroskopischer Befunde stehen die Veränderungen in der Niere sowie im Herzen, wobei Gefäßwandzellen und Parenchymzellen vom lysosomalen Speicherprozeß betroffen sind. Bioptisch wurden die Veränderungen in Niere und/oder Haut (Cable u. Mitarb. 1982) sowie quergestreifte Muskulatur nachgewiesen. Auch bei sonst fehlenden Strukturläsionen wurde eine vermehrte Aktivität der sauren Phosphatase in Muskelfasern und Gefäßwandzellen beobachtet.

*Elektronenmikroskopisch* lassen sich in der quergestreiften Muskulatur sowie lysosomale Lipid- und lamelläre Einschlüsse in größeren Gefäßen in erheblicher Menge nachweisen (Abb. 4.**20**). Kurvilineare Profile kommen gelegentlich in den lysosomalen Einschlüssen vor (Pellissier u. Mitarb. 1981).

**Neuropathologie:** Im Zentralnervensystem speichern Nervenzellen vor allem die Perikaryen sowie die Gefäßwandzellen, was zu einer erheblichen Einengung des Lumens und damit zu Zirkulationsstörungen führen kann. In der Groß- und Kleinhirnrinde sowie im Thalamus und in den Stammganglien sind die Nervenzellen stark mit Lipofuszin beladen (Tagliavini u. Mitarb. 1982). Im peripheren Nervensystem speichern Nervenzellen der Spinal- und autonomen Ganglien, so daß diese Veränderungen auch im biopsierten Rektumgewebe nachweisbar sind (Vital u. Mitarb. 1984).

Im peripheren Nerv sind darüber hinaus die Populationen großkalibriger bemarkter und markloser Nervenfasern reduziert, während zusätzlich auch diskrete Zeichen einer Demyelinisierung und Remyelinisierung gefunden werden können (Pellissier u. Mitarb. 1981), wobei die marklosen Nervenfasern auch zu einer Regeneration neigen, so daß das histographische Spektrum von der Norm erheblich abweichen kann.

*Elektronenmikroskopisch* zeigen Endothelien und Perizyten des peripheren Nervs sowie der Perineuralzellen lamelläre lysosomale Lipideinschlüsse, die sich dementsprechend auch in dermalen Nervenfaszikeln der Haut wiederfinden. Gelegentlich lassen sich in Axonen vornehmlich markloser Nervenfasern auch unspezifische dichte Körperchen dokumentieren (Cable u. Mitarb. 1982).

**Pathogenese:** Die Fabry-Krankheit entsteht infolge eines Mangels der lysosomalen α-Galaktosidase A, wodurch es zu einer intrazellulären Speicherung von Di- und Trihexose-Ceramiden kommt. Obwohl die Trägerinnen der Fabry-Krankheit intermediäre Aktivität der α-Galaktosidase A aufweisen, gibt es bei einzelnen von ihnen infolge unterschiedlicher Inaktivierung des X-Chromosoms morphologische und klinische Symptome. Eine Korrelation zwischen klinischen Symptomen oder dem Grad klinischer Symptome und der Höhe der intermediären Restaktivität der α-Galaktosidase A sind nicht eindeutig nachweisbar (Kobayashi u. Mitarb. 1984).

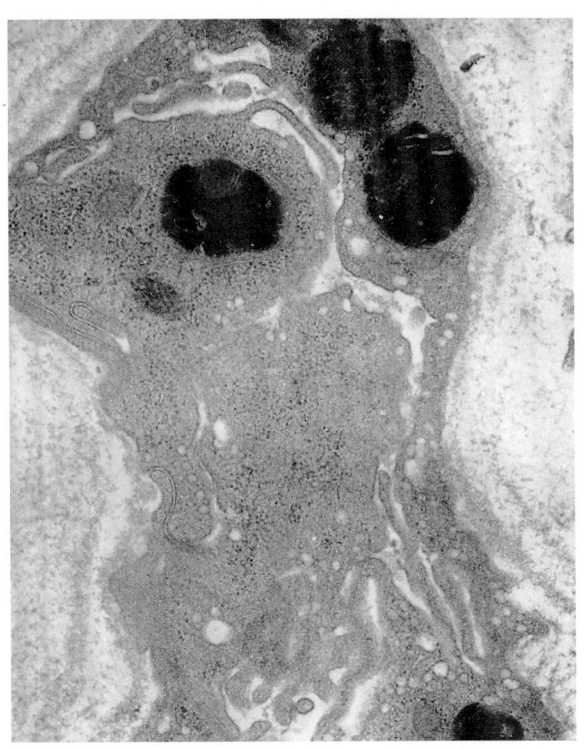

Abb. 4.**20** Morbus Fabry. Lysosomale Residualkörperchen in Endothelien einer Kapillare der Haut, × 33 700.

## Peroxysomale Krankheiten

Neben den Lysosomen stellen Peroxysomen – von Rhodin (1954) zuerst in Nierenzellen als „microbodies" beschrieben – eine weitere Population von Zellorganellen dar, die hauptsächlich in Leberparenchymzellen elektronenmikroskopisch nachweisbar sind und deren Pathologie mit einer Reihe scheinbar heterogener Krankheiten assoziiert wurde. Markerenzym der Peroxysomen ist die Katalase, die $H_2O_2$ zu Wasser spaltet. Aber auch Oxydasen, die $H_2O_2$ produzieren, kommen vor. Peroxysomen oxydieren sehr langkettige gesättigte unverzweigte Fettsäuren (C24, C26), während niedrigerkettige – bis C18 – in den Mitochondrien abgebaut werden. Biochemisch finden sich daher bei den peroxysomalen Krankheiten eine Erhöhung der sehr langkettigen Fettsäuren im Serum, in Geweben und in kultivierten Fibroblasten.

Aufgrund morphologischer Befunde wurden folgende Krankheiten, die für das Nervensystem von Bedeutung sind, den Peroxysomenstörungen zugeordnet:

– die neonatale Adrenoleukodystrophie,
– die Adrenoleukodystrophie,
– die Adrenomyeloneuropathie,
– das zerebrohepatorenale Syndrom,
– das „Pseudo"-Zellweger-Syndrom,
– die infantile Form des Morbus Refsum,
– die zerebrotendinöse Xanthomatose,
– die Hyperpipecolinazidämie.

Prinzipiell lassen sich diese Krankheiten morphologisch und biochemisch klassifizieren, je nachdem ob Peroxysomen regelhafter Größe und Zahl vorhanden oder defekt sind und inwieweit zusätzlich oder bei morphologisch normalen Peroxysomen mehrere oder singuläre peroxysomale Enzyme defekt sind (Moser 1986).

### Neonatale Adrenoleukodystrophie

Sie wird autosomal-rezessiv vererbt und kann daher bei Jungen und Mädchen auftreten (Haas u. Mitarb. 1982).

**Klinik:** Psychomotorische Retardierung, Retinopathie, muskuläre Hypotonie und zerebrale Anfälle kennzeichnen diese Form, die noch in der ersten Lebensdekade zum Tode führt.

**Pathologie:** Es findet sich eine Nebennierenrindenatrophie und *elektronenmikroskopisch* Speicherung nadelartiger Cholesterin-Fettsäuren-Kristalle in Makrophagen und Parenchymzellen. Die Peroxysomen in der Leber sind vermindert und vor allem verkleinert (Goldfischer u. Mitarb. 1985).

**Neuropathologie:** *Makroskopisch* findet sich eine Mikropolygyrie. *Lichtmikroskopisch* erkennt man neben einer Leukodystrophie eine pathologische Zytoarchitektonik der Hirnrinde. Im Großhirnmarklager finden sich perivaskuläre entzündliche Infiltrate und Makrophagen. In der Retina wurde ein Verlust der Photorezeptoren und intraneuronale Lipidspeicherung festgestellt (Cohen u. Mitarb. 1983).

## Adrenoleukodystrophie

Syn.: ALD, diffuse Schilder-Sklerose, juvenile Adrenoleukodystrophie

Die Adrenoleukodystrophie wurde zuerst von Siemerling u. Creutzfeld (1923) als eine Form der diffusen Sklerose mit bronzener Tönung der Haut beschrieben.

**Klinik:** Die Krankheit ist geschlechtlich gebunden. Männliche Patienten erkranken etwa in der ersten Lebensdekade mit Verhaltensstörungen, Demenz, Sehstörungen und Bewegungsstörungen sowie Zeichen der Nebennierenrindeninsuffizienz, wobei zerebrale und adrenale klinische Symptome nicht koinzidieren müssen. Im Computertomogramm ist eine Entmarkung des Centrum ovale nachweisbar.

Die progrediente Krankheit führt nicht selten bereits in der zweiten Lebensdekade zum Tode, während selten auch einmal akut erkrankte Patienten beschrieben wurden (Turpin u. Mitarb. 1985).

**Pathologie:** Nadelartige Einschlüsse finden sich in Makrophagen des retikuloendothelialen Systems sowie in Parenchymzellen der Nebennierenrinde und in interstitiellen Zellen des Hodens, hier auch frei im Zytoplasma liegend (Ghatak u. Mitarb. 1981).

**Neuropathologie:** Der leukodystrophische Prozeß manifestiert sich im Centrum ovale mit besonderer Akzentuierung im Okzipitalbereich. Mit dem Entmarkungsprozeß geht eine Fasergliose (Abb. 4.**21**) und Proliferation von Makrophagen einher. Sie sind im Bereich aktiver Demyelinisierung am dichtesten. Eine zusätzliche Komponente stellen perivaskuläre entzündliche Infiltrate aus Monozyten sowie B- und T-Lymphozyten (Abb. 4.**22**), vorwiegend $T_4$-Helfer-Lymphozyten (Griffin u. Mitarb. 1985) dar.

*Elektronenmikroskopisch* erkennt man die nadelartigen Einschlüsse aus Fettsäure-Cholesterin-Kristallen innerhalb von großen Lysosomen in Makrophagen, die auch Markscheidenabbauprodukte beinhalten. Im peripheren Nervensystem kann man die Einschlüsse in Schwann-Zellen und mithin in Haut und Konjunktivanerven nachweisen, wenn auch gelegentlich dies nur in Serienschnitten gelingt (Powers u. Mitarb. 1982).

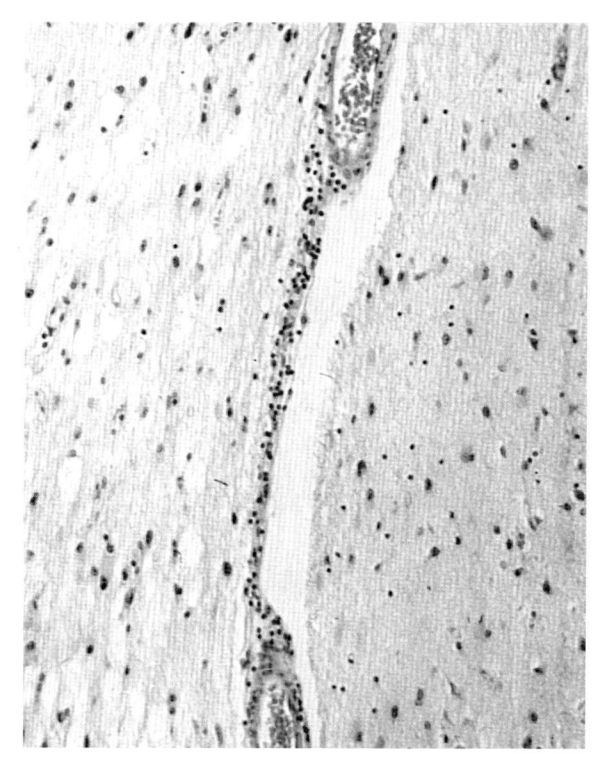

Abb. 4.**21** Adrenoleukodystrophie. Schüttere perivaskuläre entzündliche Infiltrate und zahlreiche gemistozytäre Astrozyten, HE, × 160.

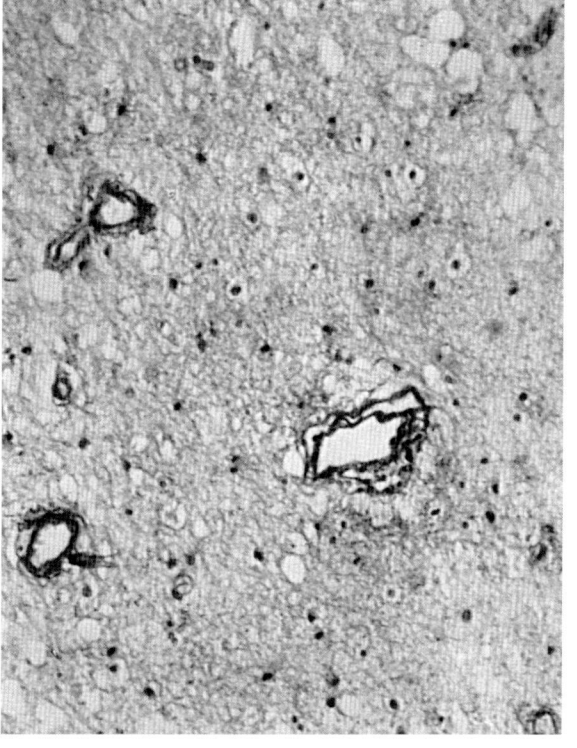

Abb. 4.**22** Adrenoleukodystrophie. Diskrete Fasergliose im Marklager, Färbung nach Holzer, × 200.

## Adrenomyeloneuropathie (AMN)

Möglicherweise handelt es sich um eine Variante der ALD, da innerhalb der gleichen Familie Patienten mit beiden Krankheitsbildern vorkommen können (Martin u. Mitarb. 1982).

**Klinik:** Die Krankheit, ebenfalls geschlechtsgebunden vererbt, tritt erst im Erwachsenenalter auf und verläuft protrahiert. Spinale Symptome, vornehmlich eine spastische Paraparese sowie eine Polyneuropathie stehen im Vordergrund, während die Nebenniereninsuffizienz diskret sein kann.

Gelegentlich können auch Konduktorinnen klinische Symptome sowie morphologische und biochemische Anomalien aufweisen (Moser u. Mitarb. 1984).

**Neuropathologie:** In Gehirn und Rückenmark findet man perivaskuläre Infiltrate mit Makrophagen, die nadelartige Einschlüsse zeigen (Abb. 4.**23**). Sie kommen auch in Schwann-Zellen und endoneuralen Makrophagen vor, so daß das Krankheitsbild intravital diagnostiziert werden kann. Vielfach weisen die betroffenen Schwann-Zellen eine Demyelinisierung und Remyelinisierung mit diskreter Zwiebelschalenbildung auf (Julien u. Mitarb. 1981).

**Pathogenese:** Der Entmarkungsprozeß in den verschiedenen Formen der Adrenoleukodystrophie geht mit einer Vermehrung gesättigter unverzweigter, sehr langkettiger Fettsäuren (C24–C30, besonders C26) einher. Sie kommen auch im Plasma und in Lymphozyten vermehrt vor (Philippart u. Mitarb. 1982). Die Fettsäuren sind in Makrophagen intralysosomal, in Parenchymzellen intrazytoplasmatisch mit Cholesterin verestert, wodurch die typischen nadelartigen Profile entstehen.

In der Leber finden sich bei ALD und AMN keine elektronenmikroskopisch erkennbaren Veränderungen der Peroxysomen, während sie bei der

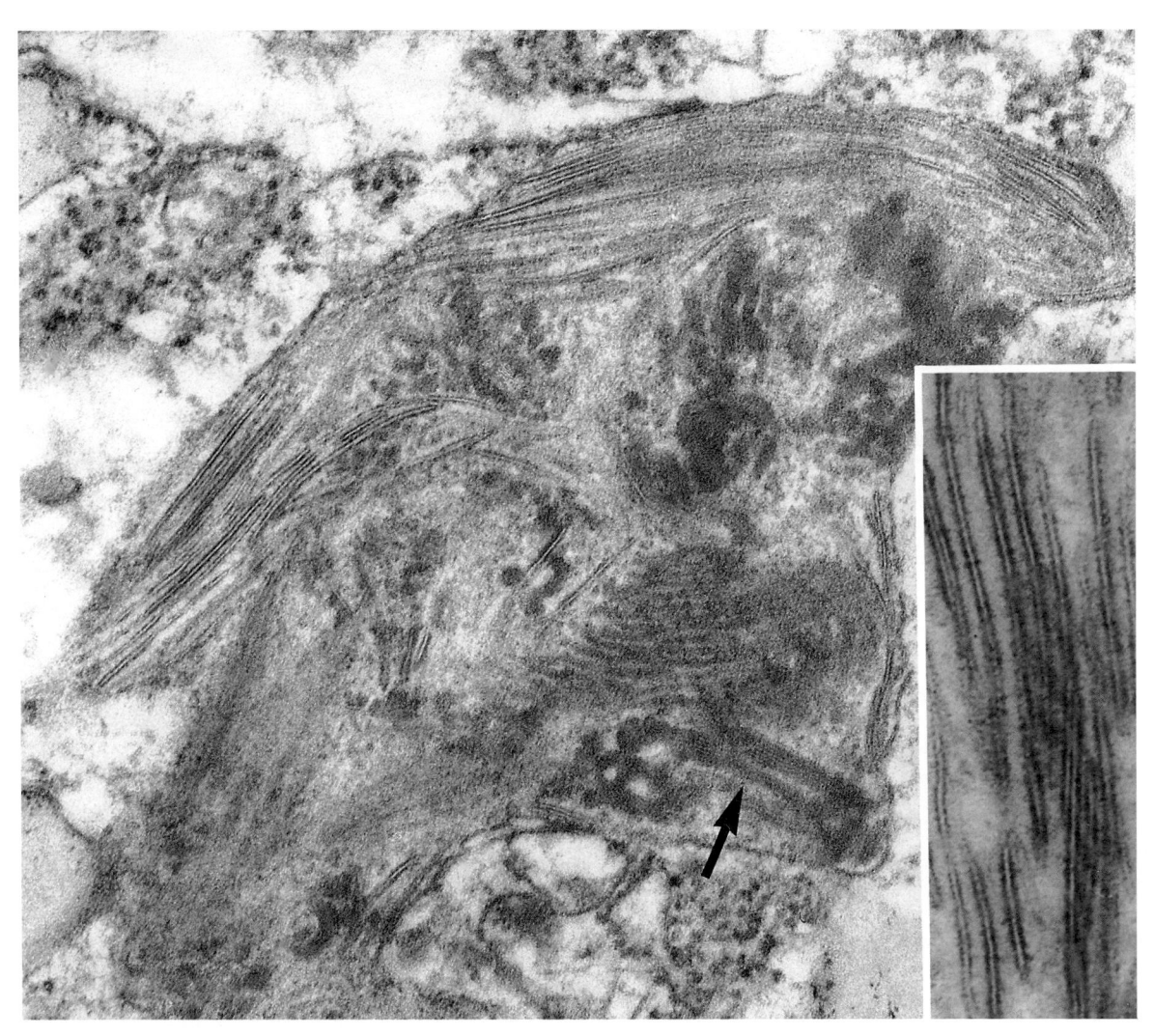

Abb. 4.**23** Adrenomyeloneuropathie. Perivaskulärer Histiozyt aus dem Rückenmark. In dem zytoplasmatischen Einschluß erkennt man gestapelte Paare von Membranen zusammen mit kurvilinearen Strukturen in einer adielektronischen Matrix, × 20000, Inset: × 173000.

neonatalen Form vermindert und deutlich verkleinert sind (Goldfischer u. Mitarb. 1985). Möglicherweise ist bei der ALD lediglich ein peroxysomales, am Metabolismus der sehr langkettigen Fettsäuren beteiligtes Enzym defekt (Moser 1986). Die zahlreichen T- und B-Lymphozyten bei ALD und AMN deuten darüber hinaus auf einen immunpathologischen Faktor hin (Moser u. Mitarb. 1984).

## Zerebrohepatorenales Syndrom

Syn.: Zellweger-Syndrom

Diese Krankheit, ursprünglich als ein Mißbildungskomplex bzw. als eine Störung des Eisenstoffwechsels angesehen, hat sich als eine peroxysomale Krankheit erwiesen.

**Klinik:** Zum Syndrom gehören Hepatomegalie, Nierenzysten, allgemeine Hypotonie, kraniofaziale Mißbildungen, eine Retinopathie, zerebrale Anfälle und geistige Behinderung (Moser u. Goldfischer 1985).

**Pathologie:** In der Leber und den proximalen renalen Tubulusepithelien fehlen Peroxysomen. Anomale Mitochondrien sind in quergestreiften Muskelfasern beschrieben worden, so daß das Syndrom gelegentlich auch zu den mitochondrialen Myopathien gerechnet wird (s. S. 153).

Das *Pseudo-Zellweger-Syndrom* (Goldfischer u. Mitarb. 1986) zeigt klinisch und biochemisch ähnliche Befunde wie das Zellweger-Syndrom, enthält aber zahlreiche, z. T. recht große Peroxysomen in der Leber.

**Neuropathologie:** Neben einer Leukodystrophie mit nadelhaltigen Histiozyten finden sich ausgeprägte Migrationsstörungen im Großhirn.

**Pathogenese:** Der Mangel an Peroxysomen deutet auf einen Defekt in der Biogenese dieser Organellen und damit auch auf entsprechende biochemische Defekte multipler peroxysomaler Enzyme. Die sehr langkettigen Fettsäuren sind erheblich vermehrt, da sie innerhalb der Peroxysomen nicht abgebaut werden können. Im Blut und im Urin ist weiterhin Pipecolinsäure vermehrt, während Plasmalogene im Gewebe vermindert vorkommen. Die Bedeutung des Peroxysomendefektes für die neuronalen Migrationsstörungen im Gehirn bei Patienten mit Zellweger-Syndrom wird im Rahmen defekter radialer Glia gesehen, deren Intaktheit für die Nervenzellmigration zum Kortex notwendig ist.

## Refsum-Krankheit

Syn.: Heredopathia atactica polyneuritiformis

1945 veöffentlichte Refsum vermeintlich als erster das Krankheitsbild als Heredopathia atactica polyneuritiformis.

**Klinik:** In der klassischen Form manifestiert sich die Krankheit am Ende der 1., meistens in der 2. oder sogar Ende der 3. Dekade. Innerhalb der großen Variationsbreite sind die Hauptsymptome auch in ein und derselben Familie zu finden. Diese werden durch eine Polyneuropathie und eine Retinitis pigmentosa sowie durch progrediente Sensibilitätsstörungen und Myatrophien dargestellt. Die Krankheit ist schleichend progressiv, und wenn diätetische Maßnahmen unternommen werden, können mehrere Jahrzehnte nach Krankheitsbeginn überlebt werden. Die Diagnose wird durch die erhöhte Konzentration von Phytansäure im Plasma gesichert. Eine infantile Form mit Krankheitsbeginn kurz nach der Geburt wurde beschrieben (Boltshauser u. Mitarb. 1982, Poulos u. Mitarb. 1984).

**Pathologie:** Die Hepatozyten sowie die Kupfer-Sternzellen, die Herzmuskeln und die Nierentubuli beinhalten reichlich Neutralfetteinschlüsse. *Elektronenmikroskopisch* wurde eine Anhäufung sekundärer Lysosomen und pleomorpher Restkörper in den Leberzellen beschrieben (Kolodny u. Mitarb. 1965, Boltshauser u. Mitarb. 1982).

**Neuropathologie:** *Makroskopisch* erkennt man eine Verdickung der Meningen und im Hirnschnitt eine mittelgradige Atrophie der Hirnrinde. Die Nervenwurzeln sind hypertrophisch und zeigen eine graubraune Verfärbung. *Lichtmikroskopisch* erkennt man in den Meningen zahlreiche Makrophagen mit Neutralfetteinschlüssen (Abb. 4.**24**). Die Nervenzellen der Hirnrinde der Basalganglien, vor allem des Globus pallidus, sind vergrößert, ohne eine ausgeprägte Ballonierung aufzuweisen. Das gespeicherte Material ist PAS-positiv und schwach sudanophil. In den Vorderhornzellen können auch Zeichen von primärer Reizung vorkommen. In den Nervenwurzeln und weniger ausgeprägt in den peripheren Nerven kommen Zwiebelschalenbildungen vor (Abb. 4.**25**).

*Elektronenmikroskopisch* weist das Zytoplasma der Nervenzellen zahlreiche Lipofuszingranula und sekundäre Lysosomen auf, die z. T. einzelne Bruchstücke von Membranen oder regelrechte lamelläre Kugeln beinhalten (Abb. 4.**26**). Die Astrozyten beinhalten sowohl Lipofuszingranula als auch pleomorphe Einschlüsse, die sich durch ihre Größe und besondere Dichte ihres Inhaltes kennzeichnen (Abb. 4.**27**).

**Pathogenese:** Klenk u. Kahlke (1963) wiesen in autoptisch gewonnenen Geweben hohe Konzentrationen von Phytansäure (3, 7, 11, 15-Tetramethylhexadekansäure) nach, die sonst nur in sehr geringen Mengen vorkommt.

Kindl u. Lazarow (1982) wiesen die Rolle der Peroxysomen in der Beta-Oxydation der Fettsäuren nach, und Ogier u. Mitarb. (1985) stellten bei einem Patienten mit der infantilen Form der Refsum-Krankheit das Fehlen von Peroxysomen in der Leberbiopsie fest.

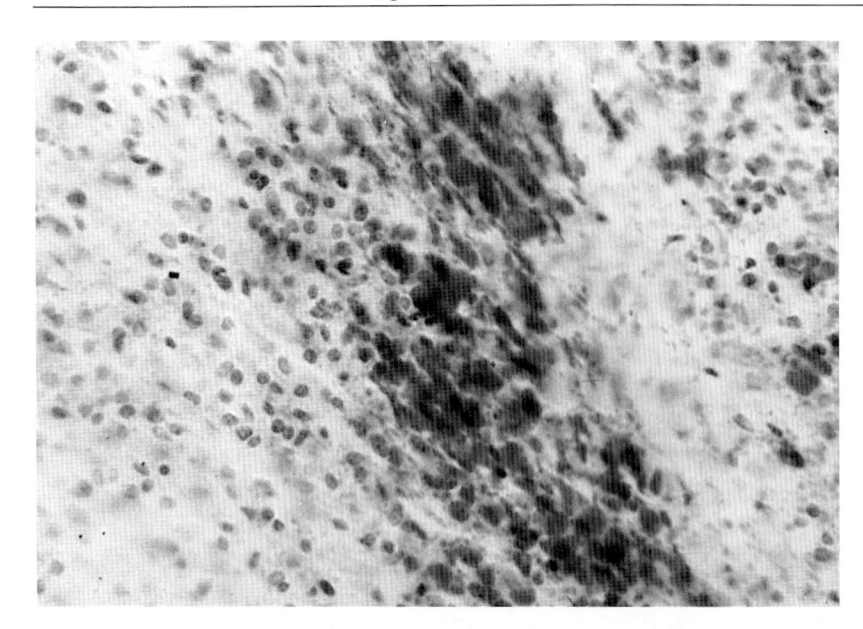

Abb. 4.**24** Refsum-Krankheit. Anhäufung von neutralfettgeladenen Makrophagen in den Meningen. Sudan IV, × 250.

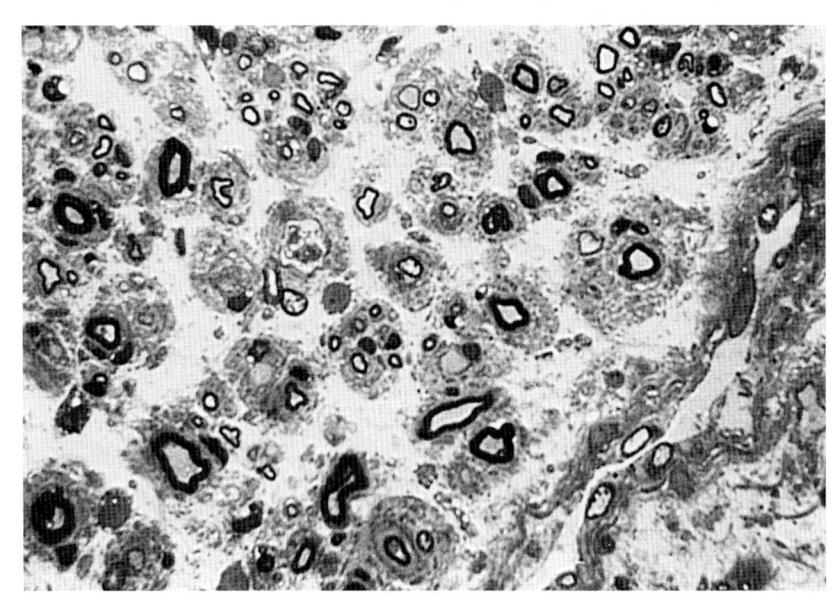

Abb. 4.**25** Refsum-Krankheit. Vordere Nervenwurzeln mit zahlreichen Zwiebelschalenbildungen. Mikrometer – Semidünnschnitt mit Mikropal-Giemsa-Färbung, × 500.

## Zerebrotendinöse Xanthomatose

Syn.: Cholestanolose, van-Bogaert-Scherer-Epstein-Krankheit

Van Bogaert u. Mitarb. (1937) gaben eine eingehende Beschreibung dieser – im Vergleich zu den übrigen – seltenen Form der Cholesterinose, die mit einer Beteiligung des ZNS einhergeht.

**Klinik:** Neben gichtknotenartigen Schwellungen der Sehnen tritt schon im Kindesalter oder auch später (Shapiro 1983) ein neuropsychiatrisches Syndrom sowie eine progressiv paretische, ataktische und amyotrophische Symptomatologie ein.

**Pathologie:** *Lichtmikroskopisch* erkennt man in den Sehnenknoten Infiltrate, vorwiegend aus reinen, extrazellulären Cholesterinkristallen mit in der Regel nur mäßiger granulomatöser, xanthomatöser und Riesenzellreaktion.

*Elektronenmikroskopisch* fand man in den Leberzellen hypertrophische Mitochondrien und Peroxysomen mit kristallinen Einschlüssen (Goldfischer u. Sobel 1981).

**Neuropathologie:** *Makroskopisch* erkennt man im Gehirn gelbliche, beim Schnitt knirschende Infiltrationsherde. Die Veränderungen sind im Kleinhirnmarklager und in den Hirnschenkeln besonders ausgeprägt.

*Lichtmikroskopisch* findet man in den granulomatösen Veränderungen massive Infiltrate, bestehend aus freien, kristallisierten Lipidkristallen, untermischt mit Herden xanthomatöser Zellen.

Farbtafel 1

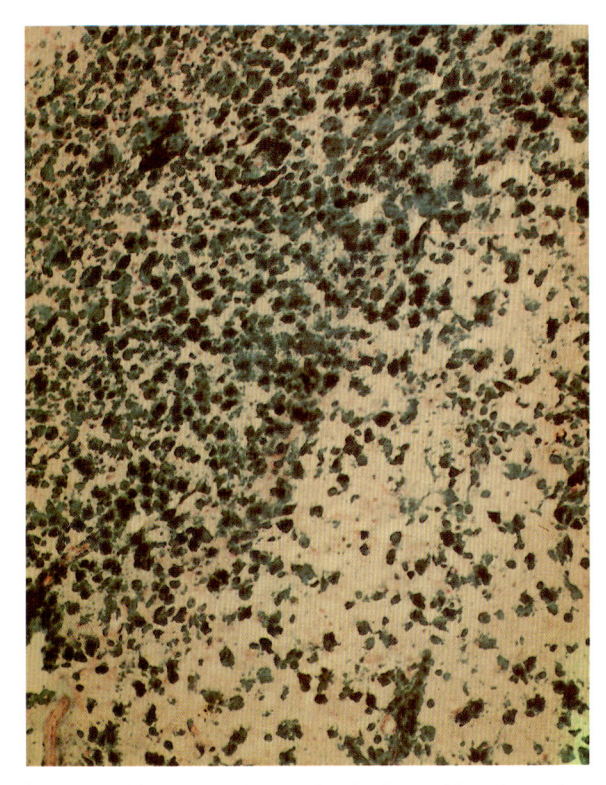

Abb. 4.**29** Metachromatische Leukodystrophie. Intensive Ablagerung von Speicherprodukten im subkortikalen Marklager, Alcianblau, × 160.

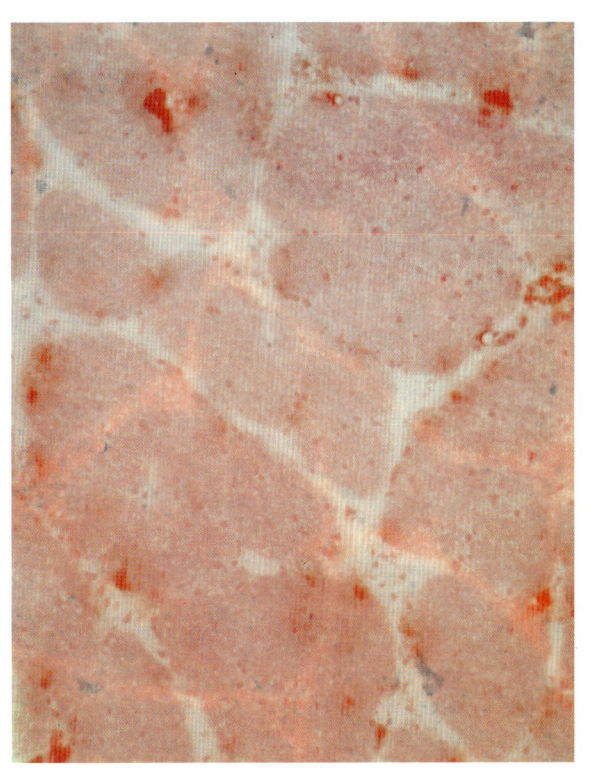

Abb. 4.**30** Metachromatische Leukodystrophie. Metachromatisches braunes Material im N. opticus, Kresylviolettfärbung nach Hirsch-Peiffer, × 160.

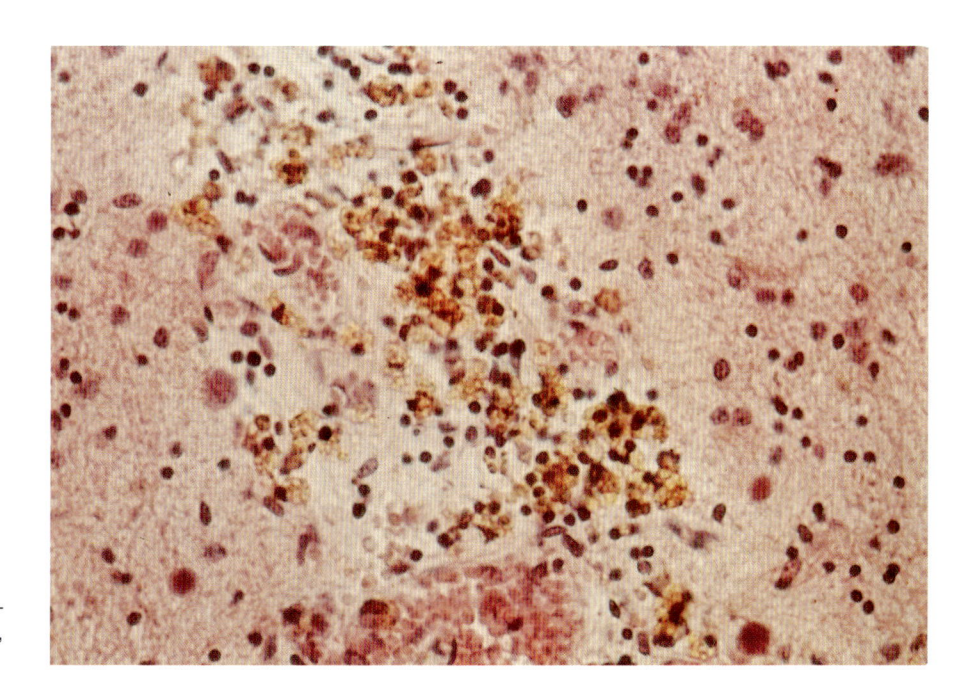

Abb. 5.**21** Hallervorden-Spatz-Krankheit. Pigmentablagerungen im Pallidum, HE, × 300.

Farbtafel 2

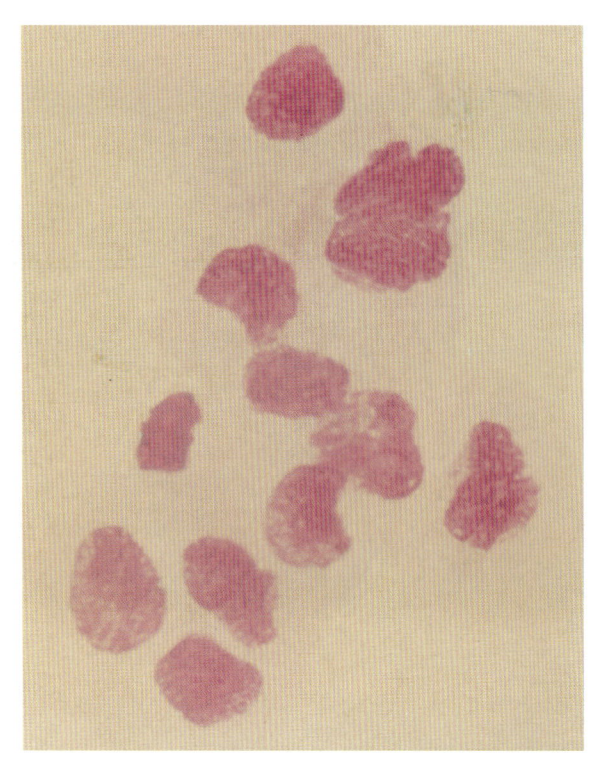

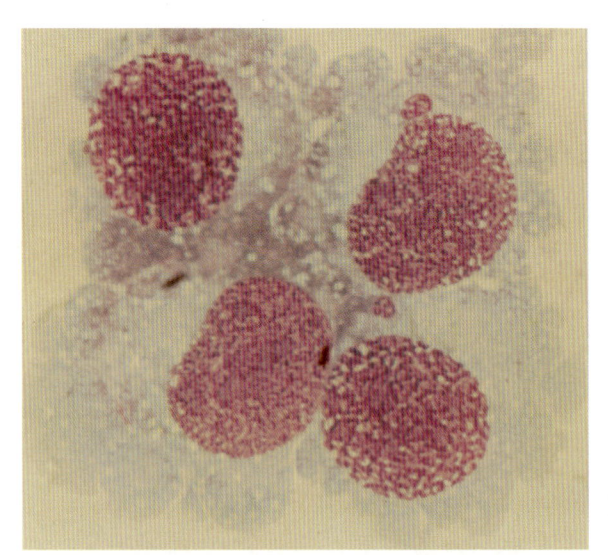

Abb. 11.**15** Astrozytom. Gruppe tumorverdächtiger Zellen mit sich auflösendem Zytoplasma.

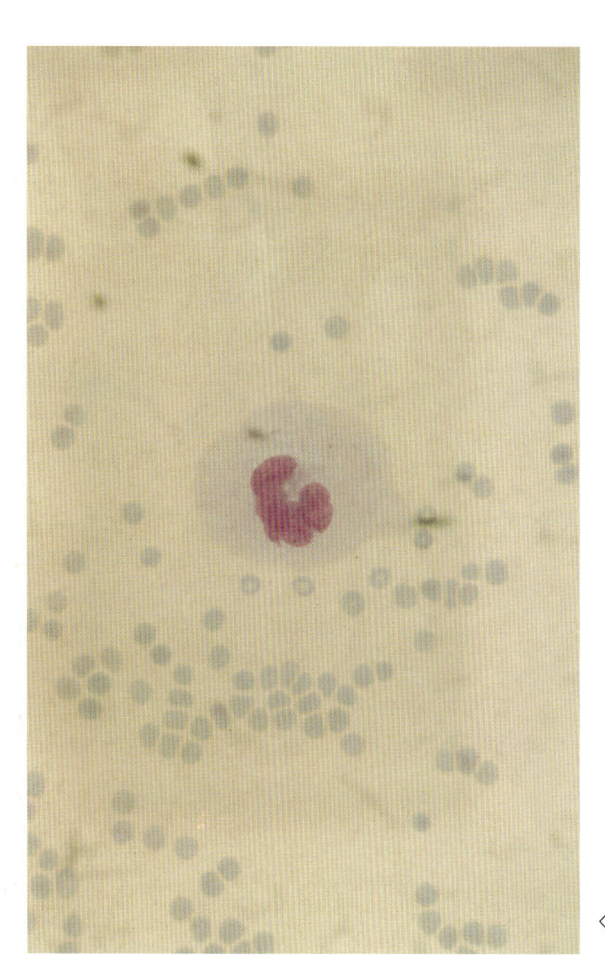

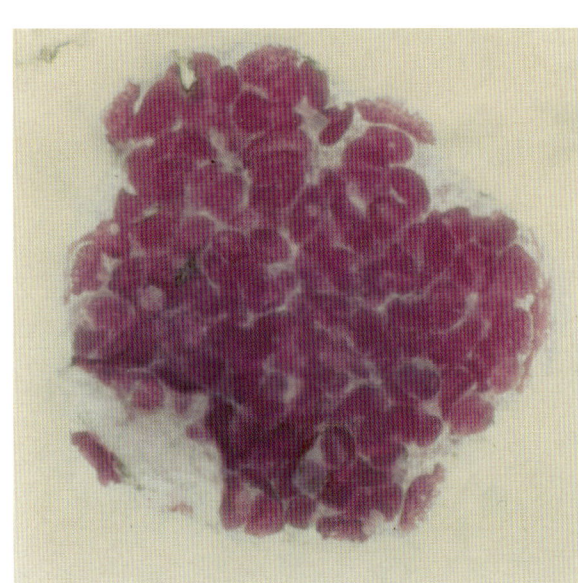

◁ Abb. 11.**1** Plexus-choroideus-Zellen. Epithelähnlicher Verband mehrerer Zellen mit weitem, schaumigem Zytoplasma und ovalen Kernen.

Abb. 11.**17** Medulloblastom. – Tumorzellverband. – Grobe Chromatinstruktur.

◁ Abb. 11.**4** Megakaryozyt. Riesenzelle ohne Malignitätszeichen.

Peroxysomale Krankheiten  175

Abb. 4.26 Refsum-Krankheit. Lipofuszingranula mit Bruchstücken von Membranen in einer Nervenzelle der Frontalrinde, × 90 000.

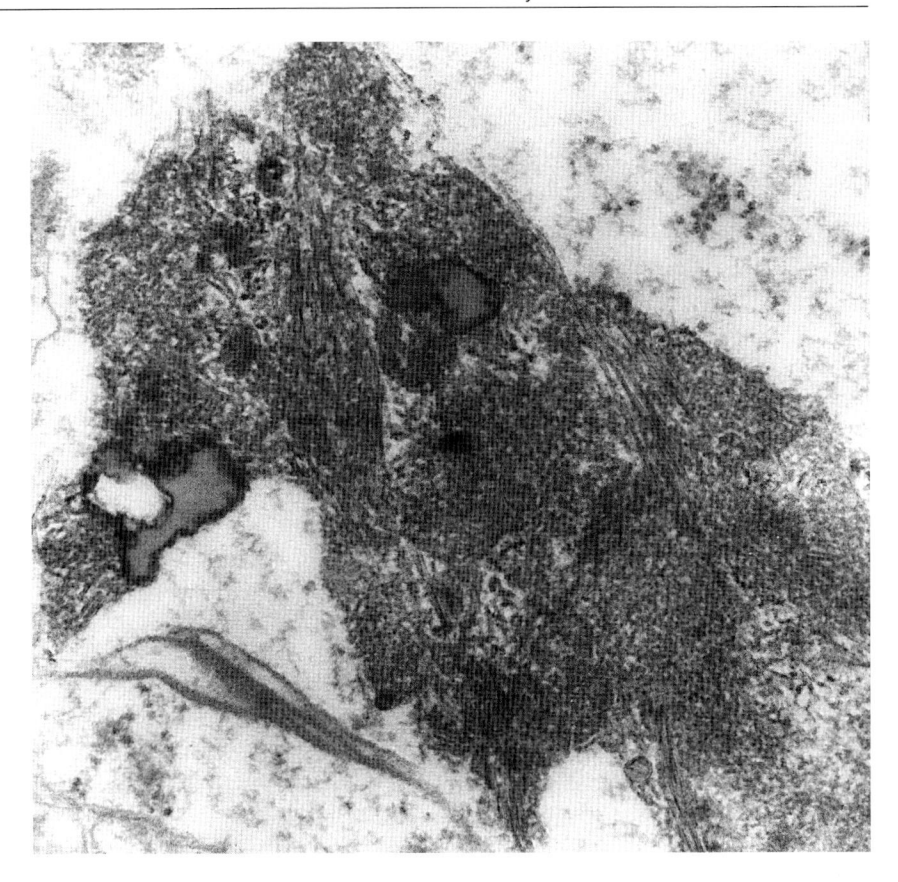

Abb. 4.27 Refsum-Krankheit. Frontalrinde. Perivaskuläre Astrozyten mit pleomorphen Einschlüssen, × 20 000.

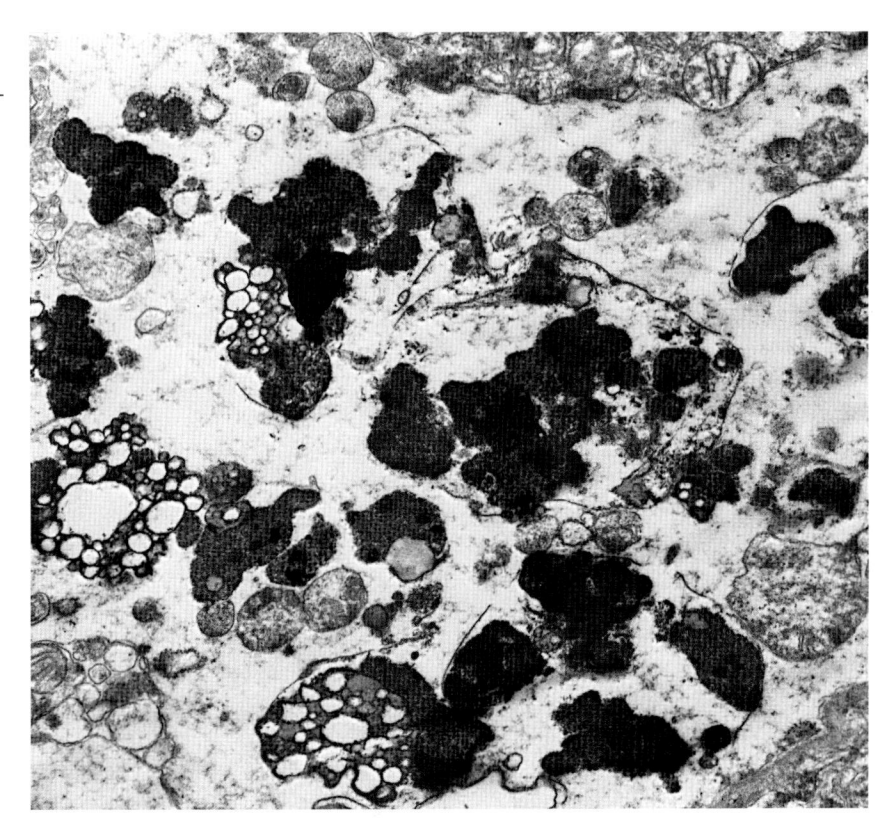

## Metachromatische Leukodystrophie

Syn.: Leukodystrophie vom Typ Scholz-Bielschowsky-Henneberg, Norman-Greenfield

Die metachromatische Leukodystrophie (MLD), deren Bezeichnung von Einarson und Neel (1938) stammt, ist eine autosomal-rezessive, progrediente Entmarkungskrankheit, die durch den Defekt des lysosomalen Enzyms Arylsulfatase A bedingt ist. Nach zeitlichem Beginn des Krankheitsbildes werden verschiedene Formen, die hinsichtlich der Stärke des Enzymdefektes nur am Grad der Restaktivität der Arylsulfatase A zu unterscheiden sind, die prinzipiell die gleichen morphologischen Läsionsmuster, wenn auch in unterschiedlicher Schwere, aufweisen.

**Klinik:** Bei der *kongenitalen* Form entwickeln sich bereits bei und nach der Geburt Apnoe, Bradykardien und klonische Bewegungen der Extremitäten, wobei die Kinder nur kurze Zeit überleben.

Die infantile Form manifestiert sich zwischen dem 6. und 12. Lebensmonat, die spätinfantile zwischen dem 1. und 3. Lebensjahr. In beiden Formen lassen sich vier Stadien unterscheiden: I Muskelschwäche und Hypotonie, Ataxie, Sprachstörungen und nicht selten Polyneuropathie; II in diesem Stadium macht sich die psychomotorische Retardierung bemerkbar; III zunehmende Demenz, bulbäre Symptome, Optikusatrophie; IV Blindheit, Taubheit, hochgradige Demenz, selten Krampfanfälle. Die Krankheitsdauer liegt bei 5 Jahren, kann sich aber bis zu 8 Jahren ausdehnen.

Die *juvenile* Form manifestiert sich zwischen dem 4. und 19. Lebensjahr durch Lern- und Verhaltensstörungen, extrapyramidale Symptome, zerebellare Symptome sowie Inkontinenz, Zwangslachen und Sehstörungen. Der Krankheitsverlauf beträgt etwa 6 Jahre, kann aber bis zu 12 Jahren dauern.

Bei der *adulten* Form stehen nicht selten psychiatrische Symptome im Vordergrund, denen erst später Zeichen der Ataxie, einer Polyneuropathie und einer Demenz folgen. Der Krankheitsverlauf kann über viele Jahre gehen.

In allen Formen ist die Leitgeschwindigkeit peripherer Nerven erheblich vermindert und das Liquoreiweiß oft erhöht. Im Computertomogramm kann der Entmarkungsprozeß vor allem im Marklager nachgewiesen werden.

**Pathologie:** Außerhalb des zentralen und peripheren Nervensystems manifestiert sich die metachromatische Leukodystrophie nur spärlich, durch Speicherung metachromatischer Substanzen in Kupffer-Sternzellen der Leber, Gallengangsepithelien und distalen Tubuli der Nierenepithelien, woher sich auch der Nachweis der im Urin ausgeschiedenen Sulfatide herleitet. Gelegentlich lassen sich auch speichernde Zellen in Milz, Hypophysenvorderlappen, Hoden oder Lunge dokumentieren.

**Neuropathologie:** *Makroskopisch* zeigt das Marklager besonders bei der spätinfantilen und adulten Form (Abb. 4.**28**), einen deutlichen Verlust seiner weißen Farbe, eine vermehrte Konsistenz, eine Sklerosierung, nicht selten auch deutliche schwammartige Auflockerung, bevorzugt parietal und okzipital, gelegentlich auch temporal. Die kortikalen oder U-Fasern sind besser erhalten. Der Balken ist hochgradig verschmälert. Die Ventrikel sind aufgrund des Substanzverlustes im Marklager wechselnd ausgeprägt erweitert. Gleichermaßen ist das Marklager des Kleinhirns verändert.

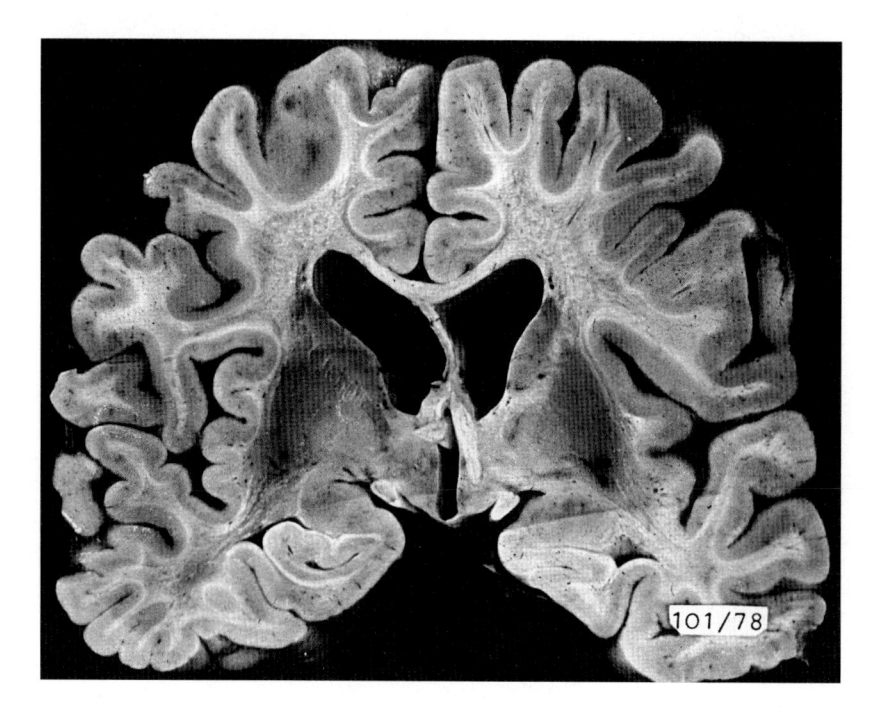

Abb. 4.**28** Metachromatische Leukodystrophie, adulter Typ. Ausgeprägte Entmarkung mit Aussparung der U-Fasern.

*Lichtmikroskopisch* besteht eine Markarmut, bei den spätinfantilen, juvenilen und adulten Patienten infolge der Entmarkung, bei der kongenitalen und infantilen Form z. T. auch durch den unzureichenden Markscheidenaufbau bedingt. Die Axone können rarefiziert sein, und bei langem Krankheitsverlauf bildet sich eine erhebliche Fasergliose in den entmarkten Gebieten. Eine ausgeprägte Ablagerung von metachromatischen Substanzen, das heißt Sulfatiden (Abb. 4.**29**, s. Farbtafel 1), findet man vor allem in den noch durch frischen Markscheidenzerfall gekennzeichneten Regionen. Sudanophile Neutralfette sind eher selten und liegen vornehmlich um kleine Gefäße.

Eine Speicherung auch in den Nervenzellen läßt sich vor allem im Nucleus dentatus, Thalamus und Pallidum sowie in Hirnnerven- und Rückenmarkskernen und Retina nachweisen, gelegentlich jedoch nur mit Hilfe des Elektronenmikroskops.

Die metachromatischen Substanzen sind PAS-positiv und zeigen bei der Trypaflavinfärbung einen gelbroten Farbton, in der Hirsch-Peiffer-Kresylviolettfärbung am Gefrierschnitt einen braunen Farbton (Abb. 4.**30**, s. Farbtafel 1) und mit der Pseudo-Isozyaninfärbung einen rotvioletten Farbton. Die saure Phosphatase im Bereich dieser Speichersubstanzen ist stark positiv.

Im peripheren Nerv findet sich ein Fasernverlust (Abb. 4.**31**) sowie eine Entmarkung, manchmal in segmentaler Form nachweisbar, mit gelegentlicher reaktiver Zwiebelschalenbildung durch Schwann-Zellen. Metachromatische Granula sind in Schwann-Zellen und Endoneuralzellen erkennbar.

*Elektronenmikroskopisch* sind im zentralen Nervensystem vor allem die Oligodendrozyten, daneben aber auch Nervenzellen und Astrozyten sowie Makrophagen mit lysosomalen Speicherprodukten beladen, die durch alternierende elektronendichte und elektronenhelle Lamellen unterschiedlicher Anordnung gekennzeichnet sind, wobei polymorphe, tuffsteinartige (Abb. 4.**32**) und prismatische Formen beschrieben wurden. Lamelläre und zebrakörperchenartige Einschlüsse kommen ebenfalls vor.

Die morphologische Diagnostik ist im biopsierten Nerv am ergiebigsten, gelingt z. T. aber auch in Hautproben, wenn sie kleine dermale Faszikel markhaltiger Nervenfasern enthalten.

Auch fetal lassen sich metachromatische Einschlüsse mit typischer Ultrastruktur bereits im zentralen Nervensystem nachweisen, die dann auch morphologisch die pränatale Diagnose eines Arylsulfatase-A-Mangels bestätigen. Eine pränatale Diagnostik ist biochemisch aus Amnionzellen ebenso möglich wie der Nachweis des Heterozygotenstatus in kultivierten Fibroblasten.

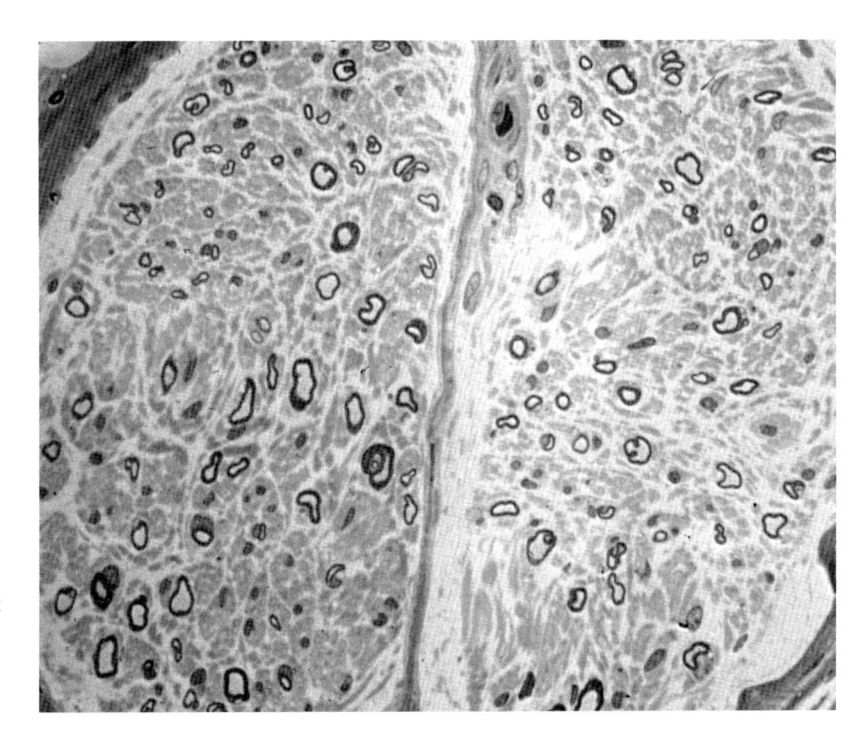

Abb. 4.**31** Metachromatische Leukodystrophie. Deutlicher Verlust groß- und kleinkalibriger bemarkter Nervenfasern im N. suralis, spätinfantile Form, Epon-Semidünnschnitt, × 400.

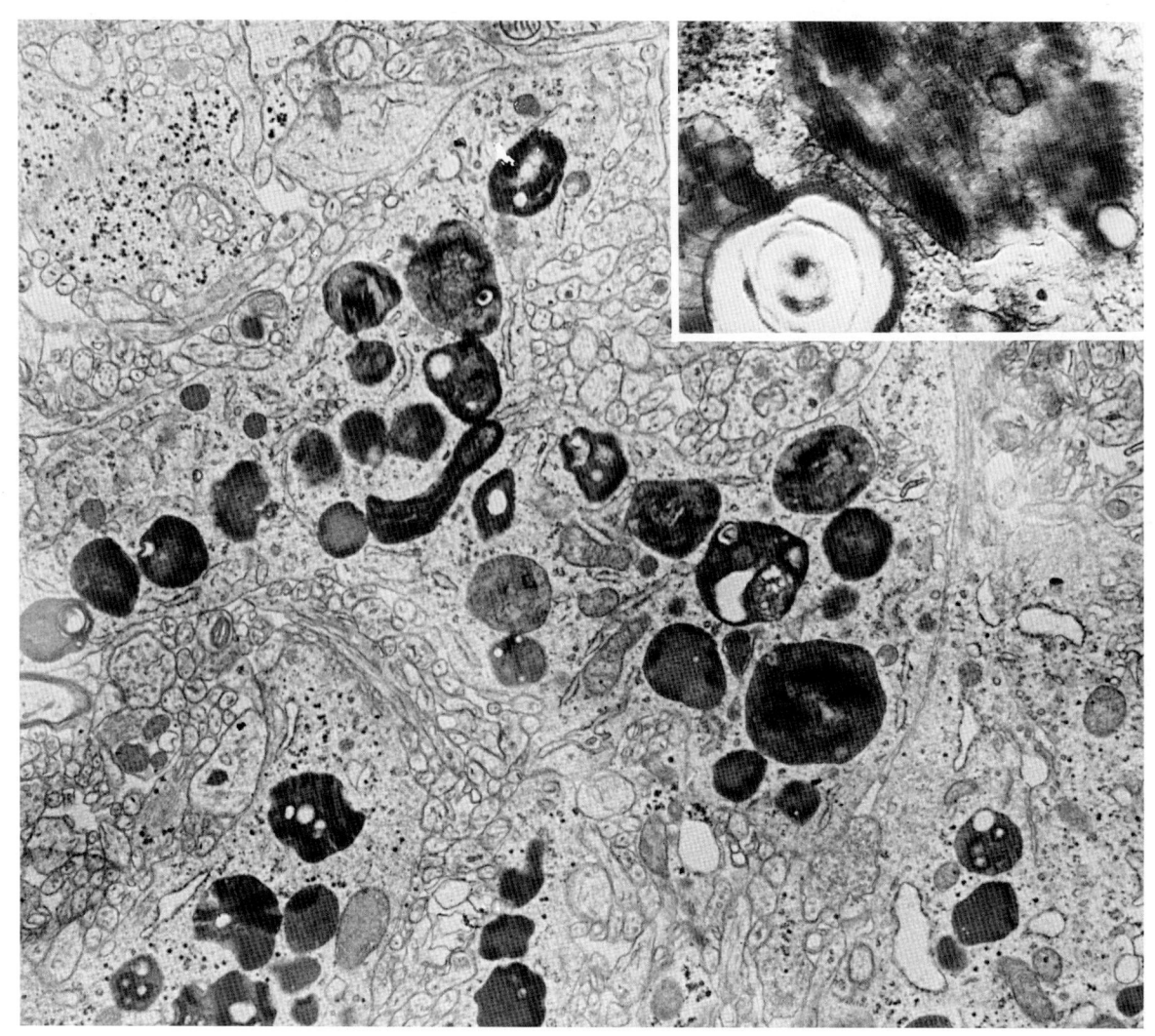

Abb. 4.**32** Metachromatische Leukodystrophie. Lamelläre lysosomale Einschlüsse im Neuropil des Großhirns, × 35000. Inset: typische membranbegrenzte prismatische Einschlüsse.

## *Mukosulfatidose*

Syn.: multipler Sulfatasemangel

Bei diesem Krankheitsbild handelt es sich um eine Kombination der metachromatischen Leukodystrophie, üblicherweise mit klinischen und morphologischen Zeichen des spätinfantilen Typs, und einer Mukopolysaccharidose, die sich durch Ausscheidung von Mukopolysacchariden, Dermatan- und Heparansulfat, infolge eines Mangels der Arylsulfatase B und anderer Sulfatasen, manifestiert. Der Mukopolysaccharidaspekt dokumentiert sich *klinisch* in groben Gesichtszügen, Hepatosplenomegalie, radiologisch am Skelett und morphologisch durch lysosomale Vakuolisierung.

**Pathogenese:** Die Hauptsubstanz, die bei der MLD intralysosomal gespeichert wird, ist ein Sulfatid oder Cerebrosidsulfat, das heißt ein Ceramid, an dem Galaktose und Sulfat hängen, wobei endständig normalerweise durch die lysosomale Arylsulfatase A das Sulfat abgespalten werden muß, bevor Galaktose und Ceramid weiter katabolisiert werden können. Dieses Sulfatid, das in erster Linie in Markscheiden des zentralen und peripheren Nervensystems, in geringerem Grade aber auch intraneuronal lokalisiert ist, gehört zu der Gruppe der Sulfolipide, die auch in zahlreichen viszeralen Organen, u. a. Hoden und Nieren, vorkommen und im Metabolismus der Steroide eine wichtige Rolle spielen.

Im normalen intralysosomalen katabolen Stoffwechsel des Cerebrosidsulfats/-sulfatids spielt neben der Arylsulfatase A, die bei den MLD-Formen defekt ist, auch noch intralysosomales nicht enzymatisches Aktivatorprotein eine Rolle, dessen Fehlen gelegentlich ebenfalls zu einer MLD führen kann. Sowohl hinsichtlich der Residualaktivität der Arylsulfatase A wie auch hinsichtlich der Komposition der Sulfatide bestehen Unterschiede bei den einzelnen klinischen Formen der MLD.

Beim multiplen Sulfatasemangel sind neben der Arylsulfatase A die Arylsulfatase B, die Arylsulfatase C und andere Sulfatasen, besonders aus dem Bereich des Glykosaminoglykanstoffwechsels, defekt. Mangel anderer lysosomaler Sulfatasen führt infolge der Abbaustörung sulfatierter Glykosaminoglykane zu einer weiteren Zahl von Mukopolysaccharidosen.

Obwohl die Markscheiden von MLD-Patienten chemisch etwas anders aufgebaut sind als die normaler Individuen, wird die Demyelinisierung als Folge des gestörten Sulfatidkatabolismus angesehen, weil offenbar die Sulfatide im katabolen Stoffwechsel bei MLD aus den Markscheiden nicht beseitigt werden, so daß Myelinschädigung und Demyelinisierung folgen.

Intralysosomale gespeicherte Sulfatide treten auch vor einem morphologisch sichtbaren Myelinschaden auf, so fetal noch vor Einsetzen der Myelinisierung und bei sonst intakten Myelinscheiden in Schwann- und Oligodendrogliazellen, die elektronenmikroskopisch lysosomale Sulfatide aufweisen.

## Globoidzell-Leukodystrophie Krabbe
Syn.: Cerebrosid-β-Galaktosidase-Mangel

Die Krankheit, 1916 von Krabbe ausführlich beschrieben, wurde anfangs als eine Form der diffusen Sklerose vom Schilder-Typ angesehen.

**Klinik:** Die autosomal-rezessiv vererbte Krankheit beginnt in der infantilen Form, üblicherweise im ersten Lebensjahr. Sie läuft ständig fortschreitend in drei Stadien ab: im ersten Stadium, psychomotorische Retardierung, Übererregbarkeit, gelegentlich zerebrale Anfälle und zentrales Erbrechen sowie leichte motorische Störungen. Das Protein im Liquor ist erhöht. Im zweiten Stadium Hypertonie und Spastizität, verstärkten Sehnenreflexen und Optikusatrophie. Im dritten Stadium Blindheit, Dezerebrierungsstarre und fehlender Kontakt zur Umwelt. Eine periphere Neuropathie macht sich klinisch auch bemerkbar.

In den späteren Formen beginnt die Krankheit gelegentlich im späteren Kindesalter; daneben sind sogar einige adulte Patienten beschrieben worden. Sie weisen Sehstörungen, Demenz und Spastizität mit Pyramidenbahnzeichen auf. Differentialdiagnostisch wird meistens an eine Enzephalitis oder an eine diffuse Sklerose gedacht. Protrahierte Krankheitsverläufe können sogar als spinozerebellare Degeneration imponieren (Thomas u. Mitarb. 1984) und sind möglicherweise auf unterschiedliche Restaktivität des defekten Enzyms zurückzuführen (Farrell u. Swedberg 1981). Nur biochemische oder postmortale Untersuchungen vermögen die Diagnose in diesen Spätfällen zu stellen. Radiologische Methoden können lediglich den Verdacht erwecken (Brownsworth u. Mitarb. 1985).

Vereinzelt sind Patienten mit infantilem und andere mit späterem Beginn in der gleichen Familie beobachtet worden (Böhles u. Mitarb. 1981).

**Neuropathologie:** Pathologisch-anatomische Veränderungen finden sich ausschließlich im zentralen und peripheren Nervensystem. *Makroskopisch* ist das Gehirn atrophisch mit grauem, fibrösem Aussehen und derber Konsistenz des Marklagers der Großhirnhemisphären unter häufiger Aussparung der subkortikalen U-Fasern (Abb. 4.33).

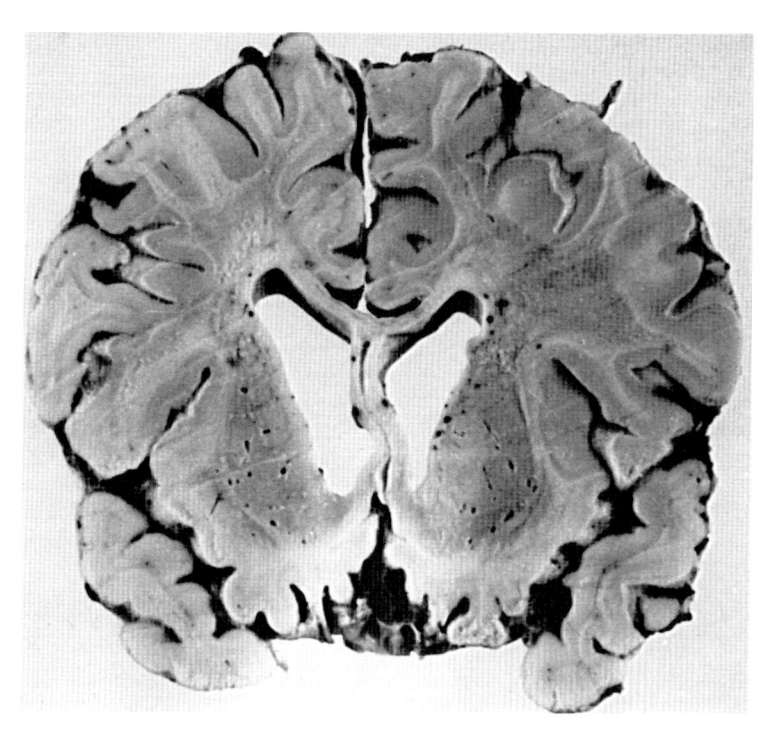

Abb. 4.33 Morbus Krabbe. Entmarkung im Centrum ovale bei Erhaltung subkortikaler U-Fasern.

180  4 Stoffwechselstörungen

*Lichtmikroskopisch* erkennt man eine Entmarkung des Marklagers im Großhirn, weniger stark ausgeprägt in den Markbereichen von Stammganglien, Hirnstamm, Rückenmark und Kleinhirn. Die Oligodendrogliazellen im entmarkten Gebiet sind weitestgehend geschwunden. Neben Entmarkung und zellulärer sowie fibrillärer Astrozytose (Abb. 4.**34**) stehen die namengebenden Globoidzellen charakteristischerweise im Vordergrund (Abb. 4.**35**). Hierbei handelt es sich um mesenchymale Makrophagen, die teils als solitäre, teils als mehrkernige Riesenzellen vorkommen, letztere werden auch als Globoidkörper bezeichnet, die sich in den entmarkten und Entmarkungszonen besonders perivaskulär anordnen. Das enzymhistochemische Profil dieser transformierten Epitheloidzellen mit intensiver Aktivität lysosomaler Hydrolasen, aber auch extralysosomaler unspezifischer Esterase sowie mitochondrialer und extramitochondrialer oxidativer Enzyme, ist dem der Gaucher-Zellen ähnlich (Elleder 1983).

*Elektronenmikroskopisch* findet man nadelartige Einschlüsse (Abb. 4.**36**), die als kristalloid-parakristalline oder tubuläre Profile einerseits und als gezwirbelte Tubuli mit periodischen Konstriktionen andererseits erscheinen (Suzuki u. Suzuki 1985).

Im zentralen Nervensystem scheinen derartige krankheitsspezifische Einschlüsse nur in den mesodermalen Zellen vorzukommen, nicht jedoch in den Oligodendroglia- und in Nervenzellen, während im peripheren Nervensystem elektronenmikroskopisch gleichartige Einschlüsse sowohl in endoneuralen mesodermalen Zellen histiozytärer Natur (Abb.

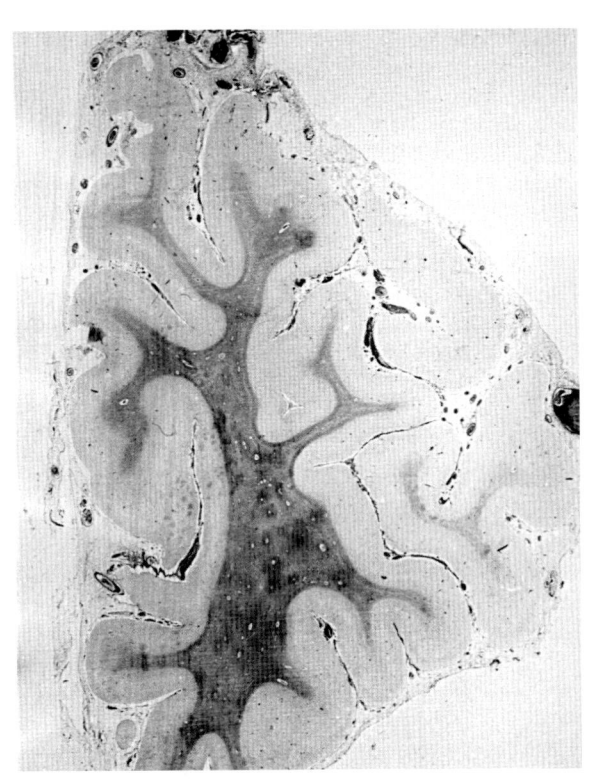

Abb. 4.**34**  Morbus Krabbe. Intensive Fasergliose im Marklager, Gliafaserdarstellung nach Kanzler.

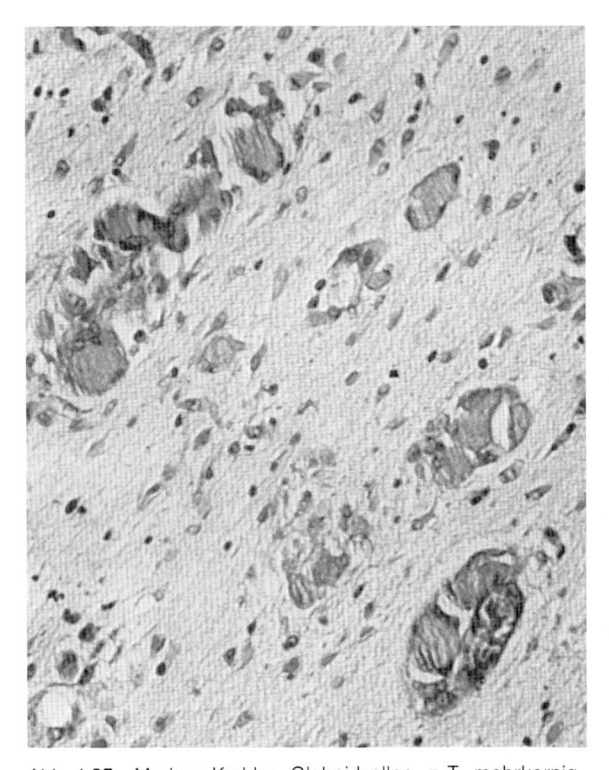

Abb. 4.**35**  Morbus Krabbe. Globoidzellen, z. T. mehrkernig, LFP-PAS, × 400. Globoidzellen, z. T. mehrkernig, LFB-PAS, × 250.

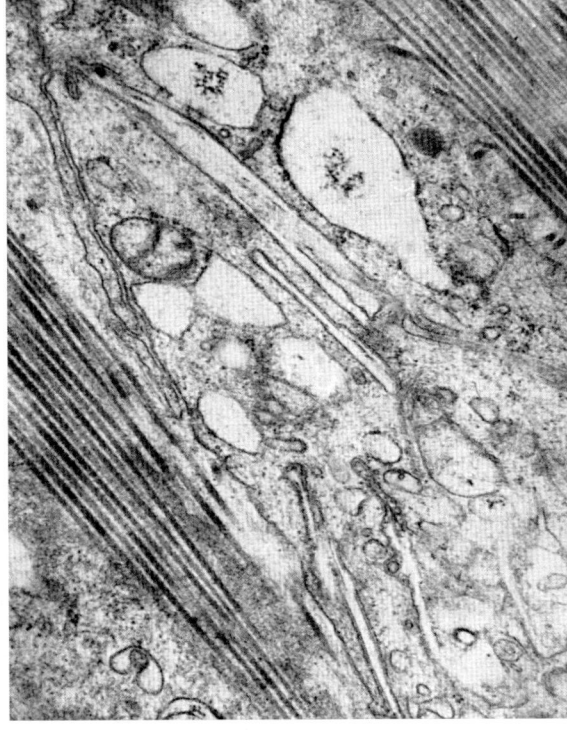

Abb. 4.**36**  Morbus Krabbe. Typische nadelartige Einschlüsse in endoneuraler Zelle, × 32000.

4.37) als auch in Schwann-Zellen nachweisbar sind. Im peripheren Nerv findet sich darüber hinaus eine segmentale Demyelinisierung mit Remyelinisierung und Zwiebelschalenbildung, die bei protrahiertem Krankheitsverlauf das Maß einer hypertrophischen Neuropathie annehmen kann (Thomas u. Mitarb. 1984).

**Pathogenese:** Die Krabbe-Leukodystrophie ist Folge des Galaktoceramid-β-Galaktosidase-Aktivitätsmangels in Gehirn, Leber, Niere, zirkulierenden Leukozyten, Milz, Serum und Fibroblasten (Suzuki u. Suzuki 1985). Infolge des Enzymdefektes kommt es zu einem Block im Abbau von Galaktoceramid, das offenbar nur in den Globoidzellen gespeichert wird. Die Injektion von Galaktosylceramid in Gehirne gesunder Tiere führt zur Bildung von typischen Globoidzellen. Eine verwandte Substanz, Galaktosylsphingosin (Psychosin), wird mit zunehmender Krankheit vermehrt in Markregionen abgelagert und ist für den Markscheidenuntergang verantwortlich.

Eine Identifizierung des Heterozygotenstatus und eine pränatale Diagnose sind möglich. Der klassische Krankheitsverlauf der infantilen Globoidzell-Leukodystrophie fällt in die Hauptperiode der zentralnervösen Myelinisierung. Das zytotoxisch wirksame, akkumulierende Psychosin schädigt die Oligodendroglia so, daß eine normale Myelinisierung verzögert wird oder unvollständig bleibt.

Bei den verschiedenen Formen liegen verschiedenartige genetische Mutanten der Galaktosylceramid-β-Galaktosidase zugrunde, möglicherweise auch Mischkomplexe („Compounds"), bei denen Eltern Heterozygote für unterschiedliche Gendefekte sind (Farrel u. Swedberg 1981).

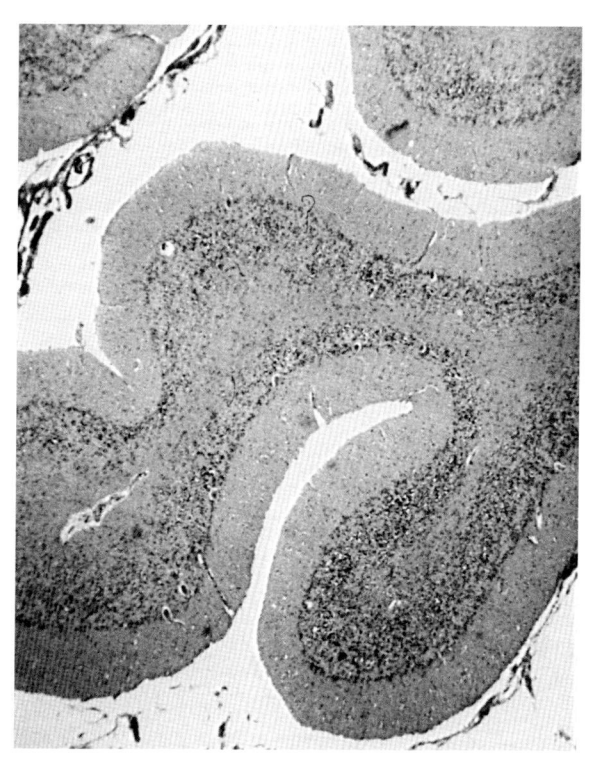

Abb. 4.37 $G_{M1}$-Gangliosidose, Typ II (juvenile Form). Kleinhirn. Verlust von Purkinje- und Körnerzellen, HE, × 80.

# Gangliosidosen

Die einzelnen Ganglioside sind durch den Aufbau aus Ceramid (langkettige Fettsäure und langkettiger Alkohol Sphingosin) und einen wechselnden Gehalt an Oligosacchariden und Neuramin-(Sialin-)Säure gekennzeichnet. Die Gangliosidosen sind autosomal-rezessive Krankheiten, bei denen intralysosomal Ganglioside vorwiegend in Nervenzellen gespeichert werden. Die $G_{M1}$-Gangliosidose ist Folge der Speicherung des Monosialoganglisosids $G_{M1}$ und die Speicherung des um ein Galaktosemolekül kürzeren $G_{M2}$ ist Ursache der $G_{M2}$-Gangliosidosen.

Während die häufigste Form der $G_{M2}$-Gangliosidosen, die Tay-Sachs-Krankheit, schon seit dem Ende des vorigen Jahrhunderts aus Großbritannien (Tay 1881) und den USA (Sachs 1887) bekannt war, sind $G_{M1}$-Gangliosidosen erst ab Mitte der sechziger Jahre (O'Brien u. Mitarb. 1965) bekanntgeworden. Eine weitere Form wurde 1968 von Sandhoff und seinen Mitarbeitern beschrieben.

## $G_{M1}$-Gangliosidosen

Die $G_{M1}$-Gangliosidosen kommen in drei verschiedenen Formen vor mit weitgehend gleichem pathologischem Substrat.

**Klinik:** Die schwere *infantile* Form beginnt vielfach bereits bei der Geburt und ist durch äußere, an Mukopolysaccharidosen erinnernde Stigmata (s. S. 158), schwere geistige Retardierung, epileptische Anfälle, eine Hepatosplenomegalie, bei etwa der Hälfte der Patienten durch einen kirschroten retinalen Fleck, und radiologisch durch eine Dysostosis multiplex gekennzeichnet. Die Kinder sterben im ersten oder zweiten Lebensjahr.

Die *juvenile* Form zeigt einen milderen Verlauf. Nach anfänglich oft guter psychomotorischer Entwicklung setzt eine entsprechende Regression geistiger und motorischer Fähigkeiten mit Epilepsie ein. Der Tod tritt in der ersten oder zweiten Lebensdekade auf. Die *chronische* $G_{M1}$-Gangliosidose mit Dystonie (Goldman u. Mitarb. 1981) stellt eine protrahierte juvenile Form dar, die durch eine besonders lange Lebenszeit charakterisiert sein kann (Lowden u. Mitarb. 1981).

Die *adulte* Form kommt besonders bei den Japanern vor (Ohta u. Mitarb. 1985) und ist durch zerebellare Ataxie und durch Spastizität gekennzeichnet, an die sich eine fortschreitende Demenz anschließt. Bei dieser Form kann ein klinisch heterogenes Spektrum bestehen (Nakano u. Mitarb. 1985).

**Pathologie:** Die $G_{M1}$-Gangliosidose ist durch Akkumulation membranöser Lipidkörperchen und durch lysosomale Vakuolisierung viszeraler Zellen gekennzeichnet. In fetalen Lymphozyten sind bereits Vakuolen nachweisbar. Die lysosomale Vakuolisierung mesenchymaler Zellen in biopsierten Haut- oder Konjunktivageweben sowie im Rektum und in Lymphozyten führen zur intravitalen Diagnostik.

**Neuropathologie:** *Makroskopisch* zeigt das Gehirn bei der infantilen Form eine Atrophie, weniger stark ausgeprägt bei der juvenilen Form, die jedoch bei der protrahierten Form erhebliche Ausmaße annehmen kann (Lowden u. Mitarb. 1981).

*Lichtmikroskopisch* erkennt man im Kleinhirn den Verlust von Purkinje- und Körnerzellen (Abb. 4.**37**). Die neuronale Speicherung ist vorwiegend im Perikaryon, in Meganeuriten ebenso wie in den Megadendriten infolge einer lysosomalen Speicherung in den Nervenfortsätzen zu finden (Goldman u. Mitarb. 1981). Der klinisch manifeste kirschrote Fleck weist auf eine Speicherung in retinalen Ganglienzellen hin, die auch dann vorhanden sein kann, wenn bei der juvenilen Form der kirschrote Fleck nicht nachweisbar ist. Auch im peripheren Nervensystem speichern Nervenzellen Ganglioside.

Eine durch autofluoreszierende Lipopigmente gekennzeichnete assoziierte neuronale Ceroidlipofuszinose beim protrahierten Typ II wurde infolge der langen Lebensdauer als sekundär angesehen (Lowden u. Mitarb. 1981).

*Elektronenmikroskopisch* besteht die Speicherung in kortikalen Nervenzellen aus membranbegrenzten Vakuolen und Zebrakörperchen (Abb. 4.**38**) in der subkortikalen grauen Substanz sowie im peripheren Nervensystem und aus einer Mischung membranöser und vakuolärer lysosomaler Residualkörperchen.

**Pathogenese:** Ursache der $G_{M1}$-Gangliosidosen ist ein Defekt der sauren lysosomalen β-Galaktosidase, bei der das Protein strukturell verändert, aber vorhanden ist. Dieses von einem mutierten Gen auf dem kurzen Arm des Chromosoms 3 kodierte Enzym spaltet β-D-gebundene Galaktose nicht nur vom $G_{M1}$-Gangliosid, sondern auch von Galaktose-Oligosaccharide-Keratosulfat-haltigen Glykosaminoglykanen und Glykoproteinen ab, woraus sich, je nach Lokalisation des Primärsubstrats, entweder lysosomale lamelläre Einschlüsse oder lysosomale Vakuolen als speichernde Organellen erklären. Obligate und fakultative Überträger zeigen eine intermediäre Aktivität dieses Enzyms, das auch in Amnionzellen

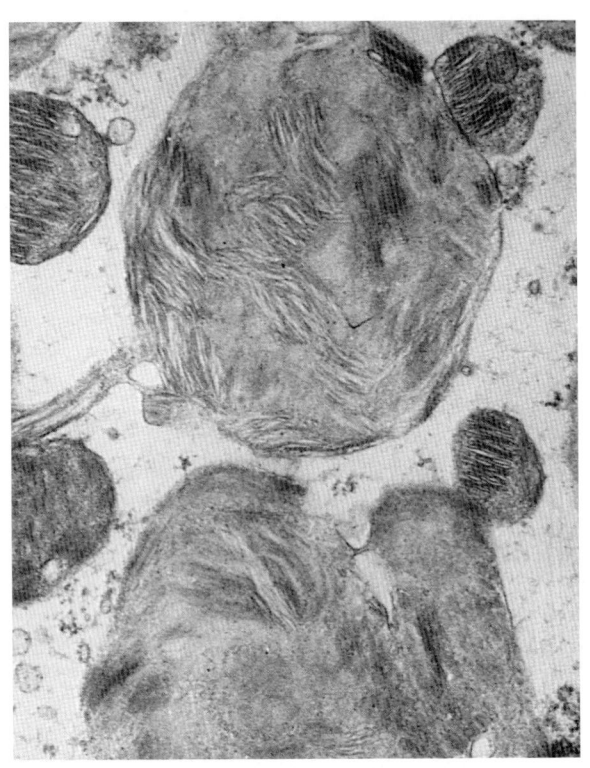

Abb. 4.**38** $G_{M1}$-Gangliosidose, Typ II (juvenile Form). Lamelläre membranbegrenzte lysosomale Residualkörperchen in einer retinalen Ganglienzelle, × 44000.

mit und ohne Kultivierung pränatal nachgewiesen werden kann.

Die unterschiedlichen klinischen Formen der $G_{M1}$-Gangliosidose erklären sich aus dem Grad der Residualaktivität der sauren β-Galaktosidase.

## $G_{M2}$-Gangliosidosen

Das klinische Spektrum der $G_{M2}$-Gangliosidosen ist außerordentlich variationsreich, wobei fortlaufend neue klinische und biochemische Formen beschrieben werden.

### Hexosaminidase-A-Mangel

Syn.: Tay-Sachs-Krankheit, amaurotische Idiotie, $G_{M2}$-Gangliosidose, Variante B

Klinisch kommen zwei Formen mit verschiedenem Manifestationsalter vor, die sich weder enzymopathisch noch morphologisch voneinander unterscheiden.

Infantile Form der amaurotischen Idiotie
Syn.: $G_{M2}$-Gangliosidose Typ I

Sie manifestiert sich während des ersten Lebensjahres und ist durch eine ausgeprägte Schreckreaktion gegenüber Geräuschen, eine Hypotonie und durch Rückbildung motorischer Fähigkeiten gekennzeichnet. Auffällig ist eine Makrozephalie und nicht selten ein Puppengesicht mit feiner weißer Haut und langen Augenwimpern. Charakteristisch ist ein kirschroter Fleck des Augenhintergrundes. Später entwickelt sich eine Optikusatrophie, wobei die Blindheit kortikaler, nicht retinaler Herkunft ist. Epileptische Anfälle sind häufig, und die Kinder sterben meist im dritten Lebensjahr im Zustand der Dezerebration. Sie kommt vorwiegend unter Aschkenasim-Juden vor, die ihre Herkunft aus dem Baltikum ableiten.

### Juvenile Form der amaurotischen Idiotie
Syn.: $G_{M2}$-Gangliosidose Typ III, Typ Bernheimer-Seitelberger

Infolge eines partiellen Hexosaminidase-A-Mangels manifestiert sich die Krankheit erst um die Mitte der ersten Lebensdekade mit Ataxie, progredienter Demenz und Bewegungsstörungen, gelegentlichen epileptischen Anfällen und selten mit der Ausbildung eines kirschroten Fleckes.

**Neuropathologie:** *Makroskopisch* findet man häufig eine Makrozephalie.

*Lichtmikroskopisch* steht im Vordergrund die intralysosomale Speicherung von $G_{M2}$-Gangliosid in Nervenzelleibern, die zu einer charakteristischen Blähung oder Ballonierung der Perikaryen führt (Abb. 4.39). Restbestände der Nissl-Substanz und des Nervenzellkerns werden von den gespeicherten Substanzen an den Rand des Perikaryons gedrängt.

Bei den jüngeren Patienten ist eine Speicherung fast ubiquitär, besonders in den kortikalen Neuronen nachweisbar. Hier kommt es auch zu einer Auftreibung der proximalen Axonsegmente, den Meganeuriten (Purpura u. Suzuki 1976). Die lysosomale Speicherung im Perikaryon führt zu einer allmählichen Atrophie der Dendriten und ihrer Dornen, besonders deutlich an den Purkinje-Zellen erkennbar. Im fortgeschrittenen Stadium erkennt man eine erhebliche Markarmut und eine intensive, konsistenzsteigernd wirkende Gliose im Gehirn.

*Elektronenmikroskopisch* finden sich membranös-zytoplasmatische Körperchen (Abb. 4.40), zu denen je nach Zellart, nicht selten auch ohne lichtmikroskopische Erkennbarkeit, andere lamelläre Einschlüsse, auch solche vom Zebratyp (Abb. 4.41), hinzutreten. Darüber hinaus wurde eine hochgradige Verarmung präexistenter intrazytoplasmatischer Organellen festgestellt.

Auch in Nervenzellen des peripheren Nervensystems lassen sich membranös-zytoplasmatische Körperchen nachweisen (Burck u. Mitarb. 1980). Die exzessive intraneuronale Speicherung, die in der Retina besonders die Ganglienzellen, aber auch amakrine Zellen (Nagashima u. Mitarb. 1981) und Photorezeptoren (Brownstein u. Mitarb. 1980) betrifft und für den Effekt des kirschroten Flecks verantwortlich ist, führt im Laufe der Krankheit zu einem Verlust von Nervenzellen, damit einem Verschwinden des kirschroten Fleckes.

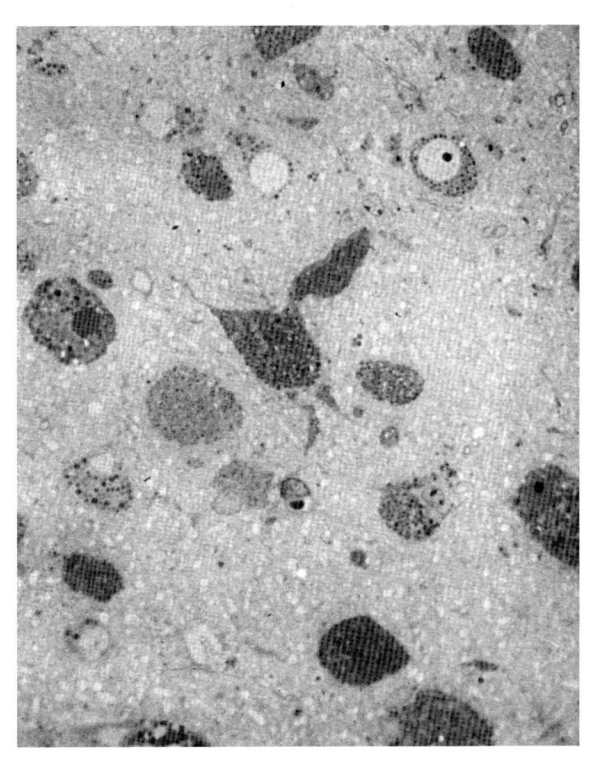

Abb. 4.**39** $G_{M2}$-Gangliosidose (infantile Form). Zahlreiche Granula in Perikaryen und proximalen Fortsätzen aufgetriebener Nervenzellen, Großhirnrinde, Toluidinblau, × 500.

### Hexosaminidase-A- u. -B-Mangel
Syn.: Sandhoff-Krankheit, $G_{M2}$-Gangliosidose Typ II, Variante 0

**Klinik:** Die *infantile* Form zeigt einen gleichen Beginn, eine gleiche klinische Symptomatik sowie einen gleichen Krankheitsverlauf wie die Tay-Sachs-Krankheit, weist jedoch keine Häufung bei jüdischen Kindern auf. In Deutschland ist die Sandhoff-Krankheit häufiger als die Tay-Sachs-Krankheit, wenn auch insgesamt recht selten.

Eine *juvenile* Form ist seltener und gekennzeichnet durch Ataxie, Demenz, die gefolgt wurden von Spastizität und etwa in der Hälfte der ersten Lebensdekade einsetzen. Der kirschrote Fleck fehlt. Bei Patienten, die vorwiegend Bewegungsstörungen aufwiesen, wie sie bei Hexosaminidase-A-Mangel beobachtet wurden, wurde auch ein Hexosaminidase-B-Mangel und ein partieller Hexosaminidase-A-Mangel beschrieben (Cashman u. Mitarb. 1986).

**Pathologie:** Extraneural wird infolge des Hexosaminidase-B-Defektes auch Globosid gespeichert, so daß in lymphoretikulären Geweben wie Milz, Leber und Lymphknoten, aber auch in der Niere und in Gefäßwandzellen lamelläre lysosomale Einschlüsse nachweisbar sind (Tatematsu u. Mitarb. 1981).

**Neuropathologie:** Prinzipiell spielen sich im zentralen Nervensystem die gleichen Vorgänge wie beim

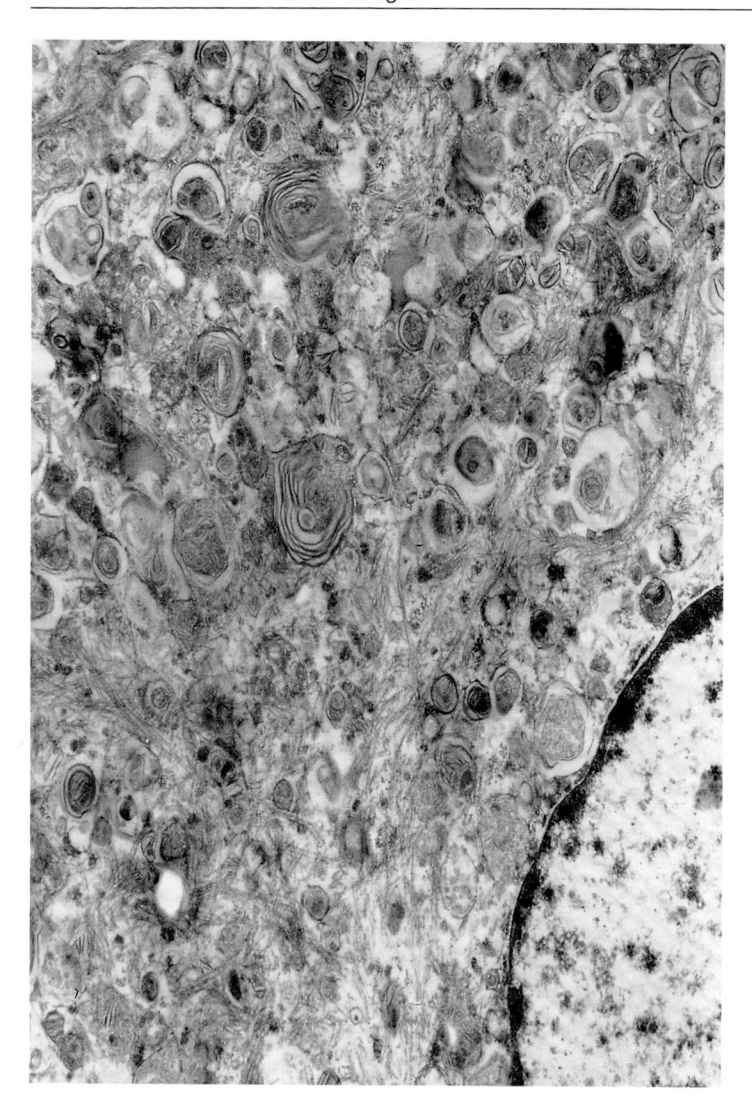

Abb. 4.**40** G$_{M2}$-Gangliosidose (infantile Form). Nervenzelle der Hirnrinde, membranös-zytoplasmatische Körperchen, × 8000.

Hexosaminidase-A-Mangel ab. Besonders hochgradig ist die Speicherung in der Medulla oblongata und im Nucleus dentatus. Im peripheren Nerv finden sich aufgetriebene Axone mit pleomorphen Einschlüssen (Abb. 4.**42**).

### G$_{M2}$-Gangliosidose mit Aktivatorproteinmangel (Variante AB)

**Klinik:** Diese klinische Variante kann bereits im frühen Kindesalter auftreten (Kotagal u. Mitarb. 1986), ist jedoch als Erwachsenenform häufiger beschrieben worden. Vor Ende des 1. Lebensjahres zeigen die Kinder Störungen in ihrer motorischen Entwicklung, eine zunehmende Hypotonie und myoklonische Zuckungen gegenüber auditiven Reizen. Man findet sowohl einen herkömmlichen kirschroten Fleck sowie einen peripheren mit schwarzem Zentrum (schwarzer kirschroter Fleck). Membranöszytoplasmatische Körperchen können nicht nur in den Nervenzellen, sondern auch in der Konjunktiva nachgewiesen werden (Kotagal u. Mitarb. 1986).

**Neuropathologie:** *Makroskopisch* wurden sowohl Atrophie des Groß- und Kleinhirns als auch Übergewicht des gesamten Gehirns beschrieben (Goldman u. Mitarb. 1980).

*Mikroskopisch* findet man in verschiedenen Arealen des Großhirns eine Schwellung der Nervenzellen, vor allem in der 3. Schicht der Hirnrinde.

*Elektronenmikroskopisch* treten die membranösen Zytoplasmakörper vor allem in den großen Pyramidenzellen auf, in den kleinen Neuronen sind am häufigsten Zebrakörper zu finden. Auch polymorphe Lipidkörner und amorphe membranbegrenzte Einschlüsse kommen vor (Adachi u. Mitarb. 1978, Goldman u. Mitarb. 1980). In den Astrozyten fallen große Einschlüsse auf, die einen Durchmesser von 7 μm erreichen können.

## Gangliosidosen

Abb. 4.**41** $G_{M2}$-Gangliosidose (infantile Form). Nervenzelle eines sympathischen Ganglions. Zebrakörper, × 10 000.

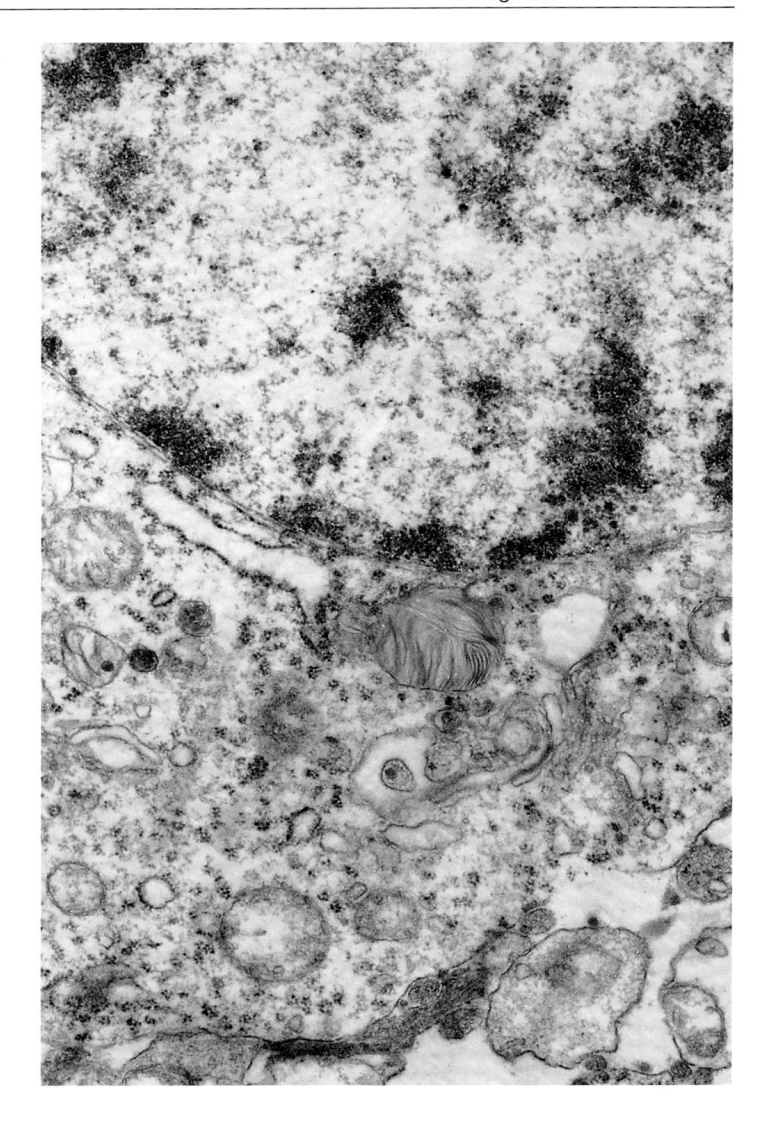

Abb. 4.**42** $G_{M2}$-Gangliosidose (infantile Form). Durch zahlreiche dichte Körperchen aufgetriebenes markloses Axon, Haut, Morbus Sandhoff, × 30 000.

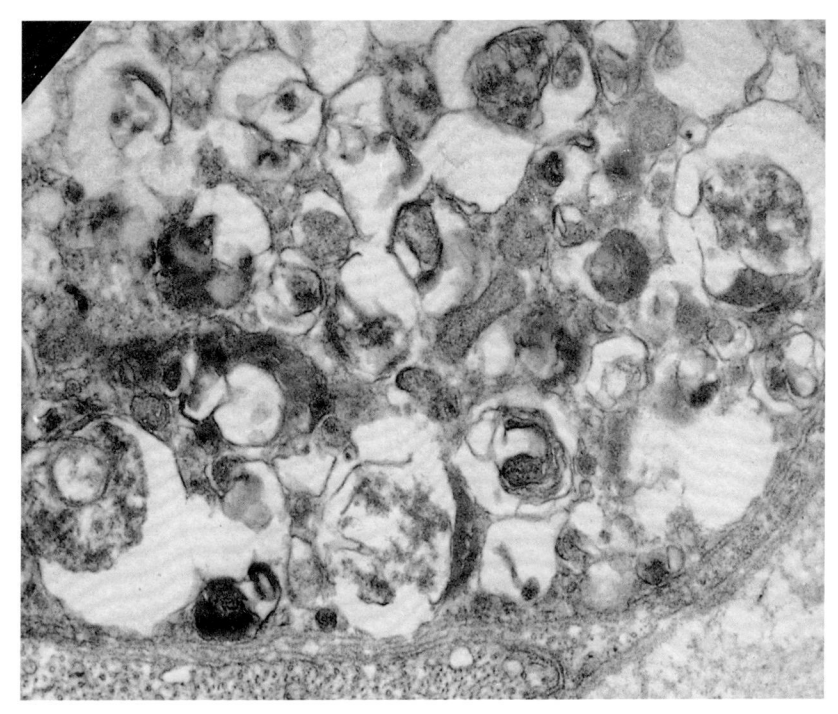

### Adulte oder chronische Form ($G_{M2}$-Gangliosidose Typ V)

Es handelt sich bei dieser Form sowohl um eine geno- als auch phänotypisch sehr heterogene Gruppe, die in verschiedene Subtypen unterteilt wird.

Bei der Mehrzahl der Patienten wurde eine Muskelatrophie vom spinalen Typ (Jellinger u. Mitarb. 1982, Parnes u. Mitarb. 1985) oder als amyotrophische Lateralsklerose imponierend (Mitsumoto u. Mitarb. 1985) beobachtet.

Bei einem zweiten Subtyp stehen spinozerebellare und extrapyramidale Symptome im Vordergrund (Oates u. Mitarb. 1986, Meek u. Mitarb. 1984).

Unter den derart beobachteten jüdischen Patienten findet sich nicht selten auch ein Verwandter mit klassischer infantiler Tay-Sachs-Krankheit (Johnson u. Mitarb. 1982, Navon u. Mitarb. 1981).

**Neuropathologie:** Bei den juvenilen und adulten Formen sind autoptische Ergebnisse spärlich (Jellinger u. Mitarb. 1982).

*Makroskopisch* ist eine ausgeprägte Atrophie der Kleinhirnrinde, vor allem infolge Untergangs der Körnerzellen charakteristisch.

*Lichtmikroskopisch* erkennt man in der Hirnrinde eine mittelgradige Schwellung einiger Nervenzellen. In den subkortikalen Zentren, vor allem in der Substantia nigra, im Ammonshorn und in den mesenzephalen und pontinen Kernen, sind die Nervenzellen stärker gebläht. Die stärkste Beteiligung zeigten die Nervenzellen des Rückenmarks. Die Zahl der Purkinje-Zellen ist vermindert. Die restlichen zeigen eine starke Speicherung.

*Elektronenmikroskopisch* sind zusätzlich zu den konzentrisch geschichteten Membrankörpern wegen der erheblichen Vermehrung von Lipopigmenten, pleomorphe Einschlüsse (Abb. 4.**43**), gelegentlich sogar Fingerabdruckprofile, wie sie für die juvenile neuronale Ceroidlipofuszinose typisch sind, beobachtet worden (Jellinger u. Mitarb. 1982).

**Pathogenese:** Bei der Tay-Sachs-Krankheit ist die Hexosaminidase A defekt (Variante B). Beim Morbus Sandhoff fehlen Aktivitäten der Hexosaminidasen A und B (Variante 0). Bei der A-B-Variante sind Hexosaminidasen A und B normal aktiv. Es fehlt ein Aktivatorprotein.

Der Reichtum klinischer Formen unter den $G_{M2}$-Gangliosidosen reflektiert das variationsreiche Spektrum biochemischer Defekte. Da die Hexosami-

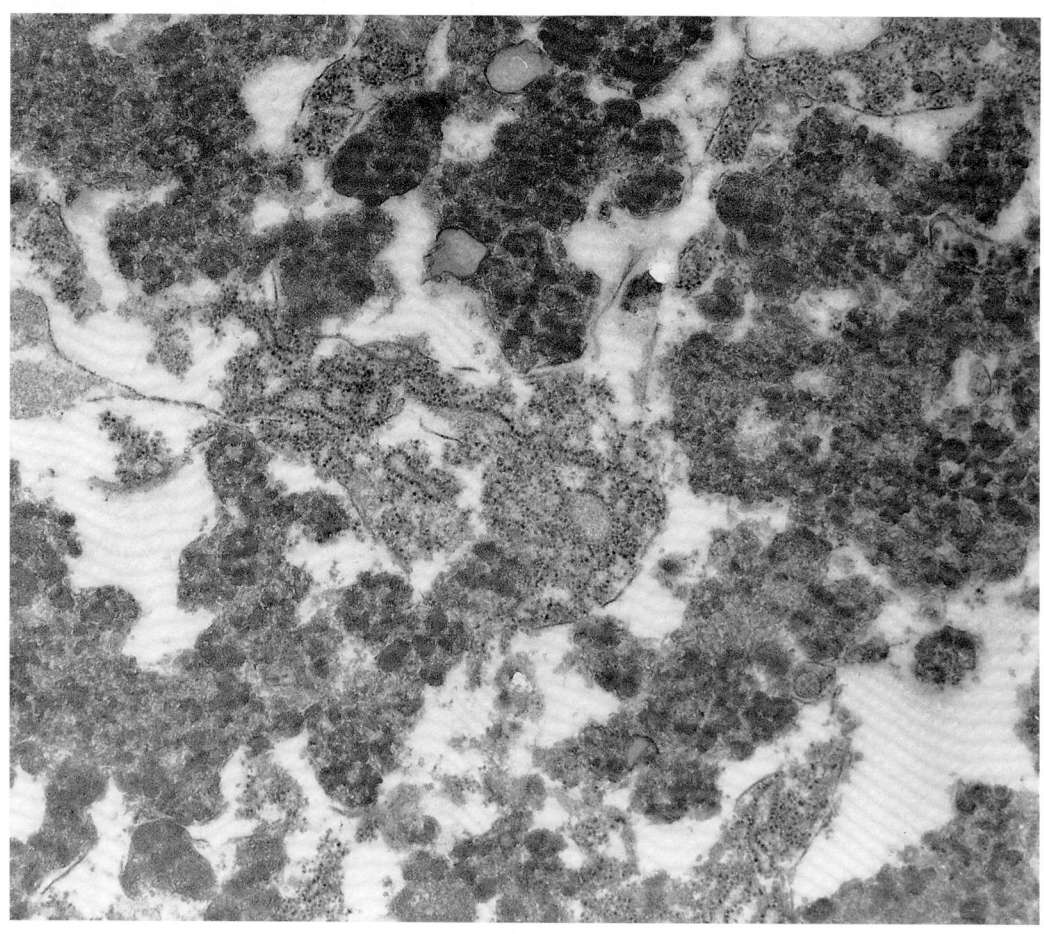

Abb. 4.**43** Adulte Form der $G_{M2}$-Gangliosidose. Nervenzelle der frontalen Hirnrinde. Pleomorphe Einschlüsse mit starkem Lipidinhalt, × 18000.

nidasen von zwei auf verschiedenen Chromosomen angeordneten Genen kodiert werden, wozu noch ein für das Aktivatorprotein verantwortliches separates Gen hinzutritt (O'Brien 1983), und die drei Isoenzyme aus jeweils drei Untereinheiten vom Alpha- oder Betatyp bestehen, ergeben sich bei Defekt einer Alphauntereinheit ein Mangel der Hexosaminidasen A und S, bei Defekt der Betauntereinheit Mangel der Hexosaminidasen A und B, da erstere aus Alpha- und Betauntereinheiten, letztere aus zwei Betaeinheiten bestehen, wodurch die Tay-Sachs- und die Sandhoff-Krankheit als separate nosologische Entitäten wie auch die zahlreichen Varianten bedingt sind. Viele dieser Varianten werden biochemisch verständlich, wenn Informationen über die Verwendung des Substrates bestehen, da bei einigen nur der Einsatz des natürlichen Substrates $G_{M2}$ oder anderer natürlicher hexosaminidaseabhängiger Ganglioside eine Erklärung für die klinische Symptomatik bringt. Heterozygote zeigen eine intermediäre Aktivität des entsprechend defekten Enzyms, die pränatale Diagnostik ist weitgehend möglich, sogar bei der adulten Form (Navon u. Mitarb. 1986).

Das Hauptspeicherprodukt ist das $G_{M2}$-Gangliosid, das lediglich durch die Hexosaminidase A abgebaut werden kann (Cashman u. Mitarb. 1986), während bei Hexosaminidase-B-Mangel zusätzlich andere Substrate, vornehmlich extraneural, lysosomal gespeichert werden.

An eine $G_{M2}$-Gangliosidose des juvenilen oder adulten Typs sollte immer dann gedacht werden, wenn zu neurologischen Zeichen des zweiten motorischen Neurons zusätzliche damit allein nicht erklärbare klinische Symptome wie Ataxie, extrapyramidale Bewegungsstörungen oder Demenz hinzutreten.

## Neuronale Ceroidlipofuszinosen

Syn.: zerebromakuläre Degeneration, Batten-Krankheit

Von den heterogenen Gruppen der amaurotischen Idiotien wurden erstmals neuronale Ceroidlipofuszinosen (NCL) abgetrennt, als man erkannte, daß das in Nervenzellen gespeicherte Material eine Autofluoreszenz zeigte, wie sie vom Lipofuszin schon länger bekannt war. Zeman u. Mitarb. (1970) etablierten die NCL als eigenständige Form progredienter neurodegenerativer Krankheiten, die sich nach dem klinischen Beginn in verschiedene Formen unterteilen lassen (Zeman u. Goebel 1986). Die NCL ist offenbar in unseren geographischen Regionen eine der häufigsten neurodegenerativen Krankheiten des Kindesalters.

**Klinik:** Die *infantile* Form (Santavuori-Haltia-Hagberg), die hauptsächlich in Finnland beobachtet wird, entwickelt sich zwischen dem 8. und 10. Lebensmonat mit rasch fortschreitendem psychomotorischem Abbau, Ataxie und Muskelhypotonie, gefolgt von Spastizität, Mikrozephalie und Myoklonien, während zerebrale Anfälle selten sind.

Die *spätinfantile* Form beginnt etwa zwischen dem 2. und 4. Lebensjahr und führt fortschreitend innerhalb weniger Jahre zum Tode. Früh treten zerebrale Anfälle auf, danach zerebellare und extrapyramidale Symptome sowie fortschreitende Demenz. Myoklonien sind nicht selten („myoklonische Variante", Seitelberger u. Mitarb. 1967). Sehstörungen treten erst später auf. Funduskopisch finden sich Pigmentveränderungen der Gefäße sowie eine Optikusatrophie.

Die *frühjuvenile* Form beginnt mit Ataxie und Anfällen, gefolgt von Sehstörungen und anderen neurologischen Ausfällen und ähnelt der spätinfantilen Form. Der Beginn liegt zwischen denen der spätinfantilen und der juvenilen Formen.

Die *juvenile* Form zeigt als erstes klinisches Symptom um das 6.–7. Lebensjahr einen retinabedingten Sehverlust, gefolgt von Verhaltensstörungen und langsam fortschreitender Demenz. Der Abbau motorischer Funktionen ist besonders ausgeprägt. Extrapyramidale Störungen, zerebrale Krampfanfälle und vereinzelt auch Myoklonien treten erst später auf. Die Patienten sterben um das 20. Lebensjahr.

Bei der *protrahierten juvenilen* Form (Hallervorden) beginnt das Krankheitsbild ebenfalls mit Sehstörungen; der Verlauf ist jedoch insgesamt protrahierter, wobei Demenz und zerebrale Krampfanfälle erst im Erwachsenenalter auftreten, so daß die Patienten in der dritten oder vierten Lebensdekade sterben.

Bei der *adulten* Form (Kufs), die meist sporadisch auftritt, setzt die klinische Symptomatik im Erwachsenenalter ein, die sich durch eine langsame Progredienz und ein sehr variables klinisches Verlaufsspektrum äußert. Nicht selten stehen psychische Störungen im Vordergrund, die zuerst an ein primär psychiatrisches Krankheitsbild mit Nervosität, Reizbarkeit, Minderung der Kritik- und Urteilsfähigkeit denken lassen. Erst im weiteren Verlauf erweist es sich als organbedingt. Demenz und zerebrale Anfälle können jedoch auch im Vordergrund stehen, während Sehstörungen nicht zum Krankheitsbild dieser Form gehören.

Computertomographische Befunde zeigen bei den einzelnen klinischen Formen eine Hirnatrophie mit Ausweitung des Ventrikelsystems, die besonders bei den kindlichen Formen ausgeprägt sein kann.

Das EEG zeigt wechselnde, für die spätinfantile Form recht typische Befunde, während die

Laborparameter diagnostisch nicht verwertbar sind. Die Erkennung des Krankheitsbildes beruht daher auf klinischen Symptomen sowie auf dem elektronenmikroskopischen Nachweis der typischen Lipopigmente.

**Pathologie:** Die Ablagerung ultrastrukturell charakteristischer Lipopigmente ist in zahlreichen Organen außerhalb des zentralen Nervensystems zu dokumentieren, so daß zu Lebzeiten des Patienten eine bioptisch zuverlässige Erkennung der individuellen NCL in leicht erreichbaren Geweben wie Lymphozyten, Konjunktiva oder Haut möglich ist.

**Neuropathologie:** *Makroskopisch* erscheinen Groß- und Kleinhirn, besonders bei der infantilen und spätinfantilen Form, hochgradig atrophisch (Abb. 4.**44a, b**). Die Großhirnrinde erscheint vielfach nur noch als ein schmales, spongiös-pseudozystisch aufgelockertes Band. Das Marklager des Großhirns sowie in den Kleinhirnläppchen sind auch atrophisch und verhärtet. Bei der juvenilen und der adulten Form ist die Atrophie des Gehirns weniger offensichtlich, jedoch imponiert die Großhirnrinde nicht selten durch ihre verstärkt braungraue Farbe.

*Lichtmikroskopisch* erkennt man eine intrazelluläre Speicherung von Lipopigmenten in lysosomalen Residualkörperchen, die Autofluoreszenz (Abb. 4.**45a, b**) und intensive Aktivität der sauren Phosphatase aufweisen. Die Ballonierung der Perikaryen der Nervenzellen ist weniger ausgeprägt als bei den Gangliosidosen. Darüber hinaus sind auch proximale Axonabschnitte in Form axonaler Spindeln gebläht, während Purkinje-Zellen in der Molekularschicht eine hirschgeweihartige Auftreibung zeigen können. Lipopigmenteinschlüsse in perikaryenfernen Zellfortsätzen sind selten.

Prinzipiell können alle Nervenzellformen betroffen sein, bei den juvenilen und adulten Fällen (Goebel u. Mitarb. 1982) erkennt man besonders den Befall der Pyramidenzellen, weil sie noch weitestgehend erhalten sind. Daneben findet sich ein hochgradiger Verlust der kleinen Nervenzellen, vor allem in der zweiten Großhirnrindenschicht. Bei den infantilen und spätinfantilen Fällen ist die Großhirnrinde nahezu von Nervenzellen entblößt. Bei der juvenilen Form ist ein typisches Muster der pigmentoarchitektonischen Veränderungen vorhanden (Wisniewski u. Mitarb. 1985). Die atrophischen Kleinhirnläppchen zeigen ebenfalls Verlust von Purkinje-Zellen und Körnerzellen. „Myoklonus"-Körperchen werden in den Stammganglien bei der spätinfantilen Form beobachtet. Die Nervenzellen der peripheren sensiblen und autonomen Ganglien sind auch an der Lipopigmentspeicherung beteiligt.

Der Schwund von Nervenzellen geht mit einer Vermehrung von lipopigmenthaltigen Makro-

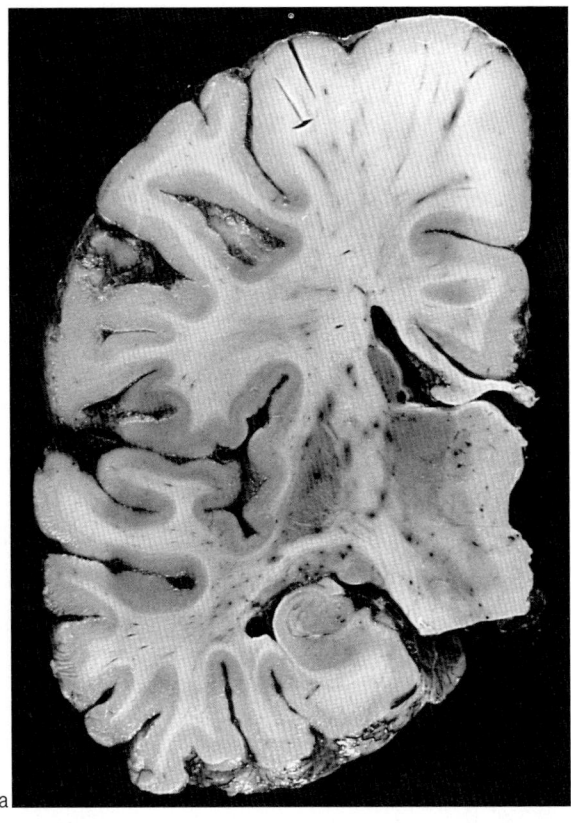

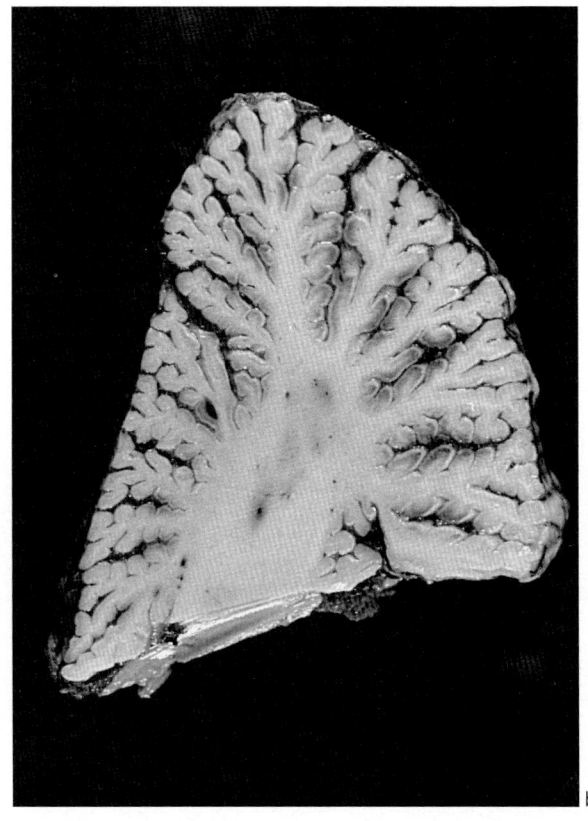

Abb. 4.**44** Neuronale Ceroidlipofuszinosen. Hochgradige Atrophie des Groß- (**a**) und Kleinhirns (**b**) bei spätinfantiler NCL.

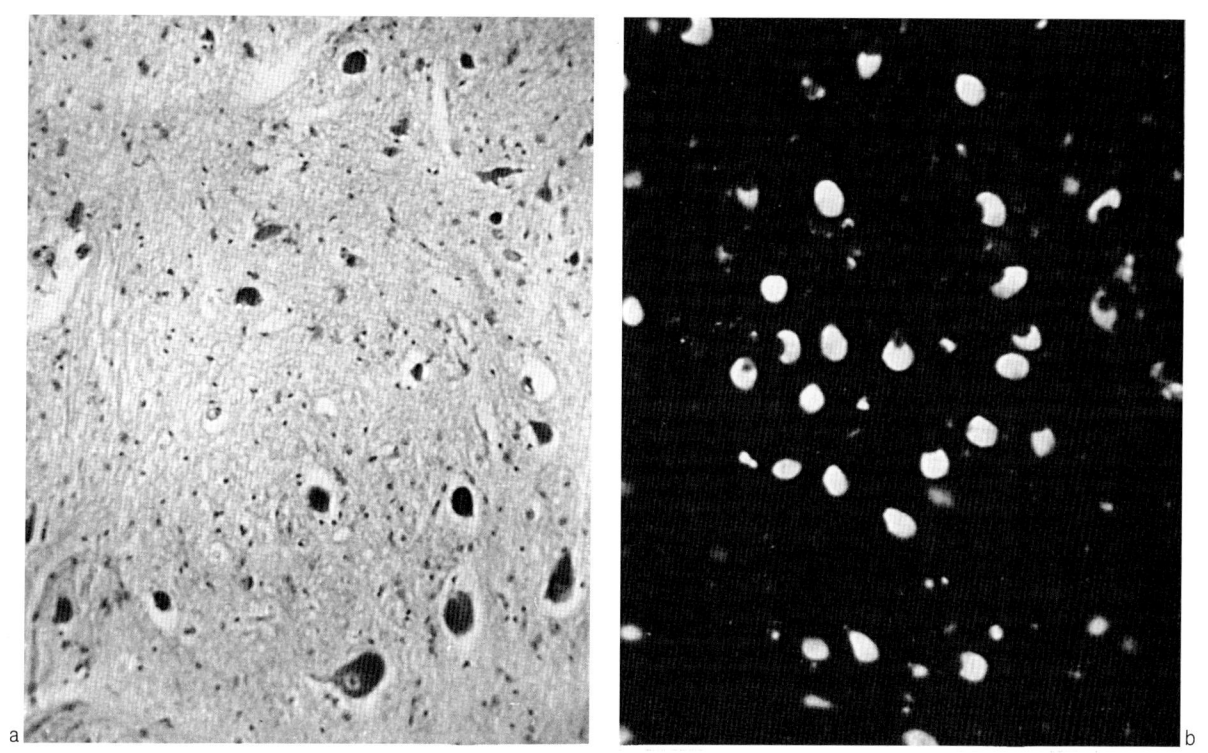

**Abb. 4.45** Neuronale Ceroidlipofuszinosen. **a** Beladung der neuronalen Perikaryen mit Lipopigmenten, Hämatoxylin-PAS, × 120. **b** Ausgeprägte Autofluoreszenz in den abgerundeten pigmenthaltigen Nervenzelleibern, × 400.

phagen sowie mit einer erheblichen Astrozytose einher, so daß bei den infantilen und spätinfantilen NCL in der Großhirnrinde postmortal nur ein pseudozystisches Netzwerk aus Gliafasern und Gefäßen zurückgeblieben ist (Abb. 4.46).

Die Retina zeigt bei den infantilen Formen eine schwere Atrophie infolge Verlust der Photorezeptoren, später auch tieferer Schichten der gesamten Retina, so daß im Endstadium nur eine von Müller-Zellen und Astrozyten bevölkerte Retina bei erheblicher Proliferation der retinalen Pigmentepithelien mit Emigration in tiefere Schichten der Retina und eine perivaskuläre Anhäufung zu beobachten sind (Abb. 4.47). Diese Veränderungen, die an eine Retinopathia pigmentosa erinnern, lassen die Retinabefunde bei den NCL von denen bei anderen lysosomalen Krankheiten unterscheiden.

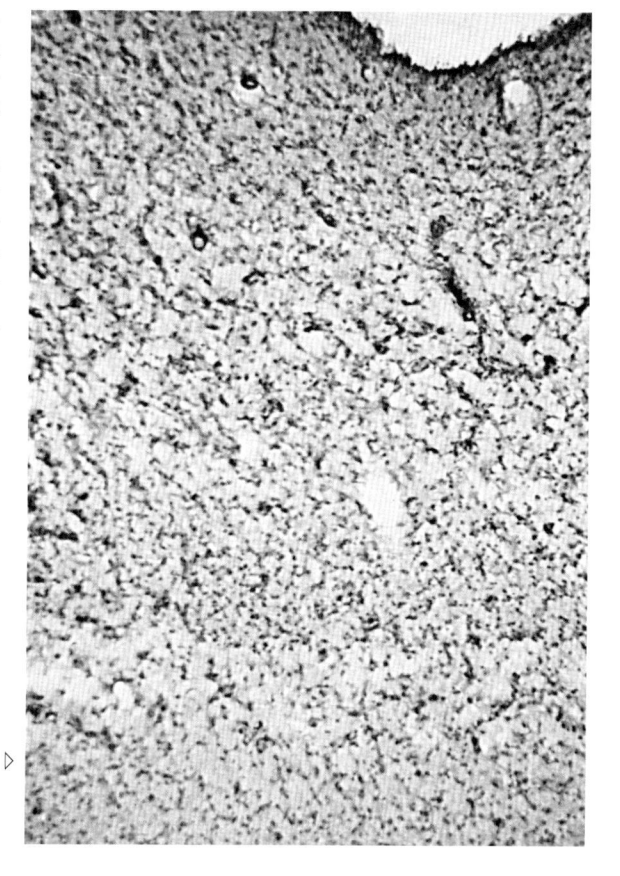

**Abb. 4.46** Neuronale Ceroidlipofuszinosen. Fast vollständiger Verlust der Nervenzellen mit spongiöser Fasergliose in der Großhirnrinde, spätinfantile NCL, FAN-Färbung, Gliafasern nach Miquel, × 60.

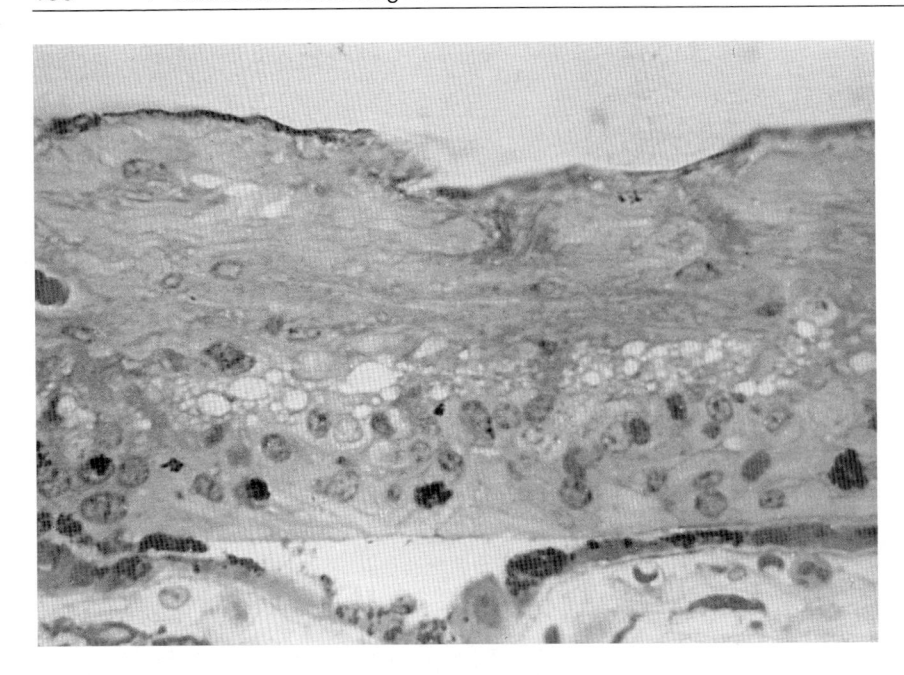

Abb. 4.**47** Neuronale Ceroidlipofuszinosen. Hochgradige Atrophie der Retina, die sekundär pigmentierte Zellen enthält, juvenile NCL, in Epon eingebetteter Semidünnschnitt, Toluidinblau, × 550.

*Elektronenmikroskopisch* zeigen die Lipopigmente bei der infantilen Form eine granuläre Matrix mit nur wenigen Lipidtropfen (Abb. 4.**48**), bei den spätinfantilen und juvenilen inklusive den frühjuvenilen und protrahiert-juvenilen Formen sind sie durch kurvilineare (Abb. 4.**49**) und Fingerabdruckprofile (Abb. 4.**50**) gekennzeichnet. Kurvilineare Profile überwiegen bei der spätinfantilen, Fingerabdruckprofile bei den juvenilen Formen. Die Lipopigmente bei der adulten Form sind vorwiegend granulär. Eine pathologische Lipopigmentbildung außerhalb des ZNS ist hierbei fraglich.

Bei anderen lysosomalen Krankheiten längeren Verlaufs, z. B. der Sialidose, $G_{M1}$- und $G_{M2}$-Gangliosidosen, MPS III, der Niemann-Pick-Krankheit Typ C, können auch Lipopigmente in erheblichem Ausmaß intraneuronal abgelagert sein.

**Pathogenese:** Der autosomal-rezessive Erbmodus sowie die Speicherung im lysosomalen Kompartiment lassen einen Enzymdefekt vermuten, der jedoch noch nicht gefunden worden ist. Die Minderung der Peroxydaseaktivität, vor allem in zirkulierenden weißen Blutzellen, hat sich als ein unspezifisches und diagnostisch unzuverlässliches Epiphänomen ergeben.

Zur pathogenetischen Erklärung der Lipopigmente wurden die Theorien zur Entstehung des Lipofuszins herangezogen, wobei die vermehrte Autooxydation ungesättigter Fettsäuren eine besondere Rolle spielen soll. Unterscheidet man zwischen Ceroid und Lipofuszin, wobei ersteres ein schnell entstehendes, letzteres ein sich langsamer bildendes Lipopigment darstellt, so gehören die Lipopigmente der NCL offenbar zum Komplex des Ceroids und zeigen gegenüber dem altersbedingten Lipofuszin Besonderheiten, unter denen bisher nur unterschiedlicher Gehalt an einigen Schwermetallen erfaßt worden sind.

Im Gegensatz zu anderen lysosomalen Krankheiten, bei denen die biochemische Analyse des lysosomal gespeicherten Materials mehr oder weniger schnell zur Entdeckung des entsprechenden Enzymdefektes geführt hat, ist eine vollständige Analyse bei den außerordentlich komplexen und analytisch sich als sehr resistent erweisenden Lipopigmenten nicht gelungen. Die pathogenetische Bedeutung vermehrt zirkulierender und im Urin ausgeschiedener sowie im Gehirn abgelagerter Dolichole bei den kindlichen Formen ist weiterhin noch unklar (Hall u. Patrick 1985).

Die ubiquitäre Entstehung und Speicherung von Lipopigmenten bei der NCL mit kaum funktionellen Störungen in nicht-neuralen Zellen und Organen wirft die Frage auf, inwieweit es sich hierbei um ein Epiphänomen handelt, bei dem in Nervenzellen primäre, aber ursächlich unbekannte Degenerationsprozesse sekundär zu einer intraneuronalen Akkumulation der Lipopigmente führen. Demgegenüber wird jedoch die primäre Bildung und Speicherung von Lipopigmenten in Nervenzellen im Sinne des Konzeptes der lysosomalen Krankheiten derzeit als wahrscheinlichste Hypothese bei der Entstehung der NCL angesehen, wobei intraneuronale Akkumulation von Lipopigmenten einen sekundären Verlust der Nervenzellfortsätze, besonders der Dendriten, und der im Perikaryon präexistenten Organellen einleitet, der dann zum Tod der Nervenzellen führen soll.

Neuronale Ceroidlipofuszinosen 191

Abb. 4.**48** Neuronale Ceroidlipofuszinosen. Zahlreiche granuläre Lipopigmente bei Verlust der präexistenten Organellen, infantile NCL, × 12 000.

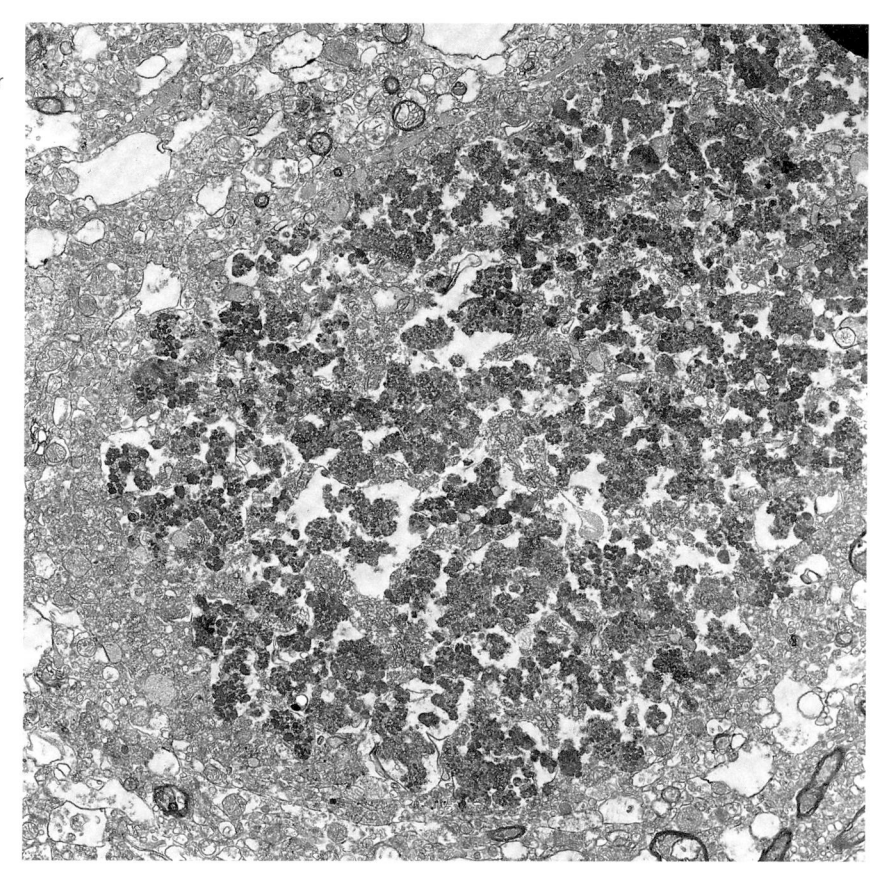

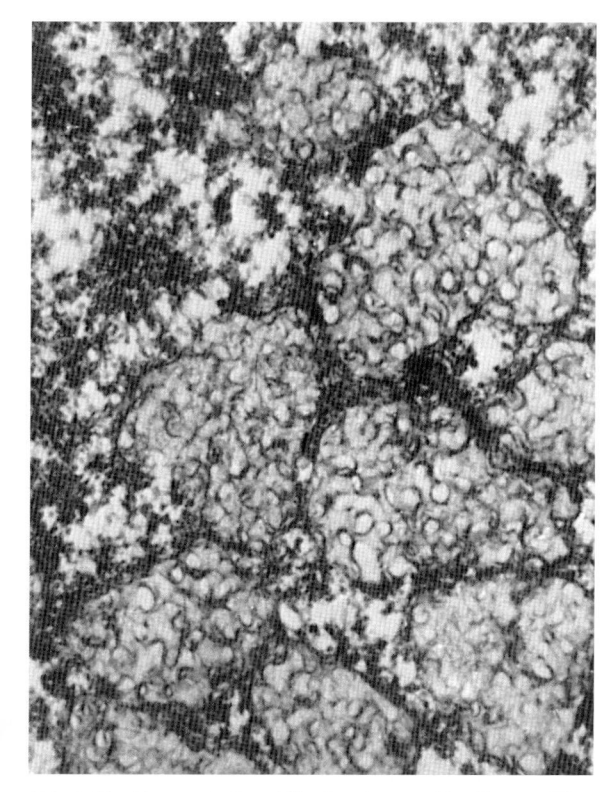

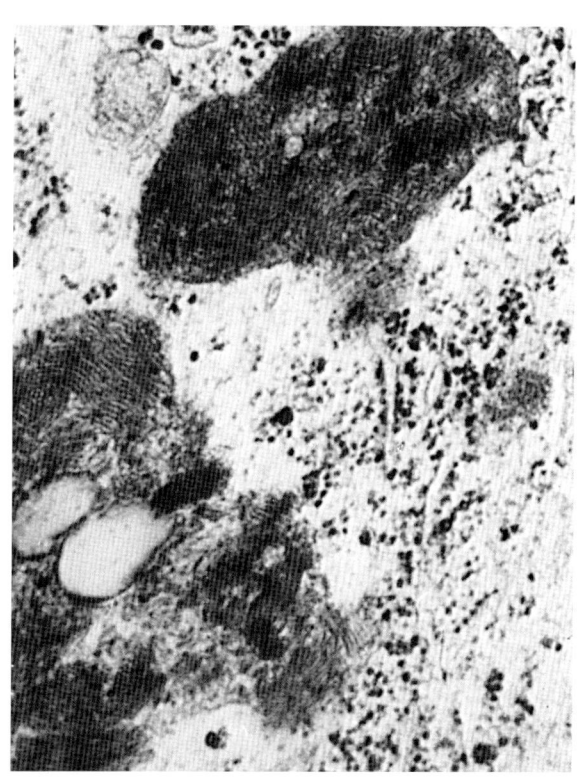

Abb. 4.**49** Neuronale Ceroidlipofuszinosen. Kurvilineare Körperchen bei spätinfantiler NCL, × 57 800.

Abb. 4.**50** Neuronale Ceroidlipofuszinosen. Membranbegrenzte Abdruckkörperchen bei juveniler NCL, × 86 400.

## Astrozytäre lysosomale Enzephalopathie (Towfighi)

Bei zwei Brüdern beschrieben Towfighi u. Mitarb. (1975) eine vornehmlich sich in Astrozyten, weniger in Nervenzellen manifestierende lysosomale Speicherkrankheit, deren Träger seit Geburt mentale Retardierung, Hypertonie sowie Grand-mal-Anfälle aufwiesen.

Postmortal lassen sich eine Markblässe mit Astrozytose im Centrum ovale sowie ein Verlust markhaltiger Nervenfasern in Pyramidenbahnen dokumentieren. *Elektronenmikroskopisch* finden sich lamelläre, membranbegrenzte infolge Silberproteinatfärbung als Kohlenhydrate gekennzeichnete Einschlüsse vorwiegend in Astrozyten (Abb. 4.51), daneben in Makrophagen und in Nervenzellen, ohne daß die Art des gespeicherten Materials oder ein Enzymdefekt belegt werden konnte. Die Möglichkeit, daß diese und ähnliche Fälle durch die seit kurz nach der Geburt fortgesetzte Therapie mit Antiepileptika hervorgerufen wurden, muß berücksichtigt werden (Figols u. Mitarb. 1986).

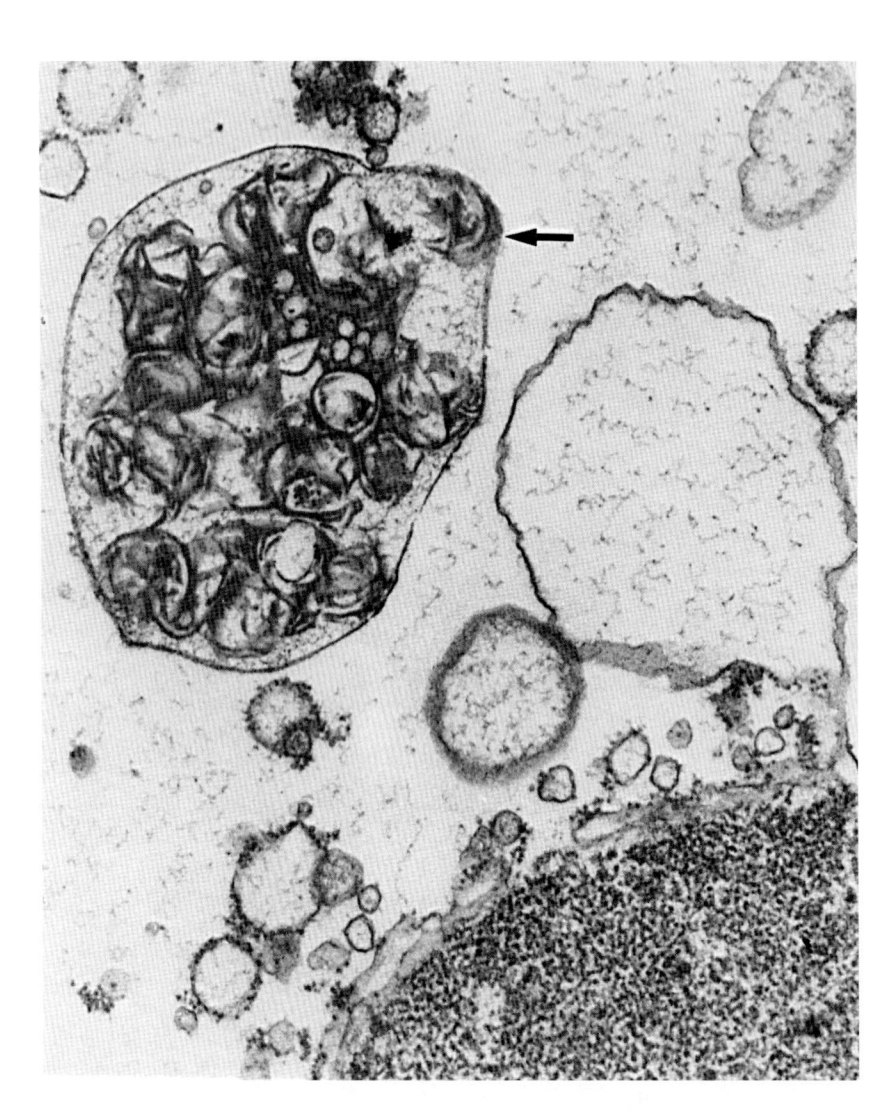

Abb. 4.**51** Astrozytäre lysosomale Enzephalopathie. Lamelläre membranbegrenzte Einschlüsse in einem Astrozyten der parietalen Hirnrinde.

# Störungen des Aminosäurenstoffwechsels

Bei der pathologischen Ausscheidung größerer Mengen von Aminosäuren im Harn kann es sich einmal um einen Überlaufmechanismus handeln, d. h., die Aminosäurekonzentration im Primärharn ist zu hoch, um rückresorbiert zu werden. Zum anderen kann es sich um die Störung eines oder mehrerer Aminosäuretransportsysteme handeln. Als dritte Möglichkeit kommt noch eine symptomatische Aminoazidurie als Begleitsymptom anderer Erkrankungen in Frage.

Enzymdefekte, die zu einem gestörten Abbau bestimmter Aminosäuren führen, können verschiedene sekundäre Störungen verursachen. In der Regel entsteht bei vermindertem Abbau einer einzelnen Aminosäure ein Aminosäurenungleichgewicht. Ferner kann die Bildung eines wichtigen Stoffwechselproduktes gestört sein. Außerdem werden durch die Konzentrationserhöhung einer Aminosäure abnorme Stoffwechselwege beschritten, die zur Entstehung schädlicher Abbauprodukte führen können.

## Stoffwechselstörungen im Harnstoffzyklus

Bei Geschwistern mit psychomotorischer Retardierung und brüchigen Haaren fanden Allan u. Mitarb. (1958) eine Substanz im Urin, die später als Argininbernsteinsäure identifiziert wurde. Inzwischen wurden verschiedene Enzymopathien, die mit einer primären Störung des Harnstoffzyklus einhergehen, beschrieben (Walser 1983). Bei einigen liegen neuropathologische Befunde vor. Bei den ebenfalls mit Hyperammonämie einhergehenden Hyperornithinämien wurden nur gelegentlich neurologische Symptome festgestellt (Valle u. Simell 1983).

### Carbamylphosphatsynthetasemangel
Syn.: angeborene Hyperammonämie Typ I

**Klinik:** Mit wenigen Ausnahmen sterben die Kinder mit totalem Enzymmangel wenige Tage nach der Geburt unter dem Bild der Hyperammonämie, mit partiellem Enzymmangel zeigen sie psychomotorische Retardierung und häufig epileptische Anfälle.

**Neuropathologie:** *Makroskopisch* wurden Ulegyrien im Groß- und Kleinhirn sowie Kernikterus, *lichtmikroskopisch* spongiöse Degeneration mit Gliose und Gefäßproliferation, besonders ausgeprägt in den basalen Ganglien und im Hirnstamm beobachtet (Zimmermann u. Mitarb. 1981).

### Ornithincarbamyltransferasemangel
Syn.: Ornithintranscarbamylasemangel, Ornithinämie, angeborene Hyperammonämie Typ II

**Klinik:** Bei den männlichen Homozygoten treten Schläfrigkeit, Irritabilität, schlechte Nahrungsaufnahme und Erbrechen meistens wenige Tage nach der Geburt auf, bei weiblichen Heterozygoten können sich die Symptome auch später bis zum Ende der ersten Dekade manifestieren.

**Neuropathologie:** Bei Patienten, die länger überlebten, erkennt man *makroskopisch* die Zeichen eines Hirnödems, eine Rindenatrophie und mittelgradige Ventrikelerweiterung. Bei Patienten mit früherem Beginn und längerer Überlebenszeit findet man ausgedehnte Gewebsstörungen in Rinde und Marklager, die die Schwere einer ausgesprochenen Hydranenzephalie erreichen können. *Lichtmikroskopisch* findet man in allen Fällen zahlreiche Alzheimer-Glia II. Die Nervenzellen aller Rindenschichten sind weitgehend verschwunden. In Fällen mit weniger ausgeprägten Veränderungen wurden neuronale Degenerationserscheinungen und Entmarkung mit begleitender Gliose beobachtet (Walser 1983).

### Argininsuccinatsynthetasemangel
Syn.: Zitrullinämie

**Klinik:** Bei dem *angeborenen Typ* fangen die Symptome in den ersten Tagen nach der Geburt an und bestehen aus Irritabilität, Lethargie, mangelhafter Nahrungsaufnahme und Tachypnoe. Sehr bald stellen sich Rigidität und Krämpfe (Engel u. Buist 1985) ein. Drei Viertel der Patienten sterben wenige Tage nach der Geburt.

Im *subakuten bzw. adulten Typ* treten die Symptome einige Monate nach der Geburt als episodische Krisen von Hyperammonämie auf. In der Regel überleben die Patienten mehrere Jahre.

**Neuropathologie:** *Makroskopisch* findet man in dem angeborenen Typ Zeichen von Hirnödem. In den anderen Formen wurden häufig eine geringe bis mittelgradige Hirnatrophie, Ulegyrien, Blutungen (Kuhara u. Mitarb. 1985) sowie Rinden- und subkortikale Nekrosen gefunden. *Lichtmikroskopisch* findet man einen Status spongiosus in der Hirnrinde (Kuhara u. Mitarb. 1985), elektive Parenchymnekrosen und Alzheimer-Glia vom Typ II.

### Argininsuccinatlyasemangel

Syn.: Argininosuccinasemangel, Argininosukzininurie, Argininbernsteinsäureschwachsinn

**Klinik:** Bei der konnatalen Form zeigen sich Atem- und Ernährungsschwierigkeiten mit Erbrechen, Lethargie, Hypotonie und Anfälle. Bei den Spätfällen steht eine mehr oder weniger stark psychomotorische Retardierung, schütteres brüchiges Haar (Trichorexis nodosa) und Hepatomegalie im Vordergrund.

**Neuropathologie:** *Lichtmikroskopisch* wird eine Verzögerung der Markscheidenreifung erkennbar.

## Störungen im Stoffwechsel der verzweigtkettigen Aminosäuren

Bei der Mehrzahl der inzwischen identifizierten Störungen dieser Aminosäuren (Tanaka u. Rosenberg 1983) liegen keine pathologischen Untersuchungen vor. In zwei von ihnen wurden neuropathologische Befunde erhoben.

### Ahornsirupkrankheit

Syn.: Leuzinose, verzweigtkettige Ketoazidurie, Carboxylase-Mangel-Krankheit, Valin-Leucin-Urie, Maple-syrup diseases

Die von Menkes u. Mitarb. (1954) beschriebene Krankheit zeichnet sich durch den typischen Körper- und Uringeruch der betroffenen Kinder aus. Neben der klassischen Form wurden die intermittierende, die intermediäre, die thiaminabhängige und die ophthalmoplegische Form beschrieben. Diese Varianten sind in sich heterogen, so daß die Zahl der biochemisch definierbaren Varianten wahrscheinlich größer ist.

**Neuropathologie:** *Makroskopisch* erkennt man gelegentlich die Zeichen eines Gehirnödems. *Lichtmikroskopisch* zeigt sich bei früh verstorbenen Kindern die fehlende Bemarkung; bei Kindern, die mehrere Monate überlebten, einen Status spongiosus.

### Isovalinazidämie

**Klinik:** In der *akuten Form* zeigen die Kinder nach der Geburt Muskelhypotonie, Bewegungsarmut und fallen durch einen penetranten „Schweißfußgeruch" auf. In einer *chronischen Form* treten Phasen mit Erbrechen, Lethargie, Azidose und Schweißfußgeruch auf.

**Neuropathologie:** *Makroskopisch* ist das Gehirn hochgradig ödematös. *Lichtmikroskopisch* wurden herdförmige Entmarkungen und reaktive Gliose beschrieben (Sweetman u. Mitarb. 1980).

### Hyperphenylalaninämie

In vier der acht bisher beschriebenen Krankheitstypen (Tourian u. Sidbury 1983) stehen neurologische Symptome im Vordergrund, aber nur der Typ I wurde neuropathologisch dokumentiert.

### Typ-I-Phenylketonurie

Syn.: Phenylalaninhydroxylasemangel, Oligophrenia phenylpyruvica, Phenylbrenztraubensäureschwachsinn, Fölling-Krankheit

**Klinik:** Bei einem Teil der Patienten liegt bereits in den ersten Lebensmonaten gehäuftes Spucken und Erbrechen vor sowie besondere Reiz- und Erregbarkeit, Abweichungen vom normalen Reflexverhalten, unangenehmer Körpergeruch nach Mäusekot und Pferdestall und Hautveränderungen am Rumpf. Zu den neurologischen Krankheitszeichen gehören spastische Lähmungen und als Spätzeichen Kontrakturen sowie choreoathetoide Hyperkinesen der Hände und Finger.

**Neuropathologie:** *Lichtmikroskopisch* erkennt man im Marklager Veränderungen, die von einer Spongiose bis zu einer ausgedehnten Entmarkung reichen. Migrationsstörungen wurden gelegentlich beschrieben (Bauman u. Kemper 1982).

## Störungen im Stoffwechsel der sulfidhaltigen Aminosäuren

Neben der Homozystinurie werden dieser Gruppe die Zystinose und die Veränderungen des Folatstoffwechsels zugeordnet.

### Homozystinurie

Syn.: Cystathionin-β-Synthetase-Mangel

**Klinik:** Sie ist nach der Phenylketonurie die Stoffwechselkrankheit, die am häufigsten zu mentaler Retardierung führt. Verzögerte motorische Entwicklung und Krämpfe kommen hinzu. Die Patienten weisen nach Erreichen der Pubertät ein dem Marfan-Syndrom ähnliches Aussehen auf.

**Neuropathologie:** *Makroskopisch* wurde Hirnatrophie mit ausgeprägter Hypoplasie der Balken beschrieben. Das subkortikale Marklager erscheint gräulich und mit verminderter Konsistenz. Ältere und frischere hämorrhagische Infarzierungen und ischämische Erweichungen können in allen Hirnarealen vorhanden sein. *Lichtmikroskopisch* finden sich in den Arteriolen, unabhängig von den Erweichungen, Proliferationen des Endothels und Hyalinose. Im Marklager des Groß- und Kleinhirns sind perivaskuläre Entmarkungen und Gliose vorhanden.

### Zystinose

**Klinik:** In den verschiedenen Familien reicht das klinische Bild von einem schweren nephrotischen Syndrom mit Rachitismus und Zwergwuchs bis zu einer symptomlosen benignen Form.

**Neuropathologie:** *Lichtmikroskopisch* werden Cystinkristalle in den interstitiellen Zellen der Bindehaut (Abb. 4.52) und des Plexus choroideus sowie in den Leptomeningen gefunden. Im Gehirn wurden Cystinkristalle nur selten beobachtet. Symmetrische Nekrosen und Verkalkungen in der Capsula interna und in dem Brachium pontis wurden von Levine und Paparo (1982) beschrieben.

**Abb. 4.52** Zystinose, Bindehautbiopsie. Cystinkristalle in einem Fibroblasten der Tunica propria, × 9000.

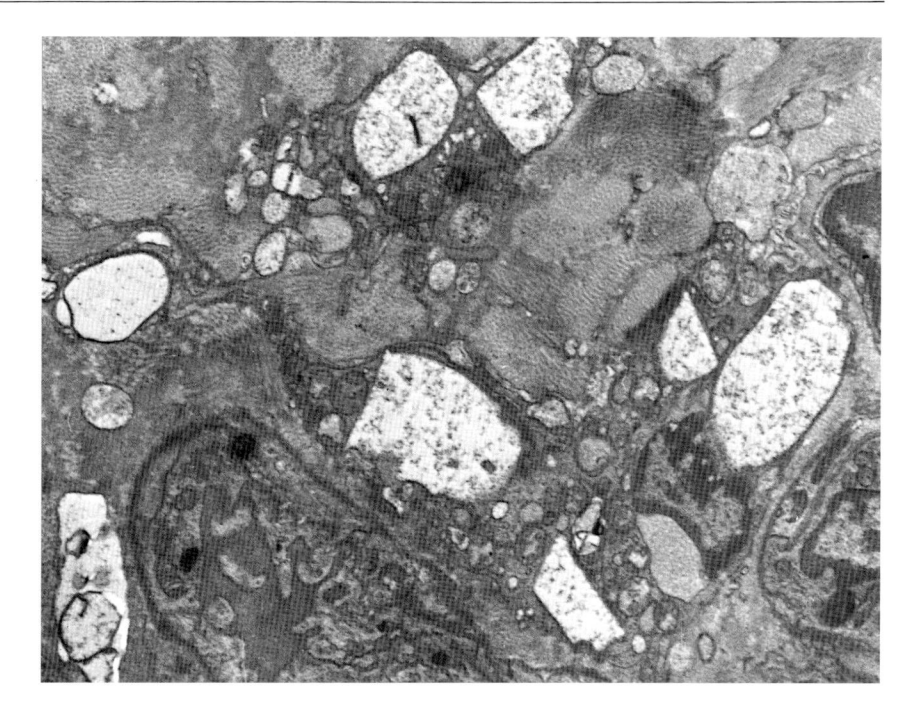

## Störungen des Folsäurestoffwechsels

Die Folsäure ist ein essentielles Vitamin, das für verschiedene Stufen in der Synthese von Purinen und Pyrimidinen sowie im Aminosäurenstoffwechsel benötigt wird.

Die *Methyl-Tetrahydrofolat-Reduktase* sowie die *Methyltetrahydrofolat-Homocystein-Methyltransferase* und *Methylmalonyl-CoA-Mutase-Mangel* führen im Kindesalter zu mentaler Retardierung und neurologischen Symptomen, während es beim Folatmangel im Erwachsenenalter nur zu Schlaflosigkeit, Vergeßlichkeit und Irritabilität kommt.

**Neuropathologie:** *Makroskopisch* fand man in einigen Fällen eine weitgehende Thrombosierung des Sinus sagittalis superior und des Sinus lateralis. *Lichtmikroskopisch* wurden multiple kleine Herde mit perivaskulärer Entmarkung, im Marklager des Groß- und Kleinhirns verteilt. Die Arteriolen zeigen eine fleckförmige fibrinoide Nekrose. Andere Gefäße zeigen eine intimale Schwellung mit Endothelproliferation, die zu einer Endarteriitis führt.

# Andere kongenitale Fehler im Aminosäurenstoffwechsel

## Hyperglyzinämie
Syn.: Glyzinose

**Klinik:** Lebensbedrohliche Krisen mit Erbrechen, metabolischer Azidose, Hyperpnoe, Ketonurie, Thrombopenie und Neutropenie kommen vor. Die Kinder sterben bei einer der Krisen, zum Teil sogar schon in den ersten Lebenstagen.

**Neuropathologie:** *Lichtmikroskopisch* wurde in der Mehrzahl der Fälle eine ausgeprägte Reifungsschädigung der Markscheiden erkannt. *Elektronenmikroskopisch* erkennt man eine Hyperplasie protoplasmatischer Astrozyten (Abb. 4.53).

## N-Aspartyl-β-Glukoaminidase-Mangel

**Klinik:** Schon in der Kindheit wird eine psychomotorische Retardierung erkennbar. Grobe Gesichtszüge und rekurrierende Infektionen stellen die Hauptsymptome dar.

**Neuropathologie:** *Makroskopisch* erkennt man meistens eine Atrophie der Großhirnwindungen. *Lichtmikroskopisch* erkennt man in der Hirnrinde eine Ballonierung nahezu sämtlicher Nervenzellen. Das Zytoplasma beinhaltet helle Vakuolen, die dem Bild der Wasserveränderungen ähneln können, und Lipofuszingranula.

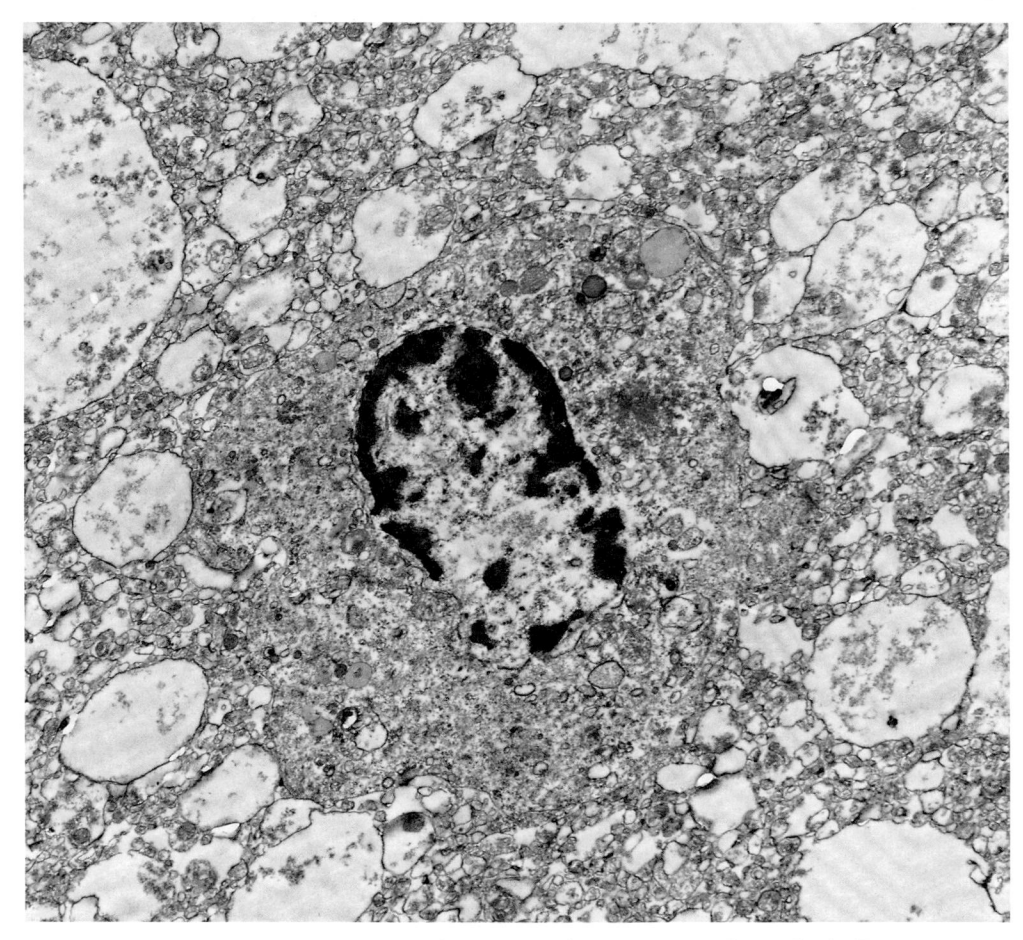

Abb. 4.53 Hyperglyzinämie. Protoplasmatischer Astrozyt mit dichter Ansammlung von Organellen im Zytoplasma, × 12000.

## Glutathionsynthetasemangel

Syn.: 5-Oxoprolinurie, Pyroglutaminazidurie

**Klinik:** Die Patienten zeigen neben der psychomotorischen Retardierung spastische Lähmungen und zerebellare Störungen.

**Neuropathologie:** *Makroskopisch* fand man eine Atrophie des Kleinhirns. *Lichtmikroskopisch* war eine selektive Atrophie der Körnerzellschicht des Kleinhirns erkennbar.

## Hyperprolinämie

Zwei Typen von Hyperprolinämie wurden von *Efron* (1966) unterschieden.

**Klinik:** Die Symptome – vor allem in Typ I – sind sehr inkonstant und bestehen aus epileptischen Anfällen, mentaler Retardierung und Taubheit. In Typ II scheint die mentale Retardierung ausgeprägter zu sein, und praktisch alle Patienten litten an Anfällen.

**Neuropathologie:** In einigen Fällen wurden keine Veränderungen, in anderen ein diffuser Verlust von Nervenzellen in der Hirnrinde sowie Hypomyelinisierung und Status spongiosus im Groß- als auch im Kleinhirnmarklager festgestellt.

## Hyperpipecolinämie

Syn.: Hyperpipecolinazidämie

**Klinik:** Diese Krankheit manifestiert sich schon in den ersten Lebensmonaten durch Hypotonie, psychomotorische Retardierung, Hepatomegalie und verschiedene Mißbildungen wie Dolichozephalie, multiple Hämangiome im Gesicht, Kopf und Körper, hoher Gaumenbogen und Mikrognathie (Burton u. Mitarb. 1981).

**Neuropathologie:** *Lichtmikroskopisch* erkennt man in der Hirnrinde und in den Stammganglien eine Ballonierung des Zytoplasmas von Astrozyten, das eine feine granuläre Beschaffenheit zeigt. *Elektronenmikroskopisch* findet man Vakuolen mit leerem Inhalt.

*Lichtmikroskopisch* findet man in der Hirnrinde einen diffusen Nervenzellverlust ohne eine begleitende Gliose bei normaler Zytoarchitektonik. Im Marklager findet man einen ausgeprägten Faserverlust in den genikulokalkarinären Bahnen mit hochgradiger Gliose. Die Corpora geniculata laterales zeigen einen Verlust der normalen laminären Architektonik, Nervenzellverlust und starke Gliose.

Im Kleinhirn findet man einen Verlust der Purkinje-Zellen mit Wucherung der Bergmann-Glia und Bildung von Axondendritenschwellungen.

## Hartnup-Syndrom

Das Hartnup-Syndrom ist in einer Kombination aus klinischen und biochemischen Befunden zuerst von Baron u. Mitarb. (1956) als eigenständiges Krankheitsbild beschrieben worden.

**Klinik:** Schon im zweiten Lebensjahr oder später treten Störungen des Darmtraktes auf. Hinzu kommen Hautveränderungen und psychische Störungen sowie zerebellare Ataxie und Nystagmus.

**Neuropathologie:** *Makroskopisch* sieht man eine hochgradige Atrophie des Gehirns mit Erweiterung des Ventrikelsystems

# Amyloidosen

Syn.: β-Fibrillosen

Virchow (1855) wies in der von Rokitansky (1842) abgegrenzten wachsartigen Degeneration von Leber und Milz Gewebsablagerungen nach, die sich mit der Jodreaktion ähnlich wie Stärke verhielten. Er bezeichnete daher die Substanz als Amyloid. Die extrazellulären Ablagerungen von Amyloid bestehen zu 90% und mehr aus fibrillären Strukturen, deren Grundgerüst Glykoproteine sind, die eine β-Faltblattstruktur besitzen, wodurch ihr weiterer Abbau durch Enzyme verhindert wird.

## Primär systemische Amyloidosen

Syn.: immunozytische Amyloidose, Paramyloidose, monoklonale Gammopathie-Amyloidose

Die Beteiligung des ZNS an der systemischen Amyloidose ist gering und meistens auf bestimmte Strukturen bschränkt. Demgegenüber weisen nahezu die Hälfte der Patienten Amyloidablagerungen im PNS auf. Bei den übrigen Patienten ist die Amyloidablagerung auf das Perineurium beschränkt (Yamada u. Mitarb. 1984).

### Generalisierte Amyloidose mit zerebraler Beteiligung

*Lichtmikroskopisch* färbt sich die in dem Maschenwerk der Arachnoidea abgelagerte homogene Substanz mit der Kongorotfärbung deutlich rot, und im polarisierten Licht ist sie doppelbrechend. Von der Hirnoberfläche gehen größere knotenförmige Einlagerungen der amyloiden Substanz in das Hirngewebe über in die Tiefe. Im Plexus choroidei besteht eine hochgradige Amyloidose, und in der Ventrikelwand finden sich Ablagerungen sowohl auf intakten Ependymzellen als auch an ependymfreien, über das Niveau des Ependyms erhabenen Stellen. Sie breiten sich drüsenartig in dem umgebenden Marklager aus.

## Amyloidneuropathien

Die familiären Amyloidpolineuropathien sind entsprechend dem Verteilungsmuster der neurologischen Ausfälle und der Topik der Amyloidablagerungen verschiedenen Typen zugeordnet, die nicht immer voneinander scharf abgegrenzt werden können (Delank u. Kutzner 1982).

### Typ I (Andrade-Typ, portugiesische Form der Amyloidpolyneuropathie)

*Lichtmikroskopisch* finden sich Amyloidablagerungen in den Meningen, im Choroidplexus und in subependymären Hirnarealen. Die meningealen und intrazerebralen Gefäßwände sind durch Amyloidablagerungen vergrößert und z. T. beträchtlich eingeengt (Delisle u. Mitarb. 1983). Als Folge davon können kleinere Infarkte im Gehirn und Rückenmark auftreten.

Das Endoneurium der Spinalganglien, der Spinalwurzeln sowie der peripheren und autonomen Nerven sind durchsetzt von Amyloidablagerungen. Die Axone zeigen sich im Bereich der Ablagerungen verdrängt, und stellenweise erkennt man Entmarkungen und axonale Degenerationen. Die unbemarkten Fasern sind besonders betroffen (Said u. Mitarb. 1984).

*Elektronenmikroskopisch* erkennt man die Amyloidfibrillen, die sowohl zwischen den kollagenen Fasern des Endoneuriums als auch an der Basalmembran der Schwann-Zellen vorkommen (Giangaspero u. Mitarb. 1985).

Weitere Typen sind:
Typ II (Rukavina-Typ, Indiana-Typ).
Typ IV (van-Allen-Typ, Iowa-Typ).
Typ V (Meretoja-Typ, finnischer Typ).

## Zerebrale Amyloidangiopathie

Syn.: primäre zerebrovaskuläre Amyloidose, drusige Entartung der Hirngefäße – Scholz, dysphorische Angiopathie – Morel und Wildi, kongophile Angiopathie – Pantelakis

Zu der *asymptomatischen* Form gehören die zerebrovaskulären Amyloidablagerungen, die im normalen Senium vorkommen sowie diejenigen, die bei Patienten beobachtet wurden, die durch eine interkurrierende Erkrankung im jüngeren Alter starben. Als *begleitende* Form werden diejenigen Patienten mit Alzheimer-Demenz zusammengefaßt, bei denen die Amyloidangiopathie zusammen mit typischen senilen Plaques in der Großhirnrinde und Alzheimer-Degenerationsfibrillen vorkommt.

### Vaskulär-parenchymatöse Form

In dieser Gruppe werden neben den Frühformen der Alzheimer-Demenz die Fälle mit familiärem Auftreten zugeordnet, auch wenn es sich um ältere Patienten handelt (Griffiths u. Mitarb. 1982). Manifestationsalter, Verlauf und Symptomatologie sind variabel und die Zahl der Patienten gering, daher ist die Gruppe *klinisch* heterogen.

**Neuropathologie:** *Lichtmikroskopisch* erkennt man in allen Fällen Amyloidablagerungen in den meningealen Arterien und Arteriolen. In einem Teil der Gehirne findet man kreislaufbedingte Schäden in Form von fokalen elektiven Parenchymnekrosen mit reaktiven Gliosen. Auch Mikroinfarkte und petechiale Blutungen können vorkommen.

### Formen mit intrazerebralen Blutungen

Klinisch, gerichtsmedizinisch, diagnostisch und therapeutisch relevante Merkmale berechtigen die Amyloidangiopathie mit intrazerebralen Massenblutungen als eine besondere Form zu behandeln, obgleich ihre Abgrenzung gegenüber Fällen der vaskulären parenchymatösen Formen, bei denen kleine Blutungen zusammen mit Mikroinfarkten vorkommen, schwierig ist.

### Hereditäre Hirnblutungen mit Amyloidangiopathie

Syn.: hereditäre Amyloidablagerungen isländischen Typs, Amyloidose Typ VI von McKusick

Arnason (1935) berichtete über das erbliche Vorkommen von Hirnblutungen bei verschiedenen Familien in Island. Eine familiäre Amyloidangiopathie mit Hirnblutungen wurde auch außerhalb Islands beschrieben (Wattendorff u. Mitarb. 1982).

### Zerebrale Amyloidangiopathie mit Leukoenzephalopathie

Es handelt sich um eine klinisch und morphologisch heterogene Gruppe von wenigen Patienten, deren gemeinsamer Nenner das Vorhandensein ausgedehnterer Entmarkungen und einer Amyloidangiopathie ist. Die Symptome ähneln denen der MS und z. T. auch mit Remissionen und Schüben und einem Krankheitsverlauf von mehreren Jahren. Neuropathologisch fand man Entmarkungsherde verschiedenen Alters, die z. T. periventrikulär, aber meistens subkortikal lokalisiert waren.

### Amyloidtumor des Gehirns (Amyloidome)

Der erste Hirntumor, der aus einer Amyloidmasse bestand, wurde von Saltykow (1935) veröffentlicht. Tumorbildende Massen von Amyloid wurden sowohl intrakraniell extrazerebral als auch intraspinal extramedullär beobachtet. In der hinteren Schädelgrube wurden solitäre Amyloidome, ausgehend vom Temporalbein oder vom V. bzw. VII. Hirnnerv (Matsumoto u. Mitarb. 1985), beschrieben.

# Störungen des Purinstoffwechsels
# Lesch-Nyhan-Syndrom

Syn.: Catel-Schmidt-Syndrom, Hypoxanthin-Guanin-Phosphoribosyltransferase-Mangel, juvenile Gicht mit zerebraler Beteiligung

Bei der Erwachsenengicht kommt es in der Regel zu keiner neurologischen Symptomatik. Demgegenüber führt das Lesch-Nyhan-Syndrom als ausgesprochene Enzymopathie des Purinstoffwechsels zu einem ausgeprägten neurologischen Krankheitsbild mit Wachstumsverzögerungen und choreoathetotischen Bewegungen. Um das 2. Lebensjahr setzt autoaggressives selbstverstümmelndes Beißen von Lippen und Fingern ein.

**Neuropathologie:** *Makroskopisch* wurde gelegentlich eine Mikrozephalie festgestellt. *Lichtmikroskopisch* wurden herdförmige Entmarkungen im Groß- und Kleinhirn sowie Hyalinose und Fibrose der Marklagergefäße und Kugelblutungen gefunden.

# Störungen der Häm- und sonstiger Pigmente

## Störungen des Porphyrinstoffwechsels

**Klinik:** Die akute intermittierende Porphyrie kennzeichnet sich durch Ausscheidung von dunkelrotem Porphyrinharn, schwere, oft ileusartige Abdominalkoliken und neurologische Ausfälle.

Die psychischen Störungen zeichnen sich durch große Mannigfaltigkeit aus. Neben „pseudoneurasthenischen" bzw. „pseudohysterischen" Syndromen finden sich depressive Zustände. Auch schizophrene Psychose bis zur Katatonie kann vorgetäuscht werden (Stölzel u. Mitarb. 1987).

Der Verlauf ist durch eine meist ziemlich rasche Progredienz gekennzeichnet. Wenige Wochen nach Erreichen des Höhepunktes tritt die Besserung ein, die nur langsam fortschreitet. Todesfälle während der akuten Krankheitsphase sind häufig Folge eines Herzversagens.

**Pathologie:** *Lichtmikroskopisch* fand man häufig Pigmentablagerungen in den Hepatozyten, tubuläre Atrophie der Hoden und neurogene Atrophie der Muskulatur.

**Neuropathologie:** *Makroskopisch* zeigen sich Infarkte in der Hirnrinde, vor allem im Okzipitallappen sowie Blutungen in Rinde und Marklager (Stölzel u. Mitarb. 1987).

*Lichtmikroskopisch* wurden perivaskuläre Entmarkungsherde im Marklager des Großhirns häufig beschrieben. Die Purkinje-Zellen sind häufig zahlenmäßig reduziert. Im Rückenmark erkennt man einen Verlust der motorischen Neuronenpopulation der Vorderhörner mit begleitender Gliose. Ablagerungen von gelblich-braunem Pigment kommen im Stroma des Plexus choroideus, in den Leptomeningen und in Histiozyten um die Gefäße des Groß- und Kleinhirn hemisphärenmarkes sowie der motorischen Hirnnervenkerne und der Vorderhörner.

*Elektronenmikroskopisch* wurde im peripheren Nerv eine Waller-Degeneration beobachtet und axonaler Dying-back angenommen (Di Trapani u. Mitarb. 1984).

**Pathogenese:** Die mit den Hämstörungen einhergehende Zunahme des Tryptophans und damit des Serotonins wurde für die psychischen Symptome verantwortlich gemacht. Die Porphyrie-Polyneuropathien sind ebenfalls Folge der gestörten Hämsynthese (Laiwah u. Mitarb. 1985).

Bei Porphyrien liegen verschiedene genetisch bedingte Defekte der Hämsynthese in der Leber vor.

## Hyperbilirubinämie

Das Bilirubin als Abbauprodukt des Hämoglobins kann in abnorm hohen Konzentrationen im Blut bei einer erhöhten Hämolyse oder auch familiär als Folge einer Enzymopathie vorhanden sein. Im ersten Fall treten neurologische und neuropathologische Veränderungen fast ausschließlich bei Kleinkindern im Rahmen des Icterus neonatorum, äußerst selten bei Erwachsenen als Folge von erworbenen hämolytischen Anämien auf.

## Kernikterus des Neugeborenen mit Hyperbilirubinämie

Syn.: Icterus haemoliticus neonatorum

**Klinik:** Der Icterus gravis entwickelt sich bereits innerhalb der ersten 24 Stunden nach der Geburt, und 1 bis 2 Tage danach treten plötzlich Somnolenz, Trinkunlust und schwere Apathie auf. Das erste neurologische Reizsymptom ist oft ein Zurückwerfen des Kopfes. Es folgen Opisthotonus, Rigidität und muskuläre Hypertonie. Der Tod erfolgt meist infolge von Komplikationen der Atemwege.

**Neuropathologie:** *Makroskopisch* erkennt man eine abnorme herdförmige Gelbfärbung, die weitgehend elektiv die graue Substanz einerseits und die Liquorrandgebiete gewöhnlich mit Betonung der Stammganglien, des Ammonshornes und der Umgebung des IV. Ventrikels betrifft.

In jedem 4. Fall ist eine ausgesprochene Gelbfärbung des Plexus choroideus, des Ependyms und besonders der weichen Hirnhäute vorhanden. Die Gefäße treten deutlich hervor, und häufig ist ein Hirnödem feststellbar.

*Lichtmikroskopisch* werden elektive Parenchymnekrosen, disseminierte, regressive Ganglienzellveränderungen und entsprechende reaktive Gliosen erkennbar.

Ganglienzellfortsätze mit leichteren Inkrustationen sind häufig stark gelb angefärbt („gelbe Ganglienzellen").

Die Beteiligung der Gliazellen an der allgemeinen galligen Imbibition ist gelegentlich erheblich mit Bildung gliöser Gallepigmentkörnchenzellen verbunden.

Ein *Kernikterus* bei asphyktischen Prämaturen mit niedrigen Bilirubinkonzentrationen wurde beobachtet. Es handelt sich wahrscheinlich um eine unspezifische Verfärbung des geschädigten ZNS als Folge von Störungen der Blut-Hirn-Schranke (Turkel u. Mitarb. 1982).

## Spätfolgen des Kernikterus Encephalopathia posticterica infantum, Pentschew

**Klinik:** Die Folgen der Hyperbilirubinämie zeigen sich häufig in den typischen Symptomen der Kinderlähmung.

**Neuropathologie:** *Lichtmikroskopisch* findet man im Bereich des geschädigten Pallidums und des Corpus Luysi erhebliche Fasergliosen mit lokalen Schwerpunkten als gliöse Narbenbildungen nach elektiven Parenchymnekrosen.

## Familiärer nicht-hämolytischer Ikterus

Syn.: Crigler-Najjar-Krankheit, Glukuronyltransferasemangel

Crigler u. Najjar (1952) beschrieben als erste eine kongenitale familiäre nicht hämolytische Hyperbilirubinämie mit Kernikterus. Carbone u. Grozky (1957) konnten dann anhand der nicht hämolytischen Hyperbilirubinämie bei den mutierten Gunn-Ratten den enzymatischen Defekt nachweisen.

**Klinik:** Bei einigen Patienten treten die neurologischen Symptome erst im Spätjuvenilen- oder Erwachsenenalter auf, trotz des langjährig vorhandenen Ikterus. Sie bestehen in Chorea, Myoklonismen, Spastizität, Tremor, Ataxie, epileptischen Anfällen, progressiver Demenz und Koma.

**Neuropathologie:** Die Veränderungen variieren weitgehend, ob es sich um Patienten handelt, die wenige Tage oder Monate nach der Geburt oder um solche, die in spätinfantilen oder gar im Erwachsenenalter verstarben (Gardner u. Mitarb. 1969).

Bei den Gunn-Ratten führt der Mangel an hepatischem Uridin-Diphosphat-Glukuronyl-Transferase, zur Akkumulation von unkonjugiertem Bilirubin im Gehirn. Bei den menschlichen Neugeborenen findet sich auch ein relativer Mangel an diesem Enzym.

## Melanosis cerebelli

Syn.: Melanose des Zahnkerns, astrozytäre Melanose

Seit der ersten Mitteilung von Hiller (1941) wurden mehrere Fälle beschrieben (Bianchi u. Mitarb. 1981, Best u. Mitarb. 1981). Neben dem Zahnkern findet man Pigmentablagerungen meistens auch in der Körnerzellschicht vor allem der zentralen Kleinhirnläppchen.

Makroskopisch fallen die Bezirke der Zahnkerne und der marknahen Läppchenschnitte durch die symmetrische schwarze Anfärbung des Dentatums auf.

*Lichtmikroskopisch* erkennt man in dem Nucleus dentatus schwarzbraune, granuläre und globuläre Pigmente verschiedener Größe. Sie liegen deutlich außerhalb der Nervenzellen. Die Farbe der Pigmente reicht von Goldbraun bis nahezu Schwarz. Ihre Größe beträgt über 30 µm im Durchmesser. Die größten Pigmentgranula finden sich im Dentatum.

*Elektronenmikroskopisch* weisen die membranbegrenzten Pigmentpartikel unregelmäßige, teils rundliche, teils polygonale, schollenförmige Profile auf und lassen sich, größtenteils als intrazytoplasmatisch in den Astrozyten gelegen, lokalisieren.

# Störungen des Mineralstoffwechsels

## Störungen des Eisenstoffwechsels

Veränderungen des ZNS kommen bei der primären Hämochromatose und bei der Siderose des Zahnkerns vor. Der erhöhte Eisenspiegel im zerebrohepatorenalen Syndrom (Zellweger-Syndrom, s. S. 173) ist ein Epiphänomen, das in keinem kausalen Zusammenhang mit den Veränderungen im Nervensystem steht.

### Hämochromatose

Die Krankheitsbezeichnung ist irreführend, denn die Eisenspeicherung ist Folge einer exzessiven Absorption des Metalls im Darm und nicht des gesteigerten Blutzerfalls. Auch eine Verwechslung mit der Randsiderose des ZNS als Folge von subarachnoidalen Blutungen soll vermieden werden.

**Klinik:** Die Krankheit manifestiert sich meistens nach dem 40. Lebensjahr mit Abmagerung und Unwohlsein. Die Hauptsymptome sind Leberzirrhose, Hautpigmentierung und Diabetes. Neurologische Begleitsymptome sind meistens Folge der peripheren Neuropathie.

**Neuropathologie:** *Makroskopisch* findet man häufig Massenblutungen sowie eine oberflächliche Hämosiderose des gesamten ZNS. *Lichtmikroskopisch* erkennt man in den Arealen mit erhöhter Durchlässigkeit der Blut-Hirn-Schranke das feingranuläre Eisenpigment überwiegend in Gliazellen.

Im Gehirn findet man einen Status spongiosus vor allem im Putamen und in der Rinden-Mark-Grenze.

*Elektronenmikroskopisch* wurden die Eisenpartikel im Zytoplasma, z. T. in den Lysosomen nachgewiesen (Abb. 4.**54**).

### Siderose des Zahnkernes

Reznik und Delwaide (1976) beschrieben den Fall eines Mannes, der erst mit 76 Jahren an seniler Demenz und Akinese und neurologischer Herdsymptome erkrankte und wenige Monate später darauf verstarb. *Makroskopisch* erkannte man eine bräunliche Verfärbung der beiden Zahnkerne des Zerebellums. *Lichtmikroskopisch* fand man dichte Eisenablagerungen zum Teil perivaskulär angehäuft, ohne daß die Gefäßwand miteinbezogen wird. In dem Zahnkern findet man eine diffuse Entmarkung.

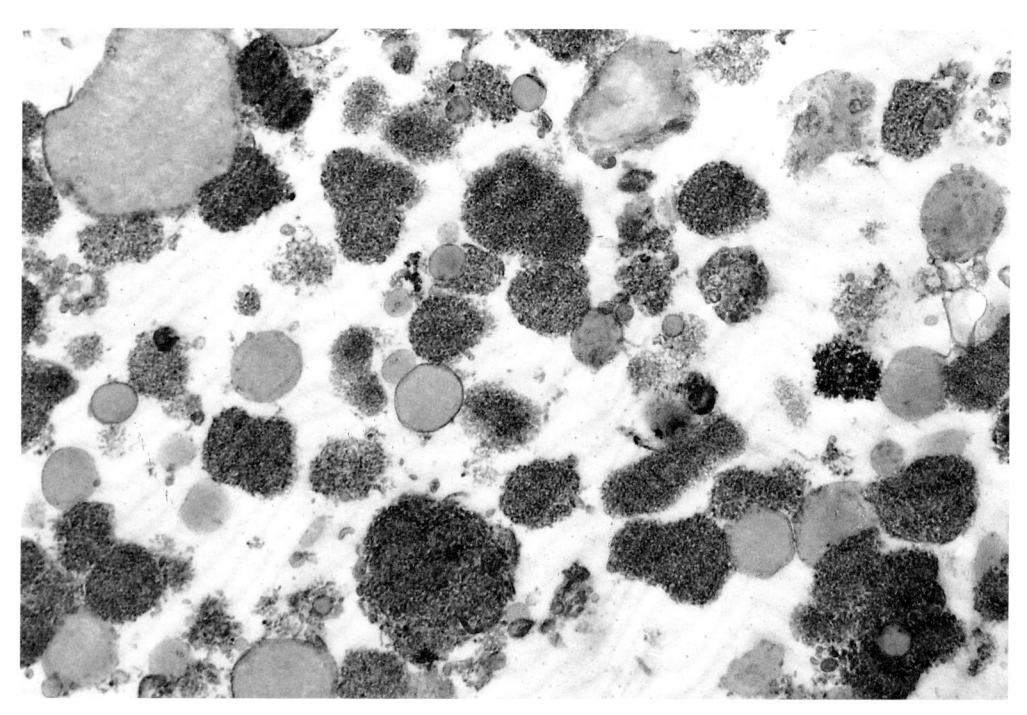

Abb. 4.**54** Hämochromatose. Nervenzelle im Hippokampus. Zahlreiche Lysosomen mit Eisenpartikeln neben Fetttropfen, × 20 000.

## *Störungen des Kupferstoffwechsels*

Das Kupfer ist als Spurenelement unentbehrlich für die Funktion verschiedener oxidativer Enzyme. In der hepatolentikulären Degeneration handelt es sich um eine Überflutung, in der Trichopoliodystrophie um einen Transportmangel des Kupfers. Bei beiden stehen häufig die neurologischen Störungen und die neuropathologischen Befunde im Vordergrund.

### Hepatolentikuläre Degeneration

Syn.: Wilson-Krankheit, Westphal-Strümpell-Pseudosklerose, Wilson-Konovalov-Krankheit

Westphal beschrieb 1883 ein Krankheitsbild, welches der multiplen Sklerose ähnlich sah, aber bei der anatomischen Untersuchung ihre Herde vermissen ließ. Er sprach daher von Pseudosklerose. Struempell (1898) stellt die klinische Symptomatologie dieser Krankheit heraus. Wilson (1912) erkannte den familiären Charakter des Leidens und Alzheimer (1911) stellte eine besondere Art von Gliazellen fest.

**Klinik:** Die Patienten weisen meist extrapyramidalmotorische Symptome mit grobschlägigem Tremor, allgemeinem Rigor der Muskulatur, Dysarthrie und Dysphagie auf. Daneben kommen verschieden stark ausgeprägte psychische Veränderungen vor (Dening 1985).

Zum Vollbild der hepatozerebralen Degeneration gehört ebenfalls eine grünlichbraune Pigmentierung der Kornea, der Kayser-Fleischer-Kornealring.

**Pathologie:** *Makroskopisch* ist die Leber verkleinert, derb und weist eine höckerige Oberfläche auf. Das Substrat des Kayser-Fleischer-Kornealringes besteht aus feingranulären Ablagerungen in der limbusnahen Descemet-Membran.

*Elektronenmikroskopisch* findet man in den Hepatozyten Riesenmitochondrien mit parakristallinen Einschlüssen.

**Neuropathologie:** *Makroskopisch* erkennt man oft in der Insula ein Versinken der Oberfläche. Auf Frontalschnitten ist in der Regel eine Verschmälerung und Braunfärbung des Putamens erkennbar. Fast immer sind die Veränderungen symmetrisch.

*Lichtmikroskopisch* erkennt man die von Alzheimer (1911) beschriebenen 2 Formen der Gliazellveränderungen. Die erste Form besteht aus hyperplastischen Astrozyten mit reichlichem Plasmaleib und Kernen mit mehrfachen Ausbuchtungen. Bei der zweiten Gliazellform handelt es sich um kleinere Gebilde, deren Zellkörper kaum erkennbar ist und feine braungelbliche Granula beinhaltet. Ihr Kern hat ein großes blasses Aussehen, besitzt 1–2 Kernkörperchen und beinhaltet häufig Einschlüsse, die sich mit PAS- und Bestcarmin-Färbungen stark positiv darstellen.

Eine dritte Form, die nur selten vorkommt, wurde zuerst von Opalski (1930) beschrieben und nach ihm benannt. Es handelt sich um Gliazellen mit einem ausgedehnten spongiös aufgelockerten, sich matt anfärbenden Plasmaleib, deren großer Kern in der Mitte liegt oder auch seitlich verlagert ist.

Man erkennt auch aufgelockertes Gewebe im Sinne eines Status spongiosus (Miyakawa u. Mitarb. 1982) sowohl im Marklager als auch in der Hirnrinde, in den Stammganglien und im Nucleus dentatus.

*Elektronenmikroskopisch* erkennt man im Zytoplasma der Alzheimer-Glia Typ II Anhäufungen von Lipofuszinkörpern und zahlreiche Glykogengranula. Die Kerneinschlüsse bestehen ebenfalls neben β-Glykogengranula aus amylopektinähnlichen Strukturen (Miyakawa u. Mitarb. 1982).

### Trichopoliodystrophie
Syn.: Kinky-hair-Krankheit, Menkes-Krankheit

**Klinik:** Die Kinder entwickeln sich während der ersten ein bis zwei Monate normal, und die ersten Symptome treten zwischen dem 2. und 4. Monat auf. Die psychomotorische Entwicklung sistiert, und fokale sowie generalisierte Krampfanfälle treten auf. Die Haare sind spärlich, die Haarschäfte sind umwunden bzw. umgedreht mit Brechungen in regelmäßigen Abständen (Trichorrhexis nodosa). Der Erbgang ist X-genosomal rezessiv. Die Mehrzahl der Patienten stirbt zwischen dem 7. Monat und 3½ Jahren.

**Neuropathologie:** *Makroskopisch* zeigt das Gehirn eine schwere Atrophie und kann weniger als die Hälfte des normalen Hirngewichts wiegen. Als Folge der kortikalen Atrophie können sich subdurale Hämatome bilden.

*Lichtmikroskopisch* findet man in der Hirnrinde eine Minderung der Nervenzellzahl und arealweise degenerative Veränderungen unterschiedlicher Ausbreitung und Alter mit mikrozystischem Zusammenbruch des Nervengewebes und starker Proliferation der Astrozyten. Der Nucleus ventralis oralis des Thalamus und der Nucleus ruber können starke Degenerationserscheinungen aufweisen (Martin u. Leroy 1985).

Das Kleinhirn ist stark atrophisch mit Verlust der Körnerzellen und der normalen Architektur. Im Rückenmark kann man einen Verlust der Zellen der Clarke-Säule mit begleitender Gliose und eine Degeneration der spinozerebellaren Bahnen feststellen.

*Elektronenmikroskopisch* fanden sich persistierende Dornen im Perikaryon der Purkinje-Zellen und in verschiedenen Arten von Nervenzellen hyperplastische Mitochondrien (Yoshimura u. Kudo 1983).

## Störungen des Calciumstoffwechsels

### *Striatonigrale Verkalkung*
Syn.: Morbus Fahr, systematische Stammhirnganglienverkalkungen, idiopathische, nicht arteriosklerotische Gefäßverkalkung: zerebrovaskuläre Ferrokalzinose

Niederschläge von kalkhaltigen Substanzen in der Gefäßwand von intrazerebralen Gefäßen sind als Begleiterscheinungen sowohl bei verschiedenen Erkrankungen als auch bei normalen Gehirnen bekannt und in großen Serien computertomographischer Untersuchungen systematisch erfaßt (Goldscheider u. Mitarb. 1980). Die Kombination von neurologisch-psychiatrischen Auffälligkeiten mit symmetrischen Verkalkungen in den Stammganglien und im Dentatum wurde in der Literatur als striatodentale Verkalkung oder nach einer Abhandlung von Fahr (1930) als Morbus Fahr bezeichnet. Sie ist oft mit Störungen des Calciumstoffwechsels als Folge eines Hypoparathyreoidismus und seiner Sonderformen vergesellschaftet. Die striatodentale Verkalkung ohne sicheren Hypoparathyreoidismus kommt bei Patienten unter 50 Jahren selten vor.

**Klinik:** Der Beginn der neurologischen Symptomatik liegt meist im jugendlichen bis mittleren Alter mit Verlangsamung, Bewegungsarmut der Glieder, vorgebeugter Haltung, starrer Mimik und verwaschener, leiser Sprache. Bei großer Ausdehnung der Verkalkungen können zu den extrapyramidalen auch hemi- und paraplegische Symptome sowie Anfälle hinzukommen.

**Neuropathologie:** *Makroskopisch* fühlt man bei Zerschneidung des Gehirns im Globus pallidum und in fortgeschrittenen Fällen in der Capsula interna eine stoppelbart- oder sandpapierartige Beschaffenheit der Schnittfläche. Kalkeinlagerungen kommen vor allem im Striatum, Putamen und äußeren Zweidrittel des Kaudatums und vereinzelt in der Hirnrinde und Thalamus vor. Im Kleinhirn breitet sich die Verkalkung vom Dentatum ins Marklager aus.

*Lichtmikroskopisch* erkennt man in den betroffenen Gebieten Kalkeinlagerungen in allen Gefäßen der Mikrozirkulation. Außerdem finden sich frei im Gewebe erscheinende Kalkablagerungen, die in kleinen (2–4 Tröpfchen) oder großen Trauben zusammengeschlossen sind, sowie baumartig verzweigte und perlschnurartig aneinandergereihte Kalktröpfchen. Die Einlagerungen färben sich dunkel bräunlich mit der Kossa-Methode und mit der Turnbull-Färbung für Eisen intensiv blau im Pallidum, während in den anderen Gebieten die Eisenfärbung schwächer ausfällt.

*Elektronenmikroskopisch* erkennt man, daß in der weitaus größten Zahl der Fälle die bei den normalen Schnitten als frei im Gewebe liegend imponierenden Kalkablagerungen von einer Basalmembran begrenzt sind.

Die Elementanalyse zeigt in den Kalkperlen eine besondere Anreicherung an Calcium. Daneben enthalten die Kalkkonkremente viel Phosphor und mäßig viel Eisen sowie Zink, Aluminium und Magnesium.

# Literatur

Abramov, A., S. Schorr, M. Wolman: Generalized xanthomatosis with calcified adrenals. Amer. J. Dis. Child. 91 (1956) 282–286

Adachi, M., L. Schneck, B. W. Volk: Progress in investigations of sphingolipidoses. Acta neuropathol. 43 (1978) 1–18

Allan, J. D., D. C. Cusworth, C. E. Dent, V. K. Wilson: A disease, probably hereditary, characterized by severe mental deficiency and a constant gross abnormality of aminoacid metabolism. Lancet 1958/I, 182–187

Alzheimer, A.: Über eigenartige Krankheitsfälle des späteren Alters. Z. Neurol. 4 (1911)

Amano, N., S. Yokoi, M. Akagi, M. Sakai, S. Yagishita, K. Nakata: Neuropathological findings of an autopsy case of adult β-galactosidase and neuraminidase deficiency. Acta neuropathol. 61 (1983) 283–290

Anderson, W.: A case of angiokeratoma. Brit. J. Dermatol. 10 (1898) 113–117

Arnason, A.: Apoplexie und ihre Vererbung. Acta psychiat. neurol., Suppl. 4 (1935)

Askanas, V., W. K. Engel, D. E. Britton, B. T. Adornato, R. M. Eiben: Reincarnation in cultured muscle of mitochondrial abnormalities; two patients with epilepsy and lactic acidosis. Arch. Neurol. 35 (1978) 801–809

Baron, D. N., C. E. Dent, H. Harris, E. W. Hart, J. B. Jepson: Hereditary pellagra-like skin rash with temporary cerebellar ataxia, constant renal amino aciduria, and other bizarre biochemical features. Lancet 1956/II, 421–428

Baumann, M. L., T. L. Kemper: Morphologic and histo-anatomic observations of the brain in untreated human phenylketonuria. Acta neuropathol. 58 (1982) 55–63

Baumkötter, J., M. Cantz, K. Mendla, W. Baumann, H. Friebolin, J. Gehler, J. Spranger: N-Acetylneuraminic acid storage disease. Hum. Genet. 71 (1985) 155–159

Berman, E. R., N. Livni, E. Shapira, S. Merin, J. S. Levij: Congenital corneal clouding with abnormal systemic storage bodies: A new variant of mucolipidosis. J. Pediat. 884 (1974) 519–526

Best, P. V., M. Bojsen-Moller, I. Janota, I. B. Kristensen: Melanosis of the dentate nucleus: A widespread disorder of protoplasmic astrocytes. Acta neuropathol. 55 (1981) 29–33

Bianchi, C., G. Grandi, N. Berti, L. Di Bonito: Melanosis cerebelli. Acta neuropathol. Suppl. 7 (1981) 400–402

Böhles, H., R. Schlenk, K. Harzer: Die unterschiedliche klinische Symptomatik der Globoidzell-Leukodystrophie (M. Krabbe) in einer Familie. Mschr. Kinderheilk. 129 (1981) 303–306

Bogaert van, L., H. Scherer, E. Epstein: Une forme cérébrale de la cholinestérinose généralisée. Masson, Paris 1937

Boltshauser, E. M., A. Spycher, B. Steinmann: Infantile phytanic acid storage disease: A variant of Refsum's disease. Europ. J. Pediat. 139 (1982) 317

Borud, O., J. H. Stroemme, S. O. Lie, K. H. Torp: Aspartylglycosaminuria in Northern Norway in eight patients: Clinical heterogeneity and variations with the diet. J. inherit. metab. Dis. 1 (1978) 95–97

Brownstein, S., S. Carpenter, R. C. Polomeno, J. M. Little: Sandhoff's disease ($GM_2$ gangliosidosis type 2). Histopathology and ultrastructure of the eye. Arch. Ophthalmol. 98 (1980) 1089–1097

Brownsworth, R. D., J. B. Bodensteiner, G. B. Schaefer, P. Barnes: Computed tomography and magnetic resonance imaging in late-onset globoid cell leukodystrophy (Krabbe disease). Pediat. Neurol. 1 (1985) 242–244

Burck, U., K. Harzer, H. H. Goebel, K. L. Elze, K. R. Held, L. Carstens: Ultrastructural pathology of skin biopsy and fibroblast enzyme studies in a case of $GM_2$-gangliosidosis with deficient hexosaminidase A and thermolabile hexosaminidase B. Neuropädiatrie 11 (1980) 161–175

Burck, U., H. W. Moser, H. H. Goebel, R. Grüttner, K. R. Held: A case of lipogranulomatosis Farber: Some clinical and ultrastructural aspects. Europ. J. Pediat. 143 (1985) 203–208

Burton, B. K., S. P. Reed, W. T. Remy: Hyperpipecolic acidemia: Clinical and biochemical observations in two male siblings. J. Pediat. 99 (1981) 729–734

Cable, W. J. L., A. M. Dvorak, J. E. Osage, E. H. Kolodny: Fabry disease: Significance of ultrastructural localization of lipid inclusions in dermal nerves. Neurology 32 (1982) 347–353

Caimi, L., G. Tettamanti, B. Berra, F. O. Sale, C. Borrone, R. Gatti, P. Durand, J. J. Martin: Mucolipidosis IV, a sialolipidosis due to ganglioside sialidase deficiency. J. inherit. metab. Dis. 5 (1982) 218–224

Cantz, M.: Sialidoses. In Schauer, R.: Sialic Acids. Chemistry, Metabolism and Function. Springer, Wien 1982 (pp. 306–320)

Carbone, J. V., G. M. Grodsky: Constitutional nonhemolytic hyperbilirubinemia in the rat: Defect of bilirubin conjugation. Proc. Soc. exp. Biol. 94 (1957) 461

Cashman, N. R., J. P. Antel, L. W. Hancock, G. Dawson, A. L. Horwitz, W. G. Johnson, P. R. Huttenlocher, R. L. Wollmann: N-acetyl-β-hexosaminidase β locus defect and juvenile motor neuron disease: A case study. Ann. Neurol. 19 (1986) 568–572

Christomanou, H., C. Cáp: Prenatal monitoring for Woman's disease in pregnancy at risk. First case in the Federal Republic of Germany. Hum. Genet. 57 (1981) 440–441

Cibis, G. W., D. J. Harris, A. L. Chapman, R. C. Tripathi: Mucolipidosis I. Arch. Ophthalmol. 101 (1983) 933–939

Cohen, S. M. Z., W. R. Green, Z. C. de la Cruz, F. R. Brown III, H. W. Moser, M. W. Luckenbach, D. J. Dove, I. H. Maumenee: Ocular histopathologic studies of neonatal and childhood adrenoleukodystrophy. Amer. J. Ophthalmol. 95 (1983) 82–96

Conradi, N. G., P. Sourander, O. Nilsson, L. Svennerholm, A. Erikson: Neuropathology of the Norrbottnian type of Gaucher disease. Acta neuropathol. 65 (1984) 99–109

Crandall, B. F., M. Philippart, W. J. Brown, D. A. Bluestone: Review Article: Mucolipidosis IV. Amer. J. med. Genet. 12 (1982) 301–308

Crigler, J. F., V. A. Najjar: Congenital familial nonhemolytic jaundice with kernicterus. Pediatrics 10 (1952) 169

Delank, H. W., M. Kutzner: Verlaufsbeobachtungen bei hereditärer Amyloidpolyneuropathie. Nervenarzt 53 (1982) 603–607

Delisle, M. B., H. Bouissou, G. Geraud: Place de la neuropathie amyloide familiale de type I dans l'amyloidose. Etude anatomo-clinique d'un cas français. Ann. Pathol. 3 (1983) 293–299

DeMars, R., J. G. Leroy: The remarkable cells cultured from a human with Hurler's syndrome: An approach to visual selection for in vitro genetic studies. In Vitro 2 (1966) 107–118

Dening, T. R.: Psychiatric aspects of Wilson's disease. Brit. J. Psychiat. 147 (1985) 677–682

DiMauro, S., E. Bonilla, M. Zeviani, M. Nakagawa, D. C. DeVivo: Mitochondrial myopathies. Ann. Neurol. 17 (1985) 521–538

DiTrapani, G., C. Casali, P. Tonali, G. C. Topi: Peripheral nerve findings in hereditary coproporphyria. Acta neuropathol. 63 (1984) 96–107

Durand, P., C. Borrone, G. Della Cella: A new mucopolysaccharide lipid storage disease? Lancet 1966/II, 1313–1314

Efron, M. L.: (1966) Disorders of proline and hydroxyproline metabolism. In Stanbury, J. B., D. S. Fredrickson (eds): The Metabolic Basis of Inherited Disease, 2nd ed. McGraw Hill New York (p. 376)

Egger, J., B. D. Lake, J. Wilson: Mitochondrial cytopathy. A multisystem disorder with ragged-red fibers on muscle biopsy. Arch. Dis. Child. 56 (1981) 741–752

Einarson, L., A. V. Neel: Beitrag zur Kenntnis sklerosierender Entmarkungsprozesse im Gehirn mit besonderer Berücksichtigung der diffusen Sklerose. Acta jutlandica 10 (1938) 1–160

Elleder, M.: A histochemical study of the enzyme profile of Krabbe's cells. Acta neuropathol. 60 (1983) 156–158

Elleder, M., A. Jirásek: Congress report. International symposium on Niemann-Pick disease. Europ. J. Pediat. 140 (1983) 90–91

Elleder, M., A. Jirásek, F. Smid, J. Ledvinová, G. T. N. Besley: Nieman-Pick disease type C. Study on the nature of the cerebral storage process. Acta neuropathol. 66 (1985) 325–336

Engel, R. C., N. R. Buist: The EEGs infants with citrullinemia. Develop. Med. Child Neurol. 27 (1985) 199–206

Fabry, J.: Ein Beitrag zur Kenntnis der Purpura haemorrhagica nodularis (Purpura papulosa haemorrhagica Hebrae). Arch. Dermatol. Syph. 43 (1898) 187 ff

Fahr, T.: Idiopathische Verkalkung der Hirngefäße. Zbl. allg. Pathol. 50 (1930) 129–133

Farrell, D. F., K. Swedberg: Clinical and biochemical heterogeneity of globoid cell leukodystrophy. Ann. Neurol. 10 (1981) 364–368

Feit, H., J. Kirkpatrick, M. H. van Woert, G. Pandian: Myoclonus, ataxia, and hypoventilation: Response to L-5-hydroxytryptophan. Neurology (NY) 33 (1983) 109–112

Figols, J., J. Cervós-Navarro, M. Wolman: Encephalopathy with astrocytic residual bodies. Report of a case and review of the literature. Histol. Histopathol. 1 (1986) 59–67

Frank, U., U. Lasson: Ophthalmoplegic neurolipidosis – storage cells in heterocygotes. Neuropediatrics 16 (1985) 3–6

Fukuhara, N., S. Tokiguchi, K. Shirakawa, T. Tsubaki: Myoclonus epilepsy associated with ragged-red fibres (mitochondrial abnormalities): Disease entity or a syndrome? J. neurol. Sci. 47 (1980) 117–133

Gardner jr., W. A., B. W. Konigsmark: Familial nonhemolytic jaundice: Bilirubinosis and encephalopathy. Pediatrics 43 (1969) 365–376

Gaucher, P.: De l'épithélioma primitif de la rate. Thèse de Paris, 1882

Ghatak, N. R., D. Nochlin, M. Peris, E. C. Myer: Morphology and distribution of cytoplasmic inclusions in adrenoleukodystrophy. J. neurol. Sci. 50 (1981) 391–398

Giangaspero, F., F. Salvi, C. Ceccarelli, G. Ambrosetto, E. Govoni, C. A. Tassinar: Familial amyloid polyneuropathy: Report of a family. Clin. Neurol. 4 (1985) 105–110

Goebel, H. H., H. Braak, D. Seidel, R. Doshi, C. D. Marsden, F. Gullotta: Morphologic studies on adult neuronal ceroid lipofuscinosis (NCL). Clin. Neuropathol. 1 (1982) 151–162

Goebel, H. H., A. Kohlschütter, H. G. Lenard: Morphologic and chemical biopsy findings in mucolipidosis IV. Clin. Neuropathol. 1 (1982) 73–82

Goldfischer, S., H. J. Sobel: Peroxisomes and bileacid synthesis. (Letter). Gastroenterology 81 (1981) 196

Goldfischer, S., J. Collins, I. Rapin, B. Coltoff-Schiller, C. H. Chang, M. Nigro, V. H. Black, N. B. Javitt, H. W. Moser, R. B. Lazarow: Peroxisomal defects in neonatal-onset and X-linked adrenoleukodystrophies. Science 227 (1985) 67–70

Goldfischer, S., J. Collins, I. Rapin, P. Neumann, W. Neglia, A. J. Spiro, T. Ishii, F. Roels, J. Vamecq, F. van Hoof: Pseudo-Zellweger syndrome: Deficiencies in several peroxisomal oxidative activities. J. Pediat. 108 (1986) 25–32

Goldmann, J. E., T. Yamanaka, I. Rapin, M. Adachi, K. Suzuki, K. Suzuki: The AB variant of $GM_2$-gangliosidosis: Clinical, biochemical and histological studies of two patients. Acta neuropathol. 52 (1980) 189–202

Goldmann, J. E., D. Katz, I. Rapin, D. P. Purpura, K. Suzuki: Chronic $GM_1$ gangliosidosis presenting as dystonia: I. Clinical and pathological features. Ann. Neurol. 9 (1981) 465–475

Goldscheider, H. G., R. Lischewski, D. Claus, W. Streibl, G. Waiblinger: Klinische, endokrinologische und computertomographische Untersuchungen zur symmetrischen Stammganglienverkalkung (M. Fahr). Arch. Psychiat. Nevenkr. 228 (1980) 53–65

Griffin, D. E., H. W. Moser, Q. Mendoza, T. R. Moench, S. O'Toole, A. B. Moser: Identification of the inflammatory cells in the central nervous system of patients with adrenoleukodystrophy. Ann. Neurol. 18 (1985) 660–664

Griffiths, R. A., T. F. Mortimer, D. R. Oppenheimer, J. M. K. Spalding: Congophilic angiopathy of the brain: A clinical and pathological report on two siblings. J. Neurol. Neurosurg. Psychiat. 45 (1982) 396–408

Haas, J. E., E. S. Johnson, D. L. Farrell: Neonatal-onset adrenoleukodystrophy in a girl. Ann. Neurol. 12 (1982) 449–457

Hall, N. A., A. D. Patrick: Dolichol and phosphorylated dolichol content of tissues in ceroid-lipofuscinosis. J. inher. metab. Dis. 8 (1985) 178–183

Hallervorden, J.: Spätform der amaurotischen Idiotie unter dem Bilde der Paralysis agitans. Mschr. Psychiat. Neurol. 99 (1938a) 74–80

Hiller, F.: Eine mit örtlicher Pigmentspeicherung einhergehende Kleinhirnatrophie im Greisenalter. Arch. Psychiat. 113 (1941) 574–604

Hunter, C.: A rare disease in two brothers. Proc. roy. Soc. Med. 10 (1917) 104–116

Hurler, G.: Über einen Typ multipler Abartungen, vorwiegend am Skelettsystem. Z. Kinderheilk. 24 (1919) 220–234

Ikeda, S., K. Kondo, K. Oguchi, N. Yanagisawa, R. Horigome, F. Murata: Adult fucosidosis: Histochemical and ultrastructural studies of rectal mucosa biopsy. Neurology 34 (1984) 451–456

Jellinger, K., A. P. Anzil, D. Seemann, H. Bernheimer: Adult $GM_2$ gangliosidosis masquerading as slowly progressive muscular atrophy: Motor neuron disease phenotype. Clin. Neuropathol. 1 (1982) 31–44

Jenner, F. A., R. P. Pollitt: Large quantities of 2-acetamido-1-(-L-asparamido)-1,2-dideoxyglucose in the urine of mentally retarded siblings. Biochem. J. 103 (1967) 48–49P

Johnson, W. G., H. J. Wigger, H. R. Karp, L. M. Glaubiger, L. P. Rowland: Juvenile spinal muscular atrophy: A new hexosaminidase deficiency phenotype. Ann. Neurol. 11 (1982) 11–16

Julien, J., J. M. Vallat, C. Vital, A. Lagueny, X. Ferrer, D. Darriet: Adrenomyeloneuropathy: Demonstration of inclusions at the level of the peripheral nerve. Europ. Neurol. 20 (1981) 367–373

Kaye, E. M., M. D. Ullman, E. R. Wilson, J. A. Barranger: Type 2 and type 3 Gaucher disease: A morphological and biochemical study. Ann. Neurol. 20 (1986) 223–230

Kearns, T. P., G. P. Sayre: Retinitis pigmentosa, external ophthalmoplegia and complete heart block. Arch. Ophthalmol. 60 (1958) 280–289

Kelly, T. E., L. Bartoshesky, D. J. Harris, R. G. K. McCauley, M. Feingold, G. Schott: Mucolipidosis I (acid neuraminidase deficiency). Three cases and delineation of the variability of the phenotype. Amer. J. Dis. Child. 135 (1981) 703–708

Kindl, H., P. B. Lazarow: Peroxisomes and glyoxysomes. Ann. NY Acad. Sci. 386 (1982) 1–55

Kint, J. A.: Scondarily induced lysosomal abnormalities in mucopolysaccharidoses. In Arima, M., Y. Suzuki, H. Yabuuchi: The Developing Brain and Its Disorders. University of Tokyo Press, 1984 (pp. 139–150)

Klenk, E., W. Kahlke: Über das Vorkommen der 3,7,1,15-Tetramethylhexadecansäure (Phytansäure) in den Cholesterinestern und anderen Lipoidfraktionen der Organe bei einem Krankheitsfall unbekannter Genese (Verdacht auf Heredopathia atactica polyneuritiformis [Refsum's Syndrome]). Hoppe-Seylers Z. physiol. Chem. 333 (1963) 133–139

Kobayashi, T., N. Shinnoh, Y. Kuroiwa: Metabolism of ceramide trihexoside in cultured skin fibroblasts from Fabry's patients, carriers and normal controls. J. neurol. Sci. 65 (1984) 169–177

Kobayashi, Y., S. Miyabayashi, G. Takada: Ultrastructural study of the childhood mitochondrial myopathy syndrome associated with lactic acidosis. Europ. J. Pediat. 139 (1982) 25–30

Kolodny, E. H., W. K. Haas, B. Lane, W. D. Drucker: Refsum's syndrome. Arch. Neurol. (Chic.) 12 (1965) 583–596

Kotagal, S., D. A. Wenger, C. Alcala, C. Gomez, S. Horensteein: AB variant $GM_2$ gangliosidosis: Cerebrospinal fluid and neuropathologic characteristics. Neurology 36 (1986) 438–440

Krabbe, K.: A new familial, infantile form of diffuse brain sclerosis. Brain 39 (1916) 74–114

Kufs, H.: Über eine Spätform der amaurotischen Idiotie und ihre heredofamiliären Grundlagen. Z. ges. Neurol. Psychiat. 95 (1925) 169–188

Kuhara, H., T. Wakabayashi, H. Kishimoto, K. Hayashi, T. Katoh, J. Itoh, Y. Wada: Neonatal type of argininosuccinate synthetase deficiency. Report of two cases with autopsy findings. Acta pathol. jap. 35 (1985) 995–1006

Kula, R. W., S. A. Shafiq, J. H. Sher, Q. H. Qazi: I-cell disease (mucolipidosis II). Differential expression in satellite cells and mature muscle fibers. J. neurol. Sci. 63 (1984) 75–84

Laiwah, A. C., G. J. Macphee, P. Boyle, M. R. Moore, A. Goldberg: Autonomic neuropathy in acute intermittent porphyria. J. Neurol. Neurosurg. Psychiat. 48 (1985) 1025–1030

Landrieu, P., G. Said: Peripheral neuropathy in type A Niemann-Pick disease. Acta neuropathol. 63 (1984) 66–71

Larbrisseau, A., P. Brochu, G. Jasmin: Fucosidose de type 1. Etude anatomique. Arch. franç. Pédiat. 36 (1980) 1013–1023

Laver, J., K. Fried, S. I. Beer, T. C. Iancu, E. Heyman, G. Bach, M. Zeigler: Infantile lethal neuraminidase deficiency (sialidosis). Clin. Genet. 23 (1983) 97–101

Leech, R. W., R. M. Shuman, W. D. Putnam, F. Rancce, T. T. Jewett: Gaucher's disease: A case history with extensive lipid storage in the brain. Amer. J. Clin. Pathol. 83 (1985) 516–519

Levine, S., G. Paparo: Brain lesions in a case of cystinosis. Acta neuropathol. 57 (1982) 217–220

Loonen, M. C. B., A. J. J. Reuser, P. Visser, W. F. M. Arts: Combined sialidase (neuraminidase) and β-galactosidase deficiency. Clinical, morphological and enzymological observations in a patient. Clin. Genet. 26 (1984) 139–149

Longstreth, W. T. jr., J. R. Daven, D. F. Farrell, J. W. Bolen, T. D. Bird: Adult dystonic lipidosis: Clinical, histologic, and biochemical findings of a neurovisceral storage disease. Neurology 32 (1982) 1295–1299

Lott, I. T., P. F. Daniel: Serum and urinary trisaccharides in mannosidosis. Neurology 31 (1981) 1159–1162

Lowden, J. A., J. W. Callahan, R. A. Gravel, M. A. Skomorowski, L. Becker, J. Groves: Type 2 $GM_1$ gangliosidosis with long survival and neuronal ceroid lipofuscinosis. Neurology 31 (1981) 719–724

Luft, R., D. Ikkos, G. Palmieri et at: A case of severe hypermetabolism of nonthyroid origin with a defect in the maintenance of mitochondrial respiratory control: a correlated clinical, biochemical and morphological study. J. clin. Invest. 41 (1962) 1776–1804

Maroteaux, P., M. Lamy: La pseudopolydystrophie de Hurler. Presse méd. 74 (1966) 2889–2892

Martin, J. J., J. G. Leroy: Thalamic lesions in a patient with Menke's kinky-hair disease. Clin. Neuropathol. 4 (1985) 206–209

Martin, J. J., A. Lowenthal, C. Ceuterick, H. Gacoms: Adrenomyeloneuropathy. A report on two families. J. Neurol. 226 (1982) 221–232

Martin, J. J., J. G. Leroy, M. van Eygen, C. Ceuterick: I-cell disease. Acta neuropathol. 64 (1984a) 234–242

Martin, J. J., A. Lowenthal, C. Ceuterick, M. T. Vanier: Juvenile dystonic lipidosis (variant of Niemann-Pick disease type C). J. Neurol. Sci. 66 (1984b) 33–45

Mascarello, J. T., M. C. Jones, B. Dixson: The etiology of the Prader-Willi Syndrome – An hypothesis based on the variation in proximal 15Q pathology. Clin. Res. 31 (1983) A110

Matalon, R.: Mucopolysaccharidoses. In Gershwin, M. E., D. L. Robbins: Musculoskeletal Diseases of Children. Grune & Stratton, New York 1983 (pp. 381–445)

Matsumoto, T., E. Tani, Y. Maeda, S. Natsume: Amyloidomas in the cerebellopontine angle and jugular foramen. J. Neurosurg. 62 (1985) 592–596

Matsuo, T., I. Egawa, S. Okada, M. Suetsugu, K. Yamamoto, M. Watanabe: Sialidosis type 2 in Japan. J. neurol. Sci. 58 (1983) 45–55

McKeran, R. O., P. Bradbury, D. Taylor, G. Stern: Neurological involvement in type 1 (adult) Gaucher's disease. J. Neurol. Neurosurg. Psychiat. 48 (1985) 172–175

Meek, D., L. S. Wolfe, E. Andermann, F. Andermann: Juvenile progressive dystonia: A new phenotype of $GM_2$ gangliosidosis. Ann. Neurol. 15 (1984) 348–352

Menkes, J. H., P. L. Hurst, J. M. Craig: A new syndrome: Progressive familial infantile cerebral dysfunction associated with an unusual urinary substance. Pediatrics 14 (1954) 462

Mikati, M. A., S. R. Schiff, J. T. Herrin, E. W. Henry, V. E. Shih, E. P. Richardson jr.: Congenital lactic-acidosis due to partial pyruvate dehydrogenase deficiency. Neuropathological and clinical correlates. 14th Annual Meeting of the Child Neurology Society, Memphis/Tenn., USA, Oct. 10–12, 1985. Ann. Neurol. 18 (1985) 397

Miller, R., M. G. Bialer, J. F. Rogers, H. T. Jonsson, R. V. Allen, G. R. Hennigar: Wolman's disease. Report of a case, with multiple studies. Arch. Pathol. Lab. Med. 106 (1982) 41–45

Miyakawa, T., R. Kuramoto, A. Shimoji, Y. Higuchi: Fine structure of inclusion body in the nucleus of Alzheimer glia type II in the brain of hepatocerebral degeneration. Acta neuropathol. 56 (1982) 315–319

Moser, H. W., A. E. Moser, I. Singh, B. P. O'Neill: Adrenoleukodystrophy: Survey of 303 cases: Biochemistry, diagnosis, and therapy. Ann. Neurol. 16 (1984) 628–641

Moser, H. W.: Peroxisomal disorders. J. Pediat. 108 (1986) 89–91

Moser, H. W., S. L. Goldfischer: The peroxisomal disorders. Hosp. Pract. (1985) 61–70

Mueller, O. T., T. B. Shows: Human-β-galactosidase and alpha-neuraminidase deficient mucolipidosis: Genetic complementation analysis of the neuraminidase deficiency. Hum. Genet. 60 (1982) 158–162

Nagashima, K., F. Kikuchi, Y. Suzuki, T. Abe: Retinal amacrine cell involvement in Tay-Sachs disease. Acta neuropathol. 53 (1981) 333–336

Nakano, T., S. Ikeda, K. Kondo, N. Yanagisawa, S. Tsuji: Adult $GM_1$-gangliosidosis: Clinical patterns and rectal biopsy. Neurology 35 (1985) 875–880

Navon, R., Z. Argov, N. Brand, U. Sandbank: Adult $GM_2$ gangliosidosis in association with Tay-Sachs disease: A new phenotype. Neurology 31 (1981) 1397–1401

Niemann, A.: Ein unbekanntes Krankheitsbild. Jb. Kinderheilk. 79 (1914) 1–10

Oates, C. E., E. P. Bosch, M. N. Hart: Movement disorders associated with chronic $GM_2$ gangliosidosis. Europ. Neurol. 25 (1986) 154–159

O'Brien, J. S.: The gangliosidosis. In Stanbury, J. B., J. B. Wyngaarden, D. S. Fredrickson: The Metabolic Basis of Inherited Disease. McGraw-Hill, New York 1983 (pp. 945–969)

Ogier, H., F. Roels, A. Cornelis, B. T. Pol-The, J. M. Scotto, M. Odievre, J. M. Sandubray: Absence of hepatic peroxisomes in a case of infantile Refsum's disease. Letter. Scand. J. clin. Lab. Invest. 45 (1985) 767–768

Ohta, K., S. Tsuji, Y. Mizuno, T. Atsumi, T. Yahagi, T. Miyatake: Type 3 (adult) $GM_1$ gangliosidosis: Case report. Neurology 35 (1985) 1490–1494

Opalski, A.: Über eine besondere Art von Gliazellen bei der Wilson-Pseudosklerose-Gruppe. Z. ges. Neurol. Psychiat. 124 (1930) 420–425

Palmer, M., W. R. Green, I. H. Maumenee, D. L. Valle, H. S. Singer, S. J. Morton, H. W. Moser: Niemann-Pick disease – type C. Arch. Ophthalmol. 103 (1985) 817–822

Palo, J.: Prevalence of phenylketonuria and some other metabolic disorders among mentally retarded patients in Finnland. Acta neurol. scand. 43 (1967) 573–579

Parnes, S., G. Karpati, S. Carpenter, N. M. K. Ng Ying King, L. S. Wolfe, L. Suranyi: Hexosaminidase-A deficiency presenting as atypical juvenile-onset spinal muscular atrophy. Arch. Neurol. 42 (1985) 1176–1180

Pavlakis, S. G., P. C. Phillips, S. DiMauro, D. C. DeVivo, L. P. Rowland: Mitochondrial myopathy, encephalopathy, lactic acidosis, and strokelike episodes: A distinctive clinical syndrome. Ann. Neurol. 16 (1984) 481–488

Pavone, L., H. W. Moser, F. Mollica, C. Reitano, P. Durand: Farber's lipogranulomatosis: Ceramidase deficiency and prolonged survival in three relatives. Johns Hopk. med. J. 147 (1980) 193–196

Pellissier, J. F., F. Van Hoof, D. Bourdet-Bonerandi, M. C. Monier-Faugere, M. Toga: Morphological and biochemical changes in muscular and peripheral nerve in Fabry's disease. Muscle and Nerve 4 (1981) 381–387

Philippart, M., M. R. Nuwer, W. Mortier, H. W. Moser: Value of C26:0 fatty acid determination for the diagnosis of atypical adrenoleukodystrophy. Ann. Neurol. 11 (1982) 105

Pick, L.: Über die lipoidzellige Splenohepatomegalie Typus Niemann-Pick als Stoffwechselerkrankung. Med. Klin. 23 (1927) 1483–1488

Porfiri, B., R. Ricci, D. Seminara, G. Segni: Ultrastructural studies of type II fucosidosis. Arch. dermatol. Res. 270 (1981) 57–66

Powers, J. M., H. W. Moser, A. B. Moser, H. H. Schaumburg: Fetal adrenoleukodystrophy: The significance of pathologic lesions in adrenal gland and testis. Hum. Pathol. 13 (1982) 1013–1019

Purpura, D. P., K. Suzuki: Distortion of neuronal geometry and formation of aberrant synapses in neuronal storage disease. Brain Res. 116 (1976) 1–21

Refsum, S.: Heredoataxia hemeralopica polyneuritiformis – et tidligere ikke beskrevet familiaert syndrome? En forebøbig meddelelse. Nord. Med. 28 (1945) 2682–2685

Renlund, M., P. Aula, K. O. Raivio, S. Autio, K. Sainio, J. Rapola, S. L. Koskela: Salla disease: A new lysosomal storage disorder with disturbed sialic acid metabolism. Neurology 33 (1983) 57–66

Reznik, M., P. J. Delwaide: Massive siderosis of dentate nuclei. Acta Neuropathol. (Berl.) 36 (1976) 193–196

Rhodin, J.: Doctoral thesis. Karolinska Institute, Stockholm (1954)

Rokitansky, C.: Lehrbuch der pathologischen Anatomie, Band 2. Spezielle pathologische Anatomie. Braunmüller, Wien (1842) 311

Rosing, H. S., L. C. Hopkins, D. C. Wallace: Maternally inherited mitochondrial myopathy and myoclonic epilepsy. Ann. Neurol. 17 (1985) 228–237

Roubicek, M., J. Gehler, J. Spranger: The clinical spectrum of alpha-L-iduronidase deficiency. Amer. J. med. Genet. 20 (1985) 471–481

Rowland, L.P., A. P. Hays, S. DiMauro: Diverse clinical disorders associated with morphological abnormalities of mitochondria. In Scarlata, G., C. Gerri: Mitochondrial Pathology in Muscle Diseases. Piccin, Padova 1983 (pp. 142–158)

Sachs, B.: On arrested cerebral development with special reference to its cortical pathology. J. nerv. ment. Dis. 14 (1887) 541–553

Said, G., A. Ropert, N. Faux: Length-dependent degeneration of fibers in Portuguese amyloid polyneuropathy: A clinicopathologic study. Neurology 34 (1984) 1025–1032

Saltykow, S.: Zur Frage des lokalen Amyloids der Hirngefäße. Virchows Arch. 295 (1935) 590

Sandhoff, K., U. Andreae, H. Jatzkewitz: Deficient hexosaminidase activity in an exceptional case of Tay-Sachs disease with additional storage of kidney globoside in visceral organs. Pathol. europ. 3 (1968) 278–285

Schmitt, H. P.: Zentralnervöse und neuromuskuläre Erkrankungen mit abnormen Mitochondrien, Analyse und kritische Wertung der sogenannten „mitochondrialen Encephalomyopathien". Nervenarzt 53 (1982) 427–434

Schmoeckel, C.: Subtle clues to diagnosis of skin diseases by electron microscopy. "Farber bodies" in disseminated lipogranulomatosis (Farber's disease). Amer. J. Dermatopathol. 2 (1980) 153–156

Seitelberger, F., H. Jacob, R. Schnabel: The myoclonic variant of cerebral lipidosis. In Aronson, S. M., B. W. Volk: Inborn Disorders of Sphingolipid Metabolism. Pergamon Press, Oxford 1967 (pp. 43–74)

Shapira, Y., S. Harel, A. Russel: Mitochondrial encephalopathy a group of neuromuscular disorders with defects in oxidative metabolism. Israel J. Med. 12 (1977) 161–164

Shapiro, S.: Depression in a patient with dementia secondary to cerebrotendinous xanthomatosis. J. nerv. ment. Dis. 171 (1983) 568–571

Shows, T. B., O. T. Mueller, N. K. Honey, C. E. Wright, A. L. Miller: Genetic heterogeneity of I-cell disease is demonstrated by complementation of lysosomal enzyme processing mutants. Amer. J. med. Genet. 12 (1982) 343–353

Siemerling, E., H. G. Creutzfeldt: Bronzekrankheit und sklerosierende Encephalomyelitis. Arch. Psychiat. Nervenkr. 68 (1923) 217–244

Soffer, D., T. Yamanaka, D. A. Wenger, K. Suzuki, K. Suzuki: Central nervous system involvement in adult-onset Gaucher's disease. Acta neuropathol. 49 (1980) 1–6

Sovik, O., S. O. Lie, G. Fluge, F. van Hoof: Fucosidosis: Severe phenotype with survival to adult age. Europ. J. Pediat. 135 (1980) 211–216

Spranger, J., H. R. Wiedemann, J. Tolksdorf, E. Graucob, R. Caesar: Lipomucopolysaccharidose, eine neue Speicherkrankheit. Z. Kinderheilk. 103 (1968) 285–306

Stölzel, U., M. O. Doss, T. Dissmann, J. Cervós-Navarro, E. O. Riecken: Gastroenterologische und neurologische Manifestation bei akuter intermittierender Porphyrie. Med. Klin. 82 (1987) 520–525

Struempell, A.: Über die Westphal'sche Pseudosklerose und über diffuse Hirnsklerose, insbesondere bei Kindern. Dtsch. Z. Nervenheilk. 12 (1898) 115–147

Sugita, M., J. T. Dulancy, H. W. Moser: Ceramidase deficiency in Farber's disease (lipogranulomatosis). Science 178 (1972) 1100–1102

Suzuki, K., K. Suzuki: Genetic galactosylceramidase deficiency (globoid cell leukodystrophy, Krabbe disease) in different mammalian species. Neurochem. Pathol. 3 (1985) 53–68

Svennerholm, L., J. E. Mansson, B. Rosengren: Cerebroside-β-glucosidase activity in Gaucher brain. Clin. Genet. 30 (1986) 131–135

Sweetman, L., W. L. Nyhan, D. A. Trauner, A. Merritt, M. Singh: Glutaric aciduria type II. Pediatrics 96 (1980) 1020–1026

Tagliavini, F., V. Pietrini, F. Gemignani, A. Lechi, R. Pallini, A. Federico: Anderson-Fabry's disease: Neuropathological and neurochemical investigation. Acta neuropathol. 56 (1982) 93–98

Tatematsu, M., K. Imaida, N. Ito, H. Togari, Y. Suzuki, T. Ogiu: Sandhoff disease. Acta pathol. jap. 31 (3) (1981) 503–512

Tay, W.: Symmetrical changes in the region of the yellow spot in each eye of an infant. Trans. ophthalmol. Soc. U. K. 1 (1881) 155

Thomas, P. K., J. P. Halpern, R. H. M. King, D. Patrick: Galactosylceramidase lipidosis: Novel presentation as a slowly progressive spinocerebellar degeneration. Ann. Neurol. 16 (1984) 618–620

Tourian, A., J. B. Sidbury: Phenylketonuria and hyperphenylalaninemia. In Stanburg, J. B., J. B. Wyngaarden, D. S. Fredrickson: The Metabolic Basis of Inherited Disease. McGraw Hill, New York 1983 (pp. 270–286)

Towfighi, J., W. Grover, N. K. Gonatas: Mental retardation, hypotonia, and generalized seizures associated with astrocytic "residual" bodies. Human. Pathol. 6 (1975) 667–680

Tsairis, P., W. K. Engel, P. Kark: Familial myoclonic epilepsy syndrome associated with skeletal muscle abnormalities. Neurology 25 (1973) 408

Turkel, S. B., C. A. Miller, M. E. Guttenberg, D. R. Moynes, J. E. Godgman: A clinical pathologic reappraisal of kernicterus. Pediatrics 69 (1982) 267–272

Turpin, J. C., M. Paturneau-Jouas, C. Sereni, M. Pluot, N. Baumann: Révélation à l'age adulte d'un cas d'adrénoleucodystrophie familiale. Rev. neurol. 141 (1985) 289–295

Unverricht, H.: Die Myoklonie. Deuticke, Leipzig 1891

Valle, D., O. Simell: The hyperornithinemias. In Stanbury, J. B., J. B. Wyngaarden, D. S. Fredrickson: The Metabolic Basis of Inherited Disease. McGraw Hill, New York 1983 (pp. 382–401)

Van Hoof, F., H. G. Hers: L'ultrastructure des cellules hépatiques dans la maladie de Hurler (gargoylisme). C. R. Acad. Sci. 259 (1964) 1281–1283

Van Hoof, F., H. G. Hers: Mucopolysaccharidosis by absence of alpha-fucosidase. Lancet 1968/I, 1198

Virchow, R.: Zur Cellulose-Frage. Arch. Pathol. Anat. Physiol. Klin. Med. 8 (1855) 140–144

Vital, A., C. Vital, J. Maleville: Fabry's disease: An ultrastructural study of muscle and peripheral nerve. Clin. Neuropathol. 3 (1984) 168–172

Walser, M.: Urea cycle disorders and other hereditary hyperammonemic syndromes. In Stanbury, J. B., J. B. Wyngaarden, D. S. Fredrickson: The Metabolic Basis of Inherited Disease. McGraw Hill, New York 1983 (pp. 402–438)

Wattendorf, A. R., G. T. A. M. Bots, L. N. Went, L. J. Endtz: Familial cerebral amyloid angiopathy presenting as recurrent cerebral haemorrhage. J. neurol. Sci. 55 (1982) 121–135

Watts, R. W. E., E. Spellacy, J. Hume Adams: Neuropathological and clinical correlations in Hurler's disease. J. inher. metab. Dis. 9 (1986) 261–272

Westphal, C.: Über eine im Bilde der cerebrospinalen grauen Degeneration ähnliche Erkrankung des zentralen Nervensystems ohne anatomischen Befund nebst einigen Bemerkungen über paradoxe Contraction. Arch. Psychiat. Nervenkr. 14 (1883) 87–134

Wilson, S. A. K.: Progressive lenticular degeneration: A familial nervous disease associated with cirrhosis of the liver. Brain 34 (1912) 295–509

Winkelman, M. D., B. Q. Banker, M. Victor, H. W. Moser: Non-infantile neuronopathic Gaucher's disease: A clinicopathologic study. Neurology 33 (1983) 994–1008

Wisniewski, K., R. Rudelli, M. Laure-Kamionowska, S. Sklower, G. Houck, F. Kieras, P. Ramos, H. M. Wisniewski, H. Braak: Sanfilippo disease, type A with some features of ceroid lipofuscinosis. Neuropediatrics 16 (1985) 98–105

Wolfburg-Buchholz, K., W. Scholte: Familial lysosomal storage disease with generalized vacuolization and sialic aciduria. Sporadic salla disease. Neuropediatrics 16 (1985) 67–75

Wolman, M.: Histochemical study of the brain in an atypical case of amaurotic idiocy. Acta neuropathol. 1 (1961) 73–84

Yamada, M., S. Hatakeyama, H. Tsukagoshi: Peripheral and autonomic nerve lesions in systemic amyloidosis. Three pathological types of amyloid polyneuropathy. Acta pathol. jap. 34 (1984) 1251–1266

Yoshimura, N., H. Kudo: Mitochondrial abnormalities in Menke's kinky hair disease (MKHD). Electron-microscopic study of the brain from an autopsy case. Acta neuropathol. 59 (1983) 295–303

Zarbin, M. A., W. R. Green, H. W. Moser, S. J. Morton: Farber's disease light and electron microscopic study of the eye. Arch. ophthalmol. 103 (1985) 73–80

Zeman, W., H. H. Goebel: Ceroidlipofuszinosen. In Hopf, H. Ch., K. Poeck, H. Schliack: Neurologie in Praxis und Klinik Bd. III. Thieme, Stuttgart 1986 (S. 4.71–4.80)

Zeman, W., S. Donahue, P. Dyken, J. Green: The neuronal ceroid lipo-fuscinosis (Batten-Vogt syndrome). In Vinken, P. J., G. W. Bruyn: Leucodystrophies and Poliodystrophies. Amer. Elsevier, New York 1970 (pp. 588–679)

Zimmermann, A., C. Bachmann, J. P. Colombo: Ultrastructural pathology in congenital defects of the urea cycle: Ornithine transcarbamylase and carbamylphosphate synthetase deficiency. Virchows Arch. 393 (1981) 321–331

# 5. Degenerative Erkrankungen

*Jorge Cervós-Navarro, Julio H. Garcia* und *Hans-Joachim Meencke*

## Einleitung

Ätiologie und Pathogenese der sog. degenerativen Erkrankungen des Nervensystems sind weitgehend unklar. Der unspezifische Begriff Degeneration wurde im letzten Jahrhundert in die allgemeine Pathologie eingeführt und bedeutete ein Minderwertigwerden eines Organs oder einer Zelle. Endogenität und Irreversibilität der Veränderung sollten ihre Charakteristika sein. Das Endogene wurde ätiologisch überwiegend als Heredität eingestuft. Der Begriff der Heredodegenerationen verbindet diese Vorstellungen. Aufgrund der Prozeßqualität können innerhalb der Heredodegenerationen die Systemerkrankungen abgegrenzt werden. Für die Systemerkrankungen gilt, daß der Morphologe nicht das „Wie" der Veränderungen sieht, sondern nur das „Das" und „Wo". Es handelt sich bei den Systemerkrankungen um einen sehr langsam voranschreitenden Prozeß, der histopathologisch arm an Zerfallserscheinungen und frischen reaktiven Veränderungen ist. Für diesen langsamen Vorgang, der klinisch dem langsamen Verlauf der Erkrankung entspricht, fand Spatz den Begriff „atrophisierender Prozeß", an dessen Ende die Atrophie steht. Die Ausdrücke „Atrophien" und „atrophisierender Prozeß" stehen damit für Verlaufszeit und Prozeßergebnis, das letztendlich in einer Organ- bzw. Systemverkleinerung besteht.

Da für die degenerativen Erkrankungen des Nervensystems noch keine ätiologische Einteilung möglich ist, kann bei ihrer Zuordnung besonders auch in der großen Gruppe von Systemerkrankungen zwischen einem lokalisatorischen und einem allgemein pathologischen Ordnungsprozeß entschieden werden. In der Einteilung von Peiffer (1984) stehen allgemeinpathologische Merkmale im Vordergrund, während Hirano u. Frias Llena (1983), sowie Oppenheimer (1984) und Schoene (1985) eine Einteilung nach lokalisatorischen Kriterien vornehmen. In einem Band klinischer Neuropathologie ist das lokalisatorische Moment, das eine Korrelation mit dem neurologischen Syndrom erleichtert, vorzuziehen. Dabei ist in der Gruppe der Systemerkrankungen zu berücksichtigen, daß nur selten ein System befallen ist und eine Zuordnung des Krankheitsbildes aufgrund der bevorzugten Lokalisation der neuropathologischen Veränderungen vorgenommen wird.

Die neugewonnenen Erkenntnisse über die Ätiopathogenese machen deutlich, daß die Zusammenfassung der hier zu besprechenden Erkrankungen unter dem Begriff der Degeneration vorläufig ist. Dies gilt schon für verschiedene, noch vor 20 Jahren als degenerativ klassifizierte Krankheitsbilder, wie die Jakob-Creutzfeldt-Enzephalopathie und die Leukodystrophien, die als typische Beispiele für eine Prozeßlokalisation in der grauen bzw. weißen Substanz galten und die aufgrund ihrer Ätiopathogenese inzwischen den entzündlichen bzw. Stoffwechselerkrankungen zugeordnet wurden.

## Degenerative Erkrankungen der Großhirnrinde und des Marklagers

### Alzheimer-Krankheit

Syn.: präsenile Demenz, Alzheimer-Demenz, senile Demenz vom Alzheimer-Typ

1906 beschrieb Alzheimer im Gehirn einer 57jährigen Patientin mit Demenz neben großen Mengen von senilen Plaques die neurofibrillären Veränderungen, die seinen Namen tragen. Aufgrund des frühen Beginns und der ausgeprägten Veränderungen trennte Kraepelin (1910) diese „präsenile" von der senilen Demenz ab. Inzwischen werden alle nicht vaskulär bedingten Altersdemenzen unter der Bezeichnung senile Demenz vom Alzheimer-Typ subsumiert, weil morphologisch keine Unterschiede zwischen den präsenilen und senilen Verlaufsformen bestehen und auch das klinische Bild kontinuierliche Übergänge aufweist. Trotzdem wird von einigen Autoren die Trennung in eine präsenile und eine senile Form der Demenz weiterhin als sinnvoll erachtet (Tomlinson u. Corsellis 1984).

**Klinik:** Die Diagnosestellung erfolgt gewöhnlich um die 6. Dekade; jüngere Patienten wurden gelegentlich mitgeteilt. Die Krankheit dauert durchschnittlich 7 Jahre. Die Altersdemenz vom Alzheimer-Typ manifestiert sich später und gilt als viert- bis fünfthäufigste Todesursache der über 65jährigen.

**Neuropathologie:** *Makroskopisch* findet man eine mit Ventrikelerweiterung einhergehende generalisierte Rindenatrophie (Abb. 5.**1**), vielfach frontotemporal oder parietookzipital akzentuiert (Brun u. Englund 1981). Gelegentlich kann eine makroskopisch nachweisbare Atrophie fehlen oder bei älteren Patienten diejenige des höheren Alters nicht überschreiten (Hubbard u. Anderson 1981 a u. b). Bei den früh einsetzenden Demenzen ist der Grad der Hirnatrophie in der Regel ausgeprägter.

*Lichtmikroskopisch* sind Alzheimer-Fibrillenveränderungen in den Nervenzellen das charakteristische histologische Merkmal. Sie werden am zuverlässigsten mit den Silberimprägnationsmethoden Bielschowskys, von Braunmühls und in Paraffinschnitten mit einer Modifikation der Palmgren-Methode (Cross 1982) dargestellt (Abb. 5.**2**). In den Nervenzellen der Hirnrinde sind sie länglich gezogen, dagegen in den Neuronen der Stammganglien knäuelartig gestaltet. In HE weisen sie eine blaue Farbe, in späteren Stadien eine leichte Eosinophilie auf. Vorzugssitz der Fibrillenveränderungen ist das limbische System besonders auch mit dem hinteren Gyrus cinguli und der posteriore basale Temporallappen und die angrenzende Parietookzipitalrinde. In diesen Regionen ist der Nervenzellschwund ebenfalls am intensivsten, bevorzugt die oberen Rindenschichten und beträgt durchschnittlich 36% (Mountjoy u. Mitarb. 1983). Fibrillenveränderungen trifft man ebenfalls dienzephal in den Nuclei tuberales,

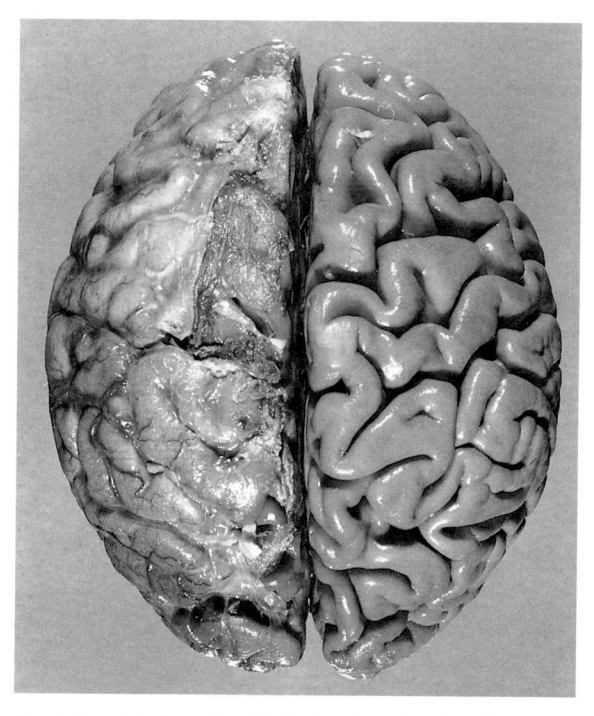

Abb. 5.**1** Alzheimer-Krankheit. In der linken Großhirnhemisphäre sind die weichen Häute abgezogen, um das Klaffen der Windungstäler und die Verschmälerung der Windungen besser darzustellen.

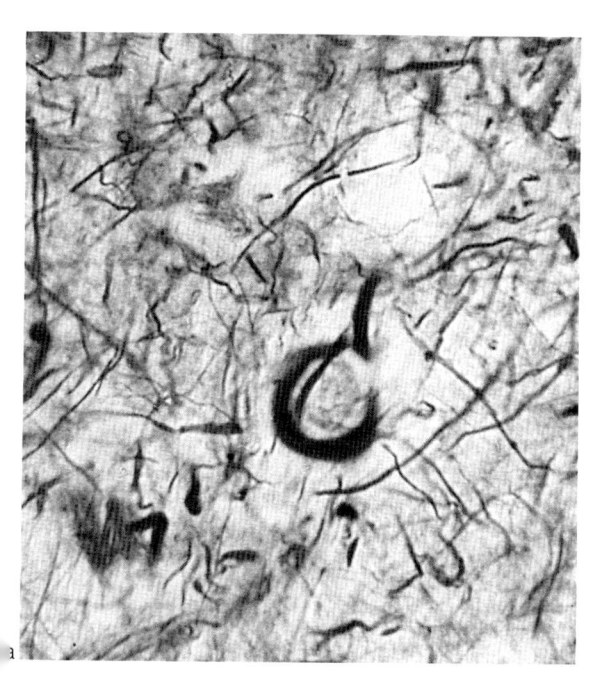

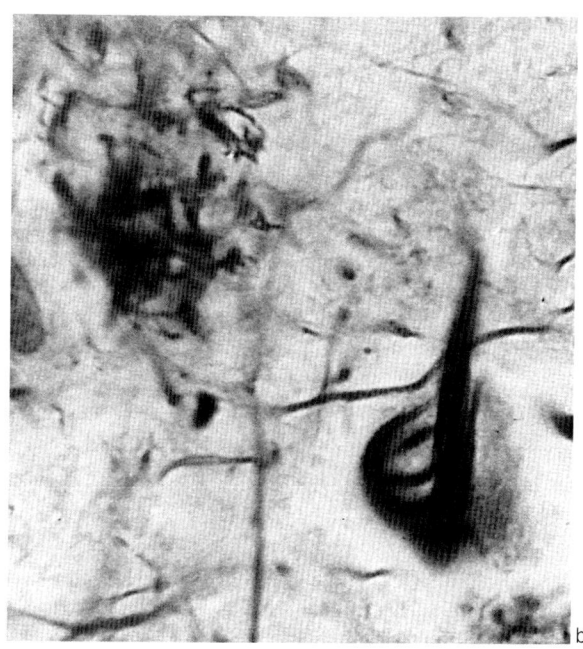

Abb. 5.**2** Alzheimer-Fibrillenveränderungen. Nervenzellen **a** der Stammganglien und **b** der Hirnrinde. Primitivplaque bei **b** oben links, von Braunmühl, × 750.

Nucleus mamilloinfundibularis und Nucleus basalis. Die Purkinje-Zellen, die Neuronen des N. geniculatus lateralis sowie der spinalen und sympathischen Ganglien weisen keine Fibrillenveränderungen auf. Auch die Betz-Pyramidenzellen und die Vorderhornzellen im Rückenmark sind weitgehend ausgespart.

Die verbleibenden Nervenzellen haben in der Regel einen kleineren Nucleolus und eine Verminderung der zytoplasmatischen RNA (Mann u. Mitarb. 1985). In Golgi-Präparaten findet sich in den Pyramidenzellen der Hirnrinde eine erhebliche Verminderung der z. T. abnormen dendritischen Verzweigungen. In geringerem Grade sind die Purkinje-Zelldendriten betroffen.

In der Hirnrinde kommen senile Plaques (senile Drusen) vor, die ebenfalls mit Silberimprägnationsmethoden am besten dargestellt werden (Abb. 5.3), aber auch in den Nissl- und PAS-Präparaten sichtbar sind. Ihr Durchmesser kann zwischen 5 und 100 µm variieren. Die Primitivplaque besteht aus fädigen Gewebeverdichtungen, während die Kernplaque zentral eine homogene massive Verdichtung enthält. Gelegentlich lokalisieren sie sich um Gefäße. Sie können so zahlreich sein, daß sie ein Drittel bis die Hälfte der Rinde im silberimprägnierten Präparat einnehmen. Thalamus und Stammganglien sind wenig betroffen, und die Prä- und Postzentralwindungen sind weitgehend verschont (Hirano u. Frias Llena 1982).

Im Zytoplasma der Ammonshornneuronen findet man Vakuolen mit eosinophilen, argentophilen und osmiophilen Einschlüssen (Abb. 5.4), die als granulovakuoläre Degeneration bezeichnet werden. Sowohl diese als auch die Degenerationsfibrillen und Plaques kommen auch in geringerer Zahl im normalen Altern vor. Demgegenüber können in älteren Down-Syndrom-Patienten zahlreichere Plaques und Degenerationsfibrillen als in der Alzheimer-Krankheit auftreten, ohne daß eine Demenz zusätzlich abgrenzbar ist.

*Elektronenmikroskopisch* erscheinen die Alzheimer-Degenerationsfibrillen als zwei helixartig gewundene Filamente (Abb. 5.5), von denen jedes aus 4 Protofilamenten besteht (Wisniewski u. Wen 1985). 70% der helixartig gepaarten Filamente sind „left handed" und 30% „right handed" (Wisniewski u. Mitarb. 1986). Neben den gewundenen sind auch geradlinige Filamente erkennbar (Yagashita u. Mitarb. 1981).

Die senilen Plaques zeigen ein Zentrum mit Amyloidfibrillen, etwa 9 nm dick, die aus zwei etwa 6 nm dicken Protofibrillen bestehen. Um das Zentrum finden sich neuronale Fortsätze – vor allem präsynaptische Terminals –, die Anhäufungen von Neurofilamenten, Degenerationfibrillen, Restkörpern und anderen Organellen beinhalten (Abb. 5.6). Zwischen den neuronalen Fortsätzen findet man Amyloid und Gliafortsätze (Abb. 5.7). Polyglukosankörper kommen häufig vor, aber nicht häufiger als in gleichalterigen Patienten (Gertz u. Mitarb. 1985).

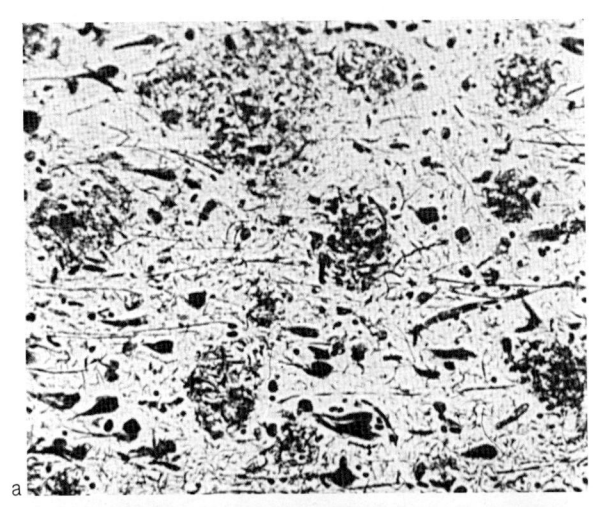

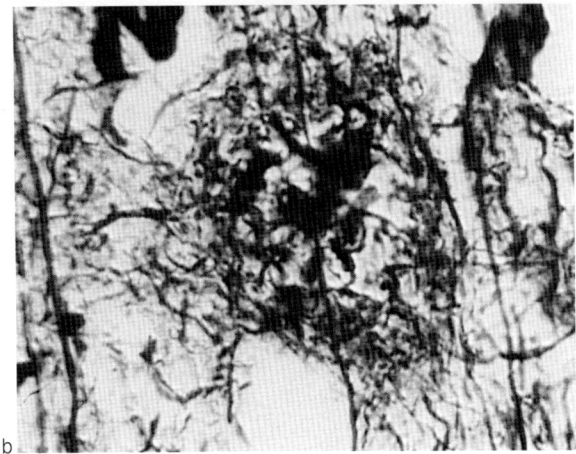

Abb. 5.3 Alzheimer-Krankheit. **a** Die Hirnrinde ist von zahlreichen senilen Plaques durchsetzt. **b** senile Plaques mit zentralem Kern (von Braunmühl, **a** × 120, **b** × 500).

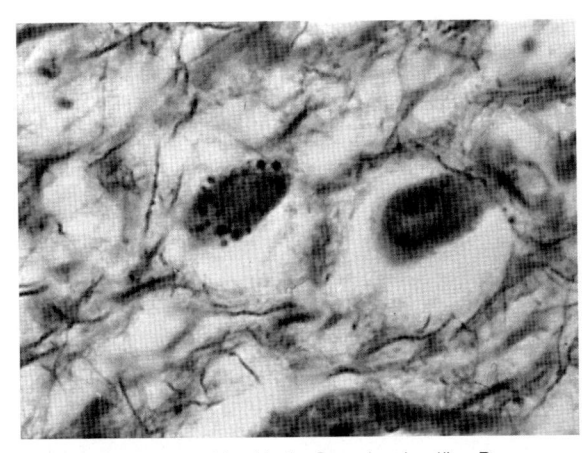

Abb. 5.4 Alzheimer-Krankheit. Granulovakuoläre Degeneration des Nervenzellzytoplasmas in der Hippokampusformation; von Braunmühl, × 500.

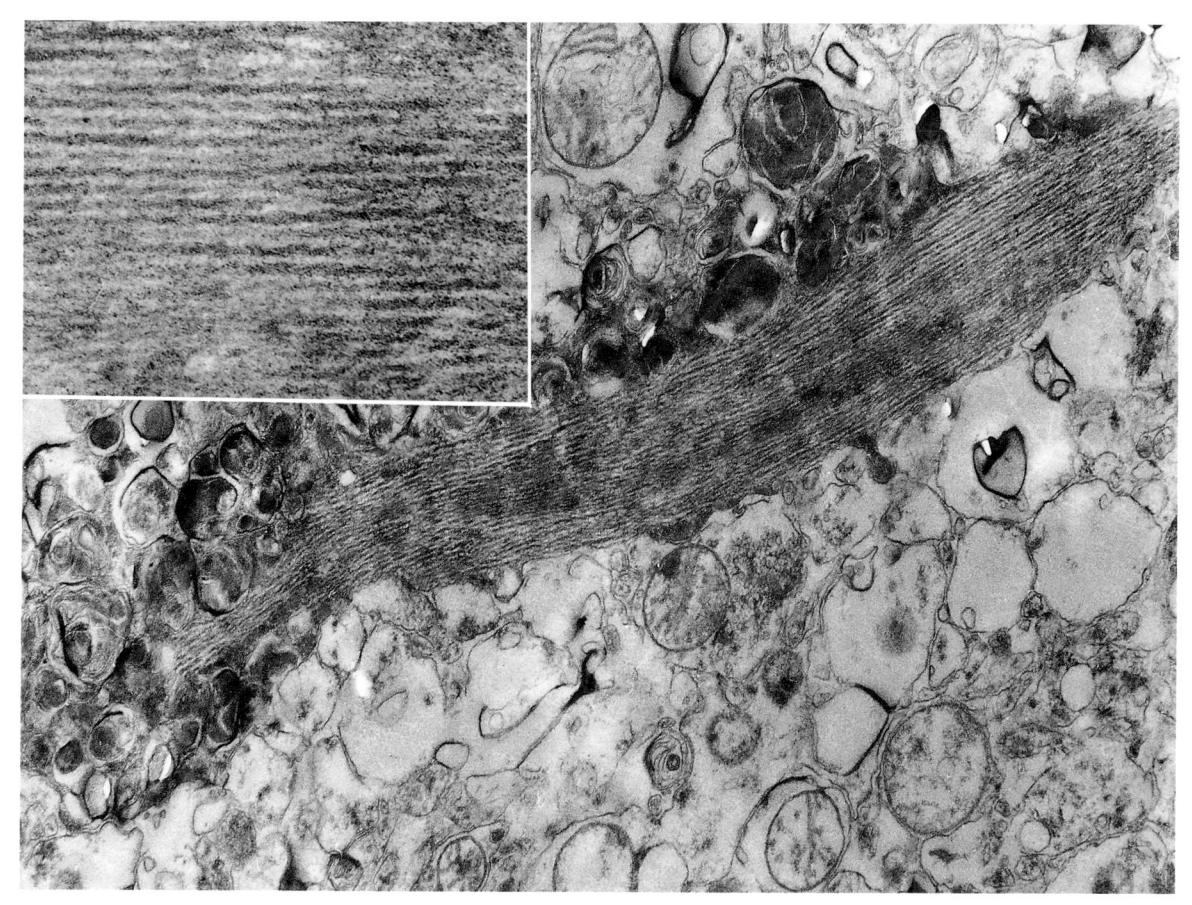

Degenerative Erkrankungen der Großhirnrinde und des Marklagers 211

Abb. 5.**5** Alzheimer-Degenerationsfibrillen in einem Dendrit, × 36 000. Ausschnitt: die Fibrillen werden aus zwei helixartigen gebundenen Filamenten gebildet. × 180 000.

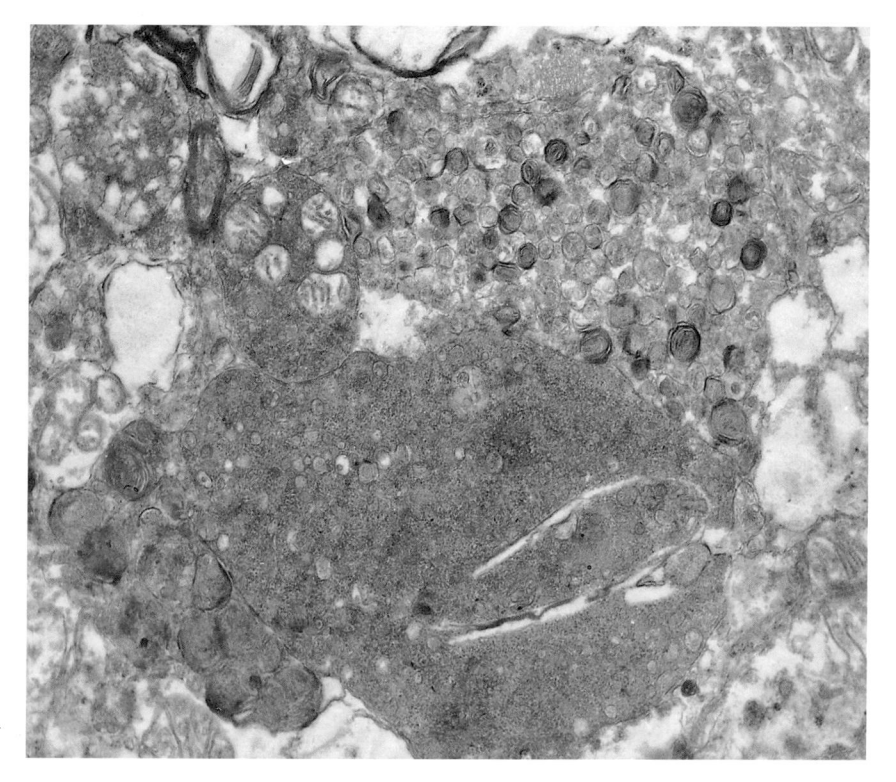

Abb. 5.**6** Alzheimer-Krankheit. Primitive Plaques, gebildet aus neuronalen Fortsätzen mit Anhäufung von lysosomalen Restkörpern, Mitochondrien und feingranulären Strukturen. × 18 000.

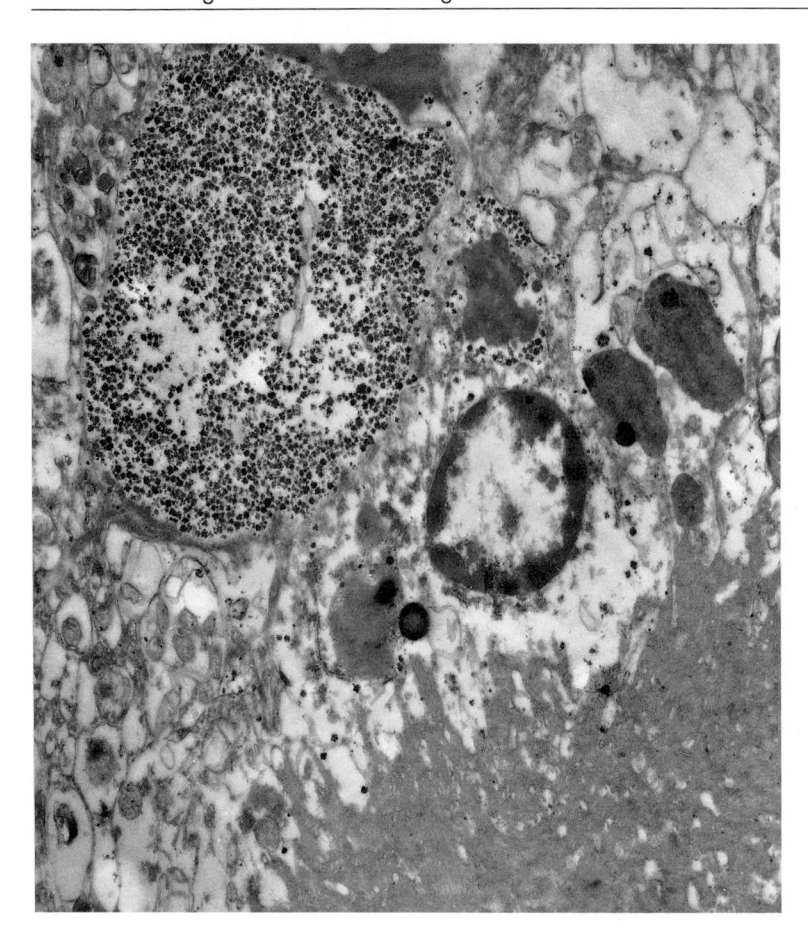

Abb. 5.**7** Alzheimer-Krankheit. Links oben Polyglukosankörper mit zahlreichen Alpha- und Betaglykogengranula. Rechts unten senile Plaque mit Amyloideinlagerungen. × 12 000.

Die granulovakuolären Körper bestehen aus einer Vakuole mit einem Durchmesser von 3 bis 5 μm und einer stark osmiophilen zentralen Kugel von etwa 1 μm Durchmesser.

**Pathogenese:** Ausdruck einer gestörten Proteinsynthese ist die geringe Nukleolengröße. Vergleichende Chromatinuntersuchungen zeigten eine deutliche Herabsetzung des Euchromatingehaltes mit entsprechender Heterochromatisierung in Nerven- und Gliazellen, gedeutet als Ausdruck reduzierter Transkriptionsleistung (Cervós-Navarro 1984). Subzelluläre Fraktionen aus angereicherten Degenerationsfibrillen ergaben ein Alzheimer-charakteristisches A4-Amyloid-Protein (Davies u. Mitarb. 1988), das mit der Störung des axoplasmatischen Transports in Verbindung gebracht wird. Anomalien bestehen auch im Bereich extraneuraler Membranproteine, z. B. der Erythrozyten.

Die Chromosomenanomalien wurden mit verminderter Immunkompetenz im Alter in Zusammenhang gebracht, die ihrerseits die Entstehung einer Slow-Virus-Infektion ermöglichen könnte. Die Annahmen eines genetischen Faktors bzw. einer permanenten Virusinfektion schließen einander nicht aus. Gemeinsames Vorkommen von Jakob-Creutzfeldt- und Alzheimer-Krankheit in einer Familie wurde mehrfach beschrieben.

Die Abnahme der Cholinacetyltransferaseaktivität in der Rinde ist doppelt so hoch, wie dies dem Nervenzellausfall entsprechen würde. Betroffen sind vorwiegend die präsynaptischen cholinergen Endigungen. Stark reduziert sind auch die muscarinbezogenen Rezeptoren im Hippokampus sowie die GABA-Rezeptoren im Kaudatum. Die für die Glykolyse bedeutungsvolle Aktivität der Phosphofruktokinase ist auf 10% der Kontrollwerte gesunken.

## Pick-Atrophie

Syn.: Pick-Krankheit, präsenile Systematrophie der Frontotemporalregion

Die Krankheit wurde zum ersten Mal von Pick (1892) als eine besondere Art von Hirnatrophie mit Aplasie beschrieben. Die lichtmikroskopischen Veränderungen wurden erst 1911 von Alzheimer dargestellt. Kombinationen von Pick- und Alzheimer-Krankheit kommen vereinzelt vor, ebenso mit amyotrophischer Lateralsklerose, Chorea Huntington und anderen degenerativen Erkrankungen.

**Klinik:** Die Krankheit kommt meistens sporadisch gelegentlich bei Geschwistern vor und tritt bei Frauen häufiger auf. Das Erkrankungsalter schwankt zwischen 40 und 60 Jahren. Erkrankungsfälle in jüngerem und späterem Alter sind beschrieben worden. Im Vordergrund steht die progrediente Demenz, die vielfach mit Störungen im sozialen Verhalten, mit Enthemmungszeichen und anderen Veränderungen der Persönlichkeit beginnt. Elemente des Kluver-Bucy-Syndroms werden in einem Teil der Patienten deutlich (Cummings u. Duchen 1981). Mnestische und Antriebsstörungen treten hinzu. Agnosien und Apraxien sind dagegen in der Regel wenig ausgeprägt. Die im CT häufig feststellbare Atrophie der Frontal- und vorderen Temporallappen (McGeachie u. Mitarb. 1979) ist weder pathognomonisch für die Pick-Krankheit noch konstant (Cummings u. Duchen 1981).

Der durchschnittliche Krankheitsverlauf beträgt 7 Jahre, bei starken individuellen Schwankungen bis zu 17 Jahren. Besonders akute Verläufe von wenigen Monaten (Delay u. Mitarb. 1954, Schmidt 1959) wurden beschrieben, sind aber nicht immer von einer Jakob-Creutzfeldt-Erkrankung zu unterscheiden. Bei den familiären Fällen wird ein dominanter Erbgang eines Hauptgens mit polygener Modifizierung angenommen (Keddie 1967).

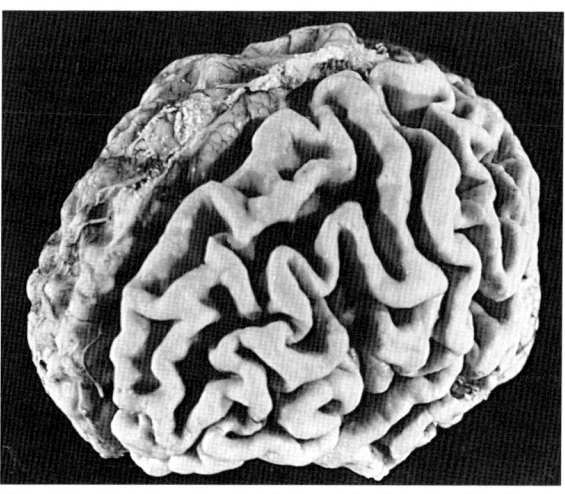

Abb. 5.**8** Pick-Atrophie. Aufsicht auf die linke Großhirnhemisphäre. Hochgradige Atrophie der Windungen sämtlicher Hirnlappen.

**Neuropathologie:** *Makroskopisch* erkennt man eine hochgradige Atrophie des Gehirns mit unterschiedlichen, nur in einem Drittel der Fälle symmetrischen Akzentuierungen. In den meisten Fällen kommen keine isolierten Atrophien eines Lappens vor, sondern kombinierte Formen, so eine Stirn-Schläfenlappen-Atrophie, eine Stirnhirn-Scheitellappen-Atrophie, seltener eine Schläfen-Scheitellappen-Atrophie. Die Atrophie des Schläfenlappens ist fast stets am ausgeprägtesten an den Polen und besonders an der orbitalen Fläche. Sie kann sich bis in laterale oder mediobasale Teile des Okzipitallappens und auf untere Teile der Inselrinde ausdehnen. Innerhalb der bevorzugten Stirn- und Schläfenlappen gibt es Formen mit einem stärkeren Befall des limbischen Systems (Cummings u. Duchen 1981), mit temporoorbitalem Sitz und mit Bevorzugung der frontalen Konvexität (25% der Fälle). Die Sehrinde, die Zentral- und Präfrontalregion sowie die hinteren ⅔ des Schläfenlappens, insbesondere die Heschl-Windung, sind nicht oder nur geringfügig betroffen. Ein seltener panatrophischer Typ (Shibayama u. Mitarb. 1983), bei dem alle Hirnlappen betroffen sind, ist beschrieben. Die Stammganglien, vor allem das Kaudatum, können auch deutlich atrophisch sein. In akut verlaufenden Fällen kann die Atrophie weitgehend fehlen (Schmidt 1959).

Die befallenen Windungen sind stark verschmälert mit klaffenden Furchen, zeigen eine rauhe Oberfläche, gelbbraune Farbe und erhöhte Konsistenz. Nach Abziehen der meist etwas verdickten und getrübten weichen Häute gleichen die einzelnen Windungen dem Relief eines eingetrockneten Walnußkernes. Das Marklager ist ebenfalls atrophisch und kann eine gummiartige Konsistenz aufweisen.

*Lichtmikroskopisch* erkennt man in den betroffenen Rindenarealen, vorwiegend in den Schichten I–III, einen ausgeprägten Nervenzellverlust mit Verwischung der Zytoarchitektur und starker Gliose. Die Gliazellvermehrung mit dichter Fasergliose ist subkortikal betont. Nervenzellausfälle sind auch im Kaudatum (Hori u. Mitarb. 1983) deutlich, seltener im Pallidum, Thalamus und in der Substantia nigra (Adams u. Victor 1981). Ein fast vollständiger Schwund der Dornfortsätze in den Pyramidenzellen wurde von Wechsler u. Mitarb. (1982) festgestellt. Darüber hinaus fallen Nervenzellschwellungen (Pick-Zellen) auf (Abb. 5.**9**), die gelegentlich Einschlüsse von kugeliger Gestalt (Abb. 5.**10**) enthalten (Pick-Körper). Auch Hirano-Körper kommen vor. In der Regel fehlen senile Plaques und

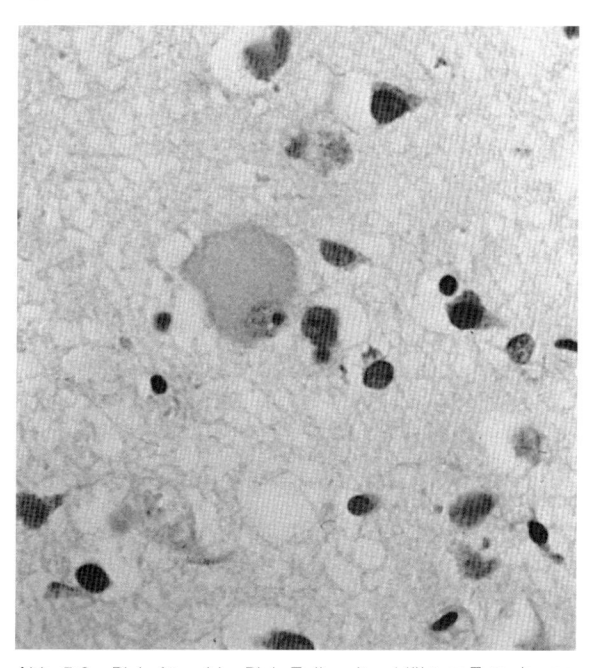

Abb. 5.**9** Pick-Atrophie. Pick-Zelle mit geblähtem Zytoplasma und randständigem Kern. Nissl, × 300.

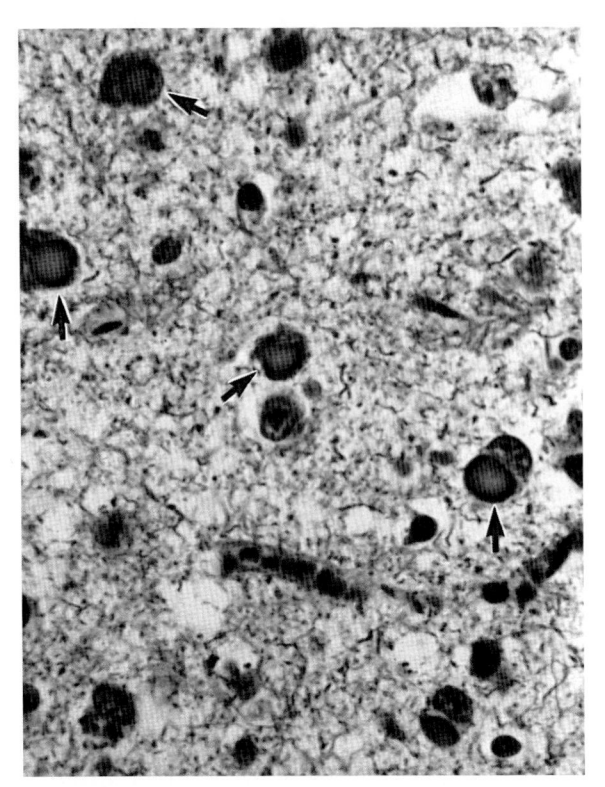

Abb. 5.10 Pick-Atrophie. Agyrophile Einschlüsse (Pick-Körper) von kugeliger Gestalt (Pfeile). Ammonshorn Bielschowsky, × 300.

Alzheimer-Fibrillenveränderungen. Die Pick-Körper liegen um den Kern, von dem ein schmaler Zytoplasmasaum sie trennt, sind schwach basophil, stark argyrophil und werden mit der Silberimprägnationsmethode von Bielschowsky gut dargestellt. Sie bevorzugen die Nervenzellen des Ammonshornes und kommen häufiger bei längeren Krankheitsverläufen und gelegentlich mit granulovakuolären Einschlüssen assoziiert vor. Die Nervenzellschwellungen ohne Einschlüsse bevorzugen die neokortikalen Schläfenlappen- und Stirnhirnregionen. Man trifft sie vor allem bei den rascher verlaufenden Fällen an. Bei 30% der Fälle finden sich nur atrophisierende Vorgänge mit starker Fasergliose ohne Nervenzellschwellungen bzw. Einschlüsse.

*Elektronenmikroskopisch* erkennt man keinen wesentlichen Unterschied zwischen den Pick-Körpern und den Nervenzellschwellungen. Bei beiden Veränderungen finden sich gestreckte und helixartig gewundene Filamentpaare in Verbindung mit Lipofuszin (Wisniewski u. Terry 1972, Mikol u. Mitarb. 1980, Munoz-Garcia u. Ludwin 1984, Clark u. Mitarb. 1986).

**Pathogenese:** Intrazelluläre Einschlüsse, die den Pick-Körpern ähneln, wurden bei verschiedenen Krankheiten beobachtet (Hirano u. Mitarb. 1980) und stellen wahrscheinlich eine Form der Chromatolyse nach proximaler Axonstörung dar. Gehirn und Erythrozyten weisen erhöhte Zinkkonzentrationen auf. Eine erhöhte Zinkausscheidung im Urin der Patienten und eine Störung des Zinktransportes durch die Blutproteine wurden beschrieben.

## Neuroaxonale Dystrophien

Neuroaxonale Schwellungen kommen bei verschiedenen Krankheiten bekannter und unbekannter Ätiologie vor. In dem von Seitelberger 1952 beschriebenen Syndrom stellen sie die Haupt-, z. T. die einzige morphologisch faßbare Veränderung dar. Aufgrund der in der Hallervorden-Spatz-Krankheit nachgewiesenen neuroaxonalen Schwellungen wurde die Seitelberger-Krankheit mit anderen Erkrankungen neuroaxonaler Dystrophien zusammengefaßt (Seitelberger 1971) und diese Gruppe von Gilman u. Barrett (1973) in eine lokalisierte (Typ I), eine generalisierte infantile (Typ III) und eine intermediäre generalisierte Form mit Pallidumpigment (Typ II) unterteilt. Das Vorhandensein von neuroaxonalen Schwellungen sowohl bei degenerativen und metabolischen Erkrankungen als auch im physiologischen Alter sowie bei Intoxikationen und Traumen macht sie als Hauptmerkmal einer Gruppierung verschiedener Krankheitsbilder ungeeignet. In bestimmten Lokalisationen kommen sie, unabhängig vom Alter, auch bei gesunden Menschen vor (Clark u. Mitarb. 1984). Die generalisierten Formen werden hier, die im Pallidum lokalisierten in dem nächsten Kapitel (s. S. 225) behandelt.

### Generalisierte infantile neuroaxonale Dystrophie

Syn.: Seitelberger-Krankheit, neuroaxonale Dystrophie Typ III von Gilman und Barrett

**Klinik:** Selten unmittelbar postnatal (Nagashima u. Mitarb. 1985), häufiger im Laufe des ersten und zweiten Lebensjahrs setzt eine Muskelhypotonie ein, die bald in spastische Paresen übergeht, denen sich Torsionsspasmen, choreoathetotische Bewegungsstörungen, Myoklonien und epileptische Anfälle hinzugesellen. Mit der psychomotorischen Entwicklungsstörung gehen Sehstörungen, Hörstörungen und progressive Demenz parallel. Der Tod erfolgt nach 3 bis 5 Jahren.

**Pathologie:** Gelegentlich finden sich in den von Kupffer-Sternzellen der Leber sowie in Milz, Lymphknoten, Knochenmark und Niere vermehrte Lipideinlagerungen und Ansammlungen PAS-positiver Histiozyten.

**Neuropathologie:** *Makroskopisch* besteht meist eine Kleinhirnatrophie. *Lichtmikroskopisch* erkennt man vielfach kleine, wurmförmige Axonschwellungen innerhalb der grauen Substanz, seltener auch innerhalb des Marklagers. Die Axonschollen sind oft grö-

**Abb. 5.11** Infantile neuroaxonale Dystrophie. Axonschollen im Seitenhorn des Rückenmarks. Kelemen, × 140.

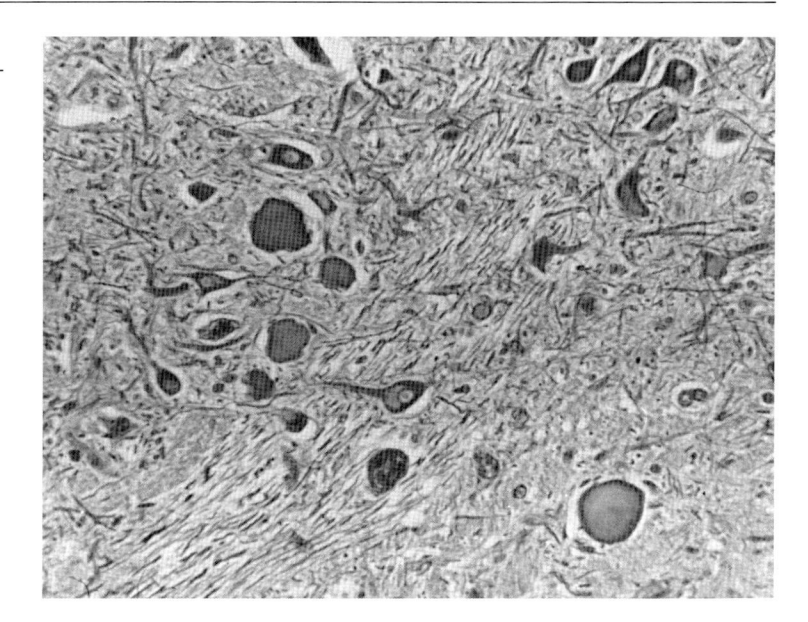

**Abb. 5.12** Infantile neuroaxonale Dystrophie. Axonschwellungen in den vorderen Rückenmarksspinalwurzeln. Bielschowsky, × 500.

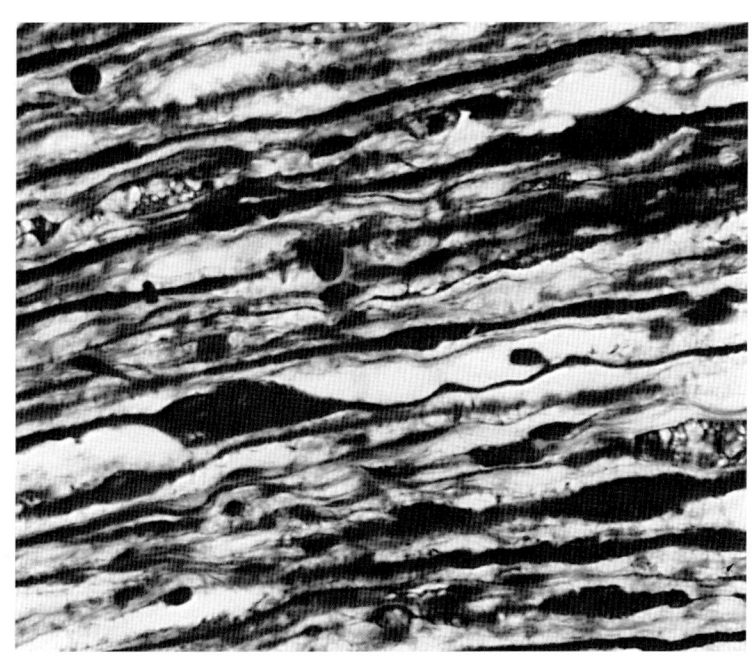

ßer als eine Nervenzelle, rund bis oval, beinhalten am Rand feine Pigmentkörnchen, färben sich mit Thionin blaßblau oder grau an und stellen sich bei den Silberimprägnationen gut dar (Abb. 5.11). Sie lassen sich mit Alzianblau gut färben, mit PAS nur schwach. Immunhistochemisch sind sie gegenüber Neurofilamentproteinen positiv (Nakazato u. Mitarb. 1984).

Stammganglien und Kerngebiete von Brücke und verlängertem Mark sind stärker betroffen als die Großhirnrinde. Im Kleinhirn erkennt man Axonauftreibungen vorwiegend in der Körnerschicht nahe der Purkinje-Zellschicht. In der ersten bis dritten Schicht der Großhirnrinde und in den Regionen, in denen Axonschollen besonders häufig vorkommen, kann das Neuropil grob spongiös aufgelockert sein. Die peripheren Nerven, die intramuskulären Nervenfasern (Miike u. Mitarb. 1986) und die Ganglien des autonomen Nervensystems beteiligen sich ebenfalls am axonal-dystrophischen Prozeß (Abb. 5.12).

*Elektronenmikroskopisch* enthalten die Axonschwellungen verdichtete Neurofilamente, vermehrte atypisch geformte Mitochondrien, endoplasmatische Zisternen, multilamelläre Körper, granuläre Strukturen und adielektronische Einschlüsse (De Leon u. Mitchell 1985). Neurotubuli fehlen oder sind nur vereinzelt vorhanden, man sieht sie eher im Kortex. Filamentäre Strukturen dagegen kommen eher im Dienzephalon und Hirnstamm sowie Rückenmark vor.

Die Schwann-Zellen können Anreicherungen membrano-tubulärer Profile und andere abnorme Organellen aufweisen. Möglichkeiten der intravitalen Diagnostik bieten Nerven-, Haut-, Bindehaut- und Rektumbiopsien (Goebel u. Mitarb. 1980).

### Intermediäre, generalisierte Form
Syn.: neuroaxonale Dystrophie Typ II von Gilman und Barrett

Die neuroaxonalen Schwellungen kommen generalisiert im Gehirn vor, aber man findet auch Pigmentanhäufungen im Pallidum, ähnlich der Spatz-Haller-vorden-Krankheit (s. S. 225).

**Klinik:** Der Krankheitsbeginn liegt im Verlauf des ersten bis vierten Lebensjahres und die Krankheitsdauer liegt bei zwei bis sieben Jahren. Darüber hinaus unterscheidet sich das klinische Bild nicht nennenswert vom Typ III.

**Neuropathologie:** *Makroskopisch* erkennt man eine ausgeprägte Kleinhirnrindenatrophie und graubräunliche bis rötliche Verfärbung von Pallidum und Zona rubra der Substantia nigra.
*Lichtmikroskopisch* werden massive Pigmentablagerungen in den entsprechenden Arealen erkennbar. Lipophanerose kommt im Pallidum, weniger ausgeprägt im Thalamus vor. Neuroaxonale Schwellungen sind im ganzen Gehirn zu finden.
*Elektronenmikroskopisch* kommen außer den bereits oben beschriebenen Veränderungen geschlossene und offene Membranschlingen und einzelne Membranlamellen sowie multitubuläre Systeme im Axoplasma vor.

### Riesenaxonale Dystrophie
Syn.: Giant axonal neuropathy

Morphologisch und wahrscheinlich pathogenetisch von der neuroaxonalen Dystrophie zu unterscheiden ist die riesenaxonale Dystrophie, die als langsam progressive periphere Neuropathie von Asbury u. Mitarb. (1972) beschrieben wurde. Inzwischen wurde auch die Beteiligung des ZNS wiederholt beobachtet.

**Klinik:** Die Krankheit setzt zwischen dem 2. und 6. Lebensjahr ein und verläuft langsam progredient über 15 bis 20 Jahre mit Muskelhypotonie, Areflexie, Nystagmus, Ataxie, chronisch-progredienter Polyneuropathie, Optikusatrophie und in den Endstadien Demenz. Eine kongenitale Form mit akutem Verlauf und ein später Beginn im Erwachsenenalter (Goebel u. Mitarb. 1980) wurden beschrieben. Die Kinder haben oft hellblondes gekräuseltes Haar.

**Neuropathologie:** Die Axone des peripheren Nervs und die Spinalwurzeln sowie die Hinterstränge weisen Sphäroide und schmalere spindelförmige Auftreibungen (Thomas u. Mitarb. 1987), die Nervenzellen vielfach zentrale Chromatolysen auf.

*Elektronenmikroskopisch* bestehen die Schwellungen in Anreicherung von Neurofilamenten (Goebel u. Mitarb. 1983). Einlagerungen intermediärer Filamente (Pena 1982) werden auch in den Endothelzellen, Hautfibroblasten und Perineurium sowie Schwann-Zellen beobachtet (Peiffer 1984).

**Pathogenese:** Die generalisierte Störung der Mikrofilamentbildung ist auf einen genetischen Defekt zurückzuführen. Riesenaxonale Dystrophien kommen auch bei Intoxikationen vor (s. S. 269, Volk).

### Infantile spongiöse Dystrophie
Syn.: spongiforme Leukodystrophie, frühinfantile Ödemkrankheit, Van-Bogaert-Bertrand-Krankheit, Canavan-Krankheit

Ein erster Fall wurde von Canavan (1931) beschrieben, aber erst van Bogaert u. Bertrand (1949) grenzten die Krankheit als nosologische Einheit ab. Inzwischen wurden eine kongenitale, eine infantile und eine juvenile Form beschrieben.

Die Krankheit tritt innerhalb einer Geschwisterreihe häufig mehrfach auf und wird autosomal-rezessiv vererbt. Sporadische Fälle kommen auch vor, in der juvenilen Form stellen sie die Mehrzahl dar.

**Klinik:** Die *infantile Form* manifestiert sich gelegentlich unmittelbar nach der Geburt, meistens zwischen dem zweiten und sechsten Lebensmonat mit Muskelhypotonie, die in späteren Stadien durch Rigor und Spastik abgelöst wird und innerhalb von ein bis zwei Jahren zum Tod führt. Die *spätinfantilen* und *juvenilen* Verlaufsformen manifestieren sich bei Patienten über 5 Jahre und zeigen neben einer Spastik zerebellare Symptome und Amaurose. Der Krankheitsverlauf kann bis zu 15 Jahren betragen.

Alle Patienten weisen eine ausgeprägte psychomotorische Retardierung auf. In 50% der Fälle besteht eine Makrozephalie. Generalisierte epileptische Anfälle und Myoklonien, Athetosen, Vertikalnystagmus, Streckspasmen und Taubheit kommen ebenfalls vor.

**Neuropathologie:** *Makroskopisch* erkennt man in der *infantilen Form* eine Makroenzephalie mit normalem Windungsrelief, in der *juvenilen* meistens eine Hirnatrophie. Das Kleinhirn ist in allen Formen atrophisch. Das Marklager weist eine schwammig-poröse oder auch glasig-gelatinöse Beschaffenheit und grauweiße Farbe auf und sinkt auf der Schnittfläche zurück. Meistens sind die U-Fasern verschont und treten aufgrund ihrer hellen Farbe deutlich hervor. Gelegentlich erkennt man eine deutliche Lamellierung innerhalb der Hirnrinde. In der Regel ist der Okzipitallappen am schwersten, der Temporallappen am wenigsten betroffen. Die Gewebsauflockerung kann auch in den Stammganglien, der Brücke und seltener im Rückenmark sichtbar sein.
*Lichtmikroskopisch* steht neben der Entmarkung (Abb. 5.**13**) die spongiöse Gewebsauflocke-

rung im Vordergrund, bei der man alle Übergänge von feinmaschigen spongiösen Veränderungen bis zum gröberen Status spongiosus finden kann (Abb. 5.14). Die Lokalisation dieser Veränderungen variiert erheblich zwischen den verschiedenen Familien und auch zwischen den einzelnen sporadischen Fällen. Neben einer die weiße Substanz des Groß- und Kleinhirns einnehmenden spongiösen Auflockerung und Entmarkung kann auch eine Rindenschädigung unter Bevorzugung der mittleren Schichten, manchmal unter Einschluß der Fibrae arcuatae vorhanden sein. Pallidum, Klaustrum, Thalamus, Corpus Luysi, Corpora mamillaria, Nuclei rubres, Corpus geniculatum medialis et lateralis, Colliculi caudales, Nuclei nervi oculomotorii und Areale der Substantia nigra können befallen sein. Fakultativ in den infantilen und fast immer in den juvenilen Formen kommen Kleinhirnrindenatrophien vor.

Der Nervenzellbestand in den geschädigten Regionen ist verringert. Schrumpfung der Nervenzellen, Axonuntergänge, selten auch -schwellungen können beobachtet werden. Große fibrilläre Astrozyten sowie Alzheimer-II-Gliazellen sind häufig. Manchmal finden sich innerhalb der spongiösen Veränderungen bizarre Gliaformen. Die intrakortikalen Markscheiden sind in den betroffenen Regionen gelichtet. Lipophagen werden nur in geringer Menge angetroffen.

Nervenzellverlust in der Retina sowie Vakuolisierung des N. opticus sind in den juvenilen Fällen die Regel. Im peripheren Nerv können histiozytäre Infiltrate und eine axonale Neuropathie mit Entmarkungen, Axonfragmentierung und -schwellung vorhanden sein.

*Elektronenmikroskopisch* finden sich Schwellungen der Dendriten, Axone und Astrozytenfortsätze sowie Auflockerungen in den intraperiodischen

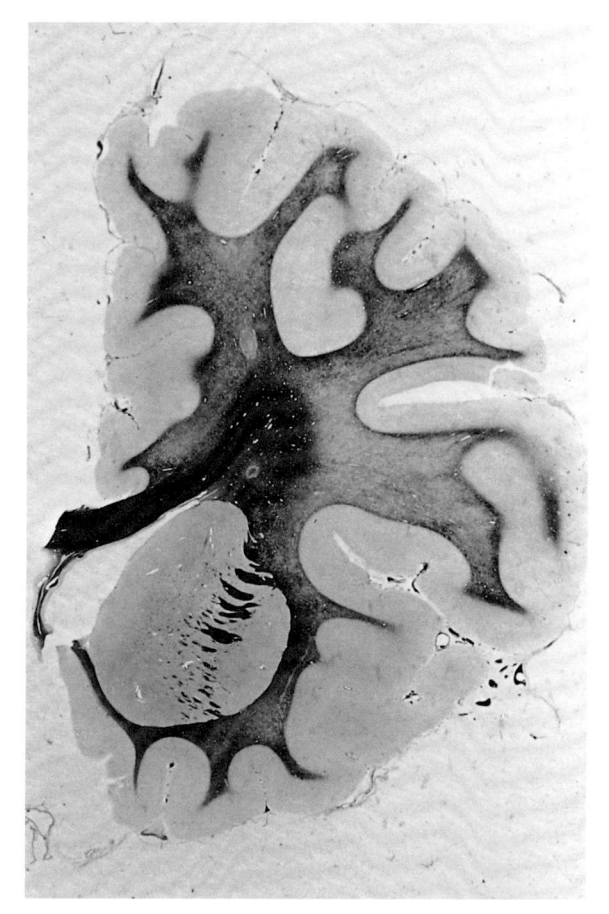

Abb. 5.**13** Infantile spongiöse Dystrophie. Ausgeprägte Entmarkung des Großhirnmarklagers. Heidenhain-Woelcke.

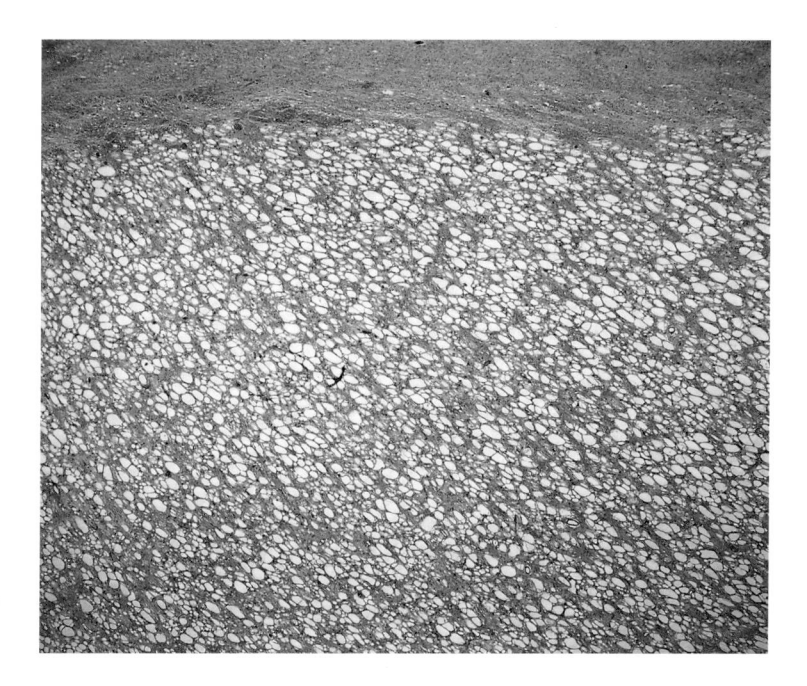

Abb. 5.**14** Infantile spongiöse Dystrophie. Status spongiosus im Marklager mit grobmaschiger Vakuolisierung. HE, × 40.

Linien des Myelins. Die Mitochondrien der Astrozyten sind vielfach bizarr geformt mit kristallinen Einschlüssen oder randständig triangulären Cristae.

**Pathogenese:** Die Ursache der Krankheit ist nicht geklärt. Eine erhöhte Aktivität der SDH, LDH und DPN-Diaphorase sowie eine Herabsetzung der Proteinkinase (Boehme u. Marks 1981) sind Hinweise auf einen erhöhten oxidativen Stoffwechsel in den alterierten Mitochondrien.

### Alpers-Krankheit

Syn.: Alpers-Syndrom, Poliodystrophia progressiva corticalis, diffuse progressive Degeneration der grauen Substanz, Poliodystrophie cerebri progressiva infantilis, diffuse kortikale Sklerose, spongiöse glioneuronale Dystrophie im Kindesalter

Alpers (1931) beschrieb eine eigentümliche Degeneration der grauen Substanz bei Kindern. Das Krankheitsbild wurde später als diffuse progressive zerebrale kortikale Atrophie bezeichnet, obgleich Kleinhirn und Stammganglien ebenfalls betroffen sind. Von mehreren Autoren wird angezweifelt, daß es sich um eine einheitliche Krankheit handelt. Fokale Ulegyrien und Enzephalomalazien mit Hemiatrophie sollten nicht der Alpers-Krankheit zugeordnet werden (Larroche 1984).

**Klinik:** Die Krankheit manifestiert sich im frühen Kindesalter, manchmal nach normaler postnataler Entwicklung, mit epileptischen Anfällen, spastischen Paresen, progredienter Demenz, gelegentlich Myoklonien, selten Sehnervenatrophien. Boyd u. Mitarb. (1986) beschrieben die eigentümlichen EEG-Veränderungen. Der Tod tritt meistens nach wenigen Jahren auf. Mädchen sind häufiger betroffen.

**Neuropathologie:** *Makroskopisch* erkennt man eine Verdickung der Meningen, Verschmälerung der Hirnwindungen und in Frontalschnitten kleinzystische Rindennekrosen, manchmal auf die Markzungen übergreifend.

*Lichtmikroskopisch* bestehen in der Hirnrinde ausgedehnte Nervenzelluntergänge in pseudolaminärer Verteilung mit Bevorzugung der mittleren Rindenschichten, die häufig einen ausgeprägten Status spongiosus aufweisen (Abb. 5.**15**). Astrozytenvermehrung und Kapillarsprossungen sind erkennbar. Die Veränderungen können seitenbetont oder nur halbseitig auftreten und auch im Striatum, Thalamus, in den subthalamischen Kernen, in der Substantia nigra und im Kleinhirn (Abb. 5.**15**) vorkommen. Gelegentlich finden sich Nervenzellausfälle auch in den Stammganglien und in der Kleinhirnrinde. Selten besteht eine Kombination mit einem Status marmoratus. In Fällen mit langem Verlauf kommt es gelegentlich zu einer weitgehenden Entmarkung der weißen Substanz. *Elektronenmikroskopisch* wurden Riesenmitochondrien beobachtet.

**Pathogenese:** Das Auftreten bei Zwillingen und eine gelegentliche familiäre Häufung wurden als Hinweis auf eine genetische Komponente genannt. Fälle mit Perinatalschäden oder postnatal durchgemachten Infektionen, die zu sekundären Veränderungen führen, sollten nicht der Alpers-Krankheit zugeordnet werden.

### Alexander-Krankheit

Syn.: Megalobarenzephalie, fibrinoide Leukodystrophie, dysmyelinogenetische Leukodystrophie, hyaline Panneuropathie

Die Krankheit wurde zunächst von Alexander (1949) beschrieben und von späteren Autoren den Leukodystrophien zugeordnet. Man unterscheidet verschiedene Formen, und einige Autoren beschränken die Alexander-Krankheit auf die infantile Form.

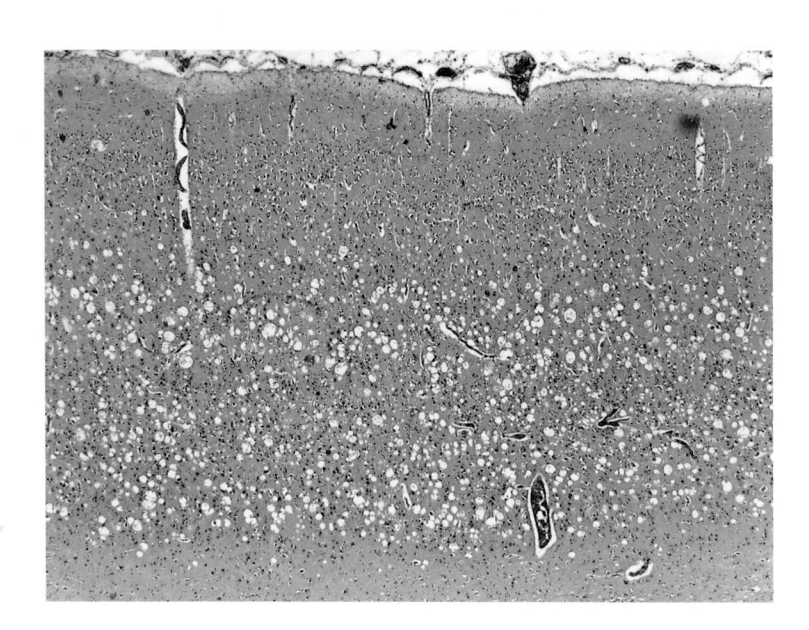

Abb. 5.**15** Alpers-Krankheit. Status spongiosus in der Hirnrinde des Parietallappens. Nissl × 40.

**Klinik:** In der *infantilen Form* besteht eine in der Regel nicht durch einen Hydrocephalus internus bedingte Schädelvergrößerung. Die Patienten sind psychomotorisch retardiert, leiden oft an epileptischen Anfällen und bei längerem Verlauf an spastischen Lähmungen. An dieser Form erkranken fast ausschließlich Knaben, und der Tod tritt nach Monaten bzw. nach wenigen Jahren ein. Die *juvenile Form* manifestiert sich um das 10. Lebensjahr oder später. Die Patienten leiden an einer pseudobulbären Lähmung mit spastischen Paresen der unteren, gelegentlich auch der oberen Extremitäten und an einer Ataxie. Der Intellekt ist in der Regel normal. Die Überlebenszeit reicht von 16 Monaten bis 12 Jahren. Die *adulte Form* manifestiert sich zwischen der dritten und der fünften Dekade und kann eine der multiplen Sklerose ähnliche Symptomatik aufweisen. Der Krankheitsverlauf reicht von 9 bis 17 Jahren. In einigen adulten Patienten wurde ein foudroyanter Verlauf beobachtet, bei dem neurologische Symptome erst kurz vor dem Tod auftraten (Ule u. Jacob 1983).

**Neuropathologie:** *Makroskopisch* erscheint das Gehirn hypertroph, und es bestehen periventrikuläre und im zentralen Marklager gelegene Zysten.

*Lichtmikroskopisch* steht das Vorkommen wurmförmiger Verdickungen von Astrozytenfortsätzen (Abb. 5.**16**) (Rosenthal-Fasern) subpial, subependymär und perivaskulär im Vordergrund. Sie sind bei Holzer-Färbungen besonders gut, aber auch bei der Klüver-Barrera-Technik oder mit der gekoppelten Tetrazoniumreaktion nach Danielli darstellbar. Gelegentlich wurde eine fibrilläre Gliose in der Hirnrinde nachgewiesen. Die Gliafortsätze zeigen eine deutliche GFAP-Positivität, aber die Ablagerungen der Rosenthal-Fasern sind GFAP-negativ (Towfighi u. Mitarb. 1983). Eine lokalisierte Form im Hirnstamm und im oberen Rückenmark ist beschrieben (Goebel u. Mitarb. 1981).

In den *infantilen* Fällen findet man eine Hypomyelinisierung in den Gebieten mit späteinsetzender Bemarkung. In den *juvenilen* und *adulten* Fällen sind herdförmige Entmarkungen im ganzen Gehirn und Rückenmark vorhanden. Lymphoplasmazelluläre perivaskuläre Infiltrate in Brücke und Medulla oblongata wurden in einigen Fällen beobachtet.

*Elektronenmikroskopisch* zeigen sich die Rosenthal-Fasern als Ablagerungen (Abb. 5.**17**) von dichten osmiophilen, amorphen Substanzen ohne Membranbegrenzung (Borret u. Becker 1985). Man erkennt ferner Fragmentationen und granulären Zerfall der Gliafilamente sowie eine Hyperplasie der Mitochondrien. In der Bergmann-Glia befinden sich die granulären Ablagerungen im Perikaryon.

**Pathogenese:** In der Rinde und weniger ausgeprägt im Marklager fanden sich erhöhte Mengen von $G_{M3}$- und $G_{M2}$-Gangliosiden. Nervenzellen und Axone ergaben aber keine Anhaltspunkte für Speicherungsvorgänge. Das häufige Vorkommen glialer Proliferationen weist auf eine dysplastische Genese mit sekundärer Entmarkung hin (Schlote 1984).

## Generalisierte Lewy-Körper-Demenz

Seit einer ersten Mitteilung dieses Krankheitsbildes (Okazaki u. Mitarb. 1961) wurde eine Reihe von Fällen von japanischen Autoren veröffentlicht, z. T. über Patienten aus Mitteleuropa. Das Vorhandensein einer organischen Demenz im Spätstadium der Parkinson-Krankheit ist ein häufiger Befund (Boller u. Mitarb. 1980), daher ist eine sichere Abgrenzung der Lewy-Körper-Demenz gegenüber einer Paralysis agitans mit Demenz (s. S. 228) nicht mit Sicherheit durchzuführen.

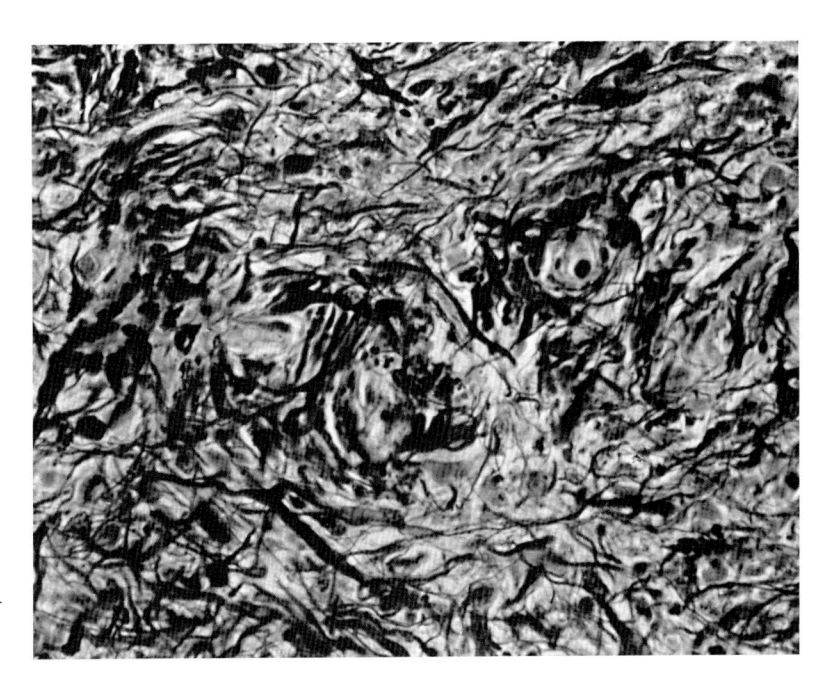

Abb. 5.**16** Alexander-Krankheit, adulter Typ (Fall Prof. Schlote) Medulla oblongata. Anhäufungen von Rosenthal-Fasern. Perivaskuläre Anordnung. Heidenhain-Woelcke, × 150.

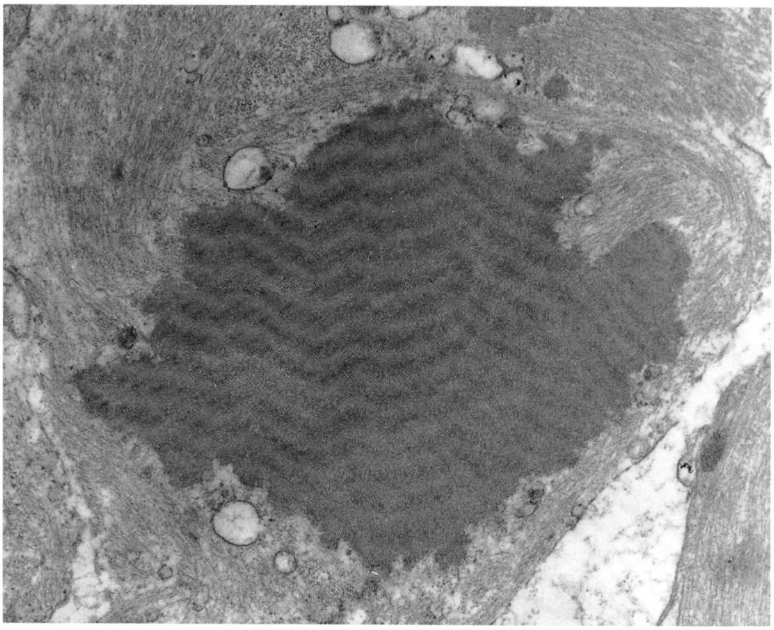

Abb. 5.**17** Ablagerung von dichten osmiophilen Substanzen in einem Astrozytenfortsatz. × 30 000.

**Klinik:** Die Patienten, meistens in der 6. Dekade und später, leiden mit wenigen Ausnahmen (Ikeda u. Mitarb. 1980) an Parkinsonismus und progressiver Demenz, gelegentlich auch an Störungen des autonomen Nervensystems (Kosaka u. Mitarb. 1980).

**Neuropathologie:** *Lichtmikroskopisch* erkennt man in den Basalganglien, Dienzephalon, Substantia nigra und Locus coeruleus einzelne und multiple eosinophile intrazytoplasmatische Lewy-Körper, die von einem Halo umgeben sind (Kosaka u. Mitarb. 1984). In der Hirnrinde, Hippokampus und Amygdalum kommen einzelne wenige eosinophile Einschlüsse ohne Halo vor (Yoshimura 1983). Ein geringgradiger Verlust von Nervenzellen wurde ebenfalls festgestellt. Immunpathologisch finden sich keine Unterschiede zwischen den kortikalen und mesenzephalen Lewy-Körpern (Goldman u. Mitarb. 1983). *Elektronenmikroskopisch* zeigten die Lewy-Körper die gleiche Struktur wie diejenigen des Parkinson-Syndroms.

### Progressive subkortikale Gliose

Neumann (1949) beschrieb einige Fälle mit schleichender progressiver Demenz, die klinisch der Alzheimer- und Pick-Krankheit ähnelten. *Lichtmikroskopisch* fiel eine ausgeprägte subkortikale Gliose auf, die die Hirnrinde weitgehend aussparte. Die Gliose wurde auch in den Stammganglien, Thalamus, Hirnstamm und Vorderhörnern des Rückenmarks festgestellt. Hervorstechendstes Merkmal war die Dissoziation zwischen subkortikaler Gliose und fehlenden Veränderungen in Nervenzellen und Myelin. Weitere Fälle wurden nur im Rahmen von Reviews mitgeteilt, und eine eindeutige Abgrenzung als nosologische Einheit ist nicht gelungen.

## Degenerative Krankheiten der Stammganglien des Zwischen- und Mittelhirns

### *Thalamusdegeneration*

Die Mehrzahl der (degenerativen) Systemerkrankungen kann thalamische Veränderungen aufweisen. Beobachtungen im Thalamus primär lokalisierter Prozesse sind äußerst selten. Eine primäre Thalamusdegeneration beschrieb Stern (1939). Bei einigen Fällen mit degenerativen Thalamusveränderungen, die trotz fehlendem Status spongiosus und Gliose der thalamischen Form der Jakob-Creutzfeldt-Krankheit zugeordnet wurden, soll es sich eher um eine Thalamusdegeneration als Systemerkrankung gehandelt haben.

**Klinik:** Die Krankheit befällt vornehmlich Männer im mittleren Lebensalter und manifestiert sich durch eine Demenz, deren Merkmale progressiver Gedächtnisverlust, psychische Velangsamung mit Initiative-, Kommunikations- und Spontaneitätsschwäche sind. In einigen Fällen wurden auch Choreoathetosen und Myoklonien beobachtet. Der Tod tritt nach Monaten bis einigen wenigen Jahren ein. Abuelo u. Mitarb. (1981) haben aufgrund einer symmetrischen Thalamusdegeneration bei 2 Geschwistern auf eine mögliche genetisch bedingte infantile Form hingewiesen.

**Neuropathologie:** *Lichtmikroskopisch* stellt man einen bilateralen symmetrischen Verlust von Nervenzellen mit unterschiedlicher Ausprägung in den verschiedenen Thalamuskernen fest. Besonders befallen sind der Nucleus medialis dorsalis (mit Ausnahme der Pars magnocellularis), die Nuclei lateralis posterior und dorsalis, der Nucleus reticularis, das Pulvinar und der Nucleus ventralis posteromedialis. Die verbleibenden Zellen zeigen mit wenigen Ausnahmen Schrumpfung, Hyperchromasie und granulovakuoläre Degeneration. In den dorsalen Anteilen der unteren Oliven fand man in einigen Fällen eine deutliche Reduzierung der Neuronenzahl. Die Areale mit neuronalem Verlust weisen eine ausgeprägte Gliose auf.

## Chorea Huntington

Syn.: erbliche Chorea, Veitstanz, Chorea major, Huntington-Krankheit

Die Krankheit wurde erstmals klinisch von Huntington (1872) beschrieben und neuropathologisch von Alzheimer (1911) geklärt.

**Klinik:** Die ersten Symptome treten meistens zwischen dem 25. und 45. Lebensjahr mit blitzartig arrhythmisch einschießenden Zuckungen größerer Muskelgruppen oder auch einzelner Muskeln auf. Parallel dazu zeigen sich zunehmend Sprachstörungen und psychische Veränderungen, die sich zu einer Demenz entwickeln. Mitglieder von Chorea-Familien können eine Demenz ohne choreatische Störungen entwickeln. Athetotische Symptome überlagern das hyperkinetisch-hypotone Syndrom (Tomlinson u. Corsellis 1984). Die Krankheitsdauer beträgt zwischen 5 und 30 Jahren, durchschnittlich 14 Jahre. Der Erbgang ist autosomal-dominant mit regionalen Häufungen.

Eine *juvenile* Form mit dem Beginn zwischen dem 10. und 20. Lebensjahr kommt bei 5 bis 10% dieser Patienten vor. In etwa 1% der Patienten manifestiert sich die Krankheit bereits im Kindesalter. Selten setzt die Krankheit im späteren Alter bis zur 8. Dekade ein. Bei den juvenilen und den infantilen Formen überwiegen Versteifungen sowie akinetische Symptome (rigide Form; Westphal-Variante), begleitet gelegentlich von epileptischen Anfällen.

**Neuropathologie:** *Makroskopisch* steht die Atrophie des Nucleus caudatus im Vordergrund. Die Vorderhörner der Seitenventrikel sind erweitert und durch das fehlende Vorspringen des Nucleus caudatus eigentümlich abgeflacht (Abb. 5.**18**). Verwechselungen mit besonders schweren Atrophien bei der Pick-Krankheit und diffuse laminäre Nekrosen sind möglich und die Diagnose muß lichtmikroskopisch bestätigt werden. Putamen, Pallidum, Nucleus ruber und Substantia nigra sind ebenfalls trophisch. Oft ist der Balken verdünnt (Abb. 5.**19**). Wegen der Striatumatrophie können Capsula interna und vordere Kommissur verbreitert erscheinen. Die Hirnrinde, vor allem der Frontal- und Temporallappen, kann auch atrophisch sein.

*Lichtmikroskopisch* besteht eine starke Lichtung der kleinen Nervenzellen im Neostriatum (Abb. 5.20) bei geringerem Ausfall der großen und mittelgroßen NADPH-Diaphorase-haltigen Neurone (Ferrante u. Mitarb. 1987), die deswegen vermehrt erscheinen können. Im Endstadium können die schweren Veränderungen einem Status spongiosus entsprechen. Histometrische Untersuchungen zeigten, daß der Nervenzellbestand im ventrolateralen Thalamusgebiet ebenfalls vermindert ist. Es handelt sich um präsynaptisch und postsynaptisch inhibitorisch wirkende Zellen, die unter der Abnahme GABA-erger Impulse degenerieren. Nervenzellverlust und leichte Gliose können auch in der Hirnrinde

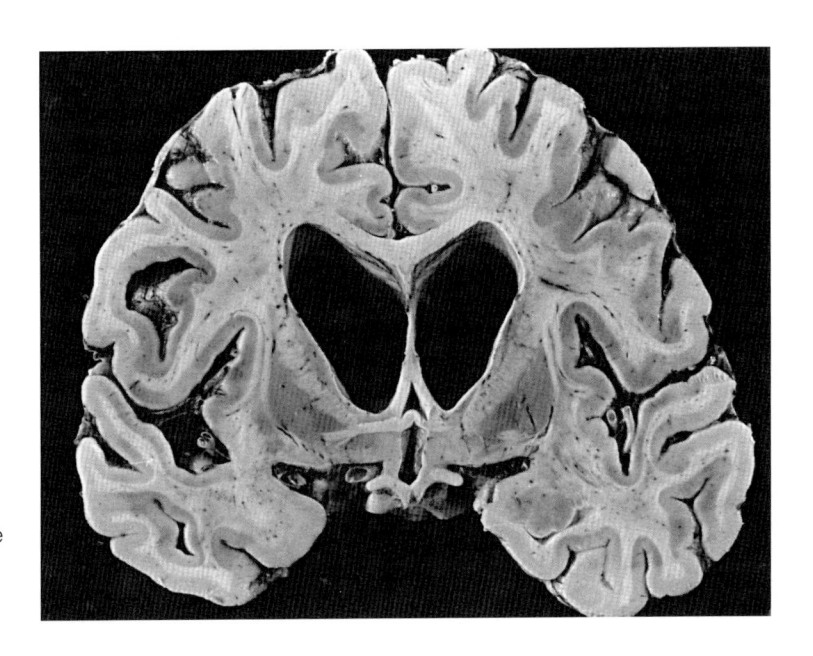

Abb. 5.**18** Chorea Huntington. Allgemeine Atrophie des Gehirns mit ausgeprägter Atrophie des Corpus striatum beiderseits und Ventrikelerweiterung.

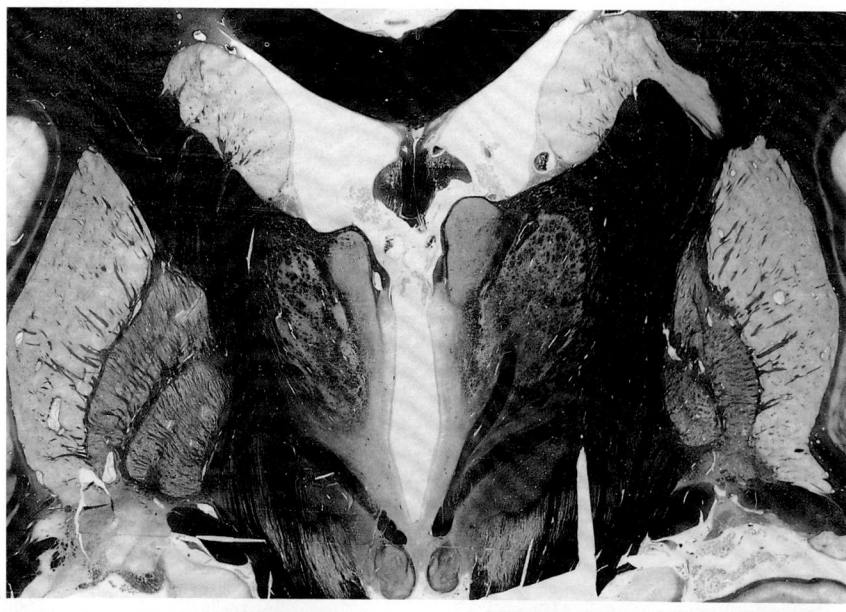

Abb. 5.**19** Stammganglien auf der Höhe der Corpora mamillaria, **a** normal, **b** Chorea Huntington. Heidenhain-Woelcke.

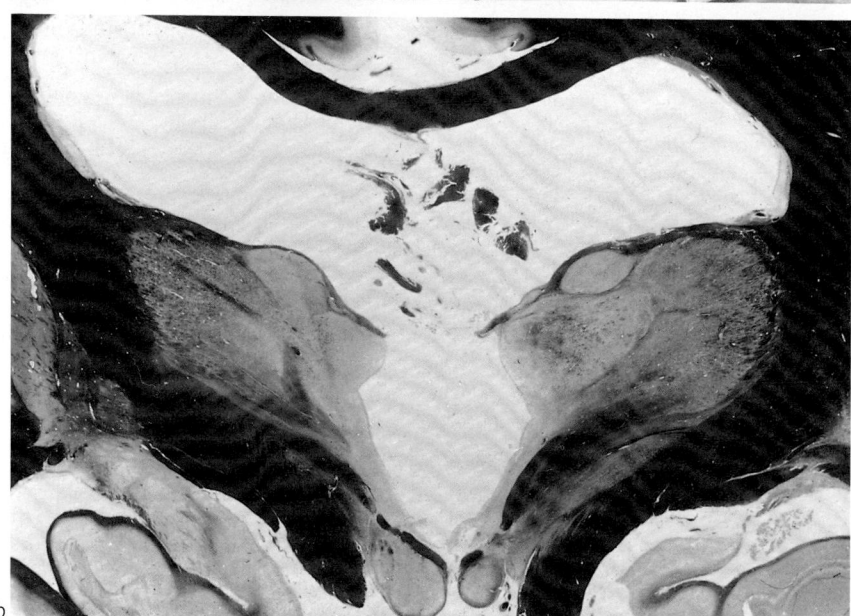

festgestellt werden. Ein ausgeprägter Verlust der Purkinje-Zellen wurde bei juvenilen Patienten beobachtet (Rodda 1981). Anhäufung von Lipofuszin sowie eingestreute Hämosiderinablagerungen in den erhaltenen Nervenzellen sind unspezifische Begleitbefunde.

Eine starke Vermehrung der Astrozyten und eine Fasergliose werden häufig beobachtet. Zytometrische Untersuchungen haben dagegen bis zu 25% Gliazellverluste ergeben (Bruyn u. Mitarb. 1979). Allerdings sind zytometrische Studien schwierig zu deuten, da eine Atrophie selbst über die Volumenänderung zu Zelldichteveränderungen führt, unabhängig davon, ob sich die absolute Zellzahl tatsächlich geändert hat. Darüber hinaus besteht das Neostriatum wahrscheinlich aus mehr als nur zwei Neuronentypen. Der Versuch einer neuropathologischen Gradierung der Schwere der morphologischen Veränderungen und einer klinisch-anatomischen Korrelation, zeigt die große Variationsbreite der Befunde (Vonsattel und Mitarb. 1985).

Infolge der Atrophie des Streifenhügels wird ein Zusammenrücken der radiären Markfaserbündel deutlich („Status fibrosus" von Vogt u. Vogt 1942). Entmarkungen wurden in einzelnen Fällen in den zerebroolivaren und olivozerebellaren Fasern sowie in den Seiten- und Vordersträngen des Rückenmarks festgestellt.

*Elektronenmikroskopisch* wird in Rinde und Striatum ein erhöhter Lipofuszingehalt der Astrozyten und der Neurone beobachtet. Mitochondrien, Golgi-Apparat und endoplasmatisches Retikulum zeigen Strukturanomalien.

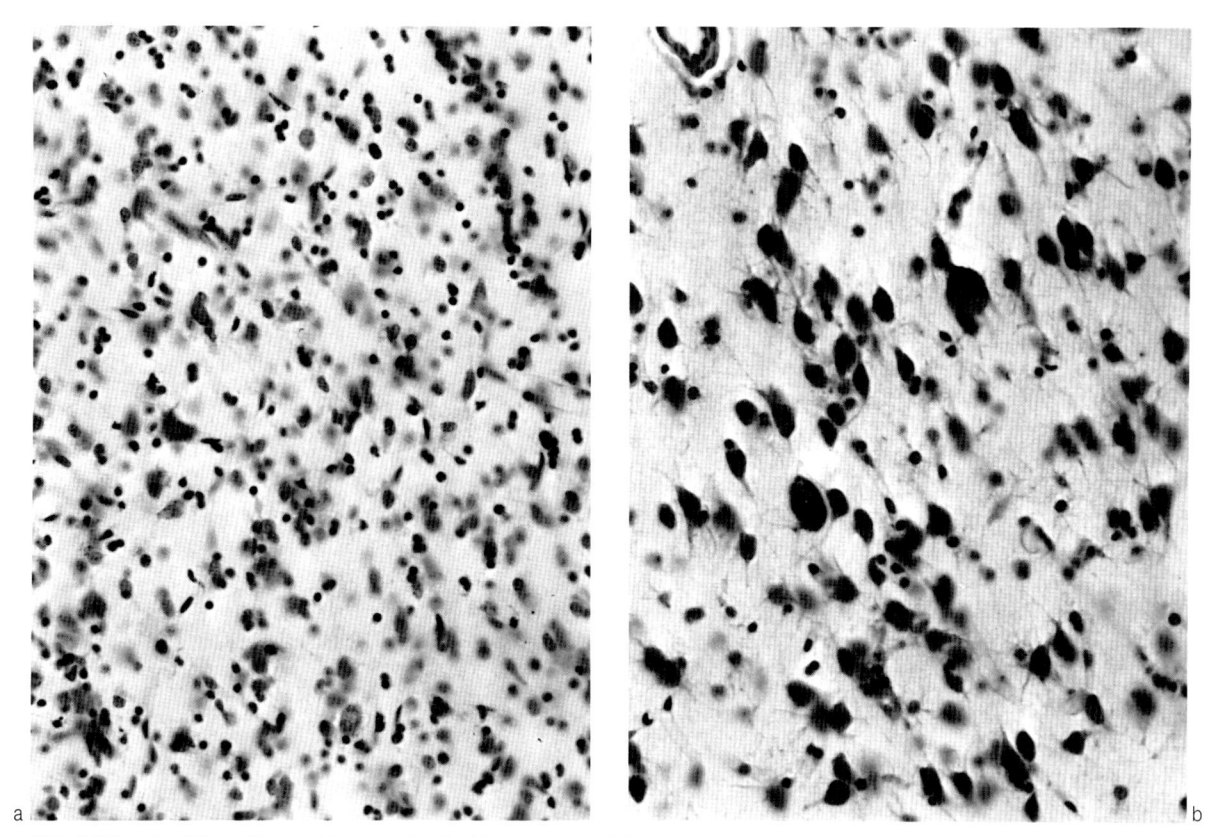

Abb. 5.**20a** Ausfall der kleinen Nervenzellen im Neostriatum bei Chorea Huntington. **b** Normal. Nissl, × 250.

**Pathogenese:** Die abnorme Empfindlichkeit der Dopaminrezeptoren des Striatums, die geringen Dopamin- und Homovanillinsäurekonzentrationen und der reduzierte Cholinacetyltransferasegehalt im Kaudatum sowie die Reduzierung der muscarincholinergischen Rezeptoren im Neostriatum und im Pallidum können sowohl Ursache als auch Folge der neuronalen Veränderungen sein (Bird u. Spokes 1982). Das gleiche gilt für die erhöhten Konzentrationen des immunreaktiven Gonadotropin-releasing-Hormons im Hypothalamus sowie für den verminderten Gehalt von GABA und Substanz P im Bereich der Stammganglien.

Es gibt Anhaltspunkte für das Vorliegen eines generalisierten Defektes der Zell-Oberflächenmembranen (Rosenberg 1981), was gleichzeitig die begleitenden Demenzsymptome bei zum Teil geringen Zellverlusten der Hirnrinde erklären könnte.

Gusella u. Mitarb. (1983) konnten das Chorea-Huntington-Gen auf dem Chromosom 4 lokalisieren. Die Suche nach einem der Kainsäure ähnlichen Faktor, die ein choreaähnliches Bild erzeugt, blieb ergebnislos (Marsden 1982).

## Chorea-Akanthozytose

Syn.: Levine-Critchley-Syndrom, Degeneration der Stammganglien mit Akanthozytose

1968 berichteten Levine u. Mitarb. über eine Familie mit zahlreichen neurologischen Befunden und Akanthozytose. Ein weiterer Fall wurde von Critchley u. Mitarb. im gleichen Jahr veröffentlicht.

**Klinik:** Die Krankheit manifestiert sich bei Adoleszenten oder jungen Erwachsenen mit orofazialen Dyskynesien, die im weiteren Verlauf generalisieren. Epileptische Anfälle können als erstes Symptom auftreten (Toyokura u. Mitarb. 1981). Im Endstadium treten Muskelatrophien und Demenz hinzu.

**Neuropathologie:** Das Kaudatum und weniger das Putamen zeigen starken Nervenzellverlust bei Erhaltung einiger großer Neurone (Iwata u. Mitarb. 1984). Eine hochgradige Gliose durchsetzt das Kaudatum. Im Putamen liegt sie herdförmig vor. Geringgradige Gliose kommt auch im Marklager des Groß- und Kleinhirns sowie in den zentromedialen Thalamuskernen vor. In den sensorischen Nerven wurde ein Verlust an dicken bemarkten Fasern festgestellt (Ohnishi u. Mitarb. 1981).

## Choreaähnliche Krankheitsbilder

Choreoathetotische Bewegungsstörungen kommen in einer großen Zahl neurologischer Krankheiten und Syndrome vor. Hier werden nur diejenigen Krankheitsbilder kurz erwähnt, bei denen die choreatischen Hyperkinesen die Hauptstörung darstellen.

### Chorea minor
Syn.: Chorea Sydenham

Diese Krankheit, die im Kleinkindesalter bis zum Ende der Pubertät auftritt, gehört nicht zu den Systematrophien. Sie besteht in choreatischen Hyperkinesien, die zwischen „Zappeleien" und schweren Unruhezuständen mit Grimassieren variieren. Verhaltensstörungen treten bei vermehrter Irritabilität auf, jedoch keine Demenz. Gewöhnlich dauert die Krankheitsphase nur wenige Monate. Rezidive kommen vor.

**Neuropathologisch** finden sich im Gehirn, vor allem in der grauen Substanz, disseminierte perivaskuläre Lymphozyteninfiltrate und Glianknötchen, selten ausgeprägtere Arteriitiden, vorwiegend im Corpus striatum und Nucleus subthalamicus. Im akuten Stadium können auch Mikroembolien vorhanden sein.

*Pathogenetisch* wird das Leiden angesichts der häufig begleitenden Herzklappenfehler auf rheumatischer Grundlage als Ausdruck einer passageren metastatischen Herdenzephalitis aufgefaßt.

### Dystonia musculorum deformans
Syn.: Torsionsdystonie

Es handelt sich um eine Störung der Rückmeldungsmechanismen bei der Muskeltonusregulation, die sich in abnormen Haltungen und Bewegungsabläufen äußert, wobei es zu einer gleichzeitigen Innervation von Agonisten und Antagonisten kommt. Das klinische Bild ist variabel und hat starke Ähnlichkeiten mit der Chorea Huntington einerseits bzw. den Athetosen andererseits. Morphologisch läßt sich kein einheitliches Muster erkennen (Elridge 1982).

### Gilles-de-la-Tourette-Syndrom

Das schon 1885 von Gilles de la Tourette beschriebene Krankheitsbild besteht in Bewegungsautomatismen, die zwischen dem 2. und 15. Lebensjahr einsetzen. Später tritt eine auffallende Wiederholung obszöner Wörter (Koprolalie) auf. Die wenigen neuropathologischen Untersuchungen brachten keinen eindeutigen Befund (Myrianthopoulos 1981).

### Meige-Syndrom
Syn.: Brueghels-Syndrom, spontane orofaziale Dyskinesie

Das Syndrom wurde 1910 von Meige beschrieben und besteht in Blepharospasmus und Kontraktionen anderer Gesichtsmuskeln.
Garcia-Albea u. Mitarb. (1981) fanden keine neuropathologischen Veränderungen. Altrocchi u. Forno (1983) beschrieben einen unregelmäßigen Nervenzellverlust und begleitende Gliose in den dorsalen Hälften von Kaudatum und Putamen.

### Paramyoclonus multiplex
Syn.: familiär essentieller Myoklonus

Das Syndrom wurde schon 1881 von Friedreich beschrieben und kommt in einigen Familien hereditär vor (De Jong 1982), gelegentlich mit essentiellem Tremor. Verschiedene Choreaformen wurden gelegentlich als Paramyoclonus multiplex diagnostiziert.

## Pallidum-Luysi-Atrophien

Neben angeborenen bzw. kurz nach der Geburt auftretenden extrapyramidalen Störungen, die auf perinatale Veränderungen nach Art des Status marmoratus (s. S. 18) und Status dysmyelinisatus (s. S. 23) zurückzuführen sind, findet man in verschiedenen degenerativen Erkrankungen Veränderungen im Pallidum. Bei der ersten Mitteilung von Hunt (1917) über primäre Atrophie des pallidalen Systems handelt es sich typischerweise um eine Multisystematrophie (s. S. 236). In seltenen Fällen stellt die Atrophie von Pallidum und Corpus Luysi die Hauptlokalisation dar.

### Pallidumatrophie

Van Bogaert (1946) beschrieb eine primäre reine Pallidumdegeneration. Weitere nur klinische bzw. klinisch-pathologische (Jellinger 1968) Beobachtungen blieben äußerst selten.

**Klinik:** Die Krankheit manifestiert sich im spätinfantilen Alter mit monotopen und hemilateralen Kontrakturen der Extremitäten, die sich im Laufe von Jahren generalisieren. Später kommen choreoathetotische Bewegungen hinzu. Der Tod tritt in der 2. Dekade ein.

**Neuropathologie:** *Makroskopisch* erkennt man eine Atrophie des Pallidums.
*Lichtmikroskopisch* wird eine Rarefizierung der Nervenzellen deutlich, die in den kaudalen Anteilen am ausgeprägtesten ist. Eine fibrilläre Gliose durchsetzt das gesamte Pallidum auch an Stellen mit verhältnismäßig geringem Nervenzellverlust. Sie ist besonders ausgeprägt im intermediären Segment. Die verbleibenden Nervenzellen weisen chronische Zellerkrankung und exzessive Lipofuszinspeicherung auf. Die Markfasern des inneren Pallidumgliedes sind stark reduziert.

### Luysopallidale Atrophie

Der erste Fall mit einer auf das pallidoluysiale System beschränkten Atrophie wurde ebenfalls von Van Bogaert (1946) mitgeteilt.
*Klinisch* handelt es sich um einen familiären Tortikollis, zu dem bei der untersuchten Patientin distale Drehbewegungen und später eine Dystonie des Armes auf der Seite der Hyperkinese hinzukamen. Der Tod trat in der 3. Dekade ein.

Die *neuropathologischen* Veränderungen im Pallidum bestanden in einer Entmarkung, hochgradig im inneren und mittelgradig im äußeren Glied. Der Nervenzellverlust war geringgradig, die Gliose ausgeprägt. Das Corpus Luysi (Nucleus subthalamicus) zeigte Zellverlust und begleitende Gliose.

### Hallervorden-Spatz-Krankheit

Syn.: pallidoretikuläre Pigmentdegeneration, neuroaxonale Dystrophie Typ I von Gilman und Barrett, lokalisierte neuroaxonale Dystrophie

1922 beschrieben Hallervorden u. Spatz eine Erkrankung des extrapyramidalen Systems mit Schwerpunkt im Pallidum und in der Substantia nigra. Neben der klassischen juvenilen kennt man infantile, spätinfantile und adulte Formen.

**Klinik:** Die Krankheit manifestiert sich in den *infantilen* Verlaufsformen selten postnatal, häufiger im Laufe des ersten Lebensjahres, die *spätinfantilen* Verlaufsformen beginnen um das dritte, die *juvenilen* zwischen dem 7. und 12. und die *adulten* nach dem 20. Lebensjahr bis in das späte Alter (Jankovic u. Mitarb. 1985). Im Vordergrund stehen zunehmender Muskeltonus, Gang- und Sprachstörungen und eine langsam zunehmende Demenz. Gelegentlich kommen athetoide Hyperkinesen, Nystagmus, Sehstörungen und epileptische Anfälle vor. Dysphagien und Deformierungen des Fußes sind fakultativ, ebenso eine Retinitis pigmentosa und eine Akanthozytose. Die Krankheitsdauer beträgt 2 bis 9 Jahre in den infantilen und spätinfantilen Formen und 8 bis 18 Jahre in den juvenilen.

**Neuropathologie:** *Makroskopisch* fällt die graubräunliche bis rötliche Verfärbung von Pallidum und Zona rubra der Substantia nigra auf. In den infantilen Formen ist oft eine Kleinhirnatrophie erkennbar.

*Lichtmikroskopisch* finden sich massive Pigmentablagerungen. Sie färben sich mit Thionin blaßgrün bis blauschwarz und geben meist eine positive Eisenreaktion und weisen goldgelbe, braune, grüne und bläulichschwarze Farben auf (Abb. 5.**21**, s. Farbtafel 1). Sie kommen im Pallidum und in der Substantia nigra unter Bevorzugung der Zona rubra vor. In den infantilen und spätinfantilen Fällen sind sie wesentlich geringer als in den juvenilen und erwachsenen Formen. Daneben sind im Pallidum Ablagerungen von Pseudokalk. In seltenen Fällen sind Veränderungen nur im Pallidum erkennbar (Kessler u. Mitarb. 1984). Die Nervenzellen sind z. T. zugrunde gegangen, und es besteht eine intensive Astrozytenproliferation. Im Markscheidenpräparat findet sich im Pallidum eine Verarmung an Markfasern (Status dysmyelinisatus). In den infantilen und spätinfantilen Formen zeigt sich innerhalb des Pallidums und weniger ausgeprägt im Thalamus eine Vermehrung von sudanophilen Fetten, spongiöse Auflockerung und verstreute Gliaknötchen.

Im Pallidum erkennt man Axonschwellungen (s. S. 214), die bei den infantilen und spätinfantilen Fällen im Vordergrund des pathologischen Bildes stehen. Sie kommen vereinzelt, vor allem bei den spätinfantilen Fällen, in der Großhirnrinde, im Thalamus, in den Haubenkernen und in den Hinterhörnern des Rückenmarks vor.

*Elektronenmikroskopisch* entspricht die Ultrastruktur den neuroaxonalen Schwellungen der generalisierten axonalen Dystrophie (s. S. 214). In den Hautbiopsien von klinisch diagnostizierten Patienten fand man stark adielektronische Einschlüsse (Stover u. Mitarb. 1981) und in den Lymphozyten Fingerdruck- und multilamelläre Strukturen (Swaiman u. Mitarb. 1983).

**Pathogenese:** Bemerkenswert ist in Zusammenhang mit der Pigmentanreicherung innerhalb von Pallidum und Substantia nigra die Tendenz zu einer Hyperpigmentation der Haut. Pathogenetisch wurden sowohl Störungen im Neuromelanin- bzw. im dopaminergen System als auch der oxidative Effekt der erhöhten Eisenmengen erwogen. Perry u. Mitarb. (1985) wiesen einen Aktivitätsmangel der Cysteindioxygenase im Pallidum nach und vermuteten die Bildung von neurotoxisch freien Radikalen durch die exzessive Konzentration von Cystein und Eisen. Hartmann u. Mitarb. (1983) hielten einen Teil der Ablagerungen für Neuromelanin aus katecholaminergen Nervenzellen.

### Subakute nekrotisierende Enzephalomyelopathie

Syn.: Morbus Leigh, Leigh's Encephalomyelopathy, infantile Form der Wernicke-Enzephalopathie

Die Krankheit wurde 1951 von Leigh beschrieben. Neonatale, juvenile und adulte Fälle kommen ebenfalls vor. Das Fehlen einer eng umschriebenen charakteristischen Lokalisation der Veränderungen einerseits und das weitgehend unspezifische Gewebssyndrom, das der Erkrankung zugrunde liegt, lassen vermuten, daß die große Zahl der diagnostizierten und auch veröffentlichten Fälle kein homogenes Krankheitsbild darstellt. Als gemeinsamer Nenner liegt eine Störung des Energiestoffwechsels (Atmungskette), bei unterschiedlichen Enzymopathien zugrunde.

**Klinik:** Die *infantile Form* manifestiert sich im Laufe des ersten und zweiten Lebensjahres mit Appetitlosigkeit, Erbrechen, Saug- und Schluckstörungen sowie Muskelhypotonie. Später schließen sich Nystagmus, Ertaubung, Optikusatrophien sowie ein auffallend schwaches Schreien der Kinder an. In der *juvenilen Form* manifestieren sich gegen Ende der ersten Dekade passagere Sehstörungen (Lahl 1981). Später treten Geh- und Koordinationsstörungen sowie Atem- und Schluckstörungen auf. Der Krankheitsverlauf reicht von einigen Jahren bis zu 15 Jahren. Die *adulte Form* wurde nach einem ersten von Feigin u. Goebel (1969) mitgeteilten Fall, bei weiteren z. T. nur postmortal verifizierten Fällen beschrieben, deren Zuordnung zu der Leigh-Enzephalopathie nicht immer berechtigt erscheint (Lahl 1981), zumal es sich häufig um Alkoholiker handelte, deren Corpora mamillaria mitbetroffen waren. Ein Teil der Patienten weist eine neurologische Symptomatik auf. Der Krankheitsverlauf kann sporadisch sein, aber familiäres Vorkommen wurde auch beobachtet.

**Pathologie:** Häufig wurde sowohl in der Skelettmuskulatur (Egger u. Mitarb. 1982) als auch im Herzmuskel das Bild der zerrissenen roten Fasern mit Anhäufungen vergrößerter Mitochondrien beobachtet.

**Neuropathologie:** Makroskopisch erkennt man vielfach eine dunkelbraune Verfärbung des Bodens des IV. Ventrikels, der Umgebung des Aquäduktes, der unteren Oliven, der Vierhügelregion und der Brückenhaube (Abb. 5.**22**). Die Corpora mamillaria sind meistens ausgespart. In der juvenilen Form liegt im Gehirn ein Mitbefall ansonsten selten betroffener Hirnabschnitte vor, darunter auch die Hirnrinde. In der adulten Form sind Optikus und Chiasma häufiger als in den anderen Formen betroffen.

*Lichtmikroskopisch* erkennt man in den makroskopisch auffälligen Arealen Entmarkung sowie eine vorwiegend astrozytäre Gliareaktion und vor allem ein sehr starkes Hervortreten zellreicher Kapillaren bei relativer Verschonung der Nervenzellen. Häufig erkennt man einen Status spongiosus und Mikrozysten (Abb. 5.**24**).

**Pathogenese:** Eine Störung der oxidativen Decarboxylierung des Pyruvats, die zunächst von verschiedenen Autoren festgestellt wurde, konnte nicht in allen Fällen nachgewiesen werden (Hansen u. Mitarb. 1982). Der Pyruvatdehydrogenasemangel ist ebenfalls nicht obligat mit der subakuten nekrotisierenden Enzephalopathie verbunden. Aufgrund des Vorhandenseins von zerrissenen roten Fasern in der Skelettmuskulatur wurde das Leigh-Syndrom von einigen Autoren den mitochondrialen Zytopathien zugeordnet.

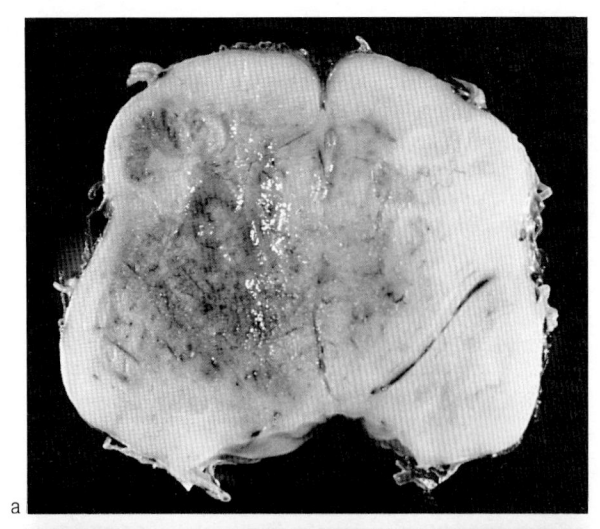

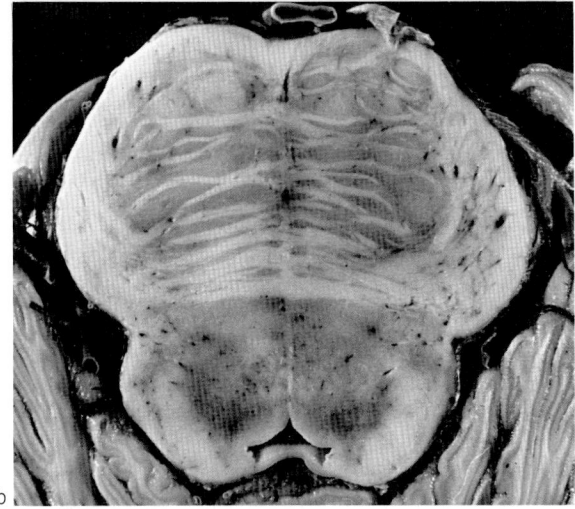

Abb. 5.**22** Subakute nekrotisierende Enzephalomyelopathie mit Nekrosen, **a** in der Brückenhaube, und in der Umgebung der rechten unteren Olive (**b**).

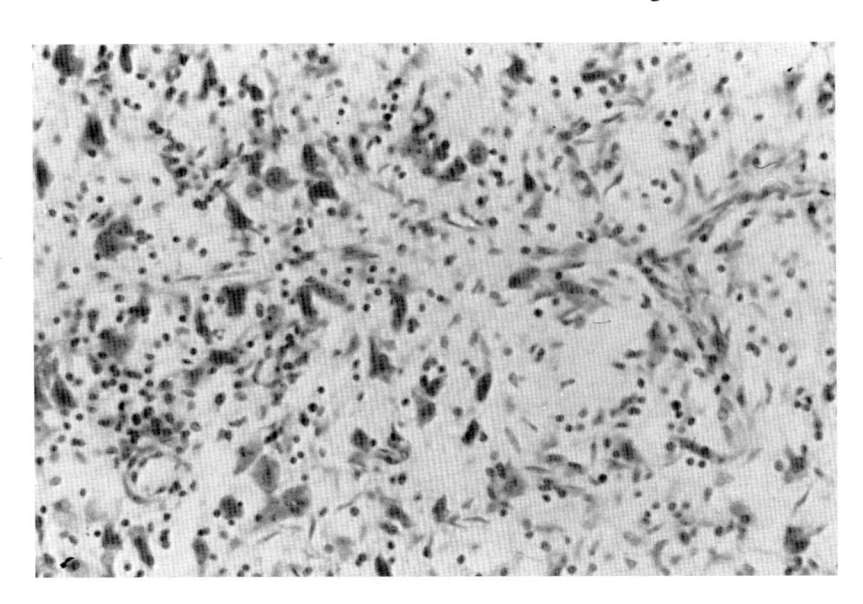

Abb. 5.**23** Subakute nekrotisierende Enzephalopathie. Mikrozystische Degeneration in der Medulla. HE, × 100.

Abb. 5.**24** Subakute nekrotisierende Enzephalopathie. Hochgradige Proliferation der Gefäßwandzellen und der astrozytären Glia bei gutem Erhaltensein der Nervenzellen. Nissl, × 140.

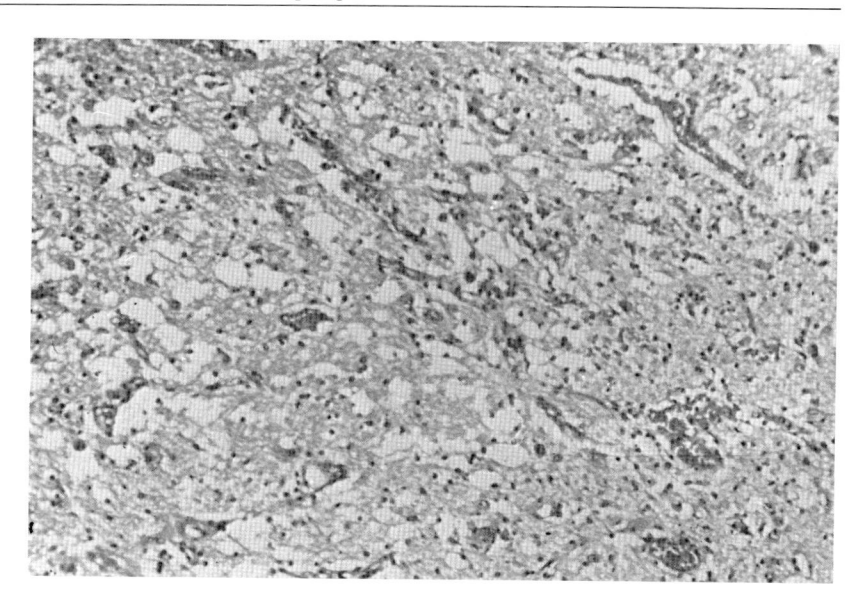

## Degeneration der Substantia nigra

Syn.: Parkinsonismus

Parkinson beschrieb 1817 die Schüttellähmung, deren lateinische Übersetzung (Paralysis agitans) von Hall (1850) bzw. deren Eponym Morbus Parkinson für die Bezeichnung der Krankheit angewandt werden. Unter Parkinsonismus werden neben der Paralysis agitans, d. h. dem Morbus Parkinson im engeren Sinne, andere ihm ähnliche Krankheitsbilder unterschiedlicher Ätiologie zusammengefaßt. In diesem Abschnitt werden neben der Paralysis agitans der postenzephalitische Parkinsonismus, der Parkinson-Demenz-Komplex aus Guam und die striatonigrale Degeneration behandelt.

## Morbus Parkinson

Syn.: Paralysis agitans, Morbus Parkinson vom Lewy-Körper-Typ, Parkinson-Krankheit, erbliche Schüttellähmung, idiopathischer Parkinsonismus

Die Paralysis agitans kann mit anderen Krankheiten kombiniert vorkommen, insbesondere mit der amyotrophen Lateralsklerose oder auch mit der Alzheimer-Krankheit (Tomlinson u. Corsellis 1984). Letztere Kombination kommt sechsmal häufiger vor, als es bei Gleichaltrigen zu erwarten wäre. Daher wurde sie nicht als zufällige Assoziation, sondern als eine Variante der Paralysis agitans angeführt (Boller u. Mitarb. 1980). Inzwischen wird das Vorkommen einer Demenz als konstitutiv für die Mehrzahl der Parkinson-Patienten angesehen (Tagliavini u. Mitarb. 1984).

**Klinik:** Die 6. und 7. Lebensdekade ist bevorzugt betroffen, Männer erkranken häufiger. Ruhetremor, Akinese, Rigor und Haltungsanomalien stellen die Hauptsymptome dar. In der Initialphase kommen Gliederschmerzen und Verstimmungszustände vor.

In fortgeschrittenen Phasen machen sich Störungen der autonomen Regulation bemerkbar.

Ein familiäres Vorkommen wird in der Literatur zwischen 4 und 41% angegeben. Sowohl dominante als auch rezessive Vererbung kommen vor (Jankovic u. Reches 1986).

**Neuropathologie:** *Makroskopisch* ist in der Regel eine Abblassung der Substantia nigra (Abb. 5.**25**) und des Locus coeruleus selten bis zum völligen Pigmentverlust sichtbar. *Lichtmikroskopisch* erkennt man einen Untergang der melaninhaltigen Nervenzellen der Substantia nigra, vor allem der zentralen Abschnitte der Zona compacta (Abb. 5.**26**). Relativ verschont ist die medialste Zellgruppe. Die Pigmentreste werden von perivaskulär angereicherten Abräumzellen phagozytiert. Gleiche Veränderungen kommen auch im Locus coeruleus und dem dorsalen Vaguskern vor. In geringem Grade können Nervenzellen des Neostriatums und Pallidums sowie der Hirnrinde betroffen sein. In dem Nucleus basalis von Meynert erreicht der Nervenzellverlust 70% und übertrifft damit den Verlust von Nervenzellen bei der Alzheimer-Demenz (Arendt u. Mitarb. 1983, Nakano u. Hirano 1984). Inwiefern es sich um Patienten mit assoziierter Demenz (s. S. 228) handelt, ist nicht deutlich geklärt (Schoene 1985).

In 90% der betroffenen melaninhaltigen Nervenzellen finden sich intrazytoplasmatische eosinophile Einschlußkörperchen (Abb. 5.**27**), die als rundliche, homogene und stark argentophile Kugeln mit einem schmalen hellen Saum erscheinen. Sie wurden zuerst von Lewy (1913) beschrieben und werden danach Lewy-Körper genannt. Sie kommen auch in einzelnen Nervenzellen der Hirnrinde, der Stammganglien und des Zwischenhirns außerhalb der Substantia nigra (Hunter 1985) vor, ferner in 70% der Fälle in den sympathischen Grenzstrangganglien. Lewy-Körper wurden auch in Nervenzellfortsätzen beobachtet. Immunpathologisch zeigen sie Positivität gegenüber Neurofilamentantikörpern.

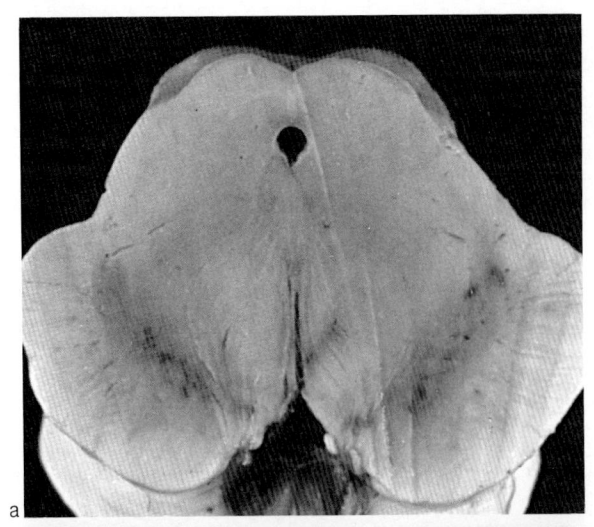

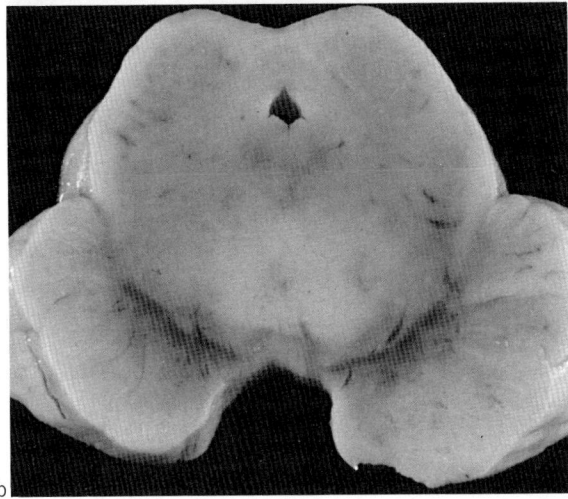

**Abb. 5.25** Schnitt durch das Mittelhirn im Bereich der Substantia nigra, **a** normal, **b** Morbus Parkinson mit fleckförmiger Depigmentierung.

*Elektronenmikroskopisch* bestehen die Lewy-Körper aus radiär orientierten Filamenten vom intermediären Typ (Goldman u. Mitarb. 1983), während die zentralen Anteile zirkuläre oder längliche Profile aufweisen. In der Peripherie finden sich auch osmiophile Vesikel (Forno 1982).

### Paralysis agitans mit Demenz

Diese Variante ist gekennzeichnet durch das Vorhandensein einer leichten bis schweren Demenz, die Monate bis Jahre vor dem Tode auftritt (Sroka u. Mitarb. 1981). Die Veränderungen in der Hirnrinde bestehen in Nervenzellverlust, Alzheimer-Degenerationsfibrillen, senilen Plaques und granulovakuolärer Degeneration und sind von denjenigen der Alzheimer-Demenz (s. S. 208) nicht zu unterscheiden. Substantia nigra und Locus coeruleus sind weitgehend depigmentiert mit Nervenzelluntergang, und die restlichen Neurone weisen häufig Lewy-Körper auf.

Im Hirnstamm sind keine Alzheimer-Degenerationsfibrillen nachzuweisen, ein differentialdiagnostisches Merkmal gegenüber dem Parkinson-Demenzkomplex von Guam und der supranukleären Lähmung. Bei einigen Patienten mit Paralysis agitans und Demenz bleibt die Ursache morphologisch ungeklärt, wenn Fibrillen und senile Plaques fehlen (Ball 1984).

**Pathogenese:** Der Untergang der melaninhaltigen Nervenzellen in Substantia nigra, Locus coeruleus und Vaguskern wurde erklärt durch eine hypothalamische Störung des APUD-Zellsystems als Folge der Alterung. Die Störung soll den Faktor für Melanininhibition und die katecholaminerge Kontrolle des Melanozyten-stimulierenden Hormons beeinträchtigen (Marsden 1981). Die Abnahme von Glutathionperoxidase, einer der Enzyme des Glutathionsystems für die Abräumung freier Radikale, wurde als möglicher pathogenetischer Faktor erwogen (Gilbert u. Mitarb. 1986). Ein erworbener Defekt der Regenerationsmechanismen der DNA wurde ebenfalls diskutiert (Du Voisin 1986).

Die großen Nervenzellen der Zona compacta sind dopaminerg und ihre Axone projizieren auf die Nervenzellen des Neostriatums. Bei ihrem Ausfall kommt es zu einem Übergewicht der cholinergen Impulse. Therapeutisch versucht man dies durch Gabe von L-Dopa, dem chemischen Vorläufer des Dopamins, auszugleichen, der im Gegensatz zu Dopamin die Blut-Hirn-Schranke passieren kann. Andere therapeutische Prinzipien, die Dopaminkonzentration zu erhöhen, sind die Gabe von Dopamindecarboxylasehemmern und die Stimulation von Dopaminrezeptoren. Die Gabe von Anticholinergika oder stereotaktische Zerstörung des ventrooralen Thalamuskerns machen sich weitere Wirkungsmechanismen zunutze.

Die Lewy-Körper haben keine Beziehung zu Virusinfektionen. In geringerer Zahl sind sie auch bei anderen Krankheiten sichtbar.

### Juveniler Parkinson

In den ersten Berichten wurden Parkinson-Patienten erwähnt, bei denen sich die Symptome vor dem 40. Lebensjahr manifestieren. Die Form kommt in Japan oft vor (Iokotchi 1984) und weist eine familiäre Häufung auf (Alonso u. Mitarb. 1986). Der Krankheitsverlauf ist besonders schleichend.

*Neuropathologisch* findet sich eine Degeneration der großen Neuronen im Kaudatum, Putamen und Nucleus basalis sowie von großen und kleinen Neuronen im Pallidum. Die striohypothalamischen Bündel (Ansa lenticularis) sind verdünnt und teilweise entmarkt. Die betroffenen Gebiete zeigen eine Gliose.

Abb. 5.26 Substantia nigra, bei **a** normal, bei **b** Morbus Parkinson mit weitgehendem Nervenzelluntergang. Nissl, × 60.

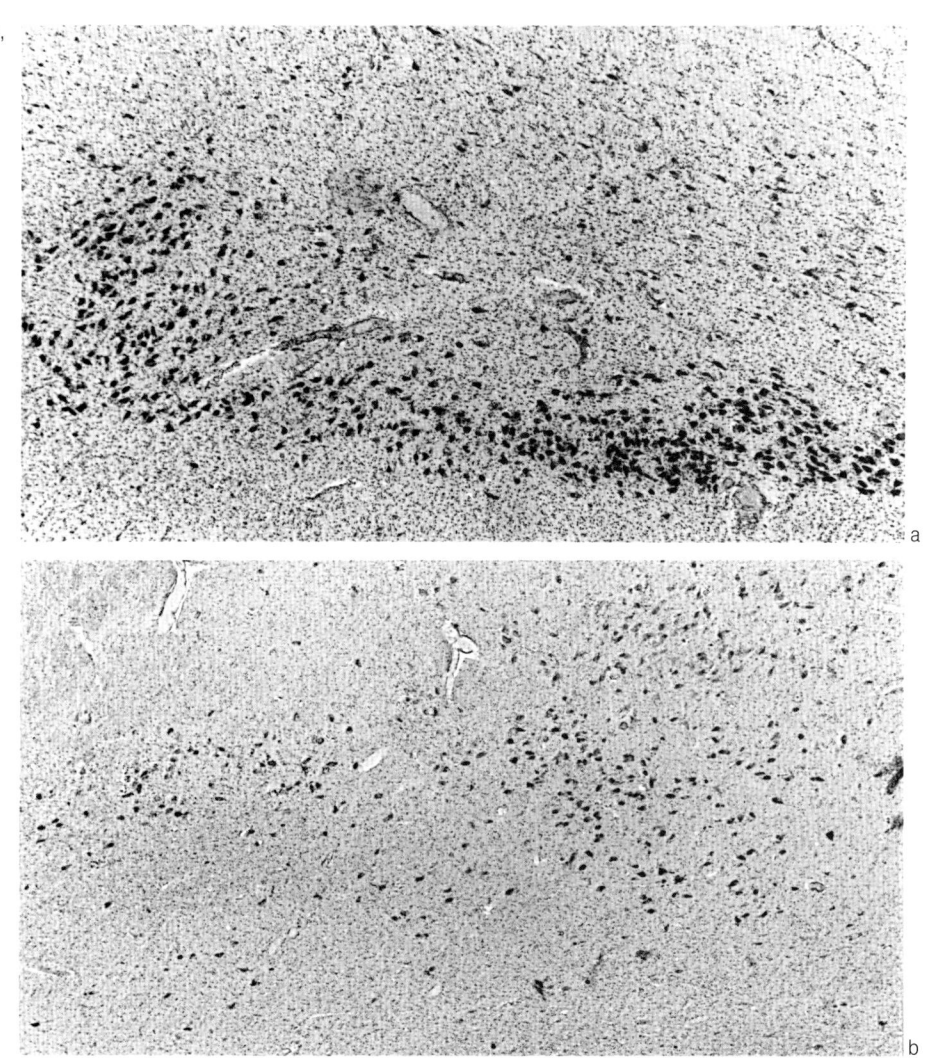

## Parkinson-Demenz-Komplex von Guam

Hirano u. Mitarb. (1961) beobachteten bei den Chamorro-Eingeborenen aus Guam eine hohe Inzidenz von Parkinsonismus, meistens von einer progressiven Demenz begleitet. Einige dieser Fälle sind mit der amyotrophen Guam-Lateralsklerose assoziiert. Eine südwestdeutsche Familie mit Parkinson, amyotrophischer Lateralsklerose und Demenz wurde von Schmitt u. Mitarb. (1984) beschrieben.

**Klinik:** Die Krankheit befällt Männer dreimal häufiger als Frauen und beginnt schleichend in den mittleren Lebensjahren mit Akinese und kleinschrittigem Gang. Tremor und Rigidität treten nur fakultativ auf. Eine Demenz ist nahezu konstant. Die Patienten sterben 3 bis 5 Jahre nach Krankheitsbeginn.

**Neuropathologie:** *Makroskopisch* erkennt man bei einem Teil der Patienten eine mittel- bis hochgradige Atrophie, besonders ausgeprägt im Frontal- und Temporallappen. Die Substantia nigra und der Locus coeruleus sind in unterschiedlicher Auspra-

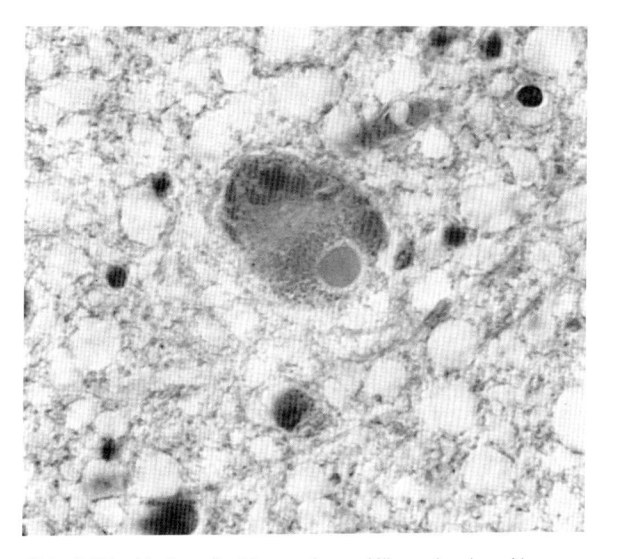

Abb. 5.27 Morbus Parkinson. Lewy-Körper in einer Nervenzelle des Locus coeruleus. HE, Vergr. × 700.

gung depigmentiert. *Lichtmikroskopisch* findet man einen diffusen Nervenzellverlust und begleitende Gliose im ganzen ZNS. Im Nucleus basalis ist der Zellverlust hochgradig (Nakano u. Hirano 1983b). Alzheimer-Degenerationsfibrillen und granulovakuoläre Degenerationen kommen in Hippokampus, Hirnrinde, Thalamus, Pallidum und Substantia nigra vor (Hirano u. Llena 1986). Lewy-Körper sowie senile Plaques fehlen. In den Fällen von Schmitt u. Mitarb. (1984) war keine deutliche granulovakuoläre Degeneration nachzuweisen.

**Pathogenese:** Die Ursache ist ungeklärt. Sowohl eine toxische Ätiologie als auch eine durch bekannte Viren hervorgerufene Infektion wurden diskutiert. Aufgrund der morphologischen Unterschiede wird jedoch eine andere Ätiologie vermutet als bei der Paralysis agitans.

## Postenzephalitischer Parkinsonismus

Es handelt sich um Folgezustände der Encephalitis lethargica (s. S. 59), die zwischen 1915 und 1920 epidemisch auftrat.

**Klinik:** Die parkinsonistischen Symptome treten früher als bei der Paralysis agitans auf und sind häufiger asymmetrisch. Blinzel- und Schauanfälle sind ebenfalls ausgeprägter.

**Neuropathologie:** Die Depigmentierung der Substantia nigra ist in der Regel ausgeprägter als bei der Paralysis agitans (Abb. 5.**28**). Die Nervenzellausfälle in der Substantia nigra, in Locus coeruleus und Vaguskern zeigen einen uncharakteristischen, diffusen Verteilungstyp. Die fasergliotische Narbe reicht über die betroffenen Kerngebiete hinaus in die Umgebung des Aquäduktes, des Zwischenhirns und des Tegmentums. Der Nucleus basalis ist im Gegensatz zu der Paralysis agitans weitgehend verschont (Arendt u. Mitarb. 1983). Die Alzheimer-Fibrillen-Veränderungen sind häufig in den Kerngebieten der Stammganglien nachweisbar. Sie reagieren positiv mit Neurofilamentantikörpern (Gambetti u. Mitarb. 1983) bzw. mit Mikrotubuliantikörpern (Yen u. Mitarb. 1983). Lewy-Körper sind dagegen selten.

**Pathogenese:** Mit Fluoreszenzmikroskopie wurde das Influenza-A-Antigen nachgewiesen. Die Tatsache, daß immer wieder neue Fälle beobachtet werden, läßt vermuten, daß andere neurotrope Viren für die Veränderungen der Substantia nigra verantwortlich sind (Cervós-Navarro u. Mitarb. 1985). Der pathogenetische Mechanismus für den Parkinsonismus entspricht dem der Paralysis agitans.

## *Striatonigrale Degeneration*

Adams u. Mitarb. (1961) beschrieben eine Gruppe von Patienten mit der klinischen Symptomatik eines Morbus Parkinson, dagegen morphologisch mit einer striatonigralen Degeneration. Es wurde auch eine

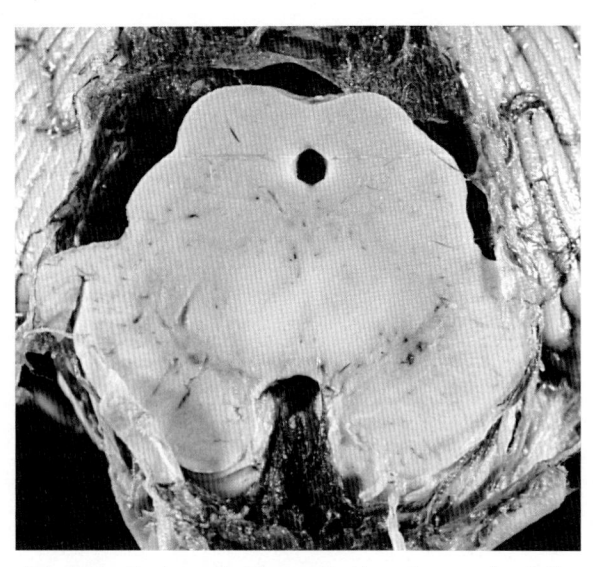

Abb. 5.**28** Postenzephalitischer Parkinsonismus mit vollständiger Depigmentierung der Substantia nigra.

Kombination mit der olivopontozerebellaren Atrophie beschrieben, die dann den Multisystematrophien zugerechnet wurde.

**Klinik:** Betroffen sind Erwachsene des mittleren Lebensalters, ausnahmsweise auch Jugendliche. Im Vordergrund des Symptombildes stehen Bewegungsverarmung, Rigor, Sprech- und Schluckstörungen, Amimie und Mikrographie. Als initiales Symptom kann eine orthostatische Hypotension vorhanden sein. Psychische Störungen können das neurologische Bild begleiten. Neben sporadisch auftretenden Erkrankungen kommt eine autosomal-dominante Vererbung vor. Die Krankheitsdauer schwankt zwischen 2 und 7 Jahren.

**Neuropathologie:** *Makroskopisch* erkennt man die Atrophie des Neostriatums, vielfach begleitet von Pallidumatrophie (Abb. 5.**29**) und Abblassung der Pars reticularis der Substantia nigra (Abb. 5.**29**).

*Lichtmikroskopisch* wird die Schädigung der GABA-ergen Nervenzellen von Putamen und Kaudatum sichtbar, die zur Pars reticularis projizieren. Das Putamen ist – vor allem in seinen laterokaudalen Abschnitten – stärker betroffen als das Kaudatum. Die Markscheiden im äußeren Pallidumglied, die vom Putamen dort hinziehen, sind dünn und abgeblaßt.

In den atrophischen Bereichen, vor allem in der Substantia nigra, besteht eine Fasergliose. Die Substantia nigra weist eine Melaninstreuung auf, aber keine Lewy-Körper in den Nervenzellen (Gibb u. Mitarb. 1986). Auffällig ist die Lipofuszinanreicherung und die Anhäufung von Hämatin und Neuromelaninpigment im Putamen (Abb. 5.**30**). Gelegentlich wurden Alzheimer-Degenerationsfibrillen in den kortikalen Neuronen beobachtet (Kosaka u. Mitarb. 1981).

Abb. 5.**29** Striatonigrale Degeneration mit Atrophie des Neostriatums.

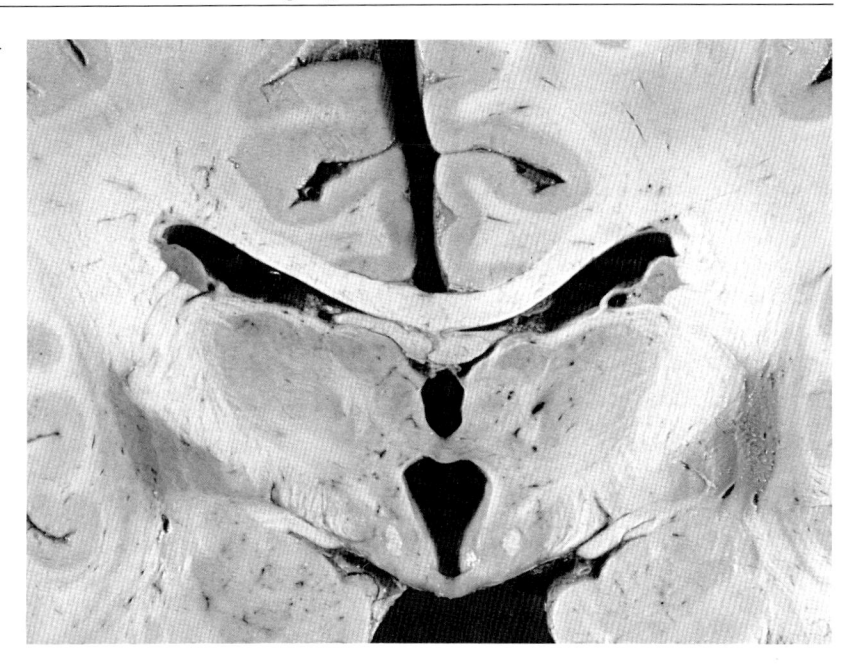

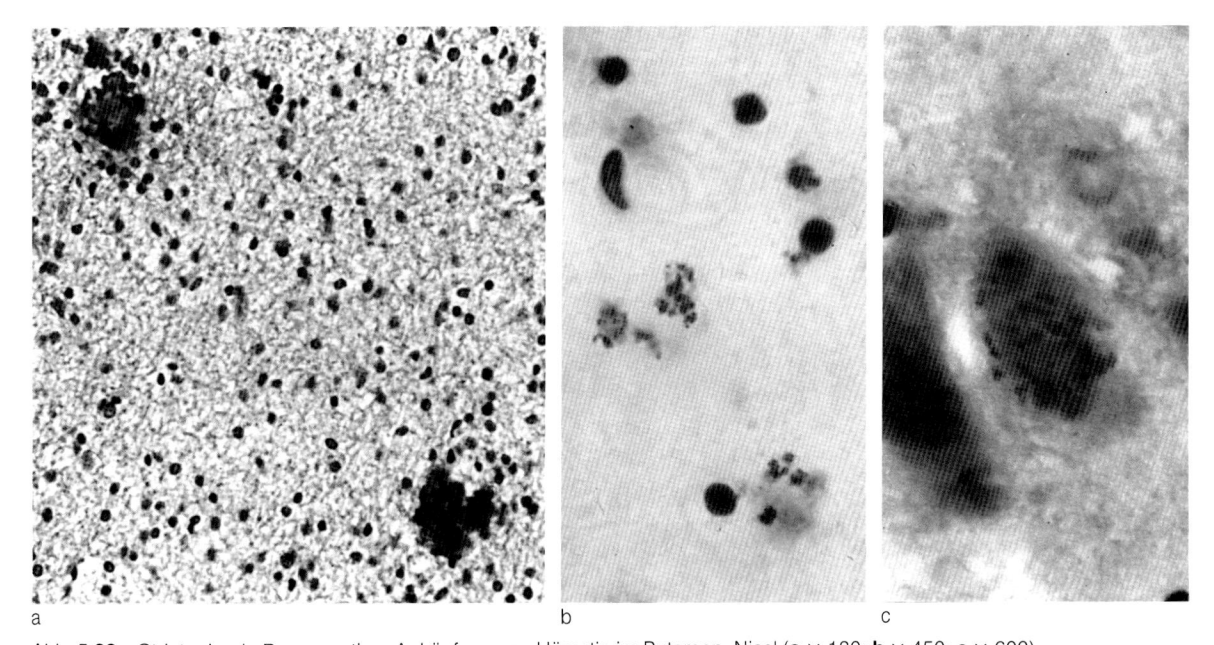

Abb. 5.**30** Striatonigrale Degeneration. Anhäufung von Hämatin im Putamen. Nissl (**a** × 130; **b** × 450; **c** × 600).

## Rett-Syndrom

Das Syndrom wurde zunächst 1966 klinisch beschrieben (Rett 1966). Inzwischen wurden einige neuropathologische Fälle beschrieben (Rett 1977, Jellinger u. Seitelberger 1986).

**Klinik:** Das Syndrom tritt nur bei Mädchen auf. In der Regel manifestiert es sich einige Monate bis 2 Jahre nach der Geburt mit autistischem Verhalten, Verlust gezielter Handbewegungen, Bewegungsstereotypien, Ataxie und Demenz. Der Krankheitsverlauf ist progredient mit einer großen Variationsbreite der Überlebenszeit von 2 Jahren bis über 2 Jahrzehnte. Ein familiäres Vorkommen wurde beschrieben (Hanefeld 1985).

**Neuropathologie:** *Makroskopisch* findet sich eine diffuse Hirnatrophie bzw. Mikroenzephalie mit einer zur Krankheitsdauer korrelierten Abnahme des Hirngewichts.

*Lichtmikroskopisch* erkennt man eine diffuse Rindenatrophie mit leichter Astrozytose und inkonstanten spongiösen Veränderungen in Groß- und Kleinhirnmarklagern ohne Zeichen von Entmarkung, der Dysmyelinisation. Im Nucleus caudatus und vereinzelt im Kortex finden sich reaktive und degenerative Axonschwellungen. Bei der Mehrzahl der Fälle findet sich eine auffallende Hypopigmentierung der Zona compacta nigrae.

*Elektronenmikroskopisch* erkannte man in axodendritischen Synapsen und präterminalen Neuriten Anhäufungen von Vesikeln (Jellinger u. Riederer 1987).

**Pathogenese:** Das klinische Bild wird mit dem Nigrabefund, der das anatomische Substrat für Störungen in dopaminergen striatonigralen Systemen darstellt bzw. mit Veränderungen im Locus coeruleus und den Nuclei raphae (Nomura u. Segawa 1986) in Beziehung gebracht.

## Degenerative Krankheiten des Kleinhirns, Hirnstammes und Rückenmarks

Syn.: spinozerebellare Atrophien

Die häufigen Kombinationsformen, die innerhalb einzelner Gruppen degenerativer Systemerkrankungen vorkommen, rechtfertigen das Zusammenfassen des breiten Spektrums der Heredodegenerationen mit Schwerpunkt im Kleinhirn, Hirnstamm und Rückenmark unter den spinozerebellaren Atrophien. Während eine endgültige Einteilung bis zu einer besseren Kenntnis der Ätiologie dieser Krankheiten zurückgestellt werden muß, wird hier eine Gliederung vorgenommen aufgrund der Hauptlokalisation der pathologischen Veränderungen in Kleinhirnrindenatrophien, Multisystematrophien und spinalen Atrophien.

### *Kleinhirnrindenatrophien*

Bei den systematischen Kleinhirnrindenatrophien gibt es eine Systemwahl nach phylogenetischen Aspekten und nach funktioneller Zuordnung auf das afferente oder efferente Kleinhirnsystem. Die einzelnen Formen können nach dem Schwerpunkt der morphologischen Veränderung weiter charakterisiert werden durch den Zusatz „vom Körnertyp" bzw. „vom Purkinje-Zelltyp". Die Grenzen dieser einzelnen Gruppen überschneiden sich (Ule 1957). Daher wird ein weitgehend klinisches Einteilungsprinzip nach dem Erscheinungsalter und familiären bzw. sporadischen Vorkommen vorgezogen.

### **Angeborene Kleinhirnhypoplasie**

Angeborene Kleinhirnhypoplasien sind unterschiedlicher Genese und zeigen verschiedene Manifestationsformen.

#### Familiäre Vermisaplasie
Syn.: Joubert-Syndrom

Eine familiäre Aplasie des Vermis wurde zunächst von De Haene (1955) beschrieben.

**Klinik:** Schon nach der Geburt fällt eine episodische Hyperpnoe auf, zu der sich später abnorme Augenbewegungen, Ataxie und Retardierung gesellen.

**Neuropathologie:** *Makroskopisch* erkennt man das Fehlen des Vermis. Die mediale Spalte zwischen den Kleinhirnhemisphären wird durch die adhärenten Leptomeningen überbrückt. *Lichtmikroskopisch* finden sich vielfach Heterotopien.

#### Aplasie des Neozerebellums

**Klinik:** Die Kinder weisen unmittelbar nach der Geburt Hypotonie, generalisierte epileptische Anfälle und Atemschwierigkeiten auf. Der Tod tritt im früheren Kindesalter infolge von Aspirationspneumonien ein.

**Neuropathologie:** *Makroskopisch* erkennt man eine ausgeprägte Volumenreduktion (Abb. 5.**31**) des Kleinhirns mit einer zurückgebliebenen Gyrusbildung (Kawagoe u. Jacob 1986).

*Lichtmikroskopisch* findet man im Neozerebellum in den Windungskuppen eine äußere Körnerschicht, eine locker angeordnete innere Körnerschicht und einzelne Purkinje-Zellen. In den Windungstälern sind weniger Körner und keine Purkinje-Zellen erkennbar. Im Neozerebellum fehlt die Markscheidenbildung (Abb. 5.**32**). Das Dentatum zeigt eine Segmentierung in kleine Inseln, die vornehmlich aus protoplasmatischen und fibrillären Astrozyten bestehen (Abb. 5.**33**).

#### Pontozerebellare Hypoplasie

Die hierzu gehörenden Fälle sind von der Kleinhirnrindenatrophie vom Holmes-Typ (s. S. 234) nur nach Manifestationsalter und klinischem Bild zu unterscheiden.

**Klinik:** Die geistige Entwicklung bleibt aus. Die Koordinationsstörungen wechseln das Ausmaß. Das klinische Bild bleibt stationär.

**Neuropathologie:** *Makroskopisch* erkennt man, daß die Hinterhauptspole das atrophische Kleinhirn erheblich überragen. Dies ist jedoch am Neugeborenen immer der Fall und daher erst im späteren Alter als pathologisch erkennbar.

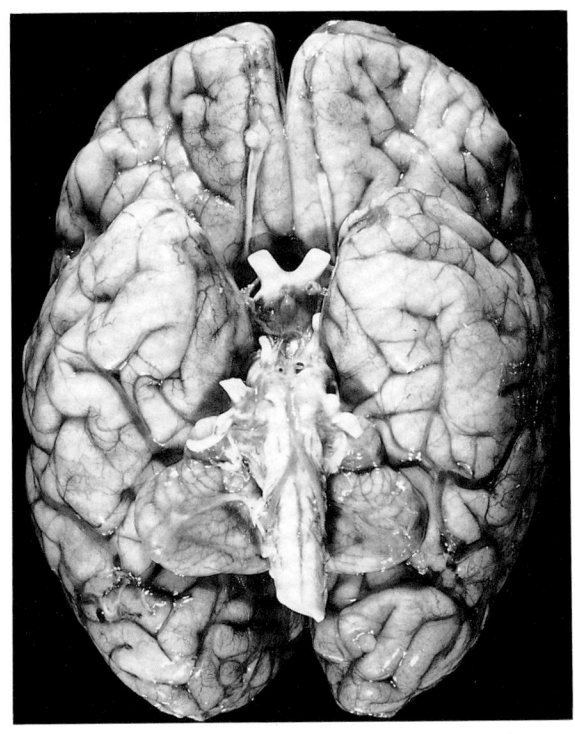

Abb. 5.31 Kleinhirnhypoplasie. Hochgradige Atrophie von Brückenfuß und Kleinhirnhemisphären. Hypoplasie der Corpora mamillaria.

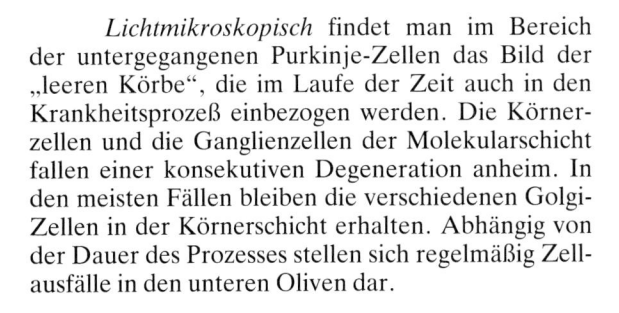

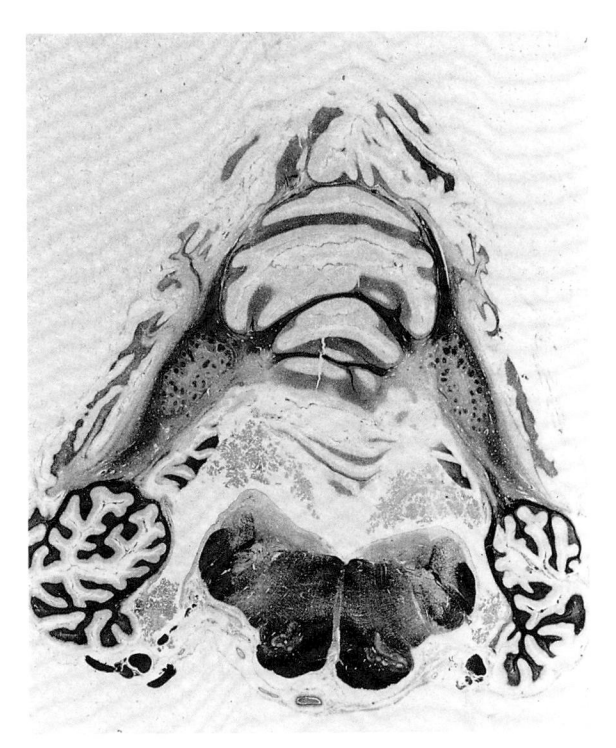

Abb. 5.32 Kleinhirnhypoplasie. Relativ gut entwickelter Wurm und Flocculus. Teilweise fehlende Rindenentwicklung der Kleinhirnhemisphäre. Auffallende Segmentierung des Nucleus dentatus mit Entmarkung von Flies und Hilus. Heidenhain-Woelcke, × 2,5.

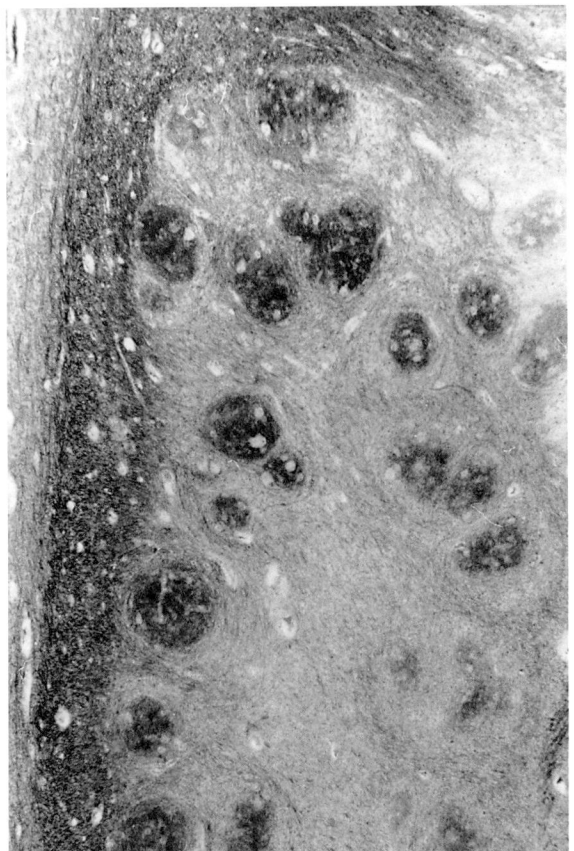

*Lichtmikroskopisch* findet man im Bereich der untergegangenen Purkinje-Zellen das Bild der „leeren Körbe", die im Laufe der Zeit auch in den Krankheitsprozeß einbezogen werden. Die Körnerzellen und die Ganglienzellen der Molekularschicht fallen einer konsekutiven Degeneration anheim. In den meisten Fällen bleiben die verschiedenen Golgi-Zellen in der Körnerschicht erhalten. Abhängig von der Dauer des Prozesses stellen sich regelmäßig Zellausfälle in den unteren Oliven dar.

Abb. 5.33 Kleinhirnhypoplasie. Segmentierung des Zellbandes des Nucleus dentatus in Zellnester mit zahlreichen bemarkten Axonen. Heidenhain-Woelcke, × 20.

## Erblich-familiäre Kleinhirnrindenatrophie

Syn.: Holmes-Typ der spinopontozerebellaren Heredodegeneration, zerebelloolivare Atrophie Critchley und Greenfield, zerebellare Ataxie von Pierre Marie.

Pierre Marie (1893) und später Londe (1895) hatten eine Reihe von Fällen mit einer dominant vererbten Ataxie späteren Beginns, bei denen es sich jedoch um pathologisch-anatomisch unterschiedliche Krankheitsbilder handelte, die mit den morphologisch gut abgegrenzten Fällen von Holmes (1907) nicht immer übereinstimmten.

**Klinik:** Die Ataxie mit Intentionstremor und choreiformer Unruhe beginnt nach der Pubertät – meist nach dem 3., gelegentlich nach dem 7. Lebensjahrzehnt. Ein früherer Beginn sowie eine Akzeleration des Manifestationsalters bei aufeinanderfolgenden Generationen wurde beschrieben. Hirnnervenstörungen und später auch eine Demenz kommen hinzu. Der Erbmodus ist in der Regel autosomaldominant.

**Neuropathologie:** *Makroskopisch* ist das Kleinhirn hochgradig atrophisch (Abb. 5.**34**). *Lichtmikroskopisch* finden sich außer einer Kleinhirnrindenatrophie vom Purkinje-Zelltyp mit besonderer Ausprägung in orodorsalen Abschnitten auch eine konsekutive Olivenatrophie. Die Purkinje-Zellen sind weitgehend ausgefallen (Abb. 5.**35**) und in Metallimprägnationen erkennt man das Bild der „leeren Körbe".

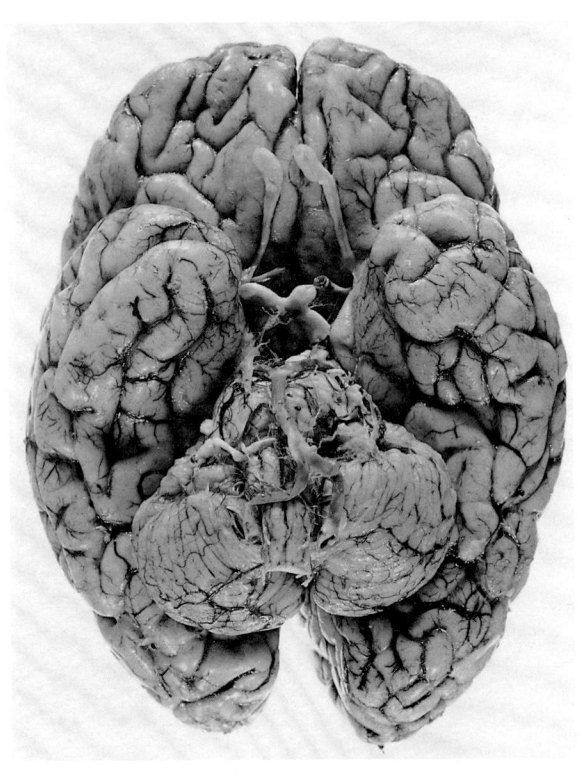

Abb. 5.**34** 69jährige Frau. Kleinhirnrindenatrophie vom Holmes-Typ. Die Hinterhauptspole des Großhirns überragen das atrophische Kleinhirn.

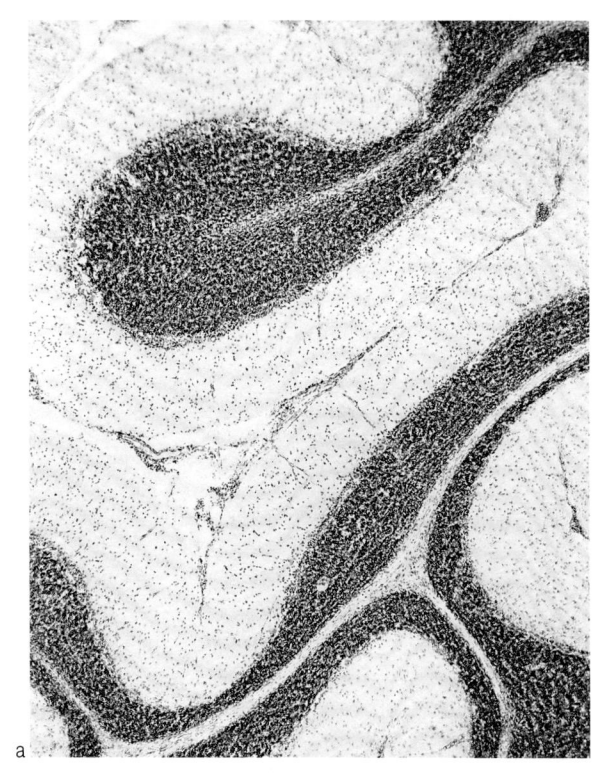

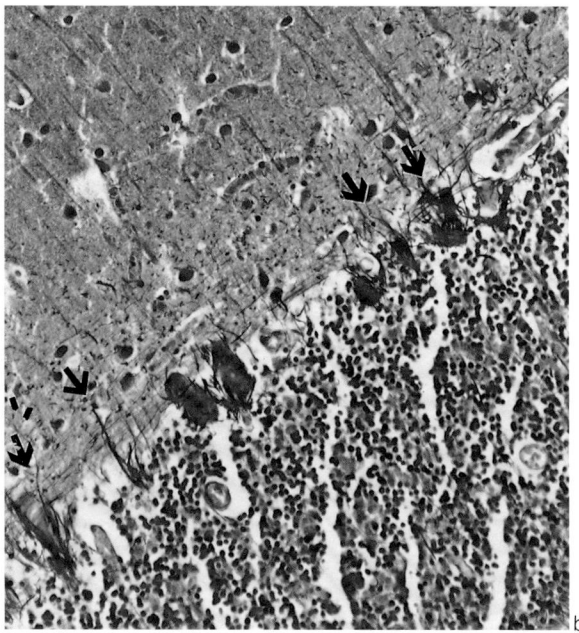

Abb. 5.**35a** Kleinhirnrindenatrophie; weitgehende Lichtung der Purkinje-Zellschicht. Nissl, × 40.

Abb. 5.**35b** Leere Körbe anstelle der untergegangenen Purkinje-Zellen. Bielschowsky, × 180.

In den stärker atropischen Kleinhirnarealen ist die Molekular- und Körnerschicht ebenfalls betroffen und deutlich verdünnt.

### Olivozerebellare Atrophie
Syn.: Myoklonusepilepsie baltischen Typs

Unter den Myoklonusepilepsien verschiedener Ätiologien gibt es eine Gruppe mit einer Systemdegeneration der Oliven und des Kleinhirns, die vor allem in Finnland beschrieben wurden (Kostimiemi u. Mitarb. 1974) und daher als myoklonische Epilepsie baltischen Typs bezeichnet wurde (Elridge u. Mitarb. 1983).

**Klinik:** Die Krankheit beginnt im spätinfantilen oder juvenilen Alter mit einer generalisierten Epilepsie, die sehr bald an Schwere zunimmt und zu der sich vor allem nicht epileptische Myoklonien gesellen.

**Neuropathologie:** *Lichtmikroskopisch* findet man einen Nervenzellverlust in den unteren Oliven und eine unterschiedlich ausgeprägte zerebellare Atrophie vom Purkinje-Zelltyp.

### Angeborene Kleinhirnrindenatrophie vom Körnertyp
Syn.: kongenitale nicht progressive zerebellare Ataxie

Das Krankheitsbild wurde zunächst von Batten (1905) beschrieben.

**Klinik:** Die Patienten fallen schon im ersten Lebensjahr durch Ataxie und mentale Retardierung auf, die in der Regel keine Progressivität zeigen. Wenn keine interkurrenten Erkrankungen zum Tode führen, können sie das Erwachsenenalter erreichen.

**Neuropathologie:** *Makroskopisch* ist in der Regel eine Kleinhirnatrophie festzustellen. *Lichtmikroskopisch* erkennt man das fast vollständige Fehlen der Körnerzellen bei gut erhaltenen Purkinje-Zellen, die Axonauftreibungen und Dendritenveränderungen in Form von „Elchschaufeln", „Morgensternen" und „Stachelkugeln" zeigen können (Escourolle u. Mitarb. 1982).

### Okulorenales zerebellares Syndrom

Hunter u. Mitarb. (1982) beschrieben mehrere Mitglieder einer Familie mit Retardierung, Choreoathetose, spastischer Diplegie, progressiver tapetoretinaler Degeneration und Glomerulopathie. Die Krankheit führte am Ende der 1. oder Anfang der 2. Dekade zum Tode. Neuropathologisch fand man eine Atrophie der Körnerschicht.

### Nicht angeborene sporadische Kleinhirnrindenatrophien

Die bei Erwachsenen sporadisch auftretenden Kleinhirnrindenatrophien können lokalisiert oder diffus vorkommen.

*Lokalisierte Kleinhirnrindenatrophie (Spätatrophie des Kleinhirns)*

Die klassische Beschreibung dieser Form stammt von Marie, Foix u. Alajouanine (1922).

**Klinik:** Die Störungen setzen meist nach dem 55. Lebensjahr ein mit ganz langsam fortschreitender Gang- und Standunsicherheit. Die durchschnittliche Verlaufsdauer beträgt 10 bis 20 Jahre und mehr.

**Neuropathologie:** *Makroskopisch* erkennt man eine symmetrische, auf die orodorsalen Kleinhirnabschnitte beschränkte Rindenatrophie, welche die Unterfläche des Kleinhirns frei läßt (Abb. 5.**36**). *Lichtmikroskopisch* zeigt die Rinde in den betroffenen Gebieten einen Ausfall der Purkinje-Zellen mit leeren Körben. Im Vlies des Zahnkerns kommt es zu einer Lichtung, besonders der orodorsalen Abschnitte, und in den unteren Oliven findet sich ein Zellausfall im dorsomedialen Band mit entsprechender Lichtung der olivozerebellaren Bahn.

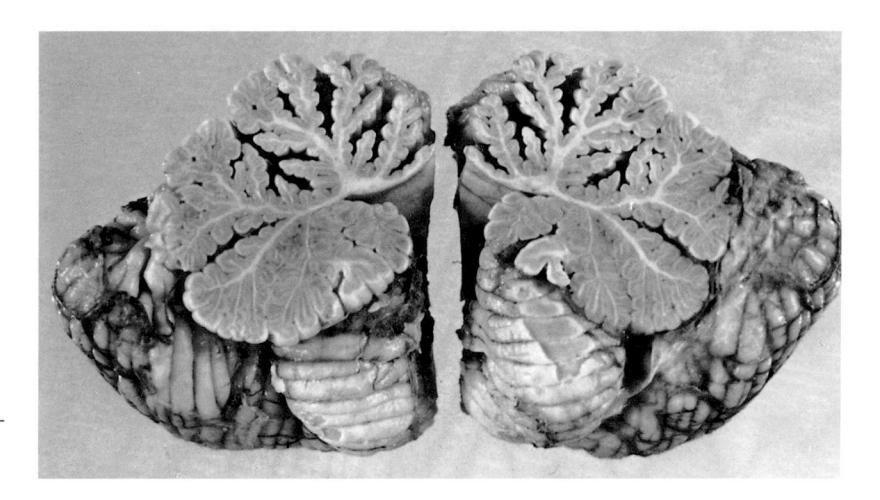

Abb. 5.**36** Lokalisierte Rindenatrophie der orodorsalen Kleinhirnabschnitte.

*Diffuse Kleinhirnrindenatrophie*

Die Zugehörigkeit der spontanen, subakut verlaufenden diffusen Kleinhirnrindenatrophien zur Gruppe der degenerativen Systematrophien ist zweifelhaft. Eine toxische Genese wird angenommen. In einigen Fällen sind Karzinome, Alkoholismus, Nikotinabusus und nutritive Störungen nachweisbar (Solheid u. Mitarb. 1986).

## Multisystematrophien

Die Hauptgruppe der spinozerebellaren Atrophien wird durch Krankheiten gebildet, die Stammganglien, Mittelhirn und Hirnnervenkerngebiete mit ihren Verbindungen zum Kleinhirn befallen.

Unter der Bezeichnung „Multisystematrophie" werden von verschiedenen Autoren unterschiedliche Syndrome zusammengefaßt. Zur Definition der Multisystematrophie gehört die Tatsache, daß die betroffenen Systeme keine unmittelbare physiologische Beziehung zueinander haben. Deswegen nimmt die olivopontozerebellare Atrophie gegenüber den übrigen Multisystematrophien eine Sonderstellung ein.

### Olivopontozerebellare Atrophie

Syn.: erblich-familiäre Brückenfuß-Oliven-Atrophie, spinopontozerebellare Heredodegeneration vom Typ Menzel, hereditäre Ataxie Marie-Nonne, sporadische olivopontozerebellare Atrophie, Déjerine-Thomas-Typ der olivopontozerebellaren Atrophie, Marksklerose des Kleinhirns

Eine erste genaue anatomisch-pathologische Beschreibung der Krankheit wurde von Menzel (1891) unter der Bezeichnung hereditäre Ataxie und Kleinhirnatrophie gegeben. Déjerine u. Thomas (1900) beschrieben die ersten sporadischen Fälle und führten die Bezeichnung „olivopontozerebellare Atrophie" ein. Die Tatsache, daß bei der Mehrzahl der Fälle andere Systeme betroffen sein können, führte zu der Annahme, daß „reine" Fälle von olivopontozerebellarer Atrophie nicht existieren und die Krankheit unter die Multisystematrophien einzuordnen sei. Ihre Häufigkeit und die charakteristischen Verteilungsmuster ihrer Hauptveränderungen rechtfertigen jedoch ihre Abgrenzung. Die vornehmlich klinische Einteilung in sporadische und familiäre Fälle ist ebenfalls gerechtfertigt, wird aber hier nicht weiter verfolgt.

**Klinik:** Die ersten Erscheinungen können sowohl im früheren Kindesalter, vor allem in den hereditären Fällen, als auch später bis in das Erwachsenenalter und sogar im Senium (Sigwald u. Mitarb. 1963) auftreten. In Familien mit Patienten aus mehreren Generationen wurde ein früheres Manifestationsalter in den späteren Generationen beobachtet (Colan u. Mitarb. 1981). Die Krankheit manifestiert sich mit seltenen Ausnahmen erst im höheren Lebensalter nach dem 50. Lebensjahr. Die zerebellare Ataxie zuerst an den Beinen, später auch an den Armen, stellt das Hauptsymptom dar. Hirnnervenstörungen kommen vor, und Erblindung war in mehreren Familien vorhanden. Sehr oft stellen sich nach einigen Jahren Störungen des peripheren Nervensystems (Mano u. Mitarb. 1983), der Blasen- und Mastdarmfunktion sowie des autonomen kardiovaskulären Systems ein (Mitake u. Mizutani 1987). Im weiteren Verlauf entwickelt sich oft ein Parkinson-Syndrom (Kohler 1986), das die Kleinhirnsymptomatik weitgehend überdecken kann. In den Spätstadien kommt es häufig zu einer Demenz.

Der Krankheitsverlauf beträgt durchschnittlich 15 Jahre, bei Patienten mit einem früheren Manifestationsalter länger. Die sporadische Form hat einen kürzeren Verlauf. Ein besonders foudroyanter Verlauf, der in einigen Monaten zum Tode führte, wurde auch beobachtet (Barontini u. Mitarb. 1983). Sowohl rezessiver als auch dominanter Erbmodus sind möglich.

**Neuropathologie:** Die unterschiedliche Ausprägung der neuropathologischen Veränderungen läßt sich meistens nicht bestimmten klinischen Formen zuordnen. Die heterogenen Veränderungen kommen gelegentlich auch innerhalb einer betroffenen Familie vor (Colan u. Mitarb. 1981). *Makroskopisch* fällt eine starke Atrophie des Kleinhirns (Abb. 5.**37**) und eine Verschmächtigung des Brückenfußes sowie der Medulla auf (Abb. 5.**38**).

*Lichtmikroskopisch* erkennt man den Nervenzellverlust in den einzelnen Teilen des Brückenfußgraues. Soweit noch Ganglienzellen erhalten sind, zeigen sie das Bild der primären Reizung („Fischaugenzellen"), sind geschrumpft oder im Zustand des körnigen Zerfalls. Das Olivenband ist verschmälert, die Olivenzellen sind weitgehend verschwunden (Abb. 5.**39**), die restlichen stark geschrumpft. Die Glia zeigt hier – wie auch im atrophischen Brückenfuß – eine deutliche Kernvermehrung und einen dichten Faserfilz.

Der Nucleus arcuatus ist gewöhnlich ebenfalls mit seinen Fasern in den Prozeß einbezogen. Der Hilus und oft auch das Vlies der Oliven sind abgeblaßt, desgleichen die äußeren ventralen und dorsalen Bogenfasern und der Tractus olivocerebellaris. Brückenfuß und -arm sind verschmälert und entmarkt (Abb. 5.**40**).

Im Kleinhirn bleibt das Dentatum-Bindearm-System mit dem Vlies von dem Prozeß verschont und hebt sich scharf vom übrigen degenerierten Hemisphärenmark ab (Abb. 5.**41**).

Die Purkinje-Zellen können hochgradig reduziert und die Körnerschicht stärker gelichtet sein. Die verbleibenden Purkinje-Zellen zeigen in der Golgi-Imprägnation Dendritenverlust und abnorme Spines (Fujisawa u. Nakamura 1982). Die transneuronale Degeneration kann sich unter Umständen über das Purkinje-Neuron auch auf dem Zahnkern fortsetzen.

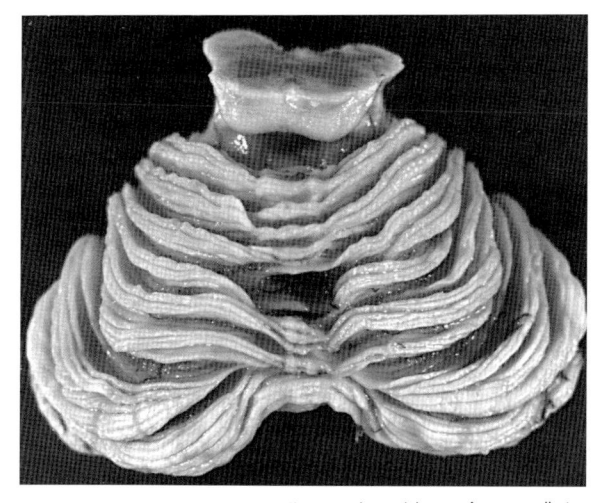

Degenerative Krankheiten des Kleinhirns, Hirnstammes und Rückenmarks 237

Abb. 5.**37** Olivopontozerebellare Atrophie. Ausgeprägte Atrophie des Kleinhirns.

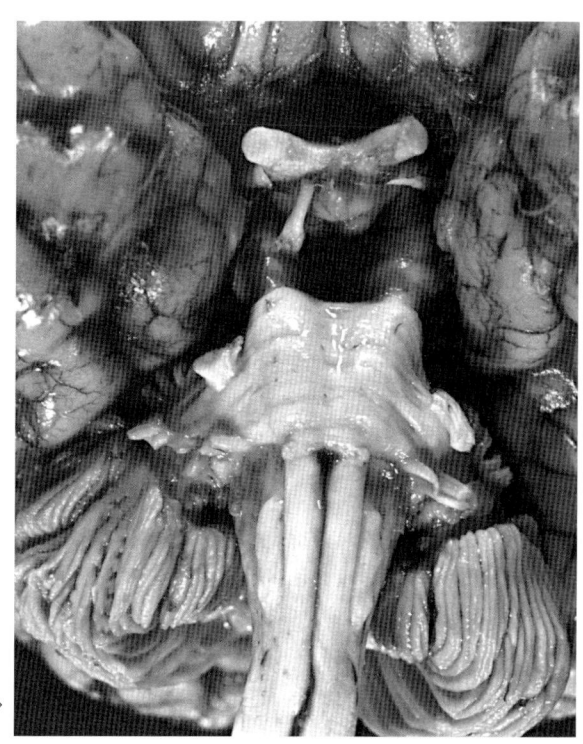

Abb. 5.**38** Olivopontozerebellare Atrophie des Brückenfußes und der Medulla.

In einem neuropathologisch untersuchten Fall von olivopontozerebellarer Atrophie mit Glutamatdehydrogenasemangel wurde eine generalisierte neuronale Lipofuszinspeicherung festgestellt (Chokroverty u. Mitarb. 1984). Bei Patienten mit Erblindung fand sich in der Netzhaut ein weitgehender Verlust der Ganglienzellen sowie der Stäbchen und Zapfen.

*Elektronenmikroskopisch* fanden Petito u. Mitarb. (1973) degenerative Veränderungen in Dendriten, Axonen und Perikaryen der Purkinje-Zellen mit Anhäufungen von Mitochondrien und weitgehendem Fehlen von normalen zerebellaren Glomerula. Axonschwellungen, die Mitochondrien und konzentrische lamelläre Körper beinhalten, wurden von Agamanolis u. Mitarb. (1986) beschrieben.

**Pathogenese:** Perry (1984) fand vier verschiedene Typen von olivopontozerebellaren Atrophien, in Abhängigkeit von Ab- oder Zunahme von Glutamin- und Asparaginsäure, γ-Aminobuttersäure (GABA) und Taurin in verschiedenen Hirnregionen. Plaitakis (1984) fand eine Abnahme der Glutamatdehydrogenaseaktivität sowohl in autosomal-rezessiv als auch in dominant vererbten olivopontozerebellaren Atrophien. Korrelationen zwischen den Konzentrationen verschiedener Neurotransmitter und Nervenzelluntergängen im Dentatum, in den unteren Oliven und der Kleinhirnrinde wurden festgestellt (Kanazawa u. Mitarb. 1985). Die Annahme scheint berechtigt, daß die exzitotoxischen Aminosäuren in einem Teil der Syndrome ein gemeinsames pathogenetisches Glied darstellen.

### Angeborene Multisystematrophien

Bei Kindern mit manifesten neurologischen Störungen zur Zeit der Geburt sind gelegentlich degenerative Veränderungen verschiedener Systeme zu beobachten (Herrick u. Mitarb. 1983). Eine Kleinhirnhypoplasie (s. S. 232) ist nahezu in allen Fällen vorhanden. Pathogenetisch wird ein in utero einsetzender Prozeß angenommen.

## 238  5 Degenerative Erkrankungen

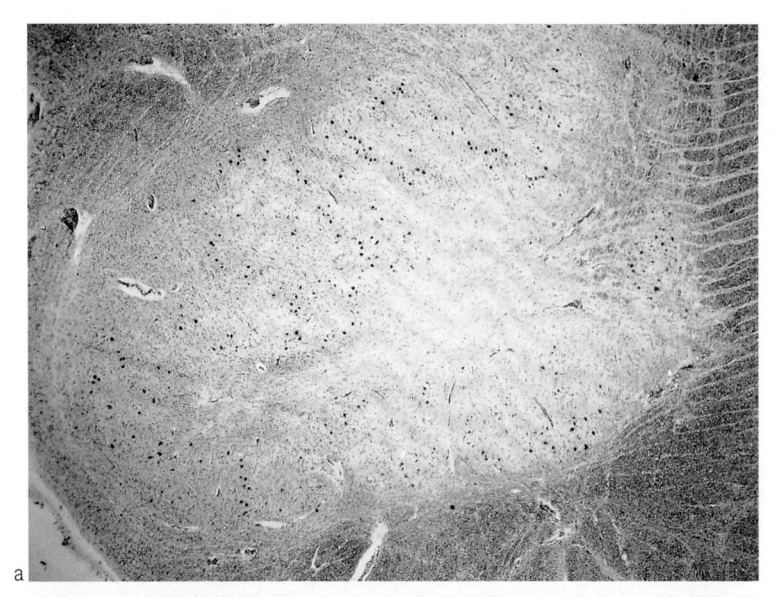

Abb. 5.**39** Olivopontozerebellare Atrophie. **a** Weitgehender Ausfall der Nervenzellen in den Oliven. **b** Normal. Nissl, × 40.

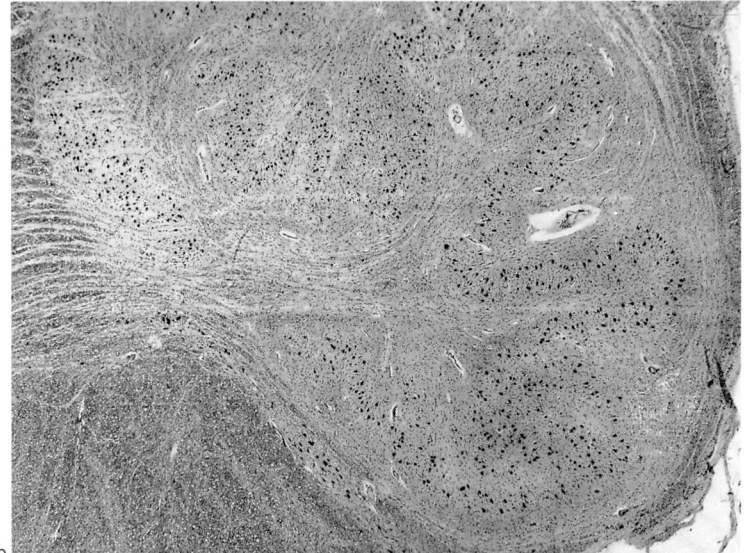

Abb. 5.**40** Entmarkung des Brückenarmes. Heidenhain-Woelcke, × 3,5.

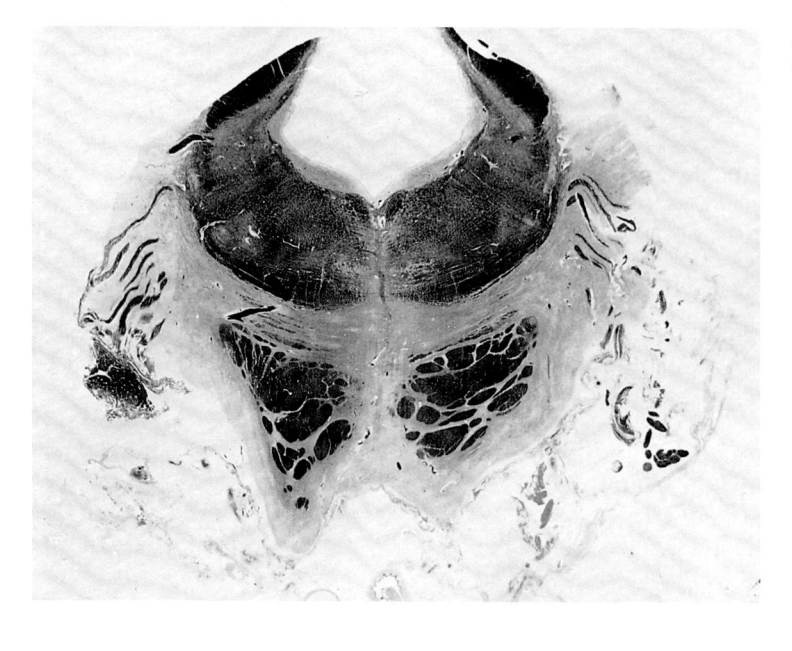

## Supranukleäre Lähmung

Syn.: Steele-Richardson-Olszewski-Syndrom, okulofaziale Dystonie, subkortikale argyrophile Dystrophie, subkortikales Alzheimer-Syndrom

Als selbständiges Syndrom wurde es von Steele u. Mitarb. (1964) abgegrenzt.

**Klinik:** Bei den meist 50- bis 70jährigen Patienten finden sich progressive vertikale Blicklähmungen, Dysarthrien und parkinsonistische Symptome mit Rigidität vor allem in der Nackenmuskulatur. Der Tod tritt 5 bis 6 Jahre nach Krankheitsbeginn ein.

**Neuropathologie:** *Makroskopisch* erkennt man eine schwache Pigmentierung bis Depigmentierung der Substantia nigra.

*Lichtmikroskopisch* findet man im Pallidum, Nucleus subthalamicus, Nucleus ruber, Substantia nigra, Tectum und Dentatum Nervenzellausfälle und Fasergliosen, die im Nucleus basalis besonders ausgeprägt sind (Tagliavini u. Mitarb. 1983). Fibrillen, die feiner als die Alzheimer-Fibrillen (Abb. 5.**42**) sind, finden sich im Zellzytoplasma der betroffenen Kerne und darüber hinaus in der Hirnrinde sowie in den Vorder- und Seitenhörnern des Rückenmarks. Gelegentlich zeigen Nervenzellen subkortikaler Strukturen granulovakuoläre Degenerationen.

Eine Abnahme der Dopaminrezeptoren wurde sowohl post mortem (Bokobza u. Mitarb. 1984) als auch in vivo mit PET (Baron u. Mitarb. 1986) nachgewiesen.

*Elektronenmikroskopisch* sind die Fibrillenveränderungen von denjenigen der Alzheimer-Krankheit zu unterscheiden (Ghatak u. Mitarb. 1980, Takauchi u. Mitarb. 1983).

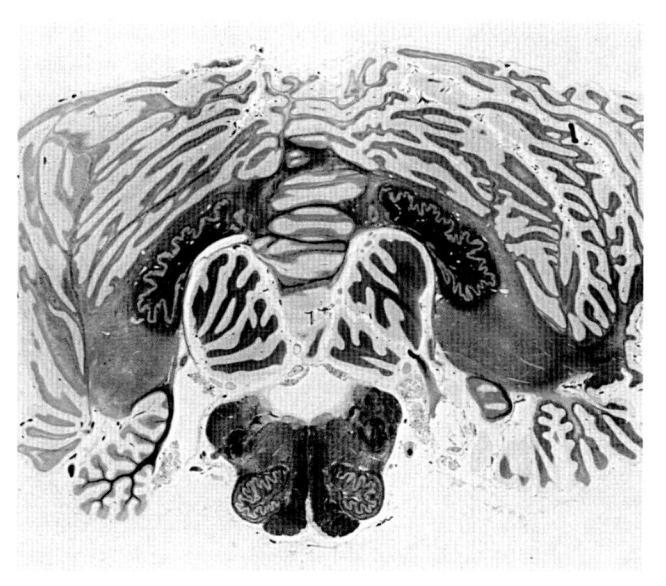

Abb. 5.**41** Entmarkung des Hilus der Oliven und des Kleinhirnhemisphärenmarks mit Verschonung des Dentatum-Bindearmsystems. Heidenhain-Woelcke, × 1,5.

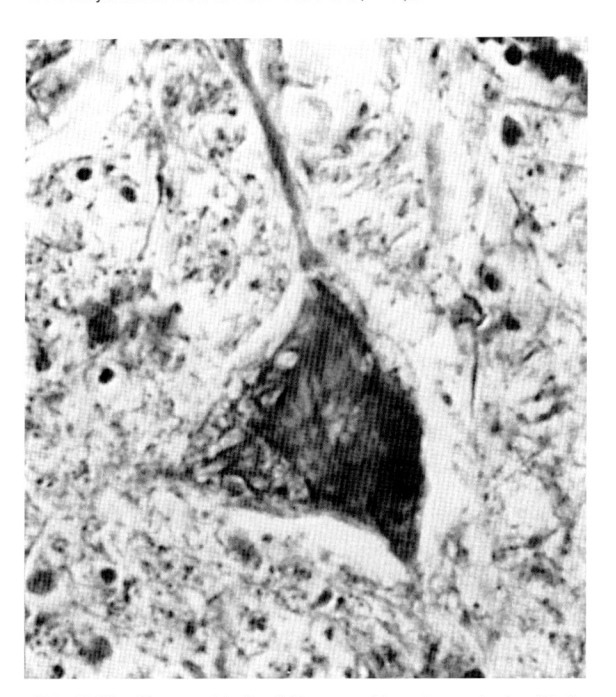

Abb. 5.**42** Supranukleäre Lähmung. Zytoplasmatische Fibrillen. Von Braunmühl, × 750.

## Dentatum-Ruber-Pallidum-Luysi-Atrophie

Syn.: hereditäre dentatorubral-pallidoluysiale Atrophie

Der erste erkannte und vollständig beschriebene Fall stammt von Titeca u. van Bogaert (1946). Diesem Syndrom kann die *Dentatum-Ruber-Atrophie* von Hunt (1917) zugeordnet werden.

**Klinik:** Iizuka u. Mitarb. (1984) unterschieden einen ataxochoreoathetoiden Typ, einen Pseudo-Huntington-Typ, der vor allem in Japan beobachtet wurde, und einen myoklonisch-epileptischen Typ (Pfeiffer u. Comb 1985). Meist beginnt die Krankheit im Erwachsenen-, gelegentlich im juvenilen Alter mit Kleinhirnsymptomen, denen sich nach 6 bis 10 Jahren hyperkinetische Störungen anschließen können. Der Vererbungsmodus ist autosomal-dominant (Naito u. Oyanagi 1982).

**Neuropathologie:** *Makroskopisch* erkennt man eine Atrophie des Dentatums sowie des äußeren Pallidums und der Brückenhaube.

*Lichtmikroskopisch* findet man einen hochgradigen Nervenzellverlust im Pallidum und Dentatum, meistens auch im Nucleus subthalamicus und weniger ausgeprägt im Nucleus ruber. Gelegentlich sind die unteren Oliven, Colliculus rostralis und Thalamus betroffen. Entmarkungen und Axondegeneration sieht man im Pedunculus cerebellaris superior, Ansa lenticularis und Hilus des Dentatums. Die betroffenen Kerne und Bahnen weisen eine reaktive Gliose auf. Gegenüber der olivopontozerebellaren Atrophie wird das unterschiedliche Verhalten der Katecholamin- bzw. GABA-involvierten Enzyme hervorgehoben (Iizuka u. Hirayama 1986).

## Dyssynergia cerebellaris myoclonica

Syn.: maligne familiäre Polymyoklonie, Ramsay-Hunt-Syndrom

Das Krankheitsbild wurde von Hunt (1921) beschrieben, ihre Eigenständigkeit als nosologische Entität aber oft angezweifelt.

**Klinik:** Zu den Myoklonien kommen epileptische Anfälle, Gang- und Tiefensensibilitätsstörungen hinzu.

**Neuropathologie:** Eine Degeneration des Nucleus dentatus und Bindearms fand sich in der Mehrzahl der Fälle, die neuropathologisch untersucht wurden. Die degenerativen Veränderungen griffen aber meistens in weitere Gebiete des Groß- und Kleinhirns sowie des Hirnstamms und Rückenmarks über. In einigen Fällen mit typischem klinischem Bild können die Veränderungen im Dentatum fehlen.

## Machado-Joseph-Krankheit

Syn.: Azores-Krankheit, Nigralspinale Nucleus-dentatus-Degeneration mit Ophthalmoplegie

Nakano u. Mitarb. (1972) sowie Woods u. Schaumburg (1972) beschrieben die Krankheit bei mehreren Mitgliedern von Familien portugiesischer Herkunft, inzwischen wurde sie auch bei nicht portugiesischen Patienten beobachtet (Jain u. Maheshwari 1986).

**Klinik:** Eine *I. Form,* bei der die extrapyramidalen und pyramidalen Zeichen dominieren, beginnt um das 25. Lebensjahr. Die *II. Form* beginnt zwischen dem 35. und 50. Lebensjahr mit pyramidalen und zerebellaren Störungen, gelegentlich Parkinsonismus. Die *III. Form* beginnt zwischen 40 und 60 Jahren mit Ataxie, peripherer Neuropathie und symmetrischer distaler Muskelatrophie. Bei allen Formen gibt es eine progressive externe Ophthalmoplegie.

**Pathologie:** In der Regel findet man eine unterschiedlich ausgeprägte Denervationsatrophie der Muskeln einschließlich der Zunge (Coutinho u. Mitarb. 1982), besonders schwer in den extraokularen Muskeln.

**Neuropathologie:** *Makroskopisch* erkennt man eine Atrophie der Brücke, der Brachia pontis und des Nucleus dentatus sowie Depigmentierung der Substantia nigra.

*Mikroskopisch* findet man Nervenzellverlust und Gliose in den subthalamischen Kernen, vor allem in der Zona compacta der Substantia nigra (Sakai u. Mitarb. 1983), in den Hirnnervenkernen (Abb. 5.**43**) sowie in den zentralen Kleinhirnkernen. Besonders ausgeprägt ist der Nervenzellverlust in den Vorderhörnern und der Clarke-Säule (Abb. 5.**44**).

Die oberen und mittleren Kleinhirnschenkel, der Lemniscus medialis, die spinothalamischen Bün-

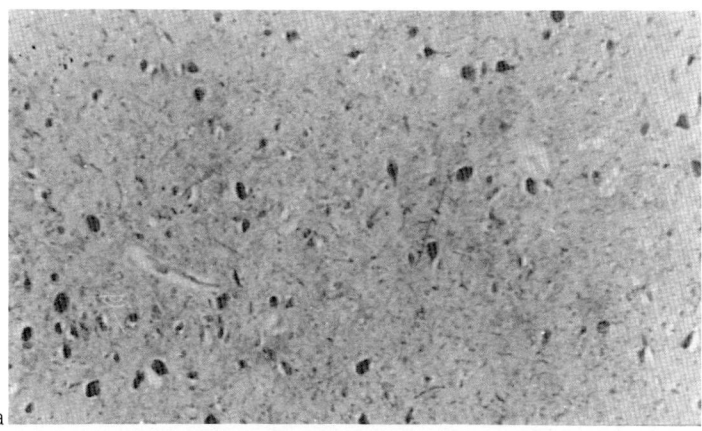

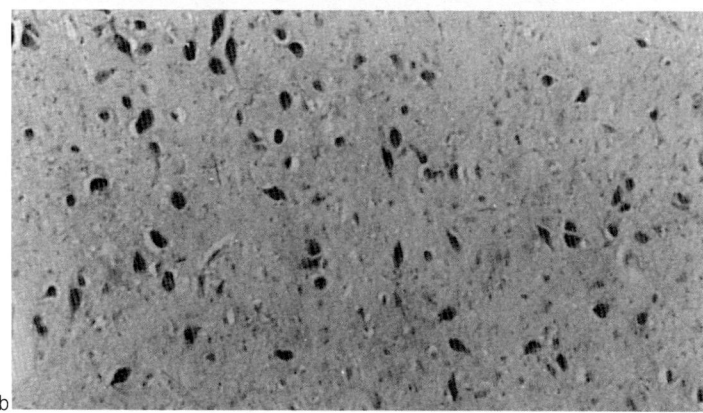

Abb. 5.**43a** Nervenzellverlust und leichte Gliose im N. oculomotorius. **b** Normal. Kluver-Barrera, × 63.

del und der Fasciculus longitudinalis medialis sind atrophisch. Die Spinalganglien und das Ganglion Gasseri zeigen Nervenzellverlust und Hyperplasie der Satellitenzellen (Coutinho u. Mitarb. 1982). In den peripheren Nerven sieht man einen Verlust von bemarkten Nervenfasern.

Pallidonigrale spinale Degeneration

Serratrice u. Mitarb. (1983) berichteten über eine Patientin, die nach 11 Jahren neurologischer Symptome mit Schwäche, Atrophie und Faszikulationen der unteren Extremitäten mit einem striatonigralen Syndrom verstarb. Sie zeigte einen Nervenzellverlust in den Vorderhörnern des Rückenmarks, im Pallidum und in der Substantia nigra.

## Spinale Atrophien

Die geläufigsten dieser vorwiegend im Rückenmark lokalisierten Systematrophien sind die Degeneration der Hinterstränge und -wurzeln einerseits und die Motoneuronatrophien andererseits. Darüber hinaus kommen seltenere Formen vor, die z. T. als Varianten der Friedreich-Ataxie bzw. der amyotrophen Lateralsklerose aufzufassen sind.

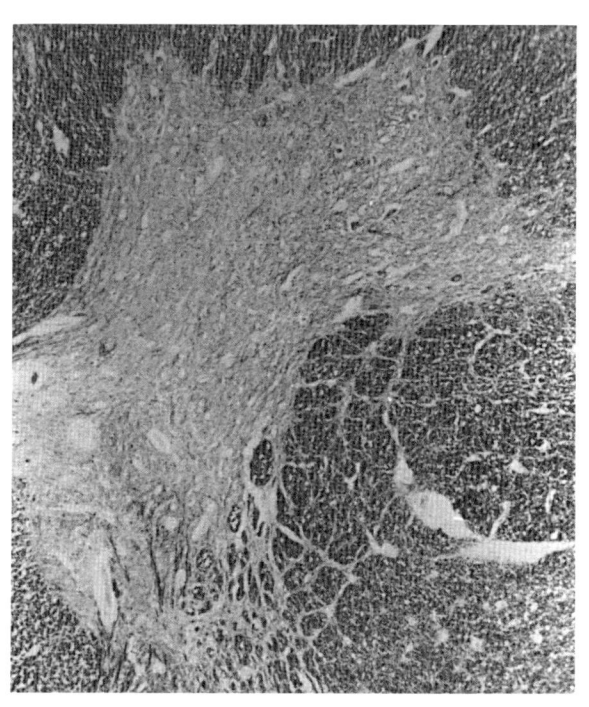

Abb. 5.**44** Machado-Joseph-Krankheit. Weitgehender Ausfall der Nervenzellen im Vorderhorn und in der Clarke-Säule. Kluver-Barrera, × 20.

### Friedreich-Krankheit

Syn.: Friedreich-Ataxie, hereditäre spinale Ataxie, Pierre-Marie-Krankheit

Die Krankheit wurde 1861 von Friedreich als degenerative Atrophie der Hinterstränge beschrieben, die auch auf das Kleinhirn und das verlängerte Mark übergreifen kann (Pierre-Marie-Krankheit).

**Klinik:** Die Krankheit beginnt in der späteren Kindheit oder um das 20. Lebensjahr. Es gibt Verlaufsformen mit autosomal-rezessivem und dominantem Erbgang. In beiden sind die ersten Krankheitszeichen eine sensible Ataxie, Muskelhypotonien, Areflexien, Störungen der Tiefensensibilität und Parästhesien. Später treten zerebellare Ataxie, Sprachstörungen, Nystagmus und Pyramidenbahnzeichen auf. Kyphoskoliosen und der sogenannte Friedreich-Fuß (Pes cavus) sind häufig vorhanden. Zeichen der Kardiomyopathie sind nicht selten. Der ausgeprägte chronische Verlauf kann bis zu 40 Jahren betragen. In den Endstadien verstärkt sich die anfangs leichte Demenz.

**Pathologie:** Häufig erkennt man Herzhypertrophie und eine chronische Myokarditis. Die Muskelfasern weisen hyperchromatische Kerne und granuläres Zytoplasma mit Verlust der Streifung auf.

**Neuropathologie:** *Makroskopisch* hat das stark atrophische Rückenmark seine Konsistenz erhöht. Man erkennt eine Verschmächtigung der Hinterwurzeln und eine Atrophie der Hinterstränge mit Schwerpunkt in den Goll-Strängen. Die Hinter- und Seiten-, zuweilen aber auch die Vorderstrangareale sind von graugelber Farbe.

*Lichtmikroskopisch* sind die Markscheiden in den Hintersträngen geschwunden. Es besteht eine ausgeprägte Fasergliose. Die spinozerebellaren Bahnen sind dorsal stärker betroffen als ventral. Die Nervenzellen der Clarke-Säule und des Nucleus cuneatus, seltener die Pyramidenseiten- und Vorderstränge sind mitbetroffen (Abb. 5.**45**).

Die Veränderungen im Großhirn variieren von Fall zu Fall. Die Purkinje-Zellen sind zum größten Teil ausgefallen und ihre Axone sind ballonförmig aufgetrieben (Torpedos), die Körnerzellschicht ist in fortgeschrittenen Stadien ebenfalls gelichtet.

An den sensorischen Nerven finden sich Lichtungen der myelinisierten Nervenfasern, deren Querschnittgröße stärker als normal variiert. Vor allem die dicken Fasern sind betroffen. Auf Einzelfasern erkennt man die segmentale Entmarkung. In den Spinalganglien sind vor allem die großen Nervenzellen betroffen. Das perineurale Bindegewebe ist vermehrt. *Elektronenmikroskopisch* zeigen die peripheren Neuronen Mitochondrienveränderungen (Munoz-Garcia u. Mitarb. 1988) und die Axone Filamentverdichtungen, vesikuläre Profile sowie dichte Restkörper. Sehr dünne Markscheiden weisen auf Remyelinisationsvorgänge hin.

**Pathogenese:** Eine Verringerung der Alphalipoproteine bei relativ normalen Cholesterol- und Triglyceridwerten (Barbeau, 1980) und Störungen im Pyruvatdehydrogenasekomplex (Stumpf u. Mitarb. 1982) wurden als pathogenetisch bedeutungsvoll angesehen.

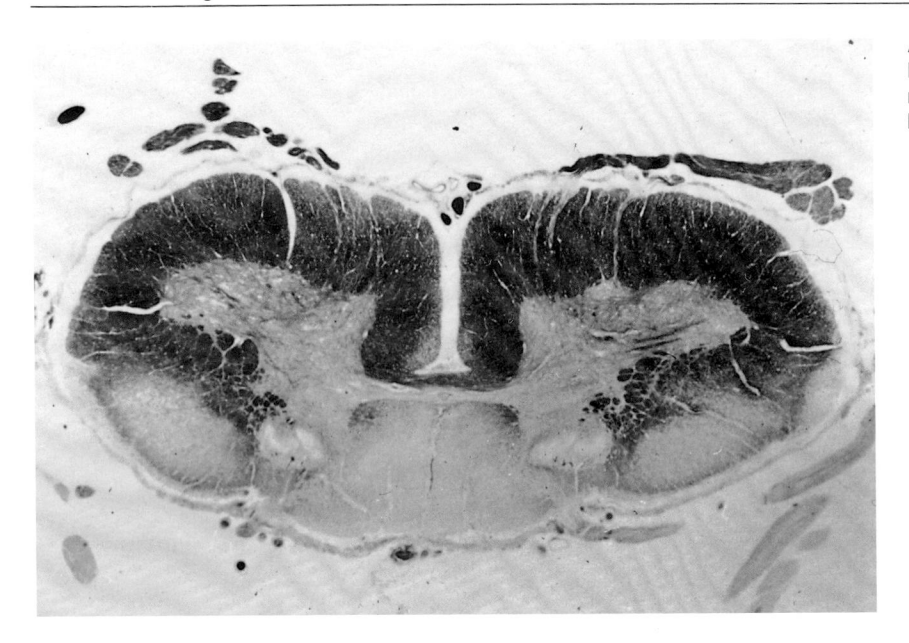

Abb. 5.**45** Friedreich-Ataxie. Entmarkung der Hinter- und Pyramidenseitenstränge. Heidenhain-Woelcke, × 4.

### Hereditäre Ataxie der Hinterstränge
Syn.: Biemond-Krankheit

Die Krankheit wurde zunächst von Biemond (1946) abgegrenzt. Nur wenige Familien sind bis jetzt beschrieben. Spontane Fälle mit einer schweren Degeneration der Hinterstränge und der Hinterwurzeln wurden auch beobachtet (Oppenheimer 1984).

**Klinik:** Sie zeichnet sich durch eine sehr langsame Progressivität mit Taubheit in Händen und Füßen aus, die später zu einem völligen Verschwinden der Hinterstrangsensibilität führt. Alle tiefen Sehnenreflexe und die Mundsensibilität sind verschwunden.

**Neuropathologie:** *Makroskopisch* erscheint das Rückenmark verdünnt.

*Lichtmikroskopisch* erkennt man eine Entmarkung der Hinterstränge und partielle Degeneration der Hinterwurzeln sowie der Trigeminuswurzeln.

### Degeneration der Hinterstränge und der Substantia nigra

Biemond u. Sinnege (1955) beschrieben einen Patienten mit familiärer Friedreich-Ataxie und Parkinsonismus. Das Krankheitsbild ist klinisch und pathomorphologisch von der häufigeren Verknüpfung von olivopontozerebellarer Degeneration und Parkinsonismus (s. S. 227) zu unterscheiden und manifestiert sich in der zweiten Dekade mit Ataxie und Rigidität bzw. Tremor. Epileptische Anfälle kommen auch vor. Das neurologische Bild ist chronisch progredient und führt in wenigen Jahren zum Tode.

**Neuropathologie:** *Makroskopisch* erkennt man eine Atrophie der Hinterstränge und bilaterale Abblassungen der Substantia nigra.

*Lichtmikroskopisch* sind die Hinterstränge vollständig entmarkt und die Axone weitgehend zerstört. Nucleus dorsalis und Clarke-Säule zeigen einen mittelgradigen Nervenzellverlust mit Gliose. In der Substantia nigra sind die Pigmentnervenzellen stark reduziert und die Gliose ausgeprägt.

### Roussy-Levy-Syndrom
Syn.: hereditäre areflektorische Dystasie, Hinterwurzel- und -strangform der spinozerebellaren Degeneration

Roussy u. Levy beschrieben 1926 und 1932 bei sieben Mitgliedern einer Sippe eine heredodegenerative Systemerkrankung, die sie gegenüber der Friedreich-Heredoataxie und der neuralen Muskelatrophie abzugrenzen versuchten.

Einzelne Autoren bestreiten die Eigenständigkeit des Syndroms, andere jedoch halten sie für gesichert (Lapresle 1982).

**Klinik:** Die Leitsymptome sind ein (unregelmäßig) dominanter Erbgang, frühes Manifestationsalter, eine lokomotorische und lokostatische Ataxie geringer Progredienz sowie Hypo- und Atrophien, Sphinkterstörungen und ein dem essentiellen Tremor ähnliches Zittern.

**Neuropathologie:** Inzwischen wurde der Fall I der Roussy- und Levy-Originalfamilie pathologisch-anatomisch untersucht (Lapresle 1986) und dabei eine ausgedehnte Wucherung der Schwann-Zellen mit Bildung von Zwiebelschalen festgestellt. In Biopsien des peripheren Nervs wurde ebenfalls eine hypertrophische Neuropathie mit Bildung von Zwiebelschalen, Reduzierung der internodalen Länge und segmentalen Entmarkung (Barbieri u. Mitarb. 1984) beschrieben.

## Amyotrophische Lateralsklerose

Syn.: ALS, myotrophische Lateralsklerose, progressive Bulbärparalyse

Das Leiden wurde 1869 von Charcot und Joffroy abgegrenzt als Erkrankung des ersten und zweiten Motoneurons. Je nach der Reihenfolge der Beteiligung der spinalen oder der Hirnnerven der Medulla oblongata wird zwischen der amyotrophischen Lateralsklerose und der progressiven Bulbärparalyse unterschieden. Für die Mehrzahl der Autoren stellen beide Krankheitsformen die Manifestationsbreite eines einzelnen Prozesses dar. Im wesentlichen können eine sporadische, eine endemische und eine familiäre Form unterschieden werden. Die Krankheit kommt auch in Kombination mit anderen Systematrophien vor.

### Sporadische Form

Bei der weitgehenden Mehrzahl von Patienten mit ALS handelt es sich um sporadische Fälle.

**Klinik:** Die Krankheit manifestiert sich in der Regel zwischen dem 40. und 70. Lebensjahr. Männer sind bevorzugt betroffen. Als erste Symptome klagen die Patienten über Muskelschwäche und gelegentlich Schmerzen. Je nach Hauptsitz der Schädigung treten später Lähmungen mit Muskelatrophien bzw. spastische Lähmungen auf. Das Bild der Bulbärparalyse ist gekennzeichnet durch Atrophie, Faszikulationen und Parese der Zungen- und Schlundmuskulatur. Die Mehrzahl der Patienten stirbt 3 bis 4 Jahre nach Manifestation der ersten Symptome. Eine juvenile Form weist akute Verläufe zwischen 12 und 18 Monaten auf.

**Neuropathologie:** *Makroskopisch* ist gelegentlich eine Atrophie beider vorderen Zentralwindungen und des Parazentralläppchens erkennbar (Abb. 5.46). Eine Kaliberverringerung der vorderen Wurzeln ist unterschiedlich ausgeprägt, aber in allen Fällen vorhanden (Abb. 5.47). Auf dem Rückenmarksquerschnitt, vor allem zervikal, stellt man eine Verkleinerung, Verhärtung und graugelbe Verfärbung der Vorderhörner und der Pyramidenseitenstrangareale fest.

*Lichtmikroskopisch* erkennt man den Nervenzellausfall vorwiegend der großen motorischen Nervenzellen des Rückenmarks und der motorischen Hirnnervenkerne. Die schwersten Veränderungen findet man in den zervikalen Rückenmarkssegmenten (Abb. 5.48), aber auch lumbosakral ist der Nervenzellverlust deutlich. Von den Hirnnervenkerngebieten ist der Nucleus hypoglossus besonders häufig betroffen, während die Kerngebiete okulomotorischer Hirnnerven (III, IV, VI) mit wenigen Ausnahmen meistens verschont sind. Neben dem Zellverlust finden sich Schattenzellen mit vielfach nur schwacher Darstellung eines geblähten Zelleibes. Abnorme Dendriten und atrophische Axone wurden mit Imprägnationsmethoden nachgewiesen (Nakano u.

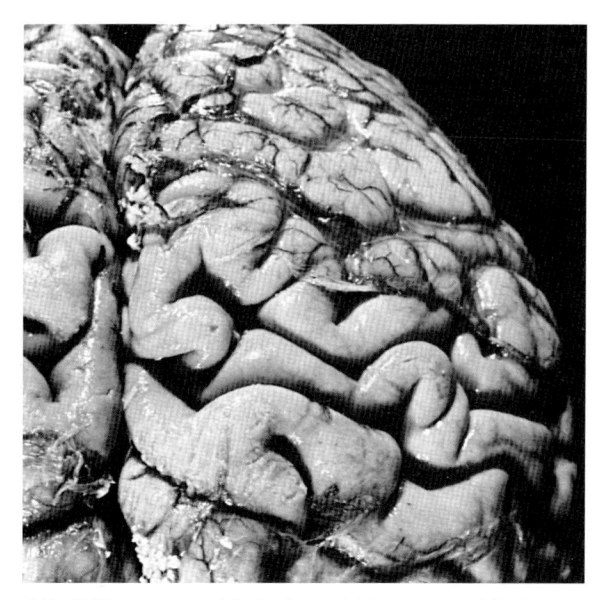

Abb. 5.**46** Amyotrophische Lateralsklerose. Atrophie der vorderen Zentralwindung.

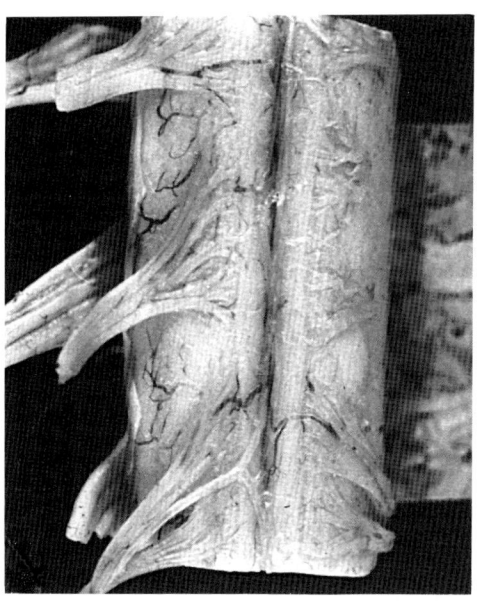

Abb. 5.**47** Amyotrophische Lateralsklerose. Ausgeprägte Kaliberverringerung der vorderen Wurzeln.

Hirano 1983a). Vom Zelluntergang verschont bleibt im sakralen Rückenmark die für Blasen- und Mastdarmregulation wichtige mediale Gruppe der ventrolateralen Vorderhornnervenzellen (Nucleus Onufrowicz) und der intermediolaterale Kern (Sung 1982).

Die Lichtung des Nervenzellbestandes in der Zentralregion ist schwieriger nachzuweisen. Peiffer (1984) empfiehlt folgende Sektionstechnik: Man sucht zuerst am Hemisphärenspalt den Lobulus paracentralis auf, schneidet an dessen vorderem und hinterem Rand frontal, so daß man eine etwa zwei-

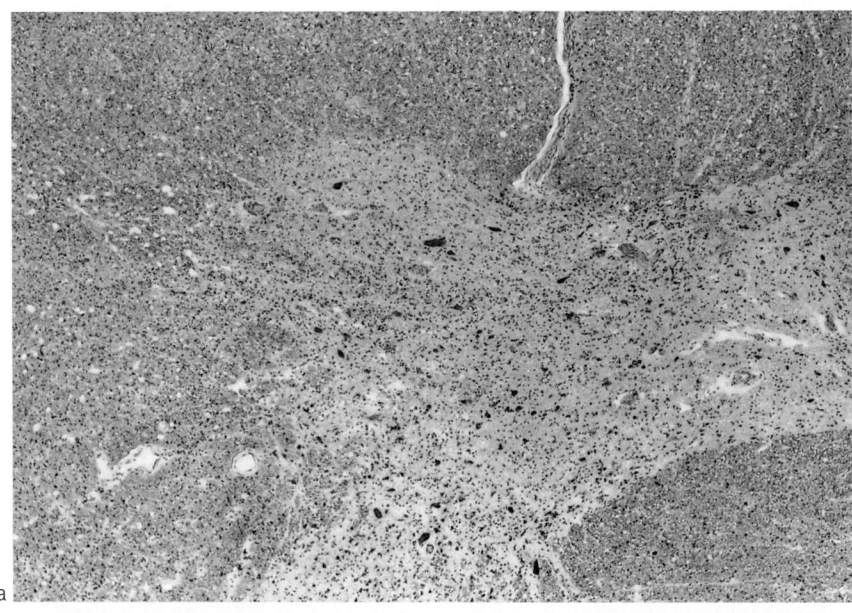

Abb. 5.**48** Amyotrophische Lateralsklerose. **a** Ausfall der großen motorischen Nervenzellen im Zentralmark. **b** Normal. Nissl, × 80.

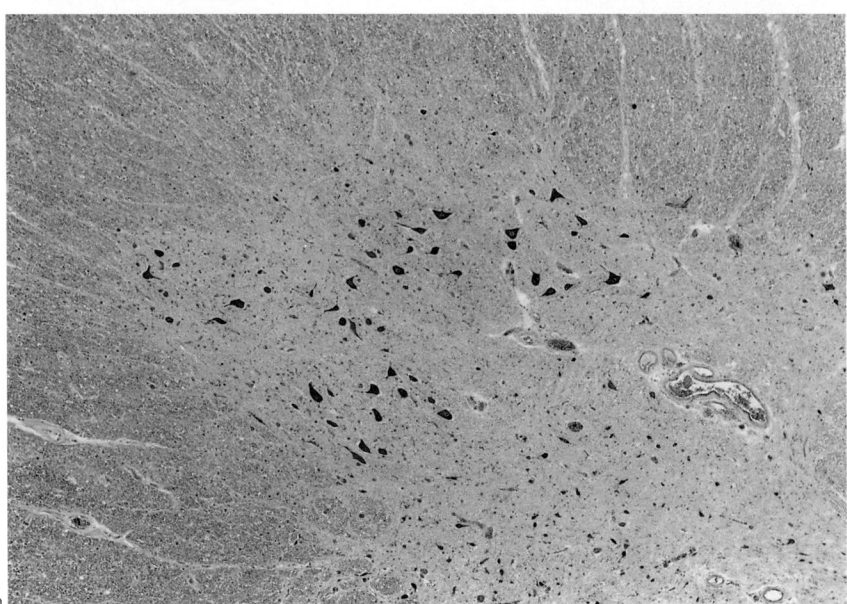

bis dreimal so dicke Frontalscheibe gewinnt wie üblich. Aus dieser Scheibe wird ein bis in das Marklager reichender Block herausgeschnitten, indem mit dem Skalpell ein Schnitt genau quer zu den schräg nach rostroventral verlaufenden Prä- und Postzentralwindungen geführt wird. Durch einen kleinen Horizontalschnitt oberhalb der Stammganglienebene wird dieser Block zum Marklager hin abgetrennt. Aus ihm können Schnitte gewonnen werden, die die Zentralwindungen optimal treffen. Mit der Golgi-Imprägnation erkennt man die Reduzierung des Dendritenbaumes und der Dornfortsätze in den verbleibenden Betz-Zellen (Cohen u. Mitarb. 1983).

Eosinophile Zytoplasmaeinschlußkörperchen (Bunina-Körper) kommen vor allem in den Nervenzellen des Hirnstammes und Rückenmarks vor, aber auch in Betz-Neuronen. Sie sind nicht spezifisch für die ALS (Sasaki u. Mitarb. 1982). Basophile Einschlußkörperchen an jüngeren Patienten sowie gelegentlich Lafora-Körper wurden beobachtet. In der Mehrzahl der Fälle erkennt man in verschiedener Ausprägung die Entmarkung in den Pyramidenseiten- und -vordersträngen (Abb. 5.**49**). Dabei sind sowohl Markscheide als auch Axon der dicken Fasern betroffen. Die dünnen Fasern sind in der Regel ausgespart. Die Astrozytenreaktion im Bereich der entmarkten Pyramidenstränge ist deutlich. Die Fettfärbungen zeigen in einem Teil der Fälle die Lipophagen in den Pyramidenbahnen, im Brückenfuß und vor allem in den Seitensträngen des Rückenmarks.

Abb. 5.**49** Amyotrophische Lateralsklerose. Entmarkung der Pyramidenseitenstränge. Heidenhain-Woelcke, × 5.

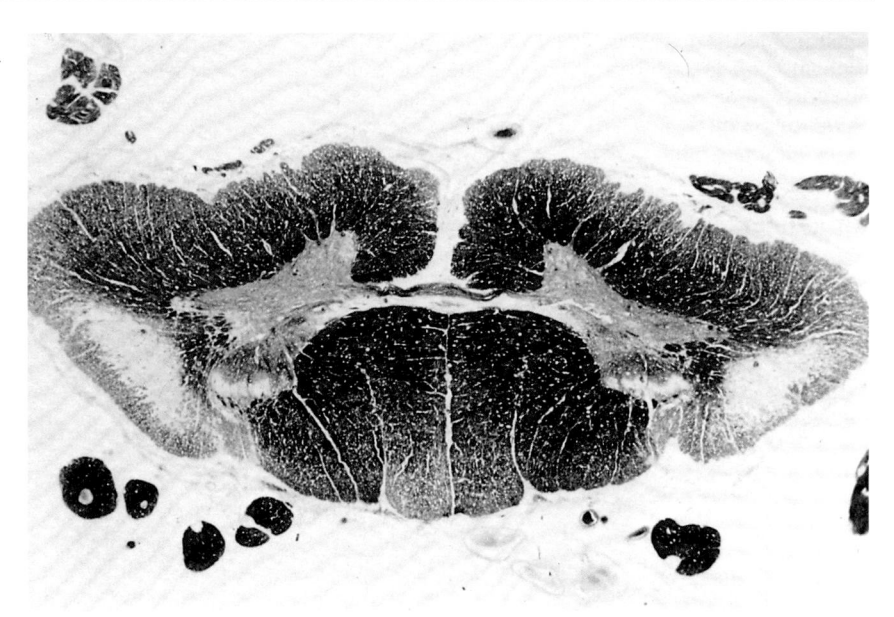

Als Folge der Vorderhorndegeneration findet sich eine Entmarkung der Vorderwurzeln und in der Peripherie das Bild einer neurogenen Muskelatrophie.

*Elektronenmikroskopisch* liegen die Bunina-Körper zwischen Lipofuszingranula und bestehen aus elektronendichten Granula mit unregelmäßigem Profil und von alterierten Zellorganellen umgeben (Sasaki u. Mitarb. 1983). Die basophilen Einschlüsse bestehen aus durcheinander vermengten Tubuli, umgeben von granulärem endoplasmatischem Retikulum und freien Ribosomen. In Suralisbiopsien fanden Ditrapani u. Mitarb. (1986) Anhäufungen von Filamenten, Mitochondrien und Vesikeln als Zeichen eines Dying-back-Prozesses.

### Familiäre Formen

Bei etwa 12% der Patienten ist ein familiäres Vorkommen der amyotrophischen Lateralsklerose nachweisbar.

**Klinik:** Bei einigen der Familien ist der Krankheitsbeginn im Kindesalter (Hudson 1981), in anderen in der Regel um die fünfte Dekade. Die klinische Symptomatik ist durch zusätzliche sensible Ausfälle charakterisiert. In verschiedenen Familien war die ALS mit Demenz assoziiert (Schmitt u. Mitarb. 1984). In ein und derselben Familie kommen Fälle mit einem protrahierten Verlauf bis zu 25 Jahren und andere mit einem ähnlichen Krankheitsverlauf von 1 bis 3 Jahren vor.

**Neuropathologie:** Die neuropathologischen Befunde weichen von dem klassischen Bild der sporadischen ALS insofern ab, als die Atrophie der zentralen Motoneuronen verhältnismäßig gering ist im Vergleich zu dem erheblichen Schwund der peripheren einschließlich der kaudalen Hirnnerven. In 70% der Fälle wurden degenerative Veränderungen in den Hintersträngen und gelegentlich in den spinozerebellaren Bahnen nachgewiesen (Tanaka u. Mitarb. 1984).

*Elektronenmikroskopisch* fand man bei einigen Patienten in der Hirnrinde geschwollene Synapsen mit Anhäufungen von Tubuli und Vesikeln.

### Endemische Form
Syn.: ALS-Parkinson-Demenz-Komplex von Guam

Sowohl bei Bewohnern als auch bei Emigrierten von der Insel Guam (Garruto u. Mitarb. 1980) gibt es eine hohe Inzidenz von ALS-Parkinson-Demenz-Komplex. Auch in West-Neuguinea (Gajdusek u. Salazar 1982) und auf der Halbinsel Kii in Japan wurde ein häufiges Vorkommen festgestellt. Die Variante ist assoziiert mit einer Demenz, gelegentlich mit Parkinsonismus.

**Neuropathologie:** *Lichtmikroskopisch* findet man neben den herkömmlichen ALS-Veränderungen Alzheimer-Fibrillenveränderungen in der Hirnrinde, den Stammganglien, der Substantia nigra und dem Hirnstamm.

**Pathogenese:** Als pathogenetische Mechanismen wurden sowohl Neurotrophenhormonmangel der Muskulatur (Appel 1981) als auch eine Störung der DNA-Reparationsmechanismen in Analogie zur Ataxia teleangiectatica (s. S. 252) und zum Xeroderma pigmentosum (s. S. 252) postuliert (Bradley u. Krasin 1982). Für immunologische Störungen sprechen Befunde, wonach bei einem Teil der ALS-Patienten Antikörper vorliegen, die gegen einen Nervenwachstumsfaktor gerichtet sind (Gurney u. Mitarb. 1984).

Die Beziehungen zwischen den verschiedenen Formen der amyotrophischen Lateralsklerose sind noch nicht geklärt worden. Die Tatsache, daß in der endemischen Form auch philippinische Emigranten auf Guam eine höhere Inzidenz zeigen, weist auf die Bedeutung einer Langzeitexposition mit bestimmten Umweltfaktoren hin (Garruto u. Mitarb. 1981).

### Spastische Spinalparalyse

Syn.: familiäre spastische Paraplegie, primäre Lateralsklerose, Strümpell-Lorrain-Krankheit

Die Krankheit wurde von Strümpell (1880) als nosologische Einheit abgegrenzt. Ihr Vorkommen als reine Degeneration der Pyramidenbahnen wird angezweifelt (Oppenheimer 1984). Für die Mehrzahl der Autoren handelt es sich um eine Variation der amyotrophischen Lateralsklerose unter Beschränkung der Veränderungen auf das erste motorische Neuron.

**Klinik:** Die Krankheit manifestiert sich im mittleren Lebensalter und befällt vielfach mehrere Geschwister. Betroffen sind vor allem die unteren Extremitäten. Kombinationen mit spinozerebellaren Atrophien sind nicht selten. Häufiger als bei der amyotrophischen Lateralsklerose sind Hinterstrangsymptome, insbesondere Störungen des Vibrationsempfindens vorhanden.

**Neuropathologie:** *Makroskopisch* sieht man eine Atrophie der vorderen Zentralwindung, vor allem des Parazentralläppchens. Am Rückenmark sind in „reinen Fällen" äußerlich keine Veränderungen feststellbar. Auf Querschnitten erkennt man nach längerem Krankheitsverlauf eine Verkleinerung der Seitenstrangareale und eine graugelbe Verfärbung im Bereich der Pyramidenseitenstrangbahnen, die meist verhärtet sind.

*Lichtmikroskopisch* besteht bei den seltenen reinen Fällen ein Ausfall von Nervenzellen in der vorderen Zentralregion, vor allem in der 3. und 5. Schicht. Neben einer Zellreduktion finden sich Schrumpfung und Verkleinerung, aber auch eine ballonförmige Schwellung des Zelleibs. Im Silberbild macht sich eine Anschwellung der Dendriten bemerkbar.

Im Markscheidenbild zeichnet sich in der Rinde der vorderen Zentralregion ein Ausfall von Markfasern, vor allem im Stratum supraradiatum, ab, während das Stratum zonale meist intakt ist. Aufhellungen im Marklager der Hemisphären, in der inneren Kapsel und im Brückenfuß können sichtbar sein. Die Pyramiden der Medulla oblongata und der Seitenstrangareale des Rückenmarks vor allem im thorakalen Bereich zeigen Entmarkung und Axonenuntergang. In Fettbildern begegnet man einem Abbau und Abtransport durch Fettkörnchenzellen, die je nach Intensität und Alter des Prozesses in mehr oder weniger dichter Anordnung angetroffen werden. Gemästete Gliazellen kommen nur in geringerer Menge vor. In späteren Stadien setzt eine Gliafaserwucherung ein, und als Restzustand resultiert eine gliöse Narbe.

Vor allem der Fasciculus gracilis, weniger der Fasciculus cuneatus sowie die spinozerebellaren Bahnen können an der Degeneration beteiligt sein (Scholtz u. Swash 1985).

### Spinale Muskelatrophien

Es handelt sich um eine Gruppe unterschiedlich verlaufender, genetisch verankerter Krankheiten, deren emeinsames die primäre Atrophie der motorischen Nervenzellen der Rückenmarkvorderhörner (2. motorisches Neuron) ist.

**Klinik:** Der Grundprozeß manifestiert sich in verschiedenen klinischen Varianten. Bei allen Varianten sind elektromyographisch die Zeichen der Vorderhornschädigung mit Faszikulationen und Denervierungspotentialen zu sehen. Das Faszikulieren kann an der betroffenen Muskulatur, häufiger an der Zungenmuskulatur beobachtet werden. Die intravitale Diagnostik der verschiedenen spinalen Muskelatrophien stützt sich neben den klinischen und neurophysiologischen Daten im wesentlichen auf das Ergebnis der Muskelbiopsie.

#### Infantile Form

Syn.: Werdnig-Hoffmann-Krankheit, infantile progressive spinale Muskelatrophie, Amyotonia congenita Oppenheim

Die Krankheit wurde zunächst von Werdnig (1891a u. b) und Hoffmann (1893) beschrieben (Abb. 5.**50**). Bei der kongenitalen Form ist eine schlaffe Muskelhypotonie schon in den ersten Lebenswochen erkennbar. Bevorzugt betroffen sind die proximalen Extremitäten- und die Stammuskeln. Das Krankheitsende tritt nach wenigen Jahren auf und wird gewöhnlich durch aufsteigende Lähmungen im Sinne der Bulbärparalyse bestimmt. Bei einer eher chronischen Variante mit etwas späterem Manifestationsalter finden sich Verläufe bis zu 10 und mehr Jahren.

#### Juvenile Form

Syn.: Wohlfart-Kugelberg-Welander-Krankheit

Man unterscheidet einen Peronealtyp mit distal betonten Atrophien, einen mit Atrophien im Bekkengürtel, bei dem häufig Pseudohypertrophien der Waden vorkommen und der dem geläufigen Wohlfahrt-Kugelberg-Welanderschen Typ entspricht. Schließlich einen skapulohumeralen Typ mit bevorzugtem Befall des Schultergürtels. Alle drei Typen können sich auch erst im Erwachsenenalter manifestieren und erreichen lange Überlebenszeiten. Der Wohlfahrt-Kugelberg-Welander-Typ kommt als autosomal-rezessiv vererrbare, als autosomal-dominante und als X-chromosomal-rezessive Variante vor. Der skapuloperoneale Typ ist autosomal-dominant vererblich, ebenso der peroneale Typ.

Abb. 5.**50** Werdnig-Hoffmann-Krankheit. Vorderhorn des zervikalen Rückenmarks. Chromatolyse (☆), Neuronophagie (→) und Schrumpfung der Nervenzellen (←). Nissl, × 450.

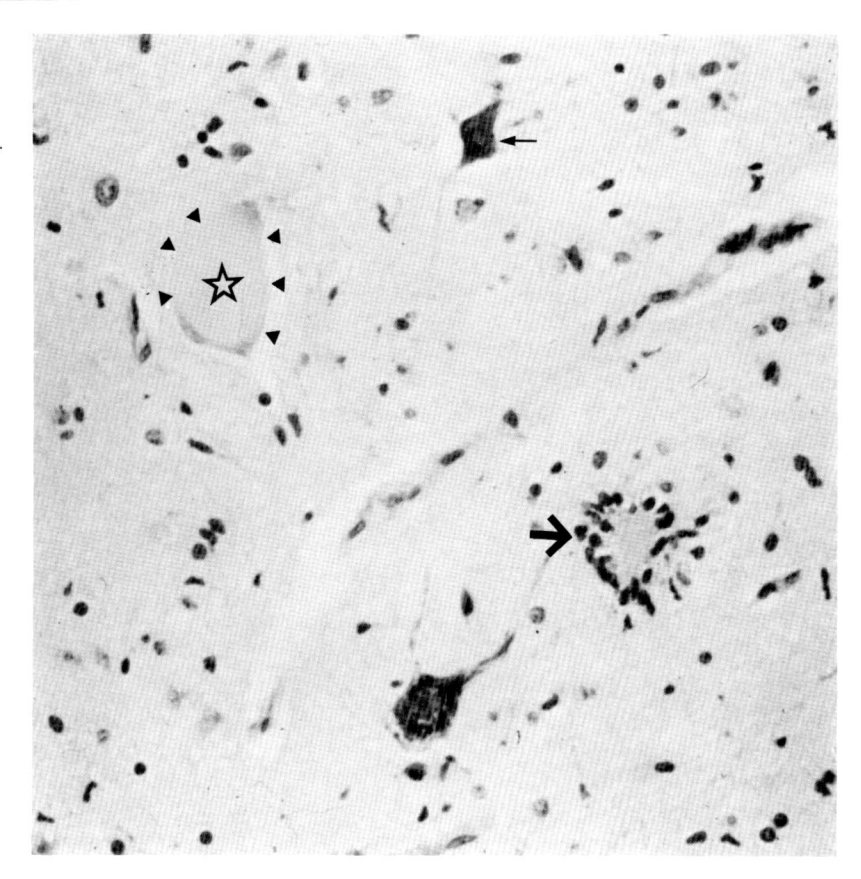

### Adulte Form
Syn.: Duchenne-Aran-Krankheit

Die Erwachsenenform mit distalem Beginn und häufig der skapuloperoneale Typ setzen erst um das 30. Lebensjahr ein und haben einen sich auf mehrere Dezennien erstreckenden Verlauf. In der Regel führen sie zu starken Atrophien und entsprechenden Behinderungen.

**Neuropathologie:** *Makroskopisch* zeigt sich eine Verkleinerung, Verhärtung und braungraue Verfärbung der Vorderhörner und eine Atrophie der vorderen Wurzeln, deren Kaliber dünner als die der normalerweise schlankeren hinteren Wurzeln ist. Besonders eindrucksvoll ist die Verkleinerung der Vorderhörner im Bereich des Lumbal- und Zervikalmarks. Im Thorakalmark sind die Vorderhörner normalerweise geringer entwickelt. Die betroffenen Muskeln, die vielfach eine blaßbraune Verfärbung aufweisen, sind ebenfalls atrophisch.

Bei der Werdnig-Hoffmann-Krankheit kann es zu einer weitgehenden Lichtung des Nervenzellbestandes in den Vorderhörnern der überwiegend betroffenen Rückenmarkregionen kommen.

Die verbliebenen Nervenzellen sind bei der infantilen Form vielfach chromatolytisch. Häufig trifft man auch auf stark geschrumpfte Nervenzellen. Gelegentlich kommen Nervenzelldegenerationen auch in den motorischen Kernen der Medulla oblongata und der Brücke sowie im Thalamus vor.

In den Vorderwurzeln sind die dicken bemarkten Fasern verschwunden, und man findet die schon von Werdnig (1894) beschriebenen glialen Bündel, die eosinophil erscheinen und sonst nur selten in anderen Krankheiten beobachtet wurden (Ghatak u. Nochlin 1982).

*Elektronenmikroskopisch* bestehen die glialen Bündel aus astrozytären, mit Filamenten durchsetzten und gelegentlich mit Schlußleisten verbundenen Zellfortsätzen. Jedes Bündel wird durch eine Basalmembran abgegrenzt und von den benachbarten Bündeln durch einen extrazellulären Raum mit Kollagenfasern (Hirano u. Frias-Llena 1982) getrennt.

### Infantile neuronale Degeneration

In einer Reihe von Fällen, die klinisch als Werdnig-Hoffmann-Erkrankung diagnostiziert wurden, fand man Veränderungen in einer größeren Ausbreitung. Sie wurden in der Regel als atypische Fälle beschrieben, aber Steinmann u. Mitarb. (1980) forderten aufgrund der von ihnen untersuchten 14 Fälle eine Abgrenzung unter der Bezeichnung „infantile neuronale Degeneration". Neben dem Verlust an Motoneuronen finden sich auch Veränderungen in der Clarke-Säule auf thorakaler Ebene, der spinozerebellaren und pyramidalen Bahnen und der Hinter- und Seitenstränge. Es wurden auch Veränderungen in den motorischen Kernen des Hirnstamms, den Oliven, den Brückenkernen, den Purkinje-Zellen, dem Nucleus dentatus und Thalamus, den Stammganglien, im N. opticus und in den peripheren Nerven festgestellt.

### Degeneration der unteren Hirnnervenkerne

Es gibt zwei gut abgegrenzte Krankheiten, bei denen der Verlust an Motoneuronen besonders die unteren Hirnnervenkerne betrifft. Bei der *Fazio-Lunde-Krankheit* beginnen die Lähmungen der Hirnnerven im früheren Lebensalter. Der Krankheitsverlauf ist unregelmäßig progredient und führt nach einer Zeit von 9 Monaten bis 8 Jahren zum Tode. Einige der Fälle waren sporadisch, andere familiär. In Fällen, die zur Autopsie kamen, fand man einen Verlust der motorischen Nervenzellen, der Kerne der Hirnnerven III, IV, V, VI, VII, X und XII (Gomez 1975, Alexander u. Mitarb. 1976).

Bei dem *Braun-Vialetto-VanLaere-Syndrom (pontobulbäre Lähmung mit Taubheit)* beginnt die Krankheit meistens in der 2. Lebensdekade, und das erste Symptom ist in der Regel eine plötzlich auftretende Taubheit, begleitet von verschiedenen Hirnnervenlähmungen. Die Krankheit kommt häufig familiär mit autosomal-rezessivem Erbgang vor. Frauen erkranken doppelt so häufig wie Männer. Das klinische Bild ist charakterisiert durch einen unregelmäßig schubartigen Verlauf ohne eigentliche Remissionen (Gallai u. Mitarb. 1981; Brucher u. Mitarb. 1981).

*Lichtmikroskopisch* finden sich Nervenzellverluste in den motorischen Kernen der Hirnnerven VII bis XI, seltener auch in den Kernen des motorischen Trigeminus des Okulomotorius und im Vorderhorn des Rückenmarks. Im N. cochlearis findet man einen hochgradigen Verlust an Nervenfasern und starke Gliose im Nucleus cochlearis ventralis.

## Degenerative Erkrankungen des autonomen Nervensystems

### Familiäre Dysautonomie

Syn.: Riley-Day-Syndrom, hereditäre sensorische Neuropathie Typ III Dyck und Otha

Die Krankheit wurde zunächst von Riley u. Mitarb. (1949) entdeckt. Sie kommt vor allem bei Aschkenasim-Juden vor. Die Richtigkeit der Diagnose bei nichtjüdischen Patienten wurde bisher angezweifelt (Poser 1982).

**Klinik:** Die Krankheit ist meistens schon nach der Geburt manifest und zeigt mit zunehmendem Alter eine langsame Progredienz. Neben dem Fehlen von Tränenflüssigkeit (Alakrimie) und dem Vorhandensein einer Kornealhypästhesie fällt ein fehlendes Geschmacksempfinden und eine Unempfindlichkeit gegenüber Schmerzen sowie die mangelhafte Temperaturkontrolle auf. Hinzu kommen Koordinationsstörungen und Dysästhesien.

**Neuropathologie:** Entmarkungen in der Substantia reticularis der Brücke, in der Medulla und in den Hintersträngen sowie eine Verminderung der kleinen intermediären Motoneuronen, der Purkinje-Zellen sowie der Nervenzellen in den spinalen und peripheren autonomen Ganglien wurden beschrieben.

### Orthostatische Hypotension

Syn.: Shy-Drager-Syndrom, orthostatische, idiopathische Hypotension, Multisystematrophie mit orthostatischer Hypotension

Das Syndrom wurde schon 1933 von Barker anhand eines eigenen Falles und weiterer Fälle der Literatur klinisch beschrieben. Der erste pathologisch-anatomisch untersuchte Fall wurde von Shy und Drager (1960) mitgeteilt.

**Klinik:** Die Krankheit kann in der Adoleszenz beginnen, aber die Mehrzahl der Patienten erkrankt in der fünften oder sechsten Dekade. Beim Aufrichten und Stehen kommt es zum abnormen Blutdruckabfall mit erhöhter Atemfrequenz ohne kompensatorischen Herzfrequenzanstieg (asympathikotone Hypotonie). Bei Patienten mit multiplen Systemdegenerationen kommt es zu Blasen- und Mastdarmstörungen, Ophthalmoplegie, Amnesien und Intentionstremor. Vielfach besteht auch eine neurogene Muskelatrophie.

**Neuropathologie:** Die melaninhaltigen Nervenzellen der Substantia nigra sind verringert und die Astrozyten vermehrt. In der Mehrzahl der Fälle wurden Lewy-Körper gefunden. Man erkennt eine deutliche Verminderung der Zahl der Neuronen des Nucleus intermediolateralis und des Vorderhorns des thorakalen und lumbalen Rückenmarks. Mannen u. Mitarb. (1982) machten auf Veränderungen der autonomen Neurone des sakralen Rückenmarks, vor allem des Onuf-Kerns, aufmerksam. Man kann auch Degenerationen der kortikobulbären, kortikospinalen, extrapyramidalen und zerebellaren Bahnen sowie der Oliven beobachten (Abb. 5.**51**). Eine verminderte adrenerge Innervation der Gefäße wurde vornehmlich bei Patienten mit reiner orthostatischer Hypotension festgestellt (Bannister u. Mitarb. 1981).

*Elektronenmikroskopisch* wurde im peripheren Nerv ein selektiver Verlust von dünnen bemarkten und unbemarkten Nervenfasern sowie das Vorkommen von multilamellaren Schwann-Zellen-Fortsätzen beobachtet (Tohgi u. Mitarb. 1982).

Abb. 5.**51** Shy-Drager-Syndrom. Starke Gliose in den Oliven. Kanzler-Färbung.

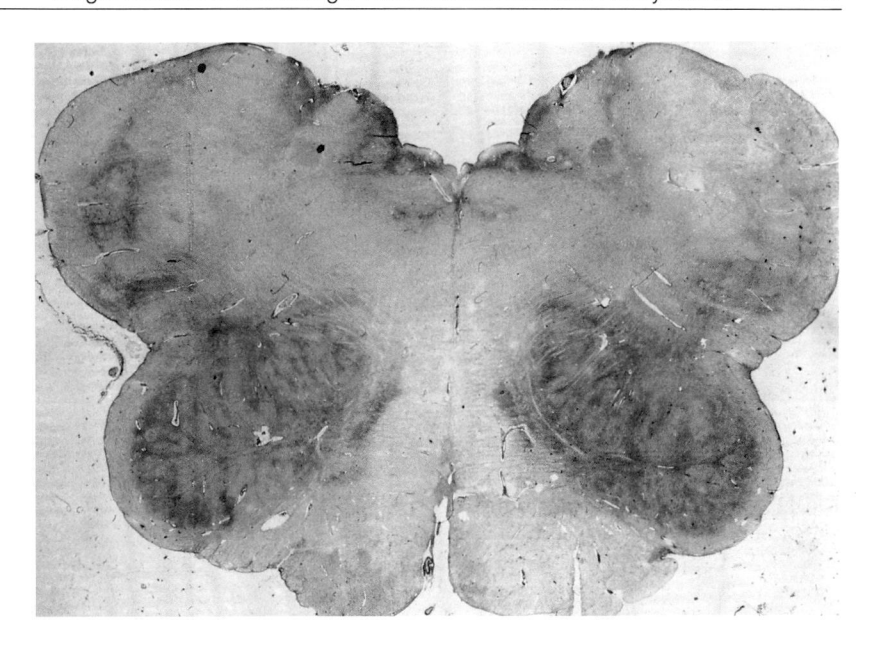

**Pathogenese:** Die Zahl der Dopaminrezeptoren an den Nervenzellen der Substantia nigra ist wie beim Morbus Parkinson vermindert (s. S. 227), im Unterschied zu diesem aber zusätzlich auch an den Nervenzellen des Nucleus caudatus.

## Hirschsprung-Syndrom

Unter dem Überbegriff des Morbus Hirschsprung wird eine Anzahl von Krankheiten mit dem Symptom der chronischen Obstipation im Kindesalter zusammengefaßt.

### Das aganglionäre Segment (klassische Form des Megacolon congenitum, Morbus Hirschsprung)

Bei dieser Form fehlen in einem unterschiedlich langen Dickdarmabschnitt die Ganglienzellen des Auerbach- und Meißner-Plexus vollständig. In einem Teil der Fälle findet man abnorm dicke Nervenfaserbündel in der Submukosa. Die Acetylcholinesterasereaktion in der Schleimhaut ist stark gesteigert (Abb. 5.**52**). Weit mehr als die Hälfte der Kinder weisen eine deutlich bis sehr stark ausgeprägte Fibrose der Darmwand auf. Gelegentlich zeigt sich eine Umwandlung der Lamina muscularis mucosae in eine Ring- und Längsmuskelschicht. Die Anzahl der Ganglienzellen im Plexus myentericus und submucosus der an die Aganglionose angrenzenden Schnittebene ist stark vermindert.

Eine *Hypoganglionose* kann auch als eigenständiges Krankheitsbild auftreten. Sie kann erworben sein als Folge entzündlicher Darmerkrankun-

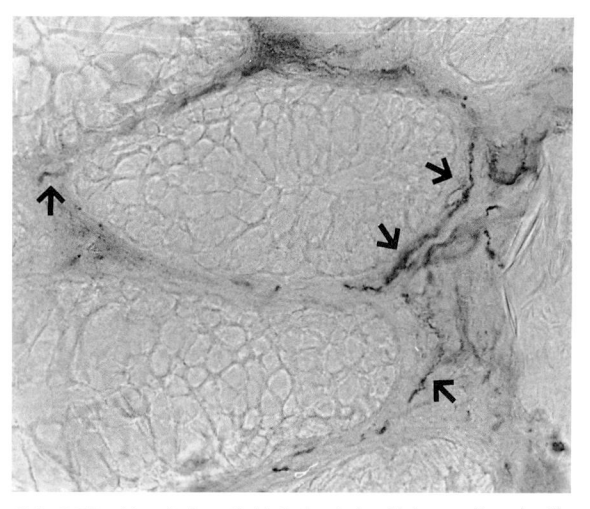

Abb. 5.**52** Megakolon. Schleimhaut des Kolons mit undeutlicher Acetylcholinesterase und positiven Nervenfasern. × 800.

gen, ischämischer Zustände und einer chronischen Koprostase. Das *ultrakurze Segment* ist eine Sonderform des Morbus Hirschsprung. Sie betrifft nur das untere Drittel des Rektums und den Analkanal.

### Neuronale Kolondysplasie

Die Neuronale Kolondysplasie weist die klinische Symptomatik eines Morbus Hirschsprung, aber im Gegensatz zum Morbus Hirschsprung eine Aplasie oder Hypoplasie der sympathischen Innervation des Plexus myentericus auf. Sie ist durch Hyperplasie und morphologische Veränderungen der Ganglienzellen des Plexus myentericus und/oder submucosus und mäßiggradige Erhöhung der Acetylcholinesterasereaktion gekennzeichnet. Fakultativ treten eine Versprengung von Nervenzellen und glatter Muskulatur in die Lamina propria mucosae und eine Hypoplasie der Lamina muscularis mucosae hinzu (Reifferscheid u. Flach 1982, Sacher u. Mitarb. 1982).

### Dysganglionose

Die klinische Symptomatik entspricht der der anderen Erkrankungen aus dem Formenkreis des Morbus Hirschsprung, verläuft meist allerdings weniger akut, und histologisch läßt sich das Krankheitsbild in keine der genannten Gruppen einordnen. Die intramuralen Plexus sind angelegt und enthalten Ganglienzellen, die aber in ihrer Funktion gestört sind und meist schon durch eine verminderte Größe, vor allem aber auch durch ein gestörtes enzymhistochemisches Verhalten auffallen. Gelegentlich fällt eine erhebliche zahlenmäßige Diskrepanz auf zwischen den Nervenzellen, die sich im HE-Präparat, und denen, die sich in der NADH-Färbung darstellen.

## Angeborene Hirnveränderungen mit Muskeldystrophie

Eine Reihe angeborener Muskeldystrophien und anderer Myopathien gehen mit einer mentalen Retardierung einher. Ein Teil dieser Syndrome wurde zusammen mit den Störungen des Energiestoffwechsels behandelt (s. S. 151).

### Fukuyama-Syndrom

Syn.: kongenitale Muskeldystrophie mit mentaler Retardierung und Epilepsie

Seit Fukuyama u. Mitarb. (1960) über dieses Syndrom berichteten, sind eine Reihe von Mitteilungen in der japanischen Literatur, aber auch bei nicht japanischen Patienten (Goebel u. Mitarb. 1983, Peters u. Mitarb. 1984) erschienen.

**Klinik:** Einige der Kinder haben schon bei der Geburt Atemschwierigkeiten, und die Mehrzahl ist hypoton. Das Gehen und Sprechen wird meistens nicht oder nur begrenzt erlernt. Etwa die Hälfte der Kinder leidet an epileptischen Anfällen, und in einem Teil wurden Augenanomalien beobachtet (Chijiiwa u. Mitarb. 1983, Mishima u. Mitarb. 1985). Im CT fallen hypodense Areale im subkortikalen Marklager auf. Der Erbgang ist autosomal-rezessiv.

**Pathologie:** Die Muskeln weisen gering- bis hochgradige dystrophische Veränderungen auf (Kihira u. Nonaka 1985). Die 2C-Fasern sind sehr zahlreich. *Elektronenmikroskopisch* erkennt man unreife Fasern, vesikuläre Kerne und hypertrophe Nukleolen (Terasawa 1986).

**Neuropathologie:** *Makroskopisch* wurden Agyrie bzw. Lyssenzephalie oder Mikropolygyrie in Groß- und Kleinhirn sowie Verwachsungen zwischen beiden Hemisphären, Hydrozephalus (Krijgsman u. Mitarb. 1980, Fukuyama u. Mitarb. 1981, Koga u. Mitarb. 1984) und Hypoplasie der Pyramidenbahnen wiederholt beobachtet (Peters u. Mitarb. 1984).

*Lichtmikroskopisch* finden sich Störungen der Zytoarchitektur in der Hirnrinde und Heterotopien von Nervengewebe (Takada u. Mitarb. 1984), gliomesodermale Wucherungen in den Leptomeningen sowie Hypoplasie der Pyramidenbahnen (Peters u. Mitarb. 1984).

### Zerebrookuläre Dysplasie vom Walker-Typ

Das Syndrom wurde zunächst von Walker (1942) als Lyssenzephalie beschrieben. Eine Abgrenzung gegenüber der Muskeldystrophie mit zerebrookulärer Dysplasie ist nicht mit Sicherheit möglich, weil die Muskelpathologie bei den zerebrookulären Dysplasien leicht maskiert sein kann.

## Angeborene Hirnveränderungen mit Knochenmißbildungen

Viele der angeborenen Knochendysplasien und der über 150 verschiedenen Syndrome mit Zwergwuchs gehen mit Veränderungen des ZNS einher. Thanatophore Dysplasien, die unmittelbar nach der Geburt zum Tode führen (Ho u. Mitarb. 1984), werden hier nicht behandelt.

### Arthrogryposis multiplex congenita

Syn.: Pena-Shokeir-Syndrom I, fokale Akinesiefolgen, Arthrogryposis multiplex congenita, multiple Ankylosen mit fazialen Anomalien und Lungenhypoplasie

Pena u. Shokeir (1974) beschrieben bei zwei Geschwistern das Syndrom, das als Pena-Shokeir I bezeichnet wird, um von dem zerebrookulofazialen Syndrom der Pena-Shokeir II (s. S. 251) zu unterscheiden.

**Klinik:** Schon bei der Geburt wird die Arthrogrypose mit fixierten Kontrakturen und Immobilität der Gelenke erkannt. Das Gesicht fällt wegen der prominenten Augen, Hypertelorismus, Telekanthus und epikanthischer Falten auf.

**Pathologie:** In der Mehrzahl der Fälle ist eine Lungenhypoplasie vorhanden. Die Skelettmuskulatur weist eine neurogene Atrophie auf.

**Neuropathologie:** *Makroskopisch* findet man in einem Teil der Fälle eine Polymikrogyrie mit Rindenatrophie und erweiterten Ventrikeln, eine mangelhafte Abgrenzung zwischen grauer und weißer Substanz, multiple Erweichungsherde und subependymale Blutungen (Shokeir 1982). Im Rückenmark ist gelegentlich eine Verschmälerung der vorderen Wurzeln vorhanden.

*Lichtmikroskopisch* wurden Migrationsstörungen sowie Neuronenverlust mit begleitender Gliose festgestellt. Der Hauptsitz der Veränderungen liegt in den Hirnnervenkernen und Substantia reticularis, die einen ausgeprägten Neuronenverlust und begleitende Gliose zeigen (Schliwinsky u. Mitarb. 1984). Die äußere und innere Körnerschicht im Kleinhirn zeigt einen deutlichen Zellverlust. Im Rückenmark sind vor allem die Zellen des Vorderhorns reduziert (Williams u. Holmes 1980).

**Pathogenese:** Klinisch und tierexperimentell wurde nachgewiesen, daß die Arthrogrypose Folge der Behinderung der Extremitätenbewegungen während der fetalen Gelenkentwicklung ist. Der Verlust der Motoneuronen ist als primäre Störung zu deuten (Moerman u. Mitarb. 1983).

### Pena-Shokeir-Syndrom II
Syn.: zerebrookulofazialskelettares Syndrom

Das 1974 erstmals von Pena u. Shokeir beschriebene Syndrom tritt bei Kindern aller Rassen mit einer gewissen Bevorzugung nordamerikanischer Indianer auf (Shokeir 1982).

**Klinik:** Die Kinder zeigen eine Mikrozephalie, Mikroophthalmie bzw. Anophthalmie, multiple Gelenkankylosen (Arthrogryposis) sowie generalisierte Osteoporose und Knochendysplasien. Sie sind psychomotorisch retardiert und sterben meistens in den ersten drei bis vier Jahren.

*Neuropathologisch* zeigt sich eine schlechte Abgrenzung zwischen grauer und weißer Substanz, Neuronenverlust im Groß- und Kleinhirn sowie im Rückenmark und in der Ganglienzellschicht der Retina. Bei älteren Kindern findet man auch eine starke Ventrikelerweiterung und Atrophie des Marklagers mit einem leukodystrophieähnlichen Bild. Herdförmige Verkalkungen wurden ebenfalls beobachtet.

### Seckel-Zwergwuchs
Syn.: Vogelkopfzwerg, nanozephalischer Zwergwuchs

Virchow (1862) hatte schon eine Abgrenzung dieses Syndroms als nanozephalischen Zwergwuchs versucht, aber erst 1960 hat Seckel anhand von 15 Fällen das Syndrom deutlich charakterisiert. Charakteristisch sind die starke Mikrozephalie und ein vogelartiges Gesicht.

**Neuropathologie:** *Makroskopisch* ist das Gehirn klein, windungsarm, und der Frontallappen kann fehlen (Bixler 1982) oder hypoplastisch sein. *Lichtmikroskopisch* fand man Gliazellnester in den Leptomeningen, Mikropolygyrien und ektopische Neuronen im Marklager (Rodriguez u. Mitarb. 1980).

### Taybi-Linder-Syndrom
Syn.: Zwergwuchsskelettdysplasie und Hirnmißbildungen

Das Syndrom wurde von Taybi u. Linder (1967) beschrieben. Die Kinder hatten eine ausgeprägte Mikrozephalie mit hervortretenden Augen und spatelähnlichen Händen. Hinzu kamen Skelettanomalien an Rippen, Wirbelsäule und Extremitäten.

*Makroskopisch* wies das Gehirn einen kompletten Balkenmangel mit einem einzigen Ventrikelraum auf. *Lichtmikroskopisch* zeigte die Hirnrinde eine fehlende Schichtung und das subkortikale Marklager zahlreiche Heterotopien (Kaufmann 1982).

# Neurokutane Syndrome

Van der Hoeve (1923) hat, abgeleitet von den Netzhautläsionen bei der tuberösen Sklerose, den Begriff *Phakomatose* eingeführt, um Syndrome zu bezeichnen, die mit Veränderungen in verschiedenen Geweben, die aus dem gleichen Keimblatt stammen, einhergehen. Da sich alle Pigmentzellen mit der Ausnahme derjenigen der Retina von der embryonalen Neuralleiste ableiten, ist bei genetisch bedingten Störungen die Assoziation von Veränderungen des Nervensystems und der Haut häufig. Unter den neurokutanen Syndromen wurden einige als Störungen der Wiederherstellungsmechanismen der Desoxyribonukleinsäuren pathogenetisch erklärt. Unter den neurokutanen Syndromen unbekannter Genese werden einige erwähnt, von denen z. T. nur wenige Patienten, manchmal aus einer einzigen Familie, bekannt sind.

## *Neurokutane Syndrome unbekannter Genese*
Syn.: Phakomatosen

### Stoffwechselstörungen der Desoxyribonukleinsäuren

In einem weiteren Sinne sind alle genetischen Enzymopathien Störungen der DNA. Veränderungen des genetischen Informationsgehaltes, die zur Störung der DNA-Replikation oder der Genexpression führen, sind mit der Zellteilung bzw. mit der Selbsterhaltung der Zelle nicht vereinbar und somit nicht vererbbar. Darüber hinaus gibt es Läsionen der DNA, die von exogenen Faktoren, vor allem UV-Licht und karzinogenen Substanzen, bewirkt werden. Bei ihnen wurde eine mangelhafte Kapazität der Zellen, die herbeigeführten Veränderungen der DNA zu reparieren, festgestellt. Die Klärung der gestörten Wiederherstellungsmechanismen gelang bis jetzt nur mit Sicherheit bei der Xeroderma pigmentosum. Bei der Ataxia teleangiectatica und bei dem Cockayne-Syndrom sind die dafür sprechenden Befunde so überzeugend, daß auch beim Fehlen einer vollständigen Klärung sie dieser Gruppe zugeordnet werden sollen. Demgegenüber sind diese Hinweise bei der Friedreich-Ataxie (s. S. 241) und der Huntington-Chorea (s. S. 221) nicht ausreichend.

Xeroderma pigmentosum

Syn.: De-Sanctis-Cacchioni-Syndrom, xerodermale Idiotie

Obgleich das Xeroderma pigmentosum vor 100 Jahren schon bekannt war (Kaposi 1872), wurde man erst 60 Jahre später auf die neurologischen Erscheinungen dieses Krankheitsbildes aufmerksam (De Sanctis u. Cacchione 1932).

**Klinik:** Schon im frühen Kindesalter werden Hautveränderungen an den dem Licht ausgesetzten Regionen erkennbar. Als neurologische Erscheinungen wurden Mikrozephalie, progressiver geistiger Verfall, Epilepsie, spastische Paresen, extrapyramidale und zerebellare Störungen hervorgehoben.

**Neuropathologie:** *Makroskopisch* erkennt man eine mittel- bis hochgradige Großhirn- und Kleinhirnatrophie.

*Lichtmikroskopisch* wurde ein diffuser Nervenzellverlust in der gesamten Großhirnrinde mit Bevorzugung der Okzipital- und Temporallappen sowie besonders ausgeprägt im Mittelhirn, im Locus coeruleus und in der Substantia nigra festgestellt. Im Kleinhirn ist die Zahl der Purkinje-Zellen vermindert. Im Marklager findet man eine unterschiedlich ausgeprägte Gliose (Frias 1982).

Im Rückenmark zeigen die hinteren Stränge meistens eine weitgehende Entmarkung. Nervenzellverlust findet man in den Hinter- und Seitenhörnern sowie in den Spinalganglien. Im peripheren Nerv, einschließlich des autonomen Nervensystems, ist die Zahl sowohl der bemarkten als auch die der unbemarkten Fasern reduziert (Fukuhara u. Mitarb. 1982).

*Elektronenmikroskopisch* fand man in Suralbiopsien gelegentlich axonale Degenerationserscheinungen.

**Pathogenese:** Die neurologischen Veränderungen werden durch Störungen, die in der Zellteilung und Entwicklung des embryonalen Neuralrohres auftreten, erklärt.

Ataxia telangiectasia

Syn.: Louis-Bar-Syndrom

Die Krankheit wurde von Syllaba u. Henner 1926 und unabhängig davon von Louis-Bar 1941 zunächst beschrieben und von Boder u. Sedgwick (1958) als klinisch-pathologische Entität abgegrenzt und von ihm als Ataxia teleangiectasia benannt.

**Klinik:** Die Krankheit hat einen autosomal-rezessiven Erbgang und beginnt in der Regel in der Zeit der ersten Gehversuche oder auch später. Die fortschreitende Ataxie wirkt sich gegen Ende der ersten Dekade schwer hinderlich aus. Hinzu kommen Sprachstörungen und zunehmende Schwierigkeiten in den Augenbewegungen und choreoathetotische Bewegungen.

Zwischen dem dritten und sechsten Lebensjahr treten die Teleangiektasien in der Conjunctiva bulbi auf, später breiten sie sich über Gesicht, Ohren und Hals aus, vor allem an denjenigen Stellen der Haut, die dem Sonnenlicht oder häufiger Reibung ausgesetzt sind. Die Patienten weisen eine abnorme Strahlensensibilität und hohe Malignomrate auf. Bei 4 pro 1000 der Patienten kommen Gliome und Medulloblastome vor.

**Pathologie:** Der Thymus fehlt oder ist unterentwickelt, und das lymphatische Gewebe ist reduziert. In den Hypophysenvorderlappen erkennt man dazwischenliegende große Zellen mit abnormen Kernen. Die Haut- und Bindehautteleangiektasien bestehen aus erweiterten und geschlängelten Venolen.

**Neuropathologie:** *Lichtmikroskopisch* erkennt man im Kleinhirn, vor allem bei Patienten, die 2 oder 3 Dekaden überlebten, einen starken Purkinje-Zellverlust mit Erhaltung leerer Körbe (Gatti u. Vinters 1985) und eine Lichtung der Körnerzellen. Die verbleibenden Purkinje-Zellen zeigen häufig unregelmäßige Orientierung und abnormen Dendritenbaum (Vinters u. Mitarb. 1985). Veränderungen in den Oliven und im Dentatum wurden beschrieben. Biochemisch fand man eine starke Reduktion der GABA-Konzentration und der GABA-Rezeptoren in Kleinhirnrinde, Dentatum und unteren Oliven (Perry u. Mitarb. 1984). In der Substantia nigra wurden neben degenerativen Veränderungen Lewy-Körper nachgewiesen.

Im Rückenmark findet man einen Verlust von Nervenzellen in den Vorderhörnern sowie chromatolytische und geschrumpfte Neuronen. Neuroaxonale Dystrophien findet man sowohl in den Vorderhörnern als auch in den Nervenwurzeln. In Fällen mit langem Verlauf findet man auch eine Degeneration der hinteren Stränge. In den Spinalganglien sind Chromatolysen und Zellausfälle in Verbindung mit den typischen Satellitenzellen mit großen multiformen Kernen gelegentlich beschrieben worden. In Suralbiopsien wurde der Verlust vor allem der langen Fasern und der segmentalen Entmarkung beobachtet (Barbieri u. Mitarb. 1986).

In den weichen Häuten erkennt man häufig Teleangiektasien, die sich meistens über das Kleinhirn lokalisieren. Vaskuläre Mißbildungen, die von abnorm erweiterten Gefäßen bis zu Gefäßknäulen und regelrechten Teleangiektasien reichen können, wurden wiederholt im Marklager des Großhirns, auch im Thalamus, Hirnstamm, Kleinhirn und Rückenmark beobachtet.

*Elektronenmikroskopisch* wurden bei Suralbiopsien Einschlüsse in den Schwann-Zellen beschrieben (Barbieri u. Mitarb. 1986).

**Pathogenese:** Zytogenetische Untersuchungen zeigten bei Patienten mit Ataxia teleangiectatica (AT) eine erhöhte Instabilität der Chromosomen, wobei Veränderungen am Chromosom 14 überdurchschnittlich häufig gefunden wurden (Beatty 1986, Aurias u. Mitarb. 1986).

Die Ursache für die beschriebenen Störungen ebenso wie für die degenerativen Vorgänge und die erhöhte Sensibilität der Patienten gegenüber ionisierenden Strahlen ist ein Fehler im Bereich der DNA-Reparaturmechanismen (Cox u. Mitarb. 1986).

## Cockayne-Syndrom

Syn.: Cockayne-Neill-Dingwall-Syndrom, Zwergwuchs mit Netzhautatrophie und Taubheit

Die Krankheit wurde 1936 von Cockayne bei 2 Geschwistern als Zwergwuchs mit Netzhautatrophie und Taubheit klinisch beschrieben. Zehn Jahre später wies derselbe Autor auf die Progredienz des Krankheitsbildes hin (Cockayne 1946).

**Klinik:** Nach normaler Geburt und unauffälliger Entwicklung zeigen sich erst im 2. Lebensjahr Wachstumsverzögerung bzw. Zwergwuchs, Retinitis pigmentosa, Intelligenzverminderung, Taubheit oder Schwerhörigkeit, tiefliegende Augen, Prognathie, tiefsitzende Ohren, rauhe Stimme und Hypohydrose der Haut, die eine hohe Empfindlichkeit gegenüber ultraviolettem Licht aufweist. Die Symptome von seiten der zerebellaren und extrapyramidal-motorischen Systeme weisen in der Mehrzahl der Patienten eine langsame Progredienz auf. Eine erhebliche geistige Retardierung ist allen Fällen gemeinsam.

Die röntgenologischen Skelettveränderungen mit Verdickung der Schädelkalotte und intrazerebralen Verkalkungen sind charakteristisch. Die Nervenleitungsgeschwindigkeit ist in 80% der Fälle vermindert (Smits u. Mitarb. 1982).

**Neuropathologie:** *Makroskopisch* erkennt man häufig eine Verdickung der Leptomeningen. Das mikrozephale Gehirn läßt bei der Zerlegung eine Erweiterung des gesamten Ventrikelsystems erkennen. Das Marklager ist rosa-grau verfärbt und von herabgesetzter Konsistenz. An einzelnen Stellen kommen kleine zystische Einschmelzungen in subkortikalen Abschnitten vor. Verkalkungen finden sich im periventrikulären Marklager, im Centrum semiovale sowie im Striatum, Pallidum und Nucleus dentatus.

*Lichtmikroskopisch* erkennt man eine ausgedehnte subtotale Entmarkung des Marklagers. Sudanophile Ablagerungen liegen überall vor. Kleine bemarkte, gefäßunabhängige und unregelmäßig begrenzte Areale sind dazwischen erhalten. Der Sehnerv ist häufig atrophisch und weist eine ausgeprägte isomorphe Gliose auf (Gandolfi u. Mitarb. 1984). Im Großhirn- und Kleinhirnmark sowie in den Stammganglien liegt eine ausgedehnte Ansammlung von kleinen und großen, z. T. konfluierenden Kalk- und Pseudokalkkonkrementen. Alzheimer-Degenerationsfibrillen wurden sowohl in der Hirnrinde als auch im Nucleus basalis Meynert, Locus coeruleus und in der Substantia nigra gefunden.

*Elektronenmikroskopisch* erkennt man im Marklager einen Status hypomyelinicus. Die Degenerationsfibrillen bestehen aus helikoidalen Fibrillenpaaren.

**Pathogenese:** Das Vorkommen von Alzheimer-Degenerationsfibrillen bei jüngeren Patienten wurde als Zeichen einer Frühalterung des Gehirns gedeutet.

## Sturge-Weber-Syndrom

Syn.: Sturge-Kalischer-Krankheit, Sturge-Weber-Dimitri-Syndrom, Sturge-Weber-Krabbe-Krankheit, enzephalofaziale Neuroangiomatose, meningofaziale Angiomatose, enzephalotrigeminale Angiomatose

Das neurokutane Syndrom wurde 1879 von Sturge als selbständige Krankheit erkannt. Er beschrieb die Verkalkungen in der Hirnrinde (s. auch Kapitel „Kreislaufstörungen").

**Klinik:** Die Krankheit ist durch eine kombinierte angeborene Angiomatose der Haut, der Chorioidea und der weichen Hirnhäute charakterisiert.

Die Mehrzahl der Patienten leidet an epileptischen Anfällen, die im 1. oder 2. Lebensjahr einsetzen. Bei einem Viertel der Patienten kommen Hemiparesen vor, und die Hälfte der Fälle weist verschiedene Grade von Retardierung auf (Feingold 1982). Die Hirnverkalkungen können erhebliche Ausmaße erreichen und sind in der Regel schon röntgenologisch als doppelkonturierte, girlandenförmige Verschattung nachweisbar.

**Pathologie:** Die Aderhaut des Auges ist durch angiomatöse Gewebe verdickt, und bei der Mehrzahl der Patienten findet man einen vergrößerten Bulbus. Die Naevi vasculosi der Haut sind fast immer einseitig.

**Neuropathologie:** *Makroskopisch* erkennt man die angiomatösen Veränderungen der weichen Häute, die über der linken Großhirnhälfte häufiger anzutreffen sind als über der rechten. Die darunterliegende Hirnrinde ist atrophisch.

Bei der Hirnsektion fallen die Kalkinkrustationen als kleinere oder größere Konkrementansammlungen auf.

*Lichtmikroskopisch* erkennt man die angiomatösen Gefäße der weichen Hirnhaut an Zahl vermehrt und hyperplastisch (Abb. 5.**53**), teils können sie auch anaplastisch erscheinen. Sie sind konvolut-

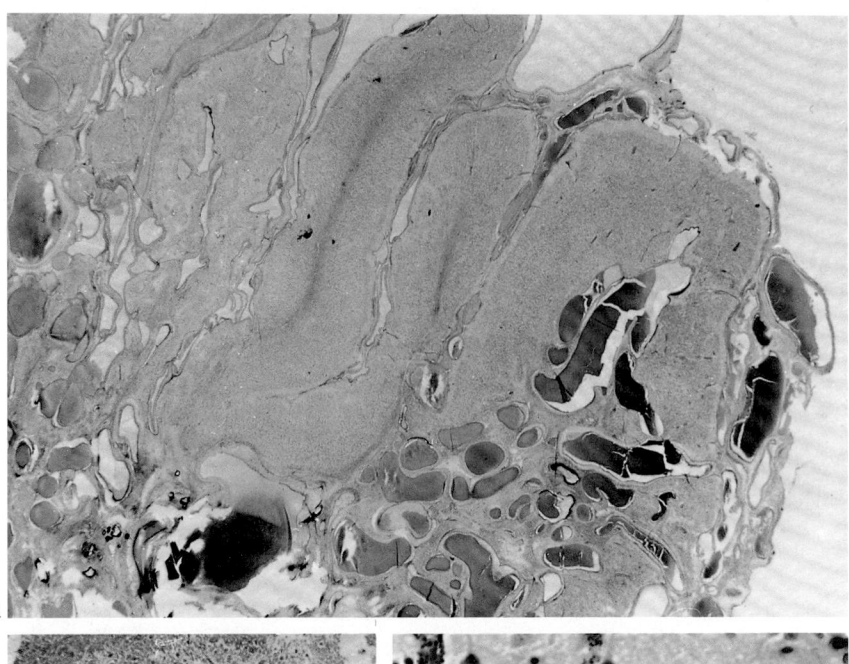

Abb. 5.53 Sturge-Weber-Syndrom. **a** Hypertrophie und Hyperplasie der meningealen Gefäße im Okzipitallappen. **b** u. **c** Verkalkung der Rindengefäße. **b** HE, × 12; **c** Nissl, × 80.

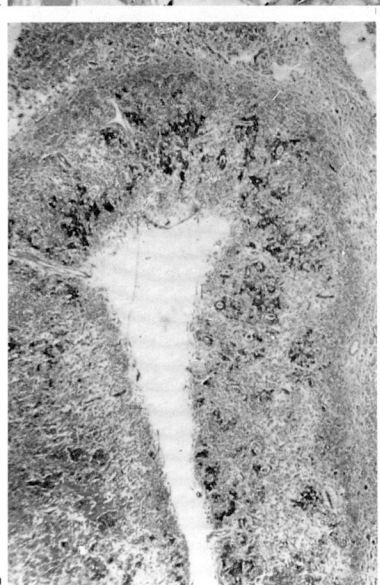

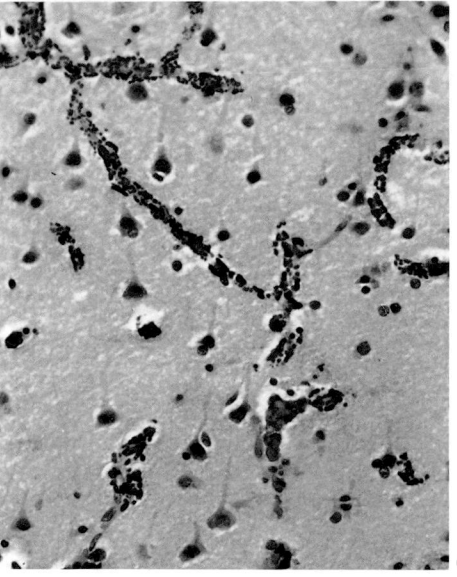

artig angeordnet. Ihre dünne Wand setzt sich aus einer Endothelschicht und einer schmalen Bindegewebslage zusammen; eine Muskularis fehlt in der Regel. Die Hirnrinde darunter weist erhebliche regressive Veränderungen auf, in den fortgeschrittenen Fällen bis zur ausgeprägten Atrophie. Die Kapillaren, vor allem der 2. und 3. Schicht, sind völlig verkalkt.

### Tuberöse Sklerose
Syn.: Epiloia, Bourneville-Krankheit

Von Recklinghausen beobachtete schon 1863 den ersten Fall, und Bourneville (1880) beschrieb bei Epilepsien die verhärteten Knoten im Gehirn (Tubera).

**Klinik:** Sherlock (1911) hat im angelsächsischen Schrifttum, Bezug nehmend auf die Triade „Adenoma sebaceum, Epilepsie und psychische Retardierung", die Bezeichnung „Epiloia" eingeführt.

**Pathologie:** In der *Haut* findet man abgesprengte Epithelinseln im Korium und Verlagerung von Haarwurzeln und Schweißdrüsen in das subkutane Gewebe. Die subungualen Fibrome bestehen aus einer im Korium und der Subkutis ausgebildeten Wucherung bindegewebiger Fasern. Im *Herzen* kommen tumorartige Knoten als Vorwölbungen unter dem Endokard und verstreut im Myokard vor. Im Myokard fallen große Muskelzellen auf, deren Querschnitt bis zum 20fachen des normalen Faserquerschnittes beträgt. In den *Nieren* sind multiple, scharf abgegrenzte Tumoren, die Fettgewebe, glatte Muskulatur, epitheliale Zellen und Gefäße enthalten.

**Neuropathologie:** *Makroskopisch* erkennt man häufig eine Makrozephalie, aber auch mikrozephale Gehirne kommen vor. Äußerlich fallen Rindenherde durch ihre weiße Farbe und derbe Konsistenz auf. Auf Frontalschnitten sehen die Rindenverdickungen weißlich aus und durchsetzen die ganze Rinde bis in die Marksubstanz (Abb. 5.54a). Im Marklager kann man verstreute, kleine, grauweiße Herdchen erkennen (Heterotopien).

In den Seitenventrikeln finden sich in der Regel stecknadelkopf- bis pflaumenkopfgroße Tumoren. Sie kommen auch im Aquädukt und im IV. Ventrikel vor und enthalten vielfach Kalkablagerungen. Tumoren der Netzhaut wurden wiederholt beobachtet.

*Lichtmikroskopisch* erkennt man in der stets verbreiterten Molekularschicht einige Reihen regressiv veränderter Gliazellen sowie vereinzelte „Cajal-Zellen". Darunter folgt ein breites Band von großen, z. T. verbildeten Ganglienzellen und danach ein bis in das Marklager hineinreichender Haufen großer atypischer Gliazellen, z. T. mit einem oder mehreren hellen Kernen und Vogelaugenzellen (Abb. 5.54c). Die pathologischen Gliaformen können auch regressive Veränderungen zeigen und von der ortsständigen Glia phagozytiert werden (Gliophagie).

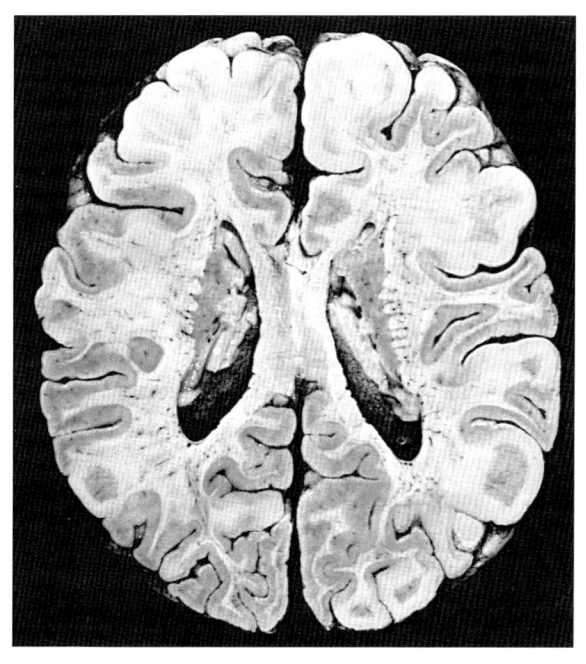

Abb. 5.54a  Tuberöse Sklerose.

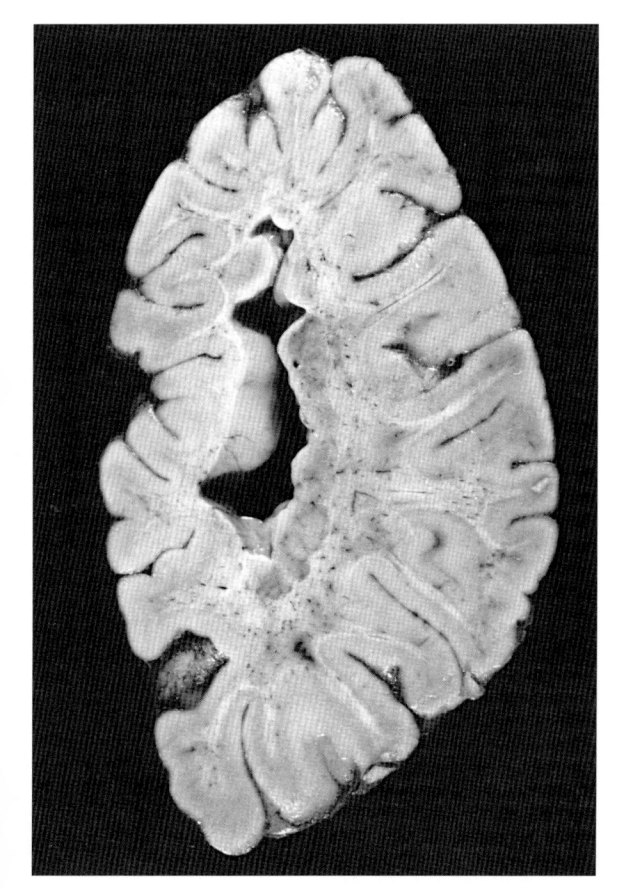

Abb. 5.54b  Tuberöse Sklerose mit deutlichen Heterotopien im Marklager und in den Ventrikeltumoren.

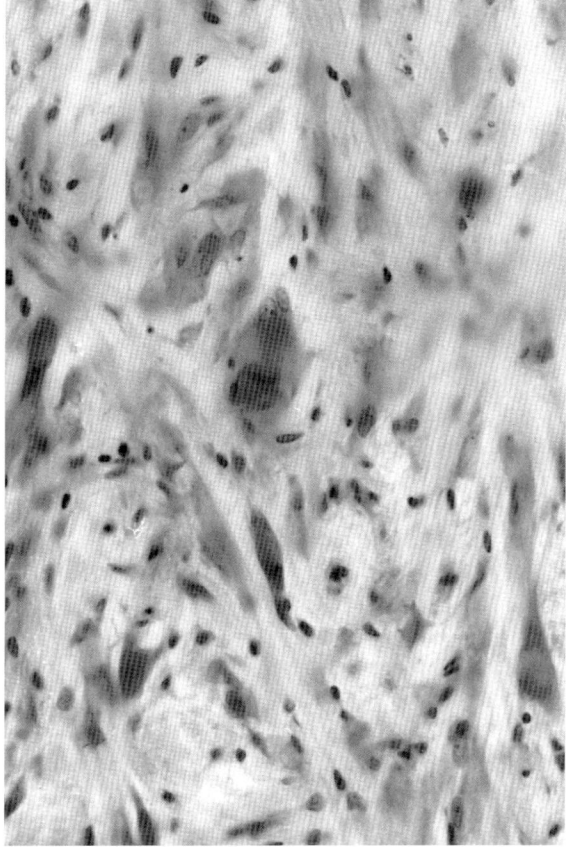

Abb. 5.54c  Tuberöse Sklerose. Spindel- und mehrkörnige Zellen in einem Ventrikeltumor. Nissl-Färbung, × 500.

Die Ventrikeltumoren (Abb. 5.**54b**) bestehen aus großen runden Zellen, die denjenigen der Rindenherde gleichen, sowie fortsatzreicheren, vielkernigen Monsterformen der Glia und spindelförmigen Elementen mit ovalen oder länglichen Kernen, die in Bändern und Zügen angeordnet sind (Abb. 5.**54c**).

*Elektronenmikroskopisch* wurden in den Rindenherden sowohl neuronale als auch astrozytäre Zellelemente oder auch Zellen mit ependymärer Differenzierung beschrieben. Trombley u. Mirra (1981) fanden gliogliale Desmosomen und axogliale Kontakte. Die Zellen der subependymalen Tumoren zeigen die charakteristischen Merkmale der Astrozyten.

### Okulokutaner Albinismus

In den verschiedenen Typen des okulokutanen Albinismus wurde ein abnormer Verlauf der temporalen retinofugalen Neurone, die normalerweise zu der ipsilateralen, bei den Albinos jedoch zu der kontralateralen Seite verlaufen, gefunden (Witkop 1982). In mehreren Mitgliedern einer Familie wurde ein eigentümliches okulozerebrokutanes Syndrom mit Schwachsinn, Athetose, Hypopigmentierung und Mikroophthalmie beschrieben.

### Multiple Nävoidbasalzellkarzinome
Syn.: Jarisch-Syndrom

Durch Vorwölbung der frontalen und temporoparietalen Areale zeigen die Patienten einen größeren Kopfumfang. In 40% der Fälle ist auch ein okularer Hypertelorismus und leichter Kieferprognathismus vorhanden. Multiple nävoide Basalzellkarzinome treten schon in der Kindheit auf.

Im Zentralnervensystem findet man Verkalkungen der Falx cerebri, einen Hydrozephalus, Zysten des Choroidplexus und der Ventrikel, Gliaknötchen im Ependym und häufig auch Neuroblastome (Sedano 1982).

### Neurokutane Melanose

Das Krankheitsbild charakterisiert sich durch pigmentierte Hautnävi und Melanose. Die Patienten haben einen Hydrozephalus, und klinisch treten Subarachnoidalblutungen und Anfälle auf.

Das ZNS ist in praktisch allen Fällen betroffen, und man findet primäre leptomeningeale Melanome mit Verdickung der weichen Häute. Intrazerebral und intrazerebellar kommen ebenfalls Pigmentierungen vor (Chalhub 1982).

### Bloch-Sulzberger-Syndrom
Syn.: Incontinentia pigmenti

Es handelt sich um eine hereditäre Krankheit, die in der Regel weibliche Neugeborene befällt und in der Hälfte der Fälle mit neurologischen Symptomen einhergeht. In den wenigen neuropathologisch untersuchten Fällen wurden Mikropolygyrien, Ulegyrien, zystische Veränderungen im Marklager und Nervenzellausfälle mit begleitender Gliose im Kleinhirn nachgewiesen.

# Epileptische Syndrome

## Einleitung

Unter dem Begriff Epilepsie werden Syndrome zusammengefaßt, die mit wiederholten epileptischen Anfällen einhergehen. Unter Epilepsie leidet mindestens 1% der Bevölkerung, und etwa 5% aller Menschen haben im Laufe ihres Lebens mindestens einmal einen epileptischen Anfall. Sie ist damit die zweithäufigste Erkrankung des Nervensystems. Daher ist es zweckmäßig, die verschiedenen Epilepsieformen in einem Kapitel gesondert zu behandeln, wenngleich nahezu jeder pathologische Prozeß, der das Gehirn einbezieht, von epileptischen Anfällen begleitet sein kann. Die Vielgestaltigkeit der Syndrome ergibt sich aus den spezifischen Besonderheiten der Fallbeschreibungen, dem Typ der Anfälle, der Art der Anfallsauslösung, neurologischen und psychologischen Befunden sowie Befunden aus apparativen Untersuchungen.

Epileptische Syndrome (Epilepsien) und epileptische Anfälle müssen in einer doppelten Dichotomie unterschieden werden: Epilepsien mit generalisierten Anfällen (generalisierte Epilepsien) werden von Epilepsien mit fokalen Anfällen (lokalisationsbezogene oder fokale Epilepsien) unterschieden. Eine andere Gliederung ergibt sich durch Trennung der Epilepsien mit klinisch bekannter Ätiologie (symptomatische Epilepsien) von denen mit klinisch unbekannter Ätiologie (idiopathische oder kryptogene Epilepsien) (Tab. 5.**1**).

**Allgemeine pathogenetische Mechanismen.** Bei gleicher genetischer Basis wird ein bestimmtes klinisches Epilepsiesyndrom durch die anatomische Lokalisation und die Ausdehnung des Hirnschadens bestimmt. Fehlt ein exogener Hirnschaden oder liegt nur ein diskreter diffuser Hirnschaden vor, kann der genetische Einfluß dominieren und sich eine primär generalisierte Epilepsie ausbilden. Kommt es bei ähnlicher genetischer Basis zu einem umschriebenen Hirnschaden, entwickelt sich eine fokale Epilepsie.

Vier Faktoren bestimmen die epileptogene Potenz: 1. Es bedarf der Nervenzellen, die aus sich heraus eine dichte Folge von Aktionspotentialen abfeuern können („intrinsic burst generation"). Bisher sind Neuronen dieses Typs im Sektor CA2 und CA3 des Hippokampus und der Lamina 4 und 5 des Neokortex identifiziert worden. 2. Postsynaptische inhibitorische Kontrollmechanismen müssen gestört sein. 3. Es muß eine ausreichende exzitatorische synaptische Verknüpfung innerhalb einer Neuronenpopulation bestehen. 4. Die Modulation der Ionen und Transmitterkonzentration muß gestört sein (Prince 1985). Einige Mechanismen, die diese 4 Faktoren epileptogener Potenz beeinflussen, sind bekannt: Inhibitorische Interneurone sind selektiv vulnerabel (Riback u. Mitarb. 1982). Die Ausbildung neuer exzitatorischer synaptischer Kontakte innerhalb zerebraler Läsionen ist nachgewiesen (Tsukahara 1981). Eine reaktive fokale Gliose hat Konsequenzen auf die Kaliumionenclearence (Somjen 1984). Veränderungen von Membraneigenschaften werden genetisch vermittelt (Wu u. Mitarb. 1983). Störungen der metabolischen, calciumregulierten Kontrolle der Membranerregbarkeit und Störungen im Neurotransmittermetabolismus können sowohl genetisch als auch exogen beeinflußt sein (Moody jr. 1978).

## Sekundär generalisierte Epilepsien

### West-Syndrom

Syn.: Propulsiv-Petit-mal, Blitz-Nick-Salaam-Krämpfe, infantile Krämpfe

1841 wurden von dem englischen Arzt E. J. West erstmals Anfälle bei Kindern beschrieben, die in der Folge als Blitz-Nick-Salaam-(BNS-)Krämpfe bekannt wurden.

**Klinik:** Im Säuglingsalter ist das West-Syndrom mit über 40% die häufigste Epilepsie. Unter den Epilepsien aller Altersgruppen macht es dagegen nur 2–5% aus. Drei Viertel der Kinder erkranken im ersten Lebensjahr mit dem Gipfel zwischen dem fünften und sechsten Monat. Das Grundmotiv des Anfalls besteht in dem Nach-vorne-Einrollen des Körpers, was zur Kennzeichnung als Propulsiv-Petit-mal führte. Vom Bewegungsablauf her kann man Blitz-, Nick- und Salaamkrämpfe (BNS) unterscheiden. Das EEG zeigt das Kurvenbild der Hypsarrhythmie.

**Neuropathologie:** *Makroskopisch* findet man in der Hälfte der Fälle reduzierte Hirngewichte, in einem Fünftel der Fälle sogar unterhalb 50%. Ein Hydrozephalus wird in drei Viertel der Fälle beobachtet. Agyrien/Lyssenzephalien, Pachygyrien und Mikrogyrien (Abb. 5.**55**) sowie Polygyrien (Abb. 5.**56**), Enzephalozelen, Megalenzephalien, kortikale Dysplasien, Schizenzephalien und auch Fälle mit tuberöser Sklerose (s. S. 254) wurden beobachtet. An Folgen von Kreislaufstörungen werden Porenzephalien, Ulegyrien, Lobärsklerosen und nicht selten ein chronisch subdurales Hämatom gefunden.

Tabelle 5.**1** Klassifikation der Epilepsien

*Generalisierte Epilepsien*
Klinisch bekannte Ätiologie („symptomatisch", sekundär generalisiert)
    Epilepsie mit Propulsiv-Petit-mal (West-Syndrom)
    Epilepsie mit myoklonisch-astatischem Petit mal (Lennox-Syndrom)
Klinisch unbekannte Ätiologie („idiopathisch", primär generalisiert)
    Epilepsie mit pyknoleptischen Absencen (Friedmann-Syndrom)
    Epilepsie mit Impulsiv-Petit-mal (juvenile Myoklonusepilepsie, Janz-Syndrom)
Spezielle Syndrome als Komplikationen von verschiedenen Erkrankungen
    z. B. progressive Myoklonusepilepsie

*Fokale Epilepsien*
Klinisch bekannte Ätiologie („symptomatisch")
    Neokortikale (einfach fokale) Epilepsie mit Jackson-Anfällen
    Temporal-limbische (komplex fokale) Epilepsie mit psychomotorischen Anfällen
Klinisch unbekannte Ätiologie („idiopathisch")
    Benigne Epilepsie der Kindheit mit zentrotemporalem Spike
    Epilepsie der Kindheit mit okzipitalen Paroxysmen

*Spezielle Syndrome*
Gelegenheitsanfälle
    Fieberkrämpfe

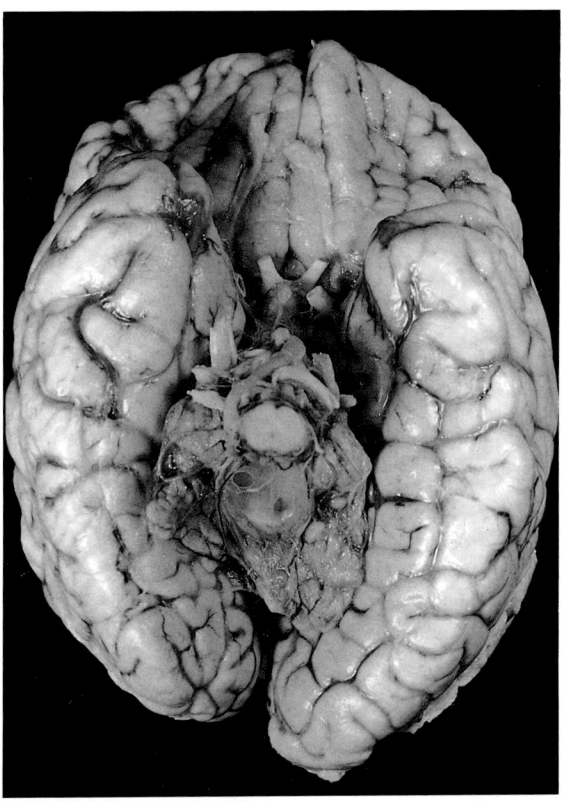

Abb. 5.**55** West-Syndrom. Pachy- (temporal) und Mikrogyrien (frontal).

## 5 Degenerative Erkrankungen

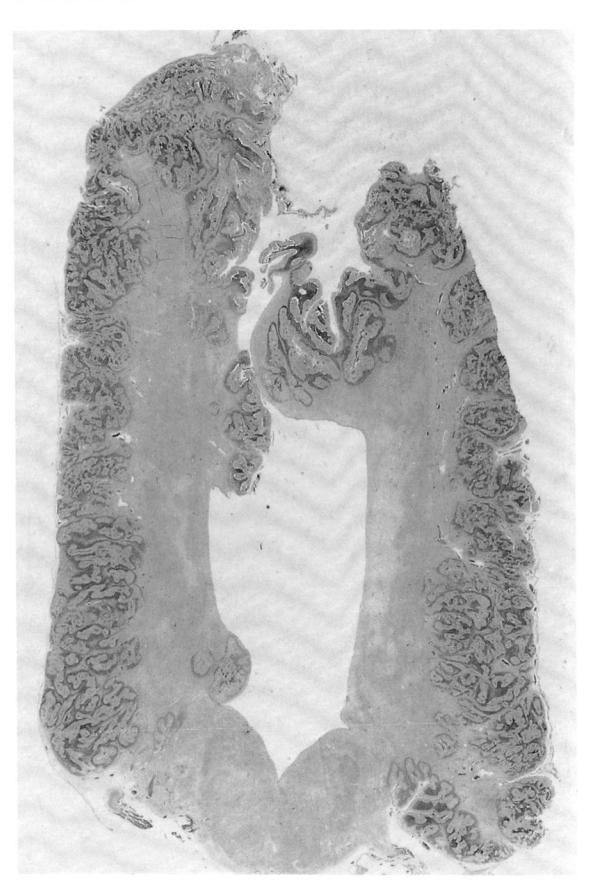

Abb. 5.56 West-Syndrom. Polymikrogyrien.

*Lichtmikroskopisch* imponieren elektive Parenchymnekrosen, vor allem im Neokortex und Hippokampus mit Nervenzelluntergängen im Pyramidenzellband, die gefolgt sind von Gliaproliferation. Endblatt (C4) und Sommer-Sektor (CA1) sind ungefähr gleich häufig betroffen. Dagegen ist CA2 deutlich seltener befallen. Überwiegend ist die Ammonshornsklerose beiderseits und steht dann im Zusammenhang mit weiteren hypoxisch vasalen Läsionen des Gehirns. In der Häufigkeit des Befalls folgen die Kleinhirnrinde und dienzephale Kerngruppen. Im Marklager wird häufiger eine diffuse Sklerose gefunden.

Häufig finden sich Mikrodysgenesien, zu denen Störungen des Windungsreliefs mit Protrusionen von Nervengewebe bis unter die Pia sowie eine Störung der Architektur tieferer Rindenschichten gerechnet werden (Abb. 5.57). In Verbindung mit dem reduzierten Hirngewicht und der reduzierten Kortexdicke ist die absolute Zellzahl reduziert. Bei altersgleichen Kontrollen werden nur in 3% feine Architekturstörungen gefunden.

**Pathogenese:** Eine Analyse des Entstehungszeitpunktes der sehr heterogenen Läsionen zeigt, daß in zwei Drittel der Fälle die Läsion aus der Pränatalzeit stammt, so daß in diesen Fällen von einer fetalen Epilepsie gesprochen werden kann. Dem West-Syndrom können auch metabolische und degenerative Erkrankungen zugrunde liegen. Ebenso beobachtet man Folgezustände von Meningitiden und Enzepha-

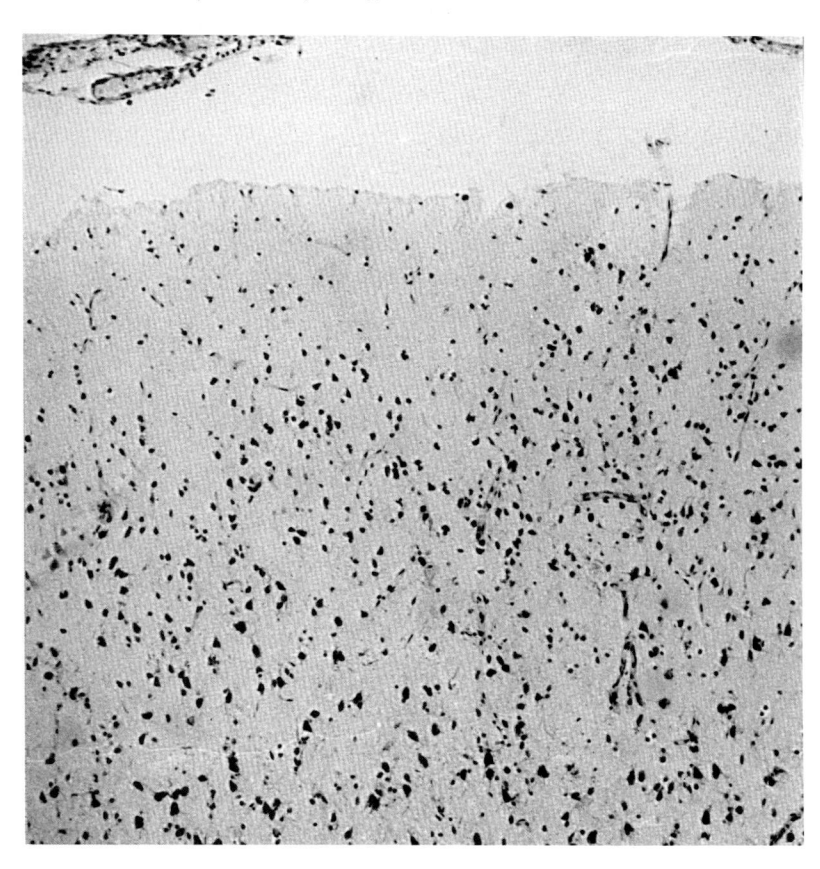

Abb. 5.57 West-Syndrom. Mikrodysgenesien in der Molekularschicht und Störung der Architektur tieferer Rindenschichten. Nissl, × 80.

litiden. Bemerkenswert ist, daß sich die Fälle mit frühem Läsionszeitpunkt auch klinisch signifikant durch eine besonders frühe Anfallsmanifestation von denjenigen Fällen unterscheiden, bei denen nur peri- oder postnatale Läsionen gefunden werden (Meencke u. Gerhard 1985). Ein Zusammenhang zwischen Häufigkeit und Ausprägung der elektiven Parenchymnekrosen und Grand mal oder Dauer der Hypsarrhythmie besteht nicht.

## Lennox-Syndrom

Syn.: myoklonisch-astatisches Petit mal, „akinetisches Petit mal"

Über einen ersten Patienten wurde 1889 von Jackson u. Beerer berichtet. Das Krankheitsbild wurde von Lennox 1945 erstmals als eigenständiges Syndrom aufgefaßt.

**Klinik:** Ungefähr 5% aller kindlichen Epilepsien gehen mit myoklonisch-astatischem Petit mal einher. Der Gipfel des Erkrankungsbeginns liegt zwischen dem zweiten und fünften Lebensjahr. Klinisch imponieren Sturzanfälle mit oder ohne Myoklonien und kurzen Absencen. Häufig treten diese Anfälle pyknoleptisch auf, oft auch mit einer tageszeitlichen Bindung am Morgen. Das EEG zeigt mit wechselnder Betonung langsame „spike-waves" als Spike-wave-Variantmuster. Häufig sind auch Herdstörungen. Eine Entwicklung aus dem Propulsiv-Petit-mal ist nicht selten.

**Neuropathologie:** *Makroskopisch* sind in einigen Fällen Mikroenzephalien beschrieben worden mit einem Hirngewicht im dritten Dezennium unter 1000 g. *Lichtmikroskopisch* dominieren hypoxisch-vasale Läsionen des Kleinhirns. In der Mehrzahl der Fälle liegt eine Atrophie vom Purkinje-Zelltyp, aber auch Läppchenatrophien vor. Mikrodysgenesien haben in einem Teil der Fälle überwiegend fokal akzentuierte Protrusionen von Nervenzellen in das Stratum moleculare ohne Architekturstörung tieferer Rindenschichten. Die morphometrische Analyse zeigt eine teilweise signifikante Zunahme nichtpyramidaler Nervenzellen im Stratum moleculare (Meencke 1986).

**Pathogenese:** Bei dem Syndrom mit altersabhängiger Manifestation der kleinen Anfälle finden sich Hinweise auf früh angelegte Reifungs- und Entwicklungsstörungen. Ob die bei diesem Syndrom dominierenden ischämischen Kleinhirnschäden, die keine Korrelation zum Auftreten großer Anfälle zeigen, in den Ursachenkreis der Epilepsie zu rechnen sind, ist noch offen (Meencke u. Veith 1985).

## *Primär generalisierte Epilepsien*

Neuropathologische Befunde liegen bisher zu zwei Syndromen (Friedmann-Syndrom, Herpin-Janz-Syndrom) vor, die entweder von Anfang an oder im weiteren Verlauf mit Grand mal vom Aufwachtyp kombiniert sein können. Trotz der Unterschiede im Krankheitsbild stimmen die bisher vorliegenden neuropathologischen Befunde in beiden Syndromen überein.

## Friedmann-Syndrom

Syn.: pyknoleptische Absencen

Unter dem Begriff Pyknolepsie wurden zunächst gehäuft auftretende nichtepileptische Absencen im Kindesalter zusammengefaßt (Friedmann 1906), die nach einigen Autoren der Hysterie nahestehen sollten. Erst die Einführung des EEG und die Untersuchungen von Jung (1939) und Lennox (1945) führten mit der Entdeckung des 3/s-Spike-wave-Potentials zur Einordnung dieses Petit mal in die Gruppe der Epilepsien.

**Klinik:** Die Pyknolepsien machen ungefähr 8% aller Epilepsien aus. Die Erkrankung setzt zwischen dem vierten und vierzehnten Lebensjahr ein mit einem Gipfel im siebten und achten Lebensjahr. Führendes Symptom ist vollkommene Bewußtseinsstörung, die in der Regel weniger als dreißig Sekunden anhält. Sie kann mit zusätzlichen klinischen Zeichen wie Veränderungen der Kopfhaltung, Bewegungen der Lider und der Arme und Hände (kurze Myoklonien) als myoklonische Absence auftreten. Das EEG während der Absence zeigt bilateral synchrone 3/s-Spike-wave-Komplexe.

## Juvenile Myoklonusepilepsie

Syn.: Janz-Syndrom, Impulsiv-Petit-mal

Von Herpin (1867) wurde erstmals eine Anfallsform beschrieben, die mit heftigen Stößen durch den ganzen Körper einhergeht. Die klinische Charakterisierung dieser Anfälle von Janz u. Christian (1957) begründete die Eigenständigkeit des Syndroms.

**Klinik:** Ungefähr 5% aller Epilepsien gehen mit Impulsiv-Petit-mal einher. Zwei Dritten der Patienten erkranken zwischen dem 14. und 18. Lebensjahr. Charakteristisch sind das jähe Einschießen, die kurze Dauer und das Richtungslose der Bewegungen. Im EEG finden sich bilateral synchrone Polyspike-wave-Komplexe.

**Neuropathologie:** Neuropathologische Befunde zu primär generalisierten Epilepsien sind sehr spärlich. Es liegen bisher erst sechzehn umfassend untersuchte Fälle vor (Meencke u. Janz 1984, Meencke 1986).

*Makroskopisch* sind die Gehirne weitgehend unauffällig. Eine kleine Subarachnoidalzyste des Temporallappens, einmal ein Cavum septum pellucidi und einmal eine diskrete Hamartie im Hirnstamm wurden beobachtet.

*Lichtmikroskopisch* sind bisher in keinem Fall sog. Krampfschäden gefunden worden. Lediglich in vier Fällen wurden elektive Parenchymnekrosen beobachtet, deren Entstehung auf Herz-Kreislauf-Stillstand und Reanimation oder auf schwere Arteriosklerose bezogen werden konnten. In großer Regelmäßigkeit finden sich Mikrodysgenesien, die in einer diffusen Zunahme nichtpyramidaler Nervenzellen im Stratum moleculare und Marklager bestehen. Die Zellzahl ist morphometrisch signifikant erhöht gegenüber altersgleichen Kontrollen und den Fällen mit Lennox-Syndrom (Meencke 1985).

**Pathogenese:** Bedeutung haben die feinen Entwicklungsstörungen mit diffuser Dystopie überwiegend nichtpyramidaler Nervenzellen. Unklar ist, ob diese Entwicklungsstörungen Ausdruck des besonderen genetischen Hintergrundes dieser Epilepsie oder eher exogener Einflüsse der Fetalzeit sind. Bemerkenswert ist, daß allen generalisierten Epilepsien mit altersgebundenen kleinen Anfällen (West-Syndrom, Lennox-Syndrom, Friedmann-Syndrom, Janz-Syndrom) Entwicklungsstörungen zugrunde liegen, wobei in der Ausprägung und damit wohl auch im Entstehungszeitpunkt eine deutliche Gliederung zu erkennen ist. Damit unterstreichen auch die morphologischen Befunde die nosologische Einheit und klinische Gliederung generalisierter Epilepsien.

### Spezielle Syndrome als Komplikationen von verschiedenen Erkrankungen

Progressive Myoklonusepilepsie

Zwei sehr seltene Epilepsien sind die Myoklonusepilepsie von Lafora und die progressive Myoklonusepilepsie Unverricht-Lundborg. Beide Epilepsieformen müssen als generalisierte Epilepsien eingeordnet werden und sind als eigenständige Krankheiten mit epileptischen Anfällen aufzufassen. Die Lafora-Krankheit ist eine angeborene Störung des Kohlenhydratstoffwechsels mit autosomal-rezessivem Erbgang. Bei dieser Erkrankung zeigen die Neurone charakteristische Einschlußkörperchen. Der progressiven Myoklonusepilepsie fehlt dieses morphologische Merkmal. Es handelt sich aber ebenfalls um eine autosomal-rezessive Erkrankung, deren biochemische Grundlage noch unklar ist.

## Fokale Epilepsien

### Epilepsie mit psychomotorischen Anfällen

Jackson u. Beever (1889) beschrieben diese Anfälle als abgegrenzte epileptische Phänomene und diskutierten ihren Zusammenhang mit Läsionen im Temporallappen.

**Klinik:** Etwa ein Drittel aller Epilepsien geht mit psychomotorischen Anfällen einher. Sie können in jedem Lebensalter einsetzen. Der klinische Anfallsablauf ist in der Regel dreigegliedert: Aura (Selbstwahrnehmungen), Anfallskern (Automatismen) und postparoxysmaler Dämmerzustand. Die Anfälle beginnen und enden nie plötzlich. In Korrelation zu der anatomischen Gliederung in temporolaterale und rhinenzephale Epilepsien variieren Aura und Anfallskern. Ungefähr 50% der Patienten erweisen sich als pharmakoresistent.

**Neuropathologie:** Nahezu alle pathologischen Prozesse des Temporallappens können zu psychomotorischen Anfällen führen. Neben hirneigenen Tumoren, die den Temporallappen einbeziehen, zeigen die bioptischen Untersuchungen des Temporallappens nach Polresektionen in 50% der Fälle Ammonshornsklerosen, in 12% Narben und Infarkte (z. B. Ulegyrien), in 10% Hamartome und in den restlichen Fällen unspezifische Gliosen oder keine pathologischen Veränderungen. Von der klassischen Form der Ammonshornsklerose mit Läsionen in CA1, CA4 und im Gyrus dentatus kann eine isolierte Endblattsklerose (CA4), die besonders bei Spätmanifestation beobachtet wird, abgegrenzt werden. Bei einer Beteiligung von Amygdalum, fusiformem Gyrus, Uncus und lateraler neokortikaler Anteile wird von einer „mesial temporal sclerosis" gesprochen und pathogenetisch eine temporale Herniation unter der Geburt vermutet. Bei der chirurgischen Therapie der psychomotorischen Epilepsien muß berücksichtigt werden, daß die Ammonshornsklerose in 50–60% der Fälle bilateral vorliegt und daß bei 80% der Fälle Läsionen auch außerhalb des Temporallappens gefunden werden, die ebenfalls epileptogen wirken können. Außerdem entspricht eine morphologische Läsion nicht immer dem epileptogen relevanten Herd.

## *Spezielle Syndrome*

### Gelegenheitsanfälle

Fieberkrämpfe

3–4% der Kinder bekommen in den ersten fünf Lebensjahren Fieberkrämpfe. Von diesen entwickeln 5–10% später eine Epilepsie, besonders bei lang anhaltenden und fokalen Fieberkrämpfen. Ob morphologische Läsionen, die während des Fieberkrampfes entstanden sind, dafür verantwortlich sind, ist unklar, denn auf Fieberkrämpfe folgen gleich häufig sowohl generalisierte als auch fokale Epilepsien (Tsuboi 1986). Sorgfältige Fallanalysen (Veith 1982) zeigten außerdem, daß Hyperpyrexien, Hypoglykämien und Thrombosen für die beobachteten Läsionen verantwortlich sind und nicht der Anfall selbst. Klinische Studien weisen auf eine erhöhte Inzidenz von Geburtskomplikationen und anderen ätiologisch relevanten Ereignissen der Postnatalperiode bei Kindern mit Fieberkrämpfen hin.

# Literatur

Abuelo, D. N., G. Barsel-Bowers, B. G. Tutschka, M. Ambler, D. B. Singer: Symmetrical infantile thalamic degeneration in two sibs. J. med. Genet. 18 (1981) 448–450

Adams, R. D., M. Victor: Degenerative diseases of the nervous system. In: Principles of Neurology. McGraw-Hill, New York 1981

Adams, R. D., L. van Bogaert, H. Vander Eecken: Dégénérescences nigro-striées et cérébello-nigrostriées. Psychiat. et Neurol. 142 (1961) 219

Agamanolis, D. P., J. L. Potter, H. K. Naito, H. B. Robinson, T. Kulasekaran: Lipoprotein disorder, cirrhosis, and olivopontocerebellar degeneration in two siblings. Neurology 36 (1986) 674–681

Alexander, M. P., E. S. Emery, F. C. Koerner: Progressive bulbar paresis in childhood. Arch. Neurol. 33 (1976) 66–68

Alexander, W. S.: Progressive fibrinoid degeneration of fibrillary astrocytes associated with mental retardation in a hydrocephalic infant. Brain 72 (1949) 373–381

Alonso, M. E., E. Otero, R. D'Regules, H. H. Figueroa: Parkinson's disease: A genetic study. Canad. J. neurol. Sci. 13 (1986) 248–251

Alpers, B. J.: Diffuse progressive degeneration of the gray matter of the cerebrum. Arch. Neurol. Psychiat. 25 (1931) 469

Altrocchi, P. H., L. S. Forno: Spontaneous oral-facial dyskinesia: Neuropathology of a case. Neurology 33 (1983) 802–805

Alzheimer, A.: Über eigenartige Krankheitsfälle des späteren Alters. Z. Neurol. Psychiat. 4 (1911) 356

Alzheimer, A.: Über eine eigenartige Erkrankung der Hirnrinde. 37. Verslg. Südwestdtsch. Irrenärzte, Tübingen, November 1906. Ref. Allg. Z. Psychiatr. 64 (1907), 146–148

Appel, S. H.: A unifying hypothesis for the cause of amyotrophic lateral sclerosis, parkinsonism, and Alzheimer disease. Ann. Neurol. 10 (1981) 499–505

Arendt, T., V. Bigl, A. Arendt, A. Tennstedt: Loss of neurons in the nucleus basalis of Meynert in Alzheimer's disease. Paralysis agitans and Korsakoff's disease. Acta neuropathol. 61 (1983) 101–108

Asbury, A. K., M. K. Gale, S. C. Cox, J. R. Baringer, B. O. Berg: Giant axonal neuropathy – an unique case with segmental neurofilamentous masses. Acta neuropathol. 20 (1972) 237–247

Aurias, A., M. F. Croquette, J. P. Nuyts, C. Griscelli, B. Dutillaux: New data on clonal anomalies of chromosome 14 in ataxia telangiectasia: tct(14;14) and inv(14). Hum. Genet. 72 (1986) 22–24

Ball, M. J.: The morphological basis of dementia in Parkinson's disease. Canad. J. neurol. Sci. 11 (1984) 180–184

Bannister, R., R. Crowe, R. Eames, G. Burnstock: Adrenergic innervation in autonomic failure. Neurology 31 (1981) 1501–1506

Barbeau, A.: Friedreich's diseases 1982: Etiologic hypotheses. A personal analysis. Canad. J. neurol. Sci. 9 (1982) 243–263

Barbieri, F., A. Filla, M. Ragno, et al.: Evidence that Charcot-Marie-Tooth disease with tremor coincides with the Roussy-Levy syndrome. Canad. J. neurol. Sci. 11 (1984) 534–540

Barbieri, F., L. Santoro, C. Crisci, R. Massini, E. Russo, G. Campanella: Is the sensory neuropathy in ataxia telangiectasia distinguishable from that in Friedreich's ataxia? Morphometric and ultrastructural study of the sural nerve in a case of Louis-Bar syndrome. Acta neuropathol. (1986) 213–219

Barker, N. W.: Postural hypotension. A report of a case and review of the literature. Med. Clin. N. Amer. 16 (1933) 1301

Baron, J. C., B. Mazière, C. Loc'h, H. Cambon, P. Sgouropoulos, A. M. Bonet, Y. Agid: Loss of striatal bromospiperone binding sites demonstrated by positron tomography in progressive supranuclear palsy. J. cerebr. Blood Flow Metab. 6 (1986) 131–136

Barontini, F., G. P. Marconi, G. Arnetoli: Sporadic multisystem atrophy with early onset and rapid fatal outcome (atypical O.P.C.A.?). Case report. Riv. Patol. nerv. ment. 104 (1983) 243–254

Batten, F. E.: Ataxia in childhood. Brain (1905) 484–505

Beatty, D. W., L. J. Arens, M. M. Nelson: Ataxia telangiectasia. X,14 translocation, progressive deterioration of lymphocyte numbers and function, and abnormal in vitro immunoglobulin production. S. Afr. med. J. 69 (1986) 115–118

Biemond, A.: Clinisch-anatomische demonstratie over een bijzondere vorm van hereditaire ataxie. Ned. T. Geneesk. (Amst.) 1014 (1946)

Biemond, A.: La forme radiculo-cordonnale postérieure des dégénérescences spino-cérébelleuses. Rev. Neurol. 91 (1955) 3

Biemond, A., J. L. M. Sinnege: Tabes of Friedreich with degeneration of the substantia nigra, a special type of hereditary Parkinsonism. Confin. neurol. 15 (1955) 129–142

Bird, E. D., E. G. Spokes: Huntington's chorea. In Crow, J. G.: Disorders of Humoural Transmission. Academic Press, New York 1982

Bixler, D.: Dwarfism, bird-headed (Seckel dwarfism). In Vinken, P. J., G. W. Bruyn: Handbook of Clinical Neurology, Vol. 43. North-Holland Publishing Company, Amsterdam 1982 (pp. 378–380)

Boder, E., R. P. Sedgwick: A familial syndrome of progressive cerebellar ataxia, oculocutaneous telangiectasia and frequent pulmonary infection. Pediatrics 21 (1958) 526–554

Boehme, D. H., N. Marks: Protracted form of Canavan's disease case history and protein kinase activity of membrane fractions. Acta neuropathol. 55 (1981) 221–225

Bogaert van, L.: Aspects cliniques et pathologique des atrophies pallidales et pallido-luysienes progressives. J. Neurol. Neurosurg. Psychiat. 9 (1946) 125–157

Bokobza, B., M. Ruberg, B. Scatton, F. Javoy-Agid, Y. Agid: 3H-Spiperone binding, dopamine and HVA concentration in Parkinson's disease and supranuclear palsy. Europ. J. Pharmacol. 99 (1984) 167–175

Boller, F., T. Mizutani, U. Roessmann: Parkinson disease, dementia and Alzheimer disease: Clinicopathological correlations. Ann. Neurol. 7 (1980) 329

Borrett, D., L. E. Becker: Alexander's disease. A disease of astrocytes. Brain 108 (1985) 367–385

Bourneville: Contribution à l'étude de l'idiotie. Sclérose tubéreuse des circonvolutions cérébrales; idiotie et épilepsie hémiplégique. Arch. Neurol. (1880) 81

Boyd, S. G., A. Harden, J. Egger, G. Pampiglione: Progressive neuronal degeneration of childhood with liver disease (Alper's disease): characteristic neurophysiological features. Neuropediatrics 17 (1986) 75–80

Bradley, W. G., F. Krasin: A new hypothesis of the etiology of amyotrophic lateral sclerosis. The DNA hypothesis. Arch. Neurol. 39 (1982) 677–680

Brucher, J. M., R. Dom, A. Lombaert, H. Carton: Progressive pontopalsy with deafness: clinical and pathological study of two cases. Arch. Neurol. 38 (1981) 186–190

Brun, A., E. Englund: Regional pattern of degeneration in Alzheimer's disease: Neuronal loss and histopathological grading. Histopathology 5 (1981) 549–564

Bruyn, G. W., G. Th. A. M. Botts, R. Dom: Huntington's chorea: Current neuropathological status. In Chase, T. N., N. S. Wexsler, A. Barbeau: Huntingtons Disease. Raven Press, New York 1979 (pp. 83–93)

Canavan, M.: Schilder's encephalitis periaxialis diffusa. Report of a child aged sixteen and one-half month. Arch. Neurol. Psychiat. 21 (1931) 229–308

Cervós-Navarro: Modifications in the genetic expression in the aging brain. In: Senile Dementia: Outlook for the Future, 1984 (pp. 113–123)

Cervós-Navarro, J., G. Gosztonyi, J. Artigas, S. Ostmann, H. J. Gertz: Die ätiologische Variationsbreite der viralen Hirnstammencephalitiden. In Frydl, V.: Neuropathologisches Symposium, 1985 (S. 105–114)

Chalhub, E. G.: Neurocutaneous melanosis. In Vinken, P. J., G. W. Bruyn: Handbook of Clinical Neurology. North-Holland Publishing Co., Amsterdam 1982 (p. 33)

Charcot, J. M., A. Joffroy: Deux cas d'atrophie musculaire progressive avec lésions de la substance grise et des vaisceaux antérolatéraux de la moelle pinière. Arch. Physiol. 2 (1869) 354, 629, 744

Chijiiwa, T., M. Nishimura, H. Inomata, T. Yamana, O. Narazaki, T. Kurokawa: Ocular manifestations of congenital muscular dystrophy (Fukuyama type). Ann. Ophthalmol. 15 (1983) 921–923, 926–928

Chokroverty, S., R. Khedekar, B. Derby et al.: Pathology of olivopontocerebellar atrophy with glutamate dehydrogenase deficiency. Neurology 34 (1984) 1451–1455

Clark, A. W., I. M. Parhad, J. W. Griffin, D. L. Price: Neurofilamentous axonal swellings as a normal finding in spinal anterior horn of man and other primates. J. Neuropathol. exp. Neurol. 43 (1984) 253–262

Clark, A. W., H. J. Manz, C. L. White, J. Lehmann, D. Miller, J. T. Coyle: Cortical degeneration with swollen chromatolytic neurons: Its relationship to Pick's disease. J. Neuropathol. exp. Neurol. 45 (1986) 268–284

Cockayne, E. A.: Dwarfism with retinal atrophy and deafness. Arch. Dis. Childh. 11 (1936) 1–8

Cockayne, E. A.: Dwarfism with retinal atrophy and deafness. Arch. Dis. Childh. 21 (1946) 52–54

Cohen, S., D. Horoupian, R. Katzman, J. Ellis: Cortical dendrite abnormalities in amyotrophic lateral sclerosis (ALS) associated with dementia. J. Neuropathol. exp. Neurol. 40 (1981) 310

Colan, R. V., O. C. Snead, R. Ceballos: Olivopontocerebellar atrophy in children: A report of seven cases in two families. Ann. Neurol. 10 (1981) 355–363

Coutinho, P., A. Guimaraes, F. Scaravilli: The pathology of Machado-Joseph disease. Acta Neuropathol. 58 (1982) 48–54

Cox, R., P. G. Debenham, W. K. Masson, M. B. Webb: Ataxia telangiectasia: A human mutation giving high-frequency misrepair of DNA double-stranded scissions. Molec. Biol. Med. 3 (1986) 229–244

Critchley, E. M. R., D. B. Clark, A. Wikler: Acanthocytosis and neurological disorder without abetalipoproteinemia. Arch. Neurol. 18 (1968) 134–140

Cross, R. B.: Demonstration of neurofibrillary tangles in paraffin sections: A quick and simple method using a modification of Palmgren's method. Med. Lab. Sci. 39 (1982) 67–69

Cummings, J. L., L. W. Duchen: Kluver-Bucy syndrome in Pick disease. Clinical and pathologic correlations. Neurology 31 (1981) 1415–1422

Davies, L., B. Wolska, C. Hilbich, K. Multhaupt, R. Martins, G. Simms, K. Beyreuther, C. L. Masters: A4 amyloid protein deposition and the diagnosis of Alzheimer's disease. Neurology 38 (1988) 1688–1693

De Haene, A.: Agénésie partielle du vermis du cervelet à caractère familial. Acta neurol. belg. 55 (1955) 622–628

De Jong, R. N.: Myoclonus, essential hereditary (Paramyoclonus multiplex). In Vinken, P. J., G. W. Bruyn: Handbook of Clinical Neurology. North-Holland Publishing Co., Amsterdam 1982 (pp. 235–236)

Delay, J., S. Brion, R. Sadoun: Lésions anatomiques de la maladie de Pick a la phase préatrophique. Rev. neurol. 91 (1954) 81–91

De Leon, G. A., M. H. Mitchell: Histological and ultrastructural features of dystrophic isocortical axons in infantile neuroaxonal dystrophy (Seitelberger's disease). Acta Neuropathol. 66 (1985) 89–97

Déjerine, J., A. Thomas: L'atrophie olivo-ponto-cérébelleuse. Nouv. Iconogr. Salpêt. 13 (1900) 330–370

De Sanctis, C., A. Cacchione: L'idiozia xerodermica. Riv. sper. Freniat. 56 (1932) 269–292

DiTrapani, G., P. David, A. La Cara, S. Servidei, P. Tonali: Morphological studies of sural nerve biopsies in the pseudopolyneuropathic form of amyotrophic lateral sclerosis. Clin. Neuropathol. 5 (1986) 134–138

Duvoisin, R. C.: Etiology of Parkinson's disease: Current concepts. Clin. Neuropharmacol. 9 (1986) 13–21

Egger, J., C. J. E. Wynne-Williams, M. Erdohazi: Mitochondrial cytopathy or Leigh's syndrome? Mitochondrial abnormalities in spongiform encephalopathies. Neuropediatrics 13 (1982) 219–224

Elridge, R.: Dystonia musculorum deformans, autosomal dominant. In Vinken, P. J., G. W. Bruyn: Handbook of Clinical Neurology. North-Holland Publishing Co., Amsterdam 1982 (p. 215)

Elridge, R., M. Livanainen, R. Stern. T. Koerber, B. J. Wilder: Baltic myoclonus epilepsy: Hereditary disorder of childhood made worse by phenytoin. Lancet (1983) 838–842

Feigin, I., H. H. Goebel: Infantile subacute necrotizing encephalopathy in the adult. Neurology 19 (1969) 749–759

Feingold, M.: Sturge-Weber-Syndrome. In Vinken, P. J., G. W. Bruyn: Handbook of Clinical Neurology. North-Holland Publishing Co., Amsterdam 1982 (p. 47)

Ferrante, R. J., N. W. Kowall, M. F. Beal, J. B. Martin, E. D. Bird, E. P. Richardson: Morphologic and histochemical characteristics of a spared subset of striatal neurons in Huntington's disease. J. Neuropathol. exp. Neurol. 46 (1987) 12–27

Forno, L. S.: Pathology of Parkinson's disease. In Marsden, D., S. Fahn: Movement Disorders. Butterworth Scientific, London 1982 (p. 25)

Frias, J. L.: De Sanctis-Cacchione syndrome (Xerodermic idiocy). In Vinken, P. J., G. W. Bruyn: Handbook of Clinical Neurology, Vol. 43. North-Holland Publishing Co., Amsterdam 1982 (pp. 12–13)

Friedreich, N.: Über degenerative Atrophie der spinalen Hinterstränge. Verslg dtsch. Naturforsch. Ärzte (1861)

Friedreich, N.: Paramyoklonus multiplex. Virchows Arch. pathol. Anat. 86 (1881) 421

Fujisawa, K., A. Nakamura: The human Purkinje cell. A Golgi study in pathology. Acta Neuropathol. 56 (1982) 255–264

Fukuhara, N., T. Kumamoto, H. Takasawa, T. Tsubaki, Y. Origuchi: The peripheral neuropathy in De Sanctis-Cacchione syndrome. Acta neuropathol. 56 (1982) 194–200

Fukuyama, Y., M. Ohsawa: A genetic study of the Fukuyama type congenital muscular dystrophy. Brain and Develop. 6 (1984) 373–390

Fukuyama, Y., M. Kawazura, H. Haruna: A peculiar form of congenital progressive muscular dystrophy. Report of fifteen cases. Pediat. Univers. Tokyo 4 (1960) 5–8

Fukuyama, Y., M. Osawa, H. Susuki: Congenital progressive muscular dystrophy of the Fukuyama type – clinical, genetic and pathological considerations –. Brain and Develop. 3 (1981) 1–29

Gajdusek, D. C., A. Salazar: Amyotrophic lateral sclerosis and parkinsonism dementia in high incidence among the Auyn and Jakai peoples of West New Guinea. Neurology 32 (1982) 107–126

Gallai, V., J. M. Hockaday, J. T. Hughes, D. J. Lane, D. Oppenheimer, G. Rushworth: Ponto-bulbar palsy with defnes (Brown-Vialetto-van Laere syndrome) – a report of three cases. J. neurol. Sci. (1981) 259–275

Gambetti, P., G. Shecket, B. Ghetti, A. Hirano, A. Dahl: Neurofibrillary change in human brain. An immunocytochemical study with a neurofilament antiserum. J. Neuropathol. exp. Neurol. 42 (1983) 69–79

Gandolfi, A., D. Horoupian, I. Rapin, R. De Teresa, V. Hyams: Deafness in Cockayne's syndrome: Morphological, morphometric, and quantitative study of the auditory pathway. Ann Neurol. 15 (1984) 135–143

Garcia-Albea, E., O. Franch, D. Munoz, J. R. Recoy: Brueghel's syndrome, report of a case with postmortem studies. J. Neurol. Neurosurg. Psychiat. 44 (1981) 437–440

Garruto, R. M., D. C. Gajdusek, K.-M. Chen: Amyotrophic lateral sclerosis among chamorro migrants from Guam. Ann. Neurol. 8 (1980) 612–619

Garruto, R. M., D. C. Gajdusek, K.-M. Chen: Amyotrophic lateral sclerosis and parkinsonism-dementia among filipino migrants to Guam. Ann. Neurol. 10 (1981) 341–350

Gatti, R. A., H. V. Vinters: Cerebellar pathology in ataxia telangiectasia: The significance of basket cells. Kroc Fdn Ser. 19 (1985) 225–232

Gertz, H.-J., J. Cervós-Navarro, V. Frydl, F. Schultz: Glycogen accumulation of the aging human brain. Mech. Ageing Develop. 31 (1985) 25–35

Ghatak, N. R., D. Nochlin: Glial outgrowth along spinal nerve roots in amyotrophic lateral sclerosis. Ann. Neurol. 11 (1982) 203–206

Ghatak, N. R., D. Nochlin, M. G. Hadfield: Neurofibrillary pathology in progressive supranuclear palsy. Acta neuropathol. 52 (1980) 73–76

Gibb, W. R. G., M. H. Terruli, A. J. Lees: The significance of the Lewy body in idiographic Parkinson's disease. Xth International Congress of Neuropathology, Stockholm. Abstract No. 432, 1986 (p. 215)

Gilbert, J. J., S. J. Kish, O. Hornykiewicz: Dementia-Parkinsonismmotor neurone disease syndrome: Neuropathological and neurochemical correlates. Xth. International Congress of Neuropathology, Stockholm 1986. Abstract No. 850, 1986 (p. 421)

Gilles de la Tourette: Etude sur une affection nerveuse caractérisée par l'incoordination motrice accompagnée décholalie et de coprolalie. Arch. Neurol. (Paris) 9 (1885) 158–200

Gilman, S., R. E. Barrett: Hallervorden-Spatz disease and infantile neuroaxonal dystrophy. J. neurol. Sci. 19 (1973) 189–205

Goebel, H. H., A. Kohlschütter, F. J. Schulte: Rectal biopsy findings in infantile neuroaxonal dystrophy. Neuropediatrics 1 (1980) 388–392

Goebel, H. H., G. Bode, R. Caesar, A. Kohlschütter: Bulbar palsy with Rosenthal fiber formation in the medulla of a 15-year-old girl. Localized form of Alexander's disease? Neuropediatrics 12 (1981) 382–391

Goebel, H. H., A. Fidzianska, H. G. Lenard, G. Osse, A. Hori: A morphological study of non-Japanese congenital muscular dystrophy associated with cerebral lesions. Brain and Develop. 5 (1983) 292–301

Goldmann, J. E., S. H. Yen, F. C. Chin, N. S. Peress: Lewy bodies of Parkinson's disease contain neurofilament antigens. Science 221 (1983) 1082–1084

Gomez, M. R.: Progressive bulbar paralysis myoclonica (Fazio-Londe disease). In Vinken, P. J., G. W. Bruyn: Handbook of Clinical Neurology. North-Holland Publishing Co., Amsterdam 1975 (S. 103–109)

Gurney, M. E., A. Belton, N. Cahman, J. P. Antel: Inhibition of terminal axonal sprouting by serum from patients with amyotrophic lateral sclerosis. New Engl. J. Med. 311 (1984) 933–939

Gusella, J. F., N. S. Wexler, P. M. Conneally, S. L. Naylor, M. A. Anderson, R. E. Tanzi, P. C. Watkins, K. Ottina, M. R. Wallace, A. Y. Sakaguchi, et al.: A polymorphic DNA marker gentically linked to Huntington's disease. Nature 306 (1983) 234

Hall, M.: Synopsis of the Diastaltic Nervous System. Mallett, London 1850

Hallervorden, J., H. Spatz: Eigenartige Erkrankung im extrapyramidalen System mit besonderer Beteiligung des Globus pallidus und der Substantia nigra. Zbl. Ges. Neurol. 79 (1922) 254

Hanefeld, F.: The clinical pattern of the Rett-syndrome. Brain Develop. 7 (1985) 320–325

Hansen, T. L., E. Christensen, N. J. Brandt: Studies of pyruvate carboxylase, pyruvate decarboxylase and lipoamide dehydrogenase in subacute necrotizing encephalomyelopathy. Acta Paediatr. Scand. 71 (1982) 263–267

Hartmann, H. A., S. K. White, R. L. Levine: Neuroaxonal dystrophy with neuromelanin deposition, neurofibrillary tangles and neuronal loss. Acta Neuropathol. 61 (1983) 169–172

Herpin, Th.: Des accès incomplets d'épilepsie. Baillière, Paris 1867

Herrick, M. K., A. M. Strefling, H. Urich: Intrauterine multisystem atrophy in siblings: A new genetic syndrome? Acta neuropathol. 61 (1983) 65–70

Hirano, A., J. Frias Llena: Degenerative diseases of the central nervous system. Neuropathology III (1982) 324–385

Hirano, A., J. Llena: Neuropathological features of parkinsonism-dementia complex on Guam: Reappraisal and comparative study with Alzheimer's disease and Parkinson's disease. In Zimmermann, H. M.: Progress in Neuropathology. Raven Press, New York 1986 (pp. 17–31)

Hirano, A., N. Malamud, L. T. Kurland: Parkinsonism-dementia complex, an endemic disease on the island of Guam. II. Pathologic features. Brain 84 (1961) 662–679

Hirano, A., M. Iwata, J. Frias Llena et al.: Color Atlas of Pathology of the Nervous System. Igaku Shoin, Tokyo 1980

Ho, K. L., C. H. Chang, S. S. Yang, J. L. Chassoon: Neuropathologic findings in thanatophoric dysplasia. Acta neuropathol. 63 (1984) 218–228

Hoffmann, J.: Über chronische spinale Muskelatrophie im Kindesalter auf familiärer Basis. Dtsch. Z. Nervenheilk. 3 (1893) 427

Holmes, G.: A form of familial degeneration. Brain 30 (1907) 466

Hori, A., E. Volles, R. Witzke, F. W. Spaar: Pick's disease of early onset with neurologic symptomatology, rapid course and nigrastriatal degeneration. Clin. Neuropathol. 2 (1983) 8–15

Hubbard, B. M., J. M. Anderson: A quantitative study of cerebral atrophy in old age and senile dementia. J. neurol. Sci. 50 (1981a) 135–145

Hubbard, B. M., J. M. Anderson: Age, senile dementia and ventricular enlargement. J. Neurol. Neurosurg. Psychiat. 44 (1981b) 631–635

Hudson, A. J.: Amyotrophic lateral sclerosis and its association with dementia, parkinsonism and other neurological disorders: A review. Brain 104 (1981) 217

Hunt, J. R.: Progressive atrophy of globus pallidus. Brain 40 (1917) 58–148

Hunt, J. R.: Dyssynergia cerebellaris myoclonica – primary atrophy of the dentate system: a contribution to the pathology and symptomatology of the cerebellum. Brain 44 (1921) 490–538

Hunter, S.: The rostral mesencephalon in Parkinson's disease and Alzheimer's disease. Acta neuropathol. 68 (1985) 53–58

Hunter, A. G., S. Jurenka, D. Thompson, J. A. Evans: Absence of the cerebellar granular layer, mental retardation, tapetoretinal degeneration and progressive glomerulopathy: An autosomal recessive oculo-renal-cerebellar syndrome. Amer. J. med. Genet. 11 (1982) 383–395

Huntington, G.: On chorea. Med. Surg. Reporter 26 (1872) 320

Iizuka, R., K. Hirayama: Dentato-rubro-pallido-luysian atrophy. In Vinken, P. J., G. W. Bruyn, H. L. Klawans: Handbook of Clinical Neurology, Vol. 49. Elsevier Science Publishers, B. V. 1986 (p. 437)

Iizuka, R., K. Hirayama, K. Maehara: Dentato-rubro-pallido-luysian atrophy: A clinico-pathological study. J. Neurol. Neurosurg. Psychiat. 47 (1984) 1288–1298

Ikeda, K., A. Hori, G. Bode: Progressive dementia with diffuse Lewy-type inclusions in cerebral cortex. Arch. Psychiat. Nervenkr. 228 (1980) 243–248

Iwata, M., S. Fuse, M. Sakuta, Y. Toyokura: Neuropathological study of chorea-acanthocytosis. Jap. J. Med. 23 (1984) 118–122

Jackson, H.: Case of tumor of middle lobe of cerebellum. Rigidity in cerebellar attitude in occasional tetanus-like seizures. Brit. med. J. 1871/II, 242, 258

Jackson, H., C. C. Beevor: On a case of epileptic attacks with an olfactory aura from a tumor in the right temporosphenoidal lobe. Lancet 1889/I, 381

Jain, S., M. C. Maheshwari: Joseph disease in India – report of two families. J. Neurogent. 3 (1986) 61–73

Jankovic, J., A. Reches: Parkinson's disease in monozygotic twins. Ann. Neurol. 19 (1986) 405–408

Jankovic, J., J. B. Kirkpatrick, K. A. Blomquist, P. J. Langlais, E. D. Bird: Late-onset Hallervorden-Spatz disease presenting as familial parkinsonism. Neurology 35 (1985) 227–234

Janz, C., W. Christian: Impulsiv Petit-mal. Dtsch. Z. Nervenheilk. 176 (1957) 346

Jellinger, K.: Progressive Pallidumatrophie. J. neurol. Sci. 6 (1968) 19–44

Jellinger, K., P. Riederer: Neuropathologie und Neurochemie des Rett-Syndroms. Zbl. allg. Pathol. pathol. Anat. 133 (1987) 480

Jellinger, K., F. Seitelberger: Neuropathology of Rett-syndrome. Amer. J. med. Genet. 24 (1986) 259–288

Jung, R.: Über vegetative Reaktionen und Hemmungswirkung von Sinnesreizen im kleinen epileptischen Anfall. Nervenarzt (1939) 169

Kanazawa, I., S. Kwak, H. Sasaki, H. Mizusawa, O. Muramoto, K. Yoshizawa, N. Nukina, K. Kitamura, H. Kurisaki, K. Sugita: Studies on neurotransmitter markers and neuronal cell density in the cerebellar system in olivopontocerebellar atrophy and cortical cerebellar atrophy. J. neurol. Sci. 71 (1985) 193–208

Kaposi, M.: Neue Beiträge zur Kenntnis des Lupus erythematodes. Arch. Dermatol. 4 (1872) 36

Kaufmann, R. L.: Dwarfism, skeletal dysplasia and brain abnormalities (Taybi-Linder syndrome). In Vinken, P. J., G. W. Bruyn: Handbook of Clinical Neurology, Vol. 43. North-Holland Publishing Co., Amsterdam 1982 (pp. 385–386)

Kawagoe, T., H. Jacob: Neocerebellar hypoplasia with systemic combined olivo-ponto-dentatal degeneration in a 9-day-old baby: Contribution to the problem of relations between malformation and systemic degeneration in early life. Clin. Neuropathol. 5 (1986) 203–208

Keddie, K. M. G.: Presenile dementia, clinically of the Pick's disease variety occuring in a mother and daughter. Int. J. Neurol. Psychiat. 3 (1967) 182–187

Kessler, C., K. Schwechheimer, R. Reuther, J. Born: Hallervorden-Spatz syndrome restricted to the pallidum nuclei. J. Neurol. 231 (1984) 112–116

Kihira, S., I. Nonaka: Congenital muscular dystrophy. A histochemical study with morphometric analysis on biopsied muscles. J. neurol. Sic. 70 (1985) 139–149

Koga, M., M. Abe, J. Tateishi, Y. Antoku, H. Iwashita, S. Miyoshino: Two autopsy cases of congenital muscular dystrophy of Fukuyama type – a typical and a atypical case. No To Shinkei 36 (1984) 1103–1108

Kosaka, K., S. Oyanagi, M. Matsushita, A. Hori, S. Iwase: Multiple system degeneration involving thalamus, reticular formation, pallido-nigral, pallido-luysian and dentato-rubral systems. Acta neuropathol. 39 (1977) 89–95

Kosaka, K., M. Matsushita, S. Oyanagi, P. Mehraein: A clinico-neuropathological study of the Lewy body disease. Psychiat. Neurol. jap. 5 (1980) 292–311

Kosaka, K., R. Iizuka, Y. Mizutani, T. Kondo, T. Nagatsu: Striatonigral degeneration combined with Alzheimer's disease. Acta neuropathol. 54 (1981) 253–256

Kosaka, K., M. Yoshimura, K. Ikeda, H. Budka: Diffuse type of Lewy body disease: progressive dementia with abundant cortical Lewy bodies and senile changes of varying degree – a new disease. Clin. Neuropathol. 3 (1984) 185–192

Kostiniemi, M., M. Donner, H. Majuri, M. Haltia, R. Norio: Progressive myoclonus epilepsy. A clinical and histopathological study. Acta neurol. scand. 50 (1974) 307–332

Kraepelin, E.: Klinische Psychiatrie. In: Psychiatrie, Bd. II. Barth, Leipzig 1910

Krijgsman, J. B., P. G. Barth, F. C. Stam, J. L. Slooff, H. H. Jaspar: Congenital muscular dystrophy and cerebral dysgenesis in a Dutch family. Neuropädiatrie 11 (1980) 108–120

Lahl, R.: Juvenile Form der subakuten nekrotisierenden Encephalomyelopathie (Leigh) mit ungewöhnlicher ZNS-Lokalisation. Acta neuropathol. 55 (1981) 237–242

Lapresle, J.: La dystasie areflexique hereditaire de Roussy-Levy. Ses repports historiques avec la maladie de Friedreich, l'atrophie Charcot-Marie-Tooth et la nevrite hypertrophique de Déjerine Sottas; l'état actuel, de la famille originale; la place nosologique de cette entité. Rev. neurol. 138 (1982) 967–978

Lapresle, J.: Etude post mortem du cas I de la famille originale de Roussy et Melle Levy. J. Neurol. Sci. 74 (1986) 223–230

Larroche, J.-C.: Perinatal brain damage. In Adams, J. H., J. A. N. Corsellis, L. W. Duchen: Greenfield's Neuropathology. Arnold, London 1984 (pp. 451–490)

Leigh, D.: Subacute necrotizing encephalomyelopathy in an infant. J. Neurol. Neurosurg. Psychiat. 14 (1951) 216–221

Lennox, W. G.: The petit mal epilepsies. J. Amer. med. Ass. 129 (1945) 1069

Levine, I. M., J. W. Estes, J. M. Looney: Hereditary neurological disease with acanthocytosis. Arch. Neurol. 19 (1968) 403–409

Lewy, F. H.: Zur pathologischen Anatomie der Paralysis agitans. Dtsch. Z. Nervenheilk. 50 (1913) 50–55

Londe, P. F. L.: L' hérédo-ataxie cérébelleuse. Thèse de Paris. Bataille & Cie, Paris (1895)

Louis-Bar, D.: Sur un syndrome progressif comprenant des télangiectasies capillaires cutanées et conjunctivales symétriques, à disposition naevoide et de troubles cérébelleux. Confin. neurol. 4 (1941) 32

Mann, D. M., P. O. Yates, B. Marcyniuk: Some morphometric observation the cerebral cortex and hippocampus in presenile Alzheimer's disease, senile dementia of Alzheimer type and Down's syndrome in middle age. J. neurol. Sci. 69 (1985) 139–159

Mannen, T., M. Iwata, Y. Toyokura, K. Nagashima: The onuf's nucleus and the external anal sphincter muscles in amyotrophic lateral sclerosis and Shy-Drager syndrome. Acta neuropathol. 59 (1982) 255–260

Marie, P.: Clinique des maladies nerveuses. Sur l'hérédoataxie cérébelleuse. Sem. Méd. 13 (1893) 444–447

Marie, P., C. Foix, T. Alajouanine: De l'atrophie cérébelleuse tardive prédominance corticale. Rev. neurol. 29 (1922): 849–885, 1802–1211

Marsden, C. D.: Basal ganglia. Lancet 1982/II, 1141

Mc Geachie, R. A., J. O. Fleming, L. R. Shurer: Diagnosis of Pick's disease by computed tomography. J. Comput. assist. Tomogr. 3 (1979) 113–115

Meencke, H. J.: Neuron density in the molecular layer of the frontal cortex in primary generalized epilepsy. Epilepsia 26 (1985)

Meencke, H.-J.: Vergleichende klinische Neuropathologie generalisierter Epilepsien mit altersgebundenen kleinen Anfällen. Habilitationsschrift, Freie Universität Berlin 1986

Meencke, H. J., C. Gerhard: Morphological aspects of aetiology and the course of infantile spasms (West-Syndrome). Neuroped. 16 (1985) 59–66

Meencke, H. J., D. Janz: Neuropathological findings in primary generalized epilepsy: A study of eight cases. Epilepsia 25 (1984) 8–21

Meencke, H. J., G. Veith: Neuropathologische Aspekte des myoklonisch-astatischen Petit mal (Lennox-Syndrom). In Kruse, R.: Epilepsie 84. Einhorn-Presse, Reinbek 1985 (S. 305–313)

Meige, H.: Les convulsion de la face, une forme clinique de convulsion faciale bilateral et mediane. Rev. neurol. 21 (1910) 437–443

Menzel, P.: Beitrag zur Kenntnis der hereditären Ataxie und Kleinhirnatrophie. Arch. Psychiat. Nervenkr. 22 (1891) 160

Miike, T., Y. Ohtani, S. Nishiyama, I. Matsuda: Pathology of skeletal muscle and intramuscular nerves in infantile neuroaxonal dystrophy. Acta neuropathol. 69 (1986) 117–123

Mikol, J., S. Brion, L. Guicharnaud, O. Waks: A new case of Pick's disease. Acta neuropathol. 49 (1980) 57–61

Mishima, H., H. Hirata, H. Ono, K. Choshi, Y. Nishi, K. Fukuda: A Fukuyama type of congenital muscular dystrophy associated with atypical gyrate atrophy of the choroid and retina. A case report. Acta ophthalmol. 63 (1985) 155–159

Mitake, S., T. Mizutani: Clinico-pathological study of the central autonomic nervous system in idiopathic Parkinsonism – in comparison with sporadic olivopontocerebellar atrophy. Rinsho Shinkeigaku 27 (1987) 472–478

Moermann, P., J. P. Fryns, P. Goddeeris, J. M. Lauweryns: Multiple ankyloses, facial anomalies, and pulmonary hypoplasia associated with severe antenatal spinal muscular atrophy. J. Pediat. 103 (1983) 238–241

Moody jr., W. J.: Gradual increase in the electrical excitability of crayfish slow muscle fiber produced by anoxia or uncouples of oxidative phosphorylation. J. comp. Physiol. 125 (1978) 327–334

Mountjoy, C. Q., W. Roth, N. J. R. Evans, H. M. Evans: Cortical neuronal counts in normal elderly controls and demented patients. Neurobiol. Age. 4 (1983) 1–11

Munoz-Garcia, D., S. K. Ludwin: Classic and generalized variants of Pick's disease. A clinicopathological, ultrastructural, and immunocytochemical comparative study. Ann. Neurol. 16 (1984) 467–480

Munoz-Garcia, D. G., C. Greene, D. P. Perl, D. J. Selkoe: Accumulation of phosphorylated neurofilaments in anterior horn motoneurons of amyotrophic lateral sclerosis patients. J. Neuropathol. exp. Neurol. 47 (1988)

Myrianthopoulos, N. C.: Gilles de la Tourette syndrome. In Vinken, P. J., G. W. Bruyn: Handbook of Clinical Neurology. North-Holland Publishing Co., Amsterdam 1981 (pp. 221–222)

Nagashima, K., S. Suzuki, E. Ichikawa, L. Uchida, T. Honma, T. Kuroume, J. Hirato, A. Ogawa, Y. Ishida: Infantile neuroaxonal dystrophy: Perinatal onset with symptoms of diencephalic syndrome. Neurology 35 (1985) 735–738

Naito, H., S. Oyanagi: Familial myoclonus epilepsy and choreoathetosis, hereditary, dentato-rubral pallidoluysian atrophy. Neurology 32 (1982) 798–807

Nakano, I., A. Hirano: Parkinson's disease: Neuron loss in the nucleus basalis without concomitant Alzheimer's disease. Ann. Neurol. 15 (1984) 415–418

Nakano, I., A. Hirano: Neuron loss in the nucleus basalis of Meynert in parkinsonism-dementia complex of Guam. Ann. Neurol. 13 (1983a) 87–91

Nakano, I., A. Hirano: Atrophy of cell processes associated with perikaryal changes of the large motor neurons in the spinal anterior horn in amyotrophic lateral sclerosis (ALS). J. Neuropathol. exp. Neurol. 42 (1983b) 344

Nakano, K. K., D. M. Dawson, A. Spence: Machado disease. A hereditary ataxia in portuguese emigrants to Massachusetts. Neurology 27 (1972) 49–55

Nakazato, Y., A. Sasaki, J. Hirato, Y. Ishida: Immunohistochemical lokalization of neurofilament protein in neuronal degenerations. Acta neuropathol. 64 (1984) 30–36

Neumann, M. A.: Pick's disease. J. Neuropathol. exp. Neurol. (1949) 255–282

Nomura, Y., M. Segawa: Anatomy of Rett-syndrome. Amer. J. med. Genet. 24 (1986) 289–303

Ohnishi, A., Y. Sato, H. Nagara, T. Sakai, H. Iwashita, Y. Kuroiwa, T. Nakamura, K. Shida: Neurogenic muscular atrophy and low density of large myelinated fibres of sural nerve in chorea-acantocythosis. J. Neurol. Neurosurg. Psychiat. 44 (1981) 645–648

Okazaki, H., L. E. Lipkin, S. M. Aronson: Diffuse intracytoplasmic ganglionic inclusions (Lewy type) associated with progressive dementia and quadriparesis in flection. J. Neuropathol. exp. Neurol. 20 (1961) 237–244

Oppenheimer, D. R.: Diseases of the basal ganglia, cerebellum and motor neurons. In Adams, J. H., J. A. N. Corsellis, L. W. Duchen: Greenfield's Neuropathology. Arnold, London 1984 (pp. 699–747)

Parkinson, J.: An essay on the shaking palsy (1817). London. Reproduced in: James Parkinson, M. Critchley. Macmillan, London 1955

Peiffer, J.: Neuropathologie. In Remmele, W.: Pathologie. Springer, Berlin 1984 (S. 1–288)

Pena, S. D.: Giant axonal neuropathy: An inborn error of organization of intermediate filaments. Muscle and Nerve 5 (1982) 166–172

Pena, S. D. J., M. H. K. Shokeir: Syndrome of camptodactyly, multiple ankyloses, facial anomalies, and pulmonary hypoplasia: A lethal condition. J. Pediat. 85 (1974) 373–375

Perry, T. L.: Four biological different types of dominantly inherited olivopontocerebellar atrophy. Advanc. Neurol. 41 (1984) 205–216

Perry, T. L., S. J. Kish, D. Hinton, D. Hansen, L. E. Becker, E. W. Gelfand: Neurochemical abnormalities in a patient with ataxia telangiectasia. Neurology 34 (1984) 187–191

Perry, T. L., M. G. Norman, V. W. Young, S. Whiting, J. U. Crompton, D. Hansen, S. J. Kish: Hallervorden-Spatz disease: Cysteine accumulation and cysteine dioxygenase deficiency in the globus pallidus. Neurology 18 (1985) 482–489

Peters, A. C., G. T. Bots, R. A. Roos, H. H. Gelderen van: Fukuyama type congenital muscular dystrophy – two Dutch siblings. Brain and Develop. 6 (1984) 406–416

Petito, C. K., M. N. Hart, R. S. Porro, K. M. Earle: Ultrastructural studies of olivopontocerebellar atrophy. J. Neuropathol. exp. Neurol. 32 (1973) 503–522

Pfeiffer, R. F., R. D. McComb: Dentatorubropallidoluysian atrophy with posterior column degeneration. Neurology 35 (1985) 178

Pick. A.: Über die Beziehungen der senilen Hirnatrophie zur Aphasie. Prag. med. Wschr. 17 (1892) 165–167

Pilz, P., P. Erhart: Thalamic degeneration. Acta neuropathol., Suppl. 8 (1980) 362–364

Plaitakis, A.: Abnormal metabolism of neuroexcitatory amino acids in olivopontocerebellar atrophy. In Duvoisin, R. C., A. Plaitakis: The Olivopontocerebellar Atrophies. Raven Press, New York 1984 (p. 225–243)

Poser, C. M.: Dysautonomia, familial (Riley-Day-Syndrom). In Vinken, P. J., G. W. Bruyn: Handbook of Clinical Neurology, Vol. 43. North-Holland Publishing Co., Amsterdam 1982 (pp. 58–60)

Pou Serradell, A., A. Russi, A. Escudero, I. Ferrer: Enfermedad de Machado-Joseph en una familia española. (In press)

Prince, D. A.: Physiological mechanism of focal epileptogenesis. Epilepsia 26 (1985) 3–14

Reifferscheid, P., A. Flach: Particular forms of Hirschsprung's disease. In Holschneider, A. M.: Hirschsprung's Disease. Hippokrates, Stuttgart 1982 (S. 133–147)

Rett, A.: Über ein eigenartiges hirnatrophisches Syndrom bei Hyperammonämie im Kindesalter. Wien. med. Wschr. 116 (1966) 723–738

Rett, A.: Cerebral atrophy associated with hyperammonemia. In Vinken, P. J., G. W. Bruyn: Handbook of Clinical Neurology, Vol. 29. North-Holland Publishing Co., Amsterdam 1977 (pp. 305–329)

Ribak, C. E., K. M. Bradburne, A. B. Harris: A preferential loss of GABAergic symmetric synapses in epileptic foci: A quantitative ultrastructural analysis of monkey neocortex. J. neurol. Sci. 2 (1982) 1725–1735

Riley, C. M., R. L. Day, D. Giley McL et al.: Central autonomic dysfunction with defective lacrimation: Report of five cases. Pediatrics 3 (1949) 468–477

Rodda, R. A.: Cerebellar atrophy in Huntington's disease. J. neurol. Sci. 50 (1981) 147–157

Rodriguez, J. I., J. F. Regadera, C. Morales, A. Perera: Nuevos hallazgos en el sindrome de Seckel. Su consideración como una condrodisplasia. Comunicación presentada en la Reunión Anual de la Sociedad Española de Anatomia Patologica. Madrid, enero 1980

Rosenberg, R. N.: Biochemical genetics of neurologic disease. New Engl. J. Med. 305 (1981) 1181–1193

Roussy, G., G. Levy: Sept cas d'une maladie familiale particulière: Troubles de la marche, pieds bots et aréflexie tendineuse généralisee, avec, accessoirement, légère maladiesse des mains. Rev. Neurol. 1 (1926) 427–450

Roussy, G., G. Levy: La dystasie aréflexique héréditaire. Presse méd. 2 (1932) 1733–1736

Sacher, P., J. Briner, U. G. Stauffer: Zur klinischen Bedeutung der neuronalen intestinalen Dysplasie. Z. Kinderchir. 35 (1982) 96–97

Sakai, T., M. Ohta, H. Ishino: Joseph disease in a non Portuguese family. Neurology 33 (1983) 74–80

Sasaki, S., K. Okamoto, A. Hirano: An electron microscopic study of small argyrophilic bodies in the human spinal cord. Neurol. Med. 17 (1982) 570–576

Sasaki, S., A. Hirano, I. Nakao: Honeycomb-like and aggregated filamentous structures in the anterior horn cells. Electron microscopic study of amyotrophic lateral sclerosis. Neurol. Med. 18 (1983) 298–301

Schliwinski, U., L. Gerhard, V. Reinhardt: Morphologische Befunde bei familiärer neurogener Arthrogryposis multiplex congenita. Zbl. allg. Pathol. pathol. Anat. 129 (1984) 261

Schlote, W.: Morbus Alexander und/oder Spongioblastose? Analyse eines Falles. Zbl. allg. Path. pathol. Anat. 129 (1984) 260

Schmidt, H.: Hirnbefund eines Falles von Pickscher Krankheit mit einer Krankheitsdauer von 4 Monaten. Arch. Psychiat. Nervenkr. 199 (1959) 519–536

Schmitt, H. P., W. Emser, C. Heimes: Familial occurrence of amyotrophic lateral sclerosis, parkinsonism, and dementia. Ann. Neurol. 16 (1984) 642–648

Schoene, W. C.: Degenerative diseases of the central nervous system. In Davis, R. L., D. M. Robertson: Textbook of Neuropathology 1985 (pp. 788–823)

Scholtz, C. L., M. Swash: Cerebellar degeneration in dominantly inherited spastic paraplegia. J. Neurol. Neurosurg. Psychiat. 48 (1985) 145–149
Seckel, H. P. G.: Bird-headed dwarfs. In: Studies in Developmental Anthropology Including Human Proportions. Thomas, Springfield/Ill. 1960
Sedano, H. O.: Multiple nevoid basal cell carcinoma syndrome. In Vinken, P. J., G. W. Bruyn: Handbook of Clinical Neurology. North-Holland Publishing Co., Amsterdam 1982 (p. 31)
Seitelberger, F.: Eine unbekannte Form von infantiler Lipoid-Speicher-Krankheit des Gehirns. In: Proceedings of the First International Congress of Neuropathology, Rome 3 (1952) 323
Seitelberger, F.: Pigmentary disorders. In: Minkler, J. H.: Pathology of the Nervous System. McGraw-Hill, New York 2 (1971) 1324
Serratrice, G. T., M. Toga, J. F. Pellissier: Chronic spinal muscular atrophy and pallidonigral degeneration: Report of a case. Neurology 33 (1983) 306–310
Sherlock: The Feeble-Minded. MacMillan, London 1911
Shibayama, H., J. Kitoh, Y. Marui, H. Kobayashi, S. Iwase, Y. Kayukawa: An unusual case of Pick's disease. Acta neuropathol. 59 (1983) 79–87
Shokeir, M. H. K.: Cerebro-oculo-facioskeletal (COFS) syndrome (Peny-Shokeir II syndrome). In Vinken, P. J., G. W. Bruyn: Handbook of Clinical Neurology. North-Holland Publishing Co., Amsterdam 1982 (pp. 341–343)
Shy, G. M., G. A. Drager: A neurologic syndrome associated with orthostatic hypotension. Arch. Neurol. 2 (1960) 511–527
Sigwald, J., J. Lapresle, P. H. Ravdy, J. Recondo: Atrophie cérébelleuse familiale avec association de lésions nigériennes et spinales. Rev. Neurol. 109 (1963) 571–573
Smits, M. G., F. J. M. Gabreels, W. O. Renier, E. M. Joosten, A. A. W. M. Gabreels-Festen, H. J. ter Laak, A. J. L. Pinckers, G. C. J. Hombergen, S. L. H. Notermans, H. O. M. Thijssen: Peripheral and central myelinopathy in Cockayne's syndrome. Report of 3 siblings. Neuropediatrics 13 (1982) 161–167
Solheid, C., G. Ebinger, J. J. Martin, L. Huygens, R. Dierickx: Cortical cerebellar degeneration presenting with ophthalmoplegia, ataxia and areflexia. Clin. neuropathol. 5 (1986) 105
Somjen, G. G.: Interstitial ion concentrations and the role of neuroglia in seizures. In Schwartzkroin, P., H. Wheal: Electrophysiology of Epilepsy. Academic Press, London 1984 (pp. 303–341)
Sroka, H., T. S. Elizan, M. D. Yahr, A. Binger, M. R. Mendazu: Organic mental syndrome and confusional states in Parkinson's disease. Arch. Neurol. 38 (1981) 339–342
Steele, J. C., J. C. Richardson, J. Olszewski: Progressive supranuclear palsy. Arch. Neurol. 10 (1964) 333–359
Steinman, G. S., L. B. Rorke, M. J. Brown: Infantile neuronal degeneration masquerading as Werdnig-Hoffmann disease. Ann. Neurol. 8 (1980) 317–324
Stern, K.: Severe dementia associated with bilateral symmetrical degeneration of the thalamus. Brain 62 (1939) 157–171
Stover, M. L., et al.: Skin ultrastructural changes in Hallervorden-Spatz syndrome. Abstract 67, 33rd American Academy Meeting, 31 (1981) 93
Strümpell, A.: Beiträge zur Pathologie des Rückenmarks. Arch. Psychiat. Nervenkr. 10 (1880) 676
Stumpf, D. A., J. K. Parks, L. A. Eguren, R. Haas: Friedreich's ataxia III. Mitochondrial malic enzyme deficiency. Neurology 32 (1982) 221–227
Sturge, W. A.: A case of partial epilepsy apparently due to a lesion of one of the vasomotor centres of the brain. Clin. Soc. Trans. 12 (1879) 162
Swaiman, K. F., S. T. Smith, G. L. Trock, A. R. Siddiqui: Sea-blue histiocytes, lymphocytic cytosomes, movement disorder and Fe-uptake in basal ganglia: Hallervorden Spatz disease or ceroid storage disease with abnormal isotope scan? Neurology 33 (1983) 301
Syllaba, L., K. Henner: Contribution à l'indépendance de l'athétose double idiopathique et congénitale. Rev. neurol. 1 (1926) 541–562

Tagliavini, F., G. Pilleri, F. Gemignani, A. Lechi: Neuronal loss in the basal nucleus of Meynert in progressive supranuclear palsy. Acta neuropathol. 61 (1983) 157–160
Tagliavini, F., G. Pilleri, C. Buras, J. Constantinidis: The basal nucleus of Meynert in idiopathic Parkinson's disease. Acta neurol. scand. 70 (1984) 20–28
Takauchi, S., T. Mizuhara, K. Miyoshi: Unusual paired helical filaments in progressive supranuclear palsy. Acta neuropathol. 59 (1983) 225–228
Tanaka, J., H. Nakamura, Y. Tabuchi, K. Takahashi: Familial amyotrophic lateral sclerosis: Features of multisystem degeneration. Acta neuropathol. 64 (1984) 22–29
Taybi, H., D. Linder: Congenital familial dwarfism with cephalo-skeletal dysplasia. Radiology 89 (1967) 275–281
Terasawa, K.: Muscle regeneration and satellite cells in Fukuyama type congenital muscular-dystrophy. Muscle and Nerve 9 (1986) 465–470
Thomas, C., S. Love, H. C. Powell, P. Schultz, P. W. Lampert: Giant axonal neuropathy: Correlation of clinical findings with postmortem neuropathology. Ann. Neurol. 22 (1987) 79–84
Titeca, J., L. Van Bogaert: Heredo-degenerative hemiballismus – a contribution to the question of primary atrophy of the corpus Luysii. Brain 69 (1946) 251–263
Tohgi, H., M. Tabuchi, M. Tomonaga, N. Izumiyama: Selective loss of small myelinated and unmyelinated fibers in Shy-Drager syndrome. Acta neuropathol. 57 (1982) 282–286
Tomlinson, B. E., J. A. N. Corsellis: Ageing and the dementias. In Adams, J. H., J. A. N. Corsellis, L. W. Duchen: Greenfield's Neuropathology. Arnold, London 1984 (pp. 952–1024)
Towfighi, J., R. Young, J. Sassani, J. Ramer, D. S. Horoupian: Alexander's disease: Further light-, and electron-microscopic observations. Actas neuropathol. 61 (1983) 36–42
Toyokura, Y., K. Kamakura, Y. Shimada: Familial chorea-acanthocytosis (the Levine-Critchley syndrome). A review of the reported cases in Japan. Annual Report of the Research Committee of Degenerative CNS Diseases, the Ministry of Health and Welfare of Japan (1981)
Trombley, I. K., S. S. Mirra: Ultrastructure of tuberous sclerosis: Cortical tuber and subependymal tumor. Ann. Neurol. 9 (1981) 174–181
Tsuboi, T.: Seizures of childhood. Acta neurol. scand. 74 Suppl. 110 (1986)
Tsukahara, N.: Synaptic plasticity in the mammalian central nervous system. Ann. Rev. Neurosci. 4 (1981) 351–379
Ule, G.: Die systematischen Atrophien des Kleinhirns. In Lubarsch, O., F. Henke, R. Rössle: Erkrankungen des zentralen Nervensystems. Handbuch der speziellen pathologischen Anatomie und Histologie, Bd. XIII/1A. Springer, Berlin 1957 (S. 934–988)
Ule, G., H. Jacob: Die astrogliale Dystrophie mit Rosenthalschen Fasern. Zur Frage der adulten Form der Alexanderschen Krankheit und ihrer klinischen Bedeutung. Nervenarzt 54 (1983) 69–73
Van Bogaert, L., I. Bertrand: Sur une idiotie familiale avec dégénérescence spongieuse du névraxe. Acta neurol. belg. 49 (1949) 572–587
Van der Hoeve: Augengeschwülste bei der tuberösen Hirnsklerose und anverwandten Krankheiten. Graefes Arch. 111 (1923) 1
Veith, G.: Ergebnisse morphologischer Epilepsieforschung V. Bodelschwingh'sche Anstalten. Bielefeld 13 (1982)
Vinters, H. V., R. A. Gatti, P. Rakic: Sequence of cellular events in cerebellar ontogeny relevant to expression of neuronal abnormalities in ataxia telangiectasia. Kroc Fdn Ser. 19 (1985) 233–255
Virchow, R.: Über den Cretinismus, namentlich in Franken, und über pathologische Schädelformen. In Virchow, R.: Gesammelte Abhandlungen zur Wissenschaftlichen Medizin. Groteske Buchhandlung, Berlin 1862 (S. 891–939)
Vogt, C., O. Vogt: Morphologische Gestaltungen unter normalen und pathologenen Bedingungen. J. Psychol. Neurol. (Lpz.) 50 (1942) 417
Vonsattel, J.-P., R. H. Myers, T. J. Stevens, R. J. Ferrante, E. D. Bird, E. P. Richardson, jr.: Neuropathological

classification of Huntington's disease. J. Neuropathol. exp. Neurol. 44 (1985) 559–577

Walker, A. E.: Lissencephaly. Arch. Neurol. Psychiat. 48 (1942) 13–29

Wechsler, A. F., M. A. Verity, S. Rosenschein, I. Fried, A. B. Scheibel: Pick's disease: a clinical computed tomographic and histological study with Golgi impregnation observations. Arch. Neurol. 39 (1982) 287–290

Werdnig, G.: Zwei frühinfantile progressive spinale Amyotrophien. Arch. Psychiat. Nervenkr. 22 (1891a) 437

Werdnig, G.: Zwei frühinfantile hereditäre Fälle von progressiver Muskelatrophie unter dem Bilde der Dystrophie, aber auf neuritischer Grundlage. Arch. Psychiat. 22 (1891b) 437–481

Werdnig, G.: Die frühinfantile spinale Amyotrophie. Arch. Psychiat. Nervenkr. 26 (1894) 706–744

West, W. J.: On a peculiar form of infantile convulsions. Lancet 1841/I, 724–725

Williams, R. S., L. B. Holmes: The syndrome of multiple ankyloses and facial anomalies. A neuropathologic analysis. Acta neuropath. 50 (1980) 175–179

Wisniewski, H. M., R. D. Terry: Morphology of the aging brain, human and animal. In Ford D. H.: Progress in brain research, Vol 40, J. Neuropathol. Exp. Neurol. 47 (1972) 167–186

Wisniewski, H. M., G. Y. Wen: Substructures of paired helical filaments from Alzheimer's disease neurofibrillary tangles. Acta neuropath. 66 (1985) 173–176

Wisniewski, H. M., G. Y. Wen, I. Grundke-Iqbal, K. Iqbal, P. Mehta, P. Merz, D. Miller, J. Currie, S. A. Bobin, N. K. Robakis, A. Rabe, W. T. Brown: Pathological, biochemical, and genetic aspects of Alzheimer's disease in aged people and Down syndrome. In Machleidt, H.: Proceedings of the Chemrawn V Conference. VCH Verlagsgesellschaft, Weinheim 1986

Witkop jr., C. J.: Albinism, oculocutaneous. In Vinken, P. J., G. W. Bruyn: Handbook of Clinical Neurology. North-Holland Publishing Co., Amsterdam 1982 (p. 3)

Woods, B. T., H. H. Schaumburg: Nigro-spino-dentatal degeneration with nuclear ophthalmoplegia. A unique and partially treatable clinico-pathological entity. J. neurol. Sci. 17 (1972) 149–166

Wu, C.-F., B. Ganetzky, F. N. Haugland, A.-X. Lin: Potassium currents in drosophila: Different components affected by mutations of two chains. Science 220 (1983) 1076–1078

Yagashita, S., Y. Itah, N. Wang, N. Amano: Reappraisal of the fine structure of Alzheimer's neurofibrillary tangles. Acta neuropath. 54 (1981) 239–246

Yen, S.-H., D. S. Horoupian, R. D. Terry: Immunocytochemical comparison of neurofibrillary tangles in senile dementia of Alzheimer type, progressive supranuclear palsy, and postencephalitic parkinsonism. Ann. Neurol. 13 (1983) 172

Yokochi, M., H. Narabayashi: Clinical characteristic in juvenile Parkinsonism. In Rose, F. C., R. Capildeo: Research Progress in Parkinson's Disease. Pitman Medical, Tunbridge Wells 1981 (pp. 35–39)

Yokochi, M., H. Narabayashi, R. Iizuka, T. Nagatsu: Juvenile parkinsonism: Some clinical, pharmacological, and neuropathological aspects. In Hassler, R. G., J. F. Christ: Advances in Neurology, Vol. 40. Raven Press, New York 1984 (pp. 407–413)

Yoshimura, M.: Cortical changes in the parkinsonian brain: A contribution to the delineation of diffuse Lewy body disease. J. Neurol. 229 (1983) 17–32

# 6. Intoxikationen des Nervensystems

*Benedikt Volk*

## Einleitung

Neurotoxine können sich auf unterschiedliche Art morphologisch manifestieren und ein weites Spektrum neurologischer Symptome verursachen. Metabolische und strukturelle Besonderheiten der einzelnen Zelltypen des Nervensystems sind für die unterschiedlichen Reaktionsmuster verantwortlich. Dieses als selektive Vulnerabilität definierte Phänomen hat in den letzten Jahren Toxikologen veranlaßt, durch Neurotoxine ausgelöste Erkrankungen in nosologische Entitäten einzuteilen (Spencer u. Schaumburg 1980). Eine solche Klassifizierung umfaßt die Identifizierung neurotoxischer Substanzen, die Beschreibung ihrer Wirkweise auf neurobiologischer und molekularer Ebene, Vorbeugung und Behandlung der Erkrankungen und experimentelle Modelle zur Erforschung ihrer Wirkweise. Die Prüfung von Fremdstoffen auf Neurotoxizität stellt besondere Anforderungen dar, die in Zusammenarbeit von Klinikern, Neuropathologen, Neuropharmakologen, Neurochemikern und Neurobiologen zu erfüllen sind. Durch Umweltbelastungen, Medikamentenabusus und die besorgniserregende Situation der Drogenszene kommt der klinischen und experimentellen Neurotoxikologie heute ein besonderer Stellenwert zu.

Um die Wirkweise von Neurotoxinen zu verstehen, ist es sowohl für den Kliniker als auch für den Theoretiker unerläßlich, Aufbau und Funktion des zentralen und peripheren Nervengewebes wie axonaler Transport, Erregungsfortleitung, synaptische Übertragung, Aufbau der Myelinscheide, Bedeutung der Blut-Hirn-Schranke zu kennen, da diese Strukturen mit ihren Funktionen selektiv von Toxinen betroffen sein können (Price u. Griffin 1980, Berlet u. Ule 1983).

In den folgenden Kapiteln werden klinische und morphologische Manifestationen einiger Neurotoxine unter Einbeziehung der Pathogenese vorgestellt.

## Intoxikationen durch Metalle

### *Aluminium*

**Vorkommen und Exposition:** Wegen seiner großen Sauerstoffaffinität kommt Aluminium in der Natur nur in Form von Verbindungen vor. Es ist das verbreiteste Metall der Erdrinde. Die technische Darstellung von Aluminium erfolgt durchweg durch Elektrolyse. In der Industrie (Luftfahrtindustrie, Autoindustrie) wird es weltweit verwendet; medizinisch spielt es als Antazidum (kolloidales Aluminiumhydroxid) eine gewisse Rolle (Berlin 1983). Lange Zeit wurde es als kaum absorbierbares und nicht toxisches Element angesehen.

In den letzten Jahren sind allerdings vermehrt Fälle berichtet worden, in denen Dialysepatienten an einer Enzephalopathie erkrankten, wobei als pathogenetischer Faktor hohe Aluminiumwerte im Serum und Gehirn angegeben wurden (Elliott u. Mitarb. 1978).

Klinisch handelt es sich bei der Dialyse-Enzephalopathie um ein progredientes Krankheitsbild. Sie ist gekennzeichnet durch Dysphasien, Myoklonien, Tremor und Bewußtlosigkeit. Fokale oder generalisierte Epilepsien können auftreten. Die Erkrankung geht meist tödlich aus. Die Intensität der neurologischen Symptome korreliert wahrscheinlich mit den Aluminiumwerten im Serum des Patienten (Berlin 1983, Crapper McLachlan u. Mitarb. 1983).

**Neuropathologie:** Spezifische Veränderungen konnten bis jetzt in den Gehirnen betroffener Patienten nicht nachgewiesen werden. Burks u. Mitarb. (1976) berichten über uncharakteristische Befunde in Form von Ganglienzellschrumpfungen, Mikroglia- und Astrozytenproliferationen und einer Spongiose des Neuropils. Alzheimer-Fibrillen oder senile Drusen konnten nicht vermehrt gefunden werden.

**Pathogenese:** Als auslösender Faktor der Dialysedemenz werden erhöhte Aluminiumwerte im Serum und Gehirn angegeben (Crapper McLachlan u. Mitarb. 1983). Die intrazerebrale Anreicherung ist nach McDermot u. Mitarb. (1978) Ausdruck einer vorab abgelaufenen Störung der Blut-Hirn-Schranke. Auf welche Weise Aluminium in den zellulären Stoffwechsel eingreift, ist bis jetzt unklar. So wird von Wen u. Wisniewski (1985) eine Interaktion mit dem

DNA-Stoffwechsel und der Proteinbiosynthese angenommen. Auch der Zusammenhang zwischen Aluminiumexposition und Demenz vom Alzheimer-Typ (DAT) wird unterschiedlich diskutiert. Es ist jedoch weniger wahrscheinlich, daß eine vermehrte Absorption von Aluminium ein Faktor in der Entstehung der DAT darstellt (Lione 1983, Crapper u. Mitarb. 1980, Markesbery u. Mitarb. 1981).

**Experimentelle Modelle:** Eine Anzahl tierexperimenteller Untersuchungen zeigt, daß bei intrazerebraler Applikation von Aluminium an die Katze und das Kaninchen spezifische Veränderungen im Zytoplasma von Ganglienzellen auftreten, die eine gewisse Ähnlichkeit mit den Veränderungen bei DAT aufweisen (Abb. 6.1). Die ersten Berichte stammen von Klatzo u. Mitarb. (1965), die in den Gehirnen von Kaninchen und Katzen neurofilamentäre Strukturen beobachten, die mit den alzheimerspezifischen Paired Helical Filaments allerdings nicht identisch waren (Wisniewski u. Mitarb. 1982). Bis heute sind zahlreiche Untersuchungen zur experimentellen Toxizität von Aluminium durchgeführt worden, und es ist wenig wahrscheinlich, daß Dialyse-Enzephalopathie und experimentelle, durch Aluminium induzierte Intoxikationen mit der Alzheimer-Erkrankung zusammenhängen.

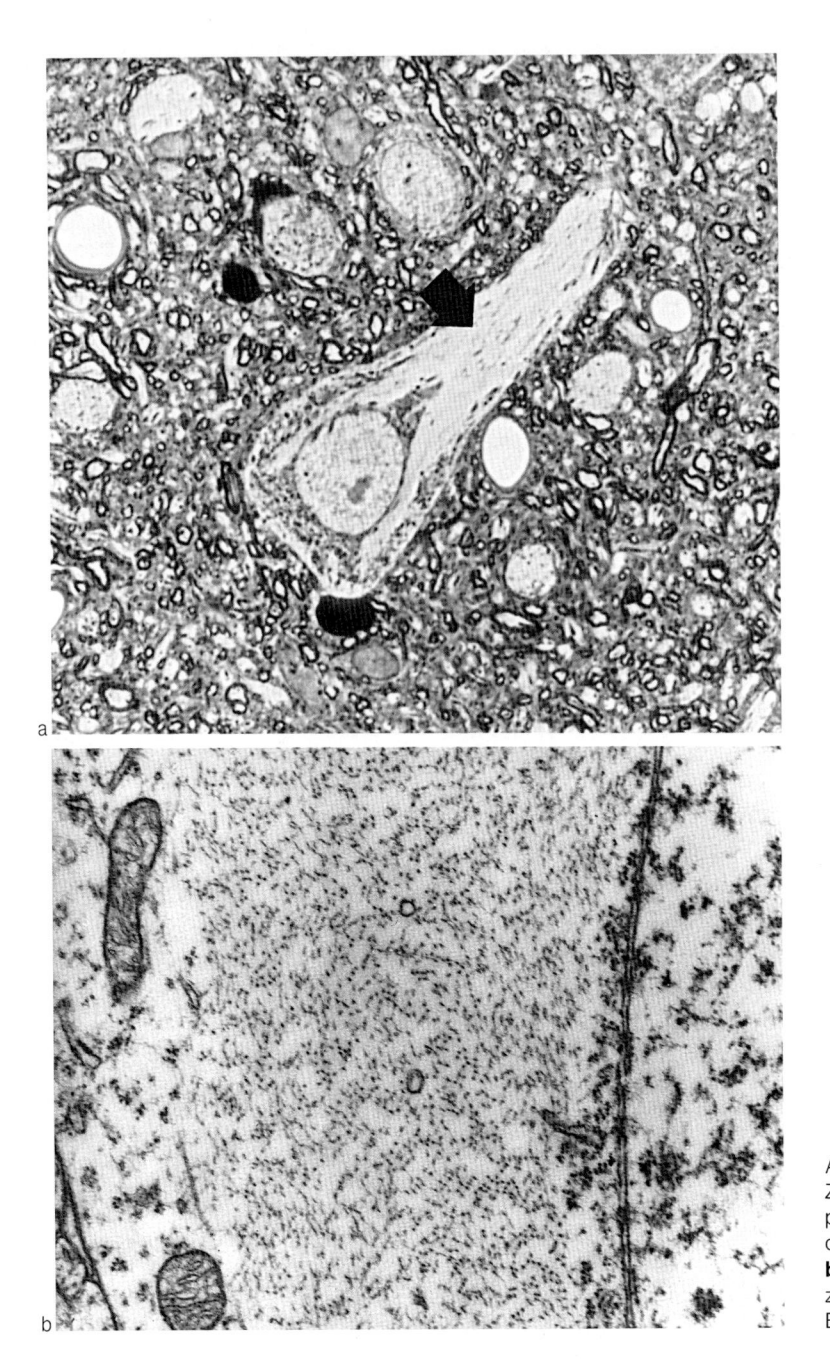

Abb. 6.1   **a** Durch Aluminium induzierte Zunahme von Filamenten (Pfeil) im Zytoplasma von Ganglienzellen aus dem Kortex des Kaninchens. Semidünnschnitt, × 600.
**b** Höhere Auflösung aus **a**. Im Zytoplasma zahlreiche „streight filaments".
EM × 12000.

## Quecksilber (anorganisch)

**Vorkommen und Exposition:** Quecksilber findet sich in der Natur hauptsächlich in Form von Quecksilbersulfid „Zinnober", HgS, seltener in gediegener Form. Zinnoberhaltige Erze werden in Schachtöfen oder Röstöfen bei Luftzutritt auf höhere Temperaturen erhitzt. Die entstehenden Quecksilberdämpfe kondensieren in Röhrenkondensatoren.

Anorganische Quecksilberverbindungen werden in der Spiegelindustrie, zur Herstellung wissenschaftlicher Instrumente und in der chemischen Industrie verwendet. Wegen verbesserter Schutzmaßnahmen sind die anfangs des Jahrhunderts nicht seltenen Industrievergiftungsfälle zurückgegangen. Im Gegensatz dazu haben Vergiftungen mit organischen Quecksilberverbindungen in den letzten Jahrzehnten stellenweise endemisches Ausmaß erreicht. Ein erschreckendes Beispiel dafür waren Vergiftungen mit Methylquecksilber.

## Organische Quecksilberverbindungen (Methylquecksilber)

**Exposition:** Anorganische Quecksilberverbindungen können, wenn sie durch Verunreinigungen in Flüsse und das Meer gelangen, durch Mikroorganismen in organische Verbindungen (Methylquecksilber) umgewandelt werden, die sich in Meerestieren anreichern und damit für den Menschen eine große Gefahr darstellen können (Mushak 1983). Ein Beispiel dafür war die in Japan aufgetretene Minamata-Erkrankung durch den Verzehr stark quecksilberhaltiger Meerestiere (Takeuchi 1973).

Methylquecksilber ist weiterhin ein billiges und effektives Fungizid, das zur Behandlung von Saatweizen verwandt wurde. Vergiftungen können zum Tod und zu schweren Schädigungen am Zentralnervensystem führen. So beschreiben Bakir u. Mitarb. (1973) eine ausgedehnte Vergiftungswelle durch Weizen im Irak mit 6000 Betroffenen und über 500 Todesfällen. Im Rahmen der Minamata-Erkrankung sind bis 1983 1800 Vergiftungsfälle bekannt geworden (Takeuchi 1985).

**Klinik:** In der akuten Intoxikation spielen gastrointestinale Symptome eine entscheidende Rolle. Chronische Intoxikationen manifestieren sich anfangs durch Parästhesien, Abgeschlagenheit, Schwindel, Ataxien und Sehstörungen (Marsh u. Mitarb. 1980). Hinzu kommen zentrale und periphere Lähmungen, Dysarthrien, Merkfähigkeitsstörungen und Erregungszustände.

**Neuropathologie:** Makroskopisch werden Rindenatrophien mit Bevorzugung der Area calcarina beobachtet. Ein Hirnödem ist relativ häufig. Seltener finden sich kleine petechiale Blutungen.

*Mikroskopisch* findet sich eine Spongiose der Großhirnrinde mit Bevorzugung der 2., 3. u. 4. Rindenschicht. Das Bild kann dem einer laminären Nekrose entsprechen. Bei chronischen Verlaufsformen entwickelt sich dazu eine massive Gliaproliferation. Morphometrische Untersuchungen zeigen, daß in den betroffenen Rindenarealen bis zu 50% der Ganglienzellen untergehen können.

Das Kleinhirn ist besonders in Mitleidenschaft gezogen. Es kommt zu einer generalisierten Läppchenatrophie mit Untergang von Purkinje-Zellen und Körnerzellen. In Einzelfällen werden groteske Auftreibungen der Purkinje-Zelldendriten beobachtet. Peripher findet sich eine primäre Degeneration sensorischer Fasern (Takeuchi u. Eto 1979).

Transplazentare Einwirkung von Methylquecksilber auf Embryo und Fetus verursacht schwerste Veränderungen am Zentralnervensystem mit ausgeprägter Störung der postnatalen zerebralen Entwicklung.

**Tierexperimentelle Modelle:** Die Ergebnisse von Tierexperimenten sind vergleichbar mit humanpathologischen Befunden. Nach chronischer Applikation von organischem Quecksilber finden sich bei der Ratte und Kaninchen (Carmichael u. Cavanagh 1976) Veränderungen an sensorischen und motorischen Nervenzellen mit Einbeziehung des Kleinhirns. Bei Primaten scheint die Großhirnrinde sensibler zu reagieren.

*Elektronenmikroskopische* Untersuchungen zeigen an Spinalganglien und kortikalen Ganglienzellen einen Verlust an Ribosomen mit Desintegration des rauhen endoplasmatischen Retikulums.

Transplazentare Einwirkung führt beim Versuchstier zu schweren Mißbildungen und Differenzierungsstörungen (Hargreaves u. Mitarb. 1985).

**Pathogenese:** Entscheidend scheint eine Störung des Eiweißstoffwechsels zu sein (Omata u. Sugano 1985, Nakada u. Mitarb. 1981). Hinzu kommen Veränderungen der DNA-Synthese mit Störung von Translation und Transkription (Carmichael u. Cavanagh 1976). Nach Cavanagh (1977) soll die besondere Vulnerabilität kleiner Ganglienzellen durch ihren geringen Besatz mit Ribosomen ausgelöst werden.

## Blei

### Anorganische Bleiverbindungen

**Vorkommen und Exposition:** Kontakte mit bleihaltigen Farben spielen bei kindlichen Vergiftungsfällen eine entscheidende Rolle. Deshalb bestehen heute strenge Richtlinien, die den Bleigehalt von Farben regeln (Fernando u. Mitarb. 1981). Beim Erwachsenen dominieren neben Tätigkeiten mit bleihaltigen Farben Kontakte während der Bleigewinnung und der Herstellung elektrischer Akkumulatoren. Bleihaltige Glasuren und für Wasserleitungen benutzte Bleirohre werden immer weniger verwendet.

**Klinik:** Bei klinischen Vergiftungsfällen dominieren Enzephalopathien mit Ataxie, Erbrechen, Anfallsbereitschaft und komatösen Zuständen. Der Hirndruck ist erhöht. Andere Organe wie Niere, Leber und hämatopoetisches System können ebenfalls betroffen sein (Krigman 1980).

Vergiftungen des Erwachsenen verursachen in der akuten Phase zuerst abdominelle Koliken. Daran anschließend kann sich eine Enzephalopathie entwickeln. Spätere Symptome sind Anämien und Hypertonus, der durch eine Gefäßhyalinose ausgelöst wird. Die periphere Neuropathie ist überwiegend motorisch.

**Neuropathologie:** *Akute Enzephalopathie:* Vorherrschend ist ein Hirnödem mit massiver Hyperämie und unterschiedlich verteilten petechialen Blutungen. Es besteht die Gefahr der tonsillären Herniation (untere Einklemmung).

*Mikroskopisch* finden sich Störungen der Blut-Hirn-Schranke mit erweiterten Kapillaren und teilweise nekrotisch veränderten Kapillarendothelien. Überwiegend ist die graue Substanz betroffen mit Ganglienzelluntergängen und Gliose im Striatum. Häufig kommt es zu Kleinhirnläppchenatrophien.

*Chronische Enzephalopathie:* Es treten ähnliche Veränderungen wie bei der akuten Intoxikation auf, wobei die Gefäßendothelien vermehrt betroffen sind. Es findet sich eine Kapillarproliferation mit Astrozytenvermehrung im Groß- und Kleinhirn. Auch über Kleinhirnverkalkungen ist berichtet worden (Benson u. Price 1985).

**Experimentelle Modelle:** Tierstudien bestätigen das humanpathologische Bild. Blei, das über die Milch der Muttertiere an Saugratten weitergegeben wird, verursacht eine Enzephalopathie mit ausgeprägter Störung der Blut-Hirn-Schranke (Thomas u. Mitarb. 1971). Neurohistologisch finden sich Hämorrhagien in der grauen und weißen Substanz bei relativ gut erhaltenen Ganglienzellen. Hinzu kommen Glia- und Endothelproliferate. Das Kleinhirn ist besonders betroffen (Abb. 6.**2**); das Großhirn weniger stark. Wird Blei an erwachsene Tiere verabreicht, zeigen sich keine Veränderungen der Blut-Hirn-Schranke (Hertz u. Mitarb. 1981).

Das periphere Nervensystem verschiedener Tierspezies reagiert unterschiedlich auf Blei. Generell findet sich eine gemischte Neuropathie mit axonaler Degeneration und segmentaler Demyelinisierung. Dyck u. Mitarb. (1980) nehmen eine primäre Schädigung des Myelins an.

## Intoxikation durch organische Bleiverbindungen

**Exposition:** Tetraethylblei, als Antiklopfmittel seit den 30er Jahren weltweit verbreitet, spielt eine wichtige Rolle. Vergiftungsfälle aus der Industrie sind bekannt. Der zunehmende Autoverkehr verursacht eine erhebliche Belastung der Umwelt.

**Klinik:** Anfangs zeigen sich Appetitlosigkeit, Übelkeit und Erbrechen. Ähnlich wie bei anorganischen Bleiverbindungen beherrschen zentralnervöse Symptome das Bild. Es kommt zu Kopfschmerzen, Schlaflosigkeit, tonisch-klonischen Anfällen und Halluzinationen (Whitefield 1972).

**Neuropathologie:** Es liegen wenige humanpathologische Untersuchungen vor. Neben einer Großhirnatrophie finden sich auch hier Atrophien der Kleinhirnrinde. Mikroskopisch lassen sich Ganglienzelluntergänge im Hippokampus und im Kleinhirn nachweisen. Besonders sind die Purkinje-Zellen betroffen (Valpey u. Mitarb. 1978).

**Experimentelle Modelle:** Organische Bleiverbindungen verursachen im erwachsenen Tier im Gegensatz zu anorganischen Verbindungen Ganglienzelluntergänge im Hippokampus und Neokortex. Auch über eine besondere Vulnerabilität der Glia wird berichtet (Reyners u. Mitarb. 1978).

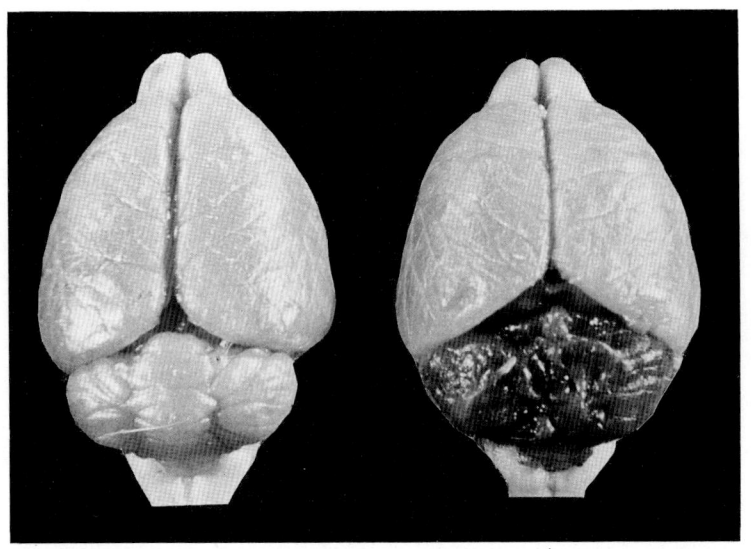

Abb. 6.**2** Bleikarbonatgabe an Muttertiere. **a** Gehirn einer 30 Tage alten Kontroll-Saugratte. **b** Versuchstier 30 Tage alt. Das durch die Milch weitergegebene Blei verursacht eine schwere hämorrhagische Enzephalopathie des Kleinhirns. Beide Präparate stammen von Thomas u. Mitarb. (1971).

a  b

**Pathogenese:** Bevor Störungen auf zellulärer Ebene mit Einbeziehung der Blut-Hirn-Schranke faßbar werden, spielen neurochemische Veränderungen für die Ausbildung der Enzephalopathie eine entscheidende Rolle. Blei hat einen direkten Einfluß auf Ionenbewegungen durch Membranen, stört den mitochondrialen Energiestoffwechsel und hat eine spezifische Einwirkung auf Neurotransmitter (Silbergeld 1983). Besonders sensibel reagiert das GABA-erge System. Das letztere wird für die differenzierte neurologische Symptomatik der Bleienzephalopathie verantwortlich gemacht (Silbergeld u. Mitarb. 1980).

## Arsen

**Vorkommen und Exposition:** Arsen findet sich in der Natur hauptsächlich in Form von metallischen (Arsensulfiden und Arsenoxiden) und nichtmetallischen (Metallarsenin) Verbindungen. Seltener findet man es elementar als Scherbenkobalt. Arsenverbindungen werden vielseitig in Pestiziden, Farben, Konservierungsstoffen, in der Hüttenindustrie und medizinisch genutzt (Manzo 1985). Kriminalistisch war es über Jahrhunderte ein häufig verwendetes Gift. Die Resorption von Arsen erfolgt über den Gastrointestinaltrakt oder die Lungen.

**Klinik:** Bei der akuten Intoxikation herrschen gastrointestinale Störungen vor, die zu einem Kreislaufkollaps führen können. Eine direkt toxische Einwirkung auf die Niere kann zum Nierenversagen führen. Wird das akute Stadium überlebt, entwickelt sich nach Wochen eine periphere Neuropathie (Feldman u. Mitarb. 1979). Eine chronische Einwirkung führt zu einer peripheren Neuropathie, häufig ohne gastrointestinale Symptome. Auch Hautveränderungen wie Hyperkeratose und exfoliative Dermatitis werden beobachtet.

**Neuropathologie:** Besonders betroffen sind Vorder- und Hinterstränge (Politis u. Mitarb. 1980). Hinzu kommen Gefäßthrombosen und schwere axonale Neuropathien (s. S. 409).

**Pathogenese:** Zur Zeit liegen keine befriedigenden Angaben zu den Mechanismen der Neurotoxizität vor. Angenommen wird eine Störung der mitochondrialen Atmung mit Anhäufung von Arsen innerhalb der Mitochondrien (Fowler, 1977).

## Mangan

**Vorkommen und Exposition:** Mangan ist am Aufbau der Erdrinde ungefähr mit 0,1% beteiligt. Die häufigsten Manganerze sind Braunstein, Braulit, Bixbyid, Manganit und Manganspat (Hollemann u. Wiberg 1964). Diese Erze werden oft zusammen mit Eisenerzen gewonnen. Hauptursache von Vergiftungen sind Inhalation von manganhaltigen Stäuben in Braunsteinmühlen und Braunsteingruben. Es findet auch als Antiklopfmittel Verwendung (Mena 1979).

**Klinik:** Die Vergiftung ist nicht häufig. Bis 1961 wurden von Baader etwa 400 Fälle beschrieben. Im Vordergrund steht eine dem Parkinson-Syndrom ähnliche extrapyramidale Symptomatik mit Tremor, Sprachstörungen und Affektlabilität. Das Bild entspricht einem Parkinsonismus (Barbeau u. Mitarb. 1976).

**Neuropathologie:** Histologisch finden sich Nervenzellausfälle in der Substantia nigra mit Schwund des Neuromelanins und Ganglienzelluntergänge im Putamen und Pallidum (Barbeau u. Mitarb. 1976, Chandra u. Seth 1980).

**Pathogenese:** In hohen Konzentrationen verhindert Mangan die synaptische Übertragung spezifischer Transmitter. Nach chronischer experimenteller Intoxikation kommt es zur Abnahme von Katecholaminen im Striatum (Chandra u. Seth 1980). Neurotoxikologisch besteht eine Ähnlichkeit zur neurochemischen Wirkung von 6-Hydroxydopamin (Donaldson 1981).

## Cadmium

**Vorkommen und Exposition:** Cadmium findet sich in der Natur als Cadmiumblende und Cadmiumcarbonat fast ausschließlich als Begleiter der Zinkblende. Technisch wird es zusammen mit Zink gewonnen und in der Metall- und Farbenindustrie verwendet.

**Klinik:** Die akute Vergiftung wird durch Schmerzen im Bereich des Intestinaltraktes bestimmt. Chronisch Vergiftete zeigen Nieren- und Knochenmarkschäden. Neuropathien sind beobachtet worden.

**Neuropathologie:** Es liegen nur tierexperimentelle Befunde vor. Nach Samarawickrama (1979) finden sich hämorrhagische Enzephalopathien in der weißen Substanz, zusammen mit Purkinjezell- und Körnerzelluntergängen im Kleinhirn. Ein ähnliches Schädigungsmuster wird bei der Saugratte beschrieben (Webster u. Valois 1981). In-vitro-Untersuchungen von Tischner u. Schröder (1972) zeigen neben Endothelläsionen auch direkte toxische Einwirkungen auf Ganglienzellen.

## Thallium

**Vorkommen und Exposition:** Thallium kommt in der Natur als Mineral Lorandit und Crookesit vor. Es findet sich oft in Pyriten und Zinkblenden und kann so im Umfeld von Schwefelsäurefabriken im Flugstaub beobachtet werden. Bis Ende des 19. Jahrhunderts wurde Thallium bei der Behandlung von Infektionskrankheiten verwendet. Heute wird es als Gift in der Schädlingsbekämpfung benutzt. Aufgenommen wird es über den Gastrointestinaltrakt oder durch Inhalation. Auch die Absorption durch die Haut ist möglich. Die Aufnahme und die Verteilung im Körper sind schnell. Die Elimination über die Niere ist langsam (Bank 1980).

**Klinik:** Vorherrschend sind gastrointestinale Schmerzen, Erbrechen, gefolgt von Parästhesien, deliranten Zuständen, Herzbeschwerden, Konvulsionen und Koma (Moeschlin 1980b). Bei chronischer Einwirkung kommt es zu einer progressiven peripheren Neuropathie und zur Alopezie. Extrapyramidale Manifestationen, Fazialislähmung und eine Neuritis N. optici wurden beobachtet.

**Neuropathologie:** Humanpathologische Befunde sind selten. *Makroskopisch* findet sich ein Marködem mit kleineren perivaskulären Blutungen. Histologisch sind chromatolytische Veränderungen von Nervenzellen im Motorkortex, in der Substantia nigra und im Pallidum beschrieben worden.

Im peripheren Nervensystem soll nach Cavanagh eine Neuropathie vom Dying-back-Typ auftreten. Elektronenmikroskopische Untersuchungen an Nervenbiopsien von Patienten mit einer Thalliumvergiftung zeigen unterschiedliche Befunde. Neben abnormen Mitochondrien fanden sich unspezifische Myelinveränderungen (s. auch S. 411).

**Experimentelle Modelle:** Mit unterschiedlichem Erfolg sind Untersuchungen an der Ratte durchgeführt worden. Überwiegend kommen Neuropathien vor mit geschwollenen Mitochondrien und Myelinveränderungen. Im Zentralnervensystem finden sich Zelluntergänge im Hypothalamus und Hippokampus. Thallium passiert die Plazentaschranke und kann zu einer Schädigung des Fetus führen (Sabbioni u. Manzo 1980).

**Pathogenese:** Angenommen werden Störungen der zellulären Proteinbiosynthese. Durch Anreicherung in Mitochondrien sollen Veränderungen der mitochondrialen oxidativen Phosphorylierung auftreten (Melnick u. Mitarb. 1976). Durch Beeinflussung des axonalen Transports kommt es zur Auslösung einer Dying-back-Neuropathie (Cavanagh u. Mitarb. 1974).

## Wismut

**Vorkommen und Exposition:** Wismut findet sich in der Natur nicht in größeren Mengen. Hauptsächlich tritt es als Wismutglanz und Wismutkokker auf. Neben der Verwendung in der Metallindustrie werden Wismutverbindungen medizinisch bei der Behandlung von Obstipationen, Ulzera im Magen-Darm-Bereich und zur äußeren Wundbehandlung verwendet.

**Klinik:** Bei chronischer Wismutvergiftung sind gastrointestinale Beschwerden wie Durchfälle und Darmblutungen vorherrschend. Erst in neuerer Zeit sind Wismutenzephalopathien beschrieben worden. Ihre Symptome sind Verwirrtheit, Ataxie, Schlaflosigkeit, Tremor und Demenz. Diese Symptome sind reversibel.

**Neuropathologie:** Die wenigen beschriebenen Fälle (Escourolle u. Mitarb. 1977, Liessens u. Mitarb. 1978) beschreiben Parenchymnekrosen im Ammonshorn und Neostriatum mit ausgeprägter Gliareaktion. Das Kleinhirn soll besonders betroffen sein. Es wird diskutiert, ob diese Veränderungen als spezifisch für eine Wismutenzephalopathie anzusehen sind.

## Lithium

Lithium gehört zur Gruppe der Alkalimetalle. Es ist überwiegend in gebundenem Zustand als Begleiter von Natrium und Kalium weit verbreitet. Es liegt nur in geringen Konzentrationen vor. Heutzutage wird Lithium therapeutisch bei manischen Psychosen eingesetzt. Bei Lithiumintoxikationen kommt es zu Schwindel, Erbrechen, Diarrhö, erhöhter Muskelerregbarkeit, Tremor, Ataxie, Hyperkinesien bis hin zum Koma.

**Neuropathologie:** Nach Jakob (1978) und Peiffer (1980, 1981) finden sich spongiöse Veränderungen im Thalamus, Mittelhirn, Kleinhirn und Rückenmark.

**Pathogenese:** Lithium beeinflußt in unterschiedlicher Weise den Intermediärstoffwechsel (Dempsey u. Meltzer 1977) und DNA-Stoffwechsel. Tierexperimentelle Untersuchungen an Primaten (Akai u. Mitarb. 1977) zeigen nach chronischer Applikation im Zentralnervensystem elektronenmikroskopische Veränderungen am endoplasmatischen Retikulum, Mitochondrien, Lysosomen und präsynaptischen Arealen.

## Zinn

**Vorkommen und Exposition:** Zinn kommt in der Natur nur selten in gediegenem Zustand vor. Das wichtigste Zinnerz ist der Zinnschleim mit den Hauptfundstätten in Malaysia und Indonesien. Metallisches Zinn und seine Salze sind kaum toxisch, da sie nicht resorbiert werden können. Organische Zinnverbindungen sind dagegen lipidlöslich, werden schnell resorbiert und sind für den Menschen äußerst neurotoxisch. Organische Zinnverbindungen werden unterschiedlich verwendet. In der Kunststoffindustrie spielen sie als Stabilisatoren eine gewisse Rolle. Darüber hinaus sind sie als Desinfektionsmittel, starke Fungizide und Insektizide in Verwendung. Die Neurotoxizität organischer Zinnverbindungen wurde 1955 evident (Stoner u. Mitarb. 1955), als in Frankreich 110 Todesfälle auftraten („Stalinon"-Vergiftung, Alajouanine u. Mitarb. 1958).

**Klinik:** Es kommt zu Schwindel, Erbrechen, Kopfschmerzen, Fotophobie und Sehstörungen (Papillenödem). Bei 10% der Vergifteten treten zerebrale Anfälle auf. Dazu kommen sensible Störungen, eine Hyporeflexie und ein Verlust der Sphinkterkontrolle. Der Tod kann nach einem akuten Verlauf 4 bis 10 Tage nach Beginn der Intoxikation eintreten.

**Neuropathologie:** Makroskopisch imponiert ein ausgeprägtes Hirnödem mit Anzeichen der oberen und unteren Einklemmung. Histologisch findet sich eine Vakuolisierung der Marksubstanz mit Schwellung der Oligodendroglia und unspezifischen Astrozytenveränderungen.

**Tierexperimentelle Modelle:** Untersuchungen mit organischen Zinnverbindungen zeigen bei Versuchstieren Veränderungen, die mit der Stalinon-Schädigung vergleichbar sind. Dominierend ist eine diffuse Spongiose der weißen Substanz mit zahlreichen, teils konfluierenden Vakuolen (Watanabe 1980, Kolkman u. Ule 1967, Lampert u. Schochet 1968).

Elektronenmikroskopische Untersuchungen zeigen, daß es sich um ein überwiegend interlamelläres Ödem handelt (Abb. 6.3), das zu einem Splitting von Myelinlamellen führt.

**Pathogenese:** Hauptangriffspunkt von Triäthylzinn scheinen Mitochondrien innerhalb des Zentralnervensystems zu sein. Neben einer Störung der oxidativen Phosphorylierung (Doctor u. Fox 1983) scheint eine besondere Affinität von Triäthylzinn zu Myelin vorzuliegen, so daß eine primäre Interaktion zwischen dem Toxin und der Myelinlamelle angenommen wird. Ionenverschiebungen innerhalb der Mitochondrien sollen zu einer Änderung mitochondrialer Enzymsysteme führen (Fox u. Doctor 1983).

Trimethylzinn hat ein anderes Schädigungsmuster. Vorherrschend ist eine Neuronopathie mit Schwerpunkt im Hippokampus (Krinke 1988).

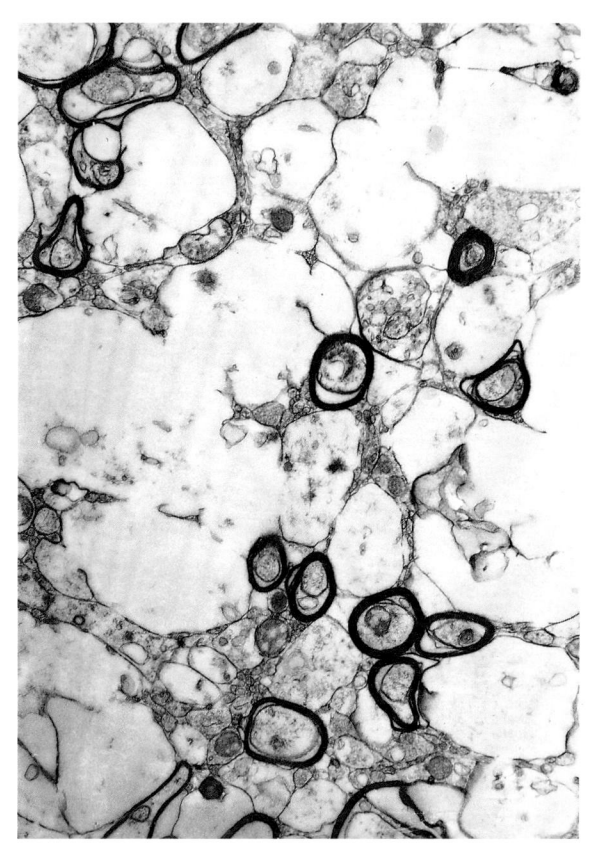

Abb. 6.3 Mit Triäthylzinn ausgelöstes Marködem im frontalen Marklager beim Kaninchen. Die Vakuolen entstehen durch einen Hydrops der Markscheiden. EM, × 3400.

## Alkoholische Enzephalopathien

**Epidemiologie:** In den Industriegesellschaften stellt der Alkoholismus ein großes Problem dar. Schätzungsweise gibt es 1,5 Millionen Alkoholkranke in der Bundesrepublik Deutschland. Die Zahl ist ansteigend. Neben Veränderungen am Zentralnervensystem, die direkt durch Alkohol ausgelöst werden, sind zentralnervöse Erkrankungen von Bedeutung, die durch Alkohol und Vitamin-Protein-Mangelzustände ausgelöst werden. Diese sog. Folgeerkrankungen spielen in der Klinik eine wichtige Rolle.

*Direkte Schädigungen durch Alkohol:* Alkoholintoxikation, Großhirnatrophie, Kleinhirnatrophie.

*Alkoholbedingte Folgeerkrankungen und Enzephalopathien unklarer Genese:* Wernicke-Enzephalopathie, zentrale pontine Myelinolyse, Marchiafava-Bignami-Erkrankung, Polyneuropathie (siehe S. 280), alkoholische Embryopathie.

## Alkoholintoxikation

**Klinik:** Zeichen einer akuten Enzephalopathie mit Drehschwindel, Ataxie, Übelkeit und Erbrechen. Man findet eine verstärkte Durchblutung der Peripherie mit Erhöhung von Herzfrequenz und Blutdruck. Bei sehr hohen Blut-Alkohol-Spiegeln Bewußtseinseintrübung, Bewußtlosigkeit und Koma. Der Tod kann durch eine zentrale Atemlähmung eintreten.

**Neuropathologie:** Sowohl makroskopische als auch histologische Befunde sind unbefriedigend. Neben einem Hirnödem mit teigiger Konsistenz des Marklagers können kleinere petechiale Blutungen in der Marksubstanz auftreten. Histologisch finden sich unspezifische Ganglienzellveränderungen.

**Pathogenese:** Äthylalkohol als kleines fettlösliches Molekül durchdringt schnell und ungehindert Membranen. Es wird angenommen, daß die narkotisierende Wirkung durch Beeinflussung von Prä- und Postsynapse zustande kommt (Littleton 1980a). In-vitro-Untersuchungen haben dies bestätigt (Goldstein u. Mitarb. 1980). Die durch exzessiven Alkoholgenuß auftretende Katerstimmung wird wohl durch eine direkte Störung der Blut-Hirn-Schranke mit anschließendem Hirnödem ausgelöst. Experimentell kann durch Alkohol die Blut-Hirn-Schranke gestört werden.

## *Großhirnatrophie*

**Klinik:** Das klinische Bild ist umstritten und korreliert oft nicht mit dem Computertomogram, in dem bei chronisch Alkoholkranken eine ausgeprägte, teilweise reversible Atrophie der inneren und äußeren Hirnoberfläche nachgewiesen werden kann (Lishmann 1981). Beschrieben wird ein Nachlassen der geistigen Leistungsfähigkeit, wobei die Befunde oft sehr diskret sind.

**Neuropathologie:** Auch hier finden sich nicht spezifische Veränderungen. Neben einer verschmälerten Rinde kommt es zu einer Erweiterung des Ventrikelsystems (Abb. 6.4). Die Leptomeningofibrose kann sehr unterschiedlich ausgeprägt sein.
Das histologische Bild ist wenig aussagekräftig. Es kommt zu Ganglienzellverlusten und Ganglienzellpyknosen. Häufig wird eine Zunahme von Lipofuszin beobachtet (Quadbeck u. Ule 1981).

**Pathogenese:** Die Wirkung von Alkohol auf Ganglienzellen, Glia und Endothelien ist lange Zeit unterschiedlich interpretiert worden und eine direkte Schädigung als wenig wahrscheinlich angenommen worden.
Tierexperimentelle Ergebnisse lassen neuerdings den Schluß zu, daß chronische Alkoholeinwirkung zu einer drastischen Reduktion von Dendriten und synaptischen Spines führt (Riley u. Walker 1978). Hierin liegt möglicherweise das morphologische Korrelat für die Rindenatrophie beim Menschen. Eine Interaktion des Alkoholmoleküls mit der prä- und postsynaptischen Membran ist wohl entscheidend (Littleton 1980b). Die nach Alkoholapplikation beobachtete Zunahme von Lipofuszin und atypischen Organellen im Zytoplasma wird von einigen Autoren als beschleunigter Alterungsprozeß angesehen (Volk 1980, Volk u. Maletz 1985, Borges u. Mitarb. 1986, Paula-Barbosa u. Mitarb. 1986).

## *Kleinhirnatrophie*

**Klinik:** Vorherrschend sind Ataxien der unteren Extremität, Blickrichtungsnystagmus und Dysarthrie. Die Symptome entwickeln sich über Monate. Im Computertomogram teilweise eine ausgeprägte Läppchenatrophie (Koller u. Mitarb. 1981).

**Neuropathologie:** Die ausgeprägtesten Veränderungen sieht man in den vorderen und oberen Anteilen des Kleinhirnwurms (Abb. 6.5). Die Hemisphären sind weniger betroffen.

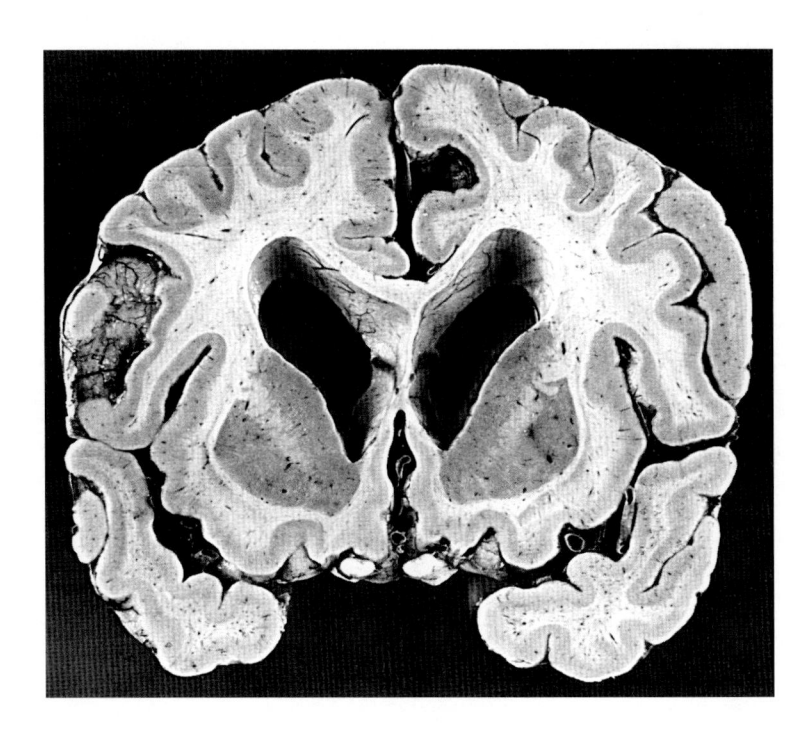

Abb. 6.**4** Großhirnatrophie eines 35 Jahre alt gewordenen Alkoholikers mit geringgradiger Rindenatrophie und ausgeprägtem Hydrocephalus internus e vacuo. Makroaufnahme.

Abb. 6.5 Kleinhirnatrophie bei chronischem Alkoholabusus. Betroffen ist der Oberwurm mit deutlicher Läppchenatrophie. Makroaufnahme.

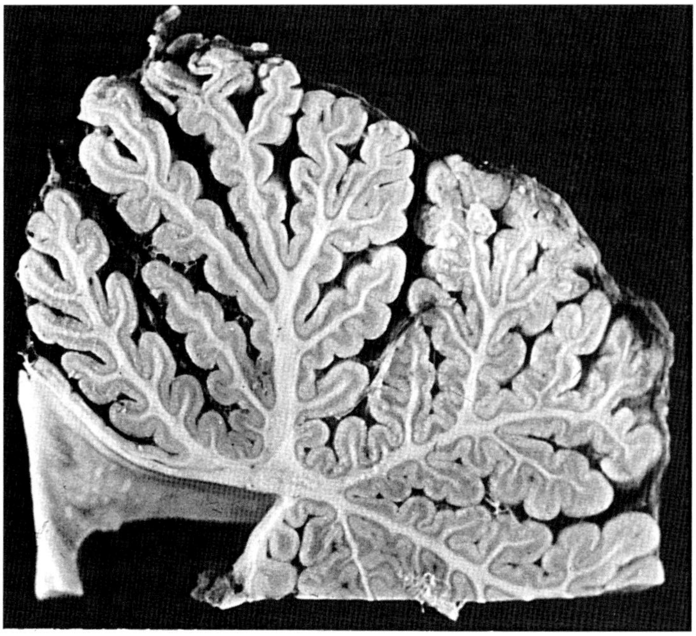

Histologisch handelt es sich um eine unspezifische Atrophie, die Purkinje-Zellen, Körnerzellen oder gemischt alle Zelltypen betreffen kann. Der Zahnkern kann ebenfalls betroffen sein. Im Kleinhirnmarklager kann eine deutliche Astrozytenvermehrung beobachtet werden.

**Pathogenese:** In ähnlicher Weise wie im Großhirn wird eine direkte Einwirkung des Alkoholmoleküls auf Biomembranen angenommen. Die von Goldstein u. Mitarb. (1980) und Littleton (1980) in vitro erhobenen Befunde lassen sich wohl auf Prä- und Postsynapse in vivo übertragen. Daß Vitaminmangelzustände an der Kleinhirnatrophie verantwortlich sind, ist unwahrscheinlich. Die tierexperimentell beobachtete drastische Reduktion axodendritischer Synapsen mit Atrophie der Ganglienzellperipherie (Tavares u. Paula-Barbosa 1983a, b) sind sicher auch beim Menschen das morphologische Korrelat der Kleinhirnatrophie (Paula-Barbosa u. Tavares 1984, 1985).

# Alkoholbedingte Folgeerkrankungen und Enzephalopathien unklarer Genese

## Wernicke-Enzephalopathie

**Klinik:** Das klinische Bild wird durch Augenmotilitätsstörungen, Verwirrtheit und zerebellare Ataxie bestimmt (Wernicke 1881). Dazu kommen Hypotension, Erbrechen und Hypothermie. Nicht selten beobachtet man eine Kombination mit dem Korsakow-Syndrom, so daß von einem Wernicke-Korsakow-Syndrom gesprochen wird (Adams u. Victor 1981).

**Neuropathologie:** Die klassischen makroskopischen Veränderungen bestehen in Einblutungen in Mamillarkörper, Hypothalamus und Vierhügelplatte (Abb. 6.6). Häufiger findet sich eine unterschiedlich ausgeprägte Atrophie der Mamillarkörper, des Pulvinar thalami und eine Erweiterung des III. Ventrikels (Abb. 6.8a, b).
Histologisch charakteristisch sind Gefäßproliferate (Abb. 6.9), Zunahme von faserbildender Astroglia, Siderophagen und einer besonders im Hypothalamus vorkommenden Spongiose. Die Ganglienzellen sind relativ gut erhalten. Die in den mittleren Thalamuskernen auftretenden Veränderungen werden mehr durch Astrozytenvermehrung als durch Endothelproliferate bestimmt (Torvik 1985, 1987).

**Pathogenese:** Vitaminmangelzustände sind für Ätiologie und Pathogenese entscheidend. Dem Fehlen von Thiamin kommt eine entscheidende Bedeutung zu. Vitamin $B_1$ ist in seiner phosphorylierten Form ein wichtiges Coenzym für den Kohlenhydratstoffwechsel. Sein Fehlen verursacht u. a. eine verminderte Bereitstellung von Acetyl-Coenzym A. Thiaminmangel verursacht beim Versuchstier Veränderungen, die mit den humanpathologischen Befunden vergleichbar sind (Ule u. Mitarb. 1967, Ule u. Kolkmann 1968). Weiterhin führt ein Thiaminmangel zu einer gestörten DNA- und Proteinsynthese. Tierexperimentellen Befunden nach beginnen die Verände-

# 278  6 Intoxikationen des Nervensystems

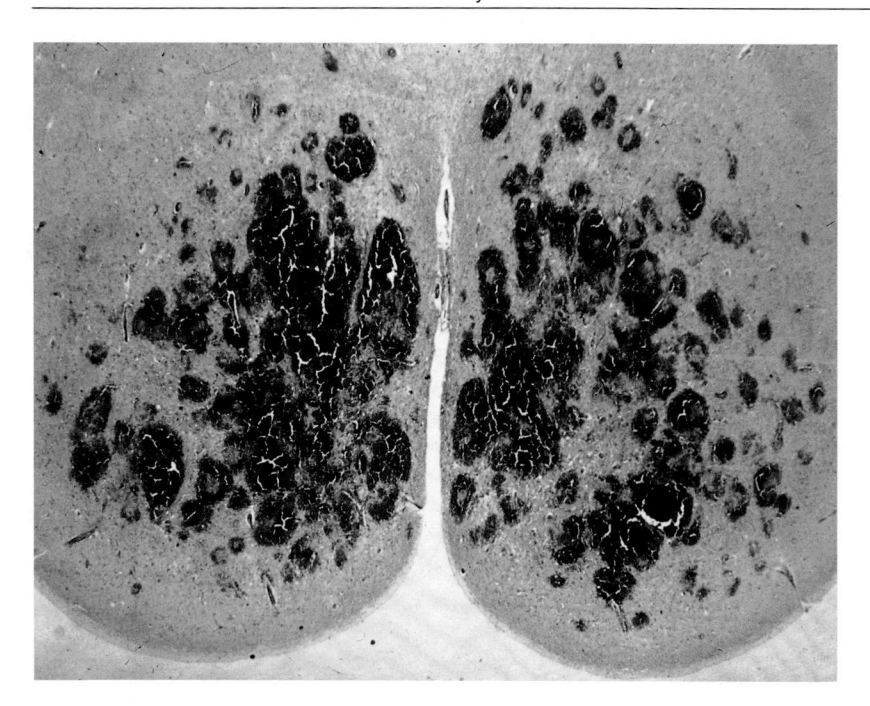

Abb. 6.**6** Akute Wernicke-Enzephalopathie mit multiplen, teils konfluierenden Einblutungen in die Mamillarkörper. Färbung Nissl, × 50.

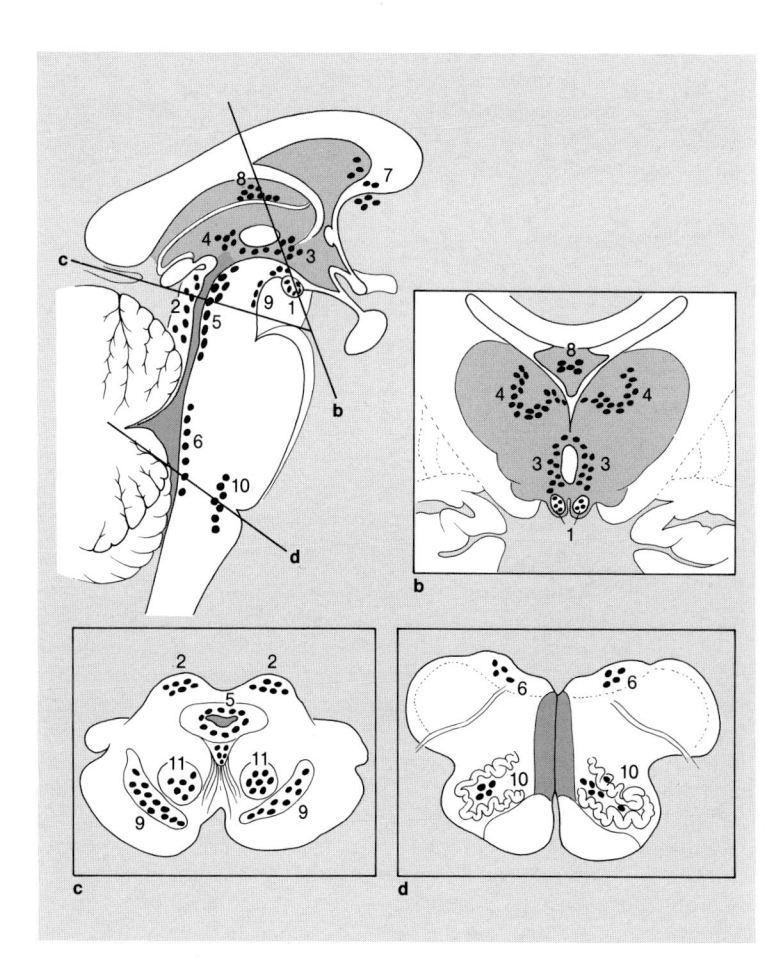

Abb. 6.**7** Läsionsmuster bei der Wernicke-Enzephalopathie (nach Pentchew 1958). **a** Sagittalschnitt durch Thalamus und Kleinhirnwurm: 1 Corpora mamillaria, 2 Vierhügelregion, 3 Hypothalamus, 4 Thalamus, 5 Umgebung des Aquäduktes, 6 Boden des IV. Ventrikels, 7 rostraler Abschnitt des Balkens, 8 Fornix, 9 Substantia nigra, 10 untere Olive (7, 8, 9, 10 selten betroffen). **b** Thalamus und Hypothalamus: 1 Corpora mamillaria, 3 Hypothalamus, 4 Thalamus, 8 Fornix (selten betroffen). **c** Mittelhirn: 2 Vierhügelregion, 5 Umgebung des Aquäduktes; 9 Substantia nigra, 11 rote Kerne (9 und 11 selten betroffen). **d** Medulla oblongata: 6 Boden des IV. Ventrikels, 10 untere Olive (selten betroffen).

Abb. 6.**8** **a** Wernicke-Enzephalopathie mit Atrophie der Mamillarkörper. Färbung Klüver-Barrera. **b** Gleicher Schnitt wie unter **a**. In den Mamillarkörpern und periventrikulär ausgeprägte Gliose. Gliafaserfärbung.

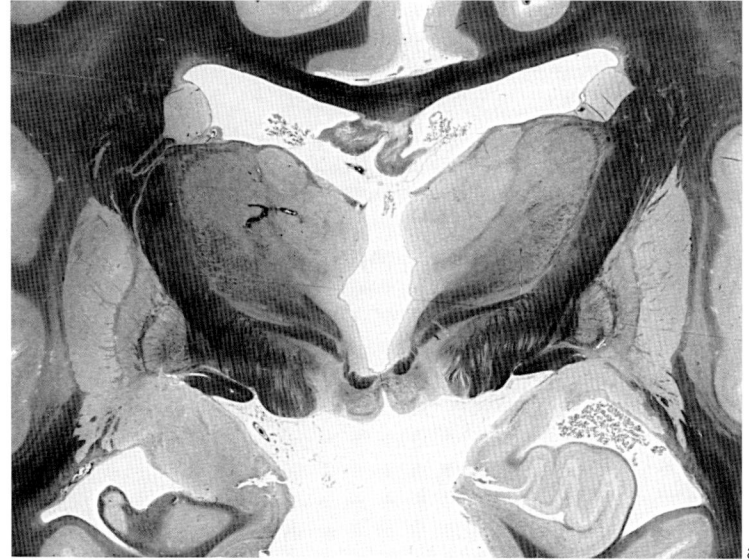

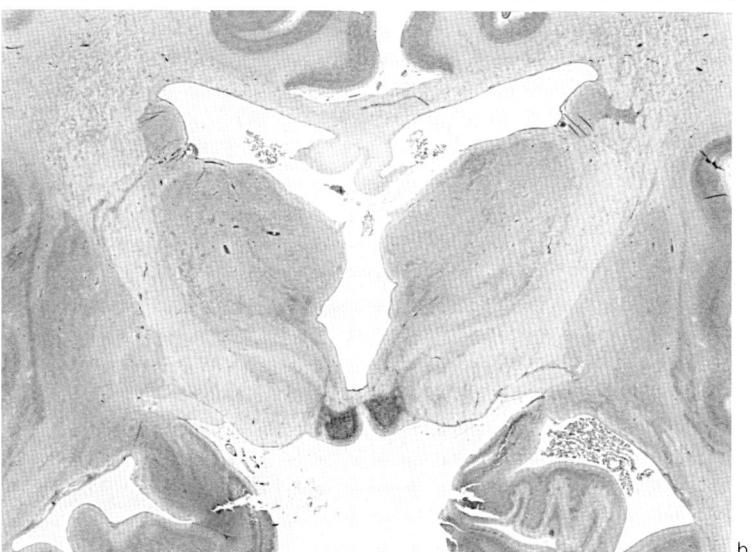

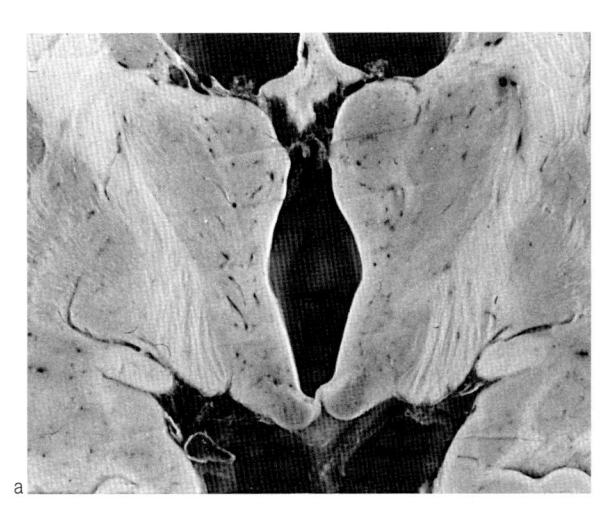

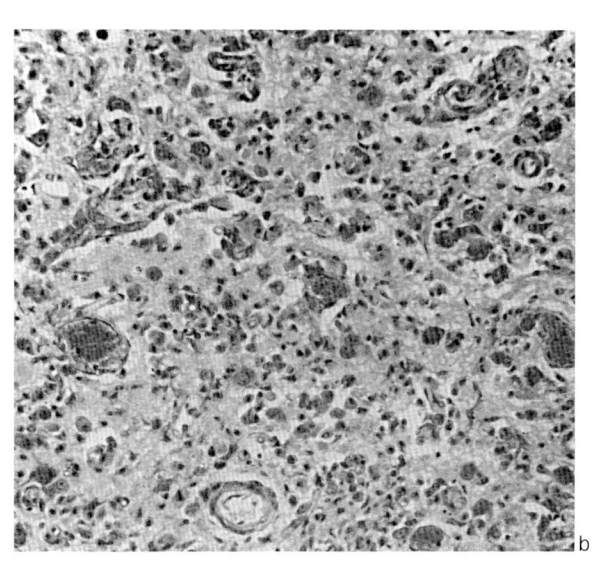

Abb. 6.**9** **a** Corpora mamillaria bei Wernicke-Enzephalopathie. **b** Ausgeprägte Gliose mit Kapillarproliferation und Gewebsspongiose. Färbung Klüver-Barrera, × 150.

rungen nicht primär an den Gefäßen, sondern an Ganglien- und Gliazellfortsätzen (Ule u. Kolkman 1968). Erst sekundär kommt es zu einer Störung der Blut-Hirn-Schranke.

*Polyneuropathie* (s. S. 445)

Abb. 6.**10**

### Zentrale pontine Myelinolyse

**Klinik:** Die Erkrankung wurde erstmals von Adams u. Mitarb. (1959) beschrieben. Die klinischen Symptome hängen von Ausmaß und Topik der Schädigungen ab, die in der Brückenformation, aber auch im Thalamus, Hippokampus und zentralem Marklager zu finden sind. Klinisch können eine Tetraparese, Pseudobulbärparalyse, Ataxien, Augenmotilitätsstörungen, Sprachstörungen und Schluckbeschwerden auftreten. In seltenen Fällen können die Veränderungen computertomographisch nachgewiesen werden (Thompson u. Mitarb. 1981).

**Neuropathologie:** Makroskopisch erkennt man meist umschriebene, grau erscheinende Herde in der Brückenformation mit Abblassung der Fibrae transversae pontis (Abb. 6.**11**). Teilweise können weite Abschnitte der Brückenformation miteinbezogen sein. Seltener sind Hypothalamus, Thalamus und Fornix betroffen (Ule 1982).

Histologisch finden sich in Markscheidenfärbungen unterschiedlich ausgeprägte Entmarkungen bei Erhalt der Ganglienzellen (Abb. 6.**12**). Bei akuten Veränderungen kommt es zur Spongiose mit Astrozytose und Mikrogliaproliferation. Im Grenzgebiet älterer Herde können dystrophische Axonveränderungen auftreten. Es ist durchaus möglich, ältere Entmarkungsareale mit Multiple-Sklerose-Herden zu verwechseln.

**Pathogenese:** Vitaminmangelzustände und Störungen des Elektrolythaushalts spielen in der Entwicklung der Entmarkungsherde eine entscheidende Rolle. Nach klinischen Angaben (Norenberg u. Mitarb. 1982) kann eine zu schnelle Bilanzierung einer Hyponatriämie zu Entmarkungsherden im Hirnstamm führen. Tierexperimentell konnte dies bestätigt werden. Ratten mit Hyponatriämie entwickeln nach schnellem Elektrolytausgleich Entmarkungsherde in der Brücke, die mit humanpathologischen Befunden vergleichbar sind (Kleinschmidt u. Mitarb. 1982, Norenberg 1981). Warum es zu der besonderen Sensibilität von Myelin gegenüber Elektrolytverschiebungen kommt, ist bis heute ungeklärt.

### Marchiafava-Bignami-Erkrankung

Erstmals wurde die Krankheit von Marchiafava u. Bignami (1903) beschrieben. Die meisten Fälle beziehen sich auf Menschen aus der italienischen

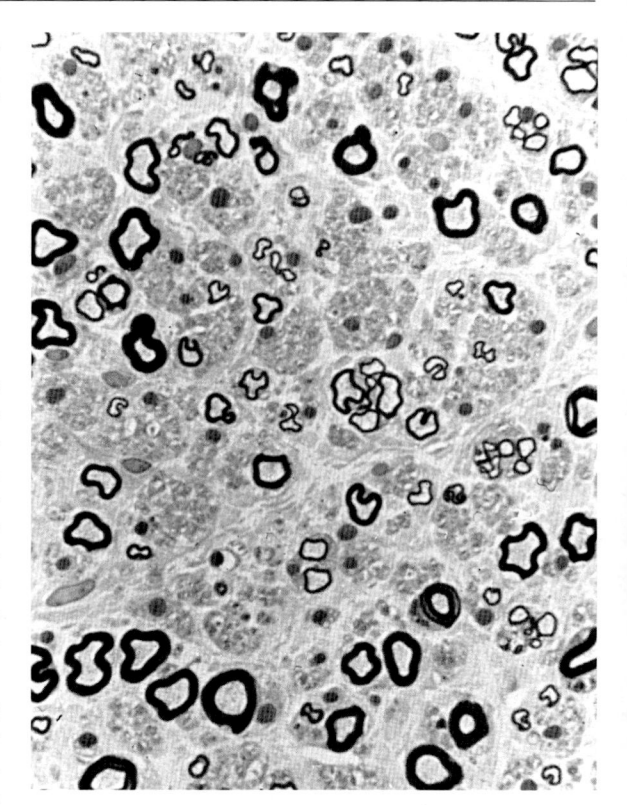

Abb. 6.**10** Alkoholische Neuropathie vom gemischten Typus. Nervus-suralis-Biopsie. Semidünnschnitt Methylenblau, × 400.

Bevölkerung; nach neueren Berichten sind allerdings auch andere Bevölkerungsgruppen betroffen (Sato u. Mitarb. 1981).

**Klinik:** Sehr unterschiedliche Symptomatik. Neben Tremor, Hemiparese, Dysarthrien und epileptischen Anfällen kommt es zu psychischen Veränderungen. Das Einmünden in eine progressive Demenz ist möglich. Final zeigt sich ein komatöses Zustandsbild. Die Prognose ist ungünstig.

**Neuropathologie:** Makroskopisch finden sich zum Teil scharf begrenzte entweder rötliche oder graue, vereinzelt auch multilokuläre Entmarkungsherde in der Balkenformation (Abb. 6.**13**). Die Veränderungen liegen meist in der Mittellinie. Commissura anterior und posterior können ebenfalls betroffen sein.

Das histologische Bild zeigt in ähnlicher Weise wie bei der zentralen pontinen Myelinolyse einen Myelinzerfall bei erhaltenen Axonen. Im akuten Stadium lassen sich Fettkörnchenzellen und Astrozytenproliferationen nachweisen. Entzündliche Infiltrate kommen nicht vor.

Die Pathogenese ist bis heute ungeklärt. Die Aussage, daß verunreinigter Rotwein eine Rolle spielen soll, wird heute immer kritischer betrachtet. Vielleicht handelt es sich auch hier um myelinolytische Veränderungen, die durch eine Elektrolytstörung ausgelöst worden sind.

**Abb. 6.11a u. b** Zentrale pontine Myelinolyse bei chronischem Alkoholabusus. Ausgedehnte Entmarkungsherde in Brückenmitte. Färbung Klüver-Barrera. Großflächenschnitte.

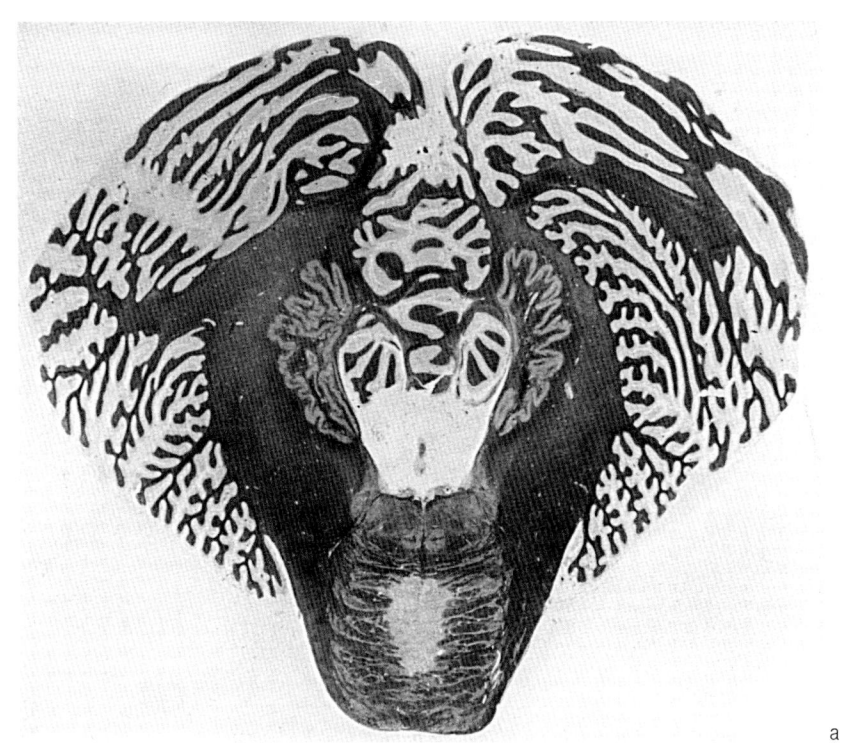

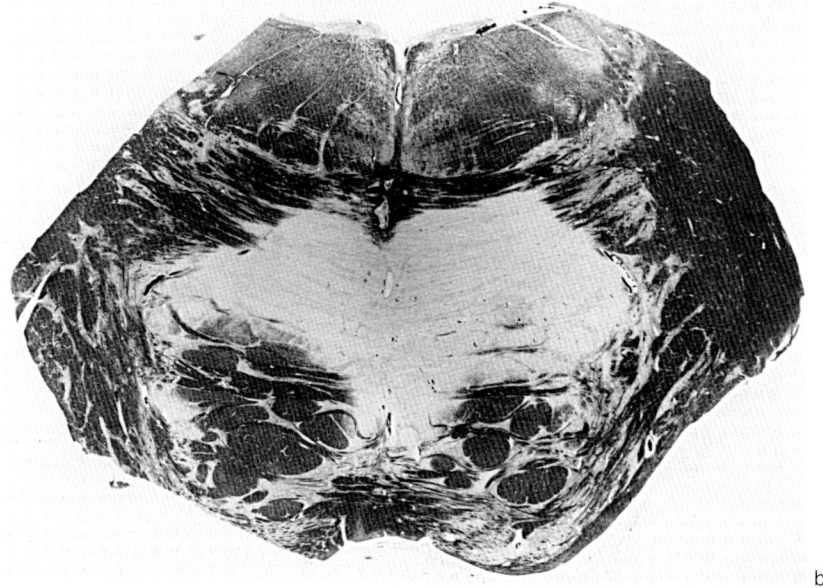

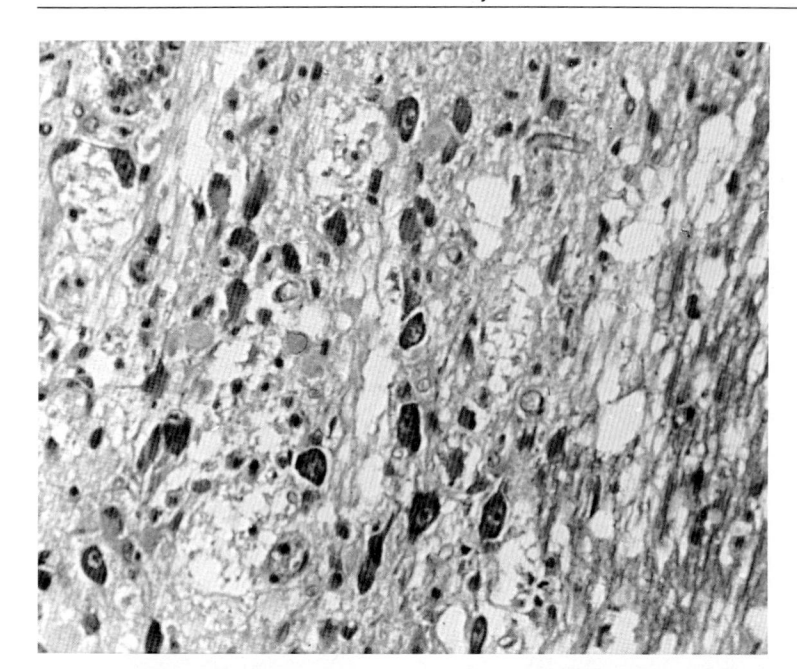

Abb. 6.**12** Höhere Auflösung aus Abb. 6.**11**. Inmitten des Herdes Entmarkungsprozeß bei erhaltenen Ganglienzellen. Färbung Klüver-Barrera, × 200.

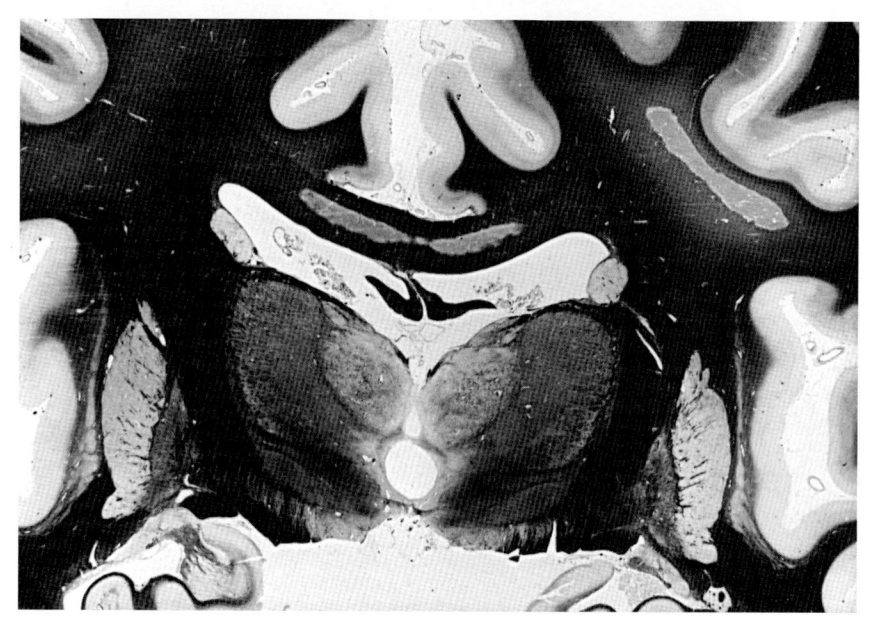

Abb. 6.**13** Marchiafava-Bignami-Erkrankung. Entmarkungsherde im Balken und Centrum semiovale rechts. Heidenhain-Woelcke, × 2.

## Alkoholische Embryopathie (AE)

**Epidemiologie:** Alkohol ist die wichtigste intrauterine Noxe. In der Bundesrepublik Deutschland rechnet man mit 1,5 bis 2 geschädigten Kindern pro 1000 Geburten. Die Zahl ist ansteigend, wobei eine hohe Dunkelziffer angenommen wird (Majewski 1980).

**Klinik:** Die betroffenen Kinder zeigen eine spezifische Fazies, die schon nach der Geburt eine relativ sichere Diagnose erlaubt. Nach Majewski (1979) gibt es drei Schädigungstypen (I, II, III), die sich für die klinische Anwendung bewährt haben. Die betroffenen Kinder zeigen eine Mikrozephalie, Hypotrophie und verzögerte postnatale Entwicklung. Hinzu kommt ein weites Spektrum sehr unterschiedlicher Mißbildungen. Entgegen früherer Meinungen ist die Prognose der geschädigten Kinder in bezug auf ihre geistige Entwicklung ungünstig.

**Neuropathologie:** Es gibt nur wenige humanpathologische Angaben (Peiffer u. Mitarb. 1979, Wiesniewski u. Mitarb. 1983). Beschrieben sind schwere Mißbildungen wie Balkenmangel, Syringomyelie und Hydrozephalus, daneben Differenzierungsstörungen wie Heterotopien und Mikropolygyrie. Die histologischen Veränderungen sind unspezifisch. Häufig wird eine Spongiose im Thalamus und Hypothalamus angegeben (Peiffer u. Mitarb. 1979).

**Pathogenese:** Alkohol selbst wird einerseits als schädigendes Agens angesehen, da seine Metaboliten die Plazenta nur mit Mühe passieren können (Sippel u. Kesäniemi 1975). Trotzdem wird von anderen Autoren auch Acetaldehyd als schädigendes Molekül beschrieben.

Tierexperimentelle Untersuchungen zeigen nach einer Alkoholapplikation an trächtigen Tieren bei den Jungtieren in der Postnatalzeit eine drastische Abnahme von synaptischen Verbindungen in Groß- und Kleinhirn (Volk 1977, Volk u. Mitarb. 1981, Volk 1984, 1987, West 1984). Hierin dürfte beim Menschen das morphologische Korrelat der zerebralen Entwicklungsstörung liegen. Wichtig für die Pathogenese der Alkoholembryopathie ist, daß überwiegend chronisch alkoholkranke Mütter geschädigte Kinder zur Welt bringen, d. h., daß neben dem Alkohol Mangelsituationen (Proteinmangel, Vitaminmangel u. a.) der Mütter wesentlich bei der Ausbildung der AE beteiligt sind (Majewski 1979).

# Intoxikationen durch organische Verbindungen

## Technische Lösungsmittel

### Methylalkohol

**Exposition:** Eine Kontamination von Äthylalkohol ist wohl die häufigste Ursache der Vergiftung. Industriell wird Methylalkohol als Gefrierschutzmittel und Lösungsmittel benutzt.

**Klinik:** In der akuten Intoxikation treten Kopfschmerzen, Schwindel, Atembeschwerden und gelegentlich intestinale Störungen auf. Die letale Dosis beträgt 30 bis 100 g bei oraler Aufnahme. Das chronische Bild ist überwiegend durch Schäden am N. opticus und N. statoacusticus geprägt. Weiterhin treten Kopfschmerzen, ein Parkinson-Syndrom und gelegentlich eine Polyneuropathie auf (Schneck 1979).

**Neuropathologie:** In tödlich ausgegangenen Fällen liegt ein ausgeprägtes Hirnödem mit Hirndruckzeichen vor. Charakteristisch ist eine Hyperämie mit petechialen Blutungen, die auch in anderen Organen zu beobachten sind. Bei chronischen Vergiftungsfällen treten laminäre Nekrosen in der Kleinhirnrinde sowie bilaterale Erweichungen im Putamen auf. Mikroskopisch finden sich in der Rinde und den Basalganglien Ganglienzellschwellungen, Chromatolysen und Zelluntergänge. Corpus geniculatum laterale, Marksubstanz und Rückenmark können ebenfalls betroffen sein. Bei überlebten Vergiftungsfällen ist die Methylalkoholamblyopie eine häufige Dauerschädigung, die als Folge einer Ödemeinwirkung auf den N. opticus angesehen wird (McLean u. Mitarb. 1980).

**Pathogenese:** Methanol wird zu Ameisensäure oxidiert. Die dadurch entstehende Azidose ist wohl entscheidend für die Störung der Blut-Hirn-Schranke und die Myelinschädigung. Tierexperimentelle Untersuchungen an Primaten (Hayreh u. Mitarb. 1980) zeigten eine besondere Empfindlichkeit des N. opticus mit Axonschwellungen und Mitochondrienveränderungen. Die humanpathologisch charakteristischen Putamennekrosen und Markläsionen konnten im Tierexperiment bis jetzt nicht beobachtet werden.

## Aliphatische Kohlenwasserstoffe

**Vorkommen und Exposition:** Höherkettige Kohlenwasserstoffverbindungen werden weltweit als Lösungsmittel, in der Klebstoffindustrie und Mineralölindustrie verwendet.

Wichtige Vertreter dieser Gruppe mit ausgesprochener Neurotoxizität sind n-Hexane und Methyl-n-Butylketone (MBK) (Spencer u. Schaumburg 1977a). Vergiftungsfälle sind in Japan, den Vereinigten Staaten und Berlin bekannt geworden. Besonders dramatisch können Intoxikationen ablaufen, wenn mit n-Hexan oder MBK versetzte Lösungsmittel geschnüffelt werden „glue-sniffing".

**Klinik:** *Akute Intoxikation:* In höherer Konzentration eingeatmet entstehen Schwindel, Kopfschmerzen und narkotische Zustände. Zur Erreichung euphorischer Zustände und Halluzinationen werden Schnüffelsitzungen durchgeführt.

*Chronische Exposition:* Es entwickelt sich eine sensorische und motorische progressive Neuropathie. Als erste Zeichen werden oft sensorische Störungen distal an oberen und unteren Extremitäten angegeben. Bei schweren Fällen kommt es zu Muskelschwächen der Hände und der Beine. Muskelatrophien werden beobachtet (Spencer u. Schaumburg 1977a).

**Neuropathologie:** *Lichtmikroskopisch* handelt es sich um eine distale, aufsteigende (dying-back) Axonopathie mit Schwerpunkt im peripheren Nervensystem (s. S. 448). Die langen auf- und absteigenden Bahnen im Rückenmark können ebenfalls betroffen sein. Nach Spencer u. Schaumburg (1977b) sind sie besonders vulnerabel.

**Pathogenese:** 2,5-Hexanedione, ein Metabolit von n-Hexan und MBK wird als schädigendes Agens angesehen (DiVicenzo u. Mitarb. 1976). Nach Sabri u. Spencer (1980) soll die Dying-back-Neuropathie vom zentral-peripheren Typus entweder durch Schädigungen des Zellkörpers, durch einen abnormalen anterograden Transport oder durch eine direkte lokale axonale Schädigung ausgelöst werden. Im Tierexperiment konnten ähnliche Veränderungen beobachtet werden (Spencer u. Couri 1980). Graham u. Mitarb. (1984, 1985) nehmen an, daß eine Vernetzung von Neurofilamenten zustande kommt.

### Halogenierte aliphatische Kohlenwasserstoffe

**Vorkommen:** Halogenierte Kohlenwasserstoffe werden unterschiedlich genutzt. Neben ihrer narkotischen Wirkung spielen sie in der Industrie als Lösungsmittel, Kältemittel und für die Plastikherstellung eine Rolle (Seppäläinen 1985). Es sind bei Raumtemperatur meist flüchtige Substanzen, die in Wasser nur gering löslich sind.

### Tetrachlorkohlenstoff

**Klinik:** In der akuten Intoxikation Schwindel, Rauschstadium, Übelkeit mit daran anschließenden Kopfschmerzen. Bei chronischer Vergiftung besonders Nieren- und Leberschädigung. Tonisch-klonische Anfälle sind beschrieben worden.

**Neuropathologie:** Humanpathologische Befunde sind spärlich. Nach tödlich verlaufenen Intoxikationen sind Ganglienzelluntergänge im Kleinhirn (Purkinje-Zellen und Körnerzellen), Marknekrosen und perivaskuläre Blutungen beschrieben worden.

### Trichloräthylen

Trichloräthylen ist eine farblose Flüssigkeit mit fruchtigem Geruch und als Lösungs- und Reinigungsmittel (Trockenreinigung) weit verbreitet.

**Klinik:** Nach chronischer Einatmung kann sich ein psychoorganisches Syndrom mit Labilität, Depression und Schlafstörungen entwickeln. Weiterhin werden Kopfschmerzen, vasomotorische und gastrointestinale Störungen beschrieben. Nach Inhalation sind bei jungen Arbeitern plötzliche Todesfälle beobachtet worden.

**Neuropathologie:** Nach chronischer Intoxikation werden vor allem Hirnnervenschädigungen beobachtet (Buxton u. Hayward 1967, Lawrence u. Partyka 1981). Stammganglien können ebenfalls betroffen sein. Tierexperimentell sollen Purkinje-Zellen des Kleinhirns besonders sensibel reagieren.

### Methylchlorid

**Vorkommen:** Ein farb- und geruchloses Gas (Siedepunkt bei –23°), das vor allem in der Kälteindustrie eingesetzt wurde.

**Klinik:** Bei akuter Intoxikation stehen Verwirrtheit, Schwindel, abdominale Beschwerden und Erbrechen im Vordergrund; bei schweren Fällen kommt es zu Krämpfen und Delirium.

**Neuropathologie:** Das Kleinhirn ist bei chronischer Intoxikation besonders anfällig mit dystrophischen Purkinje-Zellaxonen und Rindennekrosen. Im Rückenmark finden sich atypische intrazytoplasmatische Einlagerungen in die motorischen Vorderhornzellen.

Tierexperimentell bestätigt sich die besondere Sensibilität des Kleinhirns gegenüber Methylchlorid. Nach chronischer Exposition von Meerschweinchen finden sich überwiegend Körnerzelluntergänge mit Spongiose einzelner Kleinhirnschichten (Kolkmann und Volk 1975).

### Schwefelkohlenstoff

**Vorkommen und Exposition:** Schwefelkohlenstoff ist eine klare, aromatisch riechende Flüssigkeit mit einem Siedepunkt bei 46,3°C. Zusammen mit Luft können sich hochexplosive Dämpfe entwickeln. Industriell wird es als Lösungsmittel verwendet (Bus 1985); seine Bedeutung als Pestizid ist zurückgegangen. Die Aufnahme erfolgt überwiegend durch die Inhalation von Dämpfen oder über die Haut.

**Klinik:** In der akuten Intoxikation zeigen sich Reizbarkeit mit Merkfähigkeits- und Schlafstörungen. Weiterhin treten Kopfschmerzen, Verwirrtheit und intestinale Symptome mit Erbrechen und Diarrhö auf. Der Tod kann durch Atemlähmung eintreten. Eine chronische Vergiftung wird durch Symptome des zentralen und peripheren Nervensystems geprägt (Sepäläinen u. Haltia 1980). Im Vordergrund stehen Reizbarkeit, Konzentrations- und Schlafstörungen und Ausbildung eines organischen Psychosyndroms. Von klinischer Bedeutung ist die Polyneuropathie (distale Axonopathie), die sich noch nach Monaten und Jahren entwickeln kann.

**Neuropathologie:** Es kommt zu Schwellungen von Endothelzellen und umschriebenen Marknekrosen. Veränderungen am peripheren Nervensystem stehen im Vordergrund mit ausgeprägter, überwiegend distaler Axonopathie (Merigan u. Mitarb. 1985). In einigen Fällen kommt es auch zu einer segmentalen Demyelinisierung (Lukas u. Mitarb. 1974) (siehe auch S. 447).

**Pathogenese:** Tierexperimentell findet sich bei Applikation von Schwefelkohlenstoff eine Entkoppelung der mitochondrialen oxidativen Phosphorylierung (Sabri u. Spencer 1980, Bus 1985). Savolainen u. Mitarb. (1977) berichten über eine geringe Bindung an Proteine. Innerhalb des Axons kommt es zu einer massiven Zunahme von Organellen, bevorzugt 100 Å Neurofilamente. Als Ursache der distalen Axonopathie (dying back process) wird ein energetisch bedingter Zusammenbruch der Axoplasmabewegung angenommen (Sepäläinen u. Haltia 1980).

### Acrylamidintoxikation

**Vorkommen und Exposition:** Seit den 50er Jahren wird Acrylamid in der Kunststoff- und Papierindustrie verwendet (McCollister 1964). Es ist eine weiß kristalline, gut wasserlösliche Substanz mit einem

Schmelzpunkt bei 84,5 °C. Es kann oral, über die Haut oder über die Atemwege aufgenommen werden.

**Klinik:** Initial entwickelt sich eine Enzephalopathie mit Desorientierung, Gedächtnisstörungen und Halluzinationen. Daran anschließend kommt es zu Ataxien. In subchronischen bis chronischen Fällen wird das klinische Bild fast ausschließlich von einer sensomotorischen Polyneuropathie geprägt mit sensorischen Störungen an Händen und Füßen (LeQuesne 1985).

**Neuropathologie:** Humanpathologische Befunde am Zentralnervensystem liegen nicht vor. Suralisbiopsien von Patienten mit chronischer Acrylamidintoxikation (Fullerton 1969) zeigen eine schwere axonale Neuropathie.

**Pathogenese:** Tierexperimentelle Untersuchungen zeigen nach Acrylamidexposition eine Störung der Proteinsynthese. Weiterhin besteht eine besondere Wirkung auf den axonalen Energiestoffwechsel (Howland 1985). Die durch Acrylamid ausgelöste distale Axonopathie gilt als typisches Beispiel einer Dying-back-Neuropathie. Eine generelle Störung des axonalen Transports wird als Ursache der Schädigung angesehen.

## Organische Phosphorverbindungen

### Triorthokresylphosphat

**Vorkommen und Exposition:** Eine geruchlose, ölige Flüssigkeit, die als Weichmacher in der Kunststoffindustrie und als Schmiermittel verwendet wird. In den 30er Jahren kam es zu Massenvergiftungen in den USA (Harris 1930). Oral aufgenommenes Triorthokresylphosphat wird schnell resorbiert. Perkutane Aufnahme und Inhalation kommen ebenfalls vor.

**Klinik:** Die akute Intoxikation geht mit Kopfschmerzen, abdominellen Beschwerden, Erbrechen und Muskelkrämpfen einher. Es kommt zu einer Miosis. Nach Wochen entwickelt sich eine überwiegend motorische distale Neuropathie.

**Neuropathologie:** Spezifische Veränderungen am Zentralnervensystem sind nicht nachweisbar. Die Polyneuropathie betrifft die langen Markfasern mit Einbeziehung der Pyramidenbahnen. Motorische Wurzeln mit Vorderhornzellen können betroffen sein.

**Pathogenese:** Tierexperimentell lassen sich charakteristische Veränderungen am peripheren Nervensystem erheben, die den humanpathologischen Befunden vergleichbar sind. Elektronenmikroskopisch sieht man innerhalb der betroffenen Axone eine Zunahme von Organellen, eine drastische Vermehrung von 100-Å-Filamenten und eine Proliferation des endoplasmatischen Retikulums. Nach Cavanagh (1954) führt eine Störung des Zellmetabolismus zu einer Veränderung der Axoplasmabewegung und damit zur distalen Axonopathie. Neuere biochemische Untersuchungen zeigen, daß eine neurotoxische Esterase (NTE) in die Entstehung der Axonopathie miteingeschaltet ist (Johnson 1982).

### Intoxikation durch Phosphorsäureester

**Vorkommen und Exposition:** Phosphorsäureester sind Cholinesterasehemmer und werden wirkungsvoll als Insektizide eingesetzt. Eine Intoxikation erfolgt oral, durch Inhalation oder durch die Haut. Ein bekanntes Insektizid ist E 605, „Folidol". In der forensischen Medizin ist es als Suizidmittel von Bedeutung.

**Klinik:** Die Symptomatik wird durch die Hemmung der Cholinesterase bestimmt (muscarinartige Wirkung); anfangs Miosis daran anschließend gesteigerte Hypersalivation und Lakrimation, weiterhin Schwindel, Erbrechen, Bronchospasmen und Tenesmen, teilweise generalisierte Muskelzuckungen mit Einbeziehung der Atemmuskulatur und Tod durch Atemversagen (Moeschlin 1980a).

Therapie mit Atropin und Cholinesterasereaktivatoren.

**Neuropathologie:** Es kommt zu unspezifischen Veränderungen am zentralen Nervensystem wie Hyperämie und Hirnödem. Bei überlebten Vergiftungen können schwere Hypoxieschäden beobachtet werden (Maresch 1975).

# Intoxikationen durch Gase

## Schwefelwasserstoffintoxikation

**Vorkommen und Exposition:** Es handelt sich um ein farbloses Gas mit einem charakteristischen fauligen Geruch. Es ist schwerer als Luft und kommt frei in der Natur vor (Schwefelquellen). Es entsteht bei der Verfaulung organischer Substanzen. Bei Vergiftungen (meist Arbeitsunfälle) wird das Gas inhaliert.

**Klinik:** Die Symptomatik wird durch Übelkeit und Erbrechen mit intestinalen Beschwerden bestimmt. Bei längerer Einwirkung können tonisch-klonische Krämpfe auftreten. Polyneuropathien werden angegeben (s. S. 280).

**Neuropathologie:** Osetowska (1971) beschreibt eine Hyperämie der zerebralen Gefäße mit Hirnödem.

Bersch u. Mitarb. (1974) berichten bei tödlich ausgegangenen Vergiftungsfällen über ausgedehnte laminäre Nekrosen im Großhirn, Kleinhirn und Rückenmark. Das histologische Bild entsprach dem eines dissoziierten Hirntodes, wobei eine klare Abgrenzung zu spezifischen, durch $H_2S$ ausgelöste Veränderungen nicht möglich war.

Die Wirkung von Schwefelwasserstoff hängt möglicherweise mit einer Blockade von Atmungsenzymen zusammen.

## Kohlenmonoxidintoxikation

**Vorkommen und Exposition:** Kohlenmonoxid ist ein farb- und geruchloses Gas, das durch unvollständige Verbrennung kohlenstoffhaltiger Substanz zustande kommt. In Industrieabgasen können hohe Werte auftreten. Durch Autoabgase wird eine erhebliche Belastung der Umwelt verursacht, wobei an Tagen hoher Verkehrsdichte bis zu 140 ppm gemessen werden können (Normalwert 0,01 ppm). Bei Industrieunfällen und Hausunfällen (schlecht verbrennende Öfen) wird das Gas oft inhaliert. Nicht selten wird es auch in suizidaler Absicht eingeatmet.

### Akute Intoxikation

**Klinik:** Entscheidend für den klinischen Verlauf ist die Höhe von Karboxihämoglobin im Blut. Verunfallte haben Kopfschmerzen und Schwindelgefühle, Pyramidenbahnzeichen und extrapyramidale Störungen. Bei hoher CO-Konzentration kann der Tod schnell eintreten.

**Neuropathologie:** Makroskopisch findet sich ein eindrucksvolles Bild durch die hellrote Färbung des CO-Blutes. Tritt der Tod in den ersten Stunden nach der Intoxikation ein, beobachtet man gestaute zerebrale und meningeale Gefäße mit kleineren Marklagerblutungen. Tritt der Tod später ein, kommt es in der Rinde und im Marklager zu laminären, teils kontinuierlichen Nekrosen im Rahmen der hypoxämischen Hypoxidose. Die Hippokampusformation scheint besonders vulnerabel zu sein. Auch das Kleinhirn ist betroffen. Charakteristisch sind bilaterale Pallidumnekrosen, die schon 2 Tage nach der Intoxikation auftreten können. Sie gelten als charakteristisches morphologisches Merkmal dieser Intoxikation und können ein Parkinson-ähnliches Bild, aber auch dementielle Syndrome verursachen.

### Intervalläre Verlaufsform

**Klinik:** Es handelt sich um ein seltenes Krankheitsbild mit einem biphasischen Verlauf. Klinisch kommt es nach der primären Intoxikation zu einer Erholung mit Aufhellung der Bewußtseinslage. Daran anschließend können erneute zerebrale Symptome auftreten mit psychischen Störungen, Korsakow-Symptomatik und Tod im Koma.

**Neuropathologie:** Es liegt ein charakteristisches neurohistologisches Bild vor in Form kleiner umschriebener, teils konfluierender gefäßunabhängiger Entmarkungen, auch als Grinker-Myelinopathie bezeichnet (Grinker 1925). In den Entmarkungsarealen findet sich eine Schwellung der Oligodendroglia und gemästete Astrozyten.

### Chronische Intoxikation

**Klinik:** Durch Einatmung unterschwelliger Dosen kann es zu einer langsamen Zunahme der zerebralen Symptomatik kommen, die über Wochen andauern kann. Anfangs bestehen Kopfschmerzen, Schwindel, Müdigkeit. Daran anschließend ein organisches Psychosyndrom bis zum Koma.

**Neuropathologie:** Neben hypoxischen Zellschädigungen im Groß- und Kleinhirn ebenfalls Entmarkungen wie bei der intervallären Verlaufsform. In wenigen Fällen sind periphere Neuropathien beschrieben worden. Transplazentar ist eine Schädigung des Fetus durch Kohlenmonoxid möglich (Okeda u. Mitarb. 1986), wobei unterschiedliche Differenzierungsstörungen und Mißbildungen von Mikropolgyrien bis hin zu ausgeprägten polyzystischen Leukoenzephalopathien beschrieben worden sind.

**Pathogenese:** Die hohe Affinität von Kohlenmonoxid zum Hämoglobin verursacht eine schwere hypoxämische Hypoxidose mit Ausbildung eines histotoxischen Hirnödems. Auch andere Hämoproteine wie Myoglobin sind betroffen (Schochet 1985). Tierexperimentelle Untersuchungen zeigen eine besondere Vulnerabilität des Globus pallidus (Song u. Mitarb. 1983). Im Kleinhirn beobachtete Chan-Palay (1976) den Untergang von Purkinje-Zellen und eine drastische Reduktion synaptischer Spines.

# Vergiftungen mit Zyaniden

**Vorkommen und Exposition:** Blausäure ist eine farblose, leicht siedende Flüssigkeit mit einem charakteristischen Geruch nach bittern Mandeln. Blausäure und ihre Salze werden in der Schädlingsbekämpfung und in der Metallindustrie (Goldgewinnung und Galvanisierung) verwendet. Blausäure kann als Gas inhaliert werden. Weitere, aber seltene Intoxikationsmöglichkeiten bestehen im Verzehr von Steinobstkernen. Die darin enthaltenen zyanogenen Glykoside (Amygdalin, Prunasin) können zu Blausäure degradiert werden. Einen hohen Gehalt haben Bittermandeln. Tödliche Vergiftungen durch deren Verzehr sind berichtet worden.

**Klinik:** Bei hoher Dosierung führt die akute Blausäurevergiftung innerhalb von Sekunden bis Minuten zum Tod. Bei prolongiertem Verlauf kommt es neben einer Reizung der Schleimhäute von Augen und Luftwegen zu Kopfschmerzen, Schwindel und Erbrechen. Es entsteht eine bedrängende Atemnot. Danach kommt es zu Bewußtlosigkeit und Tod infolge zentraler Atemlähmung.

**Neuropathologie:** Tritt der Tod infolge akuter Vergiftung ein, findet sich lediglich ein Hirnödem mit kleinen subarachnoidalen und perivaskulären Blutungen. Bei längerer Überlebenszeit kommt es zu umschriebenen Nekrosen in der weißen Substanz, einem Verlust von Purkinje-Zellen und bilateralen Nekrosen in den Stammganglien, mit einbezogen Putamen und Pallidum. Die bilaterale Pallidumnekrose wird als Zeichen einer subakuten Intoxikation angesehen (Kim u. Mitarb. 1982). Innerhalb der Nekrosen treten massenhaft Fettkörnchenzellen auf mit Astrozytose und Kapillarwucherung in der Umgebung. Kortikal finden sich pseudolaminäre Ganglienzellausfälle (Ule u. Pribilla 1962).

**Pathogenese:** Bei der Zyanidintoxikation kommt es zu einer strengen Bindung zwischen dem Zyanidion und der Zytochromoxidase. Im gesamten Organismus wird die Zellatmung plötzlich gehemmt. Die daraus resultierende histotoxische Hypoxidose ist für die Symptome verantwortlich.

# Schädigung durch Arzneimittel

## *Antiepileptika*

### Phenylhydantoin

**Klinik:** Bei chronischer Gabe Entwicklung einer überwiegend zerebellaren Symptomatik mit feinschlägigem Ruhetremor und Ataxie. Hinzu kommen Kopfschmerzen und Müdigkeit. Über Doppelbilder sowie Schwindel und Erbrechen wird berichtet. Selten entwickeln sich Pyramidenbahnzeichen sowie generalisierte tonisch-klonische Anfälle. Charakteristisch ist eine Gingivahyperplasie. Bei Reduzierung der Dosis oder Absetzen des Medikamentes sind die Symptome meist reversibel (McLain u. Mitarb. 1980).

**Neuropathologie:** Morphologisch gesichert ist eine Kleinhirnatrophie mit Schwund von Purkinje-Zellen, Körnerzellen und deutlicher Gliose in der Molekularschicht. Hoffmann beschreibt auch Ganglienzelluntergänge in den Basalganglien bei einem 28 Jahre alt gewordenen epileptischen Patienten (Hoffmann 1958). Sehr viel seltener wird eine Polyneuropathie von überwiegend distalem axonalem Typ beobachtet.

**Pathogenese:** Es war lange unklar, ob Phenytoin selbst neurotoxisch ist oder die beobachteten Schädigungen durch eine während der Krämpfe auftretende Hypoxie ausgelöst werden. Auch Tierexperimente (Dam 1982) konnten diese Frage nicht schlüssig klären. Neue Ergebnisse zeigen, daß bei einer Überdosierung eine direkte Neurotoxizität von Phenytoin vorliegt mit spezifischer Schädigung von Kleinhirnneuronen. Betroffen sind Purkinje-Zellen und Körnerzellen (Abb. 6.**14**) mit Ausbildung einer zentralen distalen Axonopathie (Volk u. Mitarb. 1985, 1986, Kiefer u. Mitarb. 1989). Zur Diskussion steht, ob Phenytoin in ähnlicher Weise wie in der Leber in den Stoffwechsel einzelner Neuronentypen eingreift und durch Änderung des Axoplasmatransports die Schädigungen zustande kommen. Diese Hypothese konnte kürzlich bestätigt werden. Phenytoin löst auch im ZNS eine Induktion von Isoenzymen aus der $P_{450}$-Gruppe aus (Volk u. Mitarb. 1988).

Dieses Phänomen zeigt, daß das Gehirn an der Metabolisierung von Pharmaka aktiv beteiligt ist.

## *Zusammenfassung*

Phenytoin, Barbiturate und Benzodiazepine können bei akuter und chronischer Applikation ein weites Spektrum von Hirnstamm- und Kleinhirnsymptomen auslösen. Obwohl die Meinungen hier etwas widersprüchlich sind, scheinen lediglich bei Phenytoin irreversible und morphologisch faßbare Veränderungen aufzutreten (Bittencourt u. Mitarb. 1985).

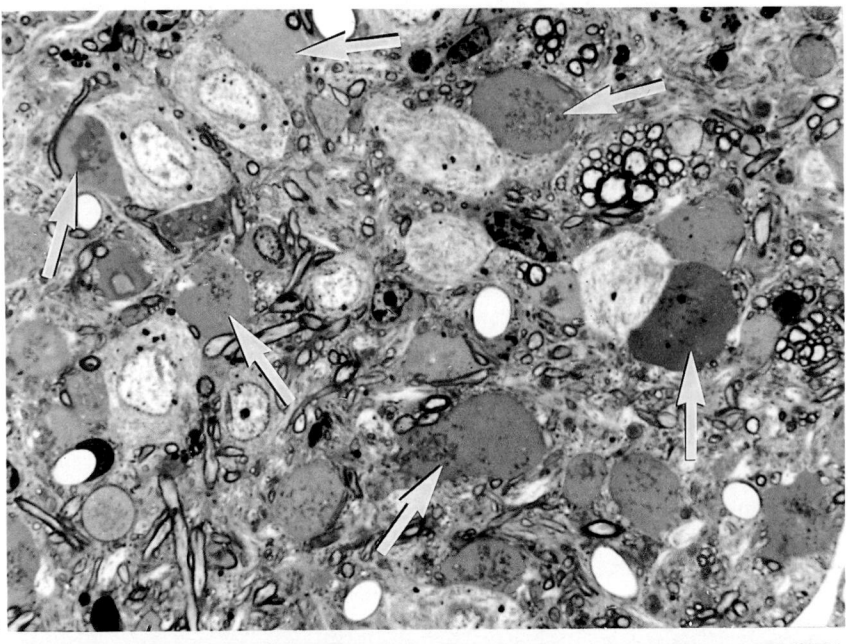

Abb. 6.**14** Durch Phenytoin ausgelöste distale Axonopathie von Purkinje-Zellen bei der Ratte.
**a** Zahlreiche, teils extrem aufgetriebene dystrophische Axone in Gegend der tiefen Kleinhirnkerne (Pfeile). Semidünnschnitt, Färbung Methylenblau, × 600.
**b** Höhere Auflösung aus **a**. Ganglienzelle mit dicht anliegenden, aufgetriebenen dystrophischen Axonen (Pfeile). EM, × 3500.

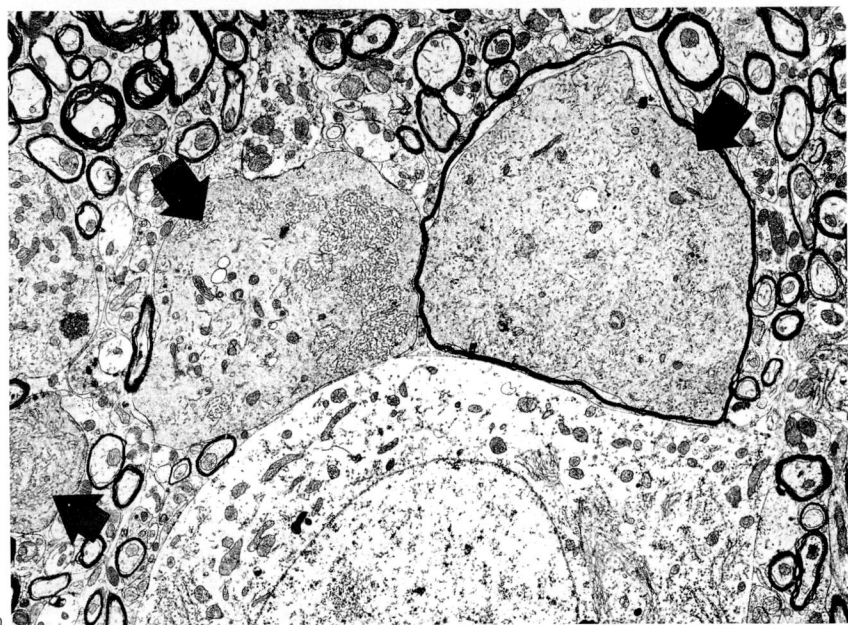

## *Neuroleptika*

**Klinik:** Bei chronischer Medikation sind die Nebeneffekte sehr unterschiedlich. Neben einem sedierenden Effekt werden katatonieähnliche Zustände, Krampfanfälle und extrapyramidale Symptome beobachtet. Es handelt sich um akute dystone Reaktionen, Akathisien und Pseudoparkinsonismus (Van Putten u. Mutalipassi 1975).

**Neuropathologie:** Beobachtet wurden Nekrosen in der grauen Substanz mit kleineren Blutungen und Kapillarthrombosen. Ganglienzelluntergänge fanden sich in der Substantia nigra und im Globus pallidus mit Axonschwellungen und Gliose und Myelindegenerationen im Striatum und Thalamus. Die Veränderungen der Substantia nigra und des Striatums werden mit den extrapyramidalen Symptomen in Verbindung gebracht (Hunter u. Mitarb. 1968).

**Pathogenese:** Nach chronischer Applikation konnten im Tierexperiment unspezifische Ganglienzelluntergänge, ein gliös-dystrophischer Prozeß im Neuropil, Veränderungen im limbischen System und Hirnstamm beobachtet werden. Eine Hemmung dopaminerger Rezeptoren spielt möglicherweise in der Pathogenese eine Rolle (Jellinger 1977).

## Antiprotozoenmittel

### Clioquinol

**Klinik:** Clioquinol wird seit den 30er Jahren bei intestinalen Infektionen durch Amöben, Lamblien, Shigellosen und bei unspezifischen Diarrhöen verwendet. Man war jedoch überrascht, als in Japan zwischen 1956 und 1972 nach häufiger Clioquinoleinnahme ein spezifisches Schädigungsmuster auftrat, das als subakute myelooptische Neuropathie (SMON) bezeichnet wurde (Kono 1978). Initialsymptome sind intestinale Störungen, gefolgt von neurologischen Symptomen. Anfangs steht eine aufsteigende sensorische Neuropathie der unteren Extremität im Vordergrund. Muskelschwäche und Lähmungen können vorkommen. Bei 25% der Fälle tritt eine Visusstörung auf. Muskelatrophien der unteren und oberen Extremitäten werden selten beobachtet. Charakteristisch für SMON ist eine Grünverfärbung der Zunge und des Urins, die auf eine Chelatbildung zwischen Eisen und Clioquinol zurückgeführt wird.

**Neuropathologie:** Beschrieben sind ödematöse Marklagerveränderungen im Groß- und Kleinhirn mit Astrozytenvermehrung. Patienten mit einer Amnesie können eine Schädigung der Hippokampusformation aufweisen. Im Rückenmark und N. opticus findet sich dagegen ein charakteristisches Schädigungsmuster. Betroffen sind zervikomedulläre Abschnitte der Hinterstränge und distale Partien der kortikospinalen Fasern (Vorder-/Seitenstränge). Die spinozerebellaren Bahnen sind weniger betroffen. Es handelt sich um eine distale axonale Degeneration. In den Spinalganglien kommen Ganglienzelluntergänge vor, im N. opticus ödematöse Auflockerungen und Axonschädigungen.

**Pathogenese:** Tierexperimentell ließen sich ähnliche Veränderungen nachweisen, wobei Shiraki (1979) eine hohe Sensibilität bei Hunden und Katzen beobachtet hat. Nach oraler Applikation zeigen die Versuchstiere Ataxien, Muskelschwäche und eine Visusstörung. Histologisch fanden sich axonale Degenerationen in den Hintersträngen und Seitensträngen mit Bevorzugung der Sehbahn. Nach Spencer u. Schaumburg handelt es sich um eine zentrale distale Axonopathie (Schaumburg u. Spencer 1980). Mäuse entwickeln nach Applikation von Clioquinol eine Ammonshornsklerose (Klinghardt 1980). Eine Störung des axonalen Transportes ist möglicherweise mit Ursache für die distale Axonopathie (Thomas u. Mitarb. 1984) (s. S. 409).

### Chloroquin

**Klinik:** Chloroquin gehört zu den amphiphilen Medikamenten. Es wird zur Behandlung der Malaria und Amöbiasis eingesetzt. In der akuten Intoxikation kann sich eine exogene Psychose entwickeln mit Zwangshandlungen und Phobien. Bei chronischer Einnahme wird das Auftreten von Myopathien und Neuropathien beschrieben.

**Neuropathologie:** Tödliche Vergiftungsfälle sind nicht bekannt. Nervenbiopsien (N. suralis) von Patienten zeigen eine axonale Degeneration und lysosomale Einschlüsse in Schwann-Zellen (Bischoff 1980).

**Pathogenese:** Experimentelle Untersuchungen von Klinghardt u. Mitarb. (1981) zeigen, daß chronische Chloroquinapplikation zu einer Zunahme von Gangliosiden in Ganglienzellen der Retina, des Rückenmarks und des Großhirns führen. Nach neurochemischen Untersuchungen verursacht Chloroquinol eine Reduktion unterschiedlicher lysosomaler Enzyme. So kommt es unter der Droge zu einer Hemmung von Kathepsin $B_1$. Weiterhin wird eine Degradation von Low-density-Proteinen verhindert (Goldstein u. Mitarb. 1975). Die von Klinghardt (1977) beobachteten intrazytoplasmatischen Einlagerungen bestehen überwiegend aus membranösen zytoplasmatischen Körperchen (MCB). Ihre Akkumulation verursacht eine Auftreibung der Ganglienzelle, ein Phänomen, das als sog. Spielmayer-Schaffer-Zellprozeß bei unterschiedlichen Speicherungsprozessen beobachtet wird. Andere amphiphile Medikamente, die als Antiarrhythmika und zur Bekämpfung der Angina pectoris eingesetzt werden, verursachen ebenfalls neuronale Speichererkrankungen mit Auftreten von MCB. Das klinische Bild wird überwiegend von einer Polyneuropathie geprägt (Meier u. Mitarb. 1979). Tierexperimentell lassen sich zytoplasmatische Lipidosen im Hirnstamm (Frisch u. Lüllmann-Rauch 1980) und in generalisierter Form beobachten.

## Desinfektionsmittel

### Hexachlorophen

**Vorkommen und Exposition:** Hexachlorophen war ursprünglich als Desinfektionsmittel und bakterizider Zusatz in Seifen, Detergenzien und Kosmetika weit verbreitet. Die größte Gefahr einer Exposition bestand durch Verwendung von hexachlorophenhaltigen Salben und Puder. Erste Berichte seiner ausgesprochenen Neurotoxizität stammen aus den frühen 70er Jahren (Lockhart 1972). Eine Vergiftungswelle fand 1972 in Frankreich statt. Mit Hexachlorophen versetzter Babypuder verursachte 204 Intoxikationen, von denen 36 tödlich ausgingen (Martin-Bouyer u. Mitarb. 1982).

**Klinik:** Nach gastrointestinaler oder perkutaner Absorption kommt es zu gesteigerter Erregbarkeit, Ruhelosigkeit, zu Krämpfen und zu einem Koma.

**Neuropathologie:** Makroskopisch liegt eine Hirnschwellung vor einschließlich des Kleinhirns und N. opticus. Das histologische Bild ist charakteristisch. Es handelt sich um ein Marködem mit Bevorzugung des Hirnstamms, besonders der Formatio reticularis. Auch das zentrale Marklager und das Kleinhirn können betroffen sein. Ultrastrukturell handelt es sich um Vakuolen innerhalb einzelner Myelinlamellen.

**Pathogenese:** Tierexperimentell lassen sich ähnliche Befunde wie bei humanen Vergiftungsfällen beobachten. Zahlreiche Tierspezies zeigen nach akuter und chronischer Applikation von Hexachlorophen eine vakuoläre Myelinopathie, die sowohl das zentrale als auch das periphere Nervensystem betrifft. Experimentelle Studien an Ratten (Rose u. Mitarb. 1975) zeigen eine vakuoläre Myelinopathie mit segmentaler Demyelinisierung. In der Retina läßt sich nach chronischer Exposition eine Schädigung der Photorezeptoren beobachten (Towfighi u. Mitarb. 1975).

Hexachlorophen ist eine äußerst myelotoxische Substanz mit direkter Einwirkung auf Zellmembranen und von ihr gebildete Strukturen. Unter Hexachlorophen kommt es zu einer Entkopplung der oxidativen mitochondrialen Phosphorylierung in vitro. Wichtig ist die Einwirkung auf membranlokalisierte Enzyme mit Erhöhung der Ionenpermeabilität (Cammer 1980).

## Tuberkulostatika

### Isoniazid

Isonikotinsäurehydrazid (INH) ist ein häufig verwendetes Tuberkulostatikum. Nach oraler oder parenteraler Aufnahme erfolgt eine schnelle Resorption. Nach 1–2 Stunden sind die gewünschten Plasmakonzentrationen erreicht. Es ist wasserlöslich und verteilt sich schnell auf die Körperflüssigkeit (im Liquor nachweisbar).

**Klinik:** Bei chronischer Aufnahme können sehr unterschiedliche Störungen auftreten. Neben einer Anämie, Leuko- und Thrombozytopenie sowie einer Leberschädigung ist die periphere Neuropathie der häufigste Nebeneffekt und tritt bei ungefähr 17% der Patienten auf, die über 6 mg/kg INH täglich bekommen (Blakemore 1980). Die Neuropathie ist sensomotorisch. Untere Extremitäten sind häufiger betroffen als die Hände. Eine hohe Dosierung von INH kann mit zerebralen Symptomen wie Kopfschmerzen, Schwindel, Ataxie und einer Psychose einhergehen. Akute schwere Vergiftungsfälle mit tödlichem Ausgang sind beschrieben worden (Sievers u. Herrier 1975).

**Neuropathologie:** Erste autoptische Befunde über Veränderungen am peripheren Nervensystem stammen von Klinghardt (1954) und Axt u. Mitarbeiter (1956). Nach Klinghardt, der wesentlich zur Klärung der Neurotoxizität beigetragen hat, kommt es zu einer neurogenen Muskelatrophie mit Veränderungen an der Muskelendplatte und axonaler Degeneration. Nach chronischer Gabe sieht man eine drastische Abnahme von myelinisierten und nichtmyelinisierten Fasern. Auch in den Hintersträngen des Rückenmarks finden sich Axonuntergänge (Jacobs u. Mitarb. 1979).

**Pathogenese:** Isoniazid greift hemmend in den Vitamin-$B_6$-Stoffwechsel ein. Es verhindert u. a. die Bildung von Coenzymen durch eine Störung der Phosphorylierung von Pyridoxal. In der akuten Intoxikation kommt es zu einer Hemmung der Glutamatdecarboxylase und der Synthese von γ-Aminobuttersäure. Tierexperimentell findet sich bei der Ratte eine überwiegend axonale Polyneuropathie (Klinghardt 1954), die mit Suralisbiopsiebefunden vergleichbar sind. Eine INH-induzierte Enzephalopathie läßt sich bei Ente (Rein u. Mitarb. 1968) und Hund (Blakemore u. Mitarb. 1972) erzeugen, wobei zentrales Myelin mit ausgeprägten intralamellären Vakuolen reagiert (Abb. 6.**15**). Die Oligodendroglia zeigt eine Störung zytoplasmatischer Organellen und Kernpyknosen. Astrozyten weisen eine Hypertrophie und eine Zunahme von Gliafilamenten auf. Somit werden die zentralnervösen Veränderungen wohl durch eine Gliatoxizität von INH ausgelöst.

## Zytostatika

### Methotrexat

**Exposition:** Methotrexat ist ein Folsäureantagonist, das oft in Verbindung mit anderen Zytostatika bei tumorösen Leiden, besonders bei Leukämien eingesetzt wird. Es ist nicht fettlöslich und passiert kaum die Bluthirnschranke. Eine intrathekale oder intravenöse Methotrexat-Behandlung zusammen mit einer Bestrahlung des Zentralnervensystems wird für das Auftreten neurologischer Schäden verantwortlich gemacht. Die Applikation von 2000 rd soll die Neurotoxizität von Methotrexat deutlich erhöhen (Price u. Jamieson 1975). Entsprechende klinische Symptome können während der Behandlung, aber auch später auftreten.

**Klinik:** Bei intrathekaler Gabe zeigten ungefähr 30% der Patienten eine meningeale Reizung, die Stunden nach der Methotrexatgabe beginnt und 12–72 Stunden andauern kann. Weiterhin können Kopfschmerzen, Schwindel, Brechreiz und erhöhte Temperaturen auftreten. Differentialdiagnostisch ähnelt das Bild einer viralen Meningitis mit lymphozytärer Pleozytose im Liquor. Auch über Myelitiden, Sensibilitätsstörungen und Paraparesen wird berichtet. Neben einer akuten Symptomatik spielen Spätschäden, die nach intrathekaler Applikation von Methotrexat teilweise in Kombination mit einer Bestrahlung auftreten, eine bedeutende Rolle. Die betroffenen Patienten zeigen psychotische und neurologische Symptome bis zu Demenzen. Im Computertomogramm finden sich hypodense Areale im Marklager mit diffusen Verkalkungen, die auch in der Rinde beobachtet werden (Peylan-Ramu u. Mitarb. 1978). Häufig findet sich ein Hydrocephalus internus e vacuo.

**Neuropathologie:** Die charakteristischen Veränderungen nach Methotrexatgabe, oft in Zusammenhang mit einer Bestrahlung und vermehrt bei Jugendlichen beobachtet, bestehen in einer subaku-

Abb. 6.**15 a** INH-induziertes interlamelläres Ödem in der Mark-Rinden-Grenze bei der Ente. Ganglienzellen sind gut erhalten. Klüver-Barrera, × 350. **b** Ultrastrukturell handelt es sich um ein "Splitting" von Myelinlamellen mit Ausbildung großer Vakuolen. EM, × 6000.

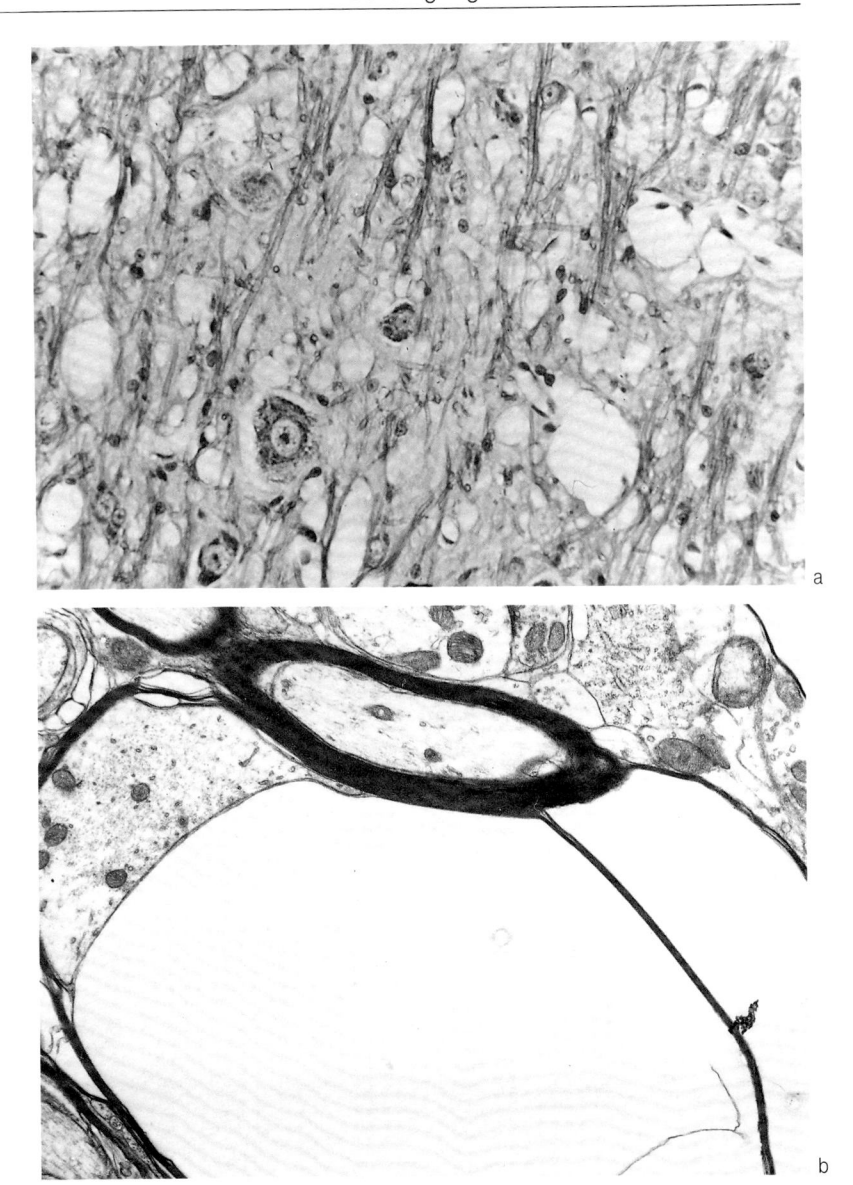

ten progredienten nekrotisierenden Leukenzephalopathie (Shapiro u. Mitarb. 1973). Die Veränderungen liegen häufig in disseminierter Form im Centrum semiovale vor. Histologisch handelt es sich um einen ausgeprägten Status spongiosus (Abb. 6.**16**) mit Schädigung der Oligodendroglia, reaktiver Astrozytose und dystrophischen Axonauftreibungen. In den veränderten Axonen finden sich Ansammlungen von Mitochondrien und anderer axoplasmatischer Organellen. Entzündliche Infiltrate sind eher diskret. In chronischen Fällen lassen sich in der Umgebung der Nekrosen Verkalkungen erkennen, teils mit Einbeziehung von Ganglienzellen (Abb. 6.**16**). Weniger häufig werden Veränderungen in der Brücke und im Hirnstamm beobachtet.

**Pathogenese:** Neurochemisch besteht z. Zt. noch keine Klarheit über die chronische Neurotoxizität von Methotrexat. Methotrexat führt zu einer Störung der Nukleinsäuresynthese und dürfte damit weniger Ganglienzellen (postmitotische Zellen) als Gliazellen und Endothelien schädigen. Es wird angenommen, daß eine strahleninduzierte Störung der Blut-Hirn-Schranke einen vermehrten Kontakt von Methotrexat mit der weißen Substanz ermöglicht und eine Schädigung der Glia (bevorzugt Oligodendroglia) das Bild der nekrotisierenden Leukenzephalopathie auslöst (Kaplan 1984).

### Vincristin und Vinblastin

**Exposition:** Die Vinca-Alkaloide Vincristin und Vinblastin werden häufig zur Behandlung von Leukämien, Lymphomen und soliden Tumoren verwendet. Es sind Spindelinhibitoren, die besonders mit solchen Mikrotubuli Verbindungen eingehen, die Bestandteile des Spindelapparates sind. Durch seine Störung hält die Zellteilung in der Methaphase an.

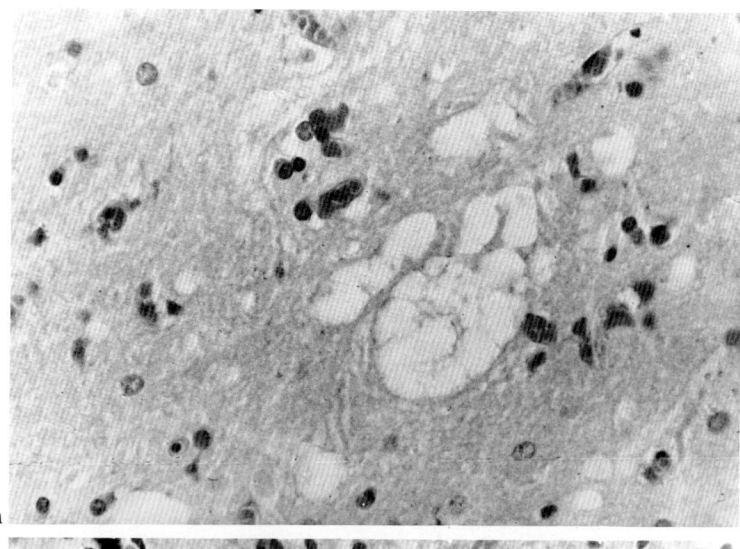

Abb. 6.**16** Methotrexatenzephalopathie bei Methotrexatbehandlung in Kombination mit Radiotherapie bei einem Kind mit Meningiosis leucaemica.
**a** Leukenzephalopathie mit Gewebsspongiose. Färbung Klüver-Barrera, × 200.
**b** Methotrexatenzephalopathie mit älteren Nekrosen und Zellverkalkungen. Färbung Klüver-Barrera, × 200.

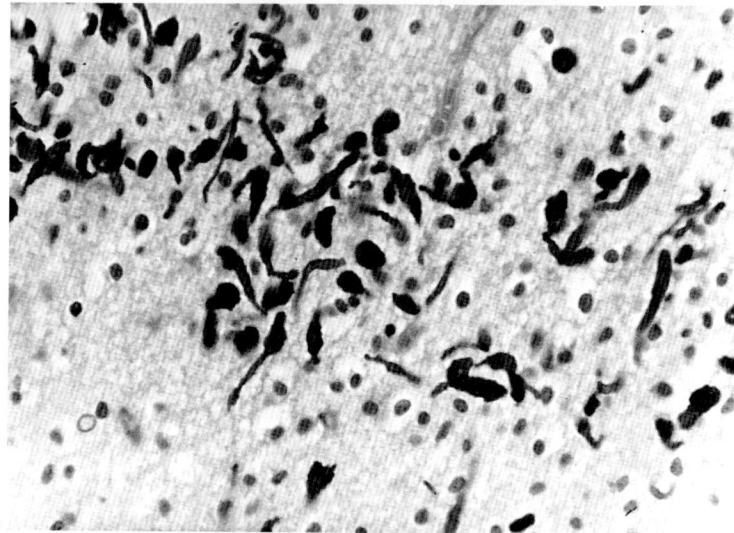

Möglicherweise kommt es zum Zelltod (Creasey 1981). Obwohl Mikrotubuli den gemeinsamen Angriffspunkt der Vinca-Alkaloide darstellen, können die toxischen Nebenwirkungen unterschiedlich sein (Weber u. Mitarb. 1981). Von neurologischer Seite ist die bekannteste Nebenwirkung von Vincristin eine sensomotorische periphere Neuropathie (Johnson 1982). Vinblastin dagegen wirkt weniger neurotoxisch. Eine häufige Nebenwirkung stellt hier eine Knochenmarksuppression dar.

**Klinik:** Charakteristisch ist eine sensomotorische Neuropathie mit Abschwächung bis Verlust des Achillessehnenreflexes, sensiblen Symptomen, und Muskelschwäche der unteren Extremitäten. Elektrophysiologisch handelt es sich um eine distale axonale Neuropathie mit sekundärer Störung der Myelinisierung. Bei versehentlicher intrathekaler Applikation von Vincristin kommt es zu schweren Intoxikationen mit den Zeichen einer aufsteigenden Paralyse und Atemlähmung (Slyter u. Mitarb. 1980).

**Neuropathologie:** Histologisch handelt es sich um eine überwiegend axonale Degeneration mit Vermehrung von Neurotubuli und Neurofilamenten. Einzelfaserpräparationen zeigen Veränderungen über das ganze Axon mit sekundärer Entmarkung. In Fällen mit versehentlich intrathekaler Applikation (dramatisch ablaufende Intoxikation mit Todesfolge) zeigen Motoneurone des Rückenmarks und der Medulla oblongata Anzeichen einer primären Zellreizung mit ausgeprägter Aggregation von Neurofilamenten (Slyter u. Mitarb. 1980).

**Pathogenese:** Neben ihrer Einwirkung auf Mikrotubuli des Spindelapparates (Spindelinhibitoren) verursachen Vinca-Alkaloide, besonders Vincristin, durch ihre Affinität zu Mikrotubuli eine Hemmung des axoplasmatischen Transportes (Chan u. Mitarb. 1980) und eine Aggregation dieser Strukturen innerhalb des Axons. Störungen der Stabilität von Mikrotubuli mit Änderungen der Axoplasmabewegung scheinen die wesentlichen Parameter der Neurotoxizität von Vinca-Alkaloiden zu sein (Haskins u. Mitarb. 1981). Tierexperimentell beobachteten Cho u. Mitarb. (1980) bei der Katze nach intravenöser Injektion von Vincristin Axonschwellungen mit massiver Vermehrung von Neurofilamenten. Green u. Mitarb. (1977) berichten über eine Blockade des schnellen Transportes am isolierten N. vagus unter Vincristin mit Abnahme von Mikrotubuli und Zunahme parakristalliner Strukturen.

### Cytosinarabinosid

Cytosinarabinosid, ein Pyrimidinantagonist, hemmt die DNA-Synthese. Es wird besonders in Kombination mit anderen Zytostatika in der Behandlung von Leukämien eingesetzt. Vor allem nach intrathekaler Gabe sind meningeale Reizzustände beobachtet worden. Selten wird allerdings über direkte neurotoxikologische Reaktionen berichtet.

Neuropathologische Veränderungen traten bei einem Patienten auf, der nach intrathekaler Applikation von Cytosinarabinosid eine spastische Parese entwickelte und sechs Monate später verstarb (Breuer u. Mitarb. 1977). Im Rückenmark fand sich fokal eine Demyelinisierung mit Mikrovakuolen und überwiegend axonaler Degeneration. In einem anderen Fall wird über Kleinhirnveränderungen berichtet (Winkelman u. Hines 1982). Das histologische Bild bestand in einer Degeneration der Kleinhirnrinde mit Verlust von Purkinje-Zellen und Zerstörung der Molekularschicht. Der Patient zeigte Ataxien, Dysarthrien und einen Nystagmus.

# Biologische Gifte

## Bakterielle Toxine

### Botulismus

**Vorkommen und Exposition:** Clostridium botulinum gehört zu den anaeroben sporenbildenden Bazillen. Der Keim ist weltweit verbreitet und wird häufig im Erdreich gefunden. Das Toxin wird während der Vermehrung von Clostridium botulinum gebildet und ist im Gegensatz zu den Sporen hitzeempfindlich. Eine Denaturierung erfolgt bei 80 °C (Kaplan u. Wiernik 1984). Die Aufnahme des Toxins geschieht meist im Rahmen von Nahrungsmittelvergiftungen. Es ist eine äußerst giftige Substanz. Die Resorption erfolgt im Magen-Darm-Trakt oder von außen durch Hautwunden.

**Klinik:** Nach Stunden bis Tagen, manchmal nach einer Latenzzeit bis zwei Wochen entwickeln sich Schwindel, Kopfschmerzen, Störungen der Hirnnerven. Nicht selten kommt es zu einer plötzlichen Atemstörung, die auch häufig zum Tod führt. Das klinische Bild ähnelt manchmal einem Guillain-Barré-Syndrom oder einer Myasthenia gravis. Dank einer verbesserten Intensivmedizin ist die Mortalität zurückgegangen. In den USA liegt sie bei 23%.

**Pathogenese:** Botulismustoxin bindet an die periphere cholinerge Präsynapse und blockiert die Freisetzung von Acetylcholin. Eine Einwirkung auf das Zentralnervensystem ist bis jetzt nicht bekannt. Möglicherweise ist das Molekül zu groß, um die Blut-Hirn-Schranke zu passieren.

### Tetanusintoxikation

**Vorkommen und Exposition:** Clostridium tetani, ein anaerobes grampositives Stäbchen, ist weltweit in der Erde und in den Fäzes von Tieren verbreitet. Das Tetanustoxin Tetanusspasmin ist ein hitzeempfindliches Protein, das bei 65 °C inaktiviert wird. Im Verdauungstrakt erfolgt eine schnelle Zerstörung durch proteolytische Enzyme. Durch verunreinigte Wunden, Verbrennungen und Verletzungen Aufnahme der Erreger und Ausbildung einer Toxämie (Helting u. Zwisler 1977).

**Klinik:** Nach unterschiedlich langer Inkubationszeit (bis zu 56 Tagen) kommt es zu Kopfschmerzen, Übelkeit, Reizbarkeit und zu typischen Spasmen der Gesichtsmuskulatur (Risus sardonicus). Daran anschließend anfallsartige Muskelspasmen. Es handelt sich um eine schwere Erkrankung mit einer Mortalität von 50 bis 60%. Innerhalb der ersten Woche kann der Tod durch Ateminsuffizienz, Aspirationspneumonie oder durch ein schockähnliches Krankheitsbild auftreten.

**Neuropathologie:** Histologische Befunde nach Tetanusintoxikation sind unspezifisch und werden unterschiedlich interpretiert (Berlet u. Ule 1983). Lediglich bei den von Müller u. Jeschke (1970) beschriebenen Zytoplasmavakuolen motorischer Vorderhornzellen scheint es sich um charakteristische Veränderungen zu handeln.

**Pathogenese:** Am Ort seiner Entstehung wird das Toxin in präsynaptischen Arealen cholinerger Synapsen gebunden. Durch den retrograden axonalen Transport gelangt es dann zu den Perikaria von Vorderhornzellen (Price u. Mitarb. 1977). Besonders betroffen sind Alpha- und Gamma-Motoneurone im Rückenmark und Hirnstamm (Wellhöner 1982).

### Diphtherie

**Vorkommen und Exposition:** Diphtherie wird durch das grampositive, nicht sporenbildende Corynebacterium diphtheriae ausgelöst. Es bildet ein starkes

Exotoxin, das an der Stelle der Infektion resorbiert wird und sich hämatogen im Organismus verteilt. Lediglich an den Stellen, an denen die Blut-Hirn-Schranke unvollständig ausgebildet ist, kommt ein Kontakt mit dem Nervensystem vor.

**Klinik:** Eine Polyneuropathie besonders der Hirnnerven mit schlaffen Lähmungen bestimmt das klinische Bild. Neben Lähmungen der Gaumensegel- und Schlundmuskulatur können auch Sensibilität und Motorik der distalen Extremitäten betroffen sein. In dramatisch ablaufenden Fällen mit aufsteigenden Lähmungen und Atemdepression ähnelt das Bild einem Guillain-Barré-Syndrom. Dank eines pflichtmäßigen Impfschutzes ist die Erkrankung selten geworden.

**Neuropathologie:** Bei der diphtherischen Polyneuropathie handelt es sich um eine Polyneuropathie vom segmentalen Typ mit Markscheidenzerfall und relativ gut erhaltenen Axonen. Weiterhin finden sich entzündliche Infiltrate im Endo- und Perineurium (Goldstein u. Hoeprich 1977) (s. S. 418).

**Pathogenese:** Das Exotoxin von Corynebacterium diphtheriae hemmt die Synthese von Proteolipiden, die für den Erhalt von Myelin notwendig sind. Auch die Proteinbiosynthese der Schwann-Zellen wird verändert. Tierexperimentell läßt sich ebenfalls eine Neuropathie mit Demyelinisierung und erhaltenen Axonen auslösen.

## Literatur

Adams, R. D., M. Victor: Principles of Neurology. McGraw-Hill, New York 1981

Adams, R. D., M. Victor, E. L. Mancall: Central pontine myelinolysis: A hitherto undescribed disease occurring in alcoholics and malnutrished patients. Arch. Neurol. Psychiat. 81 (1959) 375

Akai, K., L. Roizin, J. C. Liu: Ultrastructural findings of the central nervous system in lithium neurotoxicology. In Rozin, L., H. Shiraki, N. Grcević: Neurotoxicology. Raven Press, New York 1977 (p. 185)

Alajouanine, Th., L. Derobert, S. Thieffry: Etude clinique d'ensemble de 210 cas d'intoxication par les sels organiques d'étain. Rev. neurol. 98 (1958) 85

Axt, F., P. Bunger, A. Lass: Vitamin-B-Stoffwechsel und Polyneuritis bei Isoniazidbehandlung. Fortschr. Neurol. Psychiat. 24 (1956) 369

Baader, F. W.: Manganvergiftung. In Baader F. W.: Handbuch der gesamten Arbeitsmedizin II/1, Urban & Schwarzenberg, Berlin 1961

Bakir, F., S. Damluji, L. Amin-Zaki, M. Murtadha, A. Khalidi, N.Y. Al-Rawi: Methylmercury poisoning in Iraq. Science 181 (1973) 230

Bank, W. J.: Thallium. In Spencer, S., H. Schaumburg: Neurotoxicology. Williams & Wilkins, Baltimore 1980 (p. 570)

Barbeau, A., N. Inoue, T. Cloutier: Role of manganese in dystonia. In Eldridge, R., S. Fahn: Advances in Neurology. Raven Press, New York 1976 (p. 339)

Benson, M. D., J. Price: Cerebellar calcification and lead. J. Neurol. Neurosurg. Psychiat. 48 (1985) 814

Berlet, H., G. Ule: Neurotoxine tierischer, bakterieller und pflanzlicher Herkunft (Biotoxine). In Berlet, H., H. Noetzel, G. Quadbeck, W. Schlote, H. P. Schmitt, G. Ule: Pathologie des Nervensystems II. Springer, Berlin 1983 (S. 595)

Berlet, H., G. Quadbeck, G. Ule: Chemische Krankheitsursachen und Nervensystem. Exogene Intoxikationen. In Ule, G.: Pathologie des Nervensystems II. Springer, Berlin 1983 (S. 252)

Berlin, A.: International workshop on the role of biological monitoring in the prevention of aluminum toxicity in man. Memorandum on the summary and conclusions. J. Toxicol., clin. Toxicol. 19 (1983) 907

Bersch, W., U. Meinhof, G. Ule, H. Berlet, A. M. Thiess: Pathomorphologische und pathochemische Befunde bei akuter $H_2S$-Vergiftung. Verh. dtsch. Ges. Pathol. 58 (1974) 502

Bischoff, A.: Clinical and experimental work in neurotoxicity. In Holmstedt, B., R. Lauwerys, M. Mercier, M. Roberfroid: Mechanisms of Toxicity and Hazard Evaluation. Elsevier/North-Holland, Amsterdam 1980 (p. 39)

Bittencourt, P. R. M., E. Perucca, A. Crema: Cerebellar toxicity of antiepileptic drugs. In Blum, K., L. Manzo: Neurotoxicology. Dekker, New York 1985 (p. 233)

Blakemore, W. F.: Isoniazid. In Spencer, P. S., H. H. Schaumburg: Experimental and Clinical Neurotoxicology. Williams & Wilkins, Baltimore 1980 (p. 476)

Blakemore, W. F., A. C. Palmer, P. R. B. Noel: Ultrastructural changes in isoniazid-induced brain oedema in the dog. J. Neurocytol. 1 (1972) 263

Borges, M. M., M. M. Paula-Barbosa, B. Volk: Chronic alcohol consumption induces lipofuscin deposition in the rat hippocampus. Neurobiol. of Aging 7 (1986) 347

Breuer, A. C., S. W. Pitman, D. M. Dawson, W. C. Schoene: Paraparesis following intrathekal cytosine arabinoside. Cancer 40 (1977) 2817

Burks, J. S., A. C. Alfrey, J. Huddlestone, M. D. Norenberg, E. Lewin: A fatal encephalopathy in chronic haemodialysis patients. Lancet 1976/I, 764

Bus, J. S.: The relationship of carbon disulfide metabolism to development of toxicity. Neurotoxicology 6 (1985) 73

Buxton, P. H., M. Hayward: Polyneuritis cranialis associated with industrial trichlorethylene poisoning. J. Neurol. Neurosurg. Psychiat. 30 (1967) 511

Cammer, W.: Toxic demyelinisation: Biochemical studies and hypothetical mechanisms. In Spencer, P. S., H. H. Schaumburg: Experimental and Clinical Neurotoxicology. Williams & Wilkins, Baltimore 1980 (p. 239)

Carmichael, N., J. B. Cavanagh: Autoradiographic localisation of $_3$H-uridine in spinal ganglion neurons of the rat and the effects of methyl mercury poisoning. Acta neuropathol. 34 (1976) 137

Cavanagh, J. B.: The toxic effects of tri-orthocresyl phosphate poisoning in the cat. J. Neurol. Neurosurg. Psychiat. 17 (1954) 163

Cavanagh, J. B.: Metabolic mechanisms of neurotoxicity caused by mercury, in neurotoxicology. In Roizin, L., H. Shiraki, N. Grcević: Neurotoxicology. Raven Press, New York 1977 (p. 283)

Chan, S. W., R. Worth, S. Ochs: Block of axoplasmic transport in vitro by vinca alkaloids. J. Neurobiol. 11 (1980) 251

Chan-Palay, V., L. McCroskey: The effects of carbon monoxide on neurons of the cerebellum. Neuropathol. appl. Neurobiol. 2 (1976) 293

Chandra, S. V., P. K. Seth: Manganese encephalopathy. Effect of manganese exposure on growing versus adult rodents. In Manzo, L.: Advances in Neurotoxicology. Pergamon, Oxford 1980 (p. 49)

Cho, E. S., H. E. Lowndes, B. D. Goldstein: Vincristine induces proximal giant axonal neuropathy in cats. J. Neuropathol. exp. Neurol. 39 (1980) 345

Couri, D., M. S. Abdul-Rahman: Toxicological evaluation of intentionally inhaled industrial solvents. In Sharp, C. W., L. T. Caroll: Voluntary Inhalation of Industrial Solvents. National Institute of Drug Abuse Publication. United States Government Printing Office 1978 (p. 312)

Crapper, D. R., S. Quittkat, S. S. Krishnan, A. J. Dalton, U. De Boni: Intranuclear aluminium content in Alzheimer's disease, dialysis encephalopathy and experimental aluminium encephalopathy. Acta neuropathol. 50 (1980) 19

Crapper McLachlan, D. R., B. Farnell, H. Galin, S. Karlik,

G. Eichhorn, U. De Boni: Aluminum in human brain disease. In Sarkar, B.: Biological Aspects of Metals and Metal-Related Diseases. Raven Press, New York 1983 (p. 209)

Creasey, W. A.: The vinca alkaloids and similar compounds. Cancer Chemother. Pharmacol. 3 (1981) 79

Dam, M.: Phenytoin; toxicity. In Woodbury, D. M., J. K. Penry, C. E. Pippenger: Antiepileptic Drugs. Raven Press, New York 1982 (p. 247)

DelCerro, M. P., R. S. Snyder: Cerebellar alterations resulting from dilantin intoxication: an ultrastructural study. In Fields, W. S., W. B. Willis: The Cerebellum in Health and Disease. Dallas Neurological Symposium. Warren and Green, St. Louis 1970 (p. 380)

Dempsey, G. M., L. Meltzer: Lithium toxicity: A review. In Roizin, L., H. Shiraki, N. Grcevic: Neurotoxicology. Raven Press, New York 1977 (p. 171)

DiVincenzo, G. D., C. J. Kaplan, J. Dedinas: Characterization of the metabolites of methyl n-butyl ketone, methylisobutyl ketone, and methyl ethyl ketone in guinea pig serum and their clearance. Toxicol. appl. Pharmacol. 36 (1976) 511

Doctor, S. V., D. A. Fox: Immediate and long-term alterations in maximal electroshock seizure responsiveness in rats neonatally exposed to trimethyltin bromide. Toxicol. appl. Pharmacol. 68 (1983) 268

Donaldson, J.: The pathophysiology of trace metal: neurotransmitter interaction in the CNS. Trends pharmacol. Sci. 2 (1981) 75

Dyck, P. J., A. J. Windebank, P. A. Low, W. J. Baumann: Blood nerve barrier in rat and cellular mechanisms of lead-induced segmental demyelination. J. Neuropathol. exp. Neurol. 39 (1980) 700–709

Elliott, H. L., F. Dryburgh, G. S. Fell, S. Sabet, A. I. MacDougall: Aluminum toxicity during regular haemodialysis. Brit. med. J. 1978/I, 1101

Escourolle, R., R. Bourdon, A. Galli, M. Galle, M. C. Jaudon, J. J. Hauw, F. Gray: Etude neuropathologique et toxicologique de douze cas d'encéphalopathie bismuthique. Rev. neurol. 133 (1977) 153

Feldman, R. G., C. A. Niles, M. Kelly-Hayes, D. Sax, W. J. Dixon, D. J. Thompson, E. Landaw: Peripheral neuropathy in arsenic smelter workers. Neurology 29 (1979) 939

Fernando, N. P., M. A. Healy, M. Aslam, S. S. Davis, A. Hussein: Lead Poisoning and Traditional Practices: The Consequences for World Health. A Study in Kuwait. Public Health, London 1981 (p. 250)

Fowler, B. A.: Toxicology of environmental arsenic. In Goyer, R. A., M. A. Mehlman: Toxicology of Trace Elements. Wiley, New York 1977 (p. 79)

Fox, D. A., S. V. Doctor: Triethyltin decreases maximal electroshock seizure severity in adult rats. Toxicol. appl. Pharmacol. 68 (1983) 260

Frisch, W., R. Lüllmann-Rauch: Effects of several lipidosis-inducing drugs upon the area postrema and adjacent medullary nuclei of adult rats. I. Alterations in perikarya and dendrite. Acta neuropathol. 52 (1980) 179

Fullerton, P. M.: Electrophysiological and histological observations on peripheral nerves in acrylamide poisoning in man. J. Neurol. Neurosurg. Psychiat. 32 (1969) 186

Garland, H., J. Pearce: Neurological complications of carbon monoxide poisoning. Quart. J. Med. 36 (1967) 445

Ginsberg, M. D., R. E. Myers: Fetal brain injury after maternal carbon monoxide intoxication. Clinical and neuropathologic aspects. Neurology 26 (1976) 15

Goldstein, D. B., J. H. Chin, J. A. McComb, L. M. Parsons: Chronic effects of alcohols in mouse biomembranes. In Begleiter, E. D.: Biological Effects of Alcohol. Plenum Press, New York 1980

Goldstein, E., P. D. Hoeprich: Diphtheria. In Hoeprich, P. D.: Infectious Diseases. Harper & Row, New York 1977

Goldstein, J. L., G. Y. Brunschede, M. S. Brown: Inhibition of proteolytic degradation of low density lipoprotein in human fibroblasts by chloroquine, concanavalin A, and triton WR 1339. J. biol. Chem. 250 (1975) 7854

Graham, D. G., E. Y. Szakál-Amin, J. W. Priest, D. C. Anthony: In vitro evidence that covalent cross linking of neurofilaments occurs in y-diketone neuropathy. Proc. nat. Acad. Sci. 81 (1984) 4979

Graham, D. G., D. C. Antony, M. R. Gyöngyi Szakál-Quin, G. and K. Boekelheide: Covalent crosslinking of neurofilaments in the pathogenesis of n-hexane neuropathy. Neurotoxicology 6 (1985) 55

Green, L. S., J. A. Donoso, I. E. Heller-Bettinger, F. E. Samson: Axonal transport disturbances in vincristine-induced peripheral neuropathy. Ann. Neurol. 1 (1977) 255

Grinker, R. R.: Über einen Fall von Leuchtgasvergiftung mit doppelseitiger Pallidumerweichung und schwerer Degeneration des tieferen Großhirnmarklagers. Z. ges. Neurol. Psychiat. 98 (1925) 433

Gross, H., E. Kaltenbäck: Zur Neuropathologie der persistierenden choreiformen Hyperkinesen unter neuroleptischer Langzeittherapie. Psihofarmakalogija Zagreb (1970) 195

Hargreaves, R. J., J. R. Foster, D. Pelling, S. R. Moorhouse, S. D. Gangolli, I. R. Rowland: Changes in the distribution of histochemically localized mercury in the CNS and in tissue levels of organic and inorganic mercury during the development of intoxication in methylmercury treated rats. Neuropathol. appl. Neurobiol. 11 (1985) 383–401

Harris, jr., S.: Jamaica ginger paralysis (peripheral polyneuritis). Sth. med. J. 23 (1930) 375

Haskins, K. M., J. A. Donoso, R. H. Himes: Spirals and paracrystals induced by vinca alkaloids: Evidence that microtubule-associated proteins act as polycations. J. Cell. Sci. 47 (1981) 237

Hayreh, M. M. S., S. S. Hayreh, G. L. Baumbach, P. Cancilla, G. Martin-Amat, T. R. Tephly: Ocular toxicity of methanol: An experimental study. In Merigan, H. W., B. Weiss: Neurotoxicity of the Visual System. Raven Press, New York 1980

Helting, T. B., O. Zwisler: Structure of tetanus toxin. II. Toxin binding of ganglioside. J. biol. Chem. 252 (1977) 194

Hertz, M. M., T. G. Bolwig, P. Grandjean, E. Westergaard: Lead poisoning and the blood-brain barrier. Acta neurol. scand. 63 (1981) 286

Hoffmann, W. W.: Cerebellar lesions after parenteral dilantin administration. Neurology 8 (1958) 210

Hollemann, A. F., E. Wiberg: Lehrbuch der anorganischen Chemie. Walter de Gruyter, Berlin 1964

Howland, R. D.: Biochemical studies of acrylamide neuropathy. Neurotoxicology 6 (1985) 7

Hunter, R., W. Blackwood, M. C. Smith, J. N. Cumings: Neuropathological findings in three cases of persistent dyskinesia following phenothiazine medication. J. neurol. Sci. 7 (1968) 263

Jacobs, J. M., R. H. Miller, A. Whittle, J. B. Cavanagh: Studies on the early changes in acute isoniazid neuropathy in the rat. Acta neuropathol. 47 (1979) 85

Jakob, H.: Neuropathologisches Syndrom nach Lithium-Intoxikation. 22. Jahrestagung d. Dtsch. Ges. f. Neuropath. u. Neuroanat. e. V. in Tübingen. Zbl. allg. Pathol. pathol. Anat. 122 (1978) 587

Jellinger, K.: Neuropathologic findings after neuroleptic long-term therapy. In Roizin, L., H. Shiraki, N. Grcević: Neurotoxicology. Raven Press, New York 1977 (p. 25)

Johnson, L. S.: Plant alkaloids. In Holland, J. F., E. Frei: Cancer Medicine. Lea & Febiger, Philadelphia 1982 (p. 910)

Johnson, M. K.: Initiation of organophosphate-induced neuropathy. Neurobehav. Toxicol. and Teratol. 4 (1982) 759

Kaplan, J. G.: Neurotoxicity of selected biological toxins. In Spencer, P. S., H. H. Schaumburg: Experimental and Clinical Neurotoxicology. Williams & Wilkins, Baltimore–London 1980 (p. 631)

Kaplan, R. S., P. H. Wiernik: Neurotoxicity of antitumor agents. In: Toxicity of Chemotherapy, hrsg. von M. C. Perry, J. W. Yarbro: Grune & Stratton, New York 1984 (p. 365)

Kiefer, R., R. Knoth, J. Anagnostopoulos, B. Volk: Cerebellar injury due to phenytoin. Identification and evolution of Purkinje cell axonal swellings in deep cerebellar nuclei of mice. Acta neuropathol. 77 (1989) 289

Kim, Y. H., M. Foo, R. D. Terry: Cyanide encephalopathy following therapy with sodium nitroprusside. Arch. Pathol. Lab. Med. 106 (1982) 392

Klatzo, I., H. M. Wisniewski, E. Streicher: Experimental production of neurofibrillary observations. J. Neuropathol. exper. Neurol. 24 (1965) 187

Kleinschmidt-DeMasters, B. K., M. D. Norenberg: Neuropathologic observations in electrolyte-induced myelinolysis in the rat. J. Neuropathol. exp. Neurol. 41 (1982) 67

Klinghardt, G. W.: Experimentelle Nervenfaserschädigungen durch Isonicotinsäurehydrazid und ihre Bedeutung für die Klinik: Verh. dtsch. Ges. inn. Med. 60 (1954) 764–768

Klinghardt, G. W.: Neuronal storage dystrophy in chronic chloroquine intoxication. In Rozin, L., H. Shiraki, N. Grcević: Neurotoxicology. Raven Press, New York 1977 (p. 371)

Klinghardt, G. W.: Das Nervensystem als Reaktionsorgan bei chronischen Toxizitätsprüfungen. In Schnieders, B., P. Grosdanoff: Zur Problematik von chronischen Toxizitätsprüfungen. Dietrich Reiner, München 1980 (S. 153)

Klinghardt, G. W., P. Fredman, L. Svennerholm: Chloroquine intoxication induces ganglioside storage in nervous tissue: a chemical and histopathological study of brain, spinal cord, dorsal root ganglia, and retina in the miniature pig. J. Neurochem. 37 (1981) 897

Kolkmann, F. W., B. Volk: Über Körnerzellnekrosen bei der experimentellen Methylchloridvergiftung des Meerschweinchens. Exp. Pathol. 10 (1975) 298

Koller, W. C., S. L. Glatt, S. Perlik, M. S. Huckman, J. H. Fox: Cerebellar atrophy demonstrated by computed tomography. Neurology 31 (1981) 405

Kono, R.: A review of the S.M.O.N. studies in Japan. In Gent, M., I. Shigematsu: Epidemiological Issues in Reported Drug-induced Illnesses – S.M.O.N. and Other Examples. McMaster University Library Press, Hamilton/Ontario 1978

Krigman, M. R., T. W. Bouldin, P. Mushak: Lead. In Spencer, P. S., H. H. Schaumburg: Clinical and Experimental Neurotoxocology, Williams & Wilkins, Baltimore 1980 (p. 490)

Krinke, G. J.: Neurotoxic effects of trimethyltin. In Jones, T. C., U. Mohr, R. D. Hunt: Nervous System. Springer, Berlin 1988 (p. 58)

Lawrence, W. H., E. K. Partyka: Chronic dysphagia and trigeminal anesthesia after trichloroethylene exposure. Ann. intern. Med. 95 (1981) 95

LeQuesne, P. M.: Clinical and morphological findings in acrylamide toxicity. Neurotoxicology 6 (1985) 17

Liessens, J. L., J. Monstrey, E. van den Eeckhout, R. Djuzman, J. J. Martin: Bismuth encephalopathy. A clinical and anatomopathological report of one case. Acta neurol. belg. 78 (1978) 301

Lione, A.: The prophylactic reduction of aluminium intake. Food chem. Toxicol. 21 (1983) 103

Lishman, W. A.: Cerebral disorders in alcoholism; syndromes of impairment. Brain 104 (1981) 1

Littleton, J. M.: The effects of alcohol on the cell membrane: a possible basis for tolerance and dependence. In Richter, D.: Addiction and Brain Damage. University Park Press, Baltimore 1980a (p. 46)

Littleton, J.: Development of membrane tolerance to ethanol may limit intoxication and influence dependence liability. In Sandler, M.: Psychopharmacology of Alcohol. Raven Press, New York 1980b

Lockhart, J. D.: How toxic is hexachlorophene? Pediatrics 50 (1972) 229

Lukas, E., P. Kotas, I. Obrusnik: Copper and zinc levels in peripheral nerve tissues of rats with experimental carbondisulphide neuropathy. Brit. J. industr. Med. 31 (1974) 288

McCollister, D. D., F. Oyen, V. K. Rowe: Toxicology of arylamide. Toxicol. appl. Pharmacol. 6 (1964) 172

McDermott, J. R., A. I. Smith, M. K. Ward, I. S. Parkinson, D. N. S. Kerr: Brain-aluminium concentration in dialysis encephalopathy. Lancet 1978/I, 901

McLain jr., L. W., J. T. Martin, J. H. Allen: Cerebellar degeneration due to chronic phenytoin therapy. Ann. Neurol. 7 (1980) 18

McLean, D. R., H. Jacobs, B. W. Mielke: Methanol poisoning: a clinical and pathological study. Ann. Neurol. 8 (1980) 161

Majewski, F.: Die Alkoholembryopathie: Fakten und Hypothesen In: Ergebnisse der Inneren Medizin und Kinderheilkunde, Bd. 43 Springer, Berlin 1979 (S. 1)

Majewski, F.: Untersuchungen zur Alkoholembryopathie. Thieme, Stuttgart 1980

Manzo, L.: Neurotoxicity of selected metals. In Blum, K., L. Manzo: Neurotoxicity. Dekker, New York 1985 (p. 385)

Marchiafava, E., A. Bignami: Sopra un alterazione del compa celloso osservata in soggetti alcolosti. Riv. Patol. nerv. ment. 8 (1903) 544

Maresch, W.: Die Vergiftung durch Phosphorsäureester (F 605, Parathion, Thiophos). Arch. Toxicol. 16 (1975) 285

Markesbery, W. R., W. D. Ehmann, T. I. M. Hossain, M. Alauddin, D. T. Goodin: Instrumental neutron activation analysis of brain aluminum in Alzheimer disease and aging. Ann. Neurol. 6 (1981) 511

Marsh, D. O., G. J. Myers, T. W. Clarkson, L. Amin-Zaki, S. Tikriti, M. A. Majeed: Fetal methylmercury poisoning: clinical and toxicological data on 29 cases. Ann. Neurol. 7 (1980) 348

Martin-Bouyer, G., R. Lebreton, M. Toga, P. D. Stolley, J. Lockhart: Outbreak of accidental hexachlorophane poisoning in France. Lancet 1982/I, 91

Meier, C., B. Kauer, U. Müller, H. P. Ludin: Neuromyopathy during chronic amiodarone treatment. J. Neurol. 220 (1979) 231

Melnick, R. L., L. G. Monti, S. M. Motzkin: Uncoupling of mitochondrial oxidative phosphorylation by thallium. Biochem. biophys. Res. Commun. 69 (1976) 68

Mena, I.: Manganese poisoning. In Vinken, P. J., G. W. Bruyn: Handbook of Clinical Neurology, North-Holland Publishing Co., Amsterdam 1979 (p. 217)

Merigan, W. H., R. W. Wood, D. N. Zehl: Recent observations on the neurobehavioral toxicity of carbon disulfide. Neurotoxicology 6 (1985) 81

Moeschlin, S.: Klinik und Therapie der Vergiftungen, 6. Aufl. Thieme, Stuttgart 1980a, 7. Aufl. 1986

Moeschlin, S.: Thallium poisoning. Clin. Toxicol. 17 (1980b) 133

Müller, H. A., R. Jeschke: Cytologische Befunde an den motorischen Vorderhornganglienzellen beim Tetanus. Verh. dtsch. path. Ges. 54 (1970) 650

Mushak, P.: Mammalian biotransformation processes involving various toxic metalloids and metals. In Brown, S. S., J. Savory: Chemical Toxicology and Clinical Chemistry of Metals. Academic Press, London 1983 (p. 227)

Nakada, S., H. Saito, N. Imura: Effect of methylmercury and inorganic mercury on the nerve growth factor-induced neurite outgrowth in chick embryonic sensory ganglia. Toxicol. Lett. 8 (1981) 23

Norenberg, M. D.: Ultrastructural observation in electrolyteinduced myelinolysis. J. Neuropathol. exp. Neurol. 40 (1981) 40

Norenberg, M. D., K. O. Leslie, A. S. Robertson: Association between rise in serum sodium and central pontine myelinolysis. Ann. Neurol. 11 (1982) 128

Okeda, R., T. Matsuo, T. Kuroiwa, T. Tajima, H. Takahashi: Experimental study on pathogenesis of the fetal brain damage by acute carbon monoxide intoxication of the pregnant mother. Acta neuropathol. 69 (1986) 244

Omata, S., H. Sugano: Methyl mercury: effects on protein synthesis in nervous tissue. In Blum, K., L. Manzo: Neurotoxocology. Dekker, New York 1985 (p. 369)

Osetowska, E.: Gases. In Minckler, J.: Pathology of the Nervous System. McGraw-Hill, New York 1971 (p. 1642)

Paula-Barbosa, M. M., M. A. Tavares: Neuritic plaque-like structures in the rat cerebellum following prolonged alcohol consumption. Experientia 40 (1984) 110

Paula-Barbosa, M. M., M. A. Tavares: Long term alcohol consumption induces microtubular changes in the adult rat cerebellar cortex. Brain Res. 339 (1985) 195

Paula-Barbosa, M. M., M. M. Borges, A. Cadette-Leite, M. A. Tavares: Giant multivesicular bodies in the rat hippocampal pyramidal cells after chronic alcohol consumption. Neurosci. Lett. 64 (1986) 345

Peiffer, J.: Zur Klinik und Neuropathologie zentralnervöser

Dauerschädigungen nach Lithium-Therapie. In Jellinger, K., H. Gross: Aktuelle Probleme der Neuropathologie. Facultas, Wien 1980 (S. 101)
Peiffer, J.: Clinical and neuropathological aspects of long-term damages to the CNS after lithium medication. Arch. Psychiat. Nervenkr. 231 (1981) 41
Peiffer, J., F. Majewski, H. Fichtner, J. R. Bierich, B. Volk: Alcohol embryo- and fetopathy; neuropathology of 3 children and 3 fetuses. J. neurol. Sci. 41 (1979) 125
Pentschew, A.: Intoxikationen. In Uehlinger, E.: Handbuch der speziellen pathologischen Anatomie und Histologie, Bd. XIII/2B. Springer, Berlin 1958
Peylan-Ramu, N., D. G. Poplack, P. A. Pizzo, B. T. Adornato, G. DiChiro: Abnormal CT scans of the brain in asymptomatic children with acute lymphocytic leukemia after prophylactic treatment of the CNS with radiation and intrathecal chemotherapy. New Engl. J. Med. 298 (1978) 815
Pleasure, D. E., K. C. Mishner, W. K. Engel: Axonal transport of proteins in experimental neuropathies. Science 266 (1969) 524
Politis, M. J., H. H. Schaumburg, P. S. Spencer: Neurotoxicity of selected chemicals. In Spencer, P. S., H. H. Schaumburg: Experimental and Clinical Neurotoxicology. Williams & Wilkins, Baltimore 1980 (p. 613)
Price, D. L., J. W. Griffin, K. Peck: Tetanus toxin: evidence for binding at presynaptic nerve endings. Brain Res. 121 (1977) 379
Price, R. A., P. A. Jamieson: The central nervous system in childhood leukemia. II. Subacute leukoenceophalopathy. Cancer 35 (1975) 306
Quadbeck, J., G. Ule: Chronische Krankheitsursachen und Nervensystem: Äthanol. In Doerr, Seifert, Uehlinger: Spezielle pathologische Anatomie 13/II. Springer, Heidelberg 1981
Rein, H., F.W. Kolkmann, R. Sil, G. Ule: Zur Feinstruktur der INH-Encephalopathie der Ente. Klin. Wschr. 46 (1968) 1060
Reyners, H., E. Granfelici de Reyners, J. Vander Parren, J. R. Maisin: Evolution de l'équilibre des populations gliales dans le cortex cerebral du rat intoxiqué au plomb. C. R. Soc. Biol. (1978) 998
Riley, J. N., D. W. Walker: Morphology alterations in hippocampus after long-term alcohol consumption in mice. Science 201 (1978) 646
Rose, A. L., H. M. Wisniewski, W. Cammer: Neurotoxicity of hexachlorophene: new pathological and biochemical observations. J. neurol. Sci. 24 (1975) 425
Sabbioni, E., L. Manzo: Metabolism and toxicity of thallium. In Manzo, L.: Advances in Neurotoxicology. Pergamon Press, Oxford 1980 (p. 249)
Sabri, M. I., P. S. Spencer: Toxic distal axonopathy: biochemical studies and hypothetical mechanisms. In Spencer, P. S., H. H. Schaumburg: Experimental and Clinical Neurotoxicology. Williams & Wilkins, Baltimore 1980 (p. 206)
Samarawickrama, G. P.: Biological effects of cadmium in mammals. In Webb, M.: The Chemistry, Biochemistry and Biology of Cadmium. Topics in Environmental Health. Elsevier, Amsterdam 1979
Sato, Y., T. Tibira, J. Tateishi: Marchiafava-Bignami disease, striatal degeneration and other neurological complications of chronic alcoholism in a Japanese. Acta neuropathol. 40 (1981) 79
Savoleinen, H., E. Lehtonen, H. Vainio: $CS_2$ binding to rat spinal cord neurofilaments. Acta neuropathol. 37 (1977) 219
Schaumburg, H. H., P. S. Spencer: Clioquinol. In Spencer, P. S., H. H. Schaumburg: Experimental and Clinical Pathology. Williams & Wilkins, Baltimore 1980 (p. 395)
Schneck, S. S.: Methyl alcohol. In Vinken, P. J., G. W. Bryn: Handbook of Clinical Neurology, Vol 37. North-Holland Publishing Co., Amsterdam 1979 (p. 351)
Schochet jr. S. S.: Exogenous toxic-metabolic diseases including vitamin deficiency. In Davis, R. L., D. M. Robertson: Textbook of Neuropathology. Williams & Wilkins, Baltimore 1985 (p. 372)

Schroeder, H. A.: The Poisons Around Us. Indiana University Press, Bloomington 1974
Sepäläinen, A. M.: Halogenated Hydrocarbons. In Blum, K., L. Manzo: Neurotoxicology. Dekker, New York 1985 S. 459
Sepäläinen, A. M., M. Haltia: Carbon disulfide. In Spencer, P. S., H. H. Schaumburg: Experimental and Clinical Neurotoxicology. Williams & Wilkins, Baltimore 1980 (p. 356)
Shapiro, W. R., N. L. Chernick, J. B. Posner: Necrotizing encephalitis following intraventricular instillation of methotrexate. Arch. Neurol. 28 (1973) 96
Shiraki, H.: Neuropathological aspects of the etiopathogenesis of subacute myelo-optico-neuropathy (SMON). In Vinken, P. J., G.W. Bruyn: Handbook of Clinical Neurology, 37. North-Holland Publishing Co., Amsterdam 1979 (S. 141)
Sievers, M. L., R. N. Herrier: Treatment of acute isoniazid toxicity. Amer. J. Hosp., Pharm. 32 (1975) 202
Silbergeld, E. K.: Localization of lead: implications for mechanism of neurotoxicology. Neurotoxicology 4 (1983) 193
Silbergeld, E. K., R. E. Hruska, L. P. Miller, N. Eng: Effects of lead in vivo and in vitro in GABAergic neurochemistry. J. Neurochem. 34 (1980) 1712
Sippel, H. W., Y. A. Kesäniemi: Placental and fetal metabolism of acetaldehyde in rat. II. Studies on metabolism of acetaldehyde in the isolated placenta and foetus. Acta pharmacol. toxicol. 37 (1975) 49–55
Slyter, H., B. Liwnicz, M. K. Herrick, R. Mason: Fatal myeloencephalopathy caused by intrathecal vincristine. Neurology 30 (1980) 867
Song, S.-Y., R. Okeda, N. Funata, F. Higashino: An experimental study of the pathogenesis of the selective lesion of the globus pallidus in acute carbon monoxide poisoning in cats. Acta neuropathol. 61 (1983) 232
Spencer, P. S., D. Couri: n-Hexane and methyl n-butyl ketone. In Spencer, P. S., H. H. Schaumburg: Experimental and Clinical Neurotoxicology. Williams & Wilkins, Baltimore 1980 (p. 456)
Spencer, P. S., H. H. Schaumburg: Ultrastructural studies of the dying-back process. III. The evolution of experimental peripheral giant axonal degeneration. J. Neuropathol. exp. Neurol. 36 (1977a) 276
Spencer, P. S., H. H. Schaumburg: Ultrastructural studies of the dying-back process. IV. Differential vulnerability of PNS and CNS fibers in experimental central-peripheral distal axonopathies. J. Neuropathol. exp. Neurol. 36 (1977b) 300
Stoner, H. B., J. M. Barns, J. I. Duff: Studies on the toxicity of alkyl-tin compounds. Brit. J. Pharmacol. 10 (1955) 16
Takeuchi, T.: Pathological, clinical and epidemiological research about Minamata disease after ten years. Report of the Kumamoto University, 2nd Study Group (1973)
Takeuchi, T.: Human effects of methylmercury as an environmental neurotoxicant. In Blum, K., L. Manzo: Neurotoxicology. Dekker, New York 1985 (p. 345)
Takeuchi, T., N. Eto, K. Eto: Neuropathology of childhood cases of methylmercury poisoning (Minamata disease) with prolonged symptoms, with particular reference to the decortication syndrome. Neurotoxicology 1 (1979) 1–20
Tavares, M. A., M. M. Paula Barbosa: A morphometric Golgi analysis of the Purkinje cell dendritic tree after long-term alcohol consumption in the adult rat. J. Neurocytol. 12 (1983a) 939
Tavares, M. A., M. M. Paula-Barbosa: Alcohol induced granule cell loss in the cerebellar cortex of the adult rat. Exp. Neurol. 78 (1983b) 574
Thomas, J. A., F. D. Dallenbach, M. Thomas: Considerations on the development of experimental lead encephalopathy. Virchows Arch. Abt. A 352 (1971) 61–74
Thomas, P. K.: The peripheral nervous system as a target for toxic substances. In Spencer, P. S.: Experimental and Clinical Neurotoxicology. Waverly Press, Baltimore 1980 (p. 35)
Thomas, P. K., H. H. Schaumburg, P. S. Spencer, H. E. Kaeser, C. A. Pallis, R. F. Clifford, N. H. Wadia: Central distal axonopathy syndromes: newly recognized models of naturally occurring human degenerative disease. Ann. Neurol. 15 (1984) 313

Thompson, D. S., J. L. Hutton, J. C. Stears, J. H. Sung, M. D. Norenberg: Computerized tomography in the diagnosis of central and extrapontine myelinolysis. Arch. Neurol. 38 (1981) 243

Tischner, K. H., J. M. Schröder: The effects of cadmium chloride on organotypic cultures of rat sensory ganglia. J. neurol. Sci. 16 (1972) 383

Torvik, A.: Two types of brain lesions in Wernicke's encephalopathy. Neuropathol. appl. Neurobiol. 11 (1985) 179

Torvik, A.: Topographic distribution and severity of brain lesions in Wernicke's encephalopathy. Clin. Neuropathol. 6 (1987) 25

Towfighi, J., N. K. Gonatas, L. McCree: Hexachlorophene-induced changes in central and peripheral myelinated axons of developing and adult rats. Lab. Invest. 31 (1974) 712

Towfighi, J., N. K. Gonatas, L. McCree: Hexachlorophene retinopathy in rats. Lab. Invest. 32 (1975) 330

Ule, G.: Aktuelle Aspekte alkoholischer Encephalopathien. In Frydl, V.: Neuropathologisches Symposium. Tropon Werke, Köln 1982 (S. 91)

Ule, G., F. W. Kolkmann: Experimentelle Untersuchungen zur Wernicke'schen Encephalopathie. Acta neuropathol. 11 (1968) 361

Ule, G., O. Pribilla: Hirnveränderungen nach Cyankalivergiftung mit protrahiertem (intervallärem) klinischen Verlauf. Acta neuropathol. 1 (1962) 406

Ule, G., F. W. Kolkmann, P. Brambring: Experimentelle elektronenmikroskopische Untersuchungen zur formalen Pathogenese der Wernicke'schen Encephalopathie. Klin. Wschr. 45 (1967) 886

Utterback, R. A.: Parenchymatous cerebellar degeneration complicating diphenylhydantoin (dilantin) therapy. Arch. Neurol. Psychiat. 80 (1958) 180

Utterback, R. A., R. Ojeman, J. Malek: Parenchymatous cerebellar degeneration with dilantin intoxication. J. Neuropathol. exp. Neurol. 17 (1958) 516

Valpey, R., M. Sumi, M. K. Copass, G. J. Goble: Acute and chronic progressive encephalopathy due to gasoline sniffing. Neurology (New York) 28 (1978) 507

Van Putten, T., L. R. Mutalipassi: Fluphenazine enanthate induced decompensations. Psychosomatics 16 (1975) 37

Volk, B.: Verzögerte Kleinhirnentwicklung im Rahmen des „Embryofetalen Alkoholsyndroms". Lichtoptische Untersuchungen am Kleinhirn der Ratte. Acta neuropathol. 39 (1977) 157

Volk, B.: Paired helical filaments in rat spinal ganglia following chronic alcohol administration. Neuropathol. appl. Neurobiol. 6 (1980) 143

Volk, B.: Neurohistological and neurobiological aspects of fetal alcohol syndrome in the rat. In Yanai, J.: Neurobehavioral Teratology. Elsevier, Amsterdam 1984 (p. 163)

Volk, B.: Klinisch-neuropathologische Befunde und experimentelle Untersuchungen zur Alkoholembryopathie. In Majewski, F.: Die Alkoholembryopathie. Umwelt & Medizin Verlagsges. Frankfurt 1987 (p. 89)

Volk, B., J. Maletz: Nuclear inclusions following chronic ethanol administration. Acta neuropathol. 67 (1985) 170

Volk, B., J. Maletz, M. Tidemann, G. Mall, C. Klein, H. H. Berlet: Impaired maturation of Purkinje cells in the fetal alcohol syndrome of the rat. Light and electron microscopic investigations. Acta neuropathol. 54 (1981) 54

Volk, B., N. Kirchgässner, R. Kiefer, O. D. Wiestler: Distal axonopathy in the cerebellum of mice following chronic administration of Phenytoin. American Association of Neuropathologists. J. Neuropathol. Exp. Neurol. Vol. 44, 1985

Volk, B., N. Kirchgässner, M. Detmar: Degeneration of granule cells following chronic Phenytoin administration: An electron microscopic investigation of the mouse cerebellum. Exp. Neurol. 91 (1986) 60

Volk, B., Z. Amelizad, J. Anagnostopoulos, R. Knoth, F. Oesch: First evidence of cytochrome P-450 induction in the mouse brain by phenytoin. Neurosci. Lett. (1988) 219

Watanabe, I.: Organotins (triethyltin). In Spencer, P. S., H. H. Schaumburg: Experimental and Clinical Neurotoxicology. Williams & Wilkins, Baltimore 1980 (p. 545)

Weber, W., H. J. Tackmann, H. J. Freund, H. Kaeser, R. Obrist, J. P. Obrecht: The evaluation of neurotoxicity in cancer patients treated with vinca alkaloids with special reference to vindesine. Anticancer Res. 1 (1981) 31

Webster, W. S., A. A. Valois: The toxic effects of cadmium on the neonatal mouse CNS. J. Neuropathol. exp. Neurol. 3 (1981) 247–257

Wellhöner, H. H.: Tetanus neurotoxin. Rev. Physiol. Biochem. Pharmacol. 93 (1982) 1

Wen, G. Y., H. M. Wisniewski: Histochemical localization of aluminium in the rabbit CNS. Acta neuropathol. 68 (1985) 175–184

Wernicke, C.: Lehrbuch der Gehirnkrankheiten. Berlin 1881 (S. 229)

West, J. R., S. L. Dewey, M. D. Cassell: Prenatal ethanol exposure alters the post-lesion reorganization (sprouting) of acetylcholin esterase staining in the dental gyrus of adult rats. Develop. Brain Res. 12 (1984) 83–95

Whitefield, C. L., L. T. Ch'ien, J. D. Whitehead: Lead encephalopathy in adults. Amer. J. Med. 52 (1972) 289

Winkelman, M. D., J. H. Hines: Cerebellar cortical degeneration caused by high-doses systemic therapy with cytosine arabinoside. Ann. Neurol. 12 (1982) 77

Wisniewski, H. M., J. A. Sturman, J. W. Sthek: Chronic model of neurofibrillary changes induced in mature rabbits by metallic aluminum. Neurobiol. of Aging 3 (1982) 11–22

Wisniewski, K., M. Dambska, J. H. Sher, Q. Quasi: A clinical neuropathological study of the fetal alcohol syndrome. Neuropediatrics 14 (1983) 197

# 7. Traumatische Veränderungen

## Schädeltrauma

*Rainer Henn*

### Einleitung

Hirnläsionen nach Trauma sind nicht spezifisch. Um Überschneidungen mit anderen Kapiteln zu vermeiden, heben wir die wichtigen forensisch-traumatologischen Aspekte hervor und verweisen den Leser im übrigen auf die größeren Buchabschnitte (insbesondere Kap. 3). Es erweist sich dabei ein anatomisches Vorgehen als das Übersichtlichste.

Wir beginnen mit Traumafolgen am Schädel und den Hirnhäuten, um uns dann unmittelbaren und mittelbaren Traumafolgen am Gehirn zuzuwenden. Den traumatischen Rückenmarksläsionen ist ein eigenes Kapitel gewidmet.

Man unterscheidet offene und gedeckte Hirn- bzw. Rückenmarksverletzungen, je nachdem, ob die harte Hirnhaut verletzt wurde oder nicht. Diese Einteilung läßt sich pathomorphologisch aus der Verschiedenartigkeit der entstehenden geweblichen Läsionen und Reaktionen, funktionell aus der Differenz der klinischen Erscheinungsbilder einschließlich der jeweils notwendigen therapeutischen Maßnahmen ableiten. Auch aus forensischer Sicht ist eine solche Unterteilung wegen der unterschiedlichen Beurteilung bei Gericht und im Versicherungswesen vielfach unumgänglich.

Verletzungen des Gehirns und Folgeschäden nach Trauma sind eng mit der Tatsache verknüpft, daß sich das Gehirn in einer geschlossenen knöchernen Kapsel befindet. Die Verletzungs- und Schädigungsmuster am Gehirn lassen sich daher überwiegend nur bei Kenntnis der Verletzungsmuster des Gehirnschädels und der Beziehungen zwischen knöcherner Kapsel, Hirnhäuten und darunterliegendem Gehirn einordnen.

### *Schädelbrüche*

Am einfachsten zu verstehen sind Hirnverletzungen bei Bruch des Schädeldaches mit gleichzeitiger Eintreibung von Knochenteilen in das Schädelinnere, wie man es bei Impressionsbrüchen einschließlich der Terrassenbrüche, aber auch bei Schädeldachtrümmerbrüchen findet. Hierbei kann eine Hirnverletzung durch den eindringenden Gegenstand oder durch Knochensplitter hervorgerufen werden. In diesen Fällen kommt es oft zu einer Zerreißung der harten Hirnhaut und damit zu einer offenen Hirnverletzung. Bei Biegungsbrüchen des Schädeldaches mit kurzfristiger Knocheneindellung im Zentrum der Gewalteinwirkung und kreisförmig die Eindellung umgebenden Bruchlinien (Bruchzentrum) kann eine breitflächige Kontusion oder Prellung des Gehirns unter der Knocheneindellung resultieren. Bei Berstungsbrüchen des Schädels ist häufig auch die Schädelbasis miteinbezogen, wobei die Bruchlinien entweder durch das Zentrum der Gewalteinwirkung oder von diesem weiter entfernt verlaufen. Für die Bruchentstehung ist die Elastizität des Schädeldaches von Bedeutung, daneben spielt jedoch auch das Ausmaß einer Verschiebung der Bruchränder gegeneinander eine Rolle. Allgemein ist zu berücksichtigen, daß der Endzustand während der klinischen Behandlung oder auch bei der Obduktion mit meist nur schmalen Bruchlinien nicht der Versetzung der Bruchränder während der Maximalauslenkung entspricht, denn nur so lassen sich die teils erheblichen Verletzungen an der darunterliegenden harten Hirnhaut bzw. Hirnoberfläche verstehen. Ein breites Klaffen der Brüche besonders an der Schädelbasis bei der Obduktion weist auf schwerste Verschiebungen der Bruchränder gegeneinander hin, die zu ausgedehnten und tiefgreifenden Destruktionen des Gehirns führen und in der Regel mit einem Überleben nicht vereinbar sind (Abb. 7.1, 7.2).

### Pathogenese

Für die Entstehung der verschiedenen Bruchformen spielt die Trägheit der Masse neben der pro Fläche auftreffenden Energie eine wesentliche Rolle. Wie bei Anwendung eines Handkantenschlages oder beim Aufprall eines fahrenden auf einen stehenden Pkw bekannt, können die Verletzungen oder Schäden am bewegten Objekt relativ geringer ausfallen als am stationären. Dementsprechend spielt es für die entstehenden Verletzungen eine Rolle, ob der bewegte Kopf gegen ein stationäres Hindernis prallt, wie etwa beim Sturz, oder ein bewegtes Objekt gegen den ruhenden Kopf trifft wie bei Schlag oder Schuß. Ohne den zusätzlichen Energieabbau durch Verformungs- oder Brucharbeit zu berücksichtigen, wird etwa beim Sturz ein Schädelbruch eher weniger leicht auftreten, trägheitsbedingte Auswirkungen am Gehirn werden sich jedoch verstärkt manifestieren können. Umgekehrt wird man beim Schlag oder Schuß mit einer umschriebenen, meist als Impressionsfraktur imponierenden Schädelverletzung bei nur relativ geringen trägheitsbedingten Hirnverletzungen rechnen müssen. Diese zunächst theoreti-

300　7 Traumatische Veränderungen

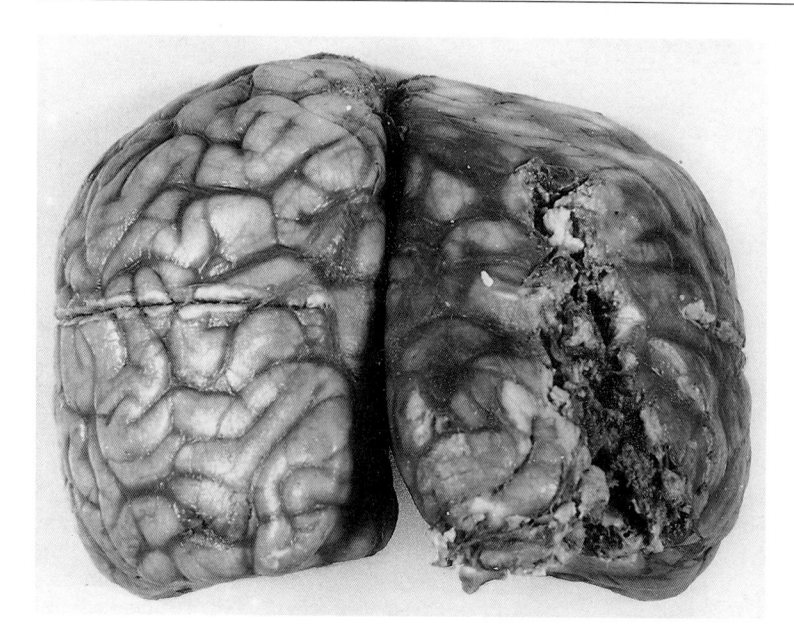

Abb. 7.**1**　Tiefreichende Gewebszertrümmerung in der Scheitel-Hinterhaupts-Region rechts bei klaffendem Schädeldach- und -basisbruch, Durazerreißung.

schen Überlegungen finden ihre Bestätigung in der täglichen Obduktionspraxis von Schädel-Hirn-Traumen. Einen Sonderfall stellt der fixierte Kopf dar, bei dem Trägheitsphänomene des Gehirns keine Rolle spielen. Die Entstehung der Verletzungen bei langsamer Gewalteinwirkung ist allein von der Bruchstabilität, bei schneller Gewalteinwirkung jedoch auch von einer Fortleitung der Stoßenergie über den Knochen und den Liquor auf die Hirnoberfläche abhängig.

## Verletzung der Dura mater

Vor allem im Kindes-, höheren Erwachsenen- und Greisenalter ist die Dura als Periost fest mit dem Knochen verwachsen, so daß bei Knochenbrüchen die Gefahr von Duraverletzungen wesentlich größer ist als im mittleren Lebensalter. Die äußere Duralamelle ist mehr gefährdet als der innere Teil, so daß oft unvollständige Durazerreißungen beobachtet werden können. Erst bei Zerreißung auch der inneren Duraschicht resultiert ein offenes Schädel-Hirn-

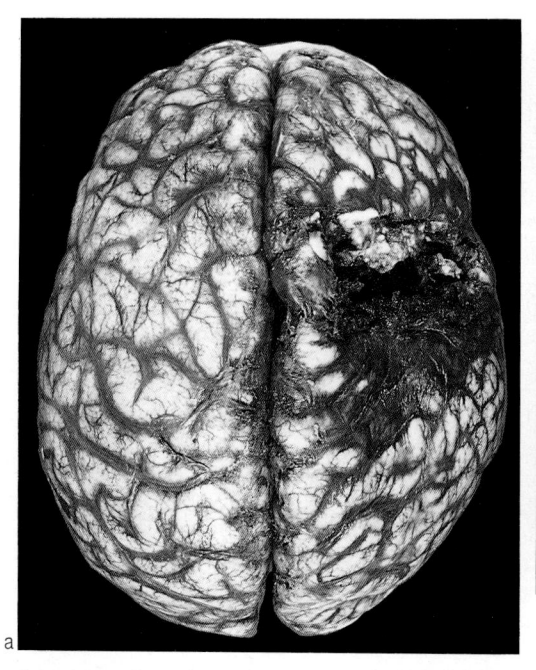

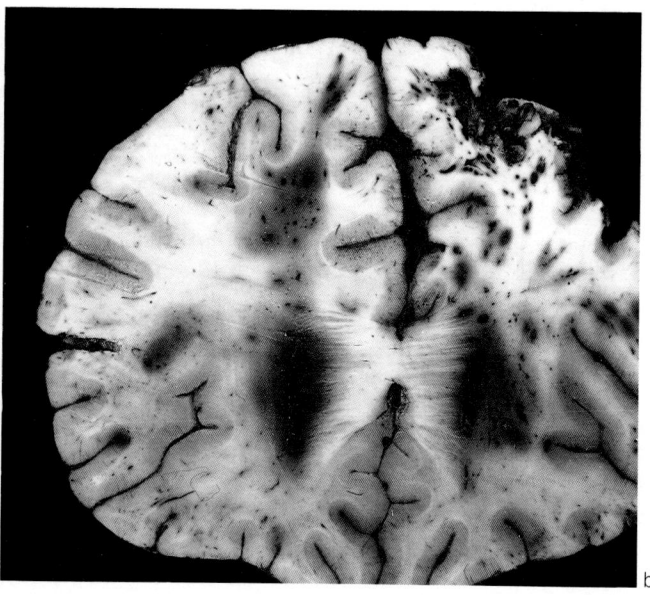

Abb. 7.**2a**　Ausgedehnter und tiefreichender frischer traumatischer Defekt in der rechten Scheitelregion. **b** Massenhaft, zum Teil straßenförmig angeordnete Blutungen im Mark. 16jähriger Schüler, der sich bei einem Schisturz eine Impressionsfraktur rechts zuzog und zwei Tage später verstarb. Todesursache: malignes Hirnödem, Sinusthrombose.

Trauma mit der erhöhten Gefahr einer Infektion. Gleichzeitig stellt die harte Hirnhaut auch einen gewissen zusätzlichen Schutz der Hirnoberfläche gegen scharfkantige vordringende Strukturen dar.

## Luftembolie nach Duraverletzung

Die Bedeutung der Luftembolie als unter Umständen rasch tödliche Frühkomplikation nach einem Schädel-Hirn-Trauma wird vielfach unterschätzt. Sie ist in unserem Beobachtungsgut in Übereinstimmung mit den Feststellungen von Patscheider (1962) und Mallach (1987) eher häufig vertreten. Von 737 Fällen mit Schädelfraktur wurde in 18,2% (!) eine Luftembolie anläßlich der Obduktion festgestellt, die immer wieder zumindest als konkurrierende Todesursache in Anspruch zu nehmen war. Sie wird klinisch selten diagnostiziert, weil die meisten dieser Verletzten alsbald nach dem Trauma noch an der Unfallstelle oder auf dem Transport versterben und daher bevorzugt im Beobachtungsgut des Gerichtsmediziners vertreten sind. Wegen der nahen topographischen Beziehung der großen Blutleiter (herznahes Gefäß mit niedrigem Druck) zu den lufthaltigen Strukturen der Nebenhöhlen, besonders an der Schädelbasis, kann es bei Schädelbasisfrakturen mit Sinusverletzung leicht zum Übertritt von Luft in das venöse Gefäßsystem kommen, zumal die Sinus über weite Strecken ähnlich wie ein Zirkuszelt an den umliegenden knöchernen Strukturen aufgehängt sind und deshalb nicht kollabieren. Kommt es zu einem schockbedingten Blutdruckabfall oder zu einem lagebedingten Unterdruck, dann kann Luft in die großen Blutleiter geraten und über die abführenden Venen in das rechte Herz verschleppt werden. Es empfiehlt sich daher, bei Frischverletzten mit Schädelbrüchen den Kopf eher etwas tiefer zu lagern, um die sonst rasch tödliche Komplikation der venösen Luftembolie hintanzuhalten. Es ist bekannt, daß eine Luft- oder Gasmenge in der Größenordnung von ca. 50 bis 70 ml, die in kurzer Zeit in das rechte Herz gelangt, infolge „Leerschlagens" des Herzens zum raschen Kreislaufstillstand führt. Gelangt die Luft in geringerer Menge oder fraktioniert in das rechte Herz, so kann es durch Verlegung der kleinen Lungenschlagadern und Kapillaren über eine Widerstandserhöhung im kleineren Kreislauf zum Rechtsherzversagen kommen. Dabei spielt die Oberflächenspannung zwischen Luftblase und umgebendem flüssigem Milieu im Gefäßsystem eine besondere Rolle. Die Luftblasen sind im Gegensatz zu Fetttropfen praktisch nicht verformbar und verschließen daher die Haargefäße. Erst im weiteren Verlauf können Luftbläschen durch das Lungenfilter hindurch gepreßt werden und gelangen so in den großen Kreislauf, wo sie durch Verlegung von Hirnkapillaren zu miliaren kleinen perivaskulären Nekrosen führen können (s. S. 93).

Der Gerichtsmediziner oder Pathologe wird in jedem Fall, wenn er an die Möglichkeit einer Luftembolie denkt, abweichend vom üblichen Sektionsgang den Brustkorb zunächst nur teilweise eröffnen, so daß die Herzbeutelvorderwand freiliegt. Der Herzbeutel wird sodann schlitzförmig eröffnet, mit Wasser gefüllt und dann das rechte Herz in situ unter dem Wasserspiegel eröffnet. Meist genügt eine grobe Abschätzung der in Form kleiner oder größerer Gasblasen austretenden Luftmenge, um die Frage „Luftembolie als Zeichen der vitalen Reaktion" oder „Luftembolie als Todesursache" zu klären. Häufigste Ursache einer falsch positiven Luftembolieprobe ist eine beginnende Leichenfäulnis mit Gasbildung im Gefäßsystem. Daher empfiehlt es sich, in jedem Fall auch die linke Herzkammer unter dem Wasserspiegel zu eröffnen. Selbstverständlich ist auch die Frage zu klären, ob eine anatomisch offene Verbindung zwischen linkem und rechtem Herzen besteht, wie z.B. bei einem offenen Foramen ovale oder einem Defekt der Kammerscheidewand.

Die venöse Luftembolie nach Schädelbruch stellt aus gerichtsmedizinischer Sicht eine typische Frühkomplikation insbesondere des Schädelbasisbruches dar und ist daher – soweit andere Ursachen ausgeschlossen werden können – als kausal oder mitkausal für den nach einem Schädeltrauma eingetretenen Tod verantwortlich zu machen.

## Geburtstraumatische Schäden an Schädel und Dura; Folgen am Gehirn

Während Schädel-Hirn-Verletzungen in utero nach unseren Erfahrungen sehr selten sind, kommen perinatale Schädel-Hirn-Verletzungen auch heute noch vor und können Ursache von Todesfällen im näheren zeitlichen Zusammenhang mit der Geburt sein.

Während die *Kopfgeschwulst* als Folge venöser Stauung und lokaler Kreislaufstörung bei normalem Geburtsverlauf häufig druckbedingt entsteht und sich alsbald im Verlauf von zumeist wenigen Tagen zurückbildet, kann ein Kopfschwartenhämatom sehr große Ausmaße erreichen und bei massiver Blutansammlung zwischen Kopfschwarte und Periost einen hypovolämischen Schock nach sich ziehen. Dieser macht unter Umständen eine Bluttransfusion erforderlich. Es empfiehlt sich, ausgedehnte Hämatome durch Punktion zu entlasten, auch, um der Gefahr einer späteren Infektion dieser Blutansammlung vorzubeugen. Beim *Kephalhämatom*, das durch Lösung des Periosts vom Schädeldach infolge tangentialer mechanischer Gewalteinwirkung unter der Geburt entsteht, findet sich nach Gefäßzerreißung oft ein ausgedehnter Bluterguß zwischen der äußeren Knochentafel des Gehirnschädels und dem Periost, von den Schädelnahtlinien begrenzt. Während die kleineren Kephalhämatome resorbiert werden, können ausgedehntere durch vermehrtes Osteoblastenwachstum einen umgebenden und auch tastbaren Randwulst bilden.

Schon in utero kommen als Folge direkter Gewalteinwirkung bei Unfällen der Mutter oder durch indirekte Auswirkungen während des Geburtsaktes beim brüsken Hineinpressen der Leibesfrucht in das mütterliche Becken und Druck des Kopfes gegen Symphyse oder Promontorium Schädelfrakturen vor. Sie sind gelegentlich auch in Zusammenhang mit Zangenentbindung und Vakuumextraktion beobachtet worden. Imprimierte Knochenfragmente sind operativ zu heben, auch um einen späteren nachteiligen Einfluß auf das wachsende Gehirn und die Ausbildung einer fokalen Epilepsie zu vermeiden.

Weit mehr als die extrakraniellen Hämatome sind intrakranielle Verletzungen mit nachfolgender Blutung besonders nach Einrissen des Tentoriums und der großen Blutleiter gefürchtet, die zusammen mit anderen mechanisch und hypoxisch bedingten Hirnschäden bei zu engem Geburtsweg, Lageanomalie, Zangengeburt und Vakuumextraktion immer wieder beobachtet werden und mit einer relativ hohen Mortalität von bis zu ca. 50% (Keuth 1971) sowie hohen Raten an bleibenden Schäden des Gehirns behaftet sind. Erster Hinweis ist häufig eine niedrige Punktezahl im Apgar-Schema. Die Frage einer geburtstraumatischen intrakraniellen Blutung kann durch die Lumbalpunktion geklärt, eine Hirnschädigung eventuell mit dem EEG frühzeitig erfaßt werden.

Die sich nach intrakraniellen Gefäßverletzungen gelegentlich entwickelnden subduralen Hämatome lassen sich heute leicht mit der Computertomographie erfassen und durch Fontanellenpunktion auch behandeln. In der weiteren Folge können sich subdurale Ergüsse entwickeln, die über eine Druckwirkung auf das Gehirn Schäden bewirken können. Sofern durch mehrfache Punktion der Erguß nicht auf Dauer beseitigt werden kann, sind operative Maßnahmen zur Drainage angezeigt.

Nimmt nach einer geburtstraumatischen Blutung in die Schädelhöhle in der weiteren Folge der Schädelumfang rasch zu, so ist dies ein sicherer Hinweis auf eine Störung von Liquorproduktion, Liquorresorption oder Liquorzirkulation. Blutbeimengungen im Nervenwasser können den Plexus choroideus zur erhöhten Liquorproduktion anregen. Sind die Abflüsse der Ventrikel durch geronnenes Blut verstopft oder als Endzustand entzündlicher Resorptionsvorgänge verschlossen, so entwickelt sich ein Hydrocephalus internus als Folge einer Abflußstörung. In diesen Fällen ist die Ableitung des Liquors über druckentlastende Ventile entweder in das venöse System oder aber in die freie Bauchhöhle die Methode der Wahl, um die Druckschädigung des Gehirns von innen und eine weitere Zunahme des Schädelumfanges zu vermeiden. Da das unreife Gehirn bei massiver Schädigung vor allem zur Verflüssigung neigt, trifft man als Folge frühkindlicher Hirnschäden bei längerer Überlebenszeit auf Höhlenbildungen (Porenzephalie). Ist die Schädigung des unreifen Gehirns weniger massiv (unvollständige Nekrosen), so können die Hirnwindungen vernarben und stellen sich bei langer Überlebenszeit als Ulegyrien dar (s. Kap. Perinatalpathologie).

## *Gehirnverletzungen*

### Offene Hirnverletzungen

Eine offene Gehirnverletzung liegt dann vor, wenn nach Einwirkung scharfer Gewalt (Schuß, Stich, Hieb mit einem Werkzeug usw.) der Kopf getroffen, die knöcherne Schädelhöhle und insbesondere die das Gehirn umgebende harte Hirnhaut verletzt worden ist. Das darunterliegende Gehirn ist je nach Art der einwirkenden Gewalt mehr oder weniger ausgedehnt verletzt oder zerstört. Sind lebenswichtige Zentren betroffen, dann tritt der Tod rasch an einer zentralen Lähmung ein. Weitere häufige Todesursachen in Abhängigkeit von der Überlebenszeit sind Blutverlust und die Luftembolie, das Ersticken bei massiver Aspiration besonders von Blut, die Hirnvolumenvermehrung mit meist rascher Entwicklung eines kritischen Hirndrucks, die Infektion der Hirnwunde (Frühabszeß, Spätabszeß, phlegmonöse Markenzephalitis s. S. 36) und schließlich die mit der längerdauernden Bewußtlosigkeit und Störung der Atmung häufig sich entwickelnde eitrige Tracheobronchitis und hypostatische Pneumonie sowie Lungenembolien, ausgehend von Thrombosen der Becken- und Beinvenen. Als zum Tode führende Spätkomplikationen haben wir ferner gelegentlich Hirnabszesse sowie Tod im zerebralen Krampfanfall gesehen.

In Kriegszeiten dominieren als Ursache offener Gehirnverletzungen Geschosse und Geschoßsplitter. In unserem Beobachtungsgut sind, abgesehen von Kopfdurch- und Steckschüssen bei Suizid, die Einwirkungen scharfer Gewalt mit einem Werkzeug wie Beil, Hammer und bei Verkehrsunfällen nach Kanteneinwirkung vertreten. In seltenen Fällen kommen Verletzungen durch Luftschrauben und Schiffsschrauben zur Beobachtung. Immer wieder waren wir auch mit Verletzungen durch Schlachtschußapparate und die im Baugewerbe verwendeten Bolzenschußapparate konfrontiert. Während beim Schlachtschußapparat ein zylindrischer Metallbolzen je nach Einstellung bis zu 10 cm in das Schädelinnere eindringt, findet man bei Verletzungen mit baugewerblichen Bolzenschußapparaten meist deformierte Metallprojektile, die wie ein Steckschuß in das Gehirn eindringen.

Aus forensischer Sicht stellt sich immer wieder die Frage, ob und gegebenenfalls wie lange bei einer offenen Hirnverletzung noch Handlungsfähigkeit gegeben war. Dies gilt insbesondere für den Fall, wenn mehr als zwei Kopfschüsse nachweisbar sind und sich die Frage erhebt, ob ein Suizid vorliegt oder Tötung durch fremde Hand. Dabei können wir die Erfahrung von Peters (1970) u. a. bestätigen, daß nach einem stumpfen Schädel-Hirn-Trauma die klinischen Erscheinungen einer Commotio cerebri weitaus häufiger sind und es immer wieder Fälle offener Gehirnverletzungen gibt, bei denen der Patient noch selbständig den Arzt aufgesucht und über den Vorfall genau berichtet hat. Dies sollte auch nach unserer Erfahrung nicht vorschnell zu der Feststellung verleiten, daß es sich nur um eine „leichte" Hirnverletzung handelt.

Je nach Rasanz des Geschosses, Art des Projektils, Auftreffwinkel und Verlauf des Schußkanals werden Durchschüsse, Steckschüsse und Impressionsschüsse sowie einige Sonderformen unterschieden. Beschmauchungs-, Schürf- und Dehnungssaum sowie Abstreifring, CO-Hb-Gehalt in der Umgebung der Schußlücke lassen aus forensischer Sicht Rückschlüsse auf Einschuß- bzw. Ausschuß und die Schußentfernung zu. Ein weiteres wesentliches Merkmal bezüglich der Bestimmung von einem Ausschuß ist die Beschaffenheit der Knochenlücken, wobei an der Einschußstelle sich die Knochenlücke nach innen trichterförmig erweitert, während an der Ausschußstelle im Bereich des knöchernen Schädeldaches die Lamina externa weiter ausgebrochen ist als die Lamina interna. Beim Schrotschuß dringen die Kugeln in Abhängigkeit von der Treibladung und Entfernung sowie Korngröße zum Teil nur in die Weichteile ein, sie können jedoch auch die Knochentafel durchschlagen. Auch bei Luftdruckwaffen sind offene Hirnverletzungen möglich, besonders wenn das Projektil im Bereich dünner Schädelknochen, wie etwa in der Schläfenregion, auftritt (Abb. 7.**3**). Massive Hirnzerstörungen werden in aller Regel dann beobachtet, wenn hochbrisante Geschosse nach dem Auftreffen auf Knochen zerlegt werden oder aber Knochensplitter durch den Schuß selbst beschleunigt als Sekundärprojektile in das Gehirn eindringen. Sellier (1969) hat die verschiedenen Schußformen, Wundballistik, Kriterien zur Bestimmung der Schußentfernung, beschrieben. Auch wenn beim Schuß das Projektil nicht in die Schädelhöhle eindringt, so kommt es infolge der Übertragung von Energie an der Auftreffstelle, etwa beim äußeren Prellschuß, nur zu einer umschriebenen Knochenverletzung, wobei die darunterliegende harte Hirnhaut meist intakt bleibt. Die daruntergelegene Hirnregion weist meist ausgedehnte Kontusionen auf, während Contrecoup-Verletzungen hier eher selten sind. Den Contrecoup-Verletzungen vergleichbare Rindenkontusionen haben wir häufiger bei Schädeldurchschüssen weit außerhalb des Schußkanals an der Großhirnbasis und an der Basis der Kleinhirnhalbkugeln gesehen (Abb. 7.**4**).

Abb. 7.**3** Kopfdurchschuß (Suizid) mit Einschuß in der Schläfenregion rechts. Grabenförmige Aufpflügung basaler Teile des rechten Stirnhirns und Zertrümmerung des rechten Schläfenpols, Durchsetzung des linken Schläfenlappens mit Ausschuß in der hinteren Schläfenregion links. Absoluter Nahschuß mit einer Armeepistole 08. Überlebenszeit 4 Stunden. Das Computertomogramm (unten) wurde 2 Stunden vor dem Tode angefertigt. Es zeigt die Trümmerzone bzw. den Schußkanal sowie in die Tiefe verlagert Knochenstücke (Sekundärprojektile). Besonders an der Basis des rechten Hinterhauptlappens, ferner auch an der Kleinhirnbasis traumatische Rindenblutungen nach Art von Rindenprellungsherden (s. auch Abb. 7.**4**).

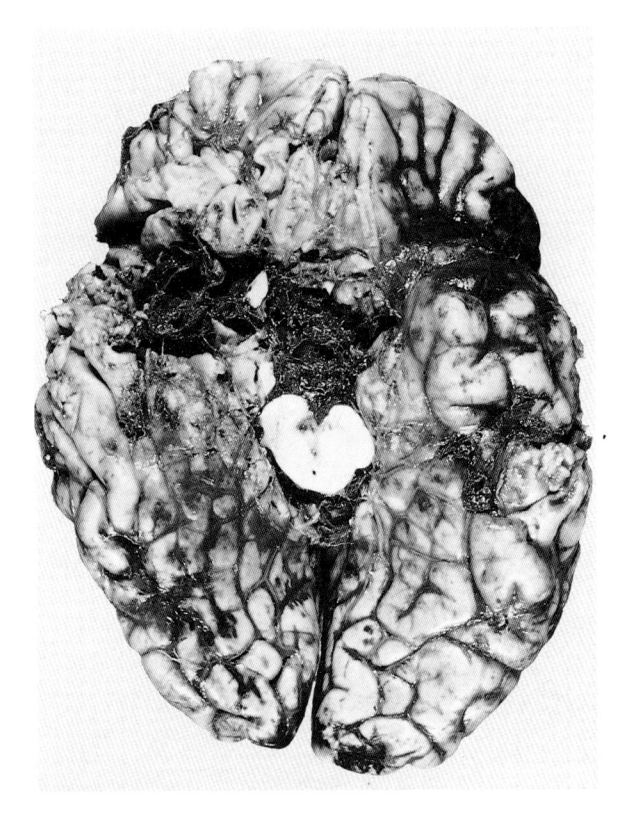

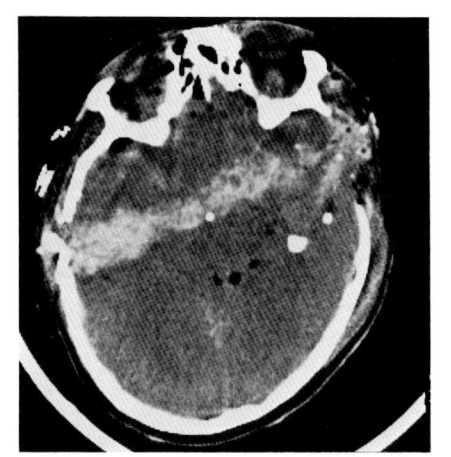

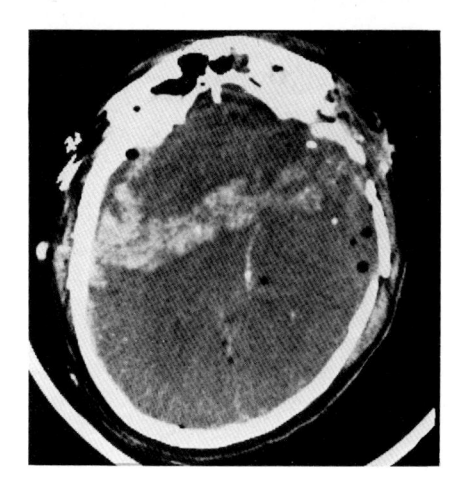

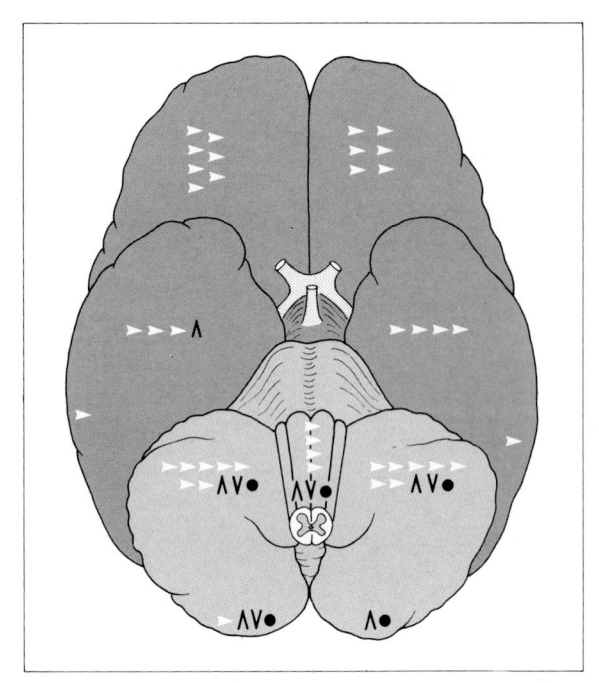

Abb. 7.4 Lokalisation traumatischer Rindenblutungen bei 12 Schädelschüssen (zwei Fälle ohne Kleinhirn und Hirnstamm). ▶ Querschuß; ● Kleinhirn, Längsschuß; ∨ Längsschuß von frontal; ∧ Längsschuß von okzipital.

## Hirnwunde

Ist der weitere Verlauf nach einer offenen Hirnverletzung komplikationslos, so kommt es zu Vorgängen ähnlich wie bei den Rindenprellungsherden. Deren Abbau entspricht dem hämorrhagischer Nekrosen anderer Ursache (s. S. 160).

Bei kurzer Überlebenszeit findet man in unmittelbarer Nachbarschaft der Knochenbrüche und der Duraverletzung zerrissene weiche Häute und zertrümmertes Hirngewebe, vermengt mit reichlich Blut, das sich leicht abspülen läßt bzw. aus der Hirnwunde abfließt. In der Umgebung der Trümmerzone trifft man auf massenhaft Blutungen, zu denen bei längerer Überlebenszeit später auch diapedetische Blutaustritte hinzukommen.

Nach einigen Tagen Überlebenszeit fließt bei der Obduktion von der Trümmerzone Hirnbrei und gequetschtes Gewebe ab. Es resultiert eine meist ausgedehnten Wundhöhle. Nach Peters (1970) soll die Einschmelzung in der Markregion ausgedehnter sein als in der Rinde. An der Hirnoberfläche kommt es alsbald zu Verklebungen zwischen harter und weicher Hirnhaut. Dadurch wird eine direkte Ausbreitung einer eventuell gegebenen Infektion in den übrigen Subarachnoidalraum zunächst verhindert.

Besondere Bedeutung kommt dem einige Tage nach der Hirnverletzung auftretenden posttraumatischen, nicht entzündlichen Ödem (s. S. 125) zu, da durch dieses die Wundhöhle eingeengt wird und druckbedingt durch eine Trümmerzone oder Schußkanal Trümmermassen aus der Hirnwunde ausgepreßt werden können. Einerseits stellt das Ödem somit einen zweckmäßigen Reinigungsprozeß dar, birgt allerdings andererseits die Gefahr in sich über eine kritische Hirndrucksteigerung verhängnisvoll zu werden. Die besonders kritische Zeit liegt zwischen dem 3. und 7. Tag, wo auch wir durch kritische Hirndrucksteigerung gegebenenfalls in Verbindung mit vermehrter Liquorproduktion ein pilzförmiges Vorquellen der Hirnsubstanz über das Niveau des Defektes in der Schädelkalotte (Hirnprolaps) beobachtet haben.

Im 2. Stadium der Reparation und Organisation stehen im Vordergrund des mikroskopischen Bildes proliferative Vorgänge besonders von seiten des Gefäßbindegewebes der Hirnhäute und der intrazerebralen Gefäße, die wegen des Gefäßreichtums in der Rinde ausgeprägter sind als in der Markregion. Daneben finden sich die bereits beim gedeckten Schädel-Hirn-Trauma beschriebenen Ansammlungen segmentkerniger Leukozyten und Plasmazellen, ferner finden sich auch zunehmend pigmentbeladene Abräumzellen, die Zelltrümmer und nekrotisches Material aufnehmen und abtransportieren.

Im weiteren Verlauf wird die Zahl der Makrophagen immer geringer, und es resultiert schließlich im Bereich der ehemaligen Wucherungszone eine teils gliöse, teils bindegewebige Narbe, die mit entsprechenden Färbemethoden deutlich zur Darstellung gebracht werden kann. Gelegentlich wurden auch glattwandige pseudozystische Bildungen als Endzustand offener Hirnverletzungen beschrieben, die zum Teil bis an die inneren Liquorräume heranreichen und eine gewisse Ähnlichkeit mit den meist kleineren porenzephalen Defekten bei frühkindlichen Hirnschäden zeigen (s. auch Abschnitt Nekrose, S. 95).

### Infektionen

**Klinik:** Da eine offene Hirnverletzung im Gegensatz zum stumpfen Schädel-Hirn-Trauma fast immer infiziert ist, kommt es auch heute noch in einem hohen Prozentsatz der Fälle zur Wundinfektion, sofern nicht alsbald eine chirurgische Behandlung erfolgt. Seit dem Beginn der Ära der antibiotischen Behandlung, dank der Möglichkeiten moderner Intensivtherapie bei einem gut funktionierenden Rettungswesen ist die Mortalität bei offenen Hirnverletzungen deutlich zurückgegangen, und insbesondere die drohende Infektion ist nicht mehr so zu fürchten wie früher.

**Neuropathologie:** Tritt in der Frühphase der offenen Hirnverletzung ein massives Ödem auf und kommt es dadurch zu einer Verlegung des Wundkanals, besonders beim Schuß und damit zu einer Sekret- und Eiterverhaltung innerhalb der Wunde, so spricht man vom *Frühabszeß*. Durch massive Hirnödemtherapie, eventuell durch Lumbalpunktion, läßt sich so die Wundhöhle wieder öffnen, zumal beim Frühabszeß immer noch eine spaltförmige Verbindung der Wundhöhle mit der Oberfläche des Gehirns besteht. Entwickelt sich in späteren Stadien eine umschriebene Eiterbildung zu einem Zeitpunkt, wenn der Wundkanal bereits vernarbt ist, so besteht keine Abflußmöglichkeit nach außen. Sofern keine Entlastung erfolgt, entwickelt sich in der Randzone ein entzündliches Granulationsgewebe und als Endzustand eine bindegewebige Kapsel. In diesem Stadium ist die Entfernung des Abszesses in toto die Methode der Wahl, sofern dies der operative Zugang erlaubt. Sonst wird man sich auf eine Abszeßeröffnung und Drainage nach außen oder Punktion beschränken. In diesen Fällen findet man nur noch eine mehr oder weniger ausgedehnte bindegewebige Narbe, die gelegentlich einen abgekapselten Fremdkörper enthält. Bei der *phlegmonösen Markenzephalitis* handelt es sich meist um eine rasch progrediente eitrige Entzündung des Marklagers in der Umgebung der Hirnwunde oder in der Umgebung eines Spätabszesses. Sie wird als sehr gefährliche Komplikation eingeschätzt. Sie ist bereits mit bloßem Auge an einer gelblich-grünlichen Verfärbung der Marklager und an dem flüssigkeitsreichen Ödem zu erkennen. Die verfärbten Markschnitte sind von unterschiedlich ausgedehnten Nekrosen und einzelnen häufig massenhaft flohstichartigen Blutaustritten übersät. *Mikroskopisch* findet sich eine ödematöse Auflockerung des Gewebes mit Zerfall der Markscheiden und Achsenzylinder sowie massenhaft Leukozyten und Lymphozyten im Gewebe. Besonders gefürchtet ist das mit der Markphlegmone einhergehende Ödem, das auch auf die Rinde übergreift und zu einer raschen massiven Hirndrucksteigerung führen kann. Besteht eine Lücke im knöchernen Schädeldach oder ein Trepanationsdefekt, so kommt es alsbald zum Hirnprolaps, der so weit gehen kann, daß ganze Abszesse nach außen gedrängt oder sich ein Teil des ausgeweiteten Seitenventrikels bis in den Prolaps hinein erstrecken kann. Dehnt sich die phlegmonöse Markenzephalitis weiter in die Tiefe des Gehirns aus, so erreicht sie schließlich das Hirnkammersystem und führt nach einer Keimbesiedelung der Liquorräume zum *Pyocephalus internus*. Dazu kann es auch durch Durchbruch eines Abszesses in den Liquorraum, bei tiefreichenden Hirnwunden zur Beteiligung der inneren Liquorräume oder durch direkte Eröffnung, etwa durch eingedrungene Splitter oder Geschosse sowie Knochensplitter, kommen. Auch kann eine Infektion der weichen Häute zu einer Keimbesiedelung der inneren Liquorräume und somit zum Ventrikelempyem führen. Als Folge der Infektion der inneren Liquorräume kommt es zu einer Proliferation des subependymalen Bindegewebes mit Einsprossen in die regelmäßig anzutreffenden Beläge auf dem meist untergegangenen Ependym. Dabei ist der Plexus chorioideus regelmäßig mitbetroffen. Als Endzustand bei den seltenen lange überlebten Fällen eines Pyocephalus internus resultiert eine bindegewebige „Schwarte" der Ventrikelwand, wobei Teile des Plexus chorioideus in diese bindegewebig einbezogen sind. Als Spätfolge kann

es infolge Verschluß des Aquädukts im Mittelhirn oder der Foramina Luschkae bzw. Magendii infolge Liquorabflußstörung zu einem Hydrocephalus internus occlusus kommen. Die *direkte Meningitis* nimmt ihren Ausgang von der Hirnwunde selbst. Sie führt alsbald zu Verklebungen zwischen Gehirn, Arachnoidea und harter Hirnhaut und verhindert so häufig ein Fortschreiten der Infektion auch auf andere Teile des Schädelinnenraumes. Ferner führt das perifokale Ödem in der Umgebung der Hirnwunde durch Druck auf die Umgebung zu einer Obliteration des subarachnoidalen Spaltraumes, wodurch die Ausbreitung der Infektion ebenfalls gehemmt wird. Infolge der Enge des Cavum subarachnoidale an der Übergangsstelle von Basis zur Konvexität bleibt die Entzündung häufig auf die Konvexität der verletzten Seite beschränkt. Anders verhält es sich bei den frontobasalen Verletzungen, wenn von den eröffneten Nebenhöhlen in der Nachbarschaft eine Keimbesiedlung der Hirnwunde und der weichen Häute erfolgt. Auch nach unseren Erfahrungen führt die zu spät erkannte und nicht behandelte frontobasale offene Hirnverletzung über eine direkte Meningitis häufig zum Tod. Greift der entzündlich infektiöse Prozeß von den weichen Häuten auf die Hirnsubstanz über, dann liegt eine Meningoenzephalitis vor. Eine ausgedehntere Eiteransammlung unter der harten Hirnhaut, die auch raumbeengend wirken kann, wird als *subdurales Empyem* bezeichnet. Noetzel (1943) unterscheidet das flächenhafte subdurale Hämatom (analog der subduralen Blutung) vom massiven subduralen Empyem (analog dem subduralen Hämatom). Er stellt als begünstigenden Faktor für die subdurale Eiterung eine vorausgegangene Blutung in den Subduralraum heraus. Als Folge des Empyems kommt es zu ausgedehnten Infiltraten der inneren Duraschichten, die zum Teil auch nekrotisch werden können. Gelegentlich kann dieser Prozeß auch auf das Gehirn selbst übergreifen. Man findet dann kleinere Abszesse in der Rinde und im subkortikalen Mark.

## Gedeckte Hirnverletzung

**Klinik:** Im näheren zeitlichen Zusammenhang mit dem Schädel-Hirn-Trauma ist es meist nicht möglich sicher abzuschätzen, ob nur eine einfache Commotio cerebri vorliegt oder aber eine Contusio cerebri. Auch wird man, von Ausnahmen abgesehen, nicht sicher differenzieren können, ob das nachfolgende klinische Bild in erster Linie bestimmt wird durch den primär traumatischen Schaden am Gehirn oder durch sich alsbald entwickelnde mittelbar traumatische Veränderungen oder eine andere Komplikation, wie z. B. ein epidurales Hämatom. Erst der weitere Verlauf und das Ergebnis weiterer klinischer Untersuchungen können Aufschluß über die weitere Prognose und rückblickend möglicherweise Aufklärung darüber geben, wodurch das schließlich resultierende Bild, häufig ein Hirndauerschaden, verursacht worden ist.

## Kopfprellung

Die leichteste Form eines Schädel-Hirn-Trauma ist eine Kopfprellung, bei der es nur zu einer kurzzeitigen Benommenheit kommt. Forensisch stellt sich in diesen Fällen immer wieder die Frage, ob objektive Hilfsbedürftigkeit bestand oder ob es sich um eine behandlungswürdige Verletzung handelt. Dies gilt insbesondere für die Grenzfälle. Die Kopfprellung hinterläßt von seiten des Gehirns keine Dauerfolgen.

## Commotio cerebri

**Klinik:** Eine der häufigsten Folgen breitflächiger stumpfer Gewalteinwirkung auf den (frei beweglichen) Schädel ist die Commotio cerebri, die eine klinische Diagnose darstellt. In Übereinstimmung mit der Mehrzahl aller Autoren sind wir der Ansicht, daß beim Schädel-Hirn-Trauma vom Schweregrad einer Gehirnerschütterung kein geweblicher Dauerschaden resultiert. Dabei kann allerdings bei der initialen Bewußtlosigkeit noch nicht abgeschätzt werden, ob es sich um eine reversible Funktionsstörung des Gehirns handelt oder aber es darüber hinaus auch zu primären oder sekundären Veränderungen gekommen ist. Hält die initiale Bewußtlosigkeit jedoch länger an, dann handelt es sich, von seltenen Ausnahmen abgesehen, meist nicht um eine einfache Gehirnerschütterung, sondern um eine substantielle Schädigung (Contusio cerebri) oder um eine hinzugekommene Komplikation wie epi- oder subdurales Hämatom oder ein posttraumatisches Hirnödem.

Ob eine Commotio cerebri eintritt oder nicht, hängt weitgehend von der Art der einwirkenden Gewalt ab. Auch nach unserer Erfahrung führt die an umschriebener Stelle den Schädel treffende, ihn eventuell imprimierende oder gar penetrierende mechanische Gewalt, die die harte Hirnhaut aber verschont, seltener zur Bewußtlosigkeit als die mechanische Gewalt, die breit auf den Schädel auftrifft.

Zur Beurteilung des Schweregrades einer Gehirnerschütterung hat sich als Maßstab die Dauer der Bewußtlosigkeit eingebürgert. Während Hoffman und Haberda (1927) die Gehirnerschütterung zu den an sich schweren Verletzungen zählten, hat sich z. B. in Österreich in der Begutachtungspraxis eingebürgert, die Commotio cerebri nur dann als schwer einzuordnen, wenn mit ihr eine längerdauernde Bewußtlosigkeit verbunden war. Holczabek u. Laubichler (1985) haben wiederholt auf die Willkürlichkeit dieser Grenzziehungen im biologischen Bereich, speziell bei der Commotio cerebri hingewiesen, zumal es sich meist um Zeitschätzungen handelt und objektive Angaben über die Zeitdauer der Bewußtlosigkeit in der Mehrzahl der Fälle fehlen. Daher sind Laubichler u. Klimesch (1981) bei der forensischen Beurteilung der Bewußtlosigkeit dafür eingetreten, diese „bloße Funktionsstörung des Gehirns" generell als leichte Verletzung zu qualifizieren. Fragwürdig wird dieser Einteilungsgesichtspunkt auch bei Alkoholisierten oder anderweitig durch stark wirkende Medikamente oder Suchtgifte beeinträchtigte Patienten, die ein Schädel-Hirn-Trauma erlitten haben. Bei diesen Fällen wird es nicht immer möglich sein, die Dauer der Bewußtlosigkeit anteilmäßig dem Trauma oder der sonstigen Beeinträchtigung zuzuordnen. Auch ist die Dauer der Bewußtlosigkeit bei Patienten mit chronischem erhöhtem Hirndruck nach unseren Erfahrungen deutlich länger als bei sonst Gesunden. Dies gilt insbesondere für Fälle prämaturer Nahtsynostose im jugendlichen Alter. Es sind dies aus forensischer Sicht die seltenen Fälle, bei denen eine Commotio cerebri einmal als Todesursache in Betracht zu ziehen ist oder nach einem Bagatelltrauma des Kopfes das Bild einer schweren Gehirnerschütterung mit lang anhaltender Bewußtlosigkeit resultiert.

## Contusio cerebri

**Neuropathologie:** Typischster und häufigster neuropathologischer Befund bei einer gedeckten Gehirnverletzung ist die Hirnkontusion oder der Rindenprellungsherd.

Sie ist die Folge einer meist breitflächigen, nicht penetrierenden mechanischen Gewalteinwirkung auf den Schädel, wenn dieser etwa beim Sturz oder Anstoß plötzlich abgebremst oder dem ruhenden Schädel durch Schlag oder Stoß plötzlich eine Beschleunigung erteilt wird. Nach kurzer Überlebenszeit findet man am Gehirn, bevorzugt auf den Windungskuppen, teils isolierte, teils zusammenfließende rhektische Blutungen in der Rinde oder bei ausgedehnteren Kontusionen auch bis ins subkortikale Mark reichend. In der weiteren Folge geht das betroffene Gewebe unter, und es resultiert eine keil- oder muldenförmige Gewebseinschmelzung. Nach langer Überlebenszeit resultiert als Endstadium ein liquorgefüllter, zystischer Defekt. In allen Stadien sind die Rindenprellungsherde bereits mit bloßem Auge feststellbar. Die punktförmigen, zum Teil zusammenfließenden Blutungen auf den Windungskuppen stellen sich im ersten Stadium bei der Obduktion als durch die weichen Häute durchschimmernde schwarzrote punktförmige, zum Teil zusammenfließende Blutungen dar. Am formolfixierten Gehirn sind sie mehr von bräunlichschwarzer Farbe. Bei ausgedehnteren oder tiefreichenden frischen Rindenprellungsherden sind die weichen Häute zerrissen, in der weiteren Umgebung finden sich meist in Abhängigkeit von der Überlebenszeit mehr oder weniger ausgedehnte Blutungen auch im Bereich der weichen Häute, besonders über den Eingängen zu den Furchen. Rindenprellungsherde finden sich nur an den an der Oberfläche gelegenen Windungen, an den in der Tiefe gelegenen wie in der Inselregion fehlen sie regelmäßig. Sind die Rindenprellungsherde nicht mehr frisch, so sind sie zunächst von diffus roter bzw. rotbrauner, später von mehr schmutzig braunroter Farbe und herabgesetzter Konsistenz. Sofern keine Gewebszerreißungen vorliegen, überragt der Rindenprellungsherd anfänglich das Niveau der angrenzenden Hirnwindungen. Im weiteren Verlauf sinkt er langsam ein, und die charakteristische keil- oder muldenförmige Nekrose tritt deutlich hervor. Im fortgeschrittenen Stadium fließt aus dieser keilförmigen Nekrose beim Herausnehmen des Gehirns häufig eine weiche oder breiige Masse ab. Nach einer Überlebenszeit von Monaten oder Jahren findet sich als Endzustand ein muldenförmiger oder keilförmiger, gegen die Umgebung scharf begrenzter zystischer Defekt, in dessen Umgebung die teils verdickten weichen Häute bräunlich bis braun-gelblich verfärbt sind. Bei ausgedehnteren Rindenkontusionen sind gelegentlich mehrere Windungskuppen betroffen. Dazwischen bleibt zum Teil die Rinde in der Tiefe eines Windungstales erhalten. Bei ausgedehnten Rindenkontusionen und nach langer Überlebenszeit findet man als Endzustand eine Bindegewebsplatte im Bereich der Hirnhäute, die den wie ausgestanzt erscheinenden Defekt überzieht.

Prädilektionsstellen der Rindenprellungsherde sind die Stirnhirnbasis, die Übergangsregion von Basis zur Konvexität des Großhirns und hier wiederum besonders die Region der Stirnhirnpole und die Schläfenregion (Abb. 7.5). Weniger häufig betroffen sind die Basis der Schläfenlappen und die angrenzende basale Hinterhauptsregion. Eher selten betroffen sind die Pole der Hinterhauptslappen und die Rinde der Scheitellappen. Ein ausgedehntes Gebiet der Hirnbasis von der Sehnervenkreuzung bis zum Fuß des verlängerten Marks bleibt stets frei von traumatischen Veränderungen. In seltenen Fällen sind sie im Bereich der Sehnervenkreuzung und im Hypophysenstiel beschrieben worden. Infratentoriell sind Rindenprellungsherde an der Basis der Kleinhirnhalbkugeln gelegentlich zu beobachten.

Rindenprellungsherde sind bevorzugt dort anzutreffen, wo die Liquorräume nur spaltförmig vorhanden sind und die Großhirnwindungen der Innenseite des knöchernen Schädeldaches anliegen. Im Gebiet ausgedehnter Liquorpolster, wie im Bereich der basalen Zisternen, werden sie nicht beobachtet. Sie finden sich gelegentlich dort, wo die Großhirnrinde der Falx cerebri und dem Tentorium cerebelli dicht benachbart ist. Doch stellt sich bei Blutungen in diesen Regionen, besonders bei Fällen entsprechend langer Überlebenszeit, die Frage, ob es sich nicht um sekundäre Veränderungen handelt.

Die Rindenprellungsherde lassen sich von kreislaufbedingten Schäden durch die Kuppenständigkeit der Veränderung abgrenzen. Die Folgen von Kreislaufstörungen finden sich demgegenüber bevorzugt in der Rinde von Windungstälern (Abb. 7.6). Auch sind bei den traumatischen Veränderungen die weichen Häute in Form von Blutungen mitbetroffen, während sie bei vaskulär bedingten Nekrosen fehlen. Weiteres zeichnet die traumatischen Veränderungen die typische Keil- oder Muldenform aus, während sich die Folgen von Kreislaufstörungen als mehr bandförmige, die Schichten betreffende Nekrosen darstellen, wobei die erste Rindenschicht fast immer erhalten bleibt. Diese zeigt auch nach längerer Überlebenszeit einen mehr oder weniger breiten Gliasaum als Folge einer Gliawucherung, weshalb auch im Gegensatz zu den Rindenprellungsherden eine Verbindung zu den äußeren Liquorräumen nicht besteht. In jedem Stadium ist meist bereits makro-

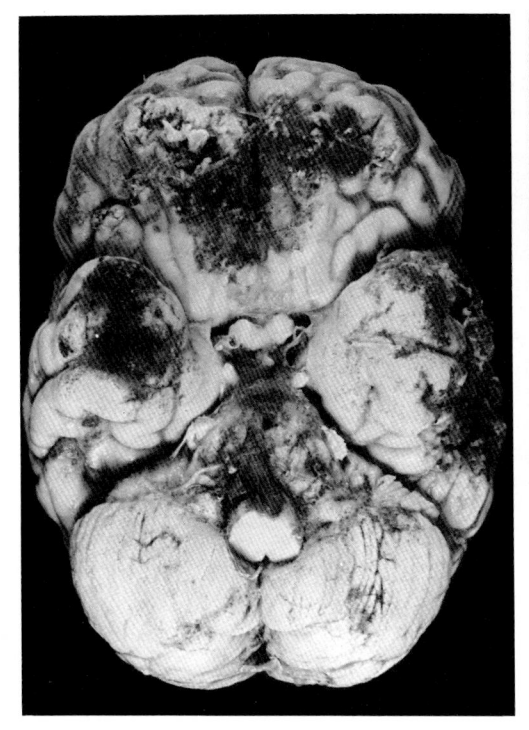

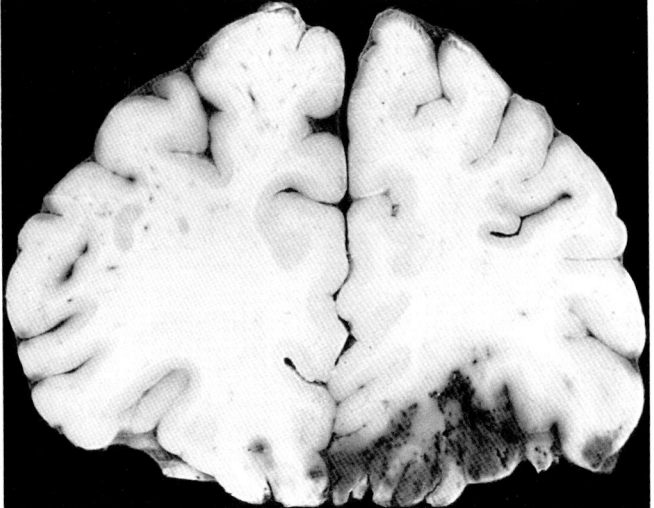

Abb. 7.5 Ausgedehnte Rindenprellungsherde an der Basis beider Stirnlappen sowie an beiden Schläfenlappen als Folge eines Sturzes auf den Kopf aus mehreren Metern Höhe. Überlebenszeit 6 Tage. Hirnvolumenvermehrung. Todesursache: hypostatische Pneumonie. Rechtes Bild: traumatische Blutungen, bis ins subkortikale Mark reichend, in der rechten Orbitalregion.

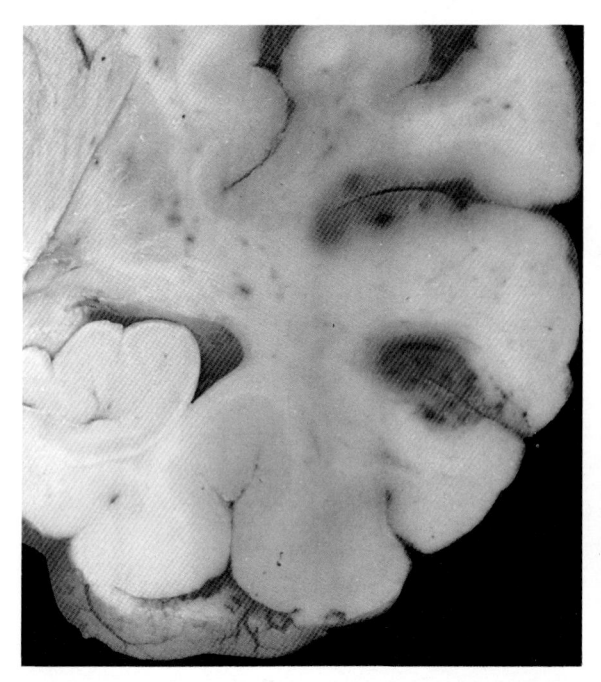

**Abb. 7.6** Blutungen in der Tiefe von Windungstälern im rechten Schläfenlappen außerhalb von primär traumatischen Veränderungen des Großhirns. 25 Jahre alte Frau, die einen Absturz im Gebirge 6 Tage überlebte. Polytrauma mit Rindenkontusionen, zahlreichen Knochenbrüchen und Schock. Todesursache: maligner Hirndruck, Sinusthrombose, Hirntod.

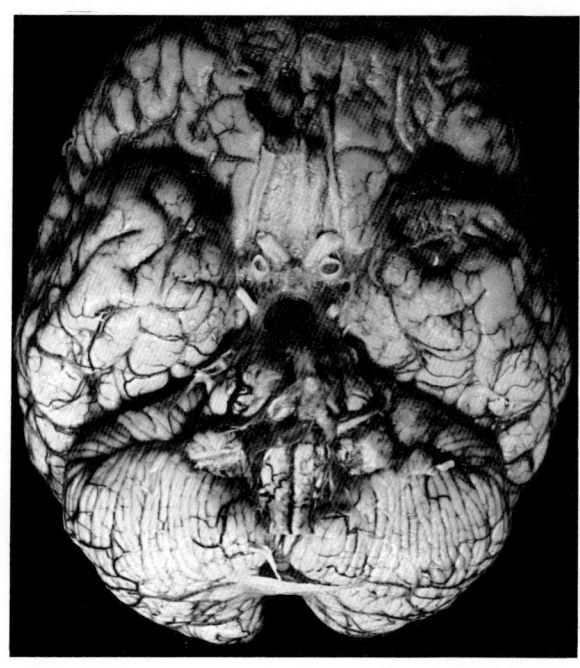

**Abb. 7.7** Rindenprellungsherde im III. Stadium im Gyrus rectus rechts mehr als links sowie an der Basis des linken Stirnpoles. Ein Schädel-Hirn-Trauma in der Vorgeschichte konnte nicht in Erfahrung gebracht werden.

skopisch mit Sicherheit die Unterscheidung zwischen Traumafolge und Kreislaufschaden zu treffen, selbst dann, wenn klinische Angaben über ein Schädel-Hirn-Trauma in der Vorgeschichte fehlen.

Es gibt immer wieder Fälle von primär traumatischen Hirnschäden, auch ohne die initialen Symptome einer Commotio cerebri. Aufgrund unserer Obduktionserfahrung verfügen wir über einschlägige Beobachtungen mit kürzerer Überlebenszeit, bei denen auch durch Zeugenaussagen belegt, kein Anhalt für ein Schädel-Hirn-Trauma gegeben war und auch ärztliche Behandlung nicht in Anspruch genommen wurde (Abb. 7.7). Auch haben wir immer wieder bei der Obduktion zum Teil ausgedehnte primär traumatische Veränderung als Nebenbefund bei der Obduktion festgestellt, wobei die Vorgeschichte auch bei der ergänzenden Befragung von Beziehungspersonen bezüglich eines Schädel-Hirn-Traumas stumm geblieben ist.

## Pathogenese

### Der Gehirnschädel als knöcherne Kapsel

Der Kapselraum des Gehirnschädels wird von Gehirn und dem äußeren Liquorraum ausgefüllt. Damit übertragen sich alle Bewegungsänderungen des Schädels auch auf das Gehirn. Aufgrund der Trägheit der Masse kommt es jedoch zu Bewegungsverzögerungen zwischen Gehirn und Schädel als Ursache typischer Verletzungen des Gehirns sowohl an der Oberfläche wie auch im Inneren. Grundsätzlich steht das Ausmaß der Verletzung im Verhältnis zur wirksam werdenden Energie, wobei durch die Einwirkung auf Kopfschwarte und vor allem Schädelknochen jeweils bereits Energie abgebaut wird. Ist das Schädeldach dünn und gleichzeitig auch stärker verformbar, so erfolgt der Energieabbau über eine relativ längere Wegstrecke durch die Verformungs- und eventuell auch Brucharbeit. Die Verzögerungswerte werden damit niedriger und die vor allem unterdruckbedingten Verletzungen an der stoßabgewandten Hirnoberfläche geringer. Hinzu kommt noch, daß bei starker Verformung oder Bruch des Schädeldaches das Volumen der Schädelhöhle kleiner und der Aufbau eines Unterdruckes an der stoßabgewandten Seite somit erschwert wird. Gleichzeitig kommt es dann allerdings zu mehr oder weniger ausgedehnten Kontusionsbezirken im Bereich der Stoßstelle. Diese Situation liegt beispielsweise bei Säuglingen vor, die auffallend selten Verletzungen an der stoßabgewandten Seite zeigen. Umgekehrt finden wir die ausgedehntesten Verletzungen an der stoßabgewandten Hirnoberfläche bei sehr dickem, wenig elastischem und bruchfreiem Schädeldach. Als wesentliche Parameter für die Entstehung der trägheitsbedingten Hirnverletzungen gehen damit nicht nur die freiwerdende Energie, sondern auch der Widerstand gegen die Verformung, der Verformungsweg (im Sinne einer „Knautschzone") sowie die Bewegungsenergie des Kopfes mit ein.

## Coup und Contrecoup (Abb. 7.8)

Die Erklärungsversuche der Entstehung der traumatischen Veränderungen im Bereich der Windungskuppen reichen von Theorien über die Deformierung des elastischen Schädels, umschriebene Zusammenpressung der Hirnsubstanz, Wellenbewegungen der Hirnoberfläche mit Scherwirkungen zwischen einzelnen Schichten, Wirkung von Stoßwellen bis hin zu der Theorie von Sellier u. Unterharnscheidt (1963), die experimentell reproduzierbar die Entstehung der Rindenprellungsherde mit Bereichen kritischen Unterdrucks erklären.

Rindenprellungsherde sind sowohl an der Auftreffstelle der Gewalt wie auch an deren diametral gegenüberliegenden Oberfläche des Gehirns anzutreffen. Man unterscheidet Rindenprellungsherde an der Stoßstelle (Coup) und an der Gegenstoßstelle (Contrecoup). Es entspricht der Erfahrung des Neuropathologen und Gerichtsmediziners, daß die Rindenkontusionen an der Gegenstoßstelle meist häufiger und ausgedehnter zu beobachten sind als an der Stoßstelle. Peters (1970) meint hierzu, daß bei Gewalteinwirkung von vorn die Rindenprellungsherde an der Stoßstelle im Vordergrund stehen, während sie bei allen anderen Stoßrichtungen an der Gegenstoßstelle häufiger auftreten würden. Er kritisiert, daß die bei der Gewalteinwirkung von vorn an der basalen Rinde angetroffenen Verletzungen als Stoßherde bezeichnet werden. Es handle sich hierbei in der Mehrzahl der Fälle um Gewalteinwirkung von vorn oben und somit um „Contrecoup-Verletzungen" (Sellier u. Unterharnscheidt 1963). Ebenso kommt es auch nach unserer Erfahrung zu typischen Contrecoup-Verletzungen auch an der knöchernen Schädelbasis im Bereich der Orbitaldächer (Gegenstoßbrüche, De Quervain). Bei der Einwirkung stumpfmechanischer Gewalt mit kleinerer Auftreffstelle, wie etwa durch Schlag oder Hieb auf den Schädel mit einem Werkzeug oder Anstoß des Schädels an ein Hindernis, kommt es auch nach unserer Erfahrung fast nur an der Stoßstelle zur Verletzung.

Nach Sellier u. Unterharnscheidt (1963) wird im Falle des in Bewegung befindlichen Kopfes, der auf einen Widerstand auftritt, dieser plötzlich abgebremst. Das im Inneren des Schädels befindliche Gehirn wird, bedingt durch seine Trägheit, in der ursprünglichen Bewegungsrichtung verharren und an der Anstoßstelle gegen die Schädelinnenwand gedrückt, während sich an der Gegenseite, an der Gegenstoßstelle, ein Unterdruck entwickelt. Je höher die negative Beschleunigung bei der Abbremsung des in Bewegung befindlichen Schädels ist, um so größer wird der Unterdruck im Gegenstoßbereich. Der Bereich des kritischen Unterdrucks dehnt sich in Richtung Stoßstelle aus. Sind die Liquorpolster sehr dünn, so erstreckt sich der Bereich kritischen Unterdruckes weit in die Hirnmasse und bezieht nicht nur die Windungskuppen, zum Teil auch mehrere Windungskuppen bis in die subkortikale Markregion, mit ein. Fällt der kritische Unter-

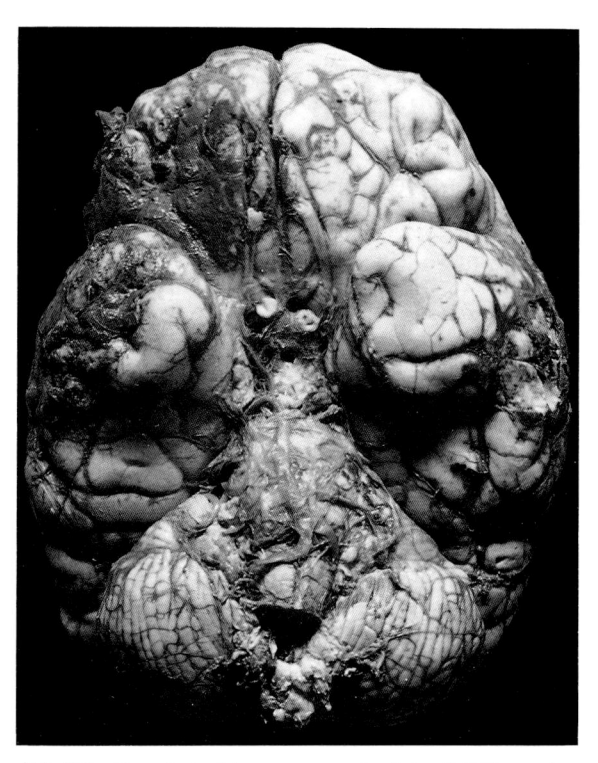

Abb. 7.8 Gewalteinwirkung gegen die linke Schläfenregion (Coup) mit ausgedehnteren Rindenkontusionen in der rechten basalen Stirn- und rechten Schläfenregion. Treppensturz mit schwerem Schädel-Hirn-Trauma, Überlebenszeit 34 Tage, Tod an hypostatischer Pneumonie.

druckbereich in breitere Liquorräume, so spielt sich das ganze Geschehen außerhalb des Gehirns ab. Dieses wird nicht geschädigt. Als Folge des plötzlichen Unterdruckes ist momentan zu viel Gas im Gewebe gelöst. Es entstehen Gasblasen, die das Gewebe zerreißen und Gefäße verletzen. Wird in der nächsten Phase des Geschehnisablaufes der Druck wieder normal, so geht das bläschenförmig ausgetretene Gas wieder in Lösung. In einer weiteren Phase des Geschehnisablaufes schwingt das Gehirn wieder zurück. Nunmehr entsteht an der Gegenstoßstelle ein Überdruck und an der Stoßstelle ein Unterdruck. Bei dieser Gelegenheit können dann durch den gleichen Mechanismus wie oben beschrieben infolge Gewebs- und Gefäßzerreißungen die traumatischen Blutungen (Rindenprellungsherde) entstehen. Da inzwischen bei diesem Geschehen Energie verbraucht worden ist, wird nach der hier vertretenen Auffassung der kritische Unterdruck an der Anstoßstelle nicht mehr das Ausmaß erreichen wie an der Gegenstoßstelle. Diese Überlegung erklärt zwanglos die häufige Beobachtung, daß die Rindenprellungsherde an der Gegenstoßstelle ausgedehnter sind als an der Stoßstelle. Analog kann man die Rindenprellungsherde bei der plötzlichen Beschleunigung des ruhenden Schädels erklären. Demnach sind die entscheidenden Ursachen der Genese der Rindenkontusionen kritischer Unterdruck und Gasblasenbildung im Gewebe.

Auch die traumatischen Veränderungen bei umschriebener Gewalteinwirkung gegen den Gehirnschädel kann man beim Impressionstrauma gleichermaßen erklären. Als Folge der Gewalteinwirkung gegen das Schädeldach kommt es zunächst zu einer Eindellung, und diese bedingt einen Überdruck in den darunterliegenden Strukturen. In der zweiten Phase wölbt sich der Schädel jedoch wieder aus, und nun entsteht im darunterliegenden Gewebe ein Unterdruck, der dann über den gleichen wie oben beschriebenen Mechanismus den Prell- oder Auftreffherd verursacht.

### Epidurales Hämatom

**Klinik:** Das *epidurale Hämatom* hat seine Ursache zumeist in der Verletzung der Meningealarterie oder einer ihrer Äste (Abb. 7.**9**). Es kommen jedoch auch in seltenen Fällen nach eigener Erfahrung venöse Blutungen vor, z. B. wenn bei einer querverlaufenden Schädeldachfraktur der Sinus longitudinalis superior einreißt. Da es sich in der Mehrzahl der Fälle um eine arterielle Blutung handelt, entwickelt sich das epidurale Hämatom eher rasch. Daher ist das mehr oder weniger luzide Intervall zwischen Initialsyndrom und neuerlicher zerebraler Beeinträchtigung eher kurz. Es beträgt nach den Mitteilungen im Schrifttum und nach eigener Erfahrung zumeist Stunden, selten ein oder mehrere Tage. Nach Löw u. Wüstner (1960) soll sich allerdings die Hälfte der epiduralen Hämatome in einem Zeitraum von bis zu 48 Stunden nach dem Ereignis, der Rest erst danach manifestieren. Wesentlich längere freie Intervalle haben wir nicht gesehen. Das subdurale Hämatom entspricht demgegenüber zumeist einer venösen Blutung und entwickelt sich im Regelfall langsamer. Als Faustregel kann daher gelten, daß es sich bei kurzem freiem Intervall nach dem Trauma eher um eine epidurale, bei längerem Intervall eher um eine subdurale Blutung handelt. Doch wird diese Regel, wie die Erfahrung lehrt und wie einschlägige Beobachtungen zeigen, immer wieder durchbrochen. Gemeinsam ist beiden Blutungsformen die Notwendigkeit einer raschen operativen Entlastung und gegebenenfalls Stillung der Blutung.

Die Mortalität bei epiduralen Hämatomen ist auch heute noch sehr hoch, die Angaben im Schrifttum schwanken zwischen 5% und über 90%, wobei Angaben über die Sterblichkeit mit 20 bis 40% dominieren. Bestimmend für die Prognose ist neben dem Grad der Raumforderung vor allem das Zeitintervall zwischen der klinischen Manifestation und dem Zeitpunkt der Operation.

**Neuropathologie:** Epidurale Hämatome sind vorwiegend mit Schädelbrüchen kombiniert. Meist liegt das Hämatom auf der Seite der Fraktur. Da der Schädel häufig am Ort der Gewalteinwirkung bricht (Bruchzentrum), findet sich außer der Schädelfraktur meist auch eine entsprechende Veränderung im Bereich der Kopfschwarte. Gelegentlich haben wir in Übereinstimmung mit entsprechenden Mitteilungen im Schrifttum auch epidurale Hämatome auf der gegenüberliegenden Seite und ohne gleichzeitige Fraktur beobachtet.

Allgemein ist die Scheitel-Schläfen-Region bevorzugt betroffen, eher selten die Frontal- und Okzipitalregion bei zumeist geringerer Ausdehnung. Im Kindes- und Greisenalter sind die epiduralen Hämatome nach unserer Erfahrung deswegen seltener als im mittleren Lebensalter, da hier die harte Hirnhaut regelmäßig fester mit der Innenseite des knöchernen Schädeldaches verhaftet ist und dadurch dem weiteren Vordringen des Blutes ein gewisser Einhalt geboten wird. Eine beidseitige Lokalisation stellt nach unserer Erfahrung eine Rarität dar, hingegen haben wir zweimal die Kombination mit einem subduralen Hämatom gesehen, das seinerseits etwa viermal so häufig auftritt.

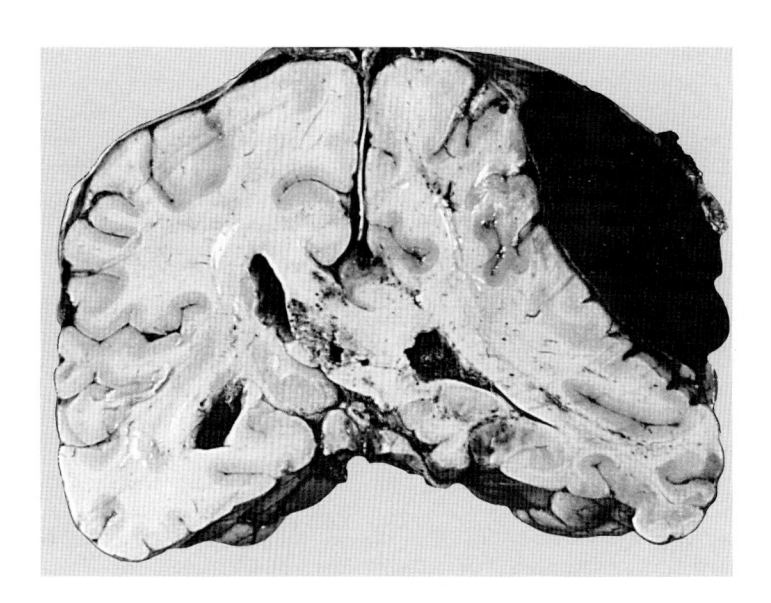

Abb. 7.**9** Epidurales Hämatom in der rechten Scheitel-Schläfen-Region mit massiver Kompression der rechten Großhirnhalbkugel, Verkantung der Mittellinienstrukturen und Verlagerung des Gyrus cinguli rechts unter der Falx hindurch nach links. Schädeldachbruch mit Verletzungen von Ästen der A. meningea media.

In unserem Beobachtungsgut fand sich bei den nichtoperierten Fällen regelmäßig ein massiver Hirndruck mit Zeichen der Massenverschiebung zur Gegenseite, wobei die Mittellinienstrukturen häufig um mehr als 2 cm zur Gegenseite verschoben waren. Wegen der geringeren Reserveräume erwiesen sich die epiduralen Hämatome beim Kind als eher klein (70 bis 80 ml), während sie beim alten Menschen mit bis zu 180 ml bestimmt wurden. Nach unserem Eindruck sind die epiduralen Hämatome insgesamt kleiner als die subduralen.

Bei der mikroskopischen Untersuchung der epiduralen Hämatome fanden wir – von seltenen Ausnahmen abgesehen – Veränderungen, die dem ersten Stadium zuzuordnen sind. Nur ganz vereinzelt in Fällen mit längerer Überlebenszeit konnten auch beginnende Reaktionen mit Einsprossen von Fibrozyten und Bildung von Makrophagen beobachtet werden.

## Subdurales Hämatom

**Klinik:** Die *subduralen Hämatome* werden in akute und subakute bzw. chronische eingeteilt. Als Einteilungskriterium wird zum Teil das Zeitintervall zwischen Trauma und Einsetzen der ersten Symptome, zum Teil aber auch die Zeitspanne bis zum Zeitpunkt der Operation herangezogen. Diese Einteilung ist sicher willkürlich, da es sich nur um verschiedene Phasen oder Verlaufsarten des gleichen Geschehens handelt. Versicherungsrechtlich und forensisch ist die Klärung der Frage oft wichtig, ob es sich um eine ausschließlich traumatisch entstandene Blutung oder aber um eine Pachymeningeosis haemorrhagica interna handelt. In unserem Obduktionsgut mit 1731 Fällen von Schädel-Hirn-Traumen ist das subdurale Hämatom in 13,3% der Fälle vertreten. Die Angaben über die Mortalität beim subduralen Hämatom aus klinischer Sicht sind sehr unterschiedlich. Sie reichen von 15 bis 90%. Als Ursache kommt eine Vielzahl unterschiedlicher Traumaarten in Betracht, wobei ein schweres Schädeltrauma jedoch nicht in jedem Fall Voraussetzung für die Entstehung eines subduralen Hämatoms ist. Schwierig ist die Beurteilung der Fälle, die in der Vorgeschichte kein relevantes, sondern allenfalls ein Bagatelltrauma aufweisen, das nicht einmal zum klinischen Bild der Commotio cerebri geführt hatte. Die Mehrzahl der Autoren geht davon aus, daß die auf den Schädel einwirkende Gewalt bei den akuten subduralen Hämatomen intensiver war als bei den subakuten bzw. chronischen. Auch nach unserer Erfahrung trifft man bei den akuten subduralen Hämatomen regelmäßig meist ausgedehnte primär traumatische Hirnschäden an. Selten kommen epidurales und subdurales Hämatom gleichzeitig vor, in unserem Obduktionsgut nur zweimal.

Beim chronischen subduralen Hämatom ist nach den Mitteilungen im Schrifttum immer wieder ein längeres freies Intervall von Wochen gegeben. Es wurde auch über Fälle mit einer Intervalldauer von Monaten bis zu Jahren berichtet. Bei sehr langem freiem Intervall sollte man der Annahme eines ursächlichen Zusammenhanges zwischen einem bestimmten Trauma in der Vorgeschichte und dem später aufgetretenen subduralen Hämatom sehr kritisch gegenüberstehen. Gerade hier ist die differentialdiagnostische Abklärung gegenüber der Pachymeningeosis haemorrhagica interna von ausschlaggebender Bedeutung. Ohne eine eingehende Beschreibung des Operationspräparates und ohne mikroskopische Untersuchung der harten Hirnhaut wird eine zufriedenstellende Erklärung nicht möglich sein.

Im zeitlichen Verlauf wurden an den eher frischen subduralen Blutungen als erste Reaktion Fibrinstreifen um die roten Blutkörperchen beschrieben, in der weiteren Folge das Auftreten von Fibroblasten aus der Dura. Dann sind pigmentbeladene Makrophagen zu beobachten, ferner membranartige Bildungen aus ein- oder mehrreihigen Fibroblasten. Nach einer anzunehmenden Überlebenszeit von mehr als 2 bis 3 Wochen treten auffallend weite Kapillaren auf. Schließlich treten die pigmentbeladenen Makrophagen in den Hintergrund, und es überwiegt ein kollagenes Bindegewebe, das in Analogie zu anderen Organisationsprozessen schließlich als Endzustand das histologische Bild beherrschen dürfte. Jedoch ist in unserem Beobachtungsgut kein Fall vertreten, der durch klinische Brückensymptome oder histologisch ausgewertete Operationspräparate diese Annahme schlüssig beweist. Link (1950) war der Ansicht, daß subdurale Hämatome grundsätzlich als Ganzes organisiert werden. Dafür würden die gelegentlich bei der Obduktion angetroffenen „spontan" abgeheilten subduralen Hämatome sprechen. Diese haben wir allerdings nie beobachtet. Verkalkungen oder Verknöcherungen soll es als Endzustand geben.

Als Ursache dieser häufigen posttraumatischen Komplikation konnten in der Mehrzahl der Fälle abgerissene Brückenvenen nachgewiesen werden, die in Abhängigkeit von der Überlebenszeit zur Todeszeit zum Teil bereits thrombosiert waren. Die Gewalteinwirkung in der Pfeilachse scheint nach den Mitteilungen im Schrifttum besonders häufig zu dieser Komplikation zu führen.

Während die akuten subduralen Hämatome praktisch nur einseitig angetroffen werden, sind die chronischen häufiger doppelseitig zu beobachten. Als Blutungsquelle werden außer den bereits genannten Ein- und Abrissen von Brückenvenen Verletzungen der Sinus sowie von Gefäßen der weichen Häute angenommen. Krauland (1961) hat auch arterielle Blutungsquellen der Konvexität aufgezeigt und die Möglichkeit diskutiert, daß es aus einem traumatisch entstandenen Aneurysma nach einem freien Intervall rezidivierend bluten kann. Beim älteren Menschen dürfte wegen der größeren Reserveräume beim Beschleunigungstrauma das Gehirn mehr Bewegungsspielraum haben und daher die Verletzung von Brückenvenen durch Zerrung häufiger vorkommen. Als weitere Ursache und disponierender

Faktor für die Entstehung subduraler Blutungen werden Gefäßanomalien verantwortlich gemacht, ferner rupturierte Aneurysmen, Gefäßmißbildungen und auch Gefäße im Bereich der Retothelzellschicht an der Durainnenseite.

Die Diskussion um die Genese der chronischen subduralen Hämatome und insbesondere des Verlaufs in Intervallen ist keineswegs abgeschlossen. Als Ursache werden wiederholte Blutungen aus einem primär verletzten Gefäß, zusätzliche spätere Blutungen aus dem Organisat und auch Wachstum des Blutsackes infolge osmotischen Eindringens von Liquor cerebrospinalis angenommen. Der intervallartige Verlauf soll dabei nicht durch zusätzliches Wachstum, sondern durch Rückwirkung von mit der Resorption und Organisation des Hämatoms zusammenhängenden Faktoren auf die Druckverhältnisse im Schädel und das Gehirn zustande kommen. Fortschreitende Organisationsvorgänge sollen sich auch auf das Gehirn und den Schädelinnendruck über Kreislaufstörungen, Liquorsekretions- und -resorptionsstörungen auswirken. Trotz operativer Hämatomausräumung wurde bei der Obduktion vielfach eine auffallend flüssigkeitsarme, zum Teil brüchige Beschaffenheit der komprimierten Großhirnhalbkugel unter der Blutung festgestellt und daraus geschlossen, daß sich die Hirnsubstanz nach dem Eingriff in zahlreichen Fällen nicht wie erwartet wieder entfaltet. Dies wird als Erklärung dafür herangezogen, wenn klinisch nach der Entlastung vermehrt über Beschwerden geklagt wurde. In dieser Phase soll der intrakranielle Druck schwanken. Gut vereinbar wäre mit dieser Vorstellung intrakranieller Druckschwankungen der intermittierende klinische Verlauf, der für das chronische subdurale Hämatom typisch sei (Krayenbühl u. Noto 1949). Schließlich könne es auch zum Zusammenbruch der für die Regulation des Schädelinnendruckes verantwortlichen Mechanismen kommen. Meist endet der Prozeß mit einem erhöhten Hirndruck. Teilweise wurde auch ein Ödem in der kontralateralen Großhirnhalbkugel beschrieben.

## Pachymeningeosis haemorrhagica interna

**Klinik:** Große differentialdiagnostische Schwierigkeiten aus klinischer Sicht bereitet die Pachymeningeosis haemorrhagica interna, da sie im wesentlichen die gleichen klinischen Symptome hervorruft wie das chronische subdurale Hämatom und sich auch vom zeitlichen Verlauf eine sichere Abgrenzung nicht durchführen läßt. Doch ist diese Schwierigkeit von untergeordneter Bedeutung, da bei beiden die therapeutische Konsequenz gleich ist. Spätestens beim Auftreten eines progredienten Hirndruckes besteht die vitale Indikation der operativen Entlastung.

**Neuropathologie:** Die bei der Pachymeningeosis haemorrhagica interna festgestellte unterschiedliche Farbe und Beschaffenheit weisen zusammen mit den mikroskopisch feststellbaren, unterschiedlich weit fortgeschrittenen Organisationsvorgängen auf einen längeren, auch phasenhaften oder schubweisen Verlauf hin (Abb. 7.10). Das Organisat einer subduralen Blutung ist stets der Durainnenfläche aufgelagert und besteht aus reichlich Fibrozyten und in späteren Stadien aus kollagenem Bindegewebe. Es enthält spaltförmige Hohlräume ohne erkennbare Endothelauskleidung. Bei der Pachymeningeosis haemorrhagica interna sind intradurale Blutungen zu beobachten, überwiegend findet sich auch eine schichtweise Aufsplitterung der Dura, vielfach durch Proliferation der gefäßreichen Retothelzellschicht als typisches Bild. Für die Abgrenzung gegenüber dem chronischen subduralen Hämatom ist die Untersuchung eines ausgedehnten Operationspräparates mit Randzone oder aber bei Obduktionsfällen des ganzen Organisats in Zusammenhang mit der harten Hirnhaut erforderlich. Bei der forensischen Bewertung der erhobenen Befunde wird man im Hinblick auf die aufgezeigten Unklarheiten zurückhaltend sein, insbesondere dann, wenn es um die Frage der

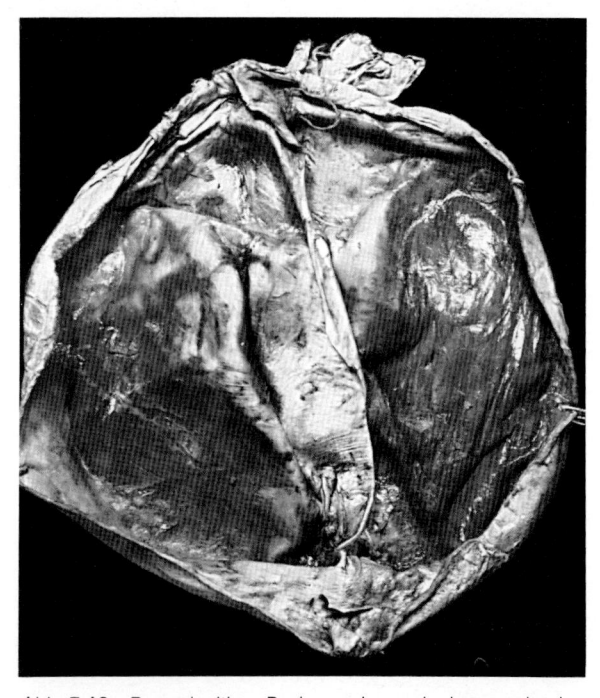

Abb. 7.**10** Doppelseitige Pachymeningeosis haemorrhagica interna („Nebenbefund" bei einer Routineobduktion) mit zum Teil gekammerten, unterschiedlich alten und bis ca. 1 cm dikken, teils frischeren, teils älteren Blutansammlungen, subdural über der Scheitel-Hinterhaupts-Region beiderseits an der Konvexität gelegen, bei einer 81 Jahre alten Patientin einer geriatrischen Abteilung. Kein Trauma in der Vorgeschichte bekannt. In den letzten Wochen weiter zunehmende Demenz und Verschlechterung des Allgemeinzustandes. Todesursache: eitriger Atemwegsinfekt, Herdpneumonien in den Lungenunterlappen.

ursächlichen Zuordnung der festgestellten subdural lokalisierten Blutansammlung zu einem bestimmten Ereignis in der weiteren Vorgeschichte geht. Dies gilt gerade im Hinblick auf die höheren Anforderungen an die Beweissicherheit im Strafverfahren.

### Subarachnoidale Blutungen

**Klinik:** Subarachnoidale Blutansammlungen traumatischer Genese werden regelmäßig beim Schädel-Hirn-Trauma vom Schweregrad einer Contusio cerebri angetroffen (Abb. 7.**11**). Wir finden sie immer wieder jedoch auch isoliert bei Traumafällen, bei denen der Tod aus anderer Ursache eingetreten ist und die subarachnoidale Blutansammlung als Nebenbefund gewertet wird. Sie wurden von Spatz (1941) als Kontusion der weichen Häute bezeichnet. Treten sie isoliert auf, so führen sie wegen ihrer geringen Ausdehnung allenfalls zu einem gewissen Meningismus, sonst jedoch zu keinen klinischen Erscheinungen. In den etwas ausgedehnteren basalen Liquorräumen können sie ähnliche Erscheinungen wie nach Ruptur eines Hirnbasisaneurysmas und im weiteren Verlauf während der Organisation die Erscheinungen einer basalen Meningitis mit Hirnnervenbeteiligung hervorrufen. Bei Lumbalpunktion wird blutiger Liquor gewonnen. Bei akuter Blutung treten die klinischen Erscheinungen oft erst nach einem Intervall von 2 bis 3 Tagen auf.

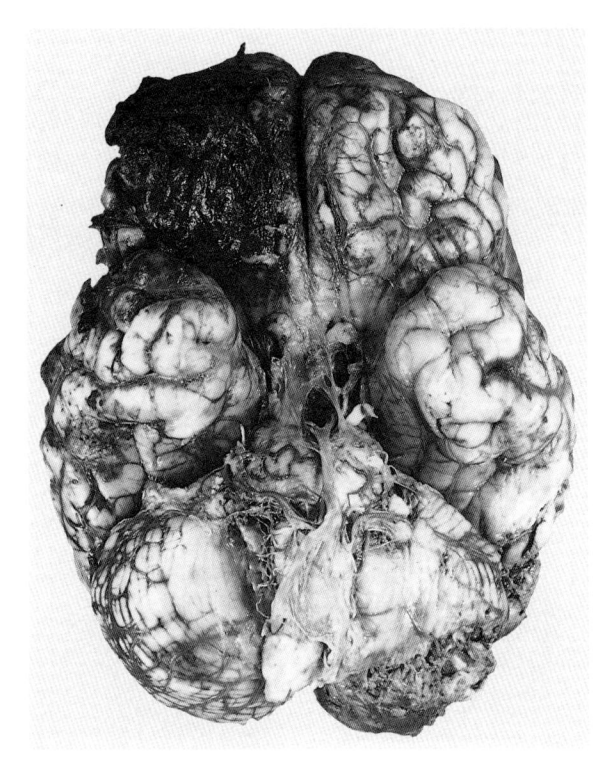

Abb. 7.**11** Ausgedehnte subarachnoidale Blutungen über der Basis des rechten Stirnlappens. Hirnkontusion bei Motorradsturz, Überlebenszeit 1 Tag.

### *Intrakranielle Drucksteigerung und posttraumatische Spätfolgen*

**Klinische Bedeutung:** Posttraumatische intrakranielle Blutungen und Hirnvolumenvermehrung stellen gefürchtete Komplikationen mit hoher Mortalitätsrate dar. Werden sie nicht oder zu spät erkannt, so entwickeln sich über eine intrakranielle Drucksteigerung rasch Schädigungen am Gehirn, die ausgedehnter und tiefgreifender als die primär traumatischen Veränderungen sein können. Dies zwingt zur sorgfältigen Beobachtung frisch Verletzter mit Schädel-Hirn-Trauma. Beim jungen Menschen führt darüber hinaus wegen der geringen Reserveräume jede Raumforderung rascher zu intrakraniellen Kreislaufstörungen. Diese verstärken ihrerseits die Ödemneigung des Gehirns, besonders bei begleitendem Schock und Azidose, so daß auch primär nicht geschädigte Hirnteile letztlich in Form ausgedehnter mittelbar traumatischer Veränderungen betroffen werden. Am Schluß steht oft die Sinusthrombose, die sich gelegentlich schon nach Stunden und meist innerhalb weniger Tage nach Einsetzen einer Hirndrucksteigerung entwickelt und neben einer ausgedehnten, teils auch hämorrhagischen Hirngewebsnekrose mit dem klinischen Bild des Hirntodes einhergeht (Abb. 7.**12**).

Klinisch von entscheidender Bedeutung ist die Tatsache, daß es bei dem definierten Volumen des Gehirnschädels entweder durch eine Hirnvolumenvermehrung infolge unterschiedlichster Schädigung oder durch eine intrakranielle Blutung zur Raumforderung kommen kann. Übersteigt diese eine kritische Grenze, so resultiert daraus ein erhöhter intrakranieller Druck mit schwerwiegenden Folgen insbesondere für die Durchblutung des Hirngewebes.

Nimmt man in diesem Zusammenhang Bedacht auf die Erfahrung des Neurochirurgen, daß sich eine massive Hirnvolumenvermehrung in Minutenschnelle entwickeln kann, und bedenkt weiterhin, daß bei Durchblutungsstopp schon nach wenigen Minuten irreversible Schädigungen am zentralnervösen Parenchym eintreten, so weiß man, wie wichtig es ist, kritische Hirndruckkrisen zu vermeiden, und wie schwierig es sein kann, das Rennen gegen die Zeit beim steigenden Hirndruck zu gewinnen (Abb. 7.**13**, 7.**14**, 7.**15**). Gerade in den Fällen verspäteter Erkennung und Behandlung hat der Patient kaum eine Chance, diese posttraumatische Komplikation zu überleben.

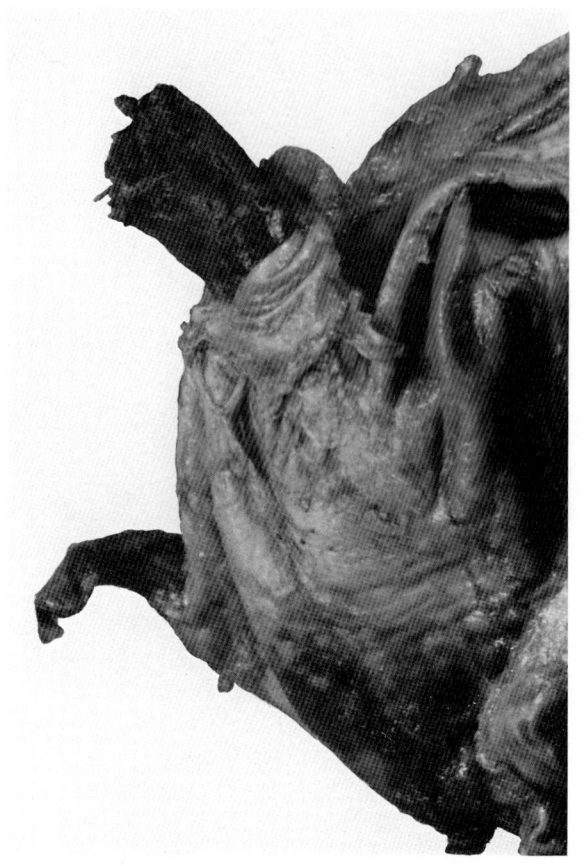

Abb. 7.**12** Frischere Thrombose des Sinus transversus links und rechts bei massivem Hirndruck infolge ausgedehnter Hirnkontusionen und Schädelberstungsbruch nach Sturz auf das Hinterhaupt. Überlebenszeit 3 Tage. Klinische Diagnose: malignes Hirnödem, Einklemmung.

## Klinisch-forensische Gesichtspunkte der Hirnvolumenvermehrung

In der uns zugänglichen Literatur wurde erstmals Ende des letzten Jahrhunderts von Naunyn u. Schreiber (1881) die Beobachtung gemacht und jetzt neuerlich von Geiger (1987) durch intrakranielle Druckmessung bestätigt, daß der systolische Blutdruck als Folge erhöhten Hirndrucks ansteigt. Cushing (1902) hat in seinen Arbeiten um die Jahrhundertwende dieses Phänomen näher beschrieben und festgestellt, daß eine Beziehung zwischen Blutdruck und intrakraniellem Druck besteht. Er vermutete als Ursache dieses Regelmechanismus eine Ischämie bestimmter Zentren im verlängerten Mark. McGillicuddy u. Mitarb. (1975) sowie Lorenz (1976) konnten zeigen, daß dieses Phänomen auch bei zerebraler Ischämie und Hypoxie auftritt. Teleologisch kann man den Cushing-Mechanismus als Versuch ansehen, gegen den ansteigenden intrakraniellen Binnendruck mittels Erhöhung des Blutdruckes noch eine ausreichende Hirndurchblutung durchzusetzen. Dem entsprechen klinische Beobachtungen, daß bei massiv erhöhtem Hirndruck auch der systolische Blutdruck gleichermaßen exzessiv erhöht sein kann und gelegentlich beim jungen Patienten Werte von weit über 200 mmHg erreicht. Den limitierenden Faktor in diesem System stellt das linke Herz dar, das auch ohne Vorschädigung auf Dauer die geforderte Leistung nicht erbringen kann und schließlich dekompensiert. Beim älteren Menschen mit häufig bereits bestehender Herzinsuffizienz ist daher außer sonstigen Maßnahmen eine sofortige kardiale Therapie von besonderer Bedeutung. Bei klassischen derartigen Verläufen sind bei der Obduktion letztlich auch die typischen Zeichen eines Linksherzversagens ausgebildet.

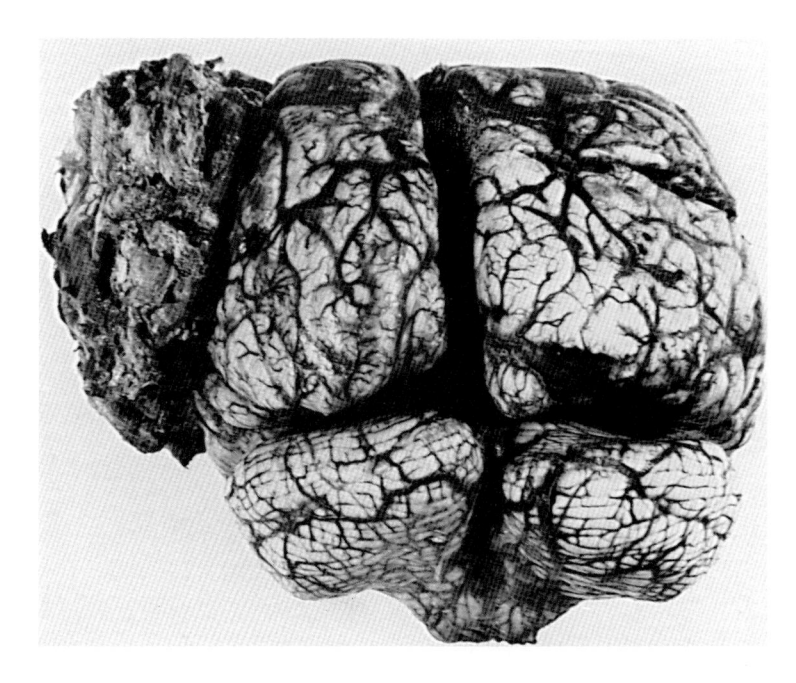

Abb. 7.**13** 19 Jahre alter Mann, der bei einem Verkehrsunfall ein schweres Schädel-Hirn-Trauma mit ausgedehnten Rindenkontusionen erlitt. Bei der Kraniotomie fand sich ein frisches subdurales Hämatom links. In der Folge entwickelte sich ein massiver Hirndruck mit einem monströsen Hirnprolaps im Bereich des Trepanationsdefektes. Überlebenszeit 2 Wochen (!). Obduktionsbefund: eitriger Atemwegsinfekt, Lungenembolien, ausgehend von Wadenvenenthrombosen.

Schädeltrauma 315

Abb. 7.14 Ausgedehnte frische Blutungen in der Übergangsregion von Mittelhirn zur Brücke bei exzessivem Hirndruck infolge eines epiduralen, nicht operierten Hämatoms.

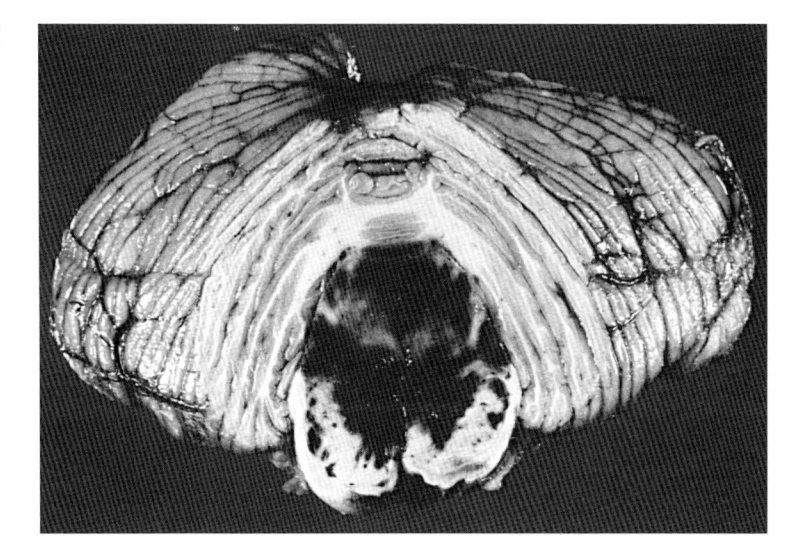

Abb. 7.15 Ausgeprägter Druckkonus im Bereich der Kleinhirntonsillen bei massivem Hirndruck infolge ausgedehnter Rindenkontusionen. Überlebenszeit 2 Tage. Todesursache: Lungenembolien, ausgehend von Wadenvenenthrombosen und Thrombosen der periprostatischen Venen.

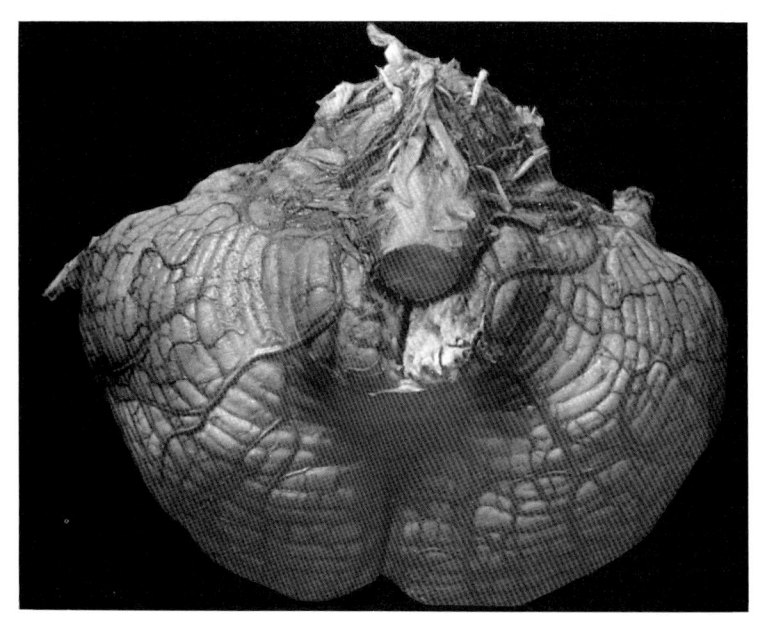

Da vielfach bereits zu Beginn der intrakraniellen Drucksteigerung auch der Blutdruck steigt, häufig verbunden mit einer Erniedrigung der Pulsfrequenz, stellt die Beobachtung dieser Kreislaufparameter ein wichtiges diagnostisches Kriterium für die Erkennung auch einer posttraumatischen intrakraniellen Drucksteigerung dar. Rasche therapeutische Maßnahmen sind dann erforderlich, da bei einer intrakraniellen Drucksteigerung um 40 mmHg die Letalität auf 65% und bei einer Steigerung um 100 mmHg auf 100% steigt (Geiger 1987). Allgemein gilt dabei, daß der intrakranielle Druck maximal nur einen Wert zwischen dem diastolischen und systolischen Blutdruck erreichen kann. Damit kommt der Kontrolle von Blutdruck und Puls beim frisch Schädel-Hirn-Verletzten in der Initialphase besondere Bedeutung zu. Weitere, mit einfachen Mitteln feststellbare Hinweise auf einen sich entwickelnden Hirndruck sind Kopfschmerz, zunehmende Übelkeit bis hin zum Erbrechen, Meningismus, neuerliche Bewußtseinstrübung, Änderung der Pupillenweite und eine zunehmende Stauungspapille. Ein beginnend träges Reaktionsverhalten oder die Weitstellung einer Pupille weisen in der Regel auf eine einseitige Raumforderung hin. Der Nachweis einer Verschiebung der Mittellinienstrukturen im Echoenzephalogramm oder auch einer Gefäßabdrängung im Arteriogramm sowie die Seitenverlagerung des Schattens der verkalkten Zirbeldrüse beim älteren Menschen im a.-p. Bild des Schädels kann die Seitendiagnose erhärten. Heute steht zumindest in größeren Krankenhäusern auch der Computertomograph zur Verfügung, der zudem über Lokalisation und Ausdehnung primär traumatischer Veränderungen sowie zur Frage eventuell vorliegender intrazerebraler Hämatome Aufschluß geben kann.

Stehen keine modernen apparativen Hilfsmittel zur Verfügung, so empfiehlt es sich im Zweifel, ein oder mehrere Probebohrlöcher anzulegen, um eine eventuell sonst rasch tödliche Blutung nicht zu übersehen. In unserem Beobachtungsgut ist kein Fall vertreten, in dem ein Patient wegen Anlegens eines Bohrloches bei fehlender Blutung verstorben wäre. Hingegen gibt es leider immer wieder Fälle, die ohne Trepanation aufgrund einer raumfordernden Blutung verstorben sind. Dies trifft nach unserer Erfahrung am ehesten zu, wenn das luzide Intervall fehlt oder wenn eine anderweitige Beeinträchtigung auf die falsche diagnostische Fährte geführt hat. Zu nennen ist hier in erster Linie die Alkoholisierung. Beeinträchtigungen und psychische Auffälligkeiten werden immer wieder verkannt und einer alkoholischen Berauschung zugeordnet. Der klassische Vorfall in unserem Beobachtungsgut ist der höhergradig Alkoholisierte, der von Freunden etwa nach einer Rauferei nach Hause gebracht wird, um dort seinen Rausch auszuschlafen, oder aber der randalierende Alkoholisierte, der schließlich in die Arrestzelle verbracht wird und dort am epi- oder subduralen Hämatom verstirbt.

Im Hinblick auf die Sorgfaltspflicht des Arztes wird daher aus forensischer Sicht gefordert, daß bei Verdacht auf ein Schädel-Hirn-Trauma gerade der alkoholisierte Patient so lange beobachtet wird, bis der Alkohol weitgehend abgebaut ist, um so eine sich anbahnende posttraumatische Komplikation nicht zu übersehen. Bei einer hochgradigen Alkoholisierung entsprechend einer Blutalkoholkonzentratiton (BAK) von 3‰ würde dies bei einem durchschnittlichen stündlichen Abbauwert von 0,15‰ einer Beobachtungszeit von annähernd 20 Stunden entsprechen. Bei differentialdiagnostischen Zweifeln sollte daher unbedingt eine Bestimmung der BAK durchgeführt werden, um objektive Anhaltspunkte für den Alkoholisierungsgrad des Patienten zu erhalten. Ähnliche Probleme können sich mit Patienten ergeben, die sich etwa unter einer Beeinträchtigung durch zentralnervös wirkende Medikamente wie Schlafmittel ein Schädel-Hirn-Trauma zugezogen haben.

**Klinik** der Folgezustände: Sowohl unmittelbar posttraumatisch wie auch erst über das traumatische apallische Syndrom (s. S. 109) kann sich ein Klüver-Bucy-Syndrom entwickeln, das sonst häufig nach Enzephalitiden, in Zusammenhang mit vaskulären Erkrankungen des Gehirns, als Defektzustand beim Morbus Pick und Alzheimer und vorübergehend auch im Rahmen einer Porphyrie beobachtet wird (Aichner 1984). Es handelt sich um eine komplexe Verhaltensstörung, die zunächst beim Rhesusaffen nach beidseitiger Entfernung des Temporallappens festgestellt wurde und gekennzeichnet war durch Hyperoralität, Hypersexualität, Hypermetamorphosis, Lern- und Gedächtnisstörungen, Plazidität, Nivellierung von Antrieb und Affekt, Verlust des Erkennens von Personen und Objekten sowie Störungen im Eßverhalten. Während die nicht traumatisch bedingten Fälle keine Verlaufsdynamik zeigten, war diese beim traumatisch bedingten Klüver-Bucy-Syndrom sehr deutlich.

**Neuropathologie:** Als morphologisches Korrelat wurden Veränderungen in der Rinde des Ammonshorns, der Hippokampusformation und in den Mandelkernen beschrieben. Die gleichzeitig gelegentlich festgestellten Veränderungen in basaler Stirnhirnrinde sowie in Inselregion und Okzipitallappen lassen sich nach unserer Auffassung nicht sicher als morphologisches Korrelat dieses Syndroms einordnen.

## Posttraumatische Epilepsie und Hirnduranarbe

**Klinik:** Sofern Hirnduranarben von einem symptomatischen Anfallsleiden begleitet worden sind, soll es nach den Erfahrungen von Tönnis (1941) und Röttgen (1948) nach Narbenentfernung in der Mehrzahl der Fälle zum Sistieren der Epilepsie gekommen sein.

**Neuropathologie:** *Makroskopisch* kann man in exzidierten Hirnduranarben außer Fremdkörpergranulomen mit Riesenzellen immer wieder teils lockere, zum Teil sehr dichte lymphozytäre und leukozytäre Infiltrate finden (Peters). Gelegentlich liegen kleinere abszeßartige Bildungen vor, auch wenn seit der Verletzung viele Jahre vergangen sind. Im angrenzenden Hirngewebe können teils perivaskulär Fettkörnchenzellen eingelagert sein. Sie lassen sich als sogenannter fixer Abbau interpretieren, werden häufig jedoch als Ausdruck einer frischeren Gewebsschädigung durch Kreislaufstörungen in der Umgebung der Narbe oder auch als Folge eines Wiederaufflackerns infektiöser Prozesse angesehen. Dies gilt insbesondere für die offene Hirnverletzung, die im Gegensatz zu den substantiellen Schäden beim gedeckten Schädel-Hirn-Trauma immer wieder als potentiell infiziert einzustufen ist.

## Posttraumatische Hirnatrophie

**Klinik:** Forensisch wichtig ist die „Akzentuation posttraumatischer, umschriebener nervöser Ausfallserscheinung bzw. das Erstauftreten von Nachbarschaftssymptomen", die noch nach Jahrzehnten nach der Hirnverletzung auftreten können. Diese versicherungsrechtlich bedeutsame Feststellung kann dann getroffen werden, wenn nach der akuten Phase einer offenen Hirnverletzung zunächst eine Remission neurologischer Störungen beobachtet wurde und eine erneute Verschlechterung unter Bedachtnahme auf die Lage des Defektes als „Nachbarschaftssyndrome" eingestuft werden kann. Vor allem fortgeschrittene Arteriosklerose der Hirngefäße und allgemeine Kreislaufinsuffizienz sind dann als konkurrierende Faktoren zu berücksichtigen, wobei die Umgebung der Läsionsstelle als Locus minoris resistentiae einzustufen ist.

**Neuropathologie:** *Makroskopisch* findet sich als Restzustand nach schwerem Schädel-Hirn-Trauma häufiger eine Ausweitung des Seitenventrikels der betroffenen Großhirnhalbkugel. Während man früher auf pneumenzephalographische Darstellungen der inneren Liquorräume angewiesen war, lassen sich heute entsprechende Befunde schonend durch Anwendung der Computertomographie gewinnen. Die Ausweitung ist im wesentlichen durch einen Markschwund bedingt und läßt sich auf einen Ödemschaden der weißen Substanz zurückführen, wie er auch von anderen Störungen bekannt ist.

*Mikroskopie:* Besonders nach Hirnkontusionen und Hirnwunden kommt es an den Venen wie auch an den Arterien in der Umgebung teils zur kollagenbindegewebigen Wandverdickung und immer wieder zur Ansammlung von Lymphozyten in der Gefäßwand bzw. perivaskulär. Die Lumina kleinerer Gefäße sind dann teils höchstgradig, größere deutlich eingeengt. Vergleichbare Veränderungen zeigen auch die Gefäße der weichen Häute in diesem Bereich. Dabei kann es sich sowohl um Folgen entzündlicher Reaktionen nach primärer Wundinfektion als auch um Reaktionen im Rahmen der Wundheilung handeln.

**Pathogenese:** Peters u. Lund (1956) meinen, in Gefäßwandveränderungen „einen der pathogenetischen Faktoren der fortschreitenden Nekrobiose sehen zu können", was jedoch nur in einem Teil der untersuchten Fälle erkennbar ist. Zusätzlich spielen ohne Zweifel für das Zustandekommen derartiger nekrobiotischer Vorgänge Störungen der zerebralen Durchblutung durch eine fortgeschrittene Sklerose der Hirngefäße durch lokale, aber auch durch den allgemeinen Kreislauf betreffende Faktoren einschließlich zerebraler Krampfanfälle sowie gelegentlich exazerbierende Infekte eine wesentliche Rolle.

### Zerebrale Fettembolie

**Klinik:** Der zerebralen Fettembolie kommt in der Traumatologie in mehrfacher Hinsicht besondere Bedeutung zu. Als embolisches Phänomen ist sie ein Zeichen der vitalen Reaktion. Als posttraumatisches und auch klinisch relevantes Geschehen muß sie bei letalem Ausgang auch als Todesursache in Betracht gezogen werden. Ursache ist zumeist eine Gewalteinwirkung gegen den Körper mit Knochenbrüchen und/oder Weichteilverletzungen. Der Fettembolie des Gehirns und des großen Kreislaufes geht regelmäßig eine Fettembolie der Lungen voraus. In der Lungenstrombahn bleiben die Fetttropfen zunächst hängen und können bei massiver Einschwemmung über eine Widerstandserhöhung im kleinen Kreislauf alsbald zum Rechtsherzversagen führen. Wird dieser Vorgang überlebt, können die Fetttropfen durch das Lungengefäßfilter hindurchgepreßt werden und gelangen so in den großen Kreislauf und auch in das Gehirn. Für die klinische Manifestation werden Intervalle zwischen 18 Stunden und 4 Tagen genannt. Morphologisch fand sich embolisches Neutralfett in Hirnkapillaren bis 16 Tage nach dem Trauma (Henn und Spann 1965). Dabei überrascht immer wieder die Diskrepanz zwischen klinischen und histopathologischen Befunden. Einerseits finden sich Fälle mit den typischen klinischen Zeichen einer zerebralen Fettembolie ohne Fettnachweis in den Hirnkapillaren, andererseits können trotz einer später nachgewiesenen deutlichen Fetteinschwemmung in das Gehirn klinische Anhaltspunkte für eine zerebrale Fettembolie fehlen. Dabei ist zu berücksichtigen, daß die klinische Diagnose „zerebrale Fettembolie" wegen der uncharakteristischen Symptomatik, hinter der sich auch z. B. ein posttraumatisches Hirnödem verbergen kann, äußerst schwierig ist. Bei schwerem Schädel-Hirn-Trauma mit langer initialer Bewußtlosigkeit und somit fehlendem Intervallsyndrom wird regelmäßig das Erscheinungsbild einer sich entwickelnden zerebralen Fettembolie verdeckt. Allgemein gelten als Zeichen für den Beginn einer Fettembolie des großen Kreislaufes einschließlich des Gehirns vor allem petechiale Blutungen in der Haut am Stamm, Verwirrtheitszustände, Eintrübung des Sensoriums, zerebrale Krämpfe sowie Augenhintergrundsveränderungen. Doch seit Fälle bekannt geworden sind, bei denen trotz „klassischer Symptomatologie" einer zerebralen Fettembolie der spätere Nachweis von embolischem Fett im Gehirn mißlang, wird man mit der klinischen Diagnose einer Fetteinschwemmung in die Hirnkapillaren zurückhaltend sein.

Nach unseren Erfahrungen ist das klinische Bild der zerebralen Fettembolie dank des Einsatzes moderner Therapieverfahren, besonders der Intensivmedizin, seltener geworden, und wir bekommen bei der Untersuchung von Traumafällen nur noch vereinzelt eine Hirnpurpura zu Gesicht. Doch ist auch heute noch beim Auftreten entsprechender klinischer Symptome im Abstand von einigen Tagen nach einem Polytrauma die Prognose ernst bzw. die Mortalität sehr hoch. Doch verfügen wir inzwischen über einige wenige Beobachtungen, bei denen ein ausgeprägtes Fettemboliesyndrom mehrere Monate überlebt worden ist. Hier fanden wir in der weißen Substanz, entsprechend der Lokalisation der Purpurablutungen, umschriebene perivaskuläre Gliosen und einen Markschwund mit Ausweitung der inneren Liquorräume, den wir als Folge einer ödembedingten Markschädigung interpretieren.

**Neuropathologie:** *Makroskopisch* findet man regelmäßig massenhaft punktförmige Blutaustritte besonders in der weißen Substanz, die sogenannte Hirnpurpura (s. S. 138). Die Großhirnrinde sowie die Kerngebiete der Stammknotenregion sind meist nur ganz gering betroffen oder ganz ausgespart. Im Gegensatz dazu kommen die Purpurablutungen im Kleinhirn sowohl in der weißen wie gelegentlich sogar zahlreicher in der grauen Substanz vor. Regelmäßig findet man Hirndruckzeichen in Form einer

Abplattung der Windungen und Einengung der Furchen sowie eine symmetrische Einengung der Ventrikel und meist auch ein verstärktes Abdrücken der Kleinhirntonsillen.

*Mikroskopisch* kommt es zu fleckförmigem, unregelmäßig begrenztem Markzerfall sowie nach längerer Überlebenszeit zu kleinen gliösen Narben in der weißen Substanz. In der Großhirnrinde sind perivaskulär immer wieder untergehende Nervenzellen anzutreffen. Unterschiedlich alte Veränderungen lassen auf ein phasenhaftes Geschehen bzw. einen schubweisen Verlauf schließen.

**Pathogenese:** Als ursächliche Faktoren werden Gefäßrhexis, Verlegung eines Gefäßes mit nachfolgender Nekrose und Blutung aus benachbarten Gefäßen, Diapedese aus dem im Nekroseherd liegenden Gefäß und Wanderung der Erythrozyten in die Randzone sowie Umblutung eines bereits bestehenden Nekroseherdes genannt. Eine besondere Bedeutung kommt nach unserer Erfahrung einer gleichzeitig bestehenden hämorrhagischen Diathese zu. So hat die Untersuchung von Fällen posttraumatischer Hirnpurpura als konstanten Befund intravaskuläres und perivaskuläres Fibrin im Zentrum von Ringblutungen ergeben, mit und auch ohne nachweisbare Fetteinschwemmung in die Hirnkapillaren. Demnach ist für die Entstehung der Ringblutungen und scheibenförmigen Blutungen nur in einem Teil der Fälle – wenn überhaupt – eine Fettembolie allein verantwortlich zu machen. Vielmehr ist mit der Entstehung einer Purpura cerebri erst dann zu rechnen, wenn meist erst Tage nach dem Trauma zu den bisher diskutierten lokalen und allgemeinen Faktoren eine Verbrauchskoagulopathie hinzutritt. Die Entstehung der Ringblutungen kann man sich demnach in Übereinstimmung von klinischem Verlauf und morphologischem Befund so vorstellen, daß die Fetttropfen in den Hirnkapillaren wegen der langsamen Passage durch kürzer oder länger dauernde Gefäßverlegung das Endothel und das umliegende Gewebe schädigen. Auf dem geschädigten Endothel lagern sich Thrombozyten und Fibrin ab, letzteres tritt auch in die Gefäßwand ein und in das perivaskuläre Parenchym aus. Ist das Gefäß durch wandadhärentes Fibrin hochgradig eingeengt und schließlich vollständig und damit wahrscheinlich irreversibel verschlossen, so fällt das umgebende Gewebe der Nekrose anheim. Bei Abnahme des Gerinnungspotentials etwa durch eine Verbrauchskoagulopathie werden durch die wandgeschädigten Blutgefäße korpuskuläre Blutbestandteile austreten, solange vor dem Fibrinpfropf liegende und ebenfalls geschädigte Wandabschnitte noch an den Kreislauf angebunden sind. Von hier gelangen dann die Erythrozyten per diapedesin in das umliegende Gewebe und breiten sich, dem geringsten Widerstand folgend, in der aufgelockerten Zone zwischen Nekrose und noch intaktem Parenchym kugelschalen- oder zylinderförmig aus. Dabei entstehen kugelige und eiförmige, zum Teil auch durch Konfluenz mehrerer Blutungen unregelmäßig gestaltete Körper von 0,1 bis 1,4 mm Durchmesser mit in der Regel zentraler Nekrose. Je nach Schnittführung und Stadium des Prozesses ergeben sich dann bei mikroskopischer Betrachtung scheibenförmige Blutungen, Ringblutungen oder perivaskuläre Nekroseherdchen ohne Erythrozytenschale.

In den Fällen posttraumatischer Hirnpurpura *ohne* Fettembolie ist als ursächlicher Faktor der Übertritt von Gewebsthrombokinase aus den verletzten Organen und Geweben mit nachfolgender intravasaler Gerinnung und Verbrauchskoagulopathie wahrscheinlich. Als Folge ist eine Verlegung der Kapillaren durch miliare Gerinnsel anstelle von Fetttröpfchen mit jedoch gleichem Ergebnis anzunehmen. Schließlich kann eine Hirnpurpura bei Vergiftungsfällen, z. B. nach Salvarsanbehandlung, auch auf eine Endothelschädigung zurückgeführt werden.

## Luftembolie

**Klinik:** Zu einer zerebralen Luftembolie kommt es, wenn bei einer primär venösen Luftembolie Gasblasen das Lungengefäßfilter passiert haben oder eine offene Verbindung zwischen rechtem und linkem Herz besteht, bei rascher Erniedrigung des Atmosphärendruckes im Rahmen einer Caissonkrankheit von Flugzeuginsassen, wenn generalisiert im Gefäßsystem Gasblasen entstehen. Dem Gerichtsmediziner bekannt ist die Gasembolie des großen Kreislaufs auch als mögliche Komplikation bei der Ozontherapie. Früher wurde sie gelegentlich beim kriminellen Abort nach Einbringung von Luft in die Gebärmutterhöhle festgestellt. Sie ist als mögliche Komplikation immer ins Kalkül zu ziehen, wenn bei diagnostischen oder chirurgischen Eingriffen, insbesondere in Zusammenhang mit Luft- oder Gasfüllungen, die Möglichkeit eines Eindringens von Luft oder Gas in das Gefäßsystem gegeben ist.

**Neuropathologie:** Die histologischen Veränderungen sind denen einer Fettembolie vergleichbar, jedoch ist bei der zerebralen Luftembolie die graue Substanz des Großhirns häufiger beteiligt; Einzelheiten s. S. 93 im Kap. Kreislauf.

## Literatur

Aichner, F.: Die Phänomenologie des nach Klüver und Bucy benannten Syndroms beim Menschen. Fortschr. Neurol. Psychiat. 52 (1984) 375

Cushing, H.: Some experimental and clinical observations concerning states of increased intracranial pressure. Amer. J. med. Sci. 124 (1902) 375

Geiger, K.: Intrakranielle Hypertension nach Schädel-Hirn-Trauma. Med. Klin. 82 (1987) 538

v. Hofmann, E., A. Haberda: Lehrbuch der gerichtl. Medizin, 11. Aufl. Urban & Schwarzenberg, Wien 1927

Holczabek, W., W. Laubichler: Grundlagen und Praxis der Begutachtung von Verletzungen im Strafverfahren. Verlag der Österreich. Ärztekammer, Wien 1985

Keuth, U.: Geburtstraumatische Schädigungen. In Opitz, H., F. Schmidt: Handbuch der Kinderheilkunde, Bd. I, Teil 2. Springer, Berlin 1971 (S. 114)

Krauland, W.: Über die Quellen des akuten und chronischen subduralen Hämatoms. Zwangl. Abhandl. aus d. Gebiet d. norm. u. pathol. Anat. Heft 10. Thieme, Stuttgart 1961

Krayenbühl, H., G. Noto: Das intracranielle subdurale Hämatom. Huber, Bern 1949

Laubichler, W., W. Klimesch: Die Problematik einer Unterteilung der Commotio cerebri in schwere und leichte Körperverletzung. Z. Rechtsmed. 87 (1981) 179

Link, K. H.: Das subdurale Hämatom. Zbl. Neurochir. 10 (1950) 264

Loew, F., S. Wüstner: Diagnose, Behandlung und Prognose der traumatischen Hämatome des Schädelinneren. Acta neurochir. (Wien) 8 (1960)

Mallach, H. J.: Der Stellenwert der Luftembolie in der forensischen Medizin. Springer, Berlin 1987

Naunyn, V. B., J. Schreiber: Über Gehirndrücke. Arch. Exp. Pathol. Pharmacol. 14 (1881) 1

Noetzel, H.: Zur Kenntnis und Abgrenzung des subduralen Empyems. Zbl. allg. Pathol. u. pathol. Anat. 81 (1943) 3

Patscheider, H.: Seltene tödliche Komplikationen bei Schädelhirn-Verletzungen. Mschr. Unfallheilk. 65 (1962) 267

Peters, G.: Klinische Neuropathologie. Thieme, Stuttgart 1970

Peters, G., O. E. Lund: Spätvorgänge im Bereich alter offener Hirnverletzungen. Dtsch. Z. Nervenheilk. 174 (1956) 583

Röttgen, P.: Über die operative Behandlung von Hirnduranarben. Langenbecks Arch. klin. Chir. 260 (1948) 544

Sellier, K.: Schußwaffen und Schußwirkungen. Schmid-Römhild, Lübeck 1969

Sellier, K., F. Unterharnscheidt: Mechanik und Pathomorphologie der Hirnschäden nach stumpfer Gewalteinwirkung auf den Schädel. Hefte Unfallheilk. 1 (1963) 76

Spatz, H.: Gehirnpathologie im Kriege. Von den Hirnwunden. Zbl. Neurochir. 6 (1941) 162

Tönnis, W.: Schußverletzungen des Gehirns. Zbl. Neurochir. 6 (1941) 113

# Rückenmarkstrauma

*Jochen Wilske*

## Einleitung

Ähnlich wie beim Schädel-Hirn-Trauma haben sowohl die moderne Technik, vor allem durch den Straßenverkehr, als auch andererseits die modernen Sportarten zu einer erheblichen Zunahme der traumatischen Rückenmarksschädigungen geführt. Für Gehirn und Rückenmark gilt dabei gemeinsam, daß eine Schädigung zu langem Siechtum mit tiefgreifenden sozialen Konsequenzen führen kann. Eine frühzeitige Diagnosestellung durch klinische Untersuchung, aber auch durch moderne Methoden wie Computer- oder Kernspintomographie, und die Einleitung einer gezielten Therapie können jedoch helfen, diese schwerwiegenden Folgen zu mildern oder überhaupt zu verhindern (Sàndor u. Mitarb. 1988). Weit überwiegend handelt es sich nicht um isolierte Verletzungen des Rückenmarks, sondern um Kombinationstraumen. Primär stehen klinisch oft ein Schädel-Hirn-Trauma oder andere schwere Organverletzungen im Vordergrund, und erst nach Rückgang der zerebralen Symptomatik oder auch eines schweren Schockzustandes erlangen die spinalen Ausfälle mehr Gewicht. Nur selten ist mit Fällen zu rechnen, in denen ein zusätzliches Schädel-Hirn-Trauma wegen der Schwere eines Rückenmarkstraumas nicht erkannt wird (Wilmot u. Mitarb. 1985). Auch bei einer Obduktion steht vielfach die Rückenmarksschädigung nicht im Vordergrund, und, da der Zugang zum Rückenmark in besonderer Weise erschwert ist, unterbleibt vielfach eine systematische Untersuchung.

Die Zahlen hinsichtlich der Häufigkeit einer Mitbeteiligung des Rückenmarks bei Wirbelsäulenverletzungen schwanken zwischen 20 und 60%, je nach Fachrichtung. Am häufigsten führen Wirbelsäulenverletzungen im Halsbereich zu neurologischen Ausfällen.

Grundsätzlich bestehen bei einem relevanten Wirbelsäulentrauma keine Schwierigkeiten, eine kausale Verknüpfung zwischen Trauma und klinischen Ausfällen zu belegen. Es muß aber darauf aufmerksam gemacht werden, daß bei ungünstiger Situation oder bereits bestehenden Wirbelsäulen- bzw. Rückenmarksveränderungen auch vergleichsweise geringe Traumen zu erheblichen Schädigungen führen können. Dies wurde etwa bei Überstreckung der Halswirbelsäule im Sport (Silver 1987), bei leichtem Fall auf den Rücken oder Hinstürzen nach suizidaler Kopfschußverletzung oder auch bei abnormer Kopfhaltung beispielsweise im Rahmen diagnostischer oder therapeutischer Maßnahmen beschrieben (Meinecke 1978 und 1988). Auch geburtstraumatische Rückenmarksläsionen (Haidvogel u. Mitarb. 1978) wurden beschrieben. Zwischenfälle bei chiropraktischen Manipulationen sollen selten vorkommen (Dvorak u. Orelli 1982). Knöcherne Anomalien etwa in Form eines deutlich verkleinerten Sagittaldurchmessers des Foramen occipitale magnum (unter 20 mm) oder eine Verbildung der oberen Halswirbelkörper, einschließlich der Kopfgelenke, können auch bei noch physiologischen Bewegungen bereits zu schweren Störungen führen. Tumoren im Spinalkanal oder in Wirbelkörpern und sonstige bereits bestehende Schädigungen am Rückenmark können nach einem eher unbedeutenden Trauma klinisch erstmals offenkundig werden. Aus diesem Grund muß bei unklarer Rückenmarkssymptomatik immer eine mögliche traumatische Genese in Betracht gezogen werden.

Die segmentale Topik des Rückenmarks dürfte gelegentlich eine Rolle spielen; die Organisation in Form auf- und absteigender Bahnen sowie der zentralen grauen Substanz bestimmt allerdings entscheidend das Läsionsmuster. Aus forensischer Sicht ergibt sich immer wieder die Fragestellung, inwieweit und für welche Zeit bei einem bestehenden Trauma noch Handlungsfähigkeit vor allem im Sinn motorischer Leistungen bestanden haben konnte, da sich bisweilen Befunde am Auffindungsort oder bestimmte Geschehnisabläufe nur nach Einbeziehung dieser Überlegungen erklären lassen.

### Beziehungen zwischen Wirbelsäule und Rückenmark

Wegen der geschützten Lage des Rückenmarks innerhalb der Wirbelsäule sind perforierende Verletzungen zumeist an eine erhebliche Gewalteinwirkung gebunden, die ausreicht, den knöchernen Ring oder den Bandapparat einschließlich der Bandscheibe zu durchdringen. Dies gelingt bei Verletzungen von hinten oder von hinten-seitlich leichter, da hier nur sehr viel schmalere Wirbelbogen bzw. der Bandapparat Widerstand leisten. Am häufigsten führen *Schußverletzungen* zu direkten Rückenmarksverletzungen, wenngleich von vorne her Geschosse nicht selten im Wirbelkörper steckenbleiben und das Rückenmark selbst nicht erreichen, dort jedoch zu Kontusionsverletzungen führen können.

Gegenüber perforierender Gewalt relativ weniger geschützt sind die Abschnitte zwischen den Wirbelbögen, was beispielsweise auch für die Lumbalpunktion genützt wird. Dort sind perforierende Verletzungen auch anderer Art wesentlich leichter möglich, ob durch Messer oder andere mehr oder weniger spitze Gegenstände bis hin zu Fahrradspeichen, die beispielsweise im südlichen Afrika absichtlich bei Überfällen in städtischen Schnellbahnen den Opfern zur Erzielung einer Querschnittsläsion im Lumbalbereich eingebohrt werden.

### Brüche und Luxationen

Gegenüber dem Gehirn, das keinen echten Epiduralraum besitzt, findet sich ein solcher im Bereich des Rückenmarks in relativ großer Ausdehnung. Dieser spinale Epiduralraum enthält neben Fettgewebe reichlich Venengeflechte. Gerade diese Venengeflechte können Raumforderungen in erheblichem Umfang ausgleichen, andererseits aber durch Stauung selbst Platz beanspruchen. Allgemein ist der Abstand des Rückenmarks vom Wirbelkanal eher größer, so daß *Wirbelbrüche* nur bei stärkerer Dislokation auch zu Verletzungen des Rückenmarks führen. Gleiches gilt für Luxationen. Auch Verletzungen durch Wirbelbruchstücke sind weniger wahrscheinlich, zumal auch die Dura mater noch eine gewisse mechanische Schutzfunktion besitzt. Dadurch erklärt sich, daß trotz Wirbelsäulenverletzung Rückenmarksläsionen häufiger ausbleiben.

Kommt es jedoch zu schweren *Luxationen* oder Verrenkungsbrüchen oder auch zu einer stärkeren Verschiebung der Bruchenden zueinander etwa im Rahmen von Bergungsmaßnahmen, so führt dies zu einer teilweisen oder kompletten Abquetschung des Rückenmarks, bei Wirbelsäulenabriß auch zu einem *Rückenmarksabriß*. Daher ist bei Verdacht auf ein Wirbelsäulentrauma größtmögliche Vorsicht bei der Bergung des Verletzten wie auch bei der Untersuchung am Platz, da bereits geringfügige Lageveränderungen verheerende Folgen für das Rückenmark haben können (Kakulas 1987). Absplitternde Knochenteile können auch, insbesondere nach Zerreißung der Dura mater, eine Verletzung der Rückenmarksoberfläche im Sinne einer Rückenmarkswunde verursachen. Lagerungsbedingte Rückenmarksläsionen sind möglich, selbst dann, wenn zunächst keine Schädigung des Rückenmarks vorgelegen hatte. So kann etwa bei bestehender Fraktur durch die für eine Intubation erforderliche Überstreckung der Halswirbelsäule das Rückenmark eingeklemmt oder abgequetscht werden. Tödliche Komplikationen nur bei Umlagerungen, wobei allerdings der Kopf nicht entsprechend abgestützt wurde, sind ebenso beschrieben.

Während Contrecoup-Herde am Rückenmark praktisch keine Rolle spielen, ist die *Rückenmarkskontusion* eine der wichtigsten Verletzungsarten. So kann bereits eine starke Prellung von Wirbelkörpern, vor allem als Folge von Schußverletzungen, zu schweren Kontusionsschäden des Rückenmarks führen, ohne daß durch den Schußkanal der Wirbelkanal eröffnet worden sein muß. Steckschüsse des Wirbelkörpers oder auch Streifschüsse, sogar Steckschüsse in benachbarten Rippen sind in der Lage, derartige Rückenmarksläsionen zu verursachen. Dies läßt sich dadurch erklären, daß die auftreffende umschriebene Gewalt über den Knochen auf die Strukturen des Epiduralraumes, die Dura, den Liquor spinalis und über diesen auf die Rückenmarksoberfläche weitergegeben wird. Andererseits wird die nachfolgende Rückenmarksschädigung aber auch als Folge einer traumatisch bedingten Zirkulationsstörung angesehen.

*Stauchungsverletzungen* der Wirbelsäule werden bei Einwirkung der Gewalt von der Scheitelregion des Schädels her bevorzugt im Bereich der Halswirbelsäule und bei Einwirkung über die unteren Gliedmaßen oder das Gesäß im Bereich der Lendenwirbelsäule beobachtet. Gerade bei Stauchung der Wirbelsäule von der Scheitelhöhe her sind vor allem der erste und zweite Halswirbelkörper betroffen. Ursache ist das Fehlen von Bandscheiben zwischen Schädelbasis und erstem sowie erstem und zweitem Halswirbelkörper, die sonst einen Teil der einwirkenden Energie elastisch abfangen können. Wird die physiologische Belastbarkeit der Massae laterales des Atlas überschritten, so kommt es gleichsam zu einem Bersten des Atlas (Jefferson-Fraktur) mit senkrechter Bruchlinie oder auch Trümmerfraktur in diesem Bereich. Auch ist die schmale Bogenpartie des Atlas hinter den Massae laterales wegen der Ausbildung der Sulci arteriae vertebrales besonders frakturgefährdet. Bei diesen Brüchen, aber auch bei der ebenfalls stauchungsbedingten Vertikalfraktur im hinteren Abschnitt der oberen Gelenkfläche des Epistropheus treten klinisch oft als einzige Symptome heftige Okzipitalneuralgien und wegen retropharyngealer Einblutung eventuell Schluckbeschwerden auf. Im weiteren Verlauf besteht jedoch vor allem nach Verletzungen der Intima der Aa. vertebrales die Gefahr einer Thrombosierung bis hin zur vollständigen Verlegung des Gefäßes. Nach Sturz auf das Gesäß oder die unteren Extremitäten finden sich neben den beschriebenen Verletzungen der Halswirbelsäule vor allem Kompressionsfrakturen im Lumbalbereich.

Die bei *Wirbelfrakturen* resultierenden Rückenmarksschädigungen sind – abgesehen von einer auch ohne Fraktur möglichen Commotio spinalis – jeweils vor allem in Höhe der Wirbelsäulenläsionen anzutreffen. Häufig entstehen Rückenmarkskontusionen bei intakter Dura, die aber auch regelmäßig in der Umgebung und im Randbereich von Rückenmarkswunden nach Duraverletzung angetroffen werden. Die gelegentlich auftretenden stauchungsbedingten Ringbrüche in der hinteren Schädelgrube spielen wegen ihrer Unvereinbarkeit mit dem Leben klinisch in der Regel keine Rolle. In der Mehrzahl der Fälle wird man es allerdings nicht mit isolierten Stauchungsverletzungen, sondern mit kombinierten Verletzungen der Wirbelsäule zu tun haben, wie etwa beim Sprung in zu seichtes Wasser mit zusätzlicher erheblicher Hyperextension oder Retroflexion des Kopfes.

## Schleudertrauma

Diese Verletzungsart der Wirbelsäule ist mit die häufigste; sie betrifft fast ausschließlich die Halswirbelsäule und den zervikothorakalen Übergang. Gerade im Straßenverkehr bei Aufprallunfällen oder Pkw-Überschlag ist dieser Abschnitt besonders gefährdet, und auch bei höhergradigen Schädelverletzungen sollte eine radiologische Kontrolle der gesamten Halswirbelsäule durchgeführt werden (Rether u. Otte 1984). Ursache ist meist die relativ große Masse und damit auch Trägheit des Kopfes, der nur über die Halswirbelsäule mit dem Körper verbunden ist. Abrupte Verzögerungen oder Beschleunigungen des Körpers werden daher allein über die Halswirbelsäule auf den Kopf übertragen, die dadurch bis hin zum zervikothorakalen Übergang teils erheblichen Belastungen ausgesetzt wird. Nur durch Anspannung der Halsmuskulatur kann die Belastung der Wirbelsäule vermindert werden. Andererseits wird gelegentlich die reflektorische Muskelanspannung etwa bei Sturz für das Entstehen von Wirbelkörperfrakturen oder Luxationen mitverantwortlich gemacht.

Jede Wirbelsäulenbelastung kann zu einer fortgeleiteten oder indirekten Rückenmarksverletzung führen. Nicht selten liegt eine Kombination mit einem Schädel-Hirn-Trauma vor. Dabei besteht die Gefahr, daß das Rückenmarkstrauma zunächst übersehen wird, zumal der zervikothorakale Übergang von routinemäßigen Röntgenaufnahmen des Schädels nicht erfaßt wird. Im Vergleich zur konventionellen Radiologie bietet die Computertomographie vor allem bei Kompressionsfrakturen der Wirbelkörper und bei der Erfassung dorsaler Frakturen Vorteile, komplexe Dislokationsverhältnisse lassen sich hingegen mit konventionell-tomographischen Methoden besser erfassen (Robotti u. Mitarb. 1986). Der Nachweis einer sogenannten posttraumatischen Syringomyelie gelingt am ehesten mittels Kernspintomographie (Meydam u. Mitarb. 1986).

Nach übereinstimmenden Angaben wird das Rückenmark vor allem durch die *Retroflexion* gefährdet; bei Ventroflexion bleiben selbst bei zusätzlicher Wirbelsäulenverletzung entsprechende Rückenmarksverletzungen häufiger aus. Dies gilt sowohl für die Hals- als auch für die Lendenwirbelsäule. Als Ursache der größeren Verletzungsgefahr bei Retroflexion vor allem der Halswirbelsäule läßt sich anführen, daß plötzliche Gewalteinwirkung von hinten häufiger überraschend erfolgt als von vorne, so daß eine reflektorische Anspannung der Kopfnickermuskulatur oft nicht rechtzeitig erfolgen kann. Auch ist die Kraft der Kopfbeugermuskeln geringer als die der Kopfstrecker und damit die muskuläre Stütze bei Retroflexion weniger wirksam als bei Ventroflexion. Für die größere Verletzungsgefahr des Halsmarks bei Retroflexion dürfte die nach vorne relativ größere physiologische Beweglichkeit der Halswirbelsäule zusätzlich eine Rolle spielen. Auch ist zu berücksichtigen, daß bei der Retroflexion des Kopfes der Abstand zwischen hoher Nackenregion als Anschlagpunkt und dem Drehpunkt in der Halswirbelsäule wesentlich kleiner ist als bei der Ventroflexion zwischen Kinn als Anschlagpunkt und dem Drehpunkt der Bewegung. Daraus folgt, daß bei Retroflexion die Belastung der Halswirbelsäule wegen des kürzeren Hebels größer ist als bei Ventroflexion und damit auch die Verletzungsgefahr. Letztlich dürfte auch die unterschiedliche ventrale und dorsale Struktur in Form von Wirbelkörper beziehungsweise Wirbelbogen von Bedeutung sein.

Eine besondere Form des Schleudertraumas stellt die *Peitschenschlagverletzung* (Whiplash-Trauma) dar. Sie entsteht besonders bei Verkehrsunfällen, wobei das Risiko der Retroflexion bei Autoinsassen durch die Einführung der Kopfstützen bei richtiger Höheneinstellung ganz erheblich gemindert werden konnte (Walz 1987). Sehr häufig findet man allerdings nicht nur einen isolierten Schädigungsmechanismus, sondern eine Kombination aus Rotations-, Stauchungs- und Zerrungsbelastungen der Wirbelsäule. Das Whiplash-Trauma der Halswirbelsäule allein erweist sich dabei für Wirbelsäule und Rückenmark als eher weniger gefährlich, da es im Rahmen dieser gedämpften Schwingung in der Regel nur zu oft röntgenologisch nicht faßbaren Weichteilverletzungen und Distorsionen kommt, allerdings in mehreren Bewegungssegmenten und mit auffallender Neigung zur Chronifizierung gegenüber anderen Wirbelsäulenabschnitten (Saternus 1982, Delank 1988).

Erst durch das Anschlagen des Kopfes gegen ein Hindernis, wozu es auch trotz Gurtanlegens kommen kann, knickt die Halswirbelsäule ab, und bei nachschiebendem Körper werden regelmäßig Halswirbelsäulenverletzungen beobachtet (Rether u. Otte 1984). Ein ähnlicher Mechanismus wird auch bei Schlag gegen das Kinn wirksam, so daß *Kinnverletzungen* auf die Möglichkeit einer Halswirbelsäulenverletzung hinweisen (Bertolami u. Kaban 1982). Folge sind Blutungen in den Weichteilen und vor allem im Bandapparat der Halswirbelsäule, hintere Bandscheibenhernien und sogenannte „Tear-dropfractures" mit Verlagerung des hinteren unteren Knochenfragments in den Spinalkanal und der Gefahr von Rückenmarksverletzungen. Am häufigsten finden sich Frakturen des vierten und fünften Halswirbels und im zervikothorakalen Übergang von C7 zu Th1 sowie Luxationen und Distorsionen. Bei stärkerer Gewalteinwirkung können das Lig. longitudinale ventrale, gelegentlich auch das Lig. longitudinale dorsale sowie eventuell die Lig. interspinalia und flava reißen. Auf mögliche Verletzungen der Aa. vertebrales mit der Gefahr einer nachfolgenden Thrombosierung sei an dieser Stelle nur hingewiesen.

Eine unmittelbare Kompression des Rückenmarkquerschnittes von dorsal her wird durch das bei Retroflexion wegen Verkürzung des hinteren Wirbelkanalabschnittes zu beobachtende kurzzeitige Vorspringen der Ligg. flava angenommen (Schneider u. Richwien 1976). Ein weiterer Schädigungsmechanismus bei Retroflexion liegt darin, daß die den Vorderrand des Wirbelkanals auskleidenden dorsalen Ligg. longitudinalia wegen der bogenförmigen Verlängerung des Wirbelkanals vom Knochen abgehoben werden können und dann wie die gespannte Sehne eines Bogens in die Lichtung des Wirbelkanals hineinspringen und so zu einer breitflächigen Kompression des Rückenmarks im Sinne eines Kneifzangenmechanismus führen.

Bei schwersten Unfällen kommt es darüber hinaus auch zu Brustwirbelsäulenbrüchen und Luxationen durch Aufprall des Körpers etwa gegen das Lenkrad oder Zurückhaltung des Körpers durch den Schräggurt. Die diesen Verletzungen zugrundeliegenden hohen Kräfte führen allerdings meist zu tödlichen Verletzungen im Brustkorbraum oder seltener in der Bauchhöhle.

Zerrungen vor allem des hinteren Bandapparates der Kopfgelenke im Sinne einer *Subluxation* finden sich keineswegs selten, manchmal von einer geringen Blutung in den weichen Rückenmarkshäuten begleitet. Auch bei *Motorradfahrern* ist heute die Halswirbelsäule nach Einführung der Integralhelme stärker gefährdet bei gleichzeitiger Abnahme der schweren Kopfverletzungen. Daneben werden bei Gewalteinwirkung vor allem im Kinnbereich gehäuft Abrisse der Halswirbelsäule von der Schädelbasis neben Schädelbasis-Ringbrüchen beobachtet. Bei *Fußgänger-Pkw-Unfällen* sind neben der Halswirbelsäule auch die Brust- und Lendenwirbelsäule besonders gefährdet, wobei nicht selten Frakturen mit vollständigem Wirbelsäulenabriß beziehungsweise starker Verschiebung der Bruchenden zueinander, einschließlich vollständiger Abquetschung oder Abriß des Rückenmarks, auftreten. Eine besonders gefürchtete Komplikation des Halswirbelsäulentraumas ist die *Fraktur des Zahnfortsatzes* des zweiten Halswirbelkörpers bei Retro- wie auch bei Ventroflexionstraumen. Bei Retroflexion wird der abgerissene Fortsatz in das Rückenmark hineingepreßt und kann wegen der unmittelbaren Nachbarschaft zum unteren Hirnstamm sofort zum Tode führen. Ohne wesentliche Verlagerung des Dens und ohne wesentliche Überstreckung der Halswirbelsäule etwa im Rahmen einer Intubation oder bei Umlagerung kann diese Verletzung überlebt werden. Wird sie allerdings nicht erkannt und kommt es zu einer Pseudarthrose, können auch später bei stärkerer Überstreckungsbelastung der Halswirbelsäule, aber auch ohne erkennbare akute Belastung schwerwiegende und eventuell tödliche Zwischenfälle resultieren. Eine Abklärung derartiger Vorschäden ist sowohl für die forensische als auch die versicherungsrechtliche Begutachtung von besonderer Bedeutung, zumal derartige Zwischenfälle auch noch nach Jahrzehnten auftreten können und sich sehr selten auch eine chronische Myelopathie entwickeln kann (Jellinger 1978).

## *Rückenmarksverletzungen*

Aus klinischer und auch pathologisch-anatomischer Sicht erscheint eine Einteilung der Rückenmarkstraumen in gedeckte und nicht gedeckte am sinnvollsten. Dabei führt das gedeckte Trauma meist zur Commotio spinalis (Rückenmarkserschütterung) oder zur Contusio spinalis (Rückenmarksprellung), das nicht gedeckte oder offene Trauma zur Rückenmarkswunde. Schwerere Traumatisierungen schließen allgemein leichtere Grade im Randbereich mit ein, wobei im Extremfall bei einer Schnittverletzung die Kontusionszone auf einen praktisch kaum noch nachweisbaren Randbereich begrenzt sein kann.

Sekundär treten Rückenmarksödem, Blutungen, Reaktionen von seiten des Gefäßbindegewebes und der weichen Häute einschließlich einer eventuell möglichen Infektion sowie Durchblutungsstörungen des Rückenmarks hinzu, so daß der Gewebsschaden noch weiter vergrößert werden kann und erhebliche Spätkomplikationen auftreten können. Grundsätzlich sind dabei die zellulären und geweblichen Reaktionen am Gehirn und Rückenmark identisch, wenngleich die unterschiedliche Gestalt und Strukturform auch auf die Reaktionen und Heilungsvorgänge Einfluß haben.

Verletzungen des Rückenmarks ohne gleichzeitige Traumatisierung oder bereits bestehende krankhafte Veränderungen der Wirbelsäule oder ihres Halteapparates kommen nicht vor, dabei decken sich aber die Schwere der Verletzung an Rükkenmark und Wirbelsäule nur bedingt. Für die Prognose einer Rückenmarksschädigung ist neben möglichst frühzeitigen intensivmedizinischen Maßnahmen eine rasche und achsengerechte Stabilisierung der Wirbelsäule oder auch eine Raumbeschaffung für das Rückenmark von größter Bedeutung (Kakulas 1987). Dieses Vorgehen kann nicht nur nachfolgende Schädigungen des Rückenmarks verhindern, sondern führt auch häufig zu einer raschen Besserung der neurologischen Ausfälle. Neben einer entsprechenden Lagerung bietet sich heute auch die operative Stabilisierung der Wirbelsäule an (Magerl 1980). Dadurch kann ein günstiger Einfluß auf den Verlauf und das Ausmaß des Rückenmarködems sowie sekundärer Schädigungen erwartet werden (Marshall u. Mitarb. 1987).

## Offene Rückenmarksverletzungen

Bei der offenen Rückenmarksverletzung ist immer die Dura eröffnet, entweder in Form kleinster Risse etwa nach Durchtritt von Knochensplitterchen oder auch in Form ausgedehntester Zerreißungen. Am Rückenmark selbst handelt es sich um eine Wunde, verursacht durch eine mehr oder weniger ausgedehnte Durchtrennung des Gewebes durch den eindringenden Fremdkörper. In diesem Sinn deckt sich der Begriff der offenen Rückenmarksverletzung mit dem von anderen Autoren bevorzugten Begriff der *direkten Rückenmarksverletzung*. Dies gilt allerdings nicht für die ohne Duraeröffnung durch Knochensplitter oder Frakturkanten gesetzten Verletzungen. Ist das Rückenmark weitgehend oder vollständig durchtrennt, so kommt es zu einem gewissen Auseinanderklaffen der Stümpfe aufgrund der Elastizität des Gewebes, eingeschränkt wegen der Fixierung durch die Rückenmarkswurzeln sowie das Lig. denticulatum.

Offene Rückenmarksverletzungen finden sich am häufigsten als Schußverletzungen sowie im Zusammenhang mit Verkehrsunfällen oder bei meist suizidalen Stürzen aus großer Höhe infolge in das Rückenmark eindringender Knochensplitter. Daneben trifft man auch gelegentlich Stich- bzw. Schnittverletzungen.

### Verletzungen der Rückenmarkshäute

In Abhängigkeit von der Überlebenszeit findet man bei frischen offenen Rückenmarksverletzungen mehr oder weniger ausgeprägt subarachnoidale, subdurale und epidurale Blutungen, die jedoch klinisch eine nur untergeordnete Bedeutung besitzen.

Die *Subduralblutung* wirkt am Rückenmark wegen der größeren Reserveräume kaum raumfordernd. Im übrigen werden erfahrungsgemäß diese Blutungen wesentlich rascher resorbiert als intrakraniell. Spinale posttraumatische Aneurysmen sind bisher nicht beschrieben. Die sich an Blutungen anschließenden Resorptions- und Organisationsvorgänge können jedoch zu narbigen Verdickungen und Verwachsungen der Rückenmarkshäute führen, im Bereich der weichen Häute vor allem zu Liquorzirkulationsstörungen und meningealen Reizerscheinungen. Diese Veränderungen werden unter dem Begriff der chronischen Meningopathie zusammengefaßt.

Die *Epiduralblutung* ist meist flächenhaft ausgedehnt und führt kaum zur Rückenmarkskompression. Mit Ausnahme der oberen Halswirbelsäule ist der spinale Epiduralraum von Fettgewebe und einem ausgedehnten Venenplexus erfüllt. Blutungen aus diesem Venensystem finden sich relativ häufig, sie erreichen aber nur extrem selten eine klinisch relevante Druckbelastung von Rückenmark oder Wurzeln. Nur die traumatisch bedingte *subarachnoidale Blutung* kann eher einmal zur Raumforderung führen, andererseits kann sie bei spinalen Kontusionsverletzungen, im Gegensatz zu den zerebralen, gänzlich fehlen. Auch die *posttraumatische spinale arachnoidale Zyste* ist hier zu erwähnen, deren Entstehung noch kontrovers diskutiert wird (Lesoin u. Mitarb. 1984). Schon die akute Zystenbildung bereitet diagnostisch erhebliche Schwierigkeiten gegenüber Blutungen, was jedoch in besonderem Maße für die chronische Form gilt. Auch sie führt häufig nach einem freien Intervall zu unbestimmten und hartnäckigen Beschwerdebildern bis hin zu Querschnittssyndromen. Am ehesten ist eine frühzeitige Diagnose durch den Einsatz der Computertomographie zu erwarten, bevor operativ eingegriffen werden kann.

### Rückenmarkswunde

Die frische Rückenmarkswunde besteht auch bei glatter Durchschneidung aus einer zentralen Trümmerzone und einer umgebenden Prellungszone.

Bei scharfer Durchtrennung wird die *Prellungszone* nur schmal, bei stumpf mechanischer Gewalteinwirkung breit sein. Bei Schußverletzungen muß man mit ausgedehnteren Prellzonen rechnen, allerdings wird auch mehrfach über sogenannte „glatte" Durchschüsse des Rückenmarks berichtet, die fast nur zu einer Trümmerzone geführt haben. Dies ist dann zu erwarten, wenn die Energie des Geschosses beim Eintritt in den Spinalraum bereits nahezu aufgebraucht und damit eine wesentliche Energieabgabe an die Umgebung nicht mehr möglich war. Die *Prellungszone* entspricht dem Bild der Kontusion.

Die *zentrale Trümmerzone* enthält aus zerrissenen Gefäßen ausgetretenes Blut sowie aus dem Verband herausgelöste Gewebstrümmer. Hinsichtlich des Heilungsverlaufes können wie beim Gehirn auch am Rückenmark drei Stadien unterschieden werden. Im ersten Stadium beginnt schon kurz nach Verletzungsentstehung eine Verflüssigung der rasch nekrotisch werdenden kleinen Gewebstrümmer, so daß sie bei Freilegung des Rückenmarks als detritusartiges Material abfließen können. Im zweiten und dritten Stadium hingegen wird das Bild von Resorption und Organisation in den Arealen bestimmt, die der Prellungszone entsprechen. Dementsprechend laufen hier die gleichen Vorgänge ab, wie sie bei der Besprechung der Kontusion näher ausgeführt werden.

Bei Rückenmarksverletzungen durch von außen eingedrungene Fremdkörper finden sich eitrige spinale Meningitiden weit seltener als intrakraniell, und Rückenmarksabszesse sind eine seltene Komplikation. So fand sich beispielsweise nach Schußverletzungen des Gehirns in 70%, bei offenen Rückenmarksverletzungen nur in 20% eine eitrige Meningitis. Dies wird teilweise dadurch erklärt, daß die intrakraniellen Meningitiden über den Umweg einer Ventrikelinfektion zustande kämen und ein solcher Infektionsweg am Rückenmark nicht existiert. Andererseits ist die offensichtlich schnellere Reinigungsfähigkeit des spinalen Liquorraumes gegenüber dem zerebralen zu berücksichtigen, die sich in dem wesentlich rascheren Verschwinden von Blut und Blutabbaupigmenten zeigt. Auch eine eitrige Myelitis als Traumafolge ist sehr selten und in der Regel auf die nähere Umgebung der Wunde beschränkt, wobei dieser Befund auch gegen granulozytäre Abräumreaktion differentialdiagnostisch abgegrenzt werden muß. Eine phlegmonös fortschreitende Entzündung des Rückenmarks gehört zu den Raritäten.

## Gedeckte Rückenmarksverletzungen

Man spricht von einer gedeckten Rückenmarksverletzung, wenn die Dura durch die Gewalteinwirkung nicht eröffnet wurde. Hierzu gehören in erster Linie die stumpfen Gewalteinwirkungen, deren Folgen am Rückenmark allerdings ebenso verheerend sein können wie nach offener Rückenmarksverletzung. Die Palette reicht von geringen kurzzeitigen Störungen der Funktion bis zur vollständigen Querschnittsläsion. Entsprechend der Regel, daß die Rückenmarksläsion im Bereich der Gewalteinwirkung am stärksten ausgeprägt ist, nimmt der Grad der Gewebeschädigung zur Umgebung hin ab. Dies bedeutet, daß bei einer relevanten Verletzung in der Regel mehrere unterschiedliche Schädigungsgrade verwirklicht sind. Diese beginnen bei der Rückenmarkserschütterung und reichen bis zur schweren Kontusion, mit Schädigungen auch noch in einigem Abstand vom Hauptherd. Meningeale Blutungen bei Rückenmarkskontusionen sind ebenso häufig wie bei Hirnkontusionen und können epidural, subdural und/oder subarachnoidal liegen.

### Rückenmarkserschütterung
Syn.: Commotio medullae spinalis

Bei einem gewissen Teil der Wirbelsäulenverletzungen klingen auch anfänglich schwere Rückenmarkssymptome relativ rasch wieder ab ohne erkennbare Reststörungen. In diesen Fällen spricht man von einer sogenannten Commotio medullae spinalis, einer Rückenmarkserschütterung, die durch kurze Dauer und spontane völlige Rückbildung der neurologischen Ausfälle ohne anatomisch nachweisbare Veränderungen gekennzeichnet ist. Sie sollte daher forensisch im allgemeinen als leichte Körperverletzung (besonders im österreichischen Strafrecht) qualifiziert werden. Aus klinischer Sicht kann die Diagnose letztlich nur aus dem Verlauf gestellt werden, wobei die Rückbildung der Ausfälle meist rasch erfolgt. Zunächst kehren Sensibilität und Reflexe wieder, dann auch die Motorik. In seltenen Fällen soll die Rückbildung aber auch zehn bis elf Tage beanspruchen können (Marburg 1936). Nur von computertomographischen und in Einzelfällen von kernspintomographischen Untersuchungen ist heute eine frühere Abgrenzung dieses noch keineswegs ausreichend definierten Zustandsbildes gegen eine Blutung oder Erweichung zu erwarten. Ebenso wie bei der Gehirnerschütterung läßt sich bis heute keine eindeutige Aussage hinsichtlich der Ursachen machen. Der brüske Zug an den Rückenmarkswurzeln in Verbindung mit erheblichen Liquordruckschwankungen und Störungen der Gefäßnerven sowie gestörter Durchblutung des Rückenmarks als Ursache werden diskutiert. Auch eine Zugbelastung am Lig. denticulatum, mit dem das Rückenmark vor allem in Höhe des Hals- und Brustmarkes jeweils seitlich aufgehängt ist, ist hierbei zu bedenken.

### Rückenmarksprellung
Syn.: Contusio medullae spinalis

Die Kontusion des Rückenmarks ist ein weiterer Begriff und beinhaltet alle Schädigungen in Form einer Prellung, einer stumpfen Quetschung oder auch einer Zerrung. Die dabei resultierenden Gewebsschäden stehen im Zentrum der gesamten traumatisch bedingten Rückenmarksveränderungen. Sie sind ohne Zweifel die beherrschende Gewebsschädigung beim gedeckten Rückenmarkstrauma, bei dem die Dura intakt geblieben ist. Andererseits ist die Kontusion auch als Begleitbefund bei allen offenen Rückenmarkstraumen in der Umgebung der entstandenen Rückenmarkswunde zu finden. Ein grundsätzlicher Unterschied zum Gehirn besteht darin, daß bei diesem die graue Substanz als Rinde, beim Rückenmark jedoch die weiße Substanz als Strangsysteme an der Oberfläche liegen und somit unterschiedliche Strukturen unmittelbar der Gewalteinwirkung ausgesetzt sind. Dabei scheint die weiße Substanz gegenüber einer mechanischen Gewalteinwirkung relativ weniger empfindlich zu sein als die graue, so daß Schädigungen der grauen Substanz ohne solche der weißen erklärbar sind. Dies mag zum Teil an der geringen Gefäßdichte der weißen Substanz liegen.

Die entscheidende Abgrenzung zur spinalen Commotio liegt in der Nachweisbarkeit einer anatomisch faßbaren Gewebsschädigung. Die im Bereich des Gehirns so bedeutende Contrecoup-Verletzung findet sich am Rückenmark praktisch nicht, was wegen der fehlenden Sogwirkung am stoßabgewandten Teil durch das geringe Eigengewicht des Rückenmarks nicht verwundert. Weiterhin ist die Wirbelsäule nicht so starr wie die knöcherne Schädelkapsel, so daß durch unphysiologische Bewegung oder Belastung ein direkter Kontakt zwischen Wirbelsäule, Bandapparat sowie Bandscheiben einerseits und dem Rückenmark andererseits eher möglich erscheint. Dies gilt in besonderem Maße bei umschriebenen, in den Wirbelkanal vorspringenden Strukturen degenerativer, postentzündlicher oder blastomatöser Prozesse. Dabei spielt wohl auch die Tatsache mit eine Rolle, daß im Gegensatz zum Rückenmark die Wirbelsäule streng segmental in Form von einzelnen Wirbelkörpern aufgebaut ist und diese nur bedingt fest miteinander verbunden sind. Der Stoß gegen einen Wirbelkörper kann diesen sehr wohl seitlich bis hin zur Luxationsfraktur verschieben mit der Möglichkeit direkter Kontusionsverletzungen. Andererseits kann auch ohne direkte Kontusion ein Stoßimpuls über den Epi- und Subduralraum auf das Rückenmark übertragen werden. Inwieweit sich dabei die Stoßwelle auch noch longitudinal nach oben und unten auswirken kann, ist bisher nicht überprüft. Fest steht nur, daß auch in gewissem Abstand vom Stoßzentrum vergleichbare Läsionsmuster entstehen können.

Unter der Kontusionsschädigung des Rückenmarks werden nicht nur die im Moment der Schädigung auftretenden, sondern auch die sich daraus ergebenden späteren Gewebsveränderungen subsumiert. Dabei kann man ein erstes Stadium der Blutung und Nekrose, ein zweites der Resorption und Organisation beziehungsweise Reparation und ein drittes der Narbenbildung unterscheiden. Bei dieser Stadieneinteilung darf aber nicht übersehen werden, daß es sich tatsächlich um einen kontinuierlich fortschreitenden Prozeß mit erheblichen Überschneidungen der Einzelstadien handelt. So hängt die Geschwindigkeit der fortschreitenden zellulären und geweblichen Reaktionen von vielen Parametern ab wie etwa Defektgröße, Art der Einwirkung sowie von individuellen Unterschieden in der Konstitution wie Alter oder Durchblutungsgröße. Auch können die ablaufenden Reaktionen im Zentrum einer Läsion gegenüber der Peripherie deutlich verzögert sein oder über eine längere Zeit überhaupt fehlen. Besonders groß sind die Unterschiede hinsichtlich des Zeitbedarfs der Abräumung zwischen Kolliquationsnekrose mit rascher Verflüssigungstendenz und Koagulationsnekrose, die mühsam von der Peripherie her abgeräumt werden muß (Näheres s. Kap. „Kreislaufstörungen").

**Stadium der Blutungen und Nekrosen (1. Stadium)**

Im Moment der Gewalteinwirkung kommt es zu kleinen *Blutungen* aufgrund Zerreißung kleiner Gefäße und Kapillaren ohne sonst erkennbare Gewebszerreißung. Entsprechend der wesentlich höheren Vaskularisation der grauen Substanz des Rückenmarks sind die Blutungen dort am ehesten und auch am stärksten ausgebildet. Sie können auf das Hinterhorn beschränkt sein mit eventueller Ausdehnung auf das ventrale Hinterstrangfeld unter Bevorzugung der zervikalen und lumbalen Intumeszenz. Von kleinsten petechialen Blutungen reicht das Ausmaß bis zu dichtstehenden und konfluierten Blutungen, so daß die Schmetterlingsfigur der grauen Substanz hämorrhagisch destruiert erscheinen kann. Bei Ausdehnung dieses Befundes auf mehrere Rückenmarkssegmente wurde der Begriff der *Hämatomyelie* eingebracht. Verstärkt werden kann dieser Eindruck noch durch nachfolgende zusätzliche Diapedeseblutungen und Nekroseblutungen, die möglicherweise auch einmal ohne vorausgegangene Rhexisblutungen auftreten können. Auch die Diffusion des Blutfarbstoffes kann den Eindruck einer Hämatomyelie, vor allem makroskopisch, zusätzlich verstärken. Selbst ein relativ geringfügiges Trauma kann zu derartigen Blutungen führen, bei stärkerer Gewalteinwirkung wird man auch in der weißen Substanz die Blutungen nicht gänzlich vermissen. Als Ursache werden Gefäßwandeinrisse, funktionelle Zirkulationsstörungen sowie Zerrungsbelastungen an den Hinter- und Vorderwurzeln genannt.

Im Gegensatz zur rhektischen Blutung ist die *Gewebsnekrose* (Myelomalazie) im histologischen Präparat erst nach einigen Stunden durch eine schlechtere Anfärbbarkeit nachweisbar, am deutlichsten im Nissl-Bild. Die Markscheiden werden blaß, gequollen oder von feinvakuoligen Hohlräumen durchsetzt, was sich allerdings nur bedingt von Ödemveränderungen abgrenzen läßt. Die Nervenzellen schrumpfen im Nekrosegebiet, die Kerne können ausgesprochen pyknotisch werden, und die Nissl-Schollen sind nicht mehr darstellbar. Je nach Grad der Nekrose werden auch die Gliazellen miteinbezogen, färben sich nicht mehr an, und die Kerne zeigen Pyknose, Karyorhexis oder auch Karyolyse. Die Ausdehnung der Nekrose übersteigt dabei regelmäßig die der Rhexisblutungen, so daß auch zunächst blutungsfreie Anteile des Rückenmarksquerschnittes letztendlich untergehen. Bei ausgedehnter Nekrose bleibt dann oft nur noch ein schmaler äußerer Randsaum als Rest des ursprünglichen Rückenmarksquerschnittes übrig. Experimentelle Untersuchungen konnten dabei zeigen, daß sich bereits fünfzehn bis zwanzig Minuten nach vorausgegangener Rückenmarkskompression eine schwerwiegende posttraumatische Ischämie im Schädigungsgebiet von mindestens 24 Stunden Dauer entwickelt, graue und weiße Substanz betreffend und sich erheblich nach oben und unten ausdehnend (Pigolkin 1987).

Das *Ödem* entwickelt sich allmählich und erreicht seinen Höhepunkt meist vier bis fünf Tage nach dem Trauma. Dabei kommt es auch zu zunehmenden Vergrößerung des Markumfanges, der durch eine deutliche Wulstbildung bereits makroskopisch bei Betrachtung des Rückenmarks erkennbar wird (Abb. 7.**16**). Charakteristisch ist die weitere Ausdehnung des Ödems nach oben in höherliegende

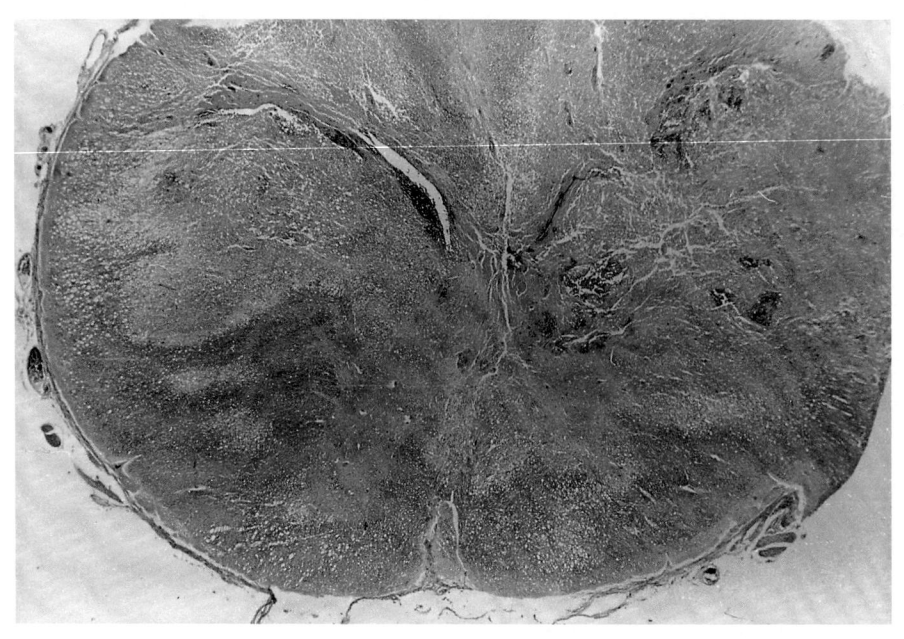

**Abb. 7.16** Landkartenartig begrenzte, durch Ödemteiche bzw. zystische Degeneration markierte Gewebsuntergänge, im rechten Bildausschnitt auch mit kleinfleckigen Blutungen und resorptiver entzündlicher Infiltration. Zustand 11 Tage nach klinisch zunächst übersehener Densfraktur (Goldner, × 10).

Rückenmarkssegmente und meist weniger ausgeprägt nach unten. Wie weit sich das Ödem nach oben und unten ausbreitet, hängt dabei in erster Linie von der Schwere der primären Gewalteinwirkung ab (Wagner u. Stewart 1981), Ausdehnungen auf die halbe Rückenmarkslänge sind beschrieben. Gerade die Ausdehnung nach oben führt zu progredienten klinischen Symptomen und im Halsmarkbereich zu lebensbedrohlichen Komplikationen. Als Faustregel gilt für die zervikale Rückenmarksläsion, daß das Ödem pro Tag um ein Segment aufsteigt, so daß sich bei einer Verletzung etwa in Höhe von C4 nach vier Tagen das Schicksal des Patienten entscheidet. Gerade die dabei auftretende sekundäre respiratorische Insuffizienz gefährdet den Patienten in besonderer Weise (Abel u. Mitarb. 1982). Eine besondere Verstärkung des Ödems im Bereich der Kontusionsschädigung findet sich bei gleichzeitiger Alkoholisierung (Brodner u. Mitarb. 1981).

Im ersten Stadium kommt es in wechselndem Ausmaß zum eventuell sehr reichlichen Austritt von polymorphkernigen Leukozyten. Diese sind meist über das gesamte Nekrosegebiet hin teils in lockeren, teils in dichten Schwaden verteilt mit einer gewissen Bevorzugung der perivaskulären Bereiche. Der Befund hat mit einer Entzündung im Sinne einer Infektion nichts zu tun, wurde früher allerdings teilweise fälschlich als Myelitis bezeichnet. Nach meist kurzer Zeit verschwinden diese Leukozyten wieder, meist während des Übergangs in das zweite Stadium.

**Stadium der Resorption und Organisation (2. Stadium)**

Wie im Bereich des Gehirns begegnet man auch im Rückenmark überwiegend der Kolliquationsnekrose. Sie ist durch ein mehr oder weniger reichliches Einwandern von *Fettkörnchenzellen* (auch Schaumzellen oder Gitterzellen genannt) beherrscht, die mesenchymaler Herkunft sind und sich von den Blutmonozyten herleiten. Sie wandern in den nekrotischen Bezirk eventuell schon am zweiten, sicher am dritten Tag ein und beginnen, ihn teils regelrecht zu überschwemmen, wobei ihr Anteil meist nicht so groß ist wie im Gehirn. Dies ist das Stadium der Erweichung im engeren Sinne mit Verflüssigung der Nekrose und Abtransport des untergegangenen Materials (Abb. 7.**17**). Dadurch verschmächtigt sich das Rückenmark an dieser Stelle mehr und mehr. Beim Einschneiden fließt aus diesem Bereich zunächst ein schokoladenbraun gefärbter, später weißlicher Gewebsbrei ab, der mikroskopisch fast ausschließlich aus Fettkörnchenzellen besteht. Je nach Schwere der vorausgegangenen Schädigung werden zunächst nur die Nervenzellen, dann auch Oligodendroglia, die Astroglia und zuletzt das Gefäßbindegewebe in die Nekrose mit einbezogen, wobei letzteres oft zumindest noch in Teilen erhalten bleibt. In diesem Stadium läßt sich bereits die beginnende sekundäre Degeneration der Rückenmarksstränge sowie der Wurzeln abgrenzen.

Nach zwei bis drei Tagen beginnt eine zunächst zarte *Gefäßneubildung*, die neben der Entwicklung der Fettkörnchenzellen nach ca. einer Woche das Bild beherrscht. Besonders reichlich ist sie wegen der hohen vorbestehenden Kapillardichte in der grauen Substanz des Rückenmarks ausgebildet. Vor allem nach einer nahezu den gesamten Rückenmarksquerschnitt einnehmenden Nekrose kann auch von den weichen Häuten her die Gefäßproliferation ringförmig sehr stark einsetzen mit Bevorzugung der Anteile um die vordere Fissur. Diese Gebiete erhöhter Gefäßproliferation werden auch als „Wucherungszone" bezeichnet. Dieses Netzwerk aus Gefäßbindegewebe wird je nach bereits bestehendem Gefäßreichtum und Erhal-

Abb. 7.**17** Um 4 Wochen überlebte Luxationsfraktur der unteren Halswirbelsäule nach Gerüststurz mit komplettem Querschnittssyndrom. Zustand nach operativem Stabilisierungsversuch. Überwiegend bereits abgeräumte Kolliquationsnekrose der Strangsysteme sowie Koagulationsnekrose der grauen Substanz mit verzögertem Abbau (PTAH, × 11).

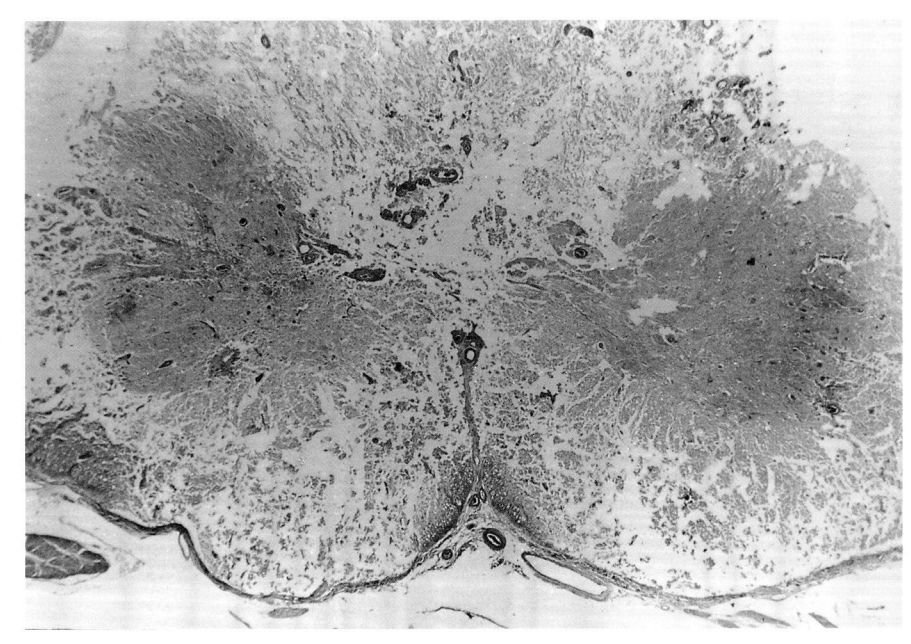

tungszustand sehr dicht oder auch nur locker strukturiert gefunden, wobei die Maschen meist reichlich Fettkörnchenzellen oder auch noch Reste nekrotischen Gewebes enthalten. Sowohl die Einschwemmung von Fettkörnchenzellen als auch die Gefäßproliferation ist von noch erhaltenen Gefäßstrukturen abhängig. Bei Koagulationsnekrosen kann daher eine Resorption des nekrotischen Gewebes mit anschließender Organisation des Defektes nur von der Randzone im Übergang zum intakten Gewebe und/oder auch von den weichen Häuten her erfolgen.

Die Phase der Resorption erstreckt sich auch auf die Blutungen. Das nicht sofort abtransportierte Blut fällt dem Blutabbau anheim mit makroskopisch gelb- bis rotbrauner Verfärbung beziehungsweise mikroskopisch einem Auftreten von überwiegend in Pigmentkörnchenzellen gespeichertem Hämosiderin. Im Gegensatz zum Gehirn erfolgt jedoch die Resorption und Abräumung von Blutresten am Rückenmark wesentlich schneller, so daß in späteren Stadien der Resorption Blutungsreste entweder bereits völlig fehlen oder zumindest nur noch in eher geringem Ausmaß vorhanden sind.

**Stadium der Narbenbildung (3. Stadium)**

Das bereits im zweiten Stadium einsprießende Gefäßbindegewebe liefert als entscheidender Träger des mesenchymalen Anteils in Verbindung mit den weichen Häuten die Voraussetzungen für die Entwicklung einer *bindegewebigen Narbe*. Bei Totalnekrose des Rückenmarks resultiert ein schmaler derber Bindegewebsstrang, dessen unterschiedlich dicke kollagene Faserzüge vielfach longitudinal entsprechend dem Verlauf der langen Bahn ausgerichtet sind. Eine Abgrenzung der vernarbten weichen Häute von der eigentlichen Rückenmarksnarbe gelingt vielfach nicht mehr, auch besteht oft eine feste Verwachsung mit der Dura. Neben dem hochgradigen Substanzverlust unterstützt die Schrumpfungstendenz jeder Narbenbildung die hochgradige Verschmächtigung des Rückenmarkquerschnittes.

Je nach Lokalisation und Schwere der Schädigung trifft man neben soliden kollagenen Narbenfeldern auch auf lockeres *zystisches Narbengewebe*. Zwischen den Bindegewebslücken, liegen wie gefangen, teils auch noch nach vielen Jahren Fettkörnchenzellen ohne erkennbare Funktion, aber auch glattwandige Zysten mit größerer Ausdehnung werden beobachtet (Abb. 7.**18**, 7.**19**).

Wenn nur eine unvollständige Nekrose mit Erhaltung etwa der Astroglia eingetreten ist, steht nicht die Gefäßbindegewebsproliferation im Vordergrund. Dann wird die Reaktion von einer Vermehrung vor allem faserbildender Astrozyten im Sinne einer *Glianarbe* beherrscht. Diese läßt sich makroskopisch oft nicht sicher abgrenzen und kann im Gegensatz zur meist nur umschriebenen bindegewebigen Narbe über größere Abschnitte des Rückenmarks ausgedehnt sein. Klinisch besteht bei diesem Befund in der Regel kein kompletter Querschnitt, da Reste der Fasersysteme zumeist noch erhalten sind. Diese Veränderung findet sich auch regelmäßig im Randgebiet schwerer Gewebsschädigungen und kann bei weniger schwerer Traumatisierung inselförmig ausgebildet sein. Auch eine *Entmarkung* nimmt – abgesehen von einer Strangdegeneration – mit zunehmendem Abstand vom Schädigungszentrum immer mehr ab.

### Rückenmarkstypische traumatische Zusatzbefunde

Durch die strukturelle Organisation des Rückenmarks in Bahnensysteme und zentrale Schmetterlingsfigur wie auch aufgrund der Struktur der Gefäß-

# 7 Traumatische Veränderungen

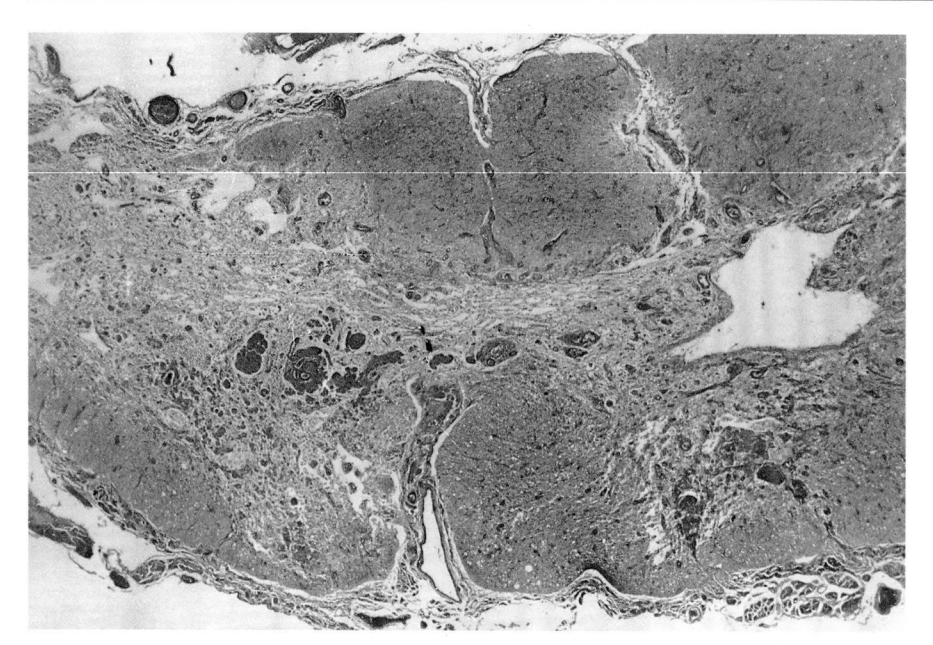

Abb. 7.**18** Um 9 Monate überlebter Arbeitsunfall mit zunächst übersehenen Wirbelkörper-Deckplatteneinbrüchen und subtotalem Querschnitt ab C 6. Neben teilweise noch erhaltenen Hintersträngen teils locker zystische, teils eher narbig kollagene Narbenfelder sowie glattwandige Zystenbildung. Im mittleren Bildanteil traumatisch bedingte Neurombildungen (s. auch Abb. 7.**24**) (v. Gieson, × 8,5).

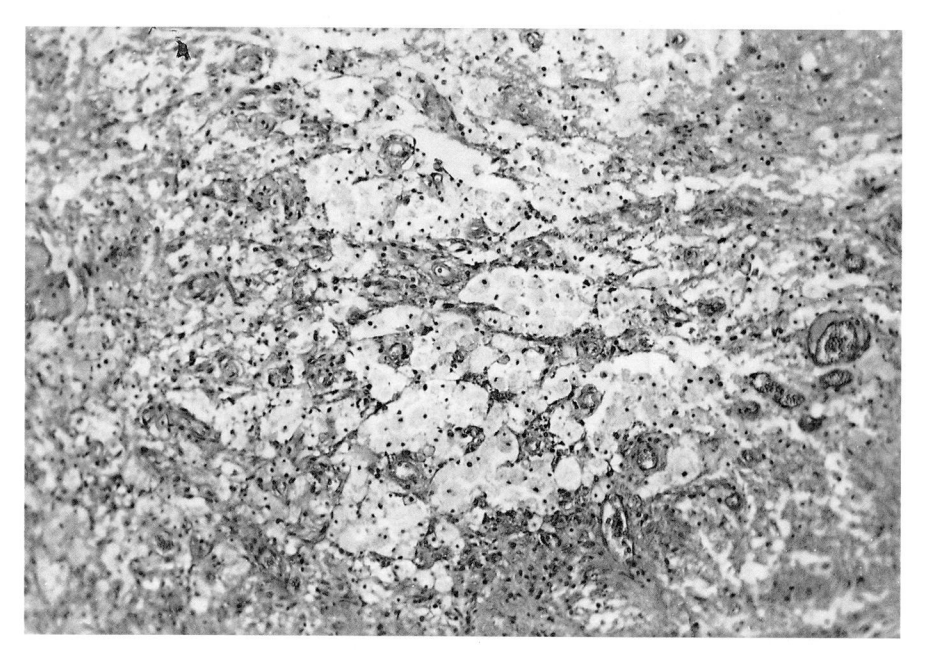

Abb. 7.**19** Zustand 9 Monate nach Rückenmarkstrauma mit teils in Gruppen liegenden Fettkörnchenzellen als Ausdruck eines „fixen Abbaues" ohne erkennbare fortschreitende Reaktion (HE, × 110).

versorgung ergeben sich am Rückenmark traumatisch bedingte Veränderungen, die am Gehirn in dieser Form nicht beobachtet werden. Diese lassen sich unter die Begriffe der Nekrosezysten und sogenannten Lückenfelder einordnen. Darüber hinaus sind hier die sekundären Strangdegenerationen, Wurzeldegenerationen und die sogenannte primäre Nervenzellreizung der Vorderhornzellen anzuführen.

## Lückenfelder

Es handelt sich um typische spongiöse Auflockerungen der an der Rückenmarksoberfläche liegenden weißen Substanz. Sie liegen vorwiegend an der Oberfläche der Rückenmarkssegmente außerhalb von Nekrosen und lassen sich von der bei Routineeinbettung immer zu beobachtenden und artifiziell bedingten gleichmäßigen Gewebsauflockerung der Rückenmarksrandzone durch ihre relativ scharfe Begrenzung und zumeist keilförmige Ausbildung gut abgrenzen. Sie sind von einer Achsenzylinderschwellung unterschiedlichen Kalibers geprägt (Abb. 7.**20**). Einerseits lassen sie sich als Folge einer Kontusion durch eine lokale traumatische Schädigung der Axone erklären, die mit Auftreibung reagieren. Andererseits entsprechen diese „peripheren Keilherde" dem keilförmigen Versorgungsgebiet der von der Vasocorona kommenden Randgefäße, die den Randsaum des Rückenmarks versorgen, so daß sie

Abb. 7.20 Sog. Lückenfeld an der Rückenmarksoberfläche 7 Tage nach Densfraktur: spongiöse Auflockerung des Gewebes mit typischen Achsenzylinderschwellungen (HE, × 110).

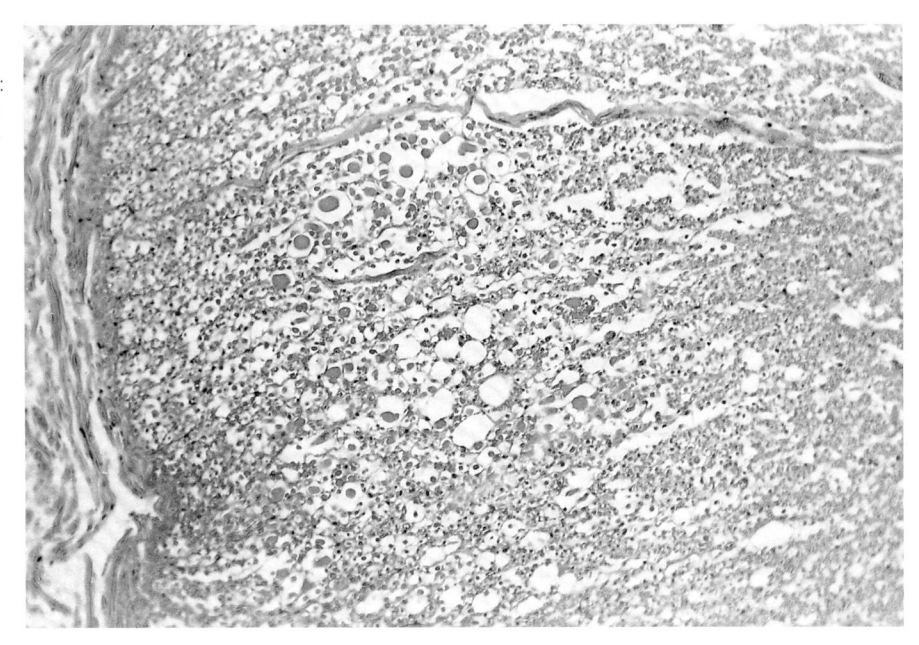

auch als Ausdruck einer gefäßbedingten Versorgungsstörung aufgefaßt werden können. Unter diesem Aspekt wären diese Lückenfelder sekundäre Folgen einer traumatischen Einwirkung. Interessant ist allerdings, daß die Achsenzylinderauftreibungen offensichtlich reversibel sind und bei längerer Überlebenszeit wieder verschwinden, wogegen die Auflockerung des Gewebes offensichtlich lang erhalten bleibt und somit eine wesentlich geringere Rückbildungsfähigkeit als die Achsenzylinderschädigung aufweist.

**Posttraumatische Nekrosen**
Syn.: sog. posttraumatische Syringomyelie

Hierbei handelt es sich um einen rückenmarksspezifischen Befund, der in zystischen Veränderungen der weißen Substanz des Rückenmarks oder auch nur in Form eines zentralen Nekrosestiftes besteht, und zwar vorwiegend im ventralen, gelegentlich auch im seitlichen Anteil eines oder beider Hinterstrangfelder und nur selten im Vorderstrangbereich. Die Pseudozysten sind auf dem Querschnitt zum Teil mit freiem Auge als stecknadelkopf- bis linsengroße Gebilde erkennbar und erstrecken sich meist über mehrere Segmente. Im Gegensatz zur Syringomyelie treten sie solitär oder auch zu mehreren in einem oder auch beiden Hinterstrangfeldern auf, wobei sie von der Kommissur durchweg noch durch einen mehr oder weniger breiten erhaltenen Randsaum aus Hinterstranggewebe abgetrennt werden. Die Pseudozysten sind meist sehr scharf gegen die Umgebung abgesetzt und enthalten oft mit nekrotischem Gewebsmaterial durchsetzte Flüssigkeit. Sie können offensichtlich sekundär unter Raumforderung größer werden, meist zeigen sie jedoch einen auffällig stationären Aspekt ohne erkennbare zelluläre oder gewebliche Reaktion. Bisweilen finden sich bei nur unvollständiger Entwicklung in den Gewebsmaschen eingelagerte Fettkörnchenzellen, jedoch ebenfalls ohne erkennbare Reaktion (Abb. 7.21, 7.22, 7.23).

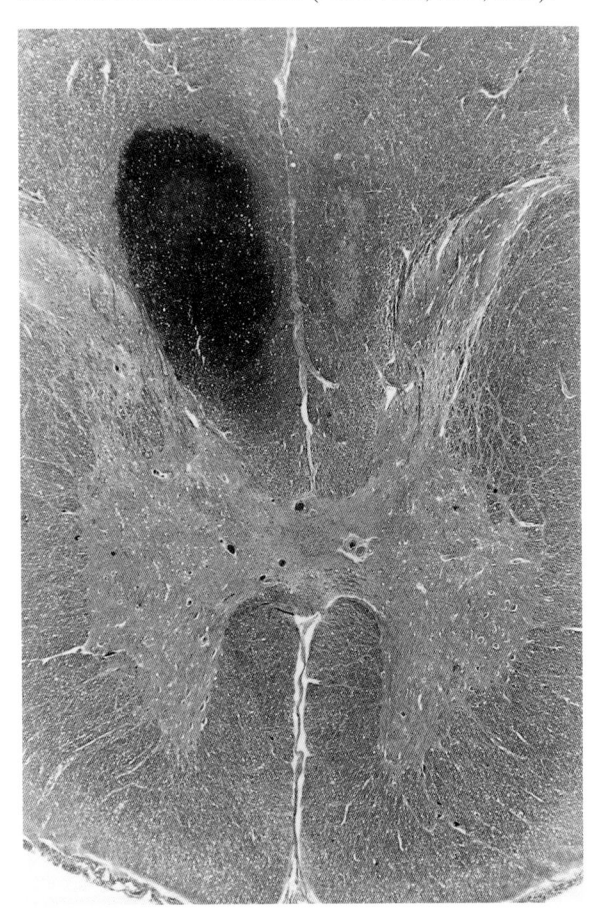

Abb. 7.21 Hämorrhagische Destruktion der vorderen Anteile beider Hinterstrangfelder 7 Tage nach Densfraktur (Goldner, × 15).

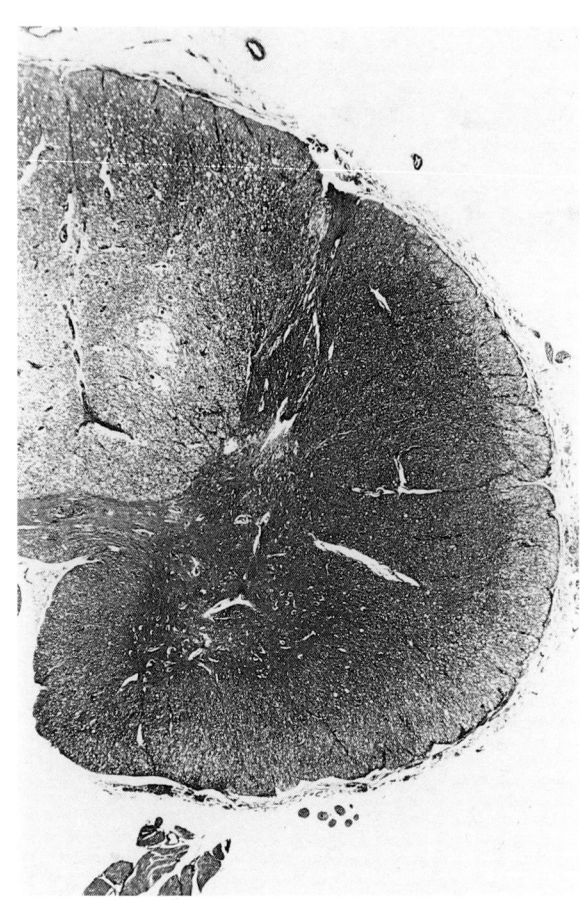

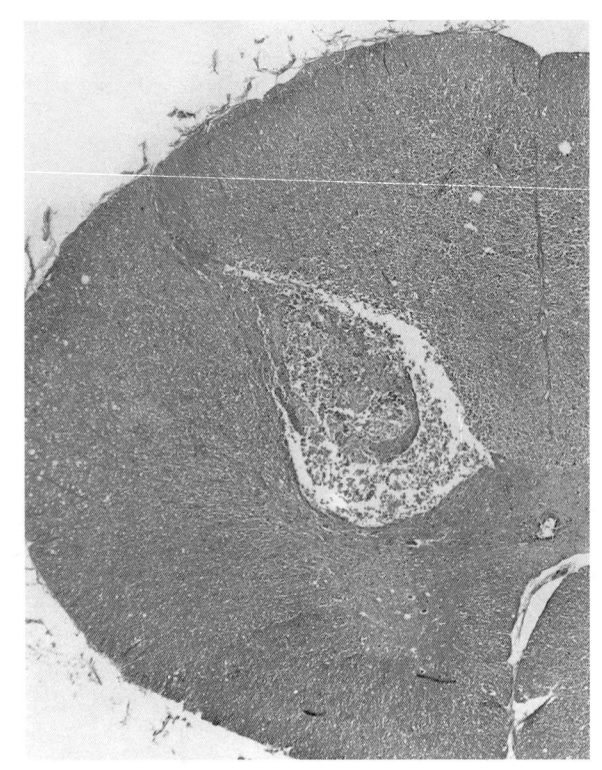

**Abb. 7.22** Ödematöse Durchtränkung des vorderen Anteils des Hinterstrangfeldes mit beginnender zystischer Nekrosebildung 10 Tage nach Verkehrsunfall (v. Gieson, × 11).

**Abb. 7.23** Zustand 3 Wochen nach Luxationsfraktur: zystische Defektbildung im seitlichen vorderen Anteil des Hinterstrangfeldes unter Einbeziehung der angrenzenden Hinterwurzelanteile (Goldner, × 15).

Ursprünglich sprach man bei diesen Veränderungen auch von Nebenherden, da sie bevorzugt über einige Segmente oberhalb, manchmal auch unterhalb des Läsionszentrums beobachtet werden. Da sie jedoch auch im Zentrum der Läsion ausgebildet sind, sollte dieser Begriff heute eher vermieden werden. Weiterhin soll diese Läsion bereits während der Gewalteinwirkung und durch diese selbst entstehen können mit Demarkierung der nachfolgenden Nekrosezone bereits nach drei Tagen. In jüngerer Zeit wurden auch die Begriffe einer progressiven pseudozystischen Spätmyelomalazie oder Myelopathie vorgeschlagen. Im Bereich der langen Bahnen des Rückenmarks ist die Tendenz zur Verflüssigung einer Nekrosezone stark ausgeprägt. Für die einzelnen Achsenzylinder gilt dabei, daß eine Schädigung entweder zum Faseruntergang führt oder bei geringerem Schädigungsgrad der Zellfortsatz von der entsprechenden Nervenzelle erhalten werden kann. Auch dies kann Ursache dafür sein, daß die Nekrosezysten meist keine wesentliche Randzone zeigen. Inwieweit ein gelegentlicher randständiger Saum aus Fettkörnchenzellen Folge einer Kompression des umliegenden Gewebes sein könnte, läßt sich bisher nicht eindeutig beantworten.

Letztlich bleibt die Enstehungsweise der posttraumatischen Stiftnekrosen im Rückenmark ungeklärt. Die verhältnismäßig enge Einbindung des Rückenmarks in die Arachnoidalhöhle, verbunden mit der longitudinalen Ausrichtung der meisten anatomischen Strukturen, mögen zur plurisegmentalen Ausbreitung fokal entstehender Ödemherde führen, wobei sich venöse Abflußstörungen zuerst an der Basis der Hinterhörner morphologisch manifestieren. Es ist allerdings fraglich, ob überhaupt eine einheitliche Pathogenese vorliegt; posttraumatische Gewebslücken können auch Folge von Mikroblutungen oder Embolien sein. Auch degenerative Veränderungen oberhalb des Zentrums der traumatischen Läsion mögen im Einzelfall zu derartigen Lückenbildungen beitragen, allerdings bilden sich dann keine echten Kolliquationsnekrosen. Die Pathologie der spinalen Mikrozirkulation wird im Kapitel von Ferszt berührt; eine systematische Übersicht gibt Schneider (Schneider 1980).

Die Behinderung des venösen Abflusses kann so nicht nur zu dieser Form einer im ersten Stadium steckengebliebenen Nekrose führen, sondern auch zu einer sekundär raumfordernden Ausweitung. Die bereits sehr bald nach dem Trauma einsetzende Volumenvergrößerung der Nekrosezyste ließ an eine solche Abflußstörung denken, eine Zunahme klinischer Ausfälle wird dabei allerdings nicht beobachtet.

Die Entstehung dieses Befundes ist derzeit noch nicht endgültig geklärt. Es besteht jedoch weitgehend Einigkeit dahingehend, daß eine akute oder chronische Raumbeengung des Rückenmarks unterschiedlichster Ursache zu derartigen Nekrosezysten, aber auch zu Stiftgliosen führen kann. Eine primär traumatische Gefäßzerreißung in diesem Bereich oder eine sonstige direkte traumatische Gewebsschädigung ist zwar für ihre Entstehung zumindest nicht Voraussetzung, dürfte jedoch die Ausbildung dieses Befundes wesentlich begünstigen.

**Fortgeleitete Schädigung und Regeneration**

Charakteristisch für die traumatische Rückenmarksschädigung ist die Fortleitung der Schädigung vor allem über die Strangsysteme. Die Schädigung des Perikaryons wirkt sich auf die Fortsätze aus, die Schädigung der Fortsätze auf das Perikaryon. So führt beispielsweise der Untergang des Perikaryons zwangsläufig auch zum Untergang der Nervenzellfortsätze. Nach Durchtrennung eines Nervenzellfortsatzes hingegen geht einerseits der periphere und damit vom kerntragenden Nervenzellanteil abgesetzte Fortsatzanteil unter, andererseits zeigt jedoch auch das Perikaryon eine Reaktion, die als *primäre Reizung oder als retrograde Nervenzellveränderung* beschrieben wird. Sie besteht in einer Ballonierung der Nervenzelle mit Verlust oder nur noch randständigen Resten der Nissl-Schollen und einem an den Rand der Zelle gedrängten Kern. Da gleichsinnige Nervenzellfortsätze mit gleichem Ursprungsgrau und Ziel im Rückenmark meist in geschlossenen Bündeln innerhalb der weißen Strangsysteme und in peripheren Nerven zusammengefaßt sind, ergeben sich bei Läsionen typische Muster der auf- und absteigenden Degeneration sowie entsprechende Faseruntergänge in peripheren Nerven. Von wesentlicher Bedeutung für das entstehende Läsionsmuster ist dabei die Lage des kerntragenden Teils der Nervenzelle, ober- oder unterhalb der Läsionsstelle oder außerhalb des Rückenmarks, etwa im Spinalganglion.

Bei Durchtrennung von Nervenfasern besteht, wenn die Läsion nicht zu nahe am Perikaryon liegt, die Möglichkeit einer neuen *Aussprossung des Achsenzylinders*. Beim peripheren Nerven bilden die Schwann-Zellen, die jeweils nur einer Faser zugeordnet sind, nach Zerfall der Markscheide in Form der Büngner-Bänder die Leitschiene für die neu aussprossende Faser. Dadurch ist das Wiedererreichen des ursprünglichen Zielortes für die Faser möglich. Im Zentralnervensystem und damit auch im Rückenmark hingegen versorgt eine Oligodendrogliazelle als Träger der Markscheide mehrere Fasern, so daß sie zwar die Versorgung einer untergegangenen Faser einstellt, selbst jedoch keine Veränderung vergleichbar der der Schwann-Zelle durchmacht. Es entstehen also im Zentralnervensytem keine Leitschienenstrukturen, so daß bisher beim Menschen keine brauchbare Regeneration beobachtet werden konnte. Auch die Tatsache, daß bei mangelnder Ausstattung mit noch erhaltener Glia vor allem von den Hinterwurzeln in das Rückenmark einwandernde Schwann-Zellen die Hüllzellfunktion in eingeschränktem Umfang übernehmen können, ändert daran nichts.

Im Rückenmark trifft man wesentlich häufiger auf Faserneuaussprossung als im Gehirn. Sie zeigt sich besonders häufig an der Hinterwurzel, da hier der kerntragende Zellanteil im Spinalganglion sitzt, das oft nicht in die traumatische Läsion mit einbezogen ist. Daneben wird ein Aussprossen von Neuriten auch aus der eigentlichen Rückenmarkssubstanz in Gefäßscheiden und die Pia mater hinein beobachtet mit gewisser Bevorzugung der Umgebung der vorderen Fissur und des Zentralkanals (Abb. 7.**24**). Besonders nach Durchwachsen der Pia-Glia-Grenzmembran bilden sie Achsenzylinder typischer peripherer Fasern aus mit neuromartigem Aufknäueln und Entwicklung unterschiedlich dicker Markscheiden des peripheren Typs. Im Bereich der vorderen Fissur steigen solche Fasern gelegentlich um einige Segmente ab, um wieder in das Rückenmark einzusprießen.

## *Artefakte*

Die Kenntnis der Artefakte am Rückenmark ist besonders deshalb so wichtig, weil sie sehr leicht entstehen und dem Unkundigen erhebliche Schwierigkeiten bei der Beurteilung machen können. So reicht offensichtlich ein wenig schonender Transport der Leiche mit Umlagerungen, insbesondere eine unvorsichtige Entnahme des Rückenmarks aus dem Wirbelkanal, um gravierende Artefakte zu erzeugen. Dies wird durch die Tatsache begünstigt, daß es nach Eintritt des Todes regelmäßig zu einer postmortalen Quellung des Rückenmarks mit Spannung der Piahülle kommt und bei Entnahme zu einer relativen Verkürzung. Durch die anschließende Fixierung kann sich eine Gesamtverkürzung um bis zu 10% ergeben. Dies führt bei herdförmig unterschiedlicher Quellungsbereitschaft infolge Stauchung längsverlaufender Fasern zu auffälligen *Kamm- und Wirbelmusterbildungen der bemarkten Fasern*, vor allem im ventralen Hinterstrangbereich und um Gefäße.

Bei Verletzung der Pia tritt durch die Quellung das Rückenmarksgewebe pilzartig aus dem Defekt hervor. Derartige *Piaeinrisse* können bereits bei stärkerer Ventro- oder auch Retroflexion des Rückenmarks auftreten, bevorzugt im Halsbereich, etwa beim Anheben der Leiche, im Thoraxbereich bei der Lagerung auf einem Keil und vor allem bei Knickung des Rückenmarks während oder nach der Entnahme. Kommt zur postmortalen Quellung noch ein intravital oder agonal entstandenes Ödem hinzu,

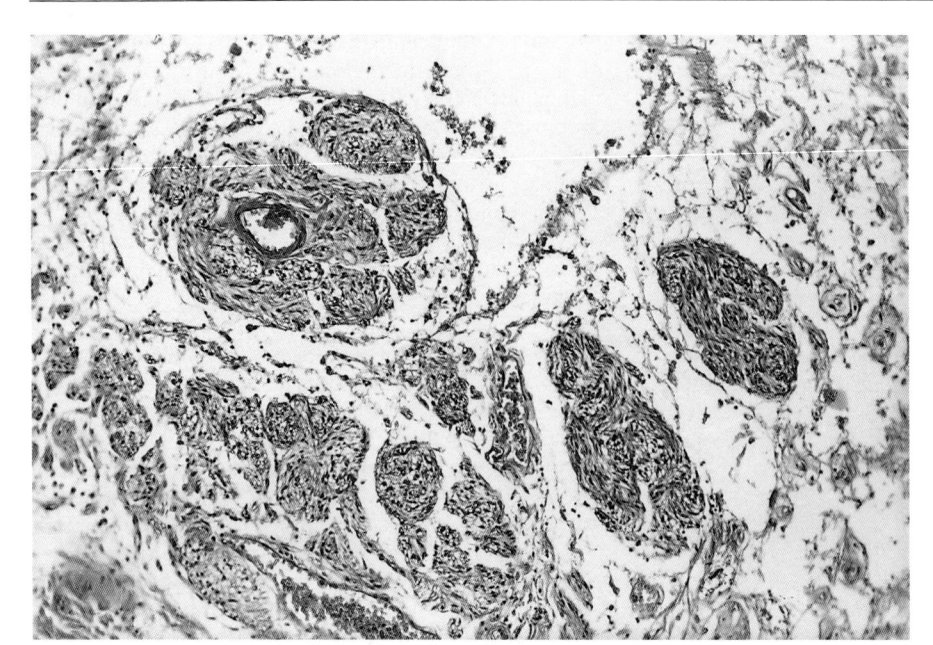

**Abb. 7.24** Traumatisch bedingte vegetative Neurombildungen, ausgehend von den perivaskulären Nervengeflechten in der Umgebung der vorderen Fissur (HE, × 45).

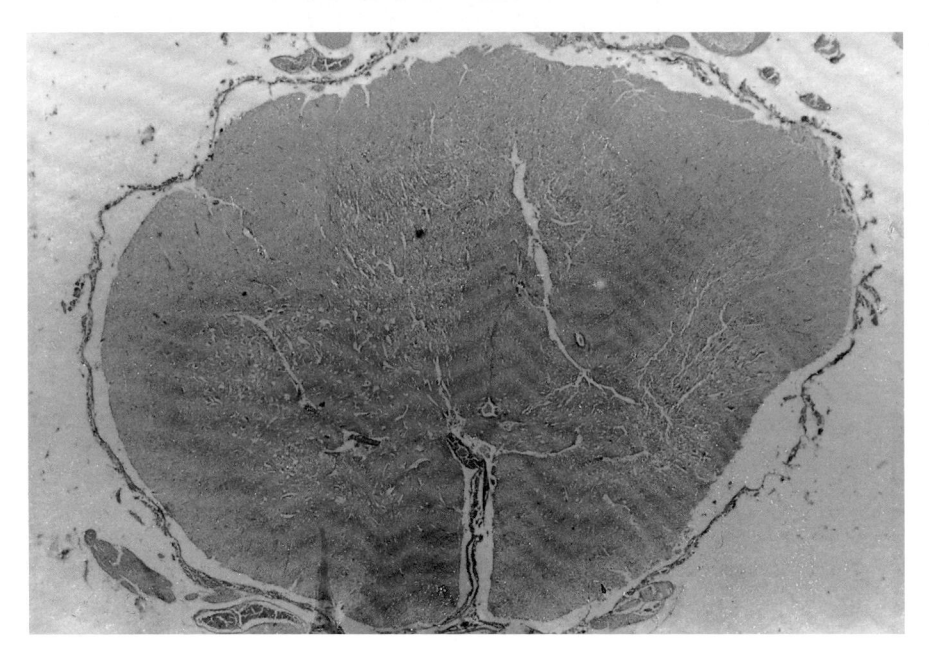

**Abb. 7.25** Artifizielle partielle „Doppelbildung" des Rückenmarks unter anderem mit zweitem Zentralkanal rechts oberhalb eines an regulärer Stelle liegenden (HE, × 17).

so nimmt das Rückenmarksgewebe eine pastenartige Konsistenz an und kann zum plastischen Fließen gebracht werden, während die Strukturen der weißen und grauen Substanz teilweise erhalten bleiben. Dadurch entstehen scheinbar teilweise oder vollständige *Verdoppelungen des Rückenmarks*, die aufgrund des histologischen Bildes nicht ohne weiteres als postmortaler Artefakt erkennbar sind und immer wieder zur fälschlichen Annahme einer Diplomyelie oder umschriebenen Heterotopie geführt haben (Abb. 7.25). Derartige Gewebseinpressungen bevorzugen präformierte Räume, wie sie beispielsweise auch die Nekrosezysten im ventralen Hinterstrangfeld darstellen, sind jedoch keineswegs auf solche Bildungen beschränkt. Auch das teilweise Wegpressen der Markscheiden an der Redlich-Obersteiner-Stelle, dem *Durchtritt der Hinterwurzeln durch die Piahülle,* ist eine Folge dieser quellungsbedingten postmortalen Druckwirkung.

Im spinalen Liquorraum lassen sich, vor allem seit Entwicklung der Intensivmedizin, häufiger Anteile intakter und regelrecht strukturierter Kleinhirnrinde nachweisen. Sie entsprechen abgepreßtem Gewebe vom Unterrand der Kleinhirntonsillen infolge längerdauernder unterer Einklemmung.

## Spätkomplikationen

Neben den primären und auch noch im Rahmen des akuten Verletzungsbildes entstehenden sekundären Schädigungen des Rückenmarks und den dadurch bedingten klinischen Ausfällen spielen für die Prognose auch Spätkomplikationen, einschließlich der Folgeerkrankungen, eine wesentliche Rolle. Spätkomplikationen können sich im Rahmen von chronischen meningealen Prozessen, einschließlich der Infektionen, ergeben, Folgeerkrankungen durch die Störung anderer Organsysteme vor allem bei Querschnittslähmungen. So waren 70% von berenteten und 25% von nichtberenteten Fällen vier bis sieben Jahre nach einem Halswirbelsäulentrauma wegen Folgeschäden noch in ärztlicher Behandlung, wobei vor allem auch Symptome in Form von Leistungsfähigkeitseinbußen, Schlafstörungen und Depressionen im Vordergrund standen (Dvorak u. Mitarb. 1987).

## Allgemeine Prognose

Eine möglichst rasche Versorgung von Wirbelsäulen- und Rückenmarksverletzungen in Spezialabteilungen konnte in den letzten Jahrzehnten zunehmend erreicht werden, so daß heute auch die akute Traumatisierung wesentlich häufiger überlebt wird. Ob durch ein operatives Vorgehen die Rückbildung von Lähmungserscheinungen verbessert werden kann, wird derzeit noch kontrovers beurteilt. Ohne Zweifel kann jedoch nach operativer Stabilisierung die Dauer der Bettruhe verkürzt werden. Dies dient einer Prophylaxe gegen Venenthrombosen und Decubiti, wobei letztere auch durch die häufig gestörte nervale Gefäßregulation sich besonders leicht entwickeln und zu Eintrittspforten für Infektionen werden können.

*Blasenentleerungsstörungen* können zu aufsteigenden Infekten bis hin zur Urosepsis führen. Durch regelmäßiges Katheterisieren und suprapubische Blasenpunktionen konnte die Gefahr erheblich reduziert werden. Bei hohen Rückenmarksverletzungen drohen *Störungen der Herz- und Atemtätigkeit*, die jedoch heute meist beherrscht werden können. *Streßblutungen im Magen-Darm-Trakt* lassen sich nicht in allen Fällen durch Prophylaxe verhindern, tödliche Blutungen kommen jedoch nur selten vor. Neben einer Pneumonie ist als Todesursache heute die *Lungenembolie* nach Venenthrombose noch besonders gefürchtet, wenngleich auch hier durch prophylaktische Maßnahmen die Häufigkeit wesentlich reduziert werden konnte.

Da es sich bei Rückenmarksverletzten überwiegend um eine Kombination mit anderen Verletzungen handelt, wird jedoch ohne Zweifel die Prognose von dem Schweregrad der übrigen Verletzungen und ihren Komplikationen entscheidend mit beeinflußt. Für Querschnittsgelähmte wird in der Literatur eine um das 1,2- bis 12fache höhere Sterblichkeit gegenüber der Durchschnittsbevölkerung genannt, wobei die Einbuße an Lebenserwartung vor allem die jüngeren Altersgrupen betrifft, die allgemeine Prognose jedoch für die älteren Patienten ungünstiger ist (Devivo u. Mitarb. 1987). Zahlreiche Beispiele belegen jedoch auch, daß die Lebenserwartung keineswegs verkürzt sein muß (Meinecke 1987). Begleiterkrankungen wie paraartikuläre Ossifikationen mit Gelenkversteifung, Osteoporose sowie Schmerzen bis hin zum sogenannten Phantomschmerz können die ohnehin bestehende Behinderung zusätzlich verstärken (Bilow 1982).

Von Laubichler (1987) wird dargestellt, daß sich nach einem Halswirbelsäulentrauma und insbesondere nach einem Schleudertrauma später und teils auch nach einem freien Intervall ein *Psychosyndrom* entwickeln könne. Dabei kommen Störungen im Bereich der langen Bahnen in Frage, andererseits kann es sich auch um Begleitschädigungen des Gehirns und, zumindest nicht ausschließbar, in manchen Fällen um Simulation beziehungsweise rentenneurotisches Verhalten handeln (Delank 1988).

## Meningeale Spätkomplikationen (chronische Meningopathie)

Als Folge einer traumatischen Schädigung kommt es auch an den Rückenmarkshäuten zu reaktiven Veränderungen, die sich erst nach einigen Wochen bis Jahren klinisch manifestieren. Als Ursache ist in erster Linie eine Blutung mit nachfolgenden Vorgängen der Resorption und Organisation anzusehen. Selten sind Knochensplitter oder Fremdkörper und Infektionen Ursache der Reaktion, in vielen Fällen läßt sich – abgesehen von dem Trauma in der Anamnese – kein Hinweis für eine andere Ursache erkennen. Für die differentialdiagnostische Beurteilung spielt eine entscheidende Rolle, daß die meningealen Prozesse auf die ursprüngliche Läsionsstelle beschränkt oder zumindest in diesem Bereich am stärksten entwickelt sind.

Blutungen oder Läsionen im Epiduralraum, subdurale Blutungen sowie *Verletzungen der Dura* selbst, einschließlich möglicher Infektionen, führen zunächst zu geweblichen Reaktionen im entsprechenden Raum beziehungsweise an der Dura selbst. Im Rahmen chronischer Reaktionen kann jedoch auch eine Ausweitung auf den Nachbarraum beobachtet werden, so daß sich die Veränderungen oft auf die Außen- und Innenseite der Dura erstrecken. Der dadurch ausgelöste chronisch vernarbende Prozeß, der eine verhältnismäßig lange Zeit in Anspruch nimmt, führt zu einer allmählichen Schrumpfung der Narbenbildung, durch die das Rückenmark gleichsam in die Zange genommen werden kann. Dies kann über eine fortschreitende Gewebeschädigung zu zunehmenden klinischen Ausfällen bis hin zur kompletten Querschnittslähmung nach mehr als einem Jahr führen. Bei Einbeziehung der Wurzeltaschen in diesen Prozeß kommt es gelegentlich auch zu Kompressionserscheinungen an den Rückenmarkswurzeln. Bei bevorzugter Lokalisation des

Prozesses an der Innenseite der Dura kann sich eine mächtige Schwielenbildung aus derbem fibrösem und oft reichlich vaskularisiertem Gewebe ausbilden unter teils vollständiger Einbeziehung der Arachnoidea. Die Folgen sind Behinderung oder auch Unterbrechung des Liquorflusses mit Liquorzirkulationsstörungen sowie regionale Durchblutungsstörungen.

In anderen Fällen spielt sich die Reaktion hauptsächlich innerhalb der *Arachnoidea* ab mit Ausbildung von Verklebungen, bevorzugt im Bereich der hinteren Wurzeleintritte. Eine sich infolge der Liquorabflußstörung entwickelnde Zystenbildung kann zu Kompressionserscheinungen und zur chirurgischen Intervention Anlaß geben. Auch diese Veränderungen benötigen üblicherweise zumindest eine Zeitspanne von wenigen Wochen bis zu mehr als einem Jahr. Die klinischen Symptome sind keineswegs einheitlich, vielfach trifft man aber auf radikuläre Schmerzen und Parästhesien. Das Ausmaß der Veränderungen, von zarten Verklebungen bis zu mächtigen Schwielenbildungen, ist überwiegend davon abhängig, wie lange der chronische Prozeß weiterschwelt. Spätere weitere Traumatisierungen können sich ungünstig auswirken, wobei auch Störungen im Wirbelsäulengefüge als Ursache rezidivierender Traumatisierungen in Betracht zu ziehen sind. Allgemein gilt, daß die intensive Schwielenbildung fast immer nur am Ort der Gewalteinwirkung selbst, Verklebungen und Verwachsungen der Arachnoidea hingegen auch bis auf die weitere Umgebung ausgedehnt angetroffen werden.

## Literatur

Abel, M., H. Weerda, M. Deilmann: Das stumpfe Halstrauma – zur Gefahr der sekundären respiratorischen Insuffizienz. Anästh. Intensivther. Notfallmed. 17 (1982) 232–234

Bertolami, C. N., L. B. Kaban: Chin trauma: a clue to associated mandibular and cervical spine injury. Oral. Surg. 53 (1982) 122–126

Bilow, K. H.: Die Spätkomplikationen bei Querschnittslähmungen und ihre Therapie. Unfallheilkunde 85 (1982) 66–71

Brodner, R. A., J. C. van Gilder, W. F. Collins: Experimental spinal cord trauma: potentiation by alcohol. J. Trauma 21 (1981) 124–129

Delank, H. W.: Das Schleudertrauma der HWS. Eine neurologische Standortsuche. Unfallchirurg 91 (1988) 381–387

Devivo, M. J., P. L. Kartus, S. L. Stover, R. D. Rutt, P. R. Fine: Seven-year survival following spinal cord injury. Arch. Neurol. 44 (1987) 872–875

Dvorak, J., F. Orelli: Wie häufig sind Komplikationen nach Manipulation der Halswirbelsäule? Fallbericht und Ergebnisse einer Umfrage. Schweiz. med. Wschr. 71 (1982) 64–69

Dvorak, J., L. Valach, S. Schmid: Verletzungen der Halswirbelsäule in der Schweiz. Orthopäde 16 (1987) 2–12

Hachen, H. J.: Idealized care of the acutely injured spinal cord in Switzerland. J. Trauma 17 (1977) 931–936

Haidvogel, M., M. Borkenstein, H. Stix, G. Fritsch: Geburtstraumatische Rückenmarksläsionen. Wien. med. Wschr. 128 (1978) 63–67

Hetzel, H.: Beitrag zur Klinik und pathologischen Anatomie vaskulärer Rückenmarksschädigungen. Paracelsus-Beihefte, Heft 38. Verlag Brüder Hollineck, Wien 1965

Jellinger, K.: Morphologie und Pathogenese traumatischer Rückenmarksschäden. Hefte Unfallheilk. 132 (1978) 287–297

Kakulas, B. A.: The clinical neuropathology of spinal cord injury – a guide to the future. Paraplegia 25 (1987) 212–216

Klaue, R.: Die traumatischen Schädigungen des Rückenmarks und seiner Hüllen. In Tönnis, W., H. Olivecrona: Handbuch der Neurochirurgie, Bd. VII/1. Springer, Berlin 1969

Laubichler, W.: Die Problematik einer Begutachtung von Verletzungen der Halswirbelsäule einschließlich cervico-cephalem Beschleunigungstrauma. Unfallchirurg 90 (1987) 339–346

Lesoin, F., M. Rousseau, C. E. Thomas: Post traumatic spinal arachnoid cysts. Acta neurochir. 70 (1984) 227–234

Magerl, F.: Operative Frühbehandlung bei traumatischer Querschnittslähmung. Orthopäde 9 (1980) 34–44

Marburg, O.: Die traumatischen Erkrankungen des Gehirns und Rückenmarks. In Bumke, O., O. Foerster: Handbuch der Neurologie, Bd. XI. Spezielle Neurologie III, Erkrankungen des Rückenmarks und Gehirns. I. Traumatische präsente und senile Erkrankungen, Zirkulationsstörungen. Springer, Berlin 1936

Marshall, L. F., S. Knowlton, S. R. Garfin, M. R. Klauber, H. M. Eisenberg, D. Kopaniky, M. E. Miner: Deterioration following spinal cord injury. A multicenter study. J. Neurosurg. 66 (1987) 400–404

Mayer, E. Th., G. Peters: Pathologische Anatomie der Rückenmarksverletzungen. In Guttmann, L., G. Maurer: Neurotraumatologie mit Einschluß der Grenzgebiete, Bd. II. Urban & Schwarzenberg, München 1971

Meier, M., F. Walz: Kopf- und Halsverletzungen bei Sicherheitsgurtträgern. Z. Unfallmed. Berufskr. 70 (1977) 174–188

Meinecke, F. W.: Halsmarkschäden nach diagnostischen und therapeutischen Maßnahmen. Hefte Unfallheilk. 132 (1978) 350–355

Meinecke, F. W.: Erhöhte Lebenserwartung Querschnittgelähmter durch moderne Spezialbehandlung. Lebensversicher.-Med. 39 (1987) 144–149

Meinecke, F.-W.: Rückenmarkschäden im Gefolge von Diagnostik und Therapie. Unfallchirurg 91 (1988) 270–277

Meydam, K., S. Sehlen, D. Schlenkhoff, J. C. Kiricuta, H. K. Beyer: Kernspintomographische Befunde beim Halswirbelsäulen-Trauma. Fortschr. Röntgenstr. Ergänzungsband 145 (1986) 657–660

Oehmichen, M.: Mononuclear phagocytes in the central nervous system. Schriftenreihe Neurologie Nr. 21. Springer, Berlin 1978

Pigolkin, Y. I.: Disturbance of haemocirculation in spinal cord after blunt trauma. Sud.-med. Ékspert. 30 (1987) 21–24

Probst, J.: Therapie der frischen HWS- und Rückenmarksverletzung; konservative Behandlung. Hefte Unfallheilk. 132 (1978) 308–313

Rether, J. R., D. Otte: Verletzungen der Halswirbelsäule beim Verkehrsunfall. Unfallheilkunde 87 (1984) 524–530

Rivlin, A. S., C. H. Tator: Regional spinal cord blood flow in rats after severe cord trauma. J. Neurosurg. 49 (1978) 844–853

Robotti, G. C., K. Steinsiepe, A. Geissmann: Computed tomography of traumatic injuries of the cervical spine. Röntgen-Bl. 39 (1986) 29–32

Sàndor, L., G. Dòsa, G. Suveges: Die „komplexe Therapie" von Verletzungen der unteren Halswirbelsäule mit Beteiligung des Rückenmarkes. Unfallchirurg 91 (1988) 34–41

Saternus, K.-S.: Zur Mechanik des Schleudertraumas der Halswirbelsäule. Z. Rechtsmed. 88 (1982) 1–12

Schneider, H.: Kreislaufstörungen und Gefäßprozesse des Rückenmarks. In Doerr, W., G. Seifert: Spezielle Pathologische Anatomie, Bd. 13/I. Pathologie des Nervensystems I. Springer, Berlin 1980

Schneider, M., R. Richwien: Zur Rückenmarkschädigung beim Hyperextensionstrauma. Beitr. Orthop. 23 (1976) 320–324

Silver, J. R.: Spinal injuries as a result of sporting accidents. Paraplegia 25 (1987) 16–17

Stochdorph, O.: Pathologie des Rückenmarks. In Tönnis, W., H. Olivecrona: Handbuch der Neurochirurgie, Bd. VII/1. Springer, Berlin 1969

Tator, C. H., D. W. Rowed: Current concepts in the immediate management of acute spinal cord injuries. Canad. med. Ass. J. 121 (1979) 1453–1464

Wagner, F. C., W. B. Stewart: Effect of trauma dose on spinal cord edema. J. Neurosurg. 54 (1981) 802–806

Wilmot, C. B., D. N. Cope, K. M. Hall, M. Acker: Occult head injury: its incidence in spinal cord injury. Arch. phys. Med. 66 (1985) 227–231

Walz, F.: Das Schleudertrauma der Halswirbelsäule im Straßenverkehr: biomechanische und gutachterliche Aspekte. Schweiz. med. Wschr. 117 (1987) 619–623

# 8. Pathologie der Geschwülste des Nervensystems

Werner Jänisch

## Primäre Geschwülste des Zentralnervensystems (ZNS)

### Epidemiologie, Klassifikation, biologische Besonderheiten

#### Definition

Die primären Tumoren des ZNS gehen vom Gehirn, Rückenmark und deren Häuten sowie von der Hypophyse aus. Extradurale Geschwülste, die von außen in das ZNS einwachsen, gehören nicht dazu. Unberücksichtigt bleiben auch intrakranielle und intraspinale Prozesse, die keine echten Geschwülste sind, wie beispielsweise entzündliche Granulome, Hirnabszesse, angiomatöse Fehlbildungen, Aneurysmen, Parasiten oder Arachnoidalzysten.

#### Inzidenz

Die jährliche Inzidenz der primären ZNS-Tumoren beträgt nach eigenen epidemiologischen Untersuchungen in der Bevölkerung 6,72/100000 (Jänisch u. Mitarb. 1986). Das bedeutet, daß in Mitteleuropa unter 15000 Menschen jährlich mit einer Neuerkrankung zu rechnen ist. ZNS-Tumoren werden in jedem Lebensalter angetroffen. Allerdings bevorzugen manche Tumorarten eine bestimmte Altersperiode: Meningiome, Hypophysenadenome und Glioblastome überwiegen im hohen Lebensalter, Oligodendrogliome in den mittleren Lebensjahrzehnten und pilozytische Astrozytome, Medulloblastome sowie Ependymome bei Kindern. Der klinische Krankheitsbeginn kann bereits im Säuglingsalter liegen (Tab. 8.1).

Tabelle 8.1 Häufigkeit der Tumorarten des ZNS bei Feten und Säuglingen. Ergebnisse einer mikroskopischen Untersuchung von 48 Geschwülsten mit Krankheitsbeginn bis zum Ende des 1. Lebensjahres (nach *Jänisch* 1985a)

| Tumorarten | Anzahl | davon bereits bei Geburt nachgewiesen |
|---|---|---|
| Astrozytome | 12 | 3 |
| Medulloblastome | 10 | 3 |
| Ependymome | 7 | – |
| Teratome | 5 | 4 |
| Plexuspapillome | 3 | – |
| Glioblastome | 2 | 1 |
| Sonstige | 9 | 1 |

#### Klassifikation

Die Einteilung der primären Geschwülste des ZNS erfolgt auf der Grundlage einer von der WHO empfohlenen internationalen Klassifikation (Zülch 1979, 1986). Sie baut auf den histogenetischen Prinzipien von Bailey u. Cushing (1930) auf. Von ihnen wurde eine morphologische Einteilung entwickelt, die sowohl auf den damaligen Fortschritten in der Histologie und Entwicklungsgeschichte des ZNS als auch klinischen Beobachtungen zum biologischen Verhalten der Hirntumoren basierte.

### Historische Aspekte der Hirntumorklassifikation

In der allgemeinen Pathologie wurde die Abgrenzung der echten Tumoren von entzündlichen Granulomen, Retentionszysten und anderen pathologischen Prozessen, die mit einer Anschwellung in Organen und Geweben einhergehen, erst in der 2. Hälfte des 19. Jahrhunderts vollzogen. Das ist vor allem Cohnheim zu verdanken (Cohnheim u. Maaß 1877). Dessen Lehrer Virchow hatte zwar bereits 1864 den Begriff „Gliom" geprägt, aber insgesamt noch keine klare Trennung der Geschwülste von anderen raumfordernden Prozessen im Gehirn vollzogen. Die praktische Notwendigkeit für eine detaillierte Klassifikation der ZNS-Tumoren entstand, als sich nach der Jahrhundertwende die Neurochirurgie entwickelte. Wesentliche Impulse erhielt die mikroskopische Hirntumorforschung durch die Metallimprägnationsmethoden der spanischen Neurohistologen (Ramon y Cajal 1913, del Rio Hortega 1921). Tiefere Einblicke in die Histogenese und verbesserte Möglichkeiten für die Klassifikation der Hirntumoren bestehen neuerdings durch die Immunhistologie. Zwar haben sich manche Eiweißkörper, die ursprünglich als „gliaspezifisch" angesehen wurden, als nicht spezifisch erwiesen, wie beispielsweise das Protein S 100. Trotzdem gibt es immunologische Marker, die in der morphologischen Differentialdiagnose von ZNS-Tumoren genutzt werden können. Dazu gehört das gliafibrilläre saure Protein (GFAP). Es ist insbesondere in Zellen der astrozytären Reihe enthalten. Mit der Peroxidase-Antiperoxidase-(PAP-)Methode nach Sternberger u. Mitarb. (1970)

kann es auch nach Formalinfixierung in Paraffinschnitten nachgewiesen werden. Seine Darstellung hat nicht nur praktische diagnostische Bedeutung (Szymas 1986), sondern erlaubt auch Einblicke in unterschiedliche Differenzierungsrichtungen von Tumoren, was insbesondere für das sich entwickelnde Konzept von den Stammzellgeschwülsten des ZNS Bedeutung hat (s. S. 343).

Anaplasiegrade (Grading)

Ein weiterer Fortschritt in der Tumorpathologie besteht in der Einteilung nach Anaplasiegraden (grading), die Broders (1926) für Karzinome entwickelte. Das Grading wurde 1949 von Kernohan u. Mitarb. auch für die Gliome eingeführt. Es gestattet eine differenziertere Vorhersage des biologischen Verhaltens einer Geschwulst, als es die Klassifikation nach Tumorarten allein vermag. Allerdings können die Geschwülste des ZNS auf der Grundlage morphologischer Befunde nur mit Einschränkungen in gut- und bösartige eingeteilt werden. Stärker als bei manchen anderen Tumorarten wird die klinische Dignität vom Lebensalter der Patienten, der Dauer der Krankheitssymptome, dem Tumorsitz, dem Ausmaß des perifokalen Ödems und weiteren Faktoren bestimmt. Die mikroskopische Artdiagnose und der Grad der Anaplasie sind dabei nur Bausteine zu einer Malignitätsbestimmung. Die Einstufung in eine biologische Dignitätsskala sollte für jeden Patienten individuell erfolgen und kann nicht allein vom Pathologen vorgenommen werden. Erst bei Berücksichtigung aller biologischen, klinischen und morphologischen Parameter läßt sich der Malignitätsgrad für einen bestimmten Tumor festlegen. Der Beitrag des Morphologen bei der Einschätzung der Dignität eines neuroektodermalen Hirntumors besteht vor allem in der Ermittlung der Artdiagnose und des Anaplasiegrades. Letzterer kann nach folgenden Merkmalen bestimmt werden:

Grad 1: Geringe Zelldichte. Gleichförmige Zellen mit regelmäßigen, monomorphen Kernen. Keine atypischen Mitosen. Degeneration des Tumorgewebes mit Verschleimung und Zystenbildungen, jedoch keine Nekrosen. Keine Gefäßwandproliferationen.
Grad 2: Geringe bis mäßige Zelldichte. Geringe Unregelmäßigkeiten in Größe, Form und Chromatingehalt der Kerne. Einige typische Mitosen. Degenerationen des Tumorgewebes, aber keine Nekrosen. Keine Gefäßwandproliferationen.
Grad 3: Erhebliche Zelldichte. Mäßige bis starke Zell- und Kernpolymorphien. Zahlreiche Mitosen, darunter auch atypische. Degenerationen und manchmal auch Nekrosen, die jedoch nicht das Bild beherrschen. Gefäßwandproliferationen mittleren Grades möglich, aber nicht Bedingung.
Grad 4: Hohe, manchmal auch wechselnde Zelldichte. Entweder starke Zell- und Kernpolymorphien mit mehrkernigen Riesenzellen oder sehr dichtliegende kleine Zellen mit stark hyperchromen Kernen und gestörter Kern-Plasma-Relation. Zahlreiche atypische Mitosen. Ausgedehnte flächenhafte Nekrosen oder disseminierte und reaktive Bindegewebsvermehrung bei Einwachsen in die Hirnhäute.

Zusätzlich zu der abschätzenden Bewertung des Untersuchers kann die Genauigkeit des Gradings durch objektive Meßwerte noch gesteigert werden (Jänisch 1985b). Eine Möglichkeit besteht in der zytophotometrischen Messung des DNA-Gehaltes der Zellkerne. Bei Anwendung der Durchfluß-Zytophotometrie läßt sich die Bestimmung so beschleunigen, daß die Methode für die Praxis geeignet ist (Hoshino u. Mitarb. 1978). Zwischen der DNA-Menge, dem visuell ermittelten Anaplasiegrad und der klinischen Malignität ergibt sich eine gute Übereinstimmung. Für eine Objektivierung des Gradings ist auch die automatische Mikroskopbildauswertung nützlich. Mit ihrer Hilfe können in kurzer Zeit 20 Kern- und Gewebemerkmale gleichzeitig erfaßt und durch einen Computer statistisch analysiert werden (Martin u. Mitarb. 1986). Anaplasiegrade dürfen allerdings nicht schematisch, ohne Kenntnis der Gesamtsituation festgelegt werden. Beispielsweise kommen bei tuberöser Hirnsklerose Ventrikelwandtumoren mit erheblichen Kernpolymorphien vor. Sie können dazu verleiten, ein Gliom von hohem Anaplasiegrad zu diagnostizieren; das ist in diesem Fall aber nicht gerechtfertigt, da dieser Tumortyp trotz Polymorphie sehr langsam wächst. Bei sachkundiger Berücksichtigung von Besonderheiten erweist sich das Grading der Hirntumoren als brauchbare Grundlage für individualisierte Behandlungsstrategien.

## Biologie der ZNS-Tumoren

### Tumoren als raumfordernde Prozesse

Biologische Besonderheiten der Tumoren des ZNS ergeben sich aus der Tatsache, daß sie zu den raumfordernden Prozessen gehören. Dieser Begriff deutet auf das beschränkte Volumen des intrakraniellen und intraspinalen Raumes hin. Beim Erwachsenen und älteren Kind ist der Schädel eine festgefügte Knochenkapsel, die nur eine größere Öffnung besitzt: das Foramen magnum. Die den Schädel auskleidende Dura mater bildet Duplikaturen (Falx cerebri, Tentorium cerebelli), die den intrakraniellen Raum unvollständig unterteilen (Abb. 8.1). Wirbelkanal und Schädel sind restlos vom Hirn- und Rückenmarksgewebe, Hirn- und Rückenmarkshäuten, Zerebrospinalflüssigkeit und intravasalem Blut ausgefüllt. Die Volumenvergrößerung einer dieser Komponenten muß durch die Abnahme der anderen

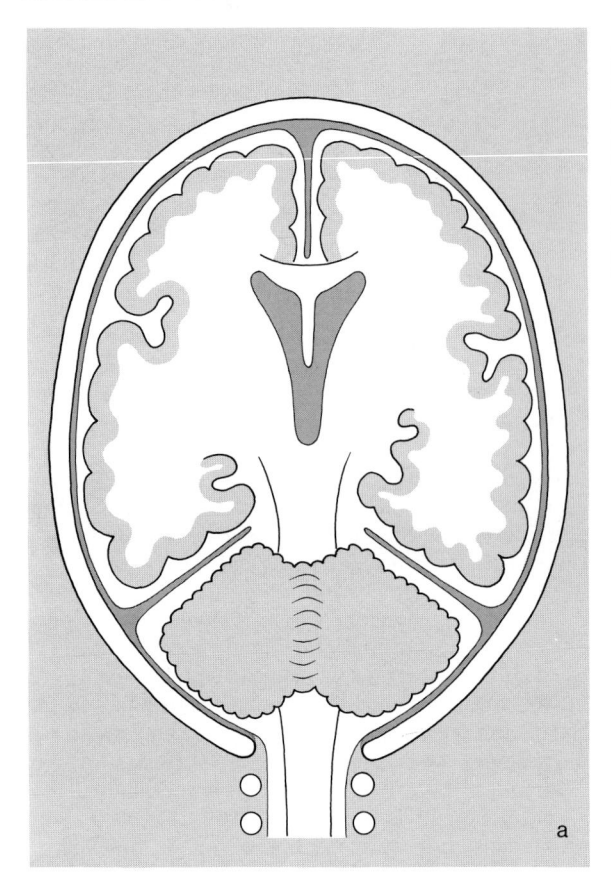

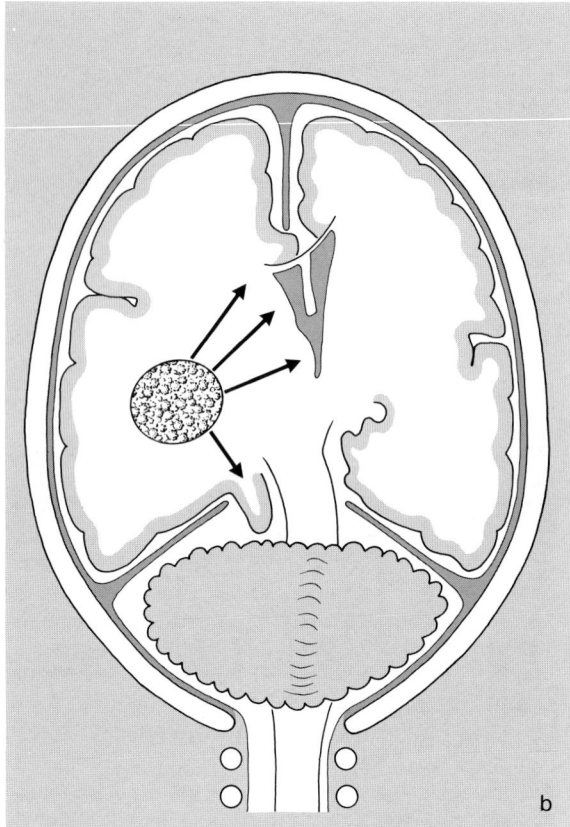

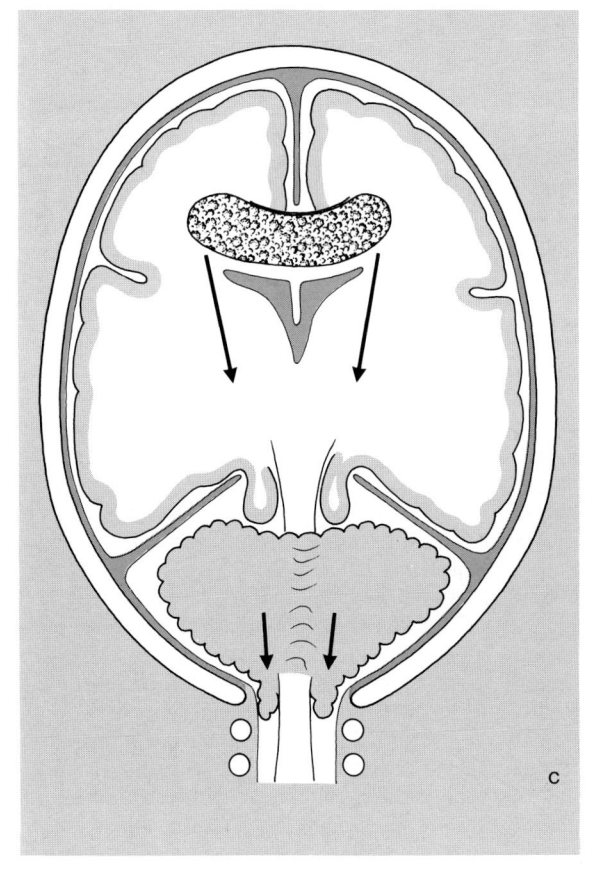

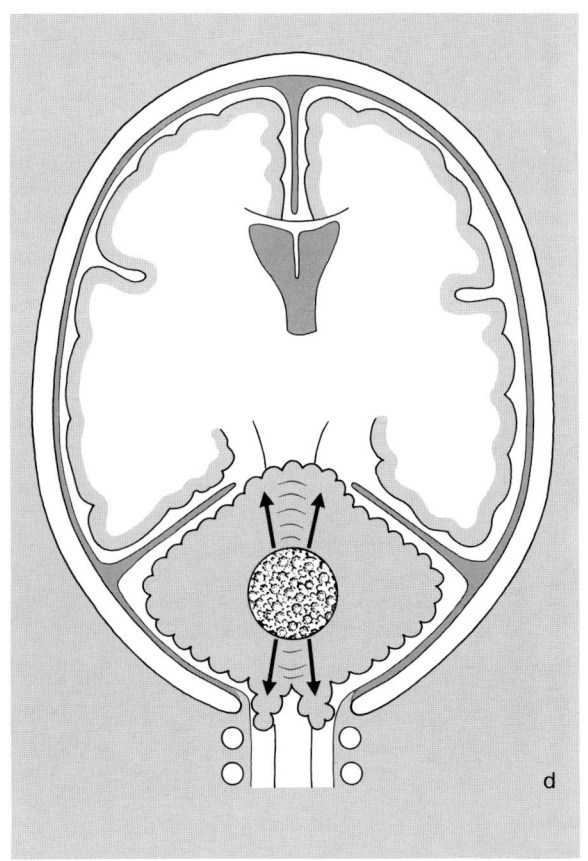

338　8 Pathologie der Geschwülste des Nervensystems

kompensiert werden. Beispielsweise kann die Volumenvergrößerung des Hirngewebes (bis zu einem gewissen Umfang) durch Verminderung der Liquormenge in den Hirnventrikeln und im Subarachnoidalraum kompensiert werden. Umgekehrt läßt sich eine Vermehrung des Liquorvolumens durch eine Atrophie des Hirngewebes ausgleichen.

Tumoren gehören zu den lokalen raumfordernden Prozessen, von denen ein Druck auf die Nachbarschaft ausgeht. Er pflanzt sich vom Ort der Raumforderung in die Peripherie fort, bis die Schädelknochen Widerstand bieten. Durch den Druck wird vor allem Liquor aus den intrakraniellen Liquorräumen herausgepreßt. Dabei kommt es zu einer Einengung der Hirnventrikel, zur Verschmälerung der Hirnfurchen und Abplattung der Großhirnwindungen sowie zu einem Übertritt von Hirngewebe in die Liquorzisternen: zur *Zisternenverquellung*. Die Verlagerung des Hirngewebes erfolgt entlang von Druckgradienten, die vom Tumor in Bezirke mit geringerem Druck verlaufen. Entlang der Druckgradienten erfolgt die Massenverschiebung des Hirngewebes. Die Duraduplikaturen als straff gespannte Membranen widersetzen sich den Verschiebungen, so daß Dislokationen nur bis zum freien Rand von Falx cerebri und Tentorium cerebelli möglich sind. Der Rand der Duraduplikaturen gräbt sich dabei in die dislozierten Hirnteile ein, so daß *Schnürfurchen* entstehen. Man unterscheidet axiale und laterale Massenverschiebungen. Je nach Sitz des Tumors kommt es dabei zu charakteristischen Deformierungen der Hirnstrukturen und zu typischem Sitz von Schnürfurchen (Abb. 8.**2**, 8.**3**). Bei Druckerhöhung in der hinteren Schädelgrube werden die Kleinhirntonsillen durch das Foramen magnum in den Anfangsteil des Spinalkanals gepreßt (Abb. 8.**3**). Die Druckdifferenz vergrößert sich sprunghaft, wenn es zu einer plötzlichen Druckentlastung im Spinalkanal kommt, was beispielsweise bei einer Lumbalpunktion mit Entnahme einer größeren Liquormenge eintritt. In solchen Fällen droht die Einklemmung der Medulla oblongata zwischen den dislozierten Kleinhirntonsillen und dem Rand des Foramen magnum, was schwere Funktionsstörungen bis hin zu plötzlichem Atem- und Herzstillstand zur Folge haben kann.

Durch die sich in das Hirngewebe eingrabenden Ränder des Tentorium cerebelli bei Prolaps des

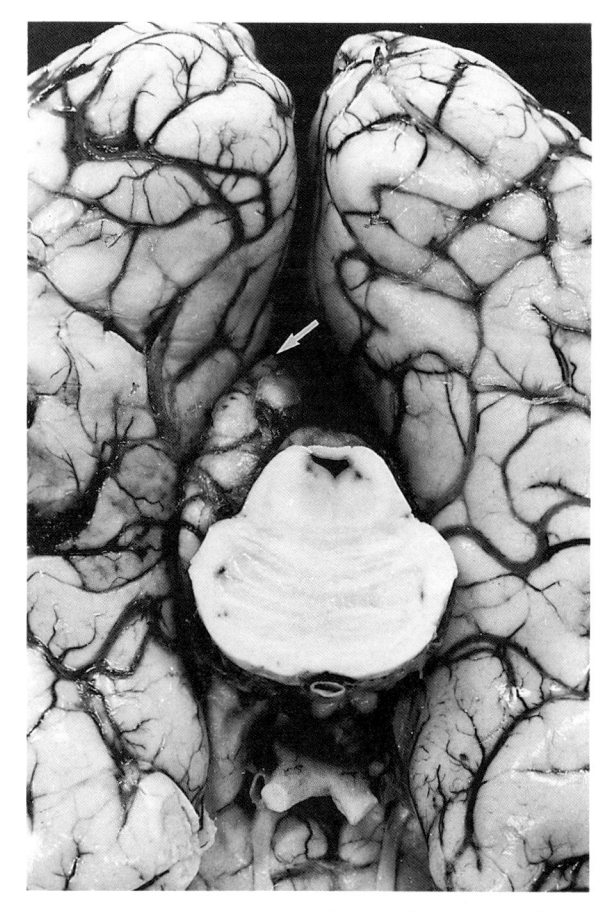

Abb. 8.**2** Axiale Massenverschiebung. Prolaps des linken Gyrus parahippocampalis durch den Hiatus mit Schnürfurche (→), verursacht durch den freien Rand des Tentorium cerebelli.

Gyrus parahippocampalis (Abb. 8.**1**, 8.**2**) können Durchblutungsstörungen in den medio-basalen Anteilen des gleichseitigen Okzipitallappens auftreten (Abb. 8.**4**). Besonders betroffen ist die Fissura calcarina. Doppelseitiger Prolaps kann sich deshalb in einer Rindenblindheit äußern. Bei ein- oder beidseitigem Durchtritt von Gewebe des Gyrus parahippocampalis durch den Hiatus des Tentorium cerebelli wird außerdem das Mittelhirn komprimiert. Das führt zu Zirkulationsstörungen, die sich klinisch

◁ Abb. 8.**1** Schematische Darstellung von Hirnmassenverschiebungen bei unterschiedlicher Lokalisation von intrakraniellen raumfordernden Prozessen:
**a** Normalzustand.
**b** Prozeß im Temporallappen. Kontralaterale Verlagerung und Deformierung der Seitenventrikel und des III. Ventrikels. Herniation des gleichseitigen Gyrus cinguli unterhalb des freien Randes der Falx cerebri. Ipsilaterale Herniation des Gyrus parahippocampalis neben dem Mesenzephalon in die hintere Schädelgrube. Kontralaterale Verdrängung des Mesenzephalons.
**c** Tumor in der Mittellinie (Balkentumor). Symmetrische Abplattung der Seitenventrikel. Doppelseitige Herniation der Gyri parahippocampales mit Kompression des Mittelhirns. Fortpflanzung der Druckerhöhung in die hintere Schädelgrube mit Durchtritt der Kleinhirntonsillen durch das Foramen occipitale magnum (Ausbildung eines Druckkonus an den Kleinhirntonsillen) und Kompression der Medulla oblongata.
**d** Prozeß im Kleinhirnwurm. Ausbildung eines Druckkonus an den Kleinhirntonsillen. Verlagerung von rostralen Anteilen des Kleinhirns (Oberwurm und benachbarte Teile der Kleinhirnhemisphären) durch den Hiatus in die mittlere Schädelgrube und Kompression des Mittelhirns.

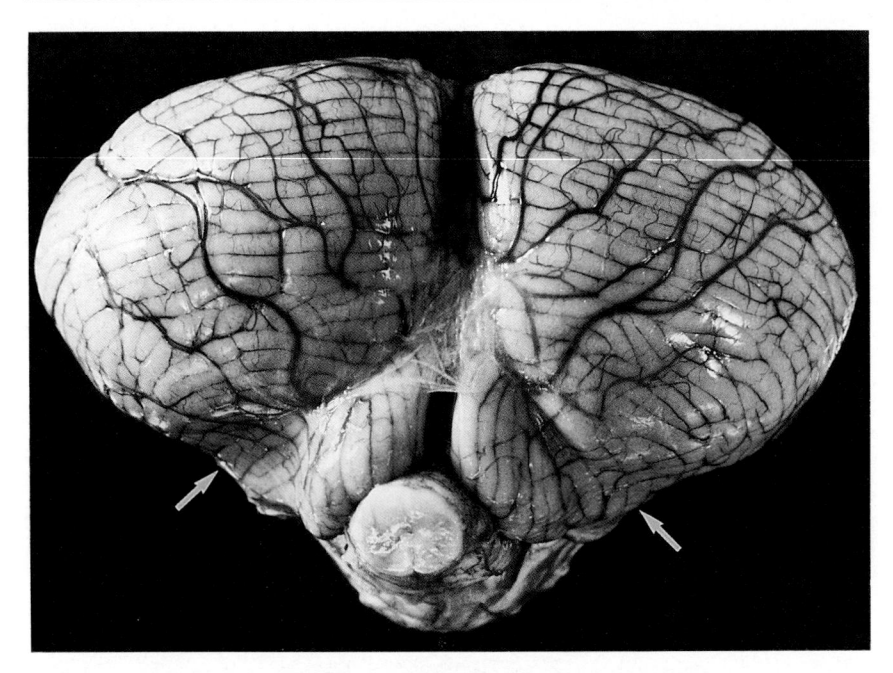

**Abb. 8.3** Druckkonus der Kleinhirntonsillen. Die Schnürfurchen (→) markieren den Rand des Foramen magnum, durch das die Kleinhirntonsillen in den Anfangsteil des Spinalkanals gepreßt wurden.

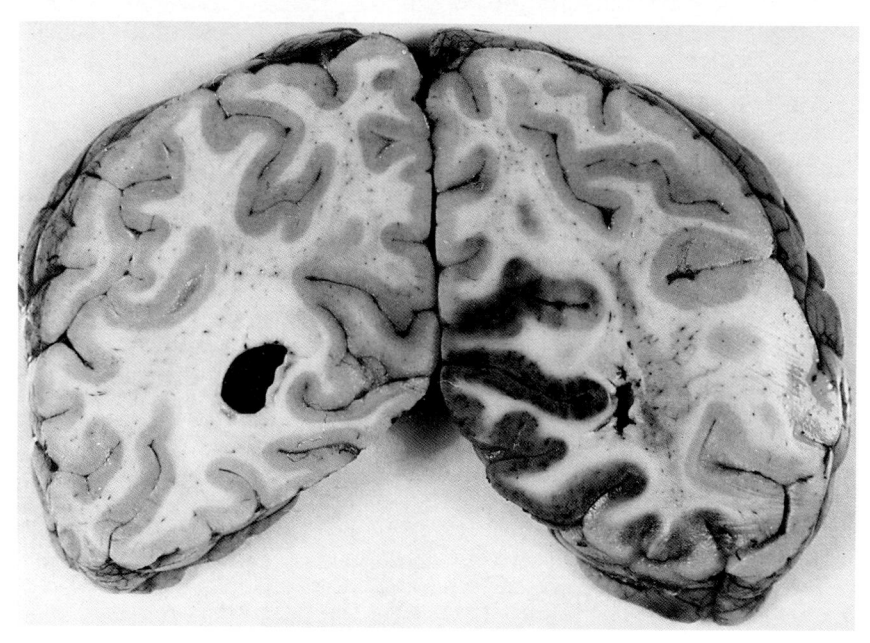

**Abb. 8.4** Durchblutungsstörungen in den mediobasalen Abschnitten des rechten Okzipitallappens als Folge eines Prolaps des gleichseitigen Gyrus parahippocampalis bei einem raumfordernden Prozeß in der rechten Großhirnhemisphäre. Hämorrhagische Infarzierung der Hirnrinde durch Behinderung des venösen Abflusses.

in einem Mittelhirnsyndrom äußern. Bei der Obduktion finden sich fleckförmige multiple Blutungen im Tegmentum des Mittelhirns und der Brücke.

Im Spinalkanal führen bereits kleine raumfordernde Prozesse zu starker Druckerhöhung mit Kompression des Rückenmarks. Durch die hohen Drücke werden auch die spinalen Blutgefäße komprimiert. Es kommt frühzeitig zu Zirkulationsstörungen im Rückenmark, die zu Nekrosen führen.

### Metastasierung

Weitere biologische Eigenheiten der Primärtumoren des ZNS ergeben sich aus Besonderheiten der Metastasierung. Sie neigen zur spontanen Metastasierung auf den Liquorwegen. Voraussetzung dafür ist die Entwicklung des Tumors in einem Hirnventrikel oder sein Einbruch in den Subarachnoidalraum und das Ventrikelsystem. Ein zusätzlicher begünstigender Faktor ist eine geringe Kohäsion der Geschwulstzellen, so daß sie sich leicht vom Zellverband lösen. Der Anaplasiegrad einer Geschwulst ist hingegen von untergeordneter Bedeutung, so daß beispielsweise Liquormetastasen bei Glioblastomen relativ seltener vorkommen als bei Ependymomen. Tumorzellen können auch bei Operationen in den Liquor gelangen und sich postoperativ zu Metastasen entwickeln.

Die Geschwulstzellen werden zumeist mit dem kraniokaudalen Liquorstrom verschleppt. Das erklärt, warum Liquormetastasen bevorzugt in der Cauda equina sowie in der spinalen Leptomeninx und den Randzonen des Rückenmarks auftreten (Abb. 8.5). Bei Behinderung des Liquorstromes, beispielsweise durch tumorbedingte Obstruktion des Aquaeductus cerebri, können Geschwulstzellen retrograd in vorgeschaltete Ventrikelabschnitte gelangen und hier Metastasen an Ventrikelwandungen bilden. Bevorzugte Ansiedlungsorte sind auch die Recessus infundibularis und supraopticus des III. Ventrikels, weil in diesen Nischen eine Verlangsamung des Liquorstromes stattfindet.

*Liquormetastasen* kommen bei allen primären ZNS-Tumoren vor. Die relative Häufigkeit ist jedoch bei den einzelnen Geschwulstarten sehr unterschiedlich. Vom Pathologen können nur dann exakte Häufigkeitsangaben gemacht werden, wenn bei den Obduktionen von Verstorbenen mit Hirntumoren das Rückenmark mit untersucht wurde. Unter Beachtung dieser Voraussetzung haben wir bei 9% der primären ZNS-Geschwülste im Obduktionsgut Liquormetastasen ermittelt.

Tab. 8.2 zeigt, bei welchen Geschwulstarten der Kliniker ganz besonders nach Anzeichen einer Liquormetastasierung fahnden muß, um schon bei ersten Anzeichen eine gezielte Therapie einzusetzen.

An vorderer Stelle stehen dabei die Medulloblastome, bei denen sie so häufig sind, daß von manchen Klinikern eine präventive Bestrahlung des Rückenmarks oder sogar der gesamten Neuraxis empfohlen wird. Eine ähnlich große Häufigkeit von Liquormetastasen scheint bei primären intrakraniellen Germinomen vorzukommen.

*Spontane Metastasen* außerhalb des Zentralnervensystems treten bei primären Geschwülsten des Gehirns und Rückenmarks sehr selten auf. Das hängt damit zusammen, daß insbesondere die Gliome nur schwer in Blutgefäße eindringen können. Bei Meningiomen kommt es schon häufiger zu einer Gefäßinvasion, insbesondere in die Sinus durae matris. Damit läßt sich erklären, warum über spontane Metastasierung außerhalb des ZNS bei Meningiomen häufiger berichtet wird als bei Glioblastomen und Medulloblastomen.

Eine größere Bedeutung haben *iatrogene Metastasen*. Seit langem ist bekannt, daß es zur Metastasierung außerhalb des ZNS überwiegend nach Operationen eines Hirn- und Rückenmarktumors kommt. Das betrifft in erster Linie Glioblastome und Medulloblastome. Dabei gelangen Tumorzellen in eröffnete Blutgefäße, manchmal auch in die Lymphbahnen der durchtrennten Weichteile oder werden in die Wundränder implantiert. Neueren Datums ist die Erkenntnis, daß Geschwulstzellen über Liquordrainagesysteme verschleppt werden. Das hat insbesondere bei Kindern mit Medulloblastomen und Hydrocephalus internus zu ausgedehnten Metastasierungen geführt, da bei ihnen zur intrakraniellen Druckentlastung vor der Tumorexstirpation häufig Shunt-Operationen ausgeführt wurden. Nach Park u. Mitarb. (1983) wurde bei 17–20% dieser Patienten eine generalisierte Metastasierung gefunden. Die Absiedlungen der Medulloblastome treten am häufigsten im Skelett (Abb. 8.6), in der Leber, den Lungen und Lymphknoten auf. Zur Vermeidung dieser Komplikationen werden neuerdings die Indikationen für präoperative Shunt-Operationen wieder strenger gestellt und im Falle ihrer Unvermeidbarkeit Millipore-Filter in die Shunt-Systeme eingebaut, was nach Park u. Mitarb. (1983) zur Prävention der Tumorgeneralisierung außerhalb des ZNS beiträgt.

Manchmal ist schwer zu entscheiden, ob es sich bei einem extrakraniellen Geschwulstherd um die Metastase eines Hirntumors handelt. Mit immunhistochemischen Methoden kann diese Entscheidung erleichtert werden. Bei Astrozytomen und Glioblastomen läßt sich der immunologische Marker GFAP fast immer auch in den Metastasen nachweisen (Gottschalk u. Mitarb. 1985).

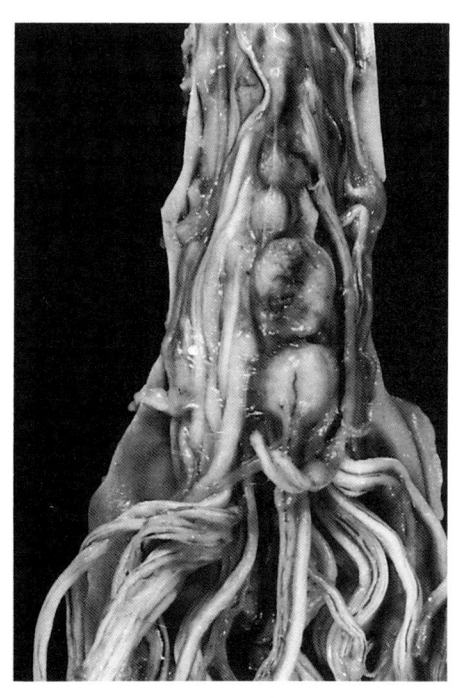

Abb. 8.5 Multiple knotige Metastasen über dem Lumbalmark und zwischen den Wurzeln der Cauda equina, ausgehend von einem neuroektodermalen Stammzelltumor der Pinealis.

Tabelle 8.2 Relative Häufigkeit von Liquormetastasen bei einigen Arten von intrakraniellen Primärtumoren (nach *Jänisch* u. Mitarb. 1976)

| | |
|---|---|
| Medulloblastome | 30% |
| Ependymome | 20% |
| Glioblastome | 12% |
| Oligodendrogliome | 7% |

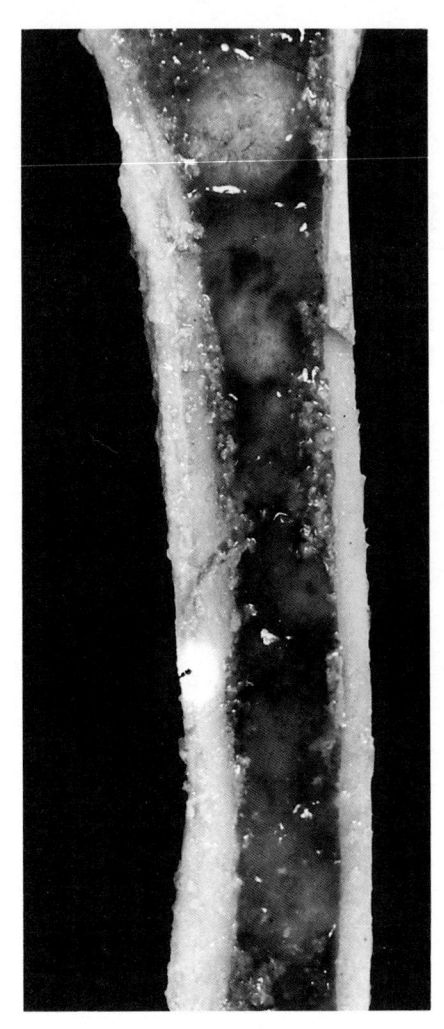

Abb. 8.6 Metastasen eines Medulloblastoms im Humerus eines 6jährigen Mädchens. Todeseintritt 6 Monate nach Anlegen eines ventrikuloatrialen Shunts zur Entlastung eines Hydrocephalus internus mit anschließender Exstirpation des Medulloblastoms.

## Tumorfrühstadien und experimentelle Neuroonkologie

Über Frühstadien der Geschwulstentwicklung im ZNS des Menschen ist wenig bekannt. Das trifft besonders auf die Gliome zu. Sie sind meist schon groß, wenn sie klinisch in Erscheinung treten. Aber auch als Zufallsbefunde bei Obduktionen werden sie selten festgestellt. Das hängt wahrscheinlich damit zusammen, daß sich mikroskopisch kleine neoplastische Herde schwer von entzündlichen oder reparativen Gliaproliferaten unterscheiden lassen und deshalb nicht als Tumorfrühstadien erkannt werden. Zur Füllung dieser Wissenslücke bieten sich tierexperimentelle Untersuchungen an. Mit Alkylnitrosoharnstoffen (beispielsweise N-Methyl-N-Nitrosoharnstoff) können bei Ratten, Kaninchen und einigen weiteren Tierarten Gliome und Sarkome im ZNS sowie Schwannome im peripheren Nervensystem induziert werden (Jänisch u. Schreiber 1969, 1974). Sie treten oft multizentrisch auf und befinden sich in unterschiedlichen Entwicklungsstadien. Außerdem können die Versuchstiere in bestimmten Zeitabständen nach Applikation des Kanzerogens getötet werden. Dadurch lassen sich Entwicklungslinien von den ersten Zellproliferaten bis hin zu großen Tumoren rekonstruieren. Es zeigt sich, daß kleine Knötchen aus isomorphen Astrozyten mit gliafibrillärem saurem Protein (GFAP, s. S. 356) bei Größenzunahme polymorph werden und fast kein GFAP mehr bilden. Sie werden zu Glioblastomen. Durch histochemische Untersuchungen (Enzyme, Glykosoglykane) können in Abschnitten des ZNS, in denen Gliome bevorzugt entstehen (periventrikulär und subkortikal im Großhirn) kleine Herde mit veränderten Stoffwechselaktivitäten entdeckt werden, noch bevor die Zellproliferation eingesetzt hat (Jänisch u. Rath 1979).

Ein weiteres wichtiges Ergebnis der experimentellen Neuroonkologie ist die Erkenntnis von der *transplazentaren Tumorinduktion*. Durch Applikation von Alkylnitrosoharnstoffen (insbesondere Äthylnitrosoharnstoff) bei tragenden Tieren entstehen im ZNS der Nachkommen Geschwülste, die sich erst Wochen und Monate nach der Geburt manifestieren. Für eine transplazentare Tumorinduktion ist oft eine Karzinogendosis ausreichend, die beim ausgewachsenen Tier keine Geschwulstinduktion auslöst (Ivankovic 1974). Die sich daraus für den Menschen ergebenden Konsequenzen bedürfen noch der sorgfältigen wissenschaftlichen Überprüfung. Ohne exakte Beweisführung darf nicht unterstellt werden, daß die gleichen chemischen Verbindungen, die bei Ratten eine transplazentare Tumorinduktion auslösen, auch für den Menschen eine Gefährdung bedeuten. Das Vorkommen von Hirntumoren bei Feten und Säuglingen (Jänisch u. Mitarb. 1980) läßt auch beim Menschen an eine transplazentare chemische Kanzerogenese denken, ohne daß wir bisher wissen, welche Verbindungen verantwortlich sind und ob sie von außen in den mütterlichen Organismus gelangen oder in ihm gebildet werden.

Experimentelle Untersuchungen mit tumorinduzierenden Viren zeigen, daß ZNS-Tumoren im frühen Lebensalter eine virale Genese haben können. Manche Tierarten, darunter auch Rhesusaffen, reagieren besonders schnell mit Tumorbildung im ZNS, wenn die Viren kurz nach der Geburt appliziert werden (Ogawa u. Mitarb. 1969, Bigner u. Pegram 1976, Jänisch u. Schreiber 1977). Forschungen über die Ursachen von Hirntumoren beim Menschen müssen diese Möglichkeit berücksichtigen.

## Neuroektodermale Geschwülste

### Histogenese

Die Vielfalt neuroektodermaler Geschwülste läßt sich auf 2 Grundtypen zurückführen: die adulten und die embryonalen. Die adulten Typen leiten sich von differenzierten Zellen ab: Astro-, Oligodendro- und Ependymozyten. Die Geschwulstelemente zeigen noch weitgehend die morphologischen und biochemischen Merkmale von differenzierten neuroektodermalen Zellen. Allerdings können sie die Fähigkeit zur Differenzierung einbüßen. Schrittweise treten im Tumor Zellpopulationen auf, die eine primitivere Struktur besitzen und immer weniger in der Lage sind, die spezifischen Leistungen der hochdifferenzierten neuroektodermalen Elemente hervorzubringen. Durch Entdifferenzierung kommt es zur Anaplasie. Gleichzeitig ist die Proliferationsfähigkeit der anaplastischen Zellen gesteigert. Die gering differenzierten teilen sich schneller als jene, die höhere Differenzierungsleistungen zu vollbringen haben. Die anaplastische Population überwuchert und verdrängt das reifere Geschwulstgewebe. Das läßt sich bei Rezidivoperationen feststellen, bei denen oft ein stärker entdifferenziertes Geschwulstgewebe als bei der Erstoperation gewonnen wird. Auch Tierexperimente liefern Beweise. Durch Tötung der Versuchstiere in unterschiedlichen Zeitabständen nach Applikation eines Resorptivkanzerogens können Geschwülste in unterschiedlichen Entwicklungsstadien untersucht werden. Dabei erweist sich, daß die frühen Proliferate oft aus relativ hochdifferenzierten Gliazellen bestehen und daß mit Vergrößerung der Geschwülste die Anaplasie zunimmt. Es gibt keine Hinweise auf eine Umkehr der Entdifferenzierung in adulten Geschwülsten, das heißt, aus einem anaplastischen Gliom wird kein reifer Tumor. Auch unter Einfluß einer Chemo- oder Strahlentherapie läßt sich beispielsweise kein Glioblastom in ein reifes Astrozytom oder Oligodendrogliom zurückverwandeln.

*Embryonale neuroektodermale Geschwülste* leiten sich von kleinen, undifferenzierten Zellen mit hyperchromen Kernen ab. Sie sind den Medulloblasten der Embryonalentwicklung ähnlich. Andere bestehen aus zylindrischen Zellen, die den Medulloepithelien des primitiven Neuralrohres entsprechen. In der Ontogenese gehen aus Medulloblasten und Medulloepithelien die Neuro-, Spongio- und Ependymoblasten sowie durch fortschreitende Differenzierung schließlich Ganglienzellen, Makroglia und Ependym hervor. Eine ähnliche Differenzierung kann sich in einigen der embryonalen neuroektodermalen Geschwülste vollziehen. Aus ihnen werden Neuroblastome, primitive Spongioblastome oder Ependymoblastome. Manchmal zeigen sich in einem Tumor auch mehrere Entwicklungsrichtungen gleichzeitig, so daß neuronale, ependymale und gliale Differenzierungen nebeneinander vorkommen. Daraus können in einzelnen Fällen reife Geschwülste, beispielsweise Gangliogliome hervorgehen, die langsamer wachsen und eine wesentlich bessere Prognose haben als die gering differenzierten Primitivtumoren (Warzok u. Mitarb. 1983). Eine spontane oder therapiebedingte Ausreifung läßt sich gleichermaßen in embryonalen Geschwülsten des peripheren Nervensystems finden. Sie tritt in etwa 1% der peripheren Neuroblastome auf und vollzieht sich manchmal nicht nur im Primärtumor, sondern sogar in dessen Metastasen (s. S. 391).

In den meisten embryonalen neuroektodermalen Geschwülsten kommt es allerdings nur zu einer abortiven Differenzierung, die auf relativ niedrigen Stufen stehenbleibt. Oft sind auch völlig undifferenzierte und partiell differenzierte Abschnitte nebeneinander vorhanden. Dabei wird das biologische Verhalten von dem am geringsten differenzierten Tumoranteil bestimmt.

Die große Variabilität in der Zusammensetzung bereitet Schwierigkeiten für die Klassifikation. Die aus kleinen medulloblastenähnlichen Zellen zusammengesetzten Geschwülste müßten, unabhängig von ihrem Sitz, als Medulloblastome bezeichnet werden. In der klinischen Praxis wird jedoch dieser Begriff mit dem Sitz in der hinteren Schädelgrube in Verbindung gebracht. Behandlungsstrategien und prognostische Aussagen beziehen sich in der Regel auf diese Lokalisation. Es wäre deshalb für den Kliniker verwirrend, wenn der Begriff auch auf Tumoren anderer Lokalisationen angewendet würde, selbst wenn das vom Standpunkt der Histogenese und Morphologie gerechtfertigt ist. Aus diesem Grund wurde von Hart und Earle (1973) der Begriff „primitiver neuroektodermaler Tumor (PNET)" für die entsprechenden Geschwülste im Großhirn eingeführt, während gleichartige Tumoren in der Epiphyse als „isomorphe Pineoblastome" bezeichnet wurden (Zülch 1956). Wir selbst haben die embryonalen neuroektodermalen Tumoren sowie ihre unterschiedlichen Differenzierungsrichtungen und Reifungsstufen unter dem Begriff der „*neuroektodermalen Stammzelltumoren*" zusammengefaßt (Jänisch u. Mitarb. 1976). Diese Abgrenzung von den adulten neuroektodermalen Geschwülsten ist gerechtfertigt, weil die Stammzelltumoren sich durch ihre Potenz zur Differenzierung von diesen unterscheiden. Durch welche Faktoren die embryonalen Tumorzellen zur Differenzierung gebracht werden können, ist noch weitgehend unbekannt. In Gewebekulturen von Mäuse-Neuroblastomen läßt sich eine Zelldifferenzierung mit Bildung von Axonen durch Dibutyryladenosin-3':5'-Monophosphat induzieren (Prasad u. Vernadakis 1972). In vivo ist es bisher noch nicht gelungen, einen gezielten Einfluß auf die Ausreifung embryonaler Tumoren zu nehmen. Die Erkenntnis, daß eine solche Möglichkeit grundsätzlich existiert, bietet jedoch Ansatzpunkte für Forschungen, die zu einer induzierten Differenzierung embryonaler Tumoren als Therapiemethode führen können.

## Medulloblastome (Abb. 8.7–8.11)

Medulloblastome sind gering differenzierte Stammzelltumoren, die in ⅔ der Fälle vor dem 15. Lebensjahr manifest werden. Bei Säuglingen und Kleinkindern gehören sie zu den häufigsten intrakraniellen Geschwülsten. Etwa 65% der Medulloblastome treten beim männlichen Geschlecht auf. Vorzugssitz ist der Kleinhirnwurm, insbesondere in seinen hinteren unteren Anteilen. Von hier aus wachsen sie in die Kleinhirnhemisphären und den IV. Ventrikel ein (Abb. 8.7). Oft infiltrieren sie auch die Leptomeninx und breiten sich kontinuierlich im Subarachnoidalraum aus, so daß die Oberfläche des Kleinhirns von weißlichem Tumorgewebe wie mit Zuckerguß bedeckt ist (Abb. 8.8). Die Geschwülste sind sehr weich. Große Blutungen oder Zysten sind selten.

*Mikroskopie.* Das mikroskopische Bild wird in typischen Fällen von kleinen, dichtliegenden Zellen mit länglichen oder rundlichen hyperchromen Kernen beherrscht (Abb. 8.9, 8.10). Im Elektronenmikroskop zeigt sich allerdings, daß die meisten Kerne durch tiefe Zytoplasmaindentationen stark zerklüftet sind (Abb. 8.11). Manchmal sind die Zellen in Reihen kammartig angeordnet oder bilden Pseudorosetten. Mit Metallimprägnationsmethoden stellt sich der Zelleib länglich und an einem Ende zugespitzt (karottenförmig) dar. Durch Versilberung läßt sich in manchen Medulloblastomen abschnittsweise eine neuronale Differenzierung nachweisen. Seltener werden glio- oder ependymoblastische Entwicklungsrichtungen sichtbar. Eine astrozytäre Differenzierung kann elektronenmikroskopisch durch Gliafilamente im Zytoplasma und immunhistochemisch mit GFAP-Nachweis verifiziert werden. Etwa 20% der Medulloblastome enthalten in einem Teil der Tumorzellen GFAP (Szymas 1986). Auch oligodendrogliale Differenzierungen kommen vor, so daß abschnittsweise, sehr selten sogar durchgehend, honigwabenartige Strukturen (s. S. 353) vorhanden sind. Schließlich können in Medulloblastomen ependymale Entwicklungen durch Mikrovilli und Zilien an Zelloberflächen wahrscheinlich gemacht werden.

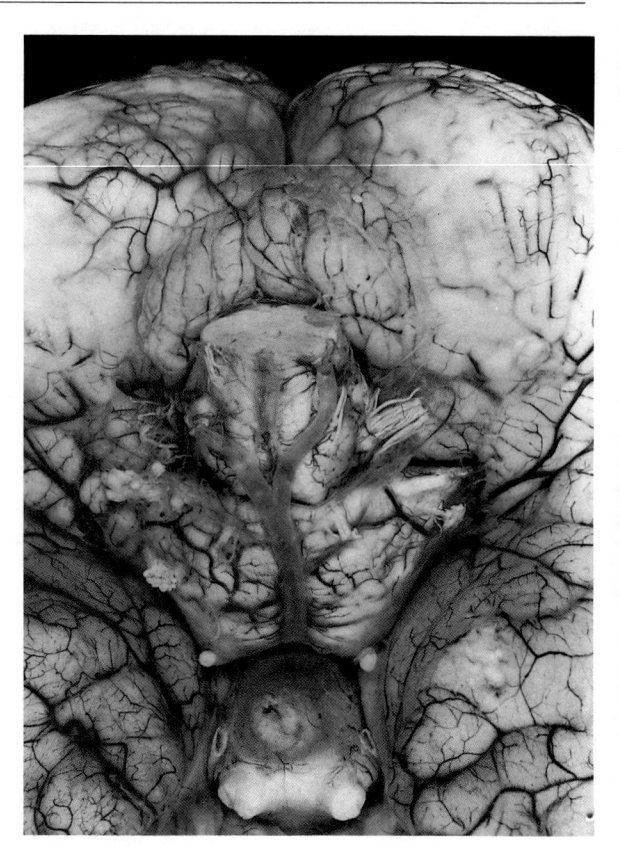

Abb. 8.**8** Gleicher Fall wie Abb. 8.**7**. Ballonförmige Vorwölbung des Bodens des III. Ventrikels, die Fossa interpeduncularis ausfüllend. Zuckergußartige, weißliche Geschwulstplatten in der Leptomeninx über der Basis des Kleinhirns.

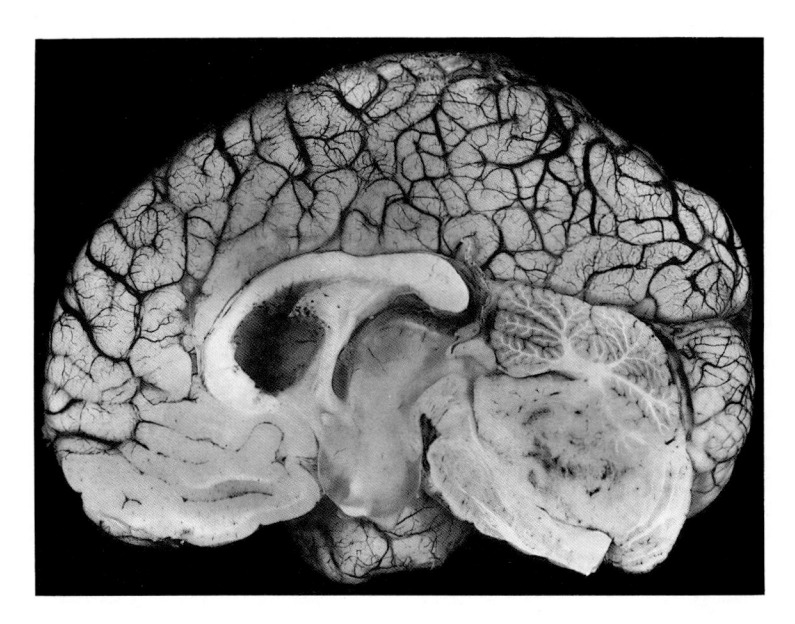

Abb. 8.**7** Medulloblastom im Unterwurm mit Verlegung des IV. Ventrikels. Hochgradiger Hydrozephalus der vorgeschalteten Ventrikel. Boden des erweiterten III. Ventrikels nur noch als dünne Membran vorhanden.

Abb. 8.**9** Medulloblastom. Zellreicher Tumor mit länglichen Zellkernen. Keine Zellgrenzen erkennbar. HE, 450×.

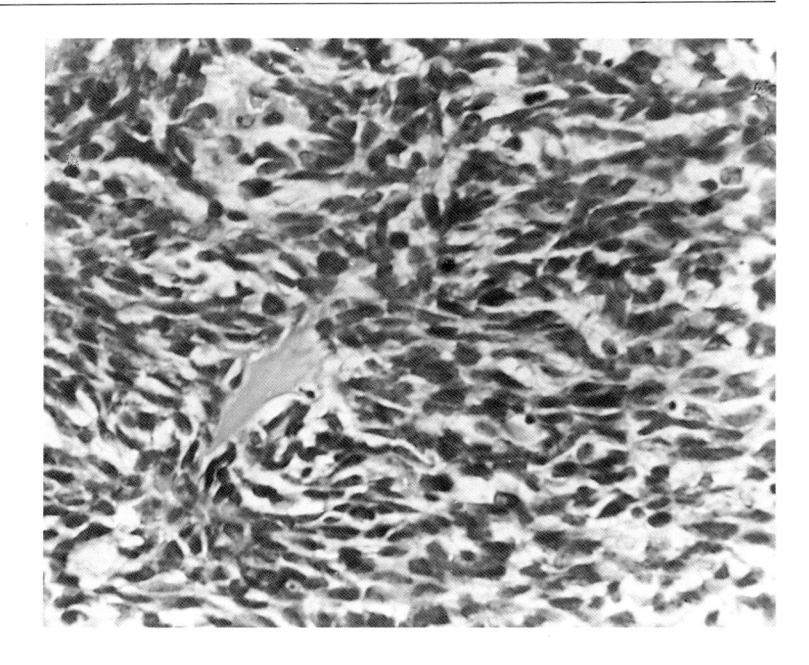

Abb. 8.**10** Medulloblastom mit rundlichen hyperchromen Zellkernen. Hohe Zelldichte. HE, 450×.

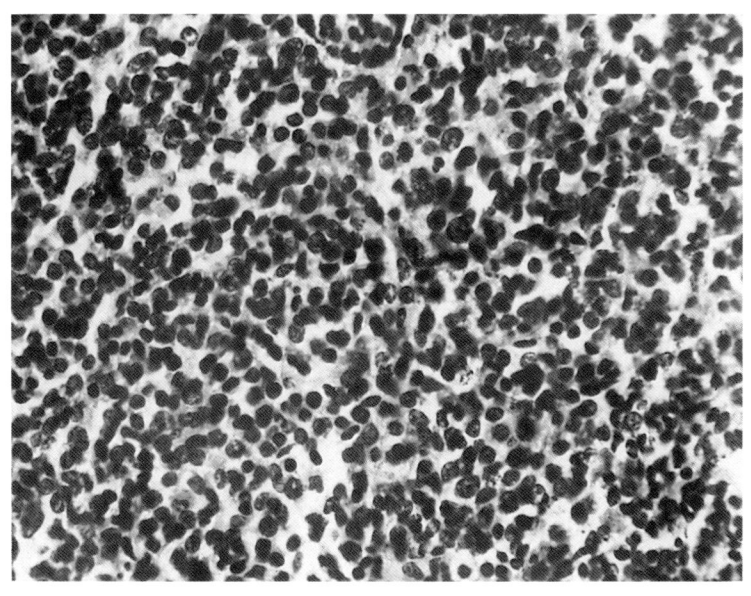

Einige Medulloblastome enthalten Melanin. Mitosen sind im mikroskopischen Bild nicht auffällig. Viele von ihnen haben den Charakter von Granularmitosen und sind schwer von Karyorhexis abzugrenzen. In Medulloblastomen sind Einzelzellnekrosen häufig, große Nekrosenherde hingegen selten. Die Blutgefäße sind dünnwandig. Gefäßwandproliferationen finden sich nur ausnahmsweise. Durch das Tumorgewebe erfolgt keine Neubildung versilberbarer Fasern. Wo sie vorhanden sind, gehören sie zu Gefäßwänden oder zu den Hirnhäuten, die vom Tumor infiltriert werden. Beim Einwachsen in die Leptomeninx induziert das Tumorgewebe manchmal eine fibroblastische Reaktion. Sie unterscheidet sich von den bindegewebigen Strukturen in desmoplastischen Medulloblastomen. Unter dieser Bezeichnung werden in der WHO-Klassifikation Geschwülste geführt, die früher als zirkumskripte Arachnoidalsarkome des Kleinhirns bezeichnet wurden. In ihnen wird das Geschwulstgewebe durch breite Bindegewebszüge in Inseln untergliedert. Dabei finden sich mesenchymale Anteile auch außerhalb der Infiltrationszone von Hirnhäuten.

*Biologisches Verhalten.* Die Prognose der desmoplastischen Medulloblastome ist besser als die der üblichen kleinzelligen Medulloblastome. Letztere gelten als sehr maligne. Unbehandelt führen sie in der Regel innerhalb weniger Monate zum Tod. Selbst nach makroskopischer Totalexstirpation muß bei etwa 40% der Patienten mit Rezidiven gerechnet werden. Allerdings hat sich die Prognose erheblich

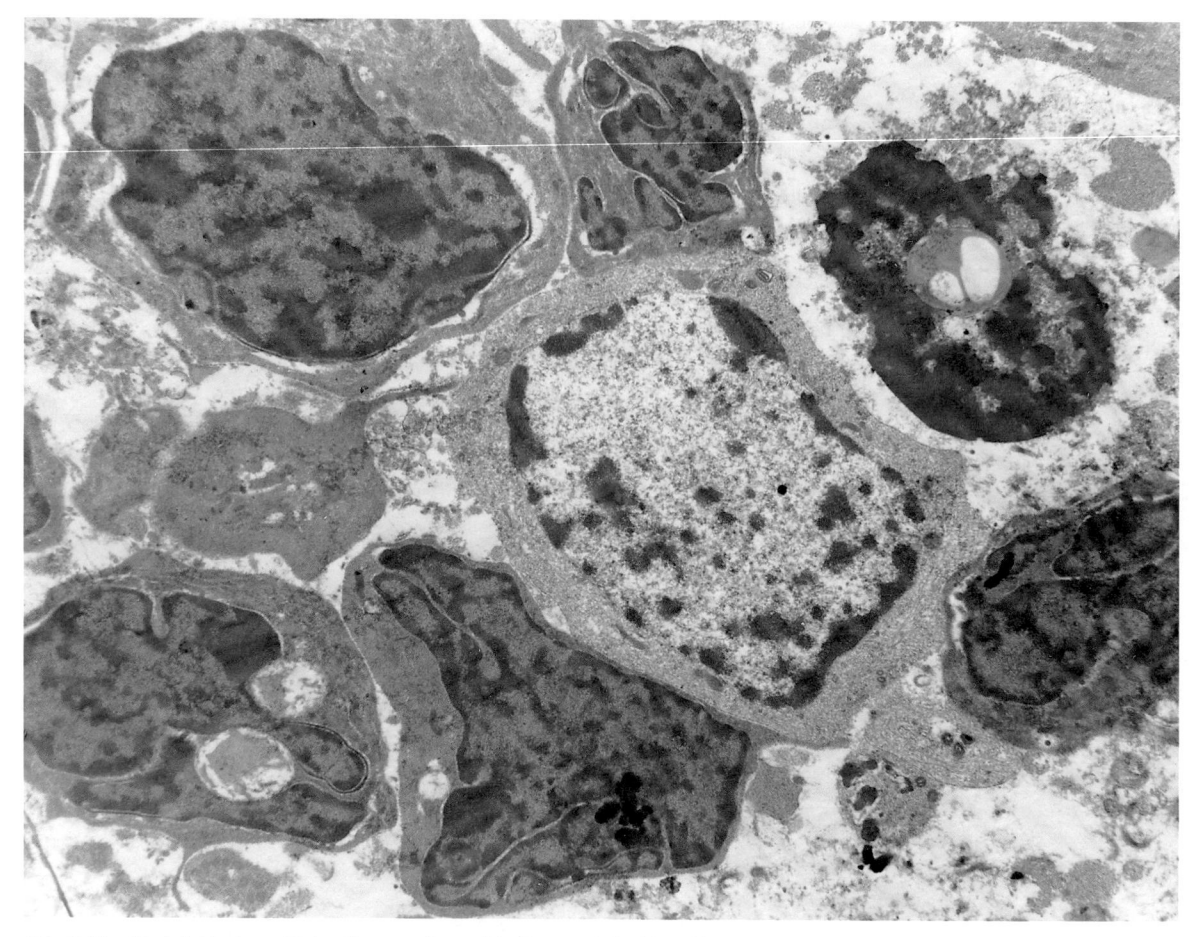

Abb. 8.**11** Medulloblastom. Kleine Tumorzellen mit hellem und dunklem Zytoplasma. Starke Zerklüftung der Kerne durch tiefe Identationen. Elektronenmikroskopische Aufnahme, 8000×.

verbessert, seit die Tumorexstirpation durch hochdosierte Bestrahlungen und adjuvante Chemotherapie ergänzt wird. Es wird angegeben, daß 63% (Hughes 1984) und sogar 71% der Patienten (Fossati Bellani u. Mitarb. 1984) die 5-Jahres-Grenze überlebten.

Lokale Behandlungserfolge werden oft durch Metastasierung zunichte gemacht. Liquormetastasen lassen sich bei etwa 30% der Verstorbenen mit Medulloblastomen nachweisen. Sie werden in etwa der gleichen Häufigkeit an den Ventrikelwandungen wie in den spinalen Liquorräumen gefunden. Besonders oft siedeln sich Metastasen in der Cauda equina an, wo sie weißliche Knoten auf den Nervenwurzeln bilden. Sie können aber auch das Rückenmark in der gesamten Zirkumferenz umscheiden. Extraneurale Metastasen kommen bei Medulloblastomen häufiger als bei Glioblastomen und anderen malignen Gliomen vor. Ihre Häufigkeit hat zugenommen, seit vor der Tumorexstirpation Shunt-Operationen zur Ableitung des Hydrozephalus ausgeführt werden (s. S. 341).

### Medulloepitheliome

Medulloepitheliome sind sehr seltene Geschwülste, die vorwiegend im frühen Kindesalter auftreten und zumeist im Großhirn lokalisiert sind. Sie haben eine weiche Konsistenz. *Mikroskopisch* bestehen sie aus epithelähnlichen zylindrischen Zellen, die oft um Hohlräume angeordnet sind. Von Ependymomen und Ependymoblastomen unterscheiden sie sich durch das Fehlen von Blepharoblasten und Zilien (s. S. 350). *Biologisch* verhalten sie sich wie die Medulloblastome: sie proliferieren schnell und neigen zur Metastasierung auf den Liquorwegen.

### Medullomyoblastome

Medullomyoblastome bilden eine seltene Gruppe der Stammzelltumoren, in denen zusätzlich zu den neuroektodermalen Stammzellen und ihren Reifungsstufen noch Rhabdomyoblasten und quergestreifte Muskelfasern vorhanden sind. Sie kommen bei Kindern vor. Vorzugssitz ist das Kleinhirn. Sie sind relativ derb und ziemlich scharf begrenzt. Die Rhabdomyoblasten sind rundliche Zellen mit einem auffallend eosinophilen Zytoplasma und bläschenförmigen chromatinarmen Kernen, in denen sich große Kernkörperchen deutlich abheben. Oft sind auch bandförmige Muskelfasern mit Querstreifung vorhanden. Die Diagnose läßt sich auch dann stellen, wenn letztere fehlen, da die meisten Rhabdomyoblasten bei elektronenmikroskopischer Untersuchung Myofibrillen aufweisen und immunhistochemisch Myoglobine nachweisbar sind. Die Prognose ist schlecht. Nur etwa ⅓ der behandelten Patienten lebt nach 1 Jahr noch.

## Primitive polare Spongioblastome

Primitive polare Spongioblastome wurden von Rubinstein (1972) als eigene Entität beschrieben und in die WHO-Klassifikation aufgenommen. Die sehr seltenen Geschwülste des Kindesalters liegen in der Umgebung des III. und IV. Ventrikels und bestehen aus bipolaren Zellen mit schlanken Fortsätzen. Es bestehen keine auffälligen Kernpolymorphien. Trotzdem handelt es sich um sehr aggressive Geschwülste mit schlechter Prognose. Sie dürfen nicht mit den polaren Spongioblastomen in älteren Klassifikationen (Zülch 1956) verwechselt werden. Letztere gehören zu den adulten Gliomen und werden jetzt als pilozytische Astrozytome bezeichnet (s. S. 356).

## Neuroblastome (Abb. 8.12)

Neuroblastome sind Stammzelltumoren, die im ZNS, im sympathischen Nervensystem und in der Olfaktoriusregion vorkommen. Sie haben viele histogenetische und mikroskopische Gemeinsamkeiten (s. S. 390). Etwa ¾ der primären Neuroblastome des ZNS manifestieren sich bereits im 1. Lebensjahr.

Viele sind derb, lobuliert und relativ scharf begrenzt, obwohl einige auch weich, medulloblastomähnlich sind. Die Hälfte enthält größere Zysten. Sie treten im Gehirn und im Rückenmark auf.

*Mikroskopisch* werden bei HE-Färbung dichtliegende Zellen mit hyperchromen rundlichen oder ovalen Kernen und ohne erkennbare Zellgrenzen gefunden. Letztere treten erst durch Metallimprägnation deutlich hervor, wobei sich überwiegend bipolare Zellen darstellen. Häufig bilden sie Pseudorosetten (Homer-Wright-Typ), in denen Tumorzellen sternförmig um ein homogenes oder faseriges eosinophiles Material angeordnet sind. Echte Rosetten sind seltener. Das Tumorparenchym ist oft durch Bindegewebszüge lobulär untergliedert.

*Elektronenmikroskopisch* finden sich undifferenzierte Primitivzellen mit spärlichem Zytoplasma, in dem zahlreiche Mikrotubuli, wenig endoplasmatisches Retikulum und vereinzelte Ribosomen enthalten sind. Bei neuronaler Differenzierung vergrößert sich der Zelleib, und die Zahl der Ribosomen nimmt zu. Es lassen sich Katecholamingranula (dense core vesicles), Synapsen und manchmal sogar Nissl-Substanz nachweisen. Neuroblastome der Pinealis können eine Differenzierung von Fotorezeptorzellen aufweisen (Abb. 8.12), so daß diese Geschwülste morphologische Gemeinsamkeiten mit Retinoblastomen haben. Das erklärt sich aus der Phylogenese, in der die Pinealis als 3. Auge angelegt wurde. Deshalb treten auch „trilokulare Retinoblastome" auf, in denen sowohl in beiden Augen als auch in der Pinealis neuroektodermale Stammzelltumoren mit retinoblastischer Differenzierung vorhanden sind. Neuroblastome zeigen manchmal auch eine herdförmige gliale Differenzierung.

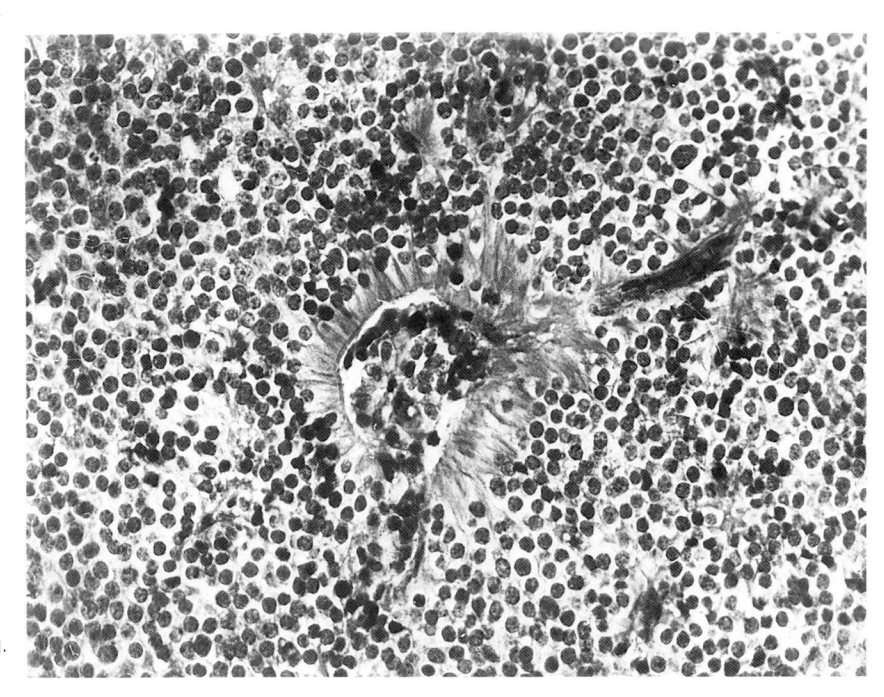

Abb. 8.12 Pinealistumor mit retinoblastischer Differenzierung. HE, 300×.

*Biologisches Verhalten.* Die Mehrzahl der Neuroblastome verhält sich biologisch maligne. Etwa 30% der behandelten Patienten überleben die 5-Jahres-Grenze. Die Prognose ist allerdings differenziert zu stellen, da bei einem kleinen Teil der zentralen Neuroblastome die Ausreifung zu Gangliogliomen fortschreitet (Warzok u. Jänisch 1983).

## Gangliogliome (Abb. 8.13)

Gangliogliome des ZNS treten als knotenförmige, derbe Geschwülste in allen Altersgruppen und in nahezu gleicher Häufigkeit bei beiden Geschlechtern auf. Größere Zysten und Verkalkungen sind in etwa der Hälfte von ihnen zu erwarten. Bevorzugter Sitz sind Hippokampus und Hypothalamus. Andere gehen vom Hypophysenhinterlappen aus und liegen intrasellär. Die neoplastischen Neurone können Releasing-Faktoren für Wachstumshormon ausscheiden. Das bewirkt eine funktionelle Stimulierung des Hypophysenvorderlappens mit diffuser oder knotiger Proliferation der entsprechenden Zellen und eine *Akromegalie.* Diese erklärt die Häufigkeit der Kombination von Gangliogliomen des Hypothalamus und der Neurohypophyse mit Adenomen des Hypophysenvorderlappens. Im Kleinhirn sind knotige Gangliogliome selten. Die diffuse Hyperplasie von Neuronen der Körnerzellschicht der Kleinhirnrinde (Lhermitte-Duclos-Krankheit) wird heute als Entwicklungsstörung und nicht mehr als echte Geschwulst aufgefaßt.

*Mikroskopisch* sind neoplastische Ganglienzellen das entscheidende diagnostische Kriterium (Abb. 8.13). In den großen Zellen, die oft doppelkernig sind, finden sich häufig Nissl-Schollen. Neurofibrillen lassen sich nicht in allen nachweisen. Im Aufbau der Tumoren sind neoplastische Astrozyten mit GFAP, seltener Oligodendrozyten beteiligt. Zellkinetische Untersuchungen zeigen, daß die Gliazellen für das Wachstum verantwortlich sind. Auch die Malignisierung eines Gangliglioms vollzieht sich an der Glia, die dann eine Anaplasie und häufige Mitosen aufweist.

*Biologisches Verhalten.* Bei etwa ⅓ der Patienten deuten mehrjährige Anamnesen auf ein langsames Wachstum hin. Auch Tumorrezidive manifestieren sich oft erst nach vielen Jahren.

*Differentialdiagnostisch* sind die neoplastischen Neurone von großen neoplastischen Astrozyten zu unterscheiden. Manchmal werden Gangliogliome als protoplasmatische Astrozytome verkannt. Andererseits ist zu beachten, daß in Oligodendrogliomen und Astrozytomen die ortsständigen Ganglienzellen im Tumorgewebe lange überleben und zwischen den Geschwulstzellen eingeschlossen sind. Der Nachweis von mehrkernigen Neuronen spricht für ein Gangliogliom.

## Ependymoblastome und Ependymome (Abb. 8.14–8.15)

Sie kommen bevorzugt bei Kindern und Jugendlichen vor. Bei Säuglingen gehören sie zu den häufigsten Geschwulstarten des ZNS (Tab. 8.1). Vereinzelt treten sie noch im Greisenalter auf.

*Makroskopisch* erkennt man rötliche, relativ weiche Tumoren, die im Gehirn zumeist in den Lichtungen (Abb. 8.14) und der Umgebung der Ventikel liegen. Oft verlegen sie Liquorwege und verursachen einen Hydrozephalus. Manche erscheinen als scharf begrenzte Knoten. *Mikroskopisch* zeigt sich jedoch, daß auch sie zumindest stellenweise die Ventrikelwand infiltrieren. Andere sind schon makro-

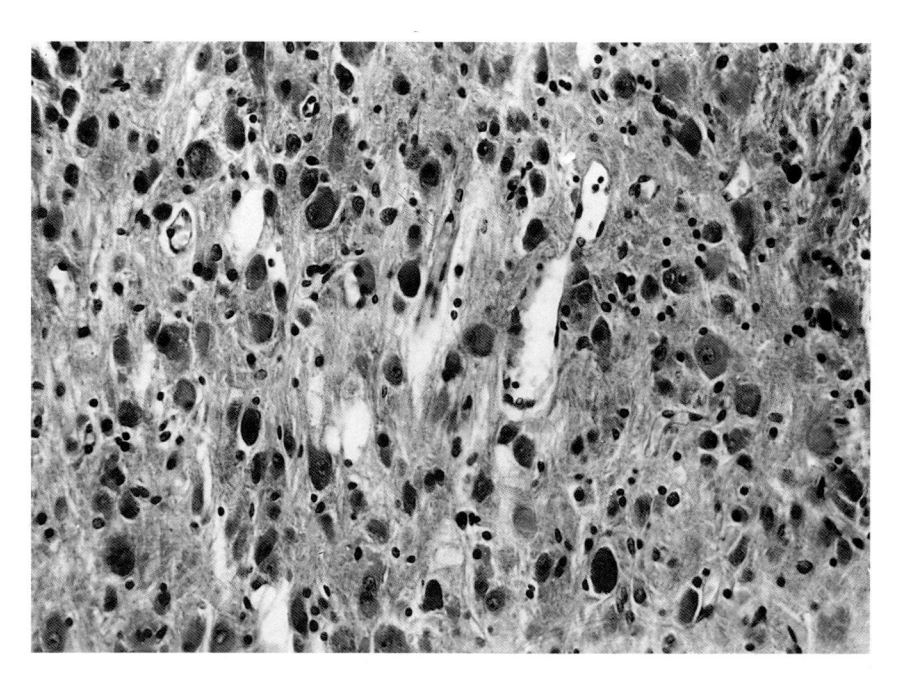

Abb. 8.13 Gangliogliom. Zahlreiche atypische Ganglienzellen. HE, 190×.

Abb. 8.14 Scharf begrenztes Ependymom mit kleinen Blutungen, die Lichtung des erweiterten IV. Ventrikels ausfüllend.

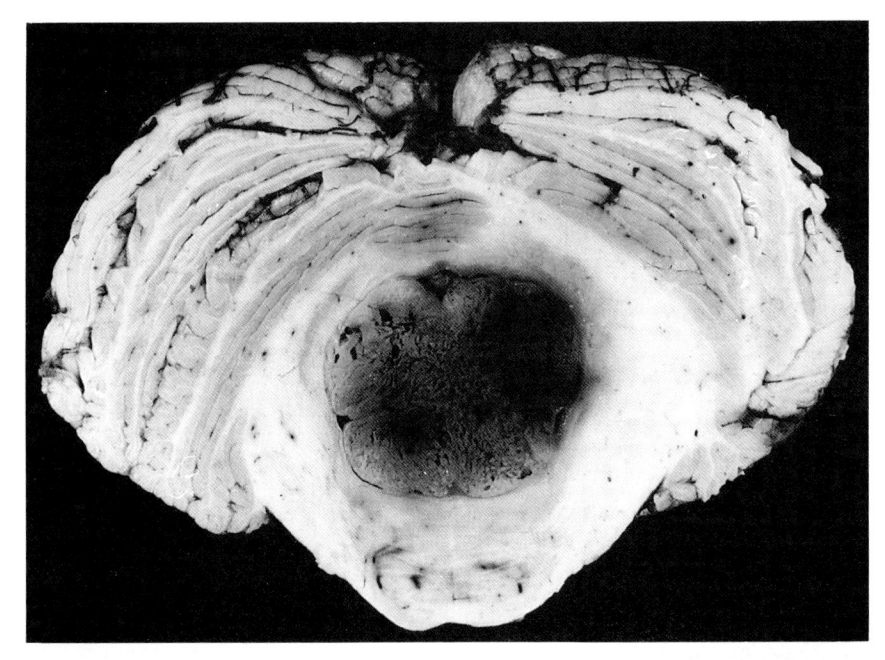

Abb. 8.15 Ependymom im III. Ventrikel, in den erweiterten Seitenventrikeln und im Tegmentum mesencephali mit Zerstörung des Aquaeductus cerebri.

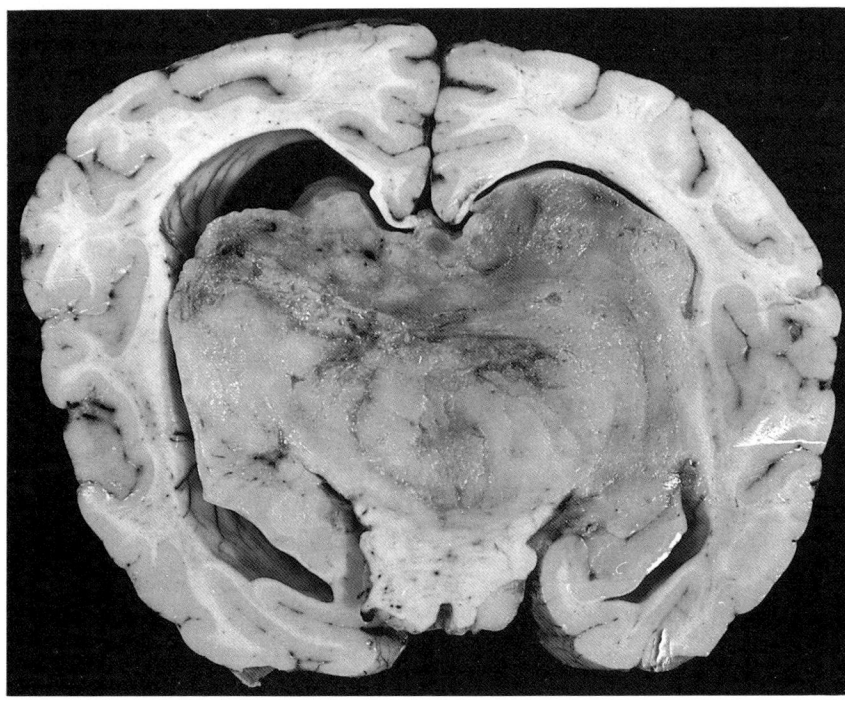

skopisch unscharf begrenzt (Abb. 8.15). Etwa 70% der intrakraniellen Ependymome sind in der hinteren Schädelgrube lokalisiert. Fast die Hälfte von ihnen erstreckt sich vom IV. Ventrikel bis in die Cisterna cerebellomedullaris, und etwa 10% wachsen vom Ventrikel in den Kleinhirnbrückenwinkel ein. Bei Säuglingen überwiegen allerdings die supratentoriellen Ependymome (Jänisch u. Mitarb. 1980). Vorzugslokalisation der intraspinalen Ependymome ist die Cauda equina. Sie breiten sich zwischen den kaudalen Nervenwurzeln aus, die verdrängt und selten infiltriert werden. Sie spannen den Durasack und können durch Druckatrophie der Knochen eine Erweiterung des Sakralkanals bewirken, so daß Durchmesser von mehreren Zentimetern möglich sind. Manche durchbrechen die Dura und infiltrieren umgebende Knochen und Weichteile. Sie können jedoch auch in ektopischer Lage an der Ventralseite des Os sacrum im kleinen Becken oder als weiche Knoten unter der Haut der sakrokokzygealen Region zu finden sein. Die Schnittfläche der Ependymome ist homogen oder feinkörnig, selten papillär. Kleine Blutungen im Tumor sind häufig, Massenblutungen selten. Zysten werden in 40% der supratentoriellen Ependymome angetroffen. Manche, insbesondere die im Kaudabereich, haben eine glasige, schleimartige Beschaffenheit.

*Mikroskopisch* lassen sich mehrere Typen und Anaplasiegrade der Ependymome unterscheiden. Der Prototyp besteht aus länglichen Zellen mit rundlichen isomorphen Kernen und wenigen Mitosen. Die Zellen sind oft strahlenförmig um dünnwandige Blutgefäße angeordnet: Sie bilden *Strahlenkronen*. Der Kern liegt am gefäßfernen Zellpol, so daß um das Blutgefäß eine kernfreie Zone besteht (Abb. 8.**16**). Diese kernfreien Höfe haben eine große Bedeutung für die lichtmikroskopische Artdiagnose. Weitere charakteristische Merkmale, die besonders in Ependymomen des IV. Ventrikels angetroffen werden, sind Ependymrosetten und -schläuche. Die Hohlräume werden epithelartig von zylindrischen Zellen ausgekleidet (Abb. 8.**17**), an deren freier Oberfläche manchmal schon lichtmikroskopisch Zilien erkennbar sind. Häufiger lassen sich die Zilien erst *elektronenmikroskopisch* finden. In ihrem Inneren enthalten sie konzentrisch angeordnete Tubuli, von denen 2 im Zentrum und 9 an der Peripherie liegen. Weiterhin sind an freien Oberflächen der Ependymomzellen zahlreiche Mikrovilli vorhanden. Oft bleiben zwischen mehreren Zellen kleine Hohlräume, die mit Mikrovilli angefüllt sind und als Mikrorosetten bezeichnet werden (Goebel u. Craviotto 1972). Mikrorosetten gehören zu den ultrastrukturellen diagnostischen Markern der Ependymome. Zilien und Blepharoblasten, kleine basophile Körperchen im Zytoplasma, sind weniger spezifisch, da sie auch in Plexuspapillomen und sogar in Hypophysenadenomen vorkommen können. Die Ependymzellen sind durch Desmosomen verbunden. Gelegentlich sind im Zytoplasma auch Gliafilamente vorhanden. Dementsprechend läßt sich immunhistochemisch in manchen Geschwulstzellen GFAP nachweisen, während die normalen Ependymzellen des postnatalen menschlichen Gehirns dieses Protein nicht exprimieren. Dieser Befund stellt ein Bindeglied zu den *Subependymomen* dar, die als Variante der Ependymome von niedrigem Anaplasiegrad aufgefaßt werden. In ihnen sind die länglichen Zellen in Zügen angeordnet. Es können aber auch Strahlenkronen vorkommen. Die Zellen bilden reichlich Gliafasern, so daß manchmal größere Abschnitte zwischen den Zellen ausschließlich aus dichtliegenden Gliafasern bestehen. Die Subependymome nehmen eine Mittelstellung zwischen Astrozytomen und Ependymomen ein. Sie werden von einer gemeinsamen Ursprungszelle der Astrozyten und Ependymzellen, den Tanyzyten, abgeleitet (Friede u. Pollak 1978). Ein weiterer Typ ist das *trabekuläre Ependymom*. Es besteht aus gefäßführenden Bindegewebsbalken, die durch Querstränge verbunden sind und denen die prismatischen Zellen aufsitzen. Sein Vorzugssitz ist der Recessus lateralis des IV. Ventrikels. Die myxopapilläre Form wird vor allem in der Cauda equina angetroffen. Sie besteht aus verzweigten Bindegewebspapillen, die oft schleimig degenerieren und dadurch aufquellen. Dadurch werden die den Papillen einreihig aufsitzenden Tumorzellen komprimiert und von den Gefäßen abgehoben, so daß es zu einem Tumorzellschwund kommt. Die *anaplastischen Ependymome* (Grad 3 und 4) bestehen aus Zellen von unregelmäßiger Größe und Form, die keine Rosetten und Tubuli mehr bilden. Am längsten bleibt der Ependymomcharakter an den kernfreien Höfen erkennbar. Beim Grad 4 kann selbst dieses Merkmal fehlen, so daß eine Unterscheidung von Glioblastomen anderer Histogenese nicht mehr möglich ist. Von den anaplastischen Ependymomen mit Übergängen in Glioblastome sind die *Ependy-*

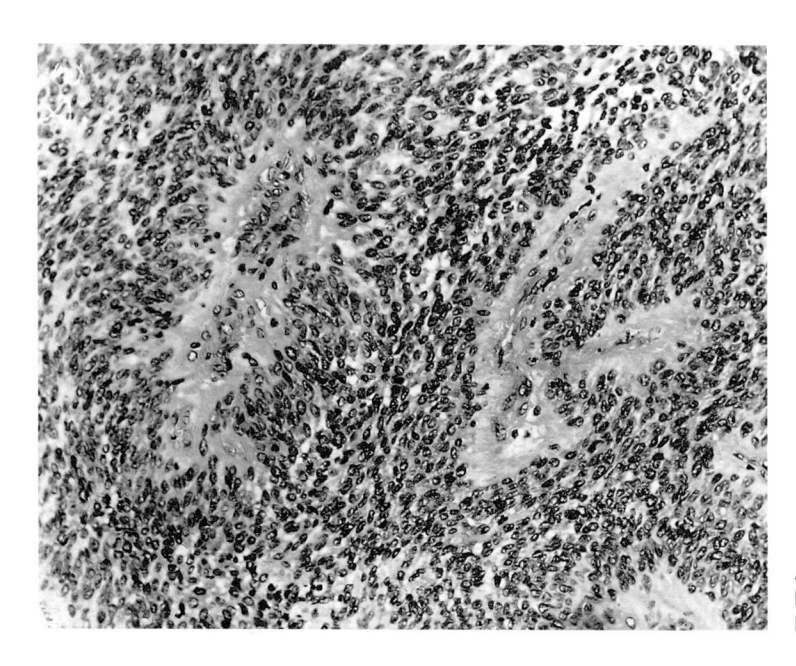

Abb. 8.**16** Kernfreie perivaskuläre Höfe in Ependymomen. Relativ isomorphe Zellkerne. HE, 190×.

Abb. 8.17 Ependymschläuche in einem Ependymom des IV. Ventrikels. Auskleidung durch zylindrische Zellen. HE, 310×.

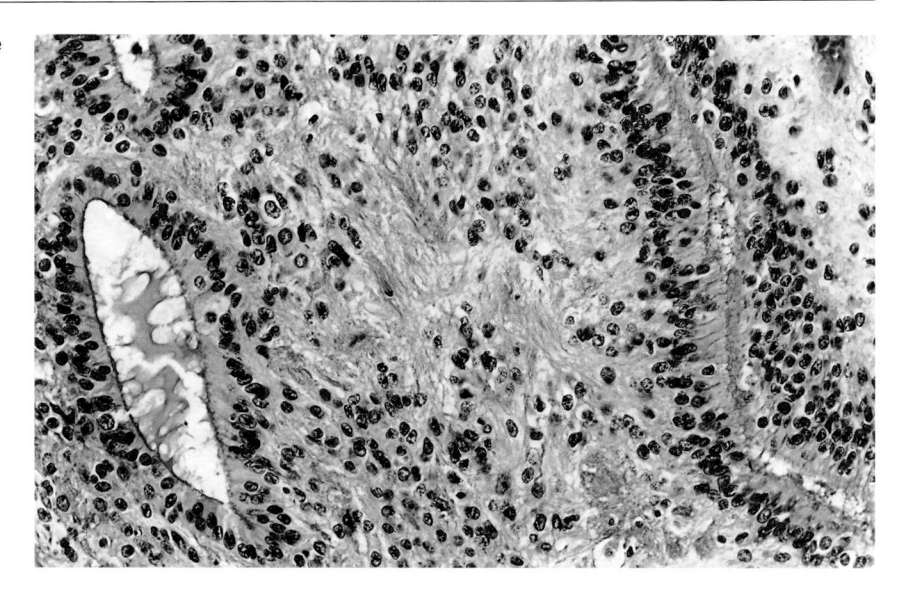

*moblastome* zu unterscheiden. In ihnen kommen neben soliden Gewebsarealen auch Rosetten oder spaltförmige Hohlräume vor, deren auskleidende zylindrische Zellen mehrreihig angeordnet sind und die häufig Mitosen aufweisen.

Ependymoblastome haben Stammzellcharakter, denn sie können durch partielle Ausreifung aus neuroektodermalen Primitivgeschwülsten hervorgehen.

*Biologisches Verhalten.* Die Prognose ist differenziert zu stellen. Infratentorielle Ependymome wachsen im Durchschnitt langsamer als supratentorielle. Deshalb ist bei ihnen die postoperative rezidivfreie Periode länger. Sie beträgt durchschnittlich 6, bei den supratentoriellen hingegen nur knapp 3 Jahre. Auch der histologische Typ bietet prognostische Hinweise. Besonders langsam vergrößern sich die Subependymome. Die Mehrzahl der myxopapillären Ependymome zeichnet sich durch langsame Progredienz aus. Es gibt unter ihnen aber auch solche, die mehrfach rezidivieren, lokal infiltrierend und zerstörend wachsen und schließlich sogar Fernmetastasen verursachen. Mit Liquormetastasen muß bei etwa 20% der Ependymome gerechnet werden. Besonders häufig sind sie bei Ependymoblastomen, kommen aber auch bei denen mit niedrigem Anaplasiegrad vor. Sie werden zumeist nach Operationen gefunden.

*Differentialdiagnose.* Praktische differentialdiagnostische Bedeutung hat die Abgrenzung von Hirnmetastasen eines zylindrozellulären Karzinoms. Sie können ein Ependymom vortäuschen, wenn sie tubuläre Strukturen enthalten. Kernpolymorphien, atypische Mitosen sowie das Fehlen von kernfreien Höfen und Zilien sprechen für eine Karzinommetastase. Die Verwechslung eines myxopapillären Ependymoms der Kauda mit einem Chordom der Wirbelsäule ist möglich, weil beide eine myxoide Matrix aufweisen. Die papilläre Grundstruktur und Kapillarreichtum sprechen für das Ependymom, während knorpelartige Zellen das Chordom wahrscheinlich machen. Plexuspapillome können schwer von trabekulären Ependymomen unterschieden werden, zumal Zilien in beiden vorhanden sein können. Querverbindungen zwischen papillenartigen Strukturen und die direkte Insertion der Zellen an den Blutgefäßen ermöglichen die Ependymomdiagnose.

## Plexuspapillome und -karzinome
(Abb. 8.18)

Plexuspapillome und -karzinome gehen vom Plexus choroideus aus und kommen deshalb primär nur intrakraniell vor. Im frühen Kindesalter sind 75% in den Seitenventrikeln, bei Erwachsenen fast 90% im IV. Ventrikel und dessen Recessus lateralis lokalisiert. Die rötlichen Geschwülste haben eine zottenartige oder feinkörnige Oberfläche. Sie liegen oft frei in der Ventrikellichtung und sind lediglich mit dem Plexus breitbasig oder gestielt verbunden. Manche jedoch infiltrieren das umgebende Hirngewebe und in seltenen Fällen sogar die Dura mater und angrenzende Schädelknochen.

*Mikroskopisch* imitieren sie den Bau des Plexus choroideus. Die baumartig verzweigten Zotten bestehen aus lockerem Bindegewebe mit dünnwandigen Blutgefäßen und werden von einschichtigem kubischem Epithel mit rundlichen Kernen bedeckt (Abb. 8.18). *Elektronenmikroskopisch* lassen sich an den freien Epitheloberflächen Mikrovilli und manchmal auch Zilien nachweisen. Letztere sind also kein differentialdiagnostisches Kriterium gegenüber Ependymomen. Gegenüber dem Bindegewebe ist eine Basalmembran ausgebildet. In manchen Papillomen bilden die Epithelien Schleim. In ihnen können Schleimzysten auftreten. Andere Zysten entstehen durch Ödem und mukoide Degeneration des Zottenstromas. Kleine Verkalkungen in Form von Psammomkugeln sind häufig. Ausgedehnte Verkal-

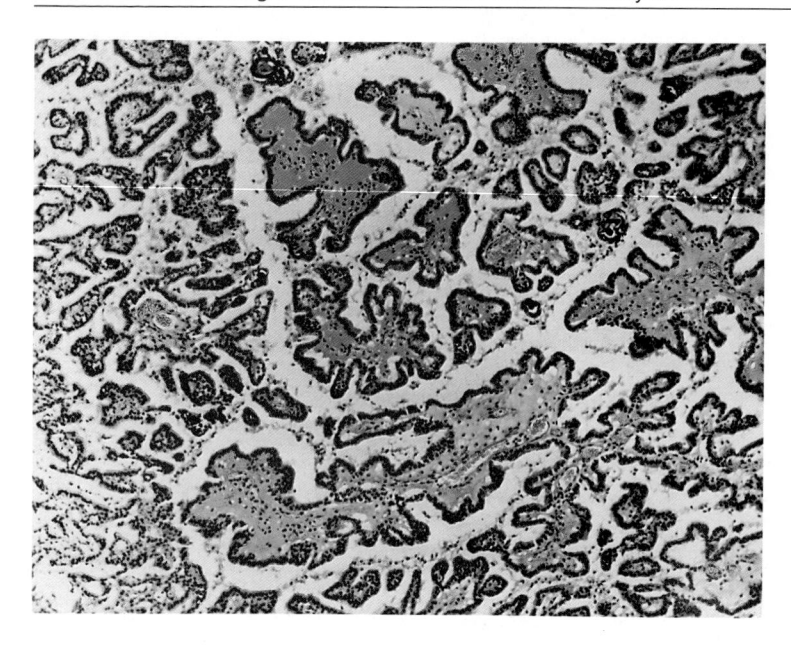

Abb. 8.18 Plexuspapillom. Verzweigte Zotten mit lockerem Stroma und Epithelbedeckung. HE, 75×.

kungen, die schon röntgenologisch wahrnehmbar sind, werden in etwa 3% der Plexuspapillome gefunden. Der Übergang in ein Plexuskarzinom wird durch Kernatypien, atypische Mitosen, mehrreihige bis mehrschichtige Epithelbedeckung der Zotten sowie durch solide epitheliale Abschnitte angezeigt. Hinzu kommen herdförmige Lymphozyteninfiltrate und Nekrosen.

*Biologisches Verhalten.* Plexuspapillome wachsen langsam und verdrängend. Infiltrierendes Wachstum deutet bereits gesteigerte Aggressivität an, auch wenn mikroskopisch noch keine stärkere Anaplasie besteht. Begünstigt durch die zottige Struktur und die Fragilität des Gewebes können Teile des Tumors abreißen und mit dem Liquorstrom verschleppt werden. Sie setzen sich an anderen Stellen, insbesondere im kaudalen Durasack zwischen den Nervenwurzeln fest und können wachsen, ohne die Nachbarschaft zu infiltrieren. Sie werden als Abrißmetastasen bezeichnet und kommen auch bei den gutartigen Plexuspapillomen vor. Aus den dünnwandigen Gefäßen der Zotten kann es bluten. Eine Blutung kann so massiv werden, daß die Bluttamponade der Hirnventrikel zum schnellen Tod führt.

Plexustumoren produzieren, wie normale Plexus auch, Liquor cerebrospinalis. Durch die große Zottenfläche des Papilloms kann ein Drei- bis Vierfaches der normalen Liquormenge gebildet werden, wesentlich mehr, als resorbiert wird. Die Folge ist ein hypersekretorischer Hydrozephalus, der bei Säuglingen durch Kopfvergrößerung oft das erste klinische Krankheitszeichen ist.

*Differentialdiagnose.* Die makroskopische Differentialdiagnose muß Xanthogranulome des Plexus choroideus berücksichtigen. Die gelblichen und bräunlichen Knoten liegen zumeist in den Hinterhörnern der Seitenventrikel und können Durchmesser von mehreren Zentimetern erreichen. Sie bestehen aus Bindegewebe und enthalten Cholesterinkristalle sowie Hämosiderin. Bei Erwachsenen besteht auch die Möglichkeit einer Verwechslung von Plexuspapillomen und -karzinomen mit Metastasen eines papillären Karzinoms, das seinen Primärsitz beispielsweise in der Schilddrüse haben kann.

## Oligodendrogliome (Abb. 8.19, 8.20)

Oligodendrogliome bilden 5–10% der primären Geschwülste des ZNS und werden vor allem bei Jugendlichen und jungen Erwachsenen manifest. Sie sind bevorzugt in den Frontallappen lokalisiert. Da sie oft bereits groß sind, wenn die Diagnose eines Hirntumors gestellt wird, überschreiten sie zumeist die Lappengrenzen und infiltrieren Teile der Parietal- und Temporallappen sowie des rostralen Hirnstamms. Etwa 60% wachsen in benachbarte Hirnventrikel ein. Im Kleinhirn und Rückenmark kommen sie selten vor. Oligodendrogliome sind unscharf begrenzte Geschwülste, die sich farblich kaum vom Hemisphärenmark abheben. Selbst die grauen Strukturen können im Tumor erkennbar bleiben, wenn auch mit undeutlicher, verwaschener Zeichnung. Das hängt damit zusammen, daß die ortsständigen Neuronen zwischen den Tumorzellen noch lange Zeit überleben. In ihrem makroskopischen Erscheinungsbild unterscheiden sie sich nicht von den diffusen Astrozytomen im Großhirn.

*Mikroskopie.* Die reifen Oligodendrogliome (Anaplasiegrad 1) sind aus kleinen isomorphen Zellen mit zentralen rundlichen Kernen zusammengesetzt (Abb. 8.18). Im Zytoplasma sammeln sich häufig Glykosaminoglykane an. Diese intrazelluläre Verschleimung führt bei Paraffineinbettung zu Schrumpfungsartefakten und mangelhafter Anfärbung des Zytoplasmas mit Eosin. Deshalb ist am Paraffinschnitt bei Hämatoxylin-Eosin-Färbung das

Abb. 8.**19** Oligodendrogliom. Dichtliegende Tumorzellen mit rundlichen isomorphen Kernen. Helles Zytoplasma und deutlich erkennbare Zellmembranen (Honigwabenstrukturen). HE, 450×.

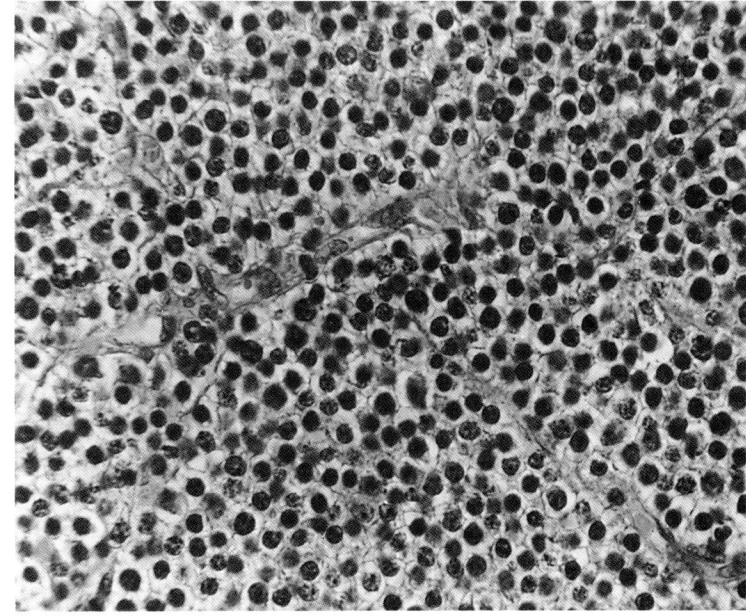

Abb. 8.**20** Oligodendrogliom. Degenerative Verschleimung mit Schleimseen. Zahlreiche nekrobiotische Zellen mit Kernpyknosen oder Karyolyse. HE, 450×.

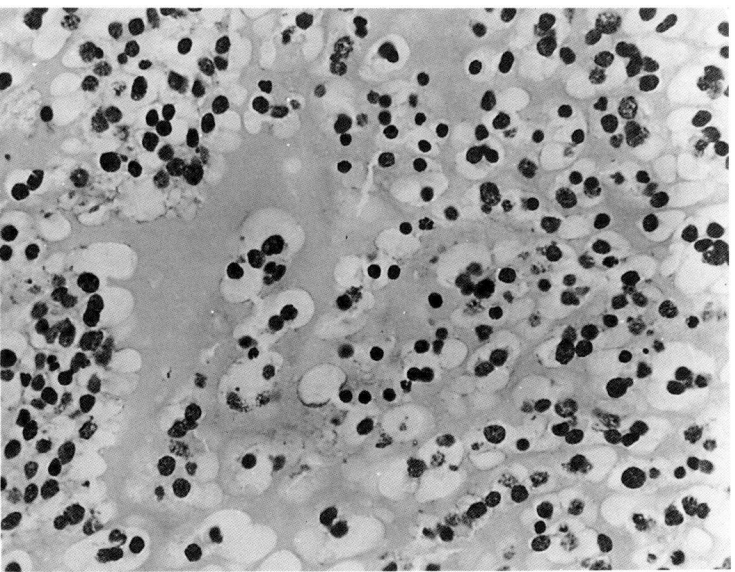

perinukleäre Zytoplasma optisch leer, während sich die Zellmembran deutlich abhebt. Das ergibt die für Oligodendrogliome charakteristische „Honigwaben"-Struktur (Abb. 8.**19**). Die Verschleimung führt schließlich zum Zelluntergang und zu Zysten mit visköser Flüssigkeit (Abb. 8.**20**). Sie sind in etwa 25% der Tumoren zu finden. Nekrotische Zellen unterliegen manchmal der Verkalkung, die aber auch größere Tumorareale erfassen kann. In etwa ⅓ der Oligodendrogliome sind Verkalkungen bereits röntgenologisch erkennbar. Mitosen werden in 80% der Tumoren unabhängig vom Anaplasiegrad gefunden. Häufige Mitosen allein sind noch kein Zeichen einer gesteigerten Malignität. Erst zusammen mit erhöhter Zelldichte, Kernpleomorphien, Gefäßwandproliferationen und Nekrosen deuten sie auf schnelles Tumorwachstum hin. Beim Anaplasiegrad 4 ist die Polymorphie so erheblich, und es treten so bizarre Riesenzellen auf, daß eine Unterscheidung vom Glioblastoma multiforme kaum noch möglich ist.

*Biologisches Verhalten.* Die durchschnittliche Krankheitsdauer korreliert auch bei den Oligodendrogliomen mit dem Anaplasiegrad. Sie ist um so kürzer, je höher der Grad ist. Das tritt allerdings nur an großen Untersuchungsreihen deutlich hervor, da die Abweichungen von einem Mittelwert im Einzelfall erheblich sein können. Beispielsweise schwankt bei den Anaplasiegraden 1 und 2 die präoperative Anamnesedauer zwischen wenigen Monaten und mehr als einem Jahrzehnt. Bei manchen Patienten wurde das Tumorleiden über mehrere Jahre als Schizophrenie, Epilepsie oder als Zustand nach Enzephalitis behandelt. Die großen Unterschiede im biologischen Verhalten der isomorphen Oligodendrogliome äußern sich auch im Rezidivverhalten nach scheinbar totaler Exstirpation. Manche rezidivieren innerhalb von 2 Jahren, andere erst nach mehr als einem Jahrzehnt. Aus dem mikroskopischen Bild läßt sich im Einzelfall nur schwer eine Prognose ableiten.

*Differentialdiagnose.* Es gibt keine Merkmale für eine makroskopische Differentialdiagnose zwischen Astrozytomen und Oligodendrogliomen. Sie kann selbst mikroskopisch schwer werden, wenn letzteren die Honigwabenstrukturen fehlen und die Tumorzellen ein eosinophiles Zytoplasma besitzen. In solchen Fällen hilft der immunhistologische Nachweis von GFAP. Er fällt in Astrozytomen positiv, in Oligodendrogliomen negativ aus. Allerdings können auch in Oligodendrogliomen einzelne überlebende ortsständige Astrozyten eine GFAP-Reaktion geben. Außerdem existieren zwischen neoplastischen Oligodendro- und Astrozyten Übergangsformen, in denen GFAP gebildet wird.

## Astrozytome (Abb. 8.21–8.30)

Astrozytome kommen in jedem Lebensalter vor. Bei Kindern und jungen Erwachsenen werden häufiger die reifen, im höheren Lebensalter vorwiegend die anaplastischen Astrozytome mit Übergängen zu Glioblastomen angetroffen. Sie treten in allen Abschnitten des Gehirns und Rückenmarkes auf und können, wenn auch selten, als ektopische Astrozytome außerhalb des Hirnschädels, beispielsweise in der Nasenhöhle, gefunden werden. Der Vorzugssitz hängt vom Lebensalter ab. Bei Säuglingen treten sie bevorzugt im Dienzephalon (Jänisch et al. 1985a), bei älteren Kindern im Kleinhirn und bei Erwachsenen in den Großhirnhemisphären auf. Entsprechend unterschiedlich ist auch das makroskopische Bild.

*Makroskopisch* findet man reife Astrozytome (Grad 1 und 2), die relativ fest und unscharf begrenzt sind; sie besitzen eine weißliche Schnittfläche. Die betroffenen Hirnabschnitte erscheinen aufgetrieben. Besonders deutlich wird das bei den *Optikusgliomen.* Sie treten als spindelförmige oder zylindrische Ver-

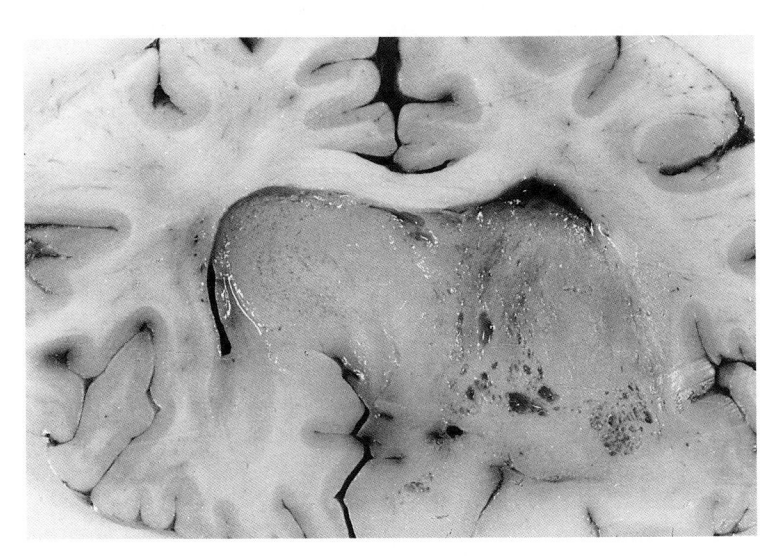

Abb. 8.**21** Kleinzystisches Astrozytom in den zentralen Abschnitten des rechten Frontallappens mit Zerstörung des Septum pellucidum und Einwachsen in beide Seitenventrikel.

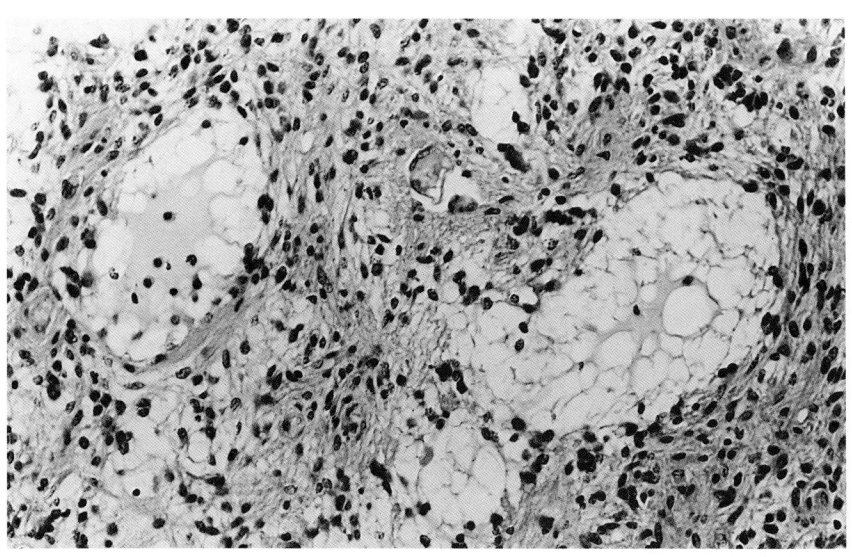

Abb. 8.**22** Mikrozysten in einem Astrozytom. HE, 310×.

Abb. 8.**23** Pilozytisches Kleinhirnastrozytom. Große, glattwandige Zyste mit wandständigem Tumorknoten.

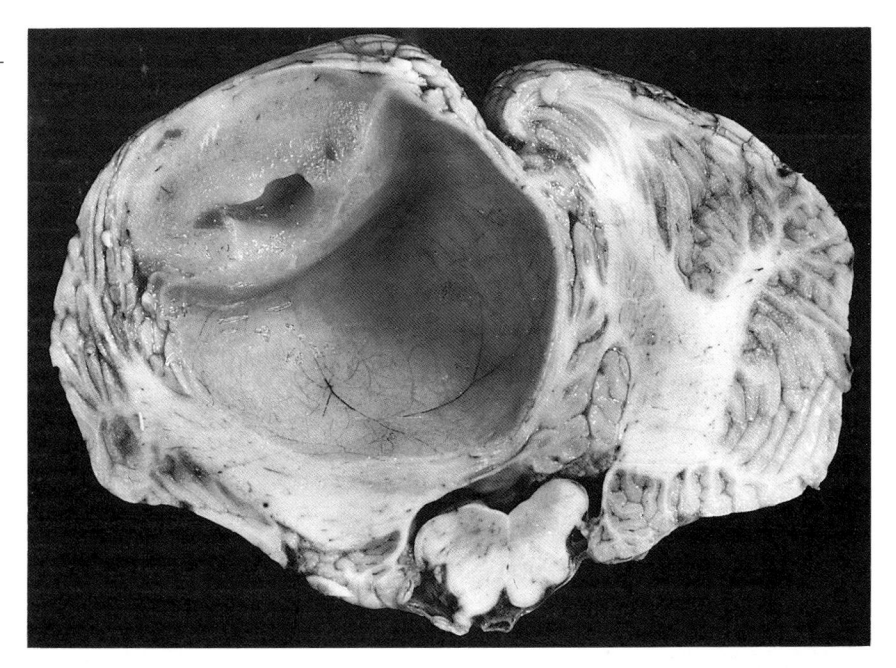

Abb. 8.**24** Knotiges kleinzystisches Astrozytom im Septum pellucidum mit Vorwölbung in die erweiterten Seitenventrikel.

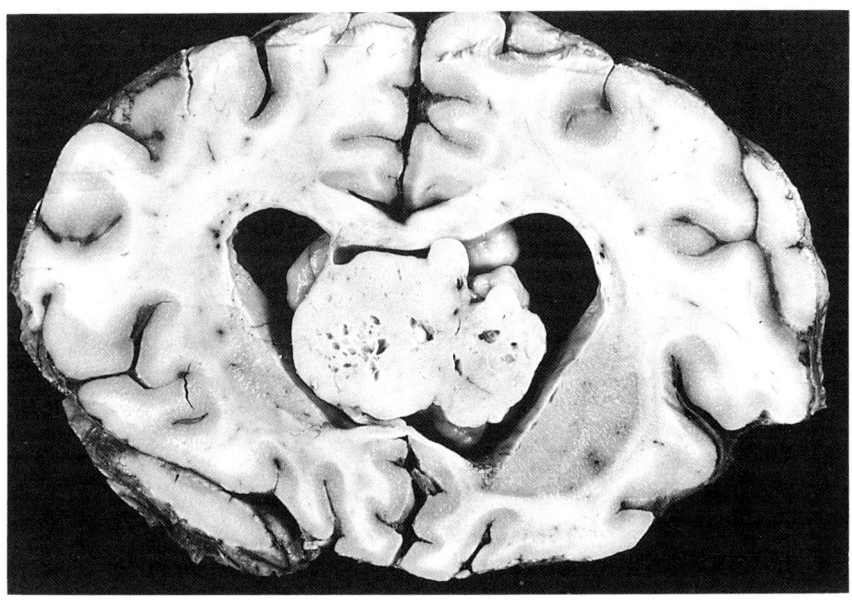

dickung des Sehnervs auf. Bei Einbeziehung des Chiasma opticum ist auch dieses verdickt. Schleimige Degeneration führt zu weichen, gelatinösen Bezirken, aus denen kleine kribriforme (Abb. 8.**22**) und auch größere glattwandige Zysten hervorgehen. Letztere werden insbesondere in Kleinhirnastrozytomen gefunden (Abb. 8.**23**). Astrozytome können aber auch scharf begrenzte Knoten bilden (Abb. 8.**24**). Die Anaplasiegrade 3 und 4 enthalten oft auch Blutungen und Nekrosen (Abb. 8.**25**, 8.**26**). Im *Rückenmark* liegen Astrozytome meistens intramedullär und breiten sich diffus-infiltrierend aus. Es gibt aber auch stiftförmige, die relativ scharf begrenzt sind und erfolgreich exstirpiert werden können, selbst wenn sie sich als holomedulläre Astrozytome fast über die gesamte Länge des Rückenmarks erstrecken (Epstein u. Epstein 1981).

*Mikroskopisch* lassen sich drei zelluläre Grundtypen finden:

1. Kleine polygonale Zellen mit schmalem Perikaryon und langen, schlanken, stark verzweigten Fortsätzen, die dicke Gliafasern enthalten (fibrilläre Astrozyten).

2. Zellen mit einem großen eosinophilen Zytoplasmaleib und einem oft randständigen Zellkern. In ihnen sind lichtmikroskopisch keine oder nur spärliche Gliafasern vorhanden, während sich elektronenmikroskopisch dichtgelagerte Gliafilamente finden (protoplasmatische Astrozyten).

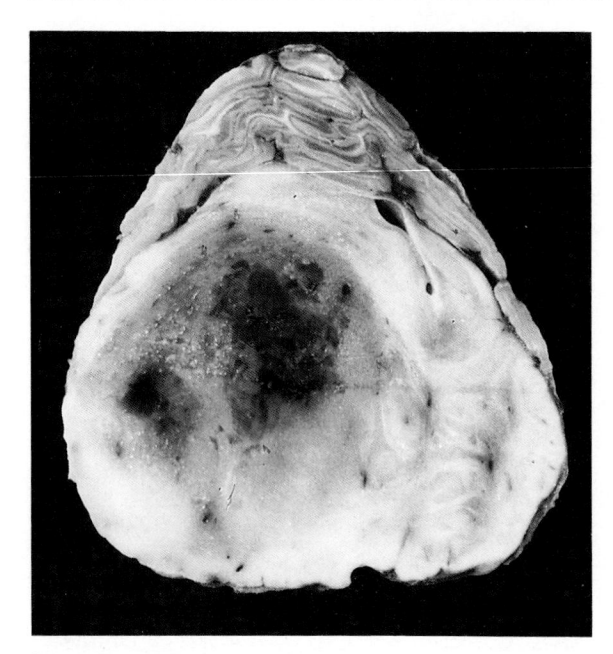

**Abb. 8.25** Astrozytom (Anaplasiegrad 3) in der Brücke. Kontralaterale Velagerung und spaltförmige Einengung der rostralen Anteile des IV. Ventrikels. Nekrosen mit Pseudozysten und kleinen Blutungen im Tumorgewebe.

3. Kleine längliche Zellen, die ihre Fortsätze überwiegend an den Zellpolen bilden und oft in parallelen Zügen angeordnet sind (Pilozyten).

Abschnittsweise können Zellen vom Typ der Oligodendrozyten vorkommen. Bei annähernd gleichen Anteilen von astrozytären und oligodendrozytischen Geschwulstzellen wird von Oligoastrozytomen gesprochen.

*Elektronenmikroskopisch* sind intrazytoplasmatische Gliafilamente mit Durchmessern von 80–90 nm im Zytoplasma zu finden (Abb. 8.**30**). Im Perikaryon sind sie oft unregelmäßig, in den Fortsätzen hingegen in Bündeln angeordnet, wobei letztere lichtmikroskopisch als Gliafasern in Erscheinung treten.

*Immunhistochemisch* lassen sich die Bausteine der glialen Intermediärfilamente als gliafibrilläres saures Protein (GFAP) nachweisen. Diese Reaktion kann bereits positiv sein, wenn morphologisch noch keine nennenswerte Gliafaserbildung erkennbar ist. Es handelt sich also um einen sehr empfindlichen Marker für die astrozytäre Histogenese eines Tumors.

Als Degenerationsprodukte der Gliafilamente treten die *Rosenthal-Fasern* auf. Es handelt sich um längliche homogene oder feinkörnige eosinophile Massen, die im Zytoplasma, oder nach Zelluntergang auch zwischen den erhalten gebliebenen Zellen liegen. Sie kommen hauptsächlich in pilozytischen Astrozytomen vor (Abb. 8.**30**).

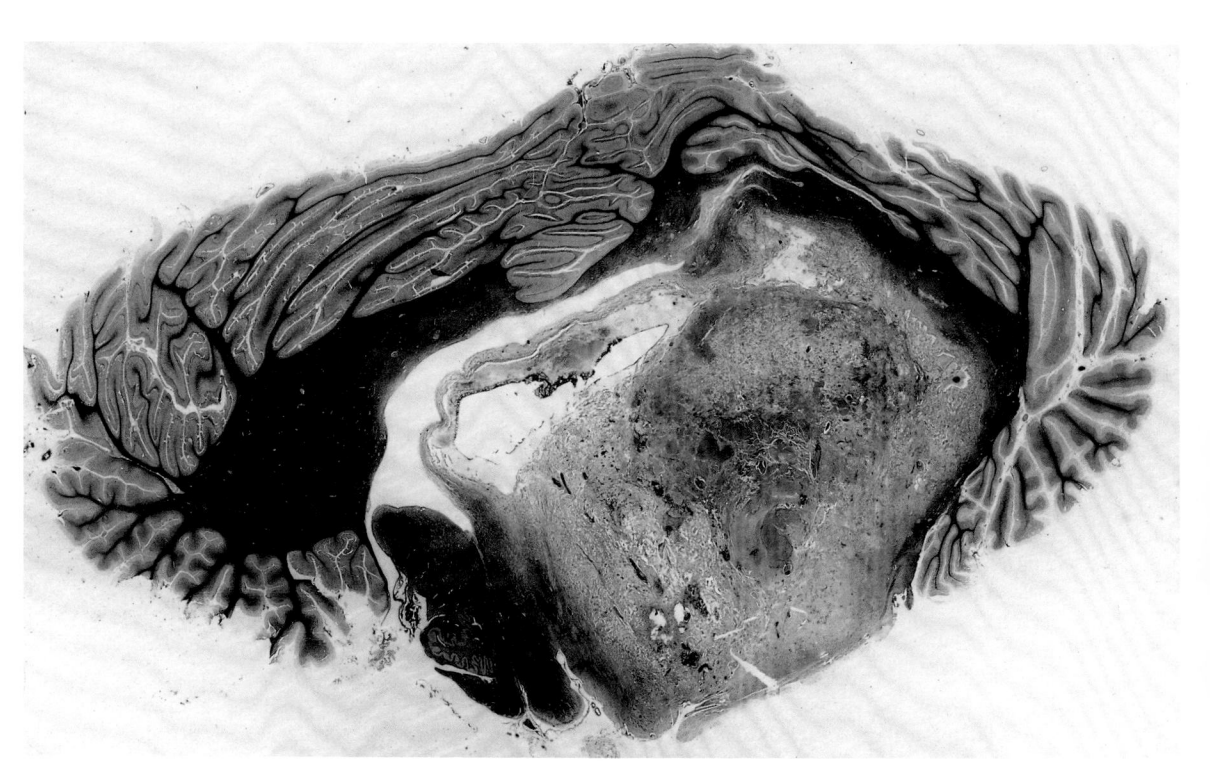

**Abb. 8.26** Gleiches Astrozytom wie Abb. 8.**25**. Großschnitt durch das Kleinhirn und die Medulla oblongata (seitenverkehrt). Infiltration, Kompression und kontralaterale Verlagerung der Medulla oblongata.

Abb. 8.**27** Pilozytisches Astrozytom mit langgestreckten, in parallelen Zügen angeordneten Tumorzellen. HE, 190×.

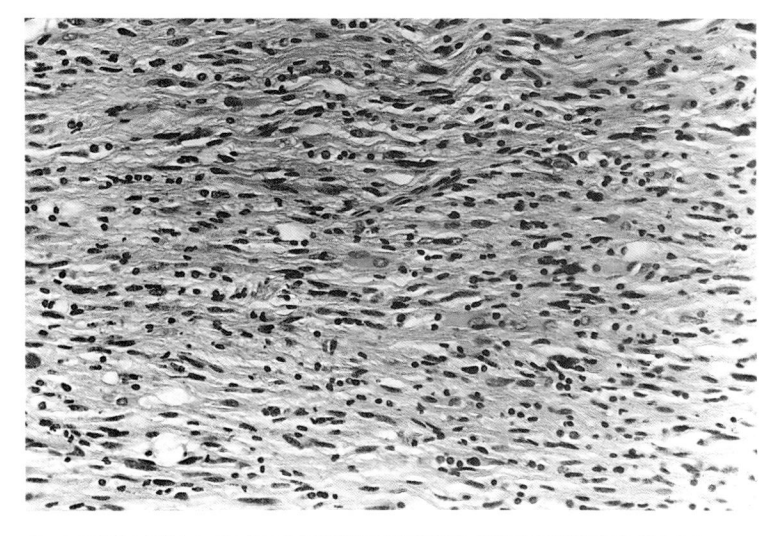

Abb. 8.**28** Kleinzelliges Astrozytom mit beginnender mikrozystischer Degeneration. HE, 220×.

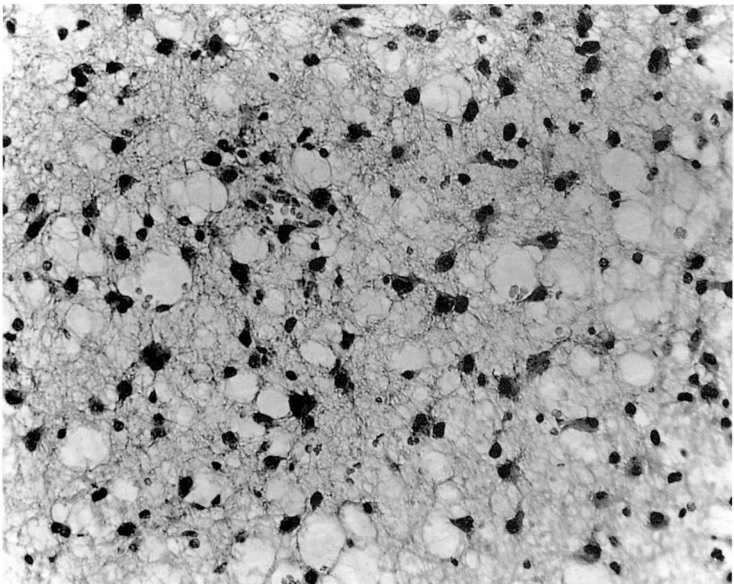

Abb. 8.**29** Protoplasmatisches Astrozytom (Anaplasiegrad 3) mit Kernunregelmäßigkeiten, einzelnen mehrkernigen Tumorzellen und einer Granularmitose. HE, 450×.

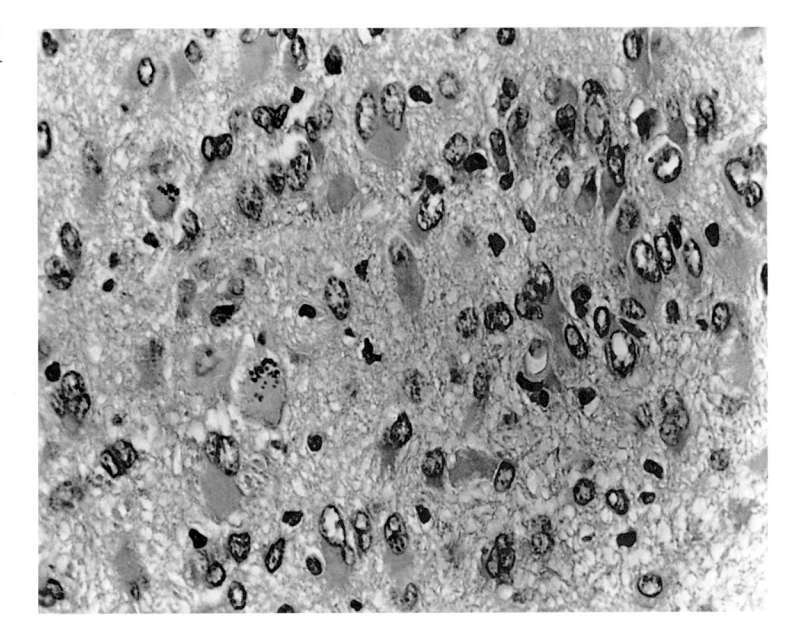

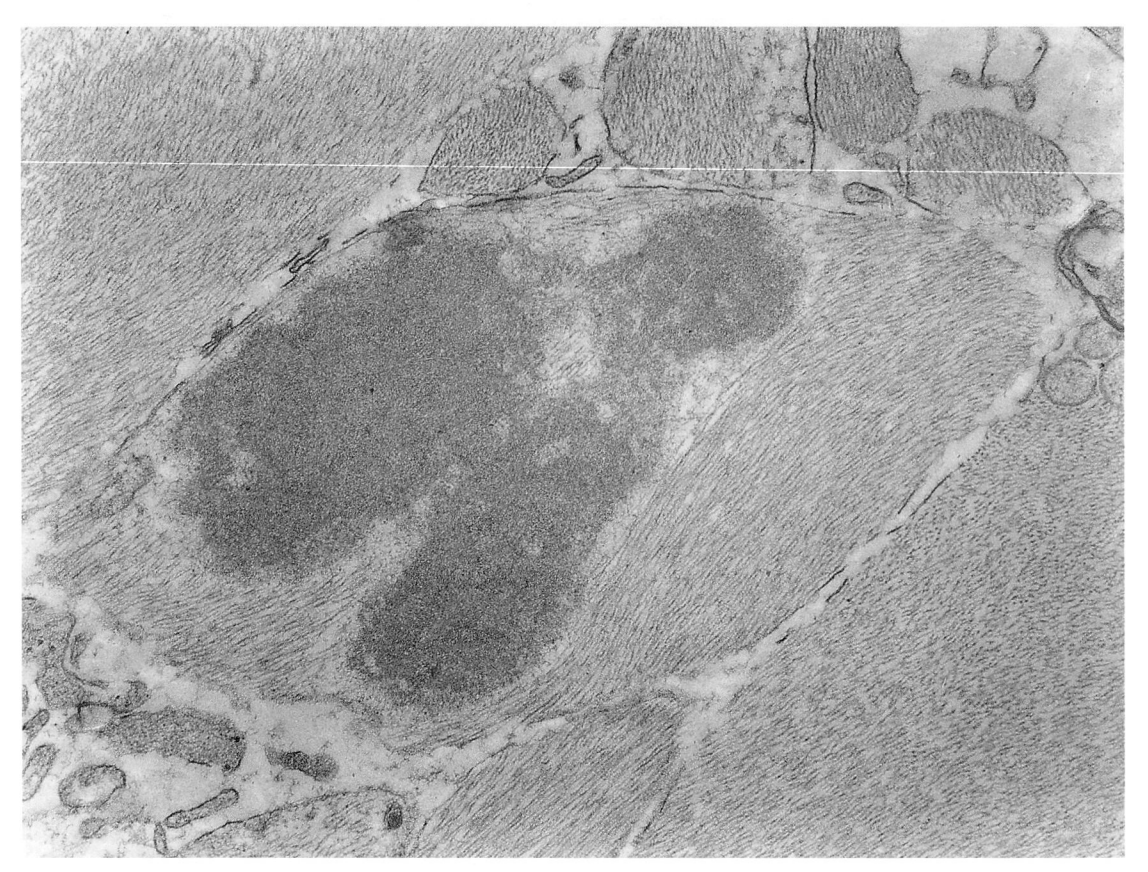

Abb. 8.**30** Gliafilamente und Rosenthal-Faser (Degenerationsprodukt der Gliafilamente) in Fortsätzen eines pilozytischen Astrozytoms. Elmi, 40000×.

Verkalkungen werden in etwa 15% der Astrozytome gefunden. Meist handelt es sich um kleine Verkalkungen, die makroskopisch nicht wahrnehmbar und auch bei Röntgenuntersuchungen zu Lebzeiten nicht erfaßbar sind.

*Biologisches Verhalten.* Die relativ geringe Wachstumsgeschwindigkeit der Astrozytome vom Anaplasiegrad 1 und 2 drückt sich in langen präoperativen Krankheitsverläufen aus, die im Durchschnitt 2 Jahre betragen. Besonders lange Verläufe, bis zu mehreren Jahrzehnten, kommen bei den pilozytischen Astrozytomen vor. Die Unterscheidung von fibrillären und protoplasmatischen Astrozytomen ist prognostisch bedeutungslos. Anderen morphologischen Merkmalen kommt hingegen eine klinische Bedeutung zu. So wurde von Winston u. Mitarb. (1977) an Kleinhirnastrozytomen bei Kindern ermittelt, daß Mikrozysten, Rosenthal-Fasern, Herde von Oligodendroglia und ein Einwachsen in die Leptomeninx eine günstige Prognose anzeigen. 94% der operierten Kinder mit diesen Merkmalen waren nach 10 Jahren noch am Leben. Für eine gesteigerte Malignität von Astrozytomen sprechen gehäufte Mitosen, Gefäßwandproliferationen und Nekrosen.

Die Prognose für das Leben der Patienten hängt aber auch bei den Astrozytomen letztendlich vom Sitz und damit von der Operabilität sowie von der Strahlensensibilität ab. Durch ihre Strahlenempfindlichkeit können Tumoren mit morphologischen Zeichen einer gesteigerten Anaplasie eine bessere Prognose für das Leben der Patienten haben als solche mit hoher Gewebsreife. Letzteres trifft besonders auf die diffusen Astrozytome des Hirnstamms und auf die dienzephalen pilozytischen Astrozytome zu. In beiden Fällen ist wegen der Nähe lebenswichtiger Zentren in der Regel keine vollständige Exstirpation möglich. Auch die Strahlensensibilität ist gering. Deshalb rezidivieren diese Geschwülste fast immer, wenn auch erst nach mehrjährigem Intervall. Von 11 Kindern mit pilozytischen Astrozytomen des Dienzephalons, deren Krankheit im 1. Lebensjahr begann, wurde keines älter als 8 Jahre (Jänisch u. Mitarb. 1985a).

*Differentialdiagnostisch* bereiten insbesondere die reifen Astrozytome zumeist keine Schwierigkeiten. In kleinen Bioptaten kann es schwierig sein, ein reifes Astrozytom von einer reaktiven Gliose zu unterscheiden, wie sie in der Umgebung von Hirnabszessen, älteren Hirnerweichungen oder in Plaques der multiplen Sklerose vorkommen kann.

## Glioblastome (Abb. 8.31–8.35)

Glioblastome sind maligne neuroektodermale Tumoren, deren Histogenese wegen einer starken Entdifferenzierung oft nicht mehr bestimmt werden kann. Sie kommen in jedem Lebensalter vor. Ihre Häufigkeit nimmt jedoch mit dem Alter zu. Der Altersgipfel liegt zwischen dem 40. und 70. Lebensjahr. Nur etwa 4% werden vor dem 20. Lebensjahr manifest. Über 60% der Erkrankten sind Männer. Glioblastome kommen vor allem im Großhirn und Hirnstamm vor. Weniger als 2% sind im Kleinhirn und Rückenmark lokalisiert.

*Makroskopie.* Die Mehrzahl ist unscharf begrenzt. Es gibt jedoch auch zirkumskripte Glioblastome mit scheinbar glatter Begrenzung. Die mikroskopische Untersuchung zeigt jedoch, daß auch sie eine Infiltrationszone besitzen. Etwa 20% brechen in einen Hirnventrikel ein. Trotzdem werden Liquormetastasen nur bei 12% angetroffen. Die Randzone der Glioblastome besteht aus weißlichem Geschwulstgewebe, während die inneren Abschnitte ausgedehnt von Nekrosen und Blutungen durchsetzt werden. Die Zone von erhaltenem Tumorgewebe kann manchmal sehr schmal sein. Nekrosen werden durch Kolliquation zu Pseudozysten (Abb. 8.**31**). Glioblastome erreichen manchmal eine erstaunliche Größe. Sie können fast eine ganze Großhirnhemisphäre einnehmen oder über den Balken in die kontralaterale Hemisphäre einwachsen. Diese Größe ist ohne druckentlastende Operation nur deshalb mit dem Leben vereinbar, weil die tumorbedingte Zerstörung des Hirngewebes und Nekrosen in der Geschwulst den Raum für das fortschreitende Wachstum an der Tumorperipherie schaffen. Dadurch bleibt die intrakranielle Drucksteigerung in Grenzen. Glioblastome der Temporallappen neigen zum Einwachsen in die Hirnrinde und in die Dura mater.

*Mikroskopisch* unterscheidet man multiforme und kleinzellige Typen. Die multiformen sind durch starke Unterschiede in Größe und Form der Zellen und Riesenzellen mit multiplen bizarren Kernen charakterisiert (Abb. 8.**32**). Die kleinzelligen sind in der mikroskopischen Übersicht relativ isomorph. Bei höherer Vergrößerung treten auch in ihnen die Kernpolymorphien deutlich hervor (Abb.8.**33**). Die Kern-Plasma-Relation ist zugunsten des Kerns verschoben. Es sind zahlreiche Mitosen vorhanden, die oft als Granularmitosen auftreten. Die Aggressivität wird hauptsächlich von der kleinzelligen Komponente bestimmt, die auch in multiformen Glioblastomen abschnittsweise vorhanden ist. Die kleinen Tumorzellen proliferieren schnell, sind sehr beweglich und besitzen eine geringe Kohäsivität. Das erklärt, warum insbesondere sie das umgebende Hirngewebe infiltrieren und in Rezidiven sowie Metastasen eines Glioblastoms bevorzugt vorkommen. Auch an Gewebekulturen wurde gezeigt, daß in der Umgebung von Explantaten zuerst die kleinen spindelförmigen Zellen auftauchen. Je mehr von ihnen vorhanden sind und je länger sie vorherrschen, um so höher ist die Malignität des Glioblastoms (Escalona-Zapata u. Diez-Nau 1981).

Für Glioblastome sind *Gefäßveränderungen* charakteristisch. Sie kommen als Adventitia- und Intimaproliferationen mit Lichtungseinengung und als glomerulumartige Gefäßneubildungen vor (Abb. 8.**34**). Die neugebildeten Tumorgefäße haben oft eine defektive Wandstruktur, wobei die Media mangelhaft ausgebildet ist oder fehlt. Dadurch sind kleine Aneurysmen und Varizen häufig. Es kommen arteriovenöse Anastomosen und herdförmige Gefäßwandnekrosen vor. Die pathologischen Gefäße können durch frische oder organisierte Thromben verschlossen sein. Das verstärkt die Zirkulationsstörungen im Tumor und in seiner Umgebung. Die be-

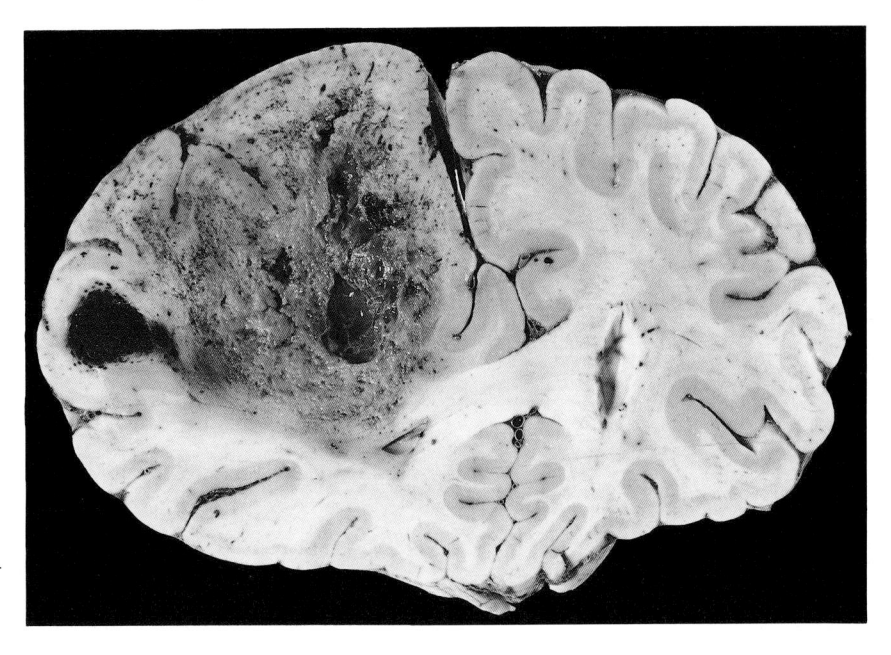

Abb. 8.**31** Glioblastom mit bunter Schnittfläche: Nekrosen, Pseudozysten und Blutungen.

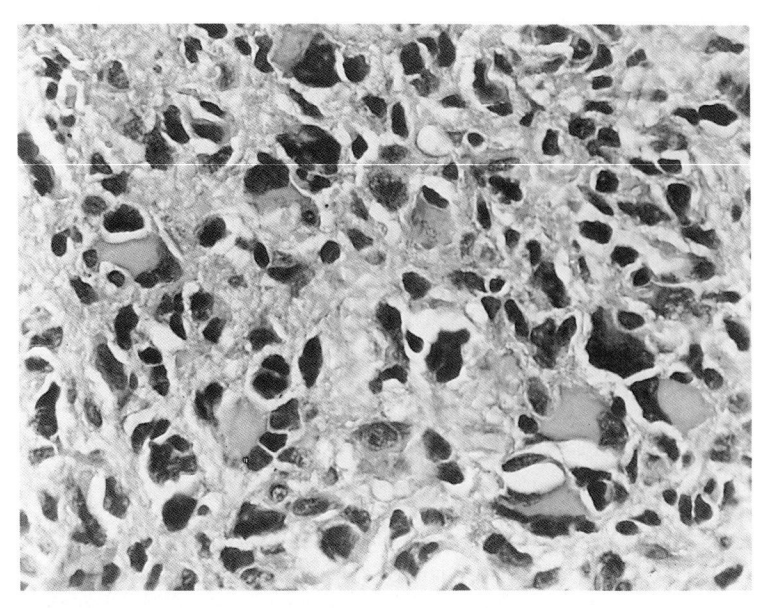

Abb. 8.**32** Unterschiedliche Abschnitte eines Glioblastoma multiforme: Erhebliche Unterschiede in Größe und Form der Zellkerne. HE, 450×.

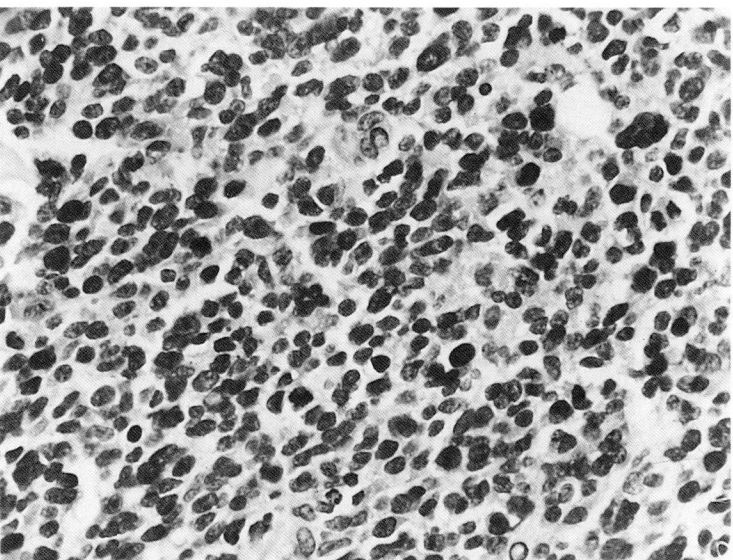

Abb. 8.**33** Kleinzelliges Glioblastom. Vielgestaltigkeit der überwiegend hyperchromen Kerne. HE, 450×.

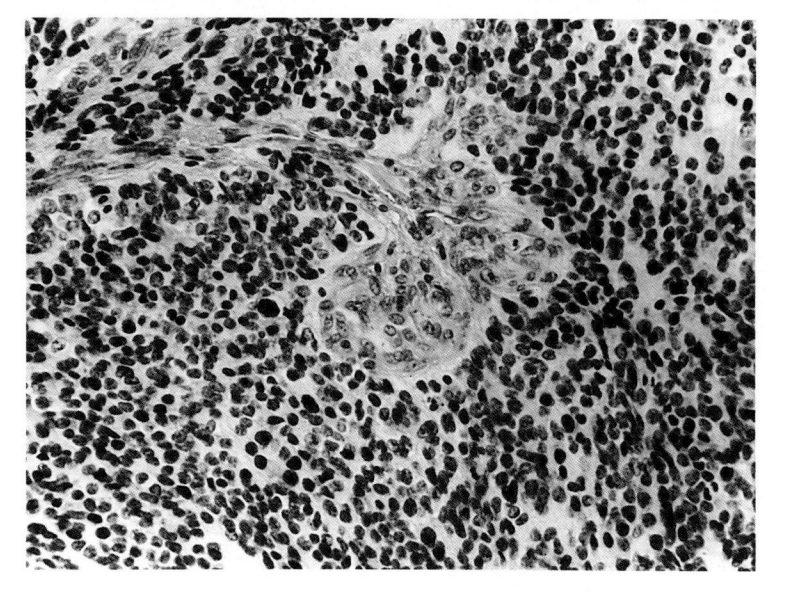

Abb. 8.**34** Glomerulumartige Gefäßwandproliferation in einem kleinzelligen Glioblastom. HE, 200×.

schriebenen Gefäßpathologien erklären einerseits die klinischen Befunde bei Angiographien und andererseits die Ausmaße von Blutungen und Nekrosen in Glioblastomen. Im Randgebiet von Nekrosen findet sich oft eine Pseudopalisadenstellung der Kerne (Abb. 8.**35**). Große Nekrosen sind landkartenartig begrenzt. In ihnen bleiben um Blutgefäße manchmal noch schmale Säume von Tumorzellen erhalten.

**Pathogenese:** Die meisten Glioblastome entstehen sekundär. Sie gehen zumeist aus Astrozytomen, seltener aus Oligodendrogliomen oder Ependymomen hervor, indem die am stärksten entdifferenzierten Zellen am schnellsten proliferieren und die reiferen Geschwulstzellen verdrängen.

Die astrozytäre Abstammung ist daran zu erkennen, daß in den meisten Glioblastomen zumindest einige der Geschwulstzellen noch GFAP bilden. Es ist anzunehmen, wenn auch schwer zu beweisen, daß ein Teil der Glioblastome primär entsteht, das heißt von Anfang an seine erhebliche Polymorphie und schnelle Zellteilungsrate aufweist.

*Biologisches Verhalten.* Unbehandelte Glioblastome führen in wenigen Monaten zum Tod. In seltenen Fällen, in denen sich aus der Anamnese ein mehrjähriger Krankheitsverlauf ergibt, kann vermutet werden, daß sich das Glioblastom erst spät aus einem Gliom von niedrigem Anaplasiegrad entwickelt hat. Manchmal werden in ihnen kleine Verkalkungen als Relikte eines reiferen Astrozytoms oder Oligodendroglioms gefunden. Gelegentlich sind noch Abschnitte von gut differenziertem Tumorgewebe erhalten. Die hohe Malignität der Glioblastome kommt in der großen Zahl und dem frühzeitigen Auftreten von Rezidiven zum Ausdruck. Sie treten selbst nach makroskopisch vollständiger Tumorexstirpation in der Regel innerhalb eines Jahres auf. Multimodale Behandlung mit Tumorexstirpation, Bestrahlung und Chemotherapie führt trotz einer Verlängerung der durchschnittlichen Überlebenszeit nur selten zu einer Dauerheilung. Nahezu alle Patienten versterben innerhalb von 4 Jahren (Volc u. Mitarb. 1984).

*Die Differentialdiagnose* multiformer Glioblastome hat gegenüber Hirnmetastasen von undifferenzierten Primärtumoren zu erfolgen. Das können beispielsweise Melanome sein. Deshalb sollte in allen Zweifelsfällen mit der Fontana-Reaktion nach Melanin und seinen Vorstufen gesucht werden. Hirnmetastasen von polymorphzelligen Sarkomen und primäre Riesenzellsarkome des ZNS können gleichfalls ein Glioblastoma multiforme vortäuschen. Bei Erwachsenen sind kleinzellige Glioblastome auch von Metastasen eines kleinzelligen Bronchuskarzinoms zu unterscheiden.

## Gliosarkome

Gliosarkome entstehen durch simultane oder konsekutive Malignisierung der Glia und des Bindegewebes. Es handelt sich um *Kombinationstumoren*, die zumeist aus Glioblastom- und Fibrosarkomanteilen zusammengesetzt sind. Seltener sind Oligodendrogliome oder Ependymome mit Sarkomen gemischt. Die meisten Gliosarkome entstehen durch maligne Entartung des Stromas in einem Gliom, wobei Gefäßwandproliferationen den Boden für die Sarkomentstehung bilden. Die Sarkomentwicklung kann auch durch das Einwachsen eines Glioms in die Hirnhäute induziert werden. Besonders oft kommt das bei Gliomen der Temporallappen vor. Das erklärt, warum Gliosarkome bevorzugt temporal gefunden werden.

Seltener entsteht die Gliomkomponente sekundär aus aktivierter Astroglia in der Umgebung eines bereits bestehenden Sarkoms. Manche sprechen dann von einem Sarkogliom (Lach u. Papierz 1984). Die Gliosarkome zeigen eine bunte Schnittflä-

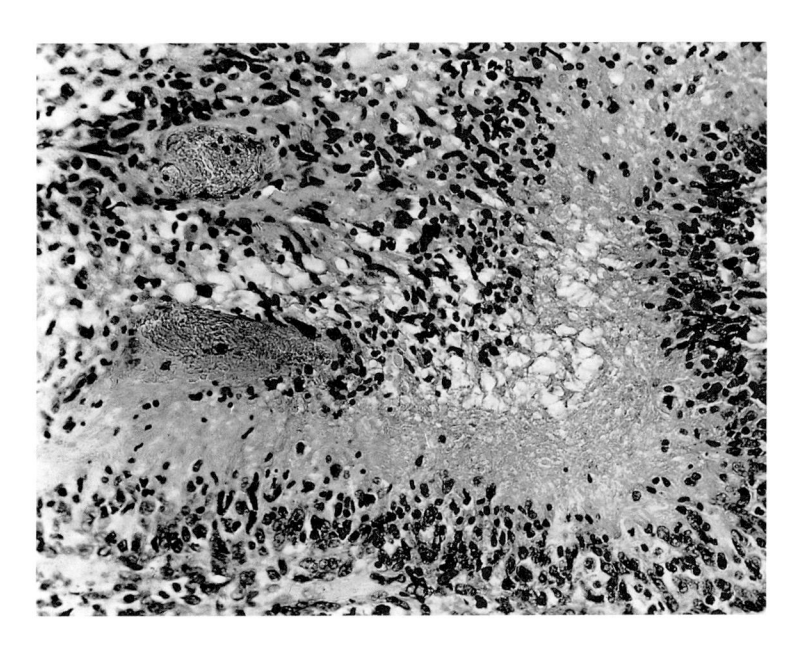

Abb. 8.**35** Bandförmige Nekrose in einem kleinzelligen Glioblastom. HE, 190×.

che, ähnlich wie die Glioblastome, von denen sie makroskopisch nicht zu unterscheiden sind. Lediglich manchmal enthält die Geschwulst feste weiße Knoten, die dem Sarkomanteil entsprechen. Auch biologisch verhalten sie sich wie die Glioblastome: Sie wachsen schnell, rezidivieren frühzeitig, metastasieren manchmal innerhalb oder außerhalb des ZNS, wobei die Metastasen ebenfalls gliosarkomatöse Histostrukturen aufweisen können.

## Mesenchymale Geschwülste

### Meningiome (Abb. 8.36–8.43)

Meningiome sind gutartige Tumoren, die von den meningealen Deckzellen abstammen. *Die Inzidenz* beträgt in der Bevölkerung 1,71/100000 pro Jahr (Jänisch u. Mitarb. 1986). Die tatsächliche Häufigkeit ist noch etwas größer, weil einige Meningiome klinisch nicht in Erscheinung treten und erst bei Obduktionen entdeckt werden. Da in der DDR die durchschnittliche Autopsierate etwa 23% beträgt, wird ein Teil der okkulten Meningiome nicht erfaßt. Es bestehen geschlechterabhängige Unterschiede der Inzidenz (Männer: 1,08; Frauen: 2,21). Auch aus anderen Untersuchungen ist bekannt, daß etwa ⅔ der Meningiome bei Frauen vorkommen (Jänisch u. Mitarb. 1976). In Abhängigkeit von der Tumorlokalisation kann die Geschlechterprädilektion noch ausgeprägter sein. So finden sich von den Meningiomen im Spinalkanal etwa 75% bei Frauen.

Im Obduktionsgut läßt sich eine Häufigkeitszunahme der Meningiome mit steigendem Lebensalter feststellen. Ihre große Häufigkeit bei alten Menschen bedeutet allerdings nicht, daß sie alle erst im Greisenalter entstehen. Oft läßt sich die Anamnese mehrere Jahre oder sogar Jahrzehnte zurückverfolgen. Dadurch kommt es bei Greisen zu einer Akkumulation und zu hohen Prävalenzraten. Nur 4% treten vor dem 20. Lebensjahr in Erscheinung, wobei beide Geschlechter in gleicher Häufigkeit betroffen sind. Bei Kleinkindern entstehen sie zumeist auf dem Boden eines Morbus Recklinghausen (s. S. 396).

*Makroskopie.* Meningiome wachsen knoten- oder plaqueförmig. Letztere sind zumeist flach und girlandenförmig begrenzt. Intrakranielle können über faustgroß werden und mehr als 500 g wiegen. Sie schaffen sich durch Druckatrophie des Hirngewebes den benötigten Raum (Abb. 8.**36**, 8.**37**). Im Wirbelkanal sind sie oft länglich und erstrecken sich über mehrere Segmente. Dabei verursachen sie frühzeitig eine Kompression des Rückenmarks mit Druckatrophie und Rückenmarkerweichungen.

Meningiome haben in Abhängigkeit vom Zellreichtum, Fasergehalt und von Verkalkungen eine unterschiedliche Beschaffenheit. Die faserreichen sind derb und zeigen eine geflechtartige, die zellreichen eine homogene Schnittfläche. Bei Vorhandensein von disseminierten kleinen Verkalkungen („Sand": griechisch Psammos, deshalb wurden solche Tumoren von Virchow 1864 als *Psammome* bezeichnet) ist sie feinkörnig. Manche, insbesondere bei alten Menschen, sind so weitgehend verkalkt, daß sie steinharte Knoten darstellen. Etwa 5% der Meningiome enthalten eine solitäre Kolliquationszyste. Nur in wenigen bestehen multiple kleine Zysten, die ihnen eine schwammartige Beschaffenheit verleihen und für ungewöhnliche Hypodensitäten im CT-Bild verantwortlich sind.

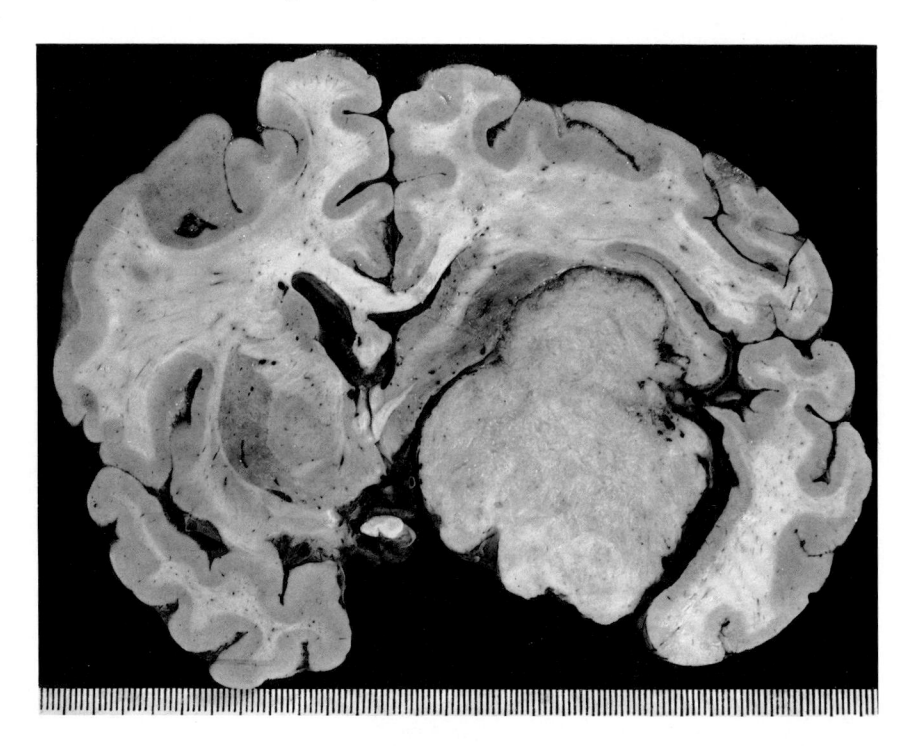

Abb. 8.**36** Verdrängend gewachsenes Keilbeinflügelmeningiom. Druckatrophie des Hirngewebes an der Basis des rechten Frontallappens.

Abb. 8.**37** Frontobasales Meningiom. Die Frontallappen werden auseinandergedrängt.

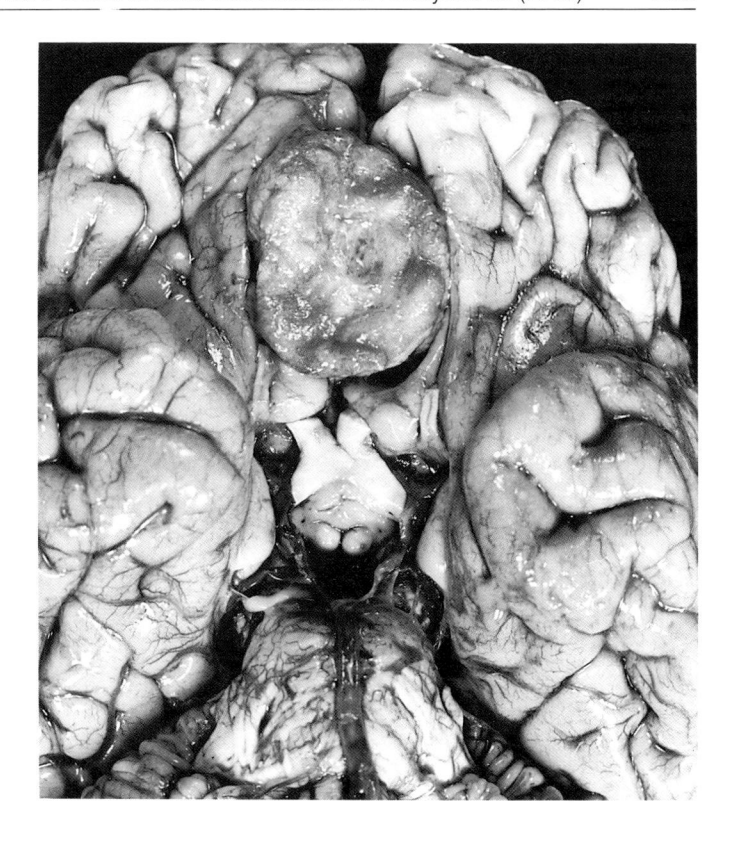

Meningiome gehen von der Dura mater, der Leptomeninx oder dem Plexus choroideus aus. Die Mehrzahl wächst verdrängend, wobei das Hirngewebe eingedellt und schließlich druckatrophisch wird (Abb. 8.**36**, 8.**38**). Seltener breiten sie sich infiltrierend im Hirngewebe aus, wobei sie perivaskuläre Geschwulstzapfen bilden. Exstirpation ist mit Substanzverlusten an Hirnparenchym verbunden. Invasives Wachstum ist kein Zeichen von erhöhter Malignität.

Die Schädelknochen können durch anliegende Meningiome druckatrophisch werden. Manchmal wölbt sich der Tumor durch den Knochendefekt unter der Kopfschwarte vor und kann als Atherom verkannt werden. Knochenzerstörungen werden auch durch infiltrierendes Wachstum hervorgerufen, wobei sich das Geschwulstgewebe in Markräumen und erweiterten Havers-Kanälen ausbreitet (Abb. 8.**39**). Ausschließliche Osteolyse ist jedoch selten. Meist wird zugleich eine Knochenneubildung ausge-

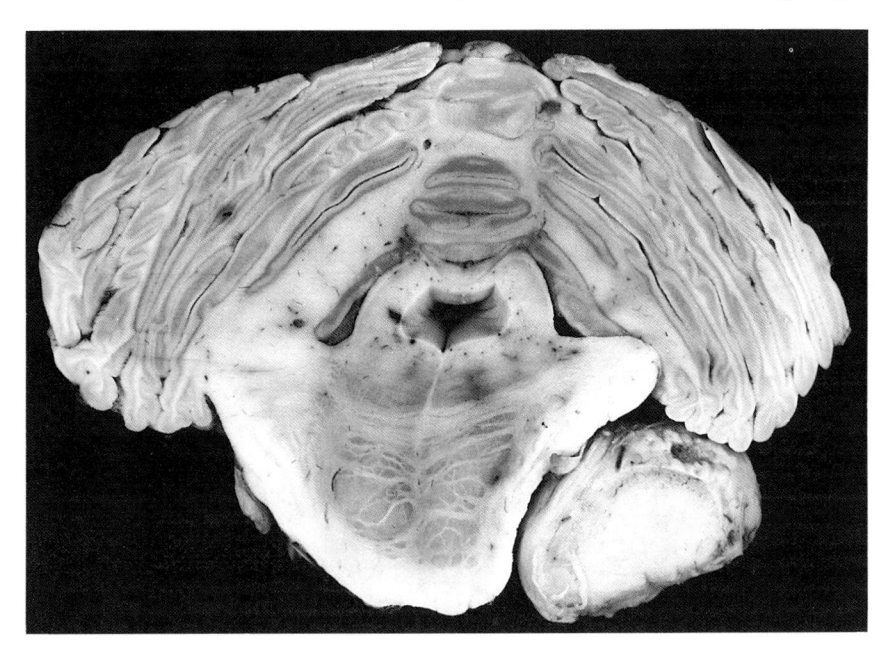

Abb. 8.**38** Meningiom im Kleinhirnbrückenwinkel mit Kompression der gleichseitigen Brückenhälfte. Frontalschnitt in Höhe des Meningioms.

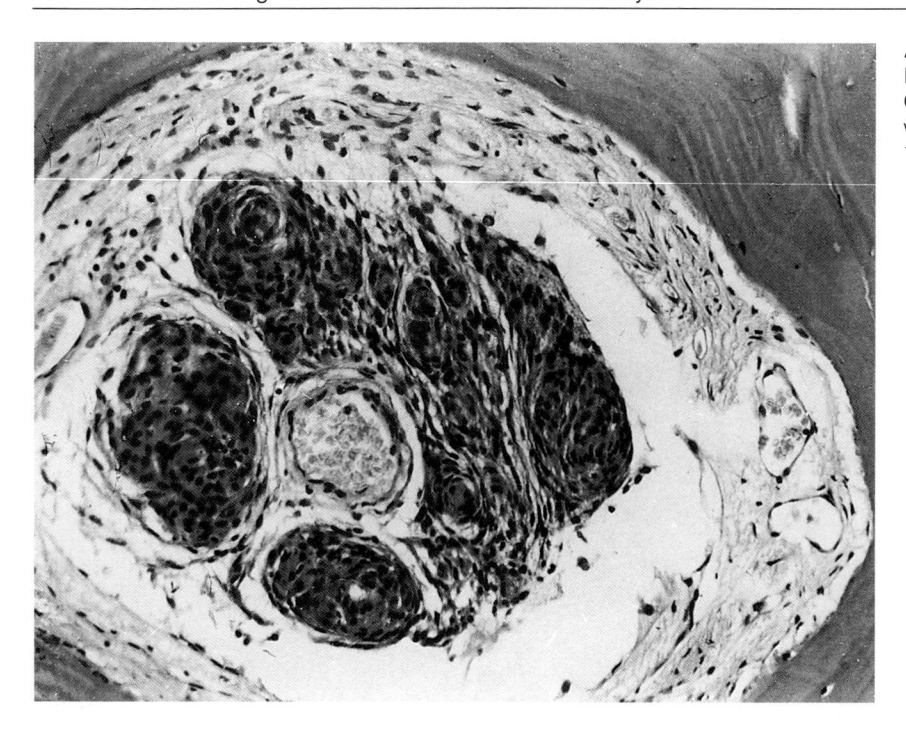

Abb. 8.**39** Einwachsen eines Meningioms in Schädelknochen. Geschwulstnester in einem erweiterten Havers-Kanal. HE, 190×.

löst, was zu einer Knochenverdickung führt. Reaktive Hyperostosen über Meningiomen kommen allerdings auch ohne infiltratives Wachstum vor. Der Knochen kann bis zu mehreren Zentimetern dick werden.

Das klinische Bild, die Operabilität und die Prognose hängen stark vom Tumorsitz ab. Deshalb hat folgende lokalisatorische Klassifikation praktische Bedeutung:

I. Intrakranielle Meningiome

*Konvexitätsmeningiome* über den Großhirnhemisphären sind durch oberflächliche Lage leicht zugänglich und lassen sich zumeist auch bei alten Menschen mit gutem Erfolg exstirpieren.

*Parasagittale Meningiome* liegen nahe der Mittellinie neben dem Sinus sagittalis superior, in den sie manchmal einwachsen. Sie haben enge Beziehungen zu den Pacchioni-Granulationen.

*Falxmeningiome* liegen in der Fissura interhemisphaerica, drängen die Großhirnhemisphären auseinander. Manche drücken von oben auf den Balken.

*Tentoriummeningiome* können sich an der Dorsalfläche des Tentoriums entwickeln und die Okzipitallappen komprimieren. Bei Sitz an der Ventralfläche wölben sie sich in die hintere Schädelgrube vor und drücken von oben auf das Kleinhirn. Einige nehmen vom Tentorium aus beide Entwicklungsrichtungen.

*Meningiome der Epiphysengegend* finden sich über der Lamina quadrigemina und im hinteren Teil des III. Ventrikels. Bei entsprechender Größe wird der Aquaeductus cerebri komprimiert, und es resultiert ein Hydrocephalus internus.

*Frontobasale Meningiome* (Abb. 8.**37**) führen zu einer Zerstörung des Tractus und Bulbus olfactorius sowie der Fila olfactoria, wenn sie nahe der Mittellinie über der Lamina cribrosa liegen (Olfaktoriusmeningiome). Sie können in die Cellulae ethmoidales einbrechen. Die lateral gelegenen befinden sich über dem Orbitadach.

*Supra- und paraselläre Meningiome* gehen zumeist vom Dorsum sellae aus und drücken von oben auf das Diaphragma sellae. Hypophysenstiel, Chiasma opticum und die darüberliegenden Abschnitte des Hypothalamus werden komprimiert und schließlich zerstört. Bei Druckatrophie und Infiltration des Knochens brechen sie in den Sinus sphenoidalis ein und wachsen manchmal bis zum Nasopharynx. Paraselläre können sich bis in den Canalis opticus erstrecken.

*Optikusmeningiome* gehen von der Scheide des Sehnervs aus und umgeben letzteren manchmal ringförmig. Der Canalis opticus ist erweitert. Sie treten in seltenen Fällen beidseitig auf.

*Keilbeinflügelmeningiome* entwickeln sich in der mittleren Schädelgrube über dem großen Keilbeinflügel und neigen zur Infiltration des Knochens. Die größeren reichen bis in die vordere Schädelgrube.

*Meningiome im Cavum trigeminale (Meckeli)* liegen über der Felsenbeinpyramide zwischen den Durablättern, die das Ganglion trigeminale (Gasseri) umgeben. Sie drücken auf das Ganglion und die Trigeminuswurzeln und können Ursache einer Trigeminusneuralgie sein.

*Meningiome des Kleinhirnbrückenwinkels* haben eine ähnliche Lage wie die Akustikusneurinome. Auch sie führen zur Kompression der Brücke (Abb. 8.**38**) und der angrenzenden Hirnnervenwurzeln.

*Klivusmeningiome* befinden sich zwischen dem Klivus und dem Brückenfuß sowie der Basis der Medulla oblongata. Sie können durch das Foramen magnum bis in den Anfangsteil des Spinalkanals reichen.

## II. Spinale Meningiome

Sie werden intradural über allen Abschnitten des Rückenmarks gefunden.

## III. Intraventrikuläre Meningiome

Ausgangspunkte sind ein Plexus choroideus oder die Tela choroidea. Am häufigsten treten sie in einem Seitenventrikel auf, wo sie zumeist im Trigonum am Abgang von Hinter- und Unterhorn lokalisiert sind. Große, von der Tela choroidea ausgehende Meningiome können auch gleichzeitig im III. Ventrikel und Seitenventrikel zu finden sein. Die intraventrikulären Meningiome liegen frei in der Ventrikellichtung und sind mit der Wand nur über den Plexus choroideus verhaftet.

## IV. Extradurale Meningiome

An der Außenfläche der Dura mater gelegen, infiltrieren sie die angrenzenden Knochen und Weichteile. Das innere Blatt der Dura wird nicht durchbrochen.

## V. Ektopische Meningiome

Sie finden sich außerhalb der Neuraxis, gehen von den Scheiden peripherer Nerven aus und besitzen keine Verbindung zur Dura mater. Die Mehrzahl liegt in der Orbita, in Nasen- und Nasennebenhöhlen und in Weichteilen des lateralen Halsdreiecks. Letztere können sich entweder nach außen entwickeln und hinter dem Kieferwinkel einen Parotistumor vortäuschen oder nach innen wachsen und eine Vorwölbung zwischen den Gaumenbögen bilden, so daß ein Tonsillentumor imitiert wird. Sehr selten kommen ektopische Meningiome in der Haut und in inneren Organen, beispielsweise in der Lunge, vor (Kemnitz u. Mitarb. 1982).

*Mikroskopisch* findet sich in Meningiomen ein breites Spektrum von Histostrukturen, zwischen denen mannigfache Übergänge bestehen. An dem einen Ende der Formenskala stehen die meningeliomatösen, am anderen die fibromatösen Meningiome. Die ersteren bestehen aus mittelgroßen, dichtliegenden Zellen (Abb. 8.**40**). Manche der rundlichen oder ovalen Kerne weisen im Zentrum einen optisch leeren Bezirk auf, der ohne scharfe Grenze in das randständige Chromatin übergeht (Lochkerne). Andere enthalten einen membranbegrenzten eosinophilen Einschluß. Elektronenmikroskopisch erweist er sich als Kerneinbuchtung, die von Zytoplasma ausgefüllt wird. Die Verbindung zwischen der Zytoplasmainklusion im Kern und dem übrigen Zytoplasma ist oft nur noch sehr schmal. Dadurch ist der Stoffwechsel in der Inklusion behindert, was sich an degenerativen Veränderungen der Zytoplasmaorganellen erkennen läßt. Die eosinophilen Kerninklusionen dürfen nicht als Viruseinschlußkörper fehlgedeutet werden. In etwa 5% der meningeliomatösen Meningiome kommen eosinophile Körperchen im Zytoplasma vor. Sie können so groß werden, daß der Zellkern an den Rand gedrückt und eingebuchtet wird. Sie haben eine homogene, hyaline Beschaffenheit, die an Kolloid erinnert. Sie werden deshalb auch als Kolloidkörperchen bezeichnet. Sie bestehen aus einem PAS-positiven Glykoprotein,

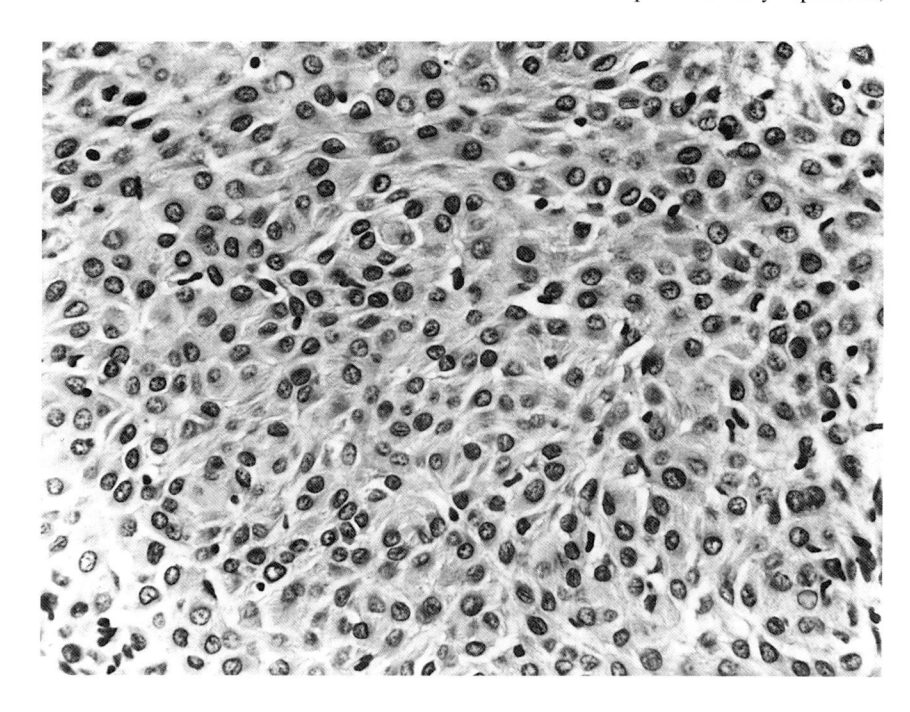

Abb. 8.**40** Meningeliomatöses Meningiom ohne architektonische Gliederung. HE, 300×.

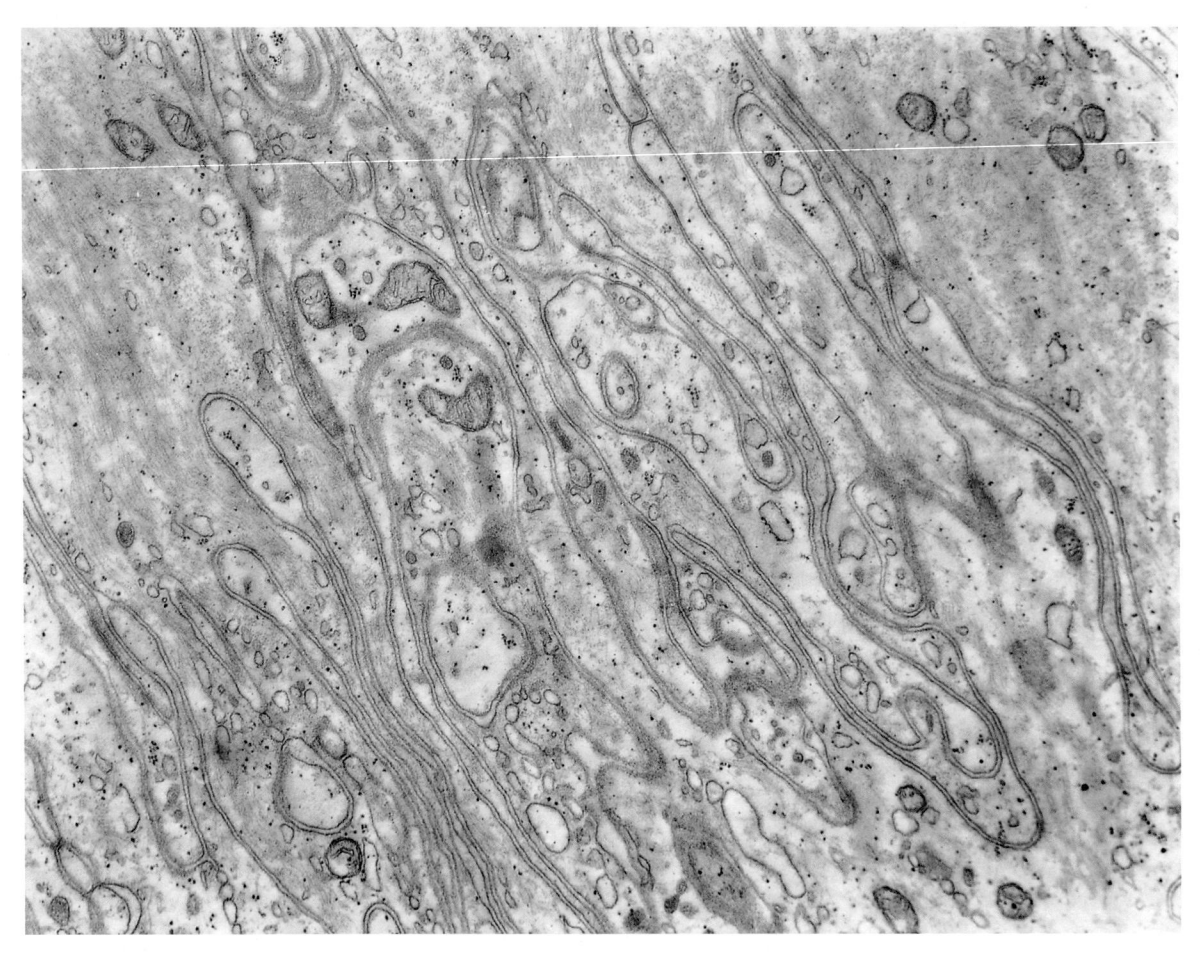

Abb. 8.41   Ultrastruktur eines meningotheliomatösen Meningioms. Tief verzahnte Zellgrenzen. 24000×.

das durch die Zelle gebildet wird. Die Grenzen der meningotheliomatösen Tumorzellen sind oft im Lichtmikroskop nicht zu erkennen, weshalb sie auch als synzytiale Typen bezeichnet werden. *Elektronenmikroskopisch* verlaufen die Zellgrenzen stark gebuchtet, so daß die Zytoplasmaausläufer benachbarter Zellen tief verzahnt sind (Abb. 8.41). Der Interzellularraum ist in der Regel nur 20 nm breit. Zwischen den Zellen bestehen junktionale Komplexe. Der mäanderartige Verlauf der Zellgrenzen ist ein ultrastrukturelles Charakteristikum meningotheliomatöser Meningiome.

Fibromatöse Meningiome sind reich an Kollagenfasern, zwischen denen spindelige Tumorzellen in Zügen angeordnet sind. Oft sind die Kollagenfasern hyalinisiert. Sie können auch spießförmig verkalken.

Zwischen den beiden genannten Typen nehmen diejenigen eine Zwischenstellung ein, in denen meningotheliomatöse und fibromatöse Anteile nebeneinander vorkommen. Sie werden als transitionale Meningiome bezeichnet. Ein weiteres Merkmal dieses Typs ist, daß in größerer Zahl Zellwirbel mit oder ohne Verkalkungen vorhanden sind (Abb. 8.42). Die Wirbel bestehen aus länglichen, bananenförmig gekrümmten Tumorzellen, die zwiebelschalenartig um ein Zentrum angeordnet sind. Letzteres geht entweder aus einer nekrobiotischen Zelle oder einem degenerativ veränderten Blutgefäß hervor. Daraus bildet sich hyalines Material, das im Zentrum des Zellwirbels als eosinophiles Scheibchen in Erscheinung tritt. Es absorbiert Kalksalze, so daß aus ihm ein Kalkkörnchen, ein Psammomkörper wird. Durch Fortschreiten der Degeneration vom Zentrum zur Peripherie des Wirbels werden immer weitere Zellschichten zu hyalinen Schalen, die anschließend gleichfalls verkalken. Auf diese Weise vergrößert sich der Psammomkörper in Schichten, die im mikroskopischen Schnitt als konzentrische Ringe sichtbar sind (Abb. 8.42).

Als weiterer Typ werden angiomatöse Meningiome hervorgehoben. Sie sind reich an Blutgefäßen, die im Tumorparenchym gebildet werden und sich bei Versilberung der Retikulinfasern besonders gut darstellen lassen. Sie haben Ähnlichkeit mit Hämangioblastomen (s. S. 368), von denen sie sich dadurch abgrenzen lassen, daß in angiomatösen Meningiomen abschnittsweise Zellwirbel und meningotheliomatöse Zellverbände enthalten sind, die in Angioblastomen fehlen. Durch regressive Veränderungen

Abb. 8.**42** Geschichtete Psammomkörper in einem Meningiom. HE, 125×.

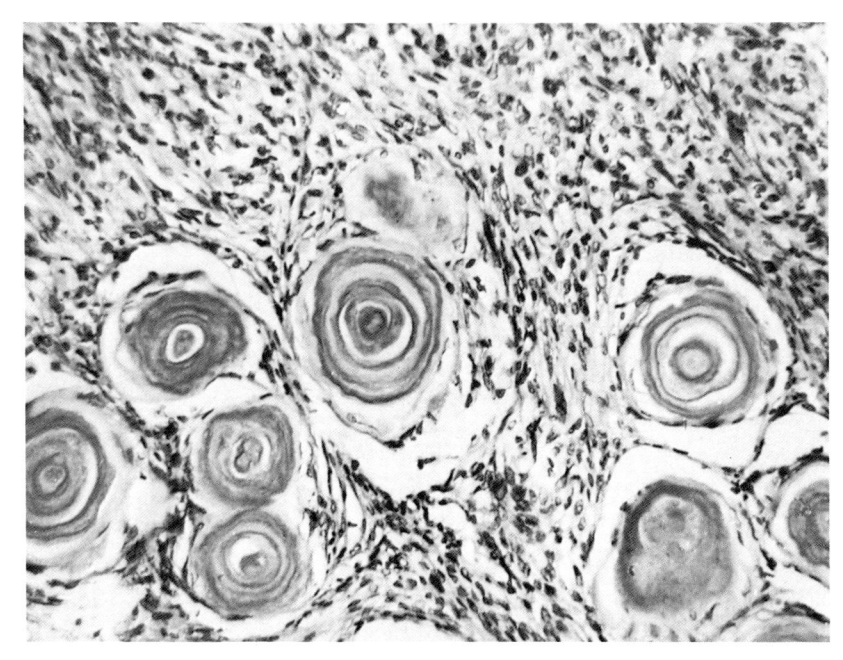

Abb. 8.**43** Meningotheliomatöses Meningiom mit regressiven Veränderungen. Xanthomatöser Abschnitt mit dichtliegenden Schaumzellen neben erhaltenem Tumorparenchym. HE, 450×.

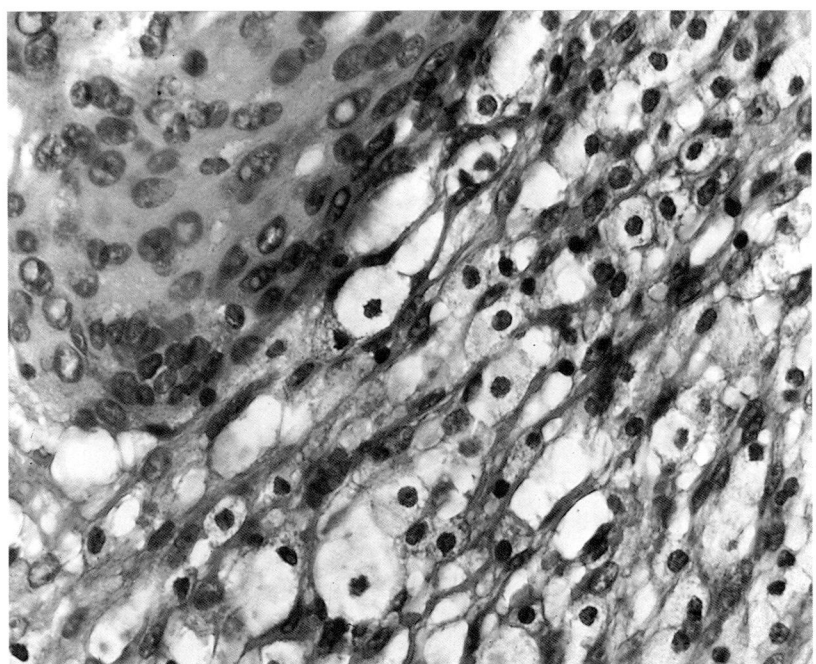

mit Schwund des Tumorparenchyms können die Blutgefäße eines Meningioms zusammenrücken und ektatisch werden, so daß gefäßreiche Bezirke auftreten. Solche Meningiome werden nicht zu den angiomatösen gerechnet.

Regressive Veränderungen äußern sich außer in Hyalinisierungen und Verkalkungen auch in Lipidspeicherung. Die betroffenen Meningiomzellen werden zu Schaumzellen. Größere Ansammlungen von ihnen verleihen dem Tumor einen xanthomatösen Charakter (Abb. 8.**43**).

Meningiome können abschnittsweise vergrößerte, vielgestaltige Kerne aufweisen. Diese Polymorphie ist gleichfalls Ausdruck von regressiven Veränderungen und kein Zeichen erhöhter Malignität. Erst bei gleichzeitiger Erhöhung der Zelldichte und gehäuften Mitosen darf gesteigerte Malignität diagnostiziert werden. Von einem malignen Meningiom wird dann gesprochen, wenn neben anaplastischen Abschnitten noch solche mit den histologischen Merkmalen eines Meningioms, wie Zellwirbeln und Psammomkörpern vorhanden sind. Maligne mesenchymale Geschwülste der Hirnhäute ohne mikroskopische Hinweise auf ein Meningiom werden als meningeale Sarkome klassifiziert (s. S. 370).

*Im biologischen Verhalten* der Meningiome spielt das perifokale Hirnödem eine Rolle. Es kann bereits um relativ kleine Meningiome vorhanden sein, was sich im CT an einem hypodensen Bezirk in der Umgebung des Tumors zu erkennen gibt. Von Cervós-Navarro u. Mitarb. (1986) wurde nach Auswertung von Kernspintomographie und Histologie kein Zusammenhang zwischen dem Ausprägungsgrad des perifokalen Ödems sowie Alter und Geschlecht der Patienten, Sitz des Meningioms, Tumorgröße und histologischem Typ ermittelt.

Die postoperative Prognose wird auch von der Rezidivneigung bestimmt. Bei etwa 6% der operierten Patienten ist mit einem Meningiomrezidiv zu rechnen. Darunter ist erneutes Geschwulstwachstum an gleicher Stelle nach totaler Geschwulstexstirpation zu verstehen. Da manche Autoren als Rezidiv auch das erneute Wachstum nach Teilexstirpation eines Meningioms verstehen, sind unterschiedliche Rezidivquoten erklärbar. Die Rezidivquote wird in erster Linie von der Radikalität der Geschwulstexstirpation beeinflußt. Sie ist bei Keilbeinflügelmeningiomen besonders hoch, weil diese oft in die Schädelknochen einwachsen und deshalb leicht kleine Geschwulstpartikel zurückbleiben. Fibromatöse, mengingotheliomatöse und transitionale Typen unterscheiden sich in der Rezidivhäufigkeit nicht signifikant voneinander. Dagegen kommt es bei angiomatösen und insbesondere bei anaplastischen Meningiomen häufiger zu Rezidiven. Von Rezidiven sind die multiplen Meningiome zu unterscheiden, mit deren Vorkommen nach CT-Untersuchungen bei etwa 8–9% der Patienten zu rechnen ist. Manche der multiplen Meningiome finden sich in weit auseinanderliegenden Abschnitten des ZNS. Andere liegen in enger Nachbarschaft. Letztere können sich nach Exstirpation eines der Tumorknoten vergrößern und ein Rezidiv vortäuschen.

Eine *Metastasierung* von Meningiomen auf den Liquorwegen ist extrem selten. Etwas häufiger wird über spontane oder postoperative lympho- und hämatogene Metastasen berichtet. Die spontane hämatogene Metastasierung hängt damit zusammen, daß manche Meningiome in die Sinus durae matris einbrechen. Bei parasagittalem Tumorsitz ist insbesondere der Sinus sagittalis superior invasionsgefährdet.

## Fibrome

Fibrome aus Fibrozyten, Fibroblasten und Kollagenfasern bilden scharf begrenzte Knoten. Die Mehrzahl entsteht in den Hirnhäuten, besonders der Dura mater. Sie können aber auch im Hirngewebe eingebettet sein oder in einer Ventrikellichtung liegen.

*Makroskopisch* sind sie Meningiomen ähnlich, weshalb sie manchmal zu den fibromatösen Meningiomen gerechnet werden. Durch langsames, verdrängendes Wachstum verhalten sie sich gutartig und lassen sich zumeist ohne Schwierigkeiten exstirpieren.

## Chondrome und Osteome

Chondrome und Osteome des ZNS haben keine Verbindung mit den Schädelknochen. Sie sind sehr selten. Etwas häufiger sind solche, die von den Knochen ausgehen und sich in die Schädelhöhle vorwölben. Definitionsgemäß gehören sie aber nicht zu den primären ZNS-Tumoren. Chondrome bilden lobulierte, blauweiße, scharf begrenzte Knoten aus Chondrozyten und hyaliner Knorpelgrundsubstanz. Zumeist entstehen sie in der Dura mater, können sich aber auch in einem Plexus choroideus entwickeln. Sie wachsen sehr langsam. Echte Osteome des ZNS wurden nur sehr wenige beschrieben. Sie bestehen aus Lamellenknochen. Andere Knochenherde, die als Osteome des Gehirns aufgefaßt wurden, sind reaktive Verknöcherungen in Narben nach Hirnabszessen oder Hirnverletzungen und zeigen kein autonomes Wachstum.

## Lipome (Abb. 8.44)

Lipome sind Fettgewebsknoten, die bei etwa 0,1% der Verstorbenen nachweisbar sind. Sie liegen bevorzugt entlang der Mittellinie: ober- und unterhalb des Balkens (Abb. 8.**44**) über der Lamina quadrigemina, in der Fossa interpeduncularis, im Kleinhirnwurm, entlang der Dorsalfläche des Rückenmarks und zwischen den Wurzeln der Cauda equina. Etwa 20% treten multipel auf. Sie besitzen in der Regel keine Kapsel und sind mit dem Hirn- und Rückenmarkgewebe fest verzahnt. Das erschwert eine vollständige Exstirpation, so daß Rezidive zu erwarten sind.

*Mikroskopisch* bestehen sie aus reifen Lipozyten ohne Kernatypien. Es können auch Fibroblasten enthalten sein. Manche zeigen regressive Veränderungen mit schleimiger Degeneration oder mit Verkalkungen. Lipome des Balkens sind oft mit einer partiellen Balkenagenesie vergesellschaftet.

*Biologisches Verhalten.* Viele Lipome bleiben klinisch stumm. Andere, insbesondere die des Rückenmarks, verursachen neurologische Symptome, die infolge des sehr langsamen Geschwulstwachstums sich meist schleichend herausbilden. Lipome der Vierhügelplatte können einen Hydrocephalus internus infolge Kompression des Aquaeductus cerebri verursachen.

## Angioblastome (Abb. 8.45)

Angioblastome bilden etwa 1% der primären Geschwülste des ZNS. Sie treten sporadisch oder im Rahmen der erblichen *Lindau-Krankheit* auf. Bei gleichzeitigem Vorkommen von Angioblastomen der Retina und des Kleinhirns wird von „*Hippel-Lindau-Krankheit*" gesprochen. Etwa 55% der Erkrankten sind Männer. Besonders hoch ist der Anteil des männlichen Geschlechts bei Angioblastomen im Großhirn. Das Durchschnittsalter der Erkrankten liegt im 4. Lebensjahrzehnt, obwohl vereinzelt auch Säuglinge und Greise erkranken.

Primäre Geschwülste des Zentralnervensystems (ZNS) 369

Abb. 8.44 Lipom oberhalb und unterhalb des Balkens.

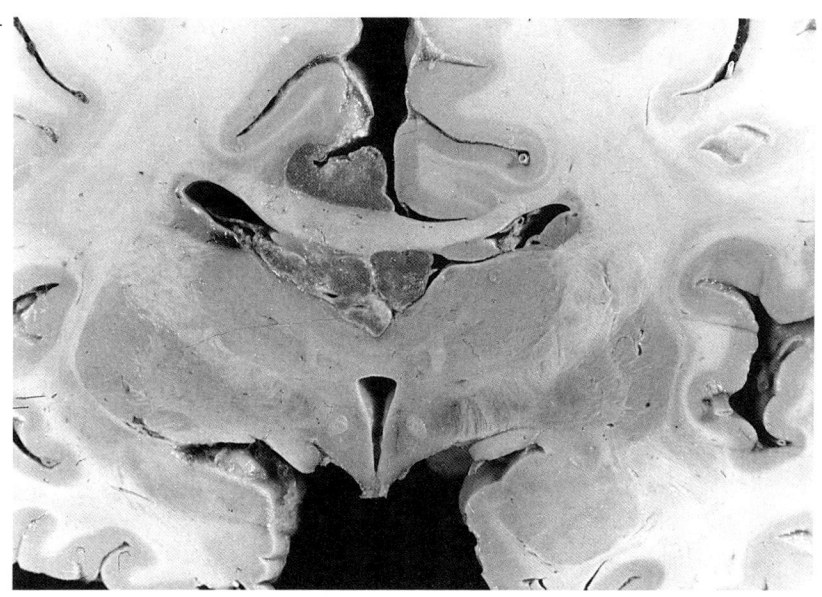

Abb. 8.45 Angioblastom. HE, 250×.
**a** Dünnwandige Blutgefäße mit Endothelauskleidung.
**b** Zellreicher Abschnitt mit undifferenzierten mesenchymalen Zwischenzellen.

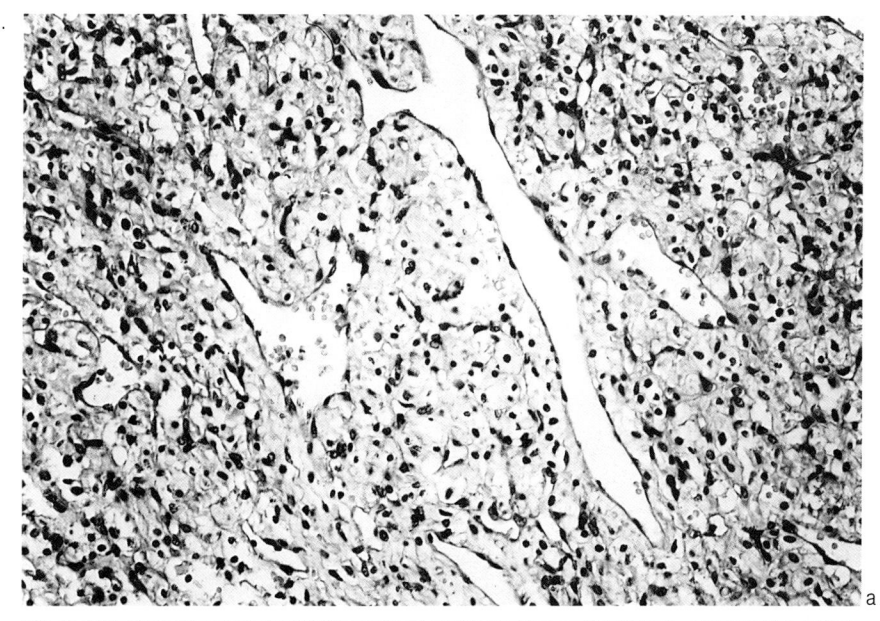

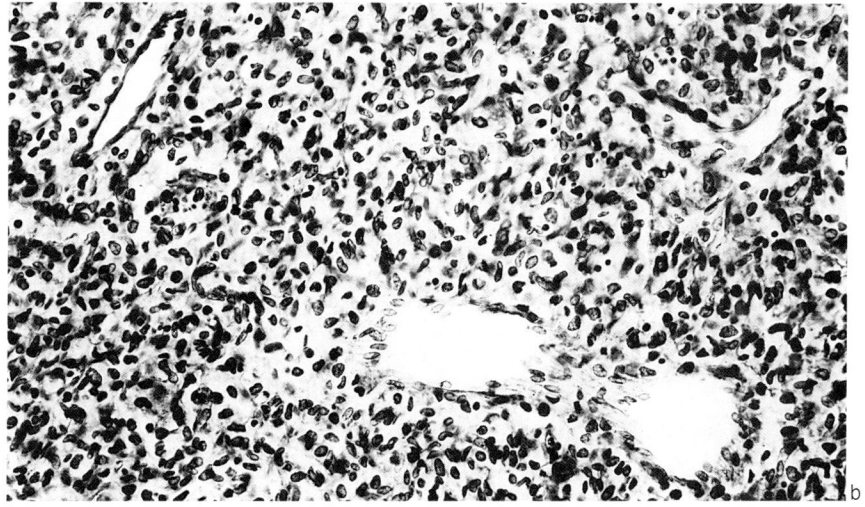

*Der Vorzugssitz* von Angioblastomen sind die Kleinhirnhemisphären; aber auch der Wurm und die Medulla oblongata sind häufig betroffen. 75% sind in der hinteren Schädelgrube, 17,5% supratentoriell und 7,5% intraspinal lokalisiert (Jänisch u. Mitarb. 1976).

*Makroskopisch* haben die meisten Angioblastome einen Zusammenhang mit der Leptomeninx. Sie sind dunkel- bis braunrot. Etwa 70% sind großzystisch. Oft besteht der Tumor aus einer großen Zyste mit einem kleinen muralen Geschwulstknoten. Die Zystenwand ist meist glatt und rostbraun. Letzteres ist die Folge von Hämosiderinablagerungen. Die Zystenflüssigkeit ist blutig oder xanthochrom.

*Mikroskopisch* finden sich dichtliegende kapillarähnliche Gefäße, die von Endothel ausgekleidet werden (Abb. 8.**45**), das einer versilberbaren Basalmembran aufliegt. In ihr läßt sich immunhistochemisch Laminin nachweisen. Nach außen schließen sich Perizyten an. Weiterhin finden sich zwischen den Gefäßen undifferenzierte Mesenchymzellen mit relativ großen, unregelmäßigen Kernen. Die Kernpolymorphie kann jedoch nicht als Malignitätszeichen gewertet werden. Mitosen sind selten. Die Zwischenzellen enthalten Speichergranula des Erythropoetins. Die Ausschüttung dieser, die Erythropoese stimulierenden Substanz führt zu einer Polyglobulie, die nach Tumorexstirpation verschwinden und bei Rezidiven erneut auftreten kann. Manchmal ist die Polyglobulie sogar das Erstsymptom der Erkrankung, das lange vor den neurologischen Zeichen auftritt.

*Biologisches Verhalten.* Bei Frauen manifestiert sich ein Angioblastom oft während der Schwangerschaft. Auch ein apoplektiformer Krankheitsbeginn durch Massenblutung in das Tumorparenchym oder in eine Zyste ist von Angioblastomen bekannt. Manchmal kommt es dadurch zur tödlichen Tonsilleneinklemmung. Die Tumorexstirpation bietet gute Heilungschancen. Seit Einführung von mikrochirurgischen Methoden konnte die Rezidivrate auf unter 10% gesenkt werden (Ferrante u. Mitarb. 1984). Von Rezidiven sind die multiplen Angioblastome zu unterscheiden, die auch in der Nähe eines bereits operierten Tumors entstehen können. Mit multiplen Angioblastomen ist bei etwa 7% der Patienten zu rechnen, insbesondere bei solchen mit genetisch bedingten Erkrankungen (Lindau- und Hippel-Lindau-Krankheit).

*Differentialdiagnose.* Makroskopisch sind Angioblastome der Kleinhirnhemisphären von den zystischen Kleinhirnastrozytomen abzugrenzen, die bevorzugt bei Kindern vorkommen. Die Differentialdiagnose läßt sich mikroskopisch leicht stellen. Feingeweblich müssen Angioblastome von den benignen Hämangioendotheliomen unterschieden werden, die im ZNS sehr selten vorkommen (Pearl et al. 1980). In letzteren fehlen die undifferenzierten Zwischenzellen.

## Hämangioperizytome

Hämangioperizytome stellen 0,3% der primären Geschwülste des ZNS. Sie sind mikroskopisch und biologisch mit den gleichnamigen Geschwülsten in anderen Organen vergleichbar. Im ZNS treten sie als knotige Geschwülste insbesondere in den Hirnhäuten auf. Von mehreren Autoren werden sie wegen der makroskopischen Ähnlichkeit zu den Meningiomen gerechnet, obwohl sie sich histologisch und biologisch von diesen unterscheiden.

*Mikroskopisch* bestehen sie aus mittelgroßen Zellen ohne scharfe Zellgrenzen und bilden zahlreiche Gefäßspalten, die von Retikulinfasern umgeben werden. Versilberbare Fasern umschließen auch die Mehrzahl der Tumorzellen. Elektronenmikroskopisch erweisen sie sich als breite Bänder von amorpher osmiophiler Substanz, wie sie in Meningiomen nicht vorkommen. Immunhistochemisch läßt sich in ihnen Fibronectin nachweisen.

*Biologisches Verhalten.* Trotz einer relativen Isomorphie der Geschwulstzellen und einem geringen Anteil von Mitosen muß bei 60–70% der Hämangioperizytome im ZNS mit Rezidiven gerechnet werden. Allerdings machen sie sich manchmal erst über 10 Jahre nach der Operation bemerkbar. Hämangioperizytome metastasieren sowohl innerhalb als auch außerhalb des ZNS. Mit extraneuralen Metastasen ist bei etwa 20% der Patienten zu rechnen.

## Sarkome und Sarkomatosen (Abb. 8.**46**)

Primäre Sarkome und Sarkomatosen des ZNS entstehen im Mesenchym und liegen intradural. Sie gehen insbesondere von Hirn- und Rückenmarkhäuten, Blutgefäßen, Plexusstroma oder mesenchymalen Hamartien aus, wie sie beispielsweise bei Schließungsstörungen des Neuralrohres in das ZNS gelangen. Ihr Ursprung sind unterschiedlich differenzierte Zellen. Deshalb findet sich im ZNS ein breites Spektrum von Sarkomen. So kommen *maligne Histiozytome* vor, deren Zellen den mesenchymalen Stammzellen ähnlich sind. Es treten aber auch Fibro-, Lipo-, Osteo- Chondro- oder Rhabdomyosarkome auf. Mikroskopisch unterscheiden sie sich nicht von den gleichnamigen Sarkomen in anderen Körperregionen.

Die ebenfalls von Mesenchymzellen abzuleitenden primären malignen Lymphome des ZNS werden heute als gesonderte Entitäten betrachtet (s. S. 371). Früher wurden sie oft als Retikulumzellsarkome oder Mikrogliome zu den Sarkomen gerechnet. Deshalb läßt sich die Häufigkeit der Sarkome des ZNS aus der Literatur schwer ermitteln.

Nach eigenen Untersuchungen sind 1,9% der primären Geschwülste des ZNS Sarkome. Sie kommen in jedem Lebensalter, darunter bei Neugeborenen und Säuglingen, vor (Jänisch u. Mitarb. 1980).

*Makroskopie.* Sie treten als Knoten und als diffuse Sarkomatosen auf. Umschriebene Sarkome der

Abb. 8.46 Plattenförmiges Sarkom der Leptomeninx über der Konvexität der linken Großhirnhemisphäre.

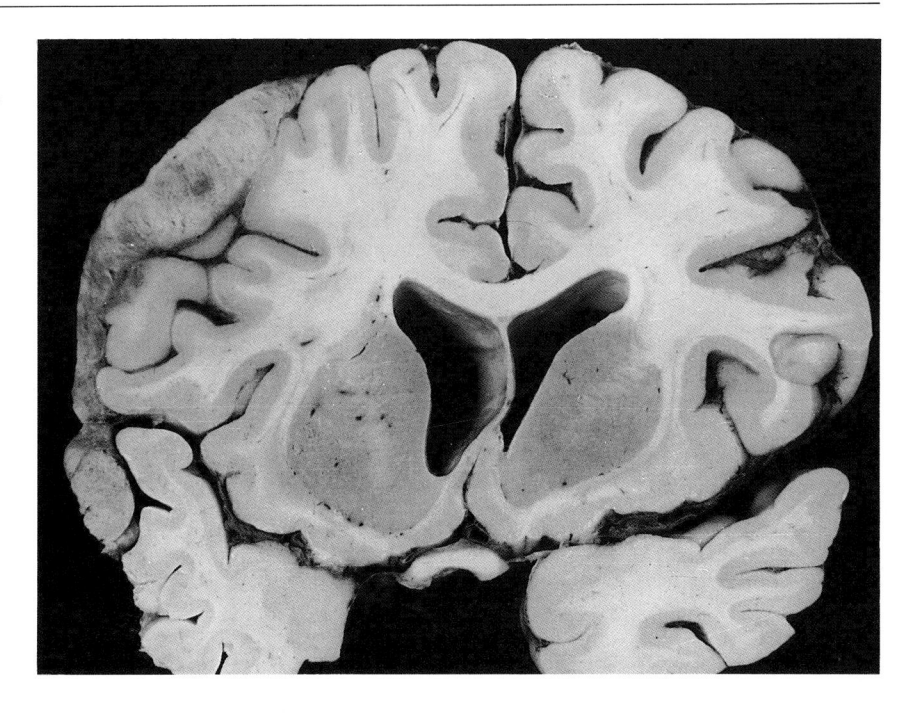

Hirn- und Rückenmarkhäute bilden weißliche Knoten, die oft den Eindruck eines Meningioms erwecken, da sie das angrenzende Hirn- oder Rückenmarkgewebe nur verdrängen. Diffuse Sarkomatosen sind durch großflächigen Befall der Dura oder Leptomeninx charakterisiert. Die Tumorplatten können eine Dicke von mehreren Zentimetern erreichen (Abb. 8.46). Durch Kolliquationsnekrosen entstehen in ihnen schlitzförmige Pseudozysten mit viskösem Inhalt. Manchmal entwickeln sich auch subdurale Hygrome infolge von Permeabilitätsstörungen der Blutgefäße im Tumor. Intrazerebrale knotige Sarkome sind nur selten homogene weißliche Geschwülste. Oft enthalten sie Nekrosen, Blutungen und Pseudozysten, so daß sie makroskopisch wie Glioblastome aussehen.

*Fibrosarkome* entwickeln sich bevorzugt in der Dura oder Leptomeninx. Sie sind relativ gut differenziert und bilden Kollagen. Die länglichen Zellen sind in Zügen angeordnet. Ihre Polymorphie hält sich in Grenzen. In den Kernen finden sich oft große Kernkörperchen. Atypische Mitosen kommen vor.

*Chondrosarkome* treten gleichfalls hauptsächlich in den Hirn- und Rückenmarkhäuten auf. Neben Knorpelgewebe mit ungleichmäßiger Verteilung von atypischen Knorpelzellen werden auch zellreiche Abschnitte aus unreifen Mesenchymzellen ohne Bildung von Knorpelgrundsubstanz gefunden. Die letztgenannten Anteile überwiegen in den mesenchymalen Chondrosarkomen. Nekrosen im Tumor sind ein Malignitätszeichen und erleichtern die Differentialdiagnose gegenüber gutartigen Chondromen.

*Osteogene Sarkome* sind durch Bildung von Osteoid und Knochen im Tumorgewebe charakterisiert. Auch wenn nur kleine osteoide Abschnitte vorhanden sind und die Masse des Tumors einem Fibro- oder Chondrosarkom entspricht, ist die Diagnose eines osteogenen Sarkoms zu stellen. Das hat praktische Bedeutung, weil letztere sehr maligne sind. Sie neigen zu Frührezidiven und verlaufen auch nach radikaler Therapie oft innerhalb von wenigen Monaten tödlich.

*Polymorphe Tumoren* mit zahlreichen bizarren Riesenzellen wurden in der Vergangenheit als monstrozelluläre Sarkome bezeichnet. Durch GFAP-Nachweis wurde belegt, daß ein Teil von ihnen zu den anaplastischen Astrozytomen und multiformen Glioblastomen gehört. In einigen monstrozellulären Tumoren läßt sich jedoch erkennen, daß die neoplastischen Riesenzellen von Gefäßendothelien abstammen. Für sie ist die Bezeichnung Riesenzellsarkom auch weiterhin berechtigt.

### Primäre maligne Lymphome des ZNS
(Abb. 8.47–8.48)

Maligne Lymphome (m. L.) treten primär im Gehirn, Rückenmark und deren Häuten auf, ohne daß umgebende Knochen oder weitere Organe betroffen sind. Sie werden in jedem Lebensalter, auch schon bei Säuglingen (Jänisch u. Mitarb. 1980) angetroffen und bilden etwa 1% der primären ZNS-Tumoren.
*Makroskopie.* Das Erscheinungsbild ist sehr variabel und umfaßt sowohl knotige weißliche Tumoren wie auch unscharf begrenzte Herde, die sich kaum vom Großhirnmark unterscheiden. Letztere fallen durch weichere Konsistenz und körnige Schnittfläche auf.

*Mikroskopisch* ist der Befall oft viel ausgedehnter, als sich makroskopisch vermuten läßt. Zwischen primären m. L. des ZNS und generalisierten m. L. mit Beteiligung lymphatischer sowie weiterer parenchymatöser Organe besteht eine feingewebliche und immunologische Übereinstimmung. Deshalb läßt sich die Kieler Klassifikation (Lennert 1981) auch auf die m. L. des ZNS anwenden. Von den letzteren gehören etwa 90% zu den Immunozytomen, Immunoblastomen und Lymphoblastomen. Immunhistologische Untersuchungen zeigen, daß sie fast alle B-Zell-Lymphome sind. Sie gehen von pluripotenten Mesenchymzellen der Blutgefäße sowie der Hirn- und Rückenmarkhäute aus. Im ZNS-Parenchym beginnt die Geschwulstentwicklung in der Adventitia von Blutgefäßen. Der Prozeß tritt oft multipel (Abb. 8.47) oder simultan in größeren Gefäßarealen auf. Die Blutgefäße werden zunächst von einem Mantel aus Tumorzellen umgeben. Dann schwärmen Geschwulstzellen in das umgebende Hirngewebe aus und bilden einen Zellschleier, der mit denen um benachbarte Gefäße zusammenfließt

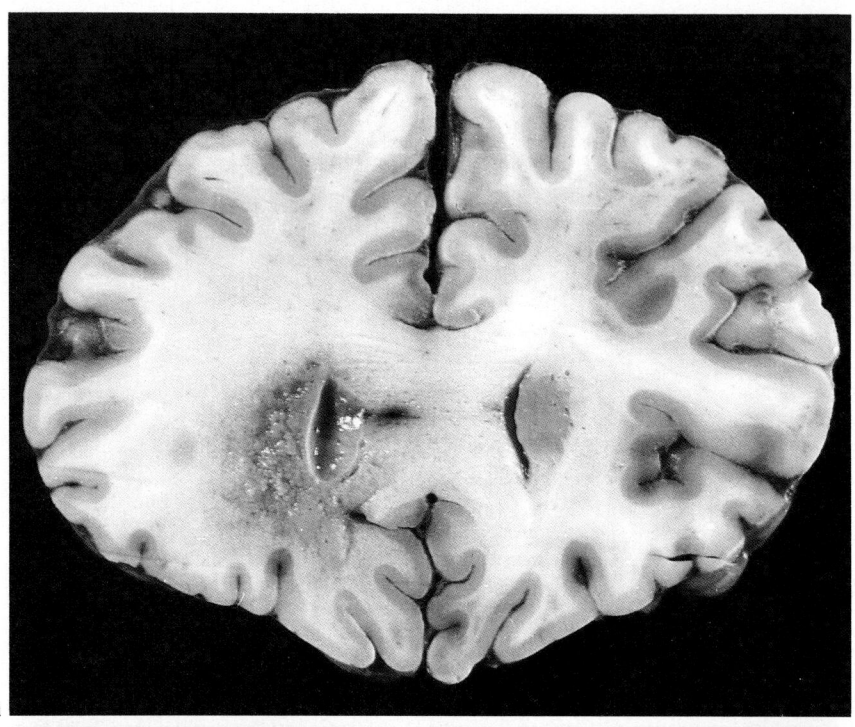

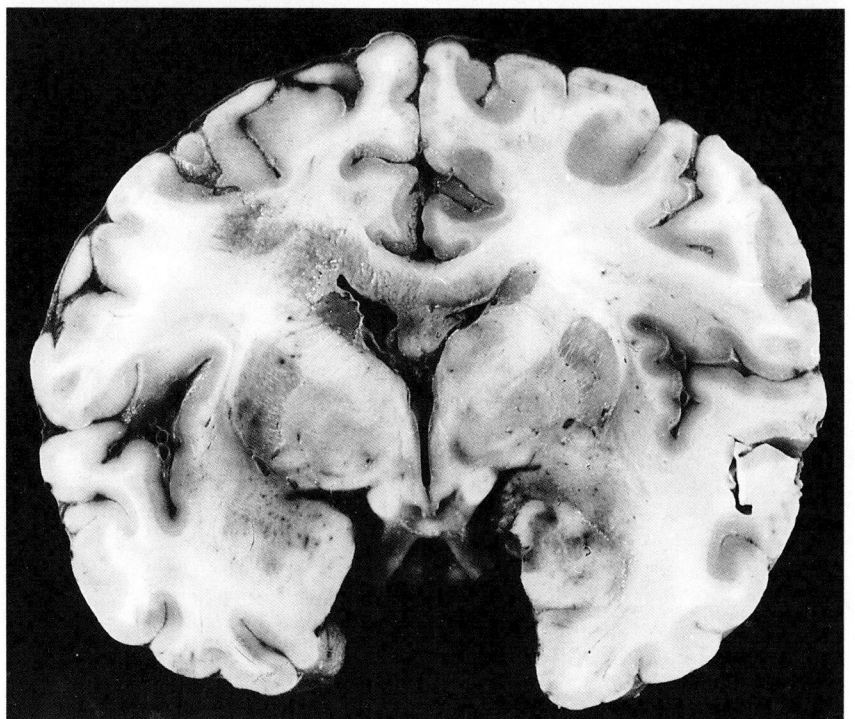

Abb. 8.47 Multizentrisches primäres Immunozytom des Gehirns.
**a** Unscharf begrenztes weiches körniges Lymphominfiltrat in der Umgebung des Vorderhorns des linken Seitenventrikels.
**b** Multiple, unscharf begrenzte Tumorinfiltrate im Balken, Fornix und in beiden Großhirnhemisphären.

Abb. 8.48 Perivaskuläre Lymphominfiltrate mit konfluierenden Zellschleiern im Hirngewebe. HE, 120×.

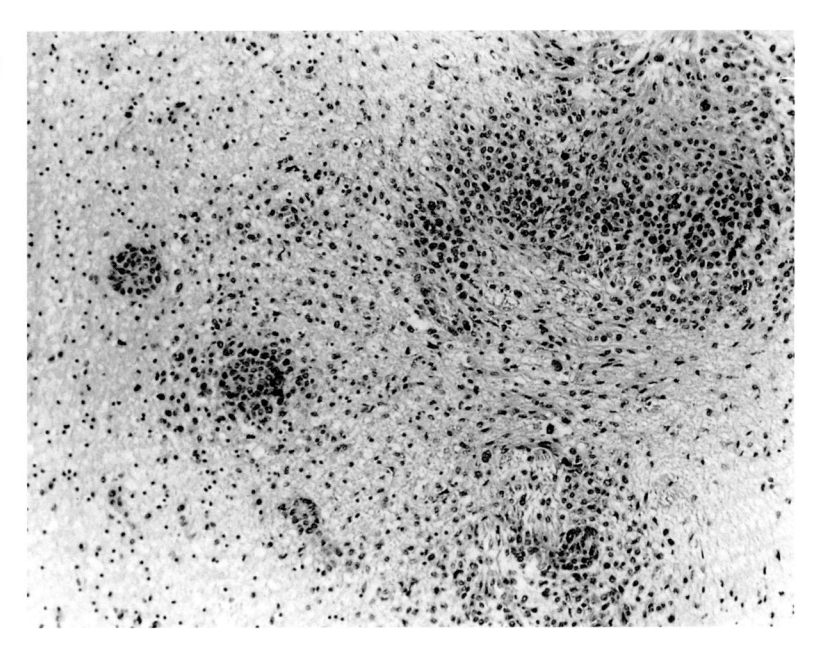

(Abb. 8.48). Die weitere Proliferation der Lymphomzellen führt zu einer Verdichtung des Infiltrates, zur Zerstörung des Hirnparenchyms und zur Ausbildung von Geschwulstknoten. Bei Invasion der Leptomeninx werden Geschwulstzellen im Subarachnoidalraum verschleppt, bewirken eine weißliche Verdickung der Hirnhäute und können zytologisch im Liquor nachgewiesen werden.

*Biologisches Verhalten.* Die m. L. des ZNS sind zumeist sehr strahlensensibel und lassen sich auch chemotherapeutisch beeinflussen, während eine chirurgische Exstirpation wegen der diffusen Ausbreitung oft unvollständig bleibt. Ein Teil der primären m. L. scheidet Immunglobuline aus, die im Liquor nachweisbar sind. Das kann zur Beurteilung von Therapieergebnissen genutzt werden. Erneuter Anstieg der Immunglobuline im Liquor zeigt ein Geschwulstrezidiv an.

## Primäre Melanome und Melanoblastosen des ZNS (Abb. 8.49)

Sie leiten sich von Melanozyten und deren Vorstufen ab, die vor allem in der Leptomeninx vorkommen. Es ist mit jährlich 1 Neuerkrankung pro 10 Millionen Einwohner zu rechnen. Sie kommen in allen Lebensaltern vor. Bei Säuglingen und Kleinkindern treten sie vor allem im Rahmen der neurokutanen Melanoblastose auf (Touraine 1949). Bei diesem dysontogenetischen Syndrom werden große angeborene Nävuszellnävi der Haut (insbesondere Naevi pilosi) und eine ausgedehnte Melanose der Leptomeninx gefunden. Aus letzterer kann schon im frühen Kindesalter durch maligne Transformation eine Melanoblastose entstehen, deren Zellen den Subarachnoidalraum verlegen und durch Liquorzirkulationsstörungen einen Hydrocephalus internus verursachen (Fanconi 1956).

*Makroskopie.* Die diffuse Melanoblastose ist durch eine großflächige Schwarzfärbung und Verdickung der weichen Hirn- und Rückenmarkhäute charakterisiert. Da sich die Tumorzellen entlang von Blutgefäßen auch in die Randzonen des Gehirns und Rückenmarks ausbreiten (Abb. 8.**49a, b**), werden hier gleichfalls schwarze Streifen und Flecken gefunden. Aus diffusen Melanoblastosen können sich umschriebene Tumorknoten bilden, die je nach dem Pigmentgehalt der Zellen schwarz, schwarzbraun oder rauchgrau sind. Pigmentierte Knoten in den Ventrikelwänden und Plexus choroidei entstehen durch Metastasierung über den Liquor.

Primäre Melanome des ZNS treten auch als solitäre pigmentierte Knoten auf. Sie haben zumeist eine Beziehung zur Leptomeninx und erscheinen gegenüber dem Hirngewebe relativ scharf begrenzt. *Mikroskopisch* wird zwischen Melanozytomen und Melanoblastomen unterschieden. Erstere bestehen aus spindeligen Zellen, die oft in Zügen angeordnet sind. Sie enthalten ovale Kerne und Melaningranula. Mitosen sind selten. Es können mehrkernige Riesenzellen vorkommen.

Melanoblastome sind aus rundlichen und spindeligen Zellen aufgebaut. Manche haben noch lange Fortsätze und ähneln darin den normalen leptomeningealen Melanozyten. Die Zellkerne sind sehr polymorph. Atypische Mitosen kommen vor. Oft ist das Zytoplasma so stark mit Melaningranula beladen, daß die Kerne erst nach Depigmentierung beurteilbar sind.

*Biologisches Verhalten.* Die Unterscheidung von Melanozytomen und -blastomen hat praktische Bedeutung. Erstere wachsen langsam und können

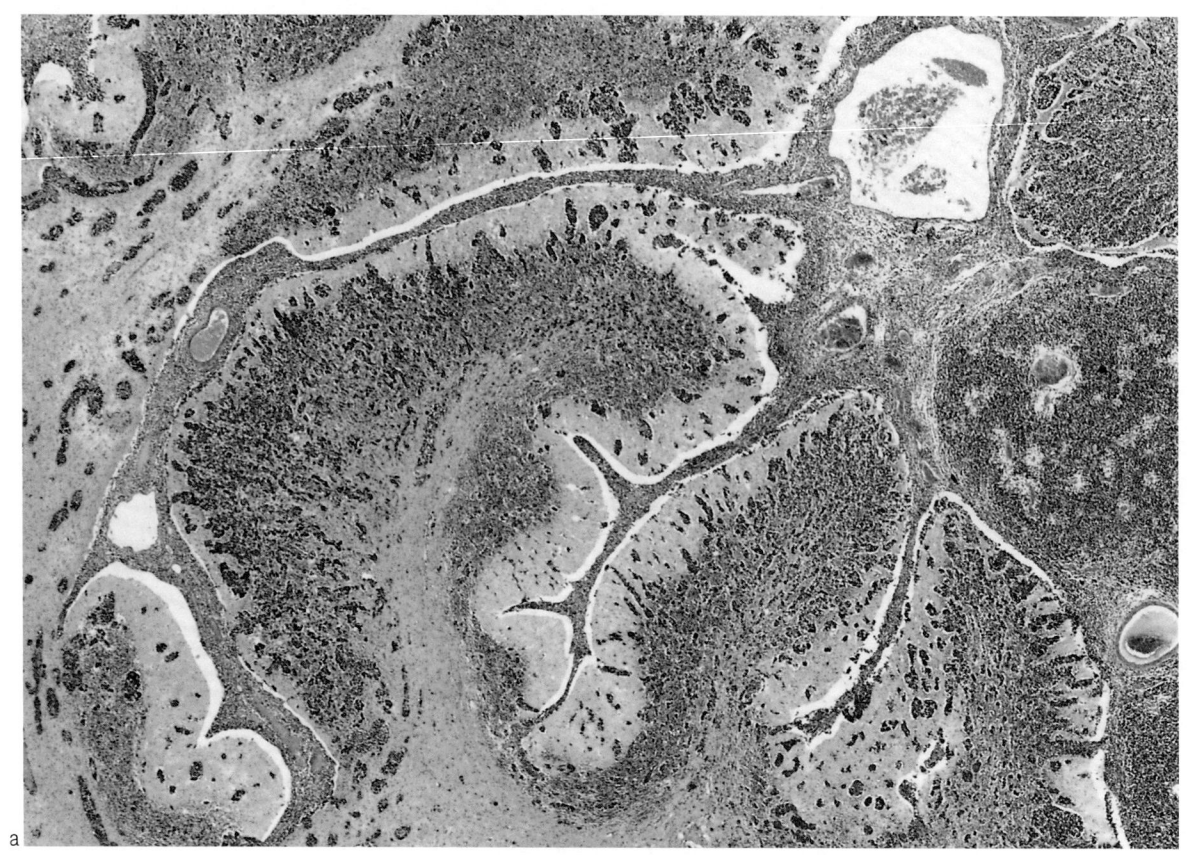

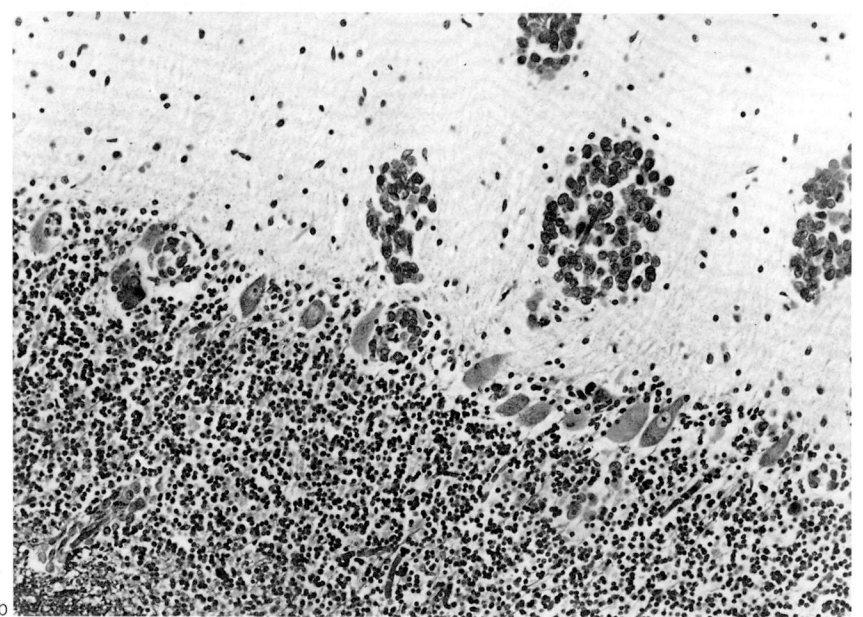

Abb. 8.49 Neurokutane Melanoblastose. Tumorinfiltration des Kleinhirns.
**a** Übersicht. Ausbreitung der Tumorzellen von der Leptomeninx entlang den Blutgefäßen in die Kleinhirnrinde. HE, 27×.
**b** Perivaskuläre Tumorzellansammlungen im Stratum moleculare der Kleinhirnrinde. HE, 450×.

durch Exstirpation rezidivfrei geheilt werden. Bei Melanoblastomen sind schnelles Wachstum, postoperative Rezidive und Aussaat auf den Liquorwegen zu erwarten.

*Differentialdiagnostisch* sind Metastasen von Melanozytomen der Haut und Aderhaut auszuschließen. Das muß zu Lebzeiten durch genaue Erhebung der Anamnese und klinische Untersuchung, nach dem Tod durch vollständige Obduktion mit Untersuchung der Augen erfolgen. Bei Melanommetastasen in Lungen, Leber usw. ist der Primärtumor in erster Linie außerhalb des ZNS zu suchen.

Nicht jeder melaninhaltige Tumor ist ein Melanom. Neuroektodermale Primitivtumoren, wie Medulloblastome, können Melanin enthalten. Aber auch in gut differenzierten Tumoren, wie Neurinomen und Meningiomen, kann Melanin gebildet werden.

## Keimzelltumoren (Abb. 8.50)

Sie werden von Urkeimzellen abgeleitet, die bei ihrer Migration durch den Embryo im Kopfbereich liegenbleiben. Diese ruhenden Keimzellen können zu beliebiger Zeit durch unbekannte Faktoren zur Teilung stimuliert werden und *Teratome, Germinome, embryonale Karzinome, Endodermalsinustumoren* oder *Chorionepitheliome* bilden.

In der Fetal- und Perinatalperiode überwiegen zahlenmäßig die Teratome, während bei älteren Kindern und jungen Erwachsenen auch die anderen Typen vorkommen. Vorzugslokalisationen sind Hypophyse, Hypothalamus und Epiphyse (Abb. 8.50). Teratome werden vereinzelt auch in einem Seitenventrikel, in der hinteren Schädelgrube oder intraspinal gefunden. Intrakraniell erreichen sie oft eine erhebliche Größe. Bei Feten füllen sie manchmal den supratentoriellen Raum so weitgehend aus, daß kein Großhirngewebe mehr vorhanden ist. Sie können Kopfvergrößerungen bewirken, die zum Geburtshindernis werden.

Die Mehrzahl der *Teratome* ist scharf begrenzt und sogar von einer Kapsel umgeben. Sie enthalten oft Zysten, die mit Schleim, mit talgartigen Massen und Haaren oder mit Hornschuppen angefüllt sind.

*Mikroskopisch* kann es sich um reife Teratome handeln, in denen sich gut differenzierte Gewebe von allen Keimblättern finden. Davon werden die unreifen (Teratoma immaturum) unterschieden, die aus gering differenzierten embryonalen Geweben zusammengesetzt sind. In ihnen wird besonders ausgedehnt neuroektodermales embryonales Gewebe gefunden. Von malignen Teratomen spricht man, wenn neben den differenzierten oder unreifen Geweben solche mit den Merkmalen eines Germinoms, embryonalen Karzinoms oder Chorionepithelioms vorhanden sind. Diese Gewebstypen bestimmen die Malignität.

*Germinome* und die anderen genannten malignen Typen wachsen zumeist infiltrierend. Sie führen oft auch zu Liquormetastasen. Mikroskopisch entsprechen die Germinome den Seminomen der Hoden: Sie sind aus relativ großen, dichtliegenden Zellen mit großen, hellen Kernen und aus kleinen Lymphozyten aufgebaut. Auch die embryonalen Karzinome, die Endodermalsinustumoren und die Chorionepitheliome entsprechen den gleichnamigen gonadalen Geschwülsten in ihrem feingeweblichen Aufbau. Trotz des schnellen Wachstums ist die Prognose der intrakraniellen Germinome wegen der hohen Strahlensensibilität so gut, daß bei ihnen mit 5-Jahres-Überlebensraten von über 70% gerechnet wird (Sung u. Mitarb. 1978).

Keimzellgeschwülste können *biochemische Marker* in ihren Zellen enthalten und an Körperflüssigkeiten abgeben. Von den Endodermalsinustumoren wird Alphafetoprotein in den Liquor cerebrospinalis ausgeschieden. Chorionepitheliome und embryonale Karzinome mit chorionepithelialen Anteilen produzieren humane chorionepitheliale Gonadotropine, die nicht nur im Liquor, sondern auch im Harn der Patienten nachweisbar sind.

*Die Differentialdiagnose* der primären intrakraniellen Keimzellgeschwülste muß vor allem ausschließen, daß es sich um Hirnmetastasen eines gonadalen Keimzelltumors handelt. Das ist wegen der morphologischen Übereinstimmung nur mit klinischen Methoden möglich.

Durch regressive Veränderungen können aus Teratomen *Dermoidzysten* entstehen, deren Wand

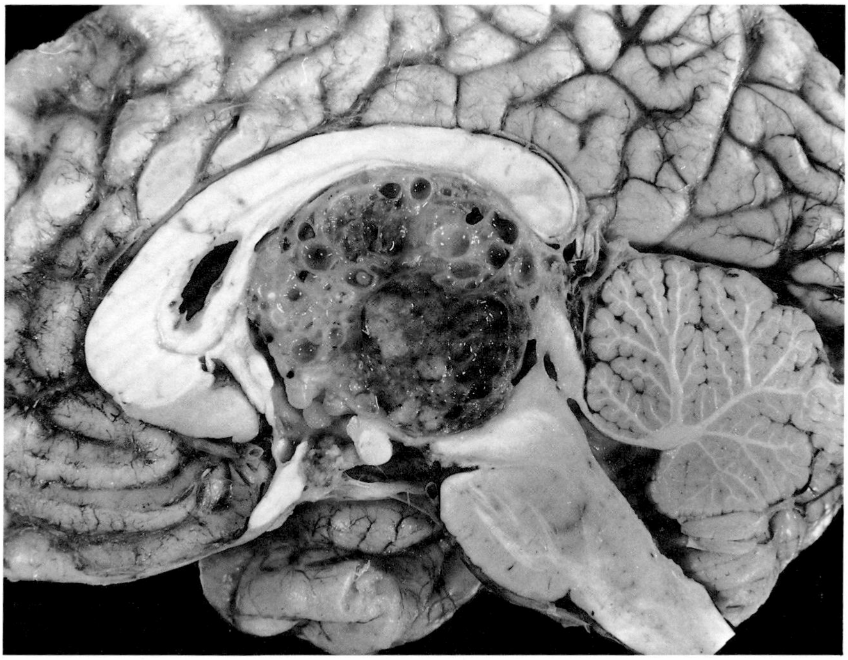

Abb. 8.50 Polyzystisches Teratom, von der Epiphyse ausgehend, mit weitgehender Verlegung des III. Ventrikels.

nur noch aus Epidermis, Haarfollikeln und Talgdrüsen aufgebaut ist, während sich die Abkömmlinge der anderen Keimblätter zurückgebildet haben. Der Zysteninhalt wird von Haaren und salbenartigem, schmierigem Sekret der Talgdrüsen gebildet. Dermoidzysten und insbesondere die Epidermoidzysten des ZNS gehen jedoch häufiger aus versprengtem Ektoderm hervor, das bei der Schließung des Neuralrohres in das ZNS gelangt ist. Deshalb werden beide Zystenarten nicht selten in Verbindung mit Dysraphien angetroffen. Epidermoidzysten entstehen manchmal auch bei iatrogener intrathekaler Verschleppung von epidermalen Zellgruppen, beispielsweise bei Lumbalpunktionen oder Operationen. Epidermoidzysten werden von verhorntem Plattenepithel ausgekleidet und sind mit weißlichen Hornschuppen angefüllt. Sie vergrößern sich durch Ansammlung des Keratohyalins mit der Zystenlichtung und nicht durch autonomes Wachstum, so daß sie eigentlich nicht zu den Tumoren gehören. Allerdings können sehr selten in der Wand von Epidermoidzysten primäre Plattenepithelkarzinome im ZNS entstehen.

Von Dermoid- und Epidermoidzysten sind Ependymzysten und enterogene Zysten zu unterscheiden.

*Ependymzysten* kommen bevorzugt im vorderen Abschnitt des III. Ventrikels vor und werden von kolloidartigen Massen angefüllt, weshalb man sie auch als Kolloidzysten bezeichnet. Sie können die Foramina interventricularia verlegen und einen Hydrozephalus der Seitenventrikel auslösen. Ependymzysten kommen auch intradural über dem Rükkenmark vor und verursachen durch Kompression neurologische Symptome.

*Enterogene Zysten* werden von schleimbildendem Zylinderepithel ausgekleidet. Sie entstehen durch Abspaltung von Endoderm in der frühen Embryonalentwicklung und treten im Rahmen schwerer Entwicklungsstörungen mit Spaltbildungen in den Wirbelkörpern oder als isolierte intradurale, manchmal sogar intramedulläre Zysten auf. Am häufigsten liegen sie zervikal. In der Zystenwand können auch glatte Muskelzellen, Knorpel und weitere Gewebe vorhanden sein, so daß die Abgrenzung von Teratomen erschwert ist.

### Kraniopharyngiome (Abb. 8.51–8.53)

Sie bestehen aus Plattenepithel und Mesenchym und entsprechen mikroskopisch den odontogenen Ameloblastomen (Adamantinomen). Sie stellen 1–3% der primären ZNS-Tumoren. Etwa ⅔ verursachen vor dem 30. Lebensjahr Symptome. Sie liegen intra- und suprasellär. Die suprasellären treten dorsal vom Chiasma opticum auf und wölben sich von basal in den III. Ventrikel vor (Abb. 8.51). Dabei kommt es zur Druckatrophie des Hypothalamus. Dadurch liegen etwa 20% frei in der Ventrikellichtung. Von hier aus breiten sie sich selten bis in einen oder beide Seitenventrikel aus. Zwischen Klivus und unterem Hirnstamm liegend, können sie bis zum Foramen occipitale magnum reichen. Die intrasellären erweitern die Sella, führen zur Druckatrophie des Dorsum sellae und können schließlich eine kombinierte intra- und suprasellaäre Lage einnehmen.

*Makroskopie.* Die grobknolligen Geschwülste besitzen zumeist eine dünne Kapsel. Selten besteht eine feste Verzahnung mit umgebendem Hirngewebe. Die meisten Kraniopharyngiome enthalten Zysten, die durch Gewebsdegeneration entstehen. Der Inhalt ist oft dickflüssig, da er reich an Proteinen und Cholesterol ist. Letzteres kann nadelförmig auskristallisieren (Abb. 8.52). Der hohe Eiweißgehalt läßt die Zysten im CT manchmal als hyperdense Bezirke erscheinen. Auf Röntgen-Übersichtsaufnahmen sind bei Kindern in 70% und bei Erwachsenen in 35% der Kraniopharyngiome Verkalkungen zu sehen. Vollständige Petrifikation mit Einstellung der Größenzunahme ist möglich.

*Mikroskopisch* sind Epithelnester und -bänder in Bindegewebe eingebettet (Abb. 8.53). Sie bestehen aus sternförmigen Stachelzellen und besitzen eine Basalzellschicht. Die Stachelzellen können verhornen. Dieser Prozeß beginnt im Zentrum von Epithelinseln und schreitet nach der Peripherie fort. Dadurch entstehen Hornkugeln, die von erhaltenem Epithel umgeben sind. Epithelbänder weisen manchmal die Verhornung nur an einer Oberfläche auf, so daß sich zwischen dem Epithel und dem Bindegewebe membranartige Verhornungsbezirke ausbilden. Sie bestehen aus parallel gelagerten Hornlamellen, die übereinandergeschichtet sind. Das Epithel wird von zellarmem Bindegewebe umgeben, das dünnwandige Blutgefäße enthält und zur Verschleimung und Verfettung neigt. Daraus entstehen oft Pseudozysten. Durch Epitheldegenerationen und Keratohyalin kann die Bildung von Granulationsgewebe und Fremdkörperriesenzellen ausgelöst werden. Manche Kraniopharyngiome enthalten Strukturen, die einer Zahnanlage ähnlich sind. Wenn das Epithel beim Fehlen einer fibrösen Kapsel unmittelbar an das Hirngewebe grenzt, kommt es zu einer Gliose, manchmal mit Ausbildung von Rosenthal-Fasern. Bei Biopsieentnahme aus diesem Gebiet besteht die Gefahr der mikroskopischen Fehldiagnose eines Glioms. Elektronenmikroskopisch läßt sich zwischen dem Epithel und dem bindegewebigen oder gliösen Stroma eine Basalmembran nachweisen.

Die Entstehung der Kraniopharyngiome wird auf die Erdheim-Epithelnester zurückgeführt. Dies sind kleine Gruppen von Plattenepithelien an der Dorsalfläche der Hypophyse und in der Umgebung des Hypophysenstiels, die als Reste des fetalen Hypophysengangs angesehen werden (Erdheim 1904). Andere Autoren schließen sich der Hypothese von Saxer (1902) an, der eine Plattenepithelmetaplasie von Zellen des Hypophysenvorderlappens für möglich hält und davon auch die Kraniopharyngiome ableitet.

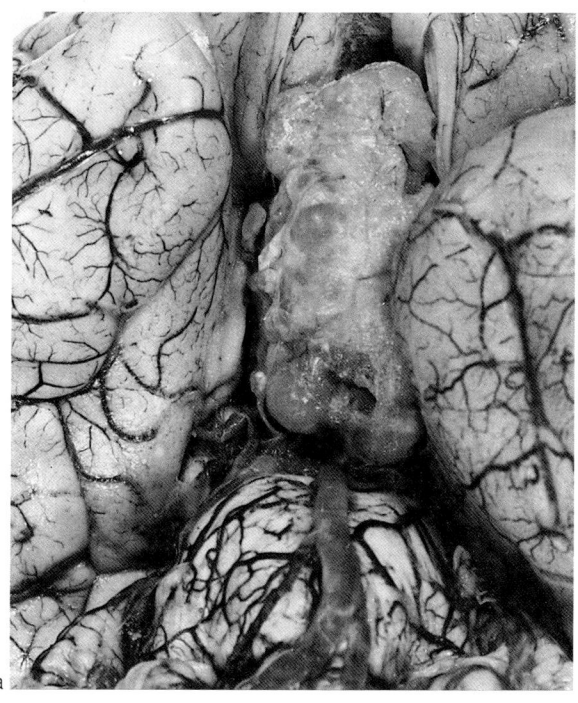

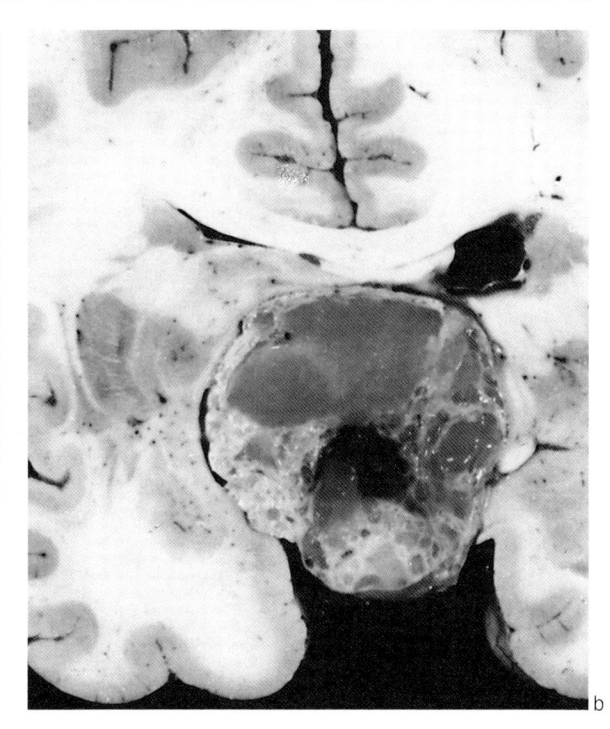

Abb. 8.51 Suprasellares Kraniopharyngiom.
a Tumor an der Hirnbasis, bis an den vorderen Rand der Brücke reichend.
b Frontalschnitt durch den Tumor, der den erweiterten III. Ventrikel ausfüllt.

*Biologisches Verhalten.* Die meisten Kraniopharyngiome wachsen langsam, teils durch Gewebsproliferation, teils durch Vergrößerung der Zysten. Die allmähliche Zunahme des Tumorvolumens wird oft lange Zeit durch Atrophie der angrenzenden Hirnabschnitte kompensiert. Viele Kraniopharyngiome werden deshalb erst dann klinisch manifest, wenn sie bereits erhebliche Größe erreicht haben. Deshalb gelingt eine totale Exstirpation nur bei etwa ⅓ der Patienten (Hoffman u. Mitarb. 1977). Durch Teilresektionen, manchmal sogar nur durch die Punktion und Entleerung von Zysten kann eine langjährige Besserung im Zustand der Patienten erreicht werden. Solche Eingriffe können auch noch im hohen Lebensalter gute Ergebnisse haben. Das Auftreten von Rezidiven läßt sich durch Bestrahlungen hinausschieben. Der günstige Einfluß von Bestrahlungen geht aus Untersuchungen von Sung u. Mitarb. (1981)

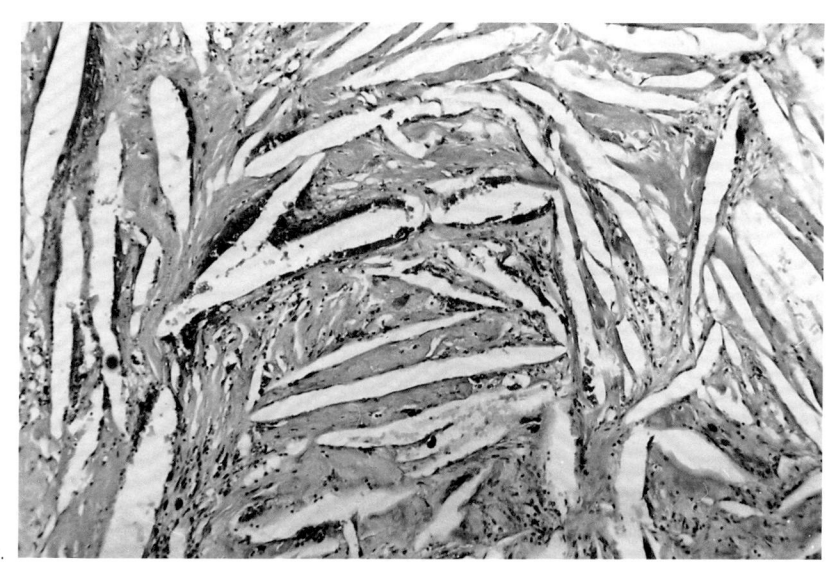

Abb. 8.52 Kraniopharyngiom. Zysteninhalt mit nadelförmigen Lücken, die den herausgelösten Cholesterolkristallen entsprechen. HE, 80×.

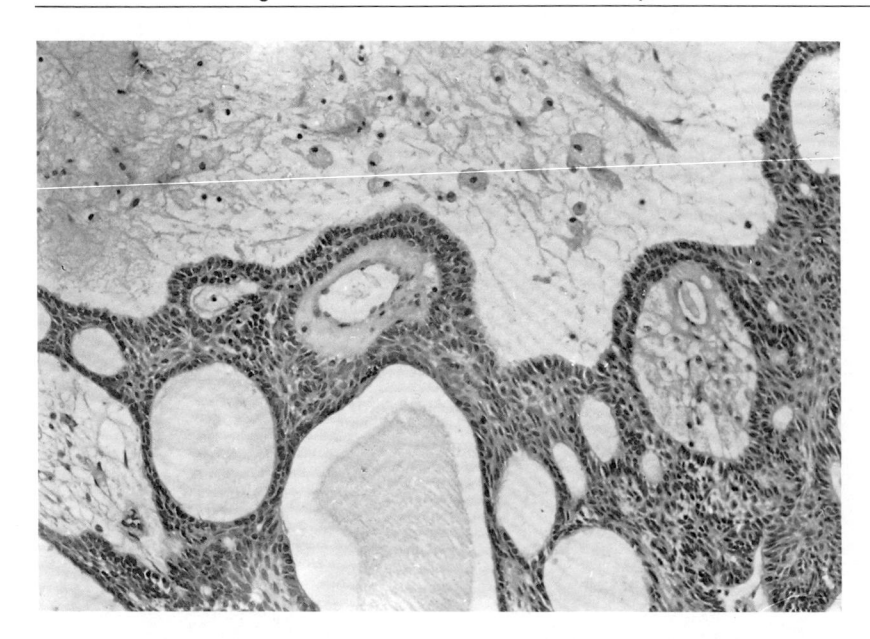

Abb. 8.53 Kraniopharyngiom. Epithelbänder, mehrere kleine Zysten und zellarmes Stroma. HE, 190×.

an 106 Patienten mit Kraniopharyngiomen hervor: bei alleiniger Operation lebten nach 10 Jahren noch 48%, bei zusätzlicher Bestrahlung 71%.

Der Krankheitsverlauf kann durch spontane Zerreißung von Tumorzysten ungünstig beeinflußt werden. Cholesterol und Keratin rufen eine aseptische Leptomeningitis mit Fremdkörpergranulomen und bei Ventrikeleinbruch eine Ependymitis hervor. Die maligne Transformation von Kraniopharyngiomen kommt, wenn überhaupt, sehr selten vor. Kraniopharyngiome können endokrine Störungen auslösen, bilden selbst jedoch keine Hormone. Panhypopituitarismus wird von intrasellären Geschwulstanteilen mit Druckatrophie der Adenohypophyse verursacht. Kompressionen des Hypophysenhinterlappens und Hypothalamus führen durch Ausfall des Vasopressins zum symptomatischen Diabetes insipidus. Die Zerstörung des Hypophysenstiels führt zur Unterbrechung der Ausschüttung von Prolactin-inhibierendem Hormon und dadurch zur Hyperprolaktinämie, das heißt zu ähnlichen Folgen wie Prolaktinome (s. S. 380).

*Differentialdiagnose.* Die makroskopische Differentialdiagnose muß Hypophysenadenome, Keimzellgeschwülste, Meningiome, hypothalamische Gliome und größere Aneurysmen an der Aufteilungsstelle der A. carotis interna berücksichtigen. Die Beachtung der letzteren hat große praktische Bedeutung, da es bei Inzision eines vermeintlichen Kraniopharyngioms zu einer tödlichen Blutung kommen kann. Mikroskopisch sind Kraniopharyngiome von Plattenepithelkarzinomen abzugrenzen, die vom Epipharynx nach Zerstörung des Os sphenoidale in die Schädelhöhle einwachsen. Starke Kernatypien und häufige Mitosen sprechen für das Plattenepithelkarzinom, während größere Verkalkungen im Tumor die Diagnose eines Kraniopharyngioms stützen.

## Geschwülste der Adenohypophyse

### Hypophysenadenome (Abb. 8.54–8.60)

Hypophysenadenome (HA) sind Tumoren der Adenohypophyse mit autonomem Wachstum. Letzteres unterscheidet sie von funktionell bedingten Hyperplasien (s. S. 383). Die Angaben zur Häufigkeit sind unterschiedlich und abhängig davon, ob nur diejenigen mit Krankheitswert oder auch Zufallsbefunde bei Obduktionen berücksichtigt werden. Die Zahl der letzteren steigt sprunghaft an, wenn jede Hypophyse mikroskopisch untersucht wird, weil dann auch kleine Adenome mit Durchmessern von 1–2 mm erfaßt werden. Nach eigenen Ergebnissen beträgt die Häufigkeit der klinisch relevanten HA im Obduktionsgut 0,1%. Costello (1936) ermittelte durch systematische mikroskopische Untersuchung der Hypophysen von Verstorbenen bei 22,5% Adenome, von denen allerdings die Mehrzahl einen Durchmesser um 2 mm hatte und klinisch stumm geblieben war. Bei Säuglingen sind sie sehr selten (Miller u. Mitarb. 1979). Mit dem Lebensalter nimmt ihre Häufigkeit zu. Bei Greisen gehören sie zusammen mit den Glioblastomen und Meningiomen zu den häufigsten intrakraniellen Primärtumoren.

*Makroskopie.* Kleine HA liegen in der Sella turcica. Bei einem Durchmesser von weniger als 10 mm werden sie als Mikroadenome bezeichnet. Größere verursachen eine Erweiterung der Sella und wölben das Diaphragma sellae nach dorsal vor (Abb. 8.54). Bei weiterer Vergrößerung bewirken sie eine Druckatrophie des Sattelrückens und breiten sich an der Hirnbasis aus. Große suprasellare Tumoranteile führen zu einer Druckatrophie des Hypothalamus. Sie können den III. Ventrikel weitgehend ausfüllen und bis in die Seitenventrikel reichen. Durch Verlegung innerer Liquorwege lösen sie einen Hydrocephalus internus der Seitenventrikel aus. Manche HA wach-

Abb. 8.54 Blick auf die Schädelbasis mit Sella turcica im Zentrum. Suprasellärer Teil eines Hypophysenadenoms wölbt sich in das Schädelinnere vor.

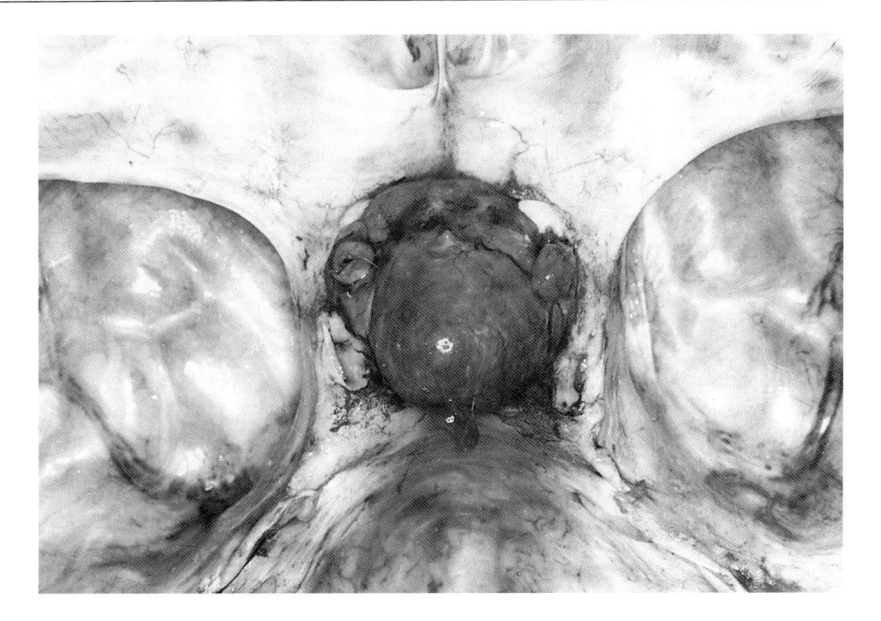

Abb. 8.55 Suprasellärer zystischer Anteil eines Prolaktinoms mit Einwachsen in den Temporallappen.

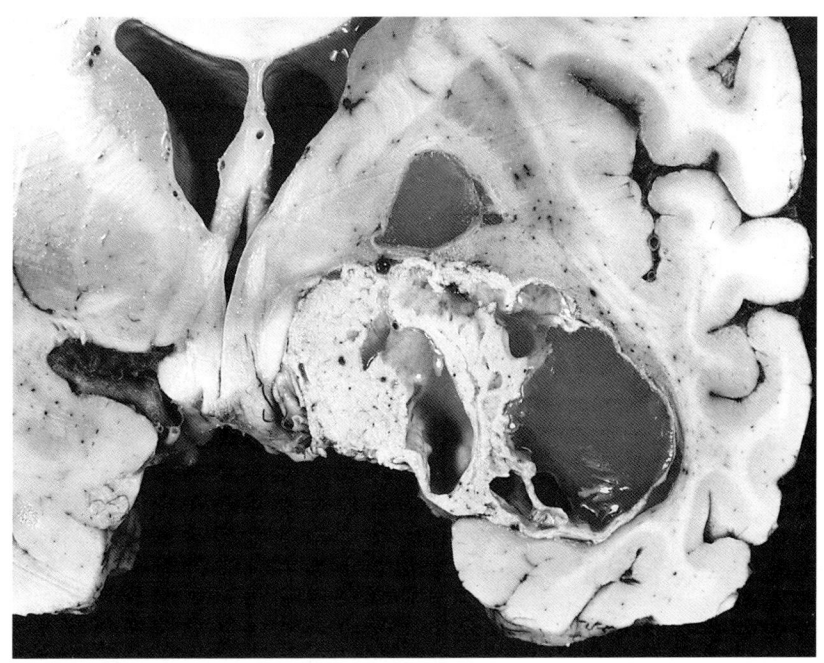

sen entlang der Hirnbasis und reichen seitlich bis in die Temporallappen (Abb. 8.55) sowie nach kaudal bis zur Brücke. Etwa 20% der großen HA enthalten makroskopisch wahrnehmbare Zysten und nur 5% Verkalkungen. 3 Faktoren können das klinische Bild bestimmen:

- intrakranielle Raumforderung,
- Kompression und Zerstörung benachbarter Strukturen,
- Hormonausschüttung.

*Intrakranielle Raumforderung* tritt nur bei großen Hypophysenadenomen auf, insbesondere bei solchen, die durch einen Hydrozephalus kompliziert sind. Sie äußert sich morphologisch in Massenverschiebungen und allgemeinen Hirndruckzeichen (s. S. 339). Bei etwa 7% der HA kommt es zu einem plötzlichen intrakraniellen Druckanstieg durch massive Blutungen in das Tumorgewebe. Das verursacht ein der Apoplexie ähnliches Krankheitsbild (Hypophysenapoplexie) und erfordert meist eine sofortige Operation.

*Die Kompression* wirkt sich bei intrasellären Adenomen zunächst an der Adenohypophyse aus. Das Restgewebe wird komprimiert und druckatrophisch. Die Folge ist eine Hypophyseninsuffizienz (Panhypopituitarismus). Meist ist auch die Neurohypophyse atrophisch, was sich klinisch aber nur selten als Diabetes insipidus äußert. Bei suprasellärer Ausbreitung kommt es vor allem zu einer Kompression des Chiasma opticum. Infolge des Drucks auf das Chiasma stellt sich eine bitemporale Hemianopsie ein. Das weitere Wachstum der suprasellären Anteile eines HA läßt sich an der allmählichen Zunahme der Gesichtsfeldausfälle ablesen. Auch diese Befunde sind nicht spezifisch für ein HA, sondern werden bei allen suprasellären raumfordernden Prozessen gefunden.

Charakteristische Befunde treten bei *Hormonsekretion* durch Hypophysenadenome auf. Hormonal aktive Adenome können bereits endokrine Störungen auslösen, wenn sie noch so klein sind, daß weder Drucksymptome noch eine Erweiterung der Sella turcica feststellbar sind. Folgende Hormone spielen in Hypophysenadenomen eine Rolle: Prolactin (PL), Wachstumshormon (growth hormone, GH), Adrenokortikotropin (ACTH), Gonadotropin (GT), Thyreotropin (TSH).

Bis vor wenigen Jahren wurden enge Beziehungen zwischen dem färberischen Verhalten der Adenomzellen und der Art der Hormonproduktion vermutet. Es wurde angenommen, daß die Zellen der eosinophilen Adenome mit ihrer azidophilen Granulierung GH und die basophilen ACTH produzieren. Chromophobe Adenome wurden als hormonal inaktiv angesehen. Heute ist erwiesen, daß keine strenge Korrelation zwischen zytologischer Färbbarkeit und Art der Hormonsekretion besteht. Auch die Menge der Sekretgranula in den Zellen ist kein Maßstab für die hormonale Aktivität. Bei intensiver Hormonausschleusung kann das Zytoplasma arm an Sekretgranula sein. Trotzdem zeigen chromophobe Adenome oft eine hohe hormonale Aktivität. Andererseits muß starke Granulierung kein Merkmal einer gesteigerten funktionellen Aktivität des Adenoms sein, weil gelegentlich das gebildete Hormon in der Zelle gespeichert und nur spärlich an das Blut abgegeben wird.

*Mikroskopie.* Hypophysenadenome zeigen lichtmikroskopisch eine unterschiedliche Architektur:

Der *sinusoidale Typ* ist nach Art endokriner Organe aus Zellsträngen aufgebaut, zwischen denen viele Kapillaren liegen (Abb. 8.**56**).

Beim *diffusen Typ* finden sich dichtliegende rundliche oder polygonale Zellen, die zusammenhängende Felder ohne architektonische Untergliederung bilden (Abb. 8.**57**). Allerdings können Mikrozysten vorhanden sein.

Der *papilläre Typ* besteht aus einem baumartig verzweigten Bindegewebsgerüst, dem zylindrische Epithelzellen aufsitzen.

Da mit elektronenmikroskopischen und immunhistochemischen Methoden die Hypophysenadenome nach funktionellen Gesichtspunkten charakterisiert werden können, wird der darauf aufbauenden Klassifikation der Vorzug gegenüber Einteilungen gegeben, die auf färberischen Eigenschaften oder Merkmalen der histologischen Architektur basieren.

Etwa 40% aller HA sind *Prolaktinome*. Bei Frauen manifestieren sie sich hauptsächlich durch Amenorrhö und Galaktorrhö, bei Männern durch Hypogonadismus, Gynäkomastie und Galaktorhö. Die Mehrzahl der Prolaktinome besteht aus mittelgroßen Zellen mit azidophiler Granulierung. Es gibt aber auch Prolaktinome mit nur sehr wenigen Sekretgranula im Zytoplasma, die als chromophobe Adenome in Erscheinung treten. Lichtmikroskopisch sind Prolaktinome entweder diffuse oder papilläre Adenomtypen. Mit der Immunperoxidasetechnik stellt sich das Hormon insbesondere in der Golgi-Region dar.

*Elektronenmikroskopisch* ist im Zytoplasma ein rauhes endoplasmatisches Retikulum vorherrschend, das aus schlanken, dicht gepackten Zisternen besteht (Abb. 8.**58**), die insbesondere an dem

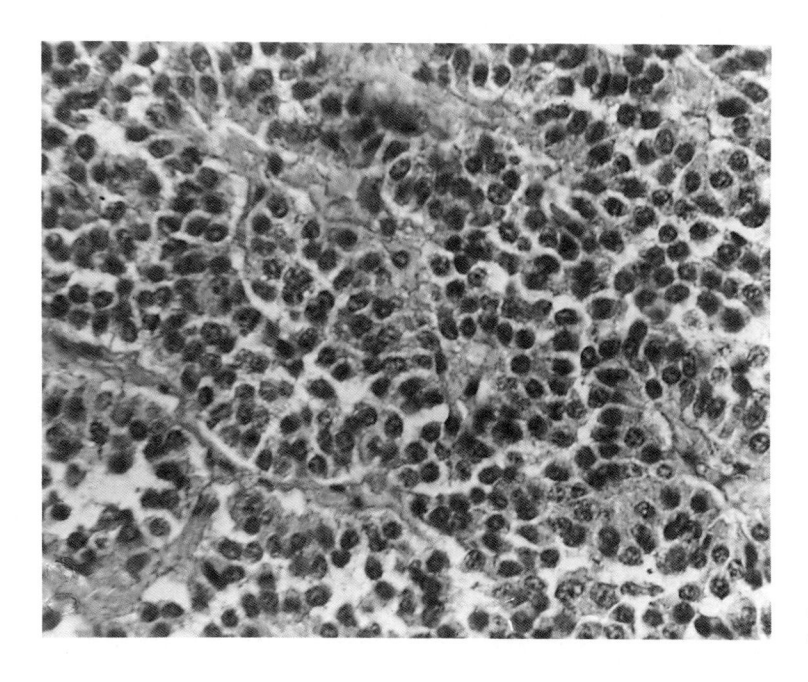

Abb. 8.**56** Sinusoidaler Typ eines Hypophysenadenoms. Dünnwandige Blutgefäße zwischen den trabekulär angeordneten Adenomzellen. HE, 450×.

Abb. 8.**57** Diffuser Typ eines Hypophysenadenoms. Dichtliegende Zellen mit rundlichen Kernen. Mehrere Mikrozysten im Geschwulstgewebe. HE, 190×.

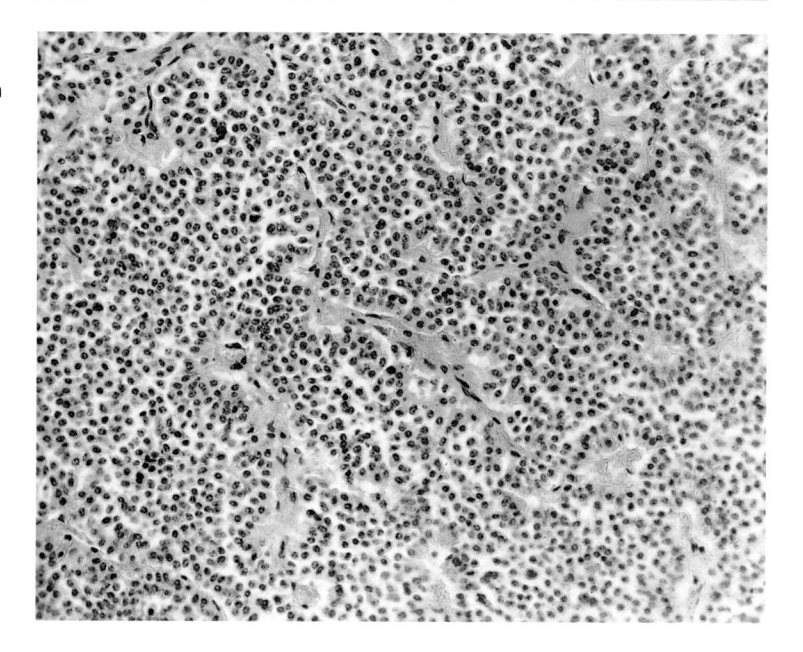

einen Zellpol lokalisiert sind. In einem umschriebenen Bezirk bilden sie fingerabdruckähnliche Wirbel. Ein solches Gebilde wird als Nebenkern bezeichnet. Am gegenüberliegenden Zellpol findet sich ein großer Golgi-Komplex aus dilatierten Sacculi, Mikrotubuli und einer großen Zahl von Vesikeln. Hier sind regelmäßig auch Sekretgranula zu finden. Insgesamt ist die Zahl der Sekretgranula variabel. Sie sind von gleichmäßiger Elektronendichte und von einer deutlich sichtbaren Membran umgeben. Sie weisen Größenunterschiede zwischen 150–500 nm auf. Die Mehrzahl mißt aber 200–300 nm. In dem stark granulierten Typ der Prolaktinome sind die Sekretgranula allerdings deutlich größer und haben durchschnittliche Durchmesser von 600–700 nm. Manche erreichen eine Größe von 1200 nm. Bromocriptin, ein Dopaminantagonist, hemmt die Prolactinsekretion. Die Tumorzellen werden atrophisch; die Größe und Dichte der Sekretgranula nehmen jedoch zu. Manche Prolaktinome enthalten intra- und interzelluläre Amyloidablagerungen. In ihnen ist kein Prolactin enthalten.

*GH-Zell-Adenome* verursachen bei Kindern und Jugendlichen einen *Riesenwuchs* und bei Erwachsenen eine *Akromegalie*. Sie gehören zu den eosinophilen oder zu den chromophoben Adeno-

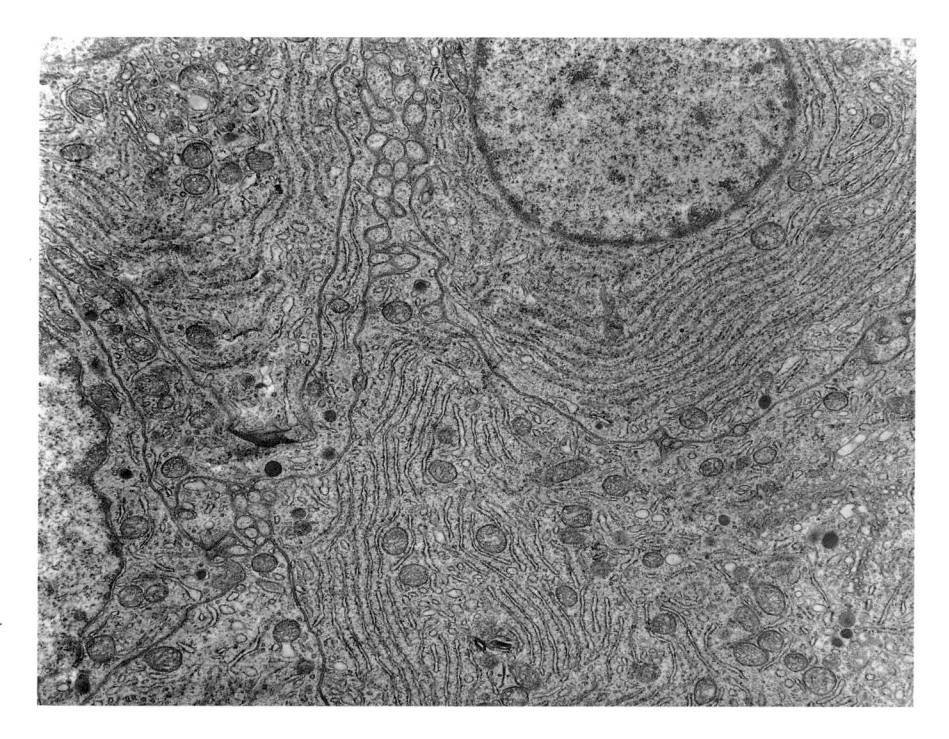

Abb. 8.**58** Prolaktinom vom chromophoben Typ. Im Zytoplasma der Adenomzellen ein gut entwickeltes rauhes endoplasmatisches Retikulum mit dichtliegenden schlanken Zisternen. Nur wenige Sekretgranula. 8000×.

men. Das drückt den unterschiedlichen Gehalt an Sekretgranula aus. Die Granulierung kann von Zelle zu Zelle wechseln. Die polygonalen Tumorzellen enthalten elektronenmikroskopisch ein gut entwikkeltes rauhes endoplasmatisches Retikulum, dessen Zisternen oft parallel zur Zellgrenze ausgerichtet sind. Es besteht ein deutlich ausgeprägter Golgi-Komplex. Oft ist im Zytoplasma ein Zentriolenpaar zu finden. Die zahlreichen rundlichen Sekretgranula sind von hoher Elektronendichte, wobei die Membran so dicht anliegt, daß sie zumeist nicht erkennbar ist (Abb. 8.**59**). Die Größe der Sekretgranula schwankt zwischen 300 und 600 nm und beträgt zumeist 350–450 nm. Einige Tumoren können aber auch Riesengranula mit Durchmessern bis zu 2000 nm aufweisen.

Die gering granulierten GH-Zell-Adenome zeigen oft eine nukleäre Pleomorphie. Es kommen doppel- und vielkernige Zellen vor. Einen charakteristischen elektronenmikroskopischen Befund stellen die zytoplasmatischen Faserkörper dar, die sich in der Golgi-Region im Bereich einer konkaven Kerneindellung finden. Die spärlichen Sekretgranula sind kleiner als bei der granulierten Variante und haben Durchmesser von 100–250 nm.

Wachstumshormon wird außer von den GH-Zell-Adenomen auch durch weitere Tumoren sezerniert, beispielsweise durch Inselzelladenome des Pankreas. Auch sie können Ursache einer Akromegalie sein. Bei ektoper GH-Sekretion ist die Histostruktur der Hypophyse musterhaft, und es läßt sich auch keine Hyperplasie der GH-Zellen feststellen.

*ACTH-Zell-Adenome* kommen als hormonal aktive Tumoren mit Hormonausschüttung (klinisch: Cushing-Syndrom) und als hormonal stumme Adenome vor, die zwar auch ACTH produzieren, es aber in der Zelle retinieren. Die ACTH-Adenome erreichen oft eine erhebliche Größe. Durch Druck auf den Hypophysenstiel kann von ihnen eine Hyperprolaktinämie ausgelöst werden. In stummen ACTH-Adenomen kommt es häufig zu Nekrosen und Blutungen (Hypophysenapoplexie). Die Mehrzahl der ACTH-Adenome zeigt mikroskopisch eine sinusoidale Architektur. Das Zytoplasma ist basophil und enthält PAS-positive Granula. Die Sekretgranula variieren in Größe, Form und Elektronendichte. Sie schwanken zwischen 250 und 700 nm, wobei aber die Größe von Zelle zu Zelle sehr unterschiedlich sein kann. Oft sind die Sekretgranula entlang den Zytoplasmamembranen in den Zellen angeordnet.

Etwa 20% der HA produzieren keine Hormone *(Null-Zell-Adenome)*. Auch immunhistochemisch läßt sich in ihnen kein Hypophysenhormon nachweisen. *Elektronenmikroskopisch* können allerdings in dem schwach entwickelten Golgi-Apparat vereinzelte unreife Sekretgranula festgestellt werden. Die Null-Zell-Adenome treten als chromophobe oder als onkozytische Typen auf. Letztere sind durchweg aus Onkozyten aufgebaut und werden deshalb auch als Onkozytome bezeichnet. Ihr Zytoplasma ist mit dichtliegenden abgerundeten Mitochondrien angefüllt (Abb. 8.**60**).

Nur etwa 3% der HA bilden thyreotropes oder gonadotropes Hormon. Beide Typen gehören zu den chromophoben Adenomen. Insbesondere das TSH wird nach seiner Bildung oft so schnell aus den Zellen ausgeschleust, daß es selbst mit immunhistochemischen Methoden in den Adenomen nicht mehr nachweisbar ist.

*Plurihormonale HA* sezernieren mehrere Hormone. Man unterscheidet monomorphe Typen, die aus gleichartigen Zellen aufgebaut sind. In jeder

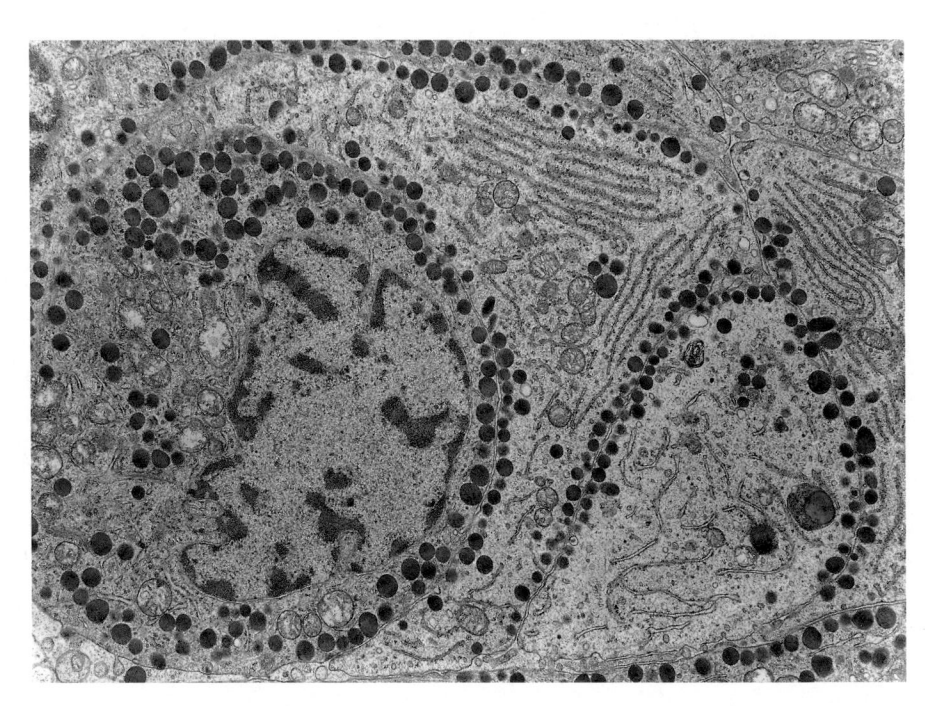

Abb. 8.**59** GH-Zell-Adenom vom eosinophilen Typ. Zahlreiche schmale Zisternen des RER, parallel zu den Zellgrenzen verlaufend. Viele elektronendichte Sekretgranula von unterschiedlicher Größe. Elmi, 9000×.

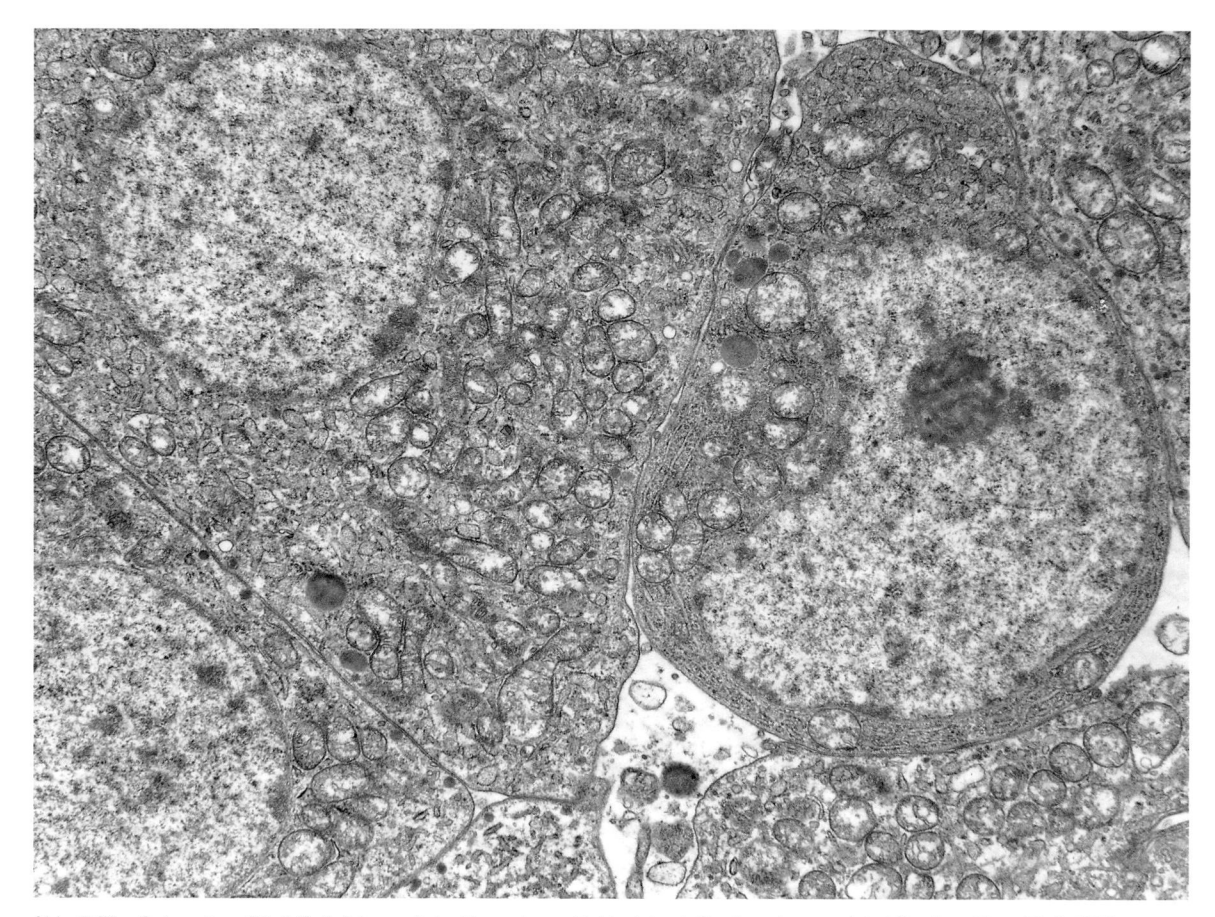

Abb. 8.**60** Onkozytom (Null-Zell-Adenom) der Hypophyse. Zahlreiche, teilweise abgerundete Mitochondrien. Elmi, 9000×.

Zelle werden mehrere Hormone gleichzeitig produziert. Ihnen stehen die gemischten Typen gegenüber. In ihnen sind mehrere Zelltypen nebeneinander vorhanden, wobei jede Zelle nur ein Hormon sezerniert.

*Differentialdiagnose.* In der Differentialdiagnose der Mikroadenome spielt die Hyperplasie einzelner Zelltypen der Adenohypophyse eine Rolle. Eine sorgfältige mikroskopische Untersuchung von 5100 Hypophysen ergab bei 6,8% Hyperplasien, die zu 62% die ACTH-Zellen betrafen (Schwesinger u. Warzok 1982). Bei der Hyperplasie handelt es sich um eine diffuse oder multifokale Zellvermehrung, die unter dem Einfluß der Regelmechanismen des Organismus entsteht und sich zurückbilden kann. Sie besitzt kein autonomes Wachstum. Es kommt auch nicht zu einer Kompression des umgebenden Hypophysengewebes. Darin unterscheiden sich Hyperplasien von Adenomen. Allerdings kann aus einer Hyperplasie ein Adenom hervorgehen, insbesondere wenn ACTH- und TSH-Zellen betroffen sind. Die funktionelle Stimulierung bestimmter adenohypophysärer Zelltypen erfolgt entweder durch Substanzen, die eine Hormonausscheidung anregen *(Releasing-Faktoren,* RF) oder bei Wegfall von Substanzen, welche die Synthese und Ausscheidung von Hormonen hemmen *(Inhibitor-Faktoren,* IF). RF und IF werden physiologischerweise in den neurosekretorischen Zentren des Hypothalamus gebildet und können die Adenohypophyse auf dem Blutweg oder über neurosekretorische Bahnen im Hypophysenstiel und die Neurohypophyse erreichen. Letzteres trifft beispielsweise auf den IF für Prolactin zu. Bei Zerstörung des Hypothalamus gelangt dieser Inhibitor nicht mehr zu den Hypophysenzellen, und es kommt zu einer ungehemmten exzessiven Ausscheidung von Prolactin, ohne daß ein Prolaktinom vorliegt. Besondere differentialdiagnostische Probleme ergeben sich, wenn die Zerstörung des Hypophysenstiels durch raumfordernde suprasellläre Prozesse erfolgt, die eine gleiche Lage wie Prolaktinome haben. Das können beispielsweise Kraniopharyngiome, Granularzelltumoren (Abb. 8.**61**), Karzinommetastasen oder hypothalamische Granulome (Abb. 8.**62**) sein. Solche Patienten bieten sowohl lokale wie auch funktionelle Befunde, wie sie bei Prolaktinomen vorkommen. Schwierigkeiten in der klinischen Differentialdiagnostik ergeben sich auch durch überschüssige Releasing-Hormone. Beispielsweise können RF für Wachstumshormon in Gangliogliomen des Hypothalamus und in weiteren Apudomen wie Paragangliomen oder Karzinoiden gebildet werden (Gottschalk u. Mitarb. 1986). Solche Tumoren werden als *Soma-*

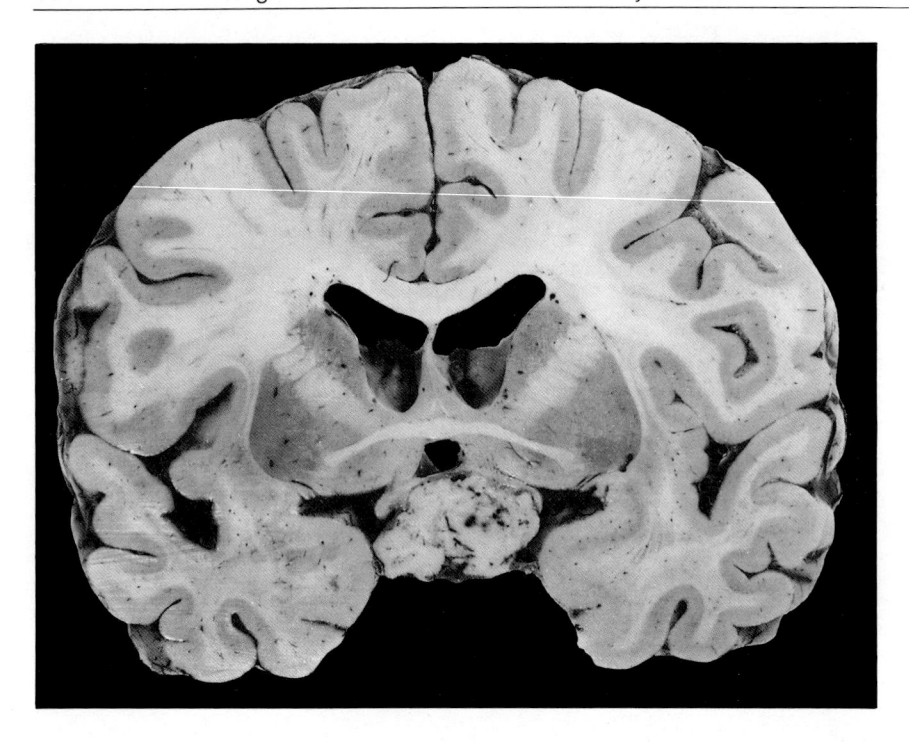

Abb. 8.**61** Suprasellärer Granularzelltumor.

*toliberinome* bezeichnet. Durch RF-Stimulierung der GH-Zellen kommt es zu deren Hyperplasie und zu einer Akromegalie. Dieses Beispiel verdeutlicht die verschiedenen Entstehungsmöglichkeiten einer Akromegalie:

- GH-Sekretion bei GH-Zell-Adenom der Hypophyse,
- Sekretion von GH-Releasing-Faktor durch Apudome, wobei es zur GH-Zell-Hyperplasie in der Hypophyse kommt,
- Unterbrechung der neurosekretorischen Leitungsbahnen für IF des Wachstumshormons durch raumfordernde Prozesse an der Hirnbasis, wodurch die ungehemmte Ausschüttung des GH aus der Hypophyse erfolgt, die Adenohypophyse selbst aber keine faßbaren morphologischen Veränderungen erfährt.

In ähnlicher Weise können auch bei den anderen Hormonen unterschiedliche pathologische Prozesse die Produktion und Sekretion beeinflussen, so daß gleiche klinische Symptome wie bei Hypophysenadenomen auftreten.

### Hypophysenkarzinome

Hypophysenkarzinome sind selten. Allerdings gibt es nur ein Kriterium, das eindeutig die Karzinomdiagnose gestattet: die Metastasierung. Infiltrierendes Wachstum allein ist kein ausreichendes Malignitätszeichen. Auch langsam wachsende, reife Adenome können durch Druckatrophie die knöcherne Begrenzung der Sella zerstören, in den Sinus sphenoidalis und die Cellulae ethmoidales einbrechen und sogar als Polypen im Nasenrachen oder in den Nasenhöhlen sichtbar werden. In solchen Fällen wird von invasiven Hypophysenadenomen und nicht von Karzinomen gesprochen. Mikroskopische Hinweise auf Malignität, wie Kernpolymorphien, Riesenzellen und Nekrosen müssen gleichfalls zurückhaltend beurteilt werden, denn sie treten manchmal auch in Adenomen auf, insbesondere wenn Bestrahlungen vorangegangen sind. Hypophysenkarzinome metastasieren insbesondere in die Leber. Der Beweis, daß eine Metastase von einem Hypophysenkarzinom stammt, erfordert den färberischen und elektronenmikroskopischen Nachweis von Sekretgranula oder die immunhistochemische Darstellung von Hypophysenhormonen in den Zellen der Metastase.

Primäre Geschwülste des Zentralnervensystems (ZNS)  385

Abb. 8.**62**  Hypothalamisches Granulom (sogenanntes Gagel-Granulom) im Bereich des Infundibulum.
**a** Blick auf die Hirnbasis.
**b** Histologischer Frontalschnitt vom gleichen Tumor in einer Übersicht. Klüver-Barrera, 3×.

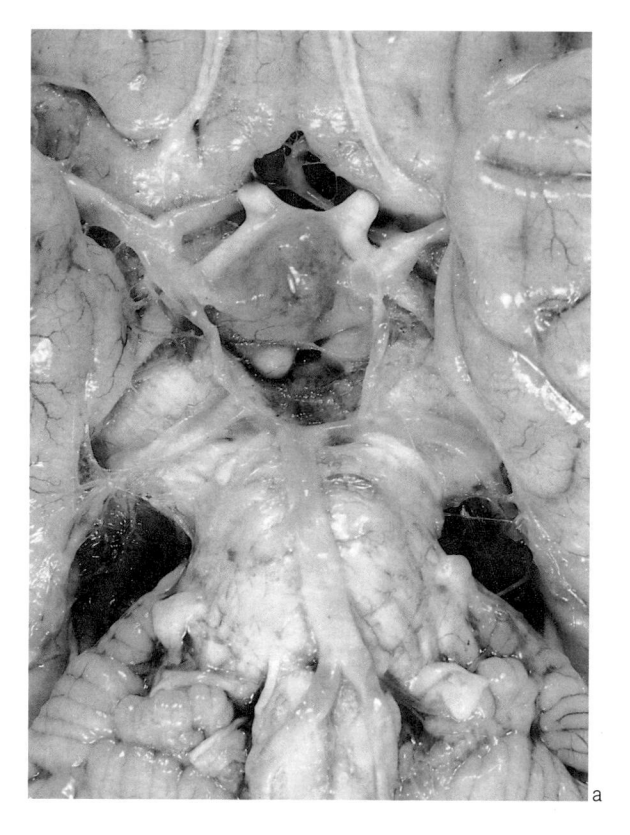

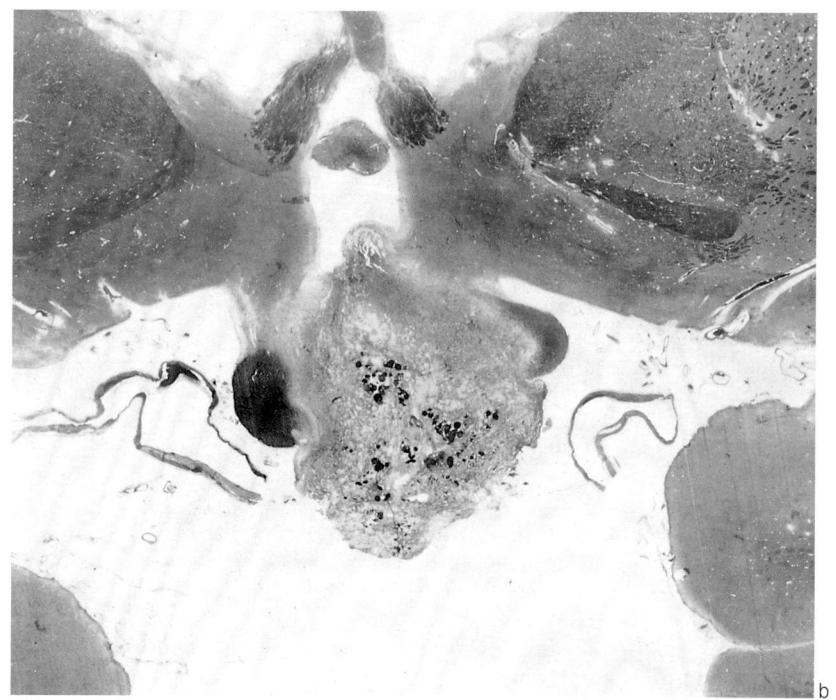

# Metastasen und generalisierte maligne Lymphome

## Metastasen (Abb. 8.63–8.67)

**Definition:** Metastasen im ZNS sind isolierte Absiedlungen maligner Tumoren in die intrakraniellen und intraspinalen Organe. Kontinuierliches Einwachsen von extraduralen Tumoren in das ZNS wird nicht als Metastasierung gewertet, obwohl die klinischen Symptome sehr ähnlich sein können.

**Häufigkeit:** Im Obduktionsgut kommen ZNS-Metastasen bei etwa 15% der Verstorbenen mit malignen Geschwülsten vor. Mehr als 50% von ihnen werden durch Bronchuskarzinome verursacht, wobei etwa 20% der Primärtumoren klinisch noch nicht in Erscheinung getreten sind, wenn die Symptomatik der Hirnmetastasen einsetzt.

**Pathogenese:** Bei den einzelnen Tumorarten ist die Häufigkeit der ZNS-Metastasen sehr unterschiedlich (Tab. 8.3). Das hängt in erster Linie mit den Metastasierungswegen zusammen. Die Mehrzahl der Metastasen im ZNS entsteht hämatogen, wobei die Tumorzellen das Gehirn zumeist über Arterien erreichen. Die Häufigkeit von Metastasen bei Bronchuskarzinomen (Tab. 8.4) läßt sich zum Teil damit erklären, daß Lungentumoren leicht in Lungenvenen einbrechen und die Geschwulstzellen mit dem arteriellen Blut in das ZNS gelangen. Hingegen werden Karzinomzellen aus dem Magen-Darm-Trakt zumeist über das Pfortaderblut verschleppt, wobei viele in Kapillaren der Leber steckenbleiben und dort Metastasen bilden. Erst nach Passage des Kapillarfilters der Leber oder Einbruch von Metastasen in Lebervenen gelangen Tumorzellen mit dem venösen Blutstrom in die Lungen, wo die Kapillaren wiederum als Filter wirken. Bei Umgehung der Lungenkapillaren über arteriovenöse Anastomosen oder nach Entstehung von Lungenmetastasen mit Einbruch in Lungenvenen kommen auch Karzinomzellen aus dem Verdauungstrakt in den großen Kreislauf und erreichen auf dem Blutweg das Gehirn. Das doppelte Kapillarfilter von Leber und Lunge ist jedoch so wirksam, daß hämatogene Hirnmetastasen bei weniger als 2% der Karzinome des Bauchraums auftreten.

Seltener entstehen hämatogene Metastasen unter Umgehung des Lungenkreislaufes über die vertebralen Venen. Das geschieht bei Umkehrung des venösen Blutstroms, wenn die V. cava inferior oder ihre größeren Zuflüsse durch Kompression, Tumoreinbrüche oder Thromben verschlossen sind. Dann können Geschwulstzellen retrograd über spinale Venengeflechte in das Rückenmark und weitere Teile des ZNS gelangen.

Schließlich gibt es auch eine lymphogene Metastasierung, obwohl Gehirn und Rückenmark keine Lymphgefäße besitzen. Deren Funktion wird vom Subarachnoidalraum und den perivaskulären Virchow-Robin-Räumen wahrgenommen. Die Lymphgefäße der spinalen und kranialen Nervenwurzeln reichen allerdings bis dicht an die Arachnoidea heran. Hier kann bei einer Lymphgefäßkarzinose der Nervenwurzeln ein Übertritt von Tumorzellen in den Subarachnoidalraum erfolgen. Im Liquor finden die Geschwulstzellen ein gutes Nährmedium und zugleich das Transportmedium, so daß die Ausbreitung in der Leptomeninx und ein Einwachsen in das Parenchym von Gehirn und Rückenmark leicht möglich ist. Lymphgefäßkarzinosen von Nervenwurzeln treten insbesondere bei Mamma- und Magenkarzinomen auf.

Die Unterschiede in der Häufigkeit von ZNS-Metastasen bei den einzelnen Tumorarten werden noch von weiteren Faktoren beeinflußt. Dazu gehören die biologischen Eigenschaften von Tumorzellen, wie Proliferationsgeschwindigkeit, Kohäsivität, Motilität und die Fähigkeit zur Zerstörung von Wirtsgeweben, insbesondere von Gefäßwänden. Die letztgenannte Fähigkeit ist bei Chorionepitheliomen besonders ausgeprägt. Das erklärt, warum sie die Tumorart mit der höchsten relativen Häufigkeit von ZNS-Metastasen sind (Tab. 8.3). Die biologischen Eigenschaften korrelieren mit dem mikroskopischen Bau und dem Anaplasiegrad der Tumoren, so daß verschiedene histologische Typen einer Geschwulstart in unterschiedlicher Häufigkeit ZNS-Metastasen hervorbringen. Das zeigt sich in einer Untersuchung von Barz u. Barz (1982) an Verstorbenen mit Lungenkarzinomen: Kleinzellige (oat cell) Karzinome führten bei 27%, verhornte Plattenepithelkarzinome nur bei 9% zu ZNS-Metastasen.

Tabelle 8.3 Relative Häufigkeit von ZNS-Metastasen bei unterschiedlichen Tumorarten

| Tumorarten | Häufigkeit |
|---|---|
| Chorionepitheliome | 52% |
| Maligne Melanome | 47% |
| Lungenkarzinome | 18% |
| Mammakarzinome | 14% |
| Nierenkarzinome | 9% |
| Magen-Darm-Karzinome | 2% |
| Uteruskarzinome | 1% |

Tabelle 8.4 Relative Häufigkeit von ZNS-Metastasen bei Lungenkarzinomen und Pleuramesotheliomen im Obduktionsgut (nach *Jänisch* u. *Zimmermann* 1975)

| | Zahl der Obduktionen | davon mit ZNS-Metastasen | |
|---|---|---|---|
| | | absolut | in % |
| Bronchuskarzinome | 2270 | 412 | 18,1 |
| Pleuramesotheliome | 124 | 3 | 2,4 |

Ein weiterer Faktor ist das Lebensalter. Die relative Häufigkeit der Hirnmetastasen nimmt mit dem Lebensalter ab (Tab. 8.5). Das wird mit einer geringeren Aggressivität maligner Geschwülste im höheren Alter erklärt.

*Makroskopie.* ZNS-Metastasen treten meist als Knoten, seltener als diffuser Organbefall auf. Bei multiplen Hirnmetastasen haben 80% einen Durchmesser unter 1 cm. Einzelne können jedoch auch faustgroß werden. Die meisten sind weißlich (Abb. 8.63) oder blaßrosa. Pigmentierte Metastasen von Melanomen erscheinen schwärzlich bis rauchgrau (Abb. 8.64). Blutungen verursachen eine schwarzrote Farbe. Nekrosen sind meist gelblich. Bei Kolliquation von Nekrosen entstehen Pseudozysten, die von einem Saum aus Tumorgewebe umgeben sind (Abb. 8.65). Oft entsteht um Metastasen ein starkes kollaterales Hirnödem. Es kann so erheblich werden, daß selbst kleine Metastasen zu einem großen raumfordernden Prozeß werden. Bei therapiebedingter Rückbildung des Ödems können in solchen Fällen alle klinischen Symptome vorübergehend wieder verschwinden, bis schließlich die Metastase zu solcher Größe herangewachsen ist, daß sie auch ohne Ödem raumfordernd wirkt. Im Rückenmark verursachen auch kleine Metastasen schwere neurologische Symptome, oft sogar ein Querschnittssyndrom. Metastasen im Rückenmark sind aber selten. Sie werden bei weniger als 1% der Patienten mit malignen Geschwülsten festgestellt (Abb. 8.66).

Eine *diffuse Hirnkarzinose* läßt sich makroskopisch nur schwer diagnostizieren. Es findet sich lediglich eine uncharakteristische Schwellung des Gehirns. Klinisch bestehen oft Symptome, die denen einer Enzephalitis ähnlich sind. Die diffuse Karzinose der Leptomeninx äußert sich durch deren Trübung und Verdickung. Eine Karzinose der Dura mater tritt oft unter dem Bild der Pachymeningosis haemorrhagica interna in Erscheinung und kann sogar zu Subduralhämatomen führen.

Tabelle 8.5 Lebensalter und relative Häufigkeit von ZNS-Metastasen

| Altersgruppen | Häufigkeit |
| --- | --- |
| 0 bis unter 40 | 14,8% |
| 40 bis unter 50 | 12,5% |
| 50 bis unter 60 | 10,2% |
| 60 bis unter 70 | 6,4% |
| 70 bis unter 80 | 3,5% |
| 80 und älter | 1,0% |

*Metastasen in der Hypophyse* werden bei 3–4% der Verstorbenen mit malignen Geschwülsten festgestellt. Die größte Häufigkeit besteht mit 17% bei Mammakarzinomen, gefolgt von den Lungenkarzinomen mit 8%. Etwa 40% der Metastasen sind im Hinterlappen der Hypophyse und 30% gleichzeitig im Hinter- und Vorderlappen lokalisiert. Bei weitgehender Zerstörung des Hinterlappens manifestiert sich die Metastase durch einen Diabetes insipidus. Metastasen im Vorderlappen bleiben ohne klinische Folgen, solange nicht die gesamte Adenohypophyse zerstört ist.

Es kann auch zu einer *Metastasierung in intrakranielle Primärtumoren* kommen. Am häufigsten betrifft das Meningiome, seltener Neurinome, Hypophysenadenome und ausnahmsweise Gliome. Meningiome stehen an der Spitze, weil bei deren Häufigkeit im höheren Lebensalter und langsamem Krankheitsverlauf die Chance für ein Zusammentreffen mit einer anderen malignen Geschwulst relativ groß ist. Es gibt bisher keine Beweise für eine besondere Affinität von Karzinomzellen zum Meningiom.

*Mikroskopisch* spiegeln die ZNS-Metastasen meistens die Histostruktur der Primärtumoren wider, unterscheiden sich aber durch weniger Stroma. Manche knotigen Hirnmetastasen erschei-

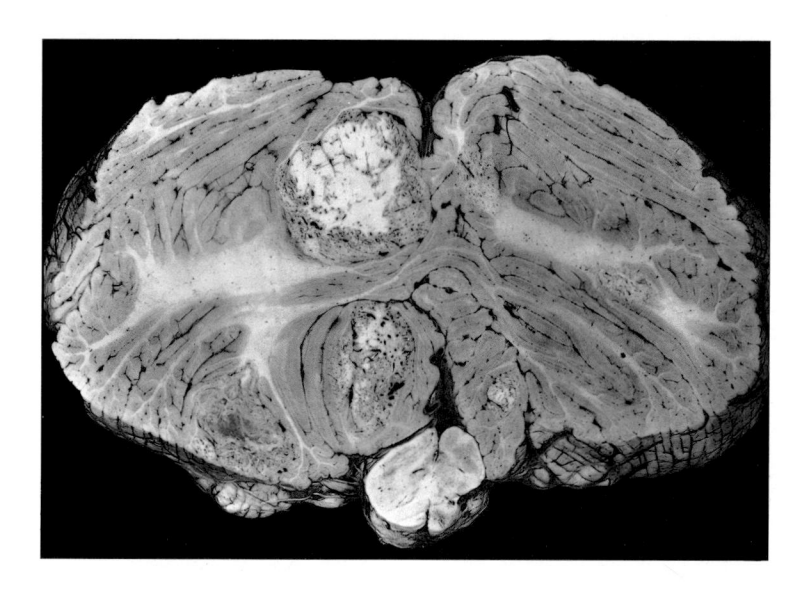

Abb. 8.63 Multiple weißliche Metastasenknoten eines Bronchialkarzinoms im Kleinhirn.

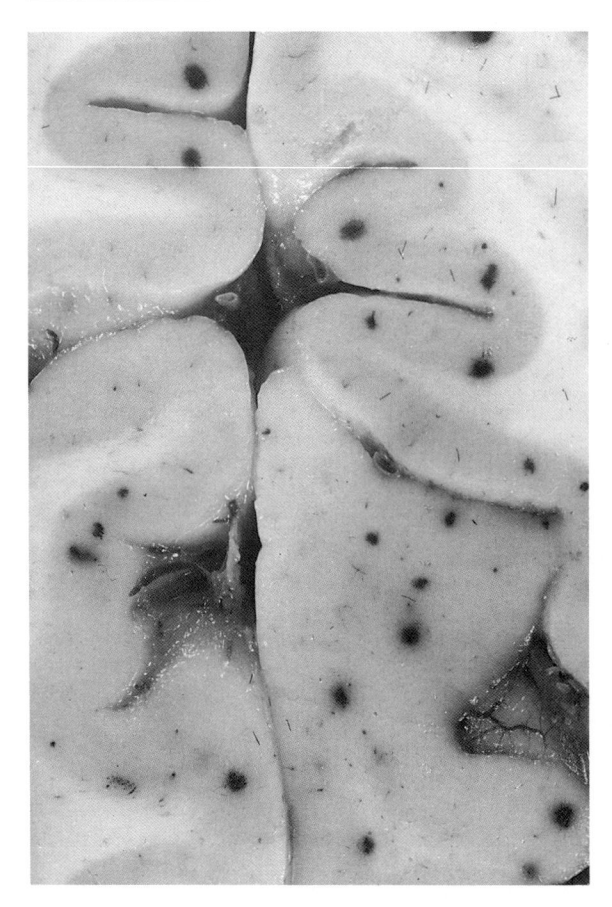

**Abb. 8.64** Multiple kleine pigmentierte Metastasen eines Melanoms der Haut in der Rinde der Parietallappen beiderseits der Fissura interhemisphaerica.

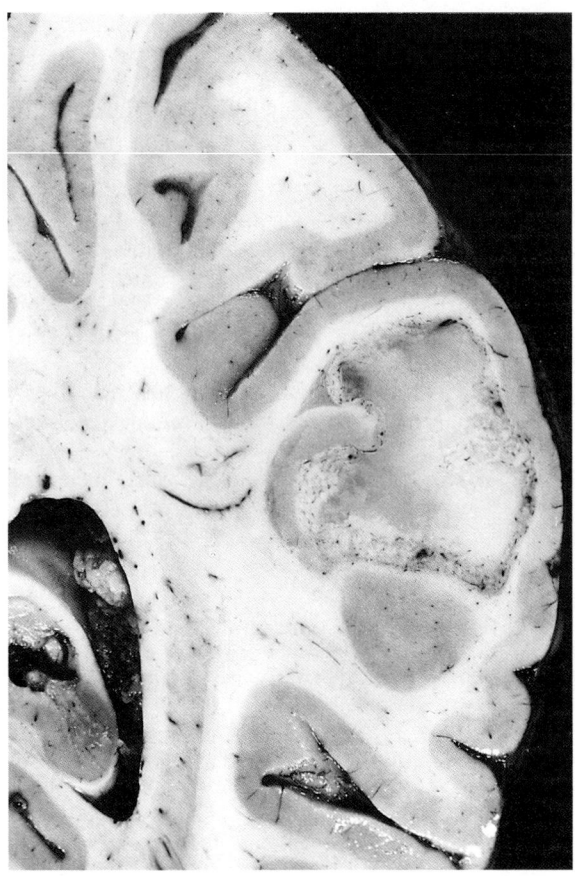

**Abb. 8.65** Metastase eines Bronchuskarzinoms im Mark einer Großhirnwindung. Zentrale Kolliquationsnekrose und schmaler Randsaum aus weißem Karzinomgewebe.

nen auch im Mikroskop relativ scharf begrenzt, obwohl keine Kapsel ausgebildet ist (Abb. 8.**67**). In der Umgebung besteht oft eine Proliferation und Vergrößerung der Astroglia. Bei Entnahme kleiner Biopsien aus der Umgebung einer Metastase kann deshalb ein Astrozytom vorgetäuscht werden. Bei diffuser Hirnkarzinose sind die Tumorzellen in der Umgebung der kleinen Blutgefäße des Hirnparenchyms angeordnet. Bei diffuser leptomeningealer Karzinose besteht manchmal eine erhebliche reaktive Bindegewebsvermehrung, so daß die Tumorzellen erst nach genauer Suche und bei Anwendung von Spezialfärbungen, beispielsweise auf Schleim, identifiziert werden können.

*Biologisches Verhalten.* Die Mehrzahl der Patienten weist bereits multiple Metastasen im ZNS auf, wenn die klinischen Symptome auf dessen Befall hindeuten. Im Obduktionsgut sind es sogar 90%. Bei den übrigen finden sich solitäre oder singuläre ZNS-Metastasen. Eine solitäre ZNS-Metastase ist die einzige Geschwulstabsiedlung außerhalb des Primärtumors. Von singulärer Metastase wird gesprochen, wenn sie der einzige Herd im ZNS ist, aber weitere Metastasen in anderen Organen nachweisbar sind.

Eine Unterscheidung dieser beiden Kategorien ist wegen der klinischen Konsequenzen anzustreben. Insbesondere bei einer solitären ZNS-Metastase kann durch Operation oder Bestrahlung und Radikalbehandlung des Primärtumors eine Dauerheilung erzielt werden. Allerdings läßt sich aus Literaturangaben eine solche Chance nur für 2% der Patienten ermitteln, die an einer Hirnmetastase operiert wurden. Über die Hälfte verstarb innerhalb von 6 Monaten nach der Operation. Nach Einführung der Computertomographie hat sich die durchschnittliche postoperative Überlebenszeit von 6,7 auf 12,1 Monate erhöht (Gagliardi u. Mercuri 1983). Das wird auf die verbesserte Erkennung von multiplen Metastasen und die damit mögliche strengere Indikationsstellung für Operationen zurückgeführt. Klinisch bedeutungsvoll ist, daß solitäre Hirnmetastasen auch erst mehrere Jahre nach Exstirpation des Primärtumors in Erscheinung treten können.

## Generalisierte maligne Lymphome mit isolierten Infiltraten im ZNS

Generalisierte maligne Lymphome (GML) können bei Befall und Destruktion von Schädelknochen und Wirbeln Teile des ZNS komprimieren und infiltrieren. Eine Schädigung des ZNS kann aber auch durch isolierte neoplastische Infiltrate erfolgen, die keinen unmittelbaren Zusammenhang mit anderen Herden eines GML haben. Sie entstehen metastatisch oder durch autochthone multizentrische Entwicklung. Für eine metastatische Genese sprechen der Nachweis von Geschwulstzellemboli maligner Lymphome in Hirnarterien und die Häufigkeit der Meningiosis blastomatosa.

Isolierte Infiltrate im ZNS werden bei etwa der Hälfte der Verstorbenen mit Lymphoblastomen und bei etwa ⅓ derjenigen mit Immunozytomen gefunden. Ihnen folgen die Immunoblastome mit 20% und die Zentrozytome mit 15%. Die höchste Beteiligung scheint aber bei der seltenen Mycosis fungoides vorzukommen, bei der sich aus spärlichen Literaturangaben sogar 80% errechnen lassen. ZNS-Infiltrate treten auch bei generalisierten malignen Histiozytosen auf, insbesondere bei der familiären Lymphohistiozytose (frühere Bezeichnung: familiäre hämophagozytierende Retikulose). Sie wird autosomal-rezessiv vererbt und manifestiert sich im frühen Lebensalter. Bei etwa der Hälfte der Kinder entwickeln sich lymphohistiozytäre Infiltrate im ZNS. Die neoplastischen Histiozyten phagozytieren Erythrozyten und vereinzelt auch Lymphozyten.

Ähnlich wie bei den primären malignen Lymphomen des ZNS (s. 371) beginnt die Infiltratbildung im Hirngewebe in der Umgebung der Blutgefäße, von wo aus die Tumorzellen in das umgebende Parenchym eindringen. Hier bilden sie Zellschleier, die zunehmend dichter werden und in soliden Tumorknoten enden.

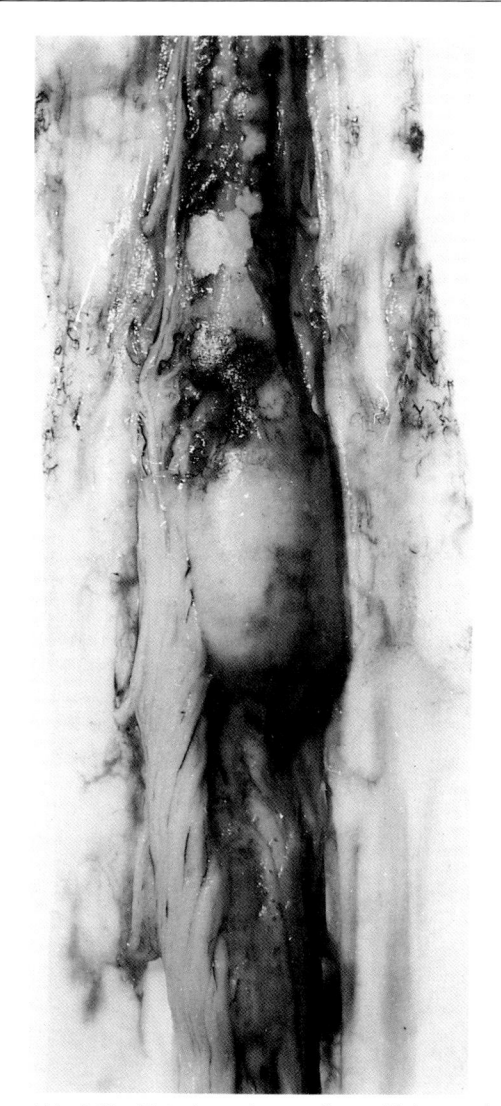

Abb. 8.66 Metastase eines malignen Melanoms im Rückenmark. Dura durch Längsschnitt eröffnet und auseinandergeklappt.

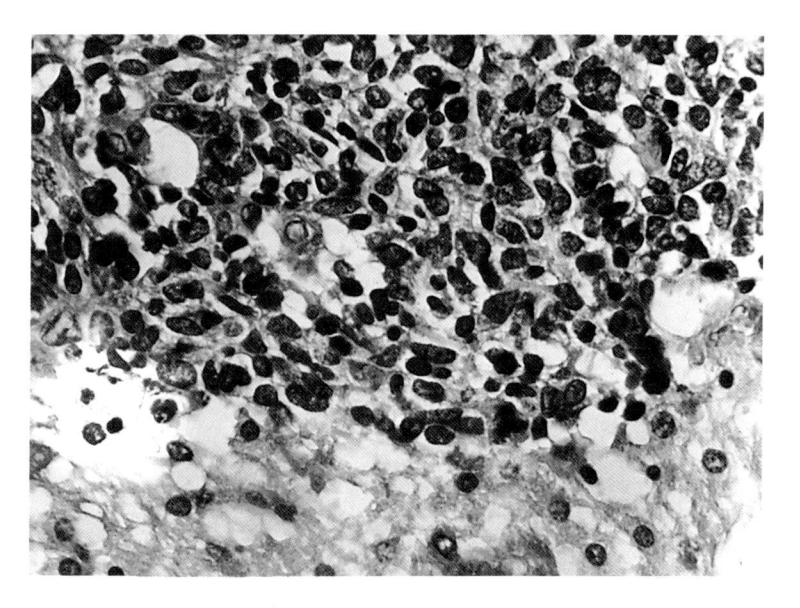

Abb. 8.67 Relativ scharf begrenzte Metastase eines kleinzelligen Bronchuskarzinoms im Großhirnmark. HE, 450×.

Die isolierten Infiltrate im ZNS bei GML haben praktische Bedeutung erlangt, weil viele GML durch Chemotherapie wirkungsvoll behandelt, die Herde im ZNS jedoch davon kaum beeinflußt werden. Dadurch wird das Schicksal der Patienten oft durch die Beteiligung des ZNS bestimmt.

# Tumoren des peripheren Nervensystems (PN)

## Histogenese

Histogenetisch stammen sie von Zellen ab, die sich aus der Neuralleiste entwickeln. Dazu gehören Ganglienzellen, Schwann-Zellen, Paraganglien, Melanozyten der Haut und Leptomeninx, die Adenohypophyse sowie Teile des diffusen neuroendokrinen Systems.

Letzteres hat mit manchen Ganglienzellen des zentralen und peripheren Nervensystems sowie den Zellen von Paraganglien gemeinsam, daß sie Neurohormone (Neuropeptide, biogene Amine) produzieren und sezernieren. Diese Gemeinsamkeit veranlaßte Pearse (1969), die Zellarten mit diesen funktionellen Eigenschaften zu einem einheitlichen Zellsystem zusammenzufassen, das er mit dem Akronym „APUD" bezeichnete (APUD = *a*mine *p*recursor *u*ptake and *d*ecarboxylation). Die darauf aufgebaute Hypothese, daß alle Zellen des APUD-Systems, auch die des diffusen neuroendokrinen Systems (enterochromaffine Zellen, Kultschitzky-Zellen der Bronchialschleimhaut, Merkel-Zellen der Haut), von der Neuralleiste abstammen, konnte nicht bestätigt werden. Lediglich für einige Zellarten, beispielsweise die parafollikulären C-Zellen der Schilddrüse, ist die neuroektodermale Abstammung bewiesen. Aus diesen Gründen ist das histogenetische und morphologische Spektrum der Geschwülste des diffusen neuroendokrinen Systems sehr breit, so daß ihre detaillierte Darstellung den Rahmen dieses Kapitels sprengen würde.

Die Stammzellen der Neuralleiste enthalten genetische Informationen für vielseitige strukturelle und funktionelle Differenzierungen. Mit zunehmender Ausreifung wird in den einzelnen Zellinien jeweils eine dieser Möglichkeiten realisiert, während alle anderen unterdrückt werden. In Tumorzellen können die reprimierten genetischen Informationen wieder aktiviert werden, so daß in manchen von ihnen die morphologischen und funktionellen Merkmale mehrerer Differenzierungsrichtungen der Neuralleiste gleichzeitig vorhanden sind. Das erklärt, warum beispielsweise in einigen Neurinomen auch Melanin gebildet wird.

Im PN kommen Geschwülste vom embryonalen und vom adulten Typ vor (s. S. 343). Der Stammzellcharakter tritt am deutlichsten in den Tumoren der Neuroblastomreihe hervor.

## Neuroblastome und ihre Reifungsstufen

Neuroblastome werden in 80% der Fälle vor dem 5. Lebensjahr manifest. Manche sind bereits bei Geburt vorhanden. Im frühen Kindesalter sind etwa 60% der Neuroblastome in den Nebennieren lokalisiert. Mit zunehmendem Lebensalter nimmt die Zahl derjenigen zu, die sich in enger topographischer Beziehung zum sympathischen Grenzstrang entwickeln. 75% liegen im Bauchraum, 5% im kleinen Becken, 15% im hinteren Mediastinum und wenige gehen von sympathischen Ganglien des Halses aus. Selten entstehen sie in der Riechschleimhaut im Bereich der Lamina cribrosa, brechen in die Siebbeinzellen ein und wölben sich als Knoten in die Nasenhöhlen vor, wo sie als blutende „Polypen" in Erscheinung treten können. Sie werden als *Ästhesioneuroblastome* bezeichnet und kommen in jedem Lebensalter, am häufigsten zwischen dem 10. und 30. Lebensjahr vor. Mikroskopisch ist der Nachweis von Pseudorosetten und Neurofibrillen für die Differentialdiagnose gegenüber kleinzelligen Karzinomen und undifferenzierten Sarkomen der Nasenhöhlen von Bedeutung.

*Makroskopie.* Neuroblastome sind weiche rötliche Tumoren mit Blutungsneigung und Nekrosen. Etwa 40% enthalten Verkalkungen, die auf Röntgenbildern als kleine Schatten nachweisbar sind. Nur etwa 10% werden vollständig von einer Kapsel umgeben.

*Mikroskopisch* besteht ein Spektrum von Übergängen zwischen weitgehend undifferenzierten Neuroblastomen und ausgereiften Ganglioneuromen. Wegen der prognostischen Bedeutung werden folgende Differenzierungsgrade unterschieden (Katenkamp u. Mitarb. 1983):

- *Undifferenzierte Neuroblastome* (frühere Bezeichnung: Sympathogoniom) bestehen aus dichtliegenden Zellen mit wenig Zytoplasma. Hyperchrome Kerne und zahlreiche Mitosen beherrschen das Bild. Elektronenmikroskopisch finden sich wenig Organellen und einzelne neurosekretorische Granula (dense core vesicles) im Zytoplasma.
- *Partiell differenzierte Neuroblastome* (frühere Bezeichnung: Sympathoblastom) enthalten ebenfalls undifferenziertes Tumorgewebe, jedoch besteht abschnittsweise eine beginnende neuronale Differenzierung. Die Zellen sind etwas größer, und der Zytoplasmasaum ist deutlicher erkennbar als in undifferenzierten Neuroblastomen. Auch die

Kerne sind größer, weniger chromatinreich und enthalten große Kernkörperchen. Elektronenmikroskopisch sind am Zytoplasma reichlich Mitochondrien vorhanden. Es finden sich Zellfortsätze mit Neurofilamenten und Neurotubuli. Vereinzelt sind Maculae adhaerentes, jedoch keine voll ausgebildeten Synapsen zu finden.
- *Ganglioneuroblastome* weisen alle Übergänge zwischen undifferenzierten Stammzellen und reifen neoplastischen Ganglienzellen auf. Letztere haben einen großen Zelleib. Die großen hypochromen Kerne zeigen ein prominentes Kernkörperchen. Elektronenmikroskopisch finden sich im Zytoplasma ein rauhes endoplasmatisches Retikulum, zahlreiche freie Ribosomen, unregelmäßig angeordnete Mikrotubuli und Neurosekretgranula. Die Zellen bilden zahlreiche Fortsätze mit Neurotubuli und Neurofilamenten. Es lassen sich echte Synapsen mit präsynaptischen Vesikeln nachweisen.
- *Ganglioneurome* stehen am Ende der Ausreifungsreihe. Sie enthalten keine undifferenzierten Stammzellen mehr, wachsen expansiv und sind von einer Kapsel umgeben. Die Ganglienzellen besitzen einen großen Zelleib und große, hypochrome Kerne mit prominenten Kernkörperchen. Es kommen auch doppelkernige Ganglienzellen vor. Zwischen den neoplastischen Ganglienzellen liegen kleinere längliche Zellen mit ovalen oder länglichen zugespitzten Kernen. Sie erweisen sich auch elektronenmikroskopisch als neoplastische Schwann-Zellen. Sie umschließen die Fortsätze der Neurone und bilden abortive oder gut ausgebildete Markscheiden.

Die neoplastischen Schwann-Zellen können auch Basalmembranen formieren.

Homer-Wright-Pseudorosetten (s. S. 347) werden in undifferenzierten Abschnitten der Neuroblastome gebildet. Sie sind ein wichtiger diagnostischer Hinweis auf ein Neuroblastom. Ihr Fehlen spricht jedoch nicht gegen diese Diagnose. Sie sind kein Indikator für das biologische Verhalten der Tumoren.

*Biologisches Verhalten.* Dieses wird vom Lebensalter, Tumorsitz, Wachstumsverhalten und Differenzierungsgrad bestimmt:

- Die Prognose ist um so günstiger, je jünger der Patient ist. Bei Neugeborenen und Säuglingen nehmen Neuroblastome durchschnittlich einen günstigeren Verlauf als bei älteren Kindern.
- Thorakale Neuroblastome verhalten sich in der Regel gutartiger als abdominelle.
- Die Prognose verschlechtert sich, wenn der Tumor die Kapsel durchbrochen hat und infiltrierend wächst.
- Bei Mädchen ist die durchschnittliche Wachstumsgeschwindigkeit geringer als bei Knaben und bedingt eine etwas bessere Prognose.
- Die Prognose verbessert sich mit dem Auftreten von differenzierten Abschnitten. Dabei wird sie von dem am höchsten differenzierten Bezirk bestimmt. Sie ist in einem Ganglioneuroblastom und in partiell differenzierten Neuroblastomen besser als in durchgehend undifferenzierten. Darin kommt der Stammzellcharakter der Neuroblastome und der Unterschied zu den Geschwülsten vom adulten Typ zum Ausdruck (s. S. 343). Bei letzteren wird die Prognose von dem am stärksten entdifferenzierten Anteil bestimmt, während in Neuroblastomen die am besten differenzierten Anteile für das Schicksal des Patienten ausschlaggebend sind.

Die Tendenz zur Ausreifung ist bei den Neuroblastomen des Mediastinums größer als bei denen des Bauchraums und tritt auch häufiger beim weiblichen Geschlecht auf. Das erklärt deren bessere Prognose. Es handelt sich dabei aber um Durchschnittswerte aus einem größeren Beobachtungsgut. Das heißt, aus der Lokalisation läßt sich für den Einzelfall keine Prognose ableiten. Das ist nur möglich, wenn im Tumor Anzeichen einer Differenzierung feststellbar sind. Für die Praxis bedeutet das, daß die mikroskopische Untersuchung von möglichst großen Anteilen einer Geschwulst anzustreben ist. In einer kleinen Biopsie kann zufällig nur der undifferenzierte Anteil enthalten sein, während der prognosebestimmende Abschnitt mit Zeichen der zellulären Differenzierung sich in den nicht untersuchten Geschwulstteilen befinden kann.

Die Ausreifung der Neuroblastome bis hin zu Ganglioneuromen kann entweder unter dem Einfluß von Strahlen- und Chemotherapie oder spontan auftreten. Sie findet manchmal nicht nur im Primärtumor, sondern auch in den Metastasen statt, die ihr Wachstum verlangsamen oder gänzlich einstellen und sich bei mikroskopischer Untersuchung ebenfalls als Ganglioneurome erweisen.

Neuroblastome metastasieren hämato- und lymphogen. Besonders häufig treten Metastasen im Skelettsystem, in der Haut und in der Leber auf. Knochenmetastasen siedeln sich häufig in den Schädelknochen an. Dabei können sie in die Orbita einbrechen und die retrobulbären Weichteile infiltrieren. Es kommt zu einem Exophthalmus. Diese Metastasierungsform wird als Hutchinson-Syndrom bezeichnet. Ihm steht das Pepper-Syndrom gegenüber, bei dem die Metastasen bevorzugt in der Leber und anderen parenchymatösen Organen und Weichteilen vorkommen.

Neuroblastome gehören zu den potentiell neurosekretorischen Tumoren. Der Nachweis von Katecholaminen hat Bedeutung für die Einschätzung des Erfolgs einer Tumorexstirpation. Die fortbestehende postoperative Ausscheidung von Vanillinmandelsäure und Homovanillinsäure im Urin deutet auf unvollständige Entfernung des Primärtumors und/oder Tumormetastasen hin. Erneutes Auftreten der Katecholaminausscheidung nach einem postoperativen Intervall ist ein Indikator für ein Tumorrezidiv oder die postoperative Entwicklung von Metastasen.

Die Bestimmung der Vanillinmandelsäure im Urin wird auch für Reihenuntersuchungen von Säuglingen genutzt. In Japan wurden damit unter 281 939 Säuglingen 16 Neuroblastome neu entdeckt, was einer Häufigkeit von 1 : 17621 entspricht (Sawade u. Mitarb. 1984).

## Neurinome und Neurofibrome
(Abb. 8.**68**–8.**70**)

Neurinome (Schwannome, Neurilemmome) sind gutartige Geschwülste der Schwann-Zellen. Sie treten in motorischen, sensorischen und vegetativen Nerven sowie in spinalen und kranialen Nervenwurzeln auf. Besonders leicht entstehen sie bei Neurofibromatosis generalisata (s. S. 396).

*Makroskopie.* Neurinome bilden scharf begrenzte Knoten oder treiben einen Nerv spindelförmig auf und gehen ohne scharfe Grenze in das verbleibende Nervengewebe über. Die von den kleinen Verzweigungen der Hautnerven ausgehenden Geschwülste bilden Knoten, die von Epidermis bedeckt sind. Neurinome in Hohlorganen, beispielsweise im Magen, stammen von den intramuralen Nervenplexus ab und wölben sich oft in die Organlichtung vor. Die bedeckende Schleimhaut kann ulzerieren. Mit zunehmender Tiefenausdehnung der Nekrose entsteht ein kraterförmiger Defekt, der endoskopisch wie ein schüsselförmig ulzeriertes Karzinom wirken kann. Schwannome der Nervenwurzeln bilden intradurale Knoten. Andere erstrecken sich bis in den extraduralen Abschnitt des betreffenden Nervs. Ein solcher Tumor hat dann einen intra- und einen extraduralen Anteil. Beim Durchtritt durch das Foramen intervertebrale wird er von diesem Knochenring eingeschnürt. Dadurch entstehen Sanduhrneurinome.

*Intrakranielle Schwannome* werden bevorzugt an der Wurzel des N. vestibulocochlearis (früher: N. statoacusticus) gefunden und liegen im Kleinhirnbrückenwinkel (Abb. 8.**68**).

Die Mehrzahl der Neurinome wächst langsam und expansiv. Viele bleiben klinisch stumm. Das klinische Bild wird von Sitz und Größe eines Neurinoms bestimmt. Im Wirbelkanal können solche mit einem Durchmesser von 1 cm bereits eine Kompression des Rückenmarks und Querschnittslähmung auslösen. Im Thorax liegen Neurinome am häufigsten im hinteren Mediastinum beiderseits der Wirbelsäule. Hier erreichen sie oft erhebliche Größe, bevor sie durch Druck auf Nervenwurzeln, Blutgefäße und Lungenparenchym Schmerzen, Zirkulationsstörungen und Störungen der Lungenventilation hervorrufen.

*Mikroskopisch* sind Neurinome aus langgestreckten, in Zügen oder Strudeln angeordneten Zellen zusammengesetzt. Die schmalen, länglichen Kerne sind zumeist an den Enden zugespitzt und wellenartig geschlängelt (Abb. 8.**69**). Besonders charakteristisch für Schwannome ist die Anordnung der Kerne in parallelen Reihen.

*Elektronenmikroskopisch* lassen sich schlanke Zellfortsätze nachweisen, die sich einrollen und Spiralen bilden. Das erinnert an die Vorgänge bei der Markscheidenbildung. Von den Geschwulstzellen werden Basalmembranen und Kollagenfasern gebildet. Manche Tumoren enthalten zahlreiche endoneurale Fibroblasten, in deren Zytoplasma ein gut ausgebildetes rauhes endoplasmatisches Retikulum zu finden ist. Sie werden als Neurofibrome bezeichnet.

Neurinome und Neurofibrome neigen zu regressiven Veränderungen. In neoplastischen Schwann-Zellen können Lipide gespeichert werden,

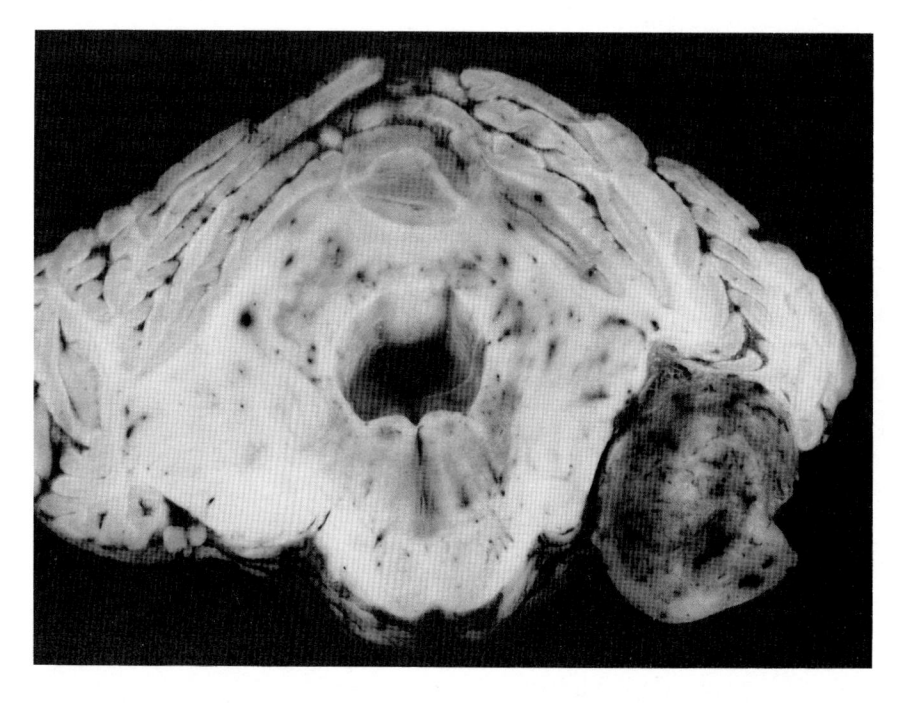

Abb. 8.**68** Akustikusneurinom im Kleinhirnbrückenwinkel.

Abb. 8.**69** Typische Histostrukturen eines Neurinoms Antoni A.
**a** Palisadenstellung der Kerne in der oberen, regressive Veränderungen in der unteren Bildhälfte. HE, 190×.
**b** Zugespitzte Zellkerne in Palisadenstellung. Streifige Struktur des Zytoplasmas. Keine Zellgrenzen erkennbar. HE, 1000×.

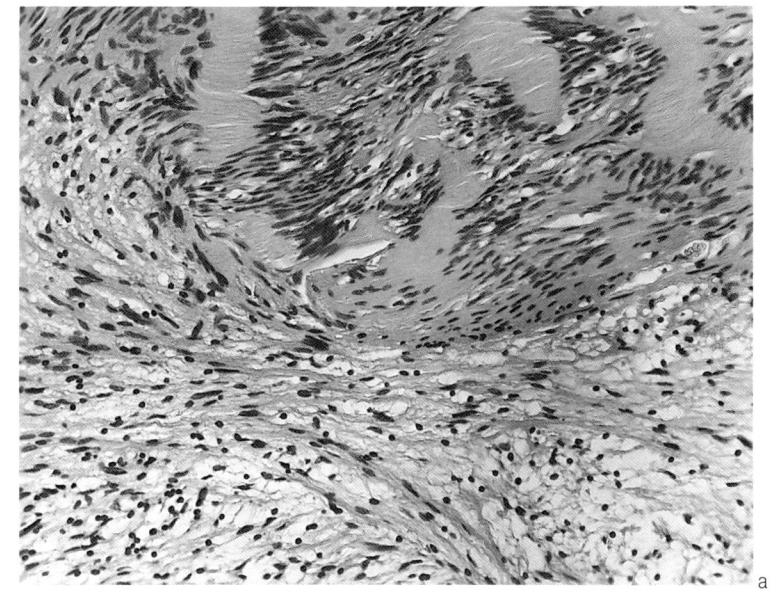

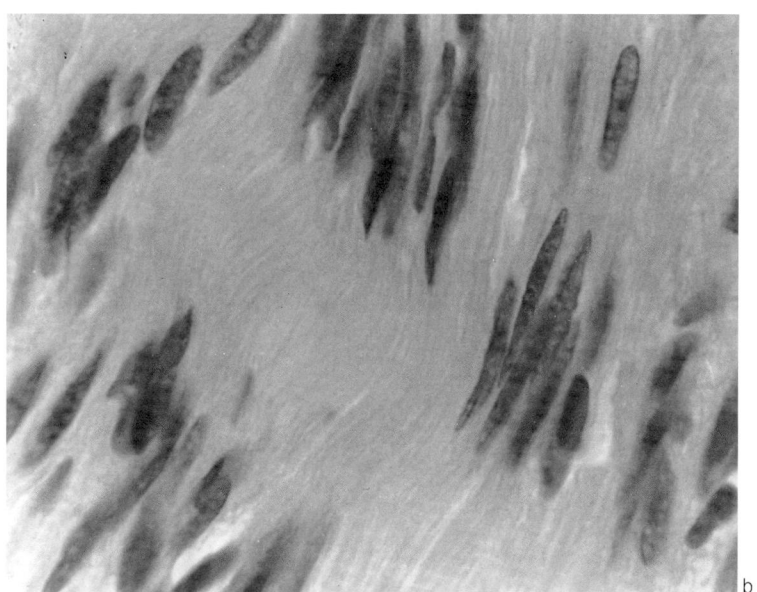

so daß Schaumzellen entstehen (Abb. 8.**70**). Manchmal sind aus ihnen größere Areale eines Schwannoms aufgebaut. Weiterhin kann es zur schleimigen Degeneration mit Auflockerung der Gewebestruktur, Verringerung der Zelldichte und schließlich zur Zystenbildung kommen. Die gegenteilige Entwicklung im Rahmen einer Degeneration führt zur Verdichtung und Homogenisierung des Gewebes, so daß zellfreie hyaline Bezirke resultieren. Auch die Gefäßwände können verdickt und hyalinisiert sein. Verkalkungen werden allerdings nur selten angetroffen.

Die Malignisierung von Neurinomen drückt sich in einer Zunahme der Zelldichte, Kernpolymorphie und Anzahl der Mitosen aus. Außerdem treten oft Nekrosen auf. Im Randgebiet besteht zumeist ein infiltrierendes Wachstum. Es wird zwischen malignen Neurinomen und Neurosarkomen unterschieden. In ersteren sind zumindest abschnittsweise noch viele feingewebliche Merkmale eines Neurinoms vorhanden, während letztere so anaplastisch sind, daß die Histogenese des Tumors nur noch aus der topographischen Beziehung zu einem Nerv oder aus der Kenntnis vorangegangener Biopsien ableitbar ist. Die Malignisierung von Neurinomen und Neurofibromen tritt besonders häufig im Rahmen der Neurofibromatosis generalista auf.

Es kommen Subtypen der Neurinome vor, die morphologisch deutlich von dem oben beschriebenen Grundtyp abweichen und auch biologische Besonderheiten aufweisen:

*Melanozytische Schwannome* treten bevorzugt paravertebral in enger Beziehung zum Truncus sympathicus auf. Durch ihre Neigung zur Einhüllung

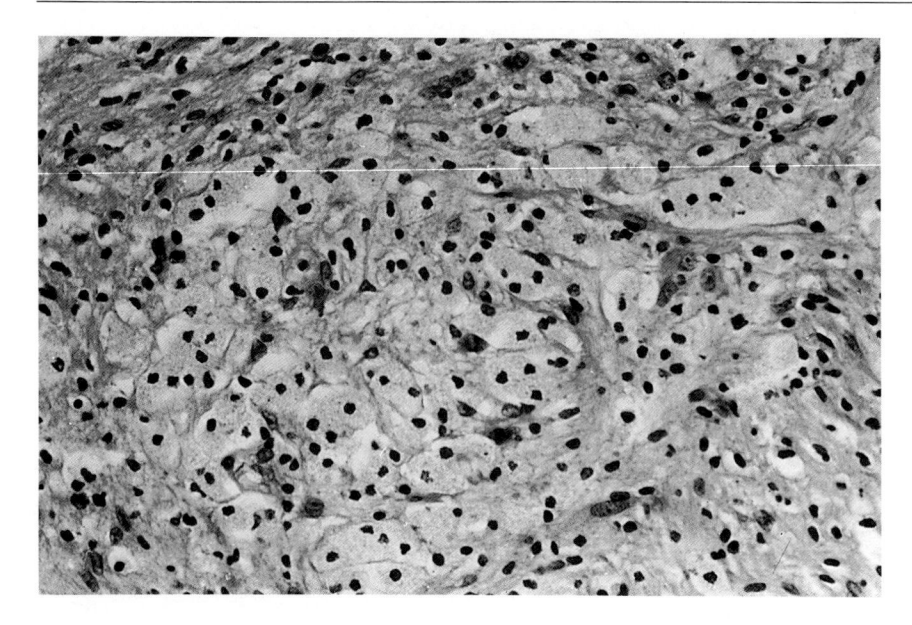

Abb. 8.**70** Abgerundete Neurinomzellen. Antoni B. HE, 200×.

anderer Strukturelemente besitzen die Geschwulstzellen ein wichtiges ultrastrukturelles Merkmal neoplastischer Schwann-Zellen. Gleichzeitig enthalten sie Melanosomen (Katenkamp u. Mitarb. 1986). Die Mehrzahl zeigt ein relativ gutartiges biologisches Verhalten, das sich deutlich von dem der malignen Melanome unterscheidet. Deshalb ist die pathomorphologische Differentialdiagnose dieser beiden Geschwulstarten von praktischer Bedeutung.

*Epitheloide Neurinome* sind aus polygonalen epithelähnlichen Zellen aufgebaut. Die Mehrzahl zeigt hohe Zelldichte, Kernpolymorphien und malignes Verhalten. Die Differentialdiagnose gegenüber Karzinommetastasen und amelanotischen Melanomen läßt sich oft nur durchführen, wenn der Zusammenhang des Tumors mit einem Nerv beweisbar ist.

### Granularzelltumoren (Abb. 8.71)

Granularzelltumoren (Myoblastenmyome, Abrikosoff-Tumoren) kommen in der Haut, in Schleimhäuten, in parenchymatösen Organen, wie Herz oder Pankreas, und auch im ZNS vor. Im letzteren treten sie bevorzugt in der Umgebung des Hypophysenstiels und Infundibulums auf. Manche bleiben mikroskopisch klein und verursachen keine klinischen Symptome. Andere bilden scharf begrenzte weißliche Knoten, die Durchmesser von mehreren Zentimetern erreichen. Auch in den übrigen Abschnitten des Körpers treten sie meist als Knoten mit scharfer Begrenzung auf und verhalten sich gutartig. Sie können multipel vorhanden sein (Krouse u. Mobini 1973). Spontane Regression kommt vor. Maligne Granularzelltumoren sind selten. Mikroskopisch bestehen die Granularzelltumoren aus mittelgroßen rundlichen, dichtliegenden Zellen mit granuliertem hellem Zytoplasma und zentralem rundlichem Kern (Abb. 8.**71**). Deshalb lassen sie sich mikroskopisch leicht diagnostizieren.

### Paragangliome

Paragangliome entwickeln sich entweder in den Paraganglien mit Rezeptorfunktionen für Blutdruck und Blutchemie und werden Chemodektome genannt, oder sie sind Abkömmlinge des sympathischen Grenzstrangs und produzieren Katecholamine. Letztere werden als *Phäochromozytome* bezeichnet. Die gemeinsame Abstammung von der Neuralleiste erklärt, daß es Tumoren mit Merkmalen beider funktionellen Typen geben kann. Auch die Morphologie korreliert nicht in vollem Umfang mit dem funktionellen Verhalten der Tumoren, so daß aus der Struktur nur mit Einschränkungen auf die Zugehörigkeit zu der einen oder anderen Gruppe geschlossen werden kann. Insbesondere hat sich die Chromaffinität der Tumorzellen als ungeeignet erwiesen, um zwischen Chemodektomen und Phäochromozytomen zu unterscheiden. Deshalb wird heute die Unterteilung in chromaffine und nichtchromaffine Paragangliome nicht mehr durchgeführt.

### Phäochromozytome

Phäochromozytome treten bei der weißen Rasse zu über 80% im Nebennierenmark auf. Bei afrikanischen und asiatischen Völkern scheint der Anteil der extraadrenalen Phäochromozytome höher zu sein und kann bis zu 40% betragen. Durch die Produktion von Noradrenalin und Adrenalin rufen sie eine Erhöhung des Blutdrucks hervor. Sie kann paroxysmal erfolgen, weil die Hormonausschüttung aus dem Tumor nicht gleichmäßig stattfindet. Die Blutdruckerhöhung und weitere Hormonwirkungen können

Tumoren des peripheren Nervensystems (PN) 395

Abb. 8.71 Hypothalamischer Granularzelltumor. Semidünnschnitt. HE, 500×.

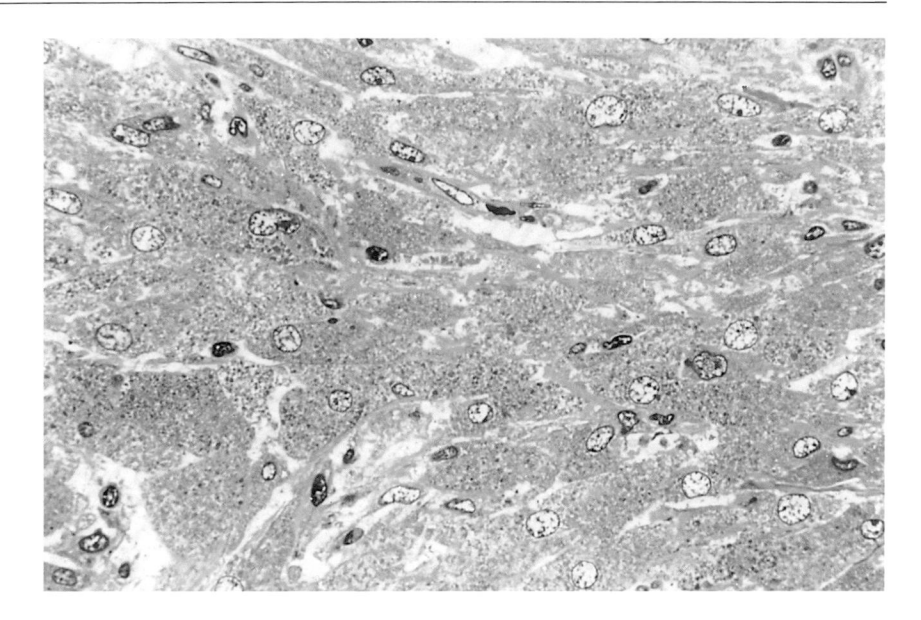

klinisch bereits vorhanden sein, wenn der Tumor noch einen Durchmesser von unter 1 cm hat.

*Makroskopie.* Die meisten adrenalen Phäochromozytome mit klinischen Symptomen haben Durchmesser zwischen 4 und 8 cm. Manche werden sehr groß. Über solche mit einem Gewicht von mehr als 2 kg wurde berichtet. Sie sind von einer Kapsel umgeben, rötlich und weich. Blutungen, Nekrosen und Pseudozysten sind häufige Befunde. Manchmal treten auch Verkalkungen auf.

*Mikroskopie.* Das mikroskopische Bild kann vielgestaltig sein. Der Grundtyp besteht aus dichtliegenden mittelgroßen polygonalen Zellen mit rundlichen Kernen. Oft wird das Tumorgewebe durch Bindegewebszüge alveolär untergliedert. Elektronenmikroskopisch lassen sich im Zytoplasma Katecholamingranula nachweisen. Manche Phäochromozytome enthalten ein- und mehrkernige Riesenzellen, wodurch eine ausgeprägte Polymorphie zustande kommt. Letztere ist jedoch kein Hinweis auf Malignität.

*Biologisches Verhalten.* Nur etwa 5% der Phäochromozytome verhalten sich klinisch maligne. Ein Durchbruch der Tumorkapsel läßt den Verdacht auf Malignität aufkommen. Beweisend sind jedoch erst die Metastasen. Bei der Entscheidung, ob Metastasen vorhanden sind, ist zu beachten, daß etwa 10% der Phäochromozytome multipel auftreten. Phäochromozytome kommen auch gemeinsam mit anderen neuroendokrinen Tumoren vor. Eine klassische Kombination von multiplen endokrinen Neoplasien (MEN-Syndrom) wurde von Sipple (1961) beschrieben. Sie besteht aus Phäochromozytom, medullärem Schilddrüsenkarzinom und Nebenschilddrüsenadenom. Phäochromozytome kommen aber auch in Kombination mit Karzinoiden, kleinzelligen Lungenkarzinomen, Inselzelltumoren und anderen Apu-

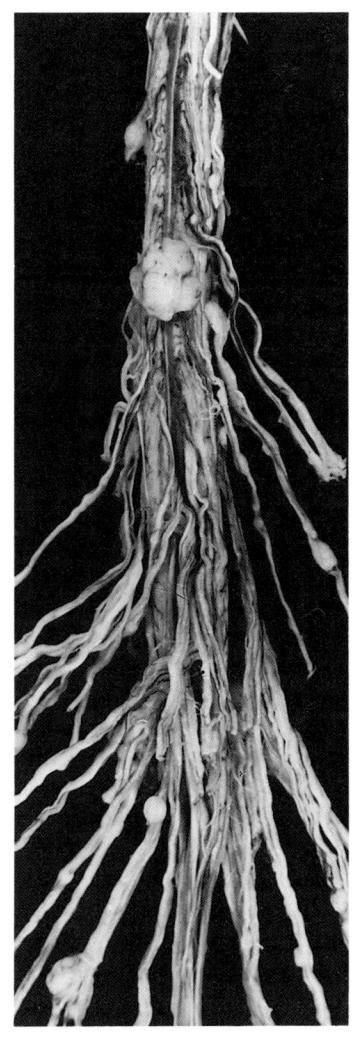

Abb. 8.72 Neurofibromatosis generalisata: rundliche und zylindrische Neurinome und Neurofibrome in den Wurzeln der Cauda equina.

domen vor, so daß verschiedene Typen des MEN-Syndroms unterschieden werden. Phäochromozytome treten auch im Rahmen von erblichen Phakomatosen, beispielsweise der Neurofibromatosis generalisata auf. Dadurch können sie gehäuft unter Blutsverwandten vorkommen.

## Chemodektome

Chemodektome gehen von den branchiomeren Paraganglien, insbesondere dem Glomus caroticum und Glomus jugulare, aus. Sie werden auch im Mediastinum in der Umgebung des Aortenbogens angetroffen. Selten kommen sie an anderen Stellen vor, beispielsweise in der Cauda equina oder intrakraniell in der Umgebung der Hypophyse und Epiphyse. Die dichtliegenden mittelgroßen polygonalen Tumorzellen haben ein feingranuliertes, schwach eosinophiles Zytoplasma. Es zeigt Argyrophilie. Elektronenmikroskopisch sind Katecholamingranula vorhanden. Die Kerne liegen zentral und sind relativ uniform. Das Tumorgewebe wird von schmalen gefäßführenden Bindegewebssepten in solide Nester unterteilt. Die Zellen sind von dünnwandigen Kapillaren umgeben.

*Chemodektome des Glomus caroticum* sind lobulierte rote bis braunrote Geschwülste in der Karotisgabel. Ihr Durchmesser beträgt zumeist nur wenige Zentimeter. Bei 2–5% der Patienten treten sie doppelseitig auf. Trotz relativer Zellisomorphie metastasieren 6–9% der Karotis-Chemodektome. Nur selten finden sich bei metastasierenden Chemodektomen auch die mikroskopischen Merkmale der Malignität wie Zellpolymorphien und zahlreiche Mitosen.

*Chemodektome des Glomus jugulare und Glomus tympanicum* zerstören das Mittelohr und werden manchmal als rötlicher „Ohrpolyp" im Meatus acusticus externus sichtbar. Sie wachsen nach Infiltration des Felsenbeins in die mittlere oder hintere Schädelgrube ein.

## Melanotische neuroektodermale Tumoren

Melanotische neuroektodermale Tumoren (melanotische Progonoma) sind oft bereits angeboren, können aber auch erst bei Erwachsenen manifest werden. Sie treten bevorzugt am Oberkiefer auf.

*Makroskopisch* äußert sich der Melaningehalt in einer grauen bis schwarzbraunen Farbe. *Mikroskopisch* finden sich Gruppen von pigmentierten, epithelähnlichen Zellen, die von breiten Bindegewebsfeldern in solide Nester oder alveoläre Strukturen untergliedert werden. Da die epithelähnlichen pigmentierten Zellen lange Fortsätze, Neurofilamente und zytoplasmatische Vesikeln (dense core type) besitzen, werden sie als neuroblastische Elemente angesehen. Die Differentialdiagnose von echten Melanomen ist von großer praktischer Bedeutung, da die Mehrzahl der melanotischen neuroektodermalen Tumoren sich gutartig verhält. Bei etwa 15% muß mit Rezidiven gerechnet werden. Nur sehr selten kommt es zu einer Metastasierung.

# Phakomatosen

## Definition

Es handelt sich um erbliche dysgenetische Störungen, die bei voller Ausprägung als neurokutane Syndrome in Erscheinung treten. Sie sind vererbbar und kommen deshalb familiär gehäuft vor. Auf dem Boden der dysgenetischen Gewebsveränderungen entstehen Geschwülste, insbesondere im zentralen und peripheren Nervensystem.

## Neurofibromatosis generalisata
(Abb. 8.72–8.73)

Die Neurofibromatosis generalisata (NF) wird nach dem Erstbeschreiber auch als Morbus Recklinghausen bezeichnet. Sie beruht auf Genaberrationen und ist dominant vererbbar. Die Mutationsrate wird auf 1:10000 bis 1:50000 Lebendgeborene geschätzt. In Mitteleuropa beträgt die Prävalenz etwa 1:5000. Zur NF gehören:

– Tumoren des peripheren Nervensystems: Neurinome, Neurofibrome, Phäochromozytome, Neuroblastome, Ganglioneurome,
– Tumoren des ZNS: Optikusgliome, pilozytische Astrozytome des Dienzephalons und des Rückenmarks, multiple Meningiome, Ependymome,
– Pigmentflecken der Haut: Café-au-lait-Flecken, Pigmentnävi,
– Osteodysplasien, partieller Riesenwuchs, Hämangiome und Lymphangiome.

**Makroskopie.** Entsprechend der Lokalisation von Geschwülsten im Nervensystem werden periphere, zentrale und gemischte Formen unterschieden. Die periphere NF ist durch multiple Neurinome und Neurofibrome in der Haut charakterisiert. Es sind weiche, von Epidermis bedeckte, breitbasig aufsitzende oder gestielte Knoten. Bei voller phänotypischer Ausprägung ist die gesamte Körperoberfläche von multiplen Knoten unterschiedlicher Größe bedeckt. Sie entwickeln sich erst einige Zeit nach der Geburt, zumeist aber vor dem 20. Lebensjahr. In der Mundschleimhaut und in der Zunge kommen plexiforme Neurofibrome vor. Die Zunge kann dadurch erheblich deformiert sein.

Multiple Neurinome und Neurofibrome treten auch in inneren Organen und in Nervenwurzeln des Rückenmarks auf (Abb. 8.73). Unter den Hirnnerven sind am häufigsten die Nn. vestibulocochleares (Nn. statoacustici) betroffen. Insbesondere doppelseitige Akustikusneurinome sind verdächtig auf das Vorliegen einer NF. Manchmal bleiben sie der einzige Befund, der auf die Erkrankung hindeutet. Man spricht von einer abortiven Neurofibromatose. Auch multiple Neurinome an den Wurzeln verschiedener Hirnnerven erwecken den Verdacht auf eine NF. Im frühen Kindesalter manifestiert sie sich oft zuerst durch ein- oder doppelseitige Optikusgliome und pilozytische Astrozytome des Chiasma opticum. Die typischen Neurofibrome der Haut kommen, wenn überhaupt, erst später hinzu. Multiple Meningiome bei Erwachsenen oder singuläre bei Kleinkindern sind gleichfalls Befunde, die an eine NF denken lassen. In allen diesen Fällen sind eine sorgfältige Suche nach Pigmentflecken in der Haut sowie nach weiteren Geschwülsten im zentralen und peripheren Nervensystem und eine genaue Erhebung der Familienanamnese, eventuell verbunden mit gezielten klinischen Untersuchungen von Blutsverwandten, für den Nachweis einer NF entscheidend.

**Biologisches Verhalten.** Bei etwa 2% der Patienten mit NF kommt es im Verlauf des Lebens zur malignen Entartung von Nerventumoren, wobei Neurosarkome oder Neurofibrosarkome unterschiedlichen Anaplasiegrades entstehen.

### Tuberöse Hirnsklerose (Abb. 8.74)

Die tuberöse Hirnsklerose (TH) wird auch als Bourneville-Krankheit bezeichnet. Die Prävalenz in der mitteleuropäischen Bevölkerung beträgt etwa 1:50000. Die TH ist autosomal-dominant vererbbar. Eine familiäre Belastung läßt sich aber lediglich bei etwa 30% der Erkrankten nachweisen. Gewöhnlich bestehen voll ausgebildete Krankheitsbilder nur in einer Generation, während in den übrigen abortive Formen auftreten. Wie bei den anderen Phakomatosen auch, kann der Phänotyp sehr variabel sein und eine Vielzahl von Dysplasien und Geschwülsten umfassen.

Im ZNS werden vor allem Heterotopien der grauen Substanz, Rindenknoten und Ventrikelwandtumoren gefunden.

Die *Rindenknoten* sind umschriebene Dysplasien, die als verfestigte Bezirke in den Großhirnwindungen, seltener im Hirnstamm, Kleinhirn und Rückenmark auftreten. Sie haben der Krankheit den Namen gegeben (tuber = Knoten, sclerosis = Verhärtung). Mikroskopisch sind sie durch unregelmäßig gelagerte Ganglien- und Gliazellen sowie durch ausgeprägte Fasergliose charakterisiert. Es handelt sich nicht um echte Tumoren mit autonomem Wachstum. Hingegen sind die *Knoten in den Ventrikelwandungen* echte Geschwülste. Die halbkugeligen Neubildungen wölben sich in die Ventrikellich-

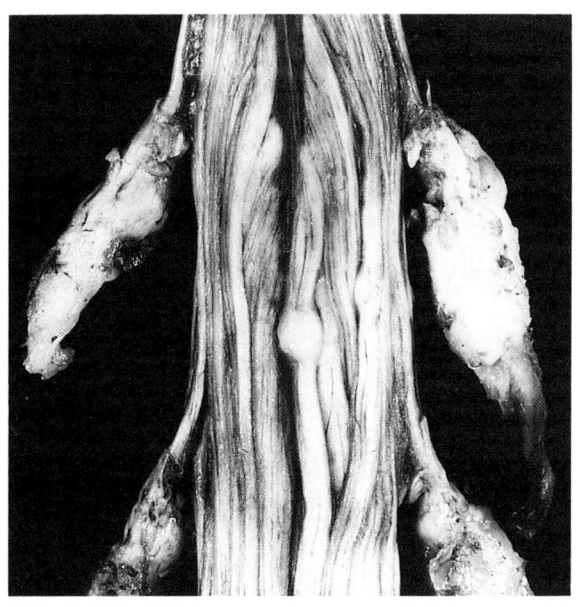

Abb. 8.**73** Neurofibromatosis generalisata (Morbus Recklinghausen): multiple Neurinome in spinalen Nervenwurzeln.

tungen vor, treten zumeist multipel auf (Abb. 8.74) und erreichen unterschiedliche Größe, die allerdings nur selten 2 cm überschreitet. Mikroskopisch erweisen sie sich als Astrozytome aus großleibigen Tumorzellen mit unregelmäßigen Kernen. Trotz der Kernpolymorphie gehören sie zu den Astrozytomen vom Grad 1, denn ihre Wachstumsgeschwindigkeit ist gering. Oft sind in ihnen Verkalkungen nachweisbar. Sie können bereits bei Neugeborenen vorhanden sein. Klinische Symptome gehen von ihnen aber in der Regel erst viele Jahre später aus, wenn sie eine Größe erreichen, die zur Verlegung der Liquorwege und zu einem Hydrozephalus führt, womit bei etwa

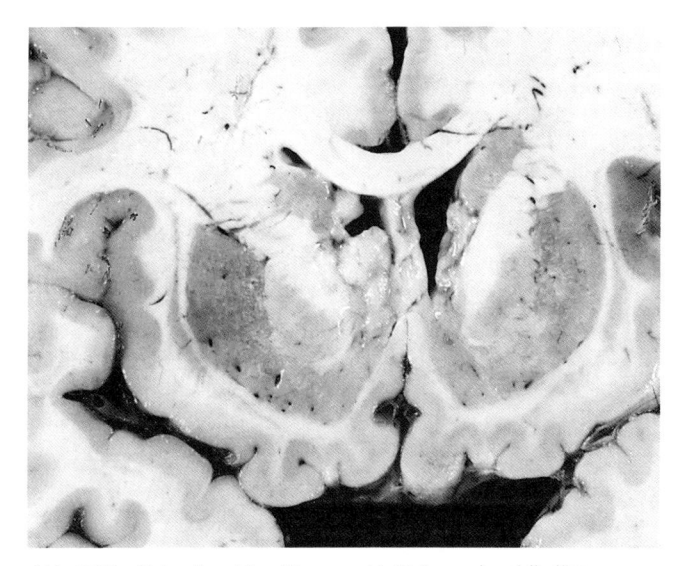

Abb. 8.**74** Tuberöse Hirnsklerose. Multiple periventrikuläre Astrozytome, die sich als weißliche Knoten in die Lichtung der Seitenventrikel vorwölben.

10% der Patienten zu rechnen ist. Liquorzirkulationsstörungen treten insbesondere dann auf, wenn die Foramina interventricularia durch Tumoren in den rostralen Abschnitten des III. Ventrikels verlegt werden. Durch den Nachweis von multiplen Ventrikelwandtumoren im CT kann die Diagnose einer TH erhärtet werden, auch wenn andere typische Merkmale, wie die charakteristischen Talgdrüsenhyperplasien in der Gesichtshaut *(Adenoma sebacaeum)* und Café-au-lait-Flecken, fehlen.

## Angioblastomatose

Die Angioblastomatose (Lindau-Krankheit, s. auch S. 368) ist durch Angioblastome im ZNS charakterisiert. Es kann auch gleichzeitig eine Angiomatosis retinae vorhanden sein (v.-Hippel-Lindau-Krankheit). Zum Phänotyp gehören manchmal auch Nierenkarzinome (oft doppelseitig), Phäochromozytome, multiple endokrine Tumoren (MEN-Syndrome, s. S. 395). Der Erbgang ist autosomal-dominant mit einer Penetranz von 80–90% (Koch 1966). Es kann aber auch eine rezessive Vererbung vorkommen. Der Phänotyp der Lindau-Krankheit ist oft nur in einer Generation voll ausgeprägt, wobei multiple Angioblastome nachweisbar sind. In den anderen ist dann nur ein solitäres Angioblastom im Kleinhirn oder unteren Hirnstamm zu finden (s. S. 369). Deshalb müssen solitäre Kleinhirnangioblastome bei mehreren Blutsverwandten ebenfalls als verdächtig auf die erbliche Lindau-Krankheit angesehen werden.

## Glioma-Polyposis-Syndrom

Das Glioma-Polyposis-Syndrom (Turcot u. Mitarb. 1959) ist eine sehr seltene Erkrankung. Sie wird zu den Phakomatosen gerechnet, da bei einzelnen Patienten auch Café-au-lait-Flecken vorhanden sind. Der Erbgang ist wahrscheinlich autosomal-rezessiv. Das Turcot-Syndrom ist durch multiple adenomatöse Polypen im Dickdarm und neuroektodermale Hirntumoren bei Blutsverwandten (meist Geschwistern) charakterisiert. Bei den Hirntumoren handelt es sich meist um maligne Astrozytome, Glioblastome und Medulloblastome. Sie werden meist schon im 2. Lebensjahrzehnt manifest. Ein Übergang von Dickdarmpolypen in Darmkarzinome ist häufig.

## Basalzellnävussyndrom

Das Basalzellnävussyndrom (Gorlin u. Mitarb. 1965) ist eine autosomal-dominant vererbbare Krankheit, bei der multiple Basaliome, Skelettanomalien und Fehlbildungen des ZNS (Balkenagenesie) im Vordergrund stehen. Es kommen aber auch Medulloblastome vor, die oft schon bei Säuglingen auftreten. Sie scheinen eine bessere Prognose zu haben als Medulloblastome ohne Beziehung zum Gorlin-Syndrom (Neblett u. Mitarb. 1971).

## Naevus-unius-lateralis-Syndrom

Das seltene Naevus-unius-lateralis-Syndrom ist durch einen angeborenen linearen Hautnävus charakterisiert. Zum Phänotyp gehören Gliome oder diffuse neoplastische Gliomatosen des ZNS.

## Literatur

Bailey, P., H. Cushing: Die Gewebs-Verschiedenheit der Hirngliome und ihre Bedeutung für die Prognose. Fischer, Jena 1930

Barz, H., D. Barz: Zur Verteilung der Metastasen der Lungengeschwülste. Arch. Geschwulstforsch. 52 (1982) 561–568

Bigner, D. D., C. N. Pegram: Virus-induced experimental brain tumors and putative associations of viruses with human brain tumors: a review. Advanc. Neurol. 15 (1976) 57–83

Broders, A. C.: Carcinoma. Grading and practical application. Arch. Pathol. 2 (1926) 376–381

Cervós-Navarro, J., R. Ferszt, G. B. Bradac: Korrelation von Kernspintomographie und Histologie in der Frage der meningeominduzierten Ödeme. Zbl. allg. Pathol. pathol. Anat. 132 (1986) 147

Cohnheim, J., H. Maas: Zur Theorie der Geschwulstmetastasen. Virchows Arch. pathol. Anat. 70 (1877) 161–171

Costello, R. T.: Subclinical adenoma of the pituitary gland. Amer. J. Pathol. 12 (1936) 205–215

Epstein, F., N. Epstein: Surgical management of holocord intramedullary spinal cord astrocytomas in children. Report of three cases. J. Neurosurg. 54 (1981) 829–832

Erdheim, J.: Über Hypophysenganggeschwülste und Hirncholesteatome. S.-B. Akad. Wiss. Wien, math.-natur. Kl. 113, Abt. III (1904) 537–726

Escalona-Zapata, J., M. D. Diez-Nau: The astrocytic nature of glioblastoma demonstrated by tissue culture. Acta neuropathol. 53 (1981) 155–160

Fanconi, A.: Neurocutane Melanoblastose mit Hydrocephalus communicans bei zwei Säuglingen. Helv. paediat. Acta 11 (1956) 376–402

Ferrante, L., P. Celli, B. Fraioli, A. Santoro: Haemangioblastomas of the posterior cranial fossa. Acta neurochir. 71 (1984) 283–294

Fossati Bellani, F., M. Gasparini, F. Lombardi, R. Zucali, G. Luccarelli, F. Migliavacca, S. Moise, G. Nicola: Medulloblastoma. Results of a sequential combined treatment. Cancer 54 (1984) 1956–1961

Friede, R. L., A. Pollak: The cytogenetic basis for classifying ependymomas. J. Neuropath. exp. Neurol. 37 (1978) 103–118

Gagliardi, F. M., S. Mercuri: Single metastases in the brain: last results in 325 cases. Acta neurochir. 68 (1983) 253–262

Goebel, H. H., H. Craviotto: Ultrastructure of human and experimental ependymomas. Exp. Neurol. 31 (1972) 54–71

Gorlin, R. J., R. A. Vickers, E. Kelln: The multiple basal-cell nevi syndrome: an analysis of a syndrome consisting of multiple nevoid basal-cell carcinoma, jaw cysts, skeletal anomalies, medulloblastoma, and hyporesponsiveness to parathormone. Cancer 18 (1965) 89–104

Gottschalk, J., H. Martin, B. Kretschmer, H. Barz, J. Janda, S. Szymas: Bedeutung der Immunhistochemie für die Neuroonkologie. I. Mitteilung: Nachweis des sauren Gliafaserproteins (GFAP) in extrakraniellen Metastasen von primären Hirntumoren. Zbl. allg. Pathol. pathol. Anat. 130 (1985) 391–396

Gottschalk, J., W. Jänisch, H. Gerl, G. Knappe, W. Rohde: Neue Aspekte in der Pathogenese der Akromegalie – Somatoliberinome. Zbl. allg. Pathol. pathol. Anat. 131 (1986) 229–242

Hart, M. N., K. M. Earle: Primitive neuroectodermal tumors of the brain in children. Cancer 32 (1973) 890–897

Hoffman, H. J., E. B. Hendrick, R. P. Humphreys, J. R. Buncic, D. L. Armstrong, R. D. T. Jenkin: Management of

craniopharyngioma in children. J. Neurosurg. 47 (1977) 218–227
Hortega, P. del Rio: El tercer elemento de los centros nerviosos: Histogénesis y evolución normal; exodo y distribución regional de la microglia. Mem. Real Soc. Española Hist. Nat. 21 (1921) 213–268
Hoshino, T., K. Nomura, C. B. Wilson, K. D. Knebel, J. W. Gray: The distribution of nuclear DNA from human brain-tumor cells. J. Neurosurg. 49 (1978) 13–21
Hughes, P. G.: Cerebellar medulloblastoma in adults. J. Neurosurg. 60 (1984) 994–997
Ivankovic, S.: Praenatale Carcinogenese. In Altmann, H.-W. u. Mitarb.: Handbuch allg. Pathologie, Bd. V. Geschwülste III, 7. Teil. Springer, Berlin 1975 (S. 941–1002)
Jänisch, W.: Zur Epidemiologie der primären Geschwülste des Zentralnervensystems im ersten Lebensjahr. Arch. Geschwulstforsch. 55 (1985a) 489–494
Jänisch, W.: Zur Einteilung der Gliome nach „Malignitätsgraden". Zbl. allg. Pathol. pathol. Anat. 130 (1985b) 447–450
Jänisch, W., W. Rath: Early stages of brain tumor development in experimental chemical carcinogenesis. Progr. Neuropathol. 4 (1979) 215–233
Jänisch, W., D. Schreiber: Experimentelle Geschwülste des Zentralnervensystems. Induktion, Morphologie, Transplantation und Anwendung. Fischer, Jena 1969
Jänisch, W., D. Schreiber: Experimental brain tumours. In Vinken, P. J., G. W. Bruyn: Handbook of Clinical Neurology, Vol. 17, North-Holland Publishing, Co., Amsterdam 1974 (pp. 1–41)
Jänisch, W., D. Schreiber: Experimental Tumors of the Central Nervous System. Upjohn, Kalamazoo/Mich. 1977
Jänisch, W., K. Zimmermann: Häufigkeit von Metastasen im Zentralnervensystem bei Pleuramesotheliomen und Lungenkarzinomen. Zbl. Neurochir. 36 (1975) 37–39
Jänisch, W., H. Güthert, D. Schreiber: Pathologie der Tumoren des Zentralnervensystems. Fischer, Jena 1976
Jänisch, W., D. Schreiber, H. Gerlach: Tumoren des Zentralnervensystems bei Feten und Säuglingen. Fischer, Jena 1980
Jänisch, W., D. Schreiber, H. Martin, H. Gerlach: Dienzephale pilozytische Astrozytome mit Krankheitsbeginn im Säuglingsalter. Biologisches Verhalten und pathomorphologische Befunde bei 11 Kindern. Zbl. allg. Pathol. pathol. Anat. 130 (1985) 31–43
Jänisch, W., H. Lammel, W. Staneczek: Zur Epidemiologie der Geschwülste des Zentralnervensystems in der DDR. Zbl. allg. Pathol. pathol. Anat. 132 (1986) 145
Katenkamp, D., D. Stiller, H. J. Holzhausen: Morphologie des Neuroblastoms. Zbl. allg. Pathol. pathol. Anat. 127 (1983) 207–218
Katenkamp, D., N. Filippowa, N. T. Raikhlin: Das melanozytische Schwannom. Licht- und elektronenmikroskopische Befunde zur Morphologie, Diagnose und Differentialdiagnose. Zbl. allg. Path. pathol. Anat. 131 (1986) 107–118
Kemnitz, P., H. Spormann, P. Heinrich: Meningioma of lung: First report with light and electron microscopic findings. Ultrastruct. Pathol. 3 (1982) 359–365
Kernohan, J. W., R. F. Mabon, H. J. Svien, A. W. Adson: A simplified classification of the gliomas. Proc. Staff Meet. Mayo-Clinic 24 (1949) 71–75
Koch, G.: Phakomatosen. In Becker, P. E.: Humangenetik, Bd. V/1. Thieme, Stuttgart 1966 (S. 34–112)
Krouse, T. B., J. Mobini: Multifocal granular cell myoblastoma. Arch. Pathol. 96 (1973) 95–99
Lach, B., W. Papierz: Sarcogliomas and gliosarcomas. Ultrastructure and immunohistochemistry. 2nd European Conference Neuropathology, Warsaw 1984
Lennert, K.: Histopathologie der Non-Hodgkin-Lymphome (nach der Kiel-Klassifikation). Springer, Berlin 1981
Martin, H., K. Voss, P. Hufnagl: 2D-Histogramme der Kernfläche und Kernform bei der Diagnostik von Astrozytomen und Glioblastomen. Zbl. allg. Pathol. pathol. Anat. 131 (1986) 137–142
Miller, W. L., J. J. Townsend, M. M. Grumbach, S. L. Kaplan: An infant with Cushing's disease due to an adrenocorticotropin-producing pituitary adenoma. J. clin. Endocrinol. 48 (1979) 1017–1025

Neblett, G. R., T. A. Waltz, D. E. Anderson: Neurological involvement in the nevoid basal cell carcinoma syndrome. J. Neurosurg. 35 (1971) 577–584
Ogawa, K., K. Hamaya, Y. Fujii, K. Matsuura, T. Endo: Tumor induction by adenovirus type 12 and its target cells in the central nervous system. Gann 60 (1969) 383–392
Park, T. S., H. J. Hoffman, E. B. Hendrick, R. P. Humphreys, L. E. Becker: Medulloblastoma: clinical presentation and management. Experience at the hospital for sick children, Toronto, 1950–1980. J. Neurosurg. 58 (1983) 543–552
Pearl, G. S., Y. Takei, G. T. Tindall, M. S. O'Brien, N. S. Payne, J. C. Hoffman: Benign hemangioendothelioma involving the central nervous system: "strawberry nevus" of the neuraxis. Neurosurgery 7 (1980) 249–256
Pearse, A. G. E.: The cytochemistry and ultrastructure of polypeptide hormone-producing cells of the APUD series and the embryonic and pathologic implications of the concept. J. Histochem. Cytochem. 17 (1969) 303–313
Prasad, K. W., A. Vernadakis: Morphologic and biochemical study in X-ray and dibutyryl cyclic AMP-induced differentiated neuroblastoma cells. Exp. Cell Res. 70 (1972) 27–32
Ramon y Cajal, S.: Sobre un nuevo proceder de impregnación de la neurologia y sus resultados en los centricos del hombre y animales. Trav. Lab. Rech. Biol. Univ. Madrid 11 (1913) 219
Rubinstein, L. J.: Tumors of the Central Nervous System. Armed Forces Inst. Path., Washington D. C. 1972 (Atlas of Tumor Pathology, 2. Ser., Fasc. 6)
Sawada, T., T. Nakata, N. Takasugi, K. Maeda, Y. Hanawa, K. Shimizu, M. Hirayama, T. Takeda, T. Mori, R. Koide, A. Tsunoda, N. Nagahara: Mass screening for neuroblastoma in infants in Japan. Interim report of a mass screening study group. Lancet (1984) 271–273
Saxer, F.: Ependymepithel, Glioma und epitheliale Geschwülste des Centralnervensystems. Beitr. pathol. Anat. 32 (1902) 276–350
Schwesinger, G., R. Warzok: Hyperplasien und Adenome der Hypophyse im unselektierten Sektionsgut. Zbl. allg. Pathol. pathol. Anat. 126 (1982) 495–498
Sipple, J. H.: The association of pheochromocytoma with carcinoma of the thyroid gland. Amer. J. Med. 31 (1961) 163–166
Sternberger, L. A., P. H. Hardy jr., J. J. Cuculis, H. G. Meyer: The unlabeled antibody enzyme method complex (horseradish peroxidase-antihorseradish peroxidase) and its use in identification of spirochetes. J. Histochem. Cytochem. 18 (1970) 305–333
Sung, D. I., L. Harisiadis, C. H. Chang: Midline pineal tumors and suprasellar germinomas: highly curable by irradiation. Radiology 128 (1978) 745–751
Sung, D. I., C. H. Chang, L. Harisiadis, P. W. Carmel: Treatment results of craniopharyngiomas. Cancer 47 (1981) 847–852
Szymas, J.: Das saure Gliafaserprotein. Ein wertvolles Hilfsmittel in der neuropathologischen Diagnostik. Eine Einführung. Zbl. allg. Pathol. pathol. Anat. 131 (1986), 3–19
Touraine, A.: Les mélanoses neuro-cutanées. Ann. Dermatol. Syph. 9 (1949) 489–524
Turcot, J., J. P. Després, F. S. Pierre: Malignant tumors of the central nervous system associated with familial polyposis of the colon. Dis. Colon Rect. 2 (1959) 465–468
Virchow, R.: Die krankhaften Geschwülste, 2. Bd. In: Vorlesungen über Pathologie, 3. Bd.: Onkologie, von R. Virchow. Hirschwald, Berlin 1864/65
Volc, D., K. Jellinger, W. Grisold, G. Wöber, G. Alth: Multimodality therapy of supratentorial high-grade gliomas. J. Neuro-Oncol. 2 (1984) 285
Warzok, R., W. Jänisch: Das Neuroblastom des Kleinhirns. Zbl. allg. Pathol. pathol. Anat. 128 (1983) 21–30
Warzok, R., W. Jänisch, G. Lang: Morphology and biology of cerebellar neuroblastomas. J. Neuro-Oncol. 1 (1983) 373–379
Winston, K., F. H. Gilles, A. Leviton, A. Fulchiero: Cerebellar gliomas in children. J. nat. Cancer Inst. (Bethesda) 58 (1977) 833–838

Zülch, K. J.: Die Hirngeschwülste in biologischer und morphologischer Darstellung. Barth, Leipzig 1956
Zülch, K. J.: Histological typing of tumours of the central nervous system. World Health Organization, Geneva 1979 (Int. histol. Classificat. Tumours, 21)
Zülch, K. J.: Brain Tumors. Their Biology and Pathology, 3rd ed. Springer, Berlin 1986

# 9. Pathologie des peripheren Nervensystems

*Jürgen Bohl* und *Hans H. Goebel*

## Peripheres Nervensystem

### Historischer Rückblick

Anaxagoras (496–428 ante Christum natum) erkannte bereits den Zusammenhang zwischen Gehirn und peripherem Nervensystem und vermutete im Nervensystem den Sitz der Empfindungen, der Gedanken und der Seele. Von Hippokrates schließlich (4. vorchristliches Jahrhundert) sind uns genaue Beschreibungen vieler neurologischer Krankheitsbilder überliefert, auch von einer diphtherischen Lähmung, von Muskelatrophien, von Para- und Tetraplegien sowie von Tetanusvergiftungen.

Die Schule von Alexandria lehrte bereits, daß die peripheren Nerven vom Gehirn und vom Rückenmark ausgingen. Galen (geb. 130 post Christum natum) entdeckte 7 Paare von Schädelnerven und 30 Paare von Wirbelsäulennerven mit je einer ventralen und dorsalen Wurzel. Er beschrieb, daß Kompression, Ligatur oder Durchtrennung eines peripheren Nervs die Lähmung des von ihm versorgten Muskels zur Folge hat sowie die Gefühllosigkeit des entsprechenden Hautabschnittes.

Im Laufe der Geschichte erbrachte jede neu entdeckte Methode einen erstaunlichen Wissenszuwachs.

In diesem Rahmen ist es nicht möglich, eine umfassende Darstellung dieser in etwas über einem Jahrhundert gesetzten Meilensteine der Entwicklung zu geben; einige der wichtigen Daten, Namen und Entdeckungen sind stichwortartig in einer Tabelle (Tab. 9.1) zusammengefaßt.

Tabelle 9.1 Versuche und Entdeckungen auf dem Gebiet der Neurophysiologie und Neuropathologie

| Jahr | Name | Versuch/Entdeckung |
|---|---|---|
| ca. 1211–1276/80 | Di Saliceto | erste Versuche einer Nervennaht |
| 1296 | Lanfranchi (Paris) | direkte Naht von Nerven |
| 1621–1675 | Thomas Willis | 10 Schädelnervenpaare; Darstellung der Interkostalnerven |
| 1677 | Antoni van Leeuwenhoek | untersucht Nervengewebe mit Hilfe des Mikroskops |
| 1708–1777 | Von Haller | weist für den Muskel die Irritabilität und für die Nerven die Sensibilität nach; erkennt das Verhältnis von Muskel u. Nerven zueinander |
| 1712–1770 | Cullen (Neuropathologe) | vertritt die Ansicht, daß das „nervöse" Prinzip jede Tätigkeit im Körper regelt |
| 1732 | Winslow | definiert den großen Sympathikus; entdeckt die Spinalganglien |
| 1719<br>1793 | Thomas Hensing<br>Francois de Fourcroy | Beginn der Neurochemie |
| 1677–1761 | Stephen Hales | Beginn der Neurophysiologie: Reizversuche an enthaupteten Fröschen, beschreibt und untersucht Reflexe |
|  | R. Whytt | Beschreibung von „Reflexen": Motorische Reaktionen auf einen Stimulus |
| 1771 | Unzer | verwendet erstmals den Begriff Reflex |
|  | Volta | elektrischer Strom verursacht Muskelreiz |
| 1737–1798 | Luigi Galvani | Nachweis der tierischen Elektrizität; schafft Grundlage zur Erforschung bioelektrischer Phänomene |
|  | Samuel von Soemmering | beschreibt 12 Gehirnnerven |
| 1779 | Antonio Scarpa | beschreibt die Herznerven |
| 1786 | Felice Gaspar Fontana | Nervenfasern bestehen aus zylinderförmigen Röhren, die eine gelatineartige Flüssigkeit enthalten und eine Hülle besitzen |
| 1771–1802 | Bichat | Begründer der Histologie: „Die Gewebe stellen den eigentlichen Krankheitssitz dar." Unterscheidet den bewußt handelnden Aspekt des Lebens von dem vegetativen (autonomen) Gesichtspunkt |
| 1811 | Bell | entdeckt motorische Nervenfunktionen in den Vorderhörnern des Rückenmarks |

Tabelle 9.1 (Fortsetzung)

| Jahr | Name | Versuch/Entdeckung |
|---|---|---|
| 1824 | Stilling | erfindet das Mikrotom |
| 1833 | Ch. Ehrenberg | erste genauere mikroskopische Darstellung der Nervenzellenstruktur |
| 1838 | Remak | zeigt, daß das Axon der peripheren Nerven seinen Ursprung in den Zellen des Rückenmarks hat; beschreibt die marklosen Nervenfasern |
| 1838 | Theodor Schwann | entdeckt den Kern der tierischen Zelle; erste präzise Beschreibung der Nervenfasern mit ihren Myelinscheiden: Schwann-Zellen und Schwann-Scheide |
| 1838 | Cruveilhier | beschreibt die Atrophie der Vorderwurzeln bei progressiver Muskelatrophie |
| 1840 | Baillarger | erkennt die laminäre Struktur der myelinhaltigen Fasern |
| 1843 | Marshall Hall | isoliert die 3 Elemente des Reflexbogens |
| 1821–1894 | Helmholtz | entdeckt den Ursprung der Nervenfasern aus den Ganglienzellen und mißt erstmals die Fortpflanzungsgeschwindigkeit des Nervenreizes |
| 1850 | Waller | beschreibt die Degeneration der distalen Neuriten nach Durchtrennung des Nervs: Waller-Degeneration |
| 1851 | Bernard | entdeckt die Gefäßnerven |
| 1854 | Landry | beschreibt eine aufsteigende Lähmung als Paralysis ascendens acuta (infektiöse Polyneuritis) |
| 1862 | Kühne | beschreibt die motorische Endplatte |
|  | Golgi | entwickelt ein Imprägnierverfahren mit Silbersalzen |
|  | Ramon Y. Cajal | modifiziert diese Methode |
|  | Henry Head | trennt die elementaren protopathischen Empfindungen von den feinen epikritischen |
| 1893 | Arthur van Gehuchten | veröffentlicht eine Anatomie des Nervensystems beim Menschen |
| 1821–1902 | Virchow | verfaßt eine Zellularpathologie |
| 1871/72, 1875, 1878 | Ranvier | beschreibt die segmentale Gliederung der Nervenfasern (Internodien) sowie deren Degeneration und Regeneration |
| 1880–81 | Gombault | beschreibt die segmentale Demyelinisierung (Névrite segmentaire périaxile) |
| 1886 | Charcot und Pierre Marie | beschreiben eine erbliche Form von progressiver Muskelatrophie: Charcot-Marie-Amyotrophie; von Tooth peroneale Atrophie genannt |
| 1888 | Ramon Y. Cajal | beschreibt die Nervenendknospen, von Sherrington Synapse genannt |
| 1891 | Waldeyer | bezeichnet die Einheit der Nervenzelle mit ihren Fortsätzen als Neuron |
| 1852–1934 | Santiago Ramon Y. Cajal | Verfechter der Neuronentheorie: und |
| 1906 | Camillo Golgi | Nobelpreis |
| 1892 | Eijkman | erkennt die Bedeutung des Reishäutchens bei der Genese der Beri-Beri-Polyneuritis |
| 1892 | Nissl | beschreibt retrograde Zellveränderungen |
| 1893 | Stroebe | beobachtet Axonschwellungen proximal und distal einer Läsion |
| 1892 | Sir Charles Scott Sherrington | fertigt eine Karte der sensiblen Dermatome an; macht die Bedeutung der Muskelsensibilität deutlich; beschreibt die Enthirnungsstarre |
| 1903 und 1907 | Reich | entdeckt die Pi- und My-Granula der Schwann-Zellen |
| 1914 | H. Swift | führt das „Australische Erythroödem" (pink disease) auf eine Quecksilbervergiftung zurück: $HgCl_2$: Kalomel, ein Wurmmittel |
| 1922 | Gasser und Erlanger | erhalten den Nobelpreis für die Erforschung des Wirkungspotentials der Nerven |
| 1948 | Weiss und Hiscoe | beschreiben eine proximodistale Axoplasmaströmung |
| 1971 1973 | Weiss und Mayr Kristensson und Olsson | beschreiben einen zusätzlichen retrograden Axoplasmafluß, aus der Peripherie zum Perikaryon |

# Allgemeine Pathomorphologie

Das Spektrum der morphologischen Untersuchung des peripheren Nervs umfaßt das Epineurium, in dem Fettzellen, Bindegewebe, Gefäße vorkommen, das Perineurium sowie den Endoneuralraum und verschieden große Nervenfaszikel mit ihren markhaltigen und marklosen Nervenfasern sowie kapillären und wenigen venösen Gefäßen. Pathologische Veränderungen im peripheren Nerv lassen sich daher als parenchymatöse, also neuronale Zellen und Axone betreffende und interstitielle, also Gefäße, Fibroblasten, Peri- und Epineurium erfassend, subsumieren.

## Einteilung

Während die Klassifizierung der Neuropathien sich nach klinisch-ätiologischen Kriterien richtet (Neundörfer 1987), erfolgt eine Einordnung der Neuropathien auf morphologischer Basis in axonale (Axono- oder Neuronopathien) oder myelinopathische Formen (Thomas u. Mitarb. 1984) – letztere besser als Schwannopathien zu bezeichnen, um die primäre Schädigung der Schwann-Zellen auch bezüglich der primär unbemarkten Axone auszudrücken.

Das periphere Nervensystem und damit der individuelle zur Untersuchung verfügbare periphere Nerv ist zum Zeitpunkt der Geburt, wenn auch nicht in Größenparametern von Axondurchmesser und Bemarkung, vollständig angelegt. Normdaten müssen daher zur Beurteilung einer kindlichen Nervenprobe bekannt sein.

Weiterhin ist die örtliche Herkunft des biopsierten Nervs zu kennen von Bedeutung, wobei nicht unbekannt bleiben sollte, ob eine Biopsie des gesamten Nervs oder nur einzelner Faszikel durchgeführt worden ist.

Die hier vorgestellte Pathomorphologie des peripheren Nervs stützt sich weitestgehend auf bioptisches Untersuchungsgut des N. suralis und selten auf die Einbeziehung kleiner dermaler Nervenfaszikel und Nervenendigungen.

Der N. suralis im Bereich der Wade oder retromalleolär enthält bis zu 12 separate Nervenfaszikel, wobei für inspektorisch-lichtmikroskopische und morphometrische Untersuchungen die größeren Faszikel wesentlich aussagekräftiger sind als die an Zahl geringeren kleineren Faszikel.

## Altersveränderungen an peripheren Nerven

Bei der Bewertung der pathologischen Veränderungen in einem peripheren Nerv darf das Alter des Patienten nicht unberücksichtigt bleiben. Bei Kindern und Jugendlichen muß bedacht werden, daß auch die peripheren Nerven erst nach Abschluß des allgemeinen Körperwachstums ihre endgültige adulte Struktur erlangen. Mit zunehmendem Alter – etwa ab der 3. Dekade – ist bereits mit einem altersabhängigen Involutionsprozeß zu rechnen. Periphere Nerven „normal alter" Patienten zeigen oft bereits erhebliche „pathologische" Veränderungen. Dem entsprechen klinische Beobachtungen von alten Patienten mit distalen Reflex- und Sensibilitätsausfällen, ohne daß sie subjektiv unter einer Polyneuropathie zu leiden hätten.

Der altersabhängige und möglicherweise genetisch determinierte Involutionsprozeß wird in den meisten Fällen sicher überlagert durch vielfältige erworbene Läsionen (toxische, entzündliche oder traumatische), welche sich klinisch und im normalen Leben nicht unbedingt manifestieren müssen.

Mit dem Fortschreiten des Alters ist mit einer zunehmenden axonalen Degeneration myelinisierter und nichtmyelinisierter Fasern zu rechnen. Weiterhin wurden zunehmende paranodale und segmentale Demyelinisierungen beschrieben. Infolge einer primären Axonschrumpfung kommt es zu einer relativen Verdickung der Markscheide und somit zu einer Abnahme des Quotienten aus Axonkaliber und Markscheidendicke.

Parallel zu diesen degenerativen Prozessen laufen reparative Mechanismen mit regenerierenden Axonen und remyelinisierten Fasern. Weiterhin ist ein progredienter Nervenzellverlust im Alter zu beobachten; in den noch übrigbleibenden Nervenzellen wird Lipofuszin angehäuft; in den Schwann-Zellen sammeln sich Pi-Granula.

## *Parenchymatöse Läsionen*

*Axonale Schädigung:* Der schwerste Grad der axonalen Schädigung ist der Untergang des Axons mit oder ohne Nervenzelleib und allen seinen Fortsätzen, wobei eine akute Schädigung mit Veränderungen einhergeht, die man als Waller-Degeneration bezeichnet. Wird ein peripheres Axon traumatisch, das heißt bei einem Unfall, iatrogen oder experimentell durchtrennt, fällt nur der distale Anteil der Wallerschen Degeneration anheim. Der Begriff der Waller-Degeneration beinhaltet nicht nur den Untergang der Nervenfaser, vornehmlich studiert an markhaltigen Exemplaren, sondern auch die Phänomene, die nach einer akuten Schädigung eintreten, so daß experimentelle Untersuchungen erlauben, einzelne Stadien der Waller-Degeneration zu registrieren.

Nach akuter Durchtrennung des peripheren Axons entwickelt sich die Waller-Degeneration innerhalb weniger Tage, wenn auch offenbar in den einzelnen distalen Abschnitten, trotz gleichzeitiger Durchtrennung, mit unterschiedlichen Geschwindigkeiten. Schon wenige Stunden nach dem traumatischen Ereignis akkumulieren Mitochondrien paranodal, gefolgt von einer Verdichtung des Axoplasmas. Die Lockerung der Markscheide beginnt im Bereich der „intraperiod line", also mit einer Wiederöffnung des extrazellulären Raumes, woran sich eine Abhebung der einzelnen Myelinlamellen im paranodalen Bereich anschließt. Es folgt der Verlust axonaler Strukturen wie Mitochondrien, Neurofilamente und Neurotubuli, gefolgt von einem Kollaps des Axons und einer Desintegration der Markscheiden unter Bildung von sog. Ovoiden (Abb. 9.1). Schwann-Zellen reagieren durch Multiplikation. Aus endoneuralen Gefäßen kommen mononukleäre Zellen, die sich zu Makrophagen umbilden, wobei sie sich aktiv der Aufarbeitung untergehenden Axoplasmas und Markscheidenmaterials durch Eindringen unter die Basalmembran der Schwann-Zellen annehmen können. Hämatogene Monozyten sind bei der Waller-Phagozytose degenerationsbedingt in erster Linie wirksam, während die phagozytotische Aktivität von Schwann-Zellen nach neuesten experimentellen Untersuchungen – mit Hilfe von Milliporediffusionskammern – offenbar extrem gering ist.

Nach Beseitigung des Axons mit oder ohne Markscheide bleiben proliferierte Schwann-Zellen, von einer gemeinsamen Basalmembran umschlossen, als Büngner-Bänder (Abb. 9.2) zurück, wobei gelegentlich auch innerhalb dieser Basalmembran in den Makrophagen sowie in den Schwann-Zellen die intralysosomalen Reste von abgebauten Nerven nachweisbar sind (Vital u. Vallat 1987). Beim Ausfall unbemarkter Axone lagern sich Schwann-Zellfortsätze plattenartig, von einer gemeinsamen Basalmembran umschlossen (Abb. 9.3a), zusammen, oft unter Bildung von Kollagentaschen (Abb. 9.3b).

Im proximalen axonalen Segment kommt es zu einer retrograden Reaktion, die sich, noch über lange Zeiträume nachweisbar, bis in das dazugehörige Perikaryon unter dem Bild der zentralen Chromatolyse fortsetzen kann, und zur Auftreibung des Axons infolge Vermehrung von Mitochondrien und deren Degenerationsprodukten, den sog. „dense bodies".

Gefolgt werden Verlust und Beseitigung der distalen Axone (Abb. 9.4) nicht selten von Regeneraten, die sich aus dem proximalen Stumpf ableiten oder aus benachbarten intakten Nervenfasern in verbliebene Büngner-Bänder als Leitlinien einsprossen, wobei nicht selten kleine bemarkte Nervenfaseraggregate (Abb. 9.5a) Ausdruck solch einer Regeneration sind, wobei die einzelnen bemarkten Axone mit eigener Basalmembran repariert sind. Die Zahl proliferierter Schwann-Zellen bildet sich auch nach erfolgreicher Regeneration offenbar nicht zur präläsionalen Norm zurück. Internodien regenerierter Nerven erscheinen kürzer, und ihre Markscheiden sind ebenfalls dünner, so daß die g-ratio, d. h. das Verhältnis von Axon zum gesamten bemarkten Nerv, der regenerierten Nervenfasern deutlich größer als normal ist. Bei primär marklosen Axonen kann die absolute Zahl markloser Nervenfasern nach kurz voraufgegangener axonaler Schädigung vermehrt sein. Primär marklose regenerierte Axone können oberflächlich im Bereich zugehöriger

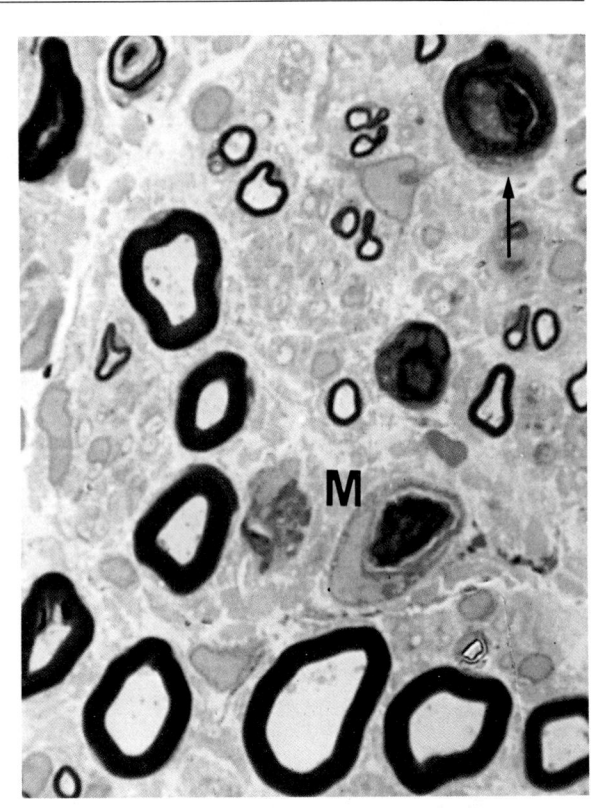

Abb. 9.1 Akuter Untergang markhaltiger Nervenfasern (Pfeil) (M), × 400.

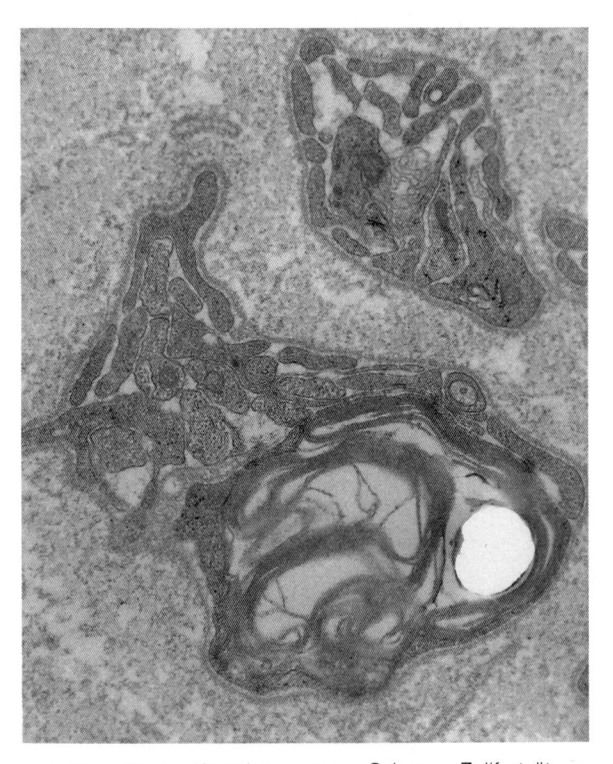

Abb. 9.2 Zwei Komplexe von Schwann-Zellfortsätzen, umgeben von jeweils einer gemeinsamen Basalmembran, und restliches Myelinmaterial nach Verlust der Nervenfasern, × 20475.

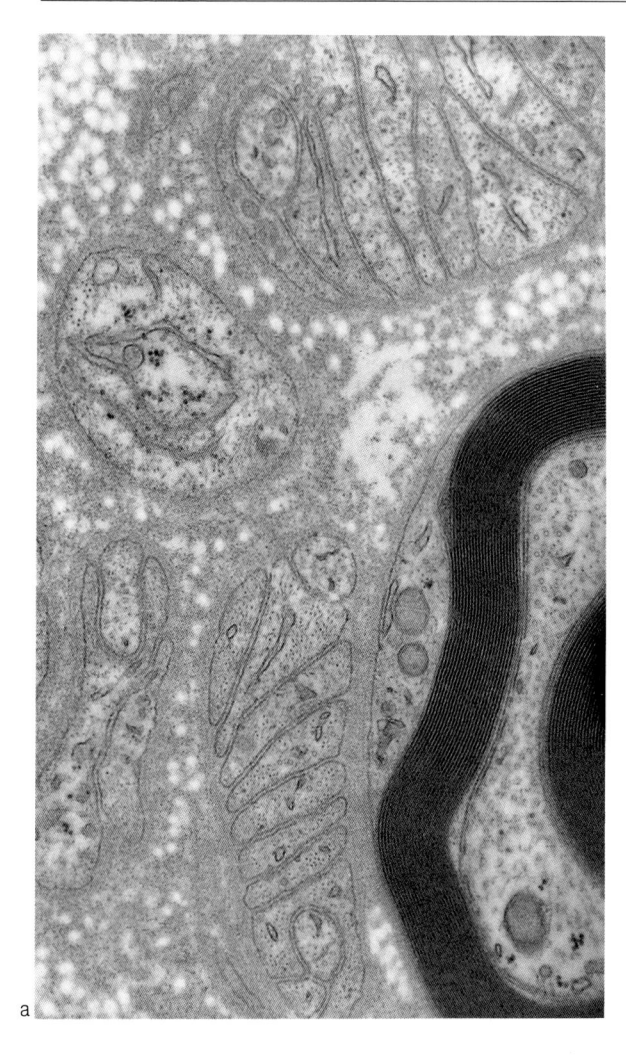

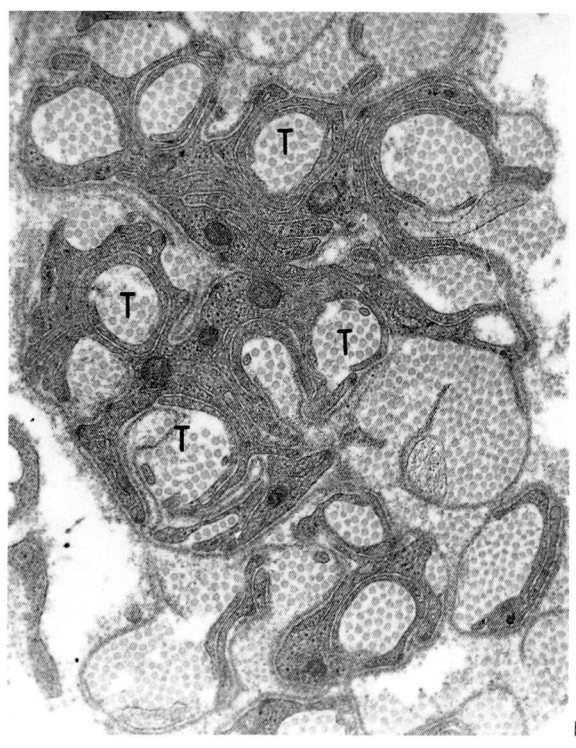

Abb. 9.**3a** Mehrere plattenartig aneinander gelagerte Schwann-Zellfortsatz-Komplexe, umgeben von einer gemeinsamen Basalmembran, nach Verlust primär markloser Nervenfasern, × 31200. **b** Proliferierte Schwann-Zellfortsätze ohne Axone bilden Taschen (T) um Kollagenfibrillen, × 19565.

Schwann-Zellen, statt von Schwann-Zytoplasma umgeben, liegen (Abb. 9.**6**).

Da Axone zu erfolgreicher Regeneration Leitstrukturen bedürfen, sei es innerhalb, sei es außerhalb Büngner-Bänder, findet man nicht selten als Ausdruck der Regeneration primär markloser Nervenfasern derartige marklose Regenerate, umgeben von Schwann-Zellfortsätzen entlang und damit im Querschnitt um präexistente markhaltige Nervenfasern gelegen, ein Phänomen, das an Zwiebelschalenbildung erinnert, ätiologisch aber nicht unbedingt auf eine voraufgegangene Demyelinisierung und Remyelinisierung des umgebenen markhaltigen Axons zurückgeführt werden muß (Abb. 9.**6**). Die Zeiträume für die einzelnen Zeitstadien der Waller-Degeneration vor allem nichttraumatischer Art und anschließenden Regeneration sind vom Menschen kaum bekannt und dort, wo eine Waller-Degeneration akut bei einzelnen biopsierten Nerven nachgewiesen wird, ist ihre zeitliche Zuordnung zum Primärereignis meist ungenau.

Gelingt es einem regenerierenden Axon markloser oder bemarkter Natur jedoch nicht, eine Leitstrecke zu finden, so kommt es zu einem ungerichteten Aussprossen der Axone, das sich als ein endoneurales Neurom, als ein faszikuläres Neurom bei Eindringen regenerierender Axone in das Perineurium (Abb. 9.**7a** u. **b**) oder letztlich bei voraufgegangener Verletzung des Perineuriums mehrerer Faszikel mit Schädigung des Epineuriums in einem Neurom äußern kann (Abb. 9.**8a** u. **b**). Da auch Schwann-Zellen bei solchen fehlgerichteten regenerierenden Axonen mitwirken, kann es zu einer Bildung von Markscheiden innerhalb von Neuromen in neugebildeten Minifaszikeln kommen.

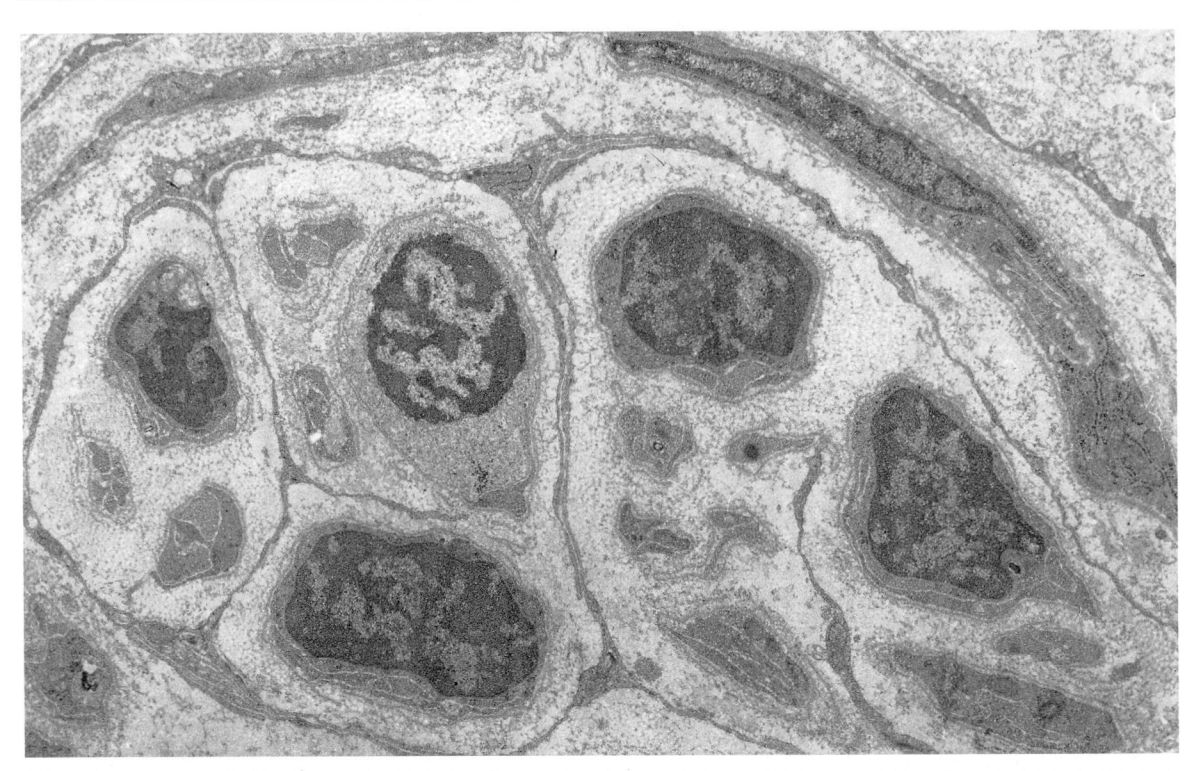

Abb. 9.4 Ein intramuskulärer Nervenfaszikel ohne Axone mit Schwann-Zellen und Schwann-Zellfortsätzen bei spinaler Muskelatrophie, × 7600.

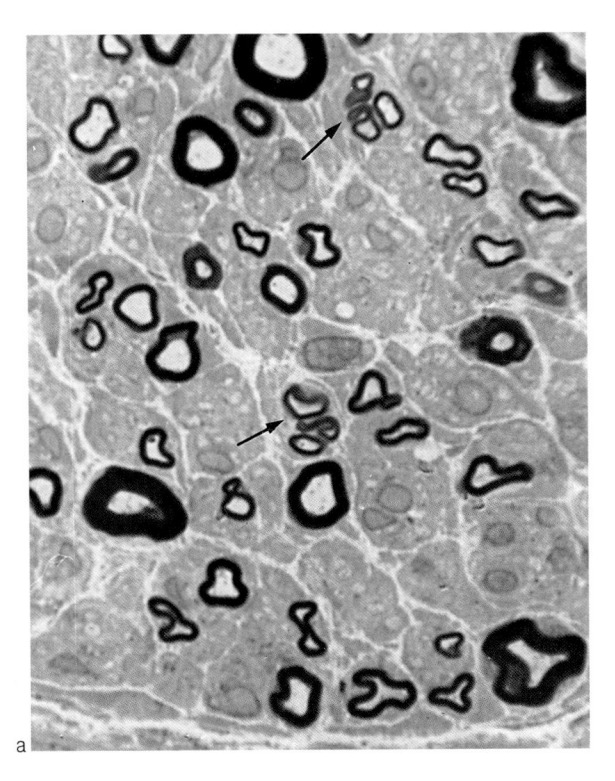

Abb. 9.5a Zwei Komplexe (Pfeile) kleinkalibriger, bemarkter, dicht gelegener Nervenfasern zeigen Regeneration an, × 3800. b Elektronenmikroskopisch enthalten derartige Regeneratkomplexe dicht gepackte separierte Nervenfasern mit jeweils eigener Lamina basalis (Pfeile), × 10500.

Allgemeine Pathomorphologie 407

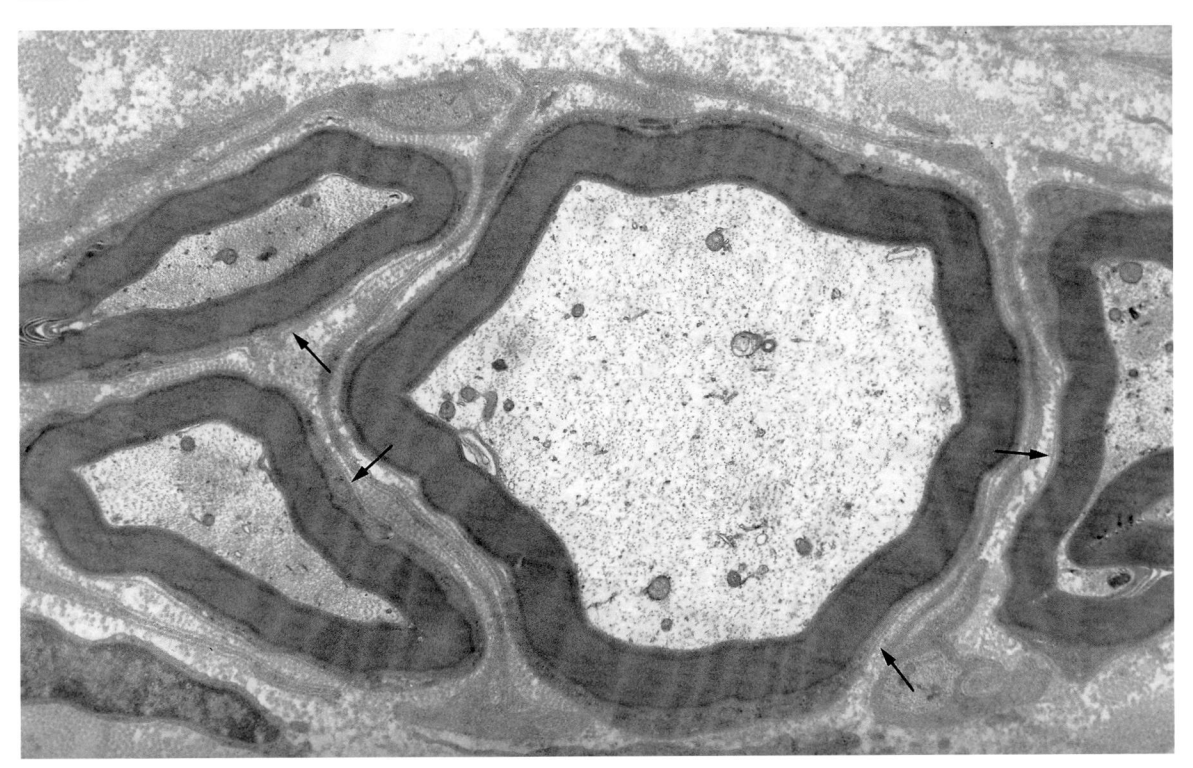

Abb. 9.**5b**

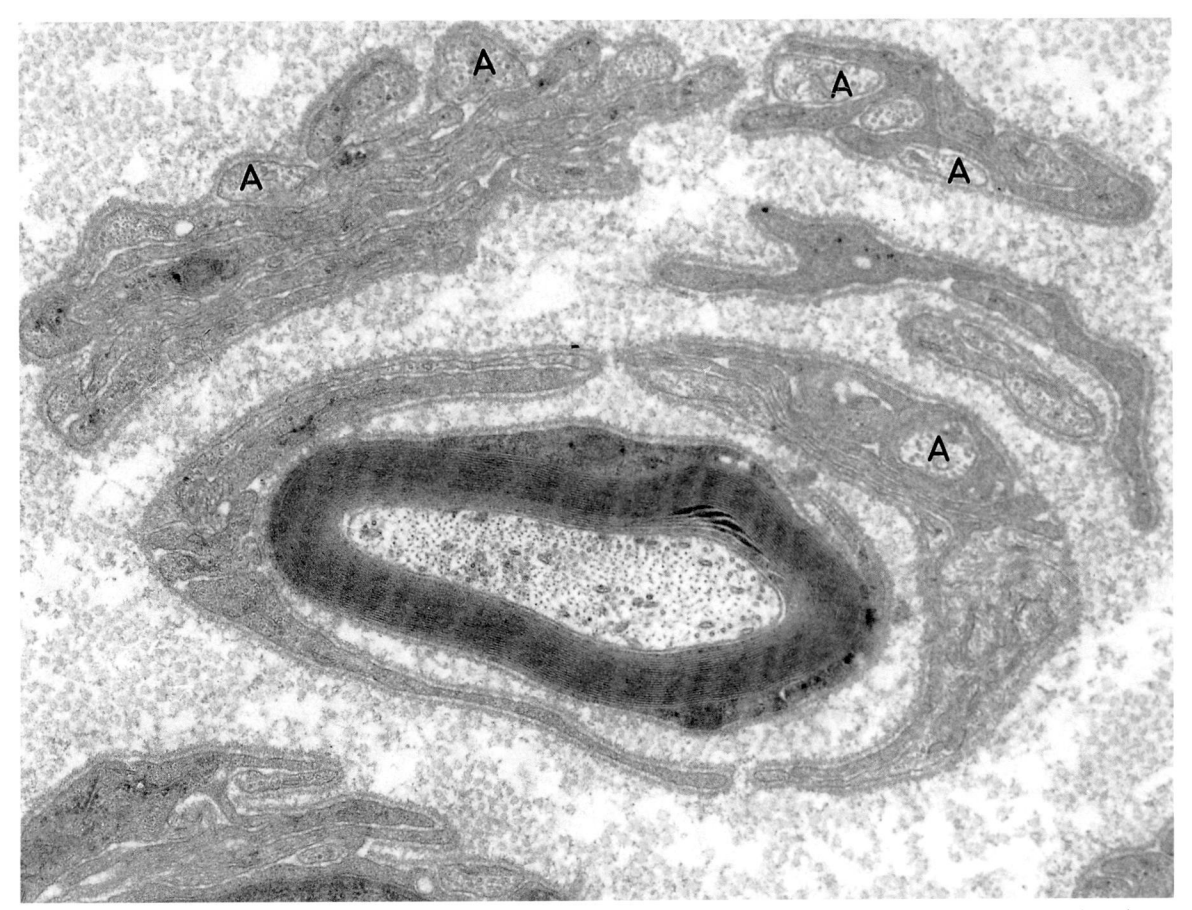

Abb. 9.**6** Eine markhaltige Nervenfaser ist umgeben von Schwann-Zellfortsätzen mit einem marklosen Axon sowie nahegelegenen Schwann-Zellkomplexen mit oberflächlich gelegenen Axonen (A) als Ausdruck der Regeneration markloser Nervenfasern, × 27075.

# 9 Pathologie des peripheren Nervensystems

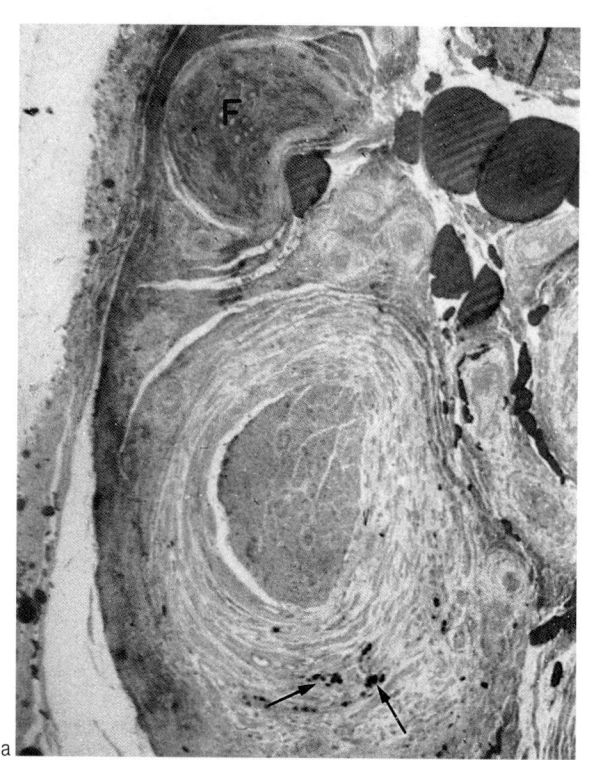

Abb. 9.7 Faszikuläres Neurom.
**a** Faszikel mit stark, aber unregelmäßig verbreitertem Perineurium und intraperineuralem Eisen (Pfeile) neben benachbartem unauffälligem Nervenfaszikel (F), × 80.
**b** Innerhalb des Perineuriums Regenerate von Schwann-(S) Zellfortsätzen und marklosen Axonen (A), × 17 100.

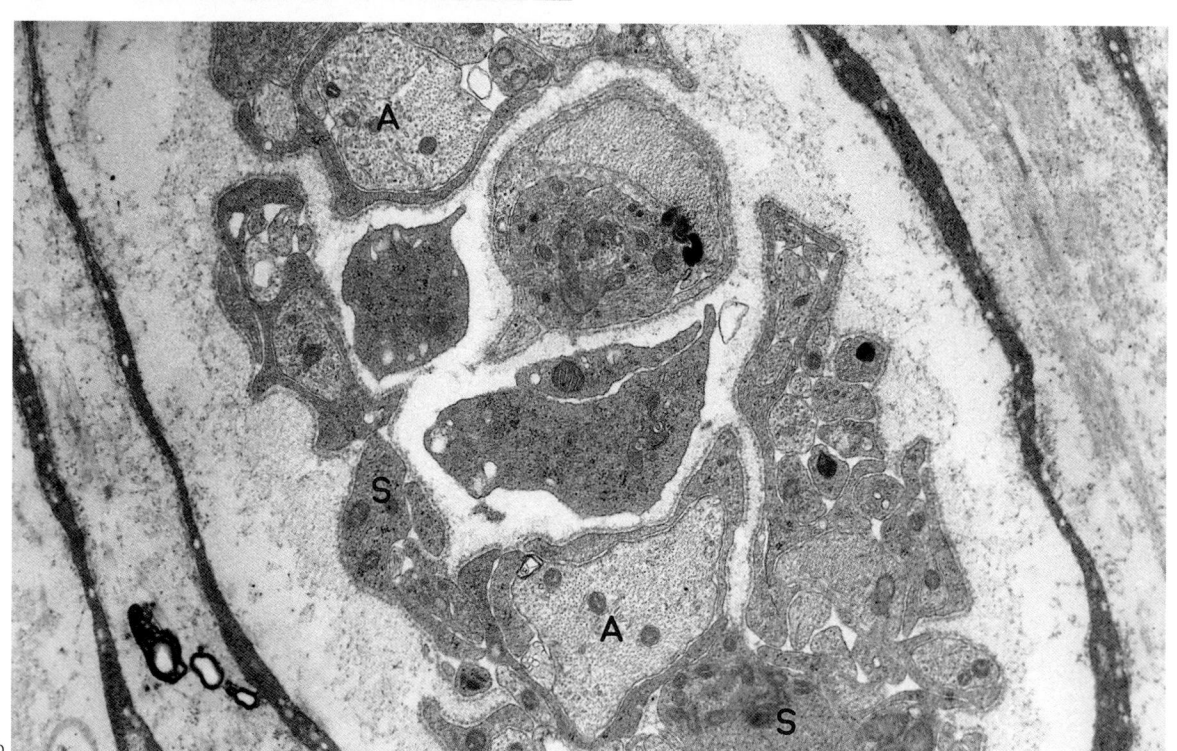

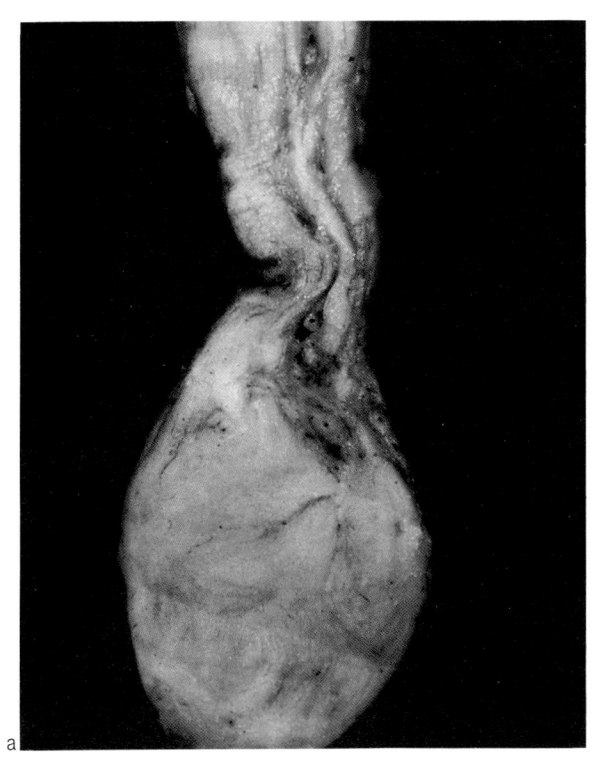

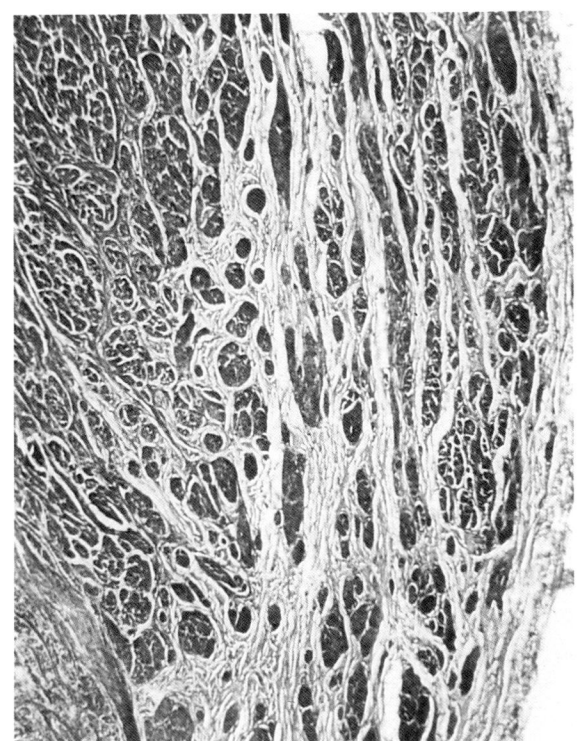

Abb. 9.8 Amputationsneurom. **a** N. ischiadicus mit etwa walnußgroßem Neurom an der Schnittstelle im proximalen Oberschenkel. **b** Zahllose regenerierte „Mini"-Nervenfaszikel unterschiedlichen Kalibers bilden ein ungeordnetes Geflecht inmitten faserreichen Bindegewebes, × 64.

## Chronische axonale Schädigung (Neuronopathien oder Axonopathien)

Die *axonale Atrophie*, oft als „dying back neuropathy", distal beginnend und zentripetal fortschreitend, bei vielen toxisch-induzierten und spontanen Neuropathien vorliegend (Cavanagh 1979), die im bioptischen Bild nicht selten mit Entrundung vor allem des bemarkten Nervs einhergeht, ist durch ein Mißverhältnis von Markscheidendicke und Axondurchmesser zuungunsten des Axons morphologisch gekennzeichnet.

*Elektronenmikroskopisch* ist eine Verminderung der Neurofilamente erkennbar. Solange das Axon erhalten, aber atrophisch bleibt, kann sich eine sekundäre Demyelinisierung anschließen. Vom „Dying-back"-Prozeß im distalen peripheren Nerv ist die *zentrale distale Axonopathie*, die z. B. bei der subakuten Myelooptikoneuropathie vorkommt, zu unterscheiden (Thomas u. Mitarb. 1984).

Da im Axoplasma als reaktives Phänomen nicht nur nach Nervendurchtrennung Mitochondrien und dichte Körperchen („dense bodies") vermehrt auftauchen, sondern auch in terminalen Axonen, besonders sichtbar in biopsierten Hautproben, kann sich auch bei lysosomalen Speicherkrankheiten eine Auftreibung bemarkter Axone durch Mitochondrien und dichte Körperchen, vereinzelt, besonders bei der $G_{M2}$-Gangliosidose, auch durch krankheitsspezifische lysosomale Residualkörperchen entwickeln (Abb. 9.28). Nicht immer lassen sich diese reaktiven axonalen Veränderungen von solchen eindeutig unterscheiden, die als dystrophische Veränderungen bezeichnet wurden und bei Vitamin-E-Mangel – wenn auch vorwiegend in den spinalen Hintersträngen – beobachtet wurden (Lampert 1967). Eine Vermehrung der Neurofilamente mit Auftreibung des Axonquerschnitts kommt bei der entweder hereditären oder durch bestimmte organische Industriechemikalien hervorgerufenen *Riesenaxonneuropathie* vor. Die Mikrotubuli können hier auch vermehrt sein, während die numerische Verminderung der Mikrotubuli nicht selten Ausdruck der unzureichenden Erhaltung des Gewebes ist.

Im Axoplasma können sich Glykogen (Abb. 9.**9a**) (Neundörfer 1987) sowie nicht selten als Zufallsbefund oder als Ausdruck einer Systemkrankung Polyglukosankörper (Abb. 9.**9b**) ansammeln, die in ihrer filamentären Feinstruktur den Corpora amylacea in Astrozytenfortsätzen ähnlich sind. Das Glykogen im Axoplasma kann entweder frei oder membrangebunden vorkommen, wobei man im letzteren Fall von Glykogenosomen spricht, ein seltener, aber ebenfalls unspezifischer Befund. Auch Hiranokörperchen sind im Axon beschrieben worden. Lipofuszin im Axon (Abb. 9.**9c**) mag Ausdruck eines gestörten anterograden Transportes sein.

## 9 Pathologie des peripheren Nervensystems

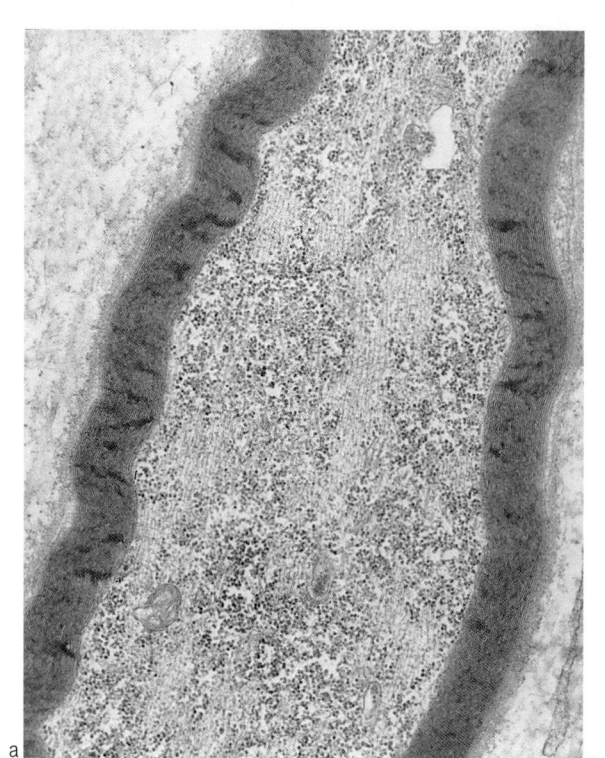

Abb. 9.9
**a** Das Axoplasma enthält neben Neurofilamenten reichlich axoplasmatisches granuläres Glykogen, × 23650.
**b** Intraaxonaler Polyglukosankörper, der das Axoplasma komprimiert hat, × 10528, ein markhaltiges Axon aufgetrieben hat, (Einsatz I: × 410) und aus feinen Filamenten besteht (Einsatz II. × 32000).
**c** Ein großes Lipopigmentgranulum im Axon, × 42000.
**d** Ein markloses Axon bei neuroaxonaler Dystrophie ist aufgetrieben durch Einschlußkörperchen (E) und proliferierte tubulozisternale Profile (P), × 17290.

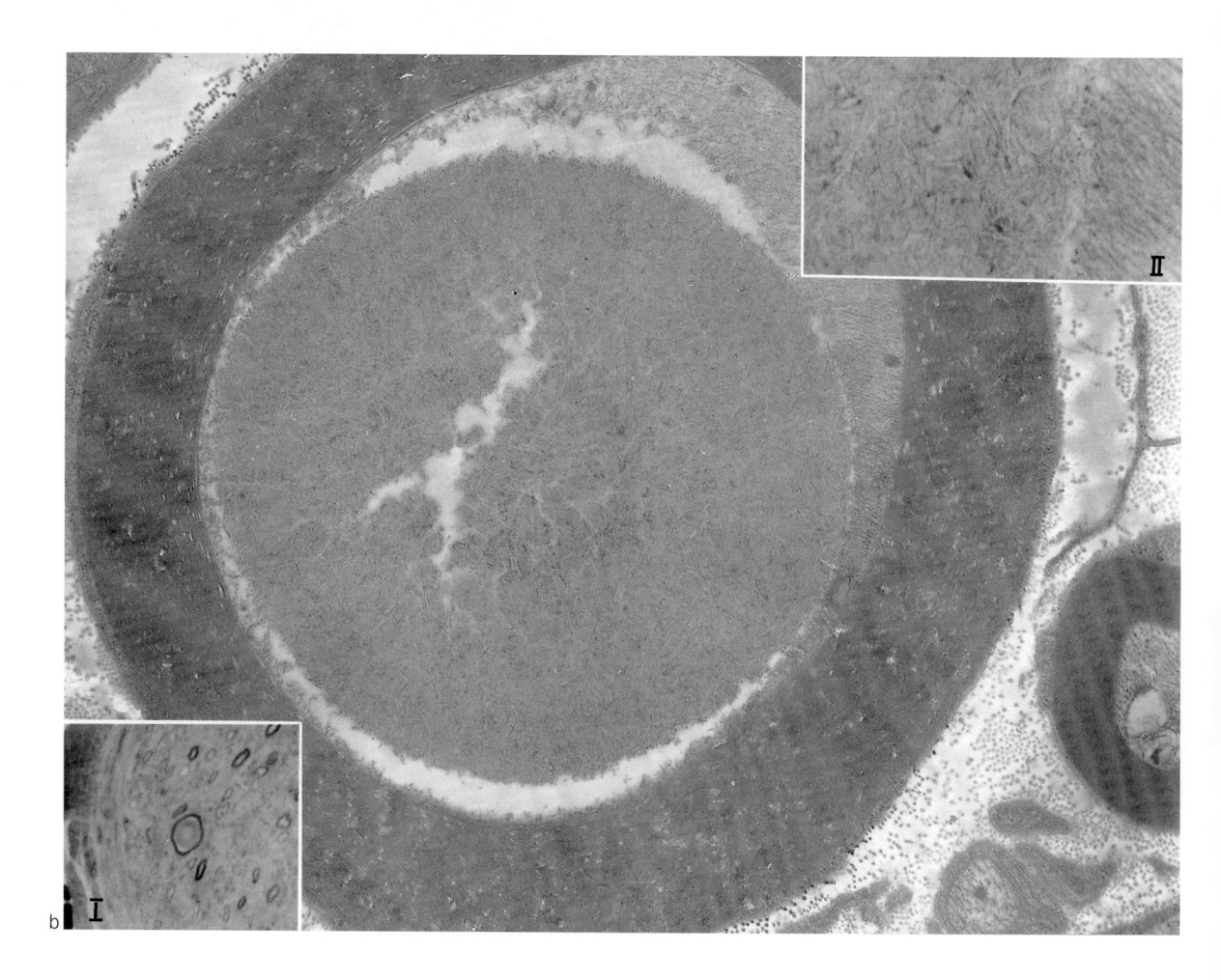

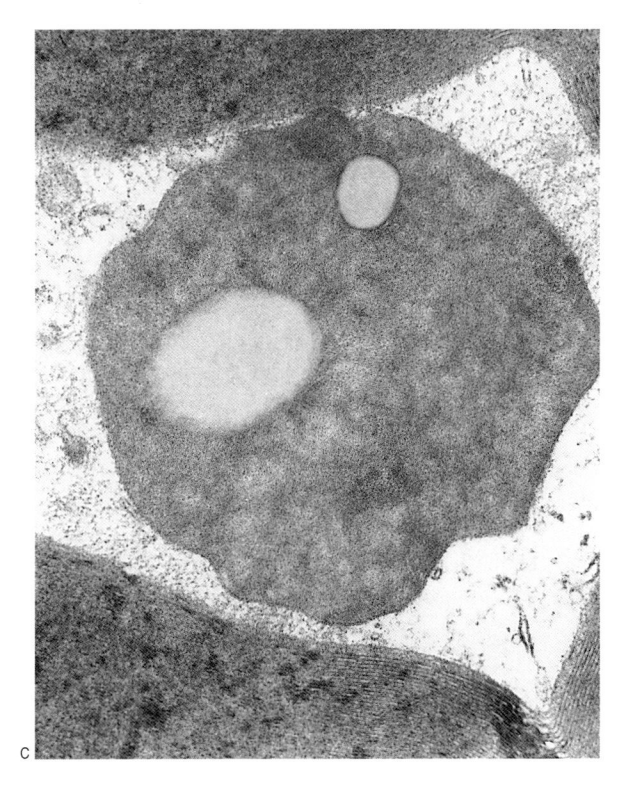

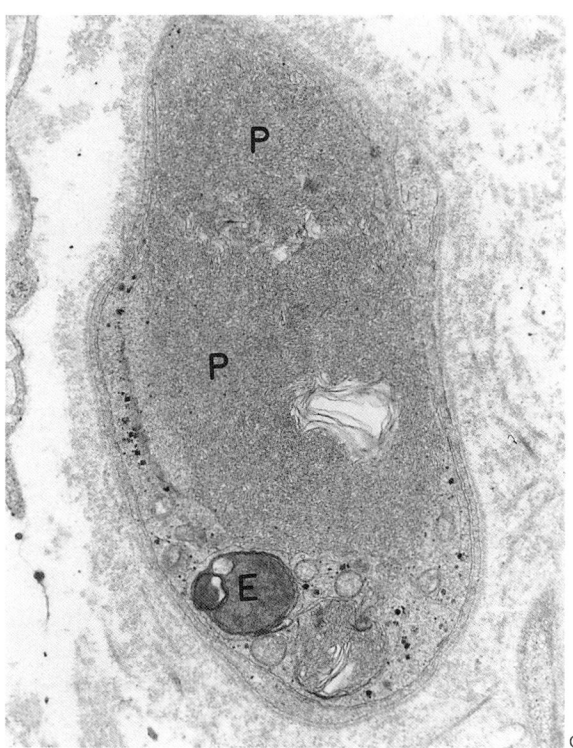

Die Vermehrung von tubulovesikulären, zisternalen membranösen Elementen mit Auftreibung vor allem terminaler Axone findet sich bei der infantilen *neuroaxonalen Dystrophie* (Abb. 9.**9d**). Aggregation der Zisternen ist ebenfalls im Axoplasma beobachtet worden (Vital u. Vallat 1987).

Die meisten dieser Veränderungen am Axon sind eindeutig nur elektronenmikroskopisch nachweisbar, während sich lichtmikroskopisch, meist im Semidünnschnitt, eine axonale Schädigung höchstens als Verdichtung des Axoplasmas zu erkennen gibt.

## Pathologie der Schwann-Zelle

Die Schwann-Zelle umgibt das Axon, wobei unter normalen Bedingungen multiple Axone von einer Schwann-Zelle eingeschlossen unbemarkt bleiben, während größerkalibrige solitäre Axone von jeweils einer Schwann-Zelle mit einer Markscheide versorgt werden. Der Aufbau der Markscheide aus zirkulär angeordneten, auf der zytoplasmatischen Seite zur „major dense line" und auf der Außenseite der Zellmembran zur „intraperiod line" fusionierten Schwann-Zellmembranen führt zu einer Vulnerabilität, die bei Einwirkung toxischer, immunologisch-entzündlicher oder infektiöser Faktoren eine Schädigung der Schwann-Zelle oder nur der Markscheide bedingen kann.

Die primäre Demyelinisierung beginnt paranodal im Bereich der Ranvier-Schnürringe und kann das ganze Internodium, also das Markscheidenterritorium einer einzigen Schwann-Zelle bemarkter Axone (Abb. 9.**10a**), erfassen. Die markfreie Strecke einer bemarkten Nervenfaser im Bereich des Ranvier-Schnürrings (Abb. 9.**10b**) unterscheidet sich von der entmarkten Faser durch die periaxonalen kranzartigen Schwann-Zellzungen.

Die *segmentale Demyelinisierung* ist besonders an gezupften Einzelfasern („Teased-fiber"-Präparat), aber auch elektronenmikroskopisch erkennbar, Markscheidenabbauprodukte können sowohl innerhalb Schwannscher Zellen wie auch in Makrophagen nachgewiesen werden.

Auch die Druckeinwirkung auf den bemarkten Nerv kann unter Schonung des Axoplasmas zu einer segmentalen Demyelinisierung führen, besonders dann, wenn, wie bei der familiären Neigung zu Druckparesen, die Markscheiden primär abnorm sind.

Die *sekundäre Demyelinisierung* geht offenbar von einer vorausgegangenen Läsion des Axons aus, die entweder im Sinne einer axonalen Atrophie mehrere hintereinandergeschaltete Segmente elektiv geschädigter bemarkter Nervenfasern treffen oder infolge örtlicher Auftreibung des Axons durch vermehrte Neurofilamente bei der Riesenaxonneuropathie ein ungleichmäßiges Verteilungsmuster aufweisen kann.

Eine Demyelinisierung ist häufig von *Remyelinisierung* gefolgt, wobei durch Proliferation von Schwann-Zellen neue, kürzere Internodien gebildet werden. Die neugebildete Markscheide ist bei gleichbleibender Axondicke dünner (Abb. 9.**11a–d**). Die kürzeren und dünner remyelinisierten Internodien

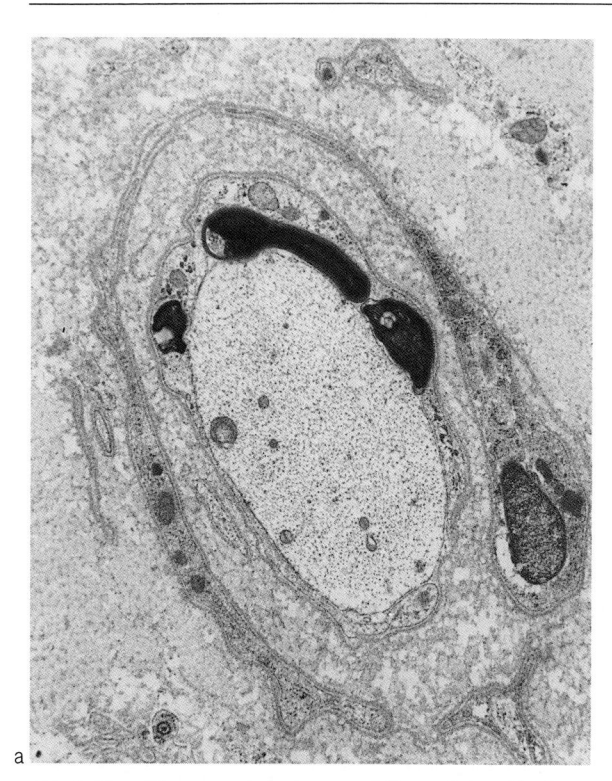

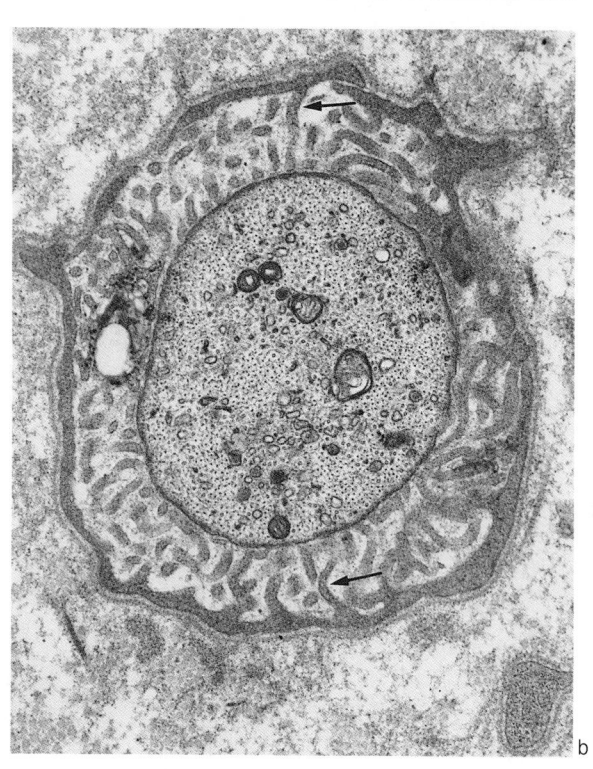

Abb. 9.**10a** Ein entmarktes Axon enthält restliches Myelinmaterial in der Schwann-Zelle; beginnende Zwiebelschalenbildung durch zirkuläre Schwann-Zellfortsätze, × 12 825. **b** Im Bereich des Ranvier-Schnürrings, gekennzeichnet durch Schwann-Zellzungen (Pfeile), erscheint das normale bemarkte Axon im Querschnitt ohne Markscheide, × 22 295.

sind elektronenmikroskopisch (Abb. 9.**11c** u. **d**) und besonders eindrucksvoll in gezupften Einzelfasern erkennbar (Abb. 9.**11a** u. **b**).

Dauert der Prozeß der Demyelinisierung und Remyelinisierung in repetitiver Folge an, so können sich überzählig proliferierte Schwann-Zellen in Zwiebelschalenform (Abb. 9.**12**) um demyelinisierte und remyelinisierte Axone zirkulär anordnen und bei entsprechender Dicke eines derartigen Zwiebelschalenmantels zu einer *hypertrophischen Neuropathie* führen. Andererseits finden sich nicht selten auch nur zirkuläre Schlingen von leeren Basalmembranen (Abb. 9.**13**).

Zwar sind zum Zeitpunkt der Geburt die entsprechenden peripheren Nerven bemarkt, der Markscheidenbildungs- und -reifungsprozeß setzt sich jedoch noch in der ersten Lebensdekade fort, beispielsweise im N. suralis bis zum 5. Lebensjahr, wo sich die Zahl markhaltiger Nerven von 4000/mm$^2$ auf 12 500/mm$^2$ (Vital u. Vallat 1987) erhöht. Gelegentlich fehlen jedoch im kindlichen peripheren Nerv Markscheiden, oder es besteht eine Hypomyelinisierung, offenbar regelmäßig bei der HSMN III, aber auch bei einzelnen anderen Fällen von frühkindlicher chronischer Neuropathie (Guzzetta u. Mitarb. 1982). Hierbei sind leere Basalmembranschlingen aber vermehrt (Abb. 9.**13**), Markscheidenlamellen im Querschnitt, auf den Axondurchmesser bezogen, deutlich vermindert.

Andererseits kommen tomakuläre Verdickungen von Markscheidenabschnitten infolge Vermehrung der Myelinlamellen oder durch die Schlingenbildung größerer Markscheideneinheiten um das entsprechende Axon bei der familiären drucksensitiven Neuropathie vor.

Als weitere Läsion findet sich das „unkompaktierte" Myelin (Abb. 9.**14**). Die Marklamellen sind nicht festgefügt und enthalten Schwannsches Zytoplasma (Vital u. Vallat 1987), so daß „Majordense"- und „Intraperiod"-Linien nicht ausgebildet sind. Das unkompaktierte Myelin kann die ganze Markscheidendicke ausmachen oder innen oder außen von festgefügtem Myelin umgeben sein. Hiervon ist das sog. lockere Myelin zu unterscheiden, das oft infolge unzureichender Fixierung oder Autolyse als Artefakt vorkommt. Auch regionaler Mangel an Kontrast der „Intraperiod"-Linien ist offenbar artefaktbedingt (Abb. 9.**15**).

Die Atrophie des Axons kann zu einer Verbreiterung des axonalen Schwann-Zellzytoplasmas unter Bildung eines adaxonalen Netzwerks (Abb. 9.**16**) führen. Vakuolen können sich sowohl innerhalb von Markscheiden wie zwischen Markscheiden und Axon ausbilden. Im äußeren Schwann-Zytoplasma können vermehrt Polysomen, Ribosomen, rauhes endoplasmatisches Retikulum als Ausdruck intensiver Proteinproduktion vorkommen. Glykogen kann im Zytoplasma (Abb. 9.**17**) sowie membrangebunden in Glykogenosomen auftreten, während bei

Allgemeine Pathomorphologie 413

Abb. 9.11 Remyelinisierung.
**a** Zwei benachbarte Segmente einer gezupften Faser zeigen unterschiedliche Markscheidendicke, × 425.
**b** Im Vergleich zu normaler Nervenfaser mit gleich starken Markscheiden, × 410.
**c** Elektronenmikroskopisch ist Remyelinisierung ebenfalls durch vergleichsweise dünnere Markscheiden (Pfeile) gekennzeichnet, × 5950.
**d** Im Querschnitt ist die Markscheide im Vergleich zum Axondurchmesser sehr dünn, × 21 450.

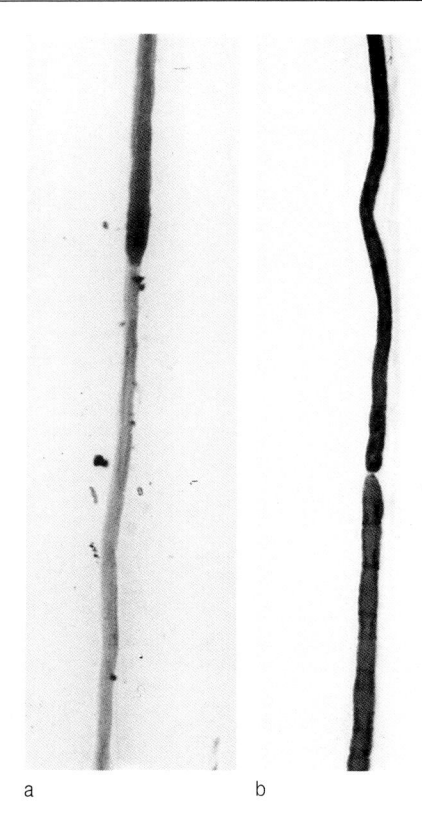

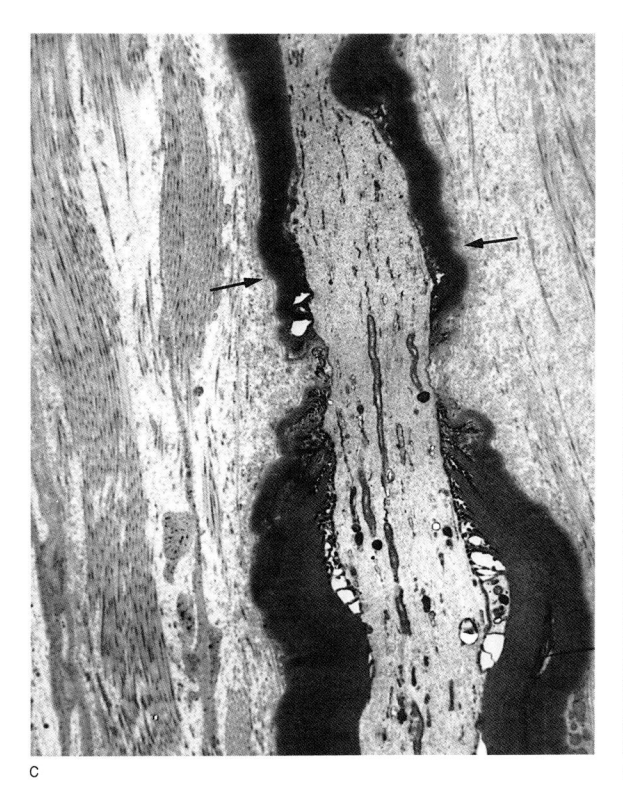

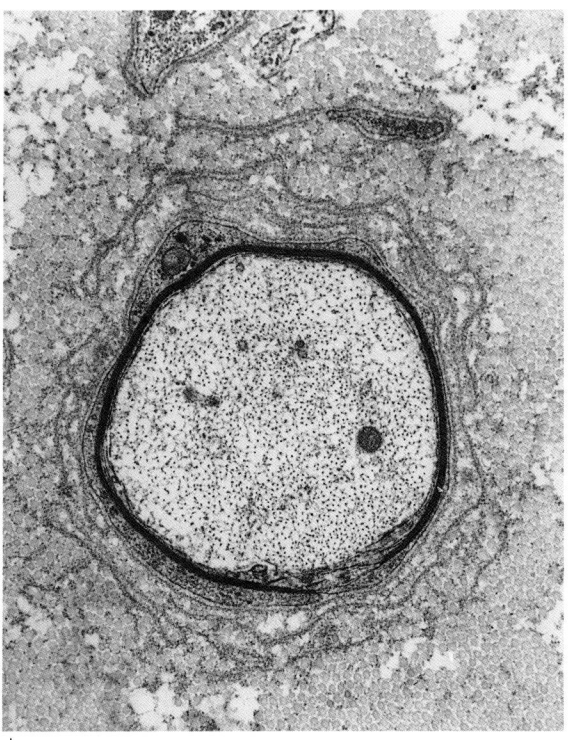

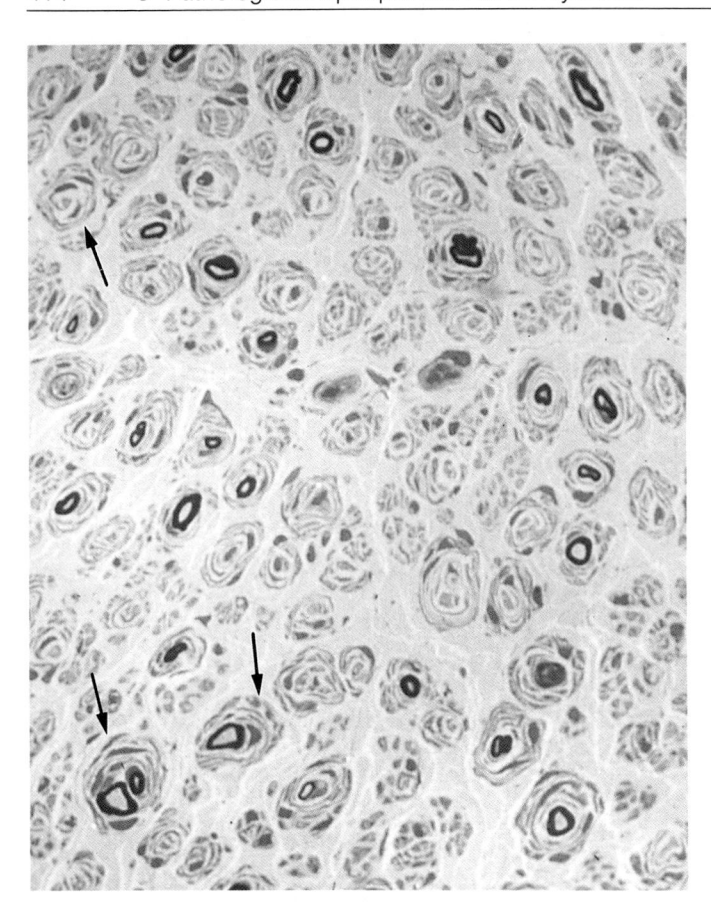

414  9 Pathologie des peripheren Nervensystems

Abb. 9.12 Rezidivierende De- und Remyelinisierung führen zu Zwiebelschalenbildung (Pfeile), einer hypertrophischen Neuropathie. Toluidinblaugefärbter Semidünnschnitt, × 400.

der Typ-II-Glykogenose Glykogen intralysosomal gespeichert wird. Fett bildet sich in Schwann-Zellen bei rapidem Untergang markhaltiger Nervenfasern (Abb. 9.18) und bei der Tangier-Krankheit. Pi-Granula (nach Reich) (Abb. 9.19), die metachromatischer Natur sind, kommen in wechselnder Zahl in Schwann-Zellen normaler bemarkter Nervenfasern vor, können aber bei hoher Frequenz und vielfältigem ultrastrukturellem Spektrum auch Manifestation einer gesteigerten katabolen Stoffwechseltätigkeit der Schwann-Zelle sein. Sogenannte Elzholtz-Granula – und Granula nach Reich – stellen kleine runde lamellare Körperchen dar, deren lamellare Periodizität sich von der des Myelins unterscheidet.

Die Myelinovoide bei intakten Markscheiden stellen sektorenartig ausgestülpte Markscheiden dar, ohne pathologischen Stellenwert zu besitzen.

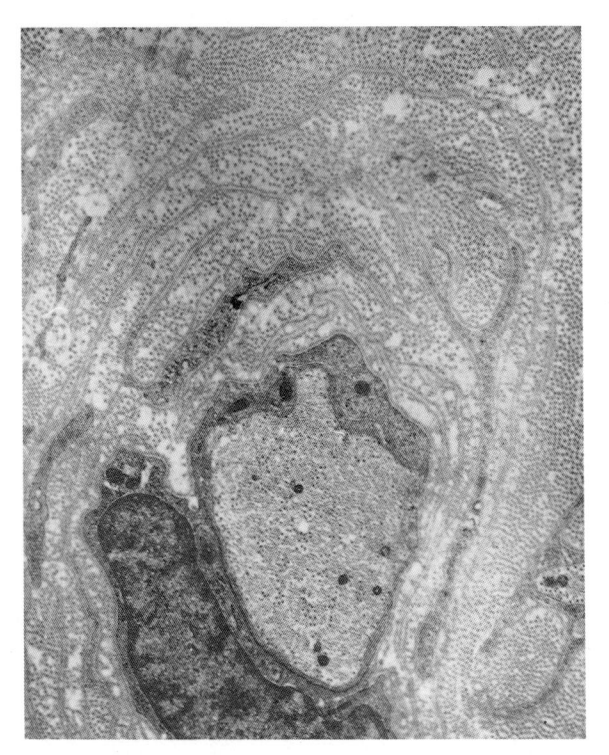

Abb. 9.13 Ein solitäres unbemarktes Axon, umgeben von Schwann-Zellfortsätzen und Basalmembranschlingen, × 23320.

Abb. 9.15 Unterschiedliche Markscheidenkontrastierung, ▷ × 26980. Unterschiedliche Darstellung der Intermediärlinie bei gleicher Periodizität der „major dense line" (Einsatz I: × 12250), während das reguläre markhaltige Axon eine gleichmäßige Myelinscheide aufweist (Einsatz II: × 76500).

Allgemeine Pathomorphologie 415

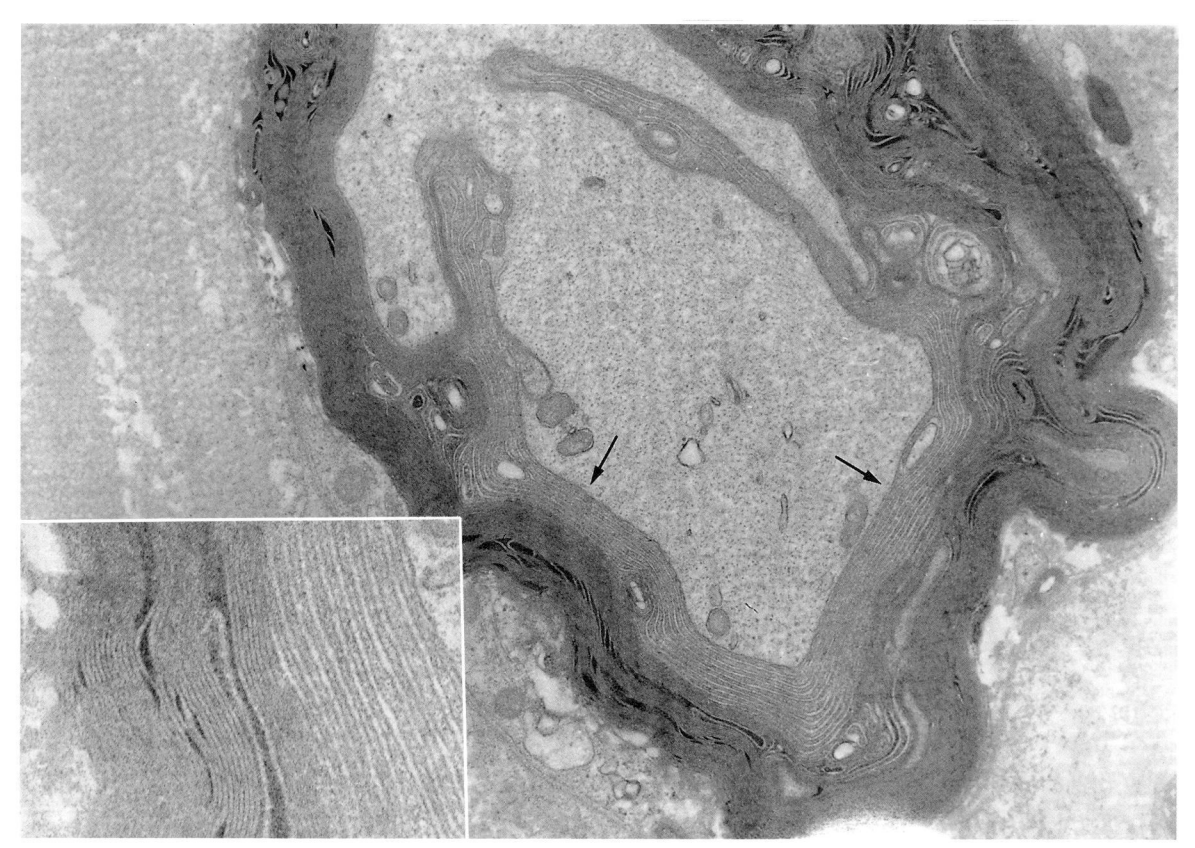

Abb. 9.**14** Unkompaktiertes Myelin im Inneren der Markscheide (Pfeile), × 19525, bedingt durch nicht verschmolzene Schwann-Zellfortsätze (Einsatz: × 57297).

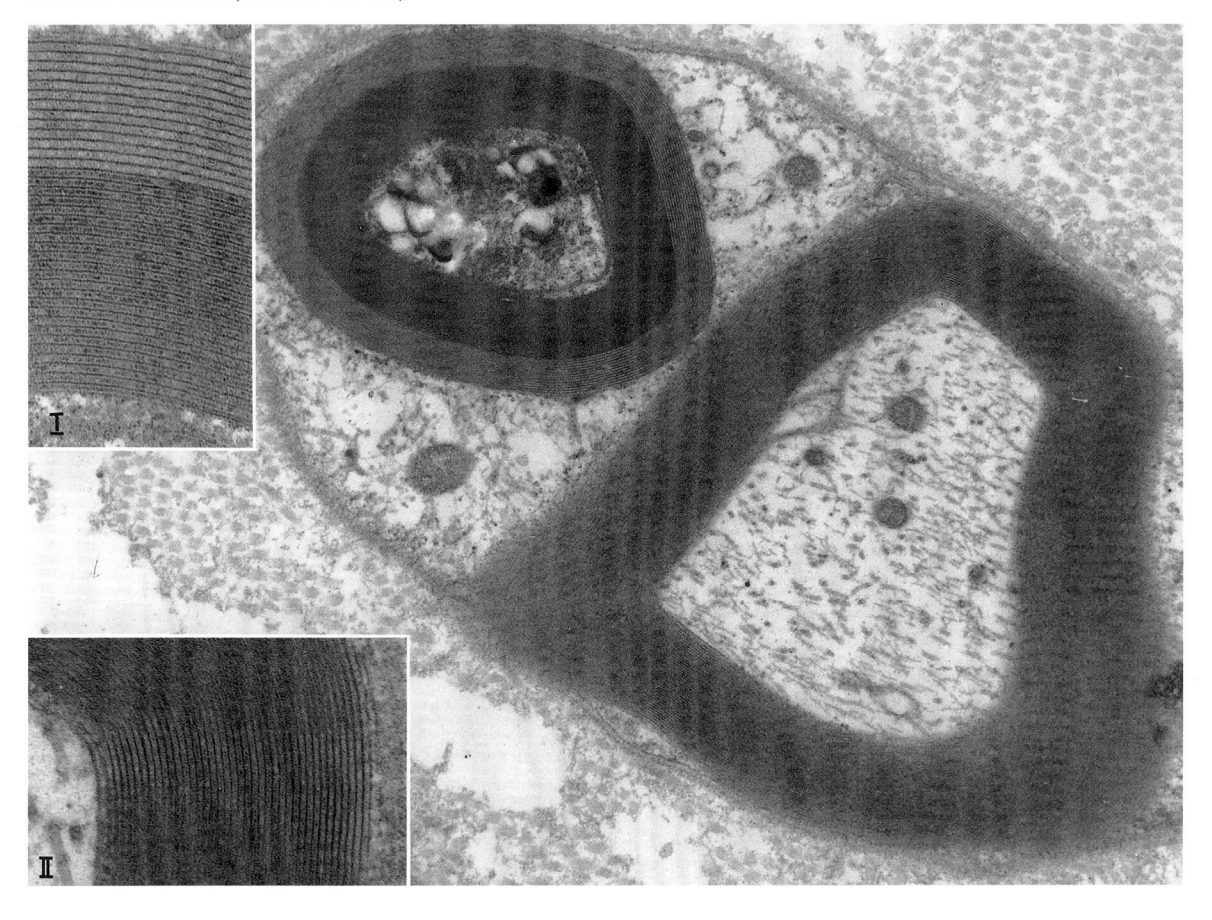

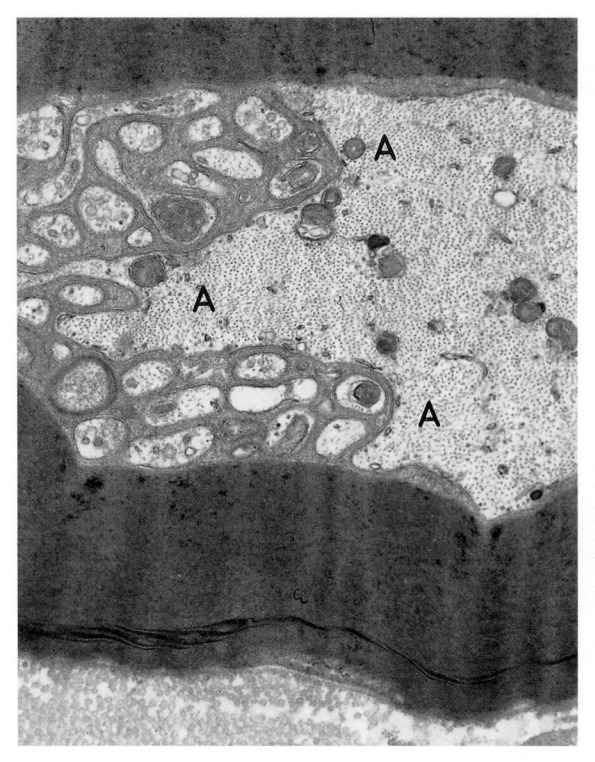

Abb. 9.**16** Verbreiterung des inneren Schwann-Zell-Zytoplasmas zwischen Markscheide und Axon (A) in netzartiger Form, × 39000.

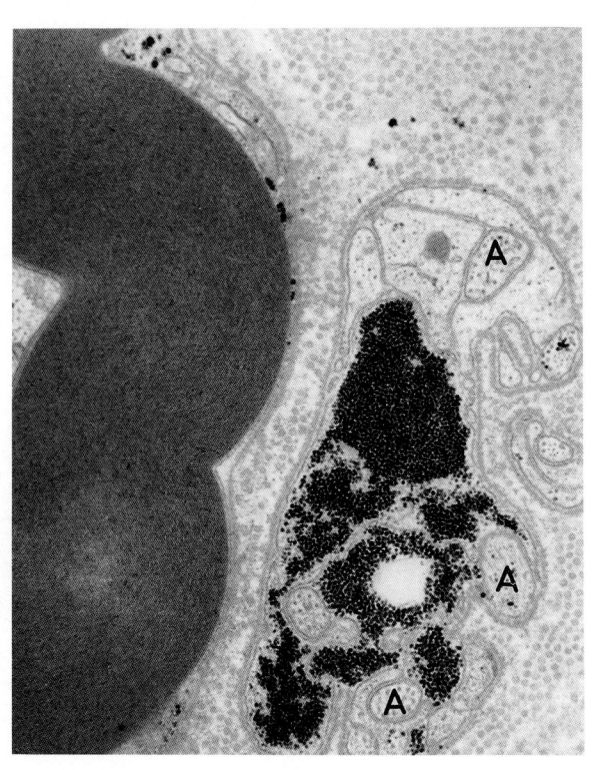

Abb. 9.**17** Reichlich Glykogen in einer Schwann-Zelle mit mehreren marklosen Axonen (A), × 21840.

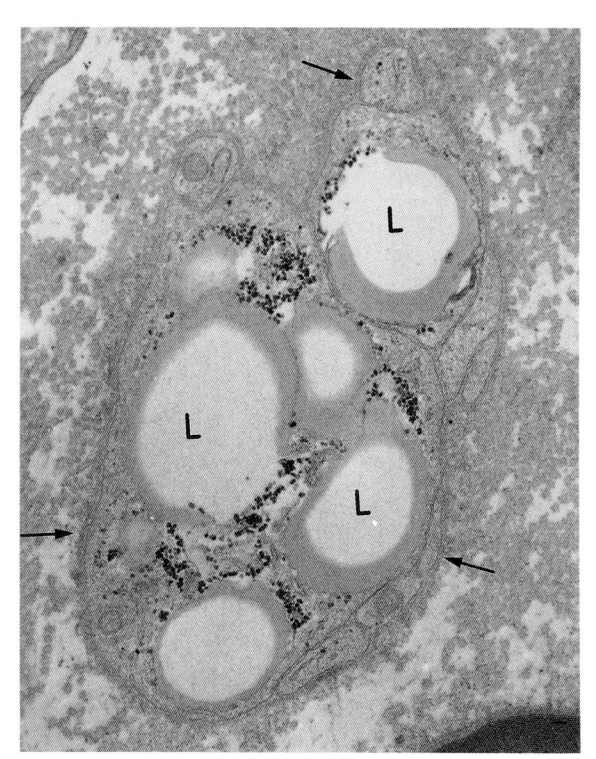

Abb. 9.**18** Eine Schwann-Zelle mit gut erkennbarer Basalmembran (Pfeile) enthält mehrere Lipidtropfen (L), × 21840.

Manche Schwann-Zellen markloser Nervenfasern enthalten nicht selten Lipofuszingranula (Abb. 9.**20**), andere gelegentlich als unspezifisches Phänomen membrangebundene gerasterte Körperchen (Abb. 9.**20**), die als anomale Mitochondrien gedeutet wurden (Yiannikas u. Mitarb. 1986).

Bei der Riesenaxonneuropathie wurde auch eine Vermehrung von Filamenten im Schwann-Zytoplasma mitgeteilt, wobei diese Filamente von 8–10 nm Dicke vom Intermediärfilamenttyp parallel und dicht angeordnet sind. Filamente innerhalb des endoplasmatischen Retikulums sind als ein seltenes Phänomen beobachtet worden (Vital u. Vallat 1987).

Nackte, marklose Axone ohne Schwann-Zellen und ohne voraufgegangene traumatische Schädigung, also nicht regenerierte Axone, scheinen im menschlichen peripheren Nerv eine extreme Rarität darzustellen (Abb. 9.**21**).

Kerneinschlüsse in Schwann-Zellen können invaginiertes Zytoplasma darstellen (Abb. 9.**22a**) oder Aggregate von Filamenten (Abb. 9.**22b**).

Allgemeine Pathomorphologie 417

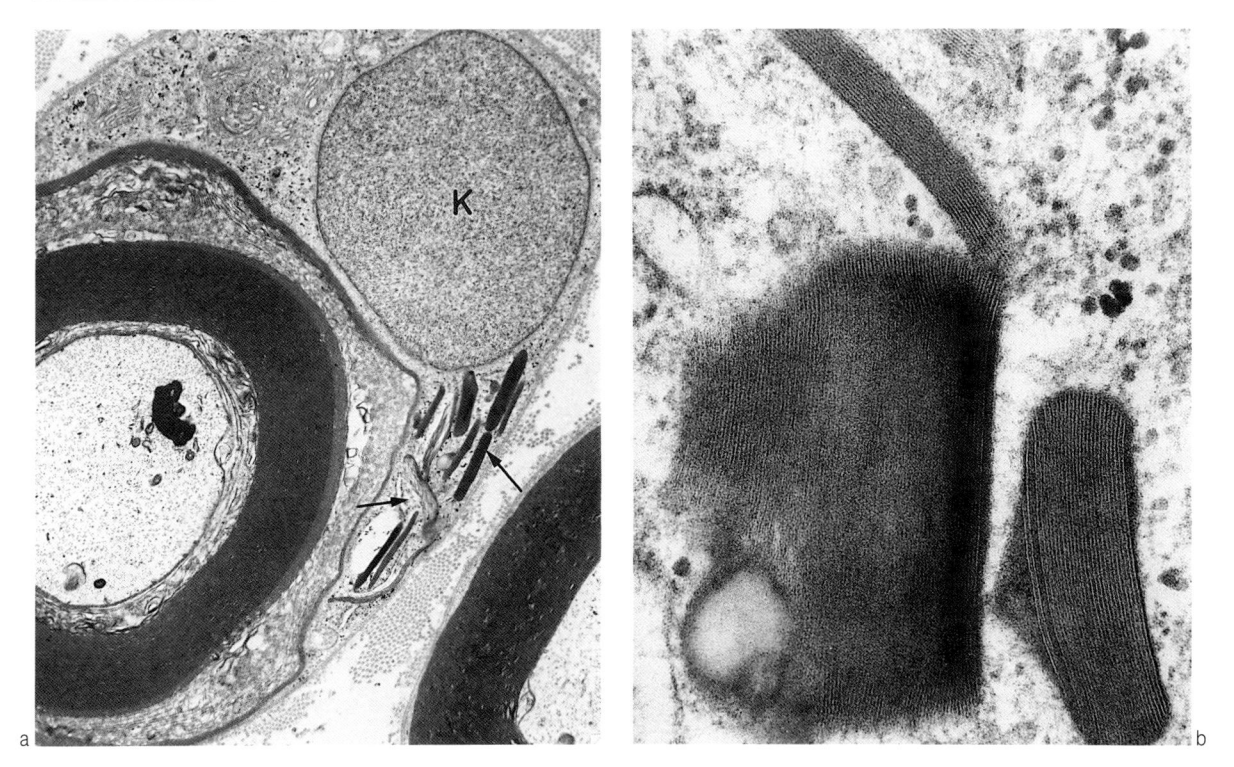

Abb. 9.**19** Pi-Granula. **a** In Aggregation (Pfeile) nahe dem Kern (K), × 425. **b** Bei hoher Auflösung aus parallel gelagerten Membranen bestehend, × 78750.

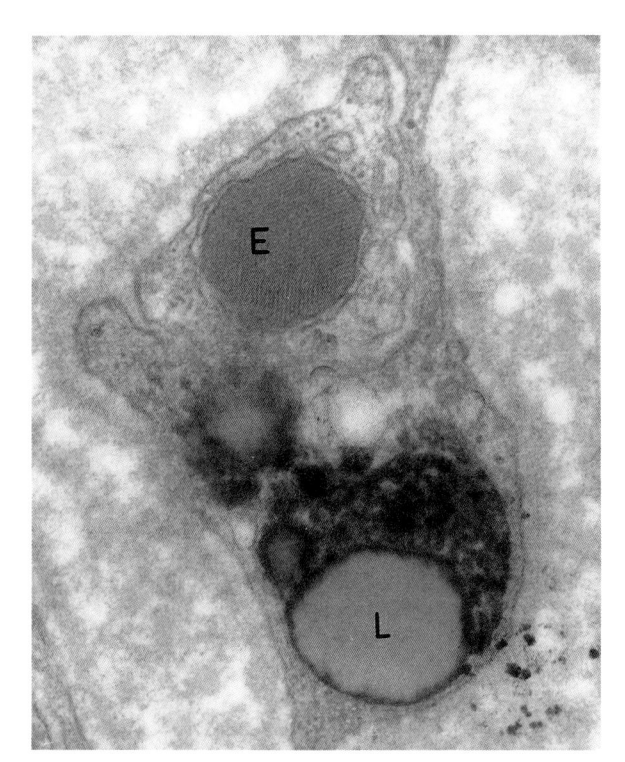

Abb. 9.**20** In einer Schwann-Zelle grobgranuläres Lipopigment (L) und ein rasterartiger Einschluß (E), zuerst bei Morbus Refsum beschrieben, aber hierfür nicht spezifisch, × 85400.

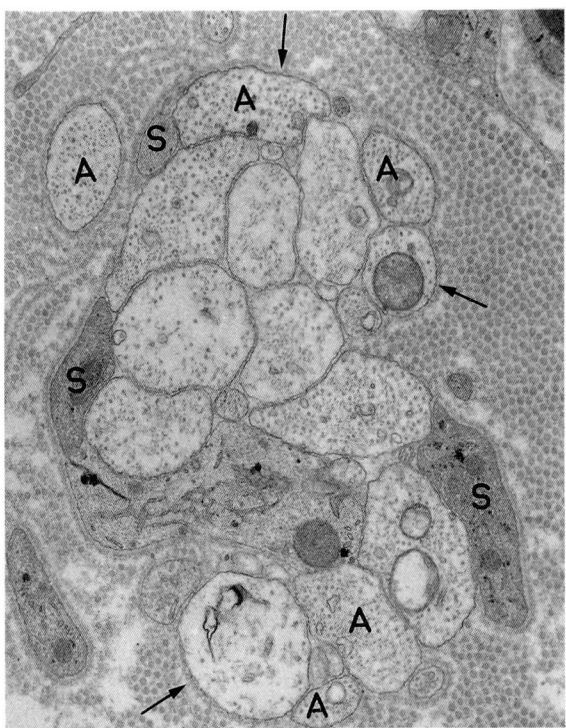

Abb. 9.**21** Zahlreiche marklose Axone (A), teils separat, teils in Aggregation gelegen, nur teilweise von einer Basalmembran (Pfeile) und von Schwann(S)-Zellfortsätzen inkomplett umgeben, × 20020.

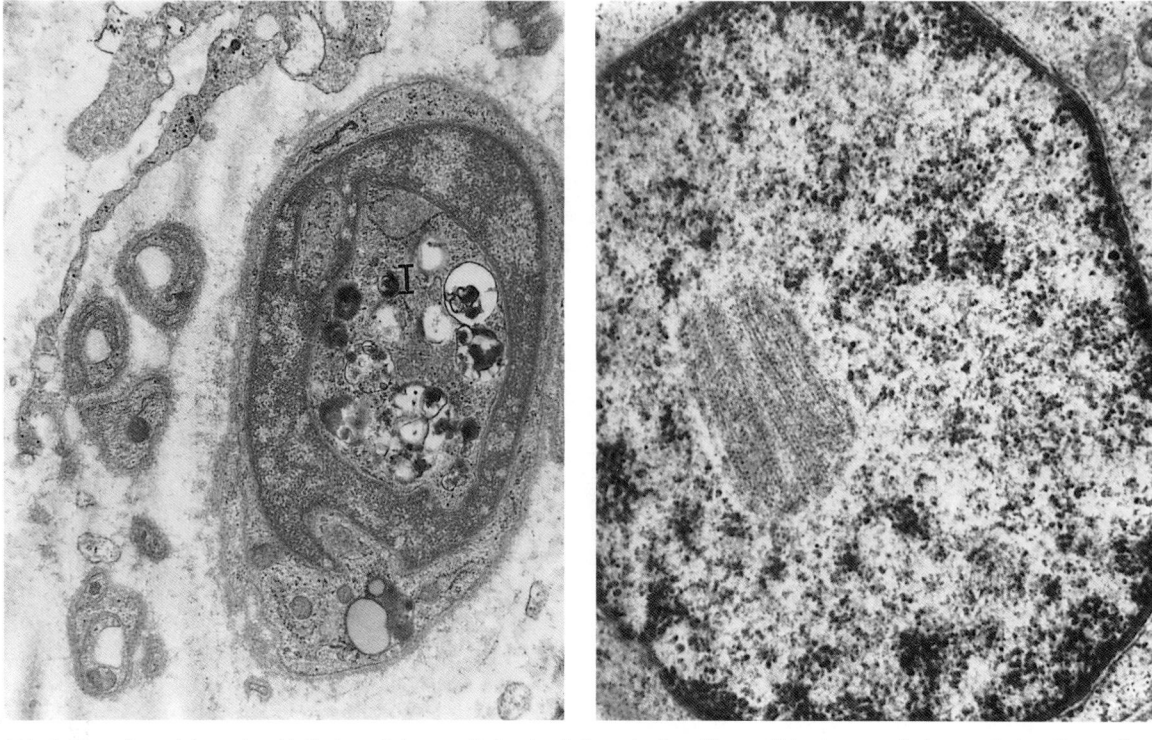

Abb. 9.**22a** Pseudokerneinschluß einer Schwann-Zelle durch Invagination (I) von Zytoplasma mit degenerierten Organellen, × 15975. **b** Ein Aggregat parallel gelagerter Filamente im Kern einer Schwann-Zelle, × 6000.

## Interstitielle Läsionen

Das Interstitium des peripheren Nervs umfaßt die Endoneural- und Epineuralräume sowie die Perineuralscheiden. Mikroangiopathische Veränderungen, Untergang und Schädigung von Endoneuralzellen und Perizyten sowie Verbreiterung der kapillären Basalmembran kommen an kleinen endoneuralen und epineuralen Gefäßen vor, z. B. beim Diabetes mellitus oder bei Dysglobulinämie, während entzündliche Veränderungen im Sinne einer Vaskulitis verschiedener Ätiologie fast ausschließlich epineurale Gefäße betreffen.

Im *Endoneurium* können nicht nur Schwann-Zellen vermehrt vorkommen, sondern auch Fibroblasten, Makrophagen, Mastzellen, gelegentlich auch entzündliche Zellen in perivaskulärer Anordnung, wenn auch bei Neuritiden offenbar seltener im bioptischen als im autoptischen Gewebe (Vital u. Vallat 1987). Die Endoneuralfibrose ist durch Vermehrung von Kollagen gekennzeichnet, während sich vereinzelt auch „long spacing collagen" oder Luse-Körperchen im Endoneurium finden. Renaut-Körperchen (Abb. 9.**23a**), meist perineural gelegen, stellen in etwa 2% normaler und pathologischer Nerven (Vital u. Vallat 1987) kleine umschriebene rundliche Herde dar, die elektronenmikroskopisch spärlich und unregelmäßig weit auseinanderstehende Fibroblasten (Abb. 9.**23b**) in einer mukoidfibrillären Grundsubstanz enthalten. Davon zu unterscheiden sind die Ablagerungen von Amyloid (Abb. 9.**24**) sowie Immunglobulinpräzipitate.

Im *Perineurium* können Basalmembranen, besonders beim Diabetes mellitus, verdickt sein (Abb. 9.**25**), außerdem kann Calcium präzipitiert sein (Abb. 9.**25**). Perineuralzellen können gelegentlich am lysosomalen Speicherprozeß bei lysosomalen Krankheiten beteiligt sein. Bei ausgeprägter chronischer Neuropathie mit Atrophie der Nervenfaszikel erscheint das Perineurium verdickt. Da Lymphgefäße im Endoneuralraum fehlen, lassen sich Tumorzellen innerhalb der Perineuralscheiden recht selten nachweisen. Als Folge endoneuralen Parenchymschwundes kann das Perineurium verbreitert sein.

Allgemeine Pathomorphologie 419

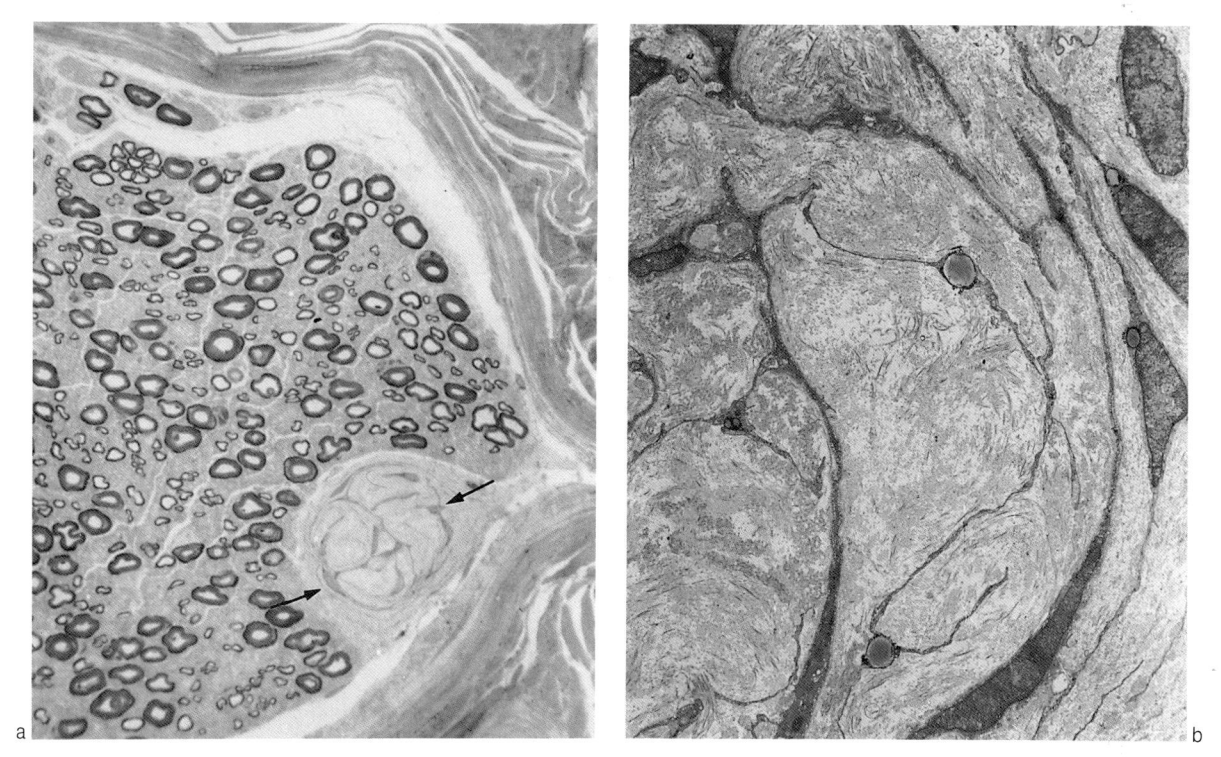

Abb. 9.23 Renaut-Körperchen. **a** Subperineural gelegen (Pfeile), × 425. **b** Bestehend aus locker angeordneten mesenchymalen Zellen, eingebettet in eine fibrillär-granuläre Matrix, × 3040.

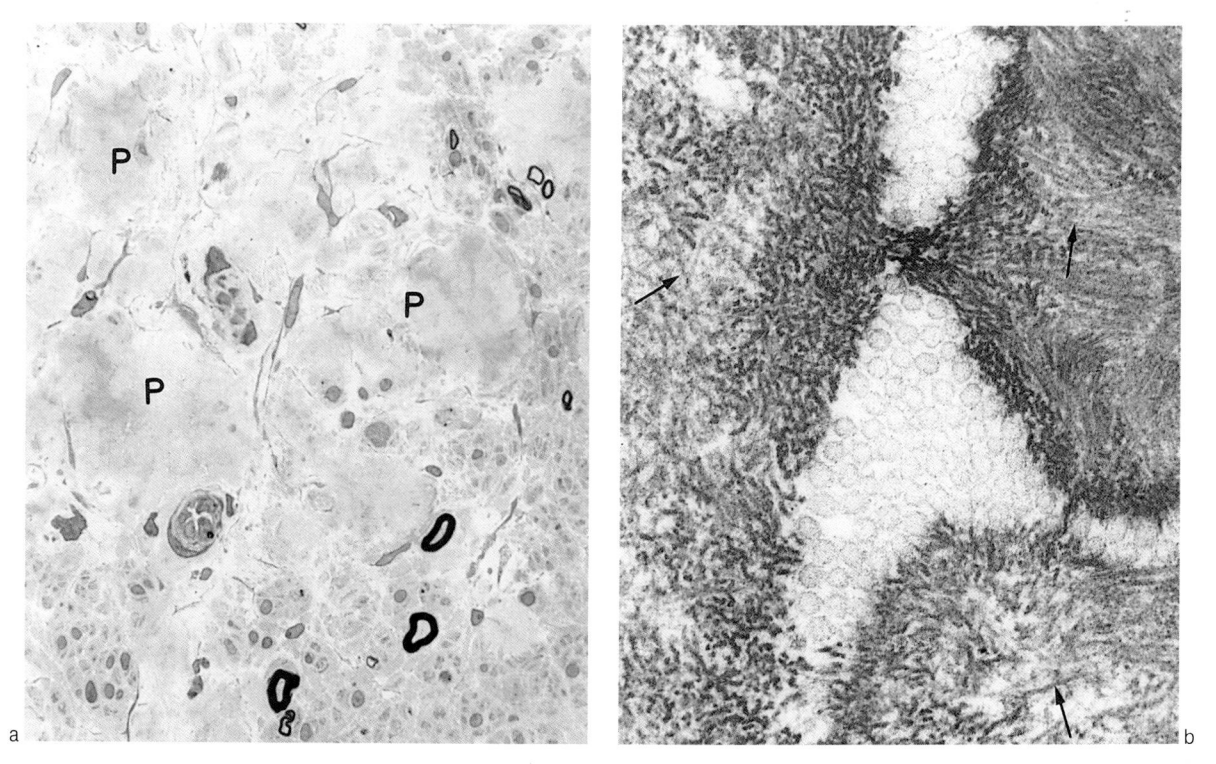

Abb. 9.24 Amyloid. **a** Teils in Plaques (P) im Endoneurium gelegen, × 252. **b** Ultrastrukturell durch irreguläre Filamente (Pfeile) gekennzeichnet, × 61 200.

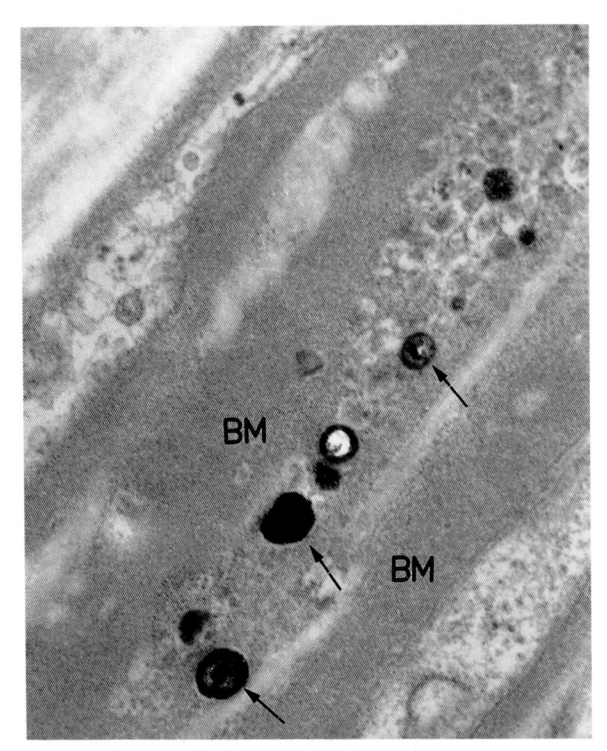

Abb. 9.25 Das Perineurium enthält unterschiedlich breite Basalmembranen (BM) und Calciumpräzipitate (Pfeile), × 43 750.

## Methodik der Nervenbiopsien

Bei vielen Erkrankungen des Nervensystems, vor allem des peripheren, ist die bioptische Untersuchung eines peripheren Nervs wünschenswert und hilfreich bei der Diagnostik und bei der Wahl einer geeigneten Therapie. Die bioptische Untersuchung eines peripheren Nervs ist nur ein Weg – von vielen möglichen –, einer genaueren nosologischen Einordnung eines Krankheitsbildes näherzukommen. Zuvor sollten eine ausführliche neurologische, eine elektroneurographische und eine elektromyographische Untersuchung, eventuell eine Messung evozierter Potentiale, usw. erfolgt sein. Nur so ist eine angemessene Interpretation auch der bioptischen Befunde im Rahmen des gesamten Krankheitsbildes möglich.

## Wahl der zu untersuchenden peripheren Nerven

Der zu untersuchende Nerv sollte folgende Bedingungen erfüllen:
1. Von dem zu klärenden krankhaften Prozeß ebenfalls betroffen sein. 2. Für die Biopsie leicht zugänglich sein und anatomisch eine konstante Lage und Größe besitzen. 3. Ein Haut- oder ein Muskelnerv sein. 4. Möglichst keine sich vielfältig durchflechtenden Faszikel enthalten, auf daß möglichst lange (etwa 6–10 cm lange) Einzelfaszikel ohne größere artifizielle, das heißt operativ-bedingte Schädigung entnommen werden können. 5. Vor der Entnahme einer neurophysiologischen Untersuchung zugänglich sein. 6. Die Biopsie sollte nicht aus einem Abschnitt erfolgen, in welchem der Nerv während des täglichen oder beruflichen Lebens der Gefahr einer fortwährenden oder häufigen Traumatisierung ausgesetzt ist. 7. Der zu erwartende neurologische Ausfall nach der Nervenbiopsie sollte dem Patienten zugemutet werden können, unter Berücksichtigung des Krankheitsbildes und der beruflichen Tätigkeit.

Werden diese Bedingungen berücksichtigt, so kommen nur wenige Nerven für eine bioptische Untersuchung im Rahmen einer neurologischen Routinediagnostik in Frage. In der Tat wird fast ausschließlich der N. suralis für eine histopathologische Untersuchung ausgewählt.

Der *N. suralis* entsteht etwa in der Mitte oder im unteren Drittel der Wade durch die Vereinigung des N. cutaneus surae medialis mit dem R. communicans peronaeus. Der N. cutaneus surae medialis zweigt in der Kniekehle vom N. tibialis ab und läuft zwischen den beiden Köpfen des M. gastrocnemius abwärts. Der N. suralis zieht lateral von der Achillessehne (begleitet von einem Ast der V. saphena) hinter den lateralen Knöchel und um diesen herum zum lateralen Fußrand. Er ist ein rein sensibler Nerv und versorgt die Haut der lateralen Fersenseite (Rr. calcanei laterales) sowie des lateralen Fußrandes (N. cutaneus dorsalis lateralis).

Nach einer kompletten Biopsie des N. suralis (und nach einer Faszikelbiopsie in entsprechend geringerem Ausmaß) ist mit bleibenden oder vorübergehenden neurologischen Ausfällen in diesem Gebiet zu rechnen, d. h. mit Sensibilitätsstörungen (Taubheitsgefühl) mit Schmerzen und Parästhesien. Nach Untersuchungen von Dyck u. Mitarb. (1984) hatten 60% der Patienten ein Jahr nach einer Nervus-suralis-Biopsie keinerlei Beschwerden mehr. 30% berichteten noch von leichten, gelegentlich auftretenden Symptomen, und nur 10% klagten über lästige Schmerzen und Parästhesien (wobei der Einfluß der zugrundeliegenden neurologischen Erkrankung nicht immer sicher abzugrenzen war). Andere periphere Nerven werden nur selten bioptisch untersucht (N. peronaeus superficialis; N. peronaeus profundus; N. saphenus; N. radialis superficialis; N. cutaneus antebrachii lateralis; N. auricularis u. a. m.). Daher sind der Literatur auch nur spärliche Vergleichsdaten über andere Abschnitte des peripheren Nervensystems zu entnehmen.

Aus naheliegenden Gründen werden motorisch-sensible *Nerven* für diagnostische Untersuchungen nicht herangezogen (z. B. laterale Faszikel des N. peronaeus profundus oder Nervenäste zum M. peronaeus brevis) und mit rein sensiblen Anteilen des N. peronaeus superficialis verglichen.

Eine Biopsie aus dem N. suralis im Bereich des distalen Unterschenkels, etwas oberhalb des lateralen Knöchels, wird in der Regel in Lokalanästhesie vorgenommen; eine Allgemeinnarkose kann allenfalls bei Kindern oder nicht-kooperativen, unruhigen erwachsenen Patienten erforderlich sein. Es ist anzustreben, daß Nervenbiopsien nur von erfahrenen Chirurgen oder Neurochirurgen vorgenommen werden, um das Ausmaß artifizieller Schäden auf ein Minimum zu reduzieren. Vitale periphere Nerven sind extrem empfindlich; jede überflüssige Berührung und jede unnötige mechanische Beeinträchtigung sollte bei der Exzision des Faszikels oder des gesamten Nervs vermieden werden. Es wird empfohlen, bei der Operation eine Lupe oder ein Operationsmikroskop zu verwenden, ggf. auch ein elektrisches Reizgerät, um den gesuchten Nervenfaszikel sicher vor der Exzision zu identifizieren. So können unnötige Fehlbiopsien vermieden werden. Um eine Verformung (Torquierung) und Schrumpfung des exzidierten Nervs zu verhindern, kann der Gewebestrang in die Fixierflüssigkeit eingehängt werden, oben von einem feinen Faden gehalten und unten mit einem kleinen Gewicht (Bleikugel oder ähnliches) beschwert. Eine andere Möglichkeit wäre, den exzidierten Nervenstrang zunächst auf einen Streifen festeren Kartons auszustrecken, einige Sekunden zu warten, bis er fest daran haftet, und dann erst das Präparat in die Fixierungsflüssigkeit einzulegen.

Die Länge des exzidierten Nervenfaszikels sollte ausreichen, um alle notwendigen geplanten Untersuchungen zu ermöglichen. Als optimal wird eine Länge von 6–10 cm erachtet. Unmittelbar nach der Exzision muß die Biopsie für die verschiedenen Untersuchungsmethoden aufgeteilt werden:

a) Ein Abschnitt wird hängend oder auf Karton haftend in eine gepufferte, wenn möglich isoosmolare, frisch angesetzte Glutaraldehydlösung eingelegt (3%ige Glutaraldehydlösung in Phosphatpuffer oder Cacodylatpuffer). Nach anschließender Fixierung mit Osmiumtetroxid wird ein Teil dieser Probe in Kunstharz (meist Epon) eingebettet; ein anderer Teil wird in einer Pufferlösung vorerst aufbewahrt und ist für die Herstellung von Zupfpräparaten vorgesehen („fiber teasing").

Von dem in Epon eingebetteten Material werden zunächst Semidünnschnitte angefertigt, sowohl Quer- als auch Längsschnitte, und mit Paraphenylendiamin sowie Methylenblau oder Toluidinblau gefärbt. Von ausgewählten Blöcken werden sodann Ultradünnschnitte hergestellt und nach üblicher Kontrastierung mit Uranylacetat und Bleicitrat elektronenmikroskopisch begutachtet.

b) Ein weiterer Abschnitt des exzidierten Nervs wird in eine gepufferte Formalinlösung (am besten Paraformaldehydlösung) eingelegt (ebenfalls hängend oder auf Karton haftend) und ist für lichtmikroskopische Untersuchungen vorgesehen. Für bestimmte Untersuchungsmethoden sind Gefrierschnitte von nicht eingebettetem Material erforderlich; für andere Verfahren wird das Nervengewebe in Paraffin eingebettet. Außer den üblichen Färbemethoden (HE, PAS, EvG, Kongorot, etc.) können Spezialmethoden der Neuropathologie zur Anwendung gelangen, z. B. eine Versilberung nach Bodian zur Darstellung der Axone, eine Markscheidenfärbung nach Heidenhain-Wölcke oder in jüngerer Zeit auch spezielle immunhistologische Verfahren zur Darstellung spezieller Antigene.

c) Eine dritte Probe des exzidierten Nervs schließlich sollte sofort längs und quer orientiert mit Hilfe flüssigen Stickstoffes in Isopentan eingefroren werden. Von diesen tiefgefrorenen Blöcken werden, wenn erforderlich, Kryostatschnitte für spezielle immunhistologische Verfahren hergestellt.

d) Für qualitative und eventuell auch quantitative biochemische Untersuchungen sollte eine weitere Gewebsprobe unmittelbar nach der Exzision in flüssigem Stickstoff eingefroren und in tiefgefrorenem Zustand bei $-70$ bis $-80\,°C$ gelagert werden.

e) In speziellen Laboratorien ist anhand einer frischen, in Spezialmedien inkubierten Nervenprobe die Erhebung physiologischer und biochemischer Meßdaten möglich. Diese Probe darf selbstverständlich weder fixiert noch tiefgefroren sein; sie muß so schnell wie möglich in einem speziellen Nährmedium – allenfalls etwas gekühlt – dem Speziallabor zugeleitet werden.

Sollen Fehler oder Versäumnisse bei der Gewinnung einer Nervenbiopsie vermieden werden, so sind ein enger Kontakt und eine intensivere Kooperation von Neurologen, Chirurgen und Neuropathologen Voraussetzung für ein gutes Gelingen. Günstig wäre in jedem Fall, wenn die Biopsieprobe direkt im Operationssaal dem Neuropathologen zur Aufteilung und weiteren Bearbeitung übergeben werden kann.

Bei bestimmten Erkrankungen des peripheren Nervensystems ist die Herstellung von Zupfpräparaten unerläßlich. Hierbei werden unter einer Lupe einzelne myelinisierte Fasern isoliert und lichtmikroskopisch begutachtet. Vor allem segmentale Erkrankungen oder Veränderungen der Paranodalregion können auf diese Weise diagnostiziert werden. Die so isolierte Einzelfaser kann anschließend noch in Epon eingebettet und einer elektronenmikroskopischen Untersuchung zugeführt werden.

Für eine *quantitative morphometrische* Untersuchung werden in der Regel die mit Paraphenylendiamin gefärbten Semidünnschnittpräparate herangezogen. Eine optimale Präzision lieferten zwar Messungen der Querschnitte auf elektronenmikroskopischen Bildern, jedoch bedeutete dies einen enormen technischen und personellen Aufwand, wie er im Rahmen der Routinediagnostik eines neuropathologischen Labors nicht immer durchzuführen ist. Folgende Daten wären lichtmikrokopisch zu erheben (Tab. 9.**2**):

a) Zahl der myelinisierten Nervenfasern insgesamt (in der ganzen Nervenbiopsie). b) Nervenfaserdichte (N pro $mm^2$). c) Messungen der Einzelfasern. Folgende Parameter sind zu bestimmen:

1. Fläche der Nervenfaser, 2. Umfang der Nervenfaser, 3. Durchmesser der Nervenfaser (errechnet als Durchmesser eines flächengleichen Kreises), 4. Fläche des Axons, 5. Umfang des

Tabelle 9.2 Normale morphometrische Untersuchungsdaten des N. suralis

| | | | |
|---|---|---|---|
| Name: | | Nervus: | suralis |
| Vorname: | | N-Nr.: | 23143 |
| geb. am: | 08.06.1933 | J-Nr.: | |
| Biopsie am: | 22.12.1987 | Fixierung: | Glutaraldehyd |
| Alter: | 19920 d ≙ 54 Jahre | Einbettung: | Epon |

*Morphometrische Untersuchungsergebnisse:*

Vergleichsnerv: Nr.: .............
Alter: ............. d

Zahl der Faszikel ..............
Zahl der gemessenen NF: 270
Faserdichte: Myelinis. NF. 10.760 /mm² ............./mm²

*Mittelwerte und Standardabweichung*

„g-Ratio"
- Mittelwert 0,49
- Standard-Abw. 0,093

Faserfläche: FF
- Mittelwert 29,63 µ²
- Standard-Abw. 32,25 µ²

Faserumfang: FU
- Mittelwert 20,05 µ
- Standard-Abw. 10,30 µ

Faserdurchmesser (c): FD
- Mittelwert 5,35 µ
- Standard-Abw. 3,02 µ

Mittlerer Faserdurchmesser
- Mittelwert 3,79 µ
- Standard-Abw. 2,55 µ

Axonfläche: AF
- Mittelwert 6,09 µ²
- Standard-Abw. 6,73 µ²

Axonumfang: AU
- Mittelwert 11,74 µ
- Standard-Abw. 5,23 µ

Axondurchmesser (c): AD
- Mittelwert 2,49 µ
- Standard-Abw. 1,24 µ

Markscheidendicke: MSD
- Mittelwert 1,05 µ
- Standard-Abw. 0,79 µ

*Regressionsgeraden (Linear)*

Regressionsgerade: g-Ratio/MSD
- Anstieg −5,53
- Korrelationskoeffizient −0,65

Regressionsgerade: FF/MSD
- Anstieg 0,023
- Korrelationskoeffizient 0,94

Regressionsgerade: FU/MSD
- Anstieg 0,071
- Korrelationskoeffizient 0,93

Regressionsgerade: FD/MSD
- Anstieg 0,25
- Korrelationskoeffizient 0,95

Regressionsgerade: AF/MSD
- Anstieg 0,085
- Korrelationskoeffizient 0,72

Regressionsgerade: AU/MSD
- Anstieg 0,11
- Korrelationskoeffizient 0,75

Regressionsgerade: AD/MSD
- Anstieg 0,50
- Korrelationskoeffizient 0,79

c: kalkuliert aus der Fläche
„g-Ratio": Quotient aus Axondurchmesser und Faserdurchmesser (c)
NF: Nervenfasern; d: dies: Tage

Axons, 6. Durchmesser des Axons (errechnet als Durchmesser eines flächengleichen Kreises), 7. Markscheidendicke (bestimmt an der dünnsten Stelle der Myelinscheide).

Von einigen Untersuchern wird das Verhältnis des Axondurchmessers (d) zum Durchmesser der Gesamtnervenfaser (D) als Meßparameter bevorzugt und als „g"-Verhältnis („g-ratio") bezeichnet: $g = d:D$ (normal etwa 0,7 – 0,8 für das gesamte Faserkaliberspektrum).

Diese Meßparameter können in Histogrammen dargestellt werden; normalerweise ist im N. suralis bei erwachsenen gesunden Patienten eine bimodale Verteilung der Werte zu ermitteln.

d) Die Verhältnisse der Fläche, des Umfanges und des Durchmessers der gesamten Faser bzw. des

Axons zur entsprechenden Markscheidendicke können in Scatterdiagrammen dargestellt werden. Die Steigungen und die Lage der durch lineare Regression ermittelten Geraden ist für jeden Nerv und auch für bestimmte Entwicklungsphasen, selbstverständlich auch für einige Krankheitsprozesse charakteristisch.

e) Ein Vergleich der vielfältigen Meßergebnisse von pathologisch veränderten Nervenbiopsieproben untereinander sowie ein Vergleich mit „normalen" Nervenproben kann meist nur deskriptiv geführt werden. Für eine statistische Analyse hat sich die Kombination einer bivariaten Varianzanalyse mit einer sog. Box-Statistik bewährt.

Eine Beurteilung der marklosen (nichtmyelinisierten) Nervenfasern ist nur mit Hilfe des Elektronenmikroskops möglich. Eine quantitative morphometrische Analyse dieser Fasern ist nur auf einer ausreichend großen Zahl elektronenmikroskopischer Fotos möglich. Hierbei sollten bestimmt werden:
a) Das Verhältnis der marklosen zu den bemarkten Fasern;
b) die Faserdichte markloser Fasern (n/mm$^2$) und
c) die Fläche, der Umfang und der Durchmesser (errechnet als Durchmesser eines flächengleichen Kreises) der nicht-myelinisierten Fasern.

Die quantitative Analyse der marklosen Fasern wird bei ausgeprägten Neuropathien dadurch erschwert, daß die Unterscheidung primär markloser Fasern von sekundär demyelinisierten oder von noch nicht myelinisierten regenerierten Axonen schwierig oder unmöglich sein kann. Und schließlich kann im Rahmen einer morphometrischen Analyse peripherer Nerven auch die Form der Nervenfasern berücksichtigt werden, und zwar kann die Abweichung der Fasergestalt von einem gleichmäßig runden Zylinder, also von einem Kreis auf dem Querschnitt, bei demselben Meßvorgang mitbestimmt werden.

## Morphometrische Daten

Bei chronischen Neuropathien, sei es axonaler sei es demyelinisierender Natur, die fast ausschließlich das gesamte Biopsiegut vom peripheren Nerv ausmachen, läßt sich vielfach bei der Inspektion nur ein stärkerer Verlust von Nervenfasern in weniger stark ausgeprägtem Maße aber nur durch morphometrische Untersuchungen erfassen. Hierzu sind altersentsprechende Normdaten des individuellen Nervs notwendig, um Abweichungen von der Norm diagnostisch erfassen zu können. Im N. suralis finden sich Populationen markhaltiger Nervenfasern mit einem Durchmesser zwischen 2 und 12 µm in eine kleinere Portion großkalibriger mit einem Maximum um 10 µm und eine andere größere Portion kleinkalibriger bemarkter Nervenfasern mit Durchmessern zwischen 3 und 6 µm aufgeteilt, wobei erstere 6400/mm$^2$ und letztere 9600/mm$^2$ bei Erwachsenen erreichen. Marklose Nervenfasern kommen bei Durchmessern zwischen 0,2 und 3,5 µm zwischen 20000 und 68000/mm$^2$ in einem Verhältnis 3,5/4,0 zu den bemarkten Nervenfasern vor (Vital und Vallat 1987). Weitere morphometrische Parameter können mit unterschiedlich großem personellen und maschinellen Aufwand in der Diagnostik erfaßt werden.

## Allgemeine klinische Aspekte

Bei der Vielzahl primärer und assoziierter Neuropathien ergeben sich Symptommuster in unterschiedlicher Ausprägung fast ausschließlich für Gruppen von Neuropathien, die jedoch nicht für individuelle Neuropathien klinisch wegweisend sind. Die ätiologische Aufklärung einer Neuropathie geht parallel mit der Intensität diagnostischer Maßnahmen (Dyck u. Mitarb. 1981). Trotzdem bleibt bei manchen Patienten die individuelle Neuropathie nach Anwendung aller verfügbaren Untersuchungsmethoden ungeklärt (Neundörfer 1987). Die Vielzahl exogener Schädigungsmöglichkeiten des peripheren Nervs, die vor allem in der heutigen Zeit eines langen Lebens den altersbedingten Verlust peripherer Nerven zusätzlich kompliziert, läßt bei vielen Patienten eine singuläre Ursache einer Neuropathie sehr unwahrscheinlich sein.

Die klinischen Symptome lassen sich drei Bereichen des peripheren Nervensystems, dem *motorischen*, dem *sensiblen* und dem *autonomen*, in wechselnder Variabilität zuordnen. Zusätzlich ist das *topographische Muster* – Hirnnerven und/oder Spinalnerven; distal oder proximal; diffuse (Polyneuropathie) unilokuläre (Mononeuropathie) oder multilokuläre (Mononeuropathia multiplex) mit entsprechenden peripheren Nervenausfällen zu berücksichtigen. Zu den negativen klinischen Zeichen infolge Nervenfaserverlusts, also Ausfallserscheinungen, können sich positive, das heißt krankhafte Phänomene, gesellen. Muskelschwäche und Muskelatrophie gehören ebenso im motorischen Bereich zur ersten Gruppe wie Verlust von Sensibilität und autonomen Funktionen, z. B. Anhidrose, Blasen-Mastdarm-Störungen und orthostatische Hypotension, während Faszikulationen, Myokymie der motorischen, Parästhesien, chronische Hautläsionen, knöcherne Deformitäten an Wirbelsäule und Füßen der sensiblen klinischen Symptomatologie zuzuordnen sind. Motorische und bestimmte sensible Symptome zeigen den Ausfall großkalibriger bemarkter Nervenfasern an. Autonome Störungen und dissoziierte Empfindungslähmungen mit Verlust von Temperatur- und Schmerzempfinden weisen auf einen Verlust kleinkalibriger bemarkter und primär markloser Nervenfasern hin. Die Klassifizierung der peripheren Nerven nach *Faserdicke und Markgehalt* mit entsprechenden Funktions- und elektrophysiologischen Parametern (Schoonhoven u. Mitarb. 1987) erlaubt eine Korrelation mit klinischen Symptomen – aber auch mit bioptisch-morphologischen Befunden – bei den hereditären sensomotorischen, hereditären sensoautonomen, sowie einigen anderen Neuropathien. Kenntnisse der Lebensgewohnheiten (z. B.

Alkoholkonsum), Berufsarbeit (z. B. Umgang mit organischen Lösungsmitteln) oder Arzneimittelverbrauch des Patienten sind zur ätiologischen Klärung einer Neuropathie wichtig.

Keine Nervenbiopsie sollte durchgeführt werden ohne voraufgegangene *elektroneuro- und elektromyographische Untersuchung*. Verlangsamung der Nervenleitgeschwindigkeit oder Leitungsblock, Unerregbarkeit sowie verminderte Amplitude des Aktionspotentials sind elektroneurographische Kriterien einer Neuropathie, während die Elektromyographie zusätzlich Ausmaß und Akuität von Denervation und Reinnervation sowie ihre Topographie aufzeichnen kann. Hinzu kommen die Registrierung somatischer evozierter Potentiale und Prüfungen des autonomen Nervensystems, etwa ein Schweißtest.

Neben Untersuchungen des Liquors auf Eiweiß- und Zellgehalt sind gelegentlich andere *Laboruntersuchungen* indiziert, wie Aktivität lysosomaler Enzyme, Serumwerte der Vitamine, der Phytansäure (erhöht beim Morbus Refsum), langkettiger Fettsäuren (vermehrt bei Adrenoleukodystrophie) sowie von Schwermetallen, der Glucose, der Immunglobuline, der Schilddrüsenwerte, der Lipoproteine oder der Nachweis infektiöser Erreger wie Leprabazillen oder bestimmter Viren (Herpes zoster, HIV bei AIDS).

Erst am Ende dieser diagnostischen Untersuchungsgänge wird die Indikation zur Nervenbiopsie stehen, wobei jedoch darauf hingewiesen werden muß, daß der *N. suralis* lediglich Auskunft über sensible und sympathisch-autonome Qualitäten gibt, während die gleichzeitig durchgeführte *Muskelbiopsie* zusätzlich die morphologische Manifestation einer motorischen Komponente anzeigen kann.

## Hereditäre Neuropathien

Hereditäre Neuropathien lassen sich am besten in solche mit bekanntem Stoffwechseldefekt und andere, deren Stoffwechseldefekt noch unbekannt ist, einteilen, zumal bei bekannten Stoffwechseldefekten nicht selten aus dem pathomorphologischen Muster Rückschlüsse auf die Art des Stoffwechseldefektes möglich sind.

### Neuropathien mit bekanntem Stoffwechseldefekt

In diese Gruppe von Neuropathien fallen solche, die aufgrund des Stoffwechseldefektes klinische Symptome und/oder morphologische Veränderungen im peripheren Nervensystem hervorrufen (z. B. mitochondriale Stoffwechseldefekte), während bei anderen Formen zwar morphologisch charakteristische Veränderungen vorliegen können, diese aber nicht unbedingt zu klinischen Symptomen führen müssen. Hierzu gehören zahlreiche lysosomale Krankheiten.

### Lysosomale Krankheiten

Einige lysosomale Krankheiten zeigen weder klinische noch morphologische Veränderungen im peripheren Nerv, obwohl der entsprechende lysosomale Stoffwechseldefekt in allen Zelltypen des peripheren Nervensystems genetisch verankert ist.

Die bekanntesten lysosomalen Krankheiten mit klinischer und morphologischer Manifestation im peripheren Nervensystem sind die *metachromatische* (MLD) (Abb. 9.26) und die *Krabbe-* (Abb. 9.27) oder *globoidzellige Leukodystrophie,* die aufgrund der essentiellen Rolle von respektiven Substraten im Myelinstoffwechsel nicht nur durch krankheitsspezifische lysosomale Residualkörperchen in den Schwann-Zellen, sondern auch durch eine primäre Demyelinisierung gekennzeichnet sind. Patienten mit spätinfantiler, juveniler und adulter MLD zeigen

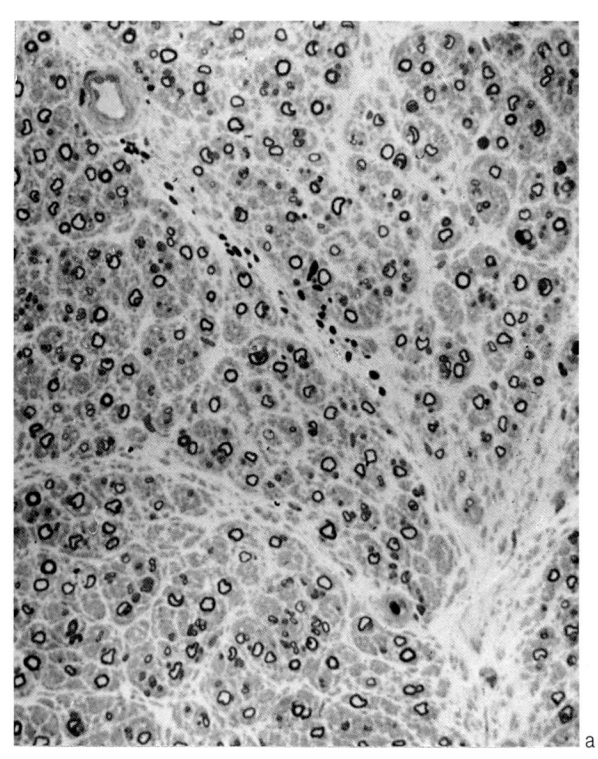

Abb. 9.**26** Metachromatische Leukodystrophie.
**a** Verlust von markhaltigen Nervenfasern, adulte Form, × 252.
**b** In einem Makrophagen typische prismatische lysosomale Einschlußkörperchen, × 30 800 (Einsatz: × 54 400).

Hereditäre Neuropathien 425

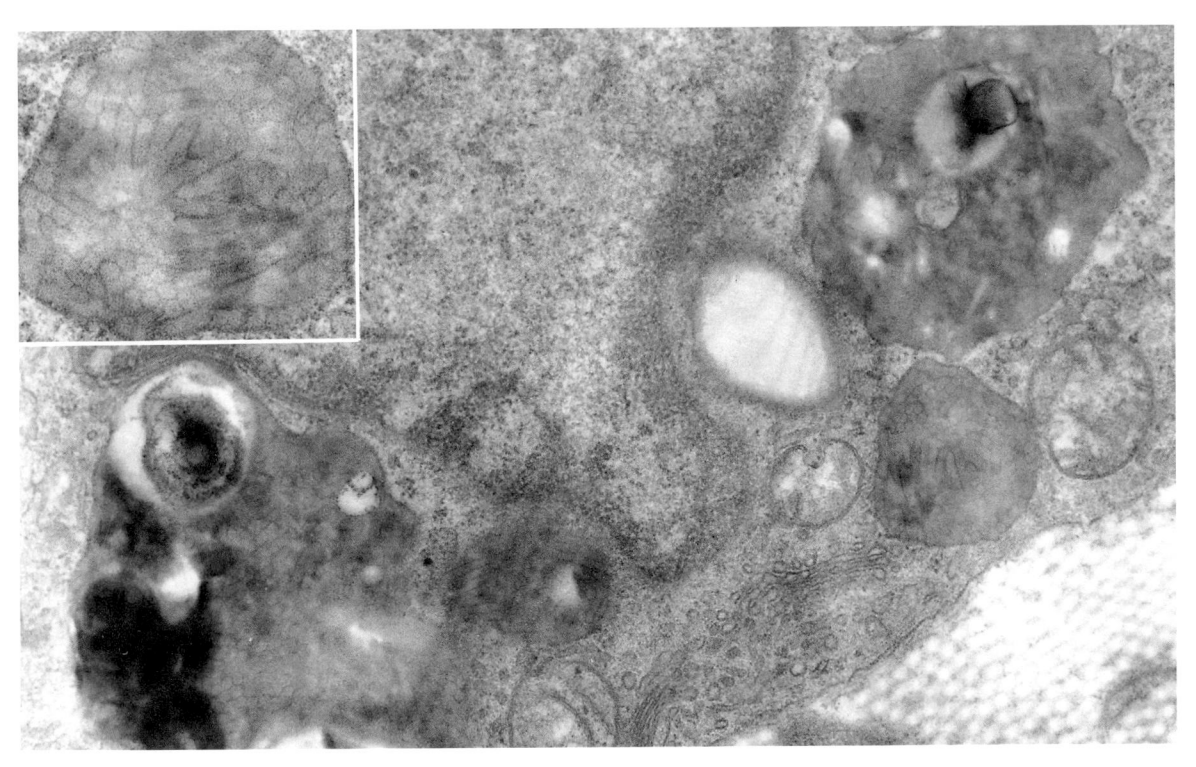

Abb. 9.**26 b**

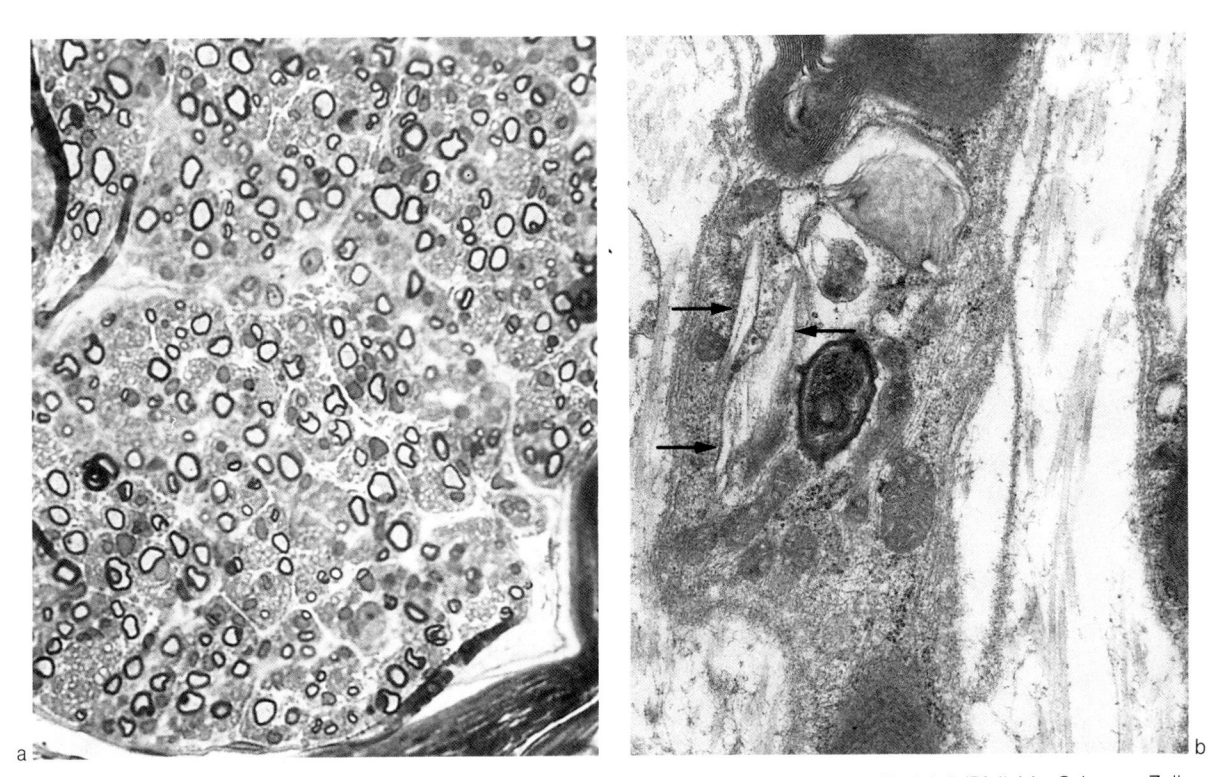

Abb. 9.**27** Morbus Krabbe. **a** Relativ dünne Markscheiden im N. suralis, × 530. **b** Typische „Nadeln" (Pfeile) im Schwann-Zell-Zytoplasma, × 28 330.

insgesamt pathologisch dünne Markscheiden unter den groß- und kleinkalibrigen Populationen und somit eine gegenüber der Norm höhere g-ratio, besonders bei der juvenilen Form (Bardosi u. Mitarb. 1987a).

Eine intraneuronale Speicherung, vorwiegend in den Perikaryen konzentriert, findet sich gleichermaßen in Nervenzellen der spinalen und autonomen Ganglien einschließlich – und hierzu diagnostisch verwertbar – der intestinalen Nervenzellen (Abb. 9.28a) bei vielen lysosomalen Krankheiten. Eine mit intraneuronaler Speicherung möglicherweise assoziierte Veränderung findet sich in aufgetriebenen Nervenendigungen, vornehmlich der Haut (Abb. 9.28b), wobei einerseits unspezifische dystrophische Veränderungen mit zahlreichen dichten Körperchen auftreten, zum anderen gelegentlich krankheitsspezifische lysosomale Residualkörperchen, wie membranös-zytoplasmatische Körperchen bei den $G_{M2}$-Gangliosidosen (Burck u. Mitarb. 1980) nachweisbar sind.

Bei der *Fabry-Krankheit* sind vor allem auch Gefäßwandzellen endoneuraler Gefäße betroffen, so daß es zu einem Verlust primär markloser Nerven kommt.

Lysosomale Krankheiten, die vornehmlich mit einer lysosomalen Vakuolisierung einhergehen, wie *Mukopolysaccharidosen, Mukolipidosen I und II, Oligosaccharidosen*, zeigen auch eine lysosomale Vakuolisierung von Gefäßwandzellen und Fibroblasten im Endoneuralraum.

Gemäß der physiologisch bevorzugten Ablagerung von Lipofuszingranula finden sich krankheitsspezifische Lipopigmente bei den neuronalen *Ceroidlipofuszinosen*, vorwiegend in den Schwann-Zellen primär markloser Nervenfasern (Goebel 1976). Schwann-Zellen zeigen auch bei anderen lysosomalen Krankheiten, wie den Mukolipidosen I (Sialidose Typ III) und IV (Goebel u. Mitarb. 1982), der Niemann-Pick-Krankheit und der Typ-II-Glykogenose (Goebel u. Mitarb. 1977) krankheitsspezifische lysosomale Residualkörperchen.

Bei der autosomal-rezessiven *zerebrotendinösen Xanthomatose* sind im peripheren Nerv sowohl Demyelinisierung mit Zwiebelschalen wie primäre axonale Degeneration mit sekundärer Demyelinisierung (Pop u. Mitarb. 1984), nicht jedoch Lipidspeicherung – wie in viszeralen und zentralnervösen mesenchymalen Zellen – beschrieben worden.

Zur bioptischen Sicherung einer lysosomalen Krankheit sollten periphere Nerven nur dann biopsiert werden, wenn die den Myelinstoffwechsel betreffenden Formen, also die MLD und Krabbe-Leukodystrophie, vermutet werden, während bei den übrigen lysosomalen Krankheiten eine Haut- oder Konjunktivalbiopsie vorzuziehen ist, weil hier noch andere Zelltypen, wie Schweißdrüsenepithelien und glatte Muskelzellen zur diagnostischen Beurteilung herangezogen werden können.

## Mitochondriale Stoffwechseldefekte

Bei einzelnen mitochondrialen Stoffwechselkrankheiten (Yiannikas u. Mitarb. 1986), wie bei dem Kearns-Sayre-Syndrom, dem Mngie-Syndrom (Bardosi u. Mitarb. 1987b) oder dem Leigh-Syndrom, finden sich nicht nur diskrete klinische und elektrophysiologische Zeichen einer Neuropathie, sondern auch unspezifische morphologische Veränderungen wie eine Demyelinisierung (Goebel u. Mitarb. 1986), Verlust markhaltiger und markloser Nervenfasern oder eine primäre Axonopathie (Pezeshkpour u. Mitarb. 1987). Jedoch sind diese Veränderungen zu spärlich und zu unspezifisch, um diagnostisch von Wert zu sein. Auch der Nachweis anomal konfigurierter Mitochondrien ist im peripheren Nervensystem bei mitochondrialen Krankheiten, sei es mit bekanntem oder ohne bekannten Stoffwechseldefekt, nur selten gelungen (Pezeshkpour u. Mitarb. 1987, Yiannikas u. Mitarb. 1986). Allerdings sind bei nicht wenigen mitochondrialen Multisystemkrankheiten, deren Zahl aufgrund von Symptomkonstellationen einerseits und vermehrt bekannt werdenden Stoffwechseldefekten andererseits immer mehr ansteigt, systematische Untersuchungen des peripheren Nervensystems bisher kaum durchgeführt worden.

## Peroxisomale Krankheiten
(siehe auch im Kapitel „Stoffwechselkrankheiten")

Die *Adrenoleukodystrophie* zeigt neben einer Entmarkung in Schwann-Zellen charakteristische nadelartige Einschlüsse.

### Morbus Refsum
Syn.: Heredopathia atactica polyneuritiformis, HSMN IV

**Klinik:** Bei dieser autosomal-rezessiven Krankheit weisen die Patienten neben Ataxie und Retinopathia pigmentosa als Manifestation einer Multisystemkrankheit vermehrt exogene Phytansäure in Serum, Urin und Gewebe, aber offenbar nur gering am Nerv selbst (Yao u. Dyck 1987) auf.

Die *elektronenmikroskopisch* beim Morbus Refsum beschriebenen kristallinen Einschlüsse in Schwann-Zellen markloser Nervenfasern sind unspezifisch, möglicherweise mitochondrialer Herkunft.

**Neuropathologie:** *Lichtmikroskopisch* erkennt man eine hypertrophische, also durch Demyelinisierung gekennzeichnete Neuropathie.

**Pathogenetisch** liegt eine blockierte Bildung von α-Hydroxyphytansäure aus Phytansäure vor.

Hereditäre Neuropathien 427

Abb. 9.**28a** G$_{M2}$-Gangliosidose: Eine autonome Nervenzelle im Rektum ist durch zahlreiche membranös-zytoplasmatische Körperchen aufgetrieben, × 3250, Nervenzelle lichtmikroskopisch, PAS-Hämatoxylin (Einsatz: × 660).
**b** Aufgetriebene subepidermale marklose terminale Axone, × 7220, die bei hoher Auflösung membranös-zytoplasmatische Körperchen und Mitochondrien (M) enthalten (Einsatz: × 13680).

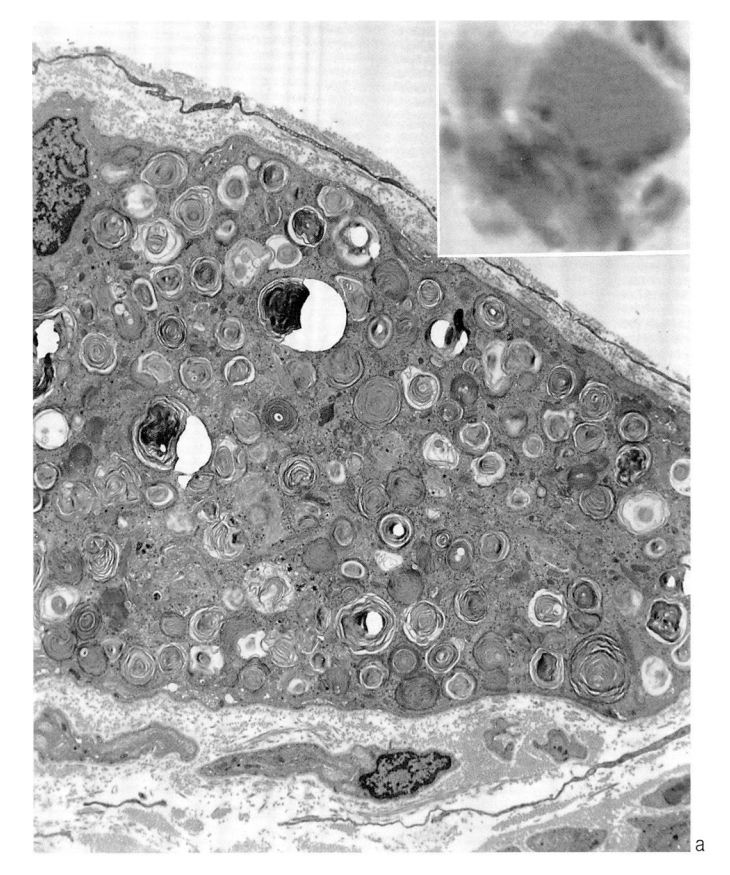

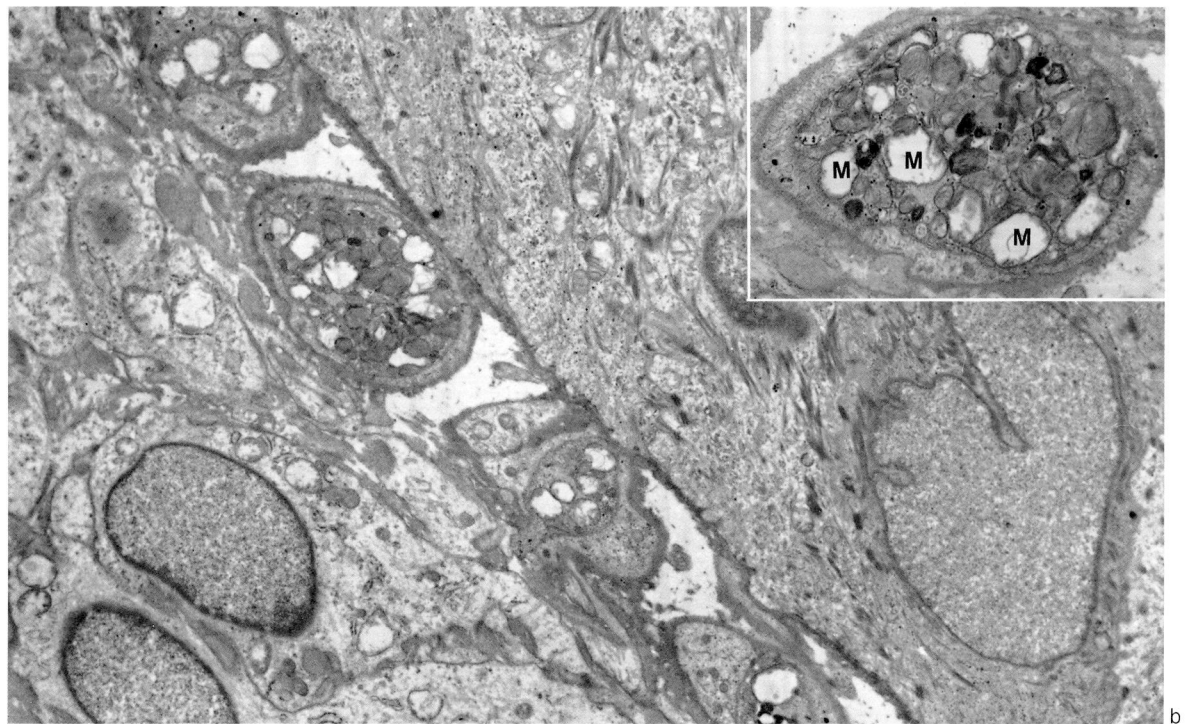

## Alipoproteinämien

Die autosomal-rezessiv vererbten Mängel von Lipoproteinen führen in erster Linie zu einer charakteristischen Speicherung in verschiedenen Zellarten.

Bei der *Tangier-Krankheit* (Analphalipoproteinämie) finden sich Lipidtropfen und andere membranbegrenzte lysosomale Einschlußkörperchen in Schwann-Zellen und in anderen Zellformen des peripheren Nervs. Eine pseudosyringomyelische Neuropathie unter Verlust kleinkalibriger bemarkter und primär markloser Nervenfasern bzw. eine multifokale Neuropathie, gekennzeichnet durch Demyelinisierung (Gibbels u. Mitarb. 1985) und Remyelinisierung, können ebenfalls vorhanden sein.

Bei der *Abetalipoproteinämie Bassen-Kornzweig*, bei der vornehmlich großkalibrige Nervenfasern verlorengehen, finden sich intrazellulär vielfach autofluoreszierende membranbegrenzte granuläre Lipopigmente, wobei offenbar der durch Resorptionsstörungen bedingte Vitamin-E-Mangel den für die Ablagerung der Lipopigmente pathogenetischen Faktor darstellt. Die klinische und morphologische Manifestation der Abetalipoproteinämie in Form einer spinozerebellaren Degeneration mit symmetrischer distaler Neuropathie unterscheidet sich nicht von der Pathomorphologie des Vitamin-E-Mangels.

## Porphyrien

Eine distale axonale Neuropathie vom „Dyingback"-Charakter kann bei allen drei autosomaldominanten porphyrischen Formen, der hepatischen, der variegata (Abb. 9.**29**) und der hereditären Koproporphyrie vorkommen, wobei Axone, auch primär marklose, zugrunde gehen, während eine Demyelinisierung als sekundär angesehen wird (Di Trapini u. Mitarb. 1984).

## Familiäre Amyloidneuropathien

Bei den verschiedenen Formen von Amyloidosen (Tab. 9.**3**) (Cohen u. Connors 1987) ist das periphere Nervensystem, d. h. der periphere Nerv sowie die sensiblen und vegetativen Ganglien, mehrfach beteiligt. Die Ursache für die Prädilektion von AF-Ablagerung im peripheren Nerv ist bisher ungeklärt.

**Klinik:** Unter den familiären Polyneuropathien lassen sich mehrere Formen voneinander trennen:
    I. Andrade- oder portugiesischer Typ, der mit dem Araki- oder japanischen Typ (Araki 1984) identisch ist. Die distale Neuropathie beginnt in den Beinen mit viszeraler Beteiligung und einer intestinalen sowie kardialen Symptomatik.
    II. Der Rukavina- oder Indiana-Maryland-Typ, mit Beginn in den Händen, besonders kombiniert mit einem Karpaltunnelsyndrom.
    III. Der Meretoja- oder finnische Typ mit prominentem Befall der Hirnnerven, besonders einhergehend mit Fazialisparese sowie einer Korneadystrophie.

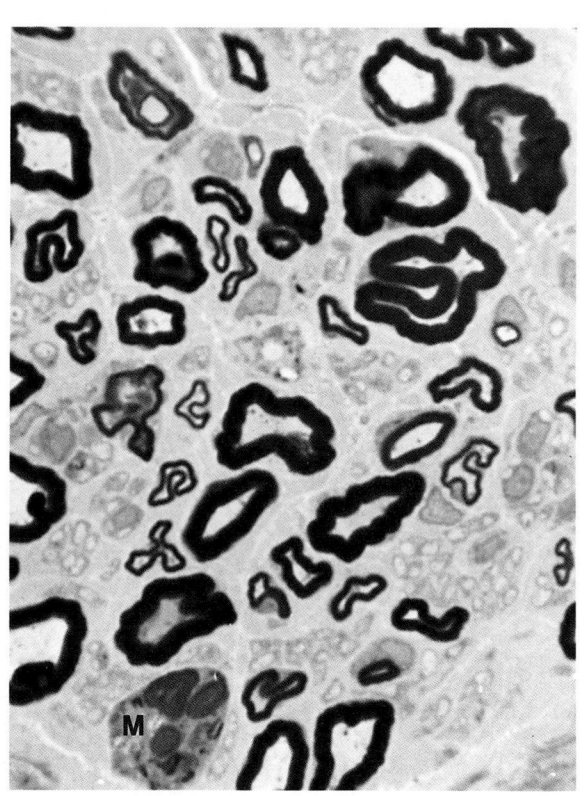

Abb. 9.**29** N. suralis mit Makrophage (M) bei Porphyria variegata, × 400.

**Pathologie:** Bei der *portugiesischen* (Abb. 9.**24***) oder japanischen familiären Form* kommt es zum Untergang von kleinen bemarkten und primär marklosen Axonen. Später gehen auch großkalibrige bemarkte Axone zugrunde. Das Amyloid liegt im Endoneurium und um die Gefäße des peripheren und autonomen Nervensystems mit seinen Ganglien (Araki 1984). Darüber hinaus ist es aber auch in fast allen viszeralen Organen, besonders im Darm und im Herzen abgelagert.

Beim *Rukavina-Typ* läßt sich Amyloid vom AF-Typ endoneural sowie im Karpaltunnel nachweisen, während das autonome System weniger betroffen ist.

Auch beim erworbenen hämodialysebedingten Amyloid vom $\beta_2$-Mikroglobulin-Typ findet sich häufig ein Karpaltunnelsyndrom mit Ablagerung von Amyloid im entsprechenden Bindegewebe (Stein u. Mitarb. 1987).

Beim Typ III, dem finnischen, findet sich Amyloid in der Muskulatur, auch der des Gesichts (Sack u. Mitarb. 1981), in peripheren Nerven, im Herzen, in der Niere und in Basalmembranen zahlreicher Organe.

**Pathogenese:** Das abgelagerte familiäre Amyloid (AF) ist vom Präalbumintyp, wobei Präalbuminvarianten bei den einzelnen familiären Formen bestehen. Offensichtlich sind im AF-Präalbuminmolekül nur einzelne Aminosäuren ausgetauscht, wie Valin statt Methionin in Position 30 bei der japanischen

Tabelle 9.3  Klassifikation der Amyloidosen (zusammengestellt von K. Koch)

| Amyloid-typ | Amyloidogenes Protein | Assoziierte Grundkrankheiten | Betroffene Gewebe/Organe | Verteilung im Organismus | $KMnO_4$-resistent nach Wright |
|---|---|---|---|---|---|
| AA | „SAA"-Protein | chronische Entzündungen, Tumoren, familiäres Mittelmeerfieber, idiopathisch | Niere, Leber, Milz, Nebennieren und andere Organe | generalisiert | − |
| AL | Immunglobulin-Leichtketten | Immunozytendyskrasien (z. B. Plasmozytom), idiopathisch | Herz, Lunge, Darm, Zunge, Karpaltunnel und andere Organe | generalisiert | + |
|  | λ- oder ϰ-Typ | solitäres extramedulläres Plasmozytom |  | lokal |  |
| AF | Präalbumin-Untereinheiten | familiäre Amyloidpolyneuropathie (verschiedene Typen) | periphere Nerven, Darm, Herz, Niere, Karpaltunnel, Glaskörper u. a. | generalisiert | + |
| ASs | Präalbumin-Untereinheiten | senile systemische Amyloidose | Herz, Lunge, Niere, disseminierter Befall | generalisiert | + |
| $A\beta_2M$ | $\beta_2$-Mikroglobulin | terminale Niereninsuffizienz, chronische Hämodialyse | Karpaltunnel, Synovialis, Peritendineum, knöchernes Skelett u. a. | generalisiert | − |
| AE | Proteohormone | „APUD"-System-Tumoren, z. B. Insulinom, medulläres Schilddrüsenkarzinom | Tumoren mit Hormonproduktion | lokal | + |
| $AS_b$ | β-Protein, $A_4$ | degenerative Hirnkrankheiten, z. B. Morbus Alzheimer | kleine Blutgefäße des Gehirns | lokal | + |
| $ASc_2$ | atrialer natriuretischer Faktor | isolierte Vorhofamyloidose (IAA) des Herzens | perizellulär: Kapillaren und Muskelfasern der Herzvorhöfe | lokal | + |

AA: Amyloid A
AL: Leichtketten-Amyloid, λ- und ϰ-Isotypen
AF: familiäres Amyloid
ASs: seniles Amyloid, systemisch, (s), „brain" (b), cardial (c)
$A\beta_2M$: $\beta_2$-Mikroglobulin-assoziiertes Amyloid
AE: endokrines Amyloid

Form (Tawara u. Mitarb. 1983), so daß es sich bei den einzelnen familiären Amyloidosen um genetisch bedingte Kodierungsdefekte handelt. Dieses Amyloid AF ist resistent gegen Verlust der Kongophilie mit Doppelbrechung nach Vorbehandlung der Gewebeschnitte mit Kaliumpermanganat nach Wright u. Mitarb. (1977).

Somit scheint das Amyloid im peripheren Nerv, auch bei sporadisch erkrankten Patienten, entweder vom Leichtketten-(Lambda- oder Kappa-) Typ, vom Präalbumintyp (Dalakas u. Cunningham 1986), oder vom $\beta_2$-Mikroglobulin-Typ zu sein, während bei der sekundären Amyloidose (AA), deren Amyloid nach Kaliumpermanganatvorbehandlung nicht mehr kongophil ist, eine Beteiligung des peripheren Nervensystems bisher nicht eindeutig beobachtet worden ist (Dalakas u. Cunningham 1986).

## Hereditäre Neuropathien ohne bekannten Stoffwechseldefekt

In diese Gruppe gehören nicht nur Krankheiten, deren Neuropathie die Komponente eines hereditären Syndroms darstellt, sondern vor allem solche, bei denen das periphere Nervensystem ausschließlich, sei es motorisch und sensibel-autonom kombiniert oder sensibel-autonom separat, betroffen ist. Letztere werden heute nicht mehr mit Eigennamen, sondern nach einer Klassifizierung von Dyck (1975) bezeichnet. Trotz der Häufigkeit dieser hereditären Neuropathien sind autoptische Befunde nur spärlich mitgeteilt worden (Dupuis u. Mitarb. 1983).

Mit wachsender Zahl nosologisch neu definierter Krankheitsbilder beobachtet man auch eine Zunahme der Beschreibungen syndromatischer Krankheiten – vor allem aus der Feder von Humangenetikern –, bei denen sich eine klinische und morphologische Beteiligung des peripheren Nervensystems manifestiert.

### Hereditäre sensomotorische Neuropathien

Syn.: HSMN I–VII, peroneale Muskelatrophie, neurale Muskelatrophie oder Charcot-Marie-Tooth-Krankheit

**Klinik:** Bei diesen meist autosomal-dominant, gelegentlich autosomal-rezessiv, X-chromosomal oder gar X-chromosomal dominant (Phillips u. Mitarb.

1985) vererbten, verschieden stark progredienten Krankheitsbildern handelt es sich um durch langsam progrediente Muskelschwäche und Muskelatrophie sowie durch Sensibilitätsstörungen gekennzeichnete Neuropathien, die im Kindesalter die häufigste Gruppe ausmachen (Hagberg u. Westerberg 1983). Elektrophysiologisch sind die Nervenleitgeschwindigkeiten hochgradig vermindert. Der autosomaldominante Charakter der HSMN I in einer Familie ist nicht selten nur durch den Nachweis erniedrigter Nervenleitgeschwindigkeiten bei fehlenden klinischen Symptomen eines Elternteils zu erbringen (Vanasse u. Dubowitz 1981).

**Neuropathologie:** Bei der *HSMN I* steht eine Demyelinisierung mit ausgeprägter Zwiebelschalenbildung und Remyelinisierung im Vordergrund (s. Abb. 9.**12**). Morphologisch lassen sich autosomaldominante und autosomal-rezessive HSMN I nicht voneinander unterscheiden (Nordborg u. Mitarb. 1984). Distale Nerven sind stärker betroffen als proximale, und die Veränderungen im Nerv können zu einer Pseudohypertrophie der Nervenstränge führen, weshalb auch von einer hypertrophischen Neuropathie gesprochen wird. Jedoch weisen morphometrische Untersuchungen auch auf eine progressive axonale Atrophie mit sekundärer Demyelinisierung (Nukada u. Mitarb. 1983), möglicherweise infolge verminderter Neurofilamentsynthese hin (Nukada u. Dyck 1984). Auch die umschriebene Verdickung von Markscheiden mit *elektronenmikroskopisch* nachweisbarer Schlingen- und Faltenbildung bei der HSMN I wird als Reaktion auf die axonale Schrumpfung gedeutet (Nordborg u. Mitarb. 1984). Wenn auch Enzym- oder andere Stoffwechseldefekte noch nicht bekannt sind, so ist in vielen Fällen doch eine enge Kopplung an den Duffy-Locus auf dem Chromosom I gesichert.

**Klinik:** Elektrophysiologische Daten zeigen bei der HSMN II eine geringgradig ausgeprägte Verlängerung der Nervenleitgeschwindigkeiten, wobei im allgemeinen im peripheren Nerv der Extremitäten eine Leitgeschwindigkeit von 38 m/s als Trennzahl für HSMN I und II angesehen wird. Bei Beginn im Kindesalter ist diese HSMN II klinisch schwerer ausgeprägt (Ouvrier u. Mitarb. 1981). Bei der *HSMN II* steht eine neuronale Schädigung im Vordergrund (Abb. 9.**30**), bei der es zu einer distal ausgeprägteren (Berciano u. Mitarb. 1986) Atrophie des Axons und nachfolgender – sekundärer – Demyelinisierung und nur diskreter Zwiebelschalenbildung kommt.

Seltene autoptische Befunde (Dupuis u. Mitarb. 1983, Berciano u. Mitarb. 1986) umfassen den Verlust von Vorderhorn- und Spinalganglienneuronen. Unter dem klinischen und elektrophysiologischen Bild einer HSMN II sind autosomal-dominant jüngst auch Riesenaxone (Vogel u. Mitarb. 1985, Goebel u. Mitarb. 1986) beobachtet worden, so daß hier möglicherweise eine morphologisch-genetische Variante vorliegt.

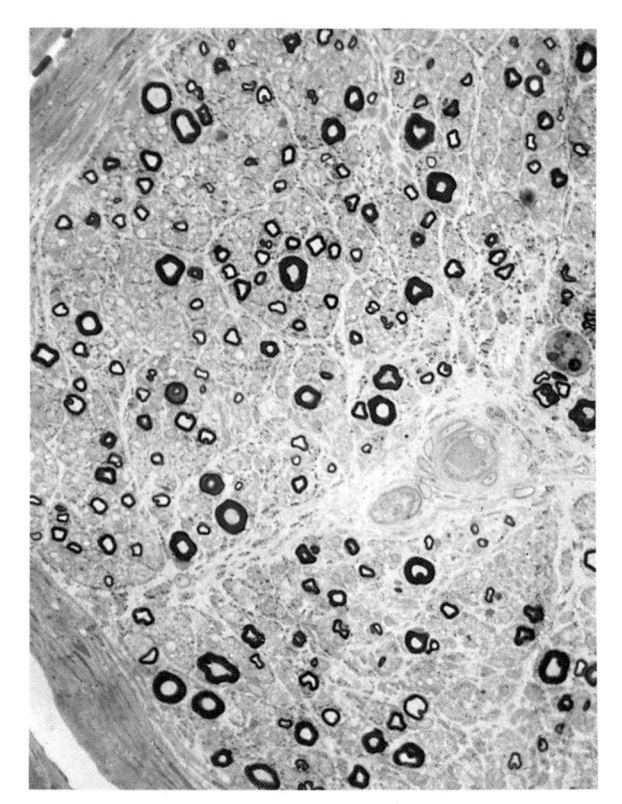

Abb. 9.**30** Verlust vor allem großkalibriger markhaltiger Nervenfasern bei HSMN II, × 270.

Die *HSMN III (Déjerine-Sottas)* ist nach klinischen und morphologischen Kriterien meist von der HSMN I abzugrenzen.

Sie stellt entweder eine ausgeprägte hypertrophische, durch schwere Demyelinisierung und Zwiebelschalenbildung gekennzeichnete autosomal-rezessive Neuropathie dar, die nicht selten schon im frühen Kindesalter beginnt, oder eine infantile Neuropathie mit Hypomyelinisierung (Rossi u. Mitarb. 1983). Ob eine infantile hypertrophische Neuropathie vorwiegend sensiblen oder nur wenig motorischen Charakters (Koto u. Mitarb. 1978) eine Variante der HSMN III oder eine eigene Krankheit darstellt, ist derzeit noch unklar.

Auch die kongenitale Neuropathie infolge Hypomyelinisierung mag eine Variante der HSMN III sein (Guzzetta u. Mitarb. 1982). Hier können – bei normaler Axonpopulation – Markscheiden gänzlich fehlen oder in ihrer Dicke erheblich verschmälert, aber auch verbreitert sein, Zeichen des Markscheidenuntergangs fehlen und echte Schwann-Zell- (Tachi u. Mitarb. 1984) oder atypische Zwiebelschalen-Basalmembranschlingen (Harati u. Butler 1985) vorliegen. Proximal sind in Hirn- und Spinalnerven – wie bei infantiler spinaler Muskelatrophie oder Poliomyelitis – Gliafaserbündel beobachtet worden (Towfighi 1981). HSMN IV–VII sind durch Neuropathie (Abb. 9.**31**) und zusätzliche Phänomene wie Optikusatrophie oder Retinopathia pigmentosa gekennzeichnet.

## Hereditäre sensorische (autonome) Neuropathien (HSN/HSAN I-V)

Eine Zuordnung der einzelnen Neuropathien zu einer der fünf oder zu anderen ihnen verwandten Kategorien erfordert Berücksichtigung klinisch-genetischer, elektrophysiologischer und morphologischer Befunde, wobei nicht selten auch subtile motorische Ausfälle auftreten, jedoch keineswegs in dem Ausmaß wie bei den HSMN. Die nosologische Klassifizierung der individuellen hereditären Neuropathien – erweitert von Donaghy u. Mitarb. (1987) – ist daher dem Neuropathologen allein kaum möglich.

### HSAN I

**Klinik:** Diese meist autosomal-dominant vererbte, in der zweiten oder dritten Lebensdekade klinisch manifest werdende, distal beginnende, progrediente Neuropathie ist durch Sensibilitätsausfälle, Reflexverlust und bei mangelhafter Körperhygiene durch therapieresistente Ulzera, an den Fußsohlen beginnend, gekennzeichnet.

**Neuropathologie:** Es findet sich in den peripheren Ganglien ein Verlust von Neuronen mit reaktiv proliferierten Satellitenzellen als Nageotte-Knötchen, der jedoch ein distal beginnender Verlust von Axonen im Sinne einer primär axonalen Neuropathie vorausgeht, wobei am stärksten primär marklose, dann kleine bemarkte und zuletzt große bemarkte Nervenfasern betroffen sind (Abb. 9.**32**).

### HSAN II

Diese autosomal-rezessive Neuropathie beginnt im frühen Kindesalter und ist vornehmlich durch einen Verlust großkalibriger bemarkter Nervenfasern (Abb. 9.**33**) infolge primärer axonaler Neuropathie mit sekundärer segmentaler Demyelinisierung gekennzeichnet.

### HSAN III

**Klinik:** Bei dieser ebenfalls autosomal-rezessiven, möglicherweise nur bei Aschkenasim-Juden (Axelrod u. Pearson 1984) im frühen Kindesalter vorkommenden, nicht selten sogar bei der Geburt bereits manifesten Neuropathie stehen Störungen des autonomen Nervensystems ganz im Vordergrund, während Hyporeflexie und Sensibilitätsstörungen zurücktreten.

**Neuropathologie:** Man findet einen erheblichen Verlust an Nervenzellen mit reaktiven Nageotte-Knötchen in den sensiblen und autonomen Ganglien sowohl der Hirn- wie der spinal-vegetativen Nerven und einen selektiven Mangel an Gammamotoneuronen. Die Zahl der primär marklosen Nervenfasern ist hochgradig vermindert.

Gelegentlich werden auch chronische Veränderungen im Hirnstamm beobachtet. Ätiologisch

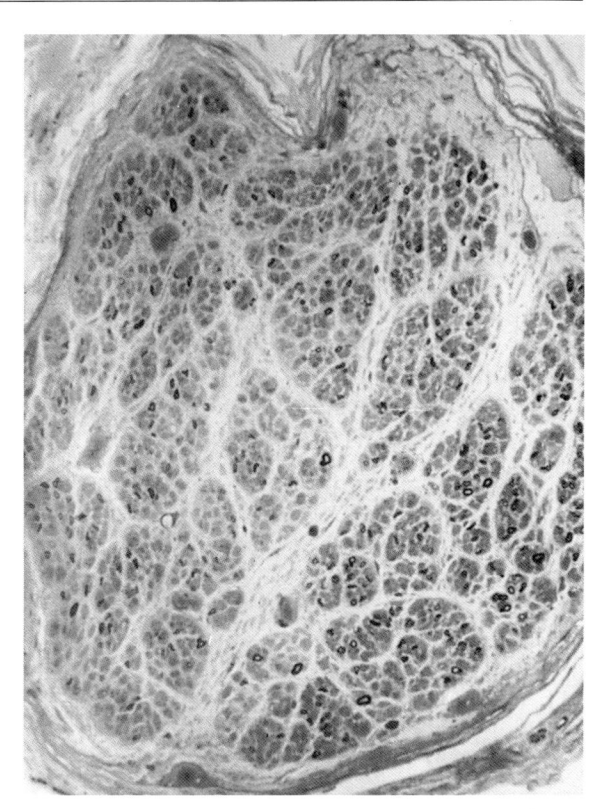

Abb. 9.**31** Höchstgradiger Verlust markhaltiger Nervenfasern bei HSMN V. Toluidinblaugefärbter Semidünnschnitt, × 190.

wird das Krankheitsbild einem gestörten Katecholaminstoffwechsel zugeschrieben.

Eine der Dysautonomie ähnliche Form im Kindesalter (Hagberg u. Westerberg 1983) ist durch fast vollständigen Mangel bemarkter Nervenfasern gekennzeichnet – ähnlich der HSAN II.

Weitere seltene der HSAN III nur ähnliche, aber distinkte Neuropathien sind ebenfalls beschrieben worden (Axelrod u. Pearson 1984).

### HSAN IV

Bei dieser seltenen kindlichen Neuropathie fehlen vor allem kleinkalibrige bemarkte Nervenfasern (Abb. 9.**34a**) und primär marklose Nervenfasern (Abb. 9.**34b**) mit entsprechender Störung des Schmerz- und Wärmeempfindens sowie der Schweißsekretion (Goebel u. Mitarb. 1980).

Ein gleiches Bild findet sich im biopsierten N. suralis bei der *HSAN V*, bei der auch ein Mangel der Dopamin-β-Hydroxylase besteht (Dyck u. Mitarb. 1983).

## Spinozerebellare Degenerationen
Syn.: Heredoataxien

Spinozerebellare Degenerationen sind teils autosomal-dominant, teils autosomal-rezessiv vererbte progrediente Krankheiten, deren klinische und morpho-

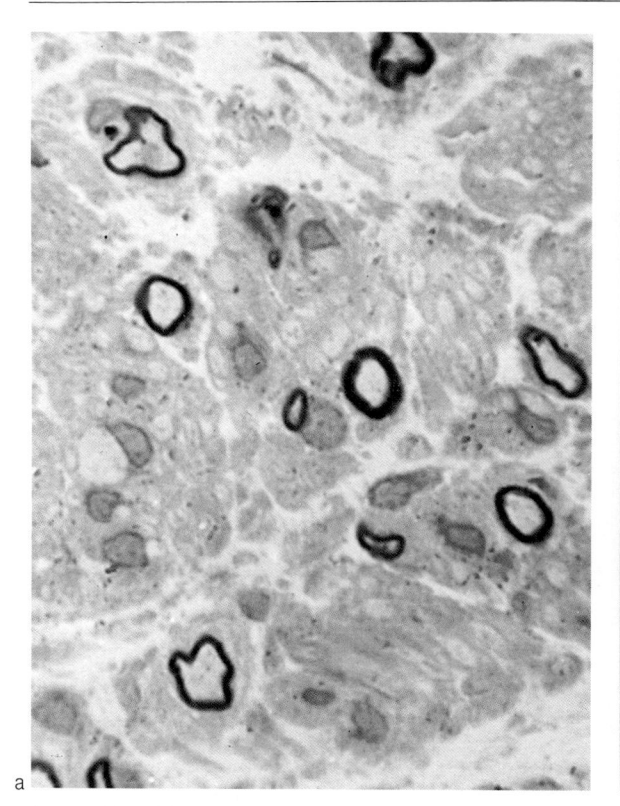

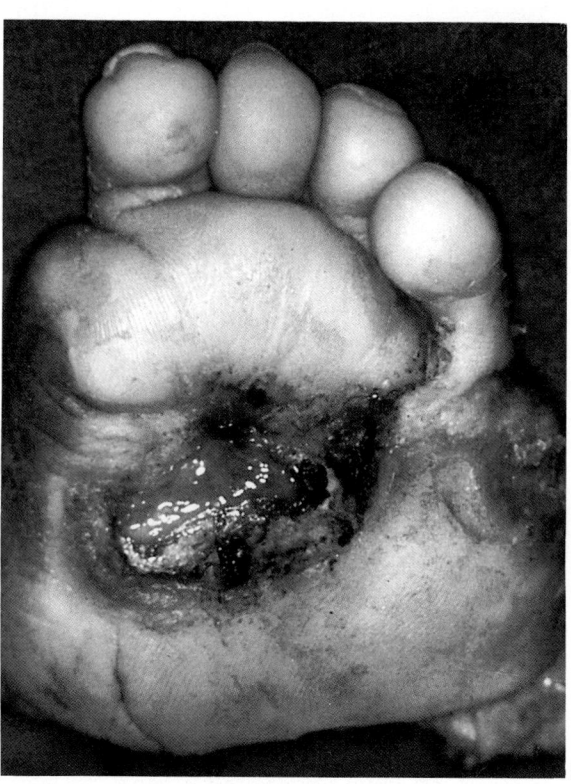

Abb. 9.**32** HSAN I. **a** Der N. suralis zeigt einen erheblichen Schwund der myelinisierten Nervenfasern, × 395. **b** Schwere mutilierende, chronisch-granulierende und ulzeröse Entzündung im Bereich des linken Vorfußes.

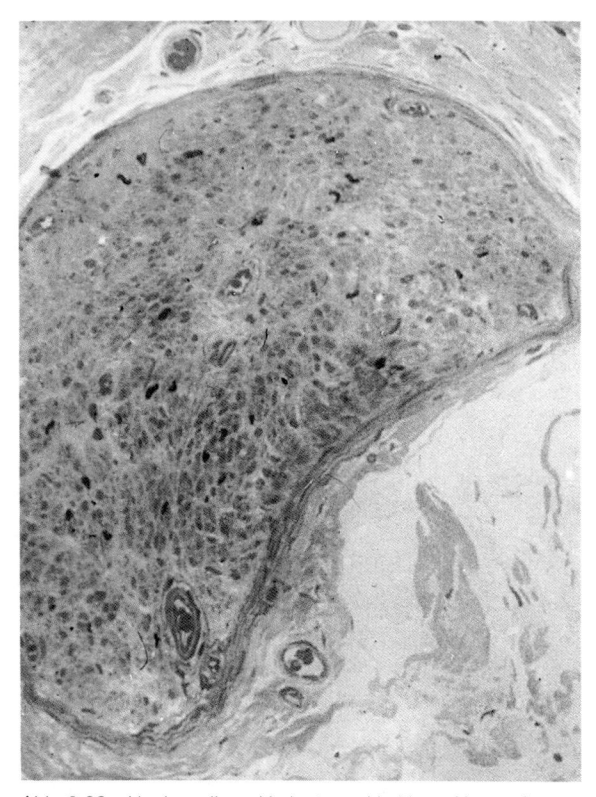

Abb. 9.**33** Hochgradiger Verlust markhaltiger Nervenfasern bei HSAN II, × 480.

logische Schwerpunkte im Bereich des Rückenmarks, des Hirnstamms und des Kleinhirns liegen, wobei die einzelnen klinischen Formen nach genetischen und klinisch-topographischen Gesichtspunkten – wenn auch noch nicht endgültig exakt – klassifiziert werden. Die entsprechenden klinischen Symptome und morphologischen Befunde sowie ätiologische und metabolische Gesichtspunkte dieser Gruppe von Krankheiten sind in dem entsprechenden ZNS-Kapitel nachzulesen. Es ist jedoch von Bedeutung, daß auch das periphere Nervensystem betroffen ist, wenn auch die klinischen Symptome einer vorwiegend sensiblen Neuropathie von anderen zentralnervösen meist überlagert werden.

Bei der *Friedreich-Ataxie* findet sich häufig im peripheren Nerv ein Verlust von großkalibrigen markhaltigen Nervenfasern mit entsprechend klinischem Ausfall von Vibrations-, Druck- und Berührungssinn, während Wärme- und Schmerzempfindlichkeit erhalten sind. Es handelt sich hierbei um eine primäre, distal beginnende axonale Neuropathie (Ouvrier u. Mitarb. 1982) im Sinne eines „Dying-back"-Prozesses, der einer Reifestörung folgen soll (Said u. Mitarb. 1986), wobei bereits pathologische Befunde im biopsierten N. suralis im frühen Kindesalter beobachtet werden. Nicht selten findet sich zusätzlich eine segmentale Demyelinisierung, vor allem bei atypisch erscheinendem Krankheitsbild (Rizzuto u. Mitarb. 1981), wobei diese segmentale

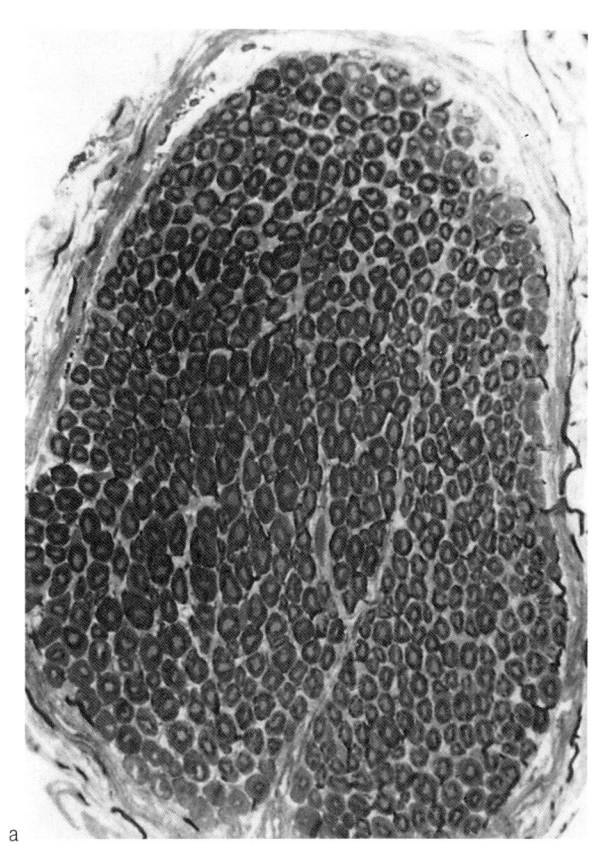

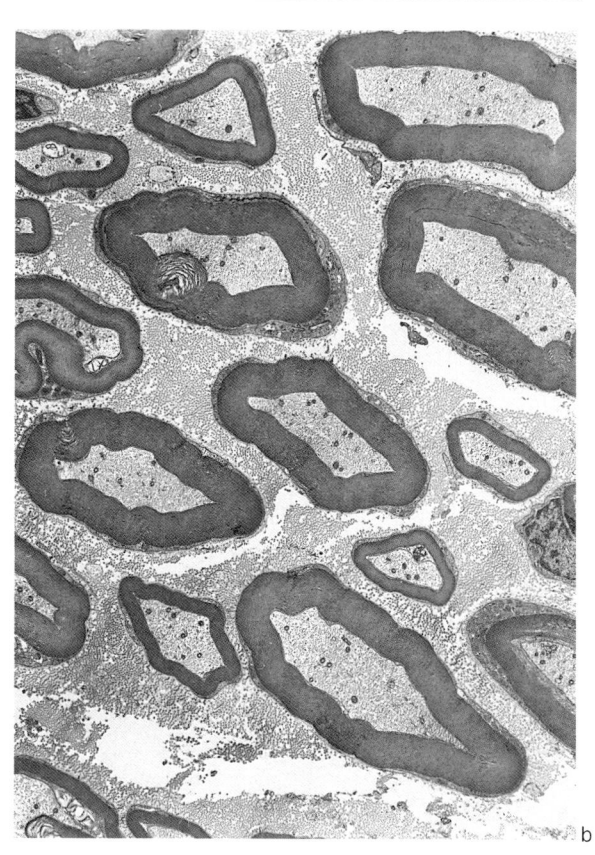

Abb. 9.34 HSAN IV. **a** Außerordentlich dicht gepackte markhaltige Nervenfasern, × 400. **b** Keine primär marklosen Nervenfasern zwischen den markhaltigen Axonen erkennbar, × 3800.

Demyelinisierung mit Zwiebelschalenbildung als sekundär interpretiert wird. Ein Vitamin-E-Mangel (angeboren?) kann sich ebenfalls hinter der Symptomatik des Morbus Friedreich verbergen, aber Aggregation typischer Lipopigmente aufweisen (Stumpf u. Mitarb. 1987).

Bei der *autosomal-dominanten spinozerebellaren Degeneration* zeigt das periphere Nervensystem im biopsierten N. suralis einen selektiven Verlust von großkalibrigen bemarkten Nervenfasern mit diskreter sekundärer Demyelinisierung (Bennett u. Mitarb. 1984).

Bei verschiedenen Formen der *amyotrophischen Lateralsklerose* (s. S. 243) konnte morphometrisch im rein sensiblen N. peronaeus superficialis ein pathologischer, d. h. nichtaltersbedingter Verlust sowohl bemarkter wie unbemarkter Nervenfasern dokumentiert werden (Ben Hamida u. Mitarb. 1987).

In jedem Fall wird die das periphere Nervensystem betreffende Ursache in einer fortschreitenden Degeneration spinaler Ganglienzellen gesehen, so daß auch die Hinterwurzeln schon makroskopisch im Endstadium eine deutliche Atrophie aufweisen können. In diesem Zusammenhang ist für die Diagnostik des biopsierten oder autopsierten peripheren Nervs die Tatsache von Bedeutung, daß offenbar nur die zentralen Fortsätze der Spinalganglienzellen entsprechende Läsionen aufweisen, wie sie bei der Tabes dorsalis gefunden werden, eine vergleichbare Schädigung der peripheren Fortsätze fehlt jedoch.

### Riesenaxonneuropathie

Bei einzelnen generalisierten familiären Krankheiten des Nervensystems ist manchmal der periphere Sektor klinisch und morphologisch stärker betroffen, manchmal der zentrale. Zur ersteren Gruppe wird die Riesenaxonneuropathie gerechnet, eine autosomal-rezessiv vererbte Krankheit des frühen Kindesalters, wobei Retardierung und Demenz auch auf einen zentralen, bisher allerdings unbekannten Stoffwechseldefekt deuten. Gekennzeichnet ist das Krankheitsbild durch Riesenaxone (Abb. 9.**35a**) infolge Neurofilamentvermehrung (Abb. 9.**35b**) in meist markhaltigen, gelegentlich auch marklosen Nervenfasern, wobei jedoch auch andere Zellformen wie Fibroblasten, Schwann- und Endothelzellen durch eine Vermehrung von 8–10 nm dicken, also zur Intermediärklasse gehörenden Filamenten gekennzeichnet sind (Abb. 9.**35c**), so daß hier von einer primären Krankheit der Intermediärfilamente gesprochen wird (Fois u. Mitarb. 1985).

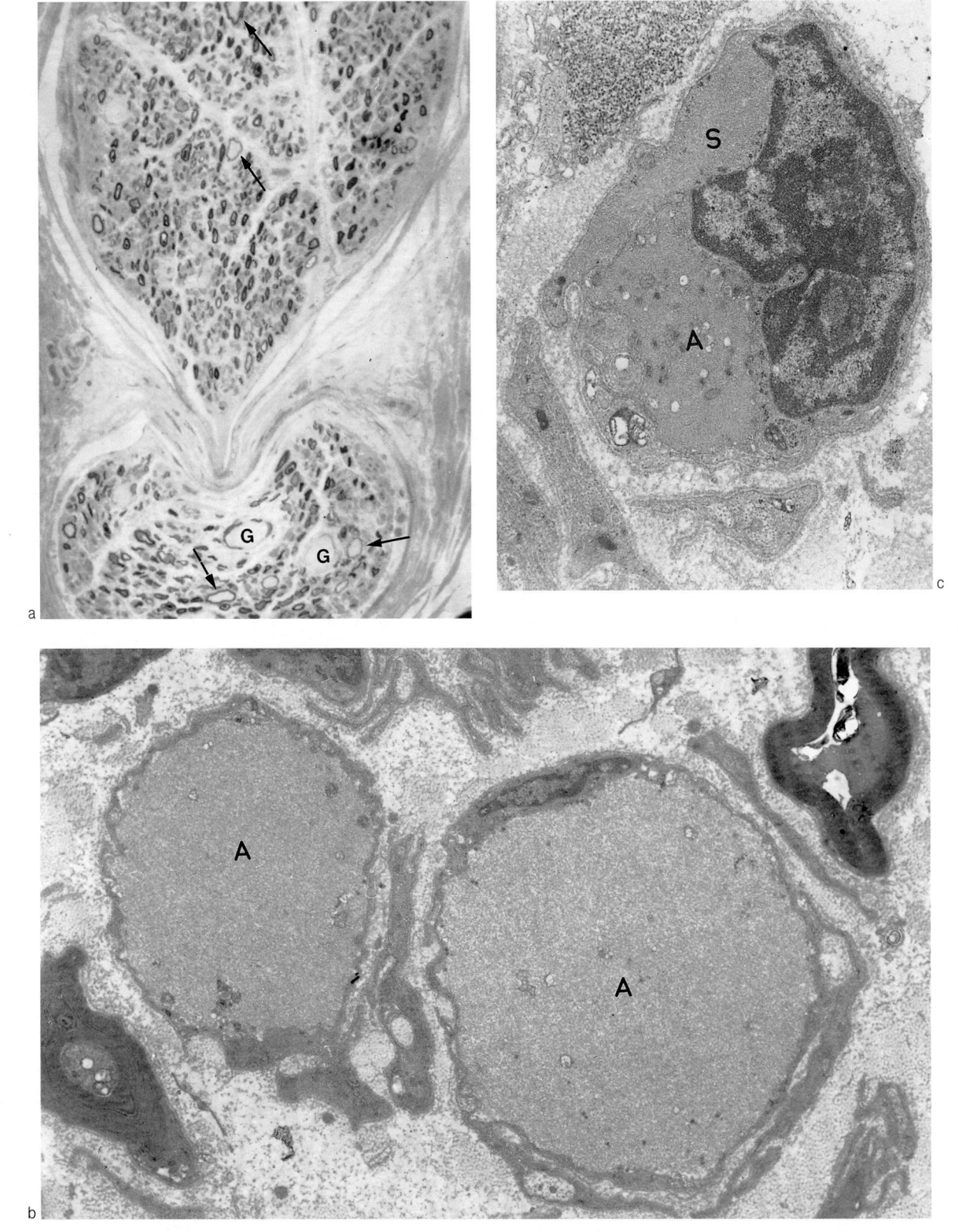

Abb. 9.**35** Riesenaxonneuropathie. **a** Mehrere aufgetriebene Axone mit dünnen Markscheiden (Pfeile), zu unterscheiden von weiten Gefäßen (G), toluidinblaugefärbter Semidünnschnitt, × 261. **b** Die aufgetriebenen entmarkten Axone (A) enthalten reichlich Neurofilamente, × 7600. **c** Vermehrt Filamente auch in Schwann-Zellen (S), A = Axon, × 20020.

## Infantile neuroaxonale Dystrophie

Bei der infantilen neuroaxonalen Dystrophie ist zwar das periphere Nervensystem regelmäßig sowohl in den Ganglien (Goebel u. Mitarb. 1980) wie im Bereich der Haut (s. Abb. 9.**9d**) betroffen, weniger die gebündelten Nervenfasern als die terminalen Axone, jedoch ist die klinische Symptomatik auf entsprechende Veränderungen im zentralen Nervensystem beschränkt (s. S. 214). Nervenendigungen sind durch Vermehrung von membranösen Zisternen, von tubulären und vesikulären Elementen gekennzeichnet, möglicherweise infolge Proliferation des glatten endoplasmatischen Retikulums, wobei eine Störung des retrograden axonalen Transports für diese autosomal-rezessive Krankheit angenommen wird.

## Tomakuläre Neuropathie (hereditäre Neuropathie mit Neigung zu Druckparesen)

Diese autosomal-dominante Neuropathie manifestiert sich vorwiegend an der oberen Extremität sowie unter häufigem Befall des N. peronaeus, als Mononeuropathie oder multiple Mononeuropathie in rezidivierend remittierender Form akuter Genese.

**Klinik:** Nach Minimaltraumen oder unbemerkt erfahren die Patienten, nicht selten nach Schlafperioden oder bei langanhaltender ungünstiger Haltung mit Aufstützen der Ellenbogen oder kniend, Paresen infolge Druckschädigung entsprechend exponierter Nerven. Elektrophysiologisch finden sich verminderte Nervenleitgeschwindigkeiten als Ausdruck eines ubiquitären Prozesses (Grehl u. Mitarb. 1987).

**Neuropathologie:** Autopsiedaten fehlen, und nur biopsierte Nerven, in erster Linie der N. suralis, sind verfügbar. Dieser zeigt einen Ausfall großkalibriger bemarkter Nervenfasern, mehr als 25% der Internodien, meist großkalibrige Nervenfasern mit fokal außerordentlich dicker Markscheide (Abb. 9.**36**) (Tomacula, vom lateinischen Tomaculum = das Würstchen), sowie Zeichen der Demyelinisierung und Remyelinisierung, wobei die morphologischen Phänomene der abnormen Markscheidenbildung primärer und sekundärer Art (besonders gut am gezupften Nerv) (Abb. 9.**36a**) erkennbar sind.

*Elektronenmikroskopisch* lassen sich einerseits verdickte Markscheiden (Abb. 9.**36c**) mit mehrfacher Zahl von Myelinlamellen sowie andererseits multiple Markscheidenschlingen (Abb. 9.**36c**) dokumentieren, die zur Gesamtverdickung der Myelinscheide beitragen. Zusätzlich ließ sich eine abnorme transnodale Myelinisierung mit Übergreifen terminaler Myelinschlingen über die Ranvier-Schnürringe nachweisen.

Diese tomakuläre Neuropathie ist von der *familiären neuralgischen Mononeuropathie* (Meier 1983), die sich klinisch durch eine Prädilektion im Plexus brachialis, häufig bei Frauen in der Schwangerschaft, durch Schmerzen und durch normale Leitgeschwindigkeiten außerhalb der erkrankten Nervenregionen manifestiert, zu unterscheiden. Markscheidenläsionen fehlen hierbei.

Die familiäre tomakuläre Neuropathie mit Neigung zu Drucklähmungen ist weiterhin zu unterscheiden von akuten und chronischen *kompressionsbedingten Neuropathien,* bei der lokales exzessives Trauma zu einer Nervenschädigung führt, wobei auch die Tendenz zur Rückbildung der Parese recht groß ist. Exzessiver Druck auf den Nerv kann z. B. bei Alkoholintoxikation, bei Nervenkompression unter Operationen in Blutleere sowie bei falscher Lagerung des narkotisierten Patienten auftreten. Chronisch-rezidivierende Neuropathien dieser Art („Entrapment"-Neuropathien) treten im *Karpaltunnel* wegen Substanzablagerungen, z. B. bei Mukopolysaccharidosen, bei Amyloidose, bei Hypothyreose und im *Kubitaltunnel* infolge extraneuraler Fibrose, auf, ohne daß ein Trauma in der Vorgeschichte vorliegen muß.

Von experimentellen Daten ist bekannt, daß zuerst die Markscheiden großkalibriger bemarkter Axone geschädigt werden und deren Zusammenbruch zu einer Demyelinisierung und dann Remyelinisierung führen kann, während erst bei zunehmend stärkeren Druckschäden auch kleinkalibrige bemarkte Nervenfasern und marklose Nervenfasern degenerieren (Miller 1984).

## Syndrome

De-Sanctis-Cacchione-Syndrom, Variante des *Xeroderma pigmentosum.* Neben geistiger Behinderung, Mikrozephalus, Zwergwuchs und Gonadenhypoplasie finden sich demyelinisierende und neuronopathische Zeichen, die in einer Verminderung markhaltiger Axone, mehr der groß- als der kleinkalibrigen, aber auch der primär marklosen Nervenfasern bestehen. *Elektronenmikroskopisch* sind Demyelinisierung und axonale Schädigung nachweisbar (Fukuhara u. Mitarb. 1982).

Das *Andermann-Syndrom* verknüpft vollständige oder partielle Agenesie des Corpus callosum mit einer peripheren sensomotorischen Neuropathie. Morphologisch erscheint die Neuropathie als hypertrophische Form, gekennzeichnet durch erhebliche Zwiebelschalenbildung (Larbrisseau u. Mitarb. 1984).

Das *Rud-Syndrom* ist durch eine kongenitale Ichthyosis, geistige Retardierung, nicht selten kombiniert mit Epilepsie, Hypogonadismus sowie vereinzelt Retinopathia pigmentosa und neurosensorische Taubheit gekennzeichnet. Die assoziierte Polyneuropathie infolge Demyelinisierung und Remyelinisierung sowie Zwiebelschalenbildung zeigt sich als hypertrophische Polyneuropathie, bei der auch primär marklose Nervenfasern vermindert sein können (Larbrisseau u. Carpenter 1982).

Beim *Cockayne-Syndrom,* das durch Zwergwuchs, Mikrozephalie, Retinopathia pigmentosa, Katarakt, Optikusatrophie sowie eine infolge Pro-

## 9 Pathologie des peripheren Nervensystems

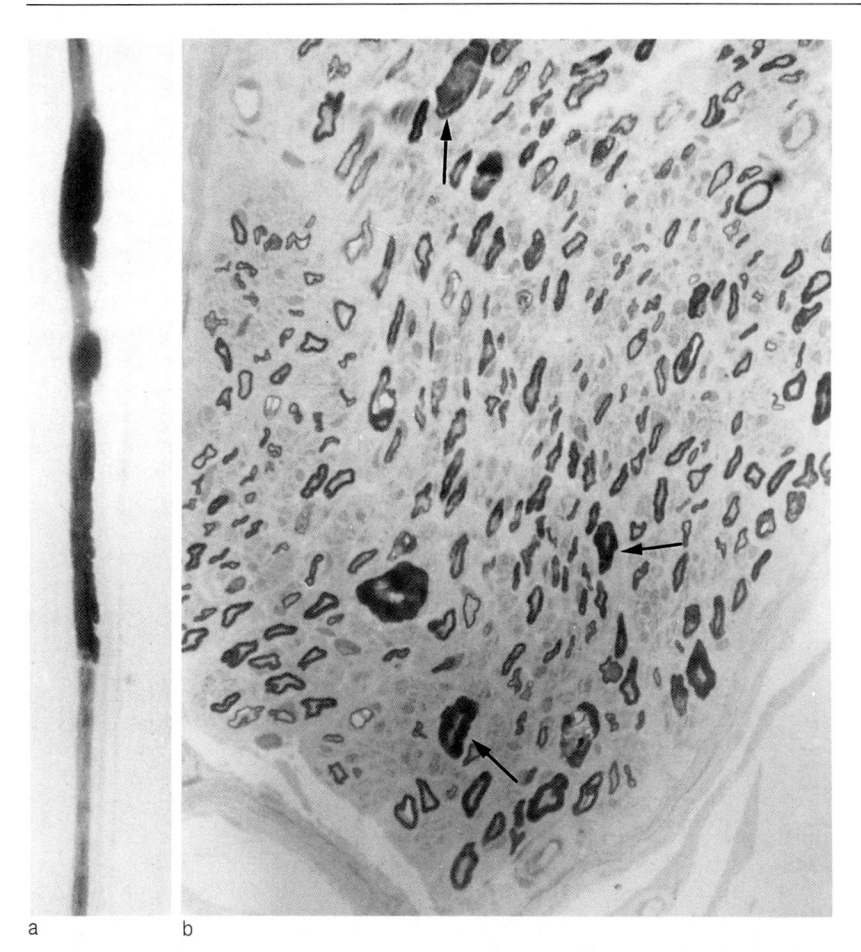

**Abb. 9.36** Neuropathie bei Druckparesen.
**a** Umschrieben aufgetriebene Markscheide einer gezupften Faser, × 242.
**b** Deutlich verbreiterte Markscheiden mit schmalen Axonen (Pfeile), 1 μm dicker toluidinblaugefärbter Semidünnschnitt, × 284.
**c** Unterschiedlich starke Verbreiterung der Markscheiden durch Schlingenbildung, × 18 000; die Markscheidenschlingen (Keile) überlagern dünnere Markscheidensegmente (Einsatz: × 4705).

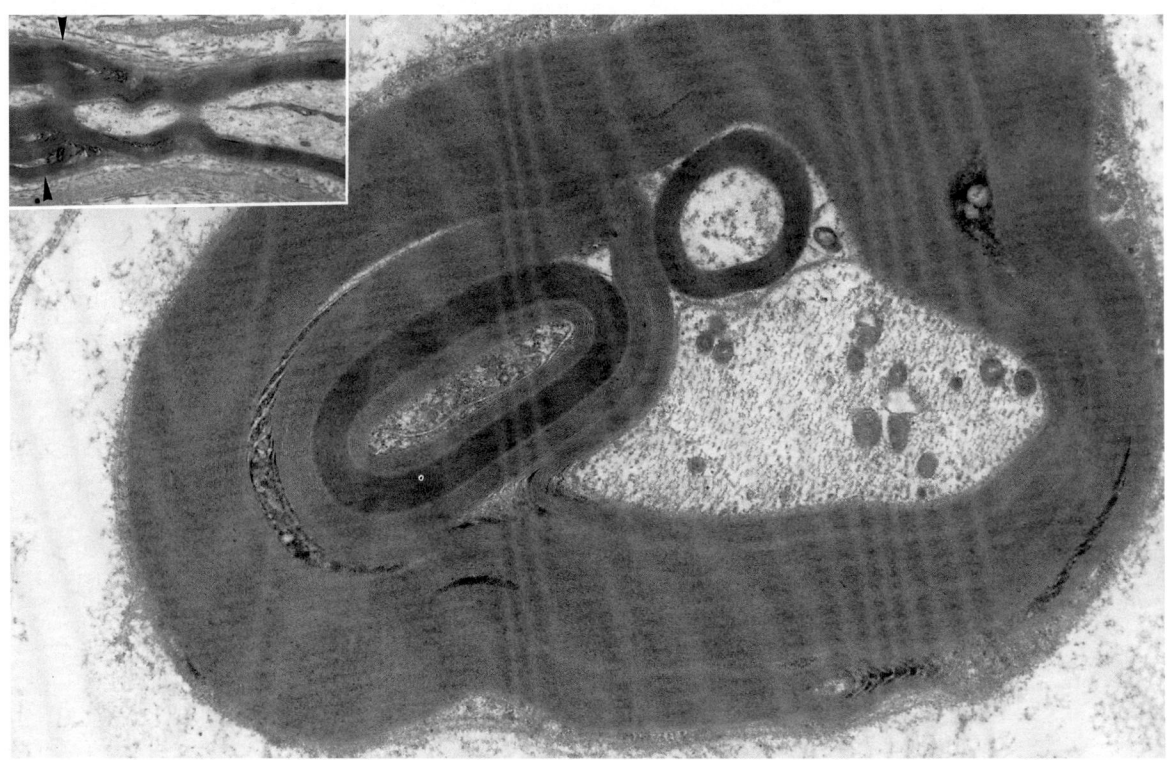

gnathie typische Fazies gekennzeichnet ist, bestehen Leukodystrophie, Verkalkung der Stammganglien und eine Neuropathie, die ebenfalls vom demyelinisierenden Typ ist (Ohnishi u. Mitarb. 1987) und sowohl bei infantilen wie juvenilen Patienten zu beobachten ist, wobei membranbegrenzte an pathologische lysosomale Residualkörperchen erinnernde Einschlüsse in Schwann-Zellen markhaltiger und markloser Nervenfasern ein zusätzliches Kennzeichen zu sein scheinen (Vos u. Mitarb. 1983).

Während beim *Kearns-Sayre-Syndrom* die Retinopathia pigmentosa eine progressive externe Ophthalmoplegie und eine mitochondriale Myopathie im Vordergrund stehen, ist eine Polyneuropathie, auch unter Einbeziehung der Spinalwurzeln (Groothuis u. Mitarb. 1980), ein gelegentlich assoziiertes Phänomen, bei dem Verlust großkalibriger markhaltiger Axone sowie De- und Remyelinisierung vorkommen (Gemignani u. Mitarb. 1982).

Auch bei anderen mitochondrialen Myo-/Enzephalopathien wurden eine Axonopathie sowie anomal konfigurierte Mitochondrien nachgewiesen (Pezeshkpour u. Mitarb. 1987).

Beim *Marinesco-Sjögren-Syndrom,* gekennzeichnet durch Kleinwuchs, Oligophrenie, Hypogonadismus, Ataxie und Katarakte, besteht im peripheren Nerv eine segmentale Demyelinisierung (Hakamada u. Mitarb. 1981).

# Immunassoziierte Neuropathien

Die Ausweitung immunologischer und immunhistologischer Techniken hat zu zunehmender Erkennung verschiedener Formen von Neuropathien geführt, die von immunologischer Bedeutung sind. Hierzu gehören die entzündlichen, nicht erregerbedingten Polyneuritiden, die durch abnorme Immunglobulinproduktion und -ablagerung gekennzeichneten Neuropathien bei Gammopathien und die mit myelomassoziierter Amyloidablagerung einhergehende Neuropathie sowie ein breites Spektrum von Läsionen des peripheren Nervs oder zweiten motorischen Neurons bei Plasmazellkrankheiten.

## Plasmazelldyskrasieassoziierte Amyloidpolyneuropathien

Diese Gruppe von Amyloidpolyneuropathien ist mit pathologischen Prozesses der Plasmazellpopulation, also einem multiplen Myelom, oder mit Gammopathien korreliert. *Neuropathologisch* wird neben der perivaskulären und endoneuralen Amyloidablagerung eine primäre axonale Schädigung auch der primär marklosen Nerven (Verghese u. Mitarb. 1983) sowie der großkalibrigen bemarkten Nervenfasern (Vital u. Mitarb. 1983) beobachtet. Außerdem findet sich eine segmentale Demyelinisierung. Immunglobulin G (Vital u. Mitarb. 1983) und λ-Leichtketten (Julien u. Mitarb. 1984) sind in vaskulärem Amyloid immunfluoreszenzoptisch nachweisbar. Das Amyloid vom Immunglobulintyp ist gegen Kaliumpermanganatvorbehandlung nach Wright resistent.

**Pathogenese:** Es handelt sich um das Amyloid vom AL-Typ infolge Produktion von Immunglobulinen und Leichtketten, vornehmlich vom Lambdatyp, gelegentlich auch vom Kappatyp. Das Fehlen einer Blut-Nerven-Schranke im Bereich der spinalen und sympathischen Ganglien mit nachfolgender vasogener Ablagerung von Amyloid wird als Ursache des Verlustes kleinkalibriger, markhaltiger und primär markloser Nervenfasern bei der nichtdemyelinisierenden Amyloidpolyneuropathie angeschuldigt (Verghese u. Mitarb. 1983).

Beim multiplen Myelom sind bei dem abgelagerten Amyloid (vom AL-Typ) Leichtketten vom Lambda-, – seltener vom Kappatyp – immunhistologisch nachweisbar (Vital u. Mitarb. 1983). Auch bei Plasmazelldyskrasien mit Amyloidneuropathie lassen sich Lambda- und Kappaketten im Amyloid dokumentieren (Dalakas u. Cunningham 1986).

Die Polyneuropathie beim multiplen Myelom, auch ohne eine Amyloidablagerung im peripheren Nerv, ist durch Verlust großer bemarkter Axone charakterisiert, während die familiären Polyneuropathien (s. S. 428) zuerst durch Verlust kleinkalibriger markhaltiger und markloser Nerven gekennzeichnet sind (Verghese u. Mitarb. 1983).

## „Sporadische" Amyloidneuropathie

Sie stellt die häufigste Form der Amyloidpolyneuropathie dar, wobei das Amyloid Präalbumin oder Immunglobulin-Leichtketten enthält (Dalakas u. Cunningham 1986), ohne daß jedoch hereditäre Aspekte oder Zeichen einer Plasmazelldyskrasie offenbar sind. Klinisch und morphologisch bestehen keine Unterschiede zu anderen Amyloidpolyneuropathien.

## Neuropathien bei Gammopathien ohne Amyloidablagerung

Plasmazelldyskrasien und multiples Myelom (Kelly u. Mitarb. 1981) können mit einer Neuropathie assoziiert sein, ohne daß Bildung und Ablagerung von Amyloid dafür verantwortlich sind.

**Klinik:** Sensomotorische, rein sensorische und selten auch einmal vorwiegend motorische (Rowland u. Mitarb. 1982) Neuropathien mit einer erheblichen Verminderung der Nervenleitgeschwindigkeit können auftreten.

**Neuropathologie:** Bei der pathologischen Bildung von Immunglobulin M oder ϰ-Leichtketten kommt es zu einer demyelinisierenden Polyneuropathie (Smith u. Mitarb. 1983), wobei Immunglobulin M offenbar als Antikörper gegen das myelinassoziierte Glykoprotein (MAG) der Markscheiden wirkt (Steck u. Mitarb. 1983, Melmed u. Mitarb. 1983). *Immunfluoreszenzoptisch* lassen sich Immunglobulin M und ϰ-Leichtketten in Schwann-Zellen und ihren Markscheiden (Julien u. Mitarb. 1984, Liebert u. Mitarb. 1985) nachweisen.

Bei anderen IgM-Polyneuropathiepatienten ist IgM endoneural oder an bemarkten Nervenfasern ohne Bezug zum MAG abgelagert.

*Elektronenmikroskopisch* zeigen die Markscheiden eine Auflockerung ihrer äußeren Zonen (Julien u. Mitarb. 1984), die auf eine Spaltung der „intraperiod line" zurückzuführen ist.

Der Nachweis des Immunglobulin M als Antikörper gegen das markscheideneigene myelinassoziierte Protein erweist derartige Polyneuropathien als Autoimmunkrankheiten (Nemni u. Mitarb. 1983).

Ähnliche Befunde lassen sich bei der *Waldenström-Makroglobulinämie* nachweisen, wobei gelegentlich auch unkompaktiertes Myelin (s. S. 412) in Markscheiden nachgewiesen werden kann (Vital u. Mitarb. 1985).

Auch eine Polyneuropathie, assoziiert mit dysautonomen Symptomen bei einer *monoklonalen Immunglobulin-A-Gammopathie* wurde beschrieben (Bailey u. Mitarb. 1986). Bioptisch fand man einen hochgradigen Verlust groß- und kleinkalibriger bemarkter Axone, und *immunfluoreszenzoptisch* wurde die Bindung von Anti-Immunglobulin A und Anti-Kappa-Leichtketten an Markscheiden, Endo- und Perineurium nachgewiesen.

Der *Kryoglobulinämie* kann eine Polyneuropathie, meist distal und sensomotorisch, assoziiert sein. Sie kann mit einer Entmarkung oder einer primären axonalen Degeneration einhergehen (Chad u. Mitarb. 1982). Die Kryoglobuline sollen per Pinozytose durch kapilläre Endothelien in das Endoneurium gelangen (Vallat u. Mitarb. 1981), andererseits sich aber auch in Gefäßwänden ablagern und dann zu ischämieähnlichen Läsionen im Nerv führen können (Chad u. Mitarb. 1982).

### Guillain-Barré-Syndrom (GBS)

Syn.: Landry-Paralyse; Landry-Guillain-Barré-Strohl-Syndrom, Polyradikulitis, Polyradikuloneuritis, Polyradikuloganglionitis, Polyradikuloganglioneuritis

So vielfältig wie die klinischen Krankheitsbilder sein können, so unterschiedlich ist auch die Terminologie.

Nach der Beschreibung von Guillain u. Mitarb. (1916) wird meist von einem Guillain-Barré-Syndrom gesprochen. Die von Landry (1859) beschriebene Paralyse entspricht im Grunde dem gleichen Krankheitsbild. Je nach dem klinischen Verlauf werden akute, chronische oder rezidivierende Formen unterschieden (Rizzuto u. Mitarb. 1982). Wenn das GBS in zeitlichem Zusammenhang mit einer Infektionskrankheit oder nach einer Serumgabe auftritt, wird auch von einer postinfektiösen bzw. serogenetischen Polyradikuloneuritis gesprochen. Die akute Pandysautonomie, die Polyneuritis cranialis und auch das Fisher-Syndrom (1956: äußere Ophthalmoplegie, Ataxie und Areflexie) stellen besondere Verlaufsformen mit speziellen Verteilungsmustern des GBS dar.

**Klinik:** In vielen Fällen geht der akut einsetzenden Symptomatik des GBS eine andere Erkrankung oder eine ungewöhnliche Belastung voraus (Hurwitz u. Mitarb. 1983): z. B. Infektionen mit Viren, Mykoplasmen oder Bakterien, schwere Operationen, Streßsituationen oder auch Belastungen des Immunsystems durch Antigeninjektionen (De la Monte u. Mitarb. 1986), z. B. Nervenantigene bei der sogenannten Frischzellentherapie Abb. 9.**37**. In etwa 30% der Patienten ist allerdings eine Vorerkrankung nicht zu eruieren. Die Symptomatik beginnt in typischen Fällen mit distalen Parästhesien meist an den Beinen. Viele Patienten klagen auch zuerst über Schmerzen in den Extremitäten oder im Rücken. Die Muskeleigenreflexe können schon zu Beginn fehlen. Die motorischen Ausfälle gehen rasch über in eine aufsteigende, meist symmetrisch angeordnete Parese (Landry-Paralyse). Infolgedessen kommt es in 20–25% der Fälle zu einer Ateminsuffizienz, die oft eine Tracheotomie und eine künstliche Beatmung notwendig macht. Gelegentlich wird eine Beteiligung der Hirnnerven (u. a. des N. vagus) beobachtet, und häufig finden sich auch klinische Zeichen einer Beteiligung des vegetativen Nervensystems (Dysautonomie) besonders zahlreich unter den tödlich verlaufenden GB-Erkrankungen. Die Mortalität des GB-Syndroms konnte durch die Entwicklung der Intensivmedizin auf 2–6% gesenkt werden.

**Neuropathologie:** Zu den charakteristischen *lichtmikroskopischen* Befunden (Prineas 1981) beim akuten GBS gehören disseminierte perivaskuläre (perivenöse) mononukleäre Zellinfiltrate und segmentale Entmarkungen im gesamten peripheren Nervensystem: distale periphere Nerven (Abb. 9.**38**), proximale Nervenplexus, Spinalnerven und vor allem auch Spinalganglien (Abb. 9.**39a**) und Nervenwurzeln (Abb. 9.**39b**). Die vegetativen peripheren Nerven und die vegetativen Ganglien sowie die Hirnnerven, u. a. auch der N. vagus, können ebenfalls betroffen sein. Die entzündlichen Infiltrate enthalten Lymphozyten, transformierte Lymphozyten und

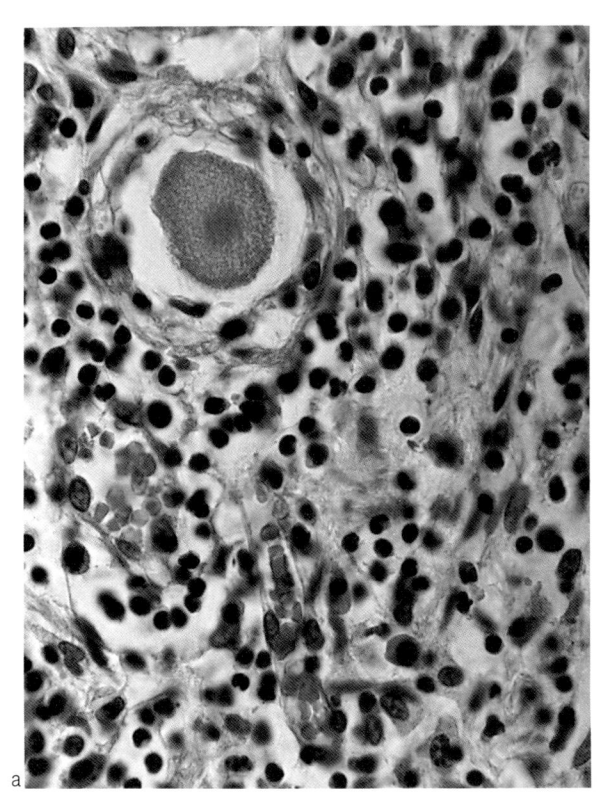

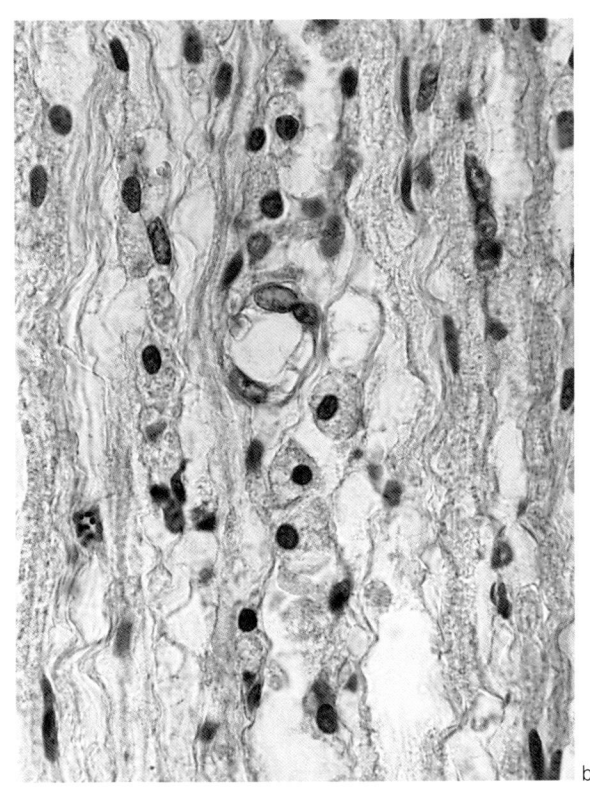

Abb. 9.37 Landry-Guillain-Barré-Syndrom, akut nach „Frischzellentherapie". **a** Entzündliche Infiltrate in einem lumbalen Spinalganglion, × 640. **b** Zahlreiche Makrophagen (Schaumzellen) im Bereich einer herdförmigen Entmarkung in einem Spinalnerv, HE, × 640.

viele Zellen aus der Gruppe der Monozyten und Makrophagen. Kommt es bei perakuten Verläufen zu einem Zell- oder Gewebszerfall, sind außerdem granulozytäre Infiltrate anzutreffen. Bei chronischen rezidivierenden Verlaufsformen sind gelegentlich auch Plasmazellen zu beobachten.

Die herdförmigen entzündlichen Infiltrate haben meist eine räumliche Beziehung zu den segmentalen Entmarkungsherden. Die ersten und leichtesten Veränderungen an den Markscheiden entstehen an den Ranvier-Schnürringen und an den Schmidt-Lantermann-Inzisuren. Ein Zerfall der terminalen Myelinschleifen (Marklamellen) hat eine Verbreitung des Schnürringes zur Folge. Sekundäre Schäden können gelegentlich auch innerhalb des Rückenmarks beobachtet werden. In ausgeprägten Fällen geht die Schädigung über eine segmentale Entmarkung hinaus und führt zu einer axonalen Läsion mit einer typischen Waller-Degeneration distal und mit einer retrograden Nervenfaserschädigung und einer primären Reizung der zugehörigen Nervenzelle im Vorderhorn bzw. im Spinalganglion. Liegt die axonale Unterbrechung sehr dicht am Perikaryon, kann es auch zum Nervenzelluntergang kommen. Im Vorderhorn ist dann eine Gliareaktion zu finden und in den aufsteigenden Bahnen erkennt man Zeichen einer sekundären Degeneration. Die zugehörige Skelettmuskulatur zeigt dann eine typische neurogene Muskelfaseratrophie.

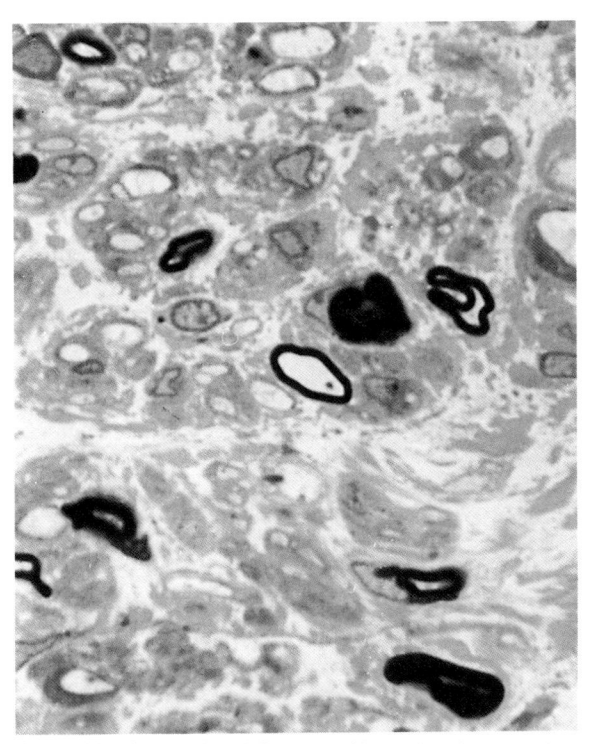

Abb. 9.38 Guillain-Barré-Syndrom. N. suralis mit ausgeprägter Reduktion myelinisierter Nervenfasern bei ausgeprägter Polyradikulitis, Polyganglionitis und Polyneuritis, Semidünnschnitt, Paraphenylendiamin, × 400.

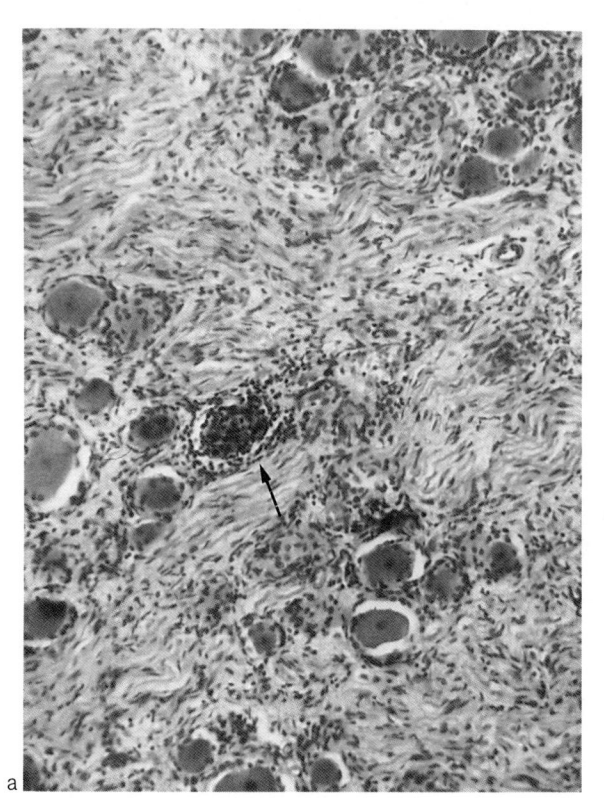

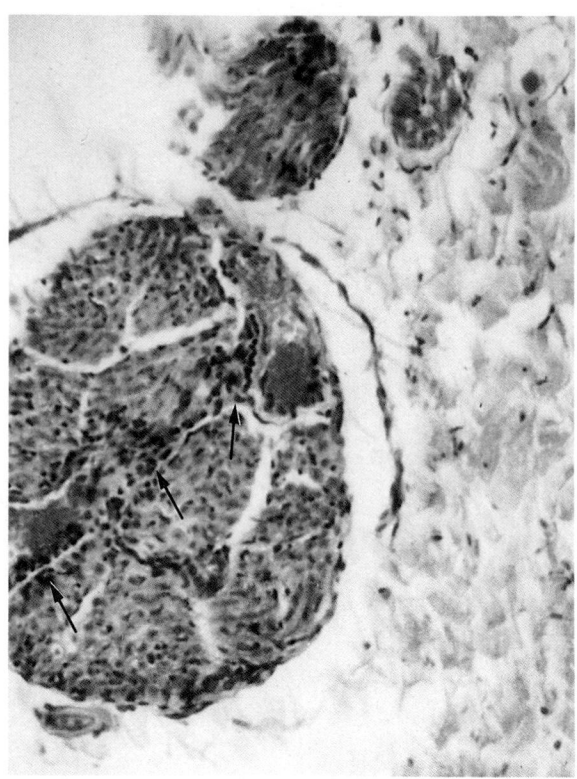

Abb. 9.39 Entzündliche Veränderungen bei Guillain-Barré-Syndrom. **a** Infiltrate im Spinalganglion und Nageotte-Knötchen nach Verlust einer Nervenzelle (Pfeil), HE, × 160. **b** Infiltrate (Pfeile) in einer Spinalwurzel, HE, × 230.

*Elektronenmikroskopische* Untersuchungen (Brechenmacher u. Mitarb. 1981) konnten zeigen, daß mononukleäre Zellen (sowohl transformierte Lymphozyten als auch aktivierte Makrophagen) die Basalmembran der Schwann-Zellen durchbrechen, das Zytoplasma zur Seite drängen, in direkten Kontakt mit den Myelinlamellen treten und diese zerstören.

**Pathogenese:** Bei dieser großen Gruppe offensichtlich entzündlicher Erkrankungen der peripheren Nerven, der Hirnnerven und der Nervenwurzeln sind weder bestimmte Erreger zu finden, noch sind die krankhaften Prozesse auf andersartige einheitliche Ursachen zurückzuführen. Die nachweisbaren pathologischen Veränderungen sind wahrscheinlich das Ergebnis von komplexen Immunprozessen (Steiner u. Mitarb. 1985, Roberts u. Mitarb. 1983), welche durch sehr unterschiedliche Einwirkungen in Gang gesetzt werden können.

Das tierexperimentelle Modell der experimentellen allergischen Neuritis (EAN) hat wesentlich zum Verständnis der beim Menschen ablaufenden Prozesse beigetragen. Theoretisch gibt es mehrere mögliche Mechanismen, mit welchen eine vorausgehende Infektion eine akute entzündliche demyelinisierende Polyradikuloneuropathie induzieren könnte (Arnason 1968).

Auf direktem Wege kann das infektiöse Agens die Schwann-Zelle angreifen oder in sie eindringen. Auf indirektem Wege kann die geschädigte Schwann-Zelle antigenes Material freisetzen und eine Immunreaktion gegen die Myelinstrukturen herbeiführen. Auch inkorporierte Zellmembranen oder eigenes Antigen bzw. Adjuvans des infektiösen Agens führen zu Immunantworten. Obwohl die multiple Sklerose als eine rein zentralnervöse Krankheit gilt, sind wiederholt Patienten mit einer gleichzeitig bestehenden Polyneuropathie/Polyneuritis beschrieben worden.

## Lepra

Das Mycobakterium leprae (Hansen-Bazillus) weist einen ausgeprägten Neurotropismus auf. Die Krankheit wird hauptsächlich durch einen direkten Kontakt übertragen, möglicherweise auch indirekt über die oberen Luftwege.

**Klinik:** Die verschiedenen Krankheitsbilder und Krankheitsverläufe werden aufgrund histologischer und immunologischer Befunde unterschiedlichen Lepraformen zugeordnet (Freeman u. Mitarb. 1980): Eine Vorform, die spontan ausheilt oder in eine klinisch manifeste Form übergehen kann, wird indeterminierte Lepra genannt. Die beiden polaren klinischen Manifestationsformen heißen lepromatös und tuberkuloid. Dazwischen liegt eine intermediäre oder dimorphe Form.

Bei der *indeterminierten* Form sind nur einzelne makuläre oder papulöse Herde mit verminderter Sensibilität zu finden. Die *tuberkuloide* Lepra zeichnet sich durch wenige kutane Herde aus, die scharf begrenzt erscheinen und meist auf den Streckseiten der Extremitäten, im Gesicht und am Gesäß lokalisiert sind. Bei der *lepromatösen* Lepra führt eine hämatogene Ausbreitung der Erreger zu einem symmetrischen generalisierten Befall der Nerven und der Haut, vorwiegend im Bereich der kühleren Partien der Extremitäten und des Kopfes. Es können jedoch bei dieser Form typische Krankheitsherde in allen Organen und Geweben auftreten.

**Neuropathologie:** Bei der *indeterminierten* Form beschränken sich die Veränderungen auf kleine Hautnerven, Hautanhangsgebilde und Blutgefäße. In endoneuralen Zellen sind vereinzelt Mykobakterien nachweisbar; die entzündlichen Infiltrate sind eher spärlich und locker.

Bei der *tuberkuloiden* Form werden zu Beginn nur freie Nervenendigungen befallen; später werden kontinuierlich auch größere sensible und gemischte Nerven infiltriert: Mononeuropathia multiplex. Das mikroskopische Bild wird bestimmt durch ausgedehnte epitheloidzellige Granulome mit zahlreichen mehrkernigen Riesenzellen vom Langhans-Typ und auch vom Fremdkörpertyp. Hinzu kommen dichte herdförmig betonte lymphozytäre Infiltrate. Gelegentlich bilden sich verkäsende Nekrosezonen inmitten intraneuraler Granulome, die sich spontan durch die Haut entleeren können.

Bei der *lepromatösen* Form ist die Gesamtstruktur der peripheren Nerven wesentlich besser erhalten als bei der tuberkuloiden Form. Im Vordergrund des histopathologischen Befundes steht eine dichte Infiltration des Perineuriums und des Endoneuriums durch histiozytäre (fetthaltige) Schaumzellen, oft beladen mit vielen Mykobakterien. Häufig sind auch viele Mastzellen und Plasmazellen im Endoneurium anzutreffen. Meist sind große Mengen von Mykobakterien nachweisbar, u. a. auch in endoneuralen Blutgefäßwänden.

Bei der *dimorphen* Manifestationsform der Lepra liegt eine Mischform der tuberkuloiden und der lepromatösen Lepra vor, abhängig von der besonderen Abwehrlage, der individuellen Resistenz des Patienten gegenüber den Leprabazillen. Bei guter Abwehrlage resultiert die tuberkuloide Form, während Patienten mit niedriger Resistenz meist eine lepromatöse Form entwickeln. Bei wechselnder Abwehrlage können so ganz verschiedenartige Lepraformen nacheinander oder auch gleichzeitig nebeneinander sich entwickeln.

### *Herpes-Varicella-Zoster-Virus*

Das Herpes-Varicella-Zoster-Virus besitzt eine auffällige Affinität zum peripheren und auch zum zentralen Nervensystem. Während die Windpocken zu den üblichen, fast obligaten Kinderkrankheiten gehören, sind Zostererkrankungen im Kindesalter eher selten. Die „Gürtelrose" tritt meist bei Patienten im mittleren und höheren Lebensalter auf. Ein stark erhöhtes Krankheitsrisiko liegt vor bei Patienten mit malignen Lymphomen, mit Karzinomen oder bei jenen, welche mit Immunsuppressiva behandelt werden. Meist sind die typischen, manchmal hämorrhagischen vesikulären Effloreszenzen auf das Ausbreitungsgebiet eines peripheren Nervs beschränkt; es kommen jedoch auch generalisierte Erkrankungen vor. Polyradikuloneuritiden sind eher selten. Es wird vermutet, daß die Varizellenviren bis zum Ausbruch des Zosters in den entsprechenden Spinalganglien persistiert haben.

**Klinik:** Zu Beginn der Erkrankung treten Störungen des Allgemeinbefindens auf sowie reißende oder brennende Schmerzen in den Versorgungsgebieten einzelner oder mehrerer peripherer sensibler Nervenäste (Hirnnerven oder periphere Nerven), d. h. in den entsprechenden Dermatomen. Zunächst besteht in den befallenen Dermatomen eine deutliche Hyperpathie; nach wenigen Tagen treten kleine Bläschen auf, zunächst mit klarem, dann mit getrübtem oder auch hämorrhagischem Inhalt. Hinzu kommt meist eine schmerzhafte Schwellung der regionalen Lymphknoten. Nach 3–4 Wochen sind die Bläschen eingetrocknet; nur umschriebene hyper- oder hypopigmentierte Bezirke können zurückbleiben. In etwa 10% der Fälle persistieren die Sensibilitätsstörungen, und die schon zu Beginn vorhandenen Schmerzen können heftiger werden. Diese sog. Zosterneuralgien bestehen oft für viele Monate und Jahre.

**Neuropathologie:** Zu den charakteristischen histopathologischen Veränderungen (Abb. 9.**40**) gehört vor allem eine ausgeprägte nekrotisierende und oft hämorrhagische Entzündung in den entsprechenden Spinalganglien (Ganglionitis). In den zugehörigen Nerven sowie in den Hinterwurzeln kommen neben herdförmigen perivaskulären lymphozytären entzündlichen Infiltraten sekundäre Faserdegenerationen nach dem Untergang von Spinalganglienzellen vor (Radikulitis und periphere Mononeuritis).

Selten greift die Entzündung auf zentralnervöse Strukturen über, zunächst über die „dorsal root entry zone" (Eintrittszone oder Hinterwurzel) auf das Hinterhorn (segmentale unilaterale Poliomyelitis mit bevorzugter Beteiligung des Hinterhorns). Die Entzündung kann von einer lokalisierten Leptomeningitis begleitet werden. In den schlimmsten fatalen Fällen kann sich eine akute nekrotisierende und meist hämorrhagische Myelitis und auch Enzephalitis entwickeln, verbunden mit einer ausgeprägten Leptomeningitis und nekrotisierenden Angiitis. Charakteristische intranukleäre Einschlußkörperchen kommen in den Spinalganglienzellen, in den Mantelzellen sowie auch in den Gliazellen vor.

## 9 Pathologie des peripheren Nervensystems

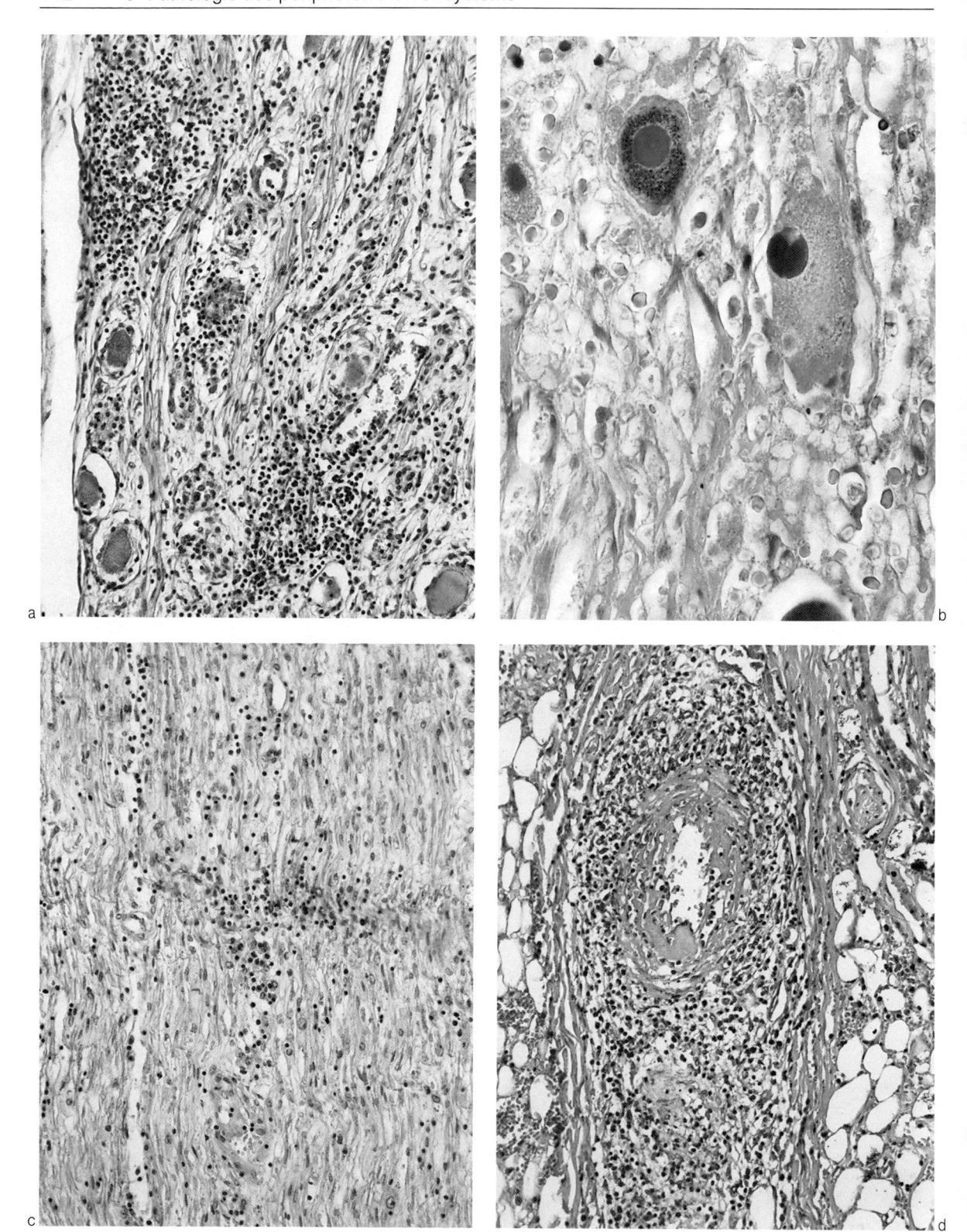

Abb. 9.**40** Herpes zoster. **a** Herdförmig betonte akute entzündliche Infiltrate im Spinalganglion, HE, × 160. **b** Nervenzellen mit homogenen eosinfarbenen intranukleären Einschlußkörperchen, HE, × 640. **c** Entzündliche Infiltrate in den Spinalnerven, HE, × 160. **d** Akute nekrotisierende Angiitis eines kleinen Gefäßes mit hyalin verquollener Wand und dichten entzündlichen Infiltraten, HE, × 160.

## Diphtherie

Im Rahmen einer Infektion mit dem Corynebacterium diphtheriae kommt es durch die in die Blutbahn gelangenden Toxine zu gefürchteten Komplikationen im Herzen (Myokarditis), in der Niere, in der Leber und auch im Bereich des peripheren Nervensystems.

**Klinik:** Häufig treten zuerst eine Gaumensegelparese und Lähmungen der Pharynx- und Larynxmuskulatur auf (unteres Hirnnervensyndrom).

Das Verteilungsmuster der im weiteren Verlauf auftretenden Polyneuropathie ist charakteristisch: Die symmetrischen Paresen der unteren Extremitäten beginnen proximal und breiten sich in schweren Fällen distalwärts aus; während die Sensibilitätsstörungen an den Zehen und Fingern beginnen und von distal nach proximal zunehmen. In den schwersten Fällen können sich Tetraplegien entwickeln mit Einbeziehung der Rumpfmuskulatur und mit Paresen der Atemmuskulatur, sowie ausgedehnte aufsteigende, auch den Körperstamm betreffende Sensibilitätsausfälle.

**Neuropathologie:** Veränderungen sind am ausgeprägtesten in den Ganglien des peripheren Nervensystems. Auch das Ganglion nodosum des N. vagus ist meist stark beteiligt. Die somatischen peripheren Nerven zeigen die ausgeprägtesten Veränderungen im Bereich der Spinalganglien, der angrenzenden Spinalnerven und der Vorder- und Hinterwurzeln. Die Veränderungen beginnen mit einer paranodalen Entmarkung und schreiten fort bis zu einer segmentalen Demyelinisierung, während die Axone meist erhalten bleiben. Es folgt eine deutliche Proliferation von Schwann-Zellen und von Makrophagen; größere Ansammlungen von gelapptkernigen Granulozyten, von Lymphozyten oder von Plasmazellen fehlen. Die am stärksten veränderten Regionen entsprechen vermutlich jenen Zonen, in denen die Blut-Nerven-Schranke für das Diphtherietoxin relativ leicht zu überwinden ist.

## AIDS (acquired immune deficiency syndrome)

Das AIDS-Retrovirus (HIV) zeigt einen deutlichen Neurotropismus, nicht nur in bezug auf das zentrale Nervensystem (s. S. 55), sondern es ist auch auf das periphere Nervensystem gerichtet (Cornblath u. Mitarb. 1987). Die Häufigkeit einer Polyneuropathie im Verlauf einer HIV-Infektion ist vermutlich größer als erwartet: Bei 75% der AIDS-Patienten war klinisch eine überwiegend sensorische Neuropathie vom axonalen Typ nachweisbar; von 23 Nervenbiopsieproben zeigten 14 eine Neuropathie vom axonalen oder vom gemischten Typ; 2 zeigten eine reine demyelinisierende Neuropathie; 4mal waren entzündliche Veränderungen zu sehen im Sinne einer Mikrovaskulitis, und 2 Patienten entwickelten das typische Bild einer Polyradikuloneuritis (Abb. 9.41) (Gastaut u. Mitarb. 1987).

Serologisch positive Patienten mit einer anderweitig nicht zu erklärenden peripheren Neuropathie (Leport u. Mitarb. 1987) zeigten Poly- und Mononeuropathien sowie chronische Meningitis mit Okulomotoriuslähmungen. Bei mehreren Patienten konnte eine intrathekale Produktion von HIV-spezifischem IgG nachgewiesen werden.

In Nervenbiopsieproben waren kleine Gefäße entzündet (Mikrovaskulitis); die Infiltrate enthielten überwiegend nichtmonoklonale $T_8$-Lymphozyten. In einem Fall konnte das Virus aus einem Nerv isoliert werden. Möglicherweise handelt es sich um eine direkte Wirkung des Virus; obgleich die entzündlichen Veränderungen auch für einen indirekten immunologischen Prozeß sprechen könnten. Gelegentlich wurden Zytomegalievirusinfektionen (CMV) peripherer Nerven im Rahmen einer AIDS-Erkrankung beobachtet (Bishopric u. Mitarb. 1985).

Selten können Neuritiden durch Bakterien oder Pilze (Abb. 9.42) hervorgerufen werden.

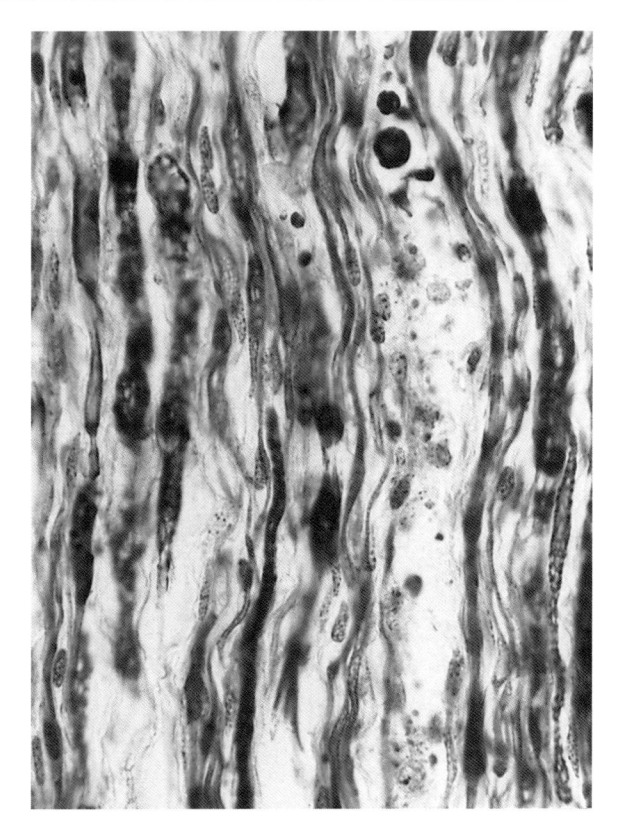

Abb. 9.41 AIDS. Demyelinisierende Polyneuritis. Spinalnerv, herdförmiger nicht ganz frischer Markscheidenzerfall, Markscheidenfärbung nach Heidenhain-Woelcke, × 640.

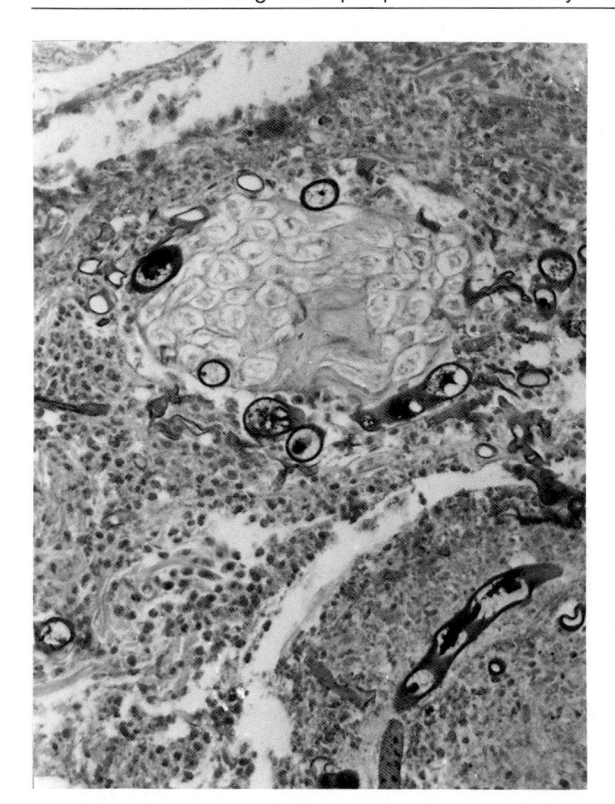

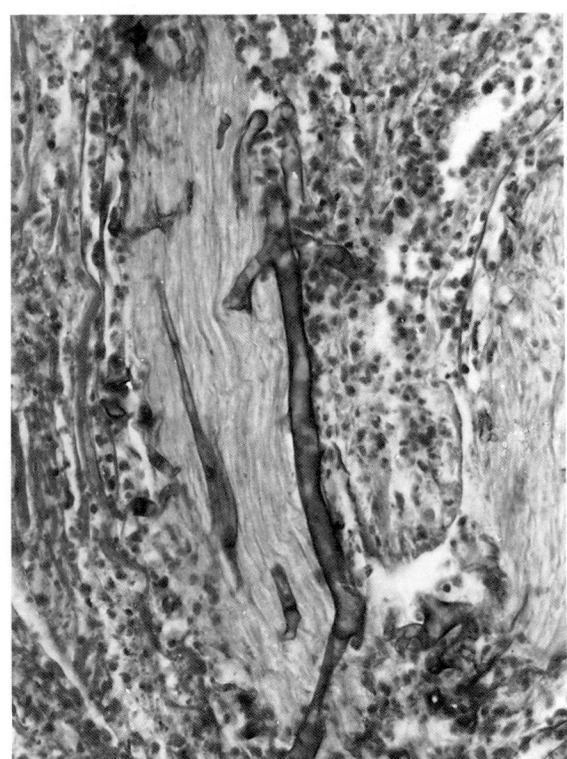

Abb. 9.42  Kraniozerebrale Mukormykose. **a** + **b** Pilzhyphen innerhalb des Perineuriums und im Endoneurium kleiner Nervenfaszikel, PAS-Reaktion, × 640.

## Neuropathien bei Kollagenosen

Bei allen systemischen Erkrankungen des kollagenen Bindegewebes (Polyarteriitis nodosa (Abb. 9.**43b**), Lupus erythematodes, rheumatoide Arthritis, Dermato-Myositis, Sklerodermie (Abb. 9.**43a**), Sjögren-Syndrom, Wegener-Granulomatose, Polymyalgia rheumatica (Abb. 9.**44**) können Neuropathien auftreten (Marbini u. Mitarb. 1982, Peyronnard u. Mitarb. 1982, Meier u. Mitarb. 1982, Aupy u. Mitarb. 1983, Vital u. Mitarb. 1985, Hajnos u. Mitarb. 1986), und zwar meist vom Typ einer Mononeuropathia multiplex. Gelegentlich werden auch distal betonte, meist symmetrische sensomotorische Neuropathien beobachtet, zuweilen auch Erscheinungsbilder eines Guillain-Barré-Syndroms.

Bei allen Kollagenosen stehen entzündlich-allergische Prozesse an den Blutgefäßen im Mittelpunkt des pathologisch-anatomischen Befundes. Neuropathien entstehen dann, wenn nutritive Störungen auftreten durch den entzündlichen Prozeß im Bereich der epineuralen Blutgefäße (Schröder 1986). Das Verteilungsmuster ist sehr unterschiedlich, wobei die Bevorzugung der Nervenstämme an den unteren Extremitäten als Folge der besonderen Hämodynamik gedeutet werden kann. Bei der rheumatoiden Arthritis wird vor allem der N. medianus im Handgelenk befallen. Gelegentlich manifestiert sich die Neuropathie bei Kollagenosen zunächst als isolierter Hirnnervenbefall.

Die klinische Diagnose einer Neuropathie bei einer Kollagenose sollte durch eine Haut-, Muskel- und eine Nervenbiopsie verifiziert werden.

## Neuropathien bei Kollagenosen

Abb. 9.**43** **a** Polyneuropathie bei Sklerodermie. Myxoide Verquellung sowie Hyalinisierung des endoneuralen Bindegewebes. Reduktion großer und kleiner myelinisierter Nervenfasern, Paraphenylendiamin, × 1600. **b** Obliterierte Arteriole im Epineurium des N. suralis bei Panarteriitis nodosa: Entzündliche Infiltration der gesamten Gefäßwand und des epineuralen Bindegewebes, × 160.

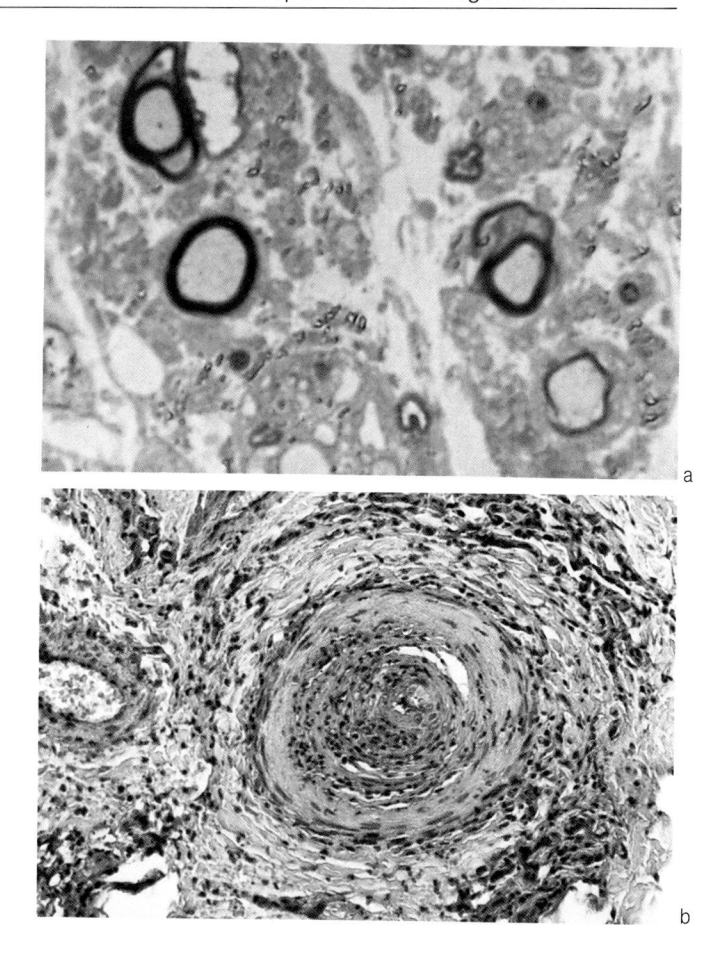

Abb. 9.**44** Entzündliche Infiltrate im Epineurium bei Polymyalgia rheumatica, HE, × 152.

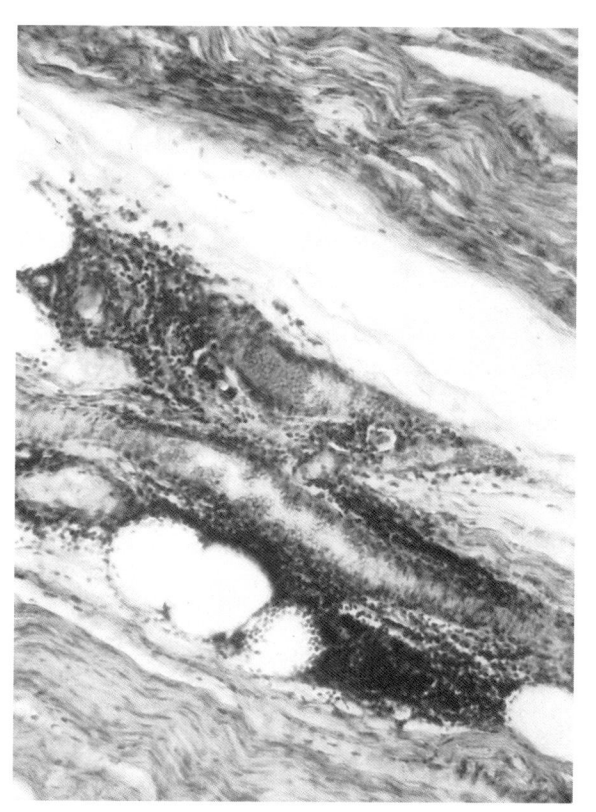

# Vergiftungen

## Alkoholische Polyneuropathie

Alkoholismus scheint bei weitem die häufigste Ursache einer Polyneuropathie zu sein und sogar die des Diabetes mellitus zu übertreffen (Neundörfer 1987).

**Neuropathologie:** Im peripheren Nerv kann gelegentlich ein akuter Untergang markhaltiger Nervenfasern beobachtet werden. Üblicherweise manifestiert sich die alkoholische Neuropathie als eine primär axonale Form, wobei eine Demyelinisierung offenbar sekundärer Natur ist. Auch primär marklose Nervenfasern können neben den markhaltigen an Zahl vermindert sein.

**Pathogenese:** Ob beim Menschen eine direkte Wirkung des Alkohols oder seiner Metaboliten auf den peripheren Nerv besteht oder eher Mangelerscheinungen, besonders vom Vitamin-$B_1$-Typ, verantwortlich zu machen sind, ist bisher nicht eindeutig geklärt, obwohl die direkte Schädigung des peripheren Nervs durch experimentelle Injektion von Alkohol zu schweren Schädigungen führen kann (Wendlandt u. Mitarb. 1987).

## Thallium

**Neuropathologie:** Die histopathologischen Befunde (Limos u. Mitarb. 1982) sprechen für eine primäre axonale Degeneration. Distale Abschnitte der Axone werden offensichtlich zuerst geschädigt (sog. „Dying-back"-Neuropathie); dies muß nicht einer direkten toxischen Schädigung der präterminalen Axonabschnitte entsprechen; es könnte auch die Folge einer Beeinträchtigung eines metabolischen Prozesses im Perikaryon sein mit einer Behinderung des anterograden axonalen Transportes. Eine solche Transportstörung würde sich am weitesten distal am ehesten bemerkbar machen.

**Pathogenese:** Denkbar wäre eine Störung des membrangebundenen Natrium- und Kalium-ATPase-Systems; andererseits wird als entscheidender biochemischer Effekt der Thalliumionen eine Bindung an Sulfhydrilgruppen diskutiert oder eine Störung der Vitamin-B-abhängigen Enzymsysteme im Axon (z. B. des Kofaktors Riboflavin).

## Blei

**Klinik:** Blei hat offensichtlich eine besondere Affinität zum peripheren Nervensystem. Chronische Vergiftungen kommen vor allem durch leichtlösliche Verbindungen wie Bleisulfat, Bleiacetat, Bleichlorid und Bleichromat zustande, oder durch organische Bleiverbindungen wie Bleitetraäthyl und Bleistearat. Bei Menschen wurden vor allem Vergiftungen bei Malern durch bleihaltige Farben (u. a. Mennige) oder bei Schweißbrennern und in Gießereien beobachtet. In jüngerer Zeit wurden auch bleihaltige Cocktailgläser, glasierte Keramikware, Eßgeschirr, Töpfereiwaren und bleihaltiger Essig für toxische Erscheinungen verantwortlich gemacht. Die klinischen Erscheinungsbilder bei chronischer Bleiintoxikation sind nicht einheitlich; bei Erwachsenen überwiegen rein motorische Neuropathien, vorzugsweise an den oberen Extremitäten und oft asymmetrisch (Fallhand). Vorwiegend bei Kindern können auch die unteren Extremitäten betroffen sein (beidseitiger Fallfuß). Sensibilitätsstörungen sind auffallend selten (Neuropathie vom distalen sensomotorischen Typ). Häufiger entspricht die Polyneuropathie dem Multiplextyp und gleicht gelegentlich einer myatrophischen Lateralsklerose. Möglicherweise hängen die unterschiedlichen Wirkungen bei Erwachsenen und Kindern von der Beschaffenheit der Blut-Hirn-Schranke und der Blut-Nerven-Schranke ab.

**Pathogenese:** Die Ergebnisse tierexperimenteller Untersuchungen sind ebenfalls ganz unterschiedlich; offenbar ist die Bleiwirkung sehr abhängig von der Spezies und auch vom Alter der Tiere. Bei erwachsenen Ratten zum Beispiel entsteht durch chronische Bleivergiftung eine periphere Neuropathie, gekennzeichnet durch eine ausschließliche segmentale Entmarkung. Bei jungen saugenden Ratten hingegen entwickelt sich eine Enzephalomyelopathie. Bei Meerschweinchen kann eine gemischte Neuropathie erzeugt werden, teils segmental demyelinisierend, teils mit axonaler Degeneration; während bei Affen (Pavianen) keinerlei Neuropathie beobachtet wird.

Experimentelle Befunde sprechen dafür, daß der kritische Angriffsort in den Mitochondrien zu suchen ist.

Die verfügbaren Daten (Tavolata u. Mitarb. 1980) sprechen dafür, daß beim Menschen jedenfalls eine axonale Degeneration ganz im Vordergrund der histopathologischen Befunde steht. Eine segmentale Entmarkung sowie eine chronische Neuropathie vom axonalen und demyelinisierenden Typ sind jedoch auch beim Menschen beobachtet worden. Noch unklar ist, ob es sich um eine Schädigung der Perikarya in den Vorderhörnern handelt oder um eine Beeinträchtigung der distalen Abschnitte der motorischen Fasern. Auch für den bevorzugten Befall der Motoneurone der oberen Extremität (vor allem des 7. Zervikalsegmentes) gibt es noch keine hinreichende Erklärung. Die Bedeutung einer latenten Bleiintoxikation für die Entwicklung einer ALS ist ebenfalls noch nicht abgeklärt. Immerhin konnten bei ALS-Patienten im Serum und im Liquor cerebrospinalis leicht erhöhte Bleiwerte gemessen werden. Eine Beteiligung des 1. motorischen Neurons fehlt hingegen meist bei einer typischen chronischen Intoxikation mit Blei.

## Arsen

**Klinik:** Die Arsenpolyneuropathie entwickelt sich meist 10–20 Tage nach einer einmaligen Arsendosis. Schmerzen, Muskelkrämpfe, Taubheitsgefühl und Parästhesien an Armen und Beinen stehen im Vordergrund des klinischen Bildes. Hinzu kommen auch distale Paresen, in schweren Fällen bis zur Gehunfähigkeit. Weitere typische klinische Zeichen sind eine Arsenmelanose der Haut und der Schleimhäute, eine Hyperkeratose der Fußsohle und der Handflächen, eine Knochenmarkdepression und an den Fingernägeln sogenannte Mees-Querstreifen. Die Elimination des in den Geweben gespeicherten Arsens verläuft nur sehr langsam.

**Neuropathologie:** Dementsprechend stehen im Vordergrund des histopathologischen Befundes von biopsierten Nervus-suralis-Proben axonale Degenerationen markhaltiger Fasern mit starkem Verlust myelinisierter Fasern, in gleicher Weise alle Faserkaliber betreffend. Vereinzelt nur kommen auch segmentale Degenerationen vor.

Die elektronenmikroskopischen Befunde sprechen für eine axonale Degeneration sensibler und motorischer Fasern.

**Pathogenese:** Entscheidend für die biochemische Wirkung der Arsenverbindungen ist die Reaktion mit Sulfhydrilgruppen. Durch Bindung an einen Q-Faktor behindert Arsen die Umwandlung von Pyruvat in Acetyl-Coenzym A. Diese Hemmung kann aufgehoben werden durch 2,3-Dimerkaptopropanol (British Antilewisite, oder BAL). Das Pyruvatdehydrogenasesystem benötigt weiterhin Thiaminpyrophosphat. Dies erklärt die klinische Beobachtung, daß Arsen in Patienten mit hohem Alkoholverbrauch eine besonders hohe Toxizität besitzt.

## Gold

**Klinik:** Goldverbindungen wurden früher zur Behandlung der Tuberkulose angewandt. Jetzt werden sie nur noch bei der Behandlung der chronischen rheumatoiden Polyarthritis eingesetzt. In etwa 1,2% wurden neurologische Störungen beobachtet. Initial kamen heftige paroxysmale Schmerzen vor, sodann Parästhesien und schließlich symmetrische oder auch umschriebene, gelegentlich proximal betonte Paresen.

Das klinische Bild gleicht zuweilen einem Guillain-Barré-Syndrom oder einer Querschnittmyelitis. Eine Beteiligung des vegetativen Nervensystems wurde ebenfalls beobachtet.

**Neuropathologie:** Histopathologische Untersuchungen des peripheren Nervensystems (Walsh 1970) ergaben sowohl axonale Degenerationen als auch segmentale Entmarkungen und Remyelinisierungen.

**Pathogenese:** Aufgrund der bisher vorliegenden Untersuchungen ist nicht zu entscheiden, ob es sich um eine direkte toxische Wirkung der Goldverbindungen auf das Neuron handelt oder aber ob durch die Goldtherapie ein immunologischer Prozeß ausgelöst wird und zu einer demyelinisierenden Polyradikuloneuropathie führt.

## Platin

**Klinik:** In jüngerer Zeit werden Platinverbindungen (u. a. Cisplatin) in der Chemotherapie bestimmter maligner Tumoren angewandt. Es wird vermutet, daß die antimitotische Wirkung durch die Bindung der Substanz an die DNA zustande kommt.

Im Verlauf der Cisplatintherapie wurden wiederholt periphere Neuropathien beschrieben (Meier u. Mitarb. 1985, Thompson u. Mitarb. 1984), und zwar subakute sensorische Neuropathien, welche nach Absetzen der Therapie meist langsam wieder verschwanden.

Das klinische Bild ist allerdings von den charakteristischen Symptomen einer paraneoplastischen Neuropathie nicht sicher abzugrenzen.

**Neuropathologie:** Bisher liegen nur wenige histopathologische Befunde an Nervus-suralis-Biopsieproben vor; sie beschreiben Entmarkungen und Markscheidenzerfall.

**Pathogenese:** Über die biochemischen Grundlagen der möglichen Neurotoxizität des Cisplatin ist nichts bekannt.

## Hexachlorophen

**Klinik:** Unter der Anwendung des Hexachlorophen, eines Hautdesinfiziens, ist es zu schweren neurotoxischen Nebenwirkungen gekommen, bei Säuglingen sogar zu Todesfällen. Die pathologisch-anatomischen Befunde waren eine spongiöse Veränderung in der weißen Substanz des ZNS, eine Schädigung der Photorezeptoren in der Retina, eine Optikusläsion, sowie eine periphere Neuropathie (s. auch S. 448).

## Acrylamid

**Klinik:** Bei chronischer Exposition sind oft Sensibilitätsstörungen (ohne Parästhesien) die ersten Symptome; später kommt eine distal betonte Schwäche hinzu sowie ein Verlust der Sehnenreflexe. Weiterhin treten Miktionsbeschwerden und ausgeprägtes Schwitzen auf. Bei stärkerer Intoxikation stehen Schlafstörungen und Somnolenz am Anfang sowie eine Ataxie und Sphinkterstörungen. Igisu u. Mitarb. (1975) beobachteten Enzephalopathien mit Verwirrtheit, Orientierungsstörungen, Halluzinationen mit Ataxie und Harnretention.

Elektrophysiologische Untersuchungen beim Menschen zeigten eine normale oder nur leicht herabgesetzte maximale Leitgeschwindigkeit der motorischen Fasern. Die Amplitude des sensiblen Nervenaktionspotentials war stark herabgesetzt. Zahlreiche tierexperimentelle Untersuchungen an Ratten, Katzen und auch Primaten ergaben eine verlangsamte periphere Nervenleitgeschwindigkeit. Ableitungen von sensiblen Einzelfasern zeigten, daß die früheste Störung eine Schädigung der primären anulospiralen Nervenendigungen der Muskelspindeln ist.

**Neuropathologie:** Es liegen nur wenige Untersuchungen von menschlichen Nervenbiopsieproben vor; nach einer kürzeren Erholungsphase zeigte sich im N. suralis ein Verlust großkalibriger Fasern. Bei tierexperimentellen elektronenmikroskopischen Untersuchungen zeigte sich als erstes eine Ansammlung von Neurofilamenten (10 nm) im Axon, besonders deutlich in distalen Abschnitten. Paranodale Anhäufungen dieser Neurofilamente führten zu Axonschwellungen und schließlich zu einer paranodalen Demyelinisierung. Die dicksten und längsten Fasern im peripheren und zentralen Nervensystem wurden zuerst betroffen; später aber traten sowohl bei sensiblen als auch bei motorischen und vegetativen Fasern Veränderungen auf.

**Pathogenese:** Die primäre biochemische Störung, die für das Auftreten der Neuropathie verantwortlich gemacht werden kann, ist nicht bekannt. Bei Ratten ist ein Anstieg der β-Glukuronidase-Aktivität im N. ischiadicus beobachtet worden; in sympathischen Fasern wurde eine starke Verlangsamung des raschen axonalen Transportes gesehen.

### Schwefelkohlenstoffe (Carbondisulfid)

**Klinik:** Bei chronischer Exposition kann sich eine distal betonte symmetrische sensomotorische Polyneuropathie entwickeln, vereinzelt auch eine nur einzelne Nerven betreffende Mononeuropathie (Schwerpunktneuropathie). Allgemeintoxische Erscheinungen und zerebrale Störungen können zusätzlich auftreten: Reizbarkeit, Apathie, Vergeßlichkeit und Konzentrationsschwäche, Schlaflosigkeit, Libidoverlust und Potenzstörungen sowie Nebelsehen (Sehstörungen).

Außer distal betonten Paresen der kleinen Hand- und Fußmuskeln sowie außer socken- und handschuhförmig angeordneten Sensibilitätsstörungen können vasomotorisch-trophische Störungen wie Hyperhidrose, Zyanose, Hautschwellungen und verminderte Hautdurchblutung beobachtet werden.

Eine verminderte Nervenleitgeschwindigkeit ist am frühesten und am ausgeprägtesten an sensiblen Nerven nachweisbar, insbesondere an Digitalnerven. In ausgeprägten Fällen kommt eine verlangsamte motorische Leitgeschwindigkeit hinzu. Die insgesamt mäßige Reduktion der Nervenleitgeschwindigkeit in Verbindung mit einer Verkleinerung der Amplitude des sensiblen Nervenaktionspotentials weisen auf eine axonale Degeneration hin.

**Neuropathologie:** Histopathologische Befunde vom Menschen sind bisher kaum bekannt geworden: Es wurden kleine disseminierte Nekroseherde im Gehirn beschrieben sowie segmentale Entmarkungen. Tierexperimentelle Studien (Jirmanova u. Mitarb. 1984) ergaben hingegen, daß Schwefelkohlenstoff eine primäre axonale Degeneration induziert, charakterisiert durch große spindelförmige Axonauftreibungen, welche 10 nm Neurofilamente enthalten.

**Pathogenese:** Die der Neurotoxizität des Schwefelkohlenstoffs zugrundeliegenden biochemischen Mechanismen sind nicht bekannt. Es werden vor allem die folgenden Hypothesen diskutiert:

1. Bildung von Chelaten der $CS_2$-Metaboliten mit jenen Metallen (vor allem Kupfer und Zink), welche für bestimmte Enzymfunktionen wichtig sind.
2. Eine direkte Enzymhemmung, z. B. der Monoaminoxidase, der Laktatdehydrogenase, der Dopamin-β-Hydroxylase und andere mehr.
3. Eine Störung des Vitamin-$B_6$-Stoffwechsels und
4. eine Freisetzung freier Radikale durch Spaltung der Kohlenstoff-Schwefel-Bindung.

### Hexacarbone (n-Hexan und Methyl-n-Butylketon, MBK)

**Klinik:** Nach industriellen Vergiftungen entwickelte sich die Polyneuropathie im Verlauf von mehreren Wochen oder Monaten und schritt auch nach Beendigung der Exposition noch etwa 2 Monate lang fort. Es entwickelten sich in typischer Weise distal betonte Paresen und Atrophien, die an den Beinen ausgeprägter waren als an den Armen. Frühzeitig traten auch ataktische Störungen auf sowie manchmal eine Dysarthrie und ein verschwommenes Sehen. Die sensiblen Ausfälle waren stets geringgradig ausgeprägt.

Die von „Schnüfflern" benutzten Lösungsmittel enthielten außer N-Hexan meist noch Methyl-Äthyl-Keton (MEK) als Vergällungsmittel. Im Gegensatz zu den industriellen Intoxikationen setzte die Symptomatik nach Inhalation von Patexverdünnern meist mit Parästhesien an Händen und Füßen ein. Nach 1–3 Wochen traten gleichzeitig distale und proximale Paresen auf. Außerdem fielen ausgeprägte vegetative Symptome auf mit extremer Hyperhidrose, Rubeosis und kühler Haut. Sensible Ausfälle waren stets gering; Schmerzen und Krämpfe traten nicht auf.

Im EMG zeigten sich ausgedehnte Denervationszeichen; die elektroneurographische Untersuchung ergab eine Verlangsamung der motorischen und sensiblen Leitungsgeschwindigkeit.

**Neuropathologie:** Histopathologische Untersuchungen ergaben u. a. ballonförmige Auftreibungen der Axone, die Anhäufungen von Neurofilamenten enthielten. Ganz ähnliche Veränderungen sind bei der

Vincristin- und Acrylamid-Polyneuropathie sowie bei der Neuropathie mit Riesenaxonen im Kindesalter beobachtet worden.

In Tierversuchen konnten diese Befunde bestätigt werden. Diese fokalen Auftreibungen durch Neurofilamentanhäufungen wurden auch in auf- und absteigenden Bahnen des Rückenmarks, ferner im Hirnstamm sowie im Kleinhirnwurm gesehen.

Gleichartige Polyneuropathien wurden nach Intoxikation mit MBK gesehen, einem Farbverdünner und Lösungsmittel für Druckfarben und Reinigungsmittel.

Organische Lösungsmittel führen auch bei chronischer Exposition zu einer Schädigung des PNS.

**Pathogenese:** Die neurotoxische Wirkung des n-Hexan und des MBK ist auf einen gemeinsamen Metaboliten zurückzuführen, und zwar auf 2,5-Hexanedion (Carden u. Mitarb. 1986). Zwei weitere Metaboliten, nämlich das 2-Hexanol und 2,5-Hexanediol erwiesen sich im Tierversuch als unwirksam.

Die der Neurotoxizität zugrundeliegenden biochemischen Störungen sind nicht bekannt.

## INH (Isoniazid, Isonikotinsäurehydrazid)

**Klinik:** Die Polyneuropathie beginnt meist mit Taubheit und Parästhesien an Fingern und Zehen. In schweren Fällen kommen dann Ataxien und distale Paresen hinzu; die motorischen Ausfälle sind aber immer geringgradiger als die sensiblen.

**Neuropathologie:** Die pathologisch-anatomischen Befunde an menschlichen Nervus-suralis-Biopsieproben entsprechen weitgehend einer Waller-Degeneration, sowohl der markhaltigen als auch der marklosen Fasern. Tierexperimentelle Untersuchungen (Ohnishi u. Mitarb. 1985) bestätigen den Verdacht auf eine Degeneration der ganzen Nervenfasern. Die Fasern mit mittleren und kleineren Durchmessern waren stärker betroffen als die großkalibrigen. Auch ultrastrukturelle Untersuchungen sprachen dafür, daß eine multifokale axonale Degeneration vorliegt.

**Pathogenese:** Bei der Pathogenese der INH-Neuropathie spielt offenbar der Pyridoxinstoffwechsel eine entscheidende Rolle. Unter INH-Therapie wird vermehrt Pyridoxin im Urin ausgeschieden. Das Auftreten einer Neuropathie kann durch rechtzeitige zusätzliche Gabe von Vitamin $B_6$ verhindert werden. INH wird in acetylierter Form ausgeschieden. Die Fähigkeit zum Acetylieren ist genetisch determiniert und von der Aktivität der Acetyltransferase in der Leber abhängig. Bei Patienten mit geringer Aktivität dieses Enzyms treten neurotoxische Nebenwirkungen des INH viel häufiger auf als bei Menschen mit hoher Acetyltransferaseaktivität.

## Vincristin (Vinblastin)

**Klinik:** Die Patienten klagen meist zuerst über Parästhesien und distale Sensibilitätsstörungen; sehr früh ist bereits ein Verlust der Achillessehnenreflexe nachweisbar. Später treten motorische Ausfälle ganz in den Vordergrund. Vereinzelt sind auch die Hirnnerven betroffen sowie das vegetative Nervensystem.

**Neuropathologie:** Die histopathologischen Untersuchungen von Nervus-suralis-Biopsieproben ergaben Zeichen einer axonalen Degeneration und Hinweise auf eine Nervenfaserregeneration sowie geringgradige segmentale Entmarkungen.

**Pathogenese:** Bei tierexperimentellen Untersuchungen (Sahenk u. Mitarb. 1987) konnte elektronenmikroskopisch ein Verlust der Mikrotubuli und eine Vermehrung der Neurofilamente in den Axonen dargestellt werden. Es konnte gezeigt werden, daß Vinca-Alkaloide an Tubulin gebunden werden und somit den schnellen Axoplasmatransport in vitro hemmen oder blockieren können. In chronisch mit Vincristin intoxikierten Katzen z. B. konnte ein partieller Block des schnellen Axoplasmatransportes im N. vagus dargestellt werden.

## Thalidomid (Contergan)

**Klinik:** Außer den teratogenen Effekten des Thalidomid (Amelie, Dysmelie) sind in zahlreichen Fällen vorwiegend sensible Polyneuropathien aufgetreten, meist nach regelmäßiger täglicher Einnahme von 100–200 mg während vieler Monate und Jahre. Im Vordergrund standen meist distale Parästhesien, Taubheitsgefühl und nächtliche Muskelkrämpfe. Paresen waren weniger häufig zu beobachten, und zwar merkwürdigerweise vorwiegend in den proximalen Beinmuskeln. Außerdem traten Zeichen einer ZNS-Beteiligung auf. Verlaufsuntersuchungen ergaben, daß die Rückbildungstendenz der Neuropathie meist sehr gering war; Ausheilungen kamen nicht vor.

**Neuropathologie:** Histopathologische Untersuchungen an Menschen (Chapon u. Mitarb. 1985) ergaben einen Faseruntergang in den peripheren Nerven und in den Hintersträngen sowie einen ausgeprägten Zellverlust in den Spinalganglien. Tierexperimente an Hunden, Ratten und Mäusen bestätigen diese Befunde. In Nervus-suralis-Biopsieproben, Jahre nach der akuten Erkrankung, wurde eine erhöhte Anzahl kleiner markloser Fasern gefunden, was auf eine Regeneration nach Degeneration markloser Fasern hinwies. Möglicherweise sind auch die teratologischen Folgen des Thalidomid das Ergebnis einer verzögerten oder gestörten Entwicklung der Spinalganglienzellen.

**Pathogenese:** Über die Biochemie des Thalidomid ist wenig bekannt; offensichtlich sind erst die Abbauprodukte neurotoxisch und hemmen die Glutaminsäure.

### Furane, Nitrofurantoin, Furaldaton, Nitrofural

**Klinik:** Furane finden als Harndesinfizienzen, als Zytostatika und als Antibiotika Verwendung. Zahlreiche Fälle von Polyneuropathien sind beschrieben worden, meist bei Patienten mit gestörter oder eingeschränkter Nierenfunktion, wodurch die Elimination des Toxins verzögert wurde. Die beschriebenen Polyneuropathien waren fast immer symmetrisch und vom distal-betonten sensomotorischen Typ. Nach Furaldaton (einem Antibiotikum) waren die Hirnnerven häufiger beteiligt als die distalen Extremitätennerven.

**Neuropathologie:** Pathologisch-anatomische Untersuchungen beim Menschen zeigten eine schwere axonale Degeneration, auch der Hinter- und Vorderwurzeln, sowie eine Schädigung der Spinalganglien- und Vorderhornzellen (Chromatolyse). Tierexperimentelle Untersuchungen an Ratten bestätigten diese Befunde: schwerste Degenerationen von Axonen und auch von Myelinscheiden traten zunächst distal in den Hinterbeinen auf und breiteten sich dann nach proximal aus im Sinne einer sog. „Dyingback"-Neuropathie. Über die biochemischen Mechanismen dieser toxischen Wirkung der Furane ist nichts Sicheres bekannt; möglicherweise hemmen sie die anaerobe Bildung von Acetyl-Coenzym A aus der Brenztraubensäure.

## Diabetes mellitus

Der Diabetes mellitus manifestiert sich im peripheren Nervensystem klinisch und morphologisch vielseitig (Thomas 1981): als multifokale oder fokale Neuropathien, als Neuropathie der Hirnnerven, als symmetrische Polyneuropathie, als distale sensorisch-autonome Neuropathie sowie als Neigung zu druckbedingten Lähmungen oder selten als schmerzhafte Neuropathie unter Insulinbehandlung (Low 1987). Die diabetische Amyotrophie ist ein proximal lokalisierter neurogen-myopathischer Prozeß.

**Neuropathologie:** (Abb. 9.**45**) Bei der *distalen sensorischen Neuropathie* findet sich vornehmlich ein Ausfall von kleinkalibrigen bemarkten und von marklosen Nervenfasern (Said u. Mitarb. 1983a), wobei im Frühstadium die Zahl primär markloser Nervenfasern sogar infolge überschießender Regeneration vermehrt sein kann. Aber auch bei dieser distalen Form können proximal fokale Areale von Faserverlust dokumentiert werden (Sugimura u. Dyck 1982).

Darüber hinaus findet sich ein Ausfall großkalibriger markhaltiger Axone sowie eine segmentale Demyelinisierung, die sekundär oder primär auftreten kann, da Markscheiden beim Diabetes eine verminderte Zahl von Lamellen aufweisen, die auf eine Remyelinisierung nach primärer segmentaler Demyelinisierung deutet (Sugimura u. Dyck 1981). Demyelinisierung und Proliferation der Schwann-Zellen können zu einer hypertrophischen Neuropathie führen.

Endoneurale Gefäße zeigen vielfältige pathologische Veränderungen (Yasuda u. Dyck 1987), wobei Verdickung und Reduplikation der kapillaren Basalmembran auch im Perineurium vorkommen (Johnson u. Mitarb. 1981). Die Intensität der mikroangiopathischen Veränderungen korreliert mit dem Ausfall markhaltiger Nervenfasern (Lehmann 1985). Darüber hinaus kann das Perineurium auch durch Kalzifizierung geschädigt sein (Kalimo u. Mitarb. 1981). Die Erkrankung größerer Gefäße beim Diabetes mellitus kann auch zu Infarkten des und im Nerven führen, die sich infolge sektorenförmigen Ausfalls von Nervenfasern im Faszikel oder einiger Faszikel als *fokale Neuropathien* manifestieren.

Als pathogenetische Mechanismen, die zu den einzelnen Formen der diabetischen Neuropathie führen, werden neben angiopathischen mechanische, metabolische und hypoxische Aspekte angeführt (Low 1987).

### Urämische (nephrogene) Neuropathie

Diese Neuropathie gehört der Gruppe der „Dyingback"-Neuropathien an und zeigt in der akuten Phase schwere Veränderungen an markhaltigen Nervenfasern (Said u. Mitarb. 1983b). Als nephrogene Form der Neuropathie tritt sie bei Dialysepatienten offenbar stärker ausgeprägt auf als bei solchen mit transplantierten Nieren (Ahonen 1981). Auch hier ist eine segmentale Demyelinisierung Folge der primären Axonschädigung. Pathogenetisch werden ischämische Faktoren diskutiert.

Diabetes mellitus 451

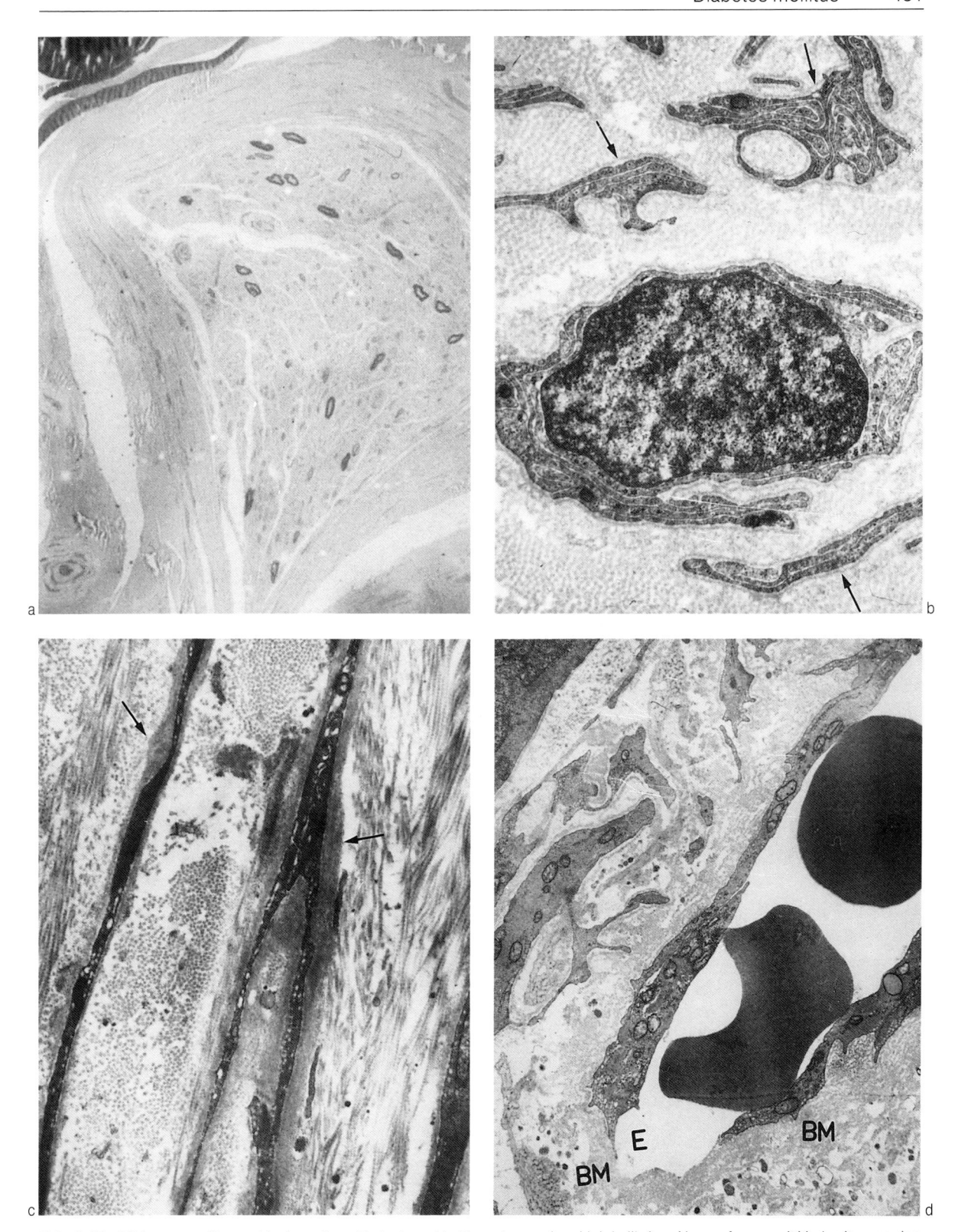

Abb. 9.45 Diabetes mellitus. **a** Hochgradiger Verlust markhaltiger, besonders kleinkalibriger Nervenfasern mit Verbreiterung des Perineuriums, × 486. **b** Verlust primär markloser Nervenfasern mit plattenartig angeordneten proliferierten Schwann-Zellen (Pfeile), × 24 440. **c** Regional verbreiterte Basalmembran des Perineuriums (Pfeile), × 27 248. **d** Die Mikroangiopathie ist gekennzeichnet durch einen Verlust von Endothel (E) und eine Verdickung der Basalmembran (BM), × 16 450.

# Vitaminmangelinduzierte Neuropathien

Im allgemeinen tritt ein Vitaminmangel bei zuwenig, selektiv unzureichender Nahrung sowie bei Malabsorptionszuständen auf. In unseren Breiten sind durch Mangelernährung/Hunger-bedingte Neuropathien nicht üblich, es sei denn, Mangelernährung wäre ein Teil eines anderen Krankheitsbildes wie chronischer Alkoholismus oder willkürlich wie bei der Anorexia nervosa.

## Mangelzustände der Vitamin-B-Reihe

Darunter befindet sich das Beriberi bei Vitamin-$B_1$-(Thiamin-)Mangel, die Pellagra bei Vitamin-$B_2$- oder Niazinmangel, die Pyridoxin- oder $B_6$-Neuropathie, die vor allem bei der Behandlung mit dem Tuberkulostatikum Isoniazinhydrazid auftritt, das einen Pyridoxinantagonisten darstellt, sowie die Neuropathie bei Vitamin-$B_{12}$- oder bei Folsäuremangel. Auch fehlende Pantothensäure kann eine Neuropathie bewirken.

**Neuropathologisch** finden sich axonale Läsionen (Ohnishi u. Mitarb. 1980), gelegentlich mit segmentaler, offenbar sekundärer Demyelinisierung verknüpft. Bei *Vitamin-$B_{12}$-Mangel* (McCombe u. McLeod 1984) gehen großkalibrige bemarkte Nervenfasern verloren, beim Folsäuremangel besteht eine axonale Neuropathie. Auch bei der *Pellagra* (Vitamin-$B_2$-Mangel) tritt ein Verlust großkalibriger markhaltiger Nervenfasern, in schweren Fällen mit Waller-Degeneration, auf.

*Andererseits kann auch eine chronisch vermehrte Einnahme von Vitamin $B_6$* (Pyridoxin) zu einer axonalen Neuropathie führen (Schaumburg u. Mitarb. 1983).

## Vitamin-E-Mangel-Zustände

Sie finden sich entweder nach mangelhafter Resorption sowie bei der Abeta- oder Hypobetalipoproteinämie. Darüber hinaus sind jüngst auch Patienten mit einer Neuropathie sowie spinozerebellaren klinischen Symptomen beschrieben worden, bei denen weder eine Mangeldiät noch eine mangelhafte Resorption von Vitamin E nachweisbar waren (Burck u. Mitarb. 1981, Stumpf u. Mitarb. 1987). Die Bedeutung dieser Neuropathie bei „idiopathischem" Vitamin-E-Mangel liegt in der erfolgreichen Behandelbarkeit.

*Lichtmikroskopisch* zeigt sich ein Verlust von großkalibrigen bemarkten Nervenfasern (Burck u. Mitarb. 1981) (Abb. 9.46).

*Elektronenmikroskopisch* lassen sich in Schwann-Zellen und Endothelzellen (aber auch in quergestreiften Muskelfasern) außerordentlich charakteristische granuläre Lipopigmente (Abb. 9.46) nachweisen.

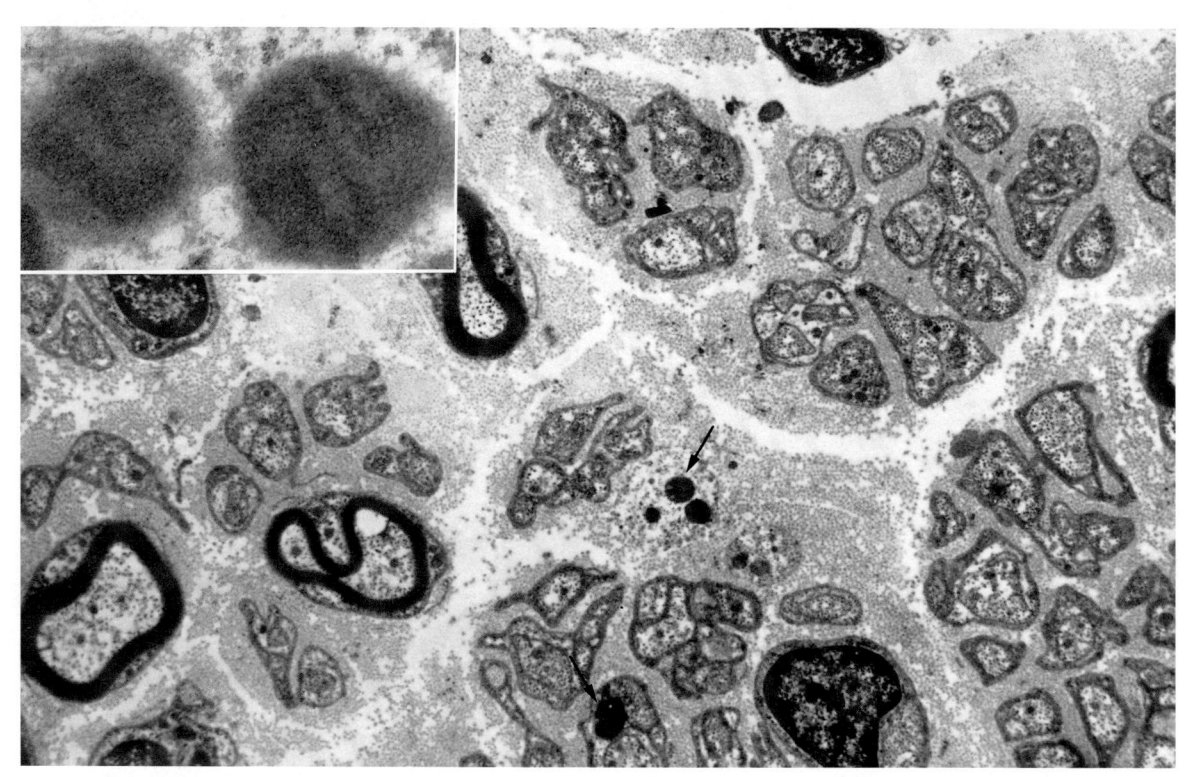

Abb. 9.**46** Verlust markhaltiger Nervenfasern bei Vitamin-E-Mangel mit Ablagerung von Lipopigmenten (Pfeile), × 12 350, die bei hoher Auflösung eine feingranuläre Matrix zeigen (Einsatz: × 48 000).

## Akute Polyneuropathie bei Schwerstkranken („critically ill polyneuropathy")

Bolton u. Mitarb. (1986) beobachteten bei mehreren Patienten, die mit verschiedenen Grundkrankheiten auf einer Intensivstation oder postoperativ behandelt wurden, eine akute Polyneuropathie, die mit Tetraplegie, mehr in den Beinen als in den Armen, gelegentlicher Beteiligung der Fazialismuskulatur und neural bedingter respiratorischer Insuffizienz einhergeht. Nach den elektrophysiologischen und morphologischen Untersuchungen handelt es sich offenbar um eine primäre axonale Neuropathie mit z. T. recht guter Erholungsneigung, die unterschiedliche Grade erreichen kann. Andererseits ist denkbar, daß latente Polyneuropathien anderer Ursachen während einer Intensivbehandlung klinisch offenbar werden, wobei für die „Intensivkomponente" metabolische oder nutritive Faktoren verantwortlich gemacht werden.

Der periphere Nerv (Abb. 9.**47**) kann einen hochgradigen Verlust an markhaltigen Nervenfasern aufweisen, wobei Zeichen akuten Untergangs in Form der Waller-Degeneration sowie des Neutralfettabbaus nachgewiesen werden können.

Differentialdiagnostisch ist hierbei immer an ein nach Unfall, gelegentlich nach Trauma oder Operation sich entwickelndes Guillain-Barré-Syndrom zu denken (Bolton u. Mitarb. 1986), dem jedoch eine demyelinisierende Neuropathie mit höchstens axonaler Sekundärkomponente und entsprechend elektrophysiologischen und morphologischen Befunden zugrunde liegt (Arnason u. Asbury 1968).

Eine reversible, vorwiegend sensorische Neuropathie wurde bei *parenteraler Hyperalimentation* beschrieben, ähnlich der bei Hypophosphatämie oder der akuten sensorischen Neuronopathie.

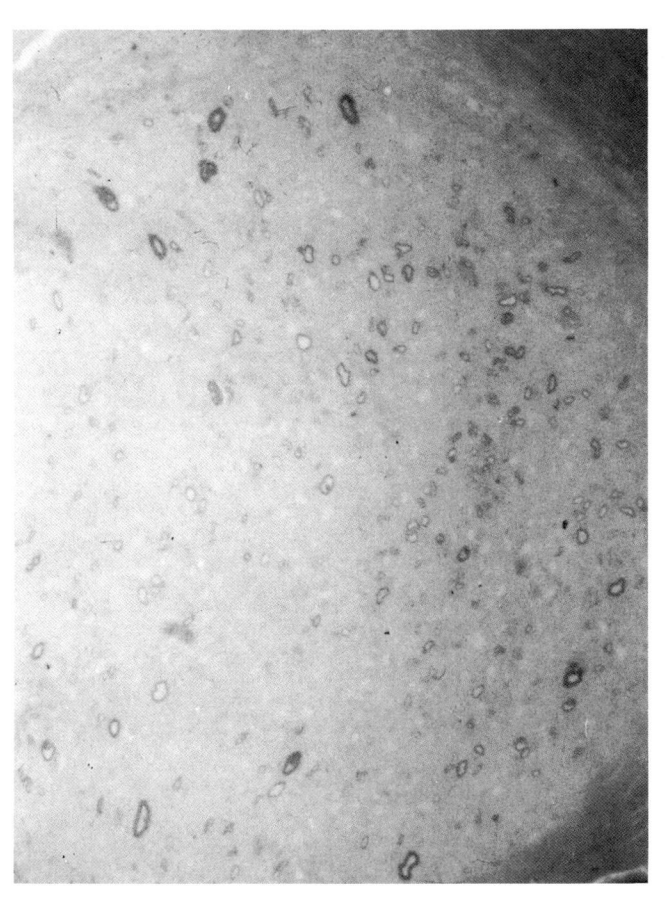

Abb. 9.**47** Akute Polyneuropathie bei Schwerstkranken (CIP). Hochgradiger Verlust vor allem großkalibriger markhaltiger Nervenfasern, toluidinblaugefärbter Semidünnschnitt, × 520.

## Paraneoplastische Neuropathien

Klinisch können sich Polyneuropathien bei Malignomen, besonders solchen vom Bronchus ausgehend, als rein sensorische oder als sensomotorische Formen bemerkbar machen.

Untergang von Nervenzellen – im Spinalganglion (Ohnishi u. Ogawa 1986) wie im spinalen Vorderhorn – mit diskreten entzündlichen Infiltraten führen zu einem Ausfall großkalibriger bemarkter Nervenfasern, nicht selten unter den Zeichen der Waller-Degeneration. Gelegentlich jedoch werden auch Zeichen der segmentalen Demyelinisierung beobachtet oder der axonalen Schädigung infolge Auftreibung der Axone durch Mitochondrien, autophagische Vakuolen und Filamente. Entzündliche Infiltrate können auch kapillarassoziiert im Endoneuralraum auftreten.

Zu unterscheiden sind diese karzinomassoziierten Neuropathien von solchen, bei denen eine Gammopathie und/oder ein Myelom vorliegen. Darüber hinaus wurde auch Amyloid im Nerv bei und in einem Hypernephrom gefunden (Dalakas u. Mitarb. 1984).

Es darf auch nicht vergessen werden, daß eine Neuropathie gelegentlich infolge Infiltration von Tumorzellen meist proximaler, aber auch distaler Nerven auftreten kann.

Bei der erythrophagozytotischen Lymphohistiozytose entwickelt sich selten einmal eine durch Verlust großkalibriger Markfasern gekennzeichnete sensomotorische Neuropathie.

## Endokrine Neuropathien

Darunter fallen in erster Linie die *Hypothyreose*, bei der entweder eine primäre Demyelinisierung und Remyelinisierung oder eine primär axonale Schädigung und Akkumulation von Glykogen in Schwann-Zellen gefunden wurden; zum anderen die Neuropathie bei der *Akromegalie* nicht selten vom gemischten axonal-demyelinisierenden Charakter mit Vermehrung des endoneuralen Bindegewebes.

Bei beiden endokrinen Neuropathien liegt häufig ein Karpaltunnelsyndrom mit fokaler Schädigung des N. medianus vor.

## Literatur

Ahonen, R. E.: Peripheral neuropathy in uremic patients and in renal transplant recipients. Acta neuropathol. 54 (1981) 43–53

Araki, S.: Type I familial amyloidotic polyneuropathy (Japanese type). Brain and Develop. 6 (1984) 128–133

Arnason, B. G., A. K. Asbury: Idiopathic polyneuritis after surgery. Arch. Neurol. 18 (1968) 500–507

Aupy, M., C. Vital, C. Deminière, P. Henry: Angeite granulomateuse allergique (syndrome de Churg et Strauss) révélée par une multinévrite. Rev. neurol. 139 (1983) 651–656

Axelrod, F. B., J. Pearson: Congenital sensory neuropathies. Diagnostic distinction from familial dysautonomia. Amer. J. Dis. Child 138 (1984) 947–954

Bailey, R. O., A. L. Ritaccio, M. B. Bishop, A.-Y. Wu: Benign monoclonal IgA$_K$ gammopathy associated with polyneuropathy and dysautonomia. Acta neurol. scand. 73 (1986) 574–580

Bardosi, A., R. L. Friede, S. Ropte, H. H. Goebel: A morphometric study on sural nerves in metachromatic leucodystrophy. Brain 110 (1987a) 683–694

Bardosi, A., W. Creutzfeldt, S. DiMauro, K. Felgenhauer, R. L. Friede. H. H. Goebel, A. Kohlschütter, G. Mayer, G. Rahlf, S. Servidei, G. Van Lessen, T. Wetterling: Myo-, neuro-, gastrointestinal encephalopathy (MNGIE syndrome) due to partial deficiency of cytochrome-c-oxidase. Acta neuropathol. 74 (1987b) 248–258

Ben Hamida, M., F. Letaief, F. Hentati, C. Ben Hamida: Morphometric study of the sensory nerve in classical (or Charcot disease) and juvenile amyotrophic lateral sclerosis. J. neurol. Sci. 78 (1987) 313–329

Bennett, R. H., P. Ludvigson, G. DeLeon, G. Berry: Large-fiber sensory neuronopathy in autosomal dominant spinocerebellar degeneration. Arch. Neurol. 41 (1984) 175–178

Berciano, J., O. Combarros, J. Figols, J. Calleja, A. Cabello, I. Silos, F. Coria: Hereditary motor and sensory neuropathy type II. Brain 109 (1986) 897–914

Bishopric, G., J. Bruner, J. Butler: Guillain-Barré syndrome with cytomegalovirus infection of peripheral nerves. Arch. Pathol. Lab. Med. 109 (1985) 1106–1108

Bolton, C. F., D. A. Laverty, J. D. Brown, N. J. Witt, A. F. Hahn, W. J. Sibbald: Critically ill polyneuropathy: electrophysiological studies and differentiation from Guillain-Barré syndrome. J. Neurol. Neurosurg. Psychiat. 49 (1986) 563–573

Brechenmacher, C., C. Vital, L. Laurentjoye, Y. Castaing: Ultrastructural study of peripheral nerve in Guillain-Barré syndrome. Presence of mononuclear cells in axons. Acta neuropathol., Suppl. 7 (1981) 249–251

Burck, U., K. Harzer, H. H. Goebel, K. L. Elze, K. R. Held, L. Carstens: Ultrastructural pathology of skin biopsy and fibroblast enzyme studies in a case of GM$_2$-gangliosidosis with deficient hexosaminidase A and thermolabile hexosaminidase B. Neuropediatrics 11 (1980) 161–175

Burck, U., H. H. Goebel, H. D. Kuhlendahl, C. Meier, K. M. Goebel: Neuromyopathy and vitamin E deficiency in man. Neuropediatrics 12 (1981) 267–278

Carden, M. J., V. M.-Y. Lee, W. W. Schlaepfer: 2,5-hexanedione neuropathy is associated with the covalent crosslinking of neurofilament proteins. Neurochem. Pathol. 5 (1986) 25–35

Cavanagh, J. B.: The 'dying back' process. A common denominator in many naturally occurring and toxic neuropathies. Arch. Pathol. Lab. Med. 103 (1979) 659–664

Chad, D., K. Pariser, W. G. Bradley, L. S. Adelman, V. W. Pinn: The pathogenesis of cryoglobulinemic neuropathy. Neurology 32 (1982) 725–729

Chapon, F., B. Lechevalier, D. C. Da Silva, Y. Rivrain, B. Dupuy, P. Deschamps: Neuropathies a la thalidomide. Rev. neurol. 141 (1985) 719–728

Cohen, A. S., L. H. Connors: The pathogenesis and biochemistry of amyloidosis. J. Pathol. 151 (1987) 1–10

Cornblath, D. R., J. C. McArthur, P. G. E. Kennedy, A. S. Witte, J. W. Griffin: Inflammatory demyelinating peripheral neuropathies associated with human T-cell lymphotropic virus type III infection. Ann. Neurol. 21 (1987) 32–40

Dalakas, M. C., G. Cunningham: Characterization of amyloid deposits in biopsies of 15 patients with „sporadic" (non-familial or plasma cell dyscrasic) amyloid polyneuropathy. Acta neuropathol. 69 (1986) 66–72

Dalakas, M. C., S. Fujihara, V. Askanas, W. K. Engel, G. G. Glenner: Nature of amyloid deposits in hypernephroma. Immunocytochemical studies in 2 cases associated with amyloid polyneuropathy. Amer. J. Pathol. 116 (1984) 447–454

De la Monte, S. M., A. H. Ropper, G. R. Dickersin, N. L. Harris, J. A. Ferry, E. P. Richardson: Relapsing central and peripheral demyelinating diseases. Arch. Neurol. 43 (1986) 626–629

Di Trapini, G., C. Casali, P. Tonali, G. C. Topi: Peripheral nerve findings in hereditary coproporphyria. Acta neuropathol. 63 (1984) 96–107

Donaghy, M., R. N. Hakin, J. M. Bamford, A. Garner, G. R. Kirkby, B. A. Noble, M. Tazir-Melboucy, R. H. M. King, P. K. Thomas: Hereditary sensory neuropathy with neurotrophic keratitis. Brain 110 (1987) 563–583

Dupuis, M., J. M. Brucher, R. Gonsette: Étude anatomoclinique d'une forme neuronale de la maladie de Charcot-Marie-Tooth. Rev. neurol. 139 (1983) 643–649

Dyck, P. J., K. F. Oviatt, E. H. Lambert: Intensive evaluation of unclassified neuropathy yields improved diagnosis. Ann. Neurol. 10 (1981) 222–226

Dyck, P. J., J. F. Mellinger, T. J. Reagan, S. J. Horowitz, J. W. McDonald, W. J. Litchy, J. R. Daube, R. D. Fealey, V. L. Go, P. Chih Kao, W. S. Brimijoin, E. H. Lambert: Not 'indifference to pain' but varieties of hereditary sensory and autonomic neuropathy. Brain 106 (1983) 373–390

Dyck, P. J., P. K. Thomas, E. H. Lambert, R. Bunge: „Peripheral Neuropathy" (2 Vol.), 2nd ed. Saunders, Philadelphia 1984

Fois, A., P. Balestri, M. A. Farnetani, R. Berardi, R. Mattei, E. Laurenzi, C. Alessandrini, R. Gerli, A. Ribuffo, S. Calvieri: Giant axonal neuropathy. Endocrinological and histological studies. Europ. J. Pediat. 144 (1985) 274–280

Freeman, J. A., A. Suarez, J. R. Trautman: Pathology of Leprosy. Amer. Society of Clinical Pathologists. Educational Products Division, Chicago 1980

Fukuhara, N., T. Kumamoto, H. Takasawa, T. Tsubaki, Y. Origuchi: The peripheral neuropathy in De Sanctis-Cacchione syndrome. Histological, ultrastructural, and morphometric studies. Acta neuropathol. 56 (1982) 194–200

Gastaut, J. A., J. L. Gastaut, J. F. Pellissier, M. Finaud, J. B. Tapko, T. Gamby, Y. Carcassonne: Neuropathie périphérique et infection par le rétrovirus HIV. Presse méd. 16 (1987) 1057

Gemignani, F., G. Juvarra, A. Marbini, S. Calzetti, M. M. Bragaglia, E. Govoni: Polyneuropathy in progressive external ophthalmoplegia. Europ. Neurol. 21 (1982) 181–188

Gibbels, E., H. E. Schaefer, U. Runne, J. M. Schröder, W. F. Haupt, G. Assmann: Severe polyneuropathy in Tangier disease mimicking syringomyelia or leprosy. J. Neurol. 232 (1985) 283–294

Goebel, H. H.: Ultrastructural investigations of peripheral nerves in neuronal ceroid-lipofuscinoses (NCL). J. Neurol. 213 (1976) 295–303

Goebel, H. H., H. G. Lenard, A. Kohlschütter, H. Pilz: The ultrastructure of the sural nerve in Pompe's disease. Ann. Neurol. 2 (1977) 111–115

Goebel, H. H., H. G. Lenard, A. Kohlschütter: Ultramorphology of peripheral nerves in lysosomal diseases. In Canal, N., G. Pozza: Peripheral Neuropathies. Elsevier North-Holland Biochemical Press 1978 (pp. 427–433)

Goebel, H. H., A. Kohlschütter, F. J. Schulte: Rectal biopsy findings in infantile neuroaxonal dystrophy. Neuropediatrics 1 (1980) 388–392

Goebel, H. H., S. Veit, P. J. Dyck: Confirmation of virtual unmyelinated fiber absence in hereditary sensory neuropathy type IV. J. Neuropathol. exp. Neurol. 39 (1980) 670–675

Goebel, H. H., A. Kohlschütter, H. G. Lenard: Morphologic and chemical biopsy findings in mucolipidosis IV. Clin. Neuropathol. 1 (1982) 73–82

Goebel, H. H., P. Vogel, M. Gabriel: Neuropathologic and morphometric studies in hereditary motor and sensory neuropathy type II with neurofilament accumulation. Ital. J. neurol. Sci. 7 (1986) 325–332

Goebel, H. H., A. Bardosi, R. L. Friede, A. Kohlschütter, M. Albani, H. Siemes: Sural nerve biopsy studies in Leigh's subacute necrotizing encephalomyelopathy. Muscle and Nerve 9 (1986) 165–173

Grehl, H., C. Moll, C. Meier: Hereditäre Neuropathie mit Neigung zu Druckläsionen. Dtsch. med. Wschr. 112 (1987) 254–258

Groothuis, D. R., S. Schulman, R. Wollman, J. Frey, N. A. Vick: Demyelinating radiculopathy in the Kearns-Sayre syndrome: a clinicopathological study. Ann. Neurol. 8 (1980) 373–380

Guzzetta, F., G. Ferrière, G. Lyon: Congenital hypomyelination polyneuropathy. Pathological findings compared with polyneuropathies starting later in life. Brain 105 (1982) 395–416

Hagberg, B., B. Westerberg: The nosology of genetic peripheral neuropathies in Swedish children. Develop. Med. Child Neurol. 25 (1983) 3–18

Hajnos, G., M. Felder, F. J. Wagenhäuser: Vaskulitische Polyneuropathie als Komplikation der chronischen Polyarthritis. Schweiz. med. Wschr. 116 (1986) 1830–1833

Hakamada, S., G. Sobue, K. Watanabe, T. Kumagai, K. Hara, M. Miyazaki: Peripheral neuropathy in Marinesco-Sjögren syndrome. Brain and Develop. 3 (1981) 403–406

Harati, Y., I. J. Butler: Congenital hypomyelinating neuropathy. J. Neurol. Neurosurg. Psychiat. 48 (1985) 1269–1276

Hurwitz, E. S., R. C. Holman, D. B. Nelson, L. B. Schonberger: National surveillance for Guillain-Barré syndrome: January 1978 – March 1979. Neurology 33 (1983) 150–157

Jirmanová, I., E. Lukás: Ultrastructure of carbon disulphide neuropathy. Acta neuropath. 63 (1984) 255–263

Johnson, P. C., K. Brendel, E. Meezan: Human diabetic perineurial cell basement membrane thickening. Lab. Invest. 44 (1981) 265–270

Julien, J., C. Vital, J. M. Vallat, A. Lagueny, X. Ferrer, C. Deminiere, M. J. Leboutet, C. Effroy: IgM demyelinative neuropathy with amyloidosis and biclonal gammopathy. Ann. Neurol. 15 (1984) 395–399

Kalimo, H., J. Mäki, A. Paetau, M. Haltia: Microanalysis of perineural calcification in diabetic nephropathy. Muscle and Nerve 4 (1981) 228–233

Kelly jr., J. J., R. A. Kyle, J. M. Miles, P. C. O'Brien, P. J. Dyck: The spectrum of peripheral neuropathy in myeloma. Neurology 31 (1981) 24–31

Koto, A., D. S. Horoupian, A. Spiro, K. Suzuki, W. C. Torch: Sensory neuropathy with onion-bulb formation. Report of a case with onset in infancy. Amer. J. Dis. Child 132 (1978) 379–381

Lampert, P. W.: A comparative electron microscopic study of reactive, degenerating, regenerating, and dystrophic axons. J. Neuropathol. exp. Neurol. 26: (1967) 345–368

Larbrisseau, A., S. Carpenter: Rud syndrome: congenital ichthyosis, hypogonadism, mental retardation, retinitis pigmentosa and hypertrophic polyneuropathy. Neuropediatrics 13 (1982) 95–98

Larbrisseau, A., M. Vanasse, P. Brochu, G. Jasmin: The Andermann syndrome: agenesis of the corpus collosum associated with mental retardation and progressive sensorimotor neuronopathy. Canad. J. neurol. Sci. 11 (1984) 257–261

Lehmann, J.: Die Rolle des ischämischen (hypoxischen) Faktors in der Pathogenese der diabetischen Neuropathie. Z. klin. Med. 40 (1985) 1915–1918

Leport, C., M. P. Chaunu, J. Sicre, F. Brun-Vezinet, J. J. Hauw, J. L. Vilde: Neuropathie périphérique en relation avec l'infection par le rétrovirus LAV/HTLV III. Presse méd. 16 (1987) 55–58

Liebert, U. G., R. J. Seitz, T. Weber, W. Wechsler: Immunocytochemical studies of serum proteins and immunoglobulins in human sural nerve biopsies. Acta neuropathol. 68 (1985) 39–47

Limos, L. C., A. Ohnishi, N. Suzuki, N. Kojima, T. Yoshimura, I. Goto, Y. Kuroiwa: Axonal degeneration and focal muscle fiber necrosis in human thallotoxicosis: Histopathological studies of nerve and muscle. Muscle and Nerve 5 (1982) 698–706

Low, P. A.: Recent advances in the pathogenesis of diabetic neuropathy. Muscle and Nerve 10 (1987) 121–128

Marbini, A., F. Gemignani, P. Manganelli, E. Govoni, M. M. Bragaglia, U. Ambanelli: Hypertrophic neuropathy in Sjögren's syndrome. Acta neuropathol. 57 (1982) 309–312

McCombe, P. A., J. G. McLeod: The peripheral neuropathy of vitamin $B_{12}$ deficiency. J. neurol. Sci. 66 (1984) 117–126

Meier, C.: Diskussion und Leserbriefe. Bemerkung zur Arbeit: Familiäre rezidivierende polytope Neuropathie von P. Eckert und L. Meyer-Wahl. Nervenarzt 54 (1983) 326–327

Meier, C., H. P. Ludin, M. Mumenthaler: Die vaskulitische Ischiasneuritis. Nervenarzt 53 (1982) 196–199

Meier, C., A. Goldhirsch, C. Hess, J. Bazarian, R. Greiner, M. Beer: Polyneuropathie nach Cisplatin-Behandlung. Dtsch. med. Wschr. 110 (1985) 721–725

Melmed, C., D. Frail, I. Duncan, P. Braun, D. Danoff, M. Finlayson, D. Stewart: Peripheral neuropathy with IgM kappa monoclonal immunoglobulin directed against myelinassociated glycoprotein. Neurology 33 (1983) 1397–1405

Miller, R. G.: Acute vs. chronic compressive neuropathy. Muscle and Nerve 7 (1984) 427–430

Nemni, R., G. Galassi, N. Latov, W. H. Sherman, M. R. Olarte, A. P. Hays: Polyneuropathy in nonmalignant IgM plasma cell dyscrasia: a morphological study. Ann. Neurol. 14 (1983) 43–54

Neundörfer, B.: Polyneuritiden und Polyneuropathien. In Neundörfer, B., K. Schimrigk, D. Soyka: Praktische Neurologie, Bd. II. VCH Edition Medizin, Weinheim 1987

Nordborg, C., N. Conradi, P. Sourander, B. Hagberg, B. Westerberg: Hereditary motor and sensory neuropathy of demyelinating and remyelinating type in children. Ultrastructural and morphometric studies on sural nerve biopsy specimens from ten sporadic cases. Acta neuropathol. 65 (1984) 1–9

Nukada, H., P. J. Dyck, J. L. Karnes: Thin axons relative to myelin spiral length in hereditary motor and sensory neuropathy, type I. Ann. Neurol. 14 (1983) 648–655

Nukada, H., P. J. Dyck: Decreased axon caliber and neurofilaments in hereditary motor and sensory neuropathy, type I. Ann. Neurol. 16 (1984) 238–241

Ohnishi, A., M. Ogawa: Preferential loss of large lumbar primary sensory neurons in carcinomatous sensory neuropathy. Ann. Neurol. 20 (1986) 102–104

Ohnishi, A., S. Tsuji, H. Igisu, Y. Murai, I. Goto, Y. Kuroiwa, M. Tsujihata, M. Takamori: Beriberi neuropathy. Morphometric study of sural nerve. J. neurol. Sci. 45 (1980) 177–190

Ohnishi, A., A. Mitsudome, Y. Murai: Primary segmental demyelination in the sural nerve in Cockayne's syndrome. Muscle and Nerve 10 (1987) 163–167

Ouvrier, R. A., J. G. McLeod, G. J. Morgan, G. A. Wise, T. E. Conchin: Hereditary motor and sensory neuropathy of neuronal type with onset in early childhood. J. neurol. Sci. 51 (1981) 181–197

Ouvrier, R. A., J. G. McLeod, T. E. Conchin: Friedreich's ataxia. Early detection and progression of peripheral nerve abnormalities. J. neurol. Sci. 55 (1982) 137–145

Peyronnard, J. M., L. Charron, F. Beaudet, F. Couture: Vasculitic neuropathy in rheumatoid disease and Sjögren syndrome. Neurology 32 (1982) 839–845

Pezeshkpour, G., C. Krarup, F. Buchthal, S. DiMauro, N. Bresolin, J. McBurney: Peripheral neuropathy in mitochondrial disease. J. neurol. Sci. 77 (1987) 285–304

Phillips, L. H., T. E. Kelly, P. Schnatterly, D. Parker: Hereditary motor-sensory neuropathy (HMSN): possible X-linked dominant inheritance. Neurology 35 (1985) 498–502

Pop, P. H. M., E. Joosten, A. van Spreeken, A. Gabreels-Festen, H. Jaspar, H. ter Laak, A. Vos: Neuroaxonal pathology of central and peripheral nervous systems in cerebrotendinous xanthomatosis. (CTX) Acta neuropathol. 64 (1984) 259–264

Prineas, J. W.: Pathology of the Guillain-Barré syndrome. Ann. Neurol. 9 (Suppl.) (1981) 6–19

Rizzuto, N., S. Monaco, G. Moretto, S. Galiazzo-Rizutto, A. Fiaschi, A. Forti, R. de Maria: Friedreich's ataxia. A light- and electron microscopic study of peripheral nerve biopsies. Acta neuropathol., Suppl. 7 (1981) 344–347

Rizzuto, N., G. Moretto, S. Monaco, P. Martinelli, P. Pazzaglia: Chronic relapsing polyneuritis. Acta neuropathol. 56 (1982) 179–186

Roberts, I. M., C. C. A. Bernard: Immune diseases of the peripheral nervous system. In Kidman, A. D., J. K. Tomkins, C. A. Morris, N. A. Cooper: Molecular Pathology of Nerve and Muscle. Humana Press, Clifton/New Jersey 1983 (pp. 81–98)

Rossi, L. N., J. Lütschg, C. Meier, F. Vassella: Hereditary sensory neuropathies in childhood. Develop. Med. Child. Neurol. 25 (1983) 19–31

Rowland, L. P., R. Defendini, W. Sherman, A. Hirano, M. R. Olarte, N. Latov, R. E. Lovelace, K. Inoue, E. F. Osserman: Macroglobulinemia with peripheral neuropathy simulating motor neuron disease. Ann. Neurol. 11 (1982) 532–536

Sack, G. H., K. W. Dumars, K. S. Gummerson, A. Law, V. A. McKusick: Three forms of dominant amyloid neuropathy. Johns Hopkins Med. J. 149 (1981) 239–247

Sahenk, Z., S. T. Brady, J. R. Mendell: Studies on the pathogenesis of vincristine-induced neuropathy. Muscle and Nerve 10 (1987) 80–84

Said, G., G. Slama, J. Selva: Progressive centripetal degeneration of axons in small fibre diabetic polyneuropathy. Brain 106 (1983a) 791–807

Said, G., L. Boudier, J. Selva, J. Zingraff, T. Drueke: Different patterns of uremic polyneuropathy: a clinicopathologic study. Neurology 33 (1983b) 567–574

Said, G., M. H. Marion, J. Selva, C. Jamet: Hypotrophic and dying-back nerve fibers in Friedreich's ataxia. Neurology 36 (1986) 1292–1299

Schaumburg, H., J. Kaplan, A. Windebank, N. Vick, S. Rasmus, D. Pleasure, M. J. Brown: Sensory neuropathy from pyridoxine abuse. A new megavitamin syndrome. New Engl. J. Med. 309 (1983) 445–448

Schoonhoven, R., R. L. L. A. Schellens, D. F. Stegman, A. A. W. M. Gabreëls-Festen: Sensory potentials and sural nerve biopsy: A model evaluation. Muscle and Nerve 10 (1987) 246–262

Schröder, J. M.: Proliferation of epineurial capillaries and smooth muscle cells in angiopathic peripheral neuropathy. Acta neuropathol. 72 (1986) 29–37

Smith, I. S., S. N. Kahn, B. W. Lacey, R. H. M. King, R. A. Eames, D. J. Whybrew, P. K. Thomas: Chronic demyelinating neuropathy associated with benign IgM paraproteinaemia. Brain 106 (1983) 169–195

Steck, A. J., N. Murray, C. Meier, N. Page, G. Perruisseau: Demyelinating neuropathy and monoclonal IgM antibody to myelin-associated glycoprotein. Neurology 33 (1983) 19–23

Stein, K., S. Störkel, R. P. Linke, H. H. Goebel: Zur Frage der Amyloidablagerungen bei Carpaltunnel-Syndrom. 18. Herbsttagung, Deutsche Gesellschaft Pathologie, Mainz, 9.–11. Oktober 1987

Steiner, I., O. Abramsky: Immunology of Guillain-Barré syndrome. Springer Semin. Immunopathol. 8 (1985) 165–176

Stumpf, D. A., R. Sokol, D. Bettis, H. Neville, S. Ringel, C. Angelini, R. Bell: Friedreich's disease: V. Variant form with vitamin E deficiency and normal fat absorption. Neurology 37 (1987) 68–74

Sugimura, K., P. J. Dyck: Sural nerve myelin thickness and axis cylinder caliber in human diabetes. Neurology 31 (1981) 1087–1091

Sugimura, K., P. J. Dyck: Multifocal fiber loss in proximal sciatic nerve in symmetric distal diabetic neuropathy. J. neurol. Sci. 53 (1982) 501–509

Tachi, N., Y. Ishikawa, R. Minami: Two cases of congenital hypomyelination neuropathy. Brain Develop. 6 (1984) 560–565

Tavolata, B., A. C. Licando, V. Argentiero: Lead neuropathy of nonindustrial origin. Europ. Neurol. 19 (1980) 273–276

Tawara, S., M. Nakazato, K. Kangawa, H. Matsuo, S. Araki: Identification of amyloid prealbumin variant in familial amyloidotic polyneuropathy (Japanese type). Biochem. biophys. Res. Commun. 116 (1983) 880–888

Thomas, P. K.: Klassifikation der diabetischen Neuropathie mit einer Übersicht über die Muskelbeteiligung beim Diabetes. Akt. Neurol. 8 (1981) 130–132

Thomas, P. K., H. H. Schaumburg, P. S. Spencer, H. E. Kaeser, C. A. Pallis, F. C. Rose, N. H. Wadia: Central distal axonopathy syndromes: newly recognized models of naturally occurring human degenerative disease. Ann. Neurol. 15 (1984) 313–315

Thompson, S. W., L. E. Davis, M. Kornfeld, R. D. Hilgers, J. C. Standefer: Cisplatin neuropathy. Clinical, electrophysiologic, morphologic, and toxicologic studies. Cancer 54 (1984) 1269–1275

Towfighi, J.: Congenital hypomyelination neuropathy: glial bundles in cranial and spinal nerve roots. Ann. Neurol. 10 (1981) 570–573

Vallat, J. M., M. J. Leboutet, A. Loubet: Cryoglobulinemic neuropathy: ultrastructural study of nerve capillaries. Acta neuropathol., Suppl. 8 (1981) 252–254

Vanasse, M., V. Dubowitz: Dominantly inherited peroneal muscular atrophy (hereditary motor and sensory neuropathy type I) in infancy and childhood. Muscle and Nerve 4 (1981) 26–30

Verghese, J. P., W. G. Bradley, R. Nemni, K. P. W. J. McAdam: Amyloid neuropathy in multiple myeloma and other plasma cell dyscrasias. J. neurol. Sci. 59 (1983) 237–246

Vital, A., C. Vital: Polyarteritis nodosa and peripheral neuropathy. Acta neuropathol. 67 (1985) 136–141

Vital, C., D. Lacoste, C. Deminière, A. Lagueny, C. Boisseau, J. Reiffers, M. Amouretti, A. Broustet: Amyloid neuropathy and multiple myeloma. Europ. Neurol. 22 (1983) 106–112

Vital, C., C. Deminière, B. Bourgouin, A. Lagueny, B. David, P. Loiseau: Waldenström's macroglobulinemia and peripheral neuropathy: deposition of M-component and kappa light chain in the endoneurium. Neurology 35 (1985) 603–606

Vital, C., J.-M. Vallat: Ultrastructural Study of the Human Diseased Peripheral Nerve, 2nd ed. Elsevier, New York 1987

Vogel, P., M. Gabriel, H. H. Goebel, P. J. Dyck: Hereditary motor sensory neuropathy type II with neurofilament accumulation: new finding or new disorder? Ann. Neurol. 17 (1985) 455–461

Vos, A., A. Gabreëls-Festen, E. Joosten, F. Gabreëls, W. Renier, R. Mullaart: The neuropathy of Cockayne syndrome. Acta neuropathol. 61 (1983) 153–156

Walsh, J. C.: Gold neuropathy. Neurology 20 (1970) 455–458

Wendlandt, B., E. Krämer, J. Weis, M. Reznik,. J. M. Schröder: Lokal-toxische Ethanolwirkung am peripheren Nerven. 32. Jahrestagung, Dtsch. Gesell. Neuropathol. Neuroanatomie, Marburg, 14.–17. 10. 1987

Yao, J. K., P. J. Dyck: Tissue distribution of phytanic acid and its analogues in a kinship with Refsum's disease. Lipids 22 (1987) 69–75

Yasuda, H., P. J. Dyck: Abnormalities of endoneurial microvessels and sural nerve pathology in diabetic neuropathy. Neurology 37 (1987) 20–28

Yiannikas, C., J. G. McLeod, J. D. Pollard, J. Baverstock: Peripheral neuropathy associated with mitochondrial myopathy. Ann. Neurol. 20 (1986) 249–257

# 10. Muskelpathologie

*Hans H. Goebel*

## Einführung

Eine einheitliche nosologische Klassifikation neuromuskulärer Krankheiten muß ätiologische, klinische, genetische und morphologische Kriterien berücksichtigen. Eine nach rein morphologischen Gesichtspunkten ausgerichtete Gliederung neuromuskulärer Krankheiten erscheint unzureichend, weil die Spezifität myopathologischer Phänomene zu gering ist, um das gesamte nosologische Spektrum neuromuskulärer Krankheiten im adäquaten Detail zu erfassen. Notwendigerweise scheint daher ein Kompromiß in der Einteilung neuromuskulärer Krankheiten derart geboten, daß lediglich eine grob schematische Aufgliederung (Tab. 10.1) angebracht ist.

Patienten mit neuromuskulären – also vielfach eminent chronischen – Krankheiten werden selten obduziert, myomorphologische Erkenntnisse basieren daher weitestgehend auf Befunden, die mittels Biopsie erhoben wurden.

Obwohl die bioptische Untersuchung des Muskels schon im vorigen Jahrhundert von Duchenne durchgeführt wurde, brachte erst die Einführung neuer morphologischer Techniken eine Renaissance von Muskelbiopsie und Myopathologie. In dem diagnostischen Quartett klinisch-genetischer, elektrophysiologischer, serologischer und morphologischer Untersuchungen fällt der Myopathologie eine wichtige Rolle zu.

Zwar ist die Indikation zur Muskelbiopsie vom Kliniker zu stellen, jedoch erlaubt die morphologische Untersuchung des biopsierten Muskels Aussagen unterschiedlicher nosologischer Signifikanz bei den einzelnen neuromuskulären Krankheiten (Tab. 10.2). Da es sich bei der Muskelbiopsie um einen vorwiegend, wenn nicht ausschließlich operativen diagnostischen und nicht um einen kurativen Eingriff handelt, sollte sie adäquat durchgeführt und das hierbei entnommene Muskelgewebe derart optimal verarbeitet werden, daß alle notwendigen und verfügbaren modernen morphologischen Untersuchungsmethoden eingesetzt werden können.

Die gegenwärtig gültigen morphologischen Methoden umfassen histologische, histochemische, enzymhistochemische, immunmorphologische, morphometrische und elektronenmikroskopische Verfahren, wobei auch die eventuelle biochemische Untersuchung des biopsierten Muskelgewebes zum Zeitpunkt der Biopsie bereits berücksichtigt werden muß. Mithin kommt der traditionellen pathologisch-anatomischen Aufarbeitung von Gewebsproben nach Fixierung und Einbettung in Paraffin nur eine sehr bedingte Bedeutung zu, während die Verarbeitung des Muskelgewebes im unfixierten tiefgefrorenen Zustand einerseits und zur Spezialeinbettung für ultrastrukturelle Untersuchungen andererseits im Vordergrund steht.

Über die Technik der Muskelbiopsie und die unmittelbare adäquate Verarbeitung des entnommenen Muskelgewebes sind wiederholt Anleitungen gegeben worden (Schröder 1982, Goebel u. Mitarb. 1983a, Schubert und Jerusalem 1986).

Tabelle 10.1  Neuromuskuläre Krankheiten

Neurogen
a) spinale Muskelatrophien
b) Neuropathien

Dystrophien
Kongenitale Myopathien
Metabolische Myopathien
Myotonien
Myositis, Kollagen- und Gefäßkrankheiten
Myasthenische Syndrome
Andere

Tabelle 10.2  Bedeutung der Biopsie für die Myopathologie

a) Obligat (abnorm-spezifisch)
Kongenitale Myopathien
Myositis (besonders Dermatomyositis)
Vaskulitiden
Manche metabolische Myopathien
   (z. B. Typ-II-Glykogenosen und andere lysosomale Krankheiten, Lipidmyopathien, Phosphorylase- und Phosphofructokinasemangel, Myoadenylatdeaminase-mangel, mitochondriale Myopathien)

b) Fakultativ (abnorm-unspezifisch)
Muskeldystrophien
Dystrophische Myotonie
Manche metabolische Myopathien
Neurogene Atrophie
Kollagenkrankheiten
   (z. .B. Typ-II-Faseratrophie)

c) Wenig ergiebig (normal/abnorm-unspezifisch)
Myasthenia gravis
   (anders bei ultrastruktureller Untersuchung der motorischen Endplatten)
Kongenitale Myotonien
Mißbildungen und Syndrome
Manche metabolische Myopathien
   (z. B. CPT-Mangel, endokrine Myopathien)

## Allgemeine Histopathologie

Die Skelettmuskulatur des Menschen (neueste Übersicht über die Morphologie des Muskels: Schmalbruch 1985) stellt mit ca. 45% des gesamten Körpergewichts den größten Gewebeanteil des menschlichen Körpers dar.

Die Skelettmuskulatur bietet als Gewebe bei der Vielzahl endogener und exogener, primärer und sekundärer neuromuskulärer Krankheiten (über 600 nach der Klassifikation der World Federation of Neurology, Walton 1981) nur ein beschränktes morphologisches Spektrum von Schädigungsmustern.

Die *Muskelfaser* repräsentiert eine hochdifferenzierte mehrkernige, durch Fusion von Myoblasten entstandene Zelle. Sie ist, wie kaum eine andere Zelle, in Funktion und Struktur permanent von der Innervation abhängig.

Zytologisch ist sie gegenüber anderen – epithelialen, mesenchymalen, neuralen – Zellen dadurch gekennzeichnet, daß sie neben den üblichen Organellen, wie dem glatten und rauhen endoplasmatischen Retikulum, Mitochondrien, Lysosomen, Golgi-Apparat und Kernen über zwei zusätzliche zytologische Komponenten verfügt:

1. Über die in Sarkomeren angeordneten, durch besonders konfigurierte Zwischenscheiben (Z-Scheiben) ausgezeichneten und aus dünnen Actin- und dicken Myosinfilamenten bestehenden Myofibrillen und
2. über ein transversales tubuläres System, das mit dem tubulären Netzwerk des sarkoplasmatischen Retikulums innerhalb der Muskelfaser geordnete Kontaktpunkte, Triaden, bildet.

Ein Phänomen, das diagnostisch bedeutsame Abweichungen von der Norm bieten kann, stellt die Tatsache dar, daß funktionell, elektrophysiologisch sowie biochemisch, damit auch histochemisch und enzymhistochemisch, Skelettmuskelfasern des Menschen (und des Tieres) nicht einheitlich sind (Abb. 10.1a–f). Morphologisch gehören Muskelfasern *unterschiedlichen Typen* an, wobei diese durch ihre Reaktion in der ATPase-Präparation (pH 9,4 = Standard- oder alkalische ATPase) definiert werden. Hiernach zeigen Typ-1-Fasern eine schwache Aktivität in der alkalischen ATPase-Präparation (Abb. 10.1d), eine starke Aktivität in den sauren ATPase-Präparationen (Abb. 10.1e, 10.1f), während Typ-2-Fasern in der alkalischen ATPase-Präparation stark, in den sauren ATPase-Präparationen schwach reagieren, wobei Präinkubationen bei verschiedenen sauren pH-Werten (4,5/4,6 und 4,3/4,2) zu einer Subklassifikation der Typ-2-Fasern in solche vom Typ 2a, 2b und 2c (Abb. 10.1e) führen. Typ-2c-Fasern stellen undifferenzierte, d. h. unreife oder unausgereifte reinnervierte Muskelfasern dar. Auch in anderen Enzympräparationen, z. B. in den oxydativen Enzympräparationen (LDH, SDH, NADH [Abb. 10.1b] und MAG [Abb. 10.1c]) sowie in der Phos-

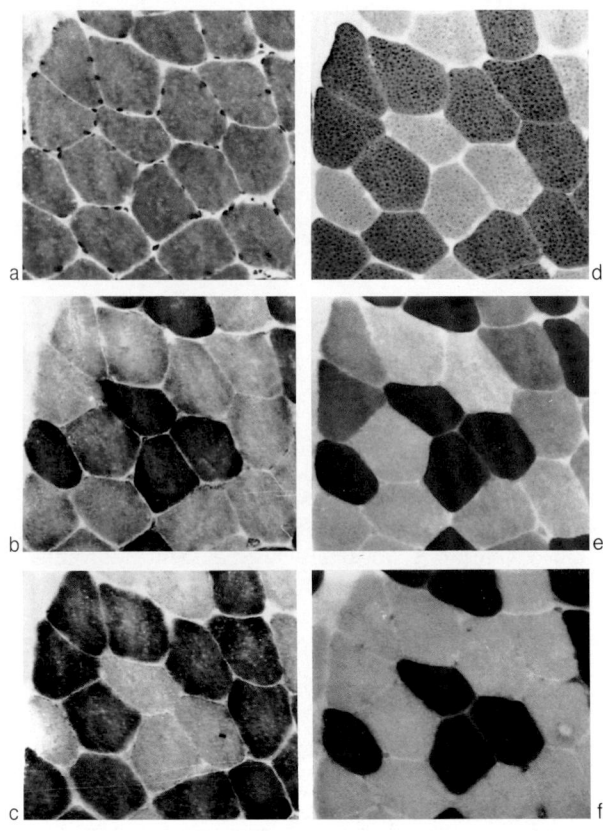

Abb. 10.1 Normaler Muskel. Verschiedene Enzympräparationen zeigen unterschiedliche Aktivität der Typ-I-, Typ-IIa- und Typ-IIb-Fasern. **a** Modifizierte Trichromfärbung, **b** NADH, **c** MAG, **d** ATPase, pH 10,4, **e** ATPase, pH 4,5; **f** ATPase, pH 4,3, **a–f** × 112.

phorylasepräparation lassen sich Typ-1- und Typ-2-Fasern aufgrund unterschiedlich intensiver Enzymaktivität unterscheiden. Glykogen kommt vermehrt in Typ-2-Fasern vor (PAS-Färbung), Lipide sind reichlicher in Typ-1-Fasern vorhanden. Die Anordnung der motorischen Einheiten – die Gesamtzahl aller Muskelfasern, die von einer Nervenzelle innerviert werden – bedingt eine schachbrettartige Verteilung der Typ-1- und Typ-2-Fasern in zahlreichen Skelettmuskeln des Menschen, da die Zuordnung der Muskelfasern zum Typ 1 oder zum Typ 2 neurogenen Einflüssen unterliegt.

Enzymhistochemisch läßt sich nicht selten eine *selektive Fasertypenatrophie* dokumentieren (Goebel 1986a), etwa eine Typ-1-Faseratrophie (Abb. 10.2a) im Frühstadium meist hereditärer neuromuskulärer Krankheiten, während die (nicht selten reversible) selektive Typ-2-Faseratrophie (Abb. 10.2b) bei zahlreichen erworbenen neuromuskulären Krankheiten beobachtet werden kann.

Überwiegt numerisch ein Fasertyp gegenüber der Norm deutlich, so spricht man von Fasertypenprädominanz (Abb. 10.2a). Voraussetzung hierzu ist die Kenntnis der normalen Fasertypenverteilung im individuellen Muskel.

Allgemeine Histopathologie 459

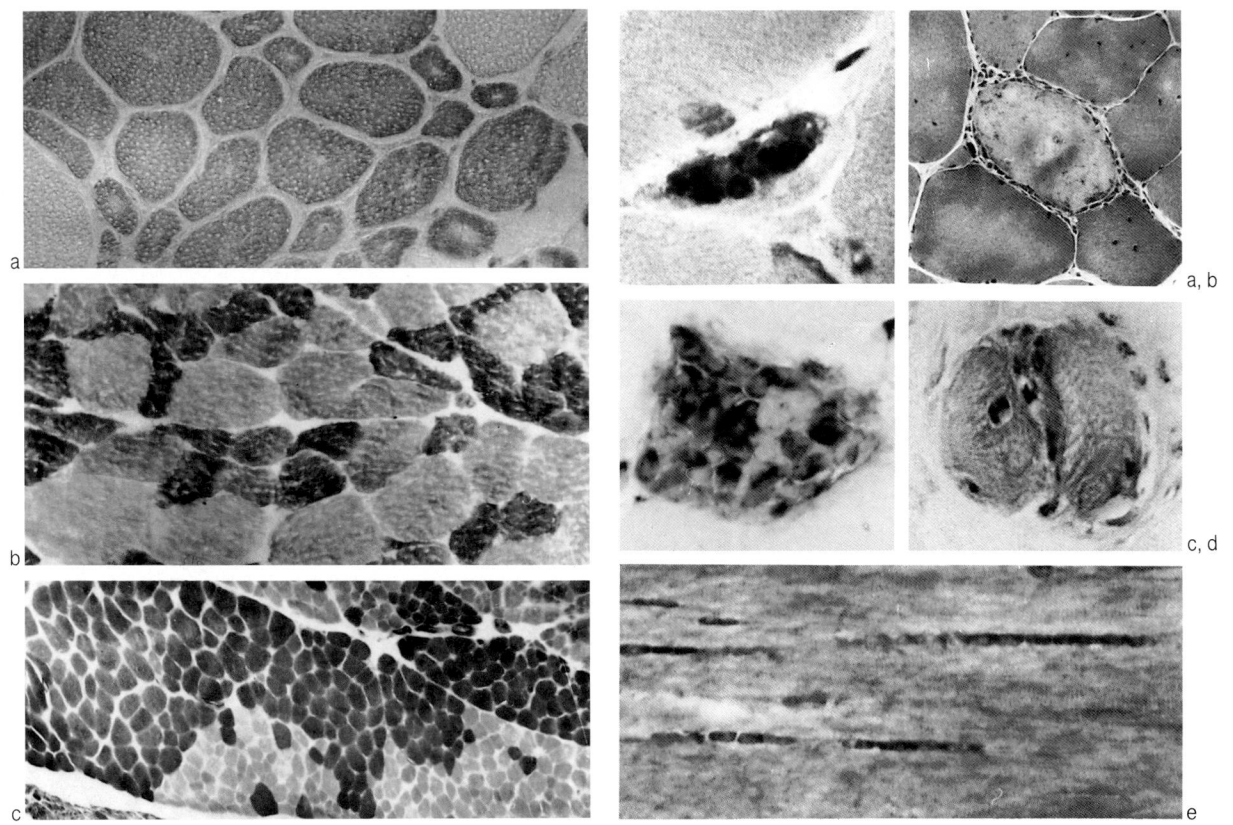

Abb. 10.2 **a** Adulte zentronukleäre Myopathie. Selektive Typ-I-Faseratrophie und Typ-I-Faserprädominanz. ATPase, pH 4,2, × 148, **b** Typ-II-Faseratrophie. Phosphorylase, × 136. **c** Spinale Muskelatrophie. Fasertypengruppierung der Typ-I- und Typ-II-Fasern statt normaler schachbrettartiger Verteilung beider Fasertypen. ATPase nach saurer Präinkubation, × 80.

Abb. 10.3 **a** Eine Gruppe pyknotischer Kerne in einer hochgradig atrophischen Muskelfaser. HE × 760. **b** Koaguliertes Zytoplasma einer nekrotischen Muskelfaser, umgeben von Muskelfasern mit vermehrt intern gelegenen Kernen. Modifizierte Trichromfärbung, × 112. **c** Eine nekrotische Muskelfaser enthält zahlreiche, in der Sauren-Phosphatase-Reaktion positive Makrophagen, × 380. **d** Regenerierende Muskelfasern sind reich an Ribosomen und großen Kernen. Azurblau, × 470. **e** Kernreihen in längsgetroffenen Muskelfasern. PAS, × 321.

Einer der wichtigsten morphologischen Parameter sind pathologische Durchmesser der Muskelfasern, deren Normdaten abhängig sind von dem untersuchten Muskel, der Präparationsmethode (unfixiertes gegenüber fixiertem Gewebe), dem Alter, dem Geschlecht sowie der normalen Muskelaktivität des Patienten, da Inaktivität mit Atrophie, vermehrt körperliche (z. B. sportliche) Aktivität mit Hypertrophie der Muskelfasern einhergeht.

*Atrophie.* Sie stellt eine Volumenabnahme der Muskelfasern (Tab. 10.3) dar, d. h. eine Verminderung des Muskelfaserdurchmessers, während die Länge der Muskelfaser unter dem atrophisierenden Prozeß nicht geringer wird. Bei der einfachen Atrophie bleibt die Feinstruktur der Muskelfasern trotz Verlust von Myofilamentmaterial vielfach intakt, sie ist an gekräuselter, von der Plasmamembran abgehobener Lamina basalis erkennbar. Höchstgradig atrophische Muskelfasern enthalten kaum Myofilamente, sondern nur noch Gruppen kleiner pyknotischer Kerne (Abb. 10.3a). Neben fasertypenspezifischer

Atrophie ist die Atrophie nach Denervation besonders häufig. Denervation mehrerer motorischer Einheiten führt nicht nur zu einer gruppenförmigen Anordnung atrophischer Fasern, vielfach unter Erhaltung ihrer polygonalen oder angulären Form, sondern infolge kollateraler Aussprossung von Nervenfasern erhaltener motorischer Einheiten auch zu einer Reinnervation mit Fasertypengruppierung, d. h. Verlust der schachbrettartigen Anordnung verschiedener Fasertypen (Abb. 10.2c), wobei nach

Tabelle 10.3 Kleinheit der Muskelfasern

| |
| --- |
| Fetal |
| Unreif |
| Regenerierend |
| Hypotrophie |
| Neurogene Atrophie |
| Perifaszikuläre Atrophie |
| Myopathisch-dystrophische Atrophie |
| Selektive Fasertypenatrophie |

Reinnervation die ursprüngliche Größe der Muskelfasern wieder erreicht werden kann. Ein neurogener Prozeß ist daher gelegentlich nur an einer Typengruppierung normal großer Muskelfasern ablesbar. Von der neurogenen Atrophie sind Atrophieformen abzugrenzen, die bei anderen neuromuskulären Krankheiten auftreten, wie die perifaszikuläre Atrophie bei Dermatomyositis oder die selektive Fasertypenatrophie, die sicher pathogenetisch und möglicherweise metabolisch heterogen sind.

*Hypertrophie* der Muskelfasern, d. h. Vergrößerung des Durchmessers der quergetroffenen Muskelfasern, kommt möglicherweise als Ausdruck einer Kompensation bei neurogenen Prozessen, daneben aber vor allem bei primär myopathischen Prozessen vor. Exzessive Vergrößerung der Muskelfasern soll zur Aufsplitterung der Muskelfasern führen, während Aufsplitterung der Muskelfasern von Schmalbruch (1985) nur als Zeichen der Regeneration angesehen wird.

Die Muskelfaser kann der *Nekrose* anheimfallen, wobei die segmentale Nekrose nicht selten ist. Primäre Muskeldystrophien, einige metabolische Myopathien, Muskelläsionen nach Trauma und Ischämie sowie Myositiden sind Krankheiten, bei denen sich Muskelfasernekrosen (Abb. 10.3b) entwickeln. Ist die Muskelfaser segmentweise koaguliert, wird das nekrotische Segment durch Makrophagen (Abb. 10.3c) abgeräumt. *Regeneration* der Muskelfaser erfolgt durch Satellitenzellen – möglicherweise auch durch alte, erhalten gebliebene Teile der Muskelfasern –, wobei sich an primären ausgereiften Muskelfasern unter der gleichen Basalmembran liegende schmale, organellenarme Satellitenzellen zu Myoblasten entwickeln, die mit präexistenten geschädigten Muskelfasern fusionieren und die segmentalen Defekte decken können oder durch Fusion untereinander neue Myotuben und anschließend Muskelfasern bilden können. Intensive Proteinsynthese (Abb. 10.3d), ablesbar an Ribosomen und rauhem endoplasmatischem Retikulum, sowie große vesikuläre Kerne sind charakteristisch für das Regenerationsstadium. Bei der Duchenne-Muskeldystrophie wurden regenerierende Segmente, in enzymhistochemisch ausdifferenzierte Muskelfasern übergehend, gefunden (Nonaka u. Mitarb. 1981a).

*Zytopathologische Läsionen*[1]. Zytopathologische Läsionen der Sarkomeren sind „smearing" der Z-Scheibe, „Target"-Fasern (Abb. 10.4a), die – vorwiegend in Typ-1-Fasern – Ausdruck eines neurogenen Prozesses, der Denervation, möglicherweise auch einer Reinnervation sind, sowie „Core"-Strukturen. *Wirbel des sarkoplasmatischen Netzwerkes* (Abb.

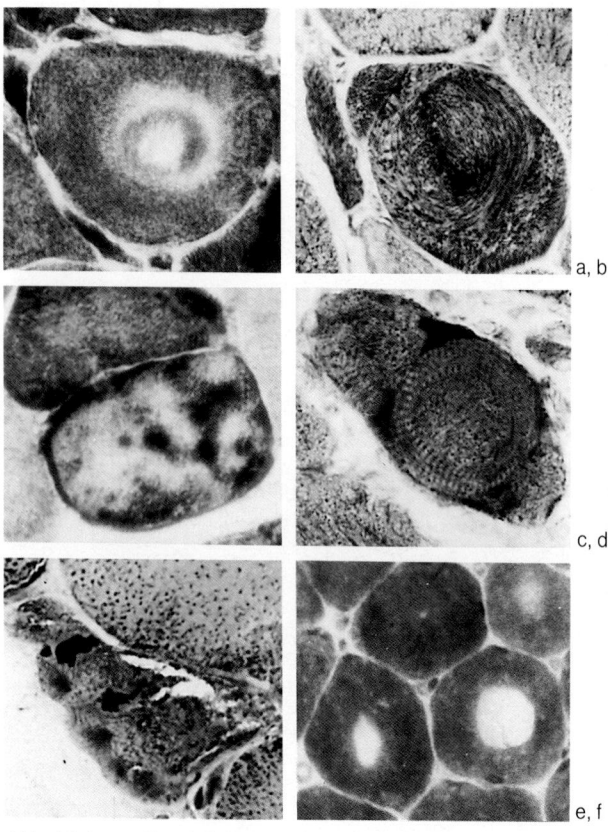

Abb. 10.4 a „Target"-Faser mit zentral zirkulären, alternierenden Regionen positiver und negativer Enzymreaktion. NADH, × 240. b Wirbelbildung des sarkoplasmatischen Netzwerkes, „coiled" oder „whorled fiber". NADH, × 360. c Mottenfraßdefekte, NADH, × 304. d Ringbinde mit erkennbarer Querstreifung der Sarkomeren in einer quergetroffenen Muskelfaser. Myoadenylatdeaminase, × 480. e Zytoplasmatische Körperchen (dunkle Einschlüsse) neben geränderter (unregelmäßig gezackter) Vakuole in einer degenerierenden Muskelfaser. Modifizierte Trichromfärbung, × 460. f Hypokaliämische periodische Paralyse. Zentrale große Vakuolen in Muskelfasern. Modifizierte Trichromfärbung, × 280.

10.4b) in der NADH-Präparation („coiled" oder „whorled fibers") treten häufig bei Myopathien auf, während *Mottenfraßdefekte* (Abb. 10.4c) eine unspezifische Läsion darstellen. Lobulierte Fasern zeigen subsarkolemmale, an oxydativer Enzymaktivität reiche trianguläre Aggregate, regelhaft konfigurierte Mitochondrien und Glykogen, während „ragged red fibers" in der modifizierten Trichromfärbung rote Aggregate von anomal konfigurierten Mitochondrien enthalten. Ringförmig orthogonal zur Längsachse der Myofibrillen angeordnete Sarkomeren werden als „Ringbinden" (Abb. 10.4d) bezeichnet.

*Einschlüsse* kommen häufig in Muskelfasern vor (Goebel 1986b, Goebel u. Lenard [im Druck]), so Stäbchen, Fingerabdruck- und Zebrakörperchen, zytoplasmatische Körperchen (Abb. 10.4e), reduzierende Körperchen, sarkoplasmatische Körperchen, Filamentkörperchen und andere, die z. T. bei konge-

---

[1] Die morphologische Nomenklatur hat durch die zahlreichen enzymhistochemischen und elektronenmikroskopischen Befunde im anglo-amerikanischen Sprachbereich eine Fülle englischer Termini erhalten, die in diesem Kapitel ebenfalls verwendet werden.

nitalen Myopathien so häufig auftreten, daß sie Anlaß zu deren nosologischer Bezeichnung gegeben haben.

In der ausgereiften Muskulatur liegen *Kerne* peripher in der Muskelfaser. Vermehrung (über 3%) intern gelegener Kerne in quergetroffenen Muskelfasern ist ein pathologisches Phänomen (Abb. 10.3b), wobei sie sich nicht selten, besonders bei der dystrophischen Myotonie, in Reihen (Abb. 10.3e) anordnen können. Einschlüsse in Kernen sind durch Invagination des Zytoplasmas vorgetäuscht oder – bei der Einschlußkörperchenmyositis oder okulopharyngealen Muskeldystrophie – von Filamenten gebildet.

Während Lage und Feinstruktur der *Mitochondrien* in normalen Muskelfasern regelmäßig erscheinen, sind in „ragged red fibers" Mitochondrien erheblich vermehrt, vergrößert und von bizarrer Form. Ihre Cristae sind vermindert oder vermehrt und können sich zu parakristallinen Strukturen (Tassin u. Mitarb. 1980) kondensieren. Derartige anomal strukturierte Mitochondrien kommen vereinzelt bei verschiedenartigen neuromuskulären Krankheiten vor (Tab. 10.4), prägen aber besonders das Bild der „mitochondrialen" Myopathien.

Proliferation des *sarkoplasmatischen Retikulums* führt zur Bildung von tubulären Aggregaten (Tab. 10.5), gemeinsam mit transversalen Tubuli zu Mehrfachformen der Triaden, sog. Pentaden und Heptaden. Proliferation der transversalen Tubuli resultiert in Honigwaben-Komplexen. Sarkoplasmatische Massen werden häufig bei der dystrophischen Myotonie gesehen und stellen subsarkolemmal gelegene Regionen dar, die, an Sarkomeren und Myofilamenten verarmt, reichlich Sarkoplasma, Glykogen und einzelne Organellen aufweisen.

*Vakuolen* (Abb. 10.4f), nicht zu verwechseln mit präparativ bedingten Eiskristallöchern, können herausgelöste Lipidtropfen – bei Lipidmyopathien – oder ausgewaschenes Glykogen – besonders bei Glykogenosen – darstellen, erweiterte Zisternen des sarkoplasmatischen Retikulums (Abb. 10.4f) oder eine Aktivierung des lysosomalen Kompartiments. „Geränderte" („rimmed") Vakuolen (Abb. 10.4e) zeigen eine Autophagie an, wobei durch zunehmende Konfluenz dieser autophagischen Vakuolen die Muskelfaser der Nekrose, einer anderen Form als der Koagulationsnekrose, anheimfallen kann. „Geränderte" („rimmed") Vakuolen kommen nicht selten bei unterschiedlichen neuromuskulären Krankheiten vor (Tab. 10.6). Verallgemeinernd wird daher gelegentlich von „vakuolären" Myopathien gesprochen.

Die *endomysiale Fibrose* (Abb. 10.5a) tritt häufig bei primären myopathischen Prozessen, besonders bei Muskeldystrophien, bei chronischer Myositis und im Spätstadium der neurogenen Atrophie auf. Eine Verbreiterung des Perimysiums ist besonders bei der infantilen spinalen Muskelatrophie deutlich. Normalerweise kommen Fettzellen innerhalb von Muskelfaszikeln nicht vor, sondern nur bei myopathischen Prozessen sowie im morphologischen Endstadium fast jeder neuromuskulären Krankheit (Abb. 10.5b).

*Entzündliche Infiltrate* finden sich bei Myositiden und Kollagenkrankheiten im Interstitium sowie innerhalb der Muskelfaszikel, gelegentlich als Begleitreaktion bei dystrophischen Prozessen.

*Interstitielle Gefäße* können durch Nekrose und Entzündung verändert sein. Tubuläre Profile lassen sich nicht selten in Endothelzellen bei Lupus erythematodes und bei Dermatomyositis dokumentieren, während Verdickung der kapillären Basalmembran häufig bei zunehmendem Lebensalter, Diabetes mellitus, Myxödem, Hyperlipidämie, Gicht, bei Kollagenkrankheiten, Urämie, Steroidtherapie, Herzinsuffizienz und bei Myositiden zu sehen ist.

Die Pathologie der *neuromuskulären Endplatte* ist bisher beim Menschen wenig erforscht. Bei Denervation führt der Verlust von terminalen unbemarkten Axonen zu einer Atrophie des subneuralen Faltenapparates der Muskulatur, während bei Myasthenia gravis eine primäre Atrophie des subneuralen Apparates mit Schwund der Acetylcholinrezeptoren

Tabelle 10.4  Anomal konfigurierte Mitochondrien

| Normale Muskelfaser |
| --- |
| Alter |
| Mitochondriale Myopathien |
| Polymyositis |
| Polymyalgia rheumatica |
| Adulte Typ-II-Glykogenose |
| Gliedergürteldystrophie |
| Dystrophische Myotonie |
| Metachromatische Leukodystrophie |
| Experimentelle Ischämie |
| Intraarterielle 2,4-Dinitrophenol-Applikation |

Tabelle 10.5  Tubuläre Aggregate

| Diabetische Amyotrophie |
| --- |
| Alkoholische Myopathie |
| Kongenitale Myotonie |
| Periodische Paralyse (hypo-, hyper-, normokaliämisch) |
| dystrophische Myotonie |
| Muskelsteifheit |
| Kongenitale Myopathie mit tubulären Aggregaten |
| Myastheniaähnliche Myopathie mit tubulären Aggregaten |

Tabelle 10.6  Geränderte („rimmed") Vakuolen

| Typ-II-Glykogenose |
| --- |
| Chloroquin-(Resochin-)Myopathie |
| Einschlußkörperchenmyositis |
| Okulokraniosomatisches Syndrom |
| Familiäre granulovakuoläre lobuläre Myopathie |
| Okulopharyngeale Muskeldystrophie |
| Distale Myopathie |
| Spinale Muskelatrophie |
| Gliedergürteldystrophie |

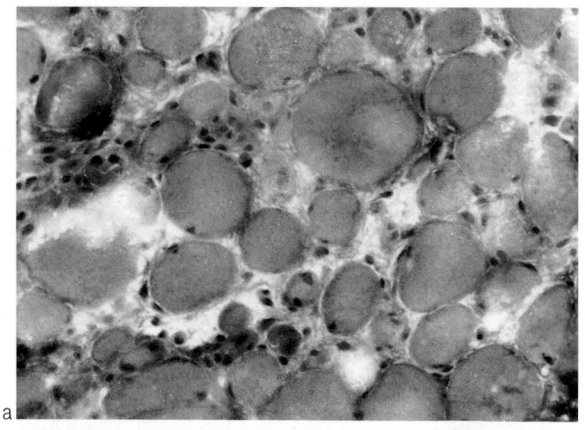

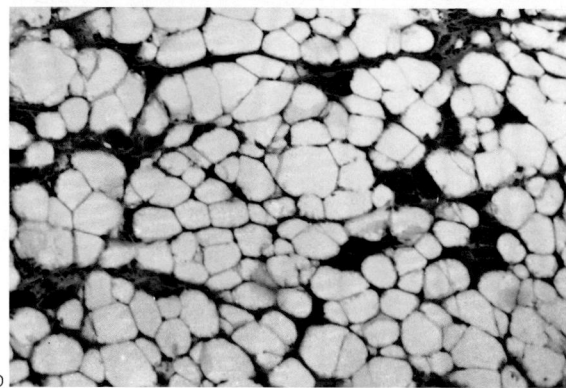

zu dokumentieren ist. Eine Auftreibung der axonalen Endigungen einer neuromuskulären Endplatte durch vermehrtes glattes endoplasmatisches Retikulum ist bei infantiler neuroaxonaler Dystrophie sowie durch degenerierte Organellen und pathologische lysosomale Residualkörperchen bei einigen lysosomalen Krankheiten zu erwarten.

Tomonaga (1977) hat in einer numerisch großen Serie von Muskelbiopsien alter Patienten (zwischen 60 und 90 Jahre alt) teils häufige, teils sporadische *Altersveränderungen* beobachtet, die im Einzelfall morphologisch definierte neuromuskuläre Phänomene oder Krankheitsbilder vortäuschen können. In der Muskulatur des alten Menschen prägen sich daher morphologische Läsionen neurogener, typenspezifischer myopathischer und möglicherweise metabolischer Art unspezifisch und gehäuft aus.

◁ Abb. 10.**5 a** Chronische Myositis. Endomysiale Fibrose, Abrundung der Muskelfasern und pathologisch verbreitertes Durchmesserspektrum. Elastika-van-Gieson, × 172. **b** Dystrophische Myotonie. Im Endstadium nur noch einzelne Muskelfasern im sonst weitgehend von Fettzellen durchsetzten Muskelfaszikel. Modifizierte Trichromfärbung, × 69.

## Neurogene Muskelerkrankungen

Denervation der Muskelfasern entsteht nach Unterbrechung der Innervation durch das zweite motorische Neuron. Läsionen können an den neuronalen Perikaryen der Vorderhornzellen des Rückenmarks, an den Spinalwurzeln, den proximalen großen Nervenstämmen oder in der Peripherie des peripheren motorischen Nervs sowie an der motorischen Endplatte auftreten. Demgemäß lassen sich zwei große Gruppen von Krankheitsbildern mit neurogener Atrophie unterscheiden: die spinalen Muskelatrophien einschließlich der amyotrophischen Lateralsklerose (ALS) („motor neuron diseases") und die Neuropathien. Denervation und Reinnervation der quergestreiften Muskulatur sind nur indirekte Zeichen für die Schädigung des zweiten motorischen Neurons und lassen eine exakte ätiologische oder lokalisatorische Bestimmung des primären Krankheitsprozesses nicht sicher zu. Außer bei der infantilen spinalen Muskelatrophie sind daher Rückschlüsse über die Art des neurogenen Krankheitsbildes aus dem morphologischen Bild der quergestreiften Muskulatur nicht immer zutreffend, wenn auch Neuropathien stärker mit Reinnervation einhergehen.

Pathogenese und pathologische Anatomie des zentralen und peripheren Nervensystems bei den spinalen Muskelatrophien und Neuropathien wird in den entsprechenden Kapiteln abgehandelt.

### Spinale Muskelatrophien

**Klinik:** Spinale Muskelatrophien können zu jedem Zeitpunkt des Lebens auftreten, d. h., das klinische Spektrum erstreckt sich zwischen Geburt und hohem Lebensalter. Neben hereditären Formen, vor allem autosomal-rezessiver Natur und im Kindesalter auftretend, finden sich nicht selten, vor allem bei Erwachsenen, sporadische Formen (Pearn 1980). Im Kindesalter lassen sich 3 Typen unterscheiden:

*Typ 1 (Werdnig-Hoffmann):* Die akut verlaufende, während des ersten Lebenshalbjahres beginnende und bis zum Ende des zweiten Lebensjahres tödlich endende Form, bei der Muskelschwäche sich mit allgemeiner Hypotonie („floppy infant"), gelegentlichem Faszikulieren der Zunge, einem diskreten Tremor, in einer Bewegungsarmut („Froschlage"), „paradoxen" Atmungsbewegungen des Thorax infolge Schwäche der Interkostalmuskulatur bei gut erhaltener Zwerchfellkraft äußert.

*Typ 2:* Die chronische infantile Form beginnt während des ersten Lebensjahres und ist ebenfalls durch eine proximale oder generalisierte Muskelschwäche gekennzeichnet, wobei sich später eine ausgeprägte Skoliose entwickeln kann. Der Tod kann im Kindes- oder Erwachsenenalter eintreten.

*Typ 3 (Kugelberg-Welander):* Die juvenile Form zeigt ebenfalls eine meist proximale Muskelschwäche, nicht selten eine Pseudohypertrophie der Waden, so daß differentialdiagnostisch eine Becker- oder Gliedergürteldystrophie schwierig abzugrenzen sind.

Im *Erwachsenenalter* ist die Erkrankung des zweiten motorischen Neurons sowie beider motorischer Neurone (amyotrophische Lateralsklerose [s. S. 243]) durch eine vorwiegend distal ausgeprägte Muskelschwäche, meist sporadisch und nicht selten asymmetrisch gekennzeichnet.

Die CK-Werte sind normal oder nur wenig erhöht, das Elektromyogramm zeigt Fibrillation sowie ein gelichtetes Interferenzmuster mit vergrößerten Amplituden, welch letztere jedoch bei der Werdnig-Hoffmann-Krankheit mangels Reinnervation kaum gesehen werden.

Neben diesen generalisierten spinalen Muskelatrophien, die im anglo-amerikanischen Sprachgebrauch auch als „motor neuron disease" bezeichnet werden, finden sich gelegentlich sog. lokalisierte „Formen", bei denen nur durch zusätzliche Untersuchungen eine generalisierte Schädigung des zweiten motorischen Neurons dokumentiert werden kann.

*Mikroskopisch* liegt den spinalen Muskelatrophien ein Verlust der motorischen Vorderhornzellen des Rückenmarks zugrunde. In den Vorderwurzeln, gelegentlich auch in den Hinterwurzeln, finden sich bei der infantilen spinalen Muskelatrophie vielfach extraspinale Gliainseln (s. S. 246).

Gemäß dem Ausfall ganzer motorischer Einheiten ist die neurogene Atrophie spinaler Ursache vielfach durch große Gruppen, sogar ganze Faszikel von atrophischen Muskelfasern gekennzeichnet. Bei der *infantilen spinalen Muskelatrophie* Werdnig-Hoffmann alternieren große Gruppen oder Faszikel atrophischer Muskelfasern, vom Typ 1 und Typ 2, umgeben von einem breiten Perimysium, mit einzelnen oder gruppierten normalen oder übergroßen, offenbar reinnervierten Muskelfasern, die meist zum Typ 1 gehören (Abb. 10.6). Im Frühstadium der infantilen spinalen Muskelatrophie kann der Denervationsprozeß jedoch so weit im Vordergrund stehen, daß eine gruppenförmige Atrophie zugunsten einer totalen Atrophie aller Muskelfasern kaum erkennbar ist, wobei gelegentlich durch proportional stärkere Atrophie der Typ-1-Fasern eine kongenitale Fasertypendisproportion vorgetäuscht werden kann. Dem morphologischen Bild der denervierten Muskulatur ist bei der infantilen spinalen Muskelatrophie nicht zu entnehmen, ob die rapide zum Tode füh-

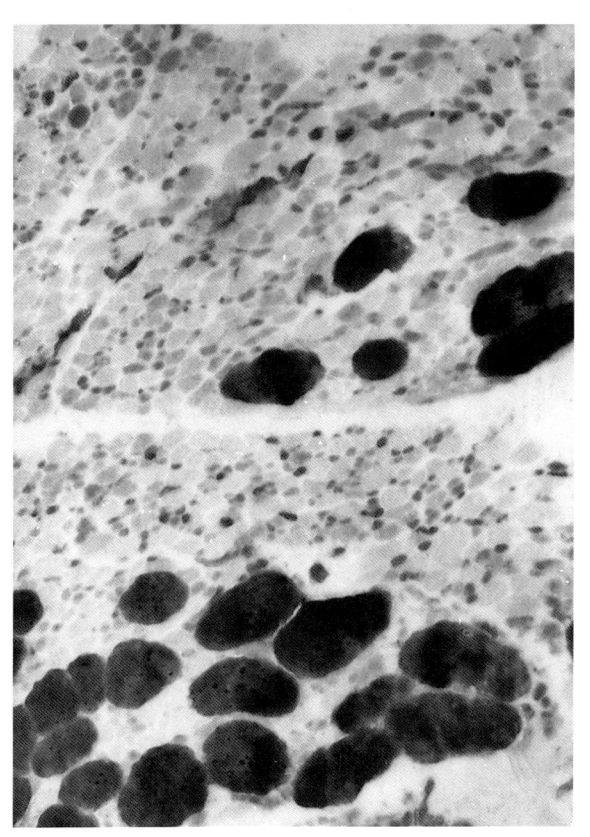

Abb. 10.**6** Infantile spinale Muskelatrophie. Atrophische Fasern vom Typ I und Typ II bilden große Gruppen oder nehmen ganze Faszikel ein, während die hypertrophischen Fasern zum Typ I (dunkel) gehören. ATPase, pH 4,5, × 152.

rende maligne Form, ratsamerweise ausschließlich als Werdnig-Hoffmann-Krankheit zu bezeichnen, oder die eher benigne, sogenannte intermediäre oder arretierte Form vorliegt. Auch die frühkindliche motorische und sensorische Neuropathie und die proximale frühkindliche traumatische Schädigung des peripheren Nervs zeigen ähnliche Muster der neurogenen Atrophie.

Das Zwerchfell ist bei der infantilen spinalen Muskelatrophie vom Denervationsprozeß meist verschont, weil umschriebene zervikale motorische Vorderhornzellen des N. phrenicus (Kuzuhara u. Chou 1981), ebenso wie sakrale Nervenzellen des Nucleus Onufrowicz nicht degenerieren.

*Elektronenmikroskopische* Untersuchungen an der denervierten Muskulatur bei der infantilen spinalen Muskelatrophie haben Zeichen einer frühintrauterinen Schädigung, möglicherweise infolge eines arretierten Reifeprozesses oder infolge eines fetalen Verlustes von spinalen Motoneuronen noch vor der Innervation von Muskelfasern ergeben.

Bei der *juvenilen spinalen Muskelatrophie Kugelberg-Welander* sind nicht nur eine gruppenförmige Atrophie denervierter Muskelfasern und eine Fasertypengruppierung infolge Reinnervation zu dokumentieren, wobei hier Typ-2-Fasern vielfach hypertrophieren, sondern es finden sich nicht selten zusätzliche ausgeprägte myopathische Begleitphänomene. Auch bei der juvenilen spinalen Muskelatrophie wurden unausgereifte Muskelfasern fetaler Herkunft beschrieben (Hausmanowa-Petrusewicz u. Mitarb. 1980).

Ob bei der *adulten „motor neuron disease"* nur das zweite motorische Neuron befallen ist, läßt sich am denervierten Muskel morphologisch nicht eindeutig ablesen. Auch hier steht die Atrophie kleiner oder großer Gruppen von Muskelfasern, je nach Ausfall der Vorderhornzellen, im Vordergrund. Eine Reinnervation tritt auch bei der adulten spinalen Muskelatrophie auf und kann an einer Fasertypengruppierung abzulesen sein, gelegentlich das einzige Zeichen eines neurogenen Prozesses in der Muskulatur. Myopathische Phänomene kommen ebenfalls nicht selten vor.

## Neuropathien

Eine individuelle nosologische Klassifizierung der Neuropathien aufgrund der neurogenen Atrophie in der Muskulatur ist nicht möglich.

**Klinik:** Bei den Krankheiten des peripheren Nervensystems treten zu der Muskelschwäche als Ausdruck der Beteiligung des motorischen Schenkels solche des sensiblen Teils wie Parästhesien, Sensibilitätsausfälle und Störungen des autonomen Nervensystems, z. B. Schwitzstörungen, hinzu (Abb. 10.**7**). Während sich elektromyographisch Zeichen der Denervation und Reinnervation bemerkbar machen, weisen eine verminderte Nervenleitgeschwindigkeit auf eine demyelinisierende Polyneuropathie, pathologische Latenz und Amplitude auf einen axonalen Prozeß hin.

*Mikroskopie:* Bei primär demyelinisierenden Neuropathien ist, außer im Endstadium, die neurogene Atrophie der Muskulatur meist wesentlich schwächer ausgeprägt als bei primär axonalen Neuropathien. Bei der chronischen familiären Neuropathie, der Charcot-Marie-Tooth-Krankheit oder peronea-

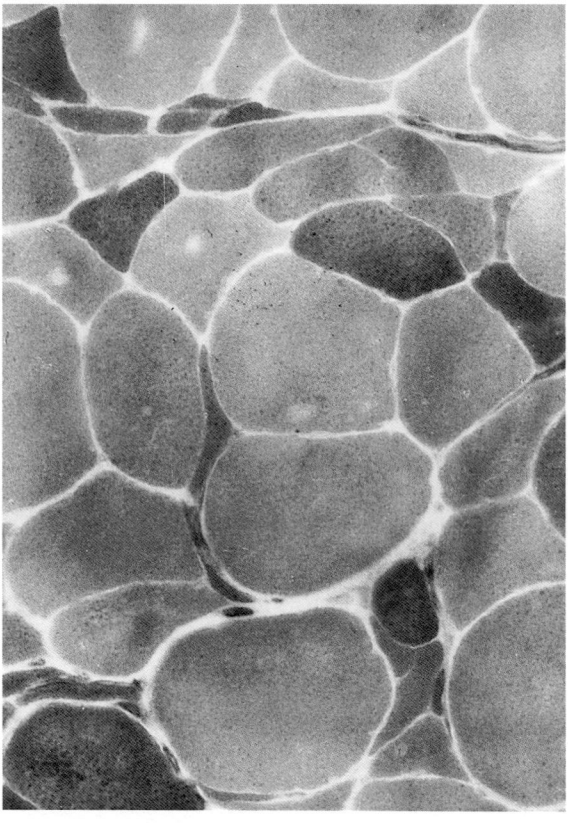

Abb. 10.**7** Neuropathie. Anguläre atrophische Fasern vom Typ I (hell) und Typ II (dunkel) sind gruppenförmig beieinandergelegen. Substrataufhellung in einzelnen Typ-I-(hellen) Muskelfasern sind „target"-ähnliche Phänomene. ATPase, pH 10,4, × 188.

len (neuralen) Muskelatrophie, finden sich morphologisch zusätzlich myopathische Phänomene, besonders eine Vermehrung intern gelegener Kerne.

Bei der Neuropathie infolge Diabetes mellitus oder Myxödem erkennt man *elektronenmikroskopisch* die Verbreiterung der Basalmembran intramuskulärer Kapillaren.

# Muskeldystrophien

Die Muskeldystrophien umfassen eine Gruppe hereditärer, klinisch fortschreitender neuromuskulärer Krankheiten, die histopathologisch durch ein „myopathisches" Gewebsmuster gekennzeichnet sind. Nekrose und Regeneration von Muskelfasern stellen zusätzliche, unterschiedlich stark ausgeprägte morphologische Charakteristika dar. Weder histologisch und enzymhistochemisch noch elektronenmikroskopisch gibt es pathognomonische Muster der Muskeldystrophie oder ihrer einzelnen nosologischen Formen. Die Muskeldystrophieformen werden daher nach klinischen und genetischen, nicht aber nach morphologischen Gesichtspunkten klassifiziert (Gardner-Medwin 1980).

**Pathogenese** und **Ätiologie** der Muskeldystrophien sind bisher unbekannt. Da Enzymdefekte nicht erkannt sind, ist eine pränatale Diagnose bisher nicht zuverlässig möglich.

## Muskeldystrophie Duchenne (DMD)

**Klinik:** Als geschlechtsgebunden vererbte Krankheit manifestiert sich die Duchenne-Muskeldystrophie (DMD) nur bei Jungen und dies klinisch bereits während des 2. Lebensjahres in der Entwicklung motorischen Fähigkeiten, die nicht nur verzögert auftreten, sondern aufgrund der einsetzenden proximalen Muskelschwäche sich so weit zurückentwikkeln, daß die Jungen etwa um das 12. Lebensjahr im Rollstuhl sitzen, worin sie unter zunehmender Ausbildung von Kontrakturen und Wirbelsäulenverkrümmung bei drastischer Gewichtszu-, seltener -abnahme bis zum Tod um das 20. Lebensjahr, letztlich nach wiederholten Pneumonien infolge respiratorischer, seltener kardialer Insuffizienz verbleiben. Die Muskulatur fühlt sich hart an, besonders im Bereich der Waden, die charakteristischerweise pseudohypertrophiert sind, aber auch Quadrizeps- und Deltoideusmuskeln können diese Pseudohypertrophie zeigen. Laufen, Treppensteigen, Aufrichten ohne eigene manuelle Hilfe (Aufstützen mit Hilfe der eigenen Arme: Gowers-Phänomen) sind Ausdruck dieser langsam, aber unaufhaltsam fortschreitenden Muskelschwäche, wozu später noch elektrokardiographische Anomalien hinzutreten können. Viele der Jungen zeigen einen erniedrigten Intelligenzquotienten. Während die CK-Werte außerordentlich erhöht sind, besonders in den frühen Kindheitsjahren, worauf sie langsam, aber niemals bis zur Norm zurückgehen, und auch andere Serumenzyme muskulärer Herkunft wie Aldolase, Pyruvatkinase und Laktatdehydrogenase erhöht sein können, zeigt das EMG die unspezifischen Zeichen einer Myopathie.

Angesichts einer von vielen mit ca. 30% angegebenen Neumutationsrate für die DMD ist der Nachweis des Konduktorinnenstatus bei den verbleibenden und damit wesentlich zahlreicheren präsumptiven „Duchenne"-Müttern von großer Bedeutung, bis jetzt noch vorwiegend aufgrund erhöhter CK-Werte, wobei jedoch ausgeschlossen werden sollte, daß erhöhte CK-Werte bei einem jungen Mädchen oder einer jungen Frau nicht anderer Ursache sind. Nach subtilen anderen Zeichen, wie man sie ausgeprägt bei der DMD findet, klinischer, morphologischer und elektrophysiologischer Art, sollte ebenfalls gefahndet werden, womit die Nachweisrate von etwa 70% auf über 90% erhöht werden soll.

*Mikroskopisch* umfassen die muskelpathologischen Befunde im Frühstadium, entsprechend den hohen CK-Werten, einzelne, teils in kleinen Gruppen angeordnete, nekrotische und regenerierende, häufig zum Typ 2c gehörende (Nonaka u. Mitarb. 1981b) Muskelfasern. Hypertrophische und atrophische Muskelfasern, eine endomysiale Fibrose (Abb. 10.8a), zahlreiche hyaline oder opake (hyperkontrahierte) Fasern (Abb. 10.8a), unzureichende Typi-

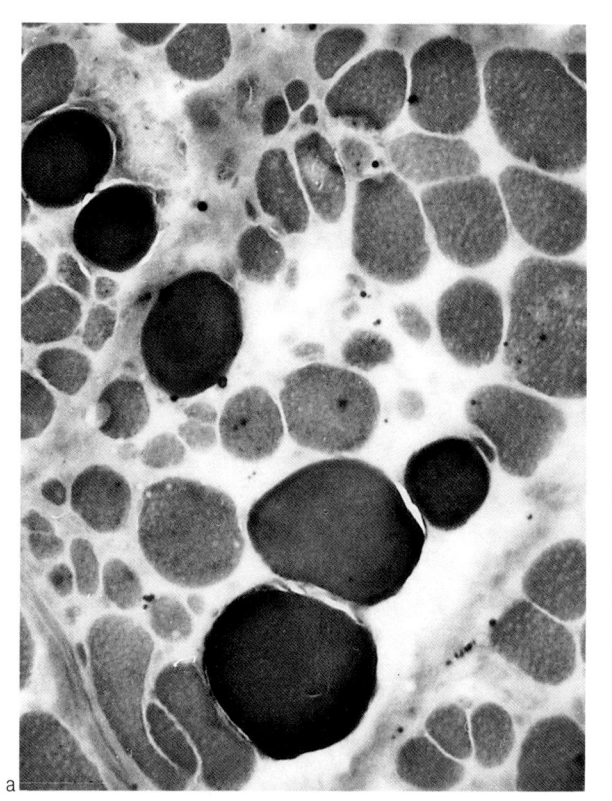

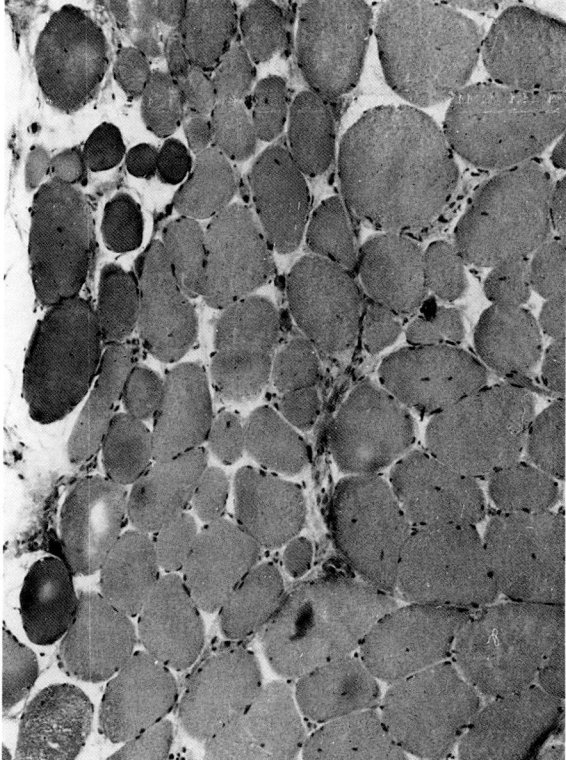

Abb. 10.**8 a** Duchenne-Muskeldystrophie. Verbreiterung des Durchmesserspektrums. Abrundung der Muskelfasern, endomysiale Fibrose und calciuminsudierte (dunkle) Muskelfasern. Alizarinrot, × 196. **b** Konduktorin der Duchenne-Muskeldystrophie. Deutliche Verbreiterung des Durchmesserspektrums und Abrundung der Muskelfasern. Elastika-van-Gieson-Färbung, × 105.

sierbarkeit der Fasern bei vielfach nachweisbarem Mangel von Typ-2b-Fasern vervollständigen das myopathische Gewebsbild. Muskelfasermembranen zeigen häufig eine vermehrte Durchlässigkeit für Calcium (Abb. 10.**8a**). Ultrastrukturell haben jüngere Untersuchungen unter Verwendung von Farbstoffen wiederholt Defekte der Plasmamembran bei Erhaltung der Lamina basalis der einzelnen Muskelfasern gezeigt, wobei sich offenbar segmentale Muskelfasernekrosen aus solchen Membrandefekten entwickeln können, wenn sie nicht von der Muskelfaser repariert werden. Das Protein Dystrophin fehlt bei der DMD.

Im Endstadium zeigt der Muskel nur noch wenige, in Bindegewebsfelder eingebettete Muskelfasern unterschiedlicher Größe und reichlich intrafaszikuläre Fettzellen und unterscheidet sich dadurch nicht von einer „Endstadienmyopathie" anderer Ursache.

Die Herzmuskulatur kann ebenfalls Fibrosen aufweisen, deren Lokalisation nicht ohne weiteres mit einem entzündlichen oder ischämischen Prozeß vereinbar ist.

Überträgerinnen der DMD weisen nicht selten ein geringgradig ausgeprägtes myopathisches Gewebsbild in der Muskulatur auf (Maunder-Sewry u. Dubowitz 1981) (Abb. 10.**8b**). Die Manifestation der DMD bei Konduktorinnen wird mit der unterschiedlich starken Inaktivierung des das „DMD"-Gen tragenden X-Chromosoms (Lyonisation) erklärt.

### Becker-Muskeldystrophie (BMD)

**Klinik:** Symptomatologie sowie elektromyographische, serologische und kardiologische Befunde bei den nur männlichen Patienten mit BMD sind ähnlich denen der bei der DMD, nur entwickeln sie sich wesentlich später, so daß nicht selten auch noch erwachsene Patienten gehfähig sind. Die Diagnose ist jedoch nicht ohne genetisch-familiäre Daten einwandfrei möglich (Brooke 1986). Überträgerinnen sind ebenfalls, wiederum vorwiegend infolge erhöhter CK-Werte, identifizierbar. Familien mit Patienten, deren klinisches Krankheitsbild der BMD zuzurechnen war, und andere Kranke der gleichen Familie, deren klinische Symptomatik an die DMD erinnerte, sind beschrieben worden.

*Mikroskopie:* Das myopathische Gewebsbild (Abb. 10.**9a**) der BMD enthält weniger häufig Nekrosen und Regenerate von Muskelfasern. Enzymhistochemisch lassen sich die Muskelfasern vielfach gut typisieren, Typ-2b-Fasern sind vorhanden. Morphologische sowie klinische Symptome der BMD können jedoch gelegentlich denen im Frühstadium der

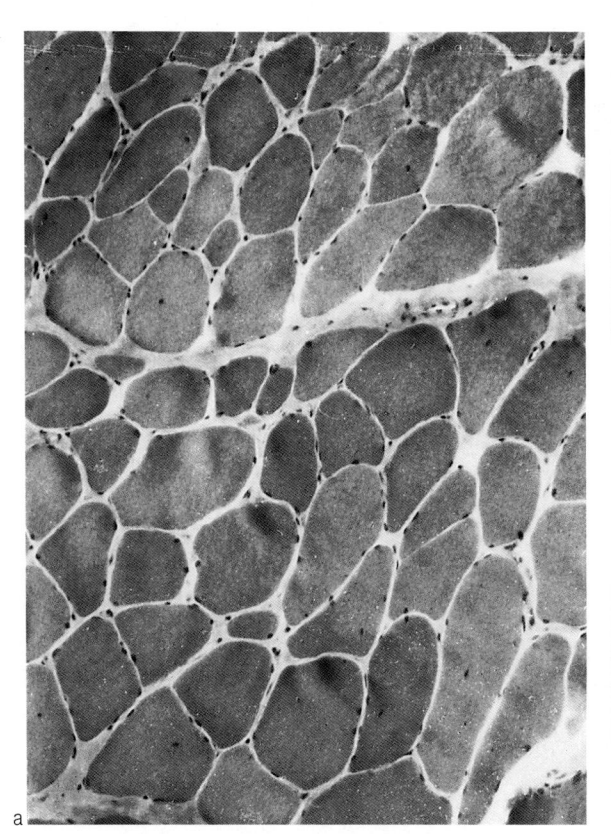

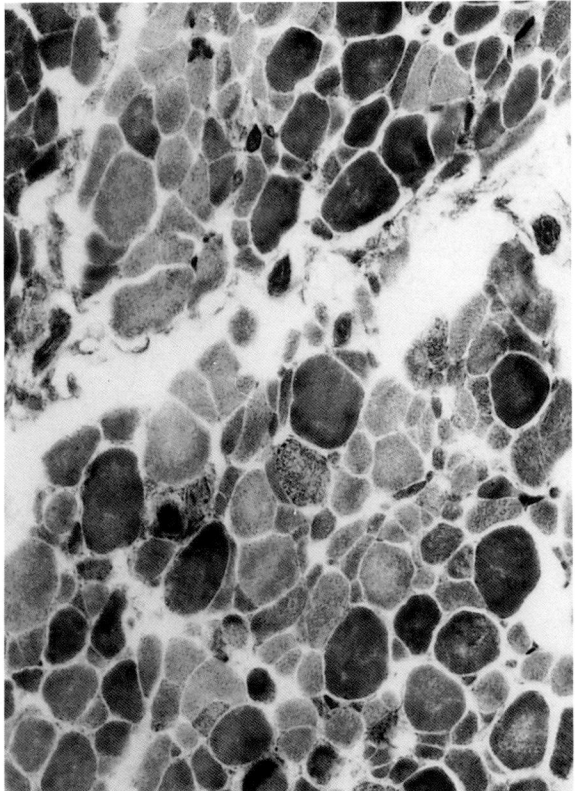

Abb. 10.**9** **a** Benigne, geschlechtsgebundene Becker-Muskeldystrophie. Variation der Muskelfaserdurchmesser und Vermehrung intern gelegener Kerne. Modifizierte Trichromfärbung, × 136. **b** Gliedergürteldystrophie („limb girdle dystrophy"). Verbreitertes Durchmesserspektrum und Substratdefekte in zahlreichen Muskelfasern. NADH, × 148.

DMD, später der Gliedergürteldystrophie oder der juvenilen spinalen Muskelatrophie Kugelberg-Welander recht ähnlich sein.

## Muskeldystrophie Emery-Dreifuss (EDMD)

**Klinik:** Diese X-chromosomale Muskeldystrophie ähnelt klinisch der BMD in ihrem Verlauf, der DMD in ihrem Beginn, unterscheidet sich aber von beiden zusätzlich durch regelmäßig vorkommende Kontrakturen der Ellenbogen, Verkürzungen der Achillessehnen sowie eine Kardiomyopathie, die im EKG vielfach als Reizleitungstörung imponiert. Möglicherweise bestehen zwischen der EDMD – auch als humeroperoneale Muskeldystrophie bezeichnet (Hopkins u. Mitarb. 1981) – und dem „Rigid-spine"-Syndrom enge Beziehungen, wenn es sich nicht gar um dasselbe Krankheitsbild handelt.

*Mikroskopisch* zeigen charakterischerweise sowohl das „Rigid-spine"-Syndrom wie auch die EDMD eine Typ-1-Faseratrophie, z. T. mit Zeichen einer Fasertypendisproportion, neben den üblichen unspezifischen Zeichen der Dystrophie (Hopkins u. Mitarb. 1981) sowie einen Typ-2b-Mangel.

Eine „Pubertäts"-Form einer X-chromosomalen pseudohypertrophischen Muskeldystrophie mit myopathologischem Gewebsmuster und zahlreichen Ringbinden ist von den anderen drei geschlechtsgebundenen Muskeldystrophieformen abgesondert worden.

## Gliedergürteldystrophie

Syn.: „Limb-girdle"-Dystrophie (GMD)

Vereinigt aus den früheren Untergruppen der juvenilen, primär den Schultergürtel betreffenden Erb-Dystrophie und der primär den Beckengürtel betreffenden Form, geht ihre nosologische Trennung von anderen Dystrophien auf Walton u. Nattrass (1954) zurück.

**Klinik:** Es handelt sich um eine heterogene Gruppe verschiedener langsam, gelegentlich auch schneller fortschreitender Muskeldystrophien, klinisch vor allem eine proximale Muskelschwäche entweder im Beckengürtel, im Schultergürtel oder in beiden Regionen aufweisend, wobei eine Atrophie des M. biceps ein nicht seltenes klinisches differentialdiagnostisch gut verwertbares Zeichen sein soll (Brooke 1986). Autosomal-dominante und autosomal-rezessive Erbgänge sollen ebenso wie sporadische Inzidenz auftreten. Die CK-Werte können variabel erhöht sein, und das EMG zeigt unspezifische „myopathische" Phänomene.

Obwohl meist in Adoleszenz oder im Erwachsenenalter beginnend, kann sich die Gliedergürteldystrophie auch in früher Kindheit oder im späteren Erwachsenenalter bemerkbar machen.

*Mikroskopie:* Mit Hilfe enzymhistochemischer Methoden ist versucht worden, ein besonderes morphologisches Spektrum herauszustellen. Es finden sich im Muskel die üblichen Zeichen einer Myopathie, wie Abrundung der Muskelfasern (Abb. 10.**9b**) und Vergrößerung des Durchmesserspektrums mit atrophischen und hypertrophischen Fasern sowie mit endomysialer Fibrose. Vermehrung zentral gelegener Kerne und häufige Aufsplitterung der Muskelfasern bis zu kleinen Gruppen atrophischer Fasern (Abb. 10.**9b**) (nicht neurogen bedingt) kommen vor. In der NADH-Präparation treten besonders Mottenfraßdefekte (Abb. 10.**9b**) und Wirbelbildung des sarkoplasmatischen Netzwerkes auf. Nekrose, Phagozytose und Regeneration von Muskelfasern mögen ebenfalls vorkommen. Lobulierte Fasern und ein Typ-2b-Mangel sind nicht selten herausgestellte Befunde. Die Herzmuskulatur ist gelegentlich beteiligt.

## Fazioskapulohumerale Dystrophie Landouzy-Déjerine (FSHD)

**Klinik:** Diese autosomal-dominante Muskelschwäche und -atrophie zeigt bei dem namengebenden Verteilungsmuster vielfach einen außerordentlich langsamen Verlauf, wobei der intrafamiliäre Charakter der Krankheit oft erst durch eine Untersuchung von Verwandten gesichert werden kann. Atrophie und Schwäche der Peronealmuskulatur kommen ebenfalls vor und machen gelegentlich eine Abgrenzung vom skapuloperonealen Syndrom schwierig. Die klinischen Symptome zeigen eine unterschiedlich starke Ausprägung, wobei eine schwere Variante mit lumbaler Skoliose bereits im frühen Kindesalter beginnen kann. Bei diesen Kindern sind allerdings die Eltern kaum betroffen. Bei der kindlichen Form wie auch in Kombination mit einer exsudativen Teleangiektasie (Coats-Syndrom) kann eine sensoneurale Schwerhörigkeit auftreten (Voit u. Mitarb. 1986). Auch ein klinischer Beginn im höheren Lebensalter ist möglich.

*Mikroskopisch* bestehen unspezifische Zeichen einer Muskeldystrophie, meist jedoch geringen Grades, wozu angulär verkleinerte Fasern und nicht selten entzündliche Infiltrate hinzukommen, die gelegentlich erheblich ausgeprägt sein können und differentialdiagnostisch schwer oder gar nicht von einer Polymyositis zu unterscheiden sind. Lobulierte Fasern und anomale Mitochondrien mit Einschlüssen sind beschrieben worden. Letztere sind auch bei dem fazioskapulohumeralen Syndrom vermerkt worden, so daß hier Übergänge oder eine schwierige Abgrenzung von mitochondrialen Myopathien, auch dem okulokraniosomatischen Syndrom (s. S. 250), bestehen.

## Okulopharyngeale Muskeldystrophie

**Klinik:** Diese Muskeldystrophie tritt meist erst im späteren Lebensalter autosomal-dominant auf. Neben okulären Symptomen und Schluckstörungen findet sich vor allem eine distale Muskelschwäche.

*Mikroskopisch* bestehen unspezifische myopathische Phänomene einschließlich angulärer Fasern und geränderter („rimmed") Vakuolen. *Elektronenmikroskopisch* wurden 7–10 mm dicke Filamente in Muskelfaserkernen als ein besonderes Merkmal herausgestellt (Tomé u. Fardeau 1980), während in anderen Fällen auch anomal konfigurierte Mitochondrien und „Fingerabdruck"-Körperchen beobachtet wurden.

### Kongenitale Muskeldystrophien (CMD)

**Klinik:** Diese wahrscheinlich heterogene Gruppe bei der Geburt oder in frühester Kindheit bereits klinisch nachweisbarer Muskeldystrophien läßt sich nach klinischem Verlauf in benigne und maligne Varianten bzw. in die atonisch-sklerotische Form Ullrich und nach der Kombination mit zerebralen Läsionen subklassifizieren. Die Fukuyama-Form der CMD bei japanischen Kindern ist nicht unbedingt mit der CMD mit ZNS-Läsionen bei nichtjapanischen Geschwistern identisch (Goebel u. Mitarb. 1983b).

*Mikroskopisch* finden sich in der Muskulatur reichlich Fettzellen und Muskelfasern, die vielfach ein uniformes, an Typ-1-Fasern erinnerndes Enzymverhalten bei einem myopathischen Gewebespektrum abgeben. Bei anderen Kindern mit CMD bestehen nicht selten frühzeitig Zeichen einer nekrotisierenden Myopathie, vor allem bei der Fukuyama-Form, ähnlich wie bei Patienten mit DMD, aber weniger stark ausgeprägt. Typ-1-Faser-Prädominanz kann vorkommen, obwohl Typ-1- und Typ-2-Fasern gleichermaßen betroffen sein können, und Typ-2c-Fasern erscheinen ebenfalls häufig (Nonaka u. Mitarb. 1982).

### Distale Myopathie

**Klinik:** Die Bezeichnung „distale Myopathie" deutet das klinische Symptom der primär – meist im Erwachsenenalter – die distalen Extremitätenmuskeln betreffenden Muskelschwäche und Muskelatrophie an, wie sie charakteristisch, aber nicht namengebend, z. B. auch bei der dystrophischen Myotonie vorkommt. Die Krankheit wurde erstmals von Welander (1951) als eine hereditäre Myopathiespätform in Schweden beschrieben. Dieser Form wurde eine nichtschwedische Gruppe von Patienten gegenübergestellt, die gelegentlich schon in früher Kindheit erkrankt waren. Das Spektrum ist klinisch so heterogen, daß man zwischen eindeutigen, wahrscheinlichen und möglichen Fällen unterschieden hat (Kratz u. Brooke 1979). Eine Kardiomyopathie wurde gelegentlich beobachtet.

*Mikroskopisch* ist auch das morphologische Spektrum uneinheitlich. Neben myopathischen Phänomenen, einschließlich Nekrose und Phagozytose von Muskelfasern, finden sich nicht selten geränderte Vakuolen, die außerordentlich zahlreich sein können (Nonaka u. Mitarb. 1981a). Typ-1-Faser-Prädominanz und geringere Durchmesser der Typ-1-Fasern konnten gelegentlich besonders bei Kindern beobachtet werden. Das Vorkommen von 15–20 nm dicken Filamenten im Sarkoplasma bei zwei Geschwistern – wie sonst bei der Einschlußkörperchenmyopathie (Matsubara u. Tanabe 1982) – unterstreicht die heterogene Morphologie der distalen Myopathie, die teils autosomal-rezessiv, teils autosomal-dominant vererbt wird.

Die *Myopathia distalis juvenilis hereditaria* (Biemond 1955) stellt keine primäre Myopathie, sondern eine neurogene Krankheit dar.

# Arthrogryposis multiplex congenita

Das Arthrogryposis-multiplex-congenita-Syndrom wird als kongenitale, nichtprogressive Bewegungseinschränkung zweier oder mehrerer Gelenke verschiedener Körperregionen definiert und bei zahlreichen Syndromen und genetisch bedingten Erkrankungen (Banker 1985) beobachtet.

Dem Krankheitsbild können

a) Myopathien mit anomaler Muskelfunktion
b) neurogen bedingte Prozesse,
c) Störungen des Bindegewebes und
d) Störungen infolge intrauteriner Bewegungsbehinderung (Hall 1980) zugrunde liegen.

Im Rahmen neuromuskulärer Krankheiten (Tab. 10.7) werden hier primär myopathische und die primär neurogene Formen behandelt, wobei letztere auch noch im Jugendalter aufgrund einer Fasertypengruppierung infolge Reinnervation dokumentiert werden können.

Tabelle 10.7 Krankheiten mit Arthrogryposis multiplex

| |
|---|
| Neurogene Atrophie |
| Kongenitale Muskeldystrophien |
| Kongenitale Myopathien |
|    (Nemalin-Myopathie, kongenitale Fasertypendisproportion) |
| Kongenitale Myasthenie |
| Dystrophische Myotonie |

Der *neurogenen Form* liegt meist eine bereits intrauterin beginnende spinale Muskelatrophie zugrunde. Es findet sich eine unterschiedlich stark ausgeprägte neurogene Atrophie von typisch großgruppigem Charakter, wie man sie auch bei infantiler spinaler Muskelatrophie sieht, während zusätzlich noch in wechselndem Ausmaß Fett und Bindegewebe die verlorengegangenen Muskelbündel ersetzen können. Nicht wenige Patienten überleben jedoch das frühe Kindesalter. Bemerkenswert erscheint bei Patienten mit Arthrogryposis neurogener Ursache, die das Jugend- und Erwachsenenalter erreichen, die zeitliche Limitierung des Denervationsprozesses. Möglicherweise ist der hochgradige Verlust an Muskelfasern auch bei manchen anderen Patienten mit neurogener Arthrogryposis teilweise dadurch bedingt, daß Muskelfasern durch Verlust der Vorderhornmotoneurone gar nicht intrauterin innerviert und dann frühzeitig beseitigt werden.

Fibrose und hochgradige Vakat-Fettsubstitution der quergestreiften Muskulatur als Ausdruck einer intrauterin begonnenen Endstadienmyopathie lassen nur dann eine Unterscheidung von der *myopathischen Form* der Arthrogryposis zu, wenn andernorts in der Muskulatur Zeichen einer primären Myopathie oder gar einer CMD zu dokumentieren sind. Diese Form der Arthrogryposis ist bei Geschwistern beobachtet worden und unterliegt daher möglicherweise einem autosomal-rezessiven Erbgang, wie viele Fälle von CMD, zu der fließende Übergänge existieren. Auch die myopathische Arthrogryposis mit Läsionen des Zentralnervensystems (Kalyanarama u. Kalyanaraman 1982) scheint eine Frühform der CMD mit ZNS-Läsionen zu sein.

Weniger stark ausgeprägte angeborene Gelenkfehlbildungen wie der Klumpfuß scheinen z. T. auf eine Denervation der zugehörigen Muskeln zurückzugehen (Handelsman u. Badalamente 1981).

# Kongenitale Myopathien

Das Konzept der „kongenitalen Myopathien" entwickelte sich aufgrund der modernen morphologischen, d. h. enzymhistochemischen und elektronenmikroskopischen Untersuchungsmethoden neuromuskulärer Krankheiten. Diese Methoden ermöglichten die Abgrenzung einzelner, schon in früher Kindheit manifester, meist kaum progredienter und oft familiär auftretender neuromuskulärer Krankheiten, die nicht in die Gruppen der Muskeldystrophien, der spinalen Muskelatrophien und Neuropathien, der metabolischen Myopathien sowie der Myotonien einzuordnen waren. Kongenitale Myopathien sind oft durch besondere Strukturanomalien gekennzeichnet (strukturierte Formen) (Goebel 1986a, 1986b; Goebel u. Lenard [im Druck]). Die Erbgänge sind meist autosomal-dominant, seltener autosomal-rezessiv.

Vergleichende morphologische Beobachtungen zeigen, daß intrafamiliär sowie unter Patienten mit der gleichen morphologisch definierten kongenitalen Myopathie die individuelle Strukturanomalie außerordentlich variabel ausgeprägt sein kann, ja verschiedene Strukturanomalien auch kombiniert bei einer kongenitalen Myopathie vorkommen.

**Klinik:** Der klinische Komplex des „floppy infant" steht im Vordergrund des klinischen Bildes. Während die meisten dieser Krankheiten bereits frühkindlich manifest sind, gibt es auch protrahierte, sogar spät auftretende oder adulte Formen. Statomotorische Retardierung sowie respiratorische Insuffizienz sind weitere klinische Symptome. Bei einzelnen kongenitalen Myopathien finden sich gelegentlich zum „Floppy-infant"-Komplex hinzutretende typische Befunde wie Skoliose und Hüftgelenkluxation oder eine maligne Hyperthermie bei der „central core disease", ein hoher Gaumen und andere dystrophische Stigmata bei der Nemalin-Myopathie oder eine Ptosis bei der zentronukleären Myopathie.

Die CK-Werte sind normal oder gering erhöht, das Elektromyogramm ist unauffällig oder geringgradig unspezifisch verändert.

*Mikroskopie:* Gemeinsam sind morphologisch verschiedenartigen kongenitalen Myopathien eine von der Norm abweichende Typ-1-Faser-Prädominanz und vielfach eine selektive Typ-1-Faser-Atrophie. Darüber hinaus sind die Strukturanomalien vielfach in Typ-1-Fasern lokalisiert, so daß Abweichungen im enzymhistochemischen Verhalten ohne Strukturanomalien in familiären Fällen bereits ausreichen, das Krankheitsbild auch dann einer individuellen kongenitalen Myopathie zuzuordnen, wenn nur ein Familienmitglied die Strukturanomalie morphologisch aufweist.

Neben kongenitalen Myopathien mit definierten Strukturanomalien gibt es offenbar solche Myopathien im Kindesalter, die als „unstrukturierte" Formen zu bezeichnen sind (Lenard u. Goebel 1980), bei denen nosologisch spezifische Strukturanomalien fehlen, aber klinische Kriterien und unspezifische morphologische Befunde, wie Typ-1-Prädominanz und selektive Typ-1-Faseratrophie, eine Zuordnung zu den kongenitalen Myopathien nahelegen, wie etwa die „kongenitale Fasertypendisproportion".

## Nemalin-(Stäbchen-)Myopathie

Nemalin-Körperchen (To Nema = der Faden) (Abb. 10.**10a, b**) sind zuerst von Engel (1962) in einer Übersichtsarbeit über die Morphologie neuromuskulärer Krankheiten beschrieben worden. Als pathognomonisches strukturelles Merkmal einer eigenen kongenitalen Myopathie wurden sie gleichzeitig als

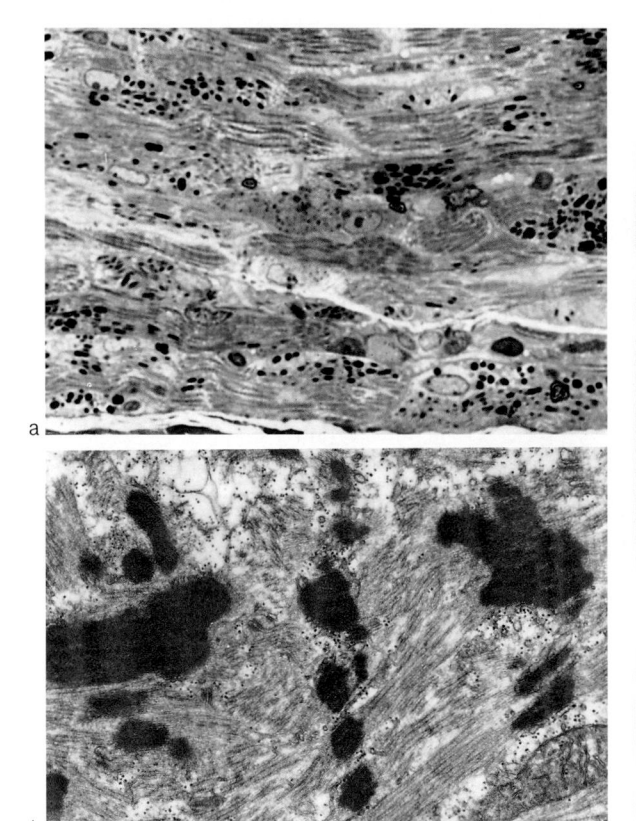

Abb. 10.**10** Nemalin-Myopathie. **a** Zahlreiche Stäbchen (Nemalin-Körperchen) in längsgetroffenen Muskelfasern. Semidünnschnitt, Toluidinblau, × 592. **b** Elektronenmikroskopisch stellen die Stäbchen verbreiterte Zwischenscheiben dar, die z. T. noch in Längsachse der Sarkomeren liegen, × 14400.

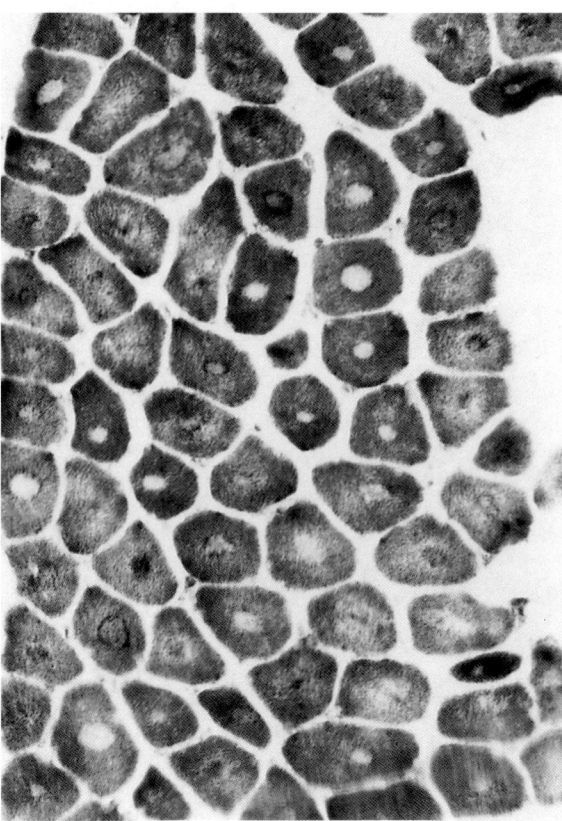

Abb. 10.**11** „Central core disease". In zahlreichen Muskelfasern zentrale, meist singuläre runde Substratdefekte = „cores". NADH, × 210.

„Myogranula" (Conen u. Mitarb. 1963) und als „Nemalin"-Körperchen (Shy u. Mitarb. 1963) benannt. Neben einer in der Kindheit auftretenden Form gibt es eine erst im Erwachsenenalter beginnende Spätform.

„Nemalin"-Körperchen treten vielfach in Typ-1-Fasern auf, wobei oft eine Typ-1-Faserprädominanz besteht. Sie lassen sich auch in intrafusalen Muskelfasern sowie in einzelnen Herzmuskelfasern, nicht jedoch in glatten Muskelzellen nachweisen.

*Elektronenmikroskopisch* stellen Stäbchen enorm vergrößerte und ungeordnet in die Muskelfasern eingelagerte Z-Scheiben dar (Abb. 10.**10b**).

### „Core"-Krankheiten

1956 beschrieben Shy u. Magee eine neuromuskuläre Krankheit, die durch umschriebene Veränderungen der Sarkomeren, sogenannte „cores" (core = Kern) gekennzeichnet war. Sie treten vielfach singulär im Zentrum der quergestreiften Muskelfaser oder exzentrisch und multipel auf und sind in der NADH-TR-Präparation (Abb. 10.**11**) besonders gut erkennbar. Sie sind durch einen Mangel an Substrat im „Core"-Bereich gekennzeichnet. Sie erstrecken sich längs der Muskelfaser über zahlreiche Sarkomeren. In anderen enzymhistochemischen Präparationen lassen sie sich weniger klar erkennen, in den ATPase-Präparationen vornehmlich dann, wenn es sich um sogenannte „unstrukturierte cores" handelt. Sie finden sich meist in Typ-1-Fasern, wobei eine Typ-1-Faser-Prädominanz vielfach offenbar ist.

*Elektronenmikroskopisch* fehlen in den „cores" Mitochondrien und sarkoplasmatisches Retikulum, zum anderen werden aufgrund von Intaktheit oder Zerstörung der Sarkomeren „strukturierte" von „unstrukturierten" „cores" unterschieden (Neville u. Brooke 1973), obwohl beide Formen gemeinsam in der gleichen Familie, bei demselben Patienten, ja in der gleichen Muskelfaser vorkommen können.

Die maligne Hyperthermie tritt gelegentlich bei Patienten mit „Central-core"-Krankheit, auch familiär, ein. Die Pathogenese der „cores" ist unklar; experimentell lassen sich „cores" nach Tenotomie und lokaler Tetanustoxingabe erzeugen. Wenn auch die Ursache für die „Core"-Bildung und „Central-core"-Krankheit in der Muskelfaser selbst gesehen wird, also auf eine primäre Myopathie hinweist, so haben Typ-1-Faser-Prädominanz und Ähnlichkeit der „cores" mit „Target"-Fasern, die nach Denerva-

Kongenitale Myopathien 471

tion auftreten, Anlaß gegeben, eine neurale Genese der „Central-core"-Krankheit anzunehmen.

Kleinere „cores" kommen bei „multicore disease" oder „minicore disease" vor, wobei diese „minicores" umschriebene Läsionen der Sarkomeren wie bei unstrukturierten „central cores" darstellen. „Minicores" oder ihnen ähnliche Läsionen kommen nicht selten als unspezifisches Phänomen (Tab. 10.8) oder kombiniert mit anderen kongenitalen Myopathien vor, so bei der zentronukleären Myopathie (Lee u. Yip 1981).

## Zentronukleäre (myotubuläre) Myopathie

Diese kongenitale Myopathie wurde zuerst unter der Bezeichnung „myotubuläre" Myopathie (Spiro u. Mitarb. 1966) beschrieben, wobei verkleinerte Muskelfasern durch einen singulären, zentral gelegenen Kern (Abb. 10.12), vielfach begleitet von einem myofilamentfreien, perinukleären Hof, gekennzeichnet sind. In diesen zentral nukleierten Muskelfasern fehlen häufig peripher gelegene Kerne. Diese kleinen runden Muskelfasern mit einem zentralen Kern erinnerten an Myotuben (fetale Muskelfasern). Auch die deskriptive Bezeichnung „zentronukleäre" Myopathie (Sher u. Mitarb. 1967) hat sich eingebürgert.

Neben *autosomal-dominanten* und *autosomal-rezessiven* Formen ist auch eine *X-chromosomale* Form bei Jungen beschrieben worden (Barth u. Mitarb. 1975), die nicht selten in den ersten Monaten infolge einer respiratorischen Insuffizienz zum Tode führt (Abb. 10.12), wobei gelegentlich auch die weiblichen Überträger dieser Myopathie geringgradig ausgeprägte pathologische Befunde in der Muskelbiopsie aufweisen. Andererseits manifestiert sich die zentronukleäre Myopathie nicht selten als *adulte Form*.

Bei dieser Myopathie bestehen häufig eine Typ-1-Faser-Prädominanz, eine selektive Typ-1-Faser-Atrophie der zentral nukleierten Muskelfasern und intrafaszikuläre Fettzellen.

## Kongenitale Fasertypendisproportion

Bei der kongenitalen Fasertypendisproportion (Brooke 1973) ist das normale numerische Verhältnis von Typ-1- zu Typ-2-Fasern, wie man es in den häufig biopsierten Muskeln M. biceps und M. quadriceps kennt, zugunsten der Typ-1-Fasern umgekehrt. Darüber hinaus besteht eine Disproportion der Faserdurchmesser beider Fasertypen, die bei Kindern normalerweise von gleicher Größe sind: die Typ-1-Fasern sind entweder kleiner oder die Typ-2-Fasern größer (Abb. 10.13). Die betroffenen Patienten haben vielfach charakteristische dysmorphische Stigmata wie Trichterbrust, hoher Gaumen, eine Facies myopathica und Fußdeformitäten.

Tabelle 10.8 Multi-/Minicores bei neuromuskulären Krankheiten

„multicore/minicore disease"
„central core disease"
Nemalin-Myopathie
Zentronukleäre Myopathie
Ischämie
Vakuoläre Myopathie
Typ-II-Glykogenose
Typ-III-Glykogenose
Sjögren-Syndrom
Steroidmyopathie
Osteomalazie-Myopathie
Denervation
Emetin-Myopathie
Chloroquin-Resochin-Myopathie
Duchenne-Muskeldystrophie

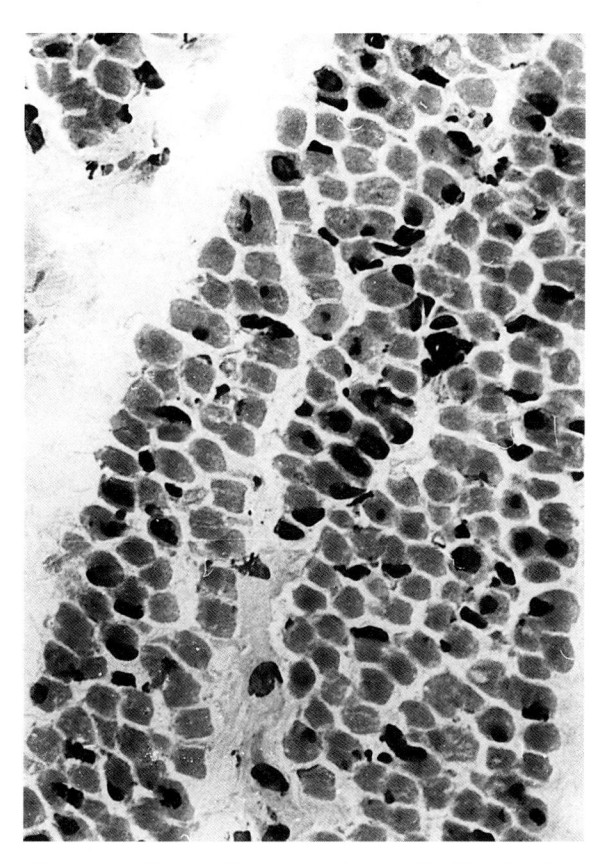

Abb. 10.12 Myotubuläre Myopathie, geschlechtsgebundene Form. Mehrere abgerundete Muskelfasern enthalten exzentrische oder zentrale große (dunkle) Kerne. HE, × 490.

Das morphologische Muster der Fasertypendisproportion findet sich auch bei anderen neuromuskulären Krankheiten, und dieses enzymhistochemische Muster läßt sich auch bei vielen anderen kongenitalen Myopathien, die zusätzlich Strukturanomalien aufweisen, nachweisen.

*Elektronenmikroskopisch* findet sich gelegentlich „streaming" der Zwischenscheibe.

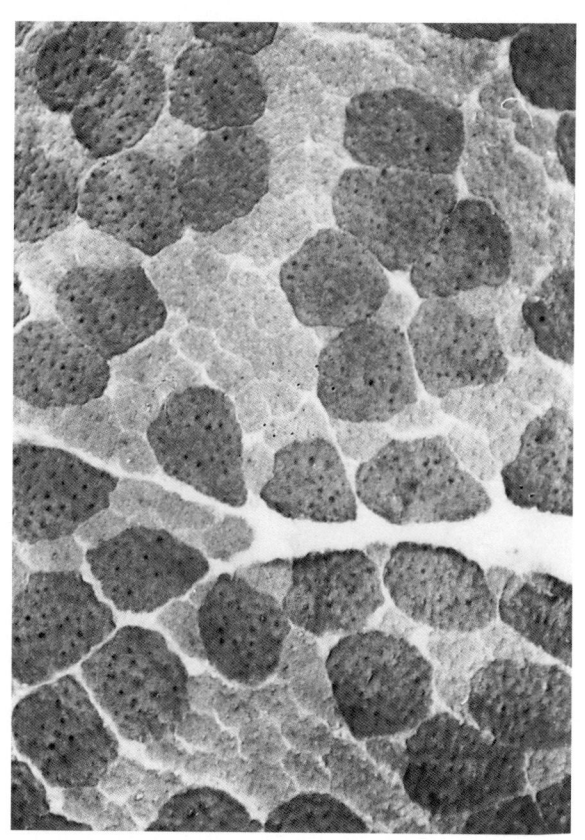

Abb. 10.13 Kongenitale Fasertypendisproportion. Prädominanz und Atrophie der Typ-I-Fasern (hell) und Hypertrophie der Typ-II-Fasern (dunkel). ATPase, pH 10,4, × 225.

## „Rigid-spine"-Syndrom

**Klinik:** Das „rigid spine syndrome" (Dubowitz 1978) gehört auch in die Gruppe der kongenitalen Myopathien. Meist bei Jungen auftretend, ist es auch bei Mädchen beobachtet worden. Es ist durch eine verminderte Beweglichkeit der Wirbelsäule, Ellenbogenkontrakturen sowie vielfach eine Schmächtigkeit der Gliedergürtelmuskulatur mit gelegentlicher Muskelschwäche gekennzeichnet.

*Mikroskopisch* erkennt man charakteristische myopathische Kaliberschwankungen und endomysiale Fibrose der Rückenmuskulatur, gelegentlich sind auch die Extremitätenmuskeln kennzeichnend, während Prädominanz von Typ-1-Fasern und Typ-2b-Mangel an Extremitätenmuskeln beobachtet werden. Diese letzteren Befunde weisen darauf hin, daß die morphologischen Veränderungen keineswegs auf die Rückenmuskulatur beschränkt sind.

**Pathogenese** und **Ätiologie** dieses Syndroms sind bisher ungeklärt, eine Myositis ist bisher nicht nachgewiesen worden, wenn auch die myopathischen Befunde und die endomysiale Fibrose Ausdruck einer Myositis ohne entzündliche Infiltrate sein könnten. Große Ähnlichkeit, wenn nicht Identität, besteht mit der Emery-Dreifuss-Muskeldystrophie.

# Myotonien

Die Myotonie ist ein charakteristisches Phänomen im Bewegungsablauf, das die verlängerte oder unvollständige Erschlaffung einer Muskelkontraktion anzeigt, wozu Perkussionsmyotonie und eigenartige Entladungsserien im Elektromyogramm hinzukommen. Für diese klinischen und elektrophysiologischen Phänomene ist bisher ein morphologisches Äquivalent in der quergestreiften Muskulatur oder in der einzelnen Muskelfaser nicht eindeutig identifiziert worden. Die Myotonie hat als klinisches Symptom Anlaß zur nosologischen Klassifizierung einzelner neuromuskulärer Krankheiten gegeben.

## Dystrophische Myotonie (Curschmann-Steinert)

**Klinik:** Diese „Multisystem"-Krankheit tritt zwar im höheren Lebensalter auf, kann sich jedoch schon im Jugendalter, ja sogar in der Kindheit entwickeln. Bei einer distoproximalen Muskelschwäche und Muskelatrophie, die auch die Gesichtsmuskulatur einbezieht, ist das mechanische (Perkussion) und elektromyographische Phänomen der Myotonie, d. h. die verzögerte Erschlaffung der Muskelkontraktion, besonders deutlich. Als zusätzliche klinische Störungen dieser Krankheit finden sich oft geistige Retardierung oder Demenz, endokrine Störungen wie Hodenatrophie oder frühzeitige Glatzenbildung beim Mann, Menstruationsstörungen und vermehrt Aborte bei der Frau, eine unzureichende Bindung von Insulin an Rezeptoren, kardiale Symptome, vor allem des Reizleitungssystems, Katarakte sowie gastrointestinale Störungen, die einer mangelhaften Funktion der glatten Muskulatur zugeschrieben werden.

Die CK-Werte können erhöht sein, und gelegentlich ist eine Hypogammaglobulinämie zu registrieren.

Die infantile Form, wobei die Mütter, oft klinisch auch unerkannt, ebenfalls eine dystrophische Myotonie aufweisen, manifestiert sich nicht selten bereits zum Zeitpunkt der Geburt durch eine ausgeprägte, gelegentlich tödliche Ateminsuffizienz, wobei die infantile dystrophische Myotonie bei mangelhafter Untersuchung – auch postmortal – nicht selten unerkannt bleibt. Muskelhypotonie und Schwäche der Gesichtsmuskulatur stehen im Vordergrund, Klumpfüße können vorkommen. Die mechanisch und elektromyographisch nachweisbare Myotonie kann im frühen Kindesalter, besonders bei Neugeborenen fehlen.

*Mikroskopie:* Im Frühstadium der dystrophischen Myotonie ist die Muskulatur durch eine Fasertypendisproportion (Abb. 10.**14a**) gekennzeichnet. Erst später lassen sich in den einzelnen Muskeln Vermehrung intern gelegener Kerne, Muskelfaseruntergang, Ringbinden und sarkoplasmatische Massen (Abb. 10.**14b**), die klassischen morphologischen Kriterien, nachweisen, zu denen elektronenmikroskopisch pathologische Befunde am sarkoplasmatischen Retikulum und tubulären System, an den Kernen und gelegentlich Fingerabdruckeinschlüsse hinzukommen. Muskelspindeln können durch Aufsplitterung vermehrt intrafusale Fasern enthalten, die sich dann nicht mehr als „Bag"- oder „Chain"-Fasern differenzieren lassen. Im morphologischen Endstadium der Krankheit („Endstadienmyopathie") ist der Muskel hochgradig fibrosiert und von Fettzellen durchsetzt (Abb. 10.**14b**).

Dystrophische Myotonie ist in Kombination mit Myasthenia gravis, spinaler Muskelatrophie und kongenitaler Myotonie beobachtet worden.

## Kongenitale Myotonien

**Klinik:** Diese Formen sind autosomal-dominant oder autosomal-rezessiv vererbt, klinisch stärker ausgeprägt und früher bemerkbar, wobei neben Muskelhypertrophie ohne entsprechende Kraftmehrung eine Muskelsteifheit besonders im Vordergrund steht, die mit zunehmender Muskelaktivität geringer wird, ohne eine Muskelschwäche nach sich zu ziehen. Die Myotonie ist ebenfalls mechanisch und elektromyographisch nachweisbar.

Bei der *Paramyotonia congenita* verstärkt sich unter Anstrengung die Unfähigkeit zur Muskelrelaxierung, wobei sich später eine erhebliche Muskelschwäche anschließen kann. Die klinischen Symptome werden in der Kälte verstärkt.

*Mikroskopie:* Das myopathologische Bild kongenitaler Myotonien ist unspezifisch und heterogen, die einzelnen genetischen und klinischen Formen sind nicht durch besondere myomorphologische Merkmale voneinander zu unterscheiden. Am häufigsten finden sich Störungen in der Muskelfasertypenverteilung, Typ-1- oder Typ-2-Muskelfaser-Atrophie sowie Hypertrophie von Muskelfasern. *Elektronenmikroskopische* Befunde am sarkoplasmatischen Retikulum und den T-Tubuli sind ebenfalls unspezifisch.

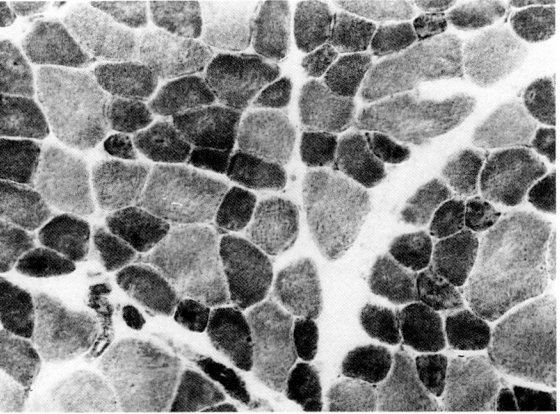

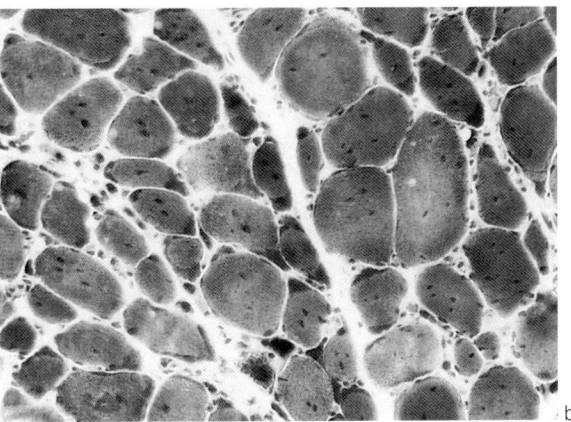

Abb. 10.**14** Dystrophische Myotonie. **a** Im Frühstadium Prädominanz und selektive Atrophie von Typ-I-Fasern (dunkel). NADH, × 135. **b** Im Spätstadium, postmortal, exzessive Zunahme intern gelegener Kerne, Verbreiterung des Durchmesserspektrums und peripher gelegene (dunkle) sarkoplasmatische Massen. Modifizierte Trichromfärbung, × 150.

## Schwartz-Jampel-Syndrom und Myokymie

Beim autosomal-rezessiven Schwartz-Jampel-Syndrom (Myotonia chondrodystrophica) besteht klinisch keine Myotonie, sondern eine Myokymie, d. h. ein kontinuierliches „Muskelwogen" in Ruhe, das curaresensitiv ist.

*Mikroskopisch* finden sich myopathologisch diskrete, unspezifische Befunde, wie angulär verkleinerte und hypertrophische Fasern oder neben myopathischen Zeichen neurogene Phänomene. B- und T-Lymphozyten-Verminderung mag eine humerale und zelluläre Immundefizienz anzeigen. Hypertrophie des muskulären Teils der motorischen Endplatte kann bei diesem Syndrom charakteristisch sein.

**Pathogenetisch** wird eine neurogene Ursache postuliert (Vasilescu u. Florescu 1982).

# Myastheniesyndrome

## Myasthenia gravis

**Klinik:** Das Krankheitsbild kommt überwiegend sporadisch, häufiger bei Frauen mit einem Gipfel in der 3. Dekade, weniger oft bei Männern mit einem Gipfel in der 5. Lebensdekade vor. Ein Beginn im *juvenilen* Alter ist jedoch nicht selten. Darüber hinaus existiert eine *neonatale transitorische* Form, die vorwiegend durch Ateminsuffizienz gekennzeichnet ist, wobei die Mütter selbst unter Myasthenia gravis leiden (Ohta und Mitarbeiter 1981). Das Kardinalsymptom (belastungsbedingte Muskelschwäche) manifestiert sich bei vielen Patienten im Bereich der Augenmuskeln, vor allem als Ptosis, bei anderen als Schluck- und Ateminsuffizienz, bei einer dritten Gruppe als Schwäche der Extremitätenmuskulatur. Gelegentlich bleibt die Muskelschwäche auf die Augenmuskulatur beschränkt. Die Diagnose ist mit dem „Tensilontest" gut zu stellen, unter dem sich vorübergehend die Muskelschwäche zurückbildet. Ein großer Teil der Patienten hat eine Thymushyperplasie oder ein Thymom.

Während die CK-Werte normal oder nur wenig erhöht sind, finden sich nicht selten erhöhte, auch fluktuierende Titer von Acetylcholinrezeptorenantikörpern im Serum.

Während das übliche Elektromyogramm wenig hilfreich ist, manifestiert sich die Ermüdbarkeit der Muskulatur in zunehmend verminderten Amplituden bei repetitiver Reizung sowie einer zunehmenden Desynchronisation der Erregbarkeit einzelner Muskelfasern der gleichen motorischen Einheit. Die Befunde sind jedoch nur mit besonderen elektromyographischen Techniken zu erheben.

Die sehr selten nachgewiesenen *familiären Formen* manifestieren sich als Ermüdbarkeit der Muskulatur mit entsprechenden elektromyographischen Befunden schon im frühen Kindesalter, während Antikörper gegen Acetylcholinrezeptoren fehlen (Engel 1984).

Eine Myasthenia gravis kommt gelegentlich gemeinsam mit anderen Krankheiten vor.

*Mikroskopie:* Gelegentlich finden sich in der Muskulatur entzündliche Infiltrate, Lymphorrhagien, Einzelfaseratrophie oder im Spätstadium eine neurogene Atrophie. Im Verlauf der Myasthenie schwinden Acetylcholinrezeptoren und der subneurale Faltenapparat der Muskelfasern, der eindeutig nur mit dem Elektronenmikroskop im Bereich der Endplattenzone, dem „motor point", zu dokumentieren ist.

**Pathogenese:** Bei der Myasthenia gravis finden sich Antikörper gegen nikotinerge Acetylcholinrezeptoren nicht nur im Bereich der motorischen Endplatte, sondern sie zirkulieren auch im Blut. Möglicherweise spielen Thymuszellen hierbei eine Rolle, da quergestreifte Muskelzellen in Thymuskulturen nachgewiesen worden sind.

Anomalien der Acetylcholinrezeptorenpopulation sind auch bei einer Myopathie mit tubulären Aggregaten beobachtet worden (Morgan-Hughes u. Mitarb. 1981).

## Myasthenisches Syndrom (Eaton-Lambert)

**Klinik:** Es besteht hohe Ermüdbarkeit am Anfang der Muskelaktivität, die sich unter weiteren Muskelkontraktionen langsam bessert.

Im Elektromyogramm erhöhen sich bei repetitiver Reizung niedrige Amplituden, was auf die zunehmende Ausschüttung von Acetylcholin-„Quanten" zurückzuführen ist. Da das myasthenische Syndrom vielfach mit einem bösartigen Tumor assoziiert ist, finden sich auch andere paraneoplastische Syndrome, und andere Autoimmunkrankheiten wie Thyreoiditis oder eine perniziöse Anämie assoziiert.

Es fehlen gegen Acetylcholinrezeptoren gerichtete Antikörper, und der Gehalt an Acetylcholinrezeptoren ist nicht vermindert.

*Mikroskopie:* Die motorische Endplatte kann Hypertrophie des subneuralen Faltenapparates und Verlust der terminalen Axone aufweisen.

# Metabolische Myopathien

Metabolische Myopathien lassen sich klassifizieren in

1. *angeborene Stoffwechselstörungen:*
   - Glykogenosen Typ II, III, IV, V, VII, IXc, X,
   - Lipidmyopathien: Carnitinmangel und Carnitin-Palmitoyl-Transferase-Mangel,
   - mitochondriale Myopathien,
   - periodische Paralysen mit Hypokaliämie, Normokaliämie und Hyperkaliämie,
   - maligne Hyperthermie,
   - Myoadenylatdeaminasemangel

und

2. *erworbene Stoffwechselstörungen:*
   - Mangelmyopathien, z. B. Vitamin-E-Mangel-Myopathie,
   - endokrin bedingte Myopathien,
   - toxisch bedingte Myopathien (durch Chemikalien, Alkohol, Medikamente)
   - und andere, z. B. Diabetes, Urämie.

## Glykogenosen

Zu den Glykogenosen werden solche Krankheitsbilder gerechnet, bei denen Glykogen aufgrund eines angeborenen Stoffwechseldefektes unzureichend abgebaut und deshalb in Zellen gespeichert wird. Bei den Glykogenosen führen nur solche Enzymdefekte zu einer Myopathie, die vornehmlich Glykogen der Muskulatur metabolisieren. Dem Enzymdefekt eines gestörten lysosomalen Glykogenstoffwechsels (Typ-II-Glykogenose) stehen solche Glykogenosen gegenüber, bei denen das Glykogen im Zytoplasma unzureichend abgebaut wird, wobei einzelne Enzymdefekte im Abbauweg zwischen Glykogen und Glucose (Typ III, IV, V) oder zwischen Glucose und Fructose-1,6-diphosphat (Typ VII) liegen.

**Klinik:** Zahlreiche metabolische Myopathien finden sich bei Störungen des Energiestoffwechsels, des Muskels also im Bereich von Glykogen- und Fettabbau. Belastungsabhängige erhöhte Ermüdbarkeit und frühzeitig einsetzende Muskelschwäche, nicht selten verbunden mit Muskelkrämpfen und Muskelschmerzen, sind allgemeine Symptome, wobei die Muskelschädigung wiederholt Myoglobinurien auslöst.

### Typ-II-Glykogenose

Die Typ-II-Glykogenose ist eine lysosomale Krankheit, bedingt durch den Mangel des intralysosomalen Enzyms saure Maltase oder saure α-Glucosidase. Infolge dieses Enzymdefektes kann im lysosomalen Kompartiment Glykogen nicht mehr abgebaut werden, so daß es gespeichert wird. Gemäß dem normalen Vorhandensein der sauren Maltase in Lysosomen zahlreicher verschiedener Zelltypen findet sich lysosomal gespeichertes Glykogen ubiquitär in fast allen Organen. Da die Typ-II-Glykogenose, wie die meisten anderen lysosomalen Krankheiten, eine autosomal-rezessiv vererbte Krankheit ist, zeigen heterozygote Überträger eine biochemisch intermediäre Aktivität der sauren Maltase, die am zuverlässigsten in der Muskulatur gemessen wird.

**Klinik:** Sie kommt klinisch je nach Beginn und Dauer der Erkrankung in drei unterschiedlichen Formen vor, der *infantilen* (Pompe-Krankheit) mit Hypotonie, Muskelschwäche und Kardiomegalie im Säuglingsalter und dem Tod meist vor Ende des ersten Lebensjahres, der *juvenilen* Form, bei der eine Herzbeteiligung fehlt, und der *adulten* Form, bei der neben einer proximalen Muskelschwäche die Atemmuskulatur besonders betroffen sein kann. Neben wechselnd hohen CK-Werten bestehen im EMG außer unspezifischen myopathischen Zeichen nicht selten auch myotonische oder pseudomyotonische Phänomene ohne Nachweis einer mechanisch ausgelösten Myotonie. Die Aktivität der α-Glucosidase differiert im sauren Bereich (pH 4,5–5,0) bei den einzelnen Formen nicht nennenswert, während die Aktivität dieses Enzyms im neutralen Bereich

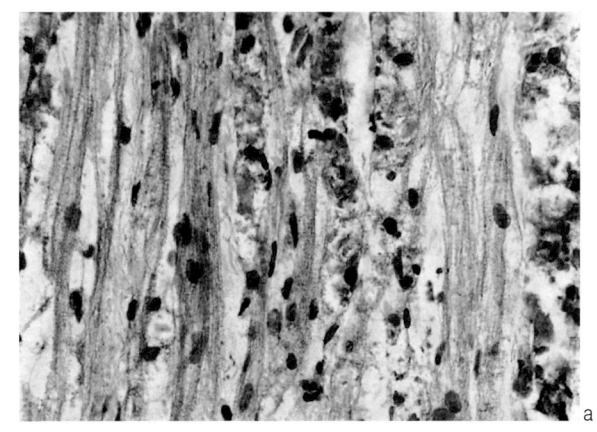

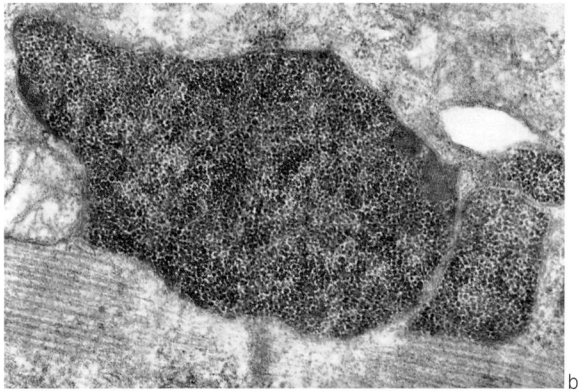

Abb. 10.15 Typ-II-Glykogenose. **a** Infantile Form. Ausgeprägte Vakuolisierung der Muskelfasern und feingranuläres Material. HE, × 330. **b** Adulte Form. Membranumgebene Aggregate von Glykogen stellen pathologische lysosomale Residualkörperchen dar. × 43200.

(pH 6,5) bei der infantilen Form deutlich niedriger ist.

*Mikroskopie:* Die Typ-II-Glykogenose ist eine vakuoläre Myopathie (Abb. 10.**15a**). Diese Vakuolen zeigen eine vermehrte Aktivität der sauren Phosphatase. *Elektronenmikroskopisch* erkennt man die glykogenhaltigen Lysosomen (Abb. 10.**15b**), die sich auch in Gefäßwandzellen und anderen Zellen dokumentieren lassen. In Muskelfasern der infantilen Form liegt zusätzlich reichlich zytoplasmatisches Glykogen vor.

### Typ-III-Glykogenose

**Klinik:** Es bestehen zwei Formen, eine frühinfantile (Garancis u. Mitarb. 1970), bei der die hepatische Symptomatik die neuromuskuläre überdeckt, und eine adulte Form, bei der neuromuskuläre Symptome, besonders eine allgemeine progrediente Muskelschwäche, vorherrschen (DiMauro u. Mitarb. 1979).

Die histologischen Befunde bei der autosomal-rezessiven Typ-III-Glykogenose (Cori-Krankheit, „limit dextrinosis", Debrancher-Enzym-, Amylo-1,6-Glucosidase-Defekt) gleichen denen der

Typ-II-Glykogenose insofern, als in der Muskulatur eine vakuoläre Myopathie vorherrscht, während elektronenmikroskopisch normal konfiguriertes zytoplasmatisches Glykogen abgelagert ist. Eine Glykogenspeicherung tritt auch in Leberzellen, Granulozyten, Fibroblasten und Gefäßwandzellen auf.

## Typ-IV-Glykogenose

Die autosomal-rezessive Typ-IV-Glykogenose (Anderson-Krankheit, Amylopektinosis, Branchingenzyme-Defekt oder α-1,4-Glucan-α-1,4-Glucan-6-Glycosyltransferase-Defekt) ist eine generalisierte frühkindliche Krankheit, bei der anomal konfiguriertes elektronenmikroskopisch nicht granuläres, sondern filamentäres Polysaccharid und zytoplasmatisches Glykogen in quergestreiften Muskelfasern, Leberzellen, weißen Blutzellen und Astrozyten in wechselndem Ausmaß eingelagert werden. Die Muskulatur bietet aufgrund der Amylopectineinschlüsse das Bild einer Einschlußkörperchenmyopathie. Das abgelagerte Polysaccharid gleicht in seiner Feinstruktur den Corpora amylacea in Astrozytenfortsätzen und intraneuronalen Lafora-Körperchen (s. S. 157). Die Leber ist vielfach zirrhotisch umgebaut.

## Typ-V-Glykogenose
Syn.: McArdle-Krankheit

Bei dieser autosomal-rezessiven Glykogenose fehlt die im Zytoplasma lokalisierte Phosphorylase, die Glykogen abbaut. Neben einer aktiven Form (Phosphorylase A) gibt es eine inaktive Form (Phosphorylase B), die unter Einwirkung der Phosphorylase-B-Kinase aktiviert werden kann (Howell u. Williams 1983). In den meisten Fällen besteht ein totaler Myophosphorylasedefekt, jedoch ist auch ein Phosphorylase-B-Defekt beschrieben worden.

**Klinik:** Symptome können schon im Kindesalter (Sengers u. Mitarb. 1980), im jugendlichen Erwachsenenalter, aber auch im späteren Leben (Kost u. Verity 1980) auftreten. Infolge des unzureichenden Glykogenabbaues kommt es bei Überbeanspruchung der Muskelfaser zu deren Nekrose und Rhabdomyolyse mit nachfolgender Myoglobinurie.

*Lichtmikroskopisch* erkennt man die Ansammlung nicht abbaubaren zytoplasmatischen Glykogens in Form einer Vakuolisierung (vakuoläre Myopathie). Die histochemische Phosphorylasepräparation ermöglicht im Muskel einen eindeutigen Nachweis dieses Enzymdefekts, wobei jedoch die Phosphorylase aufgrund eines aktiven Isoenzyms in den Gefäßwänden auch bei „McArdle-Patienten" nachweisbar ist.

*Elektronenmikroskopisch* liegt reichlich zytoplasmatisches, regelhaft strukturiertes Glykogen zugrunde (Korényi-Both 1983). Beweisend ist der histochemische Mangel an Amylophosphorylase.

## Typ-VII-Glykogenose
Syn.: Tarui-Krankheit, Phosphofruktokinasedefekt

Bei der autosomal-rezessiven Typ-VII-Glykogenose ist der Glykogenabbau durch die unzureichende Aktivität der Phosphofructokinase gestört, die Fructose-6-Phosphat zu Fructose-1,6-diphosphat umsetzt, so daß histochemisch unter Verwendung beider Fructosephosphate als Substrate in zwei getrennten histochemischen Reaktionen der Enzymdefekt bei negativer Reaktion in der F-6-P-Präparation demonstriert werden kann, während elektronenoptisch reichlich normal konfiguriertes Glykogen im Zytoplasma liegt.

Der Phosphofructokinasedefekt kommt auch in Erythrozyten vor.

## Typ-IX- und Typ-X-Glykogenosen

Typ-IX-(Phosphoglyceratkinasemangel) und Typ-X-(Phosphoglyceratmutasemangel-)Glykogenosen sind selten. Bei einem Kind wurde auch ein Phosphorylasekinasedefekt beschrieben (Lerner u. Mitarb. 1982), der sich biochemisch und morphologisch in Leber und Skelettmuskel nachweisen ließ, wobei im Muskel vermehrt zytoplasmatisches Glykogen elektronenmikroskopisch und biochemisch demonstriert werden konnte.

## *Lipidmyopathien*

Neutralfetttropfen sind normalerweise zahlreicher in Typ-1- als in Typ-2-Fasern und werden als pathologisch vermehrt bewertet (Tab. 10.9), wenn mehr als 20 Tropfen pro quergetroffene Muskelfaser auftreten.

Tabelle 10.**9** Vermehrt Neutralfett in Muskelfasern (nach *Sarnat* 1983)

| |
|---|
| Normales Zwerchfell |
| Fetale Myotuben |
| Regenerierende Muskelfaser |
| Degenerierende Muskelfaser |
| Fasten oder Hunger |
| Ischämie oder Anoxie |
| Morbus Addison |
| Chronische Steroidtherapie |
| Glykogenose Typ II |
| Lafora-Krankheit (Myoklonusepilepsie) |
| Periodische Paralyse |
| Alkoholische Myopathie |
| Hepatitis B |
| Reye-Syndrom |
| „Fingerprint"-Körperchen-Myopathie |
| Muskulärer Carnitinmangel |
| Systemischer Carnitinmangel |
| Carnitin-Palmitoyl-Transferase-Mangel |
| Mitochondriale Myopathien |
| Polymyositis |
| Paraneoplastische Myopathie |

## Carnitinmangel

**Klinik:** Es lassen sich zwei Formen, die sich schon in der Kindheit, seltener im Erwachsenenalter bemerkbar machen, unterscheiden: ein auf die Muskulatur beschränkter und ein generalisierter (systemischer) Carnitinmangel, wobei im ersteren Fall nur der Carnitingehalt des Muskels vermindert ist, während beim generalisierten Carnitinmangel niedrige Carnitinwerte in Muskulatur und Serum auftreten. Der generalisierte Carnitinmangel geht auch mit einer Kardiomyopathie und einer hepatischen Enzephalopathie einher und erinnert klinisch an das Reye-Syndrom (Chapoy u. Mitarb. 1981). Kombinierte Formen von muskulärem und systemischem Carnitinmangel kommen vor (Carroll u. Mitarb. 1980). Carnitin beteiligt sich am transmembranösen Transport der Fettsäuren in die Mitochondrien.

*Mikroskopie:* In den Muskelfasern, vorwiegend vom Typ 1, kommen pathologisch vermehrt Lipide vor (Abb. 10.**16**). Anomal konfigurierte Mitochondrien (Scarlato u. Mitarb. 1979) lassen sich gelegentlich elektronenmikroskopisch nachweisen, so daß einige dieser Fälle auch als mitochondriale Myopathien angesehen werden können. Rhabdomyolyse bei partiellem Carnitinmangel ist ebenfalls registriert worden (Parker u. Mitarb. 1982).

## Carnitin-Palmitoyl-Transferase-(CPT-) Mangel

Dieser wahrscheinlich autosomal-rezessiv vererbbare, in Muskel, Thrombozyten, Leukozyten und kultivierten Fibroblasten nachweisbare und vorwiegend bei männlichen Patienten beobachtete Enzymdefekt (DiMauro u. Trevisan 1982) verhindert den Abbau freier Fettsäuren im Energiehaushalt der Muskelfasern infolge unzureichenden Transports der freien Fettsäuren durch die innere Membran der Mitochondrien. Da hier unterschiedlich CPT I (Außenseite) und CPT II (Innenseite) lokalisiert sind, werden bei chronischer Belastung oder Fasten nach Umschalten des Energiehaushalts vom Kohlenhydrat- auf den Fettstoffwechsel nicht mehr genügend Metaboliten bereitgestellt, so daß es – allerdings nach längerer Dauer als bei Glykogenosen – zu Rhabdomyolyse und Myoglobinurie kommen kann. Der Gehalt an Lipiden in den Muskelfasern ist bei CPT-Mangel oft nicht vermehrt, kann aber auch bei demselben Patienten im Verlauf der Krankheit wechseln (Bertorini u. Mitarb. 1980), so daß die Muskulatur morphologisch zwischen rhabdomyolytischen Attacken normal oder später unspezifisch-pathologisch erscheinen kann.

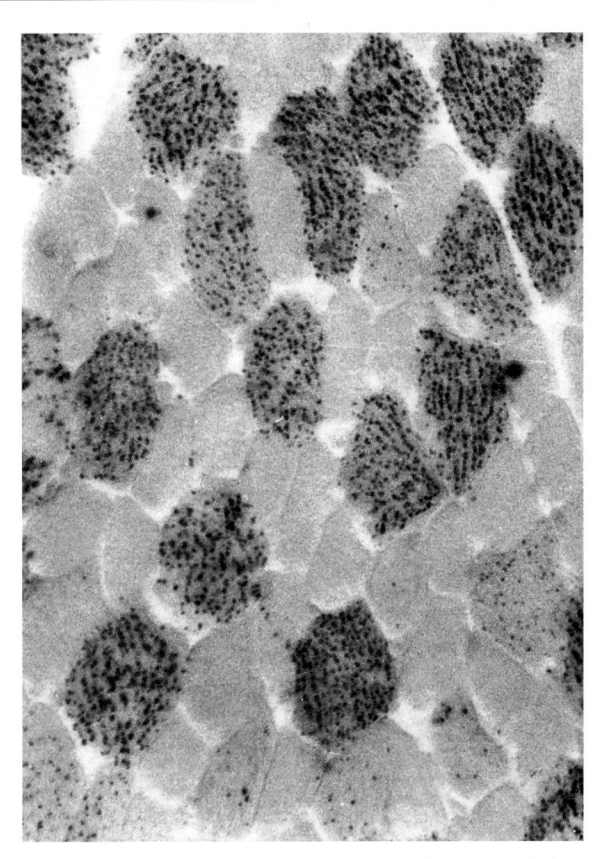

Abb. 10.**16** Carnitinmangel. Zahlreiche Fasern enthalten reichlich tropfige Neutralfette (dunkle Punkte). Öl-Rot, × 391.

## Myoadenylatdeaminasemangel

Die Myoadenylatdeaminase (AMP-Deaminase) ist ein ubiquitäres Enzym, das 5-AMP zu IMP unter Freisetzung von Ammoniak konvertiert, aber besonders im Skelettmuskel aktiv ist. Ein Mangel dieses Enzyms kann mit belastungsabhängiger Myalgie assoziiert sein. Die nosologische Bedeutung dieses Enzymdefektes ist bisher aufgrund der Variabilität der klinischen Symptome unklar. Histochemisch läßt sich die Myoadenylatdeaminase, ähnlich den oxidativen Enzymen, in Muskelfasern darstellen (Fishbein u. Mitarb. 1980).

## Mitochondriale Myopathien

**Klinik:** Als früher morphologisch, heutzutage jedoch biochemisch definierte Gruppe neuromuskulärer Krankheiten zeigt sie ein vielfältiges klinisches Spektrum, in dem allein nur eine mitochondriale Myopathie vermutet werden kann, die mit entsprechenden anderen Untersuchungsmethoden erhärtet oder ausgeschlossen werden muß. Hinweisende klinische Symptome sind Ptosis der Augenlider oder/und eine externe Ophthalmoplegie, belastungsabhängige Schmerzen, ja Muskelkrämpfe, eine vorzeitige Ermüdbarkeit sowie im Serum vermehrt Laktat, Pyruvat und Alanin, wiederum besonders nach muskulärer Belastung – vor allem bei frühkindlicher Manifestation –, während CK-Werte und das Elektromyogramm normal oder nur wenig pathologisch verändert sein können. Handelt es sich um eine mitochondriale Myopathie im Rahmen einer Multisystemkrankheit, so wird das klinisch-neuromuskuläre Bild durch die zusätzlichen Symptome der nichtmuskulären erkrankten Organe ergänzt, nicht selten sogar überdeckt (s. S. 5).

Beim extrem seltenen „Luftsyndrom" entwickeln sich, schon bei geringer Anstrengung, aufgrund einer mangelhaften Kopplung von oxidativer Phosphorylierung Tachykardie, Hyperthermie, Hyperhidrose, Durst- und Heißhunger. Infolge Zytochrom-C-Oxidase-Mangels gibt es neben einer häufig im frühen Kindesalter tödlich endenden mitochondrialen Myopathie eine ebenfalls sich früh manifestierende benigne, weil passagere Form.

*Mikroskopie:* **Elektronenmikroskopisch** sind abnorm konfigurierte Mitochondrien in „ragged red fibers" (Abb. 10.**17a**) sehr auffällig. Sie zeichnen sich durch eine Größenzunahme, bizarre Form, parakristalline (Abb. 10.**17b**) oder homogene Einschlüsse, möglicherweise Lipidtropfen, aus. Die anomal konfigurierten Mitochondrien wurden als Ausdruck biochemisch bedingter Schädigung der inneren Membran gedeutet (Tassin u. Mitarb. 1980).

## Periodische Paralysen

**Klinik:** Diese Gruppe von autosomal-dominanten Krankheiten ist durch episodische Muskelschwäche bzw. Lähmung gekennzeichnet, deren klinische Merkmale von der Art der Kaliumstoffwechselstörung abhängig ist, die während der spontanen oder induzierten Lähmungsepisode differenziert werden kann. Die *hypokaliämische Form* wird, meist beim Adoleszenten, nach körperlicher Belastung oder kohlenhydratereicher Mahlzeit manifest, wobei Kalium zum intrazellulären Abbau von Glucose, mit Natrium und Wasser, was zu einer Muskelschwellung führt, in die Muskelfasern auf Kosten des Serumspiegels verstärkt eintritt. Die periodischen Lähmungsattacken entwickeln sich allmählich, können bis zu einem Tag sowie mit einer Nachlähmung anhalten. Während der paralytischen hypokaliämischen Attacke ist der Muskel unerregbar. Andere Prozesse, die Kalium dem Serum entziehen, wie Thyreotoxikose, Hyperaldosteronismus, Einnahme von Diuretika oder Lakritze sowie intensives Erbrechen oder Diarrhö können zu sekundärer Hypokaliämie führen.

Die *hyperkaliämische Form*, vielfach milder, schneller eintretend und kürzer dauernd, ist nicht selten mit einer myotonen Reaktion verknüpft, wobei Kalium vor und während der paralytischen Episode vermehrt die Muskelfaser verläßt. Die *normokaliämische Form*, die außerordentlich selten zu sein scheint, stellt eine Variante der hyperkaliämischen dar.

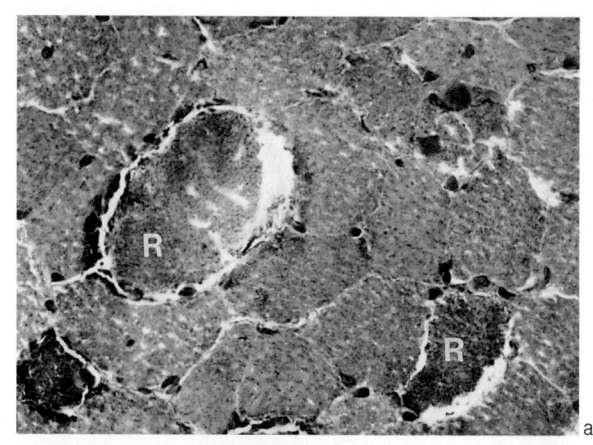

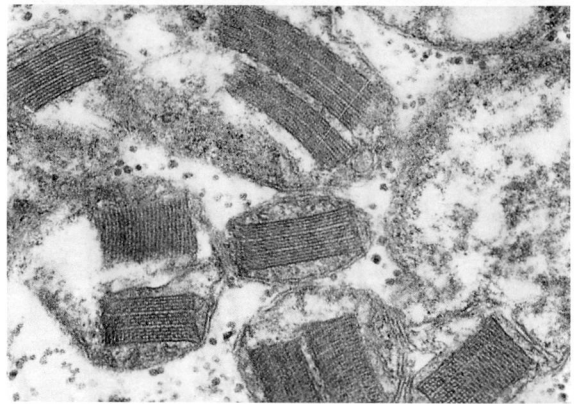

Abb. 10.**17** Mitochondriale Myopathie. **a** „Ragged red fibers" (R). Modifizierte Trichromfärbung, × 350. **b** Zahlreiche, anomal konfigurierte Mitochondrien enthalten parakristalline Einschlüsse, × 52700.

*Mikroskopie:* Sie ist durch eine vakuoläre Myopathie gekennzeichnet. Die Vakuolen liegen meist in den paralytischen Perioden, gelegentlich auch unabhängig davon vor. Rhabdomyolyse und Nierenversagen kommen bei sekundärer Hypokaliämie vor.

Die Vakuolisierung der Muskelfasern (s. Abb. 10.**4f**) beruht auf einer Schwellung des sarkoplasmatischen Retikulums, besonders seiner terminalen Säckchen, der Triaden (Abb. 10.**18**) und der transversalen Tubuli, woran sich Proliferation des tubulären Netzwerkes, Bildung von „Honigwaben" und Mineralisation anschließen. Bei den periodischen Paralysen sind auch tubuläre Aggregate des sarkoplasmatischen Retikulums beobachtet worden.

## Maligne Hyperthermie

**Klinik:** Die maligne Hyperthermie oder Hyperpyrexie stellt einen Prozeß dar, der meist unter oder im Anschluß an eine Allgemeinnarkose durch rapiden Temperaturanstieg, allgemeine Muskelrigidität sowie einen erhöhten Muskelstoffwechsel charakterisiert ist und nicht selten tödlich verläuft. Neben Halothan und Succinylcholin bei der Narkose ist maligne Hyperthermie auch nach körperlicher Belastung (Haegy u. Mitarb. 1982) und nach Thioridazintherapie festgestellt worden, während gelegentlich eine Myoglobinurie auch ohne Hyperthermie infolge einer Narkose beobachtet wurde, so daß die maligne Hyperthermie ein Symptom oder ein heterogenes Syndrom darstellt (McPherson u. Taylor 1982). Da die maligne Hyperthermie auch familiär auftritt, können Familienmitglieder erhöhte CK-Werte aufweisen und ein myopathisches Muster zeigen. Die maligne Hyperthermie ist beobachtet worden bei: Patienten mit klinisch manifester, autosomal-dominanter Myopathie (Evans-Myopathie, benannt nach einem Patienten) oder mit einer subklinischen Myopathie und nur erhöhten CK-Werten; Patienten, die gleichzeitig eine autosomal-dominante kongenitale Myotonie haben; männliche Patienten, die zusätzlich multiple Anomalien wie Kryptorchismus, Minderwuchs und eine Myopathie zeigen (King-Syndrom), das aber auch bei einem Mädchen beobachtet wurde; Patienten mit Duchenne-Muskeldystrophie (McPherson u. Taylor 1982); Patienten mit familiärer Ichthyosis vulgaris und niedrigem muskulärem Carnitingehalt (Haegy u. Mitarb. 1982).

Die Aktivität der Myophosphorylase A ist bei maligner Hyperthermie erhöht. In-vitro-Tests an exzidierten Muskelpräparaten unter Einwirkung von Coffein oder Halothan sind zur Dokumentation einer Bereitschaft zur Hyperthermie angewandt worden.

*Mikroskopie:* Sie ist nach Folgezuständen der malignen Hyperthermie unspezifisch durch Muskelfasernekrosen infolge einer Rhabdomyolyse und durch allgemeine myopathische Phänomene gekennzeichnet. Während Rhabdomyolyse und Muskelfaserdegeneration Folge der Hyperthermie, möglicherweise einer Hypoxie und allgemeinen Stoffwechselsteigerung darstellen, deuten andere myopathische Zeichen darauf hin, daß auch ohne maligne Hyperthermie eine latente Myopathie bestehen kann, eine Hyperpyrexie-Myopathie.

**Pathogenetisch** wird die Ursache der Hyperthermie in vermehrtem Calciumeinstrom in das Sarkoplasma und einem gestörten Stoffwechsel der Mitochondrien oder des sarkoplasmatischen Retikulums gesehen.

## Mangelernährung

Hunger führt zu Abmagerung infolge Verlustes von Fett- und Muskelmasse. In der Reifungsphase der Skelettmuskulatur bewirkt eine unzureichende Proteinzufuhr eine Verzögerung der histochemischen Ausdifferenzierung der Muskelfasern und des Durchmesserwachstums. Unzureichende Ernährung, z.B. bei Anorexia nervosa, kann in einer Atrophie der Muskelfasern, besonders der Typ-2-Fasern, resultieren (Lindboe u. Mitarb. 1982). Ausschließlich parenterale Ernährung ohne Zugabe von Fettstoffen kann zu einer akuten reversiblen Myopathie führen, die durch einen erheblichen Anstieg der CK-Werte gekennzeichnet ist.

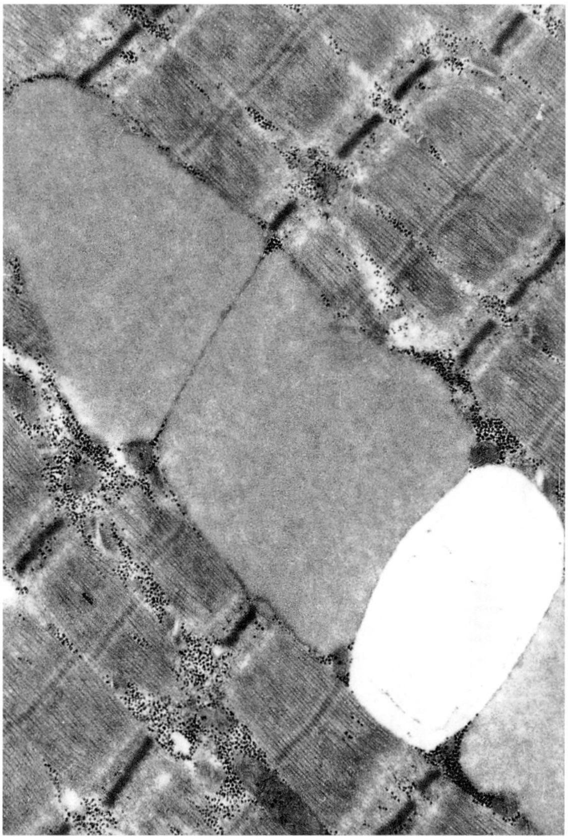

Abb. 10.**18** Hypokaliämische periodische Paralyse. Hochgradige Schwellung des sarkoplasmatischen Retikulums, das mit feingranulärem Material gefüllt ist. Optisch leere Vakuole, dazwischen ein Lipidtropfen, × 14400.

## Ischämie

Vollständige Unterbrechung der Blutzufuhr zur Skelettmuskulatur bewirkt Nekrose. Inkomplete temporäre Ischämie, wie Claudicatio intermittens oder bei rekonstruktiver Gefäßchirurgie, zeigt selektive Nekrose von Muskelfasern mit Übergang in eine unspezifische, nekrotisierend-chronische Myopathie sowie zahlreiche anguläre Fasern und elektronenmikroskopisch abnorm konfigurierte Mitochondrien mit parakristallinen Einschlüssen (Sjöström u. Mitarb. 1982). Das *Tibialis-anterior-Logen-Syndrom* ist gleichfalls ischämischer Natur.

## Lysosomale Krankheiten

Lysosomale Krankheiten, die auf dem Mangel eines lysosomalen Enzyms beruhen, zeigen lysosomale Residualkörperchen in viszeralen und neuralen Organen und in der Skelettmuskulatur (Tab. 10.**10**), wobei neuromuskuläre klinische Symptome nur bei der Typ-II-Glykogenose (s. S. 475) auftreten.

*Lichtmikroskopisch* liegen im quergestreiften Muskel Residualkörperchen, die aufgrund vermehrter Aktivität der sauren Phosphatase erkennbar sind.

Tabelle 10.**10** Morphologische Manifestation lysosomaler Krankheiten in der Skelettmuskulatur

---

A. Quergestreifte Muskelfasern
   Typ-II-Glykogenose (mit und ohne Saure-Maltase-Mangel)
   Neuronale Ceroidlipofuszinosen (außer adulte Form)
   Mukolipidosis IV
   Morbus Fabry
   Mannosidose

B. Interstitielle und/oder Gefäßwandzellen
   Mukopolysaccharidosen I + II
   Mukolipidosen I + II
   Mannosidose
   Fukosidose
   $G_{M1}$-Gangliosidose
   Morbus Sandhoff ($G_{M2}$-Gangliosidose)
   Morbus Niemann-Pick Typ C
   Typ-II-Glykogenose
   Neuronale Ceroidlipofuszinosen
   Morbus Fabry

---

*Elektronenmikroskopisch* weisen sie unterschiedlich charakteristischen Inhalt auf und sind immer von einer Membran umgrenzt. Vakuoläre lysosomale Speicherkrankheiten zeigen eine lysosomale Vakuolisierung von interstitiellen Fibroblasten und Gefäßwandzellen, jedoch nicht der quergestreiften Muskelfasern.

### Lafora-Krankheit

Bei dieser neurodegenerativen Krankheit (s. S. 157), bei der die Skelettmuskulatur klinisch nicht erkrankt, finden sich in Muskelfasern Filamente und Granula enthaltende Peroxysomen, die nur fraglich positiv in der Sauren-Phosphatase-Reaktion, aber katalasepositiv sind.

### Urämie

Chronische Niereninsuffizienz und Urämie können eine Neuromyopathie bewirken. Neben neurogenen Läsionen, die durch urämische Polyneuropathie bedingt sind (s. S. 450), lassen sich in der Muskulatur eine Typ-2-Faseratrophie und Kapillaropathie mit deutlicher Verbreiterung der Basalmembran dokumentieren.

### Diabetes mellitus

Die morphologischen Veränderungen in der Muskulatur bei Diabetes mellitus sind denen der Urämie ähnlich. Die Verdickung der kapillären Basalmembran im Muskel gilt als besonders charakteristisch. Bei diabetischer Amyotrophie finden sich vorwiegend Zeichen eines neurogenen Prozesses infolge einer Neuropathie, während auch eine Typ-2-Faseratrophie im Vordergrund stehen kann. Zeichen einer unspezifischen Myopathie sind möglicherweise Ausdruck einer Mikroangiopathie.

### Maligne Tumoren

Abgesehen von einer allgemeinen Kachexie sowie lokalen Symptomen infolge Infiltration von Muskulatur und peripheren Nerven durch Tumorzellen, treten bei Karzinomen auch vereinzelt neuromuskuläre Symptome auf, die als karzinomabhängige Begleit-, Folge- oder Voraufkrankheiten angesehen werden, nämlich eine Typ-2-Faseratrophie, eine Dermatomyositis/Polymyositis, eine Myasthenia gravis, das myasthenische Eaton-Lambert-Syndrom oder eine periphere Neuropathie, wobei sich die muskelmorphologischen Befunde von denen der auch ohne Karzinom isoliert auftretenden entsprechenden neuromuskulären Krankheiten nicht unterscheiden. Die ursächlichen Faktoren für derartige neuromuskuläre Krankheiten bei Karzinomen sind unklar. Auch ohne neuromuskuläre klinische Symptome lassen sich allgemeine Atrophie, Typ-2-Faseratrophie und neurogene Atrophie in der Muskulatur dokumentieren.

### Vitamin-E-Mangel-Myopathie

Vitamin-E-Mangel erzeugt im Tierexperiment eine nekrotisierende Myopathie. Beim Menschen sind klinische neuromuskuläre – auch neuropathische – Symptome eines Vitamin-E-Mangels selten, weil Vitamin E meist in ausreichender Form mit der Nahrung aufgenommen wird. Bei Malabsorptionssyndromen, zystischer Pankreasfibrose, biliärer Leberzirrhose und gelegentlich aus anderer Ursache kann der Vitamin-E-Spiegel im Serum sehr niedrig und von einer Myopathie begleitet sein. Hierbei finden sich charakteristische Lipopigmente granulärer Feinstruktur (Burck u. Mitarb. 1981).

### Endokrine Myopathien

Myopathien, die klinisch teils im Vordergrund stehen, teils ein begleitendes Symptom der Grundkrankheit darstellen, können bei Krankheiten der Schilddrüse (hyperthyreotische und hypothyreotische Myopathien), der Nebennierenrinde (Morbus Cushing, Hyperaldosteronismus, nach Steroidtherapie), der Nebenschilddrüse (Hyperparathyreoidismus – Hypoparathyreoidismus) und der Hypophyse (Akromegalie und Panhypopituitarismus) auftreten.

Die morphologischen Veränderungen bei diesen verschiedenartigen endokrinen Myopathien sind jeweils unspezifisch, aber vielfach unter entsprechender endokriner Therapie reversibel, so daß an den morphologischen Läsionsmustern nicht die Zugehörigkeit zu einer individuellen endokrinen Myopathie abzulesen ist.

### Alkoholmyopathie

Chronische Alkoholeinnahme kann zu einer Neuropathie (s. S. 280) und zu einer Myopathie führen. Bei der akuten alkoholischen Myopathie finden sich nach Rhabdomyolyse Muskelfasernekrosen, Substratdefekte in der NADH-Präparation in Typ-1-Fasern sowie anomal konfigurierte Mitochondrien. Bei der chronischen Alkoholmyopathie sind neben anomal konfigurierten Mitochondrien wiederholt tubuläre Aggregate (Del Villar Negro u. Mitarb. 1982) beschrieben worden. Eine Typ-2-Faseratrophie (Martin u. Mitarb. 1982) und die neurogene Atrophie sind Folgen der Neuropathie.

## Medikamenteninduzierte neuromuskuläre Krankheiten

Verschiedene myomorphologische Schädigungsmuster und neuromuskuläre Krankheiten iatrogener Herkunft sind inzwischen beschrieben worden. *Steroidmyopathie* bedingt meist eine Typ-2-Faseratrophie, seltener eine nekrotisierende Myopathie (Ojeda 1982). Nach *D-Penicillamin-Medikation* können sich eine Myasthenie sowie eine Polymyositis entwickeln. Das Antimalariamittel *Resochin* (Chloroquin) erzeugt eine lysosomale Myopathie mit kurvilinearen Körperchen in den Skelettmuskelfasern. Auch viele andere Medikamente können tierexperimentell in vergleichsweise hohen Dosen lysosomale Speicherkrankheiten hervorrufen, wobei gelegentlich auch die Muskulatur durch eine Myopathie geschädigt sein kann. Offenbar werden die entsprechenden chemischen Substanzen im lysosomalen Kompartiment nicht katabolisiert und bleiben als Residualkörperchen morphologisch erkennbar. *Amiodaron*medikation führt zu einer Neuromyopathie. Rhabdomyolyse, Myoglobinurie und nekrotisierende Myopathie können nach ε-*Aminocapronsäure*-, *Clofibrat*medikation beobachtet werden. Eine Neuropathie und Einzelfasernekrosen in der Muskulatur können nach Vincristin entstehen, während Intoxikation mit *Barbituraten* und anderen Narkotika wie *Heroin* vorwiegend zu einer Rhabdomyolyse führen.

Dementsprechend können auch andere chemische Substanzen, die nicht iatrogen, sondern eher industriell eingesetzt werden, zu Schädigungen der Muskulatur führen, so eine hypokaliämische periodische Paralyse nach chronischer *Toluenintoxikation* (Bennet u. Froman 1980) oder eine Myopathie nach chronischer organischer *Phosphatvergiftung*.

## Rhabdomyolyse und Myoglobinurie

Energetische Überlastung der Muskelfaser kann zu ihrer Nekrose führen. Aktue körperliche Überforderung, z. B. von unsportlichen Rekruten oder von Marathonläufern, hat wiederholt zu einer Myoglobinurie aufgrund einer Rhabdomyolyse geführt. Kommen zusätzliche oder andere den Energiehaushalt der Muskelfaser belastende Faktoren hinzu wie angeborene Stoffwechseldefekte, Intoxikationen oder andere Primärkrankheiten, so ist die Grenze der energetischen Belastbarkeit der Muskelfaser schon früher erschöpft. Die Schädigung von mindestens 200 g Muskelgewebe kann eine Myoglobinurie hervorrufen, die vereinzelt ein akutes Nierenversagen auslösen kann (Abb. 10.**19**).

Rhabdomyolyse, Myoglobinämie und Myoglobinurie, bei denen meist Myoglobin (und CK) infolge geschädigter Muskelmembranen in das Serum und bei Erreichen des renalen Schwellenwertes von etwa 5–15 je/ml (Penn 1979) in den Urin übertritt, sind daher bei bestimmten Stoffwechseldefekten häufige Symptome, kommen aber auch bei anderen neuromuskulären Krankheiten vor.

*Lichtmikroskopisch* finden sich in der Muskulatur als Folge der Rhabdomyolyse eine Nekrose oder, wenn sie länger zurückliegt, eine Phagozytose sowie Regenerate von Muskelfasern. Rezidivierende rhabdomyolytische Attacken führen zu einer chronischen Myopathie, möglicherweise auch dann, wenn Rhabdomyolyse und Myoglobinurie diskret verlaufen oder unentdeckt bleiben.

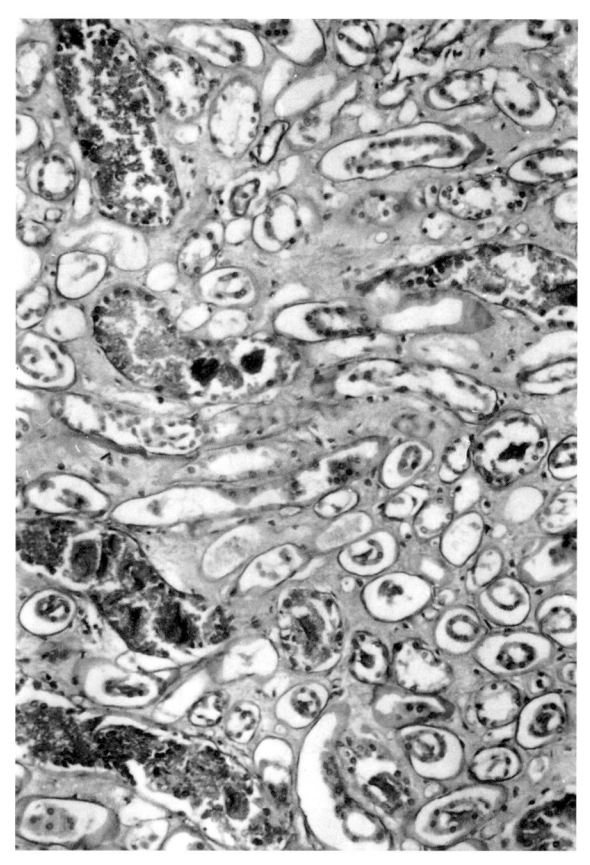

Abb. 10.**19** Rhabdomyolyse und Myoglobinurie. Zahlreiche Nierenkanälchen sind mit granulären Myoglobinzylindern gefüllt. PAS, × 144.

# Entzündliche Myopathien

Entzündliche Reaktionen treten in der Skelettmuskulatur unter vielfältigen Bedingungen auf. Der primäre Untergang einer Muskelfaser durch Nekrose und Phagozytose kann bereits von kleinen entzündlichen Infiltraten begleitet sein.

## Infektiöse Entzündung und Abszesse

Durch Eitererreger können sich primäre Entzündungen und Abszesse, fortgeleitet von offenen Wunden, in der angrenzenden Muskulatur – auch phlegmonös – ausbreiten. Eine primäre Pyomyositis ist in unseren gemäßigten Klimazonen außerordentlich selten, kommt in tropischen Ländern jedoch häufiger vor. Staphylokokken sind offenbar die häufigsten Erreger. Neben den bakteriellen Myositiden sind die viralen Myositiden zu erwähnen, die bei einer viralen Infektion zwar klinische Symptome – meist jedoch nur passager – verursachen, aber kaum morphologisch dokumentiert werden. Hier sind am ehesten diskrete lymphozytär-mononukleäre Infiltrate in der Skelettmuskulatur (Ruff u. Secrist 1982) zu erwarten, selten eine Rhabdomyolyse.

Von größerer Bedeutung sind protozoenbedingte Myositiden, unter denen die Trichinose die bestbekannte Form darstellt. Neben der akuten entzündlichen Reaktion finden sich Parasiten in Muskelfasern, die nicht selten noch nach vielen Jahren histologisch nachweisbar sind.

## Polymyositis – Dermatomyositis

Während die erregerbedingten Myositiden für die Muskelpathologie im großen und ganzen nur von untergeordneter Bedeutung sind, begegnen Polymyositis und Dermatomyositis dem Neuropathologen häufig. Ein Autoimmunprozeß und eine Immundefizienz werden diskutiert, ohne daß die Kette immunologischer Abläufe einerseits oder primäre antigene Determinanten andererseits bisher bekannt sind. Nur selten wird ein infektiöses Agens wie Toxoplasmen ätiologisch gesichert.

Polymyositis und Dermatomyositis kommen kaum im allerfrühesten Kindesalter, sonst aber in allen Lebensdekaden vor. Einzelne Formen der Polymyositis sind nach klinischen Gesichtspunkten unterschieden worden, nicht jedoch morphologisch.

**Klinik:** Die Polymyositis ist vorwiegend eine Erkrankung des Erwachsenenalters und ist in ihrer *akuten Form* oft von einer Dermatomyositis ohne Hautbeteiligung nicht ohne weiteres abgrenzbar. Die *chronische Form* ist schwer zu diagnostizieren, da Schmerzen nur bei 50% der Patienten auftreten, eine Muskelschwäche sich langsam und vorwiegend proximal entwickelt. Allgemeine Entzündungsparameter wie erhöhte Blutsenkung, Eiweißverschiebungen im Serum sind ebenso variabel wie erhöhte CK-Werte, Myoglobinurie und ein „myopathisches" Elektromyogramm mit Fibrillationen.

Die Polymyositis kann mit Kollagenkrankheiten (Overlap-Syndrom) assoziiert sein. Eine fokale Myositis, auch als „Quadrizepsmyopathie", kann sich zu einer generalisierten Polymyositis ausweiten (Heffner u. Barron 1981, Heffner 1984).

*Mikroskopie:* Mit zunehmender Dauer der *Polymyositis* treten Zeichen der chronischen Myopathie und des Umbaues der Faszikel auf, wobei in der Regel spärliche entzündliche Infiltrate innerhalb der Faszikel und perifaszikulär gelegen sind (Abb. 10.**21**). In anderen Fällen treten Nekrosen in den Vordergrund. Der Nachweis die offenbar unversehrte Muskelfaser attackierender $T_8$-Lymphozyten unterstützt die Annahme einer Autoimmunkrankheit (Arahata u. Engel 1984, Engel u. Arahata 1984). Spärliche entzündliche Infiltrate bei wenig betroffenem Parenchym zeigen eine *fokale Myositis* an (Abb. 10.**22**).

Bei *Dermatomyositis* findet sich perifaszikuläre Schädigung oder Atrophie der Muskelfasern (Abb. 10.**20**), wobei Typ-1- sowie Typ-2-Fasern betroffen sein können. Der Grad der perifaszikulären Atrophie kann regional stark variieren. Eine besondere Form der Dermatomyositis ist abgegrenzt worden, wenn mit ihr eine generalisierte Vaskulitis einhergeht (Banker u. Victor 1966), wobei intramuskuläre Kapillaren der Nekrose anheimfallen und regenerieren können. *Elektronenmikroskopisch* lassen sich nicht selten in kapillären Endothelien membranbegrenzte, tubulär retikuläre Profile oder undulierende Tubuli dokumentieren (Abb. 10.**20b**), wie sie auch bei Lupus erythematodes oder Sklerodermie gesehen wurden und in Perizyten, Lymphozyten – hier auch durch Interferon induzierbar – und anderen Zellen vorkommen.

Als eine besondere Form der chronischen Myositis wird die sogenannte *Einschlußkörperchenmyositis* angesehen, bei der in Muskelfaserkernen (Abb. 10.**23**) und im Zytoplasma 15–20 nm dicke Filamente auftreten, die lichtmikroskopisch als Einschlußkörperchen imponieren und oft in der Nähe von autophagischen Vakuolen (Abb. 10.**23**) liegen. Nicht selten können entzündliche Infiltrate fehlen. Die Ursache der Einschlußkörperchenmyositis ist unbekannt.

---

Abb. 10.**21** Chronische Myositis. Entzündliche Infiltrate peri- und intrafaszikulär bei myopathischem Umbau der einzelnen Faszikel. Elastika-van-Gieson, × 90.

Abb. 10.**22** Fokale Myositis. Nur spärliche entzündliche Infiltrate in der Muskulatur, die Kaliberschwankungen der Muskelfasern aufweist. Elastika-van-Gieson, × 175.

Entzündliche Myopathien 483

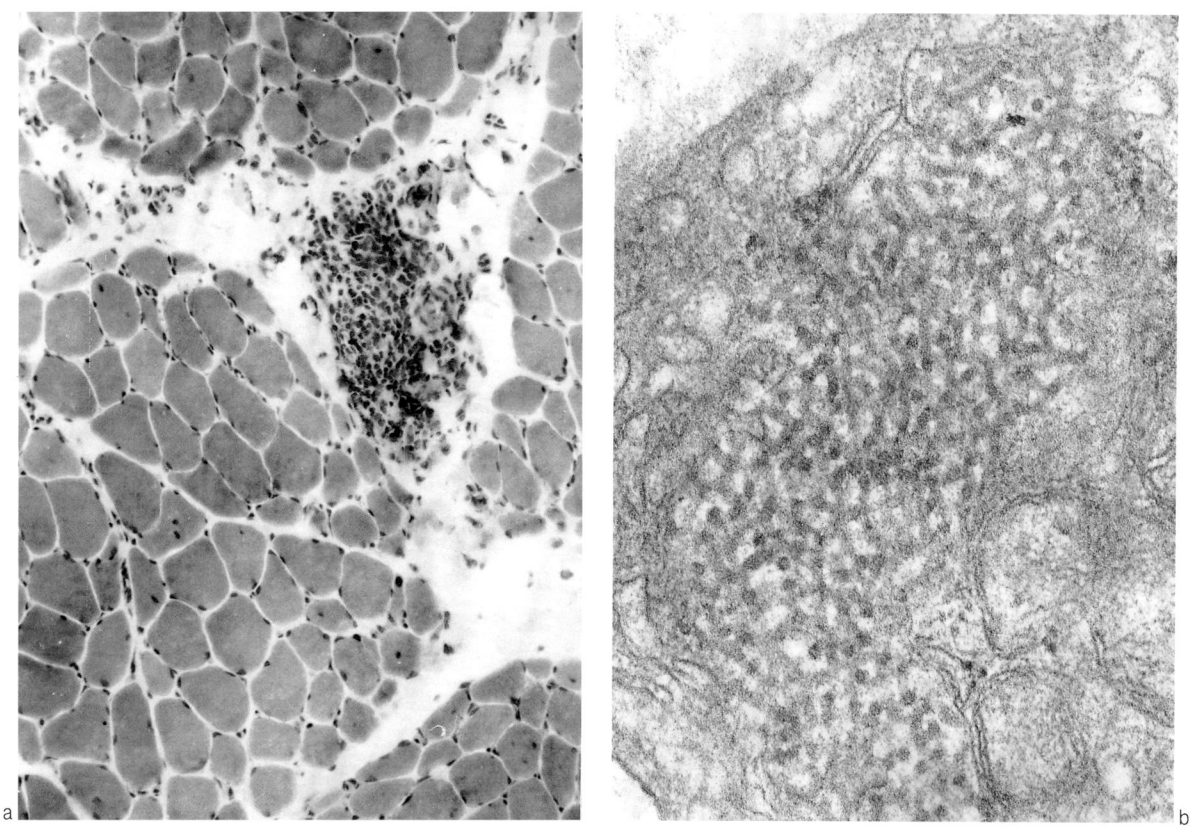

Abb. 10.**20** **a** Dermatomyositis. Die ein entzündliches Infiltrat umgebenden Faszikel zeigen perifaszikuläre Atrophie der Muskelfasern. HE, × 136. **b** Dermatomyositis. Zahlreiche tubuläre Profile in einer Endothelzelle, × 85400.

Abb. 10.**21**

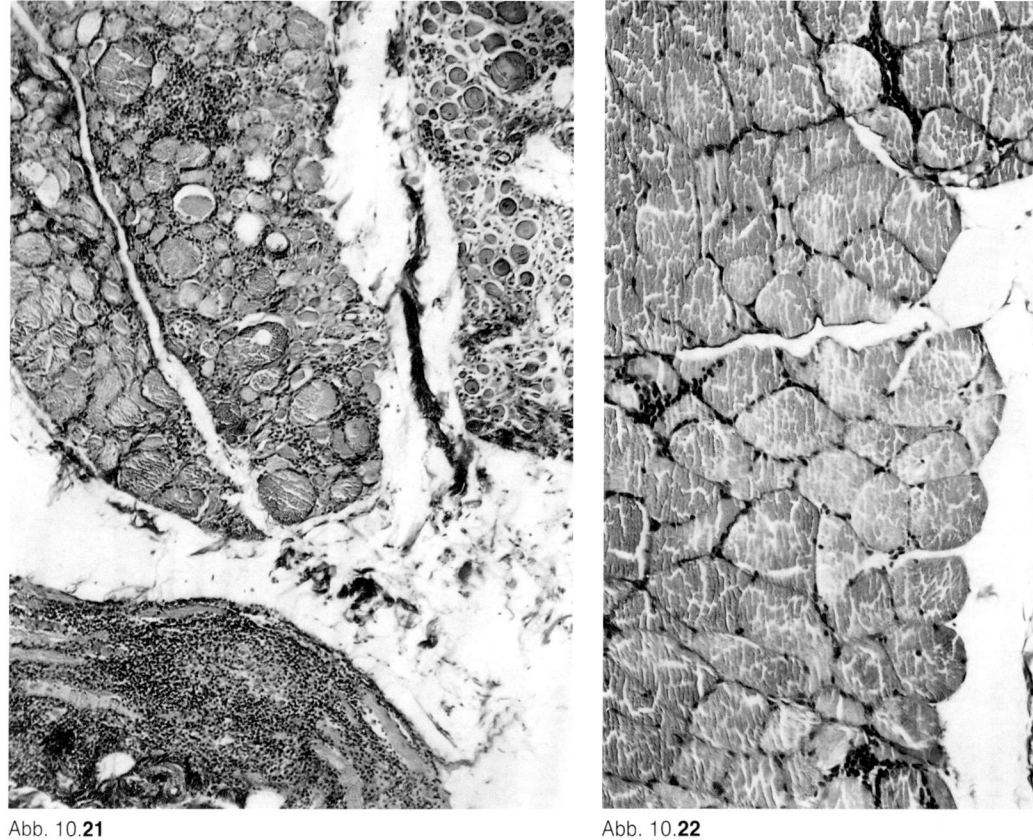

Abb. 10.**22**

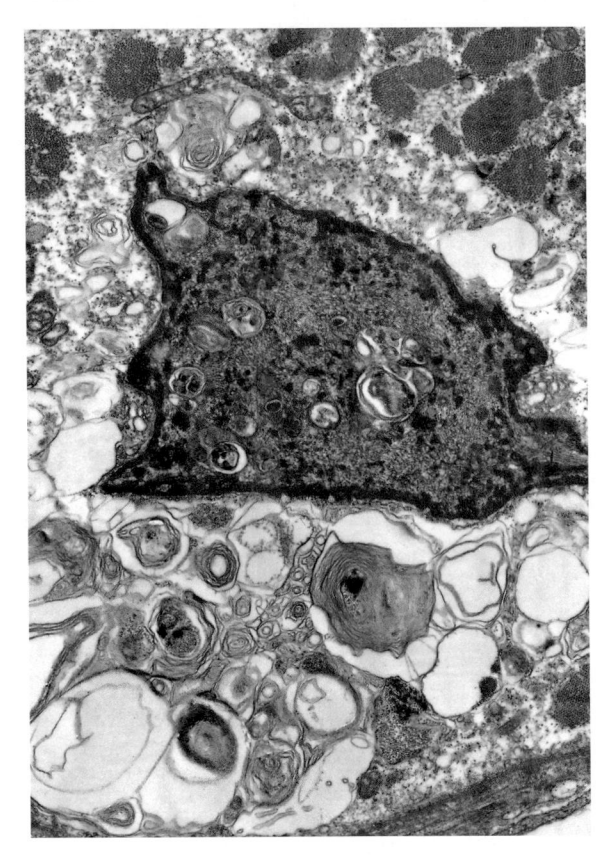

Abb. 10.23 Einschlußkörperchenmyositis. Um einen Kern, der typische Filamente enthält, geränderte („rimmed") autophagische Vakuolen, × 8820.

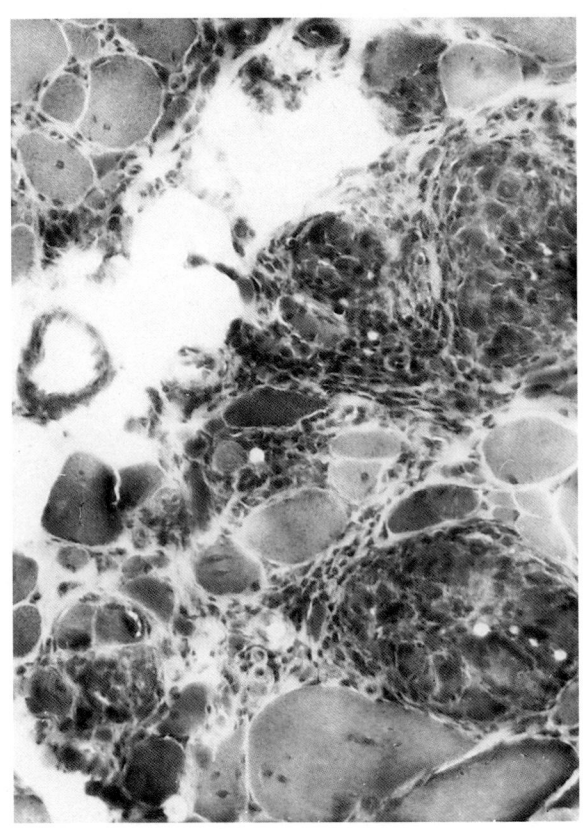

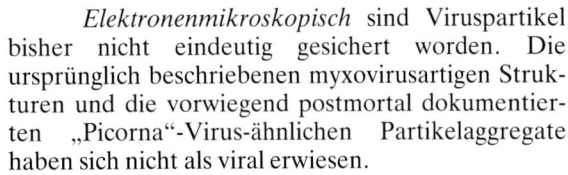

Abb. 10.24 Sarkoidmyopathie. Mehrere Granulome im myopathisch umgebauten Muskelfaszikel. Modifizierte Trichromfärbung, × 190.

*Elektronenmikroskopisch* sind Viruspartikel bisher nicht eindeutig gesichert worden. Die ursprünglich beschriebenen myxovirusartigen Strukturen und die vorwiegend postmortal dokumentierten „Picorna"-Virus-ähnlichen Partikelaggregate haben sich nicht als viral erwiesen.

Unter dem Sammelbegriff der *„Neuromyositis"* versteht man eine Entzündung, die Muskulatur und peripheren Nerv gleichzeitig betrifft und sich in der Muskulatur in Form einer Myositis und einer neurogenen Atrophie bemerkbar macht. Lokal können intramuskuläre Nervenästchen in den entzündlichen Prozeß einbezogen werden und Zeichen der Denervation bewirken (Heffner u. Barron 1980).

## Sarkoidose

Bei der Sarkoidose, deren Muskelbefall vom nodulären, myositischen oder amyotrophen Typ sein kann, gelegentlich auch bei Polymyositis, der *Lues,* der *Tuberkulose,* der *Crohn-Kolitis,* finden sich bei Befall der Skelettmuskulatur Granulome (Abb. 10.24), nicht selten mit Riesenzellen. Bei der Sarkoidmyopathie kann der myopathische Charakter ganz im Vordergrund stehen.

## Behçet-Krankheit

Die Myopathologie bei der Behçet-Krankheit manifestiert sich durch neurogene Atrophie oder subtil durch unspezifische ultrastrukturelle Läsionen (Afifi u. Mitarb. 1980).

## Polymyalgia rheumatica

Bei der Polymyalgia rheumatica besteht häufig eine Typ-2-Faseratrophie, während Zeichen der Myositis oder der Myopathie vielfach selbst dann fehlen, wenn eine Arteriitis temporalis mit Riesenzellen zugleich vorliegt.

## Arteriitiden

Arteriitiden, z. B. die Panarteriitis nodosa, mit einem stärkeren Befall muskulärer Gefäße, führen zu ischämischen Nekrosen.

# Genetisch bedingte Syndrome

Bei diesen Syndromen ist die Skelettmuskulatur nicht selten auch beteiligt, wenn auch die morphologischen Veränderungen meist noch unklar sind, weil die Muskulatur selten morphologisch untersucht wird.

Bei dem *Marfan*- und dem *Dyggve-Melchior-Syndrom* wurden morphologische Befunde beschrieben. Das *Prader-Willi-Syndrom* zeigt zwar eine ausgeprägte infantile Hypotonie, aber keine speziellen myopathologischen Veränderungen (Dubowitz 1978).

Mit der Bezeichnung „*Floppy-infant*"-*Syndrom* lassen sich neuromuskuläre Krankheiten verschiedener Ätiologie des frühen Kindesalters zusammenfassen, wie die infantile spinale Muskelatrophie, die infantile dystrophische Myotonie, die kongenitalen myasthenischen Syndrome, kongenitale Myopathien, die morphologisch vielfach befundlose benigne kongenitale Hypotonie, das Prader-Willi-Syndrom, die hereditäre sensomotorische Neuropathie III Déjerine-Sottas und gelegentlich primäre zerebrale Erkrankungen, wie die $G_{M2}$-Gangliosidose.

*Neoplasmen:* Tumoren muskulärer Herkunft oder Lokalisation werden im Kapitel „Tumoren" abgehandelt.

## Literatur

Afifi, A. K., R. A. Frayha, N. B. Bahuth, A. Tekian: The myopathology of Behçet's disease. A histochemical, light-, and electron-microscopic study. J. neurol. Sci. 48 (1980) 333–342

Arahata, K., A. G. Engel: Monoclonal antibody analysis of mononuclear cells in myopathies. I: Quantitation of subsets according to accumulation and demonstration and counts of muscle fibers invaded by T cells. Ann. Neurol. 16 (1984) 193–208

Banker, B. Q.: Neuropathologic aspects of arthrogryposis multiplex congenita. Clin. Orthop. 194 (1985) 30–43

Banker, B. Q., M. Victor: Dermatomyositis (systemic angiopathy) of childhood. Medicine 45 (1966) 261–289

Barth, P. G., G. K. Van Wijngaarden, J. Bethlem: X-linked myotubular myopathy with fatal neonatal asphyxia. Neurology (Minneap.) 25 (1975) 531–536

Bennet, R. H., H. R. Froman: Hypokalemic periodic paralysis in chronic toluene exposure. Arch. Neurol. (Chic.) 37 (1980) 673

Bertorini, T., Y.-Y. Yeh, C. Trevisan, E. Stadlan, S. Sabesin, S. DiMauro: Carnitine palmityl transferase deficiency: Myoglobinuria and respiratory failure. Neurology (Minneap.) 30 (1980) 263–271

Biemond, A.: Myopathia distalis juvenilis hereditaria. Acta psychiat. scand. 30 (1955) 25–38

Brooke, M. H.: Congenital fiber type disproportion. In Kakulas, B. A.: Clinical Studies in Myology, Teil 2. Excerpta Medica, Amsterdam 1973 (pp. 147–159)

Brooke, M. H.: A Clinician's View of Neuromuscular Diseases, 2nd ed. Williams & Wilkins, Baltimore 1986

Burck, U., H. H. Goebel, H. D. Kuhlendahl, C. Meier, K. M. Goebel: Neuromyopathy and vitamin E deficiency in man. Neuropediatrics 12 (1981) 267–278

Carroll, J. E., M. H. Brooke, D. C. DeVivo, J. B. Shumate, R. Kratz, S. P. Ringel, J. M. Hagberg: Carnitine "deficiency": Lack of response to carnitine therapy. Neurology (Minneap.) 30 (1980) 618–626

Chapoy, P., C. Angelini, S. Cederbaum: Déficit systémique en carnitine. Place dans le syndrome de Reye. Nouv. Presse méd. 10 (1981) 499–502

Conen, P. E., E. G. Murphy, W. L. Donohue: Light and electron microscopic studies of "myogranules" in a child with hypotonia and muscle weakness. Canad. med. Ass. J. 89 (1963) 983–986

Del Villar Negro, A., J. M. Angulo, J. M. R. Pomar, C. A. Errasti: Tubular aggregates in skeletal muscle of chronic alcoholic patients. Acta neuropathol. 56 (1982) 250–254

DiMauro, S., C. Trevisan: Carnitine palmityltransferase (CPT) deficiency: a review. In Schotland, D. L.: Disorders of the Motor Unit. Wiley, New York 1982 (pp. 657–666)

DiMauro, S., G. B. Hartwig, A. Hays, A. B. Eastwood, R. Franco, M. Olarte, M. Chang, A. D. Roses, M. Fetell, R. S. Schoenfeldt, L. Z. Stern: Debrancher deficiency: neuromuscular disorder in 5 adults. Ann. Neurol. 5 (1979) 422–436

Dubowitz, V.: Muscle disorders in childhood. In Schaffer, A. J., M. Markowitz: Major Problems in Clinical Pediatrics, Vol. 16. Saunders, London 1978

Engel, A. G.: Myasthenia gravis und myasthenic syndromes. Ann. Neurol. 16 (1984) 519–534

Engel, A. G., K. Arahata: Monoclonal antibody analysis of monoculear cells in myopathies. II: Phenotypes of autoinvasive cells in polymyositis and inclusion body myositis. Ann. Neurol. 16 (1984) 209–215

Engel, W. K.: The essentiality of histo- and cytochemical studies of skeletal muscle in the investigation of neuromuscular disease. Neurology (Minneap.) 12 (1962) 778–794

Fishbein, W. N., J. L. Griffin, V. W. Armbrustmacher: Stain for skeletal muscle adenylate deaminase. Arch. Pathol. Lab. Med. 104 (1980) 462–466

Garancis, J. C., R. R. Panares, T. A. Good, J. F. Kuzma: Type III glycogenosis. A biochemical and electron microscopic study. Lab. Invest. 22 (1970) 468–477

Gardner-Medwin, D.: Clinical features and classification of the muscular dystrophies. Brit. med. Bull. 36 (1980) 109–115

Goebel, H. H.: Morphologie der Myopathien des Erwachsenenalters. Nervenheilkunde 5 (1986a) 69–75

Goebel, H. H.: Neuropathological aspects of congenital myopathies. Progr. Neuropathol. 6 (1986b) 231–262

Goebel, H. H., H. Schmalbruch, J. M. Schröder: Die diagnostische Muskelbiopsie – Planung und Durchführung. Akt. Neurol. 10 (1983a) 104–105

Goebel, H. H., A. Fidziańska, H. G. Lenard, G. Osse, A. Hori: A morphological study of non-Japanese congenital muscular dystrophy associated with cerebral lesions. Brain and Develop. (1983b) 292–301

Goebel, H. H., H. G. Lenard: "Congenital myopathies – an update". Handbook of Clinical Neurology (in press)

Goebel, H. H., F. Trautmann, W. Dippold: Recent advances in the morphology of myositis. Pathol. Res. Pract. 180 (1985) 1–9

Haegy, J. M., G. Laplatte, J. L. Gollner, F. Eulry, R. Clement, F. Schneider: Hyperthermie maligne d'effort chez un sujet ayant une ichtyose familiale commune. Nouv. Presse méd. 11 (1982) 115–117

Hall, J. G.: Arthrogryposis. In Spranger, J., M. Tolksdorf: Klinische Genetik in der Pädiatrie. Thieme, Stuttgart 1980 (S. 105–121)

Handelsman, J. E., M. A. Badalamente: Neuromuscular studies in clubfoot. J. pediat. Orthop. 1 (1981) 23–32

Hausmanowa-Petrusewicz, I., A. Fidziańska, I. Niebrój-Dobosz, M. H. Strugalska: Is Kugelberg-Welander spinal muscular atrophy a fetal defect? Muscle and Nerve 3 (1980) 389–402

Heffner jr., R. R., S. A. Barron: Denervating changes in focal myositis, a benign inflammatory pseudotumor. Arch. Pathol. Lab. Med. 104 (1980) 261–264

Heffner, R. R. (Eds.): Muscle Pathology. Churchill Livingstone, New York 1984

Heffner jr., R. R., S. A. Barron: Polymyositis beginning as a focal process. Arch. Neurol. (Chic.) 38 (1981) 439–442

Hopkins, L. C., J. A. Jackson, L. J. Elsas: Emery-Dreifuss humeroperoneal muscular dystrophy: An X-linked myopathy with unusual contractures and bradycardia. Ann. Neurol. 10 (1981) 230–237

Howell, R. R., J. C. Williams: The glycogen storage diseases. In Stanbury, J. B., J. B. Wyngaarden, D. S. Fredrickson: The Metabolic Basis of Inherited Disease, 5th ed. McGraw-Hill, New York 1983 (pp. 167–191)

Hudgson, P., J. N. Walton: Polymyositis and other inflammatory myopathies. In Vinken, P. J., G. W. Bruyn: Handbook of Clinical Neurology, Vol 41: Diseases of Muscle, Part 2. North-Holland, Amsterdam 1979 (pp. 51–93)

Kalyanaraman, K., U. P. Kalyanaraman: Myopathic arthrogryposis with seizures and abnormal electroencephalogram. J. Pediat. 100 (1982) 247–250

Korényi-Both, A. L.: Muscle Pathology in Neuromuscular Disease. Thomas, Springfield/Ill. 1983

Kost, G. J., M. A. Verity: A new variant of late-onset myophosphorylase deficiency. Muscle and Nerve 3 (1980) 195–201

Kratz, R., M. H. Brooke: Distal myopathy. In Vinken, P. J., G. W. Bruyn: Handbook of Clinical Neurology, Vol. 40: Diseases of Muscle, Part 1. North-Holland, Amsterdam 1979 (pp. 471–483)

Kuzuhara, S., S. M. Chou: Preservation of the phrenic motoneurons in Werdnig-Hoffmann disease. Ann. Neurol. 9 (1981) 506–510

Lee, Y.-S., W. C. L. Yip: A fatal congenital myopathy with severe type I fibre atrophy, central nuclei and multicores. J. neurol. Sci. 50 (1981) 277–290

Lenard, H. G., H. H. Goebel: Congenital muscular dystrophies and unstructured congenital myopathies. Brain and Develop. 2 (1980) 119–125

Lerner, A., T. C. Iancu, N. Bashan, R. Potashnik, S. Moses: A new variant of glycogen storage disease. Amer. J. Dis. Child. 136 (1982) 406–410

Lindboe, C. F., F. Askevold, M. Slettebo: Changes in skeletal muscles of a young woman with anorexia nervosa. An enzyme histochemical study. Acta neuropathol. 56 (1982) 299–302

Martin, F. C., G. Slavin, A. J. Levi: Alcoholic muscle disease. Brit. med. Bull. 38 (1982) 53–56

Matsubara, S., H. Tanabe: Hereditary distal myopathy with filamentous inclusions. Acta neurol. scand. 65 (1982) 363–368

Maudner-Sewry, C. A., V. Dubowitz: Needle muscle biopsy for carrier detection in Duchenne muscular dystrophy. Part 1. Light microscopy – histology, histochemistry and quantitation. J. neurol. Sci. 49 (1981) 305–324

McPherson, E., C. A. Taylor jr.: The genetics of malignant hyperthermia: Evidence for heterogeneity. Amer. J. med. Genet. 11 (1982) 273–285

Morgan-Hughes, J. A., B. R. F. Lecky, D. N. London, N. M. F. Murray: Alterations in the number and affinity of junctional acetylcholine receptors in a myopathy with tubular aggregates. A newly recognized receptor defect. Brain 104 (1981) 279–295

Neville, H. E., M. H. Brooke: Central core fibers: structured and unstructured. In Kakulas, B. A.: Basic Research in Myology, Part. 1. Excerpta Medica, Amsterdam 1973 (S. 497–511)

Nonaka, I., N. Sunohara, S. Ishiura, E. Satoyoshi: Familial distal myopathy with rimmed vacuole and lamellar (myeloid) body formation. J. neurol. Sci. 51 (1981a) 141–155

Nonaka, I., A. Takagi, H. Sugita: The significance of type 2C muscle fibers in Duchenne muscular dystrophy. Muscle and Nerve 4 (1981b) 326–333

Nonaka, I., H. Sugita, K. Takada, K. Kumagai: Muscle histochemistry in congenital muscular dystrophy with central nervous system involvement. Muscle and Nerve 5 (1982) 102–106

Ohta, M., F. Matsubara, K. Hayashi, K. Nakao, H. Nishitani: Acetylcholine receptor antibodies in infants of mothers with myasthenia gravis. Neurology (Minneap.) 31 (1981) 1019–1022

Ojeda, V. J.: Necrotizing myopathy associated with steroid therapy. Pathology 14 (1982) 435–438

Parker, D., A. W. Root, S. Schimmel, M. Andriola, S. DiMauro: Encephalopathy and fatal myopathy in two siblings. Their association with partial deficiency of muscle carnitine. Amer. J. Dis. Child. 136 (1982) 598–601

Pearn, J.: Classification of spinal muscular atrophies. Lancet 1980/I, 919–922

Penn, A. S.: Myoglobin and myoglobinuria. In Vinken, P. J., G. W. Bruyn: Handbook of Clinical Neurology, Vol. 41: Diseases of Muscle, Part. 2. North-Holland, Amsterdam 1979 (pp. 259–285)

Ruff, R. L., D. Secrist: Viral studies in benign acute childhood myositis. Arch. Neurol. (Chic.) 39 (1982) 261–263

Sarnat, H. B.: Muscle pathology and histochemistry. American society of clinical pathologists press, Chicago 1983

Scarlato, G., G. Pellegrini, M. Moggio, G. Meola, L. Frattola: Carnitine deficiency and lipid storage myopathy in three patients: Analysis of some differential features. Perspect. inherit. metabol. Dis. 3 (1979) 109–128

Schmalbruch, H.: Skeletal Muscle. Handbook of Microscopic Anatomy II/6. Springer, Berlin 1985

Schröder, J. M.: Pathologie der Muskulatur. In Doerr, W., G. Seifert, E. Uehlinger: Spezielle pathologische Anatomie, Bd. XV. Springer, Berlin 1982

Schubert, W., F. Jerusalem: Möglichkeiten und Technik der Muskelbiopsie. Dtsch. Ärztebl. 83 (1986) 800–804

Sengers, R. C. A., A. M. Stadthouders, H. H. J. Jaspar, K. J. B. Lamers, J. M. F. Trijbels, S. L. H. Notermans: Muscle phosphorylase deficiency in childhood. Europ. J. Pediat. 134 (1980) 161–165

Sher, J. H., A. B. Rimaloski, T. J. Athanassiades, S. M. Aronson: Familial centronuclear myopathy: A clinical and pathological study. Neurology (Minneap.) 17 (1967) 727–742

Shy, G. M., K. R. Magee: A new congenital non-progressive myopathy. Brain 79 (1956) 610–621

Shy, G. M., W. K. Engel, J. E. Somers, T. Wanko: Nemaline myopathy. A new congenital myopathy. Brain 86 (1963) 793–810

Sjöström, M., P. Neglén, J. Fridén, B. Eklöf: Human skeletal muscle metabolism and morphology after temporary incomplete ischaemia. Europ. J. Clin. Invest. 12 (1982) 69–79

Spiro, A. J., G. M. Shy, N. K. Gonatas: Myotubular myopathy. Arch. Neurol. (Chic.) 14 (1966) 1–14

Swash, M., M. S. Schwartz: Biopsy Pathology of Muscle. Chapman and Hall, London 1984

Tassin, S., G. F. Walter, J. M. Brucher, J. J. Rousseau: Histochemical and ultrastructural analysis of the mitochondrial changes in a familial mitochondrial myopathy. Neuropath. appl. Neurobiol. 6 (1980) 337–347

Tomé, F. M. S., M. Fardeau: Nuclear inclusions in oculopharyngeal dystrophy. Acta neuropathol. 49 (1980) 86–87

Tomonaga, M.: Histochemical and ultrastructural changes in senile human skeletal muscle. J. Amer. Geriat. Soc. 25 (1977) 125–131

Vasilescu, C., A. Florescu: Peripheral neuropathy with a syndrome of continuous motor unit activity. J. Neurol. 226 (1982) 275–282

Voit, T., A. Lamprecht, H.-G. Lenard, H. H. Goebel: Hearing loss in facioscapulohumeral dystrophy. Europ. J. Pediat. 145 (1986) 280–285

Walton, J. (Hrsg.): Disorders of Voluntary Muscle, 4th ed. Churchill Livingstone, Edinburgh 1981

Walton, J. N., F. J. Nattrass: On the classification, natural history and treatment of the myopathies. Brain 77 (1954) 169–231

Welander, L.: Myopathia distalis tarda hereditaria. Acta med. scand., Suppl. 265 (1951)

# 11. Pathologie des Liquor cerebrospinalis

*Juan Artigas* und *Ron Ferszt*

## Pathologie des Liquorsediments

In dem begrenzten Format eines Lehrbuchkapitels kann nur eine Übersicht gegeben werden. Ausgezeichnete Monographien stehen dem Leser für ein intensiveres Studium zur Verfügung (Oehmichen 1976, Kölmel 1978, Den Hartog 1980, Dommasch u. Mertens 1980, Fishman 1980, Schmidt 1987).

Die Liquormenge beträgt beim gesunden Erwachsenen etwa 150 ml, 20 ml intraventrikulär, 60 ml in den subarachnoidalen Zisternen und 70 ml im Duralsack des Rückenmarks. Die tägliche Liquorproduktion beträgt etwa 500 ml beim Erwachsenen mit einer Rate von 0,4 ml/min; mithin wird der Liquor in 24 Stunden etwa 3½mal umgesetzt. Beim liegenden Patienten wird lumbal ein Liquordruck von ca. 120 mm Wassersäule gemessen. Für die üblichen Untersuchungen werden etwa 10–12 ml Liquor benötigt. Wichtige quantitative Parameter sind in Tab. 11.1 zusammengestellt. Zweckmäßig ist es, simultan mit der Liquorentnahme auch venöses Blut abzunehmen, da Liquorglucose und Eiweißwerte im Vergleich zu den Blutdaten erst interpretierbar sind. Der Liquorglucosespiegel liegt bei etwa 70% des Blutwertes, auch die Eiweißwerte im Liquor sind niedriger als im Plasma; 15–45 mg/100 ml bei jüngeren (<40 Jahren) und 30–60 mg/100 ml bei Individuen jenseits des 60. Lebensjahres. Der lumbale Liquor ist eiweißreicher und zellreicher als der zisternale oder Ventrikelliquor. Der Entnahmeort muß dem Auswertenden bekannt sein. Große potentielle Bedeutung hat die Suche nach biochemischen Tumormarkern, z. B. Polyaminen bei Malignomen (Fishman 1980). Sie führt manchmal bei negativer Zytologie weiter.

Für die morphologische Zelldifferenzierung hat sich die Sedimentationskammer in ihrer Weiterentwicklung durch Kölmel (1978) durchgesetzt, obwohl prinzipiell zahlreiche andere Verfahren für Spezialaufgaben zur Verfügung stehen (Zytozentrifuge, Membranfiltration) (Dyken u. Mitarb. 1980). Die getrockneten Sedimente färbt man am zweckmäßigsten nach May-Grünwald.

Tabelle 11.1 Normalwerte für den lumbalen Liquor

| |
|---|
| Zellen 0–10$^3$ je mm$^3$ |
| Liquordruck (horizontale Lage) 70–200 mm H$_2$O |
| Gesamteiweiß 14–45 per 100 ml |
| Globuline < 12% vom Gesamteiweiß |
| Eiweißquotient 0,1–0,3 |
| Zucker 44–100 mg per 100 ml (2,4–5,6 mmol/l) |
| Verhältnis von Blut- zu Liquorzucker = 1,0–2,2 : 1 |
| Chloride 110–129 mmol/l |
| Kalium 2,3–3,6 mmol/l |
| Natrium 136,8–157,6 mmol/l |
| pH 7,26–7,37 |
| pCO$_2$ 39,2–54,4 mm HG |
| HCO$_3$ 19,7–24,9 mmol/l |
| LDH 2,3–33,5 mE (U/l) |

## Zellen des normalen Liquors

Im lumbal entnommenen Liquor kommen Lymphozyten und Monozyten etwa im Verhältnis 7:3 vor. Daneben seltener neutrophile Granulozyten und Erythrozyten, die durch die Punktion artifiziell in den Liquor gelangt sind.

### Lymphozyten

Es sind kleine isomorphe Zellen, 6 bis 10 µm im Durchmesser, mit schmalem, blaßblauem Zytoplasmasaum und dunkelblauem und kompaktem, rundem oder leicht ovalem Kern. Alle Transformationsstufen des Lymphozyten, die sich in einer Vergrößerung des Zytoplasmas und des Kernes sowie in dessen zunehmender Basophilie darstellen, können prinzipiell auch im normalen Liquor angetroffen werden.

### Monozyten

Sie sind 15 bis 30 µm im Durchmesser, mit einem breiten, blaßblaugrauen Zytoplasma, das gelegentlich mit Vakuolen durchsetzt ist, und mit einem exzentrischen, ovalen, nieren- oder hufeisenförmigen, blaugrauen Kern, der meist ein oder zwei blasse Kernkörperchen enthält.

Der Kern mancher Zellen ist größer, rund oder etwas gelappt und in der Regel chromatinhaltiger, das Zytoplasma kräftiger gefärbt. Solche „Monozytoide" sind entweder die letzten Vorstufen der Monozyten oder Monozyten mit gesteigerter Aktivität.

## Ependym und Plexus-choroideus-Zellen

Gelegentlich finden sich im Liquor, meist in epithelähnlichen Verbänden auftretend, Zellen mit breitem, rosafarbenem oder blaugrauem Zytoplasma und rundem Kern. Es handelt sich um Zellen des Ventrikel-, Plexus-choroideus- und Zentralkanalepithels. Plexuszellverbände sind größer als jene, die vom Ependym her stammen; sie sind meist gut erhalten. Das Zytoplasma ist feinkörnig. Die Zellkerne sind chromatinreich und isomorph (Abb. 11.**1**, s. Farbtafel 2). Zellen des Ependyms sind fragil, die Zellkerne häufiger pyknotisch, das blasse Zytoplasma ist am Rand ausgefranst. Der pyknotische Kern liegt exzentrisch, es findet sich meist eine perinukleäre Aufhellungszone (Abb. 11.**2**).

## Seltenere Nebenbefunde

*Basophile* werden im Liquor selten angetroffen, ihre diagnostische Bedeutung ist nicht gesichert. Bisweilen finden sich im Präparat Zellen, die vom Stichkanal der Punktionskanüle stammen. Häufig handelt es sich um Knorpelzellen, die leicht zu erkennen sind (Abb. 11.**3**). Selten finden sich Kapillaren; gewöhnlich ist dann ein operativer Eingriff vorausgegangen. Manchmal überrascht das Auftreten unreifer Zellen des hämatopoetischen Systems, während klinisch nichts auf eine Leukämie hinweist. Es handelt sich um Megakaryozyten (Abb. 11.**4**, s. Farbtafel 2) sowie verschiedene Reifungsstadien der Granulozytopoese. Solche Befunde sind vor allem bei kleinen Kindern und alten Menschen mit Osteoporose möglich, wenn mit der Punktionsnadel das Knochenmark verletzt wurde (Bigner u. Johnston 1981a) Verunreinigungen bestehen meist aus Zellulosefasern, Bakterien, Pilzsporen oder Talkumpuder.

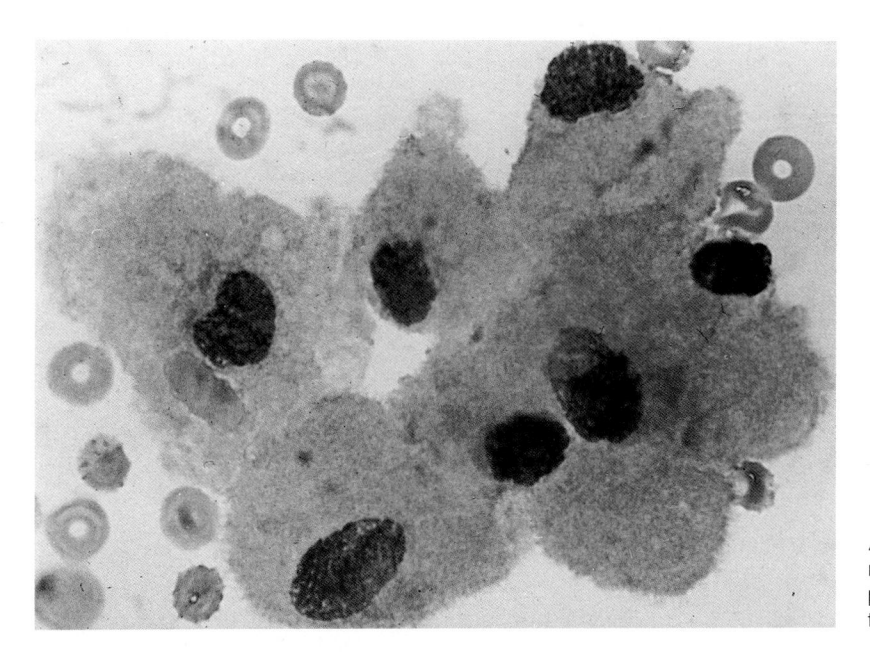

Abb. 11.**2** Ependymzellen. Lockerer Zellverband. Zeichen der Kernpyknose. Breiter, unscharf begrenzter Zytoplasmasaum.

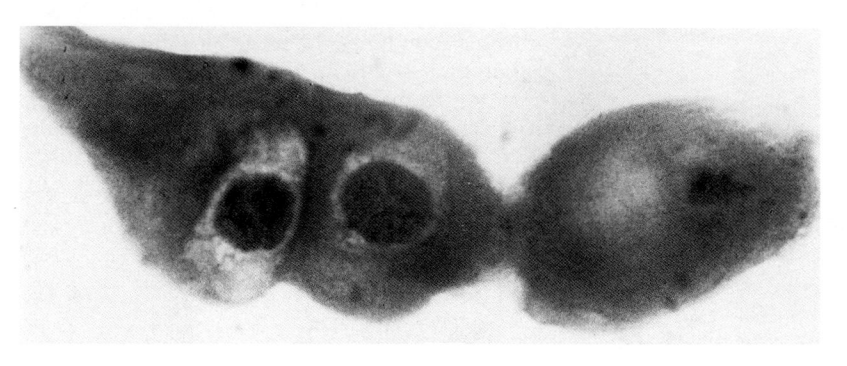

Abb. 11.**3** Verband von hyperchromatischen Knorpelzellen.

# Pathologische Sedimentbefunde

Mononukleäre Phagozyten, die sich in Histiozyten und verschiedene Makrophagentypen umwandeln können, stellen einen häufigen unspezifischen Befund dar (Marthios u. Mitarb. 1977). Es handelt sich im einzelnen um:

## Aktivierte Monozyten

Sie sind gegenüber der „ruhenden" Zelle größer, ihr Zytoplasma enthält Vakuolen, aber kein phagozytiertes Material. Sie sind unspezifischer Ausdruck einer entzündlichen Reaktion, nicht selten iatrogen nach Eingriffen, Myelographien oder anderer intrathekaler Substanzapplikation, manchmal nach vorangehender Liquorentnahme.

## Makrophagen

Makrophagen sind Zellen, die durch ihre Herkunft, Entwicklung und Morphologie, besonders aber durch ihre Fähigkeit zur Phagozytose korpuskulärer Substanzen definiert sind. Strukturell ähneln sie aktivierten Monozyten, enthalten aber lysosomal eingeschlossenes phagozytiertes Material, häufig Lipide, Erytrozyten, Hämosiderin oder auch andere Leukozyten. Makrophagen entstehen aus pluripotenten Zellen des leptomeningealen retikuloendothelialen Gewebes. Ein Teil entspricht Monozytoiden. Je nach dem phagozytierten Material werden Bakteriophagen, Lipophagen, Leukophagen, Erythrophagen, Pigmentphagen usw. unterschieden. Auch nekrobiotische Phagozyten selbst können phagozytiert werden. Das Material erscheint je nach Färbung als optisch leere Vakuole *(Gitterzelle)* (Abb. 11.**5**). Rei-

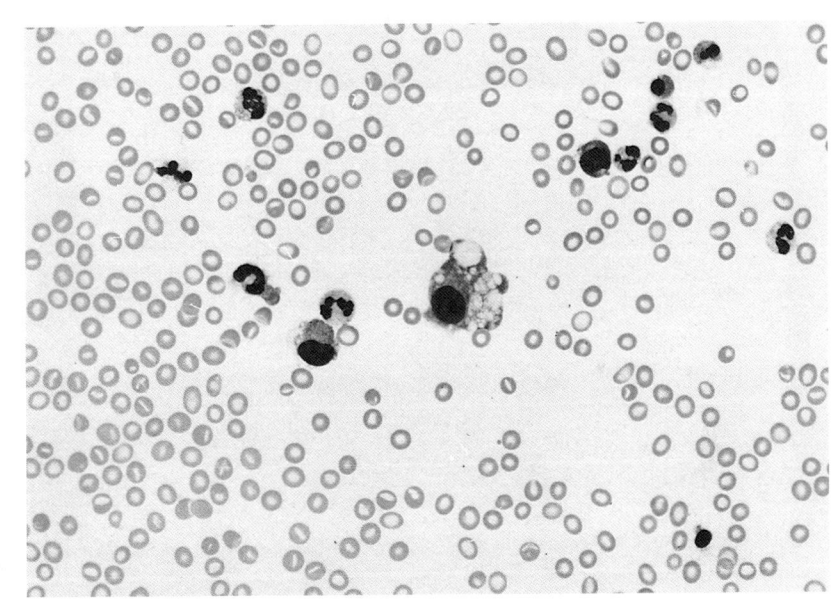

Abb. 11.**5** Gitterzelle. Makrophage in Bildmitte mit zahlreichen z. T. konfluierenden Zytoplasmavakuolen.

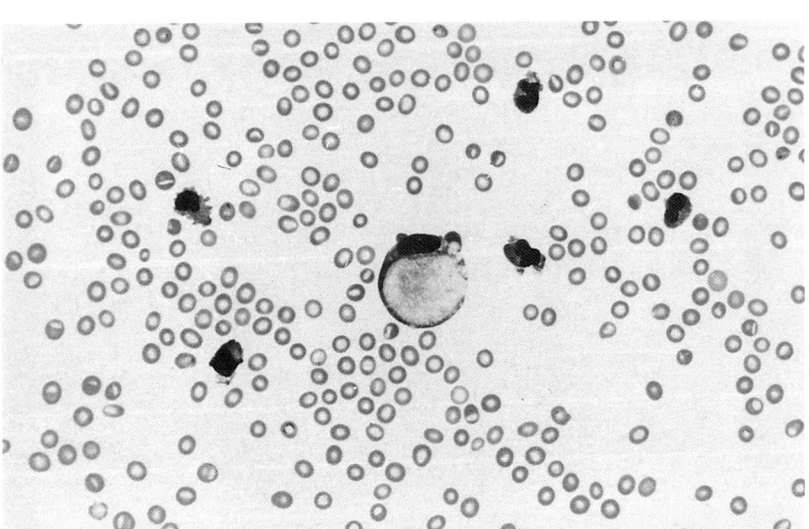

Abb. 11.**6** Siegelringzelle. Kern einer riesigen Zytoplasmavakuole, an den äußersten Rand gedrängt.

ßen die Vakuolengrenzen auf, dann fließen mehrere Blasen ineinander, Zytoplasma und Zellkern werden randständig *(Siegelringzelle)* (Abb. 11.**6**). Lipophagen werden gelegentlich bei Hirninfarkten gesehen. Erythrophagen (Abb. 11.**7**) enthalten einen oder mehrere Erythrozyten und sind abgerundet oder deformiert, sie sind gehäuft in der ersten Woche nach einer Subarachnoidalblutung, treten allerdings schon einige Stunden nach dem akuten Ereignis auf. Siderophagen (Abb. 11.**8**) enthalten Hämosiderin, sie sind an die Zeit ab 3 Tagen nach der Subarachnoidalblutung gebunden und können über Monate nachweisbar bleiben.

### Eosinophile Granulozyten

Sie sind leicht an ihren relativ großen, rostroten Zytoplasmagranula zu erkennen. Im normalen Liquor gibt es keine Eosinophilen. Eosinophile sind bei den lymphozytären Meningitiden häufiger als bei den bakteriellen. Am häufigsten tauchen sie im bunten Zellbild der tuberkulösen Meningitis auf, wenn auch nicht während des ganzen Krankheitsverlaufes. Ein über Monate geführter Nachweis von Eosinophilen im Liquor im Verlauf einer chronischen Meningitis bzw. Meningoenzephalitis weckt immer den Verdacht einer Zoonose des ZNS. Eosinophile werden

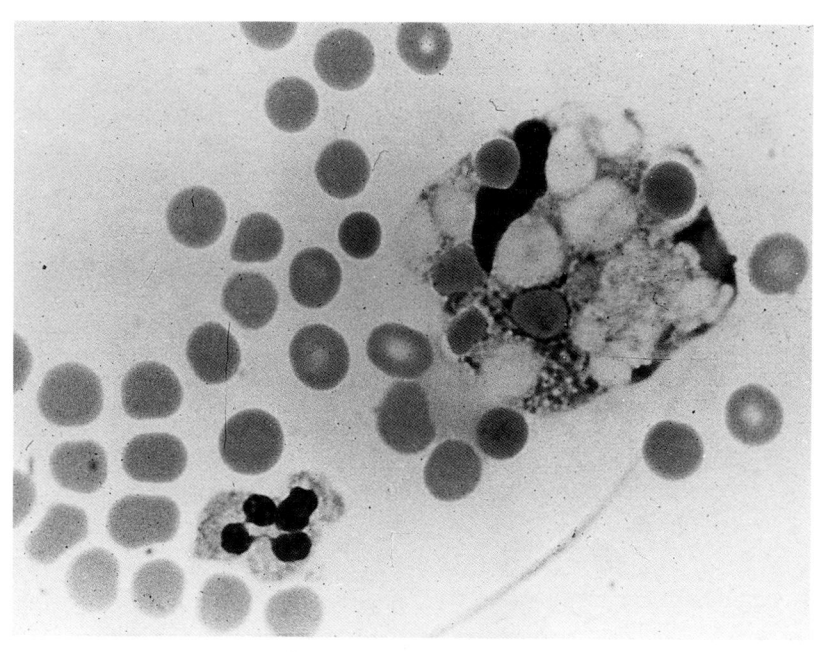

Abb. 11.**7** Erythrophage. Phagozytenzytoplasma, gefüllt mit teils noch unveränderten Erythrozyten, teils Erythrozyten jetzt größtenteils ausgebleicht.

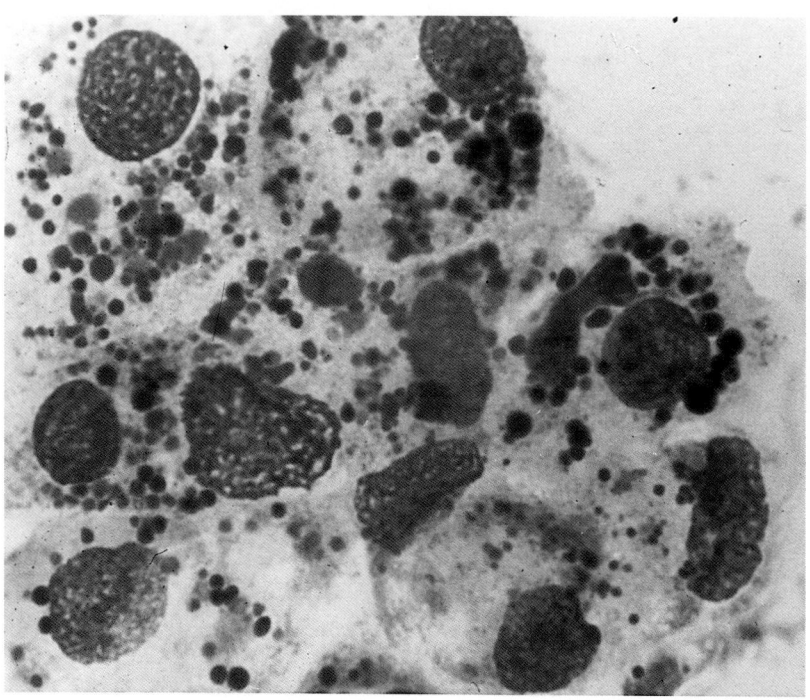

Abb. 11.**8** Siderophagen. Zellverband mit zahlreichen phagozytierten Pigmentgranula unterschiedlicher Größe. Einzelne pyknotische Kerne.

bei Meningeosis carcinomatosa (Conrad u. Mitarb. 1986) und nach Shunt-Anlage beschrieben (Tzvetanova u. Tzekov 1986).

## *Plasmazellen*

Plasmazellen kommen im normalen Liquor nicht vor. Reife Plasmazellen sind charakterisiert durch einen exzentrisch gelagerten Kern, mit grobem Chromatingerüst. Bei Viruserkrankungen und chronischen Entzündungen werden zweikernige Plasmazellen beobachtet. Plasmazellen und ihre lymphozytären Vorstufen sieht man im Verlauf von Viruserkrankungen bei Lues, Tuberkulose, Morbus Boeck, Panarteriitis nodosa, Zoonosen, nach Subarachnoidalblutung, bei subakuter sklerosierender Panenzephalitis sowie bei multipler Sklerose.

# Liquorsyndrome

## *Blutungen in den Liquorraum*

*Makroskopisch* ist der Liquor blutig oder rötlich tingiert, nach 2 Tagen gelblich rosa (Xanthochrom).

*Mikroskopisch* findet man Blut, das in den Liquorraum gelangt; es löst eine lebhafte leptomeningeale Reaktion aus, bei der die Pleozytose in manchen Fällen rasch auf über 1500 Zellen/mm³ ansteigt. Die durch das Blut hervorgerufene sterile Meningitis äußert sich anfänglich darin, daß sämtliche oben beschriebenen Zellformen auftreten (Abb. 11.**9**). Zunächst überwiegen neutrophile Granulozyten, doch bestimmt bald die Phagozytose das Bild.

In der akuten Phase überwiegen Erythrozyten und Neutrophile, Granulozyten kann man bereits nach 2 Stunden erwarten, ein erstes Maximum der Pleozytose nach 24 Stunden. Die ersten Zeichen der Phagozytose stellen sich etwa 4 Stunden nach Eintritt des Blutes in den Liquorraum ein. Eine Pleozytose von nur 300 Zellen/mm³ ist häufig, davon 30–60% Neutrophile, der Rest mononukleäre Phagozyten und Rundzellen. Nach etwa 12–18 Stunden tauchen Makrophagen z.T. noch in Verbänden organisiert auf.

In der zweiten, resorptiven Phase, die nach 24–48 Stunden einsetzt und etwa 2–3 Wochen anhält, nimmt der Anteil monozytoider Zellen zu und die Granulozyten verschwinden allmählich. Manchmal haften Erythrozyten bereits an Monozytoiden. Nach ca. 48 Stunden wird die Erythrophagozytose sichtbar. Nun tauchen die ersten lymphoiden und Plasmazellen auf, nicht selten auch einige Eosinophile. Plexus-choroideus-Epithelien können, besonders wenn bei Lumbalpunktion gewonnen, auf den Ventrikeleinbruch hindeuten; Lipophagen auf Gewebseinschmelzungen und Siderophagen auf frühere Blutungen.

Die 3., sogenannte Reparationsphase, dauert Wochen bis Monate, mononukleäre Phagozyten überwiegen, die Pleozytose ist rückläufig. Vereinzelte Siderophagen sind bei normaler Zellzahl noch während des ersten Jahres nach der Blutung nachweisbar.

Da intrakranielle Blutungen in zunehmendem Maße erfolgreich operativ angegangen werden, entsteht in der Praxis die Frage nach einer zusätzlichen erregerbedingten (iatrogenen) Meningitis z.B. bei

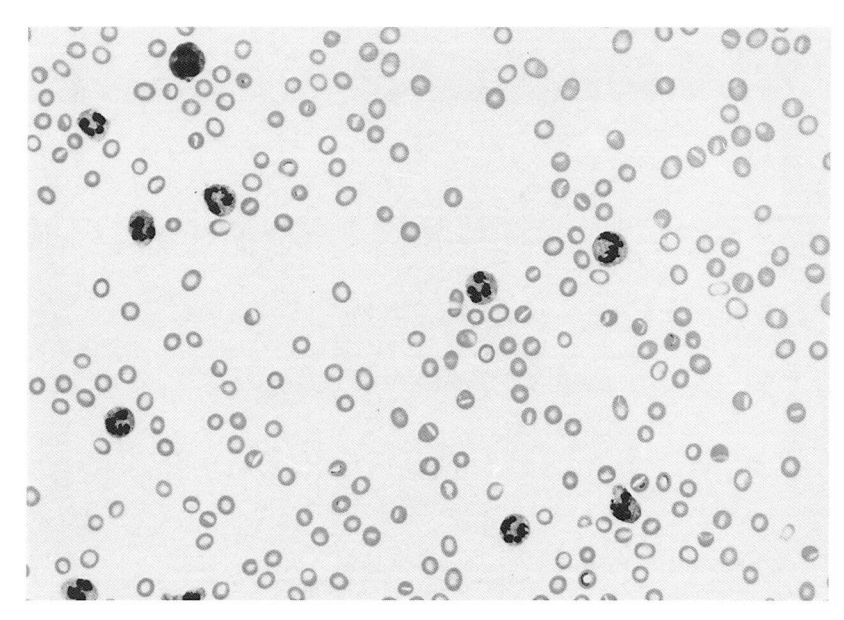

Abb. 11.**9** Subarachnoidale Blutungen. Erythrozyten, einige Granulozyten und einzelne Monozyten.

sog. Shunt-Infektion. Die *Differentialdiagnose* kann aus dem Liquorsediment allein nicht erhoben werden; hohe Pleozytosen (mehrere tausend Zellen) mit persistierend hohen Granulozytenanteilen, seltener der Erregernachweis in der Ölimmersion helfen weiter. Allerdings treten Fieber (Resorption!) Meningismus und Granulozytose bei Kindern häufig auf, ohne daß es sich um einen septischen Prozeß handelt. Zu berücksichtigen ist auch, daß der Katheterliquor aus dem Ventrikel regionale Besonderheiten widerspiegeln kann – z.B. Verklebungen –, die oft nicht repräsentativ sind.

## *Erregerbedingte Entzündungen*

Der Liquorraum bietet günstige Wachstumsbedingungen für Eitererreger und begünstigt durch den Liquorfluß eine rasche Ausbreitung. Dies gilt vor allem, wenn durch hämatogene Streuung die Erreger aus dem Plexus choroideus in den Liquor übertreten und zu einer entzündlichen Reaktion im Ventrikelsystem und in den basalen Zisternen führen. Der Verlauf – perakut, akut, subakut, selten chronisch – ist u. a. durch die Art des Erregers und die Abwehrlage des Organismus bestimmt. Formal unterscheidet man 1. eine akute granulozytäre Phase, 2. eine subakute Phase mit lymphozellulärer Reaktion sowie 3. die sogenannte Reparationsphase mit monozytoidem Zellbild.

Die akute Phase ist bei bakteriellen Entzündungen am ausgeprägtesten und hält lange an, bei den Viren setzt die subakute Phase rasch ein, bei der Tuberkulose und beim Hirnabszeß sind nebeneinander ablaufende Stadien charakteristisch, wodurch entsprechend bunte, vielfältige Liquorbilder entstehen.

## Bakterielle Meningitis

### Eiterige Meningitis

*Makroskopisch* steht der Liquor typischerweise unter erhöhtem Druck und ist fadenziehend, der Glucosewert ist erniedrigt (simultane Bestimmung im Blut!), und mitunter finden sich Erreger im Zentrifugat. Der Liquor ist milchig trübe und kann grüne Schlieren zeigen. In späteren Stadien wird er flockig und ähnelt u. U. reinem Eiter. Der Überstand ist oft gelblich tingiert, was auf den erhöhten Eiweißgehalt zurückzuführen ist. Bei Granulozytopenie fehlt der Eiter; Exsudat und Bakterien lassen den Liquor trüb erscheinen.

Neben dem Abfall des Glucosespiegels ist eine Erniedrigung des Chlorids manchmal bis zu 111 mmol/l (650 mg/100 ml) von Bedeutung.

*Mikroskopie:*

*Akute exsudative Phase:* Zu Beginn ist das Bild von neutrophilen Granulozyten geprägt (Abb. 11.**10**). Als Makrophagen erfüllen sie ihre Aufgabe, Bakterien zu phagozytieren und zu verdauen (Abb. 11.**11**). Sie werden von Fettvakuolen durchsetzt und gehen schließlich zugrunde. Aus den verfettenden Granulozyten entsteht der Eiter, der dem Liquor das trüb, manchmal cremiggelbe Aussehen verleiht. Die Zellzahl kann auf über 30000/mm$^3$ steigen. Im frühen Stadium finden sich zahlreiche junge Formen, bald aber überwiegen segmentierte oder übersegmentierte. Der restliche Teil rekrutiert sich aus Monozyten und Lymphozyten. Während der akuten Entzündungsphase unterscheiden sich die einzelnen bakteriellen Meningitiden in ihrem Zellbild kaum. Während des akuten Entzündungsstadiums empfiehlt es sich, ein Gram-Präparat anzufertigen, um Bakterien im Liquorpräparat nachzuweisen. Je nach antibioti-

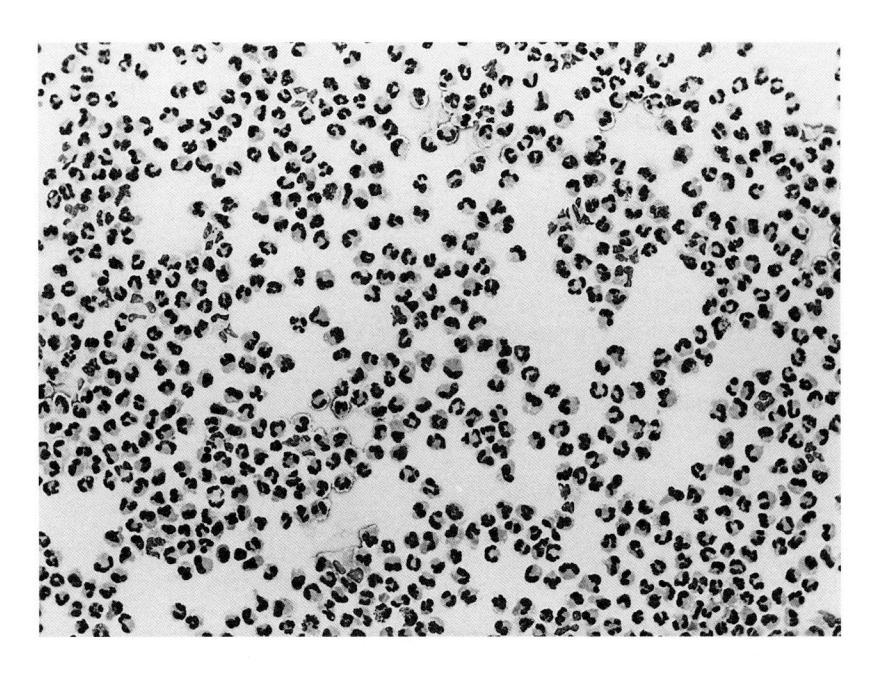

Abb. 11.**10** Proliferative Phase der bakteriellen Meningitis. Massenhaft neutrophile Granulozyten.

Abb. 11.**11** Bakterielle Meningitis. Massenhaft Granulozyten. Einige Bakteriophagen. Eiweißreiches Sediment.

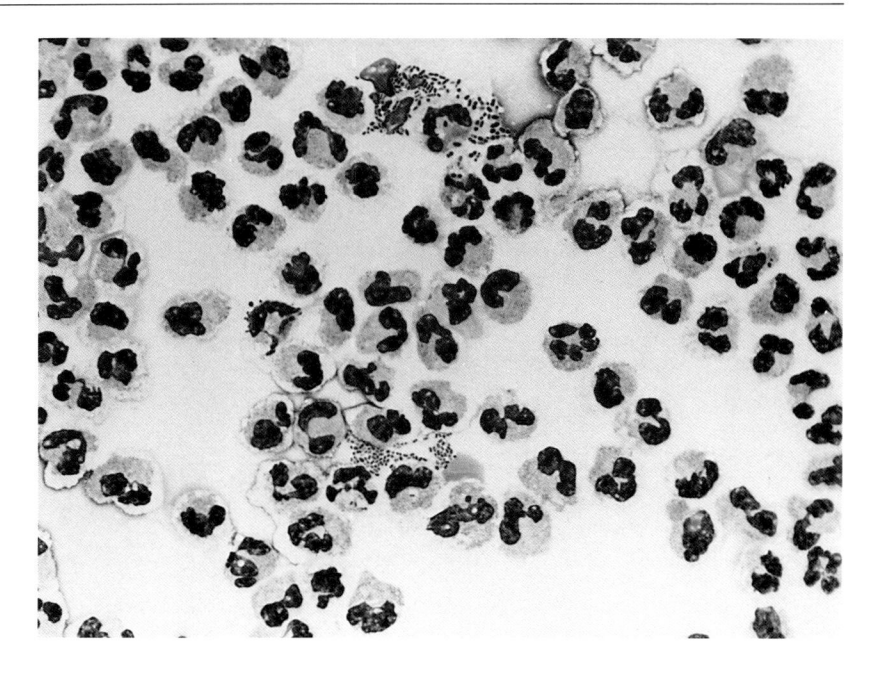

scher Therapie, Immunitätslage und Krankheitsdauer vermindert sich die Zahl der Granulozyten im Laufe von Tagen. Der Anteil der Monozyten und Lymphozyten nimmt zu und bestimmt die oft wochenlangen Genesungsphasen.

*Proliferative Phase:* Mit dem Beginn einer wirksamen Antibiotikatherapie geht die Gesamtzahl der Zellen schnell zurück, vorwiegend auf Kosten der neutrophilen Granulozyten. Spätestens 24 Stunden nach Beginn einer angemessenen Therapie sollten weder im Sediment noch in der Kultur Keime nachweisbar sein. In den Vordergrund treten vielfach zu Makrophagen entwickelte Monozyten, die anfänglich Bakterien, später Granulozyten, gelegentlich auch Lymphozyten phagozytieren.

*Reparationsphase:* Mit dem fast völligen Verschwinden der Granulozyten setzt wenige Tage nach Beginn der Therapie die Reparationsphase ein. Die Lymphozytentransformation nimmt ab, und eine erste Normalisierungstendenz gibt sich mit dem Anstieg der kleinen inaktiven Lymphozyten zu erkennen.

In ein Wiederaufflammen des Entzündungsprozesses, das sich als erneute Zunahme der neutrophilen Granulozyten bemerkbar macht, kann die proliferative Phase – statt in die der Heilung überzugehen – ebenso münden wie in ein chronisches Stadium. Der chronisch entzündliche Liquor zeichnet sich durch etwa gleiche Anteile von Monozyten, Makrophagen, Lymphozyten mit Zeichen der Transformation und Granulozyten aus.

## Tuberkulöse Meningitis

Die tuberkulöse Meningitis ist die am häufigsten fehldiagnostizierte Entzündung des ZNS, wobei gerade hier bei rechtzeitiger Erkennung erfolgreiche Therapie möglich ist.

Der Liquordruck ist oft über 300 mm $H_2O$ erhöht, klar und bildet nach längerem Stehen im Kühlschrank ein Häutchen. Milchig flockige Liquores kommen in Abhängigkeit von Stadium und Ausmaß des Prozesses auch vor. Zunächst kann man mit verhältnismäßig bescheidenen Liquoreiweißerhöhungen rechnen, in späterem Verlauf sind aber Anstiege auf 2000 mg/100 ml nichts Ungewöhnliches. Der Glucosewert sinkt meist auf 1,2–1,6 mmol/l, bleibt aber im Gegensatz zur eitrigen Meningitis meßbar. Auch niedrige Chloridwerte, um 100 mmol/l, sind für subakute und chronische Stadien typisch.

*Mikroskopie:* Die Pleozytose überschreitet selten die 500-Zellen/mm$^3$-Marke. Vorwiegend handelt es sich um Lymphozyten und mononukleäre Rundzellen; Plasmazellen sind seltener (Abb. 11.**12**). Das schroffe Nebeneinander von Granulozyten und von Lymphozyten mit allen Zeichen der Transformation stellt ein augenfälliges Charakteristikum des Zellbildes dar. Im Gegensatz zur Virusmeningitis begleiten Granulozyten das Zellbild bis zum Ende der Erkrankung. Allerdings gilt die Variabilität der Zellzusammensetzung als typisches Merkmal der tuberkulösen Meningitis, so daß es viele Ausnahmen dieser Regel gibt. Die Diagnose wird erst durch den Erregernachweis gesichert. Prinzipiell ist dieser mit der Auramin-Rhodamin-Darstellung möglich. Unter günstigen Bedingungen werden in 90% aller Fälle Erreger im Zentrifugat gefunden. Allerdings ist die klinische Ausgangssituation oft nicht optimal; bei unbehandelten Patienten muß man oft auf den mikrobiologischen Befund warten. Besonders die Spätstadien sind diagnostisch schwer abgrenzbar von einer unspezifischen lymphozytären Entzündung.

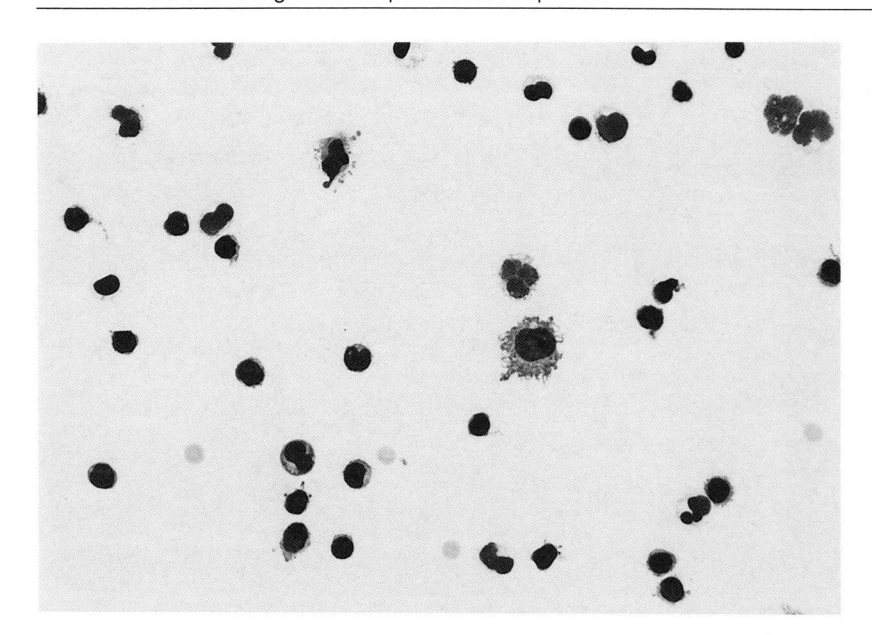

Abb. 11.**12** Tuberkulöse Meningitis. Lymphoidzellen, umgeben von Lymphozyten verschiedener Transformationsstufen.

Bei der sogenannten *serösen tuberkulösen Meningitis* ist das Sediment bis auf die Pleozytose unauffällig, erst der Erregernachweis erbringt die Diagnose; bei manchen dieser Patienten werden später zerebrale Tuberkulome gefunden.

## Lues cerebrospinalis

Weder bei der luetischen Meningoenzephalitis noch bei der Tabes dorsalis oder der progressiven Paralyse gibt es pathognomonische Befunde. Trotzdem erlaubt die zytologische Überwachung des Liquors Rückschlüsse auf den Verlauf der Erkrankung sowie den Erfolg der Therapie.

*Mikroskopie:* Die Liquorpleozytose steigt bei der *luetischen Meningoenzephalitis* zwischen 500 und 3000 Zellen/mm$^3$. Im Anfangsstadium herrscht die Granulozytose vor. Sie wird jedoch bald von lymphozytären Reizformen, von Plasmazellen und aktivierten Monozyten abgelöst. Eine geringe Zahl von Granulozyten läßt sich noch über lange Zeit nachweisen. Eine Normalisierung des Zellbildes kann bald nach Einsetzen der Penicillintherapie erreicht werden.

Bei der *Tabes dorsalis* oder der *progressiven Paralyse* steigt die Liquorzellzahl selten über 40/mm$^3$, gelegentlich bleibt sie auch normal. Die Pleozytose liegt bei der progressiven Paralyse höher als bei der Tabes dorsalis, und die Höhe der Zellzahl gibt einen Hinweis auf die Aktivität der Erkrankung. Die Penicillintherapie wirkt sich erst nach mehreren Wochen normalisierend auf das Zellbild aus.

Bei der *chronischen Meningitis luica* finden sich vorwiegend Lymphozyten mit Beimengungen von Plasmazellen.

## Virale Meningitis, lymphozytäre Meningitis

*Mikroskopie:* Das Liquorzellbild ist wesentlich für die Differentialdiagnose dieser abakteriellen Meningitiden. In der Regel bestimmen lymphozytäre Pleozytosen das Bild, in den ganz akuten Phasen untermischt mit neutrophilen Granulozyten, nach einigen Tagen aber begleitet von Lymphoidzellen und Monozyten sowie Plasmazellen (Abb. 11.**13**). Die Zellzahlen erreichen gewöhnlich nicht das Ausmaß eitriger Meningitiden. Die Liquorpleozytose ist bei Herpes-zoster-Meningitiden oft gering (unter 120/3 Zellen), bei Coxsackie-Infektionen recht hoch (bis über 9000/3 Zellen), sie liegt bei den Virusmeningitiden in der Regel aber zwischen einigen 100/3 und 3000/3 Zellen. Luetische Meningitiden, Encephalomyelitis disseminata und auch Hirnabszesse zeigen in der Regel geringere Pleozytosen als virale Meningitiden. Fast regelmäßig wird mit der ersten Liquoruntersuchung das lymphozytäre Stadium erfaßt. Sollte jedoch eine frühe Diagnose der Erkrankung gelingen und der Liquor bald untersucht werden, so kann neben wenigen lympozytären Reizformen noch eine Granulozytose überraschen (über 90% der Zellen). Schon deshalb ist es wichtig, daß für die Befundinterpretation klinische Angaben vorliegen.

Das Zellbild zeigt auf dem Höhepunkt der Infektion die ganze Palette lymphozytärer Transformation. Mittelgroße und große, z. T. in Teilung begriffene Lymphozyten, auch zahlreiche zwei- und mehrkernige Plasmazellen sind vorhanden. Die kleineren Lymphozyten fallen durch ihr stark basophiles Zytoplasma auf.

Das Ende der Meningitis kündigt sich in einer Abnahme der lymphozytären Reizformen sowie in einer Zunahme von vorwiegend degenerativ veränderten Monozyten bzw. Makrophagen an. Schließlich fällt nur noch eine Vermehrung der kleinen

Abb. 11.**13** Lymphozytäre Meningitis. Zahlreiche transformierte Lymphozyten. Makrophage sowie einige Plasmazellen und Granulozyten.

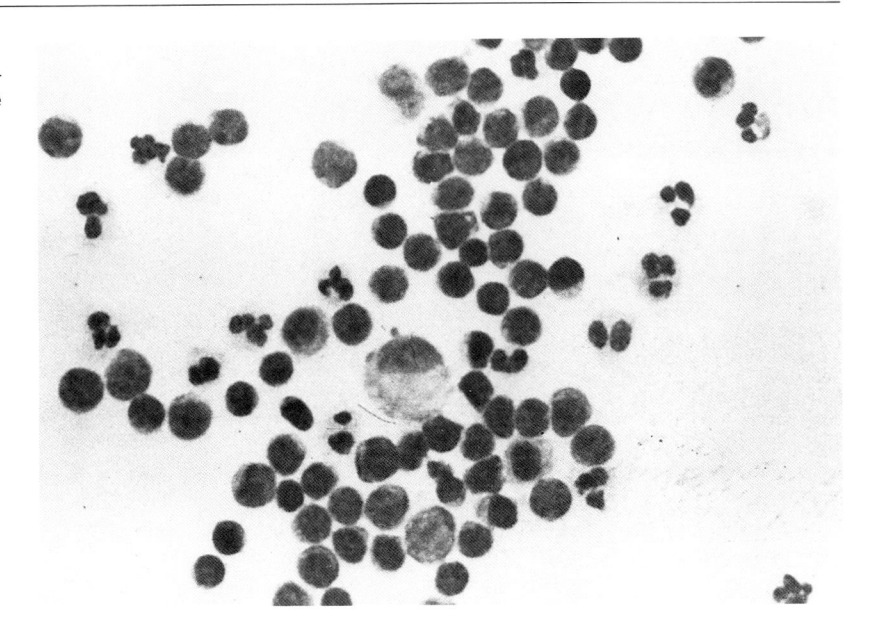

Lymphozyten auf, die einen zwar größeren, jetzt jedoch blassen Zytoplasmaanteil aufweisen.

In erster Linie kommen Coxsackie und Echo-Viren in Frage mit rasch wachsenden Serotypen, dann – oft im Frühjahr und Winter – Mumpsviren; Enteroviruserkrankungen kommen häufiger im Spätsommer vor.

*Die lymphozytäre Choriomeningitis* der Erwachsenen weist im Rahmen der Liquorpleozytose einen relativen Anteil von bis 25% eosinophilen Granulozyten auf, ebenso eine Bluteosinophilie. Gewöhnlich ist die Krankheit nach 8 bis 10 Tagen abgeklungen, doch kommen auch protrahierte Verläufe vor.

### Fremdkörpermeningitis

Diese Form der Meningitis tritt typisch auf, wenn Fremdkörper (Blut, Kontrastmittel, Medikament intrathekal, Ventrikeldrain, Tumorzellen) in unmittelbare Nähe des Liquorraumes oder direkt in den Liquor gelangen. Die Zellzahl bleibt meist unter 1000/3. Die Pleozytose wird zuerst durch die Granulozyteninvasion bestimmt. Das Zellbild zeigt aber als herausragende Besonderheit früh, konstant und über einen langen Zeitraum hinweg Monozyten bzw. Makrophagen in kleinen Verbänden liegend. Das phagozytierte und im Zytoplasma der Makrophagen deponierte Material – Erythrozyten, Hämosiderin, Hämatoidin, Cholesterinkristalle, Fett – läßt häufig wichtige Rückschlüsse auf die Ursache der Meningitis (Kölmel 1979) zu.

### Mollaret-Meningitis

Als Mollaret-Meningitis wird eine rezidivierende lymphomonozytäre Meningitis bezeichnet, die mit Myalgien, Hyperalgesien und Übelkeit einhergeht, abrupt einsetzt und nur wenige Tage dauert (Mollaret 1977). Die Ursache ist nicht geklärt. Zwischen den akuten Schüben liegen mehrere Tage symptomfreie Intervalle. Die Erkrankung kann sich über 3–5 Jahre hinziehen. Das Liquoreiweiß ist erhöht (79–100 mg/100 ml), der Glucosewert bleibt normal.

*Mikroskopie:* Im Schub findet sich eine zwischen 200 bis etwa 3000 Zellen/mm$^3$ ausmachende mononukleäre Rundzellpleozytose. Daneben werden bis zu 35% Granulozyten beschrieben.

## Herpes-simplex-Enzephalitis

Es gibt keinen pathognomonischen Liquorbefund. Typische Herpes-Kerneinschlüsse in hämatogenen Zellen ändern manchmal ihre Gestalt so stark, daß sie als Adenokarzinomzellen verkannt werden (Bigner u. Johnston 1981a).

## Parasitäre und mykotische Infektionen

### Zystizerkose

Typisch ist eine deutliche Pleozytose, die nach Steroidgabe rasch absinkt (Wilber u. Mitarb. 1980). Mononukleäre Rundzellen, polymorphkernige und eosinophile Granulozyten bilden die Mehrzahl der weißen Zellen.

### Trichinose

Am häufigsten wird wiederum eine mittelgradige leukozytäre Pleozytose beschrieben, wobei Eosinophile, polymorphkernige und mononukleäre Rundzellen auftreten. Einzelne Erythrophagen und Xanthochromie sind Begleiterscheinung der bei Trichinose möglichen Parenchymblutungen. Niedrige Liquorglucosespiegel weisen auf die meningeale Beteiligung. Eiweiß und insbesondere Gammaglobulinspiegel im Liquor sind erhöht.

### Toxoplasmose

Die überwiegend mononukleäre Pleozytose hält sich in engen Grenzen (50 Zellen pro mm$^3$). Toxoplasmen lassen sich manchmal darstellen. Bei der chronischen Erkrankung kann der Liquor normal sein.

### Kryptokokkose

Bei dieser häufigsten Pilzerkrankung des ZNS findet man Erreger häufig im Liquor, den sie manchmal bereits makroskopisch trüben. Die Hefen haben einen Durchmesser von 5–15 µm und bilden knospenähnliche Strukturen. Allenfalls dann, wenn die reaktive Pleozytose ganz im Vordergrund steht, werden Kryptokokken übersehen (Brown u. Mitarb. 1985); man verwechselt sie mit kleinen mononukleären Rundzellen. Die Kryptokokken sind im Tuschepräparat direkt zu sehen. Andererseits sind hohe Erregermengen im Liquor bei nur geringer Pleozytose möglich; Pleozytosen über 800/mm$^3$ sind sehr ungewöhnlich. Das Liquoreiweiß liegt bei ca. 500 mg pro 100 ml.

## AIDS (erworbene Immunschwäche)

Ebenso wie die zugrundeliegende Hirnveränderungen ist auch ein Teil der Liquorphänomene noch ungeklärt. Bei den häufigen, durch die Immunschwäche bedingten Sekundärinfekten ist mit einem bunten Spektrum entzündlicher Liquorbilder zu rechnen, wobei die Reaktionsarmut sich auch bei den verhältnismäßig niedrigen Pleozytosen ausdrückt (Schwenk u. Mitarb. 1987). Insgesamt ist der Liquorbefund bei etwa ¾ der von uns gesehenen Patienten pathologisch. In der Regel handelt es sich um leichte Eiweißvermehrungen um 50 bis 100 mg/100 ml bei allenfalls gering erniedrigten Liquorglucosewerten. Zellzahl und IgG sind bei ⅓ der Fälle erhöht. Bei den Zellen handelt es sich in aller Regel um mononukleäre Rundzellen (Levy u. Mitarb. 1985).

Bei den nichtviralen Entzündungen bei AIDS ist statistisch Toxoplasma gondii am häufigsten als Erreger zu finden. Typischerweise findet sich eine deutliche Eiweißerhöhung neben der beschriebenen mäßigen Pleozytose. Die Diagnose kann aus dem liquorzytologischen Bild nicht gestellt werden.

## Encephalomyelitis disseminata

Der zytologische Befund spielt heutzutage keine entscheidende Rolle mehr; die diagnostische Bedeutung hat sich auf die immunelektrophoretischen Untersuchungen des oft erhöhten Liquoreiweißes verlagert. Hier sind gegenwärtig die Radioimmunbestimmung des basischen Myelinproteins MBP, die Messung des IgG-Albumin-Quotienten und der Nachweis oligoklonaler IgG-Banden relevant.

*Mikroskopie:* Besondere Aufmerksamkeit ist bei der Suche nach Plasmazellen nötig, wenn klinisch eine multiple Sklerose vermutet wird. Vornehmlich während der ersten Schübe sind Plasmazellen bei den meisten Patienten nachzuweisen, auch ohne Pleozytose (Abb. 11.**14**). Neben den Plasmazellen kommen alle Transformationsformen vor, begleitet oft von einer vergleichsweise geringen Aktivierung der Monozyten.

Abb. 11.**14** Multiple Sklerose. Zwei reife Plasmazellen. Breites Zytoplasma und etwas exzentrisch liegende Kerne mit typischer Chromatinstruktur.

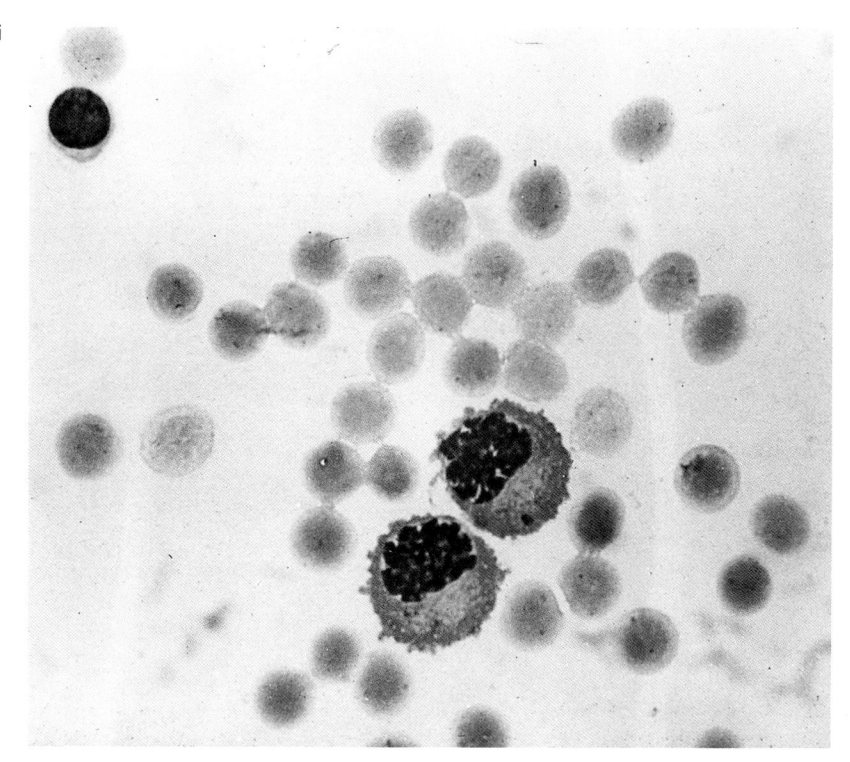

# Tumoren

*Makroskopie:* Allenfalls der leicht xanthochrome Liquor nach Tumorblutung kann diagnostisch weiterführen. Geringe Liquoreiweißerhöhungen bei gestörter Blut-Hirn-Schranke sind makroskopisch nicht erfaßbar. Am häufigsten bluten maligne Melanome, hypernephroide Karzinome und Oligodendrogliome.

*Mikroskopie:* Die Wahrscheinlichkeit, eine Tumorzelle zu erfassen, steigt ganz erheblich, wenn etwa 20 ml Liquor zur Verfügung stehen. Gemessen an den Verhältnissen in den anderen Körperflüssigkeiten ist die Erkennung von Tumorzellen im Liquor cerebrospinalis sogar verhältnismäßig einfach, da sie sich in der Regel von den normalerweise dort anzutreffenden Zellpopulationen deutlich unterscheiden. Allerdings befinden sich die Zellen in einem für sie fremden Milieu, wodurch die bekannten zytologischen Malignitätskriterien (multiple Kerne, prominente Nucleoli, ungünstige Kernzytoplasmarelation, Polymorphie und Mitosen) etwas schwerer zu erkennen sind (Spriggs 1954, Balhuizen u. Mitarb. 1978, Glass u. Mitarb. 1979, Takeda 1981). Tumorzellen aggregieren oft sekundär, und die Aggregate sind von echten epithelialen Gewebsfragmenten nicht immer zu unterscheiden. Sie können Flüssigkeiten im Zytoplasma einlagern, schwellen dann an und runden sich ab, wobei unter Umständen wichtige morphologische Charakteristika verlorengehen und andere vermeintliche zu entstehen scheinen wie Siegelringphänomene, die an sich für Adenokarzinome typisch sind. Nach Wagner (1960) ist die Anlagerung der Zellkerne an die Zellmembran ein zur Aufdeckung maligner Zellen im Liquor nützliches Phänomen. Tumorzellen haben häufig ein basophiles Zytoplasma, im Liquor sind sie oft kleiner und weniger pleomorph als in anderen Körperflüssigkeiten (Ehya u. Mitarb. 1981). Besonders die Zellen hirneigener Tumoren sind kleiner, als man sie im Gewebe zu sehen gewohnt ist, unabhängig von der Einbettungsmethode. Ihr Zytoplasma erscheint spärlich und ausgefranst (An-Foraker 1985). Im Gegensatz dazu sind die Zellgrenzen epithelialer Tumoren oft noch erkennbar, ihr Zytoplasma neigt zur Vakuolenbildung, und sie färben sich oft nur schwach an. Kleine Tumorzellen ähneln dann mitunter Lymphoiden oder geringgradig basophilen monozytoiden Zellen. Die Adhäsion von abgeschwemmten Zellen hirneigener Tumoren ist meist gering, so daß sie als Einzelzellen oder als sehr kleine Aggregate auftreten, im Gegensatz dazu wird der epitheliale Gewebsaufbau bei den Karzinomen höheren Differenzierungsgrades noch relativ lange beibehalten. Dann ist die Liquordiagnose relativ einfach. Naturgemäß geht die Meningeosis carcinomatosa oder lymphomatosa mit einer aseptischen entzündlichen Reaktion der weichen Häute einher.

## Hirneigene Tumoren

### Astrozytome

Niedermaligne Astrozytome werden extrem selten im Liquorsediment diagnostiziert (Bigner u. Johnston 1981 b). Selbst wenn diese Tumoren die Hirnoberfläche erreichen, ist ihre Gewebstextur verhältnismäßig dicht, und es ist zu vermuten, daß nur selten Tumorzellen in den Subarachnoidalraum abtropfen. Ihre Identifizierung ist allenfalls dann möglich, wenn ganze Verbände, z. B. im Zusammenhang mit einem operativen Eingriff, oder Shunt-Anlage in den Liquor ausgestoßen werden (Abb. 11.**15**, s. Farbtafel 2). Die Zellen sind isomorph, meist etwas abgerundet und haben einen ovalären Kern mit feinstrukturiertem transparentem Kernchromatin (Watson u. Hajdu 1977). Allerdings kommen auch bipolare Formen mit stiftförmigen Kernen vor, die dann an Astrozyten erinnern, wie sie in Gewebekulturen gesehen werden. Das Tumorzellzytoplasma ist schwach eosinophil und mit Ausnahme der gemistozytären Astrozytome schlecht abgrenzbar. Mehrkernige Zellen werden nicht gesehen, allerdings können aufgequollene, schlecht abgrenzbare Zellaggregate mehrkernige Riesenzellen vortäuschen.

*Anaplastische Astrozytome* sind etwas leichter im Liquor zu erfassen; hier sprechen die ungewöhnliche Größe der Zelle, die oft die normalen Liquorkonstituenten um das Doppelte übertrifft, für die Neoplasie, ebenso die Basophilie des Zytoplasmas und die Verschiebung der Kern-Zytoplasma-Relation zuungunsten des Zytoplasmas. Der Kern ist in der Regel chromatinreicher als die normalerweise im Liquor anzutreffenden Zellkerne, und wenn Mitosen atypischer oder typischer Art auftreten, ist es nicht schwierig, die Diagnose zu stellen (Watson u. Hajdu 1977).

### Glioblastoma multiforme

Unter den hirneigenen Tumoren sind die multiformen Glioblastome sowie Medulloblastomen die Tumoren, welche am häufigsten Zellen in den Liquor abgeben (Bigner u. Johnston 1981b, An-Foraker 1985). Die Pleomorphie der auftretenden Elemente ist deutlich höher als bei den anaplastischen Astrozytomen, nicht selten finden sich bizarr geformte vielkernige Tumorriesenzellen (Abb. 11.**16**). Entsprechend der histologisch bekannten erheblichen Polymorphie ist es auch schwierig, alle möglichen zytologischen Merkmale auf einen gemeinsamen Nenner zu bringen (Bigner u. Johnston 1981b). Die Abgrenzung von anderen Malignomen ist oft unmöglich, zumal Glioblastome das saure Gliafaserprotein GFAP oft nicht mehr zu exprimieren in der Lage sind. Dann bietet sich der Ausschluß einer epithelialen Struktur mit Hilfe der verschiedenen, heute verfügbaren Zytokeratinen an. Auch Leukozytenantigene kann man differentialdiagnostisch überprüfen. Offensichtlich ist ein Großteil der Glioblastomzellen ungewöhnlich vulnerabel, wenn sie in den Liquor gelangen. Sie erscheinen dann typischerweise vakuolisiert oder zerfranst, und nicht selten scheint sich das Zytoplasma vom Kern zu lösen. Die Zytoplasmagrenze ist häufig sehr unscharf, seltener stellt es sich kräftig konturiert und basophil dar. Die Vulnerabilität der Glioblastomzellen nimmt nach unseren Erfahrungen etwas zu, wenn außerdem Granulozyten als Ausdruck einer aseptischen Meningitis hinzutreten. Eine derartige Pleozytose kann auch über 1000 Zellen/m$^3$ ansteigen, ohne daß eine zusätzliche erregerbedingte Störung angenommen werden muß. Sie rekrutiert sich meist aus Granulozyten, Lymphozyten und Monozyten bzw. Makrophagen. Wenn die Granulozyten im Vordergrund stehen, dann ist die Differentialdiagnose eines Hirnabszesses mitunter schwierig. Makrophagen können gespeichertes Hämosiderin als Ausdruck einer zurückliegenden Tumorblutung aufweisen (Kölmel 1978). Schließlich können auch Zellen auftauchen, die sich kaum von denen maligner Lymphome unterscheiden.

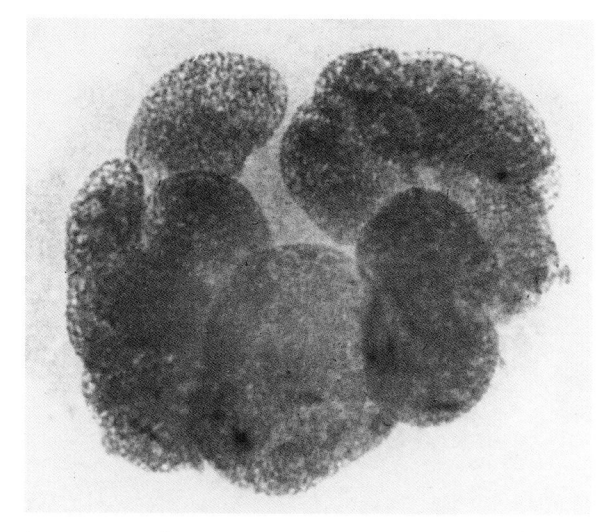

Abb. 11.**16** Glioblastoma multiforme. Hyperchromatische Riesenzelle mit zahlreichen gut erkennbaren Kernen verschiedener Größe.

### Oligodendrogliome

Die Zellen sind verhältnismäßig isomorph, haben ein breites hellrosa oder auch blaues Zytoplasma mit rundem isomorphen, allenfalls mäßig chromatinreichem Kern (Watson u. Hajdu 1977, Kölmel 1978). Sie neigen zu Aggregatbildung. *Differentialdiagnostisch* muß man an die ähnlich aussehende Ependymzellen oder Leptomeningealzellen denken, daneben – wie stets auch an Monozyten (Bigner u. Johnston 1981b). Da sich Oligodendrogliome immunhistochemisch uneinheitlich verhalten, läßt sich kein sicherer Tumormarker angeben.

## Medulloblastome

Entsprechend ihrer eher lockeren Gewebstextur und ihrem nicht selten zur Hirnoberfläche drängenden Wachstum geben die Medulloblastome nicht selten eine Tumorzellmanifestation im Liquor. Man findet die Zellen sowohl einzeln als auch in Verbänden (Abb. 11.**17**, s. Farbtafel 2), die geometrische Formen annehmen können (Watson u. Hajdu 1977). Die Zellen sind typischerweise kleiner als Lymphozyten und haben einen sehr stark hyperchromatischen Kern bei nicht mehr differenzierbarem Zytoplasmasaum, sie sind verhältnismäßig isomorph. Bei den Aggregaten findet man noch Zytoplasmaspalten und Säume zwischen den dominierenden Zellkernen, dann läßt sich eine – von Zelle zu Zelle allerdings – recht unterschiedliche Zytoplasmabasophilie nachweisen. Die Kerne selbst sind manchmal vesikulär aufgelockert, oft läßt sich ein prominenter Nukleolus nachweisen, allerdings nur dann, wenn keine ausgeprägte Hyperchromasie vorliegt. Auch rübenförmige polymorphe Kerne kommen vor.

Die Tumorzellen werden von einer unspezifischen Pleozytose begleitet. Gelegentlich sieht man auch eosinophile Granulozyten. Hin und wieder wird der Zytologe mit der klinischen Verdachtsdiagnose einer lymphozytären Meningitis konfrontiert; dann nämlich, wenn meningeale Reizerscheinungen und Hirnnervenausfälle prädominieren (Bigner u. Johnston 1981b). Die *Differentialdiagnose* kann bei atypischem Alter des Patienten und ungewöhnlicher Lokalisation klinisch und auch apparativ außerordentlich schwierig sein. Sie hat erhebliche therapeutische und damit prognostische Konsequenzen. Mit der Diagnose einer lymphozytären Entzündung wird sich die Therapie in der Regel auf unspezifisch antiphlogistische Maßnahmen beschränken, während die Prognose adäquat behandelter Medulloblastome sich erheblich gebessert hat. Bei klinisch atypischen, vermeintlich lymphozytär entzündlichen Syndromen sollte man, besonders wenn sie chronisch verlaufen, auch alle immunhistochemischen Möglichkeiten einsetzen, um das Medulloblastom von der hämatogenen Reaktion zu unterscheiden (s. auch Kapitel Hirntumoren). Auf erhöhte Spermin-, Spermidin- und Putreszinspiegel bei Medulloblastomen kann hier nur am Rand verwiesen werden.

## Neuroblastome

Einzelzellen lassen sich von den Medulloblastomzellen rein morphologisch nicht unterscheiden (Gandolfi 1980). Erst wenn Gewebsverbände in den Liquor treten, dann helfen die charakteristischen Rosettenstrukturen diagnostisch weiter. Primär intrakranielle und extrakranielle Neuroblastome mit sekundärer Besiedlung des Liquorraums unterscheiden sich zytologisch nicht.

## Ependymome

Die Tumorzellen sind groß und bilden lockere Verbände mit Epithelcharakter. Sie lassen sich oft nicht von normalen Ependymzellverbänden abgrenzen, es sei denn, kompaktes Tumorgewebe ist in den Liquor abgeschwemmt worden (Abb. 11.**18**). Die Zellen sind ebenso wie das normale Ependym isomorph (Watson u. Hajdu 1977). Das manchmal schaumig aufgetriebene Zytoplasma färbt sich inhomogen zart graublau. Das Zytoplasma ist etwas voluminöser als bei den meisten anderen hirneigenen Tumorzellen und deutlich basophil. In seiner Peripherie finden sich nicht selten Vakuolen oder netzartige Strukturen. Der Zellkern, der meist rund oder oval ist, ist im Vergleich zum Zytoplasma eher klein und nicht selten pyknotisch. Mitosen kommen vor. Rosetten wer-

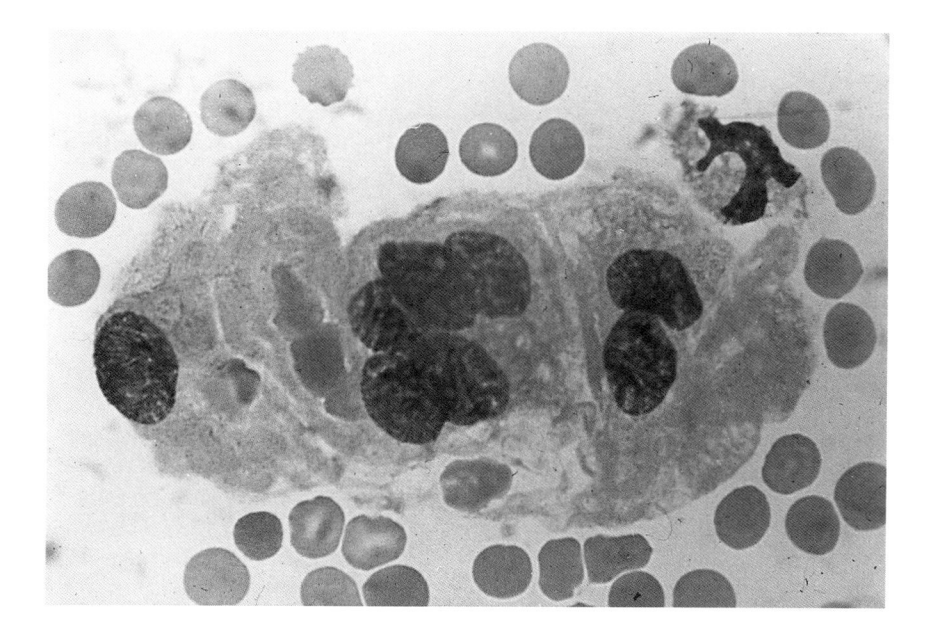

Abb. 11.**18** Ependymom. Zellverband. Plexuszelle mit fünf Kernen in Bildmitte.

den selten angetroffen, häufiger dann, wenn es nach einem Eingriff zum Abschwemmen von Tumorfragmenten gekommen ist (Bigner u. Johnston 1981b). Die Zellen des Ependymoms werden häufig von einer entzündlichen Pleozytose begleitet, die sich aus Monozyten bzw. Makrophagen zusammensetzt. Diesen Zellen kommt wahrscheinlich eine Abwehrfunktion zu. Mit einer deutlichen Polymorphie ist erst bei den sogenannten malignen Ependymomen zu rechnen. Dann liegt ein polymorpher, epithelial anmutender Tumor vor, der sich auch immunhistochemisch sehr schwer von einer Metastase eines primärepithelialen Malignoms unterscheiden läßt.

### Dysgerminome

Diese häufigsten Tumoren der Epiphyse sind von den anderweitig im Organismus lokalisierten Germinomen histologisch nicht zu unterscheiden. Die Liquorbeteiligung wird zwischen 25 und 100% angegeben entsprechend der Nachbarschaft dieser Tumoren zum Subarachnoidalraum. Die Zellen sind „seminomähnlich", haben große Kerne mit zartem Kernchromatin und ein vesikuläres Zytoplasma, das sich basophil anfärbt (Zaharopoulos u. Wong 1980). Wenn Tumorzellen im Liquor gefunden werden, so stammen sie in der Regel von den proliferationstüchtigeren Formen der Pinealome, den anisomorphen und den polymorphen Formen. Der zytologische Befund läßt sich oft nicht vom metastasierenden Seminom oder vom Oligodendrogliom sicher unterscheiden.

### Plexuspapillom, Plexuskarzinom

Diese seltenen Tumoren, die ihren Ausgang vom Epithel des Plexus choroideus nehmen, sind von Liquor umgeben, so daß sie häufig einzelne Zellen, nicht selten auch ganze Zellverbände abstoßen. Dann sieht man Zellaggregate, aufgebaut aus regelmäßigen kubischen Elementen mit rundem Kern, nicht selten sogar in papillärer Zellanordnung (Watson u. Hajdu 1977, Bigner u. Johnston 1981b). Allerdings lassen sich diese isomorphen Elemente nicht von dem normalen, traumatisch abgelösten Plexusgewebe, unterscheiden. Eine ähnliche Problematik besteht bei der Abgrenzung des Plexuskarzinoms vom metastasierenden Adenokarzinom. Hier liegt eine größere Polymorphie vor, sowohl was die Gestalt der Kerne betrifft als auch die Größe des Zytoplasmas (Kim u. Mitarb. 1985). Die Kernzytoplasmarelation hat sich gegenüber dem Papillom zuungunsten des Zytoplasmas verändert. Die Adenokarzinomzellen tragen meist ein etwas voluminöseres Zytoplasma, das auch häufig Vakuolen enthält, und ihre Kerne sind in der Regel exzentrisch. Weiterhin kommen Plexuspapillome meist in der ersten Lebensdekade vor, während Adenokarzinome zu dieser Zeit selten sind. Beim Erwachsenen macht die Abgrenzung vom hypernephroiden Karzinom mitunter Schwierigkeiten.

## Intrakranielle nicht hirneigene Tumoren

### Meningiome

Diese Tumoren zeigen aufgrund ihres derben festen Gewebes kaum eine Tendenz zur Abschilferung lebender Zellen in den Liquorraum (Abb. 11.**19**). Infolgedessen sind liquorzytologische Befunde sehr selten. Die Zellen ähneln im Liquor wie in der Zellkultur den Fibroblasten, d. h., es handelt sich um elongierte Zellen mit ovalärem Kern und mäßigem, gering eosinophilem Zytoplasma. Das Kernchromatin ist locker, Nukleoli sind gerade noch nachweisbar. Diagnostisch weiterführend sind allenfalls Psammomkörper, zumal wenn sie noch von einigen Tumorzellaggregaten umgeben sind.

Die seltenen malignen Meningiome bilden eine Ausnahme, insofern sie etwas häufiger Zellen in den Liquor abzugeben scheinen. Diese Zellen fallen durch ihr homogenes Zytoplasma auf, das kräftig basophil ist, aber auch blaß gefärbt sein kann. Sie sind abnorm groß und bieten den typischen prominenten Nukleolus. Sie können dann allerdings mit Glioblastoma-multiforme-Zellen verwechselt werden, wobei bei letzteren immer wieder auf das hohe Maß der Polymorphie zu verweisen ist, das von malignen Meningiomen in der Regel nicht erreicht wird (Kölmel 1978).

### Hypophysenadenome, Kraniopharyngeome

Es gibt nur wenige Mitteilungen über Liquortumorzellen bei diesen Neoplasien. Ganz selten einmal sieht man vereinzelte, nach den allgemeinen Kriterien nicht maligne Zellen mit spärlichem Zytoplasma und rundem Kern (Bigner u. Johnston 1981b).

### Dermoide

Auch bei den Dermoiden werden Tumorzellen nur ausnahmsweise angetroffen. Ausgenommen sind wiederum die seltenen malignen Formen, die entsprechend der entarteten Zellform recht unterschiedliche epitheliale Aggregate in den Liquor abgeben können.

### Chordome

Da der Tumor sich oft in unmittelbarer Nähe des Subarachnoidalraumes manifestieren kann, ist die subarachnoidale Invasion nicht selten. Typischerweise werden Zellen mit spärlichem, sehr dichtem und eosinophilem Zytoplasma beschrieben. Der Kern ist rund und exzentrisch (Watson u. Hajdu 1977).

Abb. 11.**19** Meningiom.
Tumorzellverband. Angedeutete
Zwiebelschalenformation.

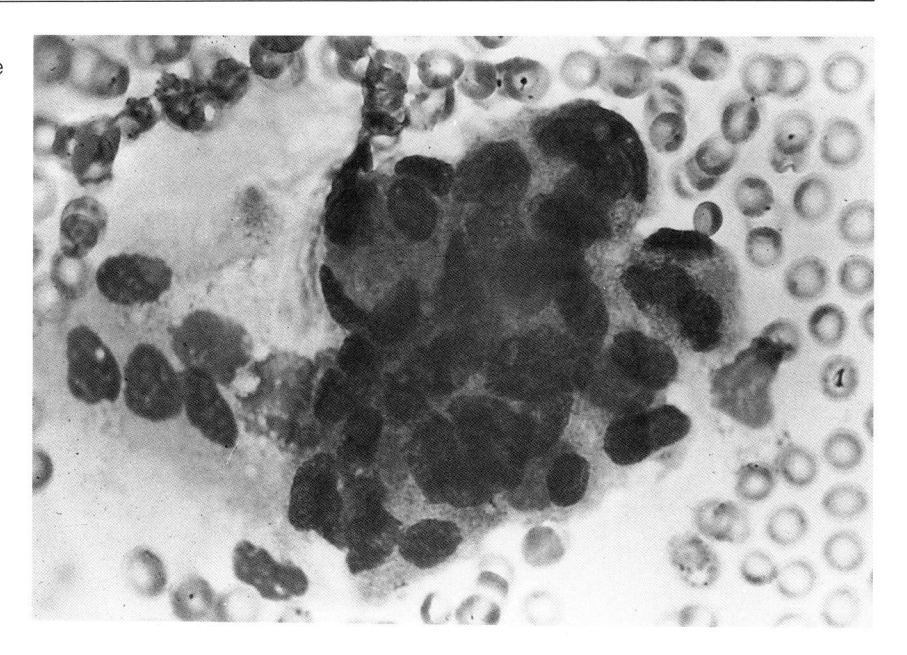

## *Metastasen*

Metastasen machen rund die Hälfte aller intrakraniellen Raumforderungen aus. In erster Linie handelt es sich um Mammakarzinome, Lungenkarzinome und um maligne Melanome (Ehya u. Mitarb. 1981a, An-Foraker 1984). Bei mehr als 80% dieser Patienten liegen multiple Metastasierungen vor. Bei etwa 30–40% der zerebralen Metastasen ist der Nachweis von Tumorzellen möglich. (Kölmel 1978, Bigner u. Johnston 1981b). Besonders die Melanoblastome metastasieren sehr früh in das ZNS, während z. B. auch sehr maligne Magenkarzinome wenig dazu neigen.

## Mammakarzinome

Mammakarzinome tendieren dazu, in das ZNS zu metastasieren, an Häufigkeit stehen sie gleich hinter dem Bronchialkarzinom (An-Foraker 1985). So findet man in ca. 60% solcher Metastasen Tumorzellen im Liquor (Kölmel 1978). Die duktalen Karzinome imponieren durch große, runde Zytoplasmen mit guter Abgrenzung und zentralen Kernen (Abb. 11.**20**). Einzelzellen kommen vor, aber auch dichte Zellverbände, mit morulaähnlicher Konfiguration. Bei den lobulären Mammakarzinomen ist das Zytoplasma wenig voluminös, der Kern ist hyperchromatisch, die Nukleoli sind prominent. Die Zellen sind deutlich kleiner als die des duktalen Karzinoms.

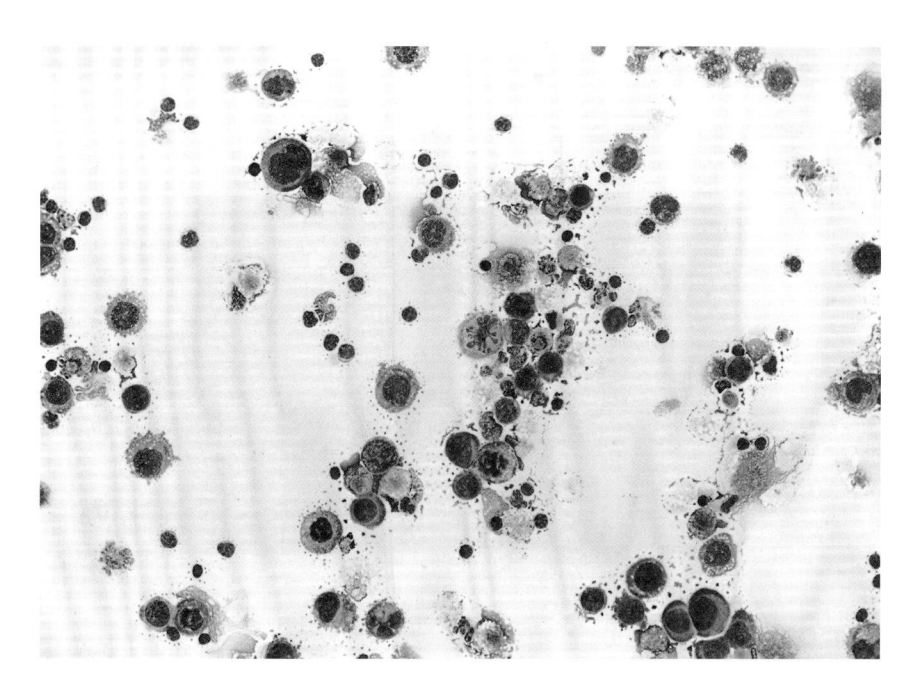

Abb. 11.**20** Mammakarzinom.
Zahlreiche Tumorzellen unterschiedlicher Größe und wechselnder Verschiebung der Kern-Zytoplasma-Relation. Manche Zellen im Verband, andere relativ isoliert. Mitose in Bildmitte.

Nach den Befunden von Ehya u. Mitarb. 1981 ist das Intervall zwischen der Erstmanifestation des Tumors und der Disseminierung in die Meningen bei den Mammakarzinomen wesentlich länger als beim Lungenkarzinom oder bei den Melanoblastomen. Daher ist in diesen Fällen in aller Regel der Primärtumor bereits bekannt.

### Karzinome des Respirationstraktes

Etwa ein Drittel aller Hirnmetastasen stammen von Karzinomen der Atemwege. Im Liquor finden sich am ehesten Zellen des Haferzell- oder Adenokarzinoms. Beim kleinzelligen undifferenzierten Karzinom sieht man fast nackt anmutende Kerne mit extrem ungünstiger Kernzytoplasmarelation, die lockere Aggregate bilden oder einzeln auch als pyknotische Lymphozyten verkannt werden können (Ehya u. Mitarb. 1981). *Differentialdiagnostisch* ist an Medulloblastome, Neuroblastome, Retinoblastome oder an Pineoblastome zu denken, besonders wenn es sich um Kinder oder junge Erwachsene handelt. Das großzellige undifferenzierte Karzinom neigt eher dazu, vereinzelte große Zellen in das Zytoplasma zu exfoliieren (Abb. 11.**21**). Dabei sind die Zellgrenzen verhältnismäßig leicht erkennbar, die Kerne sind unregelmäßig strukturiert, das Kernchromatin ist verklumpt, die Nukleoli sind prominent (Abb. 11.**22**). Bei den differentialdiagnostisch hier in Frage kommenden malignen Gliomen ist die Zellgrenze meist weniger gut erkennbar.

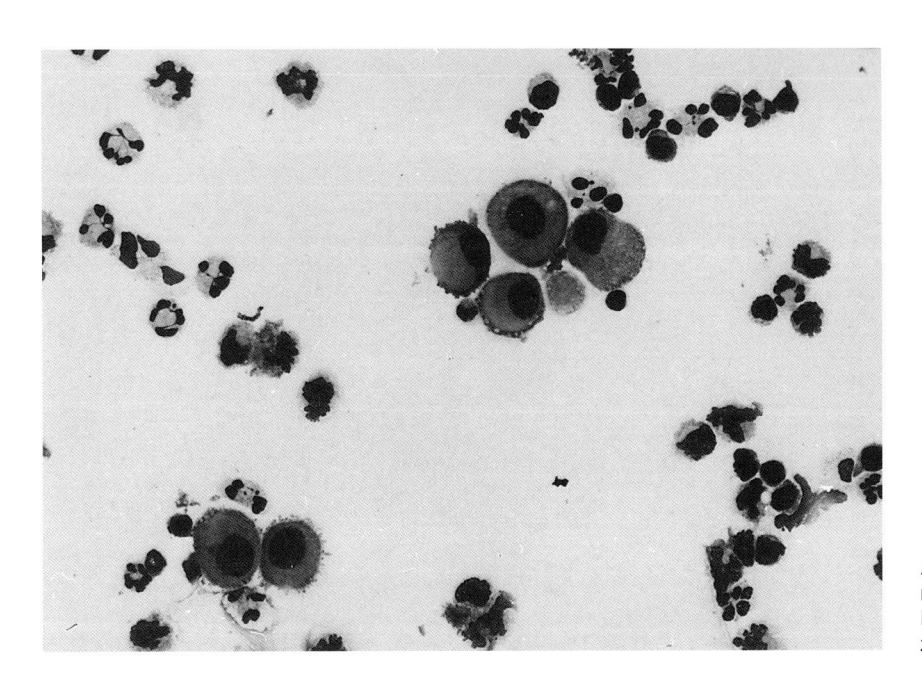

Abb. 11.**21** Bronchialkarzinom. Lockere Zellverbände. Hyperchromatische Kerne, zahlreiche Granulozyten.

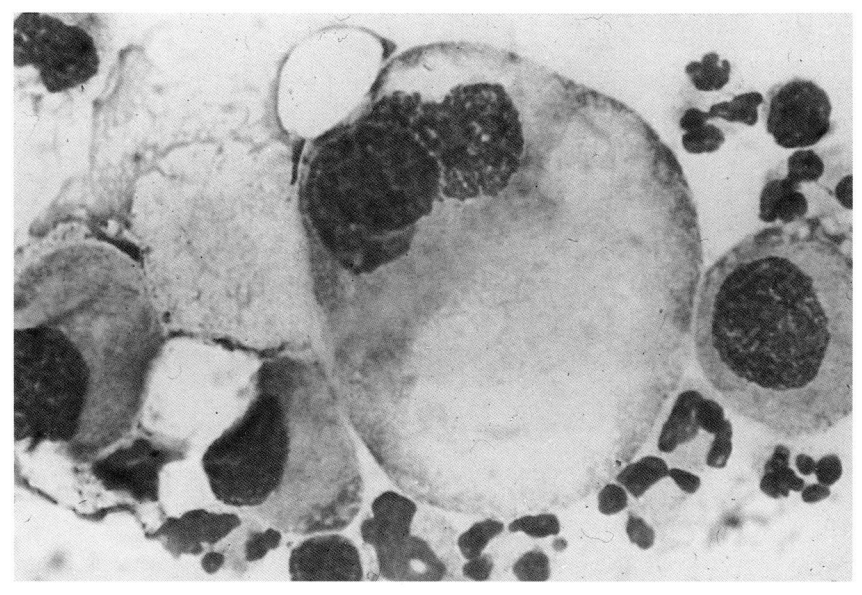

Abb. 11.**22** Bronchialkarzinom. Zellverband sehr großer Zellen. Zytoplasma mit großen Vakuolen durchsetzt. Pleozytose aus Granulozyten.

Adenokarzinome können Gewebsfragmente in den Liquor abgeben und sind erst aufgrund des histologischen Bauprinzips erkennbar, sonst sieht man große Zellen, die die üblichen Malignitätskriterien erfüllen und durch ein fein vakuolisiertes Zytoplasma auffallen. Zellen der Adenokarzinommetastasen und der Plattenepithelkarzinommetastasen findet man wahrscheinlich wegen des verhältnismäßig geschlossenen Gewebsverbandes im Liquor selten.

## Karzinome des Magen-Darm-Traktes

Diese Tumoren tendieren nicht zur ZNS-Metastasierung und neigen eher dazu, sich in den Meningen anzusiedeln. Dabei sind zwei Formen, eine adenomatöse und eine zirrhöse, zu unterscheiden. Statistisch gesehen stammen die meisten Tumorzellen von den Adenokarzinomen. Es handelt sich um Einzelzellen oder Aggregate kleiner Elemente mit spärlichem, feinvakuolärem Zytoplasma und unregelmäßigem Zellkern (Abb. 11.23). Die Kerne sind exzentrisch gelagert, die üblichen Malignitätskriterien sind erfüllt. Auch diese Zellen sind verhältnismäßig klein.

## Blasenkarzinome

Meist trifft man nur Einzelzellen an; Zellverbände sind die Ausnahme. Die Zellen sind abgerundet, das Zytoplasma ist mäßig voluminös und basophil, es enthält keine Vakuolen. Die Zytoplasmamembran ist gut definierbar, die Zellkerne sind hyperchromatisch und unregelmäßig geformt, bei abgrenzbarer Kernmembran ist ein lobuläres Kernprofil erkennbar (Ehya u. Mitarb. 1981, Hust u. Pfitzer 1982).

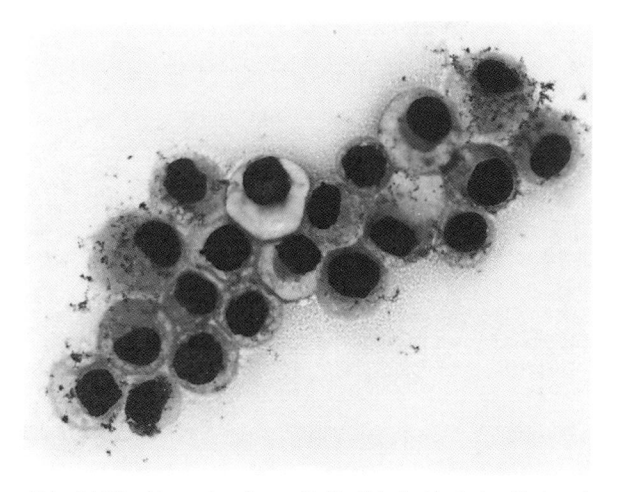

Abb. 11.**23** Magenkarzinom. Epithelial strukturierter Verband leicht polymorpher Tumorzellen.

## Prostatakarzinome

Diese Tumorzellen sind verhältnismäßig klein (10 bis 18 µm Durchmesser), auch sie treten als Einzelzellen oder als Aggregate auf. Das Zytoplasma ist mäßig voluminös basophil, und es enthält keine Vakuolen. Die Zellgrenzen sind gut erkennbar, die Kerne, die einzeln auftreten, liegen zentral, sind abgerundet oder leicht unregelmäßig gestaltet, meist hyperchromatisch und enthalten einen einzelnen prominenten Nukleolus (Ehya u. Mitarb. 1981).

## Maligne Melanome

Melanome besiedeln verhältnismäßig rasch das ZNS. Als typisch gelten große, einzelne Zellen mit exzentrischen Kernen und sehr deutlichen großen Nukleoli (Abb. 11.**24**). Nur ein Teil der Zellen enthält Mela-

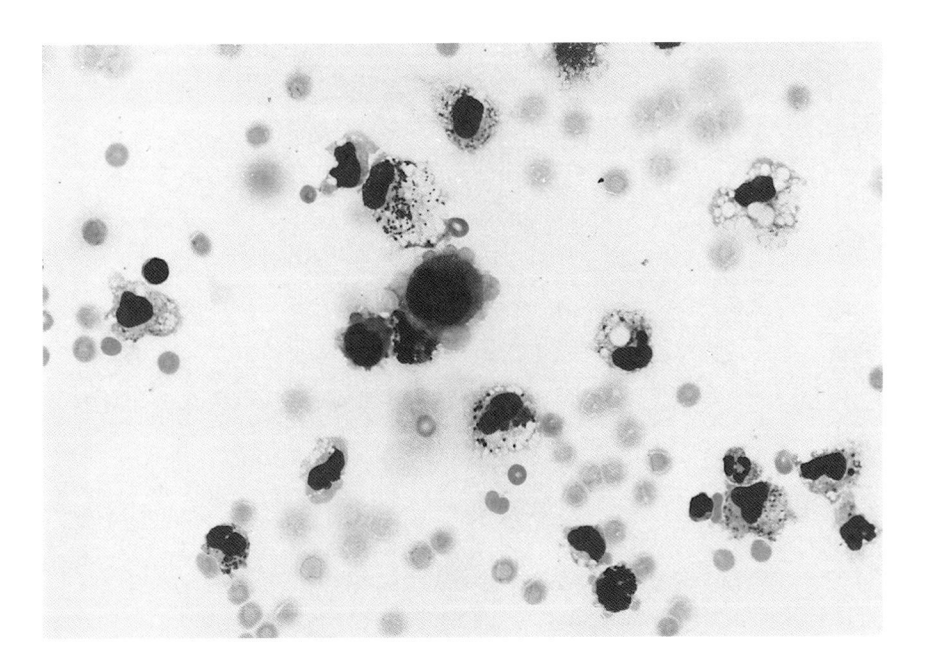

Abb. 11.**24** Melanom. Tumorzellen. Einige Zellen mit feingranulierten Pigmentablagerungen sowie mehreren Vakuolen im Zytoplasma.

ninpigment, und gelegentlich findet sich erst nach einigem Suchen eine solche Zelle (Bigner u. Johnston 1981b). Erschwert wird diese Suche dadurch, daß Melanoblastome recht häufig zu kleinen, klinisch unerkannten Einblutungen führen, und diese zum Zeitpunkt der Liquorentnahme alten Blutungen geben ohne Spezialfärbung auch dunkle zytoplasmatische Granula (Ehya u. Mitarb. 1981). Das Melanin ist selten über die ganze Zelle verteilt, sondern eher in einem bestimmten Sektor des Zytoplasmas. Die Frage nach der Spezifität des Pigments läßt sich mit Hilfe einer Fontan-Färbung zwanglos klären, insofern genügend Liquorspezialfärbungen entnommen wurden.

## Meningeosis carcinomatosa

Bei der Meningeosis carcinomatosa handelt es sich nicht um das Abtropfen eines solitären Tumorgewebes in das Nervensystem, sondern um die diffuse Infiltration von Leptomeninx und Liquorraum, dabei müssen keine größeren Metastasen im Hirngewebe erkennbar sein. Das Computertomogramm ist oft unauffällig. Damit lastet auf der Liquordiagnose eine wichtige diagnostische Verantwortung; die Diagnose Meningeosis carcinomatosa kann nur durch den Nachweis von Tumorzellen im Liquor gesichert werden. In der Regel handelt es sich um Adenokarzinome aus Lunge, Mamma (Abb. 11.**25**) und Magen-Darm-Trakt (Coslett u. Mitarb. 1982, Bigner u. Johnston 1981b, Pedersen u. Mitarb. 1986, Heimann u. Merino 1986). Oft sind wiederholte Lumbalpunktionen notwendig, bis die Diagnose gesichert werden kann.

## Hämatologische Tumoren

### Akute lymphatische Leukämie

Unter den unreifzelligen Leukosen hat vor allem die akute lymphatische Leukämie die Tendenz, in den Liquorraum zu metastasieren. Dies mag auf ihr gutes Ansprechen auf Zytostatika und auf die resultierenden längeren Überlebenszeiten beruhen (Bigner u. Johnston 1981a). Die Zahl der Kernkörperchen ist bei diesen Leukämien geringer als bei den akuten Myeloblastenleukämien, das Zytoplasma zeigt häufiger Vakuolen (Abb. 11.**26**). Hier kommt es zu einer grobkörnigen, manchmal perlschnurartig angeordneten Ablagerung von PAS-positiven Substanzen im Zytoplasma.

### Akute myeloische Leukämie

Sie kommt in jedem Lebensalter vor, häufiger bei Erwachsenen. Die Peroxydasereaktion ist bei der Mehrzahl der Myeloblastenleukämien positiv. Die Esterasereaktion fällt gelegentlich ebenfalls positiv aus. Bei der PAS-Färbung gibt es allenfalls eine leicht diffuse positive Reaktion.

### Promyelozytenleukämie

Die Zellen sind hier fast durchweg größer als bei der akuten myeloblastischen Form. Das Zytoplasma fällt durch grobe, meist basophile Granula auf, der Kern durch die Polymorphie. Manche ausgereiften Granulozyten zeigen übergroße Kernsegmente.

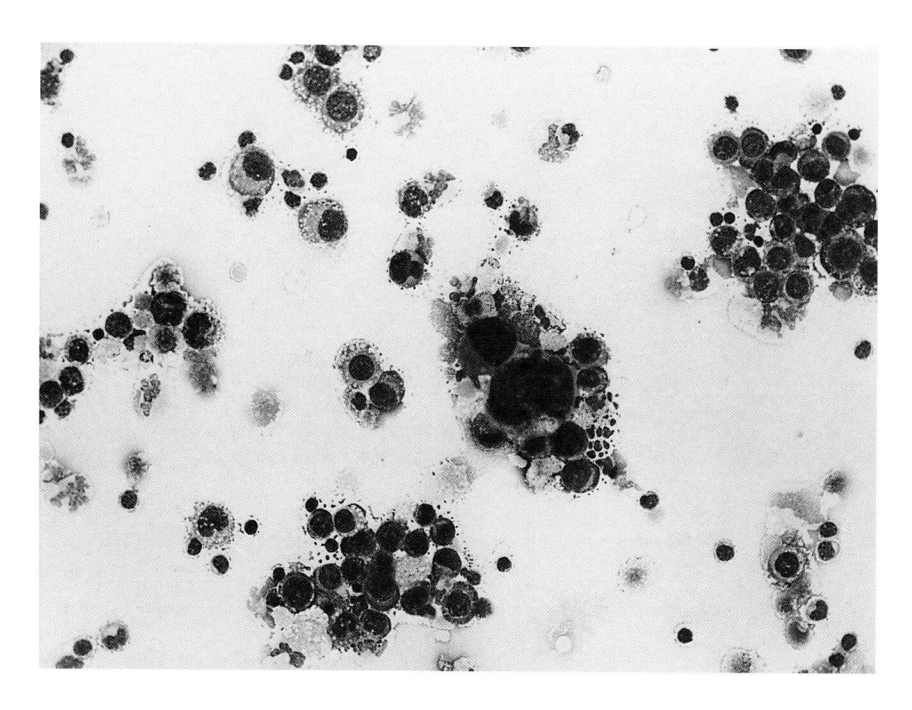

Abb. 11.**25** Meningiosis carcinomatosa bei Mammakarzinom. Zahlreiche Tumorzellen. Extremer Größenunterschied zwischen Tumorzellen und Lymphozyten.

Abb. 11.**26** Akute lymphatische Leukämie. Tumorzellen mit anisomorphen Kernen. Deutliche Nukleoli. Vakuolen im Zytoplasma.

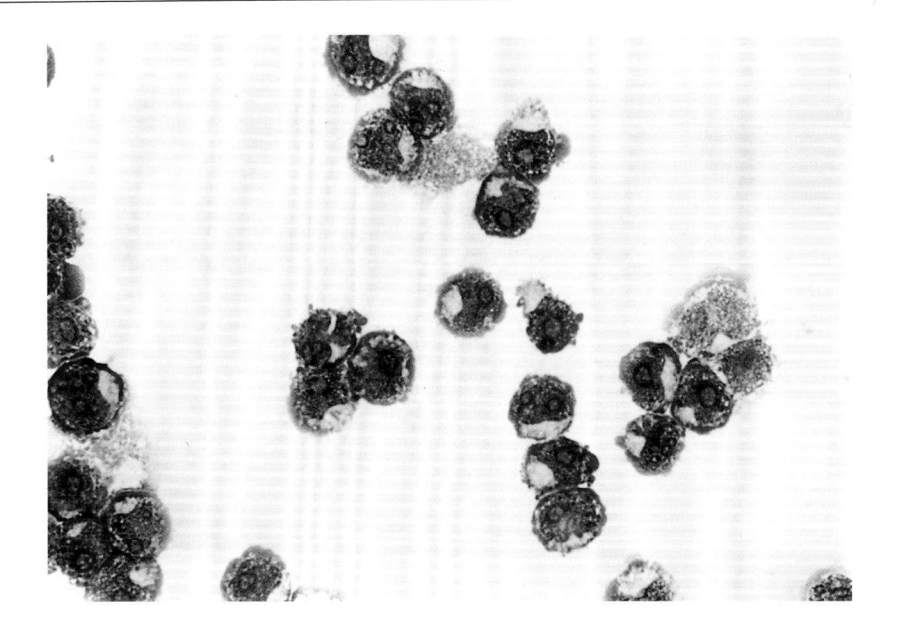

Abb. 11.**27** Lymphom. Tumorzellen. Recht grobe Chromatinstruktur. Riesige Nukleoli werden sichtbar. Spärliches Zytoplasma.

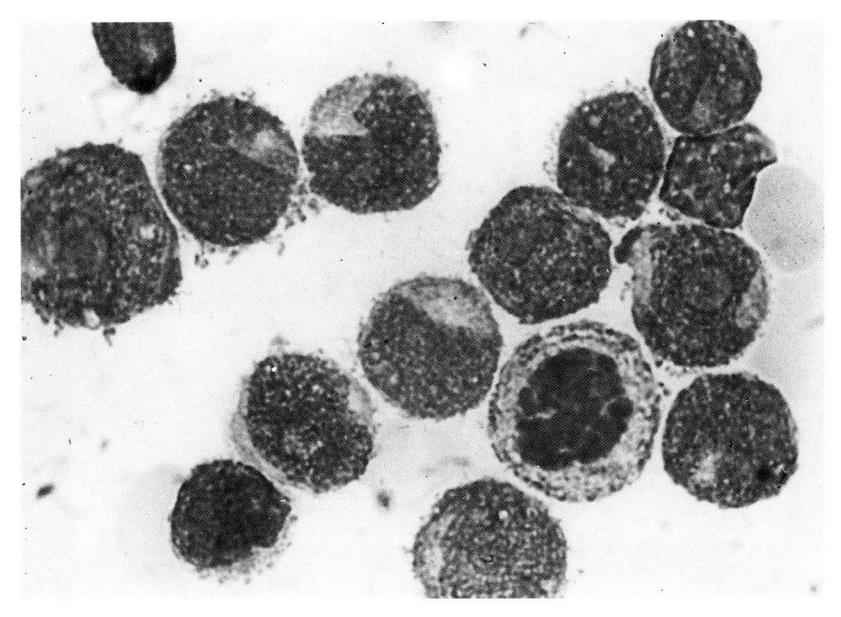

## Chronisch-myeloische Leukämie und chronisch-lymphatische Leukämie

Hier fallen die vermehrten basophilen und eosinophilen Leukozyten neben Promyelozyten und Myeloblasten auf. Eine Meningeosis wird selten beobachtet. Noch seltener ist sie bei der chronisch-lymphatischen Leukämie, allenfalls trifft man auch sie in fortgeschrittenen Stadien. Zytologisch findet man differenzierte Lymphozyten, das Zytoplasma ist schwach angefärbt.

## *Lymphome*

Wenn der Liquor große Zahlen bizarrer histiozytenähnlicher Zellen mit bohnenförmigen Kernen, verklumptem Chromatin, ungleichmäßigen Nukleoli und schaumigem Zytoplasma zeigt, dann ist die Diagnose eines histiozytären Lymphoms nicht schwierig (Borowitz u. Mitarb. 1981). Problematisch ist aber die Ähnlichkeit zwischen malignen und reaktiven Zellen. Auch die Diagnose eines schlecht differenzierten lymphozytären Lymphoms ist nicht schwierig, wenn genügende Mengen atypischer lymphoider Zellen mit verklumptem Chromatin, prominenten Nukleoli, bizarr verformten Kernen und schmalem Zytoplasmasaum zur Darstellung kommen (Abb. 11.**27**). Beim lymphoblastischen Lymphom und beim undifferenzierten Lymphom ähneln die Zellen den Blastenformen, die bei der akuten lymphozytären Leukämie gesehen werden (Abb. 11.**28**). Maligne Lymphome allein nach ihren Zellbefunden zu klassifizieren, ist selten möglich, so daß auch keine definitive Diagnose aus dem Liquorzellbild gelingt. Die

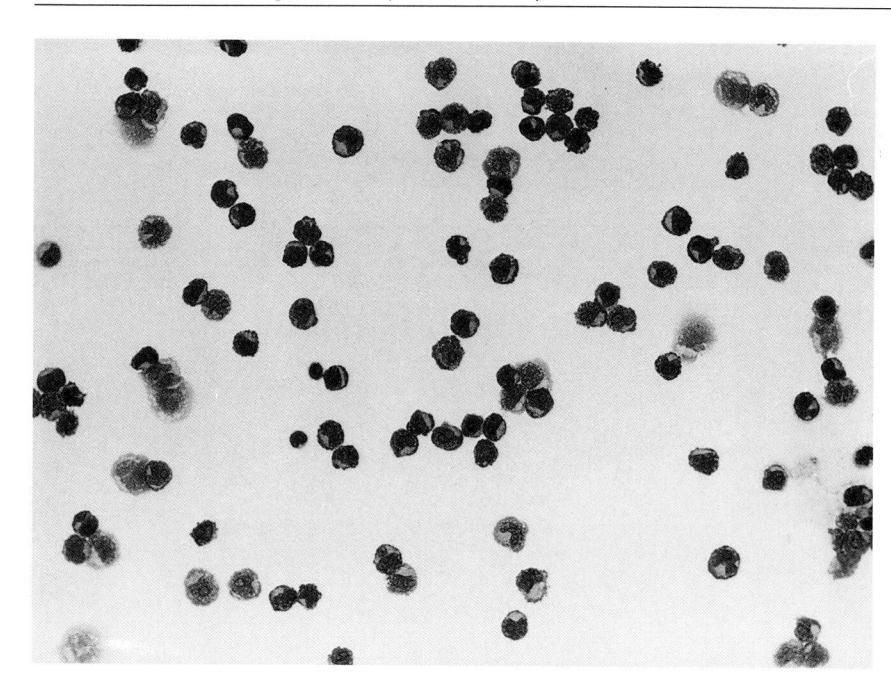

Abb. 11.**28** Immunoblastisches Non-Hodgkin-Lymphom. Hyperchromatische Tumorzellen mit grober Chromatinstruktur.

zusätzliche immunologische Zelltypisierung mit den Zelloberflächenmarkern OKT 3, OKT 4, OKT 8, Leu 12, OKB-cALLa, OK-CLL und der Bestimmung von zellulärem IgG, IgM und Kappa- bzw. Lambda-Leichtketten ist ausschlaggebend für die diagnostische Entscheidung.

## Literatur

An-Foraker, S. H.: Cytodiagnosis of malignant lesions in cerebrospinal fluid. Review and cytohistologic correlation. Acta cytol. 29 (1985) 286–290

Balhuizen, J. C., G. T. A. M. Bots, A. Schaberg, F. T. Bosman: Value of cerebrospinal fluid cytology for the diagnosis of malignancies in the central nervous system. J. Neurosurg. 48 (1978) 747–753

Bigner, S. H., W. W. Johnston: The cytopathology of cerebrospinal fluid. I. Nonneoplastic conditions, lymphoma and leukemia. Acta cytol. 25 (1981a) 335–353

Bigner, S. H., W. W. Johnston: The cytopathology of cerebrospinal fluid. II. Metastatic cancer, meningeal carcinomatosis and primary central nervous system neoplasms. Acta cytol. 25 (1981b) 461–479

Borowitz, M., S. H. Bigner, W. W. Johnston: Diagnostic problems in the cytologic evaluation of cerebrospinal fluid for lymphoma and leukemia. Acta cytol. 25 (1981) 665–674

Brown, R. W., R. J. Clarke, R. F. Gonzales: Cytologic detection of cryptococcus neoformans in cerebrospinal fluid. Acta cytol. 29 (1985) 151–153

Conrad, K. A., J. L. Gross, J. Q. Trojanowski: Leptomeningeal carcinomatosis presenting as eosinophilic meningitis. Acta cytol. 30 (1986) 29–31

Coslett, H. B., K. Teja, T. P. Sutula: Meningeal carcinomatosis 21 years following bronchioloalveolar carcinoma. Cancer 49 (1982) 173–176

Den Hartog Jager, W. A.: Color Atlas of CSF Cytopathology. Lippincott, Philadelphia 1980

Dommasch, D., H. G. Mertens: Cerebrospinalflüssigkeit-CSF. Thieme, Stuttgart 1980

Dyken, P. R., S. Shirley, J. Trefz, T. El Gammel: Comparison of cytocentrifugation and sedimentation techniques for CSF cytomorphology. Acta cytol. 24 (1980) 167–170

Ehya, H., S. I. Hajdu, M. R. Melamed: Cytopathology of nonlymphoreticular neoplasmas metastatic of the central nervous system. Acta cytol. 25 (1981) 599–610

Fishman, R. A.: Cerebrospinal Fluid in Diseases of the Nervous System. Saunders, Philadelphia 1980

Gandolfi, A.: The cytology of cerebral neuroblastoma. Acta cytol. 24 (1980) 344–346

Glass, J. P., M. Melamed, N. L. Chernik, J. B. Posner: Malignant cells in cerebrospinal fluid: The meaning of a positive CSF cytology. Neurology 29 (1979) 1369–1375

Heimann, A., M. J. Merino: Carcinomatous meningitis as the initial manifestation of breast cancer. Acta cytol. 30 (1986) 25–28

Hust, M. H., P. Pfitzer: Cerebrospinal fluid and metastasis of transitional cell carcinoma of the bladder. Acta cytol. 26 (1982) 217–223

Kim, K., S. H. Greenblatt, M. G. Robinson: Choroid plexus carcinoma. Report of a case with cytopathologic differential diagnosis. Acta cytol. 29 (1985) 846–849

Kölmel, H. W.: Liquor-Zytologie, 2. Aufl. Springer, Berlin 1978

Kölmel, H. W.: Meningitis und Liquorzytologie. Nervenarzt 50 (1979) 5–9

Levy, R. M., D. E. Bredesen, M. L. Rosenblum: Neurological manifestations of the acquired immunodeficiency syndrome (AIDS). J. Neurosurg. 62 (1985) 475–495

Marthios, A. J., S. L. Nielsen, D. Barrett, E. B. King: Cerebrospinal fluid cytomorphology identification of benign cells originating in the central nervous system. Acta cytol. 21 (1977) 403–412

Mollaret, P.: La meningite endothelio-leucocytaire multirecurrente benign. Rev. neurol. 133 (1977) 225–244

Oehmichen, M.: Cerebrospinal Fluid Cytology. An Introduction and Atlas. Thieme, Stuttgart 1976

Pedersen, A. G., J. Olsen, M. Nasiell: Cerebrospinal fluid cytology diagnosis of meningeal carcinomatosis with small-cell carcinoma of the lung. Acta cytol. 30 (1986) 648–652

Schmidt, R. M.: Der Liquor cerebrospinalis. Fischer, Stuttgart 1987

Schwenk, J., R. Ferst, G. Gosztonyi, P. Lowes, G. Niedobitek, T. Fischer, D. Sommer, J. Cervós-Navarro: Neuropathologische Befunde bei 13 Verstorbenen mit erworbenem Immundefektsyndrom. Zbl. allg. Pathol. pathol. Anat. 133 (1987) 29–48

Spriggs, A. I.: Malignant cells in cerebrospinal fluid. J. clin. Pathol. 7 (1954) 122–130

Tzvetanova, E. M., Ch. T. Tzekov: Eosinophilia in the cerebrospinal fluid of children with shunts implanted for the treatment of internal hydrocephalus. Acta cytol. 30 (1986) 277–280

Takeda, M., D. E. King, H. Y. Choi, K. Gomi, W. R. Lang: Diagnostic pitfalls in cerebrospinal fluid cytology. Acta cytol. 25 (1981) 245–250

Wagner, J. A., J. K. Frost, H. Wisotzkey jr.: Subarachnoid neoplasia: Incidence and problems of diagnosis. Sth. med. J. 53 (1960) 1503–1508

Watson, C. W., S. I. Hajdu: Cytology of primary neoplasms of the central nervous system. Acta cytol. 21 (1977) 40–47

Wilber, R. R., E. B. King, E. L. Howes: Cerebrospinal fluid cytology in five patients with cerebral cysticercosis. Acta cytol. 24 (1980) 421–426

Zaharopoulos, P., J. Y. Wong: Cytology of common primary brain tumors. Acta cytol. 24 (1980) 384–390

# 12. Pathologie des Auges

*Gerhard Goder*

## Einleitung

Der Neuropathologe kann häufig mit Material aus der Ophthalmopathologie konfrontiert werden. Von der täglichen Temporalisbiopsie bei Verdacht auf Arteriitis über die Diagnostik der Orbitatumoren bis hin zu ultrastrukturellen Fragestellungen bei Konjunktivalbiopsien hat sich ein breites und fruchtbares Arbeitsgebiet aufgetan. Ein kleines Lehrbuchkapitel kann nur den Zugang zu diesem Feld erschließen, das in umfassenden Werken, z. B. von Spencer (1985/1986) und von Yanoff u. Fine (1975) umfassender dargestellt wird. Ferner ist auf die deutschsprachigen Werke von Naumann u. Mitarb. (1980) und Goder (1985) zu verweisen. Übersichten zur Physiologie und Entwicklungsgeschichte, auf die wir hier verzichten müssen, liefern Moses (1981) sowie Badtke u. Tost (1986), intraokulare und Orbitatumoren werden ausführlicher von Reese (1976) bzw. Shields (1983) und von Henderson (1973) behandelt.

Der Zugang des klinischen Ophthalmologen ist ein morphologischer, und so verwischen sich in diesem Kapitel die sonst streng durchgehaltenen Kategorien „Klinik" und „Makropathologie"; auf die Darstellung klinischer Symptome ophthalmologischer Erkrankungen haben wir weitgehend verzichtet. Eine ausgezeichnete Darstellung ophthalmologischer Makropathologie stammt von Stefani u. Hasenfratz (1987).

## Hornhaut und Lederhaut

### Fehlbildungen

Die völlige Hornhautaplasie, die *Mikrokornea* (Durchmesser unter 10 mm) und *Megalokornea* (Durchmesser über 13 mm) sind manchmal mit weiteren Fehlbildungen vergesellschaftet (z. B. Trisomie 13). *Lipidspeicherungen* im tiefen peripheren Hornhautstroma (Embryotoxon anterius, Arcus juvenilis) können bei der familiären Hypercholesterinämie, aber auch unabhängig davon vorkommen. Mit schweren allgemeinen und zentralnervösen Fehlbildungen geht die *Sklerokornea* einher. Es handelt sich um eine angeborene ausgedehnte Trübung der Hornhaut, gelegentlich nur an deren Peripherie. Histologisch ähnelt dabei die Hornhaut der Sklera: die regelmäßige Lamellenstruktur fehlt, die Kollagenfasern verlaufen gewellt und sind von sehr unterschiedlicher Dicke. Die Descemet-Membran ist verdünnt.

### Entzündungen

#### Oberflächliche Entzündungen

Herpes-simplex-Viren verursachen in der Hornhaut unterschiedliche Veränderungen. Eine akute Entzündung ist die *Keratitis dendritica*, bei der im Hornhautepithel bäumchenförmige Infiltrate vorhanden sind. Die Viren sind latent im Ganglion Gasseri und in der Tränendrüse lokalisiert. Sie wandern intraaxonal zum Infektionsort. Die Epithelzellen der Hornhaut werden ödematös, die Hemidesmosomen reißen. Das Ödem dringt unter die Basalmembran, hebt das Epithel empor und bildet Blasen. Einzelne Epithelzellen werden nekrotisch. Die Blasen rupturieren, Ulzera entstehen. In den nekrotischen Zellkernen finden sich Viruskolonien, die eosinophilen Cowdry-A-Körperchen. Das Chromatin wird randständig. Riesenzellen entstehen. In schweren Fällen dringen Lymphozyten und segmentkernige Granulozyten ins Hornhautstroma ein, wodurch eine *Keratitis disciformis* entsteht. Diese *parenchymatösen Formen* sind besonders für Rezidive charakteristisch.

#### Parenchymatöse Formen

Das gesamte, vorwiegend das tiefe Parenchym der Hornhaut (hinteres Drittel) befällt die *Keratitis parenchymatosa* bei Syphilis. Die Keratitis syphilitica kann angeboren sein. Meist manifestiert sie sich zwischen dem 5. und 20. Lebensjahr. Die kongenitale Form ist meist doppelseitig, die erworbene eher einseitig. Interstitielle Keratitis gibt es auch bei Tuberkulose, Lepra, Leishmaniose, Trypanosomiasis, Onchozerkiasis, Sarkoidose, Lymphogranulomatose, Mycosis fungoides, Lymphogranuloma venereum, Herpes simplex und Zoster ophthalmicus. Sie beginnt mit einem Ödem, durch das die Hornhaut bereits ihre Transparenz verliert. Es folgt eine diffuse Infiltration aus Lymphozyten, Plasmazellen und Epitheloidzellen. Schließlich wachsen Blutgefäße ein, und der Prozeß geht in ein Narbenstadium über. Durchgängige oder obliterierte Blutgefäße persistieren oft lange. Sie bevorzugen wie die Infiltrate die tieferen Schichten. Bowman- und Descemet-Membran werden herdförmig nekrotisch. Die Endothelzellen sind ebenfalls ödematös. Später desquamieren sie. Auch im Parenchym treten Nekrosen auf.

### Ulzerierende Hornhautentzündungen

Das Hornhautulkus ist ein entzündlich verursachter Substanzdefekt, der das Epithel überschritten hat und durch Kollagenasen aus Leukozyten in die Tiefe des Hornhautstromas fortschreitet. Während das *Ulcus rodens*, der *Ringabszeß* und das *Ringulkus* die Peripherie befallen, ist beim *Ulcus serpens* meist die zentrale Hornhaut betroffen.

Das *Ulcus rodens* (Mooren) ist eine seltene, vermutlich auf Immunstörungen beruhende Hornhautentzündung mit Nekrosen der Lamellen und Zerstörung der Bowman-Membran. Neben Lymphozyten und Plasmazellen finden sich Neutrophile mit Granulasekretion, nicht jedoch Eosinophile oder Mastzellen.

Der *Ringabszeß* kann durch Traumen, aber auch durch weiche Kontaktlinsen entstehen. Erreger sind Bakterien oder Pilze. Der Abszeß beginnt mit einer ringförmigen Infiltration von segmentkernigen Leukozyten, wobei ein etwa 1 mm breiter Ring der Hornhaut am Limbus intakt bleibt. Durch Übergang in das Hornhautzentrum kommt es nicht selten zur *Panophthalmie*.

Das *Ringulkus* ist die schwerste Komplikation einer nicht obligaten Entwicklungskette: Hornhautinfiltrat – Keratitis marginalis – Ulcus marginale – Ringulkus. Die Hornhaut ist in Limbusnähe durch Neutrophile, Lymphozyten und Plasmazellen infiltriert. Es kann eine okuläre Manifestation einer Wegener-Granulomatose sein (Austin u. Mitarb. 1978).

Das *Ulcus serpens* entsteht infolge Superinfektion eines zentralen Epitheldefektes, vor allem durch Pneumokokken oder Diplobacterium Moraxella-Axenfeld, häufig bei herabgesetzter Abwehrkraft. Es ist durch seinen lympholeukozytär infiltrierten unterminierten Rand und durch eine Hypopyoniritis charakterisiert. Es kann zur Vorwölbung der Descemet-Membran (Descemetozele) und schließlich zur Perforation der Hornhaut kommen.

### *Degenerative Veränderungen*

a) Das *Randgeschwür* (Ulcus marginale corneae) entsteht meist bei alten Menschen als Folge einer Reaktion auf Bakterientoxine, unmittelbar ausgelöst durch harmlos erscheinende Entzündungen.

b) Zu schweren nekrotisierenden Entzündungen der Sklera und Kornea kann es vor allem bei jüngeren Menschen infolge einer Gefäßerkrankung (Periarteriitis nodosa, Wegener-Granulomatose), einer Leukämie oder einer Porphyrie kommen.

c) Die sogenannte *bandförmige Hornhautdegeneration* kann viele Ursachen haben (z. B. Morbus Still oder rheumatoide Arthritis, Glaukom, chronische Uveitis etc.). Die Hornhaut ist im Lidspaltenbereich getrübt. Substrat sind Kalkniederschläge entlang der Bowman-Membran. Später treten Hyalineinlagerungen ins oberflächliche Stroma hinzu.

d) Amyloidablagerungen in der Hornhaut (*gitterige Degeneration*, Abb. 12.**1**), in der Sklera und in Nerven der Gesichtsmuskulatur finden sich beim *Meretoja-Syndrom*, das autosomal-dominant vererbt wird und in Skandinavien häufiger vorkommt.

e) Stoffwechselerkrankungen. Die Hornhaut beteiligt sich an vielen *Stoffwechselerkrankungen* und Thesaurismosen (s. S. 163), an den Mukopolysaccharidosen (z. B. MPS I Hurler, MPS I Scheie, MPS II A und B Hunter, MPS VI Maroteaux-Lamy), an den Lipidosen (Refsum, Tangier), den Sphingolipidosen und den Mukolipidosen. Bei der metachromatischen Leukodystrophie kommt es selten zu einer klinischen Hornhauttrübung, jedoch finden sich histologisch perineurale Lipidniederschläge. Bei den oben genannten Erkrankungen sind Hornhauttrübungen zu finden. Speichernde Zellen sind die Keratozyten (Abb. 12.**2**) und Endothelzellen (Abb. 12.**3**). Auch im Trabeculum corneosclerale (s. Abb. 12.**11**) findet sich gespeichertes Material (Del Monte u. Mitarb. 1983).

Den durch Kupfereinlagerung verursachten *Kayser-Fleischer-Hornhautring* sieht man an der Spaltlampe rötlichgrün in der Peripherie tief in der Hornhaut. Bei der hepatolentikulären Wilson-Dystrophie läßt sich in der Peripherie der inneren Descemet-Schicht histochemisch Kupfer nachweisen. Es findet sich auch in den tieferen Schichten der vorderen Linsenkapsel (Sonnenblumenkatarakt).

*Der Keratokonus* ist eine meist doppelseitige, sich im 1. und 2. Lebensjahrzehnt manifestierende Formabweichung der Hornhaut mit Ausbildung einer kegelförmigen Vorwölbung. Der Keratokonus tritt bei der Trisomie 21 in 6% auf und ist dann immer beidseitig. Er kann autosomal-dominant oder rezessiv vererbt werden. Ein chronischer Keratokonus kann in einen akuten Keratokonus mit Schmerzen, Trübung und Perforationsgefahr übergehen. Es finden sich Epithelödem, Unterbrechungen der Basalmembran, Zerfall und segmentaler Schwund der Bowman-Membran, Oxytalanfasern im Stroma, zapfenförmige Wucherungen des Epithels (Facetten) bis ins Stroma, Verminderung der Zahl der Stromalamellen und der Keratozyten, ohne daß sich Veränderungen der einzelnen Kollagenfibrillen nachweisen ließen (Andreassen u. Mitarb. 1980). Die Ursache scheint in den Keratozyten zu liegen, die neutrale Glykoproteine im Überschuß bilden. Letztere

510   12 Pathologie des Auges

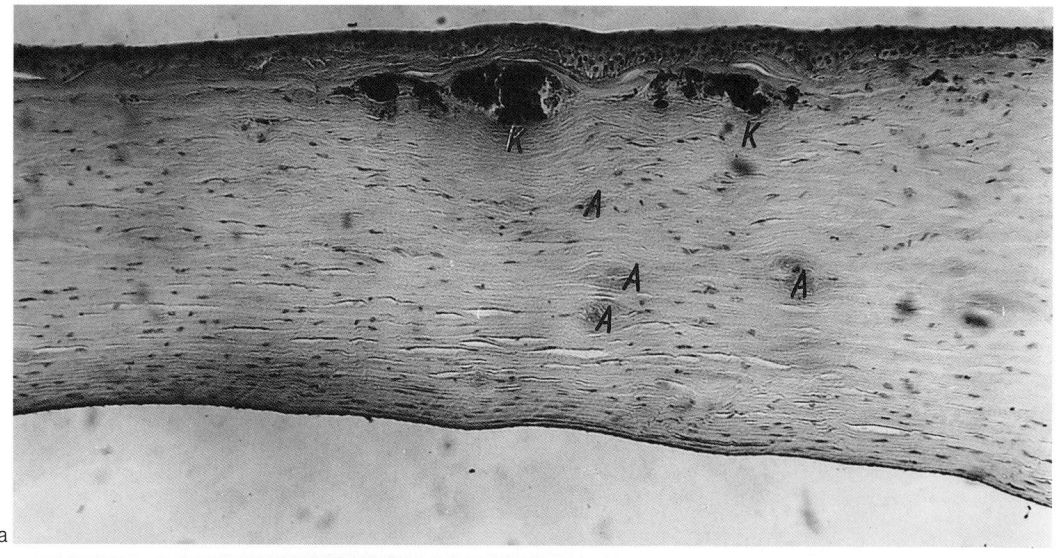

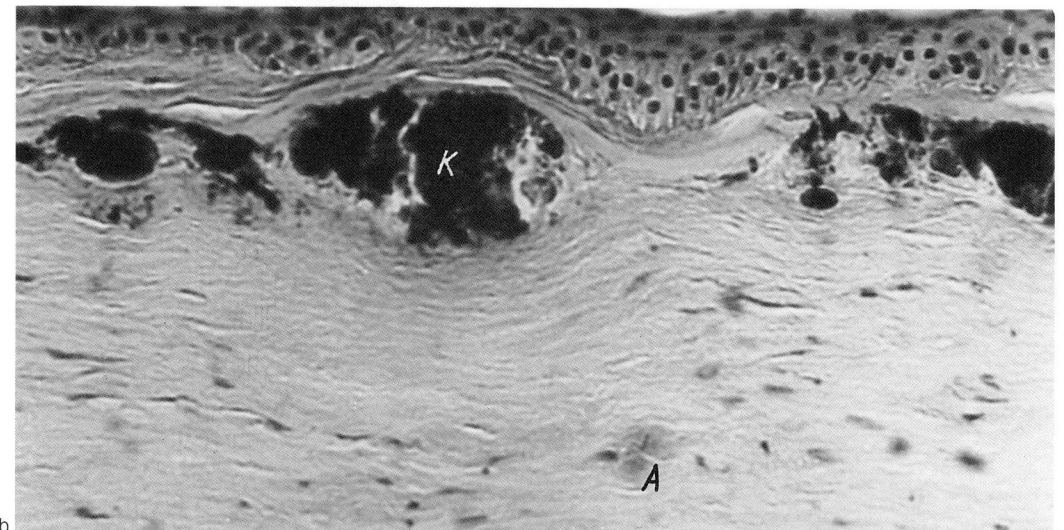

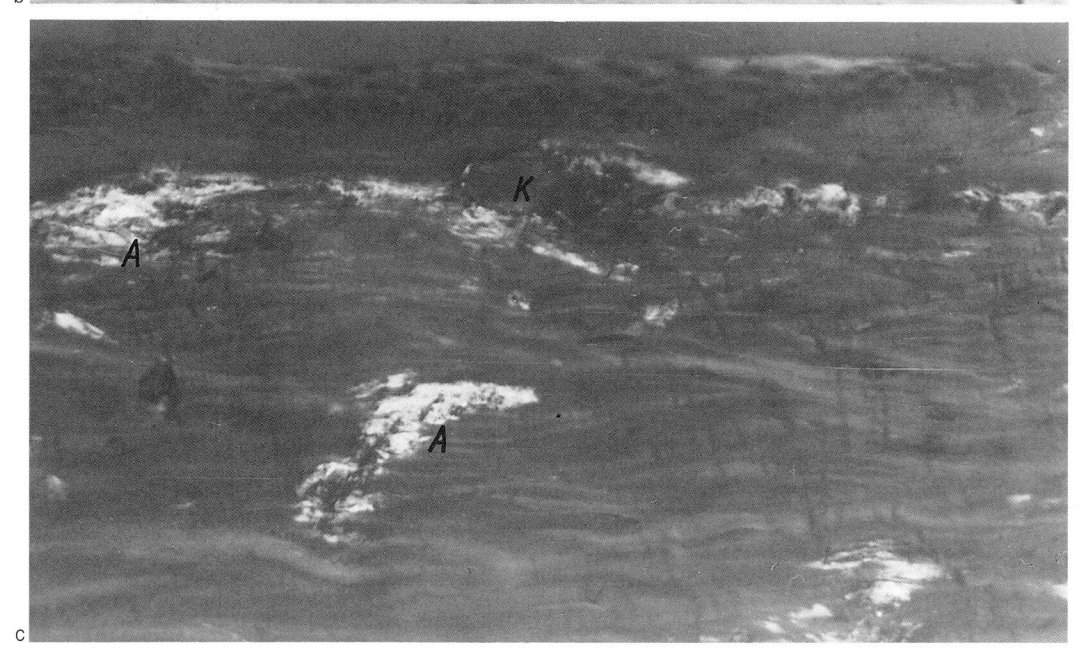

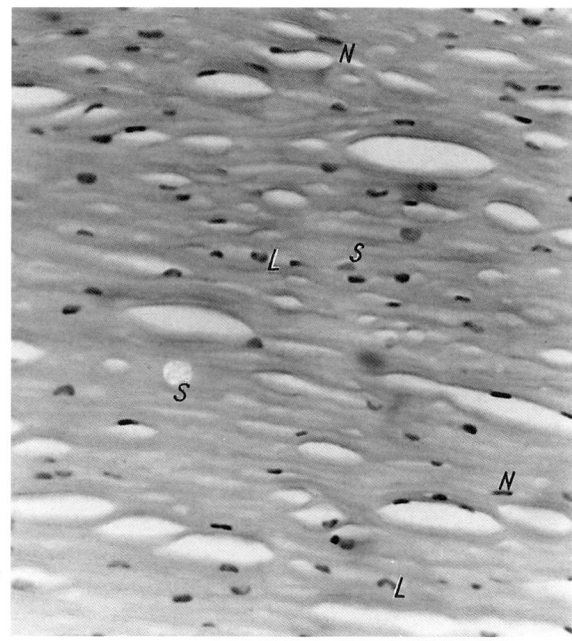

Abb. 12.1 Gitterige Hornhautdystrophie. **a** Kalkablagerungen unter der Bowman-Membran (K). Amyloidablagerungen (A), HE, × 60. **b** Kongorotfärbung, **c** polarisiert, × 150.

Abb. 12.2 Mukopolysaccharidose MPS I nach Hurler. Speichernde (S) und nichtspeichernde (N) Keratozyten. Leukozyten (L). HE, × 120.

Abb. 12.3 Speicherung im Endothel der Hornhaut bei Morbus Hurler. HE, × 20.

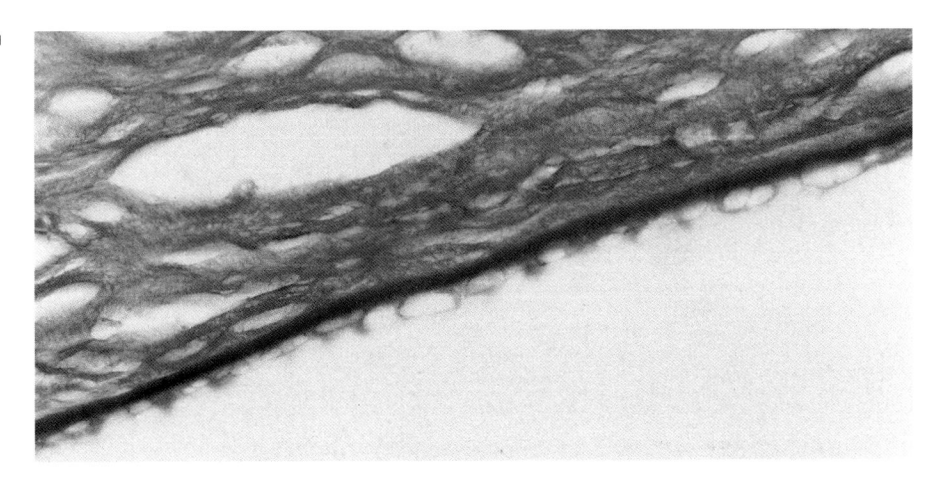

werden als feinstfädige Depots zwischen die erhaltenen Hornhautlamellen eingelagert. Die Mitochondrien der Keratozyten sind vergrößert. Die Descemet-Membran ist zunächst geschlängelt. Später wird sie unregelmäßig dick und neigt zu Rupturen. Auch im Endothel entstehen später Dilatationen des endoplasmatischen Retikulums. Die Hornhautnerven sind durch Hyperregeneration verdickt (sog. Vogt-Vertikallinien) (s. Tab. 12.5). Zentrale Narben entstehen sowohl nach einem akuten Keratokonus wie im Verlauf eines chronischen. In der Peripherie der verdünnten Hornhaut läßt sich im Zytoplasma der tieferen Epithelschichten feinstaubig verteiltes Eisen nachweisen (Fleischer-Hornhautring, an der Spaltlampe am besten bei der Retroillumination mit Blaulicht sichtbar).

Nach Hornhauttransplantation (Keratoplastik) scheint sich die volle normale Innervation der Hornhaut nicht mehr herzustellen; eine minimale Nervenregeneration braucht mindestens 3 Jahre.

## Sklera

a) Skleraveränderungen in Form der sog. *blauen Skleren* treten bei Syndromen auf, die das Zentralnervensystem miteinbeziehen, z. B. beim Syndrom nach Ullrich-Fremery-Dohna, das aus Dyszephalie mit Katarakt und Hypotrichose besteht, und beim Syndrom von Hutchinson-Gilford (frühe Vergreisung mit Elastizitätsverlust und Atrophie der Haut). Der Eindruck der blauen Sklera entsteht durch eine Verdünnung der Lederhaut (Hypoplasie) mit bläulich hindurchschimmernder Aderhaut. Umschriebene Skleraatrophien (nach Entzündungen, bei hoher Myopie) führen zu
b) *Sklerastaphylomen:* bläuliche Ektasien der Sklera mit eingelagerter Uvea.
c) Eine *Melanozytose* der Sklera kann Teilerscheinung einer generalisierten Melanozytose sein (z. B. Naevus Ota, meningeale Melanozytose). Polymere der Homogentisinsäure bilden das Pigment bei der Ochronose, das differentialdiagnostisch von Melanozytose und blauen Skleren abzugrenzen ist. Es lagert sich in der Sklera oberflächlich fleckförmig ab und kann auf die tiefen Konjunktivaschichten übergreifen.
d) *Skleraverkalkungen* können beim Hyperparathyreoidismus und Pseudohyperparathyreoidismus vorkommen. Häufiger handelt es sich um Altersveränderungen an den Muskelansätzen *(senile Skleraplaques)*.

## Linse

### Fehlbildungen

Beim *Marfan-Syndrom*, das auch mit Veränderungen des Zwischenhirns und der Hypophyse einhergehen kann, findet sich eine Atrophie der Zonulafasern. Dadurch kommt es zum Linsenschlottern (Phakodonesis), zur Kugellinse (Sphärophakie) und zur Subluxation und schließlich zur Luxation. Die Folge kann ein Sekundärglaukom sein.

### Stoffwechselstörungen

Einige Störungen des Aminosäure- und Kohlenhydratstoffwechsels gehen mit einer *Katarakt* einher, so das okulozerebrorenale Lowe-Syndrom, die Homozystinurie und die Galaktosämie. Das *Lowe-Syndrom* wird geschlechtsgebunden rezessiv vererbt. Außer Katarakt und Buphthalmus kommen Mikrophakie und blaue Skleren sowie sekundäre Hornhauttrübungen vor. Die Kombination von angeborener Katarakt und Glaukom muß neben Röteln immer an das Lowe-Syndrom erinnern. Die genaue Ursache der Krankheit ist noch nicht bekannt.

Bei der *Homozystinurie* kommt es zur Linsenluxation. Die Zonulafasern sind trotz Verdickung brüchig. Das Sekundärglaukom hängt mit der Linsenverlagerung zusammen (Kompression des Kammerwinkels). Als Vorstufe der Linsenluxation finden sich Linsenschlottern, Irisschlottern, Linsenastigmatismus und Brechungsmyopie durch zunehmende Linsenkrümmung oder Sklerosierung des Linsenkerns.

Häufigste Ursache einer stoffwechselbedingten Linsentrübung im frühen Kindesalter ist die *Galaktosämie*. Die Katarakt kann sich bei Diät zurückbilden. Die Erkrankung wird autosomal-rezessiv übertragen. Sie beruht in ihrer schweren Form auf einem Mangel an Galaktotransferase. Besteht lediglich ein Mangel an Galaktokinase, so beschränken sich die Krankheitszeichen auf eine später auftretende Katarakt und es fehlen Systemveränderungen und Schwachsinn. Auf die Bedeutung der Aldosereduktase wiesen Datiles u. Mitarb. (1982) hin.

### Katarakt

Das morphologische *Substrat der Katarakt* ist entsprechend den Kataraktformen unterschiedlich. Es reicht von Kapselverdickungen und Auflagerungen beim angeborenen vorderen und hinteren Polstar (Reste der Membrana vasculosa lentis) über ödematöse Aufquellungen der Linsen-Epithelzellen (Wedl-Blasenzellen, Abb. 12.4) über deren fibröse Transformation (Proliferatio epitheliocapsularis) bis zur Verquellung und zum Zerfall der Linsenfasern (Linsenprismen, Abb. 12.5). Man unterscheidet eine vordere subkapsuläre, eine vordere supranukleäre Rindenkatarakt, eine Kernkatarakt, eine hintere supranukleäre und eine hintere subkapsuläre Rindenkatarakt. Die einzelnen Formen sind oft kombiniert. Je nach „Reifungsgrad" spricht man von einer Cataracta incipiens, provecta, intumescens, matura, hypermatura. Die Kataraktursachen sind multifaktoriell (Hockwin 1982, Hockwin u. Ohrloff 1984): genetische, rassische, klimatisch-geographische (ultraviolette Strahlung, Röntgenstrahlung), metabolische (Eiweißmangel, Stoffwechselerkrankungen, z. B. Diabetes, Hyperglykämie, Harnstoff- und Calciumveränderungen) und Intoxikationen (z. B. Medikamente, Corticosteroide, Barbiturate). Für unsere Betrachtungen wichtig sind die kataraktogenen infektiösen Embryopathien. Sie können alle auch zentralnervöse Komplikationen verursachen.

Abb. 12.**4** Katarakt beim Lowe-Syndrom. Proliferation des Linsenepithels. Schollige Veränderungen der Linsenfasern (Fortsätze der Linsenzellen). HE, × 75.

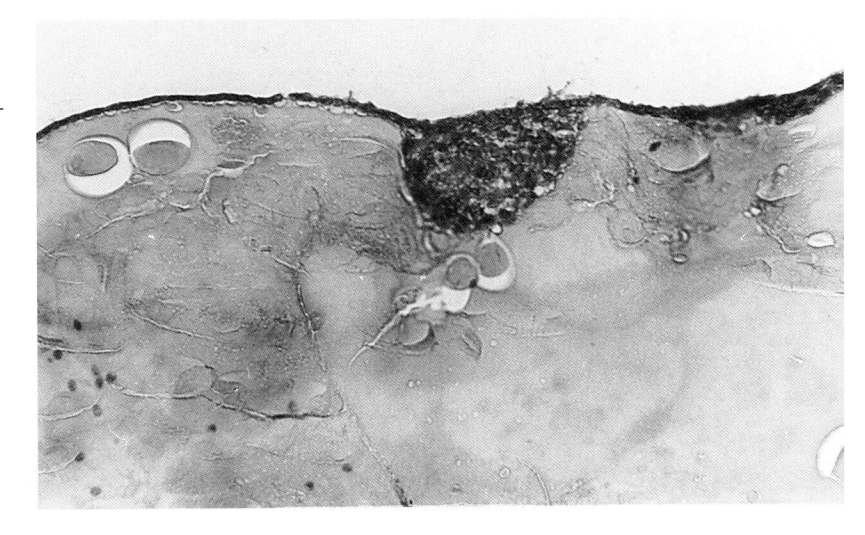

Abb. 12.**5** Ausbildung sogenannter Wedl-Blasenzellen (WB) durch scholligen Zerfall der Linsenprismen. Linsenkapsel (LK), Linsenepithel (LE).

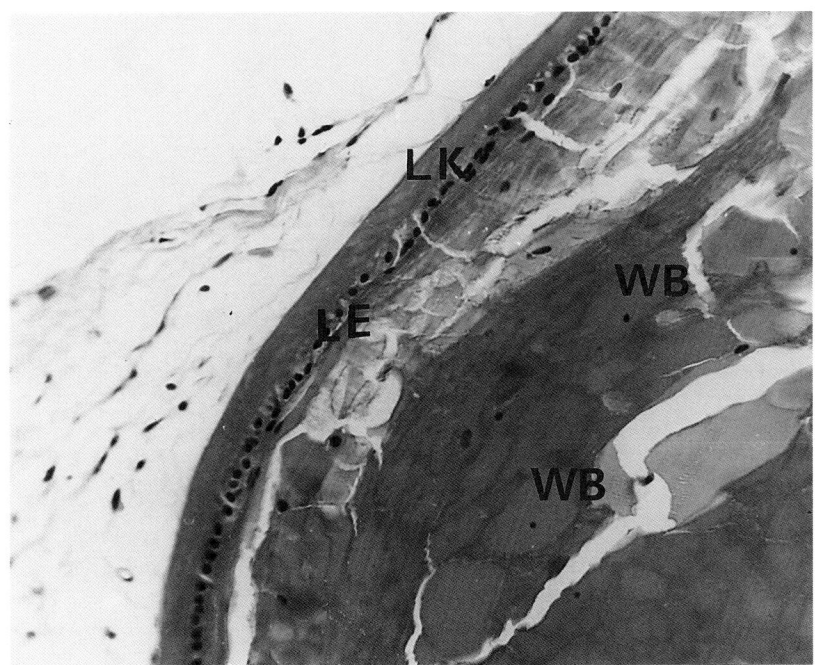

# Uvea

## Fehlbildungen

Wie die Netzhaut kann die Uvea zahlreichen Mißbildungen unterliegen, die häufig mit Fehlbildungen des Zentralnervensystems gemeinsam vorkommen. Verschlußstörungen der Augenbecherspalte resultieren in *Kolobomen*, die sich auf die Iris oder den Ziliarkörper beschränken können oder die ganze Aderhaut miterfassen. In typischer Weise sind sie nach nasal unten gerichtet. Unvollständige Kolobome werden als Brückenkolobome bezeichnet. In Papillennähe gelegene Kolobome können eine zweite Papille vortäuschen (falsche Verdoppelung).

Umschriebene Defekte der Aderhaut *(Lakunen)* kommen beim Aicardi-Syndrom vor. Das retinale Pigmentepithel ist dabei melaninfrei.

Die *Persistenz der Membrana vasculosa* lentis ist bereits unter den Kataraktursachen erwähnt worden. Sie ist auch als eine Hemmungsmißbildung der Uvea zu verstehen und kommt z. B. bei der Trisomie 13–15 (Patau-Syndrom: multiple kraniofaziale Dysplasien mit Arhinenzephalie, Balkenagenesie, Mikrozephalie, vielfache Spaltbildungen und Organmißbildungen) vor.

Beim multiplen Myelom und bei Hypergammaglobulinämie kommen eiweißgefüllte *Ziliarkörperzysten* vor.

## Entzündungen

Die meisten hinteren Uveitiden beteiligen die darüberliegende Netzhaut sekundär, so daß eine *Chorioretinitis* entsteht. Es resultieren chorioretinale Narben mit Proliferation des Pigmentepithels und Untergang der Aderhautgefäße.

1. Am häufigsten sind die *endogenen, nichtgranulomatösen, nichteiterigen Uveitiden,* die sogenannten *Immuno-Uveitiden,* bei denen nur in 10% der Fälle eine definitive Ätiologie gefunden werden kann. Sie verlaufen in Schüben, bilden multiple Herde (Chorioiditis disseminata) und beruhen auf allergisch-hyperergischen, toxinbedingten Reaktionen (Tbc, Lues, Rheuma, Foci). Die Infiltrate bestehen hauptsächlich aus Lymphozyten und Plasmazellen, die um Gefäße angeordnet sind. Als reaktive Begleitentzündung zum primären Netzhautbefall (s. S. 519) kommen auch Virusuveitiden bei Herpes simplex, Zytomegalie, Zoster ophthalmicus und Röteln vor. Auch hierbei findet man als histologisches Substrat Lymphozyten.

2. Die heute seltene *eiterige Uveitis* entsteht durch virulente, vorwiegend anaerobe Keime, die von einem Körperherd in die Aderhaut gelangen *(purulente metastatische Endophthalmitis).* In der Chorioidea sind multiple Eiterherde vorhanden, die bei Durchbruch in den Glaskörper und Befall der Iris, Sklera und Konjunktiva zur *Panophthalmie* führen können. Die Aderhautgefäße sind strotzend blutgefüllt, mit segmentkernigen Granulozyten in der Peripherie der Blutsäule (Margination). Aderhaut, Ziliarkörper und Choriokapillaris sind verdickt. In der Suprachorioidea liegt ein leukozytenreiches Exsudat (entzündliche Amotio chorioideae).

Die Bruch-Membran wird herdförmig von Leukozyten durchbrochen und zerstört. Die Pigmentepithelzellen der Retina degenerieren fettig, und die Retina wird herdförmig infiltriert.

Häufiger ist heute die *metastatische Candida-Endophthalmitis,* die bei Langzeitanwendung multipler Antibiotika, Steroide oder Immunsuppressiva entstehen kann. Sie beginnt mit weißlichen Infiltraten in der Chorioidea und Retina sowie „Cottonwool-Herden". Die Infiltration bricht in den Glaskörper durch und erzeugt das Vollbild einer Endophthalmitis mit Hypopyon bis hin zur Panophthalmie. Besonders bei Diabetikern und Patienten mit terminaler Niereninsuffizienz (Azidose) kommt es zu einem Befall der Orbita (Phlegmone), Chorioidea und Retina mit *Mukor oder Rhizopus (Phykomykose).* Es droht der Einbruch in den intrazerebralen Raum. Wahrscheinlich infolge einer Affinität der Erreger zu arteriellen Gefäßen entstehen Thrombosierungen und chorioidale und retinale Nekrosen. Die großen, nicht septierten Hyphen sind schon im HE-Schnitt erkennbar.

3. Wegen ihrer gemeinsamen Herkunft aus dem Mesoderm gibt es Syndrome, bei denen die Uvea und die Meningen zugleich beteiligt sind. Viele Verbindungen zum Zentralnervensystem finden sich bei den *granulomatösen Uveitiden.* Zu ihnen gehört die *sympathische Ophthalmie,* die mit meningealen Entzündungsherden des Sehnervs und der Meningea einhergehen kann. Sie tritt in 0,19% nach perforierenden Verletzungen und in 0,007% nach intraokularen Operationen auf. 10% aller sympathischen Ophthalmien entstehen nach Ulkusperforation von Hornhaut und Sklera. Das zuerst befallene Auge wird als sympathisierend bezeichnet. Die Krankheit

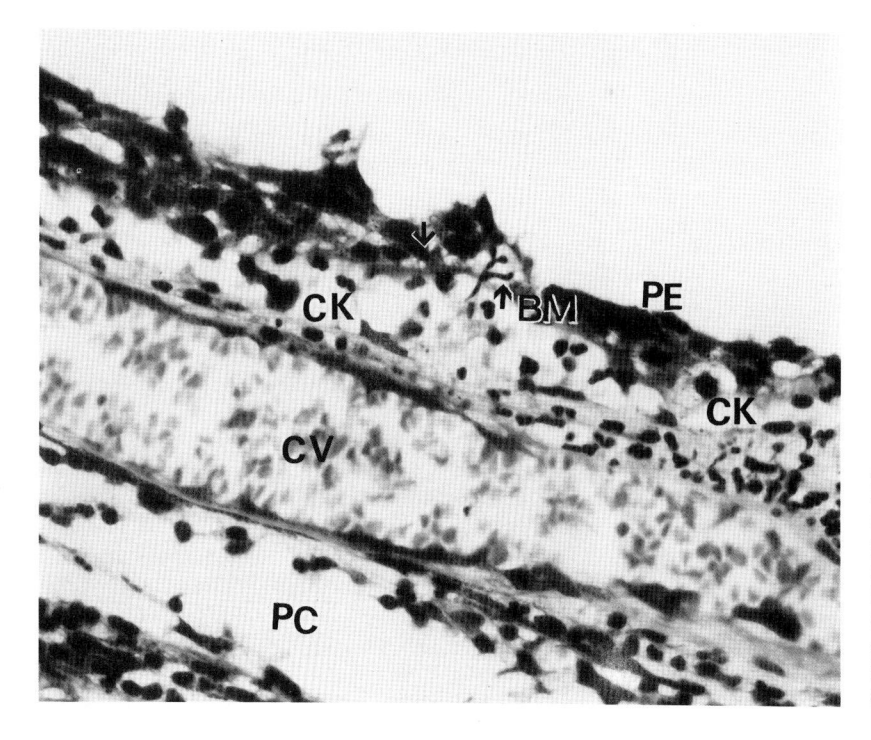

Abb. 12.**6** Purulente Chorioiditis, hervorgerufen durch Nocardia asteroides (rechtwinklig verzweigte Hyphen mit Endkölbchen) (↑). Depigmentation im Pigmentepithel (PE). Leukozytenmigration (↓) durch Bruch-Membran (BM). Dilatierte Kapillaren der Choriokapillaris (CK). Blutfülle der Choriovaskulosa (CV). Ödem der Perichorioidea (PC).

greift auf das andere (sympathisierte) Auge auf noch unbekannte Weise über und kann bis zur Erblindung führen.

Histologisch sparen die epitheloidzellreichen und riesenzellhaltigen überwiegend aus dichten Lymphoidzellinfiltraten aufgebauten Granulome die Choriokapillaris meist aus. Nekrosen fehlen. In Epitheloid- und Riesenzellen findet sich Melaninphagozytose. Ursächlich spielt wahrscheinlich eine Autosensibilisierung gegen Netzhautprotein oder Melanin eine Rolle. Differentialdiagnostisch ist sie von einer *phakogenen Endophthalmitis* abzugrenzen, einer Autoimmunreaktion auf Linsenproteine mit maximaler Ausprägung der Entzündung in der Umgebung der Linse.

Beziehungen zwischen Uveitis und Meningitis gibt es auch bei den Syndromen nach *Vogt-Koyanagi* und *Harada*. Das erstere beginnt mit einer hochakuten diffusen Uveitis, die in schwere chronische Veränderungen übergeht (Seclusio oder Occlusio pupillae), das letztere verläuft als exsudative Chorioiditis mit Ablatio retinae. Die histologischen Veränderungen sind fast völlig mit denen der sympathischen Ophthalmie identisch.

4. Bei der *Behçetschen Erkrankung* wird eine Virusgenese immer unwahrscheinlicher, und von einer zunehmenden Zahl von Autoren werden Autoimmunmechanismen angenommen. Im Auge finden sich in Aderhaut und Netzhaut (retinale Perivaskulitis) Ansammlungen segmentkerniger Leukozyten mit großer Neigung zu Verfettung und nekrotischen Einschmelzungen. Die häufig vorhandene eiterige Iritis führt zum Hypopyon, das allerdings kein obligates Zeichen, sondern Ausdruck der Schwere des Krankheitsverlaufes ist. Die Netzhaut beteiligt sich häufig an der dabei vorhandenen allgemeinen Thrombophlebitis, die in der Aderhaut maskierter verläuft. Hirnbeteiligung und zusätzliche Neuropathie sind Ursache von Lähmungen des Abduzens (Einwärtsschielen), des Fazialis (Lagophthalmus), des Trigeminus (Hornhautsensibilitätsstörung) und des Trochlearis (Kopfschiefhaltung zur Doppelbildkompensation). In den Rahmen der Enzephalitis fügen sich Papillitis und Neuritis ein. Fluoreszenzangiographisch ist eine erhöhte Kapillarpermeabilität im Auge nachweisbar. Es kommt zur Exsudation in den Glaskörper, zur exsudativen Ablatio, zu Pigmentverschiebungen von Aderhaut und Netzhaut, zu hämorrhagischen Infarkten unter dem Bild des Zentralvenenverschlusses, zu Makulaödem, Periphlebitis der Netzhaut, hinteren Synechien und peripheren vorderen Synechien der Iris mit Sekundärglaukom und Cataracta complicata.

Häufig haben die Patienten den HLA-Typ B5 (60% gegenüber 30% der Kontrollen). Gelegentlich kombinieren sich Behçet- und Reiter-Erkrankungen.

5. Beim *Morbus Whipple*, einer seltenen intestinalen Erkrankung durch atypische bakterielle Infektionen, kommen Panuveitis und diffuse histiozytäre Infiltration der inneren Netzhautschichten vor.

6. Das *Zytomegalievirus* kann neben einer nekrotisierenden Retinitis eine *Iridozyklitis* verursachen. Gefährdet sind Patienten mit Neoplasien, Organtransplantationen (Immunsuppressiva) und neuerdings bei erworbener Immunschwäche (AIDS).

7. *Bei der Heterochromie-Iridozyklitis nach Fuchs* ist die Iris einer Seite heller durch Depigmentation der Irisstromamelanozyten. Neben Abduzens-, Fazialis- und Trigeminusparesen kommt auch ein Horner-Syndrom vor. Das retinale Pigmentepithel und die Melanozyten der Chorioidea weisen auch einen verringerten Melaningehalt auf. Nur gelegentlich finden sich in Iris und Ziliarkörper einzelne perivaskuläre lymphozytäre Infiltrate. Verstärkte Gefäßsklerose und Fibroblastenproliferationen können hinzutreten.

8. Die *Sarkoidose*, bei der sich in über 50% eine Uveabeteiligung findet, befällt besonders die Iris und den Ziliarkörper. Schaumann-Körperchen sind im Auge nur selten nachweisbar. Die Granulomknötchen neigen im Ziliarkörper zur Konfluenz, im Trabeculum corneosclerale kommen sie einzelstehend vor.

9. Granulomatöse Uveitis kommt auch bei *Syphilis* (Iritis papulosa), *lepromatöser Lepra* und *Toxoplasmose* vor, die meist von der Netzhaut übergreift.

## Gefäßerkrankungen

Bei *maligner Hypertonie* treten Veränderungen in der Uvea früher auf als in der Netzhaut. Man beobachtet eine hyaline Verdickung von Media und Intima der Aderhautarterien mit gelegentlichen Endothelnekrosen und Gefäßobliterationen, die manchmal auch auf Arteriolen und sogar auf Kapillaren der Aderhaut übergreifen. Kleinherdige, dem Muster der Choriokapillaris folgende Thrombosen und Nekrosen, seltener große ischämische Infarkte der Aderhaut können die Folge sein. Nekrosen des Pigmentepithels und flache Netzhautabhebungen können sich ausbilden. Bei Ausheilung bleiben umschriebene Narben der Choriokapillaris mit ausgeschüttetem Melanin aus nekrotischem Pigmentepithel, sog. Elschnig-Flecken. Siegrist-Streifen sind gleiche Veränderungen entlang obliterierter größerer Aderhautarterien. Große ischämische Infarkte sind dank zahlreicher Anastomosen der Aderhautgefäße selten.

## Neoplasien

1. Häufigster Primärtumor der Uvea ist das *maligne Melanom*. Unter weißen Rassen hat es eine jährliche Häufigkeit von 1:200000. Bei pigmentreichen Rassen kommt es etwa 8fach seltener vor. Es bevorzugt das Erwachsenenalter (um das 50. Lebensjahr). Bei Kindern ist es selten. In etwa 75% entwickelt es sich

aus einem *Aderhautnävus,* von dem etwa einer unter 5000 maligne entartet. Die übrigen sind Melanome ungewissen Ursprungs oder solche, die sich bei kongenitaler okulärer oder okulodermaler *Melanozytose* (Ota) oder bei *Neurofibromatose* entwickeln.

Doppelseitiges Auftreten ist sehr selten. 4% gehen von der Iris, 8% vom Ziliarkörper und 88% von der Chorioidea aus. Sie metastasieren bevorzugt in die Leber, die Lymphknoten und ins Gehirn. Neben strikt unpigmentierten Tumoren gibt es alle Übergänge bis zu massiv pigmentierten Formen (Abb. 12.**8**). Ein hoher Melaningehalt der Tumorzellen bedeutet eine schlechte Prognose. In den meisten Fällen bestehen die Tumoren aus Spindelzellen. Der Typ A besteht aus langgestreckten, schlanken Zellen, der Typ B aus plumpen Zellen mit deutlichen Nukleoli (Abb. 12.**9**). Die klinische und histologische Abgrenzung des Spindelzelltyps A vom *Nävus* ist besonders in der Iris schwer. In der Therapie wird in den letzten Jahren immer mehr eine Bulbuserhaltung angestrebt (Bestrahlung, Exzision). Es ist nicht ausgeschlossen, daß die Enukleation zu einer Tumorzellpropagation beitragen kann. Der Tumor kann die Glaslamelle (Abb. 12.**10**) durchbrechen (pilzförmiges Wachstum). Wesentlich verschlechternd auf die Prognose wirkt ein Durchbruch durch die Sklera (Abb. 12.**11**). Einwachsen in die Sklera, besonders entlang von Ziliarnerven, ist häufig.

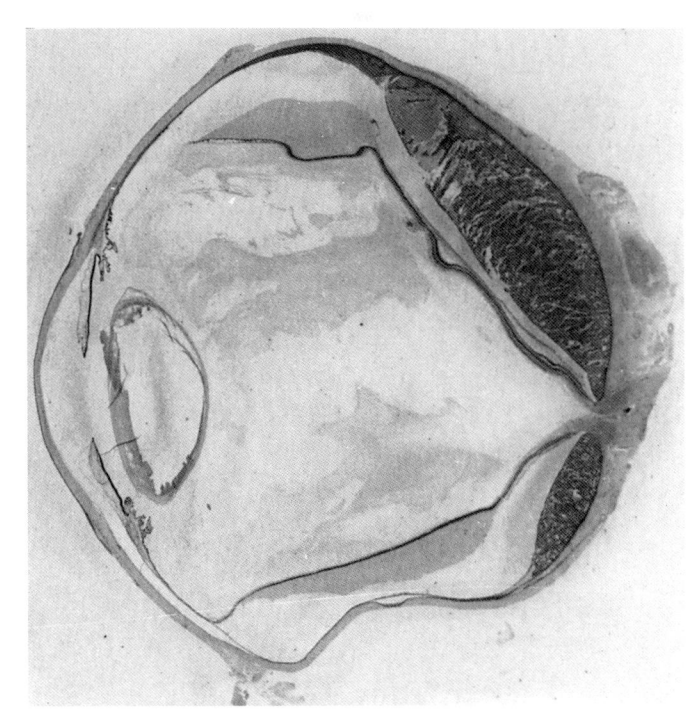

Abb. 12.**7** Übersicht über Bulbus mit Aderhautmetastase des Adenokarzinoms. Hornhaut links, Optikus rechts im Bild.

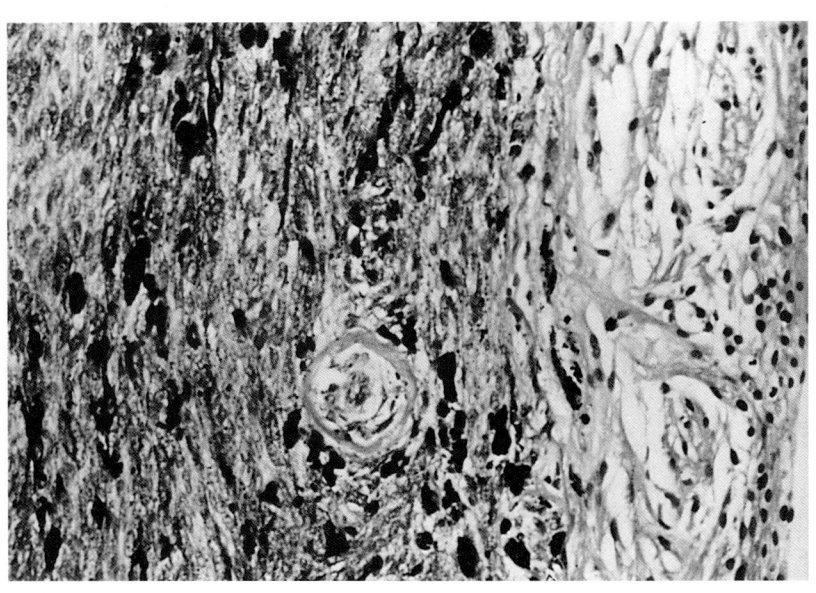

Abb. 12.**8** Malignes Melanom der Aderhaut, massiv pigmentierte Zellen. HE, × 140.

Uvea 517

Abb. 12.9 Malignes Melanom der Aderhaut, Spindelzelltyp. Kerne mit deutlichen Nukleoli. HE, × 300.

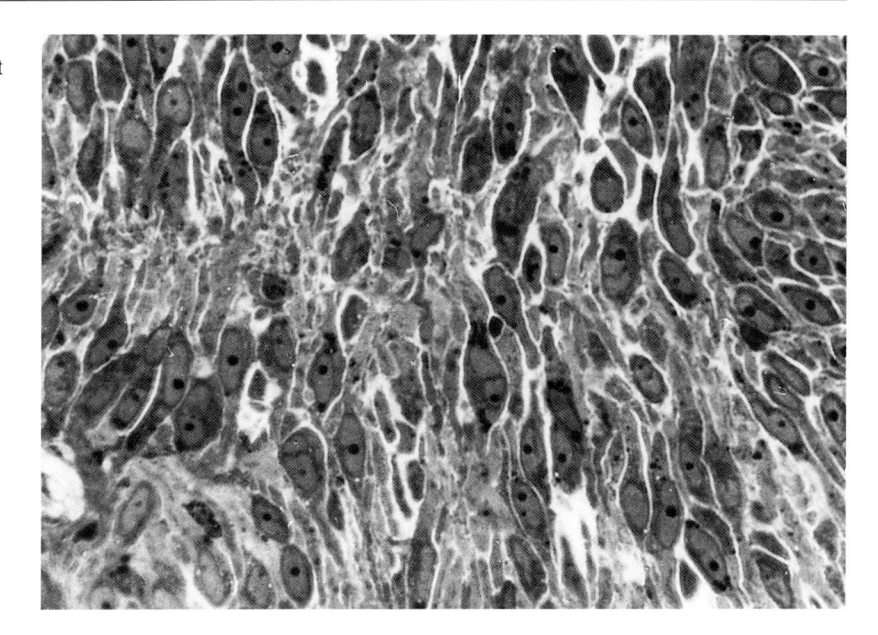

Abb. 12.10 Pilzförmiges Wachstum eines malignen Melanoms der Aderhaut, bedingt durch Durchbruch der Glaslamelle (Bruch-Membran).

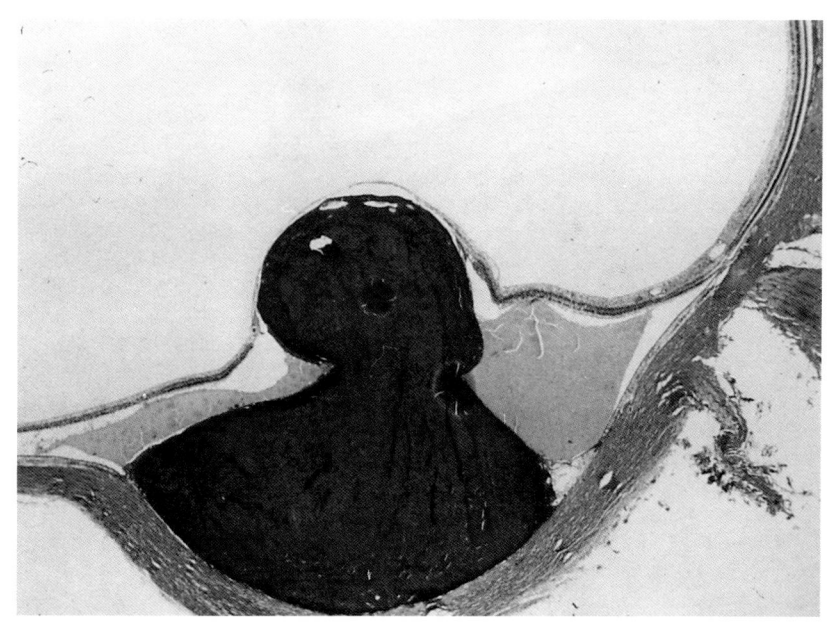

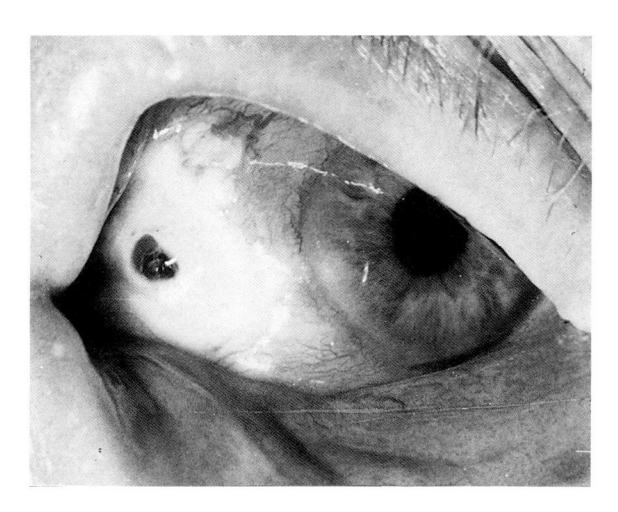

Abb. 12.11 Skleradurchbruch eines malignen Melanoms der Aderhaut im Bereich eines Ziliarnervendurchtrittes.

2. Bei *Leukosen* kann es zu akuten Aderhautergüssen auf der Grundlage leukämischer Infiltrate der Uvea kommen. Ebenso kann sich die Uvea an *malignen Lymphomen* beteiligen. Die Aderhaut ist ebenfalls Sitz von *Metastasen* maligner Tumoren (Abb. 12.7).

3. Der *Pigmentfleck der Iris* besteht aus einer verstärkten Pigmentation der Melanozyten, die jedoch nicht vermehrt sind. Sind die Melanozyten vermehrt, so entsteht ein *Irisnävus*. Er besteht aus plumpen bis spindeligen Zellen, die weit ins Stroma vordringen können. Beim *Irisnävussyndrom (Cogan-Reese-Syndrom)* entsteht eine Neodescemet, die sich über den Kammerwinkel zieht und ein Sekundärglaukom verursacht. Nur selten entarten Irisnävi maligne. Das maligne Melanom der Iris nimmt wie der Nävus seinen Ausgang meist von der vorderen Irisfläche. 4–8% der malignen Uveamelanome sind in der Iris gelegen. Die malignen Melanome der Iris sind fast ausschließlich aus Spindelzellen aufgebaut. Ihre Malignität ist die geringste aller malignen Melanome (4–5% Letalität). Rezidive nach Exzision sind möglich.

### Degenerationen

*Degeneration der Glaslamelle* (Bruch-Membran) der Aderhaut mit rißähnlichen Bildungen, die meist radiär von der Papille von einem Degenerationsring ausgehen und in ihrem Aussehen an Blutgefäße erinnern (angioid streaks) finden wir beim Morbus Paget, bei Akromegalie, beim Grönblad-Strandberg-Syndrom (Pseudoxanthoma elasticum), beim Ehlers-Danlos-Syndrom (Fibrodysplasia hyperelastica), bei der Tourrain-Erkrankung (Elastorrhexis generalisata), bei der senilen Elastose der Haut, bei der idiopathischen thrombozytopenischen Purpura, bei Bleivergiftung sowie bei Sichelzellanämie. Morphologisches Substrat sind Verkalkungen der Bruch-Membran.

## Netzhaut

Es sollen hier nur die Netzhauterkrankungen beschrieben werden, die mit Hirnerkrankungen im Zusammenhang stehen.

Bei morphologischen Untersuchungen ist zu beachten, daß sich die Netzhaut nach ungenügender Fixation bei der Bulbuseröffnung ablöst. Von einer echten Netzhautabhebung unterscheidet sich dieser Artefakt dadurch, daß der Raum zwischen Sinnes- und Pigmentepithel leer ist. Wenn die Fixation schon etwas gewirkt hat, haften den Außengliederspitzen Teile von Pigmentepithelzellen an. Man vermeidet eine artifizielle Netzhautablösung dadurch, daß man die Eröffnung nach ausreichender Formalinfixation und Entwässerung in aufsteigender Alkoholreihe vornimmt.

### Mißbildungen und kongenitale Veränderungen

Bei vielen Hirnmißbildungen kommen auch Fehlbildungen der Augen und besonders der Netzhaut vor. Die beiden Blätter des Augenbechers sind wichtige Induktoren der Entwicklung des gesamten Auges.

*Netzhautkolobome* sind meist mit Aderhautkolobomen kombiniert. Sie beruhen auf einer Verschlußstörung der embryonalen Augenbecherspalte. Typischerweise liegen sie nasal unten. Es finden sich Kombinationen mit Optikuskolobomen, Mikrozephalie, Meningozelen, Oligophrenie, Trisomie D 13, Dyskranie, Dyskraniopygophalangie und anderen.

Das Norrie-Syndrom ist eine beidseitige Netzhautdysplasie (Pseudogliom durch Verursachung „amaurotischer Katzenaugen") mit Mikrophthalmus, Taubheit und geistigen Entwicklungsstörungen, das x-chromosomal rezessiv vererbt wird. Es kann mit der *Incontinentia pigmenti* (Bloch-Sulzberger) kombiniert sein. Häufig finden sich in Kolobomaugen Netzhautrosetten. Es sind schalen- oder kugelförmige Gruppierungen von Retinoblastenzellen mit unterschiedlicher Ausreifung zu Sinnesepithelien. Ihr Lumen kann dementsprechend von einer Basalmembran umschlossen sein (Membrana limitans), durch die Zellfortsätze ins Lumen ragen (Außenglieder). Wir unterscheiden Mißbildungsrosetten (Homer-Wright-Rosetten) und Tumorrosetten (Wintersteiner-Rosetten, siehe Retinoblastom), echte Rosetten und Pseudorosetten. Letztere sind Retinoblasten, die um nutritive Gefäße verstärkt wachsen. Echte Rosetten sind immer Ausdruck einer Netzhautdysplasie. Sie können sich durch den ganzen Optikus bis ins Gehirn erstrecken. Dysplastische Netzhautfalten können im Querschnitt Rosetten vortäuschen oder schlauchartige Bildungen hervorrufen. Regenerationsversuche in gliös-atrophischer Netzhaut können ebenfalls zu Rosetten führen.

Bei der *Anenzephalie* findet sich eine Aplasie oder Hypoplasie der Optikusganglienzellen und der Optikusfasern. Die inneren Netzhautschichten sind durch eine Gliaproliferation ersetzt. Bei der Trisomie 13 kann es zur Netzhautdysplasie als schwerster Form der Ablatio falciformis kommen. Bei der Trisomie 9 p kommen Netzhautdegenerationen vor (Bursztyn u. Mitarb. 1985).

Die Markscheiden des Sehnervs reifen zentrifugal fortschreitend. Sie erreichen um die Geburt die Papille. Peripher von der Papille bleiben die Optikusfasern markscheidenfrei. Eine Ausnahme bildet eine häufige einseitige, Männer etwas bevorzugende Anomalie, die *markhaltigen Nervenfasern* der Netzhaut. Diese Fehlbildung manifestiert sich vermutlich postnatal. Meist sind die weißgrauen bogenförmigen, nach peripher ausgefransten Herde von der Papille durch normales Netzhautgewebe getrennt. Die Achsenzylinder sind in der Dicke unterschiedlich. Dazwischen liegen sonst in der Netzhaut nicht auftretende Oligodendrozyten. Markhaltige Nervenfasern der Netzhaut können von multipler Sklerose befallen werden.

Bei vielen Fehlbildungen des Zentralnervensystems besteht eine *Hypo- oder Aplasie der Makula* mit entsprechender Herabsetzung der zentralen Sehschärfe.

## Netzhautentzündungen

Viele mit dem Namen Retinitis belegte Veränderungen sind keine Entzündungen: Die Retinitis pigmentosa ist eine Degeneration, die Retinitis albuminurica eine Durchblutungsstörung, und die Retinitis centralis serosa ist ein Defekt in der Pigmentepithelschranke.

*Nekrotisierende Netzhautentzündungen* (Abb. 12.**12**) werden heute hauptsächlich durch Zytomegalie-Viren, Herpes-simplex-Viren, Varicella-Zoster-Viren und Toxoplasma gondii verursacht. Ferner kommen sie bei einer Spätmanifestation von Masern im Rahmen einer subakuten sklerosierenden Panenzephalitis vor. Selten tritt sie heute bei Tuberkulose, Syphilis, Lepra, Candidiasis und Aspergillose als granulomatöse Entzündung auf.

Eine *Zytomegalie-Retinitis* ist nicht selten die Erstmanifestation einer AIDS-Erkrankung und Zeichen einer systemischen Zytomegalieinfektion. Zytomegalieviren lassen sich in allen Schichten der betroffenen Netzhautabschnitte, einschließlich des retinalen Pigmentepithels, nachweisen. Charakteristisch ist die intrazytoplasmatische und intranukleäre Virusansammlung als sog. „Eulenaugen".

*Pigmentierte Narben der Makula* entstehen oft auf der Grundlage einer kongenitalen Toxoplasmose.

## Gefäßerkrankungen der Netzhaut

Die Netzhautarterien gewinnen kurz nach ihrem Austritt aus der Papille den Charakter von Arteriolen.

Bei der Arteriosklerose gibt es eine enge Korrelation zwischen Netzhautgefäßveränderungen und Veränderungen der Hirngefäße, die engste überhaupt, die es zwischen Netzhaut und Gefäßen anderer Organe gibt (r = 83%).

1. Der akute *Verschluß der Zentralarterie* ist meistens arteriosklerotischer Natur bei gleichzeitig vorhandenen ulzerierenden Atheromen der Karotis. Seltener sind echte Embolien aus Kalk, Thrombozyten oder Cholesterin. Bei jüngeren Menschen können auch spastische Gefäßverschlüsse (Nikotin, Migräne) auftreten. Verschlüsse von Ästen führen zu weniger dramatischen klinischen Erscheinungen (segmentale Netzhautausfälle, Abb. 12.**13**). Ganglienzellen und Achsenzylinder sind ödematös. Die Area centralis ist davon besonders betroffen. Die Foveola kontrastiert dazu als rötlicher Bezirk („kirschroter Fleck"). Ergebnis von Mikroinfarkten

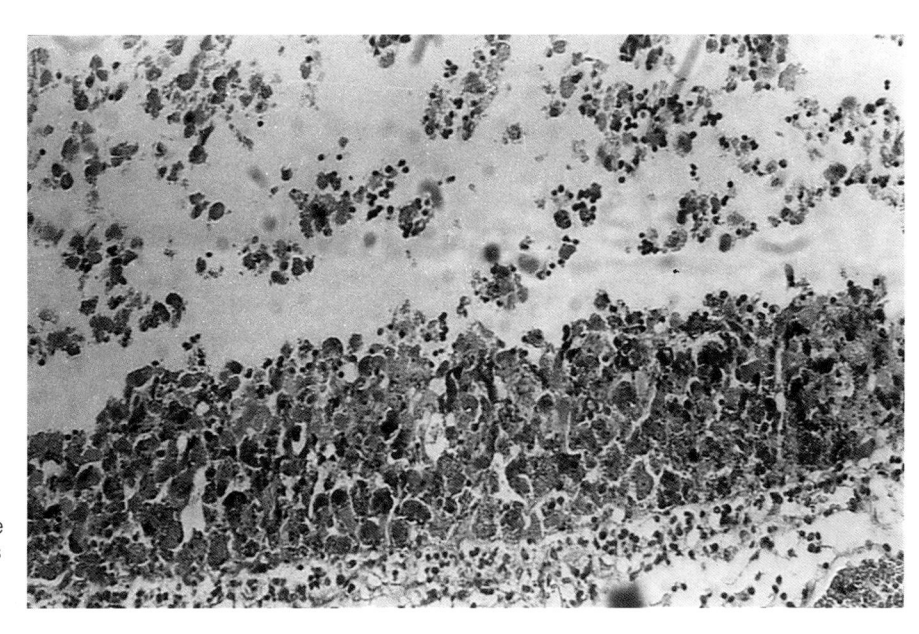

Abb. 12.**12** Granulomatöse und nekrotisierende Retinitis bei Zytomegalie eines Neugeborenen. HE, × 180.

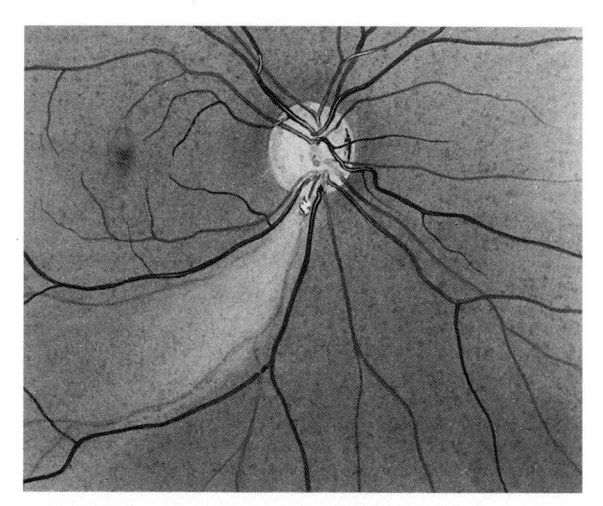

Abb. 12.**13** Keilförmiger ischämischer Infarkt der Netzhaut von der Papille bis unterhalb der Makula bei Astverschluß (R. temporalis inferior der A. centralis retinae).

sind die „cytoid bodies", unterbrochene geschwollene Axone, deren Ansammlungen Substrat der grauweißen „cotton wool spots" der inneren Netzhautschicht ist.

2. Tritt ein *Zentralvenenverschluß* auf, kommt es zu Netzhauthämorrhagien. Wir unterscheiden bei diesem Krankheitsbild eine meist harmlosere Form, die Retinopathie der venösen Stase, bei der Ischämievorgänge und gröbere Netzhautblutungen fehlen, und die schwerwiegendere Form der hämorrhagischen Retinopathie. Auch venöse Durchblutungsstörungen können auf einzelne Äste beschränkt sein (Astvenenverschlüsse). Auf die Papille und ihre Umgebung beschränkte Formen sind differentialdiagnostisch von der Stauungspapille abzugrenzen. Der pathogenetische Ablauf hängt weitgehend vom Sitz des Verschlusses ab. Er ist am folgenschwersten bei Lokalisation in der Lamina cribrosa des Optikus. Es sind dann immer Vene und Arterie gemeinsam betroffen.

3. Bei der *hypertensiven Retinopathie*, die nur schwer von der arteriosklerotischen abgrenzbar ist, unterscheiden wir 4 Gruppen (Goder 1985), denen allen eine Engstellung der Netzhautarteriolen gemeinsam ist. Normalerweise ist die durchschnittliche Relation von Arteriolen- zu Venolendurchmesser in der Netzhaut 3:4. Bei der Gruppe I sinkt sie unter 2:3. Bei der Gruppe II nehmen die Engstellungen einen mehr segmentalen Charakter an, die Gruppe III ist durch Blutungen, schaumzellige Lipidmakrophagenansammlungen („harte" Exsudate) und Baumwollflockenherde („weiche" Exsudate) gekennzeichnet, die Gruppe IV durch ein Papillenödem als Ausdruck schwerster Parenchymschädigung. Je nach Wandsklerosierung der Netzhautarteriolen entsteht ophthalmoskopisch der Eindruck von „Kupferdrahtreflexen" oder „Silberdrahtreflexen".

4. Bei der *Coats-Erkrankung (Retinitis exsudativa externa)* kommt es im Kindesalter meist einseitig zu subretinalen Exsudaten mit Cholesterinkristallen (Abb. 12.**14**), umgebenden Histiozyten mit schaumigem Zytoplasma und Fremdkörperriesenzellen. Die wichtigsten Ursachen sind: 1. große retinale und subretinale (geburtstraumatische) Blutungen, 2. retinale Teleangiektasien und 3. Uveitis, Hypercholesterinämie und Retinitis bei Toxocara canis.

5. Zu den *retinalen Teleangiektasien* gehören die Leber-Miliaraneurysmen. Es sind angeborene spindlige und kugelige, reihenförmig in der Peripherie liegende Aneurysmen mit gelegentlich zunehmenden Exsudationen. Die Erkrankung kann unbehandelt bis zum Pseudogliom fortschreiten. Die Netzhaut kann sich auch an der autosomal-dominanten *hämorrhagischen Teleangiektasie* (Rendu-Osler-Weber) beteiligen. Dabei treten kavernöse Hämangiome der Netzhaut entweder isoliert oder mit solchen des Gehirns oder der Haut kombiniert auf. Es sind Kombinationen mit Herzmißbildungen bekannt geworden. Großlumige *arteriovenöse Aneurysmen* der Netzhaut sind oft mit ipsilateralen ähnlichen Mißbildungen im System der A. cerebri media kombiniert. Nicht selten kommt dabei eine direkte Fortsetzung solcher malformierter Gefäße über den Sehnerv durch das erweiterte Foramen opticum und den Tractus opticus bis ins Mittelhirndach vor mit pulsierenden Gefäßknoten in der Orbita (Wyburn-Mason-Syndrom).

6. Die *Angiomatosis retinae* (von Hippel) ist eine Phakomatose aus retinalen in 50% doppelseitigen Hämangioblastomen, die sich im Laufe des Lebens verändern können, selten thrombosieren und atrophieren oder erweitern, meist fortschreiten zur totalen Ablatio. Sie wachsen invasiv verdrängend in die Aderhaut (Abb. 12.**15**) und in die Sklera vor und können sogar den Bulbus perforieren oder in den Sehnerven einwachsen. In 20% besteht Erblichkeit (autosomal dominant mit unregelmäßiger Penetranz). Zerebellare Hämangioblastome treten in 20% der Fälle hinzu.

7. Die *Retinopathia diabetica* wird zu einer sehr häufigen Erblindungsursache in allen hochentwickelten Ländern. Es kommt dabei zu einer Atrophie der Muralzellen, zu einer Verdickung der kapillären Basalmembran und zur Ausbildung zellfreier Schläuche (Abb. 12.**16**). Es entstehen kapilläre Aneurysmen unterschiedlicher Form (Abb. 12.**17**), die thrombosieren können. Zwischen Arteriolen und Venolen entwickeln sich erweiterte Shunt-Gefäße, die einen Umgehungskreislauf des Kapillarbettes bilden, das dadurch sekundär atrophieren kann. Die retinale Hypoxie ist wahrscheinlich der wirkungsvollste Reiz für Neovaskularisationen, deren Endothel die tight junctions fehlen. Das führt zu Extravasaten. Schließlich durchbrechen die Neovaskularisationen die Lamina limitans interna, drängen den Glaskörper ab oder werden durch dessen Schrumpfung (primäre diabetische Schädigung oder als Reaktion auf intravitreale Blutungen) aus dem Netzhautniveau

Netzhaut 521

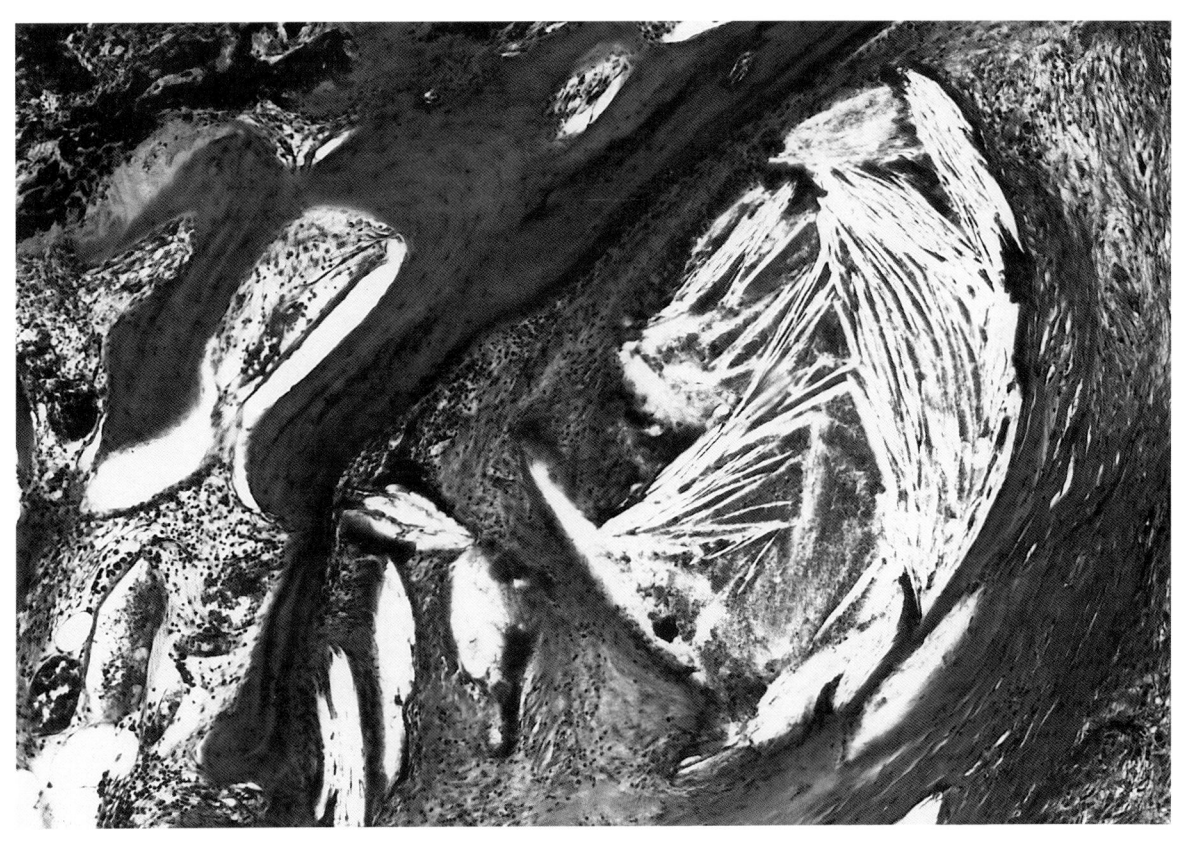

Abb. 12.**14** Retinitis exsudativa externa Coats. Cholesteringranulome und Lamellenknochenbildung. Letztere geht von metaplastischem Pigmentepithel aus. HE, × 60.

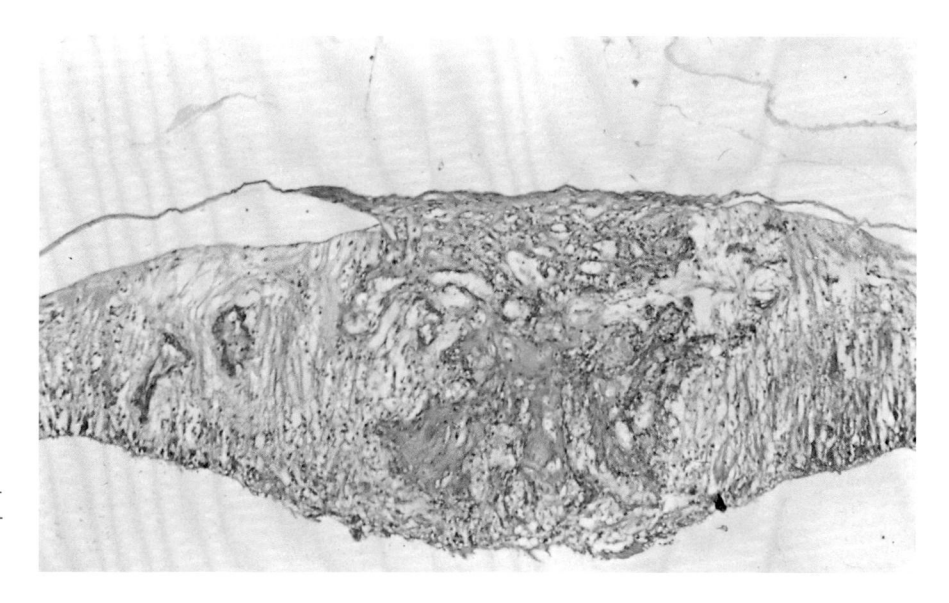

Abb. 12.**15** Hämangioblastom der Retina, stark fibrosiert. Elastika van Gieson, × 20.

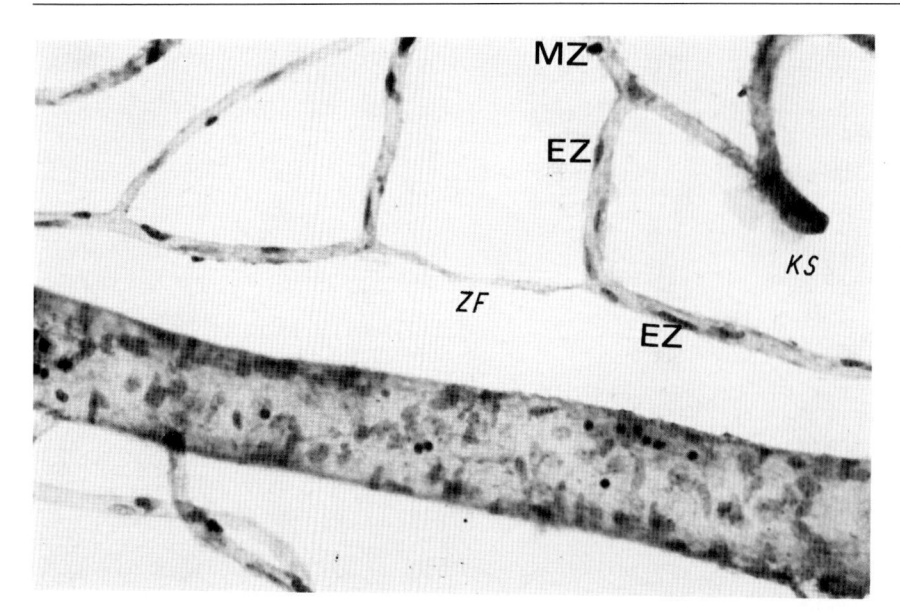

Abb. 12.**16** Netzhautarteriole und Kapillaren bei Diabetes mellitus, zellfreier Schlauch (ZF), Kapillarschlinge (KS), Muralzellen (MZ) deutlich gegenüber Endothelzellen (EZ) vermindert. Normalerweise haben sie in den Netzhautkapillaren ein Verhältnis von 1:1. Kuwabara-Technik.

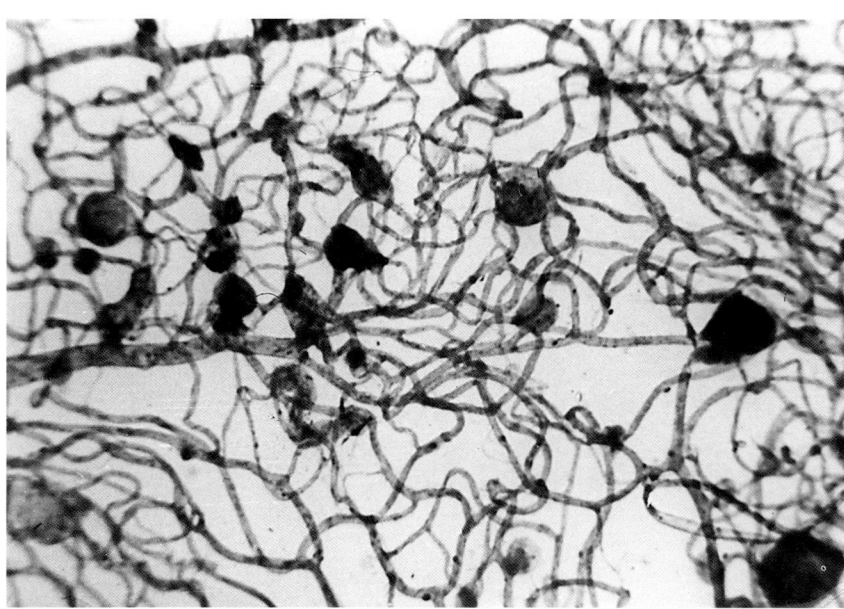

Abb. 12.**17** Retinopathia diabetica, Kapillarschlingen, ampulläre, kugelförmige und knospenförmige kapilläre Mikroaneurysmen. Kuwabara-Technik.

gehoben. Bei der *Sichelzellanämie* sind die Sekundärveränderungen ähnlich. Primär stehen Kapillarobliterationen im Vordergrund.

8. Die *Retinopathia praematurorum* ist in hochentwickelten Ländern zur häufigsten Erblindungsursache im Säuglingsalter geworden. Sie betrifft Frühgeborene und kommt bei 3,5% aller Neugeborenen bei einem Geburtsgewicht unter 2100 g vor. Sie beginnt in den Gefäßen der Netzhautperipherie, wo angiogenetische Substanzen sezernierende Spindelzellen liegen (Mc Pherson u. Mitarb. 1986), die zunehmend gapjunctions und vermehrtes endoplasmatisches Retikulum bilden. Sie wandeln sich in Endothelzellen um oder im pathologischen Fall in Myofibroblasten, die in den Glaskörper vorwachsen und den Prozeß der Fibroplasie einleiten. Die ophthalmoskopisch sichtbaren Veränderungen lassen sich in 4 Stadien einteilen: 1. Demarkationslinie (Beginn der Proliferation der Spindelzellen), 2. Demarkationsleiste (Fortschreiten der Proliferation), 3. Leiste plus extraretinale fibrovaskuläre Proliferation. Dilatation und Schlängelung der Netzhautgefäße kann in jedem Stadium hinzutreten und wird als „plus disease" bezeichnet. 4. Netzhautablösung durch Traktionen der fibrovaskulären Proliferationen.

Therapeutisch kommen Kryotherapie der Leiste und Vitamin-E-Gaben als Oxidationshemmer in Frage. Histologisch ist eine Proliferation und Verdickung der Spindelzellagen erkennbar und eine glomeruloide Proliferation der Kapillaren (Abb. 12.**18**). Die Spindelzellen stellen bei der Retinopathia praematurorum ihre Migration in Richtung Ora serrata ein. Ursache sind intrauterine Hypoxie oder Hyper-

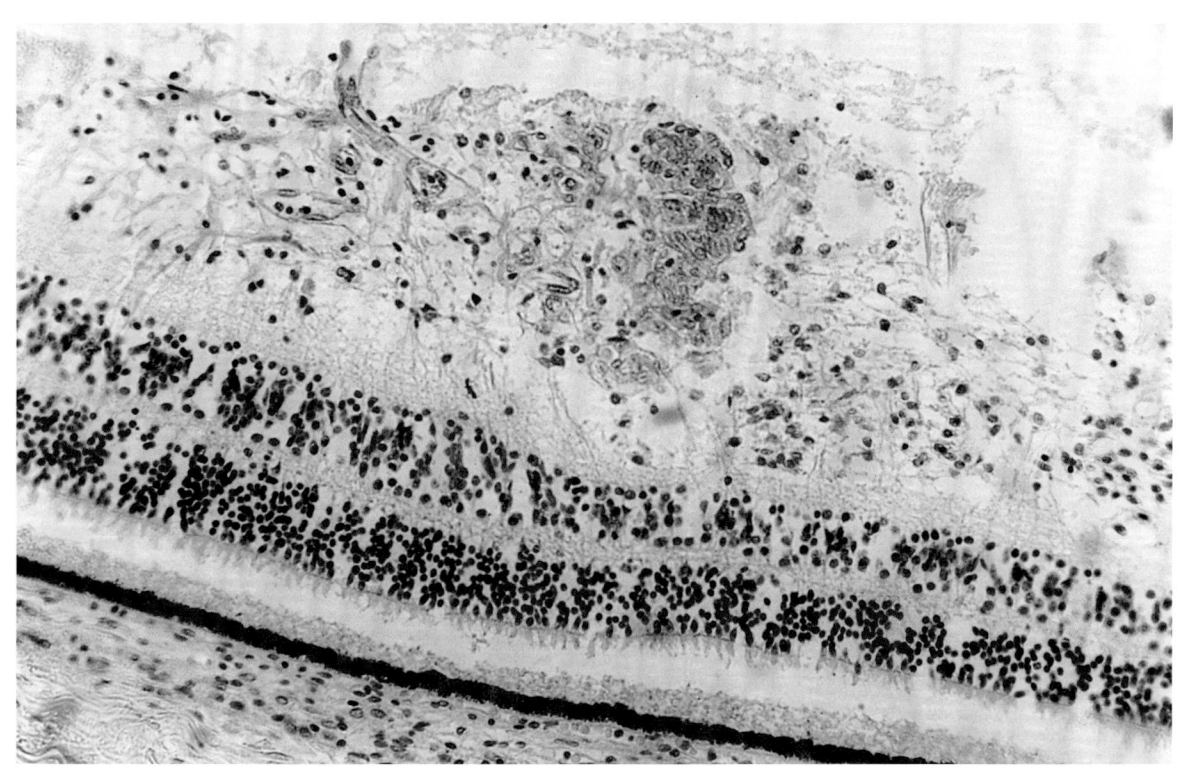

**Abb. 12.18** Retinopathia praematurorum (retrolentale Fibroplasie) im Stadium II–III. Proliferation der angioplastischen Spindelzellen, in der Mitte Gefäße mit glomeruloider Endothelproliferation und beginnender Gefäßproliferation glaskörperwärts. HE, × 160.

oxie. Eine klinisch ähnliche, aber genetisch bedingte Gefäßerkrankung ist die familiäre *exsudative Vitreoretinopathie* nach Chriswick und Schepens, die autosomal-dominant vererbt wird mit prä- und subretinalen Exsudaten.

9. Die Periphlebitis (Eales-Erkrankung, primäre Perivaskulitis der Netzhaut) befällt typischerweise Männer im 3. Lebensjahrzehnt. Es obliterieren periphere Kapillarschlingen, und es entstehen Einschneidungen einzelner kleiner Venolen und umgebende Ödeme und Exsudate. Später werden größere Venolen ergriffen. Dann entwickelt sich eine Neovaskularisation der Netzhaut. Gliofibröse Proliferation und eine sekundäre Netzhautablösung vervollständigen das Bild der Retinopathia proliferans. Histologisch sind die Venolen in ihrer Umgebung und in der Wandung selbst lymphoidzellig infiltriert. Heute nimmt man eine immunologisch verursachte Veränderung an. Es gibt eine Antigenverwandtschaft zwischen bestimmten Komponenten von Bakterienmembranen und von vaskulären Basalmembranen, besonders Glykoproteinen. In den USA ist die Erkrankung selten, in Indien häufig.

10. Retinopathie bei *AIDS*. Die nichtinfektiöse AIDS-bedingte Retinopathie ist charakterisiert durch Cotton-wool-Herde, isolierte retinale Hämorrhagien, retinale vaskuläre Anormalitäten mit Mikroaneurysmen, Teleangiektasien und Vaskulitis. Bei HIV-positiven gesunden Personen wurde sie bisher nicht beobachtet.

## Degenerationen und Dystrophien der Netzhaut

1. Die *Netzhautablösung* kann sich als Separation oder totale Ablatio vollziehen. Eine seltene Form ist die Ablösung der Optikusfaser- und Ganglienzellen (kongenitale Schisis), häufiger ist eine Aufsplitterung in der äußeren plexiformen Schicht (senile Retinoschisis). Am häufigsten ist die rhegmatogene Ablatio (Ablösung vom Pigmentepithel) und bei Aderhautprozessen (Tumoren, Blutungen, Exsudation) die solide Ablatio, die Abhebung der gesamten Netzhaut (Pigmentepithel und Sinnesepithel).

Die *rhegmatogene* Ablatio entsteht durch ein Zusammenwirken von Glaskörperverflüssigung und Bildung eines Netzhautrisses oder -loches. Verflüssigter Glaskörper gelangt unter die Neuroretina. Eine Synerese des Glaskörperkolloids ist u. a. erkrankungs- (hohe Myopie, alte Blutungen) oder altersbedingt. Periphere Netzhautdegenerationen können zur Loch- oder Rißbildung führen. Die häufigste ist die sog. *gitterige Degeneration* mit Verschluß peripherer Netzhautarteriolen zwischen Äquator und Ora serrata, Verdünnung der Netzhaut, Verlust an Sinneszellen und der Membrana limitans interna, Gliavermehrung, Atrophie des Pigmentepithels oder herdförmige Proliferation, Verdickung der Bruch-Membran und Sklerose der Choriokapillaris. Am Rande bestehen vitreoretinale Adhärenzen (Abb. 12.**19**) und umschließen flüssig-

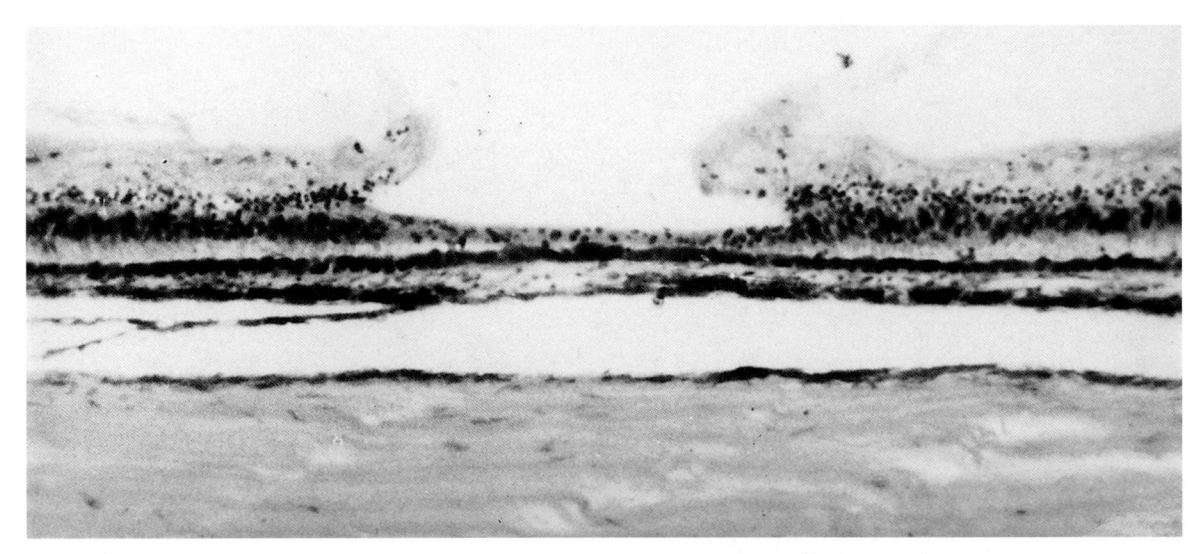

Abb. 12.**19** Gitterige Degeneration. Vitreoretinale Adhärenzen mit Traktion am Rand der Degeneration. HE, × 60.

keitsgefüllte Lakunen präretinal gelegenen Glaskörpers. Glaskörpertraktion an solchen vitreoretinalen Adhärenzen, sei es durch Schleudern bei Blickbewegungen, sei es durch pathologische Schrumpfung, spielt eine wesentliche Rolle bei der Entstehung einer Ablatio retinae.

2. Mit zunehmender Lebenserwartung stellt die *senile Makuladegeneration* ein wachsendes Problem dar. Bei ihrer *trockenen Form* ist die Bruch-Membran verdickt, ebenso die Gefäßwände der Choriokapillaris. Hinzu kommen Depigmentationen des Pigmentepithels, wobei Atrophie mit Hypertrophie und Hyperplasie wechseln kann, Epithelmigration und Drusen mit Atrophie von Sinnesepithelien und Auftreten einer Gliose. Bei der *feuchten Form* (Junius-Kuhnt, disziforme Makuladegeneration) bestimmen Aufbrüche der Bruch-Membran und von der Aderhaut ausgehende subretinale Neovaskularisationen das Geschehen (Abb. 12.**20**) Der Endzustand ist eine subretinale massive Fibroplasie der Makula.

3. Es gibt eine große Anzahl *toxischer Netzhautveränderungen* durch Medikamente (Cloroquin, Chinoline, NP 207, Thioridazin, Thorazin, Indozin, Chloromyzetin, Sparsomyzin) und durch Strahlen ($^{60}$Co, Radium). Auch intensives Licht kann, abgesehen von akuten Netzhautverbrennungen, schädigend wirken (z. B. Retinopathia serosa centralis oder sog. Irvine-Gass-Syndrom durch das Licht der Operationsmikroskope). Bei der *Retinopathia centralis serosa* besteht ein funktioneller Defekt der Choriokapillaris und des Pigmentepithels. Beim *Hruby-Irvine-Gass-Syndrom* oder zystischen Makulaödem kommt es zu serösen Exsudaten aus perifovealen Netzhautkapillaren, z. B. nach Kataraktextraktion.

4. Eine große Rolle spielen die tapetoretinalen Dystrophien. Die häufigste ist die *Retinopathia pigmentosa* (Retinitis pigmentosa). Charakteristisch sind knochenkörperchenartige Netzhautpigmentierungen, von der mittleren Fundusperipherie zentralwärts fortschreitend, blasse Papille, enge Netzhautgefäße, frühzeitige Nachtblindheit, ERG-Veränderungen und Katarakt. Es zerfallen zunächst die Stäbchen, dann die Zapfen. Die äußere Körnerschicht atrophiert, ebenso das Pigmentepithel, das aber auch fokal proliferiert. Die Choriokapillaris atrophiert, jedoch bleibt die Bruch-Membran intakt.

Bei einer großen Anzahl degenerativer und metabolischer Krankheiten des Nervensystems kommen sekundäre Formen der Retinopathia pigmentosa vor.

5. Hereditäre *sekundäre Netzhautdystrophien* unterschiedlicher klinischer und histologischer Ausprägung kommen beim Sjögren-Larsson-Syndrom vor, einer erblichen Form der Oligophrenie mit zerebraler Diplegie, kongenitaler Ichthyosis und Retinadegeneration im Makulabereich.

Die Netzhaut ist durch absteigende Demyelinisation mit nachfolgender Atrophie ebenfalls an zahlreichen Krankheitsbildern des ZNS wie *multipler Sklerose* und an *metachromatischer Leukodystrophie* beteiligt.

### Tumoren der Netzhaut

1. Der häufigste maligne Netzhauttumor ist das *Retinoblastom,* dessen Erkrankungsgipfel im 13. Lebensmonat liegt, und das auf 20 000 Geburten einmal eintritt. Endophytische Retinoblastome wachsen in den Glaskörper vor und sind leicht als ein epiretinal gelegener Tumor zu erkennen. Das exophytische Wachstum erfolgt nach außen in den subretinalen Raum (Abb. 12.**21**). Die Tumorstammzelle ist ein undifferenzierter Vorläufer der glialen und neuronalen Reihe. Die Tumorzellen sind undifferenziert, dicht gelagert mit größeren chromatinreichen Kernen und schmalen Zytoplasmasäumen. Nekrosen

Netzhaut 525

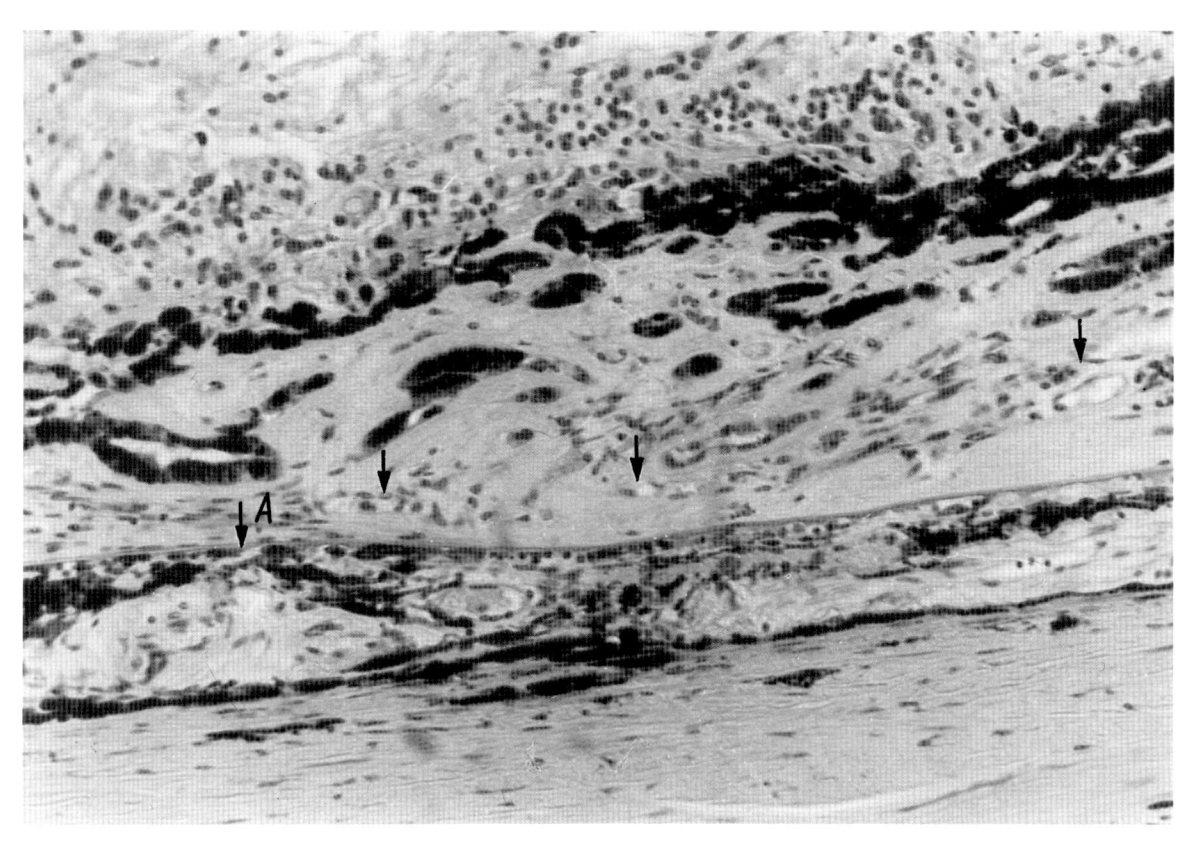

Abb. 12.**20** Disziforme (feuchte) Makuladegeneration (Junius-Kuhnt). Oben Übersicht, unten Ausschnittvergrößerung. Exsudative Abhebung der gliös umgebauten Netzhaut im Makulabereich mit epiretinaler fibröser Membran. Fibröse Metaplasie des Pigmentepithels. Aufbruch der Bruch-Membran (A) mit subretinalen Neovaskularisationen (↓). HE, × 220.

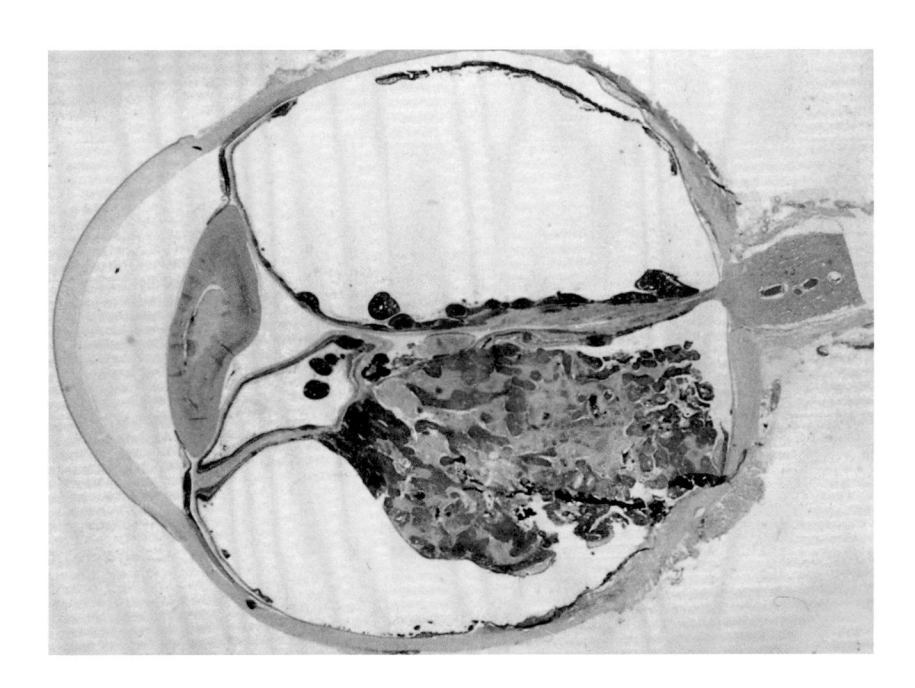

Abb. 12.**21** Retinoblastom mit exophytischem Wachstum.

können entstehen und verkalken. Flexner-Wintersteiner-Rosetten bestehen aus Tumorzellen, die sich kugel- oder schlauchförmig um einen Hohlraum lagern mit längeren Zytoplasmafortsätzen zum Lumen hin (Abb. 12.**22**). Tumorzellwachstum um Nekroseherde oder Gefäße wird als Pseudorosette bezeichnet (Abb. 12.**23**). Fleuretten sind blütenblätterähnlich angeordnete, lang ausgezogene Tumorzellen mit Differenzierungsansätzen in Richtung Neuroepithel. Die Tumorzellen sind mitochondrienreich und entsprechen rudimentären Sinneszellen. Peripher von den Fortsätzen sind Zonulae adhaerents (Abb. 12.**24**) als Pendant der Membrana limitans externa nachweisbar.

Wenn ein Tumor nur aus undifferenzierten Zellen besteht, wird er als *undifferenziertes* Retinoblastom bezeichnet. Finden sich echte Rosetten und Fleuretten, handelt es sich um ein *differenziertes* Retinoblastom oder Retinozytom. Die Prognose ist weitgehend von der Tumorgröße abhängig. Bilateralität (etwa 30%) und extrabulbäres Wachstum verschlechtern sie. Kontinuitätsmetastasierung erfolgt ins Gehirn und ins Rückenmark. Fernmetastasen finden sich im Knochenmark (22%) und in den Lymphknoten (25%). In 84% wächst das Retinoblastom in der Netzhaut multizentrisch. Familiäre Fälle (dominante Vererbung mit 80% Penetranz) machen 6% aller Retinoblastome aus.

Der Tumor ist sehr strahlenempfindlich. Spontane Rückbildungen sind sehr selten (sog. Retinome [Gallie u. Mitarb. 1982]). Nach langer Überlebenszeit besteht erhöhte Neigung zu anderen malignen Tumoren, besonders Weichteil- und Knochensarkomen, auch weit vom Auge entfernt.

Frühsymptom ist das Schielen des erkrankten Auges, Spätsymptom das „amaurotische Katzenauge" (= Leukokorie: lichtstarre, weite Pupille, gelber Fundusreflex).

Über weitere Netzhauttumoren gibt die Tab. 12.**18** Auskunft. Beachtenswert ist im Hinblick auf zentralnervöse Beteiligung das *Astrozytom* der Netzhaut, das gelegentlich bei der tuberösen Sklerose (s. S. 245) vorhanden ist (Abb. 12.**25**).

2. *Unspezifische reaktive Gliawucherungen* können in allen Netzhautschichten stattfinden und werden als sub-, intra-, epi- oder periretinale Gliose oder Fibroplasie bezeichnet (Abb. 12.**26**).

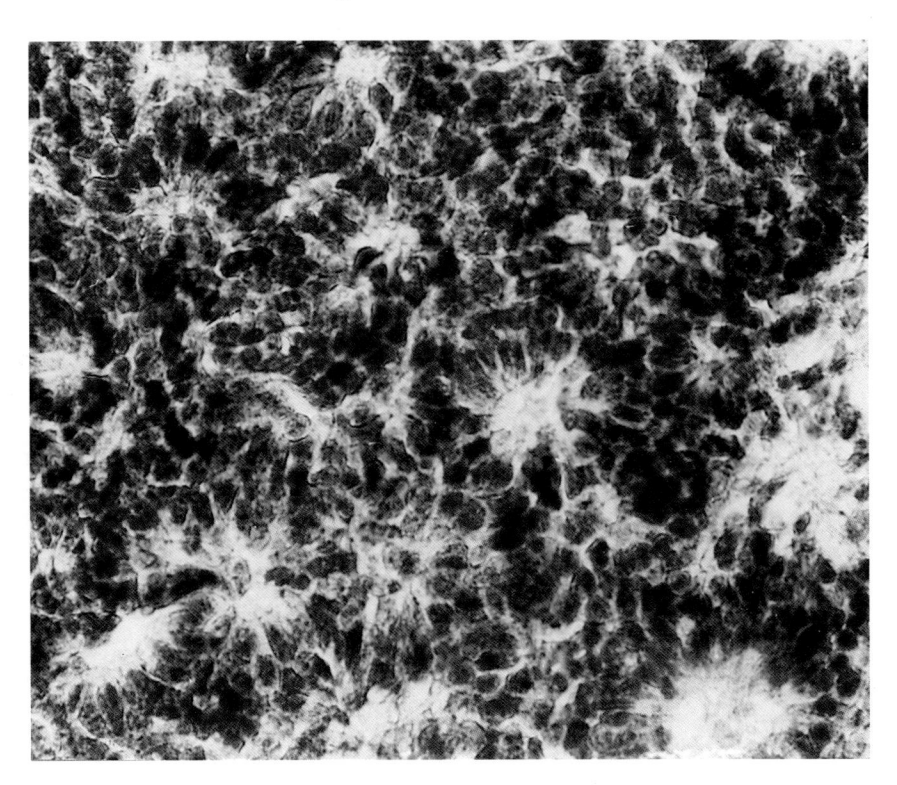

Abb. 12.**22** Differenziertes Retinoblastom mit zahlreichen Flexner-Wintersteiner-Rosetten. HE, × 700.

Netzhaut 527

Abb. 12.**23** Retinoblastom. Pseudorosette um ein Tumorgefäß.

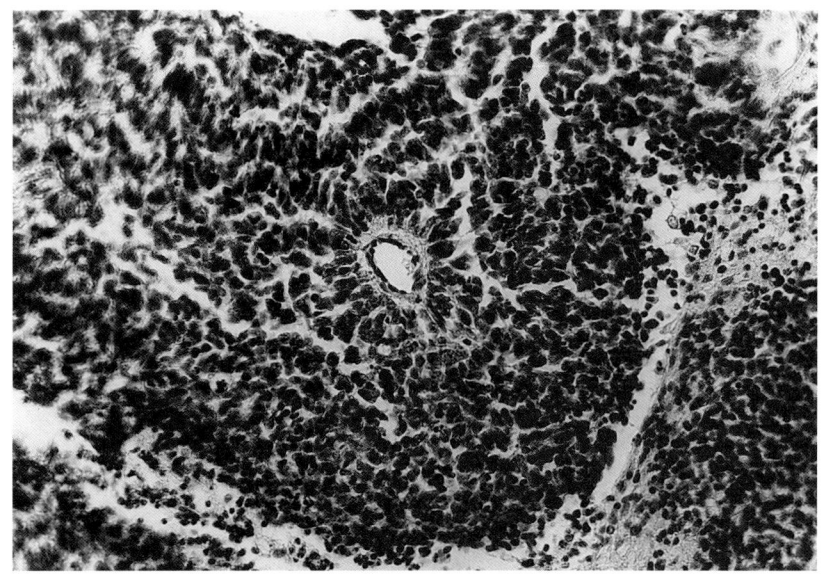

Abb. 12.**24** Elektronenmikroskopische Aufnahme des Zentrums einer Retinoblastomrosette. Rudimentäre Sinneszellen mit Ansätzen von Außengliedern erkennbar. Nahe dem Lumen Zonulae adhaerentes. × 3000.

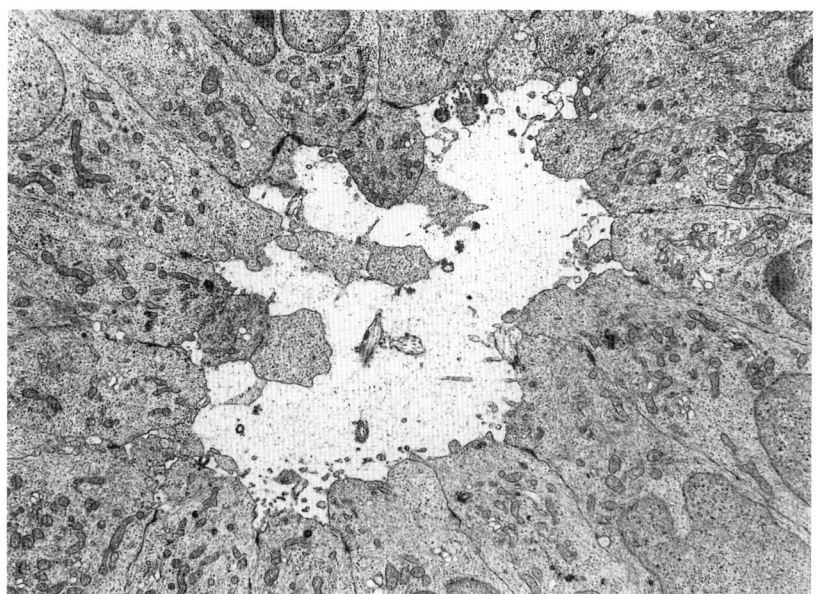

Abb. 12.**25** Astrozytom der Netzhaut bei tuberöser Sklerose. HE, × 60.

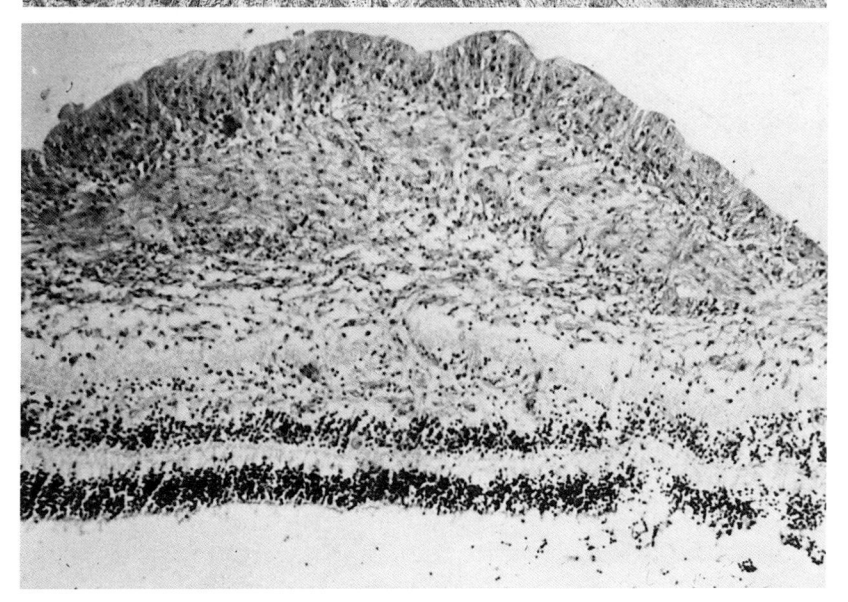

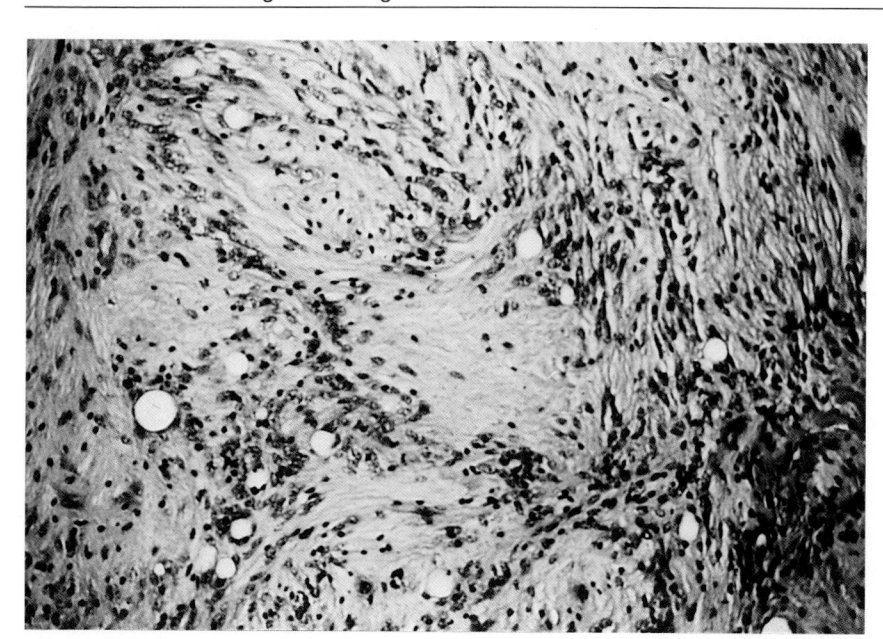

Abb. 12.**26** Massive Gliose in der Netzhaut. HE, × 150.

## Glaskörper

Bei 95% aller Menschen persistiert in irgendeiner Form die embryonal den Glaskörper durchziehende *A. hyaloidea* (primärer Glaskörper). Hintere Reste des primären Glaskörpers bilden die Bergmeisterpapille, vordere sind an der Linsenrückfläche haftende Hyaloideareste, die im Extremfall als Tunica vasculosa lentis überleben können.

Der *persistierende hyperplastische primäre Glaskörper* (PHPV) ist in 90% der Fälle einseitig. Klinische Zeichen sind im ausgeprägten Fall Mikrophthalmus, flache Vorderkammer, Mikrophakie, Leukokorie, lang ausgezogene Ziliarfortsätze, später eintretender Defekt der hinteren Linsenkapsel und zunehmende Katarakt. Auch postnatal besteht Progredienz.

*Subhyaloidale Blutungen* zwischen Lamina limitans interna und hinterer Glaskörpergrenzmembran werden auch als subvitreale, retrovitreale und präretinale Blutungen bezeichnet. Ursachen können neben vielen anderen auch Subarachnoidalblutungen sein. Bei spontaner Subarachnoidalblutung ist eine subhyaloidale Blutung als *Terson-Syndrom* bekannt. Es beginnt mit einer Stauung und Ruptur der Netzhautgefäße. Die Blutung kann in eine intravitreale übergehen.

## Sehnerv

Der Sehnverv ist eigentlich eine Hirnbahn. Der intraorbitale Teil ist als Fasciculus opticus, der intrakranielle als Tractus opticus korrekt zu bezeichnen. In der Papille sind die Axone prälaminar von Astrozyten, im Fasciculus sind sie von markscheidenbildenden Oligodendrozyten umgeben.

### Fehlbildungen

1. Äußerst selten ist eine *Aplasie*. Sie ist Resultat einer fehlenden Invagination des ventralen Sehnervenspaltes. Deshalb fehlen auch die Blutgefäße. Doppelseitig kommt sie beim Hydrozephalus vor. Der Mesodermspalt verschließt sich vorzeitig. Damit unterbleibt das Einwachsen von Nervenfasern.

2. *Hypoplasie* ist häufiger und kann mit Mikrophthalmus, kongenitaler Ablatio und vielfältigen Mißbildungen des Zentralnervensystems kombiniert sein. Das Foramen opticum kann durch kompensatorische Hyperplasie der Sehnervenscheiden dabei normal groß erscheinen. Papillenverdopplung ist als Ausdruck einer Optikusdysplasie möglich. Der Verlauf der Neuriten ist dabei unregelmäßig und ihre Zahl vermindert.

3. Die *Grubenpapille* entsteht durch ausbleibende Rückbildung der peripapillären neuroektodermalen Falte im 18-mm-Stadium. Die Grube (Abb. 12.**27**) ist durch eine Ausstülpung neuroektodermalen Gewebes verursacht, die durch die Lamina cribrosa in die Tiefe des Sehnervs reichen kann. Dadurch kann es zu einer Kommunikation des sub-

Abb. 12.**27** Senkfalten (SF) neuroektodermalen Gewebes in eine hypoplastische Papille. Persistenz der A. hyaloidea (↓). HE, × 20.

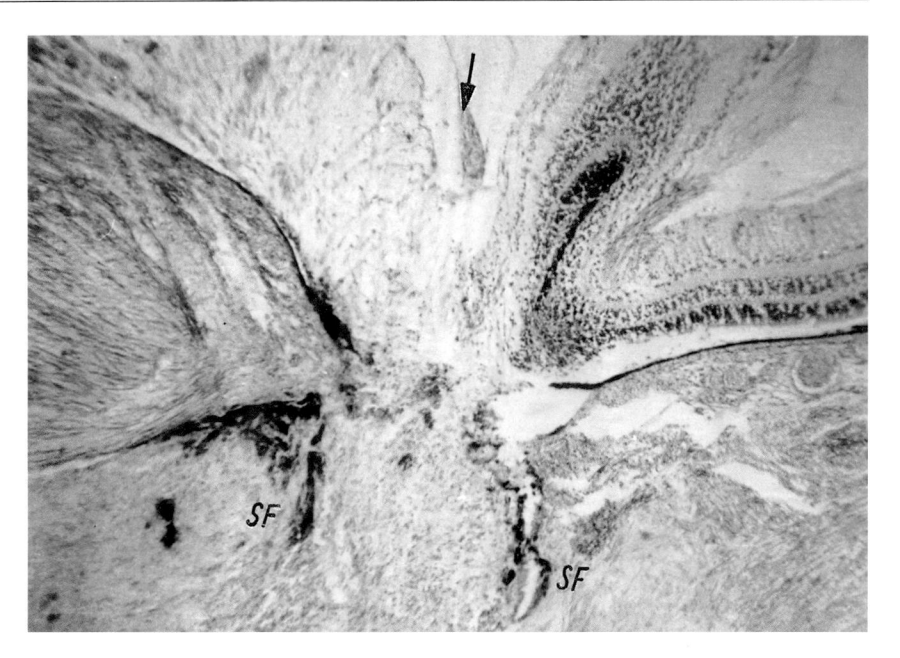

retinalen Raumes mit den Liquorräumen des Sehnervs kommen, wobei ein subretinaler Flüssigkeitsherd besonders im Makulabereich entstehen kann.

4. Eine Steigerung der Grubenpapille ist das *Sehnervkolobom*, das bis zu retrobulbären Zysten ausgeprägt sein kann. In der Wandung kommen gelegentlich glatte Muskelzellen (kontraktile Bewegungen), Gliose, Fettgewebe, Knorpel- und Knocheninseln vor. Oft findet sich dabei Trisomie 13–15 oder 18. Bei der *Handmann-Anomalie* liegt das Kolobom temporal der Papille, beim *Morningglory-Syndrom* umgibt es sie konzentrisch.

5. Von der *kongenitalen Sehnervatrophie* gibt es eine dominante und eine rezessive Form. Sie gehört zu den familiären Optikusatrophien, zu denen eine juvenile dominante und eine rezessive Form sowie die Leber- und die Behr-Form zählen.

## Entzündungen

1. Die sog. *Neuritis nervi optici* umfaßt eine Vielfalt von Erscheinungen und Erkrankungen: akute Entzündung, primäre Entmarkung sowie metabolische, nutritive oder toxische Störungen. Klinisch teilen wir in Neuroretinitis, Papillitis, Neuritis optica juxtabulbaris, Neuritis retrobulbaris, Neuritis intracanalicularis und alles umfassend in Neuritis nervi optici ein. Nach der Querschnittslokaliation trennen wir in Perineuritis, periaxiale, axiale, transversale und disseminierte multifokale. Die Ursachen können vom Bulbus oder von der Orbita her übergreifende Entzündungen sein, eine Ausbreitung vom Intrakranium (Enzephalitis oder Meningitis) sowie Allgemeinerkrankungen wie Zoster, Syphilis, Grippe, Herpes simplex und Tuberkulose. Toxische Neuritiden werden durch Tabak, Methylalkohol, Äthylalkohol, Disulfiram, Chinin, Jodochlorhydroxyquinolin (Enteroviform, Endiaron), Ethambutol, Streptomycin, Blei und Quecksilber ausgelöst. Metabolische Ursachen können Diabetes mellitus und chronische Unterernährung mit Eiweiß- und Vitamin-B-Mangel sein sowie Zinkmangel (Acrodermitis enteropathica). Die sog. *Arachnoiditis opticochiasmatica* ist ebenfalls eine unspezifische Erkrankung mit drei pathomorphologischen Erscheinungen:

a) Fibröse Einscheidung des Chiasmas mit Einbeziehung der A. carotis interna und ihres Siphons, der A. cerebri anterior und der A. ophthalmica;
b) seröse Zyste an der vorderen Schädelbasis als Folge einer lokalisierten Meningitis serosa und
c) Atrophie des Chiasmas vermutlich auf der Basis einer intrachiasmatischen Vaskulitis.

Eine wichtige Rolle spielen Erkrankungen, die mit Entmarkung, also einem Oligodendrozytenverlust, einhergehen. Die *multiple Sklerose* verläuft in rund einem Drittel mit retrobulbärer Neuritis, die der allgemeinen Manifestation um Jahre bis Jahrzehnte vorausgehen kann. Sie machten 17% aller Patienten mit Neuritis nervi optici aus (Abb. 12.**28**). Der Visusverlust ist akut und tritt oft mit einer kurzen Phase eines in der Tiefe der Orbita lokalisierten Schmerzes, besonders bei Augenbewegungen nach oben (Optikusdehnung), auf. Der Visus kann sich nach der ersten Attacke nach einigen Wochen wieder spontan herstellen. Entmarkungsherde lassen sich auch im Sehnerv sehr gut mit der Kernspintomographie darstellen. Auch die Heidenhain-Form der *Creutzfeldt-Jakob-Erkrankung* (s. S. 73), die durch Keratoplastik übertragen werden kann (Duffy u.

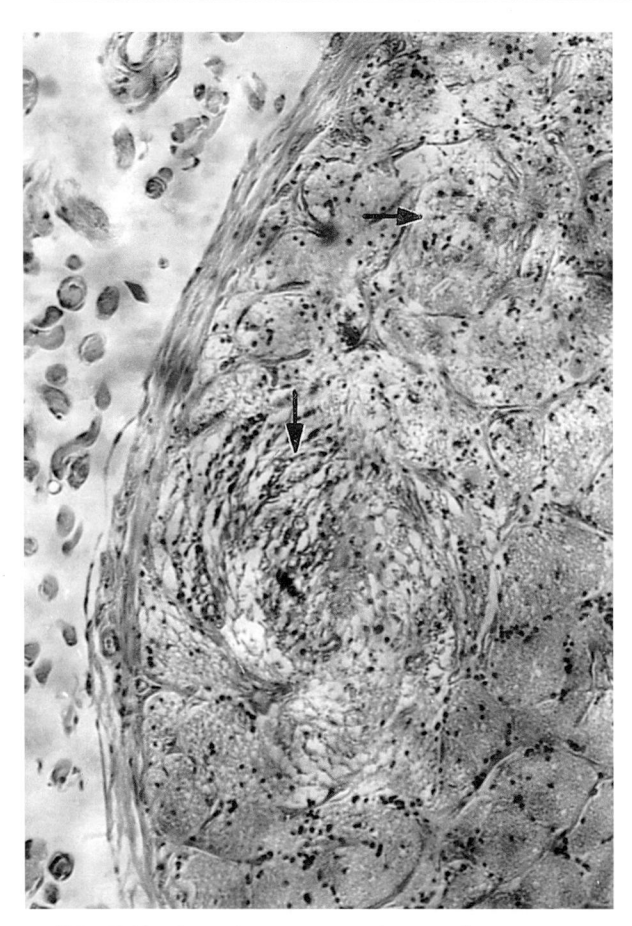

Abb. 12.**28** Entmarkungsherde im Sehnerv (↓). HE, × 30.

ist auch nach rasch abgefallenem intraokularem Druck (Hypotoniesyndrom) nachweisbar (St.P. ex vacuo): Je rascher die Entwicklung der Druckdifferenz, desto ausgeprägter die St.P. Die in Dioptrien ausmeßbare Papillenprominenz (1 dpt = 0,3 mm) ist kein absoluter Spiegel der Höhe des intrakraniellen Drucks. Wenn auf einer Seite schon eine Optikusatrophie besteht, entsteht eine Stauungspapille nur auf der anderen Seite (Foster-Kennedy-Syndrom, besonders bei Olfaktorius- und Stirnhirntumoren). Im Gegensatz zum neuritisbedingten Papillenödem ist der Visus nicht beeinträchtigt. Die akute St.P. kann in chronische Formen übergehen: Waller-Degeneration, Neurofibrillenzerfall, Chromatolysis der Ganglienzellen. Die *Pseudostauungspapille* ist eine chronisch bestehende Volumenzunahme der Papille, z.B. bei Hypermetropie, bei Drusen der Papille, bei Neuritis, Perineuritis und markhaltigen Nervenfasern sowie Papillenmißbildungen.

## Traumen

Traumatische Schädigungen des Sehnervs lassen sich in direkte (Fremdkörper in der Orbita, Papillenausriß, Chiasmaausriß bei Avulsio bulbi) und indirekte (Contusio nervi optici) einteilen. Bei der *Optikuskontusion* können folgende Mechanismen in Frage kommen: 1. Abriß oder Einriß durch ruckartige Bewegungen des im Liquor schwimmenden Gehirns, 2. Kompression durch Scheidenhämatome, 3. Kontusion durch Aufprall im Kanalteil bei den Hirnschleuderbewegungen, 4. primäre Kontusionsnekrose.

## Tumoren

1. Unter den Tumoren des Sehnervs dominiert das *juvenile pilozytäre Astrozytom,* das Gliom des Sehnervs. Es tritt überwiegend bei Jugendlichen auf. In 47% ist es auf die Orbita beschränkt, in 26% befällt es gleichzeitig das Schädelinnere (Abb. 12.**29**), in 12% beteiligt es das Chiasma, und in 5% ist es auf das Chiasma beschränkt. Da mit dem Tumor eine ausgeprägte meningeale Hyperplasie einhergeht, die bis zur Verwechslung mit einem Meningiom führen kann, ist eine Vergrößerung des Foramen opticum nachweisbar, auch wenn keine intrakranielle Beteiligung vorliegt. Klinische Symptome sind Exophthalmus, Nystagmus und Visusverlust. Sehr selten sind maligne Astrozytome. Sie zeigen eine starke Zellpolymorphie und befallen Erwachsene bei Morbus Recklinghausen. Die Prognose des auf die Orbita beschränkten pilozytären Astrozytoms ist relativ gut. Nach unvollständiger Entfernung oder Biopsie findet man vermehrte Schleimbildung. Die histologischen Kennzeichen sind denen der Kleinhirnastrozytome (s. S. 354) völlig gleich.

2. Von den *Meningiomen* des Sehnervs werden meist Frauen befallen. Der Erkrankungsgipfel

Mitarb. 1979), kann mit einer Optikusatrophie verlaufen.

2. Die *Neuromyelitis optica* oder Encephalomyelitis optica (Devic-Erkrankung) ist eine beidseitige Neuritis nervi optici, die mit einer Stauungspapille einsetzen kann, mit nachfolgender Atrophie und gleichzeitig auftretender Paraplegie und seltenen Augenmuskellähmungen mit enger Beziehung zur multiplen Sklerose und hohem Prozentsatz letaler Ausgänge.

Der Sehnerv kann sich an allen Entmarkungskrankheiten beteiligen. Entmarkungen können das Chiasma und den Tractus opticus einbeziehen. Die Axonfasern zerfallen und nehmen numerisch ab. Auswirkungen erstrecken sich auf die Netzhaut mit Atrophie der Optikusganglienzellen und Optikusfasern. Auch die *metachromatische Leukodystrophie* vermag den Sehnerv einzubeziehen. Metachromatische Granula sind dabei im Sehnerv nachweisbar.

Eine länger bestehende Liquordruckerhöhung führt zur *Stauungspapille* (St.P.). Hauptursachen sind Tumoren der hinteren Schädelgrube, Orbitatumoren, Subarachnoidalblutungen, Enzephalitis und Pseudotumor cerebri (z.B. durch Ovulationshemmer). Entscheidend ist die Druckdifferenz zwischen intraokularem und intrakraniellem Druck. Sie

Abb. 12.**29** Gliom des Sehnervs.

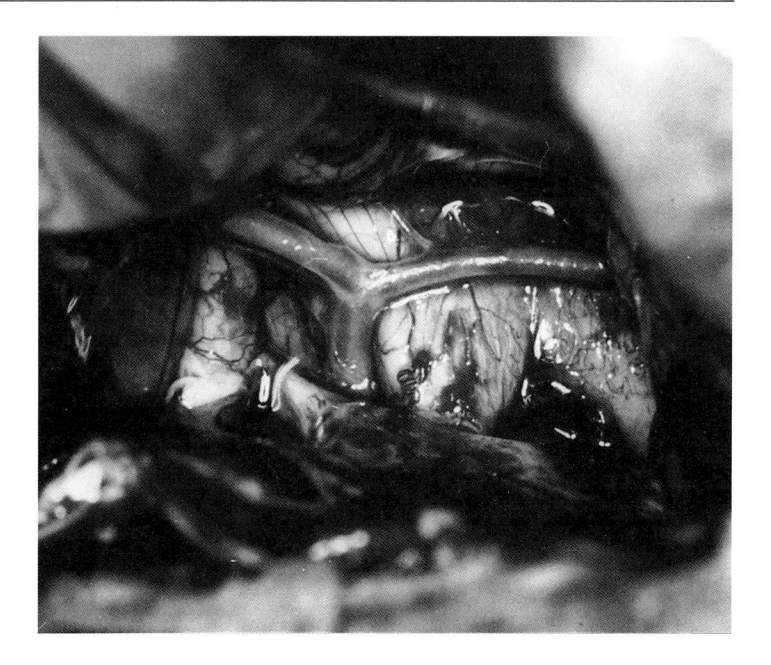

liegt um das 40. Lebensjahr. Selten sind Kinder betroffen. Die Rezidivrate ist bei ihnen höher. Der meningotheliale Typ (Abb. 12.**30**) ist der häufigste, fibröse, angiomatöse und Übergangsformen sind wesentlich seltener.

*Papillendrusen* sind relativ häufig. Sie kommen als einfache und als Riesendrusen vor. Die einfachen kommen in 2,4% aller Bulbi vor, lassen sich aber nur in 0,34% aller Augen klinisch nachweisen. In 72% sind sie beidseitig. Sie bestehen aus basophilen lamellären zellfreien Konkrementen, die verkalken können und vor der Lamina cribrosa liegen. Sie stauen den Axoplasmastrom. Bei oberflächlicher Lage sind Abstoßungen möglich, bei tieferem Sitz entsteht das Bild einer chronischen St. P. mit Behinderung der Blutzirkulation und möglichen Blutungen. Ihre Entstehung ist noch unklar. Es gibt eine unregelmäßig dominante familiäre Form.

Eine partielle Optikusatrophie mit Gesichtsfeldausfällen bis zur Amaurose ist möglich. Riesendrusen sind astrozytäre Hamartien, die gewöhnlich bei tuberöser Sklerose auftreten. Als große Kalkkonkremente nehmen sie die gesamte retinale Schicht des Sehnervs ein. Etwa die Hälfte aller Bourneville-Erkrankungen gehen mit Netzhauthamartien einher.

Als Degenerationsprodukte kommen auch im Sehnerv *Corpora amylacea* und *arenacea* vor.

## Gefäßerkrankungen

*Gefäßerkrankungen* des Sehnervs sind besonders bei alten Leuten nicht selten. Die Biopsie der A. temporalis hilft oft bei der Diagnose (Goder 1968): eine das altersübliche Ausmaß weit überschreitende Intimahyperplasie, eine Schichtungssklerose oder eine Arteriitis temporalis. Die *Arteriitis temporalis* geht in etwa 50% mit einer Augenbeteiligung einher. Sie ist eine Erkrankung alter Menschen und geht mit Kopfschmerzen (Schläfe, Nacken; A. occipitalis), hochbeschleunigter BSG (Zweistundenwert über 100 mm) und häufig grippalen Prodromi (Polymyalgia rheumatica) einher. Meist beginnen die Erscheinungen in der A. temporalis und erfassen später das Stromgebiet der A. ophthalmica.

Die Elastika wird durch die granulomatöse Entzündung zerstört (Abb. 12.**31**), und die subendotheliale Proliferation myogener Zellen führt zu exzessiver Einengung des Inneren (Abb. 12.**32a**). Als Reaktion auf Elastikazerfall finden sich Fremdkörperriesenzellen (Abb. 12.**32b**), die zur Bezeichnung Riesenzellarteriitis geführt haben, jedoch nicht obligat sind. Bei positiver Biopsie ist die Diagnose sicher. Es kommen aber auch entzündungsfreie Segmente (skipped areas) vor. Häufig findet man histologisch nur das Narbenstadium. Die Erblindung hat ihre Ursache in einem Befall der kurzen hinteren Ziliararterien. Entsprechend findet sich die *vaskuläre Optikusnekrose* im Areal kurz hinter der Lamina cribrosa.

## 532   12 Pathologie des Auges

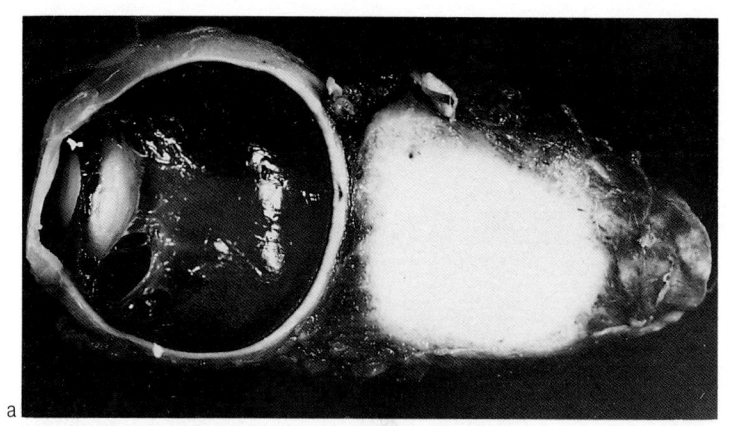

Abb. 12.**30**   **a** Meningiom des Sehnervs.
**b** Zwiebelschalenbildung. HE, × 180.

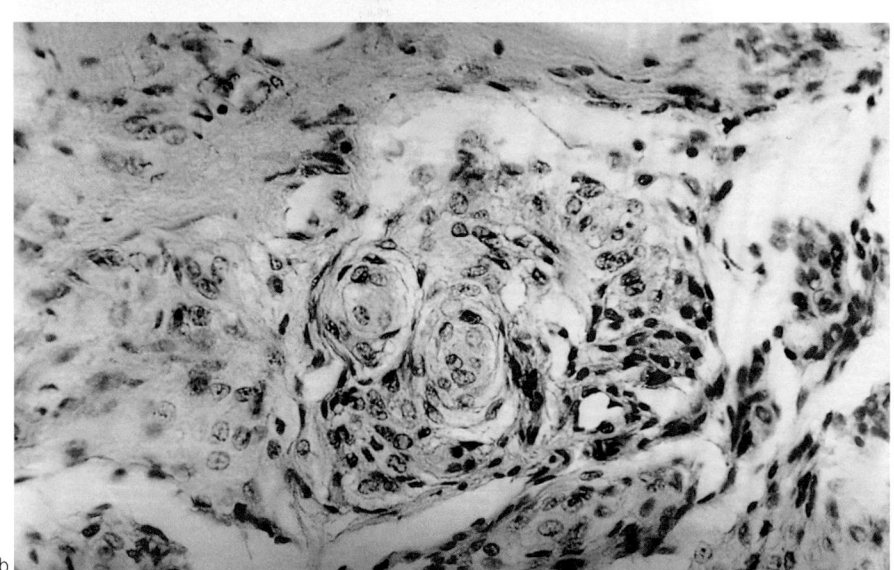

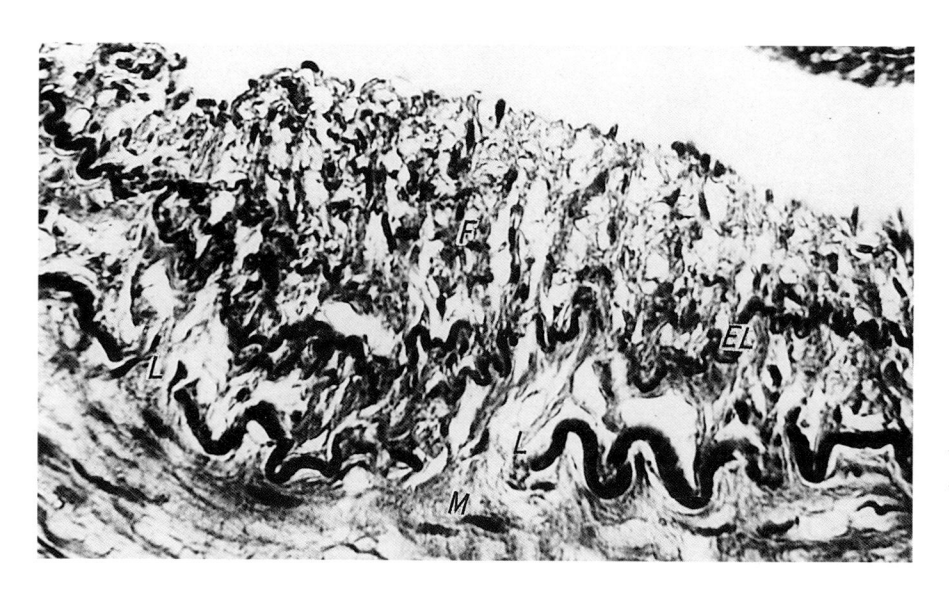

Abb. 12.**31**   Schichtungssklerose der A. temporalis: Proliferation von subendothelialen Fibroblasten (F). Aufbrüche der Lamina elastica intimae (L). Lamina media (M). Elastika van Gieson, × 100.

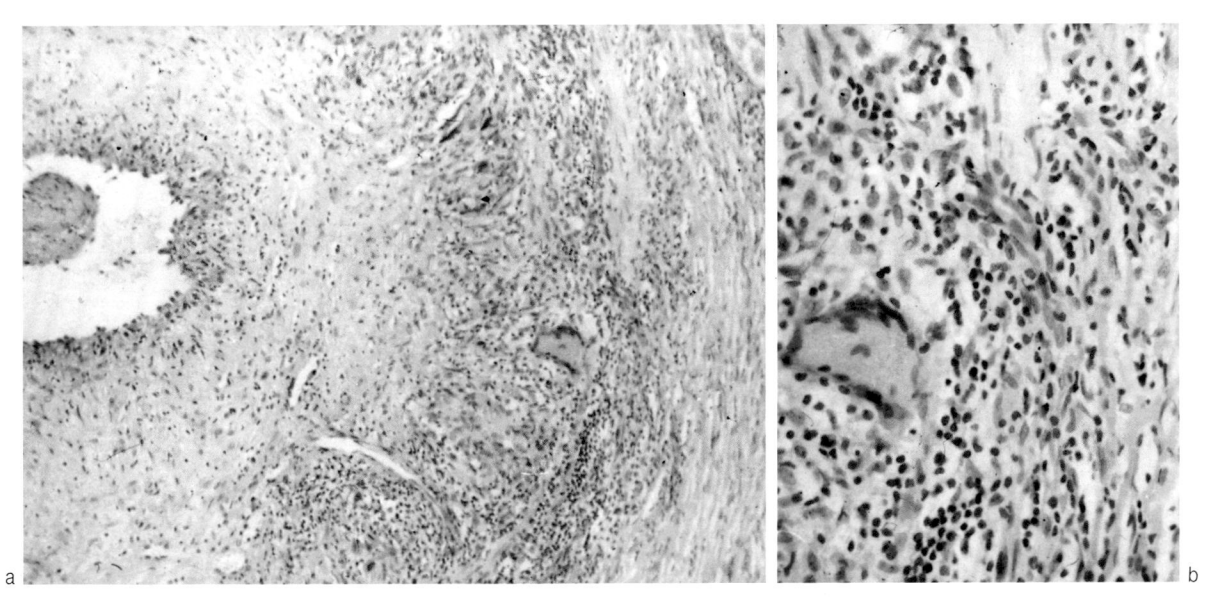

Abb. 12.**32** Arteriitis temporalis: Das subendotheliale Gewebe ist faserig und mit locker angeordneten Lymphozyten, Fibroblasten und Riesenzellen durchsetzt. **a** HE, × 120. **b** Riesenzelle HE, × 350.

# Orbita

*Enzephalozelen* oder Myelozelen liegen meist nasal in der Orbita und treten unter der Haut des medialen Lidwinkels aus (Abb. 12.**33**).

Bei meist tödlich endenden schweren Hirnhautkontusionen kann es zu Frakturen der hinteren Orbita als Ausdruck eines Contrecoupgeschehens kommen.

Die äußeren Augenmuskeln beteiligen sich an der *Myasthenia gravis pseudoparalytica* (in 80% Beginn mit Ptosis und Doppelbildern), an der *myotonischen Dystrophie Steinert* (schillernde Kristalle in der vorderen und hinteren Linsenrinde, Foveadystrophie, Pigmentretinopathie, Hypotension, tonischer Ablauf von Pupillenreaktionen und Akkomodation, Ptosis, Enophthalmus und Lagophthalmus), an der *Myotonia congenita Thomsen* und der in den Augenmuskeln beginnenden *progressiven okulären Muskeldystrophie*, die auf Schultergürtel und Extremitäten übergreift.

Die häufigsten raumfordernden Orbitaprozesse sind durch Neoplasien, Entzündungen und vor allem chronische Granulome bedingt.

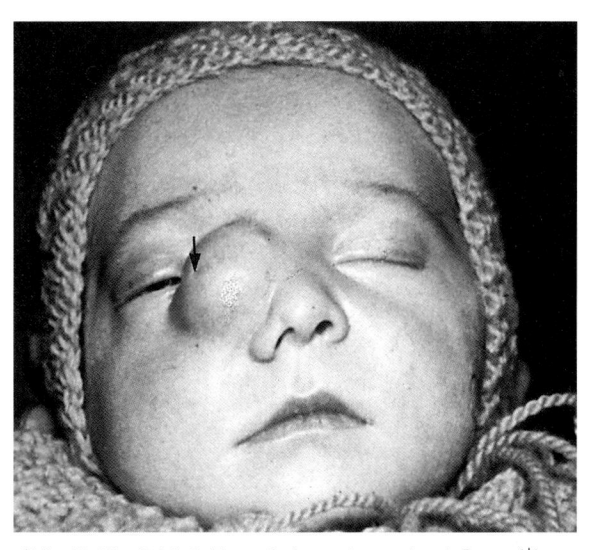

Abb. 12.**33** Orbitale Enzephalomeningozele mit Porus (↓).

## Granulome (entzündlicher Pseudotumor)

**Klinik:** Rasch progrediente Störungen der Bulbusmotilität, Schmerzen und später ein sichtbarer Exophthalmus sind charakteristisch. Die Konjunktivalgefäße sind injiziert. Das häufigste Erkrankungsalter liegt zwischen dem 4. und 6. Lebensjahrzehnt, wobei Männer etwas häufiger erkranken. Die Raumforderung ist manchmal in der oberen Orbita tastbar. Im Computertomogramm finden sich Zeichen eines multilokulär entzündlichen Orbitaprozesses. Letztlich erfolgt aber die Differentialdiagnose bioptisch.

**Pathologie:** Es finden sich alle Zeichen eines chronisch-rezidivierenden entzündlichen Prozesses mit Lymphozyten-Plasmazellen und seltener auch eosinophile Granulozyten in einem Raumnetz proliferierter Kapillarendothelien und Fibroblasten. Fibrotische zellarme Narben stellen ausgebrannte Stadien dar. Lymphoplasmazelluläre Infiltrate lassen sich ohne immunhistochemische Parameter nicht ohne weiteres von Lymphomen unterscheiden. Beim Tolosa-Hunt-Syndrom befällt der chronisch entzündliche Prozeß die Hirnnerven und Gefäße in der Fissura orbitalis superior. *Differentialdiagnostisch* abzugrenzen sind neben den Neoplasien die Sarkoidose, die eher Bindehäute und Tränendrüsen befällt als äußere Augenmuskeln sowie die retrobulbäre Massenzunahme bei endokriner Ophthalmopathie, die weniger zu umschriebenen Raumforderungen neigt und häufiger bilateral auftritt. Orbitagranulome treten bei der Wegener-Granulomatose auf, wobei der destruierende Charakter der Läsionen sie von den anderen Granulomen unterscheidet. Granulome in Zusammenhang mit einer Aspergillose sind weniger schmerzhaft, der Pilznachweis erfolgt in der Biopsie.

## *Orbitatumoren*

Orbitatumoren sind meist einseitig und umschrieben. Ihre relative Häufigkeit gegenüber den Granulomen hängt von der klinischen Ausgangssituation ab; in Statistiken aus ophthalmologischen Kliniken überwiegen die Entzündungen. Patienten mit Tumoren werden häufiger dem Neurochirurgen vorgestellt. Häufigste neurochirurgische relevante Orbitatumoren sind die Nervus-opticus-Gliome. Im Durchschnitt gleichbedeutend bei älteren Menschen überwiegend sind die Meningiome, gefolgt von Neurofibromen, Metastasen, Sarkomen, Lymphomen und selteneren Tumoren. Auch Hämangiome der Orbita kommen vor.

## *Nervus-opticus-Gliome*

In der Regel handelt es sich um *Astrozytome des Sehnervs*. Histologisch lassen sich Tumoren unterscheiden, die in den Sehnerv von außen her einzudringen scheinen und mit einer mesenchymalen Hyperplasie der Umgebungsstrukturen einhergehen. Diese Tumoren findet man nicht selten mit der Neurofibromatose vergesellschaftet. Bei der zweiten Form handelt es sich um eine diffuse, den Sehnerv durchdringende, schlecht abgrenzbare astrozytäre Proliferation, ähnlich wie beim pilozytären Astrozytom. Diese Form geht nicht mit der Recklinghausen-Erkrankung einher. Der Tumor besteht aus spindelförmigen astrozytenähnlichen Zellen, die zu einer mehr oder weniger kompakten, seltener lockeren Gewebstextur zusammengefügt sind und eosinophile Rosenthal-Fasern zeigen können. Die Tumoren sind in der Regel isomorph, einzelne oligodendrogliartige Zellen können indessen vorkommen. Die Prognose des auf die Orbita beschränkten pilozytären Astrozytoms ist relativ gut. Nach unvollständiger Entfernung oder Biopsie findet man vermehrte Schleimbildung. *Glioblastome des N. opticus* sind äußerst selten.

## *Orbitameningiome*

**Klinik:** Es handelt sich um eine Erkrankung älterer Frauen, vornehmlich im 5. Lebensjahrzehnt. Ein Teil der Tumoren erreicht die Orbita vom Keilbeinflügel her und verursacht dann die retroorbitale Raumforderung. Der Anteil der retrobulbären Meningiome, die in der Orbita entstanden sind, liegt bei etwa einem Viertel. Orbitameningiome treten auch bei Kindern auf, dann ebenso wie das Optikusgliom vergesellschaftet mit der Recklinghausen-Erkrankung.

**Pathologie:** Intraorbitaler Ausgangspunkt scheinen arachnoidale Deckzellen an der meningealen Hülle des Sehnervs zu sein. Derartige Zellen findet man häufig am proximalen Abschnitt des Sehnervkanals zwischen N. opticus und A. carotis. Intraorbitale Meningiome breiten sich mitunter in den Canalis opticus aus, von dort können Rezidive entstehen. So gut wie alle orbitalen Meningiome haben ihren Ausgangspunkt an den Hüllstrukturen des Sehnervs. Meningiome durch ektopische Arachnoidalzellen im Orbitabindegewebe wären denkbar, ihre Existenz ist aber umstritten. Histologisch überwiegen die Meningiome vom transitionellen Typ mit ihren typischen stummelförmig polygonalen oder abgerundeten Zelleibern, mit großen bläschenförmigen, teils gelappten Kernen und mehr oder weniger prominenten Nucleoli (Abb. 12.**34**). Auch psammomatöse Formen kommen vor. Dagegen kann man davon ausgehen, daß angioblastische oder fibromatöse Meningiome ebenso wie die verwandten Hämangioperizytome (Abb. 12.**35**) ihren Ausgangspunkt außerhalb der Orbita haben.

## *Neurofibrome*

Man unterscheidet gut abgegrenzte Geschwülste überwiegend im oberen äußeren Orbitaquadranten von infiltrierend wachsenden Formen. Die ersteren bestehen aus Axonen, die von proliferierenden Schwann-Zellen und Fibroblasten umsponnen werden. Das Gewebsbild der letzteren ist oft weniger isomorph. Während gut abgegrenzte einfache Neurofibrome keinen statistischen Bezug zur Neurofibromatose haben, ist bei der diffus wachsenden Form an dieses Grundleiden zu denken. Typischer Befund bei der Recklinghausen-Neurofibromatose sind bizarre vergrößerte Nervenbündel mit Hyperplasie aller Gewebskomponenten. Diese sog. plexiformen Neurofibrome können gemeinsam auftreten mit Optikusgliomen und Meningiomen.

Bei den *Neurinomen* handelt es sich, im Gegensatz zu den Neurofibromen, um eine ausschließliche Zellwucherung. Die Tumoren sind kompakt und gut abgegrenzt. Gewebsmuster vom Typ Antoni A (Abb. 12.**36**) und Antoni B (Abb. 12.**37**) treten auch hier in Erscheinung und werden im Tumorkapitel (s. S. 392) näher besprochen. Maligne Schwann-Zell-Tumoren, sogenannte Neurofibrosarkome, zählen

Abb. 12.**34** Endotheliomatöses Meningiom der Orbita. Inseln von Tumorzellen werden von dichtem Bindegewebe umgeben. HE, × 280.

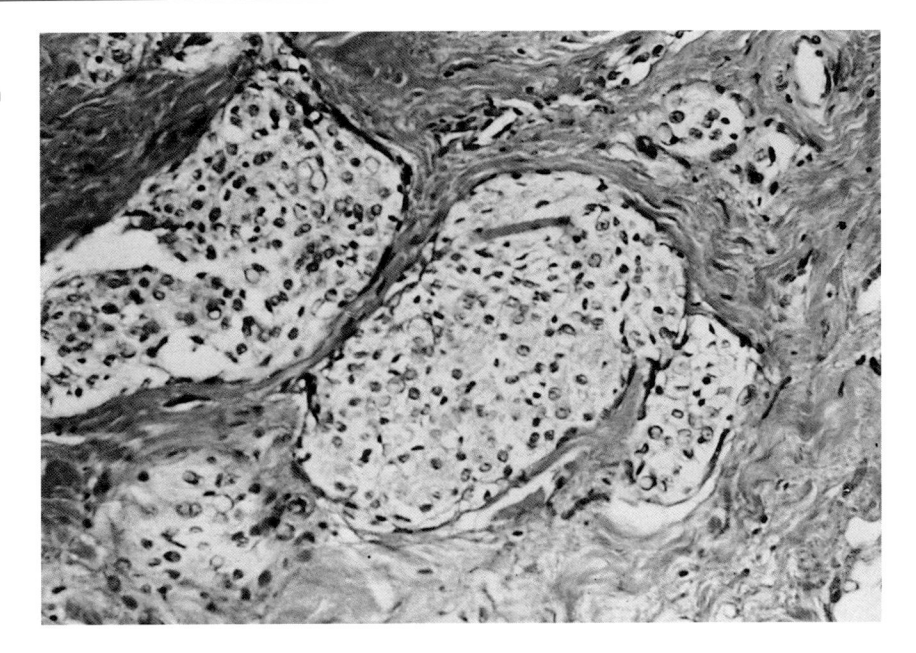

Abb. 12.**35** Hämangioperizytom der Orbita. Die Tumorzellen liegen um und zwischen den Gefäßen. HE, × 300.

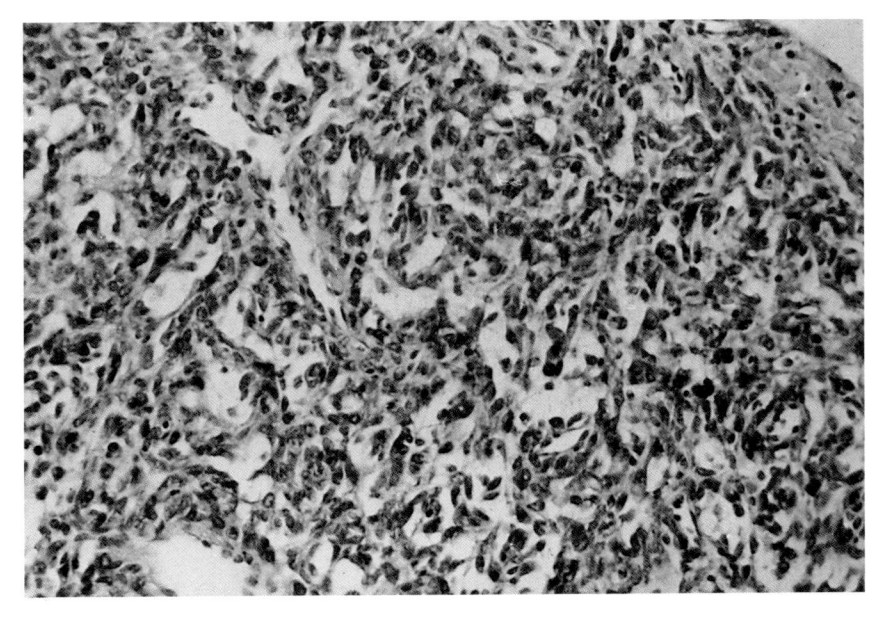

auch bei länger bestehender Recklinghausen-Erkrankung zu den Seltenheiten.

*Amputationsneurome* werden gelegentlich mit spärlichen Axonen eingebettet in Bündeln von Schwann-Zellen (Abb. 12.**38**) beobachtet.

*Kapilläre Hämangioendotheliome* treten typischerweise bei Neugeborenen auf. Es handelt sich um Endothelzellproliferate in einem retikulinpositiven Raumnetz, die zarte Gefäßlumina umschließen (Abb. 12.**39**). Die Tumoren zeigen kaum anaplastische Züge, wachsen langsam, aber infiltrierend und können aufgrund ihrer Lage behandlungsbedürftig sein. Differentialdiagnostisch stellt sich die Frage nach dem Rhabdomyosarkom der Orbita mit seiner wesentlich ungünstigeren Prognose. Diese Frage läßt sich nur bioptisch, oft unter Einsatz immunhistochemischer Marker lösen.

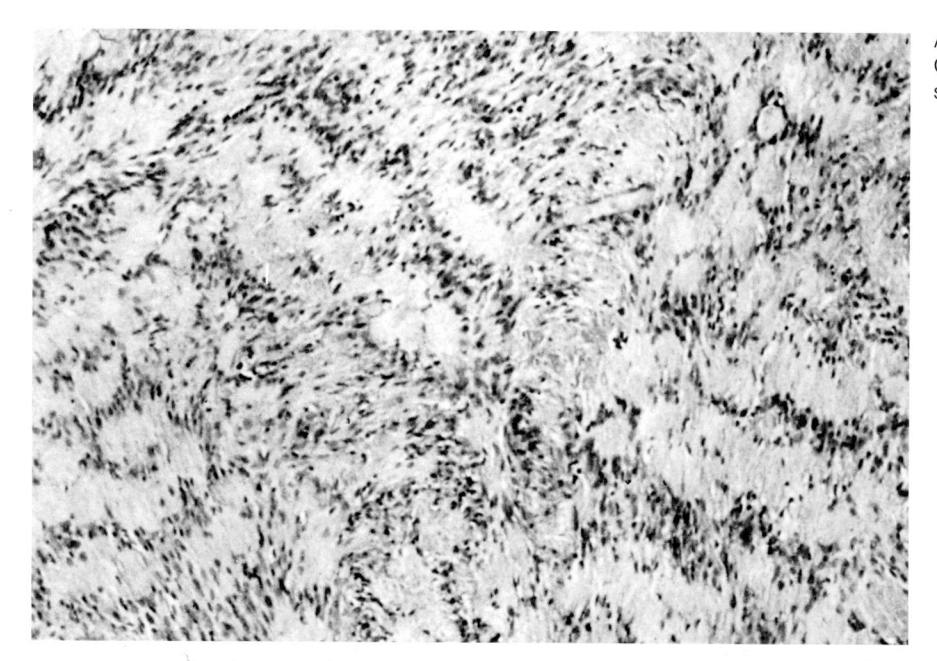

Abb. 12.**36** Neurinom der Orbita mit Bildung von Pallisaden (Antoni-A). HE, × 180.

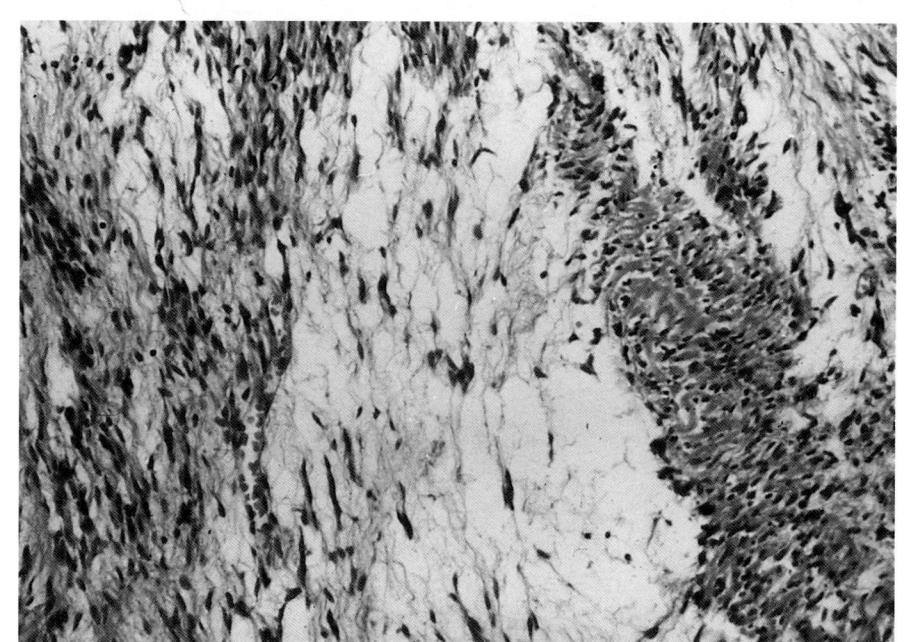

Abb. 12.**37** Neurinom der Orbita mit stark schleimiger Degeneration (Antoni-B). HE, × 200.

Orbita 537

Abb. 12.**38** Amputationsneurom der Orbita.
HE, × 100.

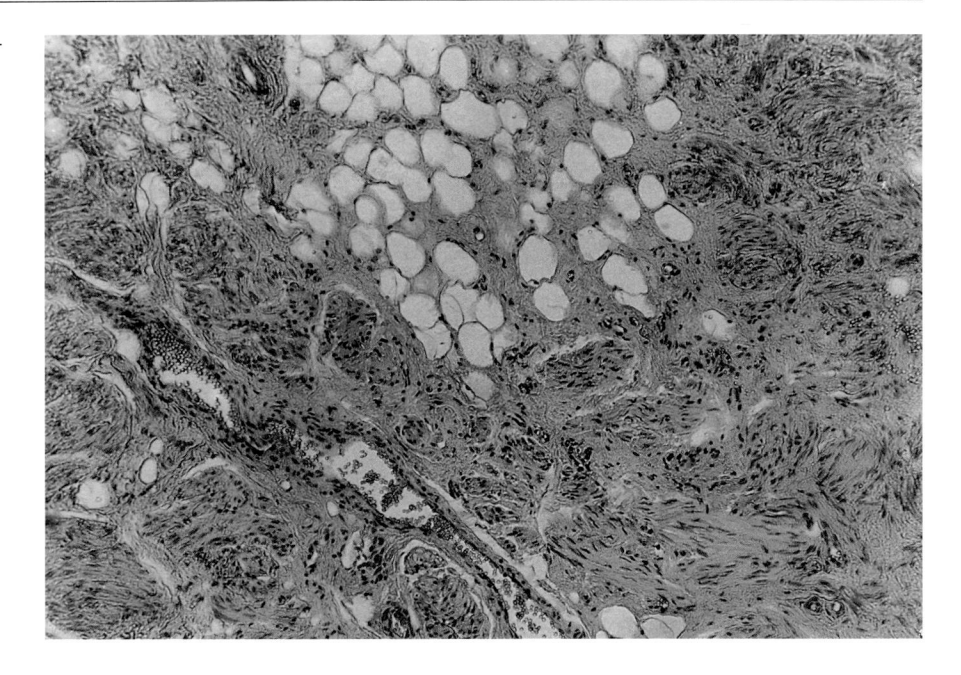

Abb. 12.**39** Hämangioblastom mit zahlreichen Gefäßlumina, umgeben von proliferierten Endothelzellen.
HE, × 120.

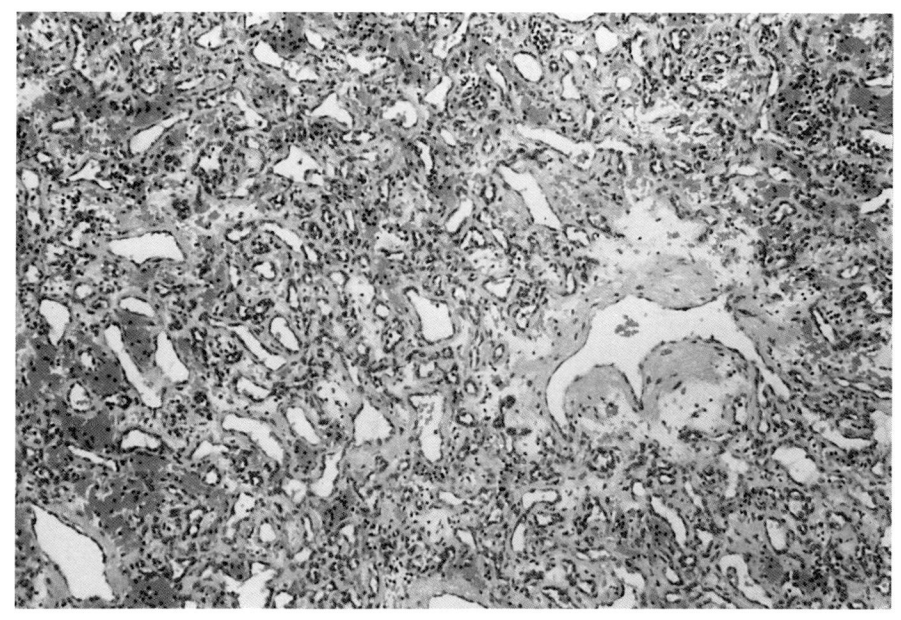

# Endokrine Orbitopathie

Die endokrine Orbitopathie ist eine von vielen Manifestationen einer komplexen Autoimmunerkrankung auf genetischer Basis. Beim endokrinen Exophthalmus unterscheidet man eine *leichtere thyreotoxische Form* als Symptom einer Hyperthyreose (Morbus Basedow) und eine schwerere Form, den *malignen Exophthalmus,* bei dem eine hyper-, hypo- oder eine euthyreote Stoffwechsellage vorliegen kann. Manifestationen beider Formen sind eine Ödematisierung des Orbitagewebes mit Lymphozyteninfiltraten, einzelnen Plasmazellen und erhöhtem Muzingehalt (Mukopolysaccharide). Ferner kommt es häufig zur Verdickung der Augenmuskeln durch eine Lipomatose, weniger durch Entzündung und MPS-Vermehrung, was zur Diplopie führt. Hauptsächlich ist der M. rectus inferior betroffen, wodurch es beim sitzenden Patienten durch unwillkürlichen Blick nach oben zu fälschlich erhöhten Augeninnendruckwerten kommen kann (Pseudoglaukom). Verminderte Tränensekretion durch lymphozytäre Infiltration der Tränendrüse, Atrophie der äußeren Augenmuskeln durch persistierendes interstitielles Ödem und Optikusatrophie durch zunehmende Komprimierung durch das erhöhte orbitale Gewebsvolumen sind mögliche Folgestadien der Erkrankung. Der thyreotoxische Exophthalmus befällt Frauen 9mal häufiger als Männer, setzt im frühen Erwachsenenalter ein und ist immer beidseitig. Er kann durch erhöhten Tonus des Levator palpebrae vorgetäuscht oder in mittleren Graden tatsächlich vorhanden sein.

Beim *malignen Exophthalmus,* der einseitig oder beidseitig auftreten kann, besteht infolge vermehrter Wasseraufnahme durch erhöhte retrobulbäre MPS-Einlagerung eine Protrusio mit starker Stauung und Chemosis der Bindehaut, die aus den Lidern hervorquellen kann. Der Lidschluß ist dann nicht mehr möglich, und trophische Hornhautschäden können auftreten. Der maligne Exophthalmus kann aus einem thyreotoxischen Exophthalmus hervorgehen.

Tabelle 12.1  Neurokutane Syndrome und Lidveränderungen

| Syndrom | Lidveränderung | ZNS-Veränderung | Sonstige Veränderungen |
|---|---|---|---|
| Sturge-Weber | Naevus flammeus | kortikomeningeale Angiome mit Verkalkung | Chorioideaangiom, Sekundärglaukom |
| Bonnet-Dechaume | Teleangiektasien, Angiome | juxtathalamische und juxtamesenzephale Aneurysmen | Rankenangiome der Netzhaut, Aneurysmen mit a.v. Shunt |
| Recklinghausen | Neurofibrome, Café-au-lait-Flecke | Schwachsinn, Stupor melancholicus | Irisknötchen, Aderhautherde, Glaukom |
| Bourneville-Pringle | Adenoma sebaceum | epileptiforme Anfälle, spastische Paresen, Gliome | Netzhauttumoren und -blutungen, Stauungspapille |
| Klippel-Trenaunay | Naevus flammeus | Jackson-Anfälle, verkalkende Angiome | Uveaangiome, kongenitales oder juveniles Glaukom, Aderhauteffusion |
| Morbus Sanctis-Cacchione | Xeroderma pigmentosum | Oligophrenie, Reflex- und Koordinationsstörungen | Konjunktivitis, Keratitis |
| Bogaert-Divry | poikilodermische Angiome | Demenz, epileptiforme Anfälle, motorische Störungen | Hemianopsie |
| Grönblad-Strandberg | Elastorrhexis | neurovegetative Störungen, Gefäßinsulte | Linsensubluxation, Keratokonus, Katarakt, Angioid streaks, Makulablutungen, Optikusatrophie |
| Brooke | Epitheliome adenoides cysticum | Agenesie des Corpus callosum (Übergänge zum Gorlin-Goltz-Syndrom) | Hämangiome, Zahnzysten, Spiegler-Tumoren |
| Touraine | Tierfellpigmentnävi | Hydrocephalus internus occlusus, meningeale Melanose, Krampfanfälle, xanthochromer Liquor | Melanose der gesamten Haut |
| Ota | Naevus fuscocoeruleus | selten meningeale Nävi | Übergang in Melanome, besonders bei Kaukasiern möglich, Beteiligung von Uvea, Orbita, Nebenhöhlen. Bei Negroiden häufig, bei ihnen meist gutartig |
| Bloch-Sulzberger | Incontinentia pigmenti | Debilität, Mikrozephalie, Ataxie, Epilepsie | Pseudogliom, Mikrophthalmie, Optikusatrophie |
| Gorlin-Goltz | Hauthypoplasie | Debilität, Agenesie des Corpus callosum | Hypotrichosis, Strabismus, Nystagmus, Optikusatrophie |
| Riley-Day | Eytheme, Pusteln | Reflexanomalien, psychische Labilität, Krämpfe | Alakrimie, Hornhautulzera |
| Laurence-Moon-Biedl | Teleangiektasien | Oligophrenie | Fettsucht, Gonadenhypoplasie, Pseudoretinopathia pigmentosa |
| Harada | Vitiligo, Poliosis | Meningoenzephalitis | Chorioretinitis, Netzhautablösung, Sekundärglaukom |

## Tabelle 12.2  Ptosisursachen

| Angeboren | Kombination mit | Erworben |
|---|---|---|
| dominant oder rezessiv erblich | Epikanthus, Blepharophimose | Lähmung des N. oculomotorius, Myasthenia gravis |
| Dysostosis craniofacialis (Crouzon) | Rectus-superior-Parese, Ophthalmoplegie | Myopathien (z. B. bei endokrinen Erkrankungen, okulopharyngeale Myopathien) |
| Dysostosis multiplex (Gargoylismus Hurler) | angeborener Herzfehler, Wirbelsäulenspalten | Myositiden, Ophthalmoplegia progressiva externa |
| Entwicklungsstörung des Musculus levator palpebrae | Marcus-Gunn-Phänomen | |
| familiäre fibröse hyaline Dysplasie Gutman | Retinopathia pigmentosa | Lues (konsensuelle Ptosis), Kearns-Sayre-Syndrom, Ophthalmoplegia plus |
| familiäre Ataxie | | Läsion des Halssympathikus |
| lysosomale Neuromyopathie | | |
| spastische Tetraplegie | | |
| Abetalipoproteinämie | | |
| Refsum-Syndrom | | |

## Tabelle 12.3  Differentialdiagnose der Lidhämatome

| | Durch direktes Lidtrauma entstanden | Durch Schädeltrauma entstanden |
|---|---|---|
| Brillenhämatom | möglich | häufiger |
| Entstehung | auf betroffener Seite sofort | nach 1–2 Tagen |
| Ödem | ausgeprägt | geringer |
| Tarsus unterblutet | kaum | ausgeprägt |
| Begrenzung | relativ scharf | diffuser |
| Sekundärinfektion | möglich | äußerst selten |
| Farbe | rot | purpurrot oder lila |
| Hyposphagma | häufig | selten |

## Tabelle 12.5  Ursachen für Hornhautnervenverdickung

I. Primäre Hornhauterkrankung
   Keratokonus (Vogt-Vertikallinien)
   Herpeskeratitis
   Zosterkeratitis
   Fuchs-Endothel-Epitheldystrophie, idiopathische

II. Sekundäre Hornhautdegeneration (z. B. sekundäre Lipiddegeneration)

III. Generalisierte Erkrankungen
   multiples endokrines Neoplasiesyndrom Typ 2B (Sipple-Syndrom)
   Neurofibromatose
   Refsum-Syndrom
   Lepra
   Ichthyosis

## Tabelle 12.4  Viruseinschlußkörperchen im Hornhautepithel

| Virus | intrazytoplasmatisch | intranukleär | eosinophil | basophil |
|---|---|---|---|---|
| Herpes simplex | | + | + | |
| Zoster/Varizella | | + | + | |
| Variola | + | + | + | |
| Trachom | + perinukleär | | | + |
| Vaccinia | + | | + | |
| Einschlußkonjunktivitis (Tric-Agent) | + | | | + |
| Molluscum contagiosum | + | | + | |
| Lymphogranuloma venereum | + | | + | |
| Zytomegalie | | + | + | + |

Tabelle 12.**6** Kataraktogene infektiöse Embryopathien

Röteln
Enzephalitis
Poliomyelitis
Masern
Grippe
Hepatitis
Herpes simplex
Zoster
Windpocken
Newcastle Krankheit
Pocken
Parotitis epidemica
infektiöse Mononukleose
Syphilis
Gonorrhö
Scharlach
Toxoplasmose

Tabelle 12.**7** Häufigkeit klinischer Symptome bei Morbus Behçet (nach Colvard u. Mitarb. 1977)

| Symptome | Häufigkeit |
| --- | --- |
| Mundschleimhautulzera | 100% |
| Genitalschleimhautulzera | 84% |
| Uveitis | 66% |
| kutane Vaskulitis | 69% |
| Synovitis | 56% |
| Meningoenzephalitis | 22% |

Tabelle 12.**8** Differentialdiagnose zwischen sympathischer Ophthalmie und phakogener Uveitis (nach Kraus-Mackiw u. Mitarb. 1980)

| Lokalisation | Sympathische Ophthalmie | Phakogene Uveitis |
| --- | --- | --- |
| vordere Uvea | | granulomatöse Reaktion: Lymphozyten, Plasmazellen, Epitheloidzellen, Riesenzellen |
| hintere Uvea | granulomatöse Reaktion: Lymphozyten, Plasmazellen, Epitheloidzellen, Riesenzellen, Aussparung von Choriokapillaris | |
| Netzhaut | Dalen-Fuchs-Knötchen | perivaskuläre Infiltrate |

Tabelle 12.**9** Ursachen granulomatöser Uveitiden

I. Infektionen
 1. Bakterien: Tuberkulose, Lepra, Tularämie, Syphilis
 2. Pilze: Histoplasmose, Kokzidioidomykose, Kryptokokkose, Aktinomykose
 3. Viren: Zytomegalie, Zoster
 4. Toxoplasmose
 5. Toxocara canis, Zystizerkus, Trichinella, Echinokokkus, Dinofilaria, Schistosoma

II. Reaktionen auf autologe Gewebe
 1. Phakogene Uveitis
 2. Endophthalmitis haemogranulomatosa (Naumann)

III. Cholesteringranulome um alte Exsudate

IV. Ätiologisch unklare Prozesse
 1. Sympathische Ophthalmie
 2. Vogt-Koyanagi-Syndrom, Herada-Syndrom
 3. Chediak-Steinbrinck-Higashi-Syndrom
 4. Sarkoidose Boeck
 5. Morbus Still, Sklerouveitis bei rheumatischer Arthritis
 6. Juveniles Xanthogranulom
 7. Histiozytosis X

Tabelle 12.**10** Verteilung der Primärtumoren bei Aderhautmetastasen (nach Ferry u. Font)

| Art des Primärtumors | Prozentuale Häufigkeit unter den Aderhautmetastasen |
|---|---|
| Mammakarzinome | 40% |
| Bronchialkarzinome | 29% |
| Hypernephroides Nierenkarzinom | 4% |
| Hodenkarzinom | 3% |
| Prostatakarzinom | 1% |
| Pankreaskarzinom | weniger als 1% |
| Kolonkarzinom | weniger als 1% |
| Schilddrüsenkarzinom | weniger als 1% |
| Ileumkarzinom | weniger als 1% |
| Unbekannter Primärtumor | 18% |
| Seltene Tumoren | 1% |

Tabelle 12.**11** Prognose des malignen Melanoms der Uvea in Abhängigkeit vom Zelltyp und dessen Häufigkeit

| Zelltyp | Charakteristika | Häufigkeit | 15-Jahres-Überlebensrate |
|---|---|---|---|
| Spindelzell A | chromatinreicher Kern | 5% | 92% |
| Spindelzell B | größerer Kern mit Nukleolus | 39% | 39% |
| epithelähnliche Zellen | große polygonale Kerne, Nukleolus | 3% | 28% |
| gemischtzellig | Kombination spindel- und epithelähnliche Zellen | 45% | 41% |

Tabelle 12.**12** Uveatumoren

*Ableitung von der Neuralleiste*
Melanozytischer Nävus (benignes Melanom)
Malignes Melanom
Neurofibrom (isoliert und Beteiligung aller Abschnitte an Morbus Recklinghausen)
Neurilemmon (Schwannom)
Malignes Neurilemmom (malignes Schwannom)

*Ableitung vom Mesenchym (Mesektoderm)*
Leiomyom der Iris und des Ziliarkörpers (selten Leiomyosarkom)
Rhabdomyosarkom der Iris und des Ziliarkörpers
Benignes Lymphom (reaktive lymphoidzellige Hyperplasie)
Malignes Lymphom
Hämangiom der Aderhaut (50% des Sturge-Weber-Syndroms)
Osteom der Aderhaut
Xanthogranulom der Iris (selten des Ziliarkörpers und der Aderhaut)
Alveoläres Weichteilsarkom

*Beteiligung an Systemerkrankungen*
Leukosen, multiples Myelom

Tabelle 12.**13** Differentialdiagnose zwischen Retinopathie der venösen Stase und der hämorrhagischen Retinopathie (nach Hayreh)

|  | Retinopathie der venösen Stase | Hämorrhagische Retinopathie |
|---|---|---|
| I. Alter | Jüngere | Ältere |
| II. Häufigkeit | häufiger | seltener |
| III. Visus | wenig vermindert | wesentlich vermindert |
| IV. Gesichtsfeld | relative Parazentralskotome | periphere Ausfälle, Zentralskotom |
| V. Ophthalmoskopie | Venen gestaut und geschlängelt | |
| 1. früh | wenig Blutungen, wenig Cotton-wool spots, Papillenhyperämie u. wenig Ödem, Makula gering ödematös, Arteriolen normal | grobe zentrale Blutungen, viel Cotton-wool spots, starkes Ödem mit Blutungen, einschließlich Makula, Arteriolen sklerotisch |
| 2. spät | Venen kaum gestaut, Blutungen allenfalls peripher, Papille gelegentlich leicht hyperämisch. Gelegentlich zystoide Makuladeg. | Venolen gestaut u. eingescheidet, einzelne Blutungen, häufig Mikroaneurysmen u. Neovaskularisation, Papille blaß |
| VI. Fluoreszenzangiographie | Stase der Venolen und Kapillaren | |
| 1. früh | paravenöse Farbstoffaustritte, einige Mikroaneurysmen | verzögerte Füllung arteriell u. venös, Mikroaneurysmen, Blutungen |
| 2. spät | geringe Stase der Venolen, Mikroaneurysmen | Stase der Venolen, Kapillarschlängelung, a.v. Anastomosen, Neovaskul. u. Mikroaneurysmen, später Fluoreszeinaustritte |
| VII. Prognose | gut, 40% normale Funktion | schlecht |
| VIII. Verlauf | Spontanheilung, kein Fortschreiten in hämorrhagische Form | progredient |
| IX. Komplikationen | zystoide Makuladegeneration | Makuladegeneration, präretinale od. vitreale Hämorrhagien, Retinopath. prolif., Rubeosis iridis |
| X. Pathologie | Zentralvenenverschluß bulbusfern, ohne wesentl. retinale Ischämie | hämorrhagischer Infarkt mit Zentralvenenverschluß und Ischämie |
| XI. Therapie | bei Makulaödem Corticosteroide | Photokoagulation zur Prophylaxe der Neovaskularisation |

Tabelle 12.**14** Ursachen proliferierender Retinopathien

*I. Allgemeinerkrankungen*
1. Diabetes mellitus
2. Sichelzellanämien und andere Hämoglobinopathien
3. Polyzythämie
4. Dysproteinämien (z. B. Makroglobulinämie)
5. Sarkoidose (Morbus Boeck)
6. Arterielle Hypertension
7. Karotisstenose mit ischämischer Retinopathie (z. B. Morbus Takayasu)
8. Sogenannte Kollagenosen
9. Morbus Behçet
10. Morbus Norrie

*II. Augenerkrankungen*
1. Zentralvenen- und Venenastverschluß der Netzhaut
2. Glaskörperexsudate und -transsudate in Organisation
3. Periphlebitis retinae (Eales-Erkrankung)
4. Retinopathia praematurorum (retrolentale Fibroplasie)
5. Incontinentia pigmenti Bloch-Sulzberger
6. Uveitis
7. Endophthalmitis
8. Morbus Goldmann-Favre
9. Geschlechtsgebundene juvenile Retinoschisis
10. Hereditäre Zapfdystrophie
11. Retinopathia pigmentosa
12. Fundus flavimaculatus

Tabelle 12.15  Dystrophien der Netzhaut mit vitreoretinalen Veränderungen

| Symptome | hereditäre juvenile | hohe Myopie | Wagner-Erkrankung | Stickler-Syndrom | Morbus Goldmann-Favre |
|---|---|---|---|---|---|
| hohe Myopie | – (eher Hypermetropie) | + | – | – | – |
| Erbgang | rezessiv geschlechtsgebunden | autosomal-dominant od. rezessiv | autosomal-dominant | autosomal-dominant | autosomal-rezessiv |
| Systemveränderungen (Bindegewebe, Skelett) | – | – | – | + | – |
| Häufigkeit | weniger häufig | relativ häufig | sehr selten | relativ häufig | selten |
| Netzhautablösung | + | + | – | +++ | + |
| frühe Linsenrindentrübung | – | – | + | + | – |
| präsenile Linsenkerntrübung | – | – | + | + | + |
| ERG | normal | normal | subnormal | subnormal | subnormal |
| vitroretinale Degenerationen: | | | | | |
| Glaskörper | späte Blutung, Segel | Abhebung, Verflüssigung | optisch leer, starke Verflüssigung | optisch leer | fibriläre Degeneration |
| präretinale Membran | + | – | +++ | +++ | + |
| gitterige Degeneration | + | +++ | – | + | + |
| perivaskuläre Pigmentverklumpung | – | – | + | + | + |

Tabelle 12.16  Bedford-Skala der Retinoblastomgröße

| Gruppe | Ausdehnung und Lokalisation |
|---|---|
| I | Einzelner Tumor oder mehrere abgrenzbare, Gesamtgröße unter 4 Papillendurchmesser (PD), den Äquator nicht überschreitend |
| II | Gesamtgröße zwischen 4 und 10 PD, nach peripher gut abgrenzbar, den Äquator nicht überschreitend |
| III | Über 10 PD, den Äquator nicht überschreitend; ferner alle kleineren, den Äquator überschreitende Tumoren |
| IV | Multiple Tumoren, über 10 PD, nach peripher nicht abgrenzbar und alle die Ora überschreitenden Tumoren |
| V | Tumor nimmt mehr als die Hälfte der Netzhaut ein; Glaskörpereinbrüche |

Tabelle 12.**17** Ursachen des sogenannten Pseudoglioms

| Diagnose | % Häufigkeit unter 500 Retinoblastomverdachtsfällen |
| --- | --- |
| persistierender hyperplastischer primärer Glaskörper (PHPV) | 19 |
| Retinopathia praematurorum III–IV (retrolentale Fibroplasie) | 13,5 |
| hintere Polkatarakt | 13,5 |
| Kolobome von Chorioidea und Papille | 11,5 |
| Uveitis | 10 |
| Toxocara canis et cati | 6,5 |
| Ablatio falciformis (angeborene Netzhautfalte) | 5 |
| Morbus Coats (Retinitis exsudativa externa) | 4 |
| organisierte Glaskörperblutung | 3,5 |
| Netzhautdysplasie | 2,5 |
| andere Tumoren | 2,5 |
| juveniles Xanthogranulom | 1 |
| Retinoschisis | 1 |
| tapetoretinale Degeneration | 1 |
| Endophthalmitis | 1 |
| Tunica vasculosa lentis persistens und Pupillarmembran | 1 |
| seltene Ursachen (Luxatio lentis anterior mit Sekundärglaukom, angeborene Hornhauttrübung, Incontinentia pigmenti Bloch-Sulzberger, zystischer Rest der A. hyaloidea, Papillenanomalie, Hämatom unterm retinalen Pigmentepithel, hohe Myopie mit fortgeschrittener Netzhautdegeneration, markhaltige Nervenfasern, traumatische Chorioiditis). | |

Tabelle 12.**18** Intraokulare Tumoren außer den im Text erwähnten

| Tumor und Synonyma | Ausgangsort | Biologisches Verhalten | Histologische Charakteristika |
| --- | --- | --- | --- |
| 1. Benignes Medulloepitheliom (Diktyom, Teratoneurom) | unpigmentiertes Ziliarepithel, Iris, sehr selten sensorische Netzhaut und Sehnerv | dysontogenetischer Tumor des Kindesalters | geschichtete epitheliale Zellen, schlauchförmige und papilläre Strukturen, zweischichtige Polarisation (primäre Glaskörperzellen, mukoide Grundsubstanz, Neuroepithel mit Schlußleistennetz). Faltungen. Schichtungsumkehr. Netzförmiges Aussehen (diktyos = Netz). Hochdifferenzierte Rosetten, Astrozyten, pigmentierte Neuroepithelien, wenig Mitosen |
| 2. Malignes Medulloepitheliom (etwa 30–50% aller Medulloepitheliome | wie 1 | wie 1 mit Metastasen, lymphogen, hämatogen, ins Schädelinnere | wie 1, es überwiegen undifferenzierte Zellen, wenig Schläuche und Rosetten, viel Mitosen. Einbruch in angrenzende Strukturen. Abgrenzung von benigner Form oft problematisch |
| 3. Benignes teratoides Medulloepitheliom (zusammen mit 4 etwa ein Drittel aller Medulloepitheliome) | häufig Ziliarkörper, selten Iriswurzel | wie 1 Kombination mit persistierendem hyperplastischem primärem Glaskörper möglich | wie 1, nur zusätzlich Hirngewebsanteile (Glia, Ganglien, Ependym, Plexus), hyaliner Knorpel, Skelettmuskulatur Rhabdomyoblasten, Angiompartien |

Tabelle 12.**18** (Fortsetzung)

| Tumor und Synonyma | Ausgangsort | Biologisches Verhalten | Histologische Charakteristika |
|---|---|---|---|
| 4. Malignes teratoides Medulloepitheliom | wie 3, sehr selten Sehnerv | wie 2 | wie 2 mit maligner Entartung auch der teratoiden Anteile in Richtung Chondrosarkom oder Rhabdomyosarkom |
| 5. Glioneurom | Augenbecherrand Kolobome von Iris und Ziliarkörper | benigne | Ganglienzellen, Neuritiden, Glia. Übergänge in teratoides Medulloepitheliom möglich |
| 6. Pseudoadenom (Fuchs-Adenom) | Ziliarkörperepithel | Pseudotumor ohne Stroma, benigne | Invagination des Ziliarepithels mit Knötchenbildung meist in Spitzennähe der Ziliarfortsätze. In 25% aller Erwachsenenaugen als Zufallsbefund |
| 7. Benignes Epitheliom (Adenom, echtes Adenom, adultes Medulloepitheliom | Ziliarkörperepithel | benigne | solide oder papillär. Kubische oder flachzylindrische oder polygonale Zellen. Geringe Polymorphie und Melaninbildung möglich. Vakuolen mit Sialomuzin (PAS +). Tubuläre Strukturen. Zystenbildung, intraokulare Aussaat möglich nach Platzen |
| 8. Malignes Epitheliom (Adenokarzinom, malignes adultes Medulloepitheliom) | Ziliarkörperepithel | maligne, jedoch keine Metastasen | wie 7., stärkere Zellpolymorphie, Mitosen, stärkerer Melaningehalt, zahlreiche Vakuolen, Einbruch in Aderhaut, selten auch Linse |
| 9. Astrozytom | Netzhaut (Optikusfaserschicht) und Papille | selten isoliert, meist bei Phakomatosen (tuberöse Sklerose, Neurofibromatose). 2.–3. Dezennium. Oft mit Pubertas praecox | große bipolare ausgereifte Astrozyten. Vorwölbung von Knoten in Glaskörper. Kalkeinlagerungen. Geringe Verschleimungstendenz. Starke Vaskularisation möglich (falsch positiver $^{32}$P-Test!) |
| 10. Hämangioblastom (Angiomatosis retinae) | | | |
| 11. Kapilläre Teleangiektasien (Leber-Miliaraneurysmen) | s. Gefäßerkrankungen, S. 115 | | |
| 12. Retikulosarkom (Mikrogliomatose) | Netzhaut und Choriokapillaris | maligne, 6.–7. Lebensjahrzehnt, chronische therapieresistente fokale Chorioretinitis (Leopardenfellzeichnung der Herde) | Bild des histiozytären malignen Lymphoms |
| 13. Metastasen | Mamma, Bronchien und viele andere mehr | Hirnbeteiligung primär und sekundär | |

Tabelle 12.**19** Die beiden Varianten des persistierenden hyperplastischen primären Glaskörpers (PHPV)

I. Vordere Variante
- meist einseitiger Mikrophthalmus
- retrolentales fibrovaskuläres Gewebe
- ausgezogene mit retrolentaler Masse verbundene Ziliarkörperfortsätze
- persistierende A. hyaloidea
- Defekt der hinteren Linsenkapsel mit fortschreitender Katarakt
- häufig flache Vorderkammer mit Gefahr des Winkelblockglaukoms
- gelegentlich Kammerwinkeldifferenzierungsstörungen, Gefahr des Offenwinkelglaukoms

II. Hintere Variante
- meist einseitige Mikrokornea
- Glaskörpermembran
- retinale Falten (Form der Ablatio falciformis)
- persistierende Reste der A. hyaloidea
- retinale Dysplasie

Tabelle 12.**20** Ursachen der Arachnoiditis opticochiasmatica

| Ursache | Häufigkeit | Autor | Jahr |
|---|---|---|---|
| Schädel-Hirn-Trauma | häufig | | |
| Infektion | häufig | | |
| benachbarte Tumoren | gelegentlich | | |
| Gliom | häufig | Cooling | 1979 |
| | | Walter | 1964 |
| Kraniopharyngeom | | Gruber | 1980 |
| Spinalanästhesie | selten | Mandel | 1959 |
| Periarteriitis nodosa | selten | Oliver | 1968 |
| Akustikusneurinom mit Hydrozephalus | selten | Ide | 1972 |

Endokrine Orbitopathie 547

Tabelle 12.**21** Vorkommen und Häufigkeit von Orbitatumoren nach den eigenen Beobachtungen von Reese (1971)

| Tumorart | | Fallzahl | % |
|---|---|---|---|
| Chronisch entzündlicher Pseudotumor | | 91 | 18 |
| Hämangiom | | 61 | 12 |
| jugendlich | 37 | | |
| erwachsen | 24 | | |
| Lymphom | | 48 | 10 |
| Lymphangiom | | 39 | 8 |
| Rhabdomyosarkom | | 37 | 7 |
| Epitheliale Tränendrüsengeschwülste | | 25 | 5 |
| Neurofibrom, Neurilemmom und Neurom | | 23 | 5 |
| Dermoid | | 21 | 4 |
| Mukozele | | 20 | 4 |
| Karzinome | | 20 | 4 |
| metastatisch | 10 | | |
| überwachsend | 10 | | |
| Malignes Melanom | | 19 | 4 |
| aus der Bindehaut | 10 | | |
| aus der Chorioidea | 9 | | |
| Meningiom | | 17 | 3 |
| Sehnervengliom | | 12 | 2 |
| Hämangiosarkom | | 8 | 2 |
| Hämangioperizytom | 5 | | |
| Hämangioendotheliom | 3 | | |
| Karzinome aus den Lidern | | 7 | 2 |
| Basalzellepitheliom | 4 | | |
| Talgdrüsenkarzinom | 2 | | |
| Plattenepithelkarzinom | 1 | | |
| Leiomyosarkom | | 6 | 1 |
| Neuroblastom | | 6 | 1 |
| Malignes Melanom, primär | | 5 | 1 |
| Netzhautkolobomzyste | | 5 | 1 |
| Sinus-cavernosus-Fistel | | 4 | 1 |
| Mesenchymom | | 4 | 1 |
| Dermolipom | | 4 | 1 |
| Fibröse Dysplasie | | 4 | 1 |
| Osteom | | 3 | 1 |
| Amyloid | | 2 | 1 |
| Ektopische Tränendrüse | | 2 | 1 |
| Myxom | | 2 | 1 |
| Teratom | | 1 | |
| Myelom | | 1 | |
| Granularzellmyoblastom | | 1 | |
| Kongenitale Orbitavarix | | 1 | |
| Enzephalozele | | 1 | |
| Osteosarkom | | 1 | |
| Chondrosarkom | | 1 | |
| Liposarkom | | 1 | |
| Malignes Schwannom | | 1 | |

Tabelle 12.**22** Orbitatumoren bei Kindern unter 15 Jahren (Häufigkeiten unter 2% nicht aufgeführt) (nach Grove 1975)

| Diagnose | Häufigkeit |
|---|---|
| Rhabdomyosarkom | 24% |
| Optikusgliom, Neurofibrom | 17% |
| Hämangiom | 14% |
| Dermoid | 10% |
| Undifferenziertes Ca./Sa. | 8% |
| Lymphome/Leukosen | 5% |
| Pseudotumoren | 4% |
| Metastatische Neuroblastome | 2% |
| Retinoblastome | 2% |

Tabelle 12.**23** Orbitatumoren bei Erwachsenen (Häufigkeit unter 2% nicht aufgeführt) (nach Grove 1975)

| Diagnose | Häufigkeit |
|---|---|
| Metastatische sekundäre Karzinome | 16% |
| Hämangiom/Lymphangiom | 15% |
| Pseudotumor | 13% |
| Lymphom | 9% |
| Optikusgliom/Meningiom | 12% |
| Rhabdomyosarkom | 5% |
| Tränendrüsentumor | 5% |
| Malignes Melanom | 4% |
| Dermoid | 4% |

Tabelle 12.**24** Differentialdiagnose der isolierten okulären progressiven externen Ophthalmoplegie (nach Lössner u. Mitarb. 1981)

1. Systematisch myogen
   generalisierte myopathische Affektionen unterschiedlicher Nosologie

2. Okulär fibrös
   Fibrose der Augenmuskeln
   Anomalien der Muskelansätze u. a.

3. Neuromuskuläre Transmission
   myasthenisches Syndrom

4. Peripher neurogen
   Polyneuritis und Polyradikuloneuritis (Guillain-Barré, Fisher)
   Refsum-Krankheit
   Bassen-Kornzweig-Syndrom

5. Zentral-neurogen
   Möbius-Syndrom
   spinale progressive Muskelatrophie
   hereditäre Paraparesen
   Retinopathien mit ZNS-Affektionen
   spongiöse Enzephalopathien

Tabelle 12.25 Leitsyndrom progressive Ophthalmoplegie (nach Lössner u. Mitarb. 1981)

1. isoliert okulär (myogen, neurogen)
2. systematisch myopathisch (verschiedene generalisierte Myopathien)
3. kombiniert:
„Ophthalmoplegia plus" (myogen, neurogen, sonstig systematisch wie z. B. Kearns-Sayre-Syndrom: Pigmentdegeneration der Netzhaut, Herzbeteiligung, Hirnbeteiligung)

## Literatur

Andreassen, T. T., A. H. Simonsen, H. Oxlund: Biomechanical properties of keratokonus and normal corneas. Exp. Eye Res. 31 (1980) 435–441

Austin, P., W. R. Green, D. G. Sallyer: Peripheral corneal degeneration and occlusive vasculitis in Wegener's granulomatosis. Amer. J. Ophthalmol. 85 (1978) 311–317

Badtke, G., M. Tost: Normale Entwicklung des menschlichen Auges. In Velhagen, E.: Der Augenarzt, Bd. XI. VEB Thieme, Leipzig 1986

Binford, C. H., W. M. Meyers, G. P. Walsh: Leprosy. AMA 247 (1982) 2283–2292

Bursztyn, J., et al.: Anomalie oculaire ... Ophthalmologica 191 (1985) 8–11

Colvard, D. M., D. M. Robertson, J. D. O'Duffy: The ocular manifestations of Behcet's disease. Arch. Ophthalmol. 95 (1977) 1813–19

Datiles, M., H. Fukui, T. Kuwabara, J. H. Kinoshita: Galactose cataract prevention with sorbinil. Invest. Ophthalmol. visual Sci. 22 (1982) 174–179

Del Monte, M. A., I. A. Maumenee, W. R. Green, K. R. Kenyon: Histopathology of Sanfilippos' syndrome. Arch. Ophthalmol. 101 (1983) 1255–1262

Duffy, P., J. Wolf, G. Collins: Possible person-to-person transmission of Creuzfeldt-Jakob disease. New Engl. J. Med. 290 (1974) 926–931

Enzinger, F. M., S. W. Weiss: Soft Tissue Tumors. Mosby, St. Louis 1983

Feldon, S. E., S. Muramatsu, J. M. Weiner: Clinical classification of Graves' Ophthalmopathy. Arch. Ophthalmol. 102 (1984) 1469–1472

Ferry, A. P., R. L. Funt: Carcinoma metastatic to eye and orbit: A clinico-pathologic study of 227 cases. Arch. Ophthalmol. 93 (1975) 472–481

Gallie, B., R. Ellsworth, D. Abramson, R. Philipps: Retinoma: Spontaneous regression of retinoblastoma or benign manifestation of the mutation? Brit. J. Cancer 45 (1982) 513–521

Goder, G.: Durchblutungstörungen des Auges und Biopsie der Arteria temporalis. VEB Thieme, Leipzig 1968

Goder, G.: Grundriß der Ophthalmopathologie. In Velhagen, K.: Der Augenarzt, Bd. X. VEB Thieme, Leipzig 1985

Goder, G., G. Simon: Schädel-Hirn-Verletzungen aus der Sicht des Augenarztes, In Lang, G., R. Erding: Schädel-Hirn- und Mehrfachverletzungen. Barth, Leipzig 1985a

Goder, G.: Ein Vorschlag zur Klassifikation des Fundus hypertonicus (retinale vaskuläre Läsion bei arterieller Hypertonie). Z. klin. Med. 40 (1985b) 423–426

Günther, G.: Erkrankungen der Hornhaut. In Velhagen, K.: Der Augenarzt, Bd. III. VEB Thieme, Leipzig 1975

Gurwin, E. B., et al.: Retinal teleangiectasis in facioscapulohumeral muscular dystrophy. Arch. Ophthalmol. 103 (1986) 1695–1700

Hann, C. C., W. R. Green, Z. C. de la Cruz, A. Hillis: Ocular findings in osteogenesis imperfecta congenita. Arch. Ophthalmol. 100 (1982) 1459–1463

Hayreh, S. S., M. S. Hayreh: Optic disc edema in raised intracranial pressure. I. Evolution an resolution. II. Detection with fluorescence angiography. III. A pathologic study. IV. Axoplasmic transport. V. Pathogenesis. VI. Visual disturbances. Arch. Ophthalmol. 95 (1979) 1237, 1245, 1448, 1458, 1553, 1566

Hayreh, S. S., W. A. J. van Heuven, M. S. Hayreh: Experimental retinal vein vascular occlusion. Arch. Ophthalmol. 96 (1978) 31–42

Henderson, J. W., C. M. Farrow, K. D. Devine, R. H. Miller: Orbital Tumors. Saunders, Philadelphia 1973

Hockley, D. J., R. C. Tripathi, N. Ashton: Experimental retinal branch vein occlusion in rhesus monkeys. III. Histopathological and electron microscopic studies. Brit. J. Ophthalmol. 63 (1979) 393–402

Hockwin, O. (Hrsg.): Altern der Linse. Symposium über die Augenlinse. Integra GmbH, Puchheim 1982

Hockwin, O., C. Ohrloff: The eye in the elderly: lens. Geriatrics 3 (1984) 373–424

Jakobiec, F. A., L. E. Zimmermann: Introduction to studies in ophthalmic pathology and onkology. Hum. Pathol. 13 (1982) 98–112

de Koning, E. W. J., O. P. van Bijsterveld, K. Cantell: Combination therapy for dendritic keratitis with acyclovir and α-interferon. Arch. Ophthalmol. 101 (1983) 1866–1868

Kennerdell, J. S., J. C. Maroon, G. F. Buerger: Comprehensive surgical management of proptosis in dysthyroid orbitopathy. Orbit. 6 (1987) 153–179

Kraus-Mackiw, E., W. Müller-Ruchholtz: Sympathisierende Augenerkrankungen: Diagnose und Therapie. Klin. Mbl. Augenheilk. 176 (1980) 131–139

Lee, J. S., R. Smith, D. S. Minckler: Scleral melanocytoma. Ophthalmology 89 (1982) 178–182

Lessell, S., J. T. W. van Dalen (eds.): Neuroophthalmology. Excerpta Medica. Elsevier, Amsterdam 1980

McPherson, A. R., H. M. Hittner, F. L. Kretzer: Retinopathy of Prematurity. Current Concepts and Controversies. Decker, Toronto 1986

Markl, A., Th. Hilbertz, C. R. Pickardt, J. Lissner: Computertomographie bei endokriner Orbitopathie. Digit. Bilddiagn. 6 (1986) 81–85

Moses, R. A. (ed.): Adler's Physiology of the Eye. Clinical Application, 7th ed. Mosby, St. Louis 1981

Naumann, G. O. H., D. J. Apple, D. von Domarus, E. N. Hinzpeter, K. W. Ruprecht, H. E. Völcker, L. R. Naumann: Pathologie des Auges. In Duerr, W., W. Seifert, E. Uehlinger: Spezielle pathologische Anatomie. Ein Lehr- und Nachschlagewerk, Bd. XII. Springer, Berlin 1980

Onno, S.: Behcet's disease. In Saari, K. M.: Uveitis Update. Elsevier, Amsterdam 1984 (pp. 315–319)

Pittke, E. C., R. Marquardt, W. Mohr: Cartilage choristoma of the eye. Arch. Ophthalmol. 101 (1983) 1569–1571

Reese, A. B.: Tumors of the Eye. Hoeber, New York 1969

Remky, H.: Grundlagen der neuroophthalmologischen Diagnostik. In Velhagen, K.: Der Augenarzt, Bd. VI. VEB Thieme, Leipzig 1976

Sachsenweger, R. (Hrsg.): Neuroophthalmologie. VEB Thieme, Leipzig 1975

Shields, J. A.: Intraocular Tumors. Mosby, St. Louis 1983

Shields, J. A., B. Bakewell, J. J. Augsburger, J. C. Flanagan: Classification and incidence of space-occupying lesions of the orbit. Arch. Ophthalmol. 102 (1984) 1606–1611

Spencer, W. H.: Ophthalmic Pathology. Vol. I–III. Saunders, Philadelphia 1985–1986

Stefani, F. H., G. Hasenfratz: Macroscopic Ocular Pathology. An Atlas. Springer, Berlin 1987

Tervo, T., A. Vannas, K. Tervor, B. A. Holden: Histochimical evidence of limited reinnervation of human corneal grafts. Acta ophthalmol. 63 (1985) 207–214

Tolentino, F. I., C. L. Schepens, H. M. Freeman: Vitreoretinal Disorders. Saunders, Philadelphia 1976

Walsh, F. B., W. F. Hoyt: Clinical Neuroophthalmology, 3rd ed. Williams & Wilkins, Baltimore 1969

Yanoff, M., B. S. Fine: Ocular Pathology. A Text and Atlas. Harper & Row, New York 1975

Zimmermann, L. E., de Venecia, D. I. Hamasaki: A rare choristoma of the optic nerve and chiasm. Arch. Ophthalmol. 101 (1983) 776–780

# Anhang

# Bindehautbiopsie

*W. Hanuschik*

Wegen ihrer verschiedenen Gewebeelemente und ihrer leichten Zugänglichkeit eignet sich die Bindehaut für eine Biopsie mit hoher diagnostischer Aussagekraft bei geringer Belastung für den Patienten. Sie ist als Screening-Methode vor allem bei Verdacht auf eine Speicherkrankheit geeignet (Kenyon 1982, Ceuterick 1984). Auch okulokutane Erkrankungen lassen sich frühzeitig an Veränderungen der Bindehaut feststellen (Mondino 1983, Meyer u. Mitarb. 1985, Böke 1986). Zur Erkennung axonaler Veränderungen bei neurodegenerativen Erkrankungen sind die zahlreich vorhandenen und leicht zugänglichen bemarkten und unbemarkten Nervenfasern gut geeignet (Ferrer u. Mitarb. 1983). Schließlich läßt die reichhaltige Blut- und Lymphgefäßversorgung der Tunica propria Ablagerungen von Immunkomplexen und anderen Substanzen leicht erkennen (Kincaid u. Mitarb. 1982).

## *Technik der Bindehautbiopsie*

Die Konjunktivalbiopsie ist ein technisch unkomplizierter, mit einfachsten chirurgischen Instrumenten rasch durchführbarer Eingriff. Bei Erwachsenen reichen einige Tropfen eines Lokalanästhetikums in den Bindehautsack. Bei Kindern wird 15–20 Minuten vor Durchführung des Eingriffes eine leichte Sedierung durchgeführt. Danach wird ein Lidsperrer zur Retraktion der Augenlider eingesetzt. Die Bindehaut wird mit einer feinen anatomischen Pinzette erfaßt, und mit einer gebogenen Schere wird ein im Durchmesser ca. 2 mm großes Stück abgetrennt. Kleine subkonjunktivale Blutungen können auftreten, sind jedoch ungefährlich. Zur Wundversorgung genügt am ersten Tag ein antibiotischer Augensalbenverband. Danach werden noch etwa eine Woche lang antibiotische Augentropfen gegeben. Bei 150 Biopsien beobachteten wir nur bei zwei Patienten, beides Erwachsene, eine verzögerte Wundheilung wegen überschießender Narbenbildung, die sich aber nach 14 Tagen völlig normalisierte.

Die *Biopsiestelle* richtet sich nach den vermuteten Veränderungen. Bei Stoffwechselerkrankungen und neurodegenerativen Erkrankungen hat sich wegen der dichteren Innervation (Oppenheimer 1958) der temporal obere Quadrant der Conjunctiva bulbi als geeignete Biopsiestelle herausgestellt. Bei den meisten anderen Erkrankungen eignet sich am besten der kosmetisch unauffällige, nasal untere Fornix.

## *Befunde*

Die *Alkaptonurie* ist eine Störung im Aminosäurestoffwechsel aufgrund eines Defektes der Homogentisinsäureoxidase. Bereits etwa 10 Jahre vor anderen klinischen Symptomen kann es in der Bindehaut und Sklera zu einer Einlagerung von gelb-braunem Pigment in den lichtexponierten Abschnitten kommen. In der Tunica propria der Bindehaut, meist extrazellulär, zeigen sich haarlockige, melaninähnliche Ablagerungen (curlicues). Das Pigment verhält sich histochemisch wie Elastin (Kampik u. Mitarb. 1982).

Bei der *Zystinose* kann der Nachweis von Cystinkristallen in der Bindehautbiopsie die Diagnose noch eher als die Biomikroskopie mit der Spaltlampe ermöglichen (Cruz u. Mitarb. 1987). Elektronenmikroskopisch lassen sich die lockeren polygonalen Kristalle sowohl intra- als auch extrazellulär lokalisieren. Intrazellulär finden sie sich in Lysosomen von Fibroblasten, Endothelzellen und Histiozyten (Abb. **1**).

Bei der *Tyrosinämie Typ II* (Richner-Hanhart-Syndrom) findet man lichtmikroskopisch relativ häufig zahlreiche Vakuolen im Plattenepithel und im Kapillarendothel (Charlton u. Mitarb. 1981).

Allen *Dysproteinämien* gemeinsam ist eine quantitative Verschiebung der einzelnen Serumeiweißfraktionen. In der Bindehaut kommt es zur kristallinen Ablagerung von Proteinkomplexen, die den pathologisch zusammengesetzten Proteinen im Serum entsprechen und das erste Zeichen der Systemerkrankung sein können (Rao u. Font 1980). Abb. **2** zeigt eine durch gespeichertes Material ballonierte Epithelzelle bei einem Immunozytom.

Die verschiedenen Formen der in der Konjunktiva selteneren *primären Amyloidose* können durch spezielle Färbungen in Untergruppen eingeteilt werden. Bei den meistens *sekundären Amyloidosen* erscheint das Amyloid in der Tunica propria als eine amorphe, blaß eosinophile Masse, die sich vorzugsweise in der Umgebung von Gefäßwänden ablagert. Es hat eine hohe Affinität zu Kongorot und läßt sich dadurch gut darstellen. Prädilektionsort ist der obere und untere Fornix. Ferner besteht eine Proliferation von Lymphozyten, Plasmazellen, Riesenzellen und eosinophilen Granulozyten (Goder 1985).

Bei einigen Speicherkrankheiten, wie z.B. den Ceroidlipofuszinosen und den meisten Mukolipidosen, ist der zugrundeliegende Enzymdefekt nicht

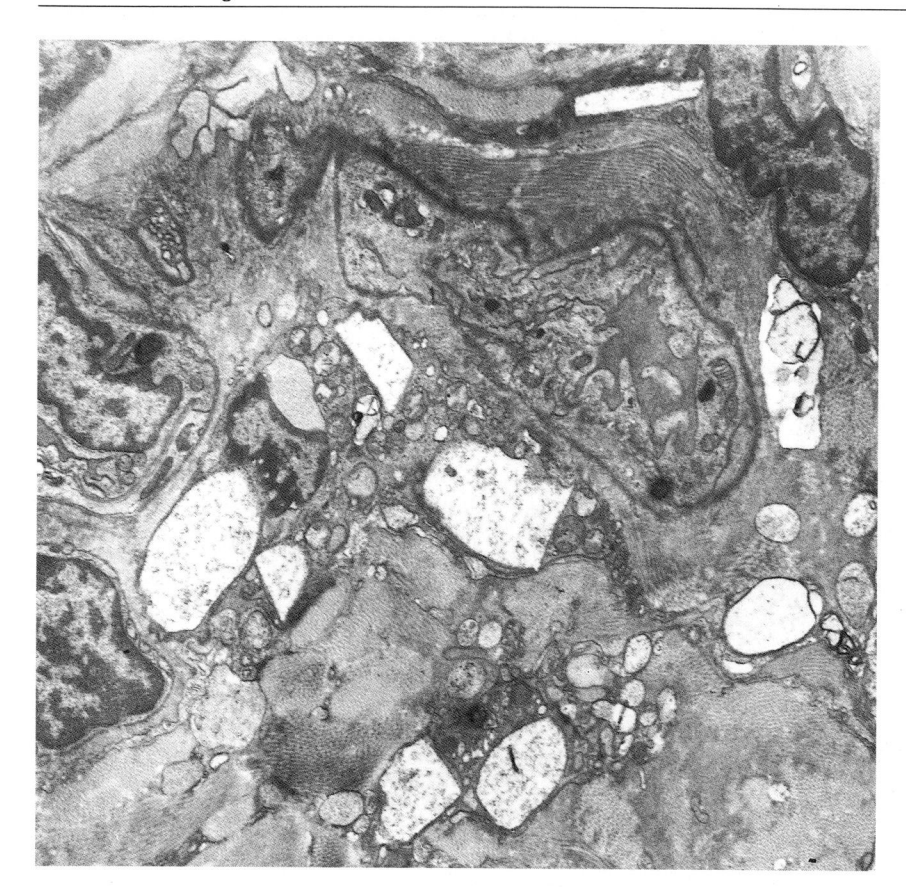

Abb. **1** Zystinose. Subepithelial gelagerte Cystinkristalle in Fibroblasten (EM × 500)

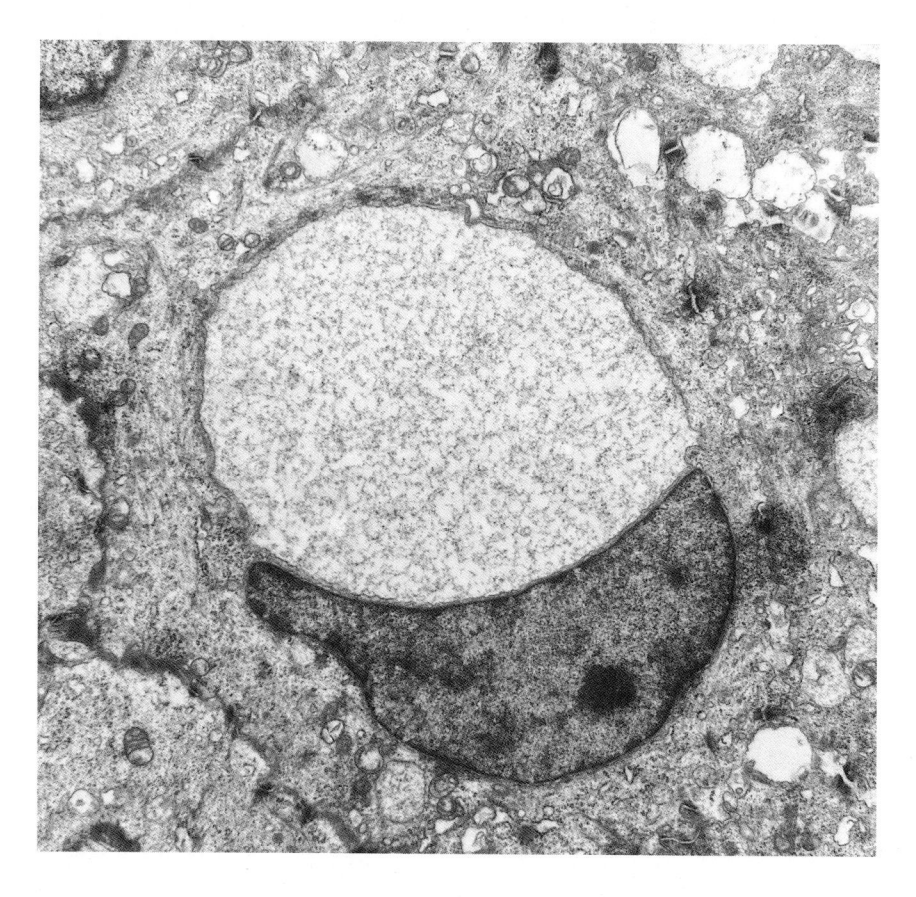

Abb. **2** Immunozytom. Ballonierte Epithelzellen der Konjunktiva mit Verdrängung des Kerns durch Einlagerungen (EM × 10000)

bekannt, so daß die Diagnose nur histologisch gestellt werden kann. Bei all diesen Krankheiten ist in der Regel eine Speicherung in der Bindehaut nachzuweisen. Bemerkenswerterweise korrelieren Speicherphänomene in Hornhaut (Hornhauttrübungen) und Bindehaut oft nicht miteinander (Kenyon 1982).

Die *Fukosidose* äußert sich in der Bindehaut durch eine Tortuositas der Gefäße mit Mikroaneurysmen. Bei ihr wie auch bei der *Mannosidose* findet man in Epithelzellen, Endothelzellen und Fibroblasten intrazytoplasmatische Einschlüsse mit feinretikulärem und feingranulärem Inhalt (Snyder u. Mitarb. 1976).

Die einzelnen *Mukopolysaccharidosen* zeigen untereinander keine eindeutigen Unterschiede in der Struktur des gespeicherten Materials (s. S. 158). Die Bindehautbiopsie kann in unklaren Fällen die Diagnose sichern helfen. Typisch ist eine stark ausgeprägte Vakuolisierung im Zytoplasma von Fibroblasten und Endothelzellen. Die Vakuolen sind entweder optisch leer oder enthalten in manchen Fällen ein fibrogranuläres oder lamellär angeordnetes Material. In einigen Schwann-Zellen können lamelläre Strukturen enthalten sein. Beim Typ I–II sind die Vakuolen sehr zahlreich enthalten, beim Typ III (Sanfilippo-Syndrom) finden sich in den Fibroblasten weniger Vakuolen, aber die Schwann-Zellen weisen typische Zebrakörperchen auf (Yamano u. Mitarb. 1979).

Bei den *Mukolipidosen* kommt es zu einer Speicherung von sauren Mukopolysacchariden in viszeralen und mesenchymalen Geweben und von Glykolipiden und Sphingolipiden im Nervengewebe. Ultrastrukturell ähneln die Befunde bei der Mukolipidose II (I-Zell-Krankheit) und III (Pseudo-Hurler-Polydystrophie) denen bei der Mannosidose und Mukopolysaccharidose IV (Morbus Morquio). Man findet zahlreiche intrazytoplasmatische Vakuolen in Fibroblasten, Endothelzellen und Histiozyten, die teilweise konfluieren und feingranulär, z. T. auch polyzyklisch angeordnetes Material enthalten. Die polyzyklischen Einschlüsse in Kapillarendothelzellen werden als besonders typisch für die Mukolipidose II und III angesehen (Libert u. Mitarb. 1977).

Bei den Formen der $G_{MI}$-*Gangliosidose* (s. S. 181) enthalten die Fibroblasten und Endothelzellen sowohl zahlreiche membranöse (Abb. **3**) als auch vakuoläre Einschlüsse.

Bei der *Ceroidlipofuszinose* lassen sich in der Bindehaut intrazytoplasmatische Einschlüsse in Form von *kurvilineären Körperchen* in Schwann-Zellen, Endothelzellen und Fibroblasten (Abb. **4**) nachweisen (Perez-Cantó u. Cervós-Navarro 1987).

Bei der *Lipidproteinose (Urbach-Wiethe-Syndrom)* werden Glykolopide und Glykosaminoglykane in Haut und Schleimhäuten gespeichert. Sie lassen sich mit Luxolfast-Blau nachweisen und sind an Basalmembranen konjunktivaler Gefäße gebunden. Pathognomonisch sind multiple Lidrand-Pseudotumoren im Kindesalter.

Bei der *Hämochromatose* findet sich eine diffuse Pigmentation von Haut und Bindehaut, die auf vermehrter Melaninablagerung in den basalen Zellen des Epithels beruht. Ferner ist Hämosiderin in der Nähe von Blutgefäßen nachzuweisen (Abb. **5**).

Bei *Störungen der Nebenschilddrüse* und bei chronisch terminaler *Niereninsuffizienz* kommt es zu Einlagerungen von Calciumsalzen in die Tunica propria der Bindehaut.

Die Konjunktiva ist schließlich bei der *Sarkoidose (Morbus Boeck)* oft beteiligt. Daher wurde die randomisierte beidseitige Konjunktivalbiopsie bei Patienten mit Sarkoidoseverdacht von mehreren Autoren als Erstbiopsie empfohlen (Karcioglu u. Brear 1985). Die Granulome bestehen aus nicht nekrotisierenden Epitheloidzellen, Lymphozyten und mehrkernigen Riesenzellen. Sternförmige hyaline Gebilde, möglicherweise abgebaute Kollagenfibrillen und elastische Fasern kommen auch vor.

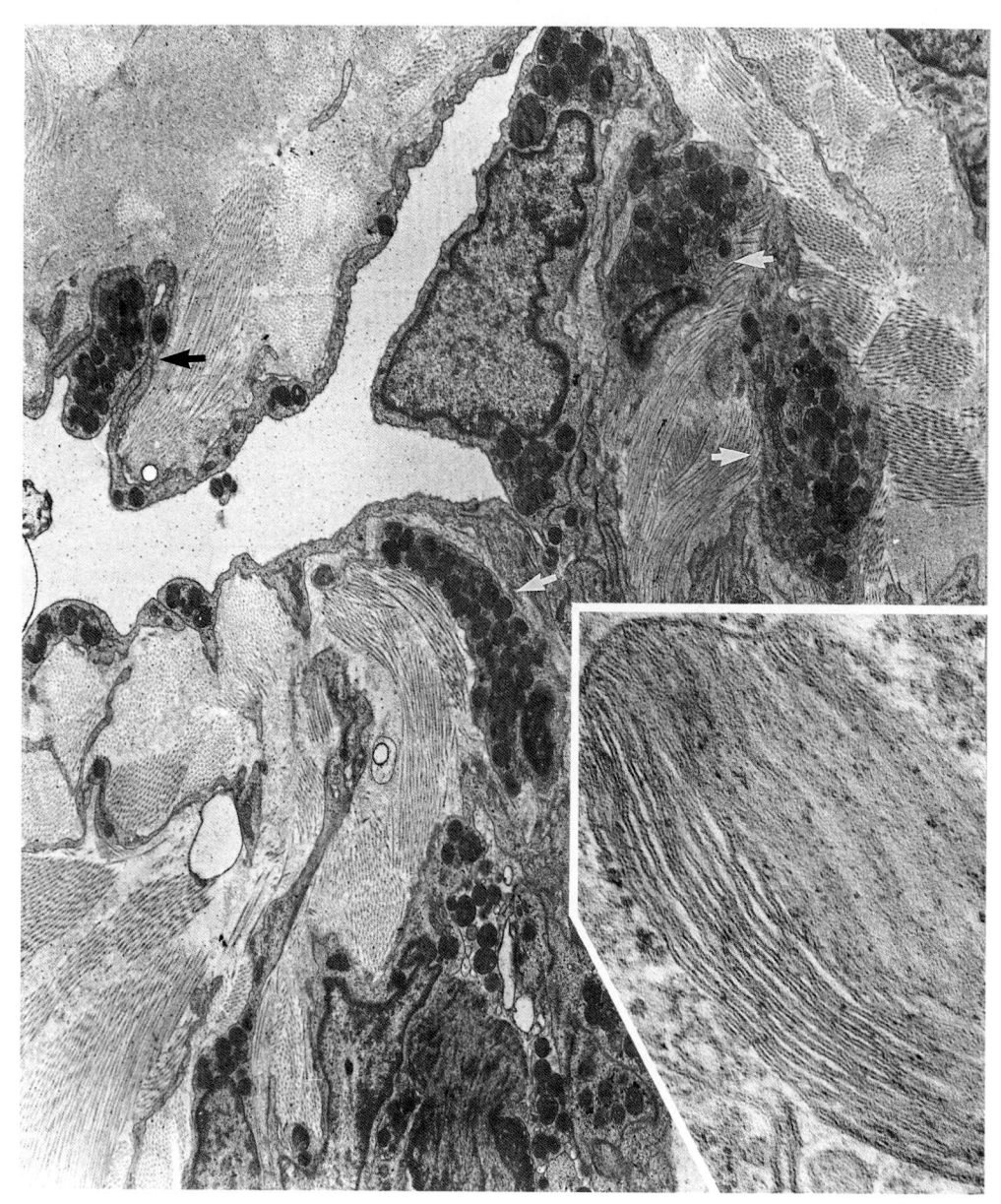

Abb. 3 $G_{M1}$-Gangliosidose.
Ablagerung von Glykolipiden
als membranöse Gebilde in
Endothelzellen (EM × 5000,
Ausschnitt × 90000)

Bindehautbiopsie 553

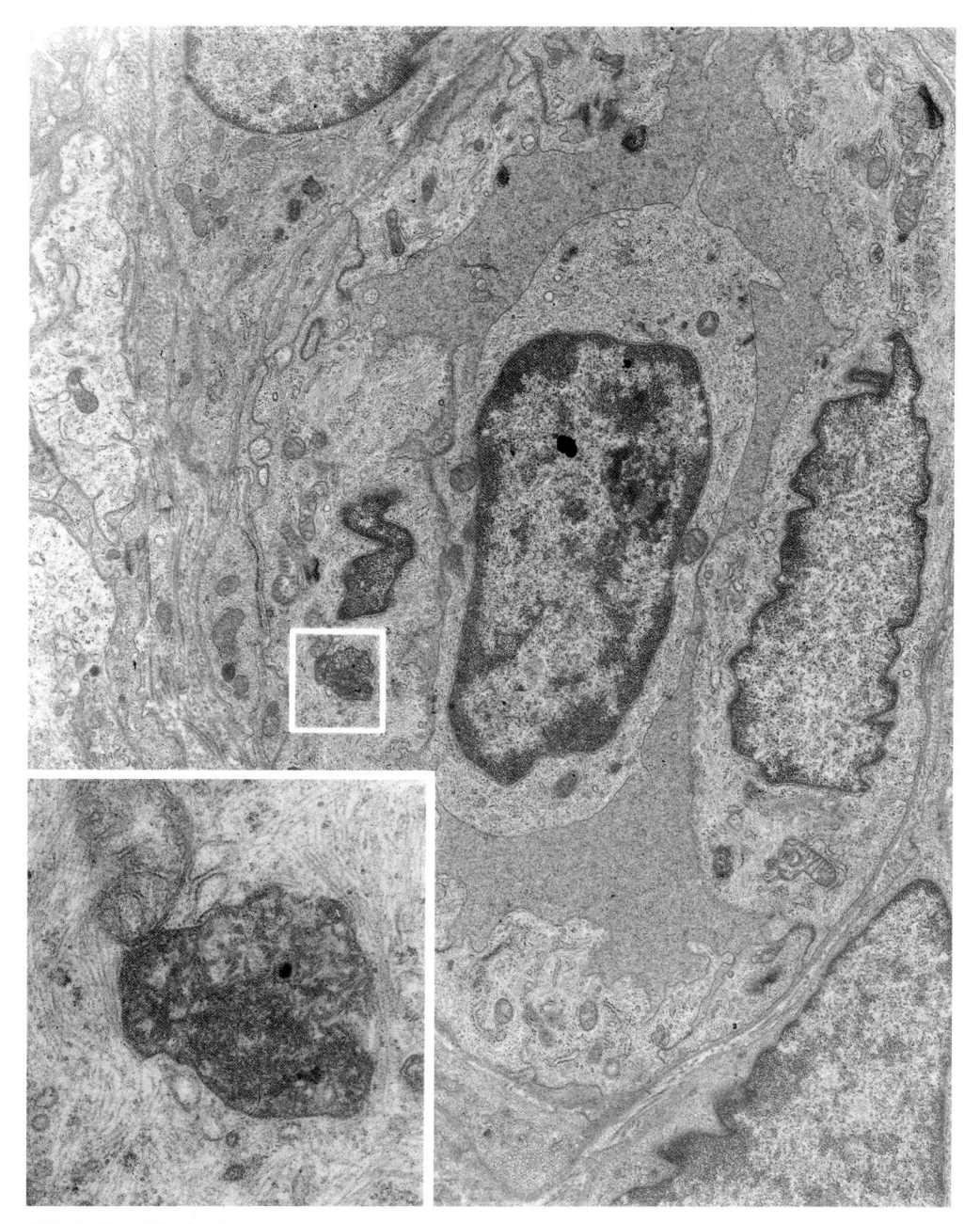

Abb. **4** Ceroidlipofuszinose.
Kurvilineäre Körperchen in einer
Endothelzelle (EM × 12000,
Ausschnitt × 60000)

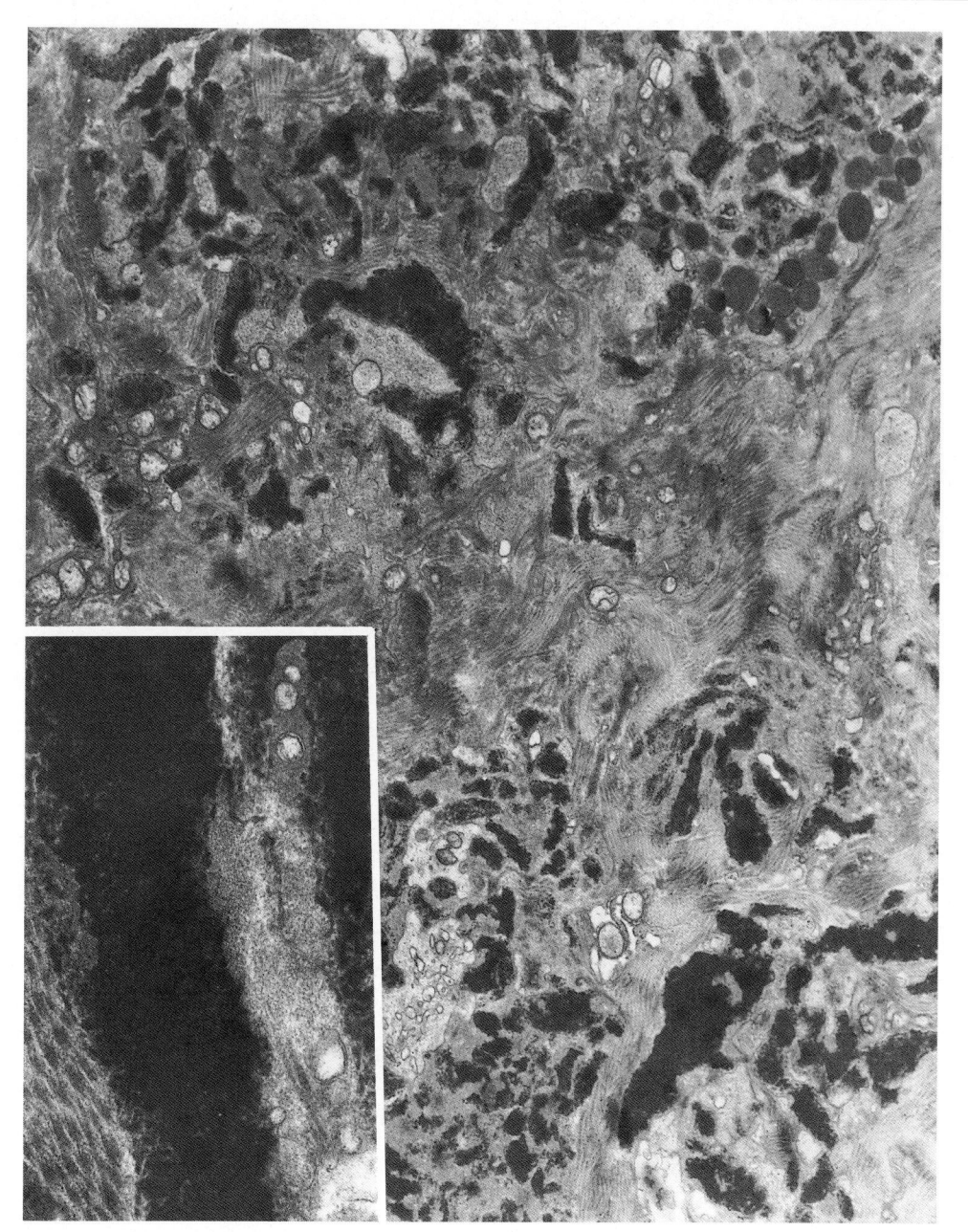

Abb. **5** Hämochromatose.
Hämosiderinablagerungen
(EM × 5000, Ausschnitt × 25 000).

## Literatur

Böke, W.: Okulo-muko-kutane Syndrome. Fortschr. Ophthalmol. 83 (1986) 51–64

Ceuterick, C. H., J. J. Martin: Diagnostic role of skin or conjunctival biopsies in neurological disorders. J. Neurol. Sci. 65 (1984) 179–191

Charlton, K. H., P. S. Bindes, L. Wozniak, D. J. Digby: Pseudodendritic keratitis and systemic tyrosinemia. Ophthalmology 88 (1981) 355–360

Cruz-Sanchez, F. F., T. Lennert, J. Cervós-Navarro: Die Bindehautbiopsie in der neuropathologischen Routinediagnostik. Zbl. allg. Pathol. pathol. Anat. 133 (1987) 473

Ferrer, I., I. Fabregues, V. Cusi: Diagnosis of infantile neuroaxonal dystrophy by conjunctival biopsy. Neuropediatrics 14 (1983) 53–55

Goder, G. J.: In Velhagen, K.: Der Augenarzt, Bd. X. VEB Thieme, Leipzig 1895 (S. 364)

Kampik, A., et al.: Morphologic and clinical features of retrocorneal melanin pigmentation and pupillary membranes: Review of 225 cases. Survey Ophthalmol. 27 (1982) 161–180

Karcioglu, Z. A., R. Brear: Conjunctival biopsy in sarcoidosis. Amer. J. Ophthalmol. 99 (1985) 68

Kenyon, K. R.: Conjunctival biopsy for diagnosis of lysomomal disorders. In Daentl, D. L., Alan, R.: Clinical, Structural, and Biochemical Advances in Hereditary Eye Disorders. Liss, New York 1982 (pp. 103–122)

Kincaid, M. D., W. R. Green, R. E. Hoover, Schenck, P. H.: Ocular chrysiasis. Arch. Ophthalmol. 100 (1982) 1791–1794

Libert, J., F. Van Hoof, J. P. Farriaux: Ocular findings in I-cell-disease. Amer. J. Ophthalmol. 83 (1977) 617

Meyer, E., Y. Scharf, R. Schechner, S. Zonis: Light and electron microscopical study of the conjunctiva in sicca syndrome. Ophthalmologica (Basel) 190 (1985) 45–51

Mondino, B. J.: Cicatrical pemphigoid and erythema multiforme. Int. Ophthalmol. 23 (1983) 63–79

Oppenheimer, D. R., E. Palmer, G. Weddell: Nerve endings in the conjunctiva. J. Anat. 92 (1958) 321

Perez-Cantó, A., J. Cervós-Navarro: Elektronenmikroskopie der Bindehautbiopsie bei Ceroid-Lipofuszinose. Zbl. allg. Pathol. pathol. Anat. 133 (1987) 487

Rao, N. A., R. L. Font: Plasmacytic conjunctivitis with crystalline inclusions: immunohistochemical and ultrastructural studies. Arch. Ophthalmol. 98 (1980) 836–841

Snyder, R. D.: Ocular findings in fucosidosis birth defects. Original article series 12 (1976) 241

Yamano, T., M. Shimada, S. Okada, T. Yutaka, H. Yabuuchi, Y. Nakao: Electronmicroscopic examination of skin and conjunctival biopsy specimens in neuronal storage diseases. Brain Develop. 1 (1979) 16–25

# Sachverzeichnis

## A

Abbau, fixer 97
- mobiler 97
Abetalipoproteinämie Bassen-Kornzweig 428
Abflußstörungen, venöse 122 ff.
Abrißmetastase 352
Abszeß (s. auch Hirnabszeß), amöbischer 40
- embolisch entstandener 36
- epiduraler 32
- miliarer 36
- multilokuärer 36
- subduraler 33
Acanthamoeba 40
Acetyl-Coenzym A 277
Acquired immune deficiency syndrome s. AIDS
Acrylamid 284 f., 447 f.
ACTH s. Adenokortikotropin
Actinomyces israeli 44
ADEM s. Enzephalomyelitis, akute disseminierte
Adenohypophyse 383
- Geschwulst 378 ff.
Adenokortikotropin 380
Adenoma sebaceum 398
Aderhautnävus 516
Adrenoleukodystrophie 83, 171, 426
- neonatale 170
Adrenomyeloneuropathie 172 f.
Agnosie 104 f.
Agyrie 13, 250
AHLE s. Leukoenzephalitis (Hurst), akute hämorrhagische
Ahornsirupkrankheit 194
AIDS 40, 55, 443, 496
- Retinopathie 523
AIDS-Demenz-Komplex 55
AIDS-Enzephalopathie 55 f.
Akathisie 288
Akromegalie 348, 381, 453
Aktinomykose 44
Aktinomyzeten 44
Akustikusneurinom, doppelseitiges 397
Albinismus, okulokutaner 256
Aldolase 465
Alexander-Krankheit 218 f.
Alipoproteinämie 428
Alkaptonurie 549
Alkoholmyopathie 480
Alkoholsyndrom, fetales 24
Alkylnitrosoharnstoff 342
Alopezie 274
Alpers-Krankheit 218

Alphaviren 51
ALS s. Lateralsklerose, amyotrophische
Aluminium 269
Alzheimer-Demenz s. Alzheimer-Krankheit
Alzheimer-Fibrillenveränderung 61, 209 f.
Alzheimer-II-Gliazellen 202, 217
Alzheimer-Krankheit 208 ff., 270
Amaurosis fugax 104
Ameisensäure 283
Amine precursor uptake and decarboxylation s. APUD-Zellsystem
Aminosäurenstoffwechsel, Störungen 193 ff.
Ammonshorn 109
Ammonshornsklerose 17, 289
AMN s. Adrenomyeloneuropathie
Amöbe 289
- freilebende 40
Amöbenenzephalitis, granulomatöse 40
- primäre 40
Amöbiasis 40
Amphophilic globules 23
Amygdalin 287
Amyloid 418
Amyloidangiopathie 132
- asymptomatische 134
- begleitende 134
- hereditäre 134
- - Hirnblutungen 198
- intrazerebrale Blutungen 134, 198
- Leukenzephalopathie 135
- sporadische 134
- vaskulär-parenchymatöse 134, 198
- zerebrale 133 ff., 198
Amyloidfibrillen 75, 210
Amyloidneuropathie 197
- familiäre 428 f.
- sporadische 437
Amyloidom s. Amyloidtumor des Gehirns
Amyloidose 197 f.
- generalisierte mit zerebraler Beteiligung 133 f., 197
- Klassifikation 429
- primär systemische 197
- primäre 549
- - zerebrovaskuläre s. Amyloidangiopathie, zerebrale
Amyloid-Plaque 73, 75
Amyloidpolyneuropathie, plasmazelldyskrasieassoziierte 437
Amyloidtumor des Gehirns 198
Amyotonia congenita Oppenheim s. Werdnig-Hoffmann-Krankheit

Amyotrophie-Symptomatik, Creutzfeldt-Jakob-Krankheit 73
Anaplasiegrad 386
Anastomosen 88
Anastomosewege, extrakranielle 88
- intrakranielle 88
Anaxagoras 401
Andermann-Syndrom 435
Anenzephalie 4 f., 518
Aneurysma 115 ff.
- arteriosklerotisches 115
- „Berry" 115
- disseziierendes 91, 119
- fusiformes s. Aneurysma, spindelförmiges
- Miliaraneurysma 115, 131
- mykotisches s. Aneurysma, septisches
- sackförmiges 115 ff.
- septisches 36, 115, 118 f.
- spindelförmiges 115, 118
Aneurysmaruptur 115, 119 f.
- Gesamtmortalität 119
- bei Meningismus 119
Angioblastom 368 ff.
Angioblastomatose 398
Angiokeratoma corporis diffusum s. Fabry-Anderson-Krankheit
Angiom 112 ff.
- arteriovenöses s. Angioma arteriovenosum aneurysmaticum
- venöses s. Mißbildungen, venöse
Angioma arteriovenosum aneurysmaticum 112 ff.
- capillare ectaticum 112
- - et venosum calcificans 114 f.
- cavernosum 112
Angiomatose, zerebrofaziale s. Angioma capillare et venosum calcificans
Angiomatosis retinae (von Hippel) 520
Angiopathie, dyshorische s. Amyloidangiopathie, zerebrale
- postpoliomyelitische 144
Angiospasmus 121 f.
Anorexia nervosa 479
Anosognosie 105
Anoxie 96
Antazidum 269
Antiepileptika 287
Antiklopfmittel 273
Antikörper, neutralisierende 46
Antiprotozoenmittel 289
Aortenbogensyndrom 103
Aortenstenose 103
Apgar-Schema 302
Aphasie 104
Aplasie, Neozerebellum 232

Apraxie 104
APUD-Zellsystem 228, 390
Aquaeductus cerebri, Obstruktion 341
Arachnoidalsarkom, Kleinhirn 345
Arachnoidalzysten 15
Arachnoiditis opticochiasmatica 529
Arboviren 51
Area cerebrovasculosa 4
- postrema 124
Arenaviren 54f.
Argininsuccinatlyasemangel 193
Argininsuccinatsynthetasemangel 193
Arnold-Chiari-Mißbildungen 11f.
Arrhinenzephalie 6
Arsen 273, 447
Arteria basilaris 87
- carotis interna 87
- cerebelli posterior inferior, Verschluß 107
- cerebri anterior 87
- - media 87
- - posterior 87
- parietalis anterior 104
- - posterior 104
- praerolandica 104
- rolandica 104
- striolenticularis 89
- temporalis profunda 105
- - - posterior 104
- vertebralis 87
Arteria-cerebri-anterior-Syndrom 106
Arteria-cerebri-media-Syndrom 104f.
- Grenzzonenphänomen 105
- Maximalinfarkt 105
Arteria-cerebri-posterior-Syndrom 106
Arteria-choroidea-anterior-Syndrom 106
Arteria-spinalis-anterior-Syndrom 142
Arteria-spinalis-posterior-Syndrom 142
Arteria-thalamoperforata-Syndrom 106
Arteriitis temporalis 531
Arteriole 124, 126
Arteriosklerose 89f.
- Graduierung 89
- Hypothyreoidismus 90
- jugendliche 90
- Prädilektionsstellen 90
- seneszente 90
- Turbulenzen im Blutfluß 90
Arthritis, rheumatoide 444
Arthrogryposis multiplex congenita 250f., 468f.
- - - Krankheiten 468
Arthropode-borne-Viren s. Arboviren
Arylsulfatase-A-Mangel 177
Aspartylglykosaminurie s. N-Aspartyl-β-Glukoaminidase-Mangel
Aspergilli 43
Aspergillose 43
Assembly, Virus 45
Ästhesioneuroblastom 390
Astrogliarasen 98
Astrozyt, fibrillärer 355
- protoplasmatischer 355
- Schwellung 126
Astrozytom 354ff., 498
- holomedulläres 355
- juveniles pilozytäres 530

- Kleinhirnastrozytom 355
- kleinzelliges 357
- Operabilität 358
- pilozytisches 347, 357
- protoplasmatisches 357
- schleimige Degeneration 355
- Strahlensensibilität 358
Ataxia telangiectasia 252f.
Ataxie der Hinterstränge, hereditäre 242
- zerebellare von Pierre Marie s. Kleinhirnrindenatrophie, erblich-familiäre
Atherosklerose 89
Atmungskette, Störungen 151
ATPase-Präparation 458
Atrophie, Dentatum-Ruber-Pallidum-Luysi 239
- granuläre 133
- olivopontozerebellare 236
- olivozerebellare 235
- Pick-Atrophie 212ff.
- spinale 241f.
- spinozerebellare 232
Auge, Pathologie 508ff.
Autoabgase 286
Autolyse, intravitale 110f.
Axonale Schädigung, chronische 409ff.
- Transportmechanismen s. Transportmechanismen, axonale
Axonopathie 409ff.

B

Babes-Knötchen 57
Babypuder 289
Bagatelltrauma, subdurales Hämatom 311
Bakterieninfektion 32ff.
Balkenmangel 282
Ballonierung 173, 188
Bandwürmer s. Cestoda
Barbiturat 287
Basalzellnävussyndrom 398
Batten-Krankheit s. Ceroidlipofuszinose, neuronale
Bedford-Skala 544
Behçet-Krankheit 484, 515
Benedikt-Syndrom 108
B-Enzephalitis s. Encephalitis japonica
Benzodiazepin 287
Beriberi 452
Bestrahlung, präventive 341
Betz-Zellen 244
Biegungsbruch 299
Bielschowsky-Körperchen 157
Biemond-Krankheit s. Ataxie der Hinterstränge, hereditäre
Bilirubinenzephalopathie 24
Bindehautbiopsie 549ff.
- Technik 549
Blasenentleerungsstörung, Rückenmarksverletzung 333
Blastomykose 44
Blausäure 287
Blei 446, 529
Bleiverbindungen, anorganische 271f.
- organische 272f.

Blicklähmung, vertikale 239
Bloch-Sulzberger-Syndrom 256, 518
Blut, Fließeigenschaften 102
Blutalkoholkonzentration 316
Blut-Hirn-Schranke 124, 446
- Astrozytenfortsätze 124
Blut-Liquor-Schranke 125
Blut-Nerven-Schranke 446
Blut-Peripherer-Nerv-Schranke 125
Blut-Retina-Schranke 125
Blutungen, epidurale 25
- intradurale 26
- intrakranielle 25ff.
- intramedulläre s. Hämatomyelie
- intrazerebellare 27
- intrazerebrale 27, 121
- Kleinhirn 27
- Liquorraum 491f.
- periventrikuläre 27
- pharmakogene, Hirn 132
- Plexus choroideus 27
- subarachnoidale s. Subarachnoidalblutung
- subdurale 26
- subhyaloidale 528
- subpiale 26
van-Bogaert-Bertrand-Krankheit s. Dystrophie, infantile spongiöse
van-Bogaert-Scherer-Epstein-Krankheit s. Xanthomatose, zerebrotendinöse
Bolzenschußapparat 302
Borrelia burgdorferi 53
Botulismus 293
Bourneville-Krankheit s. Sklerose, tuberöse
Braun-Vialetto-VanLaere-Syndrom 248
Bromocriptin 381
Bronchuskarzinom, kleinzelliges 361
Brownell-Oppenheimer-Symptomatik, Creutzfeldt-Jakob-Krankheit 73
Brucharbeit 299
Brückenhaube, kaudale, Syndrom 108
- orale, Syndrom 108
Büngner-Bänder 404f.
Bunina-Körper 244
Bystander-Reaktion 85
B-Zell-Lymphom 372

C

Cacodylatpuffer 421
Cadmium 273
Café-au-lait-Flecken 398
Caissonkrankheit 318
Calciumstoffwechsel, Störungen 202
Canavan-Krankheit s. Dystrophie, infantile spongiöse
Candida albicans 28, 43
- - AIDS 55
Candida-Endophthalmitis 514
Carbamylphosphatsynthetasemangel 193
Carnitinmangel 477
Carnitin-Palmitoyl-Transferase-Mangel 477
Cavum septi pellucidi 2
- Vergae 2

Central core disease 469
Ceramidasemangel s. Farber-Lipogranulomatose
Cerebrosid-β-Galaktosidase-Mangel s. Globoidzell-Leukodystrophie Krabbe
Ceroidlipofuszinose 426, 549, 551
- neuronale 187 ff.
- - adulte (Kufs) 187
- - frühjuvenile 187
- - infantile 187
- - protrahierte juvenile 187
- - spätinfantile 187
Cestoda 41
Chain-Faser 473
Charcot-Marie-Tooth-Krankheit 464
Charcot-Trias 79
Chemodektom 396
- Glomus caroticum 396
Cherry-red-spot-myoclonus-Syndrom 161
Cholesterinkristall 352
Cholesterol 378
Chondrom 368
Chondrosarkom 371
Chordom 351, 500
Chorea Huntington 221 ff.
- major s. Chorea Huntington
- minor 224
- Sydenham s. Chorea minor
Choreaähnliche Krankheitsbilder 223 f.
Chorea-Akanthozytose 223
Choreoathetose 220
Choriomeningitis, lymphozytäre 54 f.
- - Viren 54
Chorionepitheliom 375
Chorioretinitis 70, 514
Chromatolyse 48
Chromosom 3: 182
Churg-Strauss-Vaskulitis 137
Cisplatintherapie 447
Cisterna cerebellomedullaris 349
Clarke-Säule 241
Clioquinol 289
Clofibrat 481
Clostridium botulinum 293
- tetani 293
CMV s. Zytomegalovirus
Coats-Erkrankung 520
Cockayne-Syndrom 253, 435
Collagen, long spacing 418
Commotio cerebri 305 f., 311
- medullae spinalis 322, 324
Contrecoup-Verletzung 303, 309 f.
Contusio cerebri 305 ff.
- medullae spinalis 320, 322, 324 f.
- nervi optici 530
Core-Krankheiten 470 f.
Core-Strukturen 460
Corpora amylacea 531
- mamillaria, Wernicke-Enzephalopathie 279
Corpus callosum, Agenesie 6
Corynebacterium diphtheriae 293
Coup 309 f.
Cowdry-Inklusion, Typ A 60, 67, 70
Coxsackie-B-Virus 51
Coxsackie-Virus-Infektion 51

CPT-Mangel s. Carnitin-Palmitoyl-Transferase-Mangel
Creutzfeldt-Jakob-Agens 75
Creutzfeldt-Jakob-Krankheit 73 ff., 529
Crigler-Najjar-Krankheit s. Ikterus, familiärer nicht hämolytischer
Crookesit 273
Cryptococcus neoformans 43
- - AIDS 55
Cushing-Mechanismus 314
Cysticerci 41
Cysticercus cellulosae 41
- racemosus 41
Cytosinarabinosid 293
C-Zellen, parafollikuläre 390

**D**

Dandy-Walker-Syndrom 12
Degeneration, atrophisierender Prozeß 208
- Begriff 208
- eosinophile 48
- gitterige 509
- granulovakuoläre 230
- hepatolentikuläre 201 f.
- Heredodegeneration 208
- der Hinterstränge und der Substantia nigra 242
- spinozerebellare 431 ff.
- striatonigrale 230
Demenz, Marchiafava-Bignami-Erkrankung 280
- präsenile s. Alzheimer-Krankheit
- senile vom Alzheimer-Typ s. Alzheimer-Krankheit
Demyelinisierung s. Entmarkung
Dense bodies 409
- core vesicles 347
Dentatum-Bindearm-System 236
Depression 284
Dermatansulfat 158
Dermatomyositis 482 f.
Dermoid 500
Dermoidsinus 9
Dermoidzyste 375
De-Sanctis-Cacchione-Syndrom s. Xeroderma pigmentosum
Descemet-Membran 508
Descemetozele 509
Desinfektionsmittel 289
Desmosom 350
Devic-Erkrankung s. Neuromyelitis optica
Diabetes insipidus 378 f.
- mellitus 135, 150, 418, 450, 480
- - Arteriolen 135
- - distale sensorische Neuropathie 450
- - fokale Neuropathie 450
- myatonischer s. Prader-Labhart-Willi-Syndrom
Dialyse-Enzephalopathie 269
Diastematomyelie 9
Diphtherie 293, 443
- Myokarditis 443
Disulfiram 529

Déjerine-Syndrom 107
DNA-Virus 45
Dorsal root entry zone 441
Down-Syndrom 15, 150, 210
Drainagestörungen, innere Hirnvenen 123
Drainageweg, paravaskulärer 124
Dreiländereck 104
Dromedarverlauf 52
Druckkonus, Kleinhirntonsillen 339
Drucksteigerung, intrakranielle 315
Drusen, senile 210
Duchenne-Aran-Krankheit 247
Dura-mater-Verletzung 300 f.
Durazerreißung 300
Durchblutung, regionale 103
Dyggve-Melchior-Syndrom 485
Dying back neuropathy 283, 409, 446
Dysarthrie 239
Dysautonomie, familiäre 248
Dysganglionose 250
Dysgerminom 500
Dysplasie, fibromuskuläre 91
- zerebrookuläre vom Walker-Typ 250
Dysproteinämie 549
Dysraphie 4
Dyssynergia cerebellaris myoclonica s. Myoklonusepilepsie und Raggedred-Fasern
Dystonia musculorum deformans 224
Dystonie, okulofaziale s. Lähmung, supranukleäre
Dystrophie, infantile neuroaxonale 435
- - spongiöse 216 ff.
- neuroaxonale 214 ff., 411
- - generalisierte infantile 214 ff.
- - - intermediäre 215
- - Typ I von Gilman und Barrett s. Hallervorden-Spatz-Krankheit
- riesenaxonale 216
- Steinert, myotonische 533

**E**

EAE s. Enzephalomyelitis, experimentelle allergische
EAN s. Neuritis, experimentelle allergische
EB-Virus s. Epstein-Barr-Virus
Echinococcus granulosus 41
Echinokokkose 41
Echo-Virus-Infektion 51
Edwards-Syndrom 6, 16
Einschlußkörper, virale 48
Einschlußkörperchenmyositis 482
Einschlußkörperenzephalitis (Dawson), subakute s. Panenzephalitis, subakute sklerosierende
Eisenstoffwechsel, Störungen 200
Ektopie 13
Embryopathie, alkoholische 282 f.
Eminentia mediana 124
Emperopolesis 46
Empyem, subdurales 305
Encephalitis (s. auch Enzephalitis) japonica 54
- lethargica (von Economo) 59

Encephalitis
- periaxialis concentrica s. Sclerosis concentrica (Baló)
Encephalomyelitis disseminata 496
Encephalopathia posticterica infantum Pentschew 199
Endodermalsinustumor 375
Endoneuralfibrose 418
Endoneuralzellen 418
Endoneurium 418
Endophthalmitis, phakogene 515
- purulente metastatische 514
Endothelbreschen 93
Entamoeba histolytica 40
Enterovioform 529
Enteroviren 50
Entmarkung 76
- segmentale 411
- sekundäre 411
Entmarkungsenzephalomyelitis 46
Entmarkungsherde 80
- perivaskuläre 76
- periventrikuläre 80
Entrapment-Neuropathie 435
Enzephalitis (s. auch Encephalitis), allergische 47
- foudroyante nekrotisierende 70
- hämorrhagische 59
- nach Masern 76
- nekrotisierende 66
- parainfektiöse s. Enzephalomyelitis, akute disseminierte
- perivenöse s. Enzephalomyelitis, akute disseminierte
- postvakzinale s. Enzephalomyelitis, akute disseminierte
- serogenetische s. Enzephalomyelitis, akute disseminierte
- subakute 47
- suppurative 36
Enzephalomyelitis, akute disseminierte 59, 76
- - Pathogenese 78f.
- equine 51
- experimentelle allergische 78, 84
Enzephalomyelopathie, subakute nekrotisierende 225ff.
Enzephalomyokarditis 51
Enzephalomyopathie, mitochondriale 151
Enzephalopathie, akute hypertensive 129
- alkoholische 275ff.
- Binswanger 130f.
- - Marklagerdestruktion 130
- diabetische 135
- hämorrhagische, bei Cadmiumvergiftung 273
- ischämische 109ff.
- spongiforme 47
- - AIDS 56
- - Pathogenese 75f.
- subakute spongiforme 73ff.
- (Towfighi), astrozytäre lysosomale 192
- toxische (kongestiv-ödematöse) 59
Enzephalozele 5f.
Ependymitis 378

Ependymoblastom 348ff.
- Fernmetastasen 351
Ependymom 348ff., 499f.
- anaplastisches 350
- myxopapilläres 350
- trabekuläres 350
Ependymozyt 343
Ependymrosetten 350
Ependymschläuche 350
Ependymzyste 376
Epilepsie 353
- Klassifikation 257
- posttraumatische 316
- mit psychomotorischen Anfällen 260
Epiphyse 124
Epon 421
Epstein-Barr-Virus 66, 72
Erreger, opportunistische 32
- pathogene 32
- unkonventionelle infektiöse 73ff.
Erythema migrans 53
Erythrodiapedese 102
Erythrophagen 490
Erythropoetin 370
Erythrozytenaggregation 103
Escherichia coli 28
Evans-Myopathie 479
Exophthalmus, pulsierender 114

# F

Fabry-Anderson-Krankheit 169
Fabry-Krankheit 426
Fadenwürmer s. Nematoda
Fahraeus-Effekt 103
Fallhand 446
Falxmeningiom 364
Farber-Lipogranulomatose 169
Faserkaliberspektrum 422
Fasertypendisproportion, kongenitale 471
Faszikelbiopsie 420
Fazialisparese 104
Fazio-Lunde-Krankheit 248
Fehlbildungen 3ff.
Ferrugenisation, Neuron 96
Fettembolie 93
- zerebrale 317f.
Fettkörnchenzellen 97
Fiber teasing 421
Fibrae transversae pontes 280
Fibrillenveränderung, Alzheimersche s. Alzheimer-Fibrillenveränderung
β-Fibrillose s. Amyloidose
Fibrom 368
Fibronectin 370
Fibrosarkom 371
Fibrose, endomysiale 461
- der Mikrozirkulationsgefäße 135
Fieberkrämpfe 260
Fingerabdruckeinschlüsse 473
Fingerabdruckprofil 190
Fischaugenzellen 236
Fisher-Syndrom 438
Fistel, erworbene arteriovenöse 114
- karotikokavernöse s. Fistel, erworbene arteriovenöse

Flaviviren 51
Fleckfieber s. Rickettsiose
Fleischer-Hornhautring 511
Fließeigenschaften, Blut 102
Floppy-infant-Syndrom 469, 485
Fölling-Krankheit s. Phenylketonurie Typ I
Folsäuremangel 452
Folsäurestoffwechsel, Störungen 195
Fontana-Reaktion 361
Fontanellenpunktion 302
Formatio reticularis 289
Fortsatzabbruch s. Klasmatodendrose
Foster-Kennedy-Syndrom 530
Fotorezeptorzellen 347
Fremdkörpergranulom 378
Fremdkörpermeningitis 495
Fremdkörperriesenzellen 376
Freunds Adjuvant 78
Friedmann-Syndrom 259
Friedreich-Ataxie 150, 241, 432
Friedreich-Fuß 241
Friedreich-Krankheit s. Friedreich-Ataxie
Frühjahr-Sommer-Enzephalitis, russische 53
Fukosidose 155, 551
Fukuyama-Syndrom 250
Fungizid 274
Furan 450

# G

Galaktoceramid-β-Galaktosidase 181
Galaktosämie 512
Galaktosialidose 161
Galaktosylsphingosin 181
Ganglienzellveränderung, ischämische 96
Gangliogliom 348
Ganglion semilunare Gasseri 68f.
Ganglioneuroblastom 391
Ganglioneurom 391
Gangliosidose 181ff.
$G_{M1}$-Gangliosidose 181
$G_{M2}$-Gangliosidose 182ff., 426
- mit Aktivatorproteinmangel 184f.
Gargoylismus s. Mukopolysaccharidose
Gaucher-Zellen 180
Geburtstermin, Gehirnentwicklung 1
Gefäßwandproliferation 345
- glomerulumartige, Glioblastom 360
Gefäßwandreifung 3
Gegenstoßverletzung s. Contrecoup-Verletzung
Gehirn (s. auch Hirn), Reserveraum 109
Gehirnerschütterung 306
Germinom 375
Gerstmann-Sträussler-Syndrom 73
Geschoßsplitter 302
Gewebsinfiltrate 47
Gewebstropismus 45
GFAP 342, 344, 354, 356
GH s. Wachstumshormon
Giant axonal neuropathy s. Dystrophie, riesenaxonale
Gilles-de-la-Tourette-Syndrom 224
Gingivahyperplasie 287

Gitterzellen 97, 489
Glaskörper 528
– persistierender hyperplastischer primärer 528
Gliafilament 355, 358
Gliaschwellung, perivaskuläre 95
Gliastern 47
Gliastrauchwerk, Spielmeyer 53
Gliedergürteldystrophie 467
Glioblastom 359
– Liquormetastasen 359
– multiformes 353, 498
Glioma-Polyposis-Syndrom 398
Gliophagie 255
Gliosarkom 361f.
Gliose, progressive subkortikale 220
Globoidzellen 180
Globoidzell-Leukodystrophie Krabbe 179ff.
Globus pallidus 286
Glossopharyngeusparese 104
Glucocorticoide 126
β-Glucosidase 168
Glue-sniffing 283
β-Glukuronidase-Aktivität 448
Glutaraldehydlösung 421
Glutathionperoxidase 228
Glutathionsynthetasemangel 196
Glykogenose 156, 475f.
– Typ II: 426, 475
– Typ III: 475f.
– Typ IV: 476
– Typ V: 476
– Typ VII: 476
– Typ IX: 476
– Typ X: 476
Glykoproteinose 154, 426
Glyzinose s. Hyperglyzinämie
Gold 447
Gonadotropin 380
Gowers-Phänomen 465
Grading 337
Granularatrophie 130
Granularmitose 345
Granularzelltumor 383f., 394
Granulozyten, eosinophile 490f.
Granulozytopoese 488
g-ratio 422
Grinker-Myelinopathie 286
Grocott-Färbung 42
Großhirnatrophie, Alkoholkrankheit 276
Großhirnwindungsbildung 1
Grubenpapille 528
Grünverfärbung der Zunge 289
GT s. Gonadotropin
Guillain-Barré-Syndrom 72, 293f., 438ff., 447
Gummen 35
Gyrus parahippocampalis, Prolaps 339

## H

Hagen-Poiseuille-Beziehung 103
Hallervorden-Spatz-Krankheit 214, 225
Hämangiom, kapilläres s. Angioma capillare ectaticum

Hämangioperizytom 370
Hämatom, epidurales 310f.
– intramurales s. Aneurysma, disseziierendes
– subdurales 311f.
Hämatomyelie 143, 325
Hämochromatose 200, 551
Hämophilus-Meningitis 28
Hämosiderin 352
Handmann-Anomalie 529
Harnblasenkarzinom 503
Harnstoffzyklus, Stoffwechselstörungen 193
Hartmanella 40
Hartnup-Syndrom 197
Havers-Kanäle 363
Heidenhain-Symptomatik, Creutzfeldt-Jakob-Krankheit 73
Heine-Medin-Krankheit s. Poliomyelitis anterior acuta
Heparansulfat 158
Hepatolentikuläre Degeneration s. Degeneration, hepatolentikuläre
Herdenzephalitis, metastatische 35f.
Heredoataxie s. Degeneration, spinozerebellare
Heredodegeneration 208
Heredopathia atactica polyneuritiformis s. Refsum-Krankheit
Heroin 481
Heroinmyelopathie 144
Herpes genitalis 68
– zoster 69f.
Herpes-B-Virus 66, 69
Herpes-B-Virus-Enzephalitis 69
Herpes-simplex-Enzephalitis 495
Herpes-simplex-Virus 66
Herpes-simplex-Virus-Typ-1-Enzephalitis 66ff.
Herpes-simplex-Virus-Typ-2-Enzephalitis 68f.
Herpesvirus 29, 66ff.
– simiae s. Herpes-B-Virus
Heterotopie 13, 282
Heubner-Endarteriitis 35
Hexacarbon 448f.
Hexachlorophen 289, 447
n-Hexan 283, 448f.
2,5-Hexanedione 283
Hexosaminidase-A-Mangel 182
Hexosaminidase-A-u.-B-Mangel 183
Hiatus, Tentorium cerebelli 339
Hippel-Lindau-Krankheit 368, 398
Hirano-Körper 213
Hirnabszeß (s. auch Abszeß) 302
– embolisch entstandener 36
– Frühabszeß 304
– multilokulärer 36
Hirnarterien, Varianten 88
Hirnatrophie, posttraumatische 316f.
Hirnbasisaneurysma 313
Hirn-Blut-Schranke 125
Hirnblutungen, pharmakogene 132
Hirnduranarbe 316
Hirndurchblutungsstörungen 95
– epidemiologische Daten 95
Hirngefäßentartung, drusige s. Amyloidangiopathie, zerebrale

Hirninfarkt 94ff.
– Risikofaktoren 94
Hirnischämie, transitorische 93
Hirnkarzinose, diffuse 387f.
Hirnmassenverschiebung 338
– axiale 339
– laterale 339
Hirnnervensyndrom, unteres 443
Hirnödem (s. auch Ödem) 125, 193, 275
– perifokales 368
– regionale Variabilität 125
Hirnprolaps 304
Hirnpurpura 59, 78, 138f.
– thrombotisch-thrombozytopenische 139
Hirnrinde, Hirnödem 126f.
– Wassergehalt 125
Hirnsklerose, tuberöse 254ff., 397f.
Hirnstammblutungen, sekundäre 123f.
Hirnstammsyndrom 107f.
Hirnstammverlagerung 123
Hirntod 110f.
– spinale Veränderungen 144
Hirntumor 336ff.
– Grading 337
– Häufigkeit bei Feten und Säuglingen 336
– Inzidenz 336
– Klassifikation 336f.
Hirnverletzung, gedeckte 305ff.
– offene 302f.
Hirnvolumenvermehrung, klinisch-forensische Gesichtspunkte 314ff.
Hirnwarzen 13
Hirnwunde 304f.
– Infektion 304f.
Hirschsprung-Syndrom 249
Histoplasmose 44
HIV 55
Holmes-Typ der spinopontozerebellaren Heredodegeneration s. Kleinhirnrindenatrophie, erblich-familiäre
Holoprosenzephalie 6f.
Holosphäre 6
Homer-Wright-Pseudorosetten s. Pseudorosetten (Homer-Wright-Typ)
Homovanillinsäure 223
Homozystinurie 194, 512
Honigwaben-Struktur 344, 353f.
Horner-Syndrom 116
Hornhaut 508ff.
Hornhautdegeneration, bandförmige 509
Hornschuppen 376
HSAN s. Neuropathie, hereditäre sensorische
HSMN s. Neuropathie, hereditäre sensomotorische
Huntington-Krankheit s. Chorea Huntington
Hyalinose 131
Hydatide 41
Hydranenzephalus 24
Hydrocephalus internus 13, 290
– – kommunizierender 13
– – obstruktiver 13
Hydromyelie 9, 11

Hydrophobia 56
5-Hydroxytryptamin 126
Hydrozephalus 282
– nach Subarachnoidalblutungen 120
Hyperalimentation, parenterale 453
Hyperbilirubinämie 199
Hypercholesterinämie 165
Hyperglykämie 135, 150
Hyperglyzinämie 195
Hyperostose über Meningiomen, reaktive 364
Hyperpipecolinämie 196
Hyperplasie, fibromuskuläre s. Dysplasie, fibromuskuläre
Hyperprolaktinämie 378
Hyperprolinämie 196
Hypertension, chronische 129
– – lakunärer Insult 129
– – état lacunaire 129
Hyperthermie, maligne 469, 478 f.
Hypertonie, arterielle 129 ff.
– maligne 515
Hypertrophie der Muskelfasern 460
Hyphen 42
Hypoglykämie 96, 136, 151
Hypomyelinisierung 412
Hypoparathyreoidismus 139, 202
Hypophyse 124
Hypophysenadenom 350, 378 ff., 500
– diffuses 380
– Hormonsekretion 380
– Null-Zell-Adenom 382
– papilläres 380
– plurihormonales 382
– sinusoidales 380
Hypophysenapoplexie 382
Hypophysenkarzinom 384
Hypoplasie, pontozerebellare 232
Hypotelorismus 6
Hypotension, orthostatische 248 f.
Hypothyreose 453
Hypotonie, asympathikotone 248
Hypoxie 96

I

Ichthyosis vulgaris 479
Icterus haemolyticus neonatorum 199
Idiotie, amaurotische, infantile 182 f.
– – juvenile 183
IF s. Inhibitor-Faktor
Ikterus, familiärer nicht hämolytischer 200
Immunantwort bei Virusinfektion 46
Immundefizienzsyndrom, erworbenes s. AIDS
Immundefizienzvirus, humanes s. HIV
Immunglobulin-A-Gammopathie, monoklonale 438
Immunkomplex 79
Immunozytom 389
Immunreaktion bei multipler Sklerose, zellvermittelte 85
Immunvaskulitis 136
Impressionsbruch 299
Incontinentia pigmenti s. Bloch-Sulzberger-Syndrom

Infarkt, hämorrhagischer 100 ff.
– Pathogenese 102
Infektion, akute 46
– bakterielle 32 ff.
– chronische 46
– eiterige 32
– epidurale 32 f.
– latente 46
– opportunistische 32, 42, 55, 63
– persistente 46, 54, 84
– virale s. Virusinfektion
Infestation 38
Infiltrate, zelluläre 47
Influenza 58
Influenzaenzephalitis 58 f.
Influenzameningitis 33
INH 449
Inhibitor-Faktor 383
Insektizid 274
In-situ-Hybridisierung 55
Intraperiod line 404
Inversion 103
Iridozyklitis 515
Iris, Pigmentfleck 518
Isoniazid 290, 449
Isonikotinsäurehydrazid 449
Isovalinazidämie 194
Ixodes ricinus 52 f.

J

Jakob-Creutzfeldt-Krankheit 212
Janz-Syndrom s. Myoklonusepilepsie, juvenile
Jarisch-Syndrom s. Nävoidbasalzellkarzinome, multiple
JC-Virus 63 f.
Jefferson-Fraktur 320

K

Kallikrein-Kinin-System 126
Kältemittel 284
Kalzifikation, Neuron 96
Kammusterbildung am Rückenmark 331
Kandidose 43
Kanzerogen 342
Kapillare 124
Kapillarfilter 386
Karboxihämoglobin 286
Karnitinmangel, systemischer 165
Karotisendarteriektomie 90, 92
Karotissiphon 89
Karotisstenose, asymptomatische 92
Karotissyndrom 104
Karpaltunnel 435
Karpaltunnelsyndrom 159, 428, 454
Karzinom, embryonales 375
– Harnblase 503
– Magen-Darm-Trakt 503
– Prostata 503
– Respirationstrakt 502 f.
– zylindrozelluläres 351
Katarakt 512
Katecholamingranula 347

Kathepsin $B_1$ 289
Katzenauge, amaurotisches 526
Kayser-Fleischer-Hornhautring 509
Kearns-Sayre-Syndrom 151 f., 437
Keilbeinflügelmeningiom 364
Keimzelltumor 375 f.
Kephalhämatom 301
Keratansulfat 158
Keratin 378
Keratohyalin 376
Keratokonus 509
Keratoplastik 511
Kernikterus 24, 193
Kernplaque 210
Kern-Plasma-Relation 359
Kernzytoplasmarelation 497
Kieferspaltbildung 6
King-Syndrom 479
Kinking 12
Kinky-hair-Krankheit s. Trichopoliodystrophie
Klasmatodendrose 126
Kleinhirnatrophie, Alkoholkrankheit 276 f.
Kleinhirnhypoplasie, angeborene 232
Kleinhirnrindenatrophie 232
– angeborene, Körnertyp 235
– erblich-familiäre 234
– nicht angeborene sporadische 235
Kleinhirntonsillen, Druckkonus 339
Klivusmeningiom 365
Klumpfuß 469, 473
Klüver-Bucy-Syndrom 106, 213, 316
Knochenlücken an der Einschußstelle 303
Knoten, neuronophagische 47
Koagulationsnekrose 20, 99
Kohlenmonoxid 286
Kohlenwasserstoffe, aliphatische 284
– alkalische 283 f.
Kokzidioidomykose 44
Kollagenose, Neuropathie 444
Kollateralen 88
Kolliquationsnekrose 95 f.
Kolobom 513
Kolondysplasie, neuronale 249 f.
Kompressionseffekte an den Hirnarterien 94
– Arteria cerebri anterior 94
– – – posterior 94
– – chorioidea 94
– Herniationsphänomene 94
– subfalxiale Herniation 94
– Thalamus-Erweichung 94
Konjunktivalbiopsie 426
Kontrazeptiva, orale 122
Konvexitätsarterien 89
Konvexitätsmeningiom 364
Kopfgeschwulst 301
Kopfprellung 306
Korsakow Syndrom s. Wernicke Syndrom 277
Körnchenzellen 77
Körper, granulovakuolärer 212
Körperchen, membranös-zytoplasmatisches 163, 294
Krabbe-Leukodystrophie 424 f.
Kraniopharyngeom 376 ff., 500

Krankheiten, lysosomale s. Lysosomale Krankheiten
- parainfektiöse s. Parainfektiöse Krankheiten
- peroxisomale s. Peroxisomale Krankheiten
Kriblüren 131
Krise, okulogyre 59
Kryoglobulinämie 438
Kryptokokkose 43f., 496
- gelatinöse 44
- granulomatöse 44
Kubitaltunnel 435
Kugelblutungen 78
Kugellinse 512
Kultschitzky-Zellen 390
Kupferstoffwechsel, Störungen 201f.
Kupffer-Sternzellen 154, 214
Kuru 73, 75
Kuru-Plaque 73, 75
Kurvilinear-Profil 190

## L

Labyrinthe, subependymale 124
Lafora-Körperchen 157, 244
Lafora-Krankheit 157, 260, 480
Lähmung (s. auch Paralyse), supranukleäre 239
Laktatdehydrogenase 465
Lakunen 131
Lamblien 289
Landry-Paralyse 50
Langhans-Riesenzellen 35
Läsion, spongiforme 73
Lateralsklerose, amyotrophische 243ff., 433, 446
- myatrophische s. Lateralsklerose, amyotrophische
LCM s. Choriomeningitis, lymphozytäre
LCM-Viren s. Choriomeningitis, lymphozytäre, Viren
Lederhaut 508ff.
Leigh's Encephalomyelopathy s. Enzephalomyelopathie, subakute nekrotisierende
Lennox-Syndrom 259
Lepra 440f.
Leptomeningitis, aseptische (lymphozytäre, benigne) 51
- eiterige 33f.
- lymphozytäre 47
- neonatale 28f.
- sympathische 33
Lesch-Nyhan-Syndrom 198
Letzte Wiesen s. Wasserscheiden
Leukämie, akute lymphatische 504
- - myeloische 504
- chronische lymphatische 505
- - myeloische 505
Leukodiapedese 102
Leukodystrophie 76
- dysmyelinogenetische s. Alexander-Krankheit
- globoidzellige 424f.
- metachromatische 176ff., 530
- - Fasergliose 177

- Scholz-Bielschowsky-Henneberg s. Leukodystrophie, metachromatische
- spongiforme s. Dystrophie, infantile spongiöse
Leukoenzephalitis (Hurst), akute hämorrhagische 59, 77ff.
- - - - Pathogenese 78f.
- (van Bogaert), subakute sklerosierende s. Panenzephalitis, subakute sklerosierende
Leukoenzephalomyelitis 46f., 76ff.
- akute 47
- chronische 47
- subakute 47
Leukoenzephalopathie, diffuse, AIDS 56
- nekrotisierende 291
- progressive multifokale 64ff.
- - - AIDS 55
- telenzephale 3, 17, 23
- - Endotoxinexposition 23
Leukokorie 526
Leukomalazie, periventrikuläre 17, 20ff.
- - gramnegative Sepsis 20
Leukose 518
Leuzinose s. Ahornsirupkrankheit
Levaditi 31
Lewy-Körper 227f., 230, 248
Lewy-Körper-Demenz 219f.
Lhermitte-Duclos-Krankheit 348
Lidhämatom, Differentialdiagnose 540
Lidveränderungen, neurokutanes Syndrom 539
Lindau-Krankheit 368
Linse 512
Linsenschlottern 512
Lipidmyopathie 476
Lipidose 165ff.
- juvenile dystone 166
Lipidperoxid 122
Lipidproteinose s. Urbach-Wiethe-Syndrom
Lipofuszin 187
Lipom 368
Lipophagen 490
Lipoproteinosis cutis et mucosae s. Urbach-Wiethe-Syndrom
Liquor cerebrospinalis, Pathologie 487ff.
- lumbaler, Normalwerte 487
Liquordruck 487
Liquorglucosespiegel 487
Liquormetastasen 340
- bevorzugte Ansiedlungspunkte 341
Liquorproduktion 487
Liquorsediment 487
- Ependymzellen 488
- Liquormenge 487
- Lymphozyten 487
- Monozyten 487
- Monozytoide 487
- Plexus-choroideus-Zellen 488
Liquorstrom, kraniokaudaler 341
Lissenzephalie s. Agyrie
Listeria monocytogenes 28, 34
Listerienmeningitis 34
Lithium 274

Livedo racemosa generalisata 139
- reticularis s. Livedo racemosa generalisata
Locus coeruleus 125, 227
Long spacing collagen 418
Lorandit 273
Lösungsmittel 283
Louis-Bar-Syndrom s. Ataxia telangiectasia
Louping ill 53
Lowe-Syndrom 512
Lückenfelder 328
Lues cerebrospinalis 494
Luftdruckwaffe 303
Luftembolie 93, 301, 318
- nach Duraverletzung 301
Luftsyndrom 478
Lungenembolie, Rückenmarksverletzung 333
Lungenfilter 301
Lupus erythematodes disseminatus 122, 137, 444
- - systemischer s. Lupus erythematodes disseminatus
Luysopallidale Atrophie 224f.
Lyme-Erkrankung 53
Lymphohistiozytose 389
Lymphom 505f.
- B-Zell-Lymphom 372
- generalisiertes malignes 389
- primäres, AIDS 55
- - malignes 371ff.
Lymphozytentransformation 493
Lysosomale Krankheiten 424f.
Lyssa-Körper 57
Lyssaviren 56

## M

Machado-Joseph-Krankheit 240f.
Maedi 55
Magen-Darm-Trakt, Karzinom 503
Makroembolie 92f.
- Fibrinolysetherapie 93
- Hirninfarkt 92
Makroenzephalie 216
Makrophagen 97
Makrozephalie 183
Makrozirkulation, Störungen 87ff.
Malaria, zerebrale 40
Malformationen s. Fehlbildungen
Mammakarzinom 501f.
Mangan 273
α-Mannosidase-Mangel s. Mannosidose
Mannosidose 154
Maple-syrup diseases s. Ahornsirupkrankheit
Marchiafava-Bignami-Erkrankung 280f.
Marfan-Syndrom 485, 512
Marinesco-Sjögren-Syndrom 437
Markenzephalitis, phlegmonöse 305
Markräume, Geschwulstgewebe 363
Markschattenherde 82
Masernenzephalitis, subakute 62f.
Masernviren s. Morbilliviren
Massenblutungen, hypertensive 132f.
- - Neoplasien 132

Matrix, periventrikuläre 2
MBP s. Myelinprotein, basisches
McArdle-Krankheit s. Glykogenose
  Typ V
MCB s. Membranös-zytoplasmatisches
  Körperchen
Medulla oblongata, dorsolaterale
  s. Wallenberg-Syndrom
Medulloblastom 344 ff., 499
Medulloepitheliom 346
Medullomyoblastom 346 f.
Megalokornea 508
Meige-Syndrom 224
Melanin 345, 374
Melanoblastom 373
Melanoblastose 373 f.
- diffuse 373
Melanom 361, 387
- malignes 503 f., 515
- - Prognose 542
- primäres 373 f.
Melanose, neurokutane 256
Melanosis cerebelli 200
Melanosom 394
Melanozytose 512
MELAS s. Myopathie, mitochondriale,
  Enzephalopathie, Laktatazidose und
  Schlaganfälle
Membran, pyogene 37
Membrana vasculosa lentis, Persistenz
  513
Membranös-zytoplasmatisches Körperchen 163, 289
Membranrezeptoren 45
Meningeosis carcinomatosa 491, 497, 504
- lymphomatosa 497
Meningiom 362 ff., 374, 500
- Cavum trigeminale 364
- Druckatrophie des Hirngewebes 362
- ektopisches 365 f.
- Epiphysengegend 364
- extradurales 365
- Falxmeningiom 364
- fibromatöses 365 f.
- frontobasales 364
- Geschlechterprädilektion 362
- Hyalinisierung 367
- intrakranielles 364 f.
- intraventrikuläres 365
- Keilbeinflügelmeningiom 364
- Kerninklusion 365
- Kleinhirnbrückenwinkel 364
- Klivusmeningiom 365
- Konvexitätsmeningiom 364
- meningotheliomatöses 365
- Optikusmeningiom 364
- parasagittales 364
- paraselläres 364
- Sehnerv 530
- spinales 365
- supraselläres 364
- Tentoriummeningiom 364
- Verkalkung 367
- xanthomatöses 367
Meningiosis blastomatosa 389
Meningitis, aseptische 54, 72
- eiterige 492 f.

- luica 35
- - chronische 494
- lymphozytäre 494
- spezifische 34 f.
- tuberkulöse 34 f., 493 f.
- virale 494
Meningoencephalitis syphilitica 35
Meningoenzephalitis, neonatale 28 f.
Meningokokkusmeningitis 33 f.
Meningomyeloradikulitis nach Zeckenbiß 53
Meningopathie, chronische, als Folge
  traumatischer Schädigung an den
  Rückenmarkshäuten 333 f.
Meningozele 9
Menkes-Krankheit s. Trichopoliodystrophie
MEN-Syndrom 395, 398
Meretoja-Syndrom 509
Merkel-Zellen 390
MERRF s. Myoklonusepilepsie und
  Ragged-red-Fasern
Metastasen 386 ff., 501
- Definition 386
- Häufigkeit 386
- iatrogene 341
- spontane 341
Metastasierung der Primärtumoren des
  ZNS 340 f.
Metazoonose 41 f.
Methenamine-Silber-Färbung s. Grocott-Färbung
Methotrexat 290
Methylalkohol 283, 529
Methylalkoholamblyopie 283
Methylchlorid 284
Methyl-n-Butylketon 283, 448 f.
Methylquecksilber s. Quecksilberverbindungen, organische
Migrationsstörungen 13 ff.
Mikrenzephalie 15
Mikrocephalia vera 15
Mikrodysgenesie 13, 258
Mikroembolie 89, 93
- atheromatöse 93
Mikroglia-Enzephalitis 77
Mikrogliazellen 47, 76 f.
Mikrokornea 508
Mikronekrose 23 f.
- kortikale 23
Mikropolygyrie 13, 15, 282
Mikrorosetten 350
Mikrotubuli 292
Mikrovakuolisierung 96
Mikrovilli 344
Mikrozephalie 15, 282, 435
Mikrozirkulation, Störungen 124 f.
Mikrozirkulationsgefäße, Fibrose 135
Mikrozysten 358
Miliaraneurysma 115, 131
Millard-Gubler-Syndrom 108
Minamata-Erkrankung 271
Mißbildungen, venöse 114
Mitochondrien 124
Mitose, atypische 352
Mitralklappenvitium 93
Mollaret-Meningitis 495
Moniliase s. Kandidose

Mononeuropathie, familiäre neuralgische 435
Mononucleosis infectiosa 72
Morbilliviren 60
Morbus Boeck s. Sarkoidose
- Cushing 480
- Fahr 139, 202
- Gaucher 167
- - Norbotten-Form 168
- Krabbe 424 f.
- Leigh s. Enzephalomyelopathie, subakute nekrotisierende
- Morquio 551
- Niemann-Pick 165 f.
- Parkinson 227 f.
- Refsum 426
- Sanfilippo 154
- Whipple 515
Morning-glory-Syndrom 529
Motor neuron disease 463
Mottenfraßdefekt 460
Moyamoya-Syndrom 91
- Abscheidungsthromben 91
- Mikroaneurysmen 91
M-Protein des SSPE-Virus 62
MS s. Sklerose, multiple
Mukolipidose 160, 551
Mukolipidosis I: 160 f., 426
Mukolipidosis II: 163 f., 426
Mukolipidosis III: 164
Mukolipidosis IV: 164
Mukopolysaccharidose 158, 426, 551
- Einteilung 158
Mukosulfatidose 178 f.
Multiple Sklerose s. Sklerose, multiple
Multisystematrophie 236
- angeborene 237
Musculus gastrocnemius 420
Muskelatrophie, infantile progressive
  spinale s. Werdnig-Hoffmann-Krankheit
- spinale 246 ff., 462 ff.
- - Kugelberg-Welander 463
Muskeldystrophie 464 ff.
- Becker 466 f.
- Duchenne 465 f.
- Emery-Dreifuss 467, 472
- fazioskapulohumerale, Landouzy-Déjerine 467
- kongenitale 468
- Limb girdle s. Gliedergürteldystrophie
- okulopharyngeale 467 f.
- progressive okuläre 533
Muskelerkrankung, neurogene 462 ff.
Muskelfaser 458
- hyperkontrahierte 465
- Hypertrophie 460
- Kleinheit 459
- Regeneration 460
- Typ-1-Faser 458
- Typ-2-Faser 458
Muskelfaseratrophie, selektive 458
- - Typ-1-Faseratrophie 458
- - Typ-2-Faseratrophie 458
Muskelfasertypendisproportion s. Fasertypendisproportion
Muskelpathologie 457 ff.
- Klassifikation 457

Myasthenia gravis 293, 474
- - pseudoparalytica 533
Myasthenisches Syndrom (Eaton-Lambert) 474
Mycobacterium avium intrazellulare, AIDS 55
- leprae 440
Mycosis fungoides 389
Myelin basic protein s. Myelinprotein, basisches
Myelinisation 2
Myelinisationsgliose 3, 18f., 23
Myelinolyse, zentrale pontine 280
Myelinopathie, vakuoläre 290
Myelinovoide 414
Myelinprotein, basisches 76, 78, 84
Myelitis transversa 83
Myelodysplasie 9
Myelomalazie s. Rückenmarkinfarkt
Myelomeningozele 9
Myelopathie, angiodysgenetische nekrotisierende 143
- diabetische 150
- Heroin 144
- vakuoläre 48
- - AIDS 55
- vaskuläre 143
- zervikale 143
Myeloradikulitis 53
Mykose 42ff.
- seltene 44
Myoadenylatdeaminasemangel 477
Myoglobinurie 481
Myogranula 470
Myoklonie 214, 220
Myoklonusepilepsie, juvenile 259
- progressive s. Lafora-Krankheit
- und Ragged-red-Fasern 153f., 240
„Myoklonus"-Körperchen 188
Myokymie 473
Myopathia distalis 468
- - juvenilis hereditaria 468
Myopathie, endokrine 480
- entzündliche 482
- kongenitale 469ff.
- metabolische 474
- mitochondriale 477f.
- - Enzephalopathie, Laktatazidose und Schlaganfälle 153
- myotubuläre s. Myopathie, zentronukleäre
- Vitamin-E-Mangel 480
- zentronukleäre 471
Myophosphorylase A 479
Myotonia congenita Thomsen 533
Myotonie 472f.
- dystrophische (Curschmann-Steinert) 472
- kongenitale 473
Myxödem 464
Myzelium 42

## N

Nachbarschaftssyndrome bei posttraumatischer Hirnatrophie 316
Naegleria fowleri 40

Naevus-unius-lateralis-Syndrom 398
Nahtsynostose, prämature 306
N-Aspartyl-β-Glukoaminidase-Mangel 154, 195
„Natural killer"-Zellen 46
Nävoidbasalzellkarzinome, multiple 256
Nebenniereninsuffizienz 172
Negri-Körper 57
Nekrose, bandförmige, Glioblastom 361
- inkomplette s. Parenchymnekrose, elektive
- segmentale 460
Nemalin-Körperchen 469f.
Nemalin-Myopathie 469f.
Nematoda 41
Nerven, periphere 401ff.
- - Altersveränderungen 403
- - historischer Rückblick 401
Nervenbiopsie, Methodik 420
Nervenzellschrumpfung 96
Nervus auricularis 420
- cutaneus antebrachii lateralis 420
- - surae medialis 420
- peronaeus 435
- - profundus 420
- radialis superficialis 420
- saphenus 420
- suralis 420
- - morphometrische Untersuchungsdaten 422
- tibialis 420
- vestibulocochlearis 392, 397
Nervus-opticus-Gliom 534
Nerz-Enzephalopathie 75
Netzhaut 518ff.
Netzhautablösung 523
Netzhautdystrophie, sekundäre 524
Netzhautkolobom 518
Netzhautveränderung, toxische 524
Neuramin-(Sialin-)Säure 181
Neurinom 374, 392ff.
- epitheloides 394
- Malignisierung 393
Neuritis, experimentelle allergische 440
- nervi optici 529
- retrobulbaris 79
Neuroblastom 347, 390ff., 499
- Ganglioneuroblastom 391
- Ganglioneurom 391
- partiell differenziertes 390
- undifferenziertes 390
Neurofibrom 392ff., 534
Neurofibromatose 516
Neurofibromatosis generalisata 396f.
Neuroglia, hypoxisch-ischämische Veränderungen 97
Neurokutanes Syndrom, Lidveränderungen 539
Neuroleptika 288
Neuromyelitis optica 83, 530
Neuron, Ferrugenisation 96
- Kalzifikation 96
Neuronopathie 409ff.
Neuronophagie 50
Neuroonkologie 342
Neuropathie, diabetische 150

- distale sensorische, Diabetes mellitus 450
- Einteilung 403
- endokrine 453f.
- Entrapment-Neuropathie 435
- fokale, Diabetes mellitus 450
- bei Gammopathie ohne Amyloidablagerung 437
- hereditäre 424ff.
- - ohne bekannten Stoffwechseldefekt 429
- - sensomotorische 429f.
- - - HSMN I: 430
- - - HSMN II: 430
- - - HSMN III (Déjerine-Sottas) 430
- - sensorische 431ff.
- - - HSAN I: 431
- - - HSAN II: 431
- - - HSAN III: 431
- - - HSAN IV: 431
- hypertrophische 412
- Hypothyreose 453
- immunassoziierte 437ff.
- bei Kollagenose 444
- kompressionsbedingte 435
- Muskelpathologie 464
- paraneoplastische 453
- subakute myelooptische 289
- tomakuläre 435
- urämische 450
- vitaminmangelinduzierte 452ff.
Neuropil, hypoxisch-ischämische Veränderungen 96f.
Neuroprobasie 31
Neurotransmitterrezeptoren 45
Neurotropie, spezielle 32, 46
Nitrofurantoin 450
Nocardia asteroides 44
Nokardien 44
Nokardiose 44
Norrie-Syndrom 518
Nucleus arcuatus 236
- basalis 210, 230
- - von Meynert 227
- - - - Alzheimer-Demenz 227
- cuneatus 241
Nukleokapsid 44
Null-Zell-Adenom 382

## O

Oberflächenrezeptoren 45
Ödem (s. auch Hirnödem), hydrostatisches 128
- hypoosmolares 128
- interlamelläres 275
- intragliales 126
- peritumorales 128
- spezielles 128
Ödemdrainage 127
Ödemmediatoren 126
- Arachidonsäure 126
- freie Radikale 126
- Glutamat 126
- Leukotriensynthese 126
Okulogyre Krise s. Krise, okulogyre

Okulorenales zerebellares Syndrom 235
Okzipitalneuralgie 321
Oligämie 96
Oligoastrozytom 356
Oligodendrogliazellen 76
Oligodendrogliom 352 ff., 498
- Verkalkung 353
Oligodendrozyten 85
Oligosaccharidose s. Glykoproteinose
O-Linien-Ableitungen 110
Olivenatrophie 234
Ophthalmie, sympathische 514
- - Differentialdiagnose 541
Optikusgliom 354
Optikuskontusion s. Contusio nervi optici
Optikusmeningiom 364
Orbita 533 ff.
Orbitameningiom 534
Orbitatumor 534
- Erwachsene 547
- Häufigkeit 547
- Kinder 547
- Vorkommen 547
Orbitopathie, endokrine 538
Ornithincarbamyltransferasemangel 193
Orthomyxoviridae 58 f.
Osmiumtetroxid 421
Osteolyse 363
Osteom 368
Ovoide 404
Ozontherapie 318

P

Pachygyrie 13
Pachymeningeosis haemorrhagica interna 311 ff.
Pallidumatrophie 224
Pallidum-Luysi-Atrophie 224
Pallidumnekrose 286 f.
Panarteriitis nodosa 137, 444 f., 491
Panencephalitis nodosa (Pette-Döring) s. Panenzephalitis, subakute sklerosierende
Panenzephalitis 47, 49 ff.
- subakute sklerosierende 60 ff.
- - - Virus 60
- - - - M-Protein 62
Panhypopituitarismus 379
Panophthalmie 514
Pantothensäure 452
Papillendrusen 531
Papillom 351
Papilloma-polyoma-vacuolating agents s. Papovaviren
Papillomaviren 63
Papovaviren 63 ff.
Paraganglien 390
Paragangliom 394
Parainfektiöse Krankheiten 58
Parainfluenzaviren 60
Paralyse (s. auch Lähmung), periodische 478
- - hyperkaliämische 478
- - hypokaliämische 478

- - normokaliämische 478
- progressive 35, 494
Paralysis agitans 227 f.
- - mit Demenz 228
Paramyoclonus multiplex 224
Paramyotonia congenita 473
Paramyxoviren 60 ff.
Paramyxovirus-Nukleokapsid 62
Parenchymnekrose, elektive 100
Parkinson-Demenz-Komplex von Guam 229 f.
Parkinsonismus 220
- postenzephalitischer 59, 230
Parkinson-Krankheit s. Morbus Parkinson
Parkinson-Syndrom 59, 283
Parotistumor 365
Patau-Syndrom 6, 16
Pathoklise 100
Peitschenschlagverletzung 321
Pena-Shokeir-Syndrom II: 251
Peplos 44
Periarteriitis nodosa s. Panarteriitis nodosa
Perineurium 418
Peripachymeningitis 32
Periphere Nerven s. Nerven, periphere
Perizyten 97, 418
Permeabilität, selektive 124
Peroxydaseaktivität 190
Peroxysomale Krankheiten 170, 426 ff.
Pes cavus 241
Pestizid 273
PET s. Positronemissionstomographie
Petit mal, myoklonisch-astatisches s. Lennox-Syndrom
Pfeiffer-Drüsenfieber s. Mononucleosis infectiosa
Pferdeenzephalitis, nordamerikanische 51
- venezolanische 51
Phakodonesis s. Linsenschlottern
Phakomatose 251 ff., 396 ff.
Phäochromozytom 394
Phenylhydantoin 287
Phenylketonurie Typ I: 194
Phosphofruktokinasedefekt s. Glykogenose Typ VII
Phosphorsäureester 285
Phykomykose 44
Phytansäure 173
Pick-Atrophie 212 ff.
- Gliazellvermehrung 213
- granulovakuoläre Einschlüsse 214
- panatrophische 213
Pick-Körper 214
Picornaviren 49 ff.
Pierre-Marie-Krankheit s. Friedreich-Ataxie
Pigmentfleck der Iris 518
Pi-Granula 414
Pilozyt 356
Pilze, Hefeformen 42
- Hyphenformen 42
- pathogene 42
- saprophyte 42
Pinozytose 124
PL s. Prolactin

Plaque 84
- senile 210
- ulzerierende 89
Plasmazellen 491
Plasmodium falciparum 40
Plastikherstellung 284
Platin 447
Plattenepithelkarzinom 376
Pleozytose 491
Plexus choroideus 124, 351
Plexuskarzinom 351 f., 500
Plexuspapillom 351 f., 500
- gutartiges 352
Plexuszellverbände 488
PML s. Leukoenzephalopathie, progressive multifokale
PNET s. Tumor, primitiver neuroektodermaler
Pneumokokkenmeningitis 33
Pneumoviren 60
Pockenschutzimpfung, Enzephalitis 76
Pockenviren 72
Poliodystrophia progressiva corticalis s. Alpers-Krankheit
Polioenzephalitis 47, 49 ff., 57
- akute 47
- kontinuierliche 35
Polioenzephalomyelitis 46
Poliomyelitis anterior acuta 49 ff.
Polyglukosaneinschlüsse im Nervengewebe 157
Polyhydramnion 4
Polymyalgia rheumatica 444 f., 484
Polymyositis 482 f.
Polyneuropathie 283
- alkoholische 446
- bei Schwerstkranken 453
Polyomaviren 63
Polyradikuloneuritis 443
Polysaccharidose 156
Porenzephalie 24
- dysraphische-schizenzephale 24
- enzephaloplastische 17
- nekrotisch-enzephaloklastische 24
Porphyrie 428
Positronemissionstomographie 102
Potenz, ödematogene 128
Prader-Labhart-Willi-Syndrom 151, 485
Prellungszone, Rückenmarkswunde 323
Primärwindungen 13
Primitivplaque 210
Progonoma, melanotische 396
Prolactin 380
Prolaktinom 378, 380
Promyelozytenleukämie 504
Prostatakarzinom 503
Protozoonose 38 ff.
Prunasin 287
Psammom 362
Psammomkörper 366
Psammomkugel 351
Pseudarteriitis der Rindenarteriolen 135
Pseudobulbärparalyse 130
Pseudogliom, Ursachen 545
Pseudo-Hurler-Polydystrophie 551

Pseudohyphae 43
Pseudopalisaden 361
Pseudorosetten (Homer-Wright-Typ) 347, 391
Pseudosklerose, spastische s. Creutzfeldt-Jakob-Krankheit
Pseudotumor, entzündlicher 533 f.
Pseudoverkalkung 139
Pseudo-Zellweger-Syndrom 173
Pseudozysten 95, 359
Psychosin 181
Ptosis, Ursachen 540
Purpura cerebri 318
- thrombotisch-thrombozytopenische 139
Pyocephalus internus 33, 305
Pyruvatdehydrogenasemangel 151
Pyruvatkinase 465

## Q

Quecksilber 529
Quecksilberverbindungen, anorganische 271
- organische 271
Querschnittsläsion 33

## R

Raeder-Syndrom 116
Ragged red fibers 460
Ramsay-Hunt-Syndrom s. Myoklonusepilepsie und Ragged-red-Fasern
Randgeschwür 509
Ranvier-Schnürring 411
- g-ratio 422
Refsum-Krankheit 173
Regeneration, Muskelfaser 460
Releasing-Faktor 348, 383
Remyelinisierung 411
Renaut-Körperchen 419
Replikationszyklus, Virus 44
Reserveraum des Gehirns 109
Resistenz, natürliche 45
Resochin 481
Resorptivkanzerogen 343
Respirationstrakt, Karzinom 502 f.
Retikulinfasern 366
Retikulose, familiäre hämophagozytierende 389
Retina 289
Retinitis exsudativa externa s. Coats-Erkrankung
- pigmentosa 524
Retinoblastom 526
- Bedford-Größenskala 544
- trilokulares 347
Retinopathia diabetica 520
- pigmentosa 189, 435, 524
- praematurorum 522
Retinopathie, AIDS 523
- hypertensive 520
- proliferative, Ursachen 543
Retinozytom 526
Retroviren 55 f.
Rett-Syndrom 231 f.

RF s. Releasing-Faktor
Rhabdomyoblast 346
Rhabdomyolyse 479, 481
Rhabdoviren 56 ff.
Rhombenzephalitis, eiterige 34
Richner-Hanhart-Syndrom 549
Rickettsien 38
Rickettsiose 38
Riechepithel 45
Riesenaxonneuropathie 409, 416, 433 f.
Riesenzellen, Langhans-Typ 35
- mehrkernige 55
Riesenzellsarkom 361
Rigid-spine-Syndrom 467, 472
Riley-Day-Syndrom s. Dysautonomie, familiäre
Rindenknoten 397
Rindenmarklagergrenze 109
Rindenprellungsherd 304
- Prädilektionsstelle 307
Rindenwarzen 15
Ringabszeß 509
Ringblutungen 78
Ringbruch in der hinteren Schädelgrube 321
Ringulkus 509
Risus sardonicus 293
RNA-Virus 45
Rosenthal-Fasern 219, 356, 358
Rosetten 347, 518
Rotwein, verunreinigter, Marchiafava-Bignami-Erkrankung 280
Roussy-Levy-Syndrom 242
Rubeola-Panenzephalitis, progressive 54
Rubeolasyndrom, kongenitales 54
Rubeolavirus 54
Rubiviren 51, 54
Rückenmark, Artefakte 331
Rückenmarkabriß 320
Rückenmarkabszeß 324
Rückenmarkerschütterung s. Commotio medullae spinalis
Rückenmarkgefäße, Anatomie 140 f.
Rückenmarkinfarkt 141 f., 325
- kompressionsbedingter 143
Rückenmarkkompression 33
Rückenmarkkrankheiten, vaskuläre 140 ff.
- - Grenzzonenläsionen 141
Rückenmarködem 322
Rückenmarkprellung s. Contusio medullae spinalis
Rückenmarktrauma 319 ff.
- Häufigkeit 319
- Stadien 325 ff.
Rückenmarkvenen 141
Rückenmarkverletzung 322 f.
- Blasenentleerungsstörung 333
- direkte 323
- gedeckte 324
- Lungenembolie 333
- offene 323 f.
- Streßblutung 333
Rückenmarkwunde 323 f.
- Prellungszone 323
- zentrale Trümmerzone 323
Rud-Syndrom 435

## S

SAF s. Scrapie-associated fibrils
Salla-Krankheit 155
Sandhoff-Krankheit s. Hexosaminidase-A-u.-B-Mangel
Sanfilippo-Syndrom 551
Sarkoidose 484, 515, 551
Sarkom 370 f.
- meningeales 367
- osteogenes 371
Sarkomatose 370 f.
Sarkomer 458
Satellitenzellen 460
Schädeldachfraktur, Sinus longitudinalis superior 310
Schädeldachtrümmerbruch 299
Schädelgrube, hintere, Ringbruch 321
Schädel-Hirn-Trauma 301, 308
- perinatales 301
- in utero 301
Schädeltrauma 299 ff.
- posttraumatische Spätfolgen 313
Schädigung, axonale s. Axonale Schädigung
Schaumzellen 97, 367, 393
Schilddrüse 352
Schilder-Sklerose, diffuse s. Adrenoleukodystrophie
Schizenzephalie 6 f.
Schizophrenie 353
Schlachtschußapparat 302
Schlafstörungen 284
Schleudertrauma 321 f.
Schluckbeschwerden bei Stauchungsverletzungen der Wirbelsäule 321
Schmidt-Lantermann-Inzisur 439
Schnürfurchen 339
Schrankengängigkeit 124
Schußverletzung, Rückenmark 320
Schwannom, melanozytisches 393
Schwann-Zellen 404
- Pathologie 411 ff.
Schwartz-Jampel-Syndrom 473
Schwefelkohlenstoff 284, 448
Schwefelwasserstoff 285 f.
Schweinebandwurm s. Taenia solium
Schwellung, hämodynamische 96
Schwitzstörung 464
Sclerosis concentrica (Baló) 83 f.
- diffusa (Schilder) s. Adrenoleukodystrophie
Sclérose en plaque s. Sklerose, multiple
Scrapie 73, 75 f.
Scrapie-associated fibrils 75
Seckel-Zwergwuchs 251
Sehnerv 528 ff.
Sehnervatrophie, kongenitale 529
Sehnervkolobom 529
Seitelberger-Krankheit s. Dystrophie, neuroaxonale generalisierte infantile
Sekretgranula 381
Sekundärprojektil 303
Shigellose 289
Shunt-Infektion 492
Shunt-Operation 341
Shy-Drager-Syndrom s. Hypotension, orthostatische

Sialidose s. Mukolipidosis I
Sichelzellanämie 522
Siderophagen 490
Siderose des Zahnkernes 200
Siegelringzellen 490
Silberimprägnationsmethoden 209
Singultus 107
Sinus caroticus 104
- cavernosus 114
Sinusthrombose 122, 313
- retrograde septische 35
Sjögren-Syndrom 444
Skelettmuskulatur, allgemeine Histopathologie 458 ff.
Sklera 512
Skleraplaque 512
Sklerastaphylom 512
Skleraverkalkung 512
Sklerodermie 444 f.
Sklerokornea 508
Sklerose, multiple 79 ff., 529
- - (Marburg), akute 82 f.
- - Ätiologie 84 f.
- - chronische 79 ff.
- - Differentialdiagnose 358
- - Pathogenese 84 f.
- tuberöse 254 ff., 397 f.
Skoliose 41
SLE s. Lupus erythematodes disseminatus
Slow-Virus-Infektion 75, 84
Slow-Virus-Krankheiten 59
SMON s. Neuropathie, subakute myelooptische
Somatoliberinom 383 f.
Sommer-Sektor (CA1) 258
Sphärophakie s. Kugellinse
Sphingomyelinasemangel 166
Spielmayer-Schaffer-Zellprozeß 289
Spina bifida 9
Spinalparalyse, spastische 246
Spindelinhibitor 291
Spinnwebenbildung 34
Spongioblastom, primitives polares 347
SSPE s. Panenzephalitis, subakute sklerosierende
SSPE-Virus s. Panenzephalitis, subakute sklerosierende, Virus
Stäbchenmyopathie s. Nemalin-Myopathie
Stäbchenzellen 48
Stalinon 274
Stammzelltumor 346
- neuroektodermaler 343
Staphylococcus aureus 32
Status cribrosus 131
- dysmyelinisatus 17
- fibrosus 222
- lacunaris 131
- marmoratus 17
- spongiosus 48, 217, 226
Stauchungsverletzung, Wirbelsäule 320
Steele-Richardson-Olszewski-Syndrom s. Lähmung, supranukleäre
Steiner-Wetterwinkel 80
Stickstoffembolie 93
St.-Louis-Enzephalitis 54
Stoffwechselstörungen 150 ff.

- Einteilung 150
Stoß s. Coup
Strahlenbehandlung, präventive 341
Strahlenkronen 350
Streßblutungen, Rückenmarksverletzung 333
Strümpell-Lorrain-Krankheit s. Spinalparalyse, spastische
Sturge-Weber-Dimitri-Kalischer-Erkrankung s. Angioma capillare et venosum calcificans
Sturge-Weber-Syndrom 253 f.
Subarachnoidalblutung 26, 119 f.
- Hydrozephalus 120
- traumatischer Genese 313
Subclavian-steal-Syndrom 103
Subependymom 350
Subklavia-Atresie 103
Subklaviastenose 103
Substantia alba, Hirnödem 125 f.
- - Wassergehalt 125
- nigra 227
- - Degeneration 227
- - bei Manganvergiftung 273
Substanz P 223
Substratmangel-Hypoxydose 96
Suppressor-T-Zellen 84
SV-40-Virus 63 f.
Sympathoblastom s. Neuroblastom, partiell differenziertes
Sympathogoniom s. Neuroblastom, undifferenziertes
Symphyse 302
Syndrom, Acquired immune deficiency syndrome s. AIDS
- Andermann 435
- Aortenbogensyndrom 103
- Arnold-Chiari 11 f.
- der Arteria cerebri anterior 106
- - - media 104 f.
- - - posterior 106
- - choroidea anterior 106
- - spinalis anterior 142
- - - posterior 142
- - thalamoperforata 106
- Benedikt 108
- Bloch-Sulzberger 256
- Braun-Vialetto-VanLaere 248
- Cherry-red-spot-myoclonus 161
- Cockayne 253, 435
- Dandy-Walker 12
- De-Sanctis-Cacchione s. Xeroderma pigmentosum
- Déjerine 107
- Down 15, 150, 210
- Dyggve-Melchior 485
- Edwards 6, 16
- erworbenes Immundefizienzsyndrom s. AIDS
- Fisher 438
- Floppy infant 469, 485
- Foster-Kennedy 530
- Friedmann 259
- Fukuyama 250
- Gerstmann-Sträussler 73
- Gilles de la Tourette 224
- Glioma-Polyposis-Syndrom 398
- Guillain-Barré 72, 293 f., 438 ff., 447

- Hartnup 197
- Hirnstammsyndrom 107 f.
- Hirschsprung 249
- Horner 116
- Janz s. Myoklonusepilepsie, juvenile
- Jarisch s. Nävoidbasalzellkarzinome, multiple
- Karotissyndrom 104
- Karpaltunnelsyndrom 159, 428, 454
- der kaudalen Brückenhaube 108
- Kearns-Sayre 151 f., 437
- King 479
- Klüver-Bucy 106, 213, 316
- kongenitales Rubeolasyndrom 54
- Lennox 259
- Lesch-Nehan 198
- Louis-Bar s. Ataxia telangiectasia
- Lowe 512
- Luftsyndrom 478
- Marfan 485, 512
- Marinesco-Sjögren 437
- Meige 224
- MEN-Syndrom 395, 398
- Meretoja 509
- Millard-Gubler 108
- Morning glory 529
- Moyamoya 91
- - Abscheidungsthromben 91
- - Mikroaneurysmen 91
- myasthenisches (Eaton-Lambert) 474
- Nachbarschaftssyndrome bei posttraumatischer Hirnatrophie 316
- Naevus unius lateralis 398
- neurokutanes, Lidveränderungen 539
- Norrie 518
- okulorenales zerebellares 235
- der oralen Brückenhaube 108
- Parkinson 59, 283
- Patau 6, 16
- Pena-Shokeir II: 251
- Prader-Labhart-Willi 151, 485
- Pseudo-Zellweger 173
- Raeder 116
- Ramsay-Hunt s. Myoklonusepilepsie und Ragged-red-Fasern
- Rett 231 f.
- Richner-Hanhart 549
- Rigid spine 467, 472
- Riley-Day s. Dysautonomie, familiäre
- Roussy-Levy 242
- Rud 435
- Sanfilippo 551
- Schwartz-Jampel 473
- Shy-Drager s. Hypotension, orthostatische
- Sjögren 444
- Steele-Richardson-Olszewski s. Lähmung, supranukleäre
- Sturge-Weber 253 f.
- Subclavian-steal-Syndrom 103
- Taybi-Linder 251
- Terson 528
- Tibialis-anterior-Logen-Syndrom 479
- Turcot 398
- Ullrich-Fremery-Dohna 512
- unteres Hirnnervensyndrom 443
- Urbach-Wiethe 140, 551

Syndrom
- Wallenberg 107
- Weber 108
- Wernicke-Korsakow 277
- West 257 ff.
- Zellweger s. Zerebrohepatorenales Syndrom
- zerebrohepatorenales 173
Syphilis 35
- meningovaskuläre 35
Syringomyelie 282
- posttraumatische 321, 329
- primäre 11
- sekundäre 11
Systematrophie der Frontotemporalregion, präsenile s. Pick-Atrophie

# T

Tabes dorsalis 35, 494
Taenia echinococcus 41
- solium 41
- - Larve s. Cysticercus cellulosae
Takayasu-Krankheit 138
Talgdrüsen 376
Tangier-Krankheit 414, 428
Tanyzyt 350
Target-Faser 460
Tarui-Krankheit s. Glykogenose Typ VII
Taybi-Linder-Syndrom 251
TBE s. Zeckenenzephalitis
Tear-drop-fractures 322
Teleangiektasie, retinale 520
- zerebrale s. Angioma capillare ectaticum
Tentorium cerebelli, Hiatus 339
Tentoriummeningiom 364
Teratom 375
Teratoma immaturum 375
Terrassenbruch 299
Terson-Syndrom 528
Tetanus 293
Tetrachlorkohlenstoff 284
Tetrade von Sabin 39
Tetraethylblei 272
Thalamusdegeneration 220 f.
Thalamushand 104
Thalidomid 449
Thallium 273, 446
Thermodysregulation 110
Thiamin 277
Thrombangiitis obliterans 137
Thrombus 92
- Rekanalisation 92
Thyreotropin 380
Tibialis-anterior-Logen-Syndrom 479
Tick-borne Encephalitis s. Zeckenenzephalitis
Tight junctions 124
Tigrolyse 96
T-Lymphozyten, zytotoxische 46
Togaviren 51
Tollwut 56 ff.
Tollwutschutzimpfung, Enzephalitis 76
Tollwutvirus 56
Toluen 481
Tomacula 435

Tonsillentumor 365
Torpedos 241
Torula histolytica s. Cryptococcus neoformans
Torulose s. Kryptokokkose
Totalischämie 110
Toxoplasma gondii 38 f.
- - AIDS 55
- - Trophozoiten 39 f.
- - Zysten 39
Toxoplasmaenzephalitis, Erwachsene 39
- frühkindliche 38 f.
- kongenitale 38 f.
Toxoplasmose 38 ff., 496
- Erwachsene 39 f.
- frühkindliche 38 f.
- kongenitale 38 f.
Trägersysteme, intrazelluläre 124
Transportmechanismen, axonale anterograde 45
- - retrograde 45
Triaden 458
Trichinella spiralis 42
Trichinose 42, 496
Trichloräthylen 284
Trichopoliodystrophie 202
Triorthokresylphosphat 285
Trisomie 13/15 s. Patau-Syndrom
Trisomie 17/18 s. Edwards-Syndrom
Trisomie 21 s. Down-Syndrom
Trümmerzone 304
- zentrale, Rückenmarkswunde 323
Trypanosoma cruzi 40
- gambiense 40
- rhodesiense 40
Trypanosomiase 40
TSH s. Thyreotropin
Tuber cinereum 124
Tuberkel, miliarer 35
Tuberkulom 35
Tuberkulostatika 290
Tumor, intraokulärer 545
- melanotischer neuroektodermaler 396
- primitiver neuroektodermaler 343
- Uvea 542
Tumorembolie, postoperative 93
Tumorfrühstadien 342
Tumorinduktion, transplazentare 342
Tumorriesenzellen 498
Turcot-Syndrom 398
Tyrosinämie Typ II s. Richner-Hanhart-Syndrom

# U

Übergang, zervikothorakaler 321
Übertragung, vertikale, Scrapie 75
U-Faser 130
- subkortikale 179
Ulcus rodens 509
- serpens 509
Ulegyrie 15, 17, 218, 302
Ullrich-Fremery-Dohna-Syndrom 512
Unreifezeichen, Gehirn 2
Unverricht-Lundborg-Krankheit s. Lafora-Krankheit

Urämie 480
Urbach-Wiethe-Syndrom 140, 551
Urkeimzellen 375
Uronsäure 158
Uvea 513 ff.
Uveatumor 542
Uveitis, eiterige 514
- granulomatöse 514
- - Ursachen 541
- nichteiterige 514
- phakogene, Differentialdiagnose 541

# V

Vakuolisierung, spongiforme 75
Vakuumextraktion 302
Varicella-Zoster-Virus 66, 69, 441
- "dorsal root entry zone" 441
Veitstanz s. Chorea Huntington
Vena(-ae) cerebri anteriores 123
- - inferiores 122
- - magna (Galeni) 123 f.
- - posteriores 123
- - superficiales dorsales 122
- - - mediales 122
- - superiores 122
Vena-jugularis-Thrombose 122
Venole 124, 126
Venöse Mißbildungen 114
Verformungsarbeit 299
Verkalkung, striatonigrale s. Morbus Fahr
Verschlußleisten, dichte s. Tight junctions
Vesikuloviren 56
Vinblastin 291, 449
Vincristin 291, 449
Virämie 45
Virchow-Robin-Räume 124, 168
Virion 44
Virus, neutropes 45
- - fakultatives 45
- - obligates 45
- pantropes 45
- Zusammenbau 44 f.
Virusbiologie 44 f.
Virusenzephalitis, primäre 47
Virushülle s. Peplos
Virusinfektion 44 ff.
- ZNS 46
- - akute 46
- - allgemeine Pathologie 47 f.
- - chronische 46
- - klinische Formen 47
- - latente 46
- - persistente 46, 54, 84
Virusverbreitung, neurale 45
Visna 55
Vitamin $B_1$ 277
Vitamin $B_6$ 290
Vitamin-B-Mangel 452, 529
Vitamin-$B_{12}$-Mangel 452
Vitamin-E-Mangel 409, 452
Vitamin-E-Mangel-Myopathie 480
Vitreoretinopathie, exsudative 523
Vulnerabilität, elektive 32
- selektive 100

## W

Wachstumshormon 380
Wachstumsretardierung, intrauterine 20
Waldenström-Makroglobulinämie 438
Wallenberg-Syndrom 107
Waller-Degeneration 76, 405, 439
Waller-Phagozytose 404
Wassergehalt der Hirnrinde 125
- der weißen Substanz 125
Wasserscheiden 104
Wasserscheideninfarkt 94
Weber-Syndrom 108
Wegener-Granulomatose 137, 444
Werdnig-Hoffmann-Krankheit 246, 462f.
Wernicke-Enzephalopathie 277ff.
- mit Atrophie der Mamillarkörper 279
Wernicke-Korsakow-Syndrom 277
West-Syndrom 257ff.
Whiplash-Trauma s. Peitschenschlagverletzung
Whorled fibers 460
Wilson-Krankheit s. Degeneration, hepatolentikuläre
Windpocken 69
Wirbelbruch 320f.
Wirbelmusterbildung am Rückenmark 331
Wirbelsäulentrauma 320
Wismut 274

Wismutenzephalopathie 274
Wohlfart-Kugelberg-Welander-Krankheit 246
Wolman-Krankheit 165
Wundinfektion, Gehirn 304

## X

Xanthomatose, zerebrotendinöse 174, 426
Xeroderma pigmentosum 252, 435

## Z

Zangenentbindung 302
Zebra-Körperchen 163
Zebrakörperchen 182
Zeckenenzephalitis 51ff.
- Pathogenese 53
- zentraleuropäische 52f.
Zellen, enterochromaffine 390
- mesenchymale, hypoxisch-ischämische Veränderungen 97
Zellweger-Syndrom s. Zerebrohepatorenales Syndrom
Zellwirbel 366
Zentralarterie, Verschluß 519
Zentralvene, Verschluß 520
Zentrozytom 389
Zerebralsklerose 89

Zerebrohepatorenales Syndrom 173
Zervikothorakaler Übergang 321
Ziliarkörperzyste 513
Zilien 344, 350f.
Zinn 274
Zisternenverquellung 339
Zitrullinämie s. Argininsuccinatsynthetasemangel
Zoster generalisatus 70
- ophthalmicus 70
- oticus 70
Zosterenzephalitis 70
Zostermyelitis 70
Zottenstroma 351
Z-Scheibe 460
Zunge, Grünverfärbung 289
Zyanide 287
Zyklopie 6
Zysten, enterogene 376
- posttraumatische spinale arachnoidale 323
Zystinose 194
Zystizerkose 41, 496
Zytochromoxidase 287
Zytomegalie 70f.
- AIDS 55
Zytomegaliezellen 71
Zytomegalovirus 28, 66, 70, 443
Zytomegalovirusinfektion, intrauterine 70
Zytosinarabinosid s. Cytosinarabinosid
Zytostatika 290